老年神经病学
GERIATRIC NEUROLOGY

主编　**ANIL K. NAIR　MARWAN N. SABBAGH**

主译　杨春慧

主审　王鲁宁

人民卫生出版社

图字号：01-2015-7659

图书在版编目（CIP）数据

老年神经病学 /（美）阿尼尔·K.奈尔（Anil K.Nair）
主编；杨春慧主译 . —北京：人民卫生出版社，2020
　　ISBN 978-7-117-29192-7

　　I.①老…　Ⅱ.①阿…②杨…　Ⅲ.①老年病学- 神
经病学　Ⅳ.①R741

中国版本图书馆 CIP 数据核字（2019）第 247847 号

| 人卫智网 | www.ipmph.com | 医学教育、学术、考试、健康，购书智慧智能综合服务平台 |
| 人卫官网 | www.pmph.com | 人卫官方资讯发布平台 |

老年神经病学

主　　译：杨春慧
出版发行：人民卫生出版社（中继线 010-59780011）
地　　址：北京市朝阳区潘家园南里 19 号
邮　　编：100021
E - mail: pmph @ pmph.com
购书热线：010-59787592　010-59787584　010-65264830
印　　刷：人卫印务（北京）有限公司
经　　销：新华书店
开　　本：889 × 1194　1/16　印张：43　插页：4
字　　数：1332 千字
版　　次：2020 年 6 月第 1 版　2020 年 6 月第 1 版第 1 次印刷
标准书号：ISBN 978-7-117-29192-7
定　　价：278.00 元

打击盗版举报电话：010-59787491　E-mail: WQ @ pmph.com
质量问题联系电话：010-59787234　E-mail: zhiliang @ pmph.com

翻译委员会名单

主　　译　杨春慧　美国 Rush 阿尔茨海默病中心
主　　审　王鲁宁　解放军总医院第二医学中心神经内科,国家老年疾病临床医学研究中心

副　主　译　范静怡　武汉大学中南医院儿科
　　　　　　解恒革　解放军总医院第二医学中心神经内科

翻译及审校人员（按工作量排序）

　　　　杨春慧　美国 Rush 阿尔茨海默病中心
　　　　刘汉兴　武汉大学中南医院神经内科
　　　　代　喆　武汉大学中南医院内分泌科
　　　　王泽芬　武汉大学基础医学院生理学系
　　　　王忠莉　武汉大学中南医院　综合医疗科
　　　　熊　丽　美国麻省总医院神经内科
　　　　马　超　武汉大学中南医院神经外科
　　　　徐丽莹　武汉大学中南医院医学影像科
　　　　范静怡　武汉大学中南医院儿科
　　　　解恒革　解放军总医院第二医学中心神经内科
　　　　董　彬　北京肿瘤医院病理科
　　　　范元腾　武汉大学中南医院神经内科
　　　　王学菊　吉林大学中日联谊医院病理科
　　　　吕　丽　大连医科大学附属二院病理科
　　　　周　波　解放军总医院第二医学中心神经内科

其他审校人员（按工作量排序）

　　　　吴智平　解放军总医院第二医学中心神经内科
　　　　刘赛男　解放军总医院第二医学中心神经内科
　　　　管锦群　解放军总医院第二医学中心神经内科
　　　　聂永慧　解放军总医院第二医学中心神经内科
　　　　彭巧玲　中国人民解放军东部战区总医院干部神经科
　　　　张俊义　内蒙古鄂尔多斯市东胜区人民医院脑系科
　　　　韩永平　内蒙古鄂尔多斯市东胜区人民医院耳鼻喉科
　　　　辛佳蔚　福建医科大学附属协和医院神经内科
　　　　魏志敏　青岛大学附属医院病理科
　　　　殷旭华　内蒙古医科大学附属医院神经内科

翻译委员会秘书　刘桂芝　默克生物制药中国

主 编 简 介

Anil K. Nair，医学博士

目前是美国阿尔茨海默病协会的主任和美国昆西医学中心的神经科主任。他也是该机构神经病学临床研究部门主任。Nair 医师在印度 Pondicherry 的 JIPMER 医学院毕业后来到美国天普大学（Temple University）深造，并在美国的克利夫兰医学中心完成神经内科住院医师培训，然后在梅奥医学中心完成了神经科的研究员工作（fellowship）。他的兴趣领域是阿尔茨海默病和其他认知障碍的临床前期检测、预防和治疗。

Nair 医师负责位于波士顿南岸的一个临床研究机构 - 阿尔茨海默病中心（TheAlzCenter.org）的科研工作。该中心旨在推进老年神经病学的进步并减少阿尔茨海默病及其他相关痴呆症的成本。除了为患有神经退行性疾病和相关疾病的患者提供预防、诊断和治疗服务外，Nair 医师还在阿尔茨海默病领域进行多项临床研究。他致力于提供最高质量的医疗和转诊服务，并致力于建立合作伙伴关系，以提高痴呆症患者的独立性和生活质量。

Nair 医师还是弗雷明汉心脏研究项目（the Framingham Heart Study）中，卒中和记忆相关研究的主要研究者，主要致力于阿尔茨海默病及相关痴呆的危险因素探讨。

Marwan N. Sabbagh，医学博士

美国执业神经内科及老年神经科医师，也是 Banner Sun 健康研究所（Banner Sun Health Research Institute）主任。Sabbagh 医师把他的整个职业生涯都奉献给了阿尔茨海默病和其他老年相关的神经退行性疾病的诊治。

Sabbagh 医师是美国多家知名的阿尔茨海默病预防和治疗相关的临床研究机构的领导者。他也是多家杂志的资深主编，包括阿尔茨海默病杂志、BMC（BioMedCenteral）神经病学和临床神经病学资讯（Clinical Neurology News）等。同时他发表了 200 多篇医学和科学论文、评论、原创研究文章和阿尔茨海默病研究摘要等。Sabbagh 医师还撰写了《阿尔茨海默病的答案》（The Alzheimer's Answer）一书。该书的前言是由 Sandra Day O'Connor 法官撰写。Sabbagh 医师编辑了末期阿尔茨海默病和痴呆的姑息治疗："指南及循证护理标准"，以及合著了 "阿尔茨海默病预防指南：膳食与大脑健康" 等。

Sabbagh 医师是亚利桑那大学医学院神经病学系的研究教授。他还是中西部大学和亚利桑那州立大学的兼职教授。他在加州大学伯克利分校获得大学本科学位，并在 Arizona 的 Tucson 医学院获得医学学士学位。他在亚利桑那州凤凰城的 Banner Good Samaritan 地区医疗中心完成了内科培训，然后在得克萨斯州，休斯敦的贝勒医学院完成了神经病学住院医师培训，并在加州大学医学院圣地亚哥分校（UCSD, University of California SanDiego）完成了老年神经病学和痴呆方面的研究员工作（fellowship）。

主 译 简 介

杨春慧 医学博士（MD，PhD）

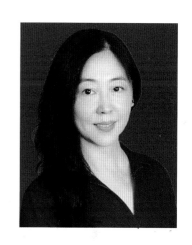

毕业于内蒙古医科大学，完成三年神经内科住院医之后，考入解放军医学院301医院神经内科，师从王鲁宁教授完成三年神经内科硕士研究生培训并获得神经病学医学硕士学位。之后赴日本，在日本鸟取大学医学院，师从日本著名神经病理学家及神经病学家大浜荣作教授，完成四年临床神经病理培训并获得医学博士学位。

在2004年赴美国，在美国国立卫生研究院（NIH）做博士后，承担多项神经精神领域研究项目；加入美国著名神经免疫学家 Dr. Jonathan Kipnis 研究团队并承担多项神经免疫的科研项目。

在2008年，受聘于美国 Rush 阿尔茨海默病中心（Rush Alzheimer's Disease Center, Rush University Medical Center），承担老年神经变性疾病的神经病理诊断工作，包括阿尔茨海默病、帕金森病、路易体痴呆、额颞叶痴呆、进行性核上性麻痹、皮层基底节变性、血管性痴呆、肌萎缩侧索硬化等，并承担该中心多项国家级神经认知相关的研究项目。

在2015年，通过了美国医师资格考试（step 1—step 3），获得美国医师资格认证，受聘于美国梅奥医学中心（Mayo Clinic, Rochester, MN）做神经病理住院医师。之后在美国又接受精神病学的临床培训。

参与编写英文版"老年神经病学"（Geriatric Neurology）一书（美国 Wiley-Blackwell 出版社2014年出版）。在美国神经精神科学领域的学术杂志发表论文三十余篇，论文引用次数约七百次。

主 审 简 介

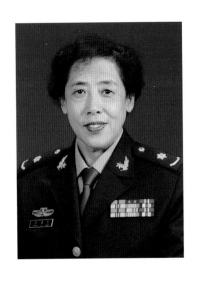

王鲁宁　教授

1947 年 7 月 29 日出生，1972 年毕业于第四军医大学。1987 年赴美国哈佛医学院研修老年痴呆，从此开启了王鲁宁教授 30 年的老年痴呆研究历程。

1996—2008 年担任科主任期间，王鲁宁教授以超前的思维提出了"老年神经病学学科"建设的理念并付诸实践：确立了以老年痴呆、帕金森病、脑血管病、睡眠和情感障碍等为亚专科和科室特色的学科发展之路，逐步形成了涉及神经病理、神经心理、神经影像、神经电生理、分子生物学、临床流行病学等多项技术融合发展的研究团队，老年痴呆研究居国内先进水平。

2000—2007 年兼任老年医学研究所所长期间，王鲁宁教授率领研究所于 2000 年进入"全军重点医学专科研究所"前 20 强、2001 年被评为"全军重点实验室"，2002 年被评为"国家级老年医学重点学科"。创新启动了老年医学研究所的可持续发展。

王鲁宁教授 1992 年担任硕士研究生导师，1998 年担任博士研究生导师，20 余年来，培养出一批有较高临床和学术水平的老年神经病学专科人才，共培养硕士 17 人，博士 25 人，博士后 4 人，全军中青年人才基金班人才 2 人。其中 13 人担任科室主任、副主任，10 人担任研究生导师，1 人被评为北京市青年拔尖人才。

原 著 序

当今神经系统疾病如洪水猛兽来势汹汹,而与之相关的科学知识更是浩如烟海,这使得想要全面掌握神经病学的每个领域变得越来越困难。因此,神经病学与内科一样需要有不同的分支。目前获得美国神经病学学会和神经病学亚专科联合会(UCNS)认可的亚专科包括自主神经疾病、行为神经病学和神经精神病学、临床神经肌肉病学、头痛医学、神经修复和康复、神经重症护理、神经影像学及神经肿瘤等。其他亚专科还有癫痫、脑卒中和运动疾病等。

在过去的几年中,美国神经病学学会(ANN)的老年神经病学分会强烈地倡导成立老年神经病学亚专科。这一建议被 ANN 批准并被 UCNS 采用。接着,UCNS 起草了考核目的大纲,由考试委员会起草了试题并进行了三次本专业的资格考试。这本书所涉及的知识涵盖了老年神经病学这一专业所要求的内容。它作为这一新兴领域的教科书也介绍了当前诸多老年神经系统疾病最新的临床科研成果。

老年神经病学是致力于老年神经系统疾病的神经病学领域,包括神经变性疾病(阿尔茨海默病、帕金森病、肌萎缩侧索硬化症)、步态和平衡障碍疾病、周围神经病、脑卒中和睡眠障碍等。老年神经病学是神经病学的一个分支。它的出现反映了我们越来越认识到老年人的神经系统疾病有其特殊性,需要不同的诊断评估。老年神经病学与普通成人神经病学存在差异。这个专科与老年医学有相似之处,二者都对老年患者的诊治手段与普通成人患者有所不同。因此,临床症状可能与年轻患者有共同特征,但病因往往不同。此外,许多神经退行性疾病在老年人中普遍存在,但在一般神经病学中则较少见。

这本书是目前老年神经病学领域最有权威性的总结。它遵循 UCNS 考试大纲所涵盖的老年神经系统疾病的所有主题,包括疾病特异性、神经解剖学、诊断和治疗等方面。令人感到欣慰的是,我们在理解和认识老年神经系统疾病的复杂性和应对挑战方面取得了巨大进步。现在我们初步知道了随着增龄,神经系统发生的变化以及促其改变的机制。我们希望这本书有助于老年神经病专业的主治医师、住院医师以及相关领域的专业人士提高理论知识和实践技能。

Anil K. Nair
Marwan N. Sabbagh

中文版序

老年神经病学是将广博的神经科学知识应用于诊断治疗老年神经系统疾病的专门科学，其融老年医学及神经病学为一体，对老年神经系统常见疾病的准确诊断及有效治疗至臻重要。

老年人群由于衰老等自身特点，其疾病谱较中、青年群体明显不同，如老年卒中、阿尔茨海默病、帕金森病等导致躯体残障及认知障碍疾病的发生率大幅增加，而且鉴于老年患者各内脏器官功能状态的改变，在老年神经系统疾病救治过程中的药物应用应更加审慎，对其照料护理、康复训练以及心理疏导则有更高的技巧要求。因此，进行老年神经病学相关知识的专业培训十分必要，对提高老年神经系统疾病的救治水平大有裨益。

我国已进入老龄化社会，拥有世界最多的老年人口，老年神经系统疾病所导致的高死亡率、高致残率已成为影响我国老年群体生存质量的首要杀手，是我国医疗卫生保健事业面对的严峻挑战，因此深入进行老年神经系统疾病的发病机制研究，普及临床诊断技术、治疗方法以及预防措施是减少疾病危害，维系众多老年患者及其家庭生活质量的重要举措。

由美国 Nair 教授和 Sabbagh 教授所主编的《老年神经病学》一书，系统阐述了老年神经系统的生理病理改变，常见疾病的发生机制以及临床表现和诊疗方法，特别介绍了目前已应用或即将应用于临床的神经科学前沿技术，对推动我国老年神经病学的发展有重要的指导及借鉴意义。

该书不仅适合神经科及老年科专业医师阅读，而且对精神科、康复科以及护理专业人员亦有助益。感谢杨春慧博士及其工作团队的辛勤劳动，将此书的中文译版介绍给国内同道。

杨春慧博士勤奋好学，在国内完成神经病学及神经病理的培训之后，又远赴日本、美国继续深造。多年的学习及工作经验使她有了老年神经科相关领域的临床及研究工作积淀，同时也领悟到老年神经病学在老龄社会中为维护老年群体身心健康所发挥的重要作用，故将该书译为中文，以期为我国老年医学事业贡献绵薄之力，且示拳拳报国之情。

愿众多读者从本书中获益。

解放军总医院主任医师、教授
王鲁宁
2018 年 6 月　于北京

编 者 名 录

Khalil Amir MD
Department of Neurology
Cedars-Sinai Medical Centre
Los Angeles, CA, USA

Liana G. Apostolova MD, MS
Department of Neurology
David Geffen School of Medicine
University of California
Los Angeles, CA, USA

Sanford Auerbach MD
Departments of Neurology
Psychiatry and Behavioral Neurosciences
Boston University School of Medicine
Boston, MA, USA

Geoffrey S. Baird MD
Departments of Laboratory Medicine and Pathology
University of Washington
Seattle, WA, USA

Laura D. Baker PhD
Department of Medicine - Geriatrics
Wake Forest School of Medicine
Winston-Salem, NC, USA

Clive Ballard MBChB MMedSci MRCPsych MD
Wolfson Centre for Age-Related Diseases
King's College London
London, UK

Ronald Black MD
Chief Medical Officer
Probiodrug AG
Halle, Germany

Andrea M. Cevasco PhD, MT-BC
School of Music
College of Arts and Sciences
University of Alabama
Tuscaloosa, AL, USA

Brenna A. Cholerton PhD
Department of Psychiatry and Behavioral Science
University of Washington School of Medicine
and Geriatric Research, Education, and Clinical Center
Veterans Affairs Puget Sound Health Care System
Seattle, WA, USA

Helena C. Chui MD
Department of Neurology
Keck School of Medicine
University of Southern California
Los Angeles, CA, USA

Donald J. Connor PhD, PhD
Independent Practice
Consultant in Clinical Trials
San Diego, CA, USA

David Croteau MD
Department of Neurosciences and
HIV Neurobehavioral Research Center
University of California
San Diego, CA, USA

Rohit R. Das MD, MPH
Indiana University School of Medicine
Indianapolis, IN, USA

Salih Demirhan MD
Marmara University School of Medicine
Istanbul, Turkey

Alexander Drzezga MD
Department of Nuclear Medicine
University Hospital of Cologne
Cologne, Germany

Ranjan Duara MD, FAAN
Wien Center for Alzheimer's Disease and
Memory Disorders Mount Sinai Medical Center
Miami Beach;
Department of Neurology
Herbert Wertheim College of Medicine
Florida International University, Miami
and University of Florida College of Medicine
University of Florida
Gainesville, FL, USA

Angel C. Duncan MA-MFT, ATR
Cognitive Dynamics Foundation
Neuropsychiatric Research Center of
   Southwest Florida
Albertus Magnus College
American Art Therapy Association
Fort Myers, FL, USA

Ronald Ellis MD, PhD
Department of Neurosciences and
HIV Neurobehavioral Research Center
University of California
San Diego, CA, USA

Virgilio Gerald H. Evidente MD
Movement Disorders Center of Arizona
Ironwood Square Drive
Scottsdale, AZ, USA

Martin R. Farlow MD
Department of Neurology
Indiana University
Indianapolis, IN, USA

Robert Fekete MD
Department of Neurology
New York Medical College
Valhalla, NY, USA

Terry D. Fife MD, FAAN
Barrow Neurological Institute
and Department of Neurology
University of Arizona College of Medicine
Phoenix, AZ, USA

Glenn Finney MD
Department of Neurology
McKnight Brain Institute
Gainesville, FL, USA

Adam S. Fleisher MD, MAS
Banner Alzheimer's Institute
Department of Neurosciences
University of California
San Diego, CA, USA

David Fusco MD
Division of Neurological Surgery
Barrow Neurological Institute
St. Joseph's Hospital and Medical Center
Phoenix, AZ, USA

James E. Galvin MD, MPH
Department of Neurology
    and Department of Psychiatry
New York University Langone Medical Center
New York, NY, USA

Rasha Germain MD
Division of Neurological Surgery
Barrow Neurological Institute
St. Joseph's Hospital and Medical Center
Phoenix, AZ, USA

Michael D. Geschwind MD, PhD
Memory and Aging Center
Department of Neurology
University of California
San Francisco, CA, USA

Clifton Gooch MD, FAAN
Department of Neurology
University of South Florida College of Medicine
Tampa, FL, USA

Michael Grundman MD, MPH
President, Global R&D Partners, LLC
San Diego, CA, USA

Yian Gu PhD
Taub Institute for Research on Alzheimer's Disease and
    the Aging Brain
Columbia University Medical Center

New York, NY, USA

Katrina Gwinn MD
National Institute of Neurological Disorders and Stroke
National Institutes of Health
Bethesda, MD, USA

Anne D. Halli-Tierney MD
Warren Alpert Medical School of Brown University
Rhode Island Hospital
Providence, RI, USA

Maya L. Henry PhD
Department of Communication Sciences and Disorders
University of Texas at Austin and Memory
    and Aging Center
Department of Neurology
University of California
San Francisco, CA, USA

Anna Hohler MD
Department of Neurology
Boston University School of Medicine
Boston, MA, USA

Suzi Hong PhD
Department of Psychiatry
School of Medicine
University of California
San Diego, CA, USA

Sandra A. Jacobson MD
University of Arizona College of Medicine-Phoenix
Banner Sun Health Research Institute and
    Cleo Roberts Center for Clinical Research
Sun City, AZ, USA

Joseph Jankovic MD
Parkinson's Disease Center and Movement
    Disorders Clinic
Department of Neurology
Baylor College of Medicine
Houston, TX, USA

Gene G. Kinney PhD
Chief Scientific Officer
Prothena Biosciences, Inc.
South San Francisco, CA, USA

Douglas J. Lanska MD, MS, MSPH, FAAN
Neurology Service
Veterans Affairs Medical Center
Great Lakes Health Care System
Tomah, WI, USA

David V. Lardizabal MD
Epilepsy Program and Intraoperative Monitoring
University of Missouri
Columbia, MO, USA

Alan Lerner MD
Department of Neurology
Case Western Reserve University School of Medicine
Cleveland, OH, USA

Joseph Locala MD
Department of Psychiatry
Case Western Reserve University School of Medicine
Cleveland, OH, USA

David A. Loewenstein PhD, ABPP
Department of Psychiatry and Behavioral Sciences
Miller School of Medicine
University of Miami
Miami, FL, USA

Patrick Lyden MD
Department of Neurology
Cedars-Sinai Medical Center
Los Angeles, CA, USA

Gary A. Martin PhD
Integrated Geriatric Behavioral Health Associates
Scottsdale, AZ, USA

Brian McGeeney MD
Department of Neurology
Boston University School of Medicine
Boston, MA, USA

Bruce L. Miller MD
Memory and Aging Center
University of California
San Francisco, CA, USA

Thomas J. Montine MD
Departments of Pathology and Neurological Surgery
University of Washington
Seattle, WA, USA

Anil K. Nair MD
Clinic for Cognitive Disorders and Alzheimer's Disease Center
Quincy Medical Center
Quincy, MA, USA

Peter Nakaji MD
Division of Neurological Surgery
Barrow Neurological Institute
St. Joseph's Hospital and Medical Center
Phoenix, AZ, USA

Marc A. Norman PhD, ABPP
Department of Psychiatry
University of California
San Diego, CA, USA

Brian R. Ott MD
Warren Alpert Medical School of Brown University
and The Alzheimer's Disease and Memory Disorders Center
Rhode Island Hospital
Providence, RI, USA

Stefani Parrisbalogun MD
Rawson-Neal Psychiatric Hospital
Las Vegas, NV, USA

David Perry MD
Memory and Aging Center

Department of Neurology
School of Medicine
University of California
San Francisco, USA

Daniel C. Potts MD
Cognitive Dynamics Foundation
Veterans Affairs Medical Center
The University of Alabama
Tuscaloosa, AL, USA

Carol A. Prickett PhD, MT-BC
School of Music
College of Arts and Sciences
University of Alabama
Tuscaloosa, AL, USA

John Ranseen PhD
Department of Psychiatry
University of Kentucky College of Medicine
Lexington, KY, USA

Steven Z. Rapcsak MD
Department of Neurology
University of Arizona
Neurology Section
Southern Arizona VA Health Care System
Tucson, AZ, USA

Norman R. Relkin MD, PhD
Memory Disorders Program
Department of Neurology
  and Brain Mind Research Institute
Weill Cornell Medical College
New York, NY, USA

Miriam Joscelyn Rodriguez PhD
Wien Center for Alzheimer's Disease and Memory Disorders
Mount Sinai Medical Center
Miami Beach, FL, USA

Ashley Roque MD
Boston University School of Medicine
Boston, MA, USA

Howard Rosen MD
Memory and Aging Center
Department of Neurology
School of Medicine
University of California
San Francisco, CA, USA

Marwan N. Sabbagh MD, FAAN
Banner Sun Health Research Institute
Sun City, AZ, USA

Nikolaos Scarmeas MD, MSc
Taub Institute, Sergievsky Center
Department of Neurology
Columbia University
New York, NY, USA
and Department of Social Medicine,
    Psychiatry and Neurology

National and Kapodistrian University of Athens
Athens, Greece

Julie A. Schneider MD, MS
Rush Alzheimer's Disease Center
Department of Pathology and Department of
　Neurological Sciences
Rush University Medical Center
Chicago, IL, USA

Elliott Schulman MD
Lankenau Institute for Medical Research
Lankenau Medical Center
Wynnewood, PA, USA

Freddi Segal-Gidan PA, PhD
Department of Neurology
Keck School of Medicine
University of Southern California
Los Angeles, CA, USA

Holly Shill MD
Banner Sun Health Research Institute
Sun City, AZ, USA

Jasmeet Singh MD, MPHA
Alzheimer's Disease Center
Quincy Medical Center
Quincy, MA, USA

Jeannine Skinner PhD
Department of Neurology
Vanderbilt School of Medicine
Nashville, TN

Yaakov Stern PhD
Cognitive Neuroscience Division
Department of Neurology Columbia
University Medical Center
New York, NY, USA

Papan Thaipisuttikul MD
Department of Neurology
　and Department of Psychiatry
New York University Langone Medical Center
New York, NY, USA

Ilana Tidus BSc
Department of Neurology
Cedars-Sinai Medical Centre

Los Angeles, CA, USA

Adrienne M. Tucker PhD
Cognitive Science Center Amsterdam
University of Amsterdam
Amsterdam, The Netherlands

Heber Varela MD
Department of Neurology
University of South Florida College of Medicine
Tampa, FL, USA

Joe Verghese MD
Department of Neurology and Medicine
Albert Einstein College of Medicine
Bronx, NY, USA

Douglas F. Watt PhD
Department of Neuropsychology
Cambridge City Hospital, Harvard Medical School and
　Alzheimer's Disease Center/Clinic for Cognitive Disorders
Quincy Medical Center
Quincy, MA, USA

Stephen M. Wilson PhD
Department of Speech
Language and Hearing Sciences
University of Arizona
Tucson, AZ, USA

Katherine Wong BA
Memory and Aging Center
Department of Neurology
University of California
San Francisco, CA, USA

Chunhui Yang MD, PhD
Rush Alzheimer's Disease Center
　and Department of Pathology
Rush University Medical Center
Chicago, IL, USA

Eric Yuen MD
Clinical Development
Janssen Alzheimer Immunotherapy Research & Development
South San Francisco, CA, USA

Jessica Zwerling MD
Department of Neurology
Albert Einstein College of Medicine
Bronx, NY, USA

原 著 致 谢

本书的成功离不开各章作者非凡的智慧和努力。这些作者都是他们各自岗位受人尊敬的杰出学者和代表。我们要感谢助手, Bonnie Tigner、Myste Havens、Deborah Nadler、Nicole Chan、Roshni Patel、Sheela Chandrashekar、Ardriane Hancock、Krystal Kan 及 Vishakadutta Kumaraswamy, 他们为这本书的出版不知疲倦地工作, 付出了极大的耐心和努力。

我们也要感谢 Wiley 出版社的团队, 感谢他们及时的沟通与反馈, 感谢他们的耐心和支持。最后要感谢我们的家庭和孩子们, 感谢他们挑灯陪伴我们写作和编辑的日日夜夜。

Anil K. Nair
Marwan N. Sabbagh

我把这本书献给我的患者和我的老师。我特别要感谢我的祖父，在我上小学的时候，他每天都要背着我赶到几英里之外的学校去上学，没有他就不可能有这本书，也要感谢我的家庭给予我的坚强支持。

AKN

　　我把这本书献给我的母亲和父亲，他们培育了我对知识不知疲倦追求的精神。

MNS

目　　录

第一部分
脑老化的神经病学基础

第一章
衰老的生物学基础：二十一世纪老年疾病和老年健康保健的意义

Douglas F. Watt

Department of Neuropsychology Cambridge City Hospital，Harvard Medical School，and Alzheimer's Center/Clinic for Cognitive Disorders，Quincy Medical Center，Quincy，MA，USA

概述

- 老龄化人口不断增加，接踵而来的与衰老相关疾病也大幅度上升，这造成高科技手段在医疗卫生中投入不断超支，长此以往势必导致财政危机。
- 进化论观点认为衰老是生育期过后机体在缺乏自然选择的情况下一种适应性的结果。
- 在自然环境中，由于自然选择的原因，当外部因素造成死亡率很高时，机体难以维持更长的生存期，相反，衰老是"过期"生物在下丘脑 - 垂体性腺激素轴作用下自然发生的变化。虽然传统观点认为并非如此，但事实上两种观点都默认了同一过程。
- 细胞和分子理论认为衰老是一个基因调节过程，是"磨损"的顺序发生或者交互式发生的过程。
- 衰老是一个复杂的、很多变化交互式相互作用的网络。
- 衰老的分子和细胞模型包括：细胞核、线粒体以及核糖体 DNA 损伤，如基因组不稳定、表型调节消失、线粒体 DNA 缺失等。
- 氧化压力和相关线粒体功能障碍、功能下降。
- 不断进展的炎症（"炎症性衰老"）。
- 糖基化。
- 自噬功能下降。
- 凋亡调节障碍。
- 肌少症。
- 细胞老化。
- 卡路里或饮食摄入限制（calorie or dietary restriction，CR/DR）在很多物种中被证实可以延缓衰老和延长寿命。
- CR 生理学模型是各种分子途径相互作用网络。乙酰化酶（sirtuin）是一种转录调控因子，与 mTOR、AMPK、PGC-1a 和胰岛素相互协同在细胞信号转导和衰老中发挥重要作用。
- 雷帕霉素靶点（target of rapamycin，TOR）信号通路影响生长、增殖和寿命，雷帕霉素是一免疫抑制性大环内酯类药物，有资料显示哺乳动物雷帕霉素靶向基因可以延长寿命。
- CR 模拟物是可能模仿 CR 的分子效应和生理学的物质。白藜芦醇（resveratrol）是最有名的 CR 类似物，但仅对肥胖的动物有延长寿命的作用。
- 生长激素 IGF-1 和胰岛素信号途径可以模拟 CR 的基因调控作用。
- 生活习惯因素如睡眠、饮食、锻炼以及社会活动可能会同时影响一些细胞和分子途径。
- 锻炼：介导急性抗炎症反应，抑制促炎因子的分泌。对改善轻度的系统性炎症反应有帮助。
- 肥胖：不正常肥胖会增加炎症感染的可能性。
- 多酚类通常被认为是一种抗氧化剂，但在哺乳动物机体中生理调节作用不仅仅局限于清除自由基的产生，它可以通过多种途径影响细胞生理学功能和信号转导。
- 远古狩猎时代和健康生活习惯之间的相互匹配，提示当代的老年相关疾病有可能是我们的基因与现代生存环境不相符合的结果。

不要温顺地走进那安息的长夜,

白昼将尽,迟暮之年仍应热烈燃烧;

抗争　抗争　扼住最后生命之光

Dylan Thomas

老龄化可以说是人类生物学中最熟悉但又理解甚少的方面。

Murgatroyd, Wu, Bockmuhl, and Spengler(2009)

胆小鬼是无法安度晚年的

Bette Davis

　　献给我的父亲 Richard F. Watt,他始终认为最好的学术与最佳的社会价值之间是相互体现、相互依存的关系。

引言

　　有关衰老的研究,正作为一门迅速兴起的生物学科,虽然尚未成熟,但已成为该领域最基础也拥有未解之谜最多的一个生物学分支。脑老化细胞和分子水平研究模型主要有酵母、原虫和果蝇,因为这些生物已经有全基因组测序结果并且生命周期短;哺乳动物体内实验也有越来越多的报道。研究显示,衰老的多种调节通路在上述三种微生物、哺乳动物、灵长类以及人类之间是相对保守的,只是修饰方式会有所不同。衰老科学研究的主要进展是对衰老相关表型或构成因素的定义和分析,这些因素包括肌少症、糖基化、炎症和氧化压力、内分泌失调、细胞凋亡、端粒变短和细胞老化、基因损伤和基因不稳定、线粒体功能缺失及功能下降、"垃圾"蛋白增多和自噬功能(细胞自身清除损伤或"无用"蛋白的功能)下降。尽管这些因素间的相关性还不完全清楚,可是越来越多的研究显示这些因素之间存在相互作用,相互协同促成了衰老以及其他神经退行性病变的发生,由此可见衰老是一个复杂的发生过程,有明显的多面性。

　　进化论的观点认为衰老是过了繁殖生育期的动物不再受自然选择调控的结果。换言之,最基本的选择过程只能确保物种(不考虑被猎捕或意外死亡的情况)中足够多的个体可以在最长生育期内得以生存下来(否则物种将会灭亡),但是自然选择却无法确保生育高峰后的寿命长短。衰老是对延长生育期过后生存适应相对缺乏选择的结果。以此看来,在物种进化的过程中,"衰老是被忽视的部分",

当然人类有一些特殊之处,比如老年人群普遍进行"集体锻炼"从而使寿命明显高于其他哺乳动物。此外,这种进化理论还认为衰老(以及延缓衰老)的发生是多元化因素共同作用的结果,而非任何一种简单的局部调控可以实现的,此观点完全不认同那些极度乐观派提出的人类有望突破现有长寿记录(大约 120 年)的说法。再次,现有的进化论观点还认为衰老充分体现了基因"拮抗多效性"的多重作用效果——是维持生长和繁殖必不可少的调控基因,又在老龄化过程中经"未知"相互作用途径促成衰老的发生。

　　可喜的是,人们已经从酵母到哺乳动物的广泛老龄化研究中发现一种高度保守的、可以延缓衰老的基本外部调控因素,目前被称之为金标准的"饮食/热量摄入限制"(dietary or calorie restriction, DR/CR)原则。在大多数物种中,CR/DR 发挥对整个机体代谢"重塑"的功能,从生长、繁殖到休养生息,这一过程充分体现了生物学优势选择原则。从生理学角度来看,CR 应该是物种在营养缺乏的情况下适应的结果,当营养条件改善后可以恢复生长和生育的能力。现有物种研究结果显示 CR 可以明显延长生存期并降低衰老相关疾病受累程度,虽然如此,但 CR 并非切实可行的提高健康的方案,因为长期饥饿会造成机体内部压力。CR 拟似物(既可以维持 CR 的生理学功能同时不会对机体产生慢性饥饿的内在压力)具有很多 CR 的优点,对西方社会随着史无前例的人口老龄化增长而可能出现的衰老性疾病的爆发显示了巨大的保护作用。可惜的是,截至目前除了一些动物模型显示 CR 拟似物具有明显保护效果之外，尚无临床和长期观察数据。CR 拟似物已经用于癌症、心脏病、阿尔茨海默病以及其他一些与衰老相关的疾病研究中。

最后，越来越多的证据显示西方人的生活习惯以及由此导致的社会性肥胖是一种与我们进化环境相悖的行为，会增加罹患老年相关疾病的危险，当然这种风险有可能来自随着寿命延长才被更多发现的结果。一些不良生活方式，包括睡眠质量差、锻炼少、饮食习惯改变、社会活动减少等等，会增加衰老表型出现的可能性，这些表型包括氧化压力、炎症、糖基化、胰岛素抵抗、端粒缺失、细胞周期以及增生信号调节紊乱、垃圾蛋白增多、DNA 损伤等。由于现有的高科技手段主要用在治疗已经发生的老龄化疾病，很少用在预防疾病方面，因此，在未来的 20 年里，注重培养健康的生活方式对预防老龄化疾病必不可少。目前，这种健康机制转变虽然并未得到官方的认可，但是越来越高的保健投入也会逐渐促成保健以及医疗政策向上述方向转变。有关衰老的这些零散研究进展都将延伸到衰老相关疾病研究领域，从教科书到生物医学基础研究都会越来越重视这一方向的进展。

衰老和死亡

所有生物都会逐渐衰老并死亡，只不过寿命长短差异很大，造成这种巨大差异的机制尚不清楚。人类机体允许的最长寿命大约为 120 岁。现有人类最高寿纪录保持者为法国人 Jeanne Calment（1875—1997），寿命为 122 岁零 164 天（Robine 和 Allard，1995）。人类是现在已知物种中唯一充分意识到死亡存在的物种（当然有时候在情感上也格外抗拒死亡的来临）。史料记载最早的有关死亡和永生的主题一直是围绕着如何逃避死亡或者找到"长生不老"的方法。对永生的美好盼望是很多宗教乃至神祇类组织成立的动力。尽管人类这些对永生的盼望一直未曾间断，迄今为止尚无真正延缓衰老或是永生的办法。衰老以及随之而来的死亡都是自然而然的，就像日出日落一样，亦如 Benjamin Franklin 的至理名言"生命中唯一确定的两件事情是死亡和纳税"所描述的那样。此外在 George Bernard Shaw 的挽词中有一段对生命更诙谐的理解：年轻是非常美好的事情，遗憾的是年少时浪费了很多时间在无关紧要的事情上，待到成熟时又为时已晚。笔者年

少时很难理解这句话，直到我 93 岁高龄父亲在撰写本章时辞世，他生前曾说过"尽管人类无比在意衰老的发生，然而大多数时候它总是不期而至，让我们别无选择"。事实确实如此，人类的每一个器官都会慢慢退变，从而影响功能，直至出现这样或那样的生理功能缺失，并最终走向死亡。反过来想，如果我们永不会衰老和死亡，地球恐怕很快就无法负荷激增的人类以及后代儿孙，因为资源和生态环境的耗竭会导致很多物种乃至人类的灭绝。因此，任何"长生不老"的幻想事实上都是一种诱人却十分可怖的浮士德契约而已。话说回来，又有谁不想活得长久一点，尤其是在身体健康、功能很好的情况下。诗人 Dylan Thomas 在一首闻名于世的诗歌"不要让晚年暗淡无光"中淋漓尽致地表达了这种抗争衰老和死亡的情怀。

讲了这么多衰老与死亡的必然性，有读者或许会问有关衰老的生物学内容为什么会出现在老年神经学的书中？理由很简单，如上文所述，衰老与所有的老年疾病发生相关。另外一个容易被忽视的原因是一些专家认为衰老的生物学发生机制是老年神经病学发展的试金石和研究基础。当下核心问题包括：如何认识衰老？是什么因素导致了我们机体的逐渐衰退？为什么衰老会促进下列疾病的发生：包括常见的神经退行性疾病[最常见的是阿尔茨海默病（AD），此外还有帕金森病（PD）、额颞痴呆，以及运动神经元病变等广泛受老年神经科医师、神经心理科医师，以及精神病科医师关注的这些疾病]、冠状动脉及脑血管疾病、其他与衰老相关的血管疾病、糖尿病、癌症、黄斑变性、青光眼、关节炎、免疫力低下、甚至器官衰竭等。

另外一些与衰老相关的问题包括：延缓衰老以及延长寿命可否防止老年病的发生？衰老导致老年病发生的具体原因以及不同老年病罹患人群发病的个体化原因？真的存在"老死"吗，还是死于未知的老年病？衰老的关键生物学过程是什么，这些生物学过程到底有多少，以及彼此之间的相互关系？脑老化与机体衰老之间的相互关系？有没有干预脑老化和老年病的办法？延缓衰老本身是否可以阻断老年病在一些个体甚至全人类的进展？能否完全达到这个目的？能否逐渐延缓或是阻止衰老？更大胆的想法是能否逆转衰老的发生？上述这些问题大都尚未有确实科学根据可以解答，而且很多涉及人类健康的方方面面，因此都是正在起步的老年科学研究的热点。

西方社会人口老龄化对卫生保健侧重点转变的影响

遗憾的是,现今卫生保健系统以及大部分卫生保健专家尚未重视老龄化带来的影响,人们对老年病的认识、临床研究以及治疗都还停留在支离破碎的片段中,几乎没有任何一个方面能很好地反映现有医疗保健体制工作重点。目前用于衰老相关疾病(甚至那些已经很明确的会随着逐渐衰老而发生的疾病)预防的财政支出太少了,相反高额的财政投入都花在了采用高科技手段干预已发生疾病(而对这些疾病的管理应该是以防为主的)(Conrad,2009)。近来调查显示仅有不足 5% 的医疗服务用在了预防上,而 75%~85% 都花费在已发生的衰老相关疾病的治疗中(疾病预防控制中心,2010)。仅 2010 年,就有至少 550 亿美元花在了病人临终前最后两个月。高额的医疗支出都花在了临终关怀上[社会保障咨询理事会(SSAB),2009],即便如此并没有证据显示生存质量有所提高(甚至某些时候还适得其反)。按照我们现在对临终关怀人均投入计算,仅婴儿潮那批大概 6 000 万人口就要花费 6 万亿美元。虽然这一趋势未必会一直持续下去,但是人们的观念并未转变,更不要提逆转这一切。

衰老生物学研究的出现和发展是西方社会人口正进入高度老龄化的情况下人类一种必然的科学需求。20 世纪伊始美国人均寿命大约 47 岁,而今天人均寿命大约提高了 30 年(Minino 等,2002)。在这提高的 30 年中有大概 25 年得益于一个基本因素:人们提高了对儿童和青少年感染性疾病导致的早期死亡的认识,建立了更好的卫生保健体系以及抗生素和疫苗的发明(CDC,1999)。这种进步带来的后果是让西方社会在人类历史上首次面临 60 岁以上人口多于 15 岁以下人口的问题。虽然粗略看美国社会超过 65 岁的人口目前只有 13%,但是在未来的 20 年,这一人群会出现超过一半的增长幅度,估计会达到 20%。到了这个世纪末,会有 1/3 的人口超过 60 岁(Lutz 等,2008)。这些人口的变化中也包括那些即将步入不惑之年的人群,因为他们也将成为 60 岁人口的一部分。仅 2010 年,就有超过 550 万美国人寿命达到甚至超过 85 岁;到了 2050年,这群人口数会翻几乎 4 倍,达到约 1 900 万。现有百岁老人(100 以及超过 100 岁)大约有 8 万人,到了 2050 年,这群人口会超过 50 万。这种现象是史无前例的。然而,遗憾的是,寿命虽然提高了,但是生存质量并未相应提高,换言之,能真正阻止(或者说成功地治疗)晚年生活中出现的那些功能障碍类顽疾(最常见的包括糖尿病、心血管疾病、中风、AD 以及癌症)的可能性很小。有些资料(见本章后面内容)显示这些疾病多见于西方社会(主要是生活习惯的产物),而在狩猎为主(HG)的民族同龄人中就相对少见,即使是在后者人均寿命更短的情况下(Eaton 等,1988a,b)。

这些巨大的人口变化以及老龄化疾病在医疗保健经济学中的不断渗透,连同高科技应用治疗费用的不断增加,共同促成了财政恐慌这个大的社会问题,可想而知卫生保健费用的逐年增加终将达到难以维持的地步(美国政府责任署,2007;Conrad,2009)。人们逐渐意识到人口老龄化对卫生经济学的影响甚至开始思考一味地追逐高科技在治疗中的作用是否是可取的。2010 年,美国的卫生保健支出大约占国民生产总值(GDP)的 18%,几乎高于其他西方社会 2 倍左右。在未来的若干年里,按照现有 4%~8% 的年增长率(增长率很容易受近来经济萧条的影响)计算,到 2018—2019 年,粗略来说大概美国 GDP 的 20%(即每 5 美元中就有 1 美元的支出)都花在了医疗卫生上,其在财政支出中比例之高是史无前例的。医疗卫生投入在 GDP 中所占的比例(在不改变对临床或慢性疾病的投入前提下)到 2030 年预计会增加到 28%(即每 4 美元就有超过 1 美元的支出),到 2040 年会增加到 34%[每 3 美元就会有超过 1 美元的支出;经济顾问委员会(CEA),2009]。这些触目惊心的数字不由得令我们担心现有的医疗卫生支出增加速度终将导致医疗卫生体系无法维持下去。事实上,人口老龄化只是造成财政投入增加的一个原因,其他原因还包括一线药物和高技术手段费用的不断提高加上已萌芽的医疗卫生和医疗保险官僚主义本身造成的高间接投入等(CEA,2009)。*资料显示增加的投入中 3/4 都与老龄化无关*(CEA,2009)。尽管医疗卫生投入不断提高,很多指标显示美国人健康状况却在下降。目前美国在全世界人口寿命排名位于第 50名,而其他指标比如婴儿死亡率,也令人担忧,位于第 46 名,差于西欧和加拿大[美国中情局的世界各国概况(CIA Factbook)]。

与本书非常相关的老龄化疾病阿尔茨海默病(AD),仅在 2010 年美国就大约花费了 1 700 亿美元(何况这些费用中尚未计入大约 1 400 亿美元未支付的护工费用,如果加入这笔支出,仅 2010 年总费用就会超过 3 000 亿美元）（阿尔茨海默病联合会（Alzheimer's Association）2010）。AD 的总花费（如果依然像现在这样运行并且依然无法治愈或让患者提高生存质量）到 2050 年一年就可能达到 2 万亿，在未来 20 年间，估计在世界范围内会有 6 500 万人患上这种疾病，而且要花费几万亿美元（Olshansky 等，2006）。随着婴儿潮这批人口进入了癌症、心脏病、卒中、关节炎、AD、黄斑退化以及一些其他衰老疾病的高发期，有资料显示现有医疗卫生系统会逐渐进入慢速增长期并随着巨额医疗费用的不断增长而最终崩溃。更糟的是，目前尚无扭转这种局面的措施。

退休的老龄化人口的不断激增，带来的后果是基本社会保障资源以及包括医疗保障在内的社会福利资源的短缺、税收艰难、最终造成各种社会资源的耗竭［麦肯锡研究院（McKinsey Global Institute），2008］，老龄化带来的经济负担除了对医疗卫生财政的影响，还对整个西方社会经济产生了深远而且严重的负面影响，因此是时候让我们重视衰老生物学研究，尤其是任何可以减少或延缓衰老相关疾病不断向老龄化人群渗透，并且有望延长"健康生存期"（不同于普通意义上的寿命）。然而事实上，NIH 的 310 亿科研投入预算中只有 11% 用在了衰老以及老龄化疾病中（Freudenheim，2010），此外现有的唯一一个高度保守的减缓衰老和减低衰老性疾病发生的 CR 方面的研究经费还不足所有生物研究经费的万分之一（Guarente，2003）。

从进化观点看衰老

衰老对于生命而言从就像编织物中的编织线，是整个生命不可或缺的一部分。一直争论不休的是它是一种偶然（即在一个复杂生物系统中生育期后退化无法避免，那么衰老就不是进化的一部分）还是一种自然选择结果（因为几乎所有永生的生物终将破坏他们的环境，并因此导致他们自身的灭亡）。这些观点或许并非相互排斥。衰老是无法抗拒的，并且也不能简单地用一些生物标志物来说明。但是就像一句非常有名的谚语说的那样，"只有等你看到它的时候你才能了解它"。衰老可以被定义为当生物走完它最佳生育期后进行性的、时间依赖性的"健康缺失"（Vijg，2009），当然衰老也可以简单理解成生物体生命要走向尽头时机体的变化（Bowen 和 Atwood，2004）。尽管这种定义听上去像是衰

老与发育密不可分，但是它还有其他理论上的优势（详见"内分泌失调"部分）。衰老包括一组特征性的并且已经被广泛发现的表型变化，可以被定义成当达到一个临界点后随着生物体实际年龄的增加机体会自然地或者说意料之中地增加由各种致死原因导致死亡的风险性（除了创伤、饥饿、投毒或者其他意外死亡）。衰老的内在表现为它特征性的表型变化会不断进展，并影响生理结构的方方面面以及机体的每一个器官，从皮肤到心脏和肌肉组织，以及大脑。就机体本身而言，生育期过后各种相反进程的发生导致机体无序化程度增加，由这点来看衰老可以比喻成"熵的反攻"（Hayflick，2007）。现代生物学观点认为从生命发生到生育成熟，所有的生物学进程都是程序化的。但是对于生育期后变化的机制仍然不清楚，究竟是上述程序继续发挥着向反方向的变化还是既往随机的、无法修复的细胞损伤不断累积的结果，亦或两种情况都有。

在最早的人类文明记载中已经有关于衰老的记录，意味着人类在几千年以前就已经敏锐地感受到了衰老的存在。圣经将衰老和死亡描述成"罪孽的代价"，也至多是一种富予色彩的比喻罢了，并没有任何科学的根据。但是，衰老的现代生物学观点认为将衰老比喻为一种"代价"既合理又有启发性：衰老可以被理解为生长、代谢以及生育的"代价"（过量垃圾蛋白、氧化应激、蛋白糖基化、线粒体和核 DNA 的损伤），也可以理解为有机体防御和修复（亦或炎症）的"代价"。

此外，人们必须接受将进化论的观点作为探讨生物学现象的基础，即*衰老是来自缺乏对抵抗衰老自然选择的结果*。尽管如此，人们尚缺乏对这一现象的认识。最初关于衰老进化论的观点认为衰老是为了控制种群数量的"程序性"事件（因为永生的生物终将破坏自身环境并造成种族的灭绝）；亦或加速后代的适应性衍化，也因此才可能提高对环境变化的适应，但是，这种观点的证据并不充分，至多是认为老化是野生动物的死亡的基础（Kirkwood 和 Austad，2000）。然而正相反，野生动物的死亡率（不同于保护区动物的死亡率）绝大多数是由于外部因素，比如感染、捕食、饥饿等，并且死亡动物中以年轻动物居多（Charlesworth，1994）。由于上述外部因素的存在，很多野生动物往往存活不到晚年，所以何谈衰老。从这点看来，*自然选择本身对衰老进程难以造成任何直接的影响*。即使对那些衰老确实影响了死亡率的野生动物而言（比如大型哺乳动物

和一些鸟类），任何假定的"衰老基因"都应该有明确的造成机体损害的迹象，由此而言衰老极其不可能是自然选择的结果（Kirkwood 和 Austad，2000）。

事实上，野生动物中相对稀有的老龄化动物是研究衰老基本进程的重要线索。由于外部影响是造成死亡的主要因素，也因此减弱了自然选择对衰老进程的干预（Kirkwood 和 Austad，2000）。在种群数量已经很低的情况下，自然选择对处于此环境中一定年龄的动物也失去了作用（当然也不能说自然选择一点作用也没有，至少这种年龄的动物繁殖成功率会降低），以至于不能有效阻止"迟发作用"危害性（换言之，促衰老）基因的累积效应。这就构成了一种"选择性差距"，从而赋予了任何等位基因在不断传代的过程中发生迟发损害（促衰老）的作用，仅有少许或者没有"拮抗机制"与之抗衡（参见老龄化突变累积机制）。由此推论隐性等位基因基本上都是未被选择的突变，这些突变在一定人群中呈异质性分布。有关这点正反两方面的证据都有（Kirkwood 和 Austad，2000）。

衰老基因"拮抗多效性"观点（Williams，1957）认为促进生命早期发育（包括促进生长和生育）的基因会优先被选择，即使这些基因会明确地在发育后期产生负面影响。随着这种观点的出现，人们对衰老的基因基础有了新的认识，尤为值得一提的是Bowen 和 Atwood（2004）提出新的理论：在发育期发挥调节生长和生育的激素系统——丘脑 - 垂体 - 性腺轴（HPG），当发育期结束后会逐渐增加促性腺激素的分泌，同时降低性腺激素的产生，发挥与在发育期完全不同的作用，从而造成衰老以及老龄化疾病的出现（详见"内分泌失调"部分）。由此推论，有些基因虽然有利于发育，但是当进入生育后期（在选择的压力下）却有可能导致负面效应，尤其是那些促进生长和生育的基因，在生育后期可以导致衰老和死亡。因此，衰老不是"罪孽的代价"，而是生长、生育以及代谢的代价。当然，这种观点是基于认为衰老是机体内在能量守恒的结果。还有另外一种被广为接受的"一次性体细胞"理论（Kirkwood，1977），即生物体会在生殖与躯体维护两者之间取得平衡，最大可能地优化赖以生存的资源分配。躯体的维护是保证机体能在正常的生理功能状态下生存，而其相对于繁殖则显得较为次要。以野生鼠为例，90% 的野生鼠生存期只有 1 年，因为生存资源分配给存活 1 年以上的大鼠仅为 10%（Phelan 和 Austad，1989）。假设造成野生鼠早期死亡的主要原

因是极度寒冷（Berry 和 Bronson，1992）的话，按照"一次性体细胞"理论，野生鼠的代谢资源主要用于产生热量和体温调节，用于身体发育和修复延缓衰老的程序都无法保障。

因此，长寿很大程度上取决于外部环境对机体的威胁程度（Kirkwood 和 Austad，2000）。如果威胁程度高（寿命短），那么自然选择就失去了延长维持机体稳定的机会，更关键的是确保有机体在外部死亡威胁来临前繁衍或确保在外部威胁存在的情况下依然能维持高的繁衍率以免种群的灭亡。反之，如果外部死亡威胁在很长一段时间内相对低的时候，自然选择会将更多的精力投入到通过基因调节维持机体健康稳定，当然这些基因也可能加速了衰老的发生。如果这种推测是正确的话，那么对处于相对安全环境中的有机体（外部死亡威胁低）而言，衰老应该延缓出现，而在高危环境中加速出现（因为延缓衰老不会对维持繁衍以及物种的存在发挥任何作用）。这种推测得到了一些资料的支持（Kirkwood 和 Austad，2000）。此外，为了降低外部死亡威胁的物种进化，比如鸟类的翅膀或者其他减低被捕食可能性的进化，乌龟保护性的壳以及人类大脑的进化（改变被捕食的状态，进入掠食者的行列），都与这些物种寿命高有关，当然有关具体机制的观点尚有待统一（see Bowen 和 Atwood，2004）。

但是，"一次性体细胞"理论也有被质疑的地方（Blagosklonny，2010b），尤其是为什么女性比男性更长寿以及特异性衰老调控基因的调控通路［比如哺乳动物雷帕霉素靶点（mTOR）- 参见 mTOR 章节］。越来越多的观点认为衰老并非程序性的，而是在过了生育期后无法选择性维持"健全"有机体的结果。还有一种观点认为衰老是在过了生育期后"用进废退"的结果（Rose，2009）。换言之，尚未有抗衰老和延长身体功能的进化基础，因为衰老事件是逃避选择的结果，除非有特殊的选择压力出现。这种选择压力可以表现为逐渐推迟生育（即提高生育年龄），动物模型已经显示晚生育明显提高寿命，这一点符合基本的进化论原则（Teotônio 等，2009），这在衰老动物模型中被称为"实验性进化"（Bennett，2003）。有趣的是，实验性晚育确实成功地成就了一些物种的长寿（比如长寿果蝇），但是考虑到抑制早期繁殖所付出的消耗，似乎又绕回到延缓衰老与生长和繁衍间能量守恒的观点中（Sgrò 和 Partridge，1999）。专家们认为（Johnson，Sinclair，和 Guarente，1999）这些生物可以获得一个更长的生

育期,延缓衰老的到来,是一种不断适应的结果。延缓衰老也与晚生育期健康有关(Bowen 和 Atwood,2004)。此外,在人类进化过程中年长者具有更多的智慧和经验,有望带领整个种族提高生育期后的健康,从而提示另一种引导"抗衰老"选择机制的存在("种群健康"或者说是像人类这样高级物种的"适应度";Carey,2003)。

衰老的基本细胞和分子机制主要包括两个方面:①衰老是个基因调节过程(有特异性基因和分子调控通路,但非程序性发生);②衰老是一种"错误"或者随机的"磨损"过程(这方面最为著名的观点是氧化损害/压力理论)。当然,任何其中一个理论自身不能完全解释衰老的所有方面,提示衰老还有"类似程序化"的地方(Blagosklonny,2009),而且可能与生长程序(按照拮抗多效性的理论,该程序在生育高峰期过后依然存在)以及随机细胞损伤/磨损方面(比如当发生无法控制的感染时)等等相关。CR,作为唯一保守的抗衰老生理机制(参见后面有关 CR 和 CR 类似物部分),可以影响上述这些方面(既延缓生长进度也减少像氧化应激和炎症对机体的影响)。同样地,有人质疑这些事件并不能抵消或者代替基本进化事件(即衰老是对抗磨损、随机损伤或者很多可能加速或导致衰老的基因/通路选择相对缺失的结果)。Kirkwood 和 Austad(2000)将这些有关衰老的遗传进化观点总结为以下三点(236 页?)。

1. 并无特异性促进衰老的基因存在。

2. 衰老并非一个程序化事件,而是由于机体对自身的维持和修复的能力有限而造成的体细胞损伤的不断蓄积的结果。因此长寿与 DNA 修复能力及抗氧化防御的基因调控有关。

3. 此外,衰老的调控基因可能来自从自然选择逃逸的结果或者是那些在生育期发挥积极作用而在老年期发挥消极作用的基因。

因此,衰老可能来自物种内各种因素的相互作用以及消极因素和退变(也包括过了生育期后动物选择性适应性衰退)之间内部"拔河比赛"式的拮抗,即这些与生长、繁衍、代谢、炎症和其他生理功能相关的促衰老因素(基因拮抗多效性)与各种(假设被选择的)拮抗性修复、保护和机体维持程序间的相互制衡。当然,如果衰老本身可能不利于那些拮抗性细胞修复和机体的维护,就像拔河比赛一样,促进衰老的一方赢了,所以造成了加速衰老。虽然现在下结论还太早,但有这方面的证据可以证实这

一点(Guarente,2003)。几乎没有老年人不经历这种变化的。

衰老进化论基础相关的细胞水平和分子水平机制涉及庞杂的表型变化,包括线粒体、细胞核和核糖体 DNA 的损伤;继之而来的基因和染色体不稳定性的发生;氧化应激的提高(体现在氧化压力在细胞膜、脂质、蛋白和核酸、尤其是线粒体上的多效且不同水平表达);全身炎症感染可能性的增加(炎性衰老),加上免疫力的不断下降;蛋白糖基化的增加[以及晚期糖基化终末产物(AGEs)的增加也可以诱发炎症];细胞衰老和端粒缺失的加速进行;细胞凋亡调节失控(过多或过少的程序性细胞死亡);垃圾蛋白增加、加上修复蛋白转化、以及损伤(和糖基化)蛋白清除功能下降("自噬"降低)。最后但同样重要的是,机体内的干细胞也会逐渐衰老,使很多器官的再生无法实现。虽然在这些众多生物事件中人们尚未发现清晰的因果关系和发生顺序,但是这些细胞变化的每一方面都已被证实是衰老的直接因素,衰老的进展与衰老相关疾病的关系也已经被证实。像很多生物调节一下,生命本身各种进程的相互作用是必然的;衰老发生机制亦然,绝不可能只有一个简单的衰老途径(参见 CR 作用途径部分),尽管机制不完全清楚,但是至少衰老的发生是一个复杂而且相互作用网络。生物系统中"线性因果"模型有很多局限性,而机体内的因果关系更加相互交错、相互作用、形成一个环路。其中一个经典例子是炎症和氧化压力,二者相互促进(Jesmin 等,2010),氧化应激可以引起 DNA 损伤(包括线粒体和细胞核),糖基化促进炎症,垃圾蛋白(包括糖基化)清除障碍也会造成氧化应激升高和线粒体功能下降,衰老可以促进炎症、内分泌功能下降、垃圾蛋白清理障碍,从而加重炎症感染和氧化压力并进一步促进衰老的发生。衰老所有这些表型是生物学功能不断下降而熵值不断增加相互关联的结果,三者之间存在正反馈的关系;衰老与相关疾病的相互关系研究也逐渐有新进展出现。这些相互作用或许可以解释为什么随着时间的推移一个强壮的身体会无一例外地逐渐走上衰老直到死亡的不归路。换言之,衰老可能是这些相互作用表型"递归式基础"中极端情况下的一种表现。这一点符合生物界的法则,即没有任何一种简单的生物是来自单一因素的,而是多种因素相互作用、相互反馈的结果。同样地,很多分子途径(比如 mTOR 和与 mTOR 相互作用的一些分子、细胞信号途径)都对衰老以及衰老的

调节尤为重要。在本章末尾，我们也会介绍一些对衰老相关疾病（或衰老本身）发病风险在一定程度上有促进或延缓作用的生活习惯因素。同时我们也将对现有西方高科技生存环境与原始生存环境做比较，观察多种生活习惯变化对衰老以及衰老相关疾病细胞学以及生理学机制方面的影响。

衰老的基本分子与细胞学认识：衰老的表型特征

尽管活性氧自由基理论是目前认可度较高的造成衰老的最主要的分子机制，但是这方面的证据还不足，因为如前文所述，衰老的发生是一系列因素相互作用的结果，由此看来至少活性氧自由基产生是衰老的最主要变化的观点是令人质疑的。但是，氧化压力可以和衰老的其他表型比如炎症和去抑制型生长因子相互影响，至少说明氧化压力理论虽非中心作用，但也是衰老促成因素中不可或缺的一个。

氧化应激和相应的线粒体观点

有关衰老的普遍推测是衰老首先有一个基本的细胞水平基础。这一观点一直主宰着衰老的理论研究方向。最早也最为广泛被引用的衰老理论是由 Hartman 在 1956 年提出的氧化自由基损伤学说，即细胞在氧化自由基作用下不断退变导致衰老的发生。Harman 早期动物研究显示大量暴露于辐射后产生的不良后果，尤其是癌症、炎症、凋亡以及其他一些组织损伤都与老龄化动物和人类的经典衰老表型类似。Harman 的假说来自于他熟悉的放射工作以及早期的研究发现大剂量暴露于电离辐射环境中会产生大量的自由基。随后 Harman 在 1957 年首次发表的有关饮食抗氧化的研究结果显示口服 2-巯基乙胺（当时最有效的抗氧化物质），可以将平均寿命提高 20%，当然即使到现在这种药物的作用机制尚不清楚。1972 年，Harman 在原有自由基理论的基础上有了新的发现，他指出线粒体是氧化压力产生场所，也是氧化损伤发生的部位，所以他认为线粒体是决定人寿命的"生物钟"。他总结说来自膳食保健品中的外源性抗氧化剂之所以不能延长寿命是因为它们都无法进入线粒体中。他推测线粒体中的氧化应激（对抗内源性抗氧化防御）已经为相应物种确定了寿命范围。研究显示氧化压力是由线粒体复合物 1 产生的（Mozaffari 等，2011）。

由此衍生了新的有关氧化应激与线粒体的"恶性循环假说"：氧化应激造成线粒体抗氧化防御机制和线粒体功能的下降，从而导致更多的氧化应激，反过来造成更多的损伤以及衰老相关的退化。尽管这一理论是目前最为流传和接受的衰老分子机制，尤其是在媒体发达以及产品广告盛行的今天，然而它只是迄今为止最权威、涉及范围最广的综述（VanRemmen，Lustgarten 和 Muller，2011）里提到的衰老复杂发生机制中的一部分而已。总而言之，笔者认为这一理论尚未经确切证实（当然也无法妄言它是不正确的），至少作为"最重要"的发生机制的假说（线粒体氧化压力中心说，是认为氧化应激是造成衰老的始作俑者）未经证实。此外一度有报道称氧化压力的标志物会随着衰老而增加，但这种增加是衰老的因或者果尚未可知（Sohal 和 Weindruch，1996）。这些有关衰老的线粒体氧化应激理论互相矛盾的资料很容易给人们，甚至是高级研究者造成困扰和消极影响。相反地，线粒体氧化压力非中心说，更容易被人接受，尤其是活性氧自由基与其他分子途径比如炎症信号通路和生长信号通路相互作用促成了衰老和衰老相关疾病的发生（见 Blagosklonny，2008）（参见"哺乳动物雷帕霉素靶点"部分）。

很多科研工作是用短寿生物的抗氧化酶基因调控模型来验证各种假设。敲除超氧化物歧化酶 2（Perez 等，2009）和谷胱甘肽过氧化物酶 4 显示致死性的作用，是氧化应激中心说的有利证据。其他支持性的数据包括线粒体 DNA 低突变率（Sanz 等，2006）以及氧化应激和线粒体功能（Hagen 等，1999）的其他实验性调控与物种寿命的关系。此外，研究发现白足鼠中寿命长者比寿命短者具有更低的活性氧自由基水平，细胞抗氧化酶（过氧化氢酶和谷胱甘肽过氧化物酶）浓度更高，蛋白氧化损伤标记物水平更低（Sohal 等，1993）。Schriner 等（2005）繁育了在过氧化物酶体、细胞核或线粒体中过表达人类过氧化氢酶的转基因小鼠（MCAT 组），MCAT 组的中位以及最大生存期有了极大的提高（分别为 5 个月和 5.5 个月），心脏疾病和白内障都得以延缓发生、氧化损伤的标志物也有所下降、过氧化产物减少、线粒体 DNA 缺失（即线粒体损伤最严重的形式）也有所降低。这些结果为氧化自由基理论提供了强有力的支持，同时也认为线粒体是这些自由基最重要的产生场所。总而言之，线粒体氧化压力、线粒体 DNA 损伤率以及寿命之间虽然不可能完全关联但却有千丝万缕的联系（Sanz 等，2006；

Barja 和 Herrero，2000）。

但是，也有其与上述经典假说不符的研究资料被报道。裸鼹鼠（NMR）模型显示出了非同寻常的表型特点，即虽然氧化应激标志物升高以及端粒变短，但衰老明显延迟、在啮齿类动物中寿命最高（大约 30 年），比按照身体比例预测的寿命高 5 倍左右，另外癌症发生率降低（Buffenstein 等，2011）。此外，$SOD2^{-/+}$ 小鼠（敲除了基因的一个拷贝）虽然出现氧化压力（Mansouri 等，2006）以及线粒体 DNA 损伤（Osterod 等，2001）的增加，但并未出现明显的减寿或加速衰老表型，这些资料都显示与上文中报道的结论不符。更复杂的是 $SOD2^{-/+}$ 小鼠中线粒体 DNA 氧化增加，但线粒体 DNA 清除（目前被认为线粒体 DNA 损伤的最严重形式）却没有增加（Lin 等，2001），提示这种基因敲除模型并非能充分地说明线粒体与长寿之间的关系。

其他动物模型显示主要抗氧化物酶的高表达可以拮抗线粒体氧化压力，包括上调两种形式的 SOD（MnSOD 以及 Cu/ZnSOD）和过氧化氢酶，无论分别或者联合作用都不能提高鼠的最长寿命（参见 Van Remmen，Lustgarten，以及 Muller 在 2011 年发表的综述）。小鼠抗氧化防御系统各组成成分基因敲除模型也已被广泛研究，包括两种形式的 SOD（MnSOD 和 Cu/ZnSOD）、谷胱甘肽过氧化物酶（Gpx-1、Gpx-2、Gpx-4）、过氧化氢酶、硫氧还蛋白、硫氧还蛋白过氧化物酶等都有小鼠模型研究。完全敲除每种抗氧化防御组成成分（尤其同源化敲除硫氧还蛋白 2、谷胱甘肽过氧化物酶 4 或者 MnSOD）都可以导致胚胎死亡，但是在杂合敲除鼠（$SOD1^{+/-}$，$SOD2^{+/-}$ 和 $Gpx4^{+/-}$）模型中如果只缺失一个等位基因（只会减少 50% 的活性）不会对寿命产生影响（Van Remmen，Lustgarten，Muller，2011）。最后，近来研究显示同时杂合性敲除 MnSOD 以及同源谷胱甘肽过氧化物酶 1 后可以明显增加氧化压力（表现为蛋白羰基和氧化核酸的升高），但并不会造成减寿（Zhang 等，2009）。

上文这些负面结果不支持线粒体氧化应激中心说（氧化压力是衰老和死亡的主要动力）。近来研究工作显示线粒体抗氧化防御系统除了经典抗氧化酶途径外还有其他参与因素，需要激活 7 种长寿蛋白质之一（SIRT3），这些蛋白质可以促进抗氧化酶乙酰化，明显增强其活性。

Hafner 等（2010）发现 $SIRT3^{-/-}$ 鼠表现为衰老表型加速出现，包括出现典型的线粒体肿胀。尽管

氧化压力和 CR 研究工作发现 SIRT1 和同源类似物的重要作用（Sinclair，2005），但是近来研究工作发现同源敲除 SIRT3 可以拮抗 CR 介导的氧化压力下降，说明 SIRT3 参与了 CR 介导的氧化压力调节（Qiu 等，2010）。

SIRT3 通过去乙酰化提高 SOD2 的活性从而降低氧化应激（Tao 等，2010；Qiu 等，2010）。异柠檬酸脱氢酶 2，是一种线粒体酶，可以催化生成烟酰胺腺嘌呤二核苷酸磷酸二钠盐（NADP）（线粒体抗氧化防御成分之一）。除了通过调节 SOD2 外，SIRT3 可通过调节异柠檬酸脱氢酶 2 的活性而达到降低氧化压力的作用。线粒体中有很多因素参与抗氧化反应，所以如何设计出客观的衰老氧化压力模型十分重要，任何单一即使是联合调控抗氧化酶系统实验都不足以验证 Harman 的理论。总而言之，产生于线粒体呼吸链中的氧化应激导致衰老或者说作为主导有机体衰老的唯一"始作俑者"的观点受到越来越多的质疑。此外，很多数据认为经典氧化压力假说可以解释为活性氧类产物作为 mTOR 的间接刺激物（Blagosklonny，2008）（参见哺乳动物雷帕霉素的靶点）；抗氧化干预因此可以降低 mTOR 的活化产生（从而延缓衰老）。再者，衰老的另一种表型即细胞老化，可能与 DNA 损伤检测（Chen 等，2007）交织在一起，ROS 造成损伤提示其参与了衰老表型的调节，而非唯一作用因素。

氧化应激衰老模型研究以及相应靶向治疗研究的首要问题是探索抗氧化产物如何被运送到线粒体（因为线粒体是产生氧化压力或抗氧化保护的主要场所）。大部分普遍被认为具有抗氧化作用的有机化合物（尤其是所谓的抗氧化维生素 A、E、C 等）根本没有足够量进入线粒体，平常饮食中的化合物比如很多像多酚类的成分更是如此。但是，Skulachev 等（2009）研究发现我们可以人为设计影响氧化压力的分子［SkQs，包括质体醌（抗氧化基团）、阳离子渗透剂、癸烷/戊烷连接物］。体外实验确实证明了 SKQ1 只在线粒体内蓄积。在各种不同发育系统的物种（真菌柄孢霉、方形甲壳动物、果蝇和老鼠）中，SKQ1 均显示延长了寿命，尤其在衰老的早期和中期。在哺乳动物中，SKQs 抑制衰老相关疾病的发展以及退化标志物（比如白内障、视网膜病、青光眼、脱发、灰发症、骨质疏松症、胸腺退化、体温降低、麻木、脂质和蛋白质过氧化反应）的出现。SKQ1 在很多已确诊的视网膜病变中也显示"明显的治疗作用"，尤其"先天性视网膜发育不

全"。在 89 只动物（狗、猫和马）中有 67 只动物由于视网膜眼病失明后在滴入含有 250nM SKQ1 的药物后复明。此外，SKQ1 预处理大鼠过氧化氢或缺血诱发的心律失常的发生率明显降低，心肌梗死或者卒中的损伤区域也有所减少、肾缺血造成的动物死亡率也有所降低。给 P53（–/–）基因敲除鼠应用 SKQ15 nmol/（kg·d），可以降低脾脏 ROS 水平，抑制淋巴瘤的发生。由此可见，这种"抗氧化设计"在延缓衰老、预防以及治疗衰老相关疾病方面都有应用前景。有趣的是，在众多被认为有"抗氧化"作用的保健品中（参见"多酚"章节），只有褪黑素被证实可以定位到线粒体中（Srinivasan 等，2011），且被证明有明显的线粒体保护作用以及线粒体生物供能调节作用。

有意思的是，衰老的很多生物学表型间存在千丝万缕的联系。近年大量的研究数据使氧化压力理论与不可抑制炎症以及炎症信号传导之间平添了很多的联系，两种途径间存在正反馈的关系，很难将两种途径区分开（参见"炎症"章节）。新近的基因相互作用研究显示氧化压力或许是肥胖、Ⅱ 型糖尿病和高血压等疾病之间密切相关的关键性发病基础，而肥胖本身可以提高氧化压力（Fernàndez-Sànchez 等，2011）。也有证据显示癌症和阿尔茨海默病同样与氧化应激有关。综合这些发现，虽然氧化应激中心说（即活性氧自由基是衰老的驱动因素）太极端，但降低与衰老有关的氧化应激的确明显有益健康，而且还会有助于很多衰老性疾病的治疗。Sahin 等（2011）的重大研究发现端粒功能障碍可通过激活 p53 而抑制线粒体生物调节酶（PGC-1α/PGC-1β），从而增加氧化应激并破坏线粒体生物合成和生物功能，这些发现再次印证了衰老各种表型间存在关键相互作用。近来研究工作发现端粒缺失与全身性炎症感染和氧化压力负担直接相关，目前真核细胞端粒缺失率可以用于预测男性心血管死亡率。这些工作显示了衰老相关表型间的动力学关系（Epel 等，2009）。

炎症

越来越多的证据显示衰老的发生涉及天然免疫和获得性免疫中的反应（获得性免疫力低下，天然免疫代偿性升高），虽然不一定有病理性反应或病损，但增加了全身感染的可能性，也就是现在兴起的"炎性衰老"学说。尽管传统炎症观点强调急性和局部炎症过程以及局部炎症感染的典型体征（红、肿、热、痛），而且会有很多"急性期"蛋白参与。然而，近来科研工作发现"炎性衰老"更强调的是全身性、慢性以及无症状（至少疾病伊始无症状）的过程。

当然，炎症也是一个高度适应性和选择性的过程，对机体防御和组织修复都极为重要；如果没有炎症反应，我们根本无法存活；它存在于生物有机体的方方面面，从最小的分子水平到外部动作行为（参见第十章"老年抑郁症：衰老、应激、慢性疾病、感染及神经退化性疾病的相互作用"）。尤其与很多老龄化常见病相关，比如动脉硬化（详见"神经病学相关衰老疾病"）、AD、PD、大部分癌症、关节炎和 2 型糖尿病有关［详见 Finch（2011）综述］。炎症的这种双面性本质很好地体现了"拮抗多效性"的观点，提示衰老本身以及加速衰老至少部分来自机体防御和组织修复的同时出现的不可避免的负面效应。从衰老和相关疾病的角度来看，免疫系统极可能是最好的朋友也可能是最坏的敌人。

血中促炎症细胞因子（包括 C 反应蛋白和白介素 -6）被广泛认为是血管疾病的危险因素，同时也是心血管疾病死亡率 / 发病率的预测指标。通过锻炼适应性上调 IL-6 水平从而促进抗炎性因子 IL-10（Walsh 等，2011）和 IL-1ra 的产生，同时抑制重要促炎症因子 TNF-a 的产生，说明促炎症途径与抗炎症途径关系密切。系统抗炎症信号途径具有高度可塑性、对饮食和生活习惯高度敏感（详见"生活习惯和饮食因素"部分），其中部分数据显示 IL-6 被认为是一种"肌细胞因子"，由收缩的骨骼肌纤维产生和释放，是锻炼引起抗炎症反应的主要物质。事实上，虽然不占大部分，但有许多重要的生活习惯变化可以直接影响系统免疫反应，包括日常饮食因素比如纤维素的消耗（Galland，2010）、omega-3 的摄入（Mittal 等，2010）、多酚类的摄入（Zhou 等，2011）；睡眠质量与睡眠不足（Motivala，2011）；有氧运动（Walsh 等，2011）；社会压力（"社会隔绝与社会适应度" Slavich 等，2010）。以上提示西方社会生活习惯（比如久坐、西方日常饮食结构）绝对算是促进炎症发生、并且明显提高与慢性和系统性炎症相关的衰老相关疾病（很多癌症、心血管病、AD、PD、糖尿病和关节炎）的患病风险。

糖基化、晚期糖基化终末产物、AGE 受体

蛋白糖基化是衰老的发生基础之一，涉及器官结构与功能的退化，虽然它很重要，但在衰老治疗

中常常被忽视（Semba 等，2010；Bengmark，2007）。糖基化与几乎所有的衰老相关疾病都有关系，不单单是糖尿病；糖基化是很多疾病的主要促成因素而非继发因素。此外，AGEs 与 AGE 受体（rAGE）相互作用促进炎症是另外一个衰老的生物学致病因素（详见"炎症"）。

　　AGEs 的产生涉及两种或多种蛋白之间产生糖蛋白键，即"相互交联"过程。虽然有一些 AGEs 半衰期相对短，在饮食和代谢中的作用不稳定，但其他一些长效 AGEs 在机体发生衰老中必不可少。AGEs 在机体重要器官比如冠状动脉和大脑中的产生和积聚会产生严重的后果并且是增加这些器官发生衰老相关疾病的主要风险因素（Semba 等，2010）。比如动脉糖基化区域更容易发展成动脉硬化以及斑块聚集，而中枢神经系统组织的糖基化与炎症、斑块以及 AD 发生有关（Srikanth 等，2011；Lue 等，2010），AGEs 是产生淀粉样寡聚物和碎片的主要共刺激因子（Gella 和 Durany，2009）。反过来，rAGE 活化也可以提高自噬，降低氧化损伤后的凋亡（Kang 等，2011），提示这些衰老表型间存在另外一层相互作用关系（详见"自噬"和"凋亡"）。

　　肌腱和其他结缔组织的糖基化是衰老后缺乏柔韧性的重要基础。糖尿病是一个加速糖基化和 AGEs 积累的经典模型，因为我们可以通过血红蛋白 A1C 水平（半衰期相对短的糖基化形式来直接监测血红蛋白分子）糖基化程度。rAGE 受体也参与了 AD 反应，它可以作为淀粉样寡聚合物进入细胞的通道，从而引起很多细胞器尤其是线粒体和溶酶体的破坏（LeFerla，2008）。AGE 拮抗剂比如氨基酸 1-肌肽，可以抑制糖基化，另外很多多酚类，尤其是鞣花酸也可以抑制糖基化。绿茶提取物（Babu 等，2008）、姜黄色素（Pari 和 Murugan，2007）以及很多黄酮类化合物（Urios 等，2007）连同硫辛酸（Thirunavukkarasu 等，2005）也显示出一些抗糖基化功能。由此提示高多酚饮食以及相对低的游离糖摄入可以预防或者降低组织长期糖基化程度（尽管目前尚无人类临床实验数据支持）。

自噬

　　自噬是一种基本的分解代谢过程，可以将产生的蛋白和其他细胞成分进行降解和再循环，这是机体对损伤、功能失调的或者毒蛋白质和细胞器的清除和修复的一种适应性过程。这种功能依赖于"自噬体"（细胞浆内空泡）与溶酶体融合促进溶酶体

蛋白酶消化目标蛋白。自噬体，就像糖基化一样，也是衰老治疗中容易被忽视的重要因素之一。事实上，通过调节上述关键过程可以明显延缓衰老，换言之衰老本身可以加速上述过程（Madeo 等，2010）。调节自噬发挥抗衰老的作用很明显（Petrovski 和 Das，2010），可以延长寿命。通常由突变引起的自噬途径严重障碍可以造成严重的提前衰老的病理改变，影响多种器官系统，包括肌肉、肝脏、免疫系统和大脑。自噬功能障碍加速衰老表型已经在酵母、寄生虫和果蝇中被证实。在哺乳动物中，自噬对生命和生存都至关重要，因为实验发现敲除自噬相关蛋白的基因会造成致命性的伤害，提示自噬对维持内环境稳态和发育都发挥基本的作用。小鼠模型显示单一敲除各自噬基因显示加速衰老表型。虽然自噬相关病理机制尚未明了，但 Finkel 和同事（Wu 等，2009）研究发现线粒体功能障碍是一个至关重要的因素。这些衰老表型之间存在重要的相互作用，近来有研究工作认为自噬功能出现问题可以造成线粒体障碍并且提高氧化压力（Wu 等，2009）。

　　虽然过量或缺乏自噬情况（Cherra 和 Chu，2008）都可以引起病理变化，但越来越多的证据显示自噬功能下调与所有神经退行性疾病都有关系，表现为特异性蛋白质（比如泛素化的蛋白质，提示这些蛋白质正在被标记并被清除）的聚集。自噬基因水平缺失的动物可以发生神经退行性变并且出现泛素化蛋白聚集，说明自噬是维持神经稳态必不可少的一部分。此外，有人已经报道了自噬调节蛋白 *beclin1* 在衰老以及患有疾病的大脑标本中表达量下降（Cherra 和 Chu，2008），反之，在很多神经退行性变的体内外模型中通过改善自噬可以降低病理性蛋白水平。雷帕霉素、锂、以及很多多酚类都已经显示可以增加退变、而且在很多神经退行性疾病中可减少自噬蛋白的合成导致毒性寡聚物形成和细胞外毒性蛋白质积聚。槲皮素、其他多酚类以及维生素 D 都可以提高自噬功能，提示饮食和生活习惯的确参与了关键的衰老相关过程调节（Wang 等，2010b；Wu 等，2011），虽然并非起决定性作用。这些发现为从改善自噬功能方面入手开发有效治疗很多神经退行性变的疾病（都与蛋白病相关）提供了良好的基础）。

凋亡

　　凋亡，以前被认为是一种对身体有害的负面反应，现在观点更倾向于认为其对适应性和长寿具有

关键调节作用。凋亡有利于清除有害细胞,当然也可能因过度反应造成病理性细胞死亡(比如有丝分裂后进行性细胞丢失是神经退行性变造成细胞萎缩的主要发病机制,同时也是有丝分裂后组织器官衰竭的病因之一)。因此,这种奇妙的平衡需要被打破,程序性细胞死亡调节障碍一方面会造成萎缩和细胞衰老表型的出现,另一方面可以导致肿瘤发生。由此而言凋亡是重要的细胞防御机制,是基因稳定和生理功能维持的重要参与者。与此相关的一个有趣的问题是那些百岁老人是更容易发生凋亡还是更不容易发生凋亡?

长寿的表型是否更容易对尚且在变化中的细胞进行过度的干预调节,保留这些细胞还是清除这些细胞是个值得思考的问题(Monti 等,2000)。其他一些有关凋亡调节作用的资料显示,很多逃避凋亡的细胞,尤其是有增殖能力的血管平滑肌细胞,是动脉硬化发病因素之一。癌症可以被理解成凋亡调节失败的结果,细胞退变和凋亡(二者均可促进衰老的发生)是抵抗恶性肿瘤发生的两个主要因素。相反地,有丝分裂后组织比如大脑的加速凋亡可促进所有的神经退行性变,提示凋亡的适应性调节和修饰可以很好地保护机体远离衰老相关疾病,反之,凋亡调节失败不仅促进衰老也可增加罹患衰老相关疾病的可能性。就像自噬的调节物具有神经退行性疾病的治疗前景一样,凋亡的调节物同样具有相似的前景,当然值得注意的是这些调节物同样有促进癌症和肥胖的可能性。总而言之,促进衰老细胞发生凋亡是一个很好的研究方向,很有可能明显延缓衰老(详见"细胞老化"部分的论述)。

肌少症

肌少症,指肌肉萎缩和功能下降,是衰老的一个普遍特征,很容易影响个体健康和生活质量,表现为四肢无力,容易摔倒。这种病症很容易被忽视。尽管早在 1989 年肌少症这个医学术语就已经出现,但是至今具体病因仍然不详,而且人们对它定义的理解也有所不同。

该病症主要包括肌纤维数量和质量的下降、以及 a 运动神经元的减少、蛋白合成下降、以及很多合成代谢和性激素的缺失(Waters 等,2010)。其他指标包括基础代谢率发生变化、蛋白需要量升高、慢性炎症和氧化应激。这些变化造成整体生理功能下降、体力不支、容易摔倒、并最终导致失去独立生活能力。肌少症是很关键的衰老表型。所有老年人都会有这种表现,尤其是过了 70 岁,等到过了 80 岁就会有将近 40% 的人出现这种表型(Evans,1995)。发病机制涉及多种因素的相互作用,包括线粒体功能障碍或功能下降、凋亡和自噬途径变化以及微量金属动态平衡的变化(Marzetti 等,2009)。像衰老的其他方面一样,CR 已经在很多物种中被证实可以延缓上述过程,也是通过基因多效性发挥作用,包括线粒体的生物合成、氧化压力的下降以及凋亡和自噬途径的有利调节。然而据我们现在所知,CR 类似物的应用并未减缓肌少症的发生。

细胞老化

细胞老化的概念是 Hayflick(Hayflick,1965)经体外实验最早发现的,为衰老研究奠定了基础。有人认为细胞老化是机体为抵抗癌症以及 DNA 损伤和基因不稳定性做出的防御反应(Chen 等,2007),就像凋亡一样,在每个细胞周期发挥关键的检测点的作用。从这点来看,细胞周期、凋亡、衰老和癌症发生必须被看作紧密相互作用的过程。尽管很多研究都显示端粒缺失是细胞老化的发生机制,但也有研究显示像衰老的其他表型一样,细胞老化的真正发病原因很复杂,而且涉及多种因素的相互作用,另外,像 Hayflick 最开始推测的那样,端粒缺失并非仅仅是拷贝数减少而已。事实上,有资料显示很多因素,尤其是那些与慢性氧化压力、慢性炎症甚至慢性情绪压力(或许与炎症感染有关、或许与其他效应有关)有关的因素,可以决定端粒缺失的速度,提示生活习惯对预防端粒缺失发挥关键作用(Falus 等,2010)。近来研究工作发现炎症的不断蓄积,即 IL-6 和 TNF-α 水平的协同升高,与真核细胞变短的端粒数量增加有关(O'Donovan 等,2011)。情感调节在端粒保护中的作用往往被低估,类似的,改变生活习惯来降低压力比如做有意义的冥想等不仅可以提高端粒酶的活性(Jacobs 等,2011)同时也可以维持端粒的长度(Epel 等,2009)。

此外,近来研究工作对细胞休眠(细胞周期捕获)和细胞老化(Blagosklonny,2011)进行了原则性的划分,前者是可逆的,而且令人费解的是它可以激活 mTOR 促生长途径,也提高了衰老的可能性,而抑制 TOR 途径可以挽救细胞发生生物学死亡,转而进入细胞老化。总而言之,衰老相关的细胞信号传导途径也有重要的作用,DNA 损伤检测系统比

如 *p53* 和 *p21* 途径和生长途径的同时活化会促进老化的发生。此外，在一些老年性疾病中，老化的细胞变大，高分泌炎症因子，这其中多少可以反映衰老是在去抑制型生长信号（mTOR 是那些信号的关键调节物）的调控下一种失调节的"高功能"状态。像 Blagosklonny 所说的"细胞功能具有组织特异性：骨骼肌负责收缩、肝细胞负责分泌脂蛋白、血小板负责凝血、中性粒细胞负责氧化裂解、破骨细胞负责骨吸收等等。这些高功能状态也是衰老相关疾病比如动脉硬化、高血压、黄斑变性等发生的基础，从而增加机体死亡的可能性。"（Blagosklonny，2011，第 95 页）。因此，Blagosklonny 认为老化是细胞对生长调控（就像踩油门）和 DNA 损伤检测系统调控下细胞周期停止（就像踩刹车）同时反应的结果。此外，老化不仅促进炎症的发生，反之亦然，衰老的这些表型和炎症的两面性之间递归式关系是容易被忽视的一个拮抗多效性发挥作用的实例（Blagosklonny，2011；图 1.1）。在早老鼠模型中清除老化细胞可以延缓衰老，说明老化不仅仅是一种衰老，而是衰老本身的促成因素之一（Baker 等，2011）。其他类似的证据还有衰老所有的表型相互作用，互为因果，形成一个环路。

内分泌失调

在上个十年里（从 Bowen 和 Atwood 2004 年发表论文算起）越来越多的数据显示激素生殖轴（HPG）的变化在衰老发生中发挥基础性的作用，即内分泌失调对衰老的影响。内分泌不调在男性与女性衰老中具体成分不同（衰老发生中随着性激素水平下降，男性睾酮下降比女性绝经雌激素和孕酮骤然下降发生的更早），Bowen 和 Atwood 坚持认为垂体促黄体生成激素和促卵泡激素上调和下丘脑促性腺激素释放激素（以及 HPG 轴的周围调节剂 - 抑制素的下调和活化素的上调）的相应升高往往被忽视了，事实上这些变化在衰老和衰老表型中发生至关重要的作用。Atwood 和 Bowen（2011）总结说这一理论是衰老拮抗多效性理论的外延："生育调节激素，同样有多拮抗效性，通过调控细胞周期信号来参与衰老的调节，具体而言在生育期该激素可发挥促进生长和发育的作用以满足生育的要求，而过了绝经期后，随着生育能力的消失，这些激素功能失调，从而促进老化的发生。生育对于维持物种的存在至关重要，如果促生育 - 细胞周期信号因子决定了生长、发育、生育的速度以及老化的速度，那么以此类推它也就决定了衰老

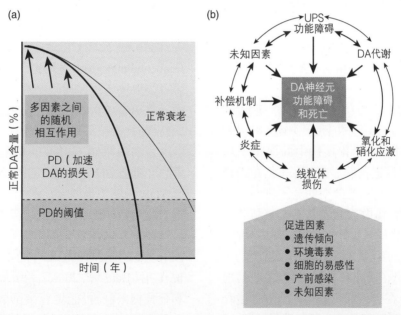

图 1.1　根据 Collier, Kanaan & Kordower（2011）的随机加速度假设，与衰老有关的细胞周期因子。衰老与帕金森病（PD）之间关系的修正假设，因为它们影响中脑多巴胺（DA）神经元的生物学过程。该假说包含支持在老化和 PD 的变性中多巴胺神经元功能障碍中可见细胞机制参与的证据。（a）细胞机制改变产生的影响，因为它们在正常情况下积累老化导致帕金森多巴胺神经元功能障碍，可以发生在生命的很晚期或不发生（由浅灰线显示）。然而，当这些相同的细胞机制通过具体的、单独确定的因素加速时，PD 会在衰老的早期出现（由黑灰线表示）。（b）该假说认为，威胁多巴胺神经元功能的细胞机制是相同的，但并不是因果关系；相反，他们可以在不同程度上给予影响，从而实现随机交互的定义：将随机性元素与多巴胺神经元功能障碍的方向性相结合。浅灰色双头箭头显示正常老化中的细胞事件。较厚的深灰色双头箭头显示 PD 中加速的细胞事件。UPS，泛素 - 蛋白酶体系统。类似的机制也涉及癌症发病机制。来源：Blagosklonny（2011）。转载得到美国老龄化管理局的许可

的速度和寿命的长短。"比如 HPG 轴功能障碍是 AD 的主要因素之一，会有黄体化激素和 FSH 的升高以及性激素水平的下降，通过促进有丝分裂信号从而上调 β- 淀粉蛋白通路，促进 Tau 蛋白磷酸化，突触萎缩，萎缩神经元继而进入细胞周期从而发生程序性死亡（Atwood 等，2005；Casadesus 等，2006）。但是这一新颖理论还有不足的地方，即尚未发现该途径与经典 mTOR 途径和胰岛素途径、以及其他经典衰老表型比如线粒体功能下降、氧化压力和"炎性衰老"之间是否存在联系。值得一提的是近来新研究进展（Atwood 和 Bowen，2011）发现内分泌不调与多种衰老疾病相关，提示它与本章其他衰老表型间存在相互作用，相互协同的关系，尤其是通过上调 TNF-α 而增加不可抑制炎症的发生（Clark 和 Atwood，2011）。上述研究成果为抗衰老治疗提供了新的研究方向，即通过维持 HPG 轴的功能来延缓衰老的发生，具体途径包括常规补充性激素，以及拮抗已改变的信号通路，尤其是活化素的过度激活以及抑制素不足的情况下，虽然后两者的调控现在还无法实现，但至少是未来技术发展方向。

延缓衰老：饮食或卡路里限制和生活方式的干预

卡路里限制（calorie restriction，CR）：进化和动物模型

尽管在超过 115 年前（Jones，1884）就已经有了 CR 有助于长寿的描述，并且近一个世纪以来（Rous，1914）它在对抗老龄化疾病中的保护价值也得到认可，但直到最近我们才解开了 CR 在延长寿命、保护机体免受老化相关改变的分子机制。实际上，在几乎所有生物体内，CR 都具有调整新陈代谢、延长寿命并显著降低老化性疾病的破坏的功能，这在多数物种中已进行了研究。虽然 CR 精确的分子通路和细胞作用仍在研究和探讨中，但一般情况下，它被看作是一个在繁殖能力和生理保护 / 生存之间的选择性的、系统保存下来的权衡机制，导致了促性腺轴的下调（Bowen 和 Atwood，2004），这与前一节中的观点一致。简要推测，一些基础的 CR 机制相对较早出现在进化过程中，常见于营养供给不足时期，生物体以生存替代了繁殖（主要能源短缺时，生殖在新陈代谢上消耗过大），当营养供应更加充足时，生物体才能够适度生长和繁殖。

最近的研究证实，CR 效应在整个动物界是几乎守恒的，从原始生物例如酵母到昆虫和其他无脊椎动物、低等脊椎动物例如鱼、哺乳动物（Fernandes 等，1976）、灵长类动物（Lane 等，2001；Roth 等，2001），甚至人类（Rochon 等，2011），尽管仍然缺乏 CR 在人体中效应的长期研究（短期研究清楚地表明，CR 在人体内的基本生理学功能是更好地保障生存，但生命延长—实老化确实被延缓 - 仍然没能被证实。然而，大多数研究人员预计，这终将被证实）。

CR/DR 缺乏精确的量化的定义，但可以认为是从自由饮食到饱食之间大约减少 30% 的卡路里（Richardson，1985）。对于许多物种来说，CR 效应从减少 25%~30% 开始，扩展到减少 50%~65%，此时 CR 转变为饥饿，而饥饿并不具有 CR 的积极保护作用，反而破坏了整体健康。CR 也要求基本的宏量和微量营养素的摄入（维生素、矿物质、脂肪酸和至少部分蛋白质）。CR/DR 可能并不是一个简单的"同类"概念，它们在蛋白质、碳水化合物和脂肪的限制方面并不相同，正是由于这些不同之处，DR 可能活化不同的分子通路，包括营养感知，因此具有一些不同的生理学功能。然而，蛋白质和氨基酸的限制显然是更关键的因素，因为没有 CR 的蛋白质限制与相反情况（CR 但不限制蛋白质，Kim 等，2010）导致较 CR 效应更强的效果（Simpson 和 Raubenheimer，2009）相比，CR 效应更加明显。原因可能取决于蛋白质限制对下调 mTOR 的重要性，而 mTOR 在 CR 效益最大化过程中是必须的（参见"哺乳动物雷帕霉素靶"章节）。

蛋白质限制不但可以导致生长因子和生长激素（尤其是 GH，也包括 IGF）的下调，而且可以引起 TOR 通路下游抑制（图 1.2，图 1.3 和图 1.4），促进自噬，减少蛋白质合成以及其他作用，可能在癌症形成中起到部分保护作用（Anisimov 等，2010）；没有蛋白质限制的 CR 可能不会在癌症中起到保护作用（Baur 等，2006）。另一方面，碳水化合物和葡萄糖限制，可能更直接调节胰岛素通路及其下游几个靶点。有趣的是，证据表明，单一氨基酸的限制（特别是限制饮食中的蛋氨酸和色氨酸）可以产生 CR 效果（Caro 等，2009），随后降低线粒体 ROS，降低胰岛素和血糖水平，提高胰岛素敏感性，以及更多其他功能（换句话说，整个 CR 生理功能）。

以上研究对避免至少部分经典 CR 饮食（高

蛋氨酸食物包括鸡蛋、鱼、大豆和许多种子,特别是芝麻)的反面作用提出了一种有趣的、可能不太恼人的选项。另一方面,没有蛋白限制的 CR,不会延长寿命,这可能不仅是因为 CR 抗癌作用减弱,而且也可能与 IGF(另一种生长因子)下调受限和对mTOR(Anisimov 等,2010;参阅 mTOR 下一小节)的总体抑制减弱有关。

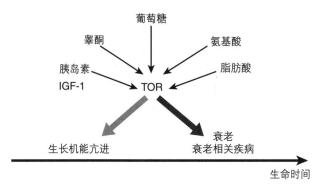

图 1.2　mTOR "对抗多效性" 的简要分子通路 - 也就是说,在某种意义上,老龄化只是生育高峰期后未充分关闭的长期生长过程的另一面。来源:Blagosklonny(2009 年)。转载得到美国老龄化管理局的许可

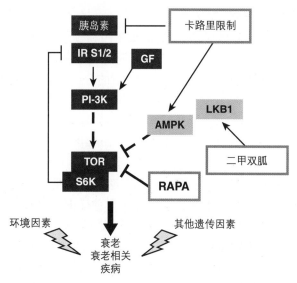

图 1.3　一些涉及卡路里限制,衰老和衰老减慢的细胞通路简图。营养素、生长因子(GF)和胰岛素激活 TOR 途径,其参与衰老和与年龄有关的疾病。其他遗传因素和环境因素(如吸烟、久坐的生活方式和肥胖)会导致与年龄有关的疾病。几种潜在的抗衰老模式(二甲双胍、卡路里限制和雷帕霉素以及几种多酚特别是白藜芦醇)都直接或间接(通过影响 AMP 激酶)抑制 TOR 途径。来源:Blagosklonny(2009,2010a)。转载经美国老龄管理局许可

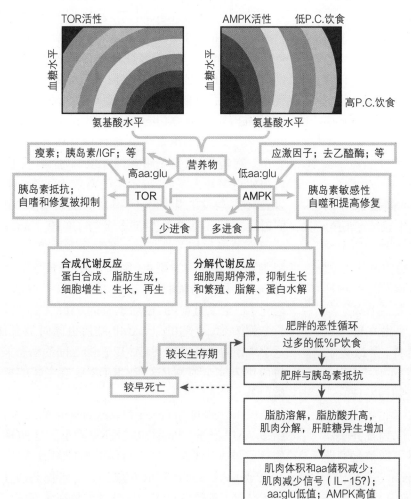

图 1.4　总结饮食平衡可能通过 TOR 和AMPK 信号通路影响寿命的假设的示意图。资料来源:Simpson 与 Raubenheimer(2009)。转载经美国老龄管理局许可

卡路里限制：基因和通路

正如前面讨论过的，众多基因和分子通路参与了 CR 效应。事实上，许多研究者和学者此时都相信，CR 涉及了一整套相互作用的分子通路网络。它们包括胰岛素信号 1/2、IGF 和其他生长因子、PI3 激酶、AKT（蛋白激酶 B）、forkhead 转录因子、PGC1-α、AMP 激酶、长寿蛋白（sirtuins）和 mTOR（图 1.3 和图 1.4）。这种网络通路学说对任何以单个主要通路导致 CR 效应的理论提出了质疑，并提出了高度多效性表型理论，它与其他证据共同表明，适应性生长过程必须对多种信号敏感（见哺乳动物雷帕霉素靶点章节）。因此，CR 作为防护和抗衰老的干预因素，可能是通过相互连接的分子通路网络，目前该网络内的相互作用和关系尚未完全清楚。

一类叫做长寿蛋白的转录因子，尤其是 SIRT1，已经首先被鉴定为 CR 效应的关键调节因子（Sinclair，2005），近期工作表明，SIRT1 可能操控和影响一些 CR 网络，但不是全部，而 SIRT3 可能也至关重要。然而，研究表明 CR（如果包含有效的蛋白限制）下调 mTOR 的同时上调 AMPK（Baur，2006），并上调几种长寿蛋白（Sinclair，2005），促进线粒体生物合成，并显著抑制炎症（图 1.3 和图 1.4）。TOR 抑制效应越来越被认为是 DR 调节生命长度、延缓衰老过程的关键因素。结果，TOR 通路替代长寿蛋白成为老化（抗老化）研究中最广泛、最引人注目的细胞信号通路群。因此，它值得详述。

哺乳动物雷帕霉素靶点

雷帕霉素靶点（TOR）属于一个高度保守的 PIKK 激酶家族，它越来越被认为是生长因子信号通路的关键因子。敲除 mTOR 可在几个物种中导致胚胎死亡，提示该基因具有强烈的抗基因多效性倾向（Blagosklonny，2010a）。雷帕霉素，一种抑制免疫的大环内酯类药物，最初是从复活节岛土壤细菌产物中提取出来的。它直接并且潜在地抑制 TOR［TOR 复合物 1（TORC1）］的活性，但最近我们才清楚它也同时影响 TOR 复合体 2（TORC2）］。TOR 最初是从酵母中提取出来的，但随后发现它广泛存在于所有真核生物体内。TORC1（雷帕霉素敏感）被认为 TOR 信号网络的关键因子，监控并集成大量细胞内外信号处理过程，与大量下游信号通路一起控制生长、繁殖和影响寿命（Kapahi 等，2010）。TORC2 也对雷帕霉素敏感，但这却是由于 AKT（TORC1 的一种上游的、关键的信号因子）的完全活化；通过调节肌动蛋白细胞骨架（Hall，2008），它也调节细胞生长中的空间抑制，由雷帕霉素类似物引起的 TORC2 破坏在慢性给药患者中似乎引起"矛盾的"胰岛素抑制（Lamming 等，2012）。细胞在将营养素感知与生长信号耦合过程中，在 wnt-β-catenin 信号通路（生长因子参与干细胞分化和调节）整合过程中，在葡萄糖和脂质可用性（腺苷酸激酶信号），蛋白质和氨基酸缺乏或可用性（生长资源），在从多个其他生长因子和激素甚至氧获得和缺氧信号到生长和生存信号动态调节过程中，TOR 均扮演一个高度保守的、核心的作用。因此，TORC1 被看做是生长"节点"和信号整合器，它决定了细胞内外环境是否适合生长，如果不适合，即产生符合 CR 表型的作用。TORC1 产生多种效应，改变了由雷帕霉素引起的 CR 或 CR 类似效应，包括信使 RNA 的翻译（在 CR 中受抑）、自噬（在 CR 中增强）、转录和核糖体生物合成（在 CR 中受抑）、增殖和生长（在 CR 中受抑），以及其他几种关键细胞过程，包括压力抵抗（被 CR 增强）；关于 TOR 研究的专门的综述，参见 Kapahi 等（2010）。实验证明雷帕霉素导致的 mTOR 抑制可以延长寿命，甚至在中老年大鼠体内也是如此（Harrison 等，2009）。这一发现提示雷帕霉素是一种比白藜芦醇更有效的 CR 类似物，除了对肥胖动物，白藜芦醇并不能延长寿命（Baur 等，2006；Miller 等，2011）。在死亡率达到 90% 年龄组，雷帕霉素延长女性 14% 和男性 9% 的寿命。有趣的是，雷帕霉素治疗鼠与对照组鼠的疾病和死亡率并无差异，提示雷帕霉素治疗整体上可以延缓衰老及老化相关疾病（Harrison 等，2009），同时也支持 mTOR 至少部分参与了所有引起或导致死亡的老化相关性疾病（至少在大鼠体内）。抑制 TOR 主要的下游靶点，例如 S6K，一种核糖体生物合成过程中的激酶，对 TOR 抑制的保护效应（抗老化）是至关重要的，敲除该基因（S6K）也可以延长老鼠寿命，有趣的是，AMP 激酶也同时被激活；这个现象提示 mTOR 和 AMP 激酶之间的动态关系目前仍未完全厘清（这与 CR/DR 效应之间的情况类似）。

图 1.4（来自 Simpson 和 Raubenheimer，2009）总结了 AMP 激酶和 mTOR 之间的关系。这两种激酶日益被视为 CR 众多生理学效应的集成者，上调 AMP 激酶并下调 mTOR 可能通过二者偶联活性参与了全部 CR 效应过程。这两种激酶在营养感应中

是不同的，TOR 由高氨基酸 / 葡萄糖浓度（换句话说，充足的氨基酸和蛋白质构建组织，因此对合成代谢和生长释放了"进行"信号）活化，而 AMP 激酶由低氨基酸 / 葡萄糖浓度活化。因此，蛋白质 / 碳水化合物饮食比例可以导致 TOR 和 AMP 激酶不同的活化 / 抑制（这两种 CR 生理效应整合因子之间也相互作用，AMP 激酶抑制 mTOR）。这些不同的营养感应系统有助于解释没有起码蛋白抑制的 CR 为何不能具有完全抗老化作用（Blagosklonny，2010a，2010b），特别是在癌症预防方面，因为这样的饮食不会最大限度下调 mTOR。此外，图 1.4 可能有助于解释为什么白藜芦醇本身（AMP 激酶的主要活化剂，而不是 mTOR 主要或直接抑制剂）在动物模型中不会延长寿命（肥胖除外），因为它不能充分抑制 mTOR。

卡路里限制（CR）拟似物

鉴于基本的 CR 方法的内在应激性和不令人满意的性质（例如，CR 动物通常不能住在一起，因为他们太急躁，容易打架），大部分观点认为 CR 对大多数人来说根本就不是一个可行的健康维护策略。最近的肥胖流行病学已强调指出，大多数人，当他随时可以获得美味和令人上瘾的高热量食物时，根本不会主动控制卡路里摄入量，即使其不良后果已广为人知。这导致对 CR 模拟物的兴趣增加，CR 模拟物定义为任何物质，潜在地模仿 CR 的分子效应和生理学作用（大部分时间里不必令人忍受饥饿）。可能有许多物质可以引起轻度恶心、内脏紊乱或其他胃肠道不适，以及抑制食物摄取，虽然在动物模型中这些物质可以显示持续的 CR 的效应，但它们不能被认为是 CR 类似物。此外，可以直接调节食欲的药物（例如利莫那班，内源性大麻素 -1 受体阻断剂）通过在中枢水平调控消耗和饥饿驱动，也可以显示出 CR 效应，但它们也不是真正的 CR 模拟物。近来出现一种新兴的观点，在未来几十年中，CR 模拟物将在老化性疾病一级预防中占据日益重要的作用，但在 CR 模拟物广泛获得成为可能之前，仍需完成大量的基础研究；目前仍缺乏关于临床前和临床人群的长期数据（虽然数据收集和 CR 模拟物实验是在许多老化性疾病的处理过程中进行的）。

实际上已有一些 CR 拟似物经由实验证实具有 CR 效应，其中最有名的显然是白藜芦醇，过去 15 年中该分子受到了大量关注。此外，二甲双胍（一种通常用于治疗 2 型糖尿病的药物，在常规医学文献中很少归类为 CR 类似物）是一种真正的 CR 模拟物，2- 脱氧葡萄糖（实际上 2- 脱氧葡萄糖是第一个描述的 CR 类似物，它与糖酵解有关，即使在葡萄糖充足时也能防止葡萄糖被细胞利用，但它在慢性给药时具有心脏毒性）是 CR 类似物。从黄栌属灌木中提取的非瑟酮，是类黄酮的多酚，同时也表现出类似的 CR 效应。雷帕霉素（如 TOR 的主要抑制剂）也是一种有效的 CR 类似物；迄今为止，只有雷帕霉素在老年哺乳动物中显示出延长寿命的功能（许多 CR 类似物在其他目标物种中已经证实延长寿命，例如酵母、果蝇、鱼和蠕虫）。其他多酚类（在水果和蔬菜中发现的一个庞大的化合物群体，总计可能多达 6 000 种物质）可能具有轻度 CR 效应，尤其是槲皮素、白藜芦醇以及它的近亲—檀（Belinha 等，2007）。然而，单 - 多酚物质，特别是白藜芦醇，并没有显示寿命延长（Pearson 等，2008），除了在肥胖动物（避免早产死亡和肥胖产生的不良生理状况（Baur 等，2006）或另一种情况下，即白藜芦醇与隔天节食（EOD）联合作为温和的 CR 替代组合（也出现在小鼠模型中，Pearson 等，2008）。虽然最初认为，白藜芦醇通过 SIRT1 的活化具有保护作用，最近的工作已证实，对于白藜芦醇的保护作用来说，AMP 激酶可能是必要的和足够的靶点（Um 等，2010）。近期研究表明，紫檀可能是一个更有效的 CR 类似物，它具有比白藜芦醇更好的生物有效性，并且也是 PPAR-α 更好的活化因子（Rimando 等，2005），对控制血脂更有效，同时仍显示出非常低的毒性（Ruiz 等，2009）。

有证据表明，白藜芦醇及其类似物，如紫檀（与另外两个 CR 拟似物二甲双胍和槲皮素一起），都可能只有部分 CR 拟似效应；即使适度的高剂量白藜芦醇（20~30mg/kg）也没能在小鼠体内表现出预防老年癌症的效果（特别是病毒诱导的淋巴瘤，老年实验小鼠死亡的一个非常常见的原因；Pearson 等，2008），也不能延长除肥胖动物以外的动物的寿命。有趣的是，白藜芦醇和槲皮素联合应用似乎比单用白藜芦醇表现出更好的模拟 CR 生理作用的能力（Barger 等，2008；虽然并没有专门检索长寿）。这表明，部分 CR 拟似物的组合比单个化合物可以让我们更接近模拟全部 CR 生理学功能，特别是雷帕霉素和 AMPK 调节剂如白藜芦醇或二甲双胍的组合——一种合理但尚未验证的组合，其中 AMPK 调控可能有助于减弱雷帕霉素类似物慢性给药时的胰岛素抵抗（与 TORC2 破坏有关）。

这些因素（图 1.4，Simpson 和 Raubenheimer，2009 年）表明，一个完全的或理想的 CR 模拟物应该既能激活 AMP 激酶，又能直接抑制 mTOR 的（而不是简单地、间接地通过增加 AMPK 活性），无毒性，无严重副作用，目前尚没有任何一种已知化合物达到这一设定目标。mTOR 抑制（通过雷帕霉素）在哺乳动物模型中已显示出抗老化性疾病的保护作用（Stanfel 等，2009）。或许低剂量雷帕霉素和白藜芦醇或紫檀的组合可以抑制 mTOR 和活化 AMPK，从而起到一个完全 CR/DR 模拟物的作用。为了在小鼠模型中证明这一点，如果中年期后添加白藜芦醇或紫檀，它必须要显示出较单独使用雷帕霉素更佳的保护作用。这个有趣的假设即使在哺乳动物模型中也一直未能证实。在人体试验中证实这些想法看起来更加遥不可及，在这一生物科学的重要领域中，研究结果和临床实践之间存在着巨大的鸿沟。鉴于完全、可靠和安全的 CR 模拟物对老化和老化性疾病（特别是"健康长度"的延长）的潜在影响，相对于其潜在的生物学价值来讲，这一领域的研究还是太少。事实上，传统医学仍然将 CR/DR 和 CR 模拟物视为生物学的"边缘"科目，而未能认识到其潜在的巨大的保护功能。大型制药公司最近刚刚开始关注 CR 及其类似物这个领域（参见近期葛兰素史克对 Sirtris 公司的收购，www.gsk.com/media/pressreleases/2008/2008_us_pressrelease_10038.htm）。

CR 的变异和突变体

与经典的 CR 方法相比，有很多种方法可以产生更好的 CR 效果。其中最基本的一个仅仅是间歇禁食（它可能不会导致像完全 CR 一样多的体重损失，但仍然激活 CR 生理学），连同蛋氨酸限制一起（如前所述）。此外还有生长激素操控（如生长激素基因敲除）和 IGF-1 和胰岛素信号操控（已有明确证据证实，胰岛素信号传导通路是 CR 效果的主要靶点；图 1.3 和图 1.4）。生长激素基因敲除的小鼠大约 60% 显示出寿命延长（该研究赢得了最近的 Methuselah 奖；Bartke 和 Brown-Borg，2004）。这种动物的肝脏合成 IGF-1 减少，胰岛素分泌降低，对胰岛素的敏感度提高，血糖降低，ROS 标记物产生降低，抗氧化防御上调，对 OS 的抵抗力增加，氧化损伤降低，所有这些反应与 CR 生理学效应相当一致。可能有数十种基因可以被修饰以产生 CR 生理学的某些变化，其中至少部分变化有助于延长寿命（并

因此减缓衰老），这与 CR/DR 激活细胞信号传导的复杂且高度交互作用的网络和调节途径的作用一致（Yuan 等，2011；Lorenz 等，2009）。

生活方式和饮食因素

越来越多的证据表明，核心生活方式因素，如锻炼和饮食（以及睡眠质量和社会压力/社会舒适度）对衰老的诸多方面具有潜在影响，从而对所有老化性疾病构成负面和正面的风险因素。各种生活方式变量也可能与一小部分已知的多态性和可能更多的未知的多态性交互作用，共同对寿命（Yashin 等，2010）和特定衰老性疾病的患病风险有很大的影响。这些多态性（与生活方式变量有关的可能的复杂的相互作用）将来可以更好地用于风险预测，最终成为更有效和更适于早期干预的工具，以减少特定老化疾病的风险。举一个小例子，IL-10 本身可能影响 AD 风险。虽然通常认为良好的睡眠、健康平衡的饮食、适量的有氧运动和社会支持之间彼此无生物学无关性，但近期对所有这些生活方式之间关系的研究表明，它们之间存在一系列广泛的共享的细胞和分子通路。这些共享的作用通路包括多种细胞信号（细胞内部调节）途径：细胞周期调控、炎症、压力、防御和生长途径，包括 mTOR。尽管我们对饮食习惯、运动与久坐的生活方式、睡眠、压力与社会的舒适度的理解仍在不断发展，但有证据表明，基本的生活方式因素能够促进或抑制炎症反应，保护胰岛素敏感性或产生胰岛素抵抗，产生或降解 OS，同时促进（或抑制）老化过程中的自噬、细胞衰老和凋亡，从而调节衰老的几乎所有已知的表型。另外，传统医学很少认识到，所有的所谓健康的生活方式的各个组成部分似乎是我们古老的进化环境的一部分，反映了 HG 生活方式特征。这提示长期健康与慢性疾病之间存在一种"同一场地理论"的可能，健康的生活应尽量避免繁杂，目前在西方社会，我们仍然对我们的基因组和我们生物环境之间的"不匹配"知之甚少。总的来说，目前在传统医学界内，这样的认知甚少（尽管目前已广泛强调预防优先），但在健康与慢性疾病方面更多的初期的整体生物学观点正在慢慢兴起，这得益于近年来对生活方式和其复杂的生物效应的研究。

锻炼

规律的有氧运动被公认为是一种健康的生活

方式的重要组成部分,但从事适量有氧运动的美国人少于 15%;大多数美国人几乎完全久坐(罗伯茨和巴纳德,2005 年)。久坐的生活方式被认为增加所有老化性疾病的风险,尤其是心血管疾病、代谢综合征和 2 型糖尿病,特别是当与西方饮食结合时。运动有着极其复杂的生物学效应,但在它的许多效应中,锻炼可以保护身体,降低各种原因的死亡率,特别是抵御动脉粥样硬化、DMⅡ 和几种但也许并非所有的癌症,特别是结肠癌和乳腺癌。它也能显著减少虚弱和肌少症。经常锻炼对慢性低度系统性炎症(Peterson 和 Peterson,2005 年)具有特殊的保护作用,这可能是由于锻炼引起的抗炎反应,主要是由肌源性 IL-6 介导的抗炎反应。IL-6 刺激抗炎细胞因子(例如 IL-1ra 和 IL-10)的产生,并抑制随后的(运动后)关键促炎细胞因子 TNF-α 的生产。此外,IL-6 刺激脂肪分解和脂肪氧化代谢(详细回顾见 Peterson 和 Peterson,2005 年)。这些抗炎作用也抑制由 TNF-α 和由 NFκ-B/AP-1 参与调节的胰岛素抵抗和炎症信号中参与的转录因子。

运动还可以上调抗氧化防御系统(Kaliman 等,2011),而实际上 OS 最初在锻炼过程中增加,随后内源性防御因子(被称为线粒体毒性效应或"线粒体毒性兴奋效应"上调。有些运动效应的研究对阻止 OS 的传统智慧提出了质疑,有证据表明,这实际上削弱了运动的好处,甚至可能会限制 CR(Ristow 和 Schmeisser,2011 年)的有利影响。运动还可以增加神经营养因子,提高抗应激能力,改善情绪,提高情绪和抗压恢复能力,增强认知功能和学习能力(Ratey,2009 年),与这些效应相符,至少对大多数的神经退行性疾病(尤其是 AD)的一些预防/保护作用已得到证实。

肥胖

在过去 20 年中最令人担忧的公众健康问题就是超重和肥胖的发生率稳定而显著地增加。目前的统计数据表明,美国人口大约 1/3 肥胖[体重指数(BMI),大于 30],而另 1/3 人口超重(BMI 超过 25,但低于 30;Wang 等,2007 年)。此外,一些证据表明,尽管这一公共健康问题已得到高度关注,肥胖率仍然不断攀升,并可能在 2025 年在美国达到 50% 的比例。同样令人担心的是,新的证据表明,美国儿童肥胖发生率较成人高,这可能是归因于一些极不可取的生活习惯:久坐游戏(视频游戏

已经在很大程度上取代了更多的体力活动)、快餐食品和含糖饮料的过度消费。实质上,肥胖是越来越被认为是几乎所有老化性疾病的危险因素,甚至超过了对心血管疾病的风险。肥胖显著增加高血压、血脂异常、胰岛素抵抗和 Ⅱ 型糖尿病、多种癌症及 AD 的风险。有证据表明,增加的腹部脂肪(相对于皮下脂肪)是一个比全身肥胖更显著的危险因素,这种相关性有可能存在,但奇怪的是,在消瘦者中(Pischon 等,2008),腹部脂肪通过刺激促炎细胞因子释放可能具有使炎症反应失调的功能(Fontana 等,2007)。衰老过程中皮下脂肪减少,同时腹部脂肪增加,在动物模型中单存减少腹部脂肪的手术具有延长寿命的效果。内脏脂肪增加是全因死亡率(all-cause mortality)、胰岛素抵抗和糖尿病、心血管疾病、脑血管疾病、AD 和老年残疾的独立危险因素(Florido 等,2011)。此外,有证据表明,肥胖和炎症上调之间存在固有的内在联系(部分是作为补偿,并使用更多能量的一种方式),另一方面,CR 和炎症下调之间也存在固有的内在联系(Ye 和 Keller,2010)。

多酚(polyphenols)

传统上多酚被视为"抗氧化剂",它是一大类在植物(主要是水果和蔬菜)中发现的物质(构成可能多达 6 000 种不同的化合物),对人类和哺乳动物的生理功能具有极大的多效性。部分功能可能比任何多酚直接的"自由基清除"具有更显著的生物学效应;它们包括对细胞信号的许多效应、对生长因子和细胞凋亡的调节、对细胞周期的调节、对炎症的调节、对许多(如果不是大多数)细胞应激通路的调节、对多个转录因子(包括那些参与能量平衡的转录因子)的影响,和(与他们常规名称一致)对 OS 的调控(Virgili 和 Marino,2008)。许多在细胞信号传导方面的功能所需的多酚,比在血清或组织中的任何直接清除自由基所需多酚的水平要低得多。的确,从这个角度看,多酚看起来不那么像"抗氧化剂",而更像复杂的细胞生理学和细胞信号调控器。然而,以这类命名取代"抗氧化"的虚名似乎也不太可能,如果这个命名没有从根本上导致深刻误导的话。许多(如果不是大多数)老化(OS、线粒体功能障碍、炎症和自体吞噬下降等)的表型似乎都有各种多酚参与调控。从这个角度来看,如果我们的祖先比我们消耗更多的植物,并且他们在数万年

（如果不是更长的时间）的时光里一直是这样生存的，相对去除人类饮食（吃最少的水果和蔬菜那种）中多酚类物质，对衰老的生理和生物学轨迹可能产生复杂但深远的影响。反之，那些摄入丰富多样的植物的饮食可能对防止老化加速和衰老性疾病具有保护作用。关于这两个预测，第二个已得到较好的研究，并获得普遍支持，而第一个也有一些证据，但是尚未得到很好的阐明。

多酚是由几类化学物质，包括非类黄酮化合物（如白藜芦醇、紫檀芪和姜黄素）和经典的黄酮类化合物（包含两大类，花青素，它是有色的，以及黄酮，它是无色的）。白藜芦醇和它的近亲，紫檀，都是由植物在真菌感染时产生的天然的植物抗毒素（植物抗毒素都是"植物防御"的化合物）。在黄酮家族中，槲皮素和 EGCG（儿茶素家族一员，构成茶和酒中一大类多酚类儿茶素）是最知名和研究最深入的成员。多酚膳食来源包括许多食物，数百甚至数千年来一直是人类饮食的古老组成成分：水果及其果汁（通常含有花青素和黄酮）、茶（儿茶素类）、咖啡（绿原、咖啡酸和阿魏酸）、红酒（花青素、白藜芦醇和槲皮素）、蔬菜（许多黄酮和花青素）、一些谷类、巧克力（多类黄酮，包括儿茶素和原花色素）和各种豆类，特别是大豆（异黄酮）和花生。

在这种情况下，任何能够解释多酚在健康维护和减缓衰老和（或）与年龄有关疾病方面作用的新兴学科，都将面临重重挑战。首先，有成千上万种不同的生物类黄酮，但只有极少数（白藜芦醇、姜黄素、绿茶提取物、槲皮素可能是研究最好的）能用于人体内研究。大多数多酚用于体外研究；虽然动物模型的体内研究不断增加，但针对人类的临床研究罕见。另外，对其潜在的治疗用途构成重大挑战的是，几乎所有的生物类黄酮均生物利用度差，这可能是他们的无毒的生物学原因之一。大多数多酚结合迅速（通常是硫酸和葡萄糖醛酸），以及代谢途径多样，经常处在多个代谢产物的生物不确定状态。针对任何多酚的潜在减缓或防止老化性疾病的恰当的研究在方法上具有挑战性，也很昂贵（需要很长的时间窗，并且控制其他许多积极和消极的生活方式的危险因素也十分困难）。正是由于所有这些科学和方法上的挑战的存在，很少有资金愿意投入多酚在人类的老化性疾病或衰老本身的研究中，因为投资回报率不佳。上述因素共同导致了目前的情况，已发现多酚与衰老性疾病关联的动物模型数

据，但良好的人体临床研究仍然缺乏。变化在慢慢发生，几种多酚类物质已经进入老龄化疾病的临床试验。

一份已完成的多酚在人体的临床研究表明，高浓度白藜芦醇治疗糖尿病有效（Patel 等，2011 年）。一些与癌症、AD 和心脏疾病有关的临床研究正在进行。姜黄素的抗炎、抗增殖和抗衰老作用也正在越来越多地研究中。人们认为姜黄素可以影响数十个细胞通路，像许多多酚一样，阻断 NF kappa-B，一种参与调节和激活炎症反应的转录因子（Aggarwal，2010）。

姜黄素也是 mTOR 几个多酚类抑制剂之一，mTOR 是一种关键的营养感应和生长因子综合调节通路，一种越来越重要的 CR 分子靶点；如果抑制 mTOR，可能会减缓老化，并且还能抑制或延迟老化性疾病（Beevers 等，2009 年），但众所周知，姜黄素具有生物利用度差和代谢快速的特点（Bengmark，2006）。

老化性疾病（特别是与神经系统疾病相关的）

由于篇幅所限，这里所列只是部分这类疾病，许多重要的疾病，包括运动神经元疾病、额颞叶变性疾病以及各种脑癌不包括在内。

心血管疾病

虽然"心血管疾病"在技术上是指影响心脏或血管的任何疾病，但过去 20 年来该术语已越来越成为动脉粥样硬化的同义词。在西方社会中，这种老化性疾病死亡率比其他任何疾病都要高，其死亡率是所有癌症的 2 倍，可能比所有其他老化性疾病死亡率总和还要多（Minino 等，2006）。因此，它显然值得总结回顾。有证据显示，在我们这里生活方式和文化因素不得不视为主要病因。正如 Kones 曾尖锐地指出："美国人正在遭受肥胖、糖尿病和心血管疾病以及自身行为的激烈攻击。最新数据表明，儿童中有 32% 超重或肥胖，充分运动者少于 17%。成年人超过 68% 超重，35% 肥胖，近 40% 符合代谢综合征的标准，8%~13% 患有糖尿病，34% 高血压，36% 高血压前期，29% 糖尿病前期，人口中 15% 的糖尿病、高血压、血脂异常尚未确诊，59% 不做剧烈活动，而美国人口中只有不到 5% 符合美国心脏协会（AHA）心血管健康的定义。当下流行健康、营养和扫盲运动，而误导和不切实际的期望却是常态。一半美国成年人具有至少一个心血

管疾病的危险因子。高达 65% 的人没有控制自己的传统危险生物标志物。在具有多种危险因素的患者中，只有不到 10% 的人将所有的危险因素都充分控制。即使病人是根据证据为基础的方案处理，70% 左右的心脏疾病仍未得到解决。处理不足也很常见。病人的依从性差，可能远低于 50%，进一步增加了降低心血管疾病危险的困难。现有数据表明，适度的人群总的心血管疾病风险负担分数实际上是现在已被淘汰。这些问题的全新视角，目前理念上的变化，导致新的、不同的和多重机制的保护方法可能被需要。遵守指南将大大改善一级和二级预防的成果。初始预防，不允许风险值出现在人群中，是一种比危险因素或生物标志物升高后再部分逆转更妥善的保护措施"（Kones，2011 年，第 61 页）。

与这些陈述相一致的是，近期研究表明，动脉粥样硬化是一个复杂而长期的过程，涉及许多因素，包括内皮细胞、细胞因子和免疫球蛋白、免疫细胞、生长因子、细胞外基质分子和脂质，但 OS 和炎症在此过程中起主要作用。动脉粥样硬化需要经历一个级联反应过程，它起始于动脉壁中的脂质过氧化物沉积导致的适应不良和持续促炎症反应。始动因素似乎是血脂中的载脂蛋白 B（apoB），一种典型的氧化低密度脂蛋白的沉积。这些脂质的氧化极大地增加了血管破坏、促炎细胞因子释放的可能性；这表明，血浆氧化还原平衡可能是关键因素（Maharjan 等，2008）。高脂血症也与在内皮型一氧化氮合酶（eNOS）减少及一氧化氮应激增加相关（Heeba 等，2009）。这些炎性级联反应引发动脉壁肿胀及物质积聚，大部分是巨噬细胞与脂质［主要是氧化低密度脂蛋白（LDL），极低密度脂蛋白（VLDL）和其他脂肪酸］、钙（特别是在晚期病变中）相结合，并有一定量的纤维结缔组织。蛋白糖基化（老化的本质成分或表型），以及外来抗原，也可以促进这些基础炎性反应（Milioti 等，2008 年），随着组织进一步糖化和老化，最终促进和加速斑块结构形成（Kim 等，2010 年）。

在西方社会，大部分人体内都会发现不同程度的这些缓慢发展的结构（粥样硬化斑块），许多年轻人处于早期无症状阶段；但是，它们在 HGs 中罕见（Eaton 等，1988a，b）。LDL 是最常见的 ApoB 血浆脂蛋白，但含 ApoB 的 VLDL、残余 VLDL（不含甘油三酯）、中密度脂蛋白（IDL）和 LP（a）也在动脉粥样硬化中出现，与乳糜微粒残留物中的

ApoB 一起；这表明多种类型的脂质共同构成了患病风险。实际上，这些病变起始于童年，在随后的数十年中缓慢发展。沉积的早期阶段称为"脂纹"，但它们并不是由脂肪细胞构成的；相反，它们由白细胞，特别是摄取了氧化 LDL 的巨噬细胞构成的。当这些细胞内聚集了大量的质膜（高胆固醇含量）后，就成为"泡沫细胞"。当泡沫细胞凋亡时，其内容物沉积在周围组织，吸引了更多的巨噬细胞和炎症，并产生相应的正反馈和和自体反馈回路。

经促炎刺激物激活，巨噬细胞和淋巴细胞释放促炎细胞因子，刺激血管壁间质内的平滑肌细胞（SMC）迁移。在促炎细胞因子的影响下（例如，由 T 辅助细胞分泌的 IFN-γ 和 TNF-α，巨噬细胞和泡沫细胞分泌 IL-12；Milioti 等，2008 年），SMC 形成更多泡沫细胞，此时纤维帽形成。最终，泡沫细胞凋亡，释放出不可降解的胆固醇结晶，形成斑块结构的脂质核心。斑块结构可以是稳定的或不稳定的，易损斑块趋于生长较快并含有较多巨噬细胞，这表明自身炎症过程不仅有助于早期阶段以及沉默阶段，同时也驱动了致命的后期阶段。Wang 等，2011，近期的研究表明免疫球蛋白（IgE）在巨噬细胞活化过程中具有潜在的关键作用，并且 IgE 水平和斑块的不稳定程度之间高度相关。

虽然普遍认为是一种胆固醇疾病（一种在 20 世纪 60 年代和 70 年代主流的早期的血管疾病概念），但随着科学观念的不断积累，目前更倾向于将动脉粥样硬化性血管疾病视为一种炎症和 OS 疾病。与此相一致，越来越多的证据表明，实际上他汀类既影响炎症也影响 OS（Heeba 等，2009），同时促进血红素氧化酶的上调（一种重要的抗氧化防御酶）。他汀类药物通过多效机制抑制血管疾病，包括降低 LDL 的合成，增加 LDL 的清除（通过肝脏 LDL 受体），上调 eNOS，增加组织型纤溶酶原激活物，并且还抑制内皮素 1，一种有效的血管收缩剂和促细胞分裂剂。上述机制促进血管内皮功能的改善。他汀也减少自由基的释放，从而抑制 LDL-C 的氧化（Liao 和 Laufs，2005），同时增加内皮祖细胞数量，降低炎症细胞和细胞因子的的数量和活性。他汀也可有助于稳定粥样硬化斑块，减少金属蛋白酶的产生，抑制血小板黏附/聚集（Liao 和 Laufs，2005）。

虽然这在西方社会非常普遍（至少在某些阶

段，即使无临床症状），单 HG 人群中几乎不存在大量的血管疾病（Eaton 和 Eaton，2002）。这表明西方生活方式和饮食习惯（见后面关于饮食习惯和生活方式部分）是主要病因，与 HG 生活方式相比，即使不是全部也有很多西方饮食和生活方式促进炎症发生（久坐 VS 高度有氧活动，omega-6/omega-3 比率改变，睡眠较差，更大的社会隔离，纤维摄入较少，保护多酚的植物化学物质摄入较少，而高体重指数 VSHG 人群的低体重指数）。

除了动脉粥样硬化（显然这在西方文化中是最大的病理性血管老化问题），也有非动脉粥样硬化性血管老化。越来越多的证据提示血管紧张素 Ⅱ（Ang Ⅱ）信号在此过程中具有核心作用（Wang，Khazan 和 Lakatta，2010）。老化过程中的动脉重塑和衰退（即使没有动脉粥样硬化）越来越被认为与 Ang Ⅱ 信号有关（Wang，Khazan 和 Lakatta，2010a）。在许多物种（包括人）动脉壁内，Ang Ⅱ 信号成分（包括几种活性氧，多种生长因子，基质金属蛋白酶，趋化因子和烟酰胺腺嘌呤二核苷酸磷酸氧化酶）在老化过程中上调。体内研究表明 Ang Ⅱ 的信号驱动 AGE（高级糖化终产物，具有促炎症反应能力）的聚集，胶原蛋白的增加，弹性蛋白的破坏，以及平滑肌细胞和内皮细胞的侵袭性肥大（Wang，Khazan 和 Lakatta，2010a）。此研究的临床意义在于衰减 Ang Ⅱ 信号可能明显延缓这种年龄相关的动脉重构，提示 ACEI 抑制物和 ARB 化合物具有重要保护作用。有趣的是，多种多酚，包括那些石榴汁内的（富含单宁和花青素），似乎可以抑制血管紧张素信号（可能部分来源于非特异性抗氧化作用，也可能来源于血管紧张素转化酶活性的抑制），还可以降低血压（Stowe，2011 年）。Ang Ⅱ 通过活化 NAD（P）H 氧化酶和与 eNOS 解偶联途径也促进 ROS 的产生。因此系统性抑制 Ang Ⅱ 可能具有潜在的 CR 模拟（抗衰老）效应，这归因于其在协调血管老化、OS 和对线粒体的影响中的核心作用（de Cavanagh 等，2011）。

这些驱动血管老化和疾病的过程显然主要与血管性痴呆相关，同时也与白质侵蚀的常规研究结果（在 MRI 和 CT 扫描中典型地表现为白质高信号或白质的缺血变化）相关，有时会作为 AD 的病理学合并症出现（Brickman 等，2009）。事实上，将淀粉样血管病与其他形式的动脉粥样硬化分离（经常伴随血管到 AD）在临床上几乎是不可能的。

阿尔茨海默病（AD）

作为本书中与老化性疾病最相关的疾病，最初认为 AD 与老化无关，但在过去 20 年中，此观念发生了根本性的转变。当然，考虑到 AD 在 60~65 岁年龄组中发病率每 5 年大致翻一番以及老龄化仍然是非家族性散发 AD 的最大风险因素这个简单的事实，它不可能真的与老化无关。最近的研究表明，OS 和线粒体标志物的下降（Pratico，2010；Aliev 等，2010；Mancuso 等，2007）甚至出现在细胞外淀粉样物质沉积出现之前，它发生在疾病的临床前阶段。事实上，许多证据将 AD 与许多（即使不是几乎全部）衰老的表型联系在一起，包括炎症（Masters 和 O'Neill，2011 年），OS，聚集和（或）特征致病蛋白的清除功能障碍（Barnett 和 Brewer，2011），并增加这些蛋白质和相关的炎症的有害突触效应（De Strooper，2010；Mondragon-Rodriguez 等，2010；Palop 和 Mucke，2010）。近期 AD 的研究发现，病理性蛋白质（如寡聚的淀粉样蛋白）没能被清除出去（Mawuenyega 等，2010），这强调了自噬能力降低在病因中的重要作用。

这些因素表明，AD 确实是一种非常复杂的疾病，它可以分为几个不同阶段，至今我们仍没能阐明其中的关键因素，或者在各阶段中它们究竟如何相互作用，从而产生级联作用。所谓初始适应机制（如炎症，由各种压力和可塑性挑战引起的淀粉样蛋白通路募集，磷酸化，细胞凋亡，细胞周期，等等）可能成为慢性协同募集、生物压力和可塑性挑战背景下的致病因素。这表明在 AD 进程中，大量的单个适应和代偿机制共同"凑到"驱动脑神经变性的过程中（Mondragon-Rodriguez 等，2010）。可以想象，大量单个的适应过程跳过复制阶段，他们就会逃避几乎所有可以想象的选择压力或修复。在这个意义上说，AD 的这个漏洞可能反映了人类基因组与之前提到的进化观点一致的"断层线"。因此，AD 本身可能是多效拮抗作用的表现形式，在青年和繁殖力旺盛时期它的基因和分子通路是适应性的，而在老龄期可能恰恰相反，特别是当协同招募时。表 1.1 总结了一些，但不是全部，AD 中假定的致病因素之间复杂的相互作用，强调该疾病是高度多因素的，但任何一种老化的主要表现形式（OS、细胞紊乱周期、炎症、糖化、细胞凋亡、线粒体功能下降、垃圾蛋白聚集、自噬减少）不仅协同作用而且具有高度互动性，而不是任何一种单一病因的作用。

表 1.1 导致 AD 的神经退行性 mratrix 因素

生物标记物	产生来源	结果	临床 / 其他相关
β 淀粉样蛋白斑块（细胞外 Aβ）	老化、↓ 清除、氧化应激 / 炎症、APOE4、血脑屏障功能改变？↑ 促性腺激素（LH/FSH）和性激素下降？	炎症（胶质活化）氧化应激，更多寡聚体？	细微的区域萎缩性改变。OS/MITO 下降后出现第二个生物标志物
类淀粉样蛋白小的聚集物（Aβ 寡聚体）	β/γ 分泌、炎症、氧化应激，↓ 清除，内分泌失调？	突触丢失和功能障碍，OS，炎症	突触丢失（NMDA，AMPA），LTP 丧失，LTD 增加
炎症（INFLAM）（↑ 先天免疫）	淀粉样纤维和寡聚体、↓ 胆碱、↑ rAGE 信号，老化、OS、内分泌失调？	突触功能障碍、细胞凋亡、下调神经营养因子、OS，↑ Aβ？	多种效应直接导致认知功能障碍
中枢胰岛素抵抗（CNS 内）	炎症（↑ NFK-B，AP-1，TNF-α，其他促炎细胞因子），慢性应激？	↓ 能量，HC 损害，↑ 激酶（→神经纤维缠结？），自噬下降？	促进突触功能障碍和丢失；促进淀粉样变
氧化应激（OS）MITO 下降	老化过程中对 OS 调控能力不断下降、MITO 中的 Aβ 寡聚体、金属离子、INFLAM、晚期糖化终产物、垃圾蛋白	突触和神经元的丢失，INFLAM，Aβ，增加神经原纤维缠结？异常细胞周期→细胞凋亡	在斑块 / 缠结之前出现；随疾病进展细胞膜的 OS 增加，但 DNA 标记 OS 并未增加
兴奋性毒性和 Ca 离子通道功能障碍	寡聚体（Aβ）在 MITO 及在 Ca 离子通道，↑ 犬尿氨酸（来自增加的细胞因子）	突触功能受损，细胞凋亡，特别是在 HC/EC 区域	突触功能障碍，最终 SL/NL
神经营养因子和神经递质消耗	低聚物（Aβ）→受体内化、Tau 病理→微管功能障碍、炎症	乙酰胆碱丧失→↑ Aβ，BDNF/NGF 下降，异常细胞周期与细胞凋亡	突触功能障碍，促进 SL 和凋亡
神经原纤维缠结和 Tau 聚集	氧化应激（OS）→↑ 激酶（W/ ↓ 磷酸酶），胰岛素抵抗？ Aβ 寡聚体下游的影响？异常细胞周期？	前脑基底（ACH）的损失，SL，细胞凋亡	密切检测萎缩性改变（SL/NL）和认知功能下降。前体（PHF）在淀粉样蛋白沉积之前很早就出现
萎缩 HC/EC →横向颞额→/顶叶	多种因素促进突触丢失和细胞凋亡	进行功能减退（略）	退行性改变的主要的生物标志物用于 AD 的临床分期
认知减退，尤其是 STM，然后语言和执行功能减退	早期突触丢失，后期 SL 加 NL（凋亡）	下调 FXN，代偿神经可塑性功能？	主要功能检测，必要的诊断

来源：Watt 等（2012）。Springer 授权

SL：突触丢失，NL：神经丧失（神经元细胞死亡），Aβ：β- 淀粉样蛋白，BBB FX：血脑屏障功能，MITO：线粒体，胆碱：乙酰胆碱，NGF：神经生长因子，BDNF：脑源性神经营养因子，rAGE：受体晚期糖化终产物（促进炎症），HC：海马，EC：内嗅皮质，细胞凋亡：程序性细胞死亡，NFK-B：核因子 κB（转录因子参与 INFL 炎症信号）AP-1：激活蛋白 1（涉及 INFL 炎症信号转录因子），低聚物：数种 β 淀粉样蛋白的分子黏在一起，激酶：酶促进磷酸化和纠缠，NMDA/AMPA：谷氨酸受体亚型，LTP：长时程增强，LTD：长期抑郁，侧颞：侧颞叶，额叶 / 顶叶：额叶和顶叶凸

帕金森病（Parkinson's disease, PD）

PD 和一种破坏性更强的类似疾病，弥漫性路易体病（DLBD），都是特发性神经变性疾病，其特征为神经元内路易体（α- 突触核蛋白的聚集体）的聚集，在经典 PD（和更广泛的 DLBD）中主要是在黑质神经元内集聚。它以直接和间接的皮质纹状体通路中的 DA 细胞体的渐进性丧失、基底节传入神经阻滞和功能障碍为标志。主要症状包括静止性

震颤、运动迟缓、僵硬和起步困难及姿势不稳。有证据表明黑质区域存在不同程度退行性改变，"腹层"神经元相比"背层"更容易受累，VTA 处的神经元最少受累（Collier 等，2011），尽管事实上由这些神经元形成连续的多巴胺神经元网络。近年来的观点认为这种退行性改变是多因素引起的。在动物模型中，它似乎与几个标记物有关，其中包括 α- 突触核蛋白、泛素（作为一种蛋白酶体活化的标

志物）、脂褐质（作为一种溶酶体活化的标志物）、3-硝基酪氨酸（作为硝基氧化应力的标志物）、多巴胺转运蛋白活化以及星形胶质细胞和小胶质细胞激活（炎症标志）的标志物。功能失调的线粒体和活化的小胶质细胞被认为是活性氧的主要细胞内源，溶酶体介导的自噬是用于消除缺陷线粒体的主要细胞机制。脂褐素（通常视为"老化色素"）的渐进累积被认为是线粒体损害和缺陷线粒体随后被溶酶体降解的标志（Terman 等，2006 年）。Collier 等（2011）认为，PD 的病因，目前虽尚未确定，但可能反映了炎症、OS、自噬下降、致病垃圾蛋白聚集众多因素的随机相互作用，提出了"随机加速假说"。这些基本模型（虽然省略了许多其他衰老表型，如糖基化、内分泌变化以及端粒损失）（图 1.1）可以为解释其他神经变性疾病，特别是 AD 的病因提供一个模板，同时也可以解释与老化和老化表型联系不太紧密的 FTD 家族和某些类型的癌症的病因。AD 患者中伴有 DLBD 的比例很高，也说明 AD 和 PD 之间的基本关系仍未完全清楚。

老化进程和脑：老化过程中的认知改变

大量证据表明，大脑老化不能完全从整个生物体的老化中分离，同时，人们必须考虑到老化在不同器官系统可能存在差异，以及脑可能具有不同的老化进程（也可能是差异保护），包括老化的病理形态对大脑的影响，如 AD 和 PD 中已经讨论描述的。

很多研究表明，老龄化过程中伴随各种神经认知功能的下降，即使是在那些没有论证的神经系统疾病（从老龄组 / 对照组中完全去除临床前 AD 存在巨大困难，再加上西方社会中血管疾病无所不在，这让研究者在神经功能衰退前驱阶段将年龄相关的认知改变与主要的老化性疾病区别开来研究更加困难重重）。有力的证据表明，在任何情况下，神经认知过程的主体在老化过程中功能下降，包括情景记忆、工作记忆、空间记忆、快速处理，甚至包括潜意识（技能）学习、各种运动功能，尤其是运动速度和精细运动调节（见 Yeoman 等，2012 年概览）。这些功能下降的确切神经基础仍在探讨中，尽管最初假设它主要起源于与老化有关的神经元的缺失，但越来越多的证据表明，这些神经认知功能下降可能起源于多种机制，其中突触丢失可能比真正的神经元丢失更重要。它本身也似乎是多因素的，伴随着胺能和神经营养素（aminergic 和 neurotrophin）的

下降，CNS 中炎症的增加也可能发挥作用，但直到最近，这个问题仍然知之甚少，无论是在临床还是临床前期（Cribbs 等，2012）。较小的以及高度可塑的细长的树突上的棘突（而不是常出现在老化中的"胖"蘑菇型的棘突）的丢失似乎是一个在超微结构上与年龄相关的认知变化的最佳候选之一，至少在相关动物模型（NMDA 受体密集的细棘突对经典性类固醇激素刺激更敏感）中如此（Dumitriu 等，2010）。在老化相关的陈述（情节）记忆中认知障碍的生理改变似乎是老化的海马神经元延长了超极化现象，与 NMDA、AMPA 钙通道以及其他离子通道（Yeoman 等，2012）的变化相关。

从古老的进化环境出发：影响老龄化进程和促进衰老相关疾病

大量证据表明，西方社会的生活方式和饮食习惯与狩猎 - 采集（Hunter-Gatherers，HG）的方式相差甚远，事实上，现代生活已经与原始人赖以生存的环境完全不同。这可能会产生"进化的不一致"（Konner，2001 年），可能对人体健康和人类衰老的生物学轨迹产生重大深远的影响。这种与进化环境中彻底背离的概念，以及我们的基因和环境之间的不匹配，可能将所有增加的风险因素与所有老化性疾病联系起来：在现代技术社会中人类活得更久（主要归因于我们对构成儿童和青年死亡主要原因的捕食、饥饿和感染的成功控制）。换句话说，所有经过研究实证的（如水果和蔬菜高摄入的饮食、健康的 ω -3/ ω -6 的比例、摄入高纤维和规律运动）健康生活方式，都具有一个特征，即很像远古狩猎时期（hunter gatherer societies，HGs）的生物环境中的饮食（Eaton 和 Eaton，2002 年）。这表明，健康的生活方式能够减少或甚至从根本上消除在更古老的狩猎 - 采集环境中形成的基因组和我们现实技术环境之间的不匹配。不幸的是，这些健康生活方式是普遍与现代社会远离的，它可能只限于那些受过良好教育和经济条件较好的社会群体（Johannson 等，1999 年）。

大概 200 多万年前（农业前）基本原始饮食是瘦肉蛋白质（野味和鱼类），并以大量水果和蔬菜为辅（Cordain 等，2005）。现代科技饮食是高脂肪（尤其是 ω -6 脂肪酸）和高碳水化合物（主要来源于谷物和其他农产品），现在还含有大量反式脂肪（这在我们原来的生态环境中并不存在）；同时也

经常缺乏纤维和多重有保护作用的植物化学物质（多酚），并有可能缺乏其他几个关键营养素，包括胆碱、磷脂、多种 B 族维生素和若干矿物质（Eaton 等，2007 年）。此外，现在维生素 D 缺乏是很常见的（Holick，2007 年），而这在古 HG 社会可能是非常罕见的，甚至是不存在的，那时肤色似乎已经发展到与纬度匹配，使维生素 D 的产生与皮肤保护达到平衡，因为无论是现代防晒霜和室内的生活那时候都是不存在的。

下表总结了古代生物环境与当前环境之间的一些本质差别，包括对狩猎 - 采集社会生物标志物（Eaton 和 Eaton，1999 年；Eaton 等，2007；Eaton 等，1998a，b；Cordain 等，2005）的一些研究工作。对于人类来说，一个最小的基因变化期（过去 10 000 年）

已发生了巨大的生物环境变化，这提示老化性疾病（老化性疾病在很大程度上是"文明病"；Melnik 等，2011）可能存在"统一场论"。讽刺的是，人类从没有比生活在现代技术社会活得更长：工业前 HG 社会平均预期寿命大约是 30~35 岁（Konner 和 Eaton，2010）。然而，在技术文明中寿命显著延长，但与 HG 社会中较少的年长者（Dunn，1968；Konner 与 Eaton，2010）相比，老化性疾病（除了骨关节炎，这在 HG 社会常见）出现的可能性较大。在这个问题上尚缺乏结论性数据，然而，更古老的（旧石器时代）HG 生活方式和生物状态的重建涉及从几种从 HG 社会保存至 20 世纪的生活习惯（改编自 Eaton 和 Eaton，1999 年；Eaton 等，2007；Eaton 等，1998a，b；Cordain 等，2005）。

原始进化环境	现代技术环境
1 规律的有氧运动（每天 2~3 小时以上）	1 最小无有氧运动（<15min/d）
2 9 小时以上的睡眠（见 # 1）	2 7 小时或更少的睡眠（见 # 1）
3 卡路里限制（间歇 CR）	3 不限制卡路里
4 高植物化学 / 多酚的饮食	4 低植物化学 / 多酚的饮食
5 ω-6/ω-3 的比例为 1∶1 到 3∶1 的适度的摄入总脂肪	5 ω-6/ω-3 比率 10∶1 至 20∶1 的典型摄入高脂肪
6 高纤维摄入量（每天约 50~100g）	6 低纤维摄入量（≤15g/d）
7 低糖 / 碳水化合物，除了水果 / 蔬菜外	7 高糖 / 碳水化合物，非水果 / 蔬菜来源
8 摄入 K^+>Na^+（K^+>4g/d）	8 摄入 Na^+>K^+（Na^+>4g/d）
9 亲碱性饮食	9 偏酸性饮食
10 极少非糖基化蛋白	10 常见糖化蛋白（尤其是牛奶制品）
11 亲密的社会群体 / 部落	11 常见的社会隔离
12 早期死亡率：感染、饥饿、捕食和物种内的暴力：预期寿命 35~45 年	12 老化性疾病死亡率：生活预期 75~85 年

生物标志物

狩猎采集	目前的技术社会
1 BMI 21~24	1 约有 30%BMI>30，约 30%BMI 25~30
2 总胆固醇低于 125mg/dl	2 总胆固醇约 200mg/dl 或更高
3 血压 100~110/70~75mmHg	3 120/80mmHg（规范），高血压常见
4 最大摄氧量好或极好	4 最大摄氧量较差（久坐的生活方式）
5 同型半胱氨酸低	5 同型半胱氨酸显著增高
6 维生素 D 大约 50~100ng/ml	6 维生素 D 普遍不足（10~30ng/ml）
7 较高的 B 族维生素 / 叶酸水平	7 常见维生素 B_{12} 和叶酸不足
8 高胰岛素敏感性	8 不同程度胰岛素抵抗
9 空腹血浆瘦素 2~4ng/ml	9 空腹血浆瘦素 4~8ng/ml
10 腰围 / 身高的比例 <45	10 腰围 / 身高比例 52~56
11 体育活动 >1 000kcal/d	11 大多数人体育活动约 150~490kcal/d

虽然仍然缺乏确凿的数据，但初步证据表明，在狩猎-采集社会似乎很少见到现代社会常见的癌症、心脏疾病（Eaton 和 Eaton，2002）、糖尿病（Eaton 等，2002）或 AD（Eaton 和 Eaton，1999）等，即使将老龄人口的相对稀缺性考虑在内（Konner 和 Eaton，2010）。与这些发现和假设一致，旧石器时代饮食改善糖尿病生物标志物的作用超过了高度推崇的地中海饮食（Lindeberg 等，2007），改善血压和糖耐量，降低胰岛素分泌，增加胰岛素敏感性和改善脂质分布，所有健康久坐的人都没有体重减轻。更多的证据（汇总在 Spreadbury，2012）支持一种挑战性假说，即几乎所有加工或"无细胞"碳水化合物，往往是高密度碳水化合物食品（古代水果和蔬菜中碳水化合物的来源都是低密度的）直接促进炎性胃肠道菌群生长，这直接导致瘦素抵抗，通过多种饱腹肽扰乱基础能量平衡，促进肥胖。Spreadbury 进一步认为现代饮食与古代饮食完全不同，这不在于与营养物质浓度或血糖生成指数之间的关系，而只是表现在精制食品中的高碳水化合物浓度（Spreadbury，2012）。

在西方社会，我们很难确切地知道，基础生物环境中这种全球性的普遍变化究竟会带来什么样的结果，或者每个因素对增加老年疾病的总体负担究竟起什么作用。然而，证据支持任何单一变化都是有害的这一假设。因此，总体来说，它们可能是非常不良的并具有潜在的危险性。事实上，这些因素在促进老化性疾病中可能具有协同作用，因为实际上这些因素中的任何一个，即复杂多因素的饮食变化，久坐不动而产生的肥胖、维生素 D 缺乏、轻度的睡眠剥夺及社会孤立和压力的增加（与我们祖先的亲密的社会群体相比），*所有这些都影响炎症的调控和进程*（正如心理孤独和社会压力也是一种促炎因素）。总之，这表明，西方的生活方式（当与我们祖先的 HG 生活方式相比时）可能是*巨大的促炎因素*。有证据表明，自身免疫性炎症与氧化应激（OS）的增加有关（Finch，2011），驱动胰岛素抵抗，通过糖基化增效（Semba 等，2010），加速细胞衰老。这样一个生物环境的全球性观点也有力地表明，单一成分"时尚饮食"的办法，例如消除一切果糖、糖或碳水化合物，是不可能成功的，除非配合明显的饮食和生活方式的改变（目前已经注意到减少精制碳水化合物可以有助于减少肥胖、炎症和胰岛素波动，所有这些都是减少西方社会老化性疾病负担的关键）。在任何情况下，多种环境变化因素的综合作用

关系到古时狩猎-采集环境，这些因素可能与对生物有着深刻影响。

即使不是大多数，很多生活方式和饮食因素可能也会恶化氧化应激的内源性调整（Kal-iman 等，2011）。鉴于自身炎症为"旁观者"组织创造了 OS（Finch，2011），这些生活方式变量可能强加一个双重负担：当剥夺我们的保护性因素（在我们古老的进化的饮食和生活方式中发现）时提高 OS，这可能会改善或防御 OS。OS，作为一个抵抗癌症的主要因素（Ogrunc 和 Fagagna，2011），也被认为是一个导致遗传损伤和基因不稳定性的主要因素（Prado等，2010），（遗传损伤和基因不稳定性）可能导致癌症和加速细胞的衰老，饮食和运动可以调整 OS。细胞衰老似乎是反过来促进炎症的，创造了一个所谓的衰老-关联分泌表型（SASP）（Blagosklonny，2011）。很多饮食和生活方式的因素也调节蛋白质的糖基化和糖基化终末产物的形成（尤其是低纤维的饮食和多酚类物质和高精制糖/碳水化合物），糖基化终末产物是伴随着糖基化的一个主要的调整因素和炎症的诱导物。炎症本身可能促进胰岛素抵抗，从而糖基化，这表明在这些经典的代谢和年龄相关的进程之间存在很多正反馈循环。常见的维生素 D、维生素 B_{12} 和叶酸不足可能导致自噬的下降，而且也会导致越来越多的炎症（H-olick，2007）和认知的衰退老化，使同型半胱氨酸增多（作为 OS 和炎症的标记和代表物），而且可能增加 AD 的可能性（Tangney 等，2011）。许多生活方式因素也影响与内源性防御系统有关的细胞信号传导通路，特别是锻炼、多酚摄入量、炎症状态、肥胖和过多的能量以及胰岛素抵抗。事实上，在西方饮食和生活方式中的能量平衡的典型改变是 mTOR 的一个主要的催化剂（mTOR 是一个集营养信号和生长因子为一体的路径），mTOR 在衰老的调节和诱导中是一个越来越主要的因素，西方饮食和生活方式导致了能量的过度（反过来，导致肥胖）。此外，多重的（适当的）多酚和 DR，尤其是蛋白质的限制，抑制了mTOR。总的来说，这些因素表明，西方的生活方式可能在多个不良方面直接而有力地影响老化性疾病的生物学效应（以及老化本身）。因此，尽管西方文明和医学取得了延长寿命的成功，即细菌感染的防治，这已经对老年人的中位生存期产生积极的影响，但是西方的生活方式可能在其他很多方面加速老化以及老化性疾病。所以防止老化性疾病必须从重视生活方式开始，这种生活方式至少应该是恢复到近

似我们进化环境的。

老龄化相关疾病的最佳预防

总体而言，全球范围内的一系列生活方式相关变量的改变，既影响着衰老本身的基础生物学，也使导致老化性疾病发生的基本机制发生了改变。综合来说，生活方式相关因素与我们的基因组（包括很多尚未测绘，但据推测可直接调节衰老过程及衰老相关性疾病易感性个体差异的基因多态性）相互作用。多种不同生活方式行为的选择，决定了在衰老过程中，我们这一系统将进入哪一条衰老的轨迹。生活方式（我们所能列出的）与遗传基因（目前我们只能很少地列出）之间的这些基本相互作用，决定了我们功能细胞的修复机制以及细胞对自身损伤和衰老的抵抗，是获得更大地支持和强化还是无法抵御冲击继而崩溃。这一章节中所阐述的基本的、多因素相关的衰老机制，试图将"不变"这一概念引入老化性疾病，如果这一工作有足够的时间和版面来完成。事实上，对个体而言，有或没有老化相关疾病最关键的指标就是衰老本身（Blagosklonny，2009）。挑战仍在于实施这一概念，当然，考虑到很多老化性疾病目前尚无可用于临床的可行、性价比高（且非侵入性）的观测指标。不幸的是，这个国家传统医学对衰老疾病的观点，仍然基本上不知道它们可能反映了不同组织和系统中的共同作用机制；与此相反，传统的医学更多的是以碎片式、片段式的模式处理所有主要的老化性疾病。本章节强烈反对这一针对老化性疾病的传统处理方法。

西方生活方式（包括典型的西方饮食模式、睡眠质量差和久坐不动的生活方式以及越来越严重的与外界社会隔离状态）对于大脑和身体的衰老而言相当不可取，使我们处理各种生物因素和社会因素相关压力的能力退化，并且正远离我们古老的、特有的进化环境。从 H-Gs 时期至今，我们在基因上的改变微乎其微，然而我们生活方式的改变却很剧烈。这提示目前我们很多健康上的问题并不是由于那些只能被医疗-产业联合体阐释并解决，或者只有获得博士学位的人才能理解的，深奥的生物学异常改变的积累；反之，而是由于一个基础的、亦或是复杂的我们基因与环境之间的错误匹配。（Stipp，2011）这提示基于健康的考虑，我们应尽可能多地着眼于对古老生物学环境的亲近：规律的有氧运动，大量的水果和蔬菜，适量的卡路里，极少的加工食品及食品技术产品（尤其是我们非常痴迷的快餐），Ω-6/Ω-3 比例更佳的食物（大部分西方饮食中明显缺乏 Ω-3，该比例通常都很高），减少与外界社会的隔离，并提高睡眠时间和睡眠质量。如前所说，所有的这些常规建议，都是为了增进我们与古老进化环境的亲近，并减轻西方生活方式下我们基因与环境之间存在着毁灭性的失调。

从这个角度考虑，老化性疾病实际上是没有治愈可能的（可能某些癌症除外），因此我们的医疗保健系统真正需要做的就是有意义的预防，而不是亡羊补牢。我们必须有意识地将经费投入到预防领域并倡导人文良好的生活方式。同时我们要清醒地意识到，即使采取了最好的预防措施，人们所能做的只不过是延缓导致衰老的主要疾病的发生，我们都将屈服于其中一个衰老的诱因。然而，延迟导致衰老的主要因素，可以增加健康生存时间（即使仍然无法延长绝对寿命），并显著减轻老年人因疾病带来的负担，同时降低疾病对生活质量的影响，减少个人和社会的经济压力（见第二十一章）。

基于本章所述的多重考虑，预防医学比他汀类药物和 β 受体阻断剂更具意义（应用多个传统的有明确预后价值的预测风险的生物标志物，这样做只能微弱显示我们与祖先生理上令人疑惑却根本性的背离）。相反，真正的预防针对的是社会中绝大多数而不是少数的幸运儿，可以使我们重回原来的进化环境。简单地说，作为一种文化，这些重要生活方式的变化包括增加锻炼，睡眠更多，饮食更少，并且更科学（进食更多旧石器时代祖先们的食物，而尽量避免食品技术带给我们的问题食物和令人上瘾的食物）。此外，与消耗资源相比，我们更需要重视社会交往的质量，因为社会依存度的质量和深度正逐渐成为一个更好的长期健康的预测因子（Seeman 和 Crimmin，2001；参见第十章）。

依靠高科技来优先解决个人和医疗保健的问题，可能会给社会很多方面造成不便和负担，同时也会在政治上引起深刻争议。如果不优先树立这些基本原则，我们将无法奢望任何可行的、长久的成果，并且无法拥有生物健康的大局观。此外，这种健康理念（已经在基因与环境的和谐共处中销声匿迹）可以使保健回归到适合的进化理论，这是在很多衰老疾病的治疗中严重缺失的理念。

在现有的医疗环境下，达尔文核心理论（物竞天择）与基本健康或疾病的探究之间的相关性变得毫无意义。是现代医学放弃了达尔文吗？医药工业企业暗示给我们的虚幻神话中最核心的一个是：医疗新技术和一线治疗药物是抵御老化性慢性疾病最好的方式，称其为暗示是因为这些观念只是被植入无休止的广告中，却从没有明确的声明，可这个假设几乎没有任何实质性的证据，相反，却有大量的反证。

未来的另一个可选项是高效的 CR 模拟物：可能是新一代的白藜芦醇或雷帕霉素；也可能是现有的能量限制模拟物的组合（部分）甚至是有待发现的全新的和不同的化合物。可以简单地预测真正安全且有效的 CR 模拟物（根据定义指及可以产生 CR 生理效应又没有因慢性饥饿带来的痛苦）应该既可以延缓衰老又可以延迟老化性疾病，这种化合物应该能够被大部分人认可并服用，或者至少具有对绝大部分人的吸引力。事实上，如果有专利权的药物被证明是非常有效的和安全的，人们可以很容易地预测，它最终将成为有史以来最畅销的处方药。然而，这种理想（潜在的 CR 模拟物广泛应用）隐含着一个巨大的挑战，容易被潜在的运动药丸所仿造。愿意使用这种安全高效的 CR 模拟物的个体是否还有足够的动机去改变有问题的生活习惯，并愿意接近有利于健康长寿的原始人类进化环境？如果人们对于潜在的老化性疾病的焦虑可以通过简单的服用一粒药丸而得到解决，那么他们会乐此不疲地享受美味的垃圾食品、持续的肥胖和久坐不动的生活模式带来的诱惑。

这种两难困境从多个角度揭示了拥有现代科技的医疗保健在更为长久的健康方式之间艰难抉择的本质。我们是否应该优先信任高科技？我们是否专注于我们的技术能力，而不相信（至少在某种意义上）古老的生物关系？或者应该更多地相信基本进化遗产和我们复杂的生物基质和生态环境中雕刻了我们的基因组？简而言之，到底是科技还是生活方式促进了我们的健康？这些问题的答案有助于决定很多关乎未来长久健康和卫生保健体系的重要问题。另外，这些抉择可以反映人类与复杂生物体系之间更大、更艰难的选择，并能清晰的显示人类科技的负面影响。一个吸引眼球的假设，我们对环境的忽视将使我们彻底绑定在高估科技力量，忽视自身生物特性和基本进化内涵的链条上；这些前文提到的考量涉及了我们的基因和现代科技、饮食、生活模式之间进化失调基本观念。简而言之，高估高新医疗技术，低估"无技术含量"的生活模式转变，可能

使我们在审视健康和构建、资助我们的医疗保健体系时犯下文化层面的错误。

无论我们要对这样的问题作何回答，毫无疑问，在人口老龄化的时代，美国和其他西方社会普遍存在不健康的生活方式，促进了那些老年疾病，使社会在老年疾病的海啸中面临着巨大的挑战！作为一个关键部分，几乎所有学科的卫生保健专业人员都需要负责地就这些问题教育病人和公众，重建真正前瞻性的、早期预防机制，通过改变生活模式维系健康，这远比在疾病末期借助高成本的科技干预措施，但已经不能给生活质量带来任何改善的做法要好得多。

（王学菊　吕丽　译，杨春慧　校）

参考文献

Aggarwal, B.B. (2010) Targeting inflammation-induced obesity and metabolic diseases by curcumin and other nutraceuticals. *Annu Rev Nutr*, 30: 173–199.

Aliev, G., Palacios, H.H., Gasimov, E., et al. (2010) Oxidative stress induced mitochondrial failure and vascular hypoperfusion as a key initiator for the development of Alzheimer disease. *Pharmaceuticals*, 3: 158–187.

Anisimov, V.N., Zabezhinski, M.A., Popovich, I.G., et al. (2010) Rapamycin extends maximal lifespan in cancer-prone mice. *Am J Pathol*, 176 (5): 2092–2097.

Atwood, C.S., and Bowen, R.L. (2011) The reproductive-cell cycle theory of aging: an update. *Exp Gerontol*, 46: 100–107.

Atwood, C.S., Meethal, S.V., Liu, T., et al. (2005) Dysregulation of the hypothalamic-pituitary-gonadal axis with menopause and andropause promotes neurodegenerative senescence. *J Neuropathol Exp Neurol*, 64(2): 93–103.

Alzheimer's Disease Facts and Figures (2010) *www.alz.org/documents_custom/report_alzfactsfigures2010.pdf*

Babu, P.V. and Liu, D. (2008) Green tea catechins and cardiovascular health: an update. *Curr Med Chem*, 15 (18): 1840–1850.

Baker, D.J., Wijshake, T., Tchkonia, T., et al. (2011) Clearance of p16Ink4a-positive senescent cells delays ageing-associated disorders. *Nature*, 479 (7372): 232–236.

Barja, G., and Herrero, A. (2000) Oxidative damage to mitochondrial DNA is inversely related to maximum life span in the heart and brain of mammals. *FASEB J*, 14 (2): 312–318.

Barger, J.L., Kayo, T., Pugh, T.D., et al. (2008) Short-term consumption of a resveratrol-containing nutraceutical mixture mimics gene expression of long-term caloric restriction in mouse heart. *Exp Gerontol*, 43 (9): 859–866.

Barnett, A., and Brewer, G.J. (2011) Autophagy in aging and Alzheimer's disease: pathologic or protective?. *J Alzheimers Dis*, 25 (3): 385–392.

Bartke, A., and Brown-Borg, H. (2004) Life extension in the dwarf mouse. *Curr Top Dev Biol*, 63: 189–225.

Baur, J.A., Pearson, K.J., Price, N.L., et al. (2006) Resveratrol improves health and survival of mice on a high-calorie diet. *Nature*, 444 (7117): 337–342.

Beevers, C.S., Chen, L., Liu, L., et al. (2009) Curcumin disrupts the Mammalian target of rapamycin-raptor complex. *Cancer Res*, 69

(3): 1000–1008.

Belinha, I., Amorim, M.A., Rodrigues, P., et al. (2007) Quercetin increases oxidative stress resistance and longevity in Saccharomyces cerevisiae. *J Agric Food Chem,* 55 (6): 2446–2451.

Bengmark, S. (2007) Advanced glycation and lipoxidation end products–amplifiers of inflammation: the role of food. *J Parenter Enteral Nutr,* 31 (5): 430–440.

Bengmark, S. (2006) Curcumin, an atoxic antioxidant and natural NF-κB, COX-2, LOX, and iNOS inhibitor: a shield against acute and chronic diseases. *JPEN J Parenter Enteral Nutr,* 30 (1): 45–51.

Bennett, A.F. (2003) Experimental evolution and the Krogh Principle: generating biological novelty for functional and genetic analyses. *Physiol Biochem Zool,* 76 (1): 1–11.

Berry, R.J., and Bronson, F.H. (1992) Life history and bioeconomy of the house mouse. *Biol Rev Camb Philos Soc,* 67 (4): 519–550.

Blagosklonny, M.V. (2008) Aging: ROS or TOR? *Cell Cycle,* 7 (21): 3344–3354.

Blagosklonny, M.V. (2009) Validation of anti-aging drugs by treating age-related diseases. *Aging (Albany NY),* 1 (3): 281–288.

Blagosklonny, M.V. (2010a) Why men age faster but reproduce longer than women: mTOR and evolutionary perspectives. *Aging,* 2 (5): 265–273.

Blagosklonny, M.V. (2010b) Why the disposable soma theory cannot explain why women live longer and why we age. *Aging,* 2 (12): 884–887.

Blagosklonny, MV. (2011) Cell cycle arrest is not senescence. *Aging (Albany NY),* 3 (2): 94–101.

Bowen, R.L. and Atwood, C.S. (2004). Living and dying for sex. A theory of aging based on the modulation of cell cycle signaling by reproductive hormones. *Gerontology,* 50 (5): 265–290.

Brickman, A.M., Muraskin, J., and Zimmerman, M.E. (2009) Structural neuroimaging in Alzheimer's disease: Do white matter hyperintensities matter? *Dialogues Clin Neurosci,* 11 (2): 181–190.

Buffenstein, R., Edrey, Y.H., Hanes, M., et al. (2011) Successful aging and sustained good health in the naked mole rat: a long-lived mammalian model for biogerontology and biomedical research. *ILAR J,* 52 (1): 41–53.

Carey, J.R. (2003) Life Span: a Conceptual Overview. *Population and Development Review,* 29 (S): Life Span: Evolutionary, Ecological, and Demographic Perspectives: 1–18.

Caro, P., Gomez, J., Sanchez, I., et al. (2009) Forty percent methionine restriction decreases mitochondrial oxygen radical production and leak at complex I during forward electron flow and lowers oxidative damage to proteins and mitochondrial DNA in rat kidney and brain mitochondria. *Rejuvenation Res,* 12 (6): 421–434.

Casadesus, G., Puig, E.R., Webber, K.M., et al. (2006) Targeting gonadotropins: an alternative option for Alzheimer disease treatment. *J Biomed Biotechnol,* 2006 (3). doi: 10.1155/JBB/2006/39508.

Centers for Disease Control and Prevention. (1999) Ten great public health achievements–United States, 1900-1999. *J Am Med Assoc,* 281 (16): 1481.

Centers for Disease Control and Prevention. (2010) Chronic disease overview, www.cdc.gov/chronicdisease/overview/index.htm. (accessed on January 13, 2014)

Charlesworth, B. (1994) *Evolution in Age-Structured Populations.* Cambridge: Cambridge University Press.

Chen, J.H, Hales, C.N., and Ozanne, S.E. (2007) DNA damage, cellular senescence and organismal ageing: causal or correlative? *Nucleic Acids Res,* 35 (22): 7417–7428

Cherra, S.J., and Chu, C.T. (2008) Autophagy in neuroprotection and neurodegeneration: a question of balance. *Future Neurol,* 3

(3): 309–323.

Clark, I.A. and Atwood, C.S. (2011) Is TNF a link between aging-related reproductive endocrine dyscrasia and Alzheimer's disease? *J Alzheimers Dis,* 27 (4): 691–699. doi:10.3233/JAD-2011-110887

Collier, T.J., Kanaan, N.M., and Kordower, J.H. (2011) Ageing as a primary risk factor for Parkinson's disease: evidence from studies of non-human primates. *Nat Rev Neurosci,* 12 (6): 359–366.

Conrad, D.A. (2009) Lessons to apply to national comprehensive healthcare reform. *Am J Manag Care,* 15 (10): S306–S321.

Council of Economic Advisers (CEA) (2009). www.whitehouse.gov/assets/documents/CEA_Health_Care_Report.pdf. (accessed on January 13, 2014)

Cordain, L., Eaton, S.B., Sebastian A., et al. (2005) Origins and evolution of the Western diet: health implications for the 21st century. *Am J Clin Nutr,* 81 (2): 341–354.

Cribbs, D.H., Berchtold, N.C., Perreau, V., et al. (2012) Extensive innate immune gene activation accompanies brain aging, increasing vulnerability to cognitive decline and neurodegeneration: a microarray study. *J Neuroinflammation,* 23 (9): 179.

de Cavanagh, E.M., Inserra, F., and Ferder, L. (2011) Angiotensin II blockade: a strategy to slow ageing by protecting mitochondria? *Cardiovasc Res,* 89 (1): 31–40.

De Strooper, B. (2010) Proteases and proteolysis in Alzheimer disease: a multifactorial view on the disease process. *Physiol Rev,* 90(2): 465.

Dumitriu, D., Hao, J., Hara, Y., et al. (2010) Selective changes in thin spine density and morphology in monkey prefrontal cortex correlate with aging-related cognitive impairment. *J Neurosci,* 30 (22): 7507–7515.

Dunn, F.L. (1968) Epidemiological factors: Health and disease in hunter gatherers. In: R.B. Lee and I. DeVore (eds), *Man–The Hunter,* Chicago: Aldine Press.

Eaton, S. B., Konner, M., and Shostak, M. (1988a) Stone agers in the fast lane: chronic degenerative disease in evolutionary perspective. *Am J Med,* 84 (4): 739–749.

Eaton, S.B., Eaton, S.B. III, Sinclair, A.J., et al. (1988b) Dietary intake of long-chain polyunsaturated fatty acids during the paleolithic period. *World Rev Nutr Diet,* 83: 12–23.

Eaton, S.B., Cordain, L., and Sebastian, A. (2007) The ancestral biomedical environment. In: W.C. Aird (ed), *Endothelial Biomedicine,* Cambridge: Cambridge University Press.

Eaton, S.B., Cordain, L., and Lindeberg, S. (2002) Evolutionary health promotion: a consideration of common counter-arguments. *Prev Med,* 34 (2): 119–123.

Eaton, S.B., and Eaton, S.B. III. (2002) Hunter gatherers and human health. In: R.B. Lee and R. Daly (eds), *The Cambridge Encyclopedia of Hunter Gatherers,* Cambridge: Cambridge University Press.

Eaton, S.B. and Eaton S.B. III. (1999) The evolutionary context of chronic degenerative diseases In: C.S., Stephen (ed), *Evolution in Health and Disease,* Oxford: Oxford University Press.

Epel, E., Daubenmier, J., Moskowitz, J.T., et al. (2009) Can meditation slow rate of cellular aging? Cognitive stress, mindfulness, and telomeres. *Ann N Y Acad Sci,* 1172: 34–53.

Evans, W.J. (1995) What is sarcopenia? *J Gerontol A Biol Sci Med Sci,* 50 (Spec No): 5–8.

Falus, A., Marton, I., Borbényi, E., et al. (2010) The 2009 Nobel Prize in Medicine and its surprising message: lifestyle is associated with telomerase activity. *Orv Hetil,* 151 (24): 965–970. doi:10.1556/OH.2010.28899

Fernandes, G., Yunis, E.J., et al. (1976) Influence of diet on survival of mice. *Proc Natl Acad Sci USA,* 73 (4): 1279–1283.

Fernández-Sánchez, A., Madrigal-Santillà, E., Bautista, M., et al. (2011) Inflammation, oxidative stress, and obesity. *Int J Mol Sci,* 12 (5): 3117–3132.

Finch, C.E. (2011) Inflammation in aging processes: an integrated and ecological perspective. In: M. Lustgarten, F.L. Muller, and H. Van Remmen (eds), *Handbook of Biology of Aging*. Amsterdam: Elsevier.

Florido, R (2011) adipose tissue in aging. In Handbook of the Biology of Aging (Eds Moroso and Austad) Oxford Press pp. 119–141.

Fontana, L., Eagon, J.C., Trujillo, M.E., et al. (2007) Visceral fat adipokine secretion is associated with systemic inflammation in obese humans. *Diabetes*, 56 (4): 1010–1013.

Franceschi, C., Capri, M., Monti, D., et al. (2007) Inflammaging and anti-inflammaging: a systemic perspective on aging and longevity emerged from studies in humans. *Mech of Ageing Dev*, 128: 92–105.

Frassetto, L.A., Schloetter, M., Mietus-Synder, M., et al. (2009) Metabolic and physiologic improvements from consuming a paleolithic, hunter-gatherer type diet. *Eur Jour Clin Nutr*, 63 (8): 947–955.

Freeman, W.J. (2000) *Neurodynamics: An Exploration in Mesoscopic Brain Dynamics*. London: Springer.

Freudenheim, M. (2010) *NY Times* (Health Section). http://www.nytimes.com/2010/06/29/health/29geri.html?pagewanted=all&_r=0

Galland, L. (2010) Diet and inflammation. *Nutr Clin Pract*, 25 (6): 634–640. doi:10.1177/0884533610385703

Gella, A., and Durany, N. (2009) Oxidative stress in Alzheimer disease. *Cell Adh Migr*, 3 (1): 88–93.

Guarente, L. (2003) *Ageless Quest*. Place: Cold Spring Harbor Press.

Hagen, T.M., Ingersoll, R.T., Lykkesfeldt, J., et al. (1999) (R)-alpha-lipoic acid-supplemented old rats have improved mitochondrial function, decreased oxidative damage, and increased metabolic rate. *FASEB J*, 13 (2): 411–418.

Hall, M.N. (2008) mTOR: What does it do? *Transplant Proc*, 40 (10): S5–S8.

Harman, D. (1956) Aging: a theory based on free radical and radiation chemistry. *J Gerontol*, 11 (3): 298–300.

Harman, D. (1957) Aging: a theory based on free radical and radiation chemistry. *J Gerontol*, 2: 298–300.

Harrison, D.E., Strong, R., Sharp, Z.D., et al. (2009) Rapamycin fed late in life extends lifespan in genetically heterogeneous mice. *Nature*, 460 (7253): 392–395.

Hafner, A.V, Dai, J., Gomes, A.P., et al. (2010) Regulation of the mPTP by SIRT3-mediated deacetylation of CypD at lysine 166 suppresses age-related cardiac hypertrophy. *Aging*, 2:914–923.

Hayflick, L. (1965) The limited in vitro lifetime of human diploid cell strains. *Exp Cell Res*, 37: 614–636.

Hayflick, L. (2007) Entropy explains aging, genetic determinism explains longevity, and undefined terminology explains misunderstanding both. *PLoS Genet*, 3 (12): e220.

Heeba, G., Moselhy, M.E., Hassan, M., et al. (2009) Anti-atherogenic effect of statins: Role of nitric oxide, peroxynitrite, and haem oxygenase-1. *Br J Pharmacol*, 156 (8): 1256–1266.

Holick, M.F. (2007) Vitamin D deficiency. *N Engl J Med*, 357 (3): 266–281.

Jacobs, T.L., Epel, E.S., Lin, J., et al. (2011) Intensive meditation training, immune cell telomerase activity, and psychological mediators. *Psychoneuroendocrinology*, 36 (5): 664–681.

Jesmin, J., Rashid, M.S., Jamil, H., et al. (2010) Gene regulatory network reveals oxidative stress as the underlying molecular mechanism of type 2 diabetes and hypertension. *BMC Med Genomics*, 3 (1): 45.

Johannson, L., Thelle, D.S., Solvoll, K., et al. (1999) Healthy dietary habits in relation to social determinants and lifestyle factors. *Brit J Nutr*, 81: 211–220.

Johnson, F.B., Sinclair, D.A., and Guarente, L. (1999) Molecular biology of aging. *Cell*, 96 (2): 291–302.

Jones, W. (1884) Longevity in a fasting spider. *Science*, 3 (48): 4–8.

Kaliman, P., Pàrrizas, M., Lalanza, J.F., et al. (2011) Neurophysiological and epigenetic effects of physical exercise on the aging process. *Ageing Res Rev*, 20. [Epub ahead of print]

Kang, R., Tang, D., Lotze, M.T., and Zeh, H.J. 3rd. (2011) RAGE regulates autophagy and apoptosis following oxidative injury. *Autophagy*, 7(4):442–444.

Kapahi, P., Chen, D., Rogers, A.N., et al. (2010) With TOR, less is more: a key role for the conserved nutrient-sensing TOR pathway in aging. *Cell Metab*, 11 (6): 453–465. doi:10.1016/j.cmet.2010.05.001

Kim, H.J., Vaziri, N.D., Norris, K., et al. (2010a) High-calorie diet with moderate protein restriction prevents cachexia and ameliorates oxidative stress, inflammation, and proteinuria in experimental chronic kidney disease. *Clin Exp Nephrol*, 14 (6): 536–547.

Kim, J.B., Song, B.W., Park, S., et al. (2010b) Alagebrium chloride, a novel advanced glycation end-product cross linkage breaker, inhibits neointimal proliferation in a diabetic rat carotid balloon injury model. *Korean Circ J*, 40 (10): 520–526.

Kirkwood, T.B. (1977) Evolution of ageing. *Nature*, 270: 301–304.

Kirkwood, T.B. and Austad, S.N. (2000) Why do we age? *Nature*, 408 (6809): 233–238.

Kones, R. (2011) Primary prevention of coronary heart disease: integration of new data, evolving views, revised goals, and role of rosuvastatin in management. A comprehensive survey. *Drug Des Devel Ther*, 5: 325–380. doi:10.2147/DDDT.S14934

Konner, M. (2001) Evolution and our environment: will we adapt? *West J Med*, 174 (5): 360–361.

Konner, M. and Eaton, S.B. (2010) Paleolithic nutrition: twenty-five years later. *Nutr Clin Pract*, 25 (6): 594–602.

Kurz, T., Terman, A., and Brunk, U.T. (2007) Autophagy, ageing, and apoptosis: the role of oxidative stress and lysosomal iron. *Arch Biochem Biophys*, 462 (2): 220–230.

Lane, M.A, Black, A., Handy, A., et al. (2001) Caloric restriction in primates. *Ann NY Acad Sci*, 928: 287–295.

Lamming, D.W., Ye, L., Katajisto, P., et al. (2012) Rapamycin-induced insulin resistance is mediated by mTORC2 loss and uncoupled from longevity. *Science*, 335(6076): 1638–1643.

Lindeberg, S., Jönsson, T., Granfeldt, Y., et al. (2007) A palaeolithic diet improves glucose tolerance more than a Mediterranean-like diet in individuals with ischemic heart disease. *Diabetologia*, 50 (9): 1795–1807.

Lin, M.T. and Beal, T. (2006) Mitochondrial dysfunction and oxidative stress in neurodegenerative diseases. *Nature*, 443: 787–795. doi:10.1038/nature05292

Lorenz, D.R., Cantor, C.R., and Collins, J.J. (2009) A network biology approach to aging in yeast. *Proc Natl Acad Sci USA*, 106 (4): 1145–1150.

Liao, J.K., and Laufs, U. (2005) Pleiotropic effects of statins. *Annu Rev Pharmacol Toxicol*, 45: 89–118.

Lue, L.F., Kuo, Y.M., Beach, T., and Walker, D.G. (2010) Microglia activation and anti-inflammatory regulation in Alzheimer's disease. *Mol Neurobiol*, 41 (2-3): 115–128.

Lutz, W., Sanderson, W., and Scherbov, S. (2008) The coming acceleration of global population ageing. *Nature*, 451 (7179): 716–719.

Lustgarten, M., Muller, F.L., and van Remmen, H. (2011) An objective appraisal of the free radical theory of aging. In: E.J. Moroso and S.N. Austad (eds), *Handbook of the Biology of Aging*, pp. 177–202. Oxford Press.

Madeo, F., Tavernarakis, N., and Kroemer, G. (2010) Can autophagy promote longevity?. *Nat Cell Biol*, 12 (9): 842–846.

Maharjan, B.R., Jha, J.C., Adhikari, D., et al. (2008) Oxidative stress, antioxidant status, and lipid profile in ischemic heart disease patients from western region of Nepal. *Nepal Med Coll J*, 10 (1): 20–24.

Mancuso, C., Scapagini, G., Curro, D., et al. (2007) Mitochondrial dysfunction, free radical generation, and cellular stress response in neurodegenerative disorders *Front Biosci*, 12: 1107–1123.

Mansouri, A., Muller, F.L., Liu, Y., et al. (2006) Alterations in mitochondrial function, hydrogen peroxide release and oxidative damage in mouse hind-limb skeletal muscle during aging. *Mech Ageing Dev*, 127 (3): 298–306.

Marzetti, E., Lees, H.A., Wohlgemuth, S.E., and Leeuwenburgh, C. (2009) Sarcopenia of aging: underlying cellular mechanisms and protection by calorie restriction. *Biofactors*, 35 (1): 28–35.

Masters, S.L., and O'Neill, L.A. (2011) Disease-associated amyloid and misfolded protein aggregates activate the inflammasome. *Trends Mol Med*, 17 (5): 276–282.

Mawuenyega, K.G., Sigurdson, W., Ovod, V., et al. (2010) Decreased clearance of CNS beta-amyloid in Alzheimer's disease. *Science*, 330 (6012): 1774.

McKinsey Global Institute. (2008). www.mckinsey.com/mgi/reports/pdfs/Impact_Aging_Baby_Boomers/MGI_Impact_Aging_Baby_Boomers_executive_summary.pdf. (accessed on January 13, 2014)

Melnik, B.C., John, S.M., and Schmitz, G. (2011) Over-stimulation of insulin/IGF-1 signaling by Western diet may promote diseases of civilization: Lessons learnt from Laron syndrome. *Nutrition & Metabolism*, 8: 41–49.

Milioti, N., Bermudez-Fajardo, A., Penichet, M.L., and Oviedo-Orta, E. (2008) Antigen-induced immunomodulation in the pathogenesis of atherosclerosis. *Clin Dev Immunol*, 2008: 723539.

Miller, R.A., Harrison, D.E., Astle, C.M., et al. (2011) Rapamycin, but not resveratrol or simvastatin, extends life span of genetically heterogeneous mice. *J Gerontol A Biol Sci Med Sci*, 66 (2): 191–201.

Minino, A.M., Arias, E., Kochanek, K.D., et al. (2002) *Deaths: Final Data for 2000. National Vital Statistics Reports*, 50 (15). DHHS Publication No.(PHS) 2002-1120 PRS 02-0583.

Minino, A.M., Heron, M.P., and Smith, B.L. (2006) Deaths: preliminary data for 2004. *Natl Vital Stat Rep*, 54: 1.

Mittal, A., Ranganath, V., and Nichani, A. (2010) Omega fatty acids and resolution of inflammation: A new twist in an old tale. *J Indian Soc Periodontol*, 14 (1): 3–7.

Mondragon-Rodriguez, S., Basurto-Islas, G., Lee, H.G., et al. (2010) Causes versus effects: the increasing complexities of Alzheimer's disease pathogenesis. *Expert Rev Neurother*, 10: 683–691.

Motivala, S.J. (2011) Sleep and inflammation: psychoneuroimmunology in the context of cardiovascular disease. *Ann Behav Med*, 21. [Epub ahead of print.]

Mozaffari, M.S., Baban, B., Liu, J.Y., et al. (2011) Mitochondrial complex I and NAD(P)H oxidase are major sources of exacerbated oxidative stress in pressure-overloaded ischemic-reperfused hearts. *Basic Res Cardiol*, 106 (2): 287–297.

O'Donovan, A, Pantell, MS, Puterman, E, et al. (2011) Cumulative inflammatory load is associated with short leukocyte telomere length in the health, aging and body composition study. Health aging and body composition study. *PLoS One*, 6 (5): e19687.

Olshansky, S.J., Perry, D., Miller, R.A., and Butler, R.N. (2006) In pursuit of the longevity dividend: what should we be doing to prepare for the unprecedented aging of humanity? *The Scientist*, 20 (3): 28–36.

Ogrunc, M., and Fagagna, F. (2011) Never-ageing cellular senescence. *Eur J Cancer*, 47 (11): 1616–1622. [Epub 9 May 2011.]

Osterod M, Hollenbach S, Hengstler JG, Barnes DE, Lindahl T, Epe

B.Age-related and tissue-specific accumulation of oxidative DNA base damage in 7, 8-dihydro-8-oxoguanine-DNA glycosylase (Ogg1) deficient mice. Carcinogenesis. 2001 Sep; 22(9): 1459–63

Palop JJ, Mucke L. Amyloid-beta-induced neuronal dysfunction in Alzheimer's disease: from synapses toward neural networks. Nat Neurosci. 2010 Jul; 13(7): 812–8.

Pari, L., and Murugan, P. (2007) Influence of tetrahydrocurcumin on tail tendon collagen contents and its properties in rats with streptozotocin-nicotinamide-induced type 2 diabetes. *Fundam Clin Pharmacol*, 21 (6): 665–671.

Patel, K.R., Scott, E., Brown, V.A., et al. (2011) Clinical trials of resveratrol. *Ann N Y Acad Sci*, 1215: 161–169.

Pearson KJ, Baur JA, Lewis KN, Peshkin L, Price NL, Labinskyy N, Swindell WR, Kamara D, Minor RK, Perez E, Jamieson HA, Zhang Y, Dunn SR, Sharma K, Pleshko N, Woollett LA, Csiszar A, Ikeno Y, Le Couteur D, Elliott PJ, Becker KG, Navas P, Ingram DK, Wolf NS, Ungvari Z, Sinclair DA, de Cabo R.Resveratrol delays age-related deterioration and mimics transcriptional aspects of dietary restriction without extending life span. Cell Metab. 2008 Aug;8(2):157–68.

Perez, V. I., Bokov, A., Van Remmen, H., Mele, J., Ran, Q., & Ikeno, Y., et al. (2009). Is the oxidative stress theory of aging dead?. Biochimica et Biophysica Acta, 1790(10), 1005–1014.

Petersen AM, Pedersen BK. The anti-inflammatory effect of exercise. J Appl Physiol (1985). 2005 Apr; 98(4): 1154–62.

Petrovski, G., and Das, D.K. (2010) Does autophagy take a front seat in lifespan extension? *J Cell Mol Med*, 11: 2543–2551.

Phelan, J.P., and Austad, S.N. (1989) Natural selection, dietary restriction, and extended longevity. *Growth Dev Aging*, 53: 4–6.

Pischon T, Boeing H, Hoffmann K, Bergmann M, Schulze MB, Overvad K, van der Schouw YT, Spencer E, Moons KG, Tjønneland A, Halkjaer J, Jensen MK, Stegger J, Clavel-Chapelon F, Boutron-Ruault MC, Chajes V, Linseisen J, Kaaks R, Trichopoulou A, Trichopoulos D, Bamia C, Sieri S, Palli D, Tumino R, Vineis P, Panico S, Peeters PH, May AM, Bueno-de-Mesquita HB, van Duijnhoven FJ, Hallmans G, Weinehall L

Prado, R.P., dos Santos, B.F., Pinto, C.L., et al. (2010) Influence of diet on oxidative DNA damage, uracil misincorporation, and DNA repair capability. *Mutagenesis*, 25 (5): 483–487.

Qiu, X., Brown, K., Hirschey, M.D., et al. (2010) Calorie restriction reduces oxidative stress by SIRT3-mediated SOD2 activation. *Cell Metab*, 12: 662–667.

Querfurth, HW and LaFerla, FM Alzheimer's Disease N Engl J Med 2010; 362: 329–344.

Ran, Q., Liang, H., Ikeno, Y., et al. (2007) Reduction in glutathione peroxidase 4 increases life span through increased sensitivity to apoptosis. *J Gerontol Series A Biol Sci Med Sci*, 62: 932–942.

Richardson, A. (1985) The effect of age and nutrition on protein synthesis by cells and tissues from mammals. In: W.R. Watson (ed), *Handbook of Nutrition in the Aged*, Boca Raton, Fla.: CRC Press.

Rimando, A.M., Nagmani, R., Feller, D.R., and Yokoyama, W. (2005) Pterostilbene, a new agonist for the peroxisome proliferator-activated receptor alpha-isoform, lowers plasma lipoproteins and cholesterol in hypercholesterolemic hamsters. *J Agric Food Chem*, 53 (9): 3403–3407.

Ristow, M., and Schmeisser, S. (2011) Extending life span by increasing oxidative stress. *Free Radic Biol Med*, 51 (2): 327–336.

Roberts, C.K., and Barnard, R.J. (2005) Effects of exercise and diet on chronic disease, *J Appl Physiol*, 98 (1): 3–30.

Robine, J.M., and Allard, M. (1995) Validation of the exceptional longevity case of a 120-year-old woman. *Facts and Research in Gerontology*, 6: 363–367.

Rochon, J., Bales, C.W., Ravussin, E., et al. (2011) Design and conduct of the CALERIE study: comprehensive assessment of the long-term effects of reducing intake of energy. *J Gerontol A Biol Sci Med Sci*, 66 (1): 97–108.

Rous, P. (1914) The influence of diet on transplanted and spontaneous mouse tumors. *J Exp Med*, 20: 433–451.

Roth, G.S., Ingram, D.K., and Lane, M.A. (2001) Caloric restriction in primates and relevance to humans. *Ann N Y Acad Sci*, A28: 305–315.

Ruiz, M.J., Fernàndez, M., Picò, Y., et al. (2009) Dietary administration of high doses of pterostilbene and quercetin to mice is not toxic. *J Agric Food Chem*, 57 (8): 3180–3186.

Sahin, E., Colla, S., Liesa, M., et al. (2011) Telomere dysfunction induces metabolic and mitochondrial compromise. *Nature*, 470 (7334): 359–365.

Sanz, A., Pamplona, R., and Barja, G. (2006) Is the mitochondrial free radical theory of aging intact? *Antioxid Redox Signal*, 8 (3–4): 582–599.

Seeman, T.E., and Crimmins, E. (2001) Social environment effects on health and aging: integrating epidemiologic and demographic approaches and perspectives. *Ann NY Acad Sci*, 954: 88–117.

Selman, C., Tullet, J.M., Wieser, D., et al. (2009) Ribosomal protein S6 kinase 1 signaling regulates mammalian lifespan. *Science*, 326: 140–144.

Semba, R.D., Nicklett, E.J., and Ferrucci, L. (2010) Does accumulation of advanced glycation end products contribute to the aging phenotype? *J Gerontol A Biol Sci Med Sci*, 65 (9): 963–975.

Schriner, S.E., Linford, N.J., Martin, G.M., et al. (2005) Extension of murine life span by overexpression of catalase targeted to mitochondria. *Science*, 308: 1909–1911.

Simpson, S.J., and Raubenheimer, D. (2009) Macronutrient balance and lifespan. *Aging*, 1 (10): 875–880.

Sinclair, D.A. (2005) Toward a unified theory of caloric restriction and longevity regulation. *Mech Ageing Dev*, 126 (9): 987–1002.

Someya, S., Yu, W., Hallows, W.C., et al. (2010) SIRT3 mediates reduction of oxidative damage and prevention of age-related hearing loss under caloric restriction. *Cell*, 143: 802–812.

Skulachev, V.P., Anisimov, V.N., Antonenko, Y.N., et al. (2009) An attempt to prevent senescence: A mitochondrial approach. *Biochim Biophys Acta*, 1787 (5): 437–461.

Slavich, G.M., Way, B.M., Eisenberger, N.I., and Taylor, S.E. (2010) Neural sensitivity to social rejection is associated with inflammatory responses to social stress. *Proc Natl Acad Sci USA*, 107 (33): 14817–14822.

Social Security Advisory Board (SSAB). (2009) The Unsustainable Cost of Healthcare. www.ssab.gov/Documents/TheUnsustainableCostofHealthCare_graphics.pdf. (accessed on January 13, 2014)

Sohal, R.S., and Weindruch, R. (1996) Oxidative stress, caloric restriction, and aging. *Science*, 273: 59–63.

Sohal, R.S., Ku, H.H., and Agarwal, S. (1993) Biochemical correlates of longevity in two closely related rodent species. *Biochem Biophys Res Comm*, 196: 7–11.

Srikanth, V., Maczurek, A., Phan, T., et al. (2011) Advanced glycation end products and their receptor RAGE in Alzheimer's disease. *Neurobiol Aging*, 32(5):763–777

Srinivasan, V., Spence, D.W., Pandi-Perumal, S.R., et al. (2011) Melatonin in mitochondrial dysfunction and related disorders. *Int J Alzheimers Dis*, 2011: 326320. [Epub 4 May 2011.]

Sgrò, C.M., and Partridge, L.A. (1999) Delayed wave of death from reproduction in Drosophila. *Science*, 286: 2521–2524.

Stanfel, M.N., Shamieh, L.S., Kaeberlein, M. and Kennedy BK. (2009) The TOR pathway comes of age. *Biochim Biophys Acta*, 1790: 1067–1074.

Stipp, D. (2011) Linking nutrition, maturation, and aging: From thrifty genes to the spendthrift phenotype. *Aging*, 3 (2): 84–93.

Stowe, C.B. (2011) The effects of pomegranate juice consumption on blood pressure and cardiovascular health. *Complement Ther Clin Pract*, 17 (2): 113–115.

Tangney, C.C., Aggarwal, N.T., Li, H. et al. (2011) Vitamin B12, cognition, and brain MRI measures: A cross-sectional examination. *Neurology*, 77: 1276–1282.

Tao, R., Coleman, M.C., Pennington, J.D., et al. (2010) Sirt3-mediated deacetylation of evolutionarily conserved lysine 122 regulates MnSOD activity in response to stress. *Mol Cell*, 40: 893–904.

Teotônio, H., Chelo, I.M., Bradic, M., et al. (2009) Experimental evolution reveals natural selection on standing genetic variation. *Nat Genet*, 41: 251–257.

Terman, A., Gustafsson, B., and Brunk, U.K. (2006) Mitochondrial damage and intralysosomal degradation in cellular aging. *Mol Aspects Med*, 27: 471–482.

Thirunavukkarasu, V., Nandhini, A.T., and Anuradha, C.V. (2005) Lipoic acid prevents collagen abnormalities in tail tendon of high-fructose-fed rats. *Diabetes Obes Metab*, 7 (3): 294–297.

Um, J.H., Park, S.J., Kang, H., et al. (2010) AMP-activated protein kinase-deficient mice are resistant to the metabolic effects of resveratrol. *Diabetes*, 59 (3): 554–563.

Urios, P., Grigorova-Borsos, A.M., and Sternberg, M. (2007) Flavonoids inhibit the formation of the cross-linking AGE pentosidine in collagen incubated with glucose, according to their structure. *Eur J Nutr*, 46 (3): 139–146.

U.S. Government Accountability Office. Persistent fiscal challenges will likely emerge within the next decade, July 18, 2007. *GAO-07 1080SP*. http://www.gao.gov/products/GAO-07-1080SP

Van Remmen, H., Lustgarten, M., and Muller, F.L. (2011) An objective appraisal of the free radical theory of aging. In: M. Lustgarten, F.L. Muller and H. Van Remmen (eds), *Handbook of Biology of Aging*, Amsterdam: Elsevier.

Vijg, J. (2009) SNP'ing for longevity. *Aging*, 1 (5): 442–443.

Virgili, F., and Marino, M. (2008) Regulation of cellular signals from nutritional molecules: A specific role for phytochemicals, beyond antioxidant activity. *Free Radic Biol Med*, 45 (9): 1205–1216.

Walsh, N.P., Gleeson, M., Shephard, R.J., et al. (2011) Position statement. Part one: Immune function and exercise. *Exerc Immunol Rev*, 17: 6–63.

Wang, J., Cheng, X., Xiang, M.X., et al. (2011a) IgE stimulates human and mouse arterial cell apoptosis and cytokine expression and promotes atherogenesis in Apoe-/- mice. *J Clin Invest*. 121 (9): 3564–3577.

Wang, K., Liu, R., Li, J., et al. (2011b) Quercetin induces protective autophagy in gastric cancer cells: Involvement of Akt-mTOR- and hypoxia-induced factor 1α-mediated signaling. *Autophagy*. 7 (9): 966–978.

Waters, D.L., Baumgartner, R.N., Garry, P.J., et al. (2010) Advantages of dietary, exercise-related, and therapeutic interventions to prevent and treat sarcopenia in adult patients: An update. *Clin Interv Aging*, 5: 259–270.

Watt, D.F., Koziol, K., and Budding, D. (2012) Alzheimer's disease. Contributed chapter. In: C.A. Noggle and R.S. Dean (eds), *Disorders in Neuropsychiatry*, New York, NY: Springer Publishing Company. In press.

Williams, G.C. (1957) Pleiotropy, natural selection, and the evolution of senescence. *Evolution*, 11: 398–411.

Wu, J.J., Quijano, C., Chen, E., et al. (2009) Mitochondrial dysfunction and oxidative stress mediate the physiological impairment induced by the disruption of autophagy. *Aging*,

1 (4): 425–437.

Yashin, A.I., Wu, D., Arbeev, K.G., and Ukraintseva, S.V. (2010) Joint influence of small-effect genetic variants on human longevity. *Aging*, 2 (9): 612–620.

Ye, J., and Keller, J.N. (2010) Regulation of energy metabolism by inflammation: A feedback response in obesity and calorie restriction. *Aging*, 2 (6): 361–368.

Yeoman, M., Scutt, G., and Faragher, R. (2012) Insights into CNS ageing from animal models of senescence. *Nat Rev Neurosci*, 13 (6): 435–445.

Yuan, R., Peters, L.L., and Paigen, B. (2011) Mice as a mammalian model for research on the genetics of aging. *ILAR J*, 52 (1): 4–15.

Zhang, Y., Ikeno, Y., Qi, W., et al. (2009) Mice deficient in both Mn superoxide dismutase and glutathione peroxidase-1 have increased oxidative damage and a greater incidence of pathology, but no reduction in longevity. *J Gerontol A Biol Sci Med Sci*, 64 (12): 1212–1220.

Zhou, H., Beevers, C.S., and Huang, S. (2011) The targets of curcumin. *Curr Drug Targets*, 12 (3): 332–347.

第二章
衰老相关的神经系统功能改变

Julie A. Schneider[1,2,3], *Chunhui Yang*[1,2]

[1] Rush Alzheimer's Disease Center, Rush University Medical Center, Chicago, IL, USA

[2] Department of Pathology, Rush University Medical Center, Chicago, IL, USA

[3] Department of Neurological Sciences, Rush University Medical Center, Chicago, IL, USA

概述

- 老化的大脑经历着复杂的变化,容易出现各种病理改变,特别是退行性病变和血管病变。
  - 年龄相关的大脑改变可能包括脑容积、神经元大小及数目、脑白质完整性和突触/树突的改变;然而,正常衰老产生的影响与疾病产生的改变可能难以鉴别。
  - 作为阿尔茨海默病(Alzheimer's disease, AD)的标志性改变之一,类淀粉样蛋白斑块在老化过程中很常见,并且可能代表了早期的阿尔茨海默病。
  - 神经原纤维缠结(neurofibrillary tangles, NFT)作为另一项 AD 的标志性改变,可见于其他疾病以及老龄化大脑的海马中,老龄化大脑海马中的神经原纤维缠结可能与记忆丧失相关,且独立于 AD。
  - 血管性疾病,包括动脉粥样硬化、动脉硬化、淀粉样脑血管病和梗死,在老年人的大脑中十分常见。
- 在老化过程中,导致痴呆的最常见病因是 AD、血管性疾病和路易体病的病理改变。这些病理改变通常在老年人的大脑中混合存在。
  - AD 的病理特征是广泛沉积的淀粉样蛋白、新皮质的神经炎性斑和广泛的边缘系统的神经原纤维缠结(常常扩散到新皮质)。AD 的病理学诊断在某些"正常"老年人中出现,提示 AD 是一种亚临床疾病。
  - 路易体痴呆(dementia with Lewy bodies, DLB)是以黑质、边缘结构以及新皮质中的路易体为特征,通常与 AD 病理改变共存。
  - 血管性痴呆是以弥散性、关键部位梗死或者其他血管性损害(例如出血)为特征。微梗死也与痴呆相关。
  - 对于伴有 Tau 蛋白或泛素(TDP)包涵体的额颞叶变性(frontotemporal lobar degeneration, FTLD)的认识逐渐增加;FTLD 是额颞叶痴呆的病理学基础,但同时也是更典型临床表现痴呆的基础。
  - 痴呆的较少见病因包括皮质基底节变性(corticobasal degeneration, CBD),进行性核上性麻痹(progressive supranuclear palsy, PSP),克-雅脑病(CJD),韦尼克-科尔萨科夫综合征(WKS),以及其他结构异常、代谢性或感染性疾病。
- 轻度认知障碍(mild cognitive impairment, MCI)是以同样常见的年龄相关病理改变为特征,但病理改变在严重性方面常常为中度。在某些 MCI 病例,病理改变足以达到 AD 病理学诊断的标准。
- 在 MCI 和痴呆的患者中出现显著的大脑病理改变,提示在老化的过程中存在结构和认知储备机制。
- 运动障碍疾病,特别是帕金森病(PD),在老年人中很常见。轻度的病理改变常常不符合特定的疾病类别。
  - 特发性帕金森病(运动迟缓、肌强直、震颤和步态异常)是以黑质多巴胺能神经元丢失和路易体为特征。常常有共存的痴呆,并且可能与同时存在的 AD 病理改变或者新皮质的路易体相关。
  - 多系统萎缩、CBD 和 PSP 是帕金森综合征(parkinsonism)的较少见病因。
  - 肌萎缩侧索硬化(amyotrophic lateral sclerosis, ALS)是以上、下运动神经元丢失为特征,导致进行性肌肉无力,并可伴发痴呆。
- 大脑肿瘤,特别是转移癌、胶质母细胞瘤(恶性胶质瘤)和脑膜瘤(良性生长方式,附着于脑膜),在老年人中很常见。

- 中毒代谢性脑病可能包括与全身疾病相关的病变,例如肝脏或肾脏疾病,在这些疾病中星形胶质细胞出现阿尔茨海默病Ⅱ型改变。过度饮酒可能导致维生素 B_1(硫胺素)的缺乏和韦尼克 - 科尔萨科夫综合征。
- 老年人更加容易出现感染性疾病,包括细菌性、病毒性和真菌性脑膜炎、大脑炎和脑炎。
- 最近和过去的脑外伤可能引起老化过程中的问题。
  - 由轻度头部外伤或者摔倒导致的桥静脉撕裂,是硬膜下出血最常见的原因。
  - 慢性创伤性脑病(chronic traumatic encephalopathy, CTE)常由反复的临床或亚临床脑震荡所致,并可导致以记忆、人格和行为改变为特征的退行性痴呆。

引言

人们普遍认为,随着年龄的增长,大脑和神经系统的其他部分出现复杂的改变。例如,在老化的大脑中,可见大脑重量减轻、体积缩小、神经元和突触的改变,以及氧化性、炎性和生化改变。此外,老化的大脑和神经系统对各种不同的病理改变易感性增加,特别是退行性和血管性病变。什么样的改变可以认为是"正常"与年龄相关的大脑改变? 正常老龄化改变和病理性改变之间的关系一直存有争议。

本章对老化大脑的神经病理进行了概述,包括"正常"的老化、认知障碍和痴呆的病理、血管性疾病、运动障碍以及其他常见的老年大脑改变,例如中毒代谢性疾病、肿瘤、感染以及可能影响老年人的外伤性损伤。

大脑的老化

"正常"老化和疾病之间的鉴别非常复杂,与多种因素相关,包括在老化过程中什么是正常认知和运动功能的传统观点的改变、缓慢积累性病理改变的出现,以及神经储备的概念(即尽管出现相当严重的病理改变,仍保留正常的认知或运动功能)等。随着医学技术进步、研究方法不断更新使得对大脑正常老龄化改变与疾病情况下的病理性改变取得了新的认识。虽然对这一问题的认识仍然不断进展,但是目前探讨与年龄有关的神经病理学变化仍然是有价值的。

大脑的体积及神经元丢失

已经有许多研究探讨了年龄相关的大脑改变,如大脑的重量、体积以及神经元的数目。尽管研究结果相互矛盾,但人们普遍认为,随着年龄增加这些大脑的参数逐渐减小。大多数数据来源于 20 世纪早期,这些数据是以临床研究为基础,结论有不确定性(Duckett, 2001)。总的来说,正常老化的研究因为早期疾病状态的干扰和接近死亡前详细认知功能检测的缺失而受到阻碍(Peters等,1998)。通过仔细地选择对照组和(或)采用先进的影像学技术,最近的病理学研究表明,总体来说,正常老年人在没有疾病的状态下,大脑的总重量(Tomlinson 和 Blessed, 1968)、皮 质 厚 度(Mouton等,1998)和神经元数目方面仅有轻度的改变(Tomlinson 和 Blessed, 1968;Terry 和 De Teresa, 1987;Hof 和 Glannakopoulos, 1996;Mouton 等,1998;Peters 等;1998;Duckett, 2001)。在评估病理学研究结果时,特别是对于神经元数目,在病变前与病变后的差异仍然是一个问题。神经影像学研究能够为评价大脑体积及纵向改变方面提供更进一步的数据。这些研究表明,是脑室而不是皮质的体积显示出最大的每年改变(Resenick 等,2000)。这些改变也可以是局部的,神经影像学研究表明,在正常老化过程中前额叶皮质显示出年龄相关的逐渐变薄(Fjell 等,2009),而内嗅皮质和海马的改变较轻微(Sullivan 等,1995)或变异更大(Fjell 等,2009)。总之,神经元丢失可能较少,估计可能不超过 10%(Peters 等,1998)。重要的是,尽管形态学改变可能很轻微,但是动物研究(Stemmelin 和 Cassel, 2003)和神经影像学研究(Resenick 等,2000)表明,即使结构上很小的改变都可能产生明显的功能改变。现在关于老化的研究越来越多地集中于特定细胞及大脑皮质选择性的细胞层的脆弱性(lamina-specific vulnerabilities)(Peters 等,1998)、突触重塑中的区域修饰(Terry 等,1991;Masliah 等,2006)和树突的复杂性(Scheibel, 1988;Richard 和 Taylor, 2010)白质改变(Moody 等,1995;Fernando 等,2006;Gunning-Dixon 等,2009;Simpson 等,2009;Murray 等,2010)和其他下游改变或代偿性改变,例如神经发生(neurogenesis)(Willott,1999;Lowe 等,2008;Pannese,2011)。

白质改变

神经影像学研究表明,相对于灰质而言,老年人大脑的白质体积缩小要明显得多(Resenick 等,2000)。此外,这些改变好发于额叶前部的白质(Gunning-Dixon 等,2009)。这一现象可以部分由老年人常见的脑室体积增加来解释(Tomlinson 和 Blessed,1968;Duckett,2001),神经病理学的多项研究也显示了年龄相关的脑白质改变(Moody 等,1995;Fernando 等,2006;Simpson 等,2009),伴有多种不同功能通路的改变(Simpson 等,2009),并且可能与长期低灌注有关(Fernando 等,2006)。白质改变可能会导致皮质"联系的中断"(Gunning-Dixon 等,2009),并且执行功能似乎特别容易受到这些年龄相关脑白质改变的损害(Murray 等,2010)。

老化过程中神经元的树突和突触的改变

突触是神经元之间信息传递的最重要结构之一。在过去的几十年内,正常老化过程中的突触丧失已被广泛研究。通过电镜进行的定量研究已经揭示,在实验动物和人类,随着年龄的增加,均可见到显著的突触丧失,并且这种丧失估计大约为10%(Terry 等,1991;Duckett,2001;Masliah 等,2006;Pannese,2011)。但是,老年人大脑中的神经元似乎仍然保留了突触和树突可塑性的某些能力,并且保留了对损伤或者环境改变做出反应而形成新突触的能力(Treiber 等,2011)。

树突(图2.1)占据了神经元感受区表面积的90%,其中又有超过90%的兴奋性突触是通过树突棘相互联系的(图2.2),其复杂性由于不同的脑区而不同(Scheibel,1988)。许多研究报道了在大脑皮质中出现显著的年龄相关的树突丢失,既有树突长度缩短也有树突分枝减少(Masliah 等,2006)。大的投射神经元出现树突树的修剪,因为这些树突位于大脑皮质层第一层,这种丢失可能会导致第一层的皮质萎缩(Lowe 等,2008)。

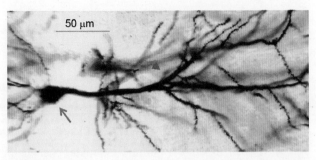

图2.1 顶树突(三角箭头所指)和锥体神经元的细胞体(长箭头所指),小鼠大脑海马 CA1 区(Golgi 染色)

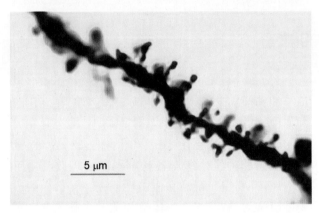

图2.2 树突棘,小鼠大脑的海马 CA1 区(Golgi 染色)

"正常老化"过程中的 AD 改变

神经原纤维缠结(neurofibrillary tangles,NFTs)和 β-淀粉样斑块(amyloid beta,Aβ)是 AD 的标志性病理改变,并且在 AD 型痴呆的患者中大量聚集。然而,在少数不伴认知功能障碍的老年人大脑中,神经原纤维缠结和淀粉样斑块并不少见(Bennett 等,2006)。在某些情况下,这可能代表了 AD 最早的病理学分期。确实也有明显的例外,例如在慢性创伤性脑病,Aβ 斑块似乎相对地针对 AD 的病理生理过程。相反,神经原纤维缠结可见于其他多种疾病,并且在几乎所有老年人的边缘区都极为常见。有人指出,颞叶内侧的神经原纤维缠结可能与 AD 患者记忆丧失有关,并且独立地构成年龄相关记忆丧失的基础(Jack 等,2010)。

老年大脑中的微血管病变

血管病变非常常见,绝大多数老年人都有某种程度的动脉粥样硬化、动脉硬化或大脑淀粉样血管病(CAA)。动脉粥样硬化斑块好发于 Willis 环的颅外或颅内部分。动脉硬化(小血管壁的玻璃样增厚)则好发于白质、基底节和丘脑。更严重的小动脉硬化与高血压和糖尿病相关,并且认为可以导致脑梗死特别是腔隙性梗死。血管周围间隙的轻度扩张亦可出现，伴或不伴有小血管病变。脑室周围白质的小静脉往往显示出外膜的胶原沉积增加。即使在没有 AD 病变的情况下，轻度的淀粉样血管病也很常见（Arvanitakis 等，2011a）。尽管有数据提示在缺乏梗死的情况下严重的血管疾病与大脑损伤和功能障碍相关，但是这些血管病变的作用尚不明了，特别是程度较轻或者没有梗死的情况下（Arvanitakis 等，2011a；Buchman 等，2011）。血管疾病将在章节"老年人的脑血管疾病"中进行详细讨论。

其他改变

年龄相关的大体改变包括蛛网膜增厚和蛛网膜颗粒突出。在显微镜下，老化的大脑常常在特定的神经元群出现脂褐素（lipofuscin）的聚集，以及淀粉样小体（corpora amylacea）。尽管与特定的疾病状态并不相关，并且常常被认为是良性的，但这些病变的重要性仍然存在争议。此外，尽管在疾病时数量更多，但老年人大脑中也可以出现颗粒空泡变性（granulovacuolar degeneration）和平野小体（Hirano body），主要位于海马区。其他的生化和细胞改变也可能在正常老化和（或）疾病中起重要作用，例如炎症变化、氧化应激和神经胶质病理。例如，正常情况下年轻人大脑中小胶质细胞不明显，但随着年龄增长，小胶质细胞显示出激活的征象（Jurgens 和 Johnson，2012），即使在认知功能正常的老年人也是如此。这种现象在用抗 MHCII（Ⅱ型人类主要组织相容性抗原，Ⅱ major histocompatibility antigen，MHC Ⅱ）抗体进行的免疫组化染色中可以明显看到（图 2.3）。

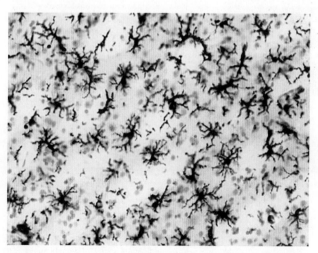

图 2.3　在没有认知功能障碍的老年人中，出现皮质小胶质细胞的激活。抗Ⅱ型人类主要组织相容性抗原（MHC Ⅱ）抗体呈阳性表达

轻度认知障碍（MCI）和痴呆的神经病理

MCI 和痴呆是建立在病史、认知功能检测、神经系统检查和支持性证据基础上的临床诊断。目前认为，正常的认知老化、MCI 和痴呆是一个连续的过程，并且，尽管每一个阶段有特征性的临床亚型，但实际上将正常老化与 MCI、MCI 与痴呆进行鉴别是相当困难的，特别是在它们的过渡阶段。正常的认知老化、MCI 和痴呆潜在的脑病理也是建立在从没有病理改变到轻度病理改变，以及从轻度病理改变到严重病理改变的一个连续过程之上的。与 MCI 和痴呆相关的最常见病理改变是 AD、梗死（伴或不伴相关的临床卒中）和路易体（LB）。尽管长期以来人们认为 AD 的病理改变是痴呆患者中最常见的病理改变，但我们现在知道，患有痴呆的老年人常常出现混合的脑病理改变，最常见的是 AD 病理改变和脑梗死的混合，其次是 AD 和 LBs 的混合（MRC CFAS，2001；White 等，2005；Schneider 等，2007a；Sonnen 等，2007；O'Brien 等，2009；Nelson 和 Abner，2010）。而且，人们发现没有认知损害的老年人也具有许多与痴呆患者相同类型和严重程度的病理改变。提示神经或者认知的储备和亚临床疾病的存在（Elkins 等，2006；Rentz 等，2010；Tucker 和 Stern，2011）。本章主要描述 AD、MCI、混合型痴呆、血管性痴呆（也称为血管性认知功能障碍）和路易体痴呆（dementia with Lewy bodies，DLB）的神经病理。本章也涉及较少见疾病额颞叶变性的扩展谱，并且简述与年龄相关认知功能障碍有关的较少见疾病，例如韦尼克-科尔萨科夫综合征（WKS）和克-雅脑病（CJD）。脑部的其他改变也可以导致认知功能障碍，包括感染、外伤和肿瘤，这些将在其他章节进行讨论。

阿尔茨海默病（AD）

AD 既有大体的改变，也有显微镜下的改变。在大多数病人中，这些病理改变在临床诊断前就已经很明显。

AD 的肉眼改变

大脑重量减轻是一个常见但非必然的发现。皮质萎缩是典型的病理改变，但变异很大，与认知水平相关（Mouton 等，1998）。颞叶内侧各结构，包括颞叶皮质、杏仁核、内嗅皮质和海马，是最常受累的部位，常常伴有侧脑室颞角的扩大（图 2.4）；颞叶和顶叶也常常受累。枕叶和运动皮质相对较少累及（图 2.4）。基底节、丘脑和下丘脑的大体外观通常无特殊改变。在 1/4~1/3 的 AD 病例中，中脑显示出黑质（substantia nigra，SN）苍白。在 AD 患者中脑桥的蓝斑苍白也很常见。

AD 的镜下改变：神经原纤维缠结和 β- 淀粉样斑块

自从 1906 年 Alois Alzheimer 首次描述以来，神经原纤维缠结（NFTs）和细胞外 β- 淀粉样蛋白（Aβ）沉积形成的老年斑就是定义 AD 病理改变的两大组织学特征。神经原纤维缠结是神经元细胞内包含物，由异常磷酸化的 Tau 蛋白聚集成的双股螺旋纤丝组成。神经原纤维缠结占据了细胞体，并且可延伸进入顶树突。神经原纤维缠结在苏木素 - 伊红（HE）染色中不易识别，但具有嗜银性（也就是说，可以通过银浸染法显示，例如改良的 Bielschowsky 染色（图 2.5）、Gallyas 染色、

Campbell-Switzer 染色和 Bodian 染色。此外，异常 Tau 蛋白抗体特异性的免疫组化染色能够敏感地显示神经原纤维缠结（图 2.5）。NFTs 的形态因其所在的神经元特性不同而不同。位于大脑皮质的 NFTs 一般呈火焰状或三角形，而那些位于皮质下或脑干核团的 NFTs 通常是球形的。神经元死亡后仍幸存的 NFTs 被形象化地看作"细胞外幽灵缠结"（extracellular ghost tangles），并且这种 NFTs 与典型的 NFT 相比体积稍大、染色稍浅（图 2.6）。Braak 等观察到，老年人 NFT 改变的进展遵循一种可预测的模式（Braak 和 Braak，1991）。他们发现老年人 NFTs 特征性的分布和进展，这一过程由 6 个阶段组成，开始于横嗅皮质和内嗅皮质，然后进展到新皮质。前两个分期 NFTs 累及内嗅皮质、横嗅皮质、海马 CA1 区和海马下托。在分期三和分期四，越来越多的 NFTs 聚集在边缘系统，而在分期五和分期六，新皮质区出现大量的 NFTs。NFTs 通常以一种可预

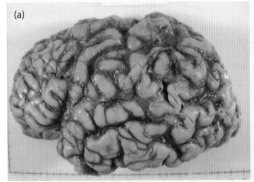

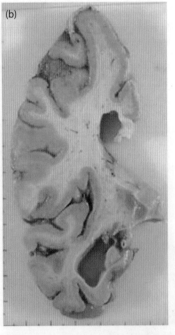

图 2.4　AD 大脑的肉眼观查（a）可见脑回变窄和脑沟增宽，以及海马萎缩，伴侧脑室扩大，特别是颞角（b）

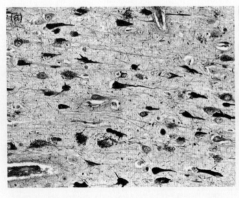

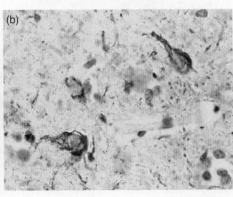

图 2.5　神经原纤维缠结：（a）海马 CA1 区（改良 Bielschowsky 染色）；（b）额叶皮质 [使用双股螺旋纤丝（paired helical filament）的抗体进行免疫组化染色]

见的层状分布出现。在内嗅皮质，NFTs 几乎总是出现在 Ⅱ 层和 Ⅳ 层的大投射神经元，而 Ⅲ 层、Ⅴ 层和 Ⅵ 层的缠结相对较少。

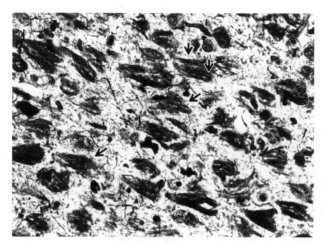

图 2.6　海马 CA1 区的幽灵神经原纤维缠结（改良 Bielschowsky 银染法）

老年斑是 AD 病理学改变的另一个标志，由纤维状淀粉样物质组成，其主要成分是 Aβ，Aβ 在刚果红染色切片上呈现特征性的红 - 绿双折射现象。Aβ 是由淀粉样前体蛋白（amyloid precursor protein，APP）的异常蛋白水解剪切产生的。APP 是一种膜蛋白，被 α- 分泌酶正常剪切后，分泌非淀粉样片段。而通过 β 分泌酶和 γ 分泌酶的异常剪切可以产生由 39~43 个氨基酸组成的 Aβ 肽段；不可溶形式的 Aβ 肽段沉积下来成为 Aβ40 或 Aβ42。其他的蛋白，例如白介素、载脂蛋白 E 和补体系统的成分，也沉积在斑块内（Thal 等，2006）。

AD 在病理学上至少以两种斑块类型为特征，神经炎性斑（neuritic plaques，NP）和弥漫性斑块（diffuse plaques，DP）。NP 是对 AD 神经病理学诊断起关键作用的斑块类型（Mirra 等，1991），以增厚

的神经突起为特征；这些斑块常常具有一个致密的淀粉样物质中央核心，周围环绕密度稍低的淀粉样物质外周光晕。斑块可能在常规的 HE 染色时难以显示，但是在银染（图 2.7）或者使用 Aβ 蛋白抗体进行免疫组化染色时（图 2.8）很容易见到。斑块的致密核心和外周光晕通常被一个清亮区分隔，该区域含有胶质细胞以及显示出异常磷酸化 Tau 蛋白的退变的神经突起（Thal 等，2000）。NP 可能与反应性星形细胞相关，并且在致密的中央核心可以见到小胶质细胞（Thal 等，2000）。使用 Aβ 特异性抗体的免疫染色显示，致密的中央核心富含 Aβ40，而外周主要含有 Aβ42（Thal 等，2000）。NPs 在杏仁核和海马下托复合体非常明显，并且可以出现在 AD 患者的联合皮质；与 NFTs 相似；然而，NPs 在初级运动皮质和视觉皮质较少见。DPs 在 AD 患者也很常见，由没有增厚的淀粉样物质沉积或者包含配对螺旋纤丝的神经突起组成。某些斑块，特别是弥漫性斑块，好发于血管周围，通常与类淀粉样血管病相关（图 2.8）。老年斑的形态学特征以及蛋白和细胞的成分可用于斑块类型的鉴别（Thal 等，2000）。

与 Braak 描述的 NFT 分期相似，老年斑病理学改变的进展也被描述为几个分期（Thal 等，2000；Thal 等，2006）。在第一期，弥漫性斑块沉积在新皮质。在第二期，Aβ 斑块沉积于异源皮质，例如内嗅皮质，以及海马下托 /CA1 区。在第三期，基底节、丘脑和下丘脑均受累，接着在第四期病变波及中脑和延髓。最后，在第五期，老年斑在脑桥和小脑形成。在大多数 AD 患者中，Aβ 淀粉样蛋白沉积在软脑膜和皮质的小动脉和微动脉，但这一现象亦可见于 "正常" 老化（Arvanitakis 等，2011a）。当病变严重时，脑淀粉样血管病（CAA）与脑叶出血、血管

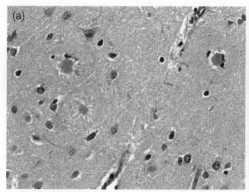
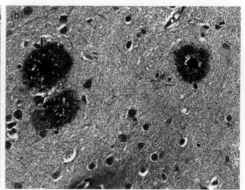

图 2.7　AD 的神经炎性斑块（NP）。（a）新皮质内的三个 NPs 在 HE 染色上难以识别，但中间的致密核心清晰可见。（b）用改良 Bielschowsky 银染色就很容易看到图（a）的 NPs

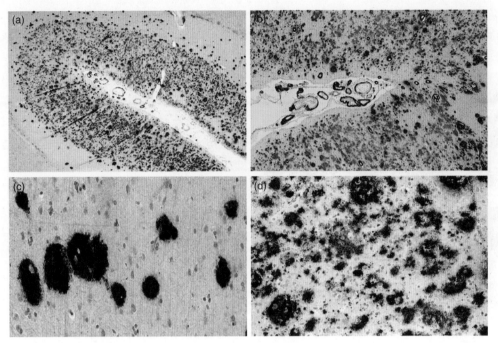

图 2.8   AD 的类淀粉样病理学改变。（a）低倍镜下在皮质可见大量的淀粉样蛋白免疫组化阳性的斑块。（b）软脑膜小动脉也可以显示类淀粉样物质沉积。（c,d）使用淀粉样蛋白免疫组化染色时高倍镜下的斑块病理学改变

周围瘢痕以及少见的梗死相关。由于 CAA 优先地沉积在枕叶和蛛网膜下腔的小血管上，因此，出现后部的脑叶出血时应该考虑 CAA（图 2.8）。

AD 的病理学诊断标准

尽管在 AD 诊断的临床标志物方面取得了很大的进展，然而，确诊 AD 仍然需要脑的病理学检查。最初建立诊断 AD 的病理学标准是用于证实痴呆患者的临床诊断。在过去的 40 年，这些标准发生了三次改变，深受当时对于痴呆和正常老化大脑看法的影响。第一套标准建立于 1985 年，称为 Khachaturian 标准，采用年龄相关的特异性老年斑密度作为标准（Zhachaturian，1985）。使用该标准确定 AD 的诊断时，与年轻患者相比，老年患者需要更多的斑块，实际上允许无痴呆的老年人存在散在的斑块。该标准未指定斑块类型。用于 AD 病理诊断的阿尔茨海默病登记联盟（consortium to establish a registry for Alzheimer's disease, CERAD）标准于 1991 年建立，在考虑年龄和临床诊断的前提下，提出对新皮质的 NP 进行半定量检测，以建立 AD 诊断的概率陈述（可能、很可能、肯定）（Mirra 等，1991）。这就要求 AD 或确诊 AD 要求老年患者具有大量的斑块，并且有发病前的痴呆诊断。NIA-Reagan 标准（国家衰老研究所，1997）于 1997 年提出，做了几项重要的改变，包括合并使用 Braak 评分

评估 NFT（Braak 和 Braak，1991），包括没有考虑年龄的斑块评估，用于 AD 导致痴呆可能性的概率陈述（高、中、低）。这些标准是为痴呆患者大脑的病理检查制定的，没有考虑到 MCI 和无认知障碍人群的 AD 神经病理学改变。标准正在修订，以便于在 MCI 和没有认知障碍的人群进行 AD 病理学改变的描述。在正常老年人中出现显著的 AD 病理改变意味着临床前疾病和神经储备的存在。

轻度认知障碍

轻度认知障碍（mild cognitive impairment, MCI）是一个临床诊断，它代表了正常老化和痴呆之间的一种中间阶段（Bennett 等，2002）。MCI 患者有记忆或者非记忆的认知功能障碍，但是不符合痴呆的诊断标准。在过去的 10 年中，有关 MCI 病理学基础的数据不断增加（Morris 等，2001；Markesbery 等，2006；Petersen 等，2006）。与痴呆一样［参见"痴呆的混合病理改变（AD，梗死和 LB 病理）"］，MCI 潜在的病理改变是各种各样的，其中 AD 是最常见的潜在病理改变，其次是梗死，然后是路易体，这些病理改变支持 MCI 代表了正常老化和痴呆之间的一个过渡阶段（Bennett 等，2006）。虽然 MCI 的病理改变通常处于中间状态，值得注意的是，有超过一半的 MCI 患者病理学改变足以达到 AD 的病理学诊断（Schneider 等，2009）。这对于针对早期

疾病进行预防和治疗具有一定的指导意义。梗死也是常见的病理学改变，特别是在非遗忘型 MCI 以及混合有 AD 病理改变的遗忘型 MCI。路易体病是MCI 患者第三常见的病理改变，并且多数与 AD 病理改变混合在一起。FTLD 以及相关痴呆也可能经历一种中间临床阶段，但是对于其病理学亚型知之甚少。

血管性认知功能障碍和痴呆

　　20 世纪初，血管疾病被认为是老年人认知衰退的主要病理原因，常被称为衰老。人们对于 AD 病理改变是晚年痴呆最常见的病理学基础这一认识，以及血管性痴呆明确病理诊断标准的缺乏，导致较少强调血管性痴呆是年龄相关性痴呆的病理基础。最近，人们对血管疾病作为年龄相关痴呆的病理基础，特别是作为一种混合性疾病重新燃起了兴趣（Schneider 和 Bennett，2010）。以社区为基础和以人群为基础的前瞻性流行病学研究表明，梗死和其他血管病变在老年人的大脑中很常见，老年人中有1/4~1/3 的人有脑血管病理。基于社区的和基于人群的流行病学前瞻性研究表明，在老年人的大脑中，梗死和其他血管病变非常常见，1/4~1/3 的老年人患有某种程度的大脑的血管性病变（MRC CFAS，2001；White 等，2005；Schneider 等，2007a；Sonnen 等，2007）。

　　最初的研究表明，梗死组织的量必须达到一定的体积才能导致痴呆，例如 100ml（Lowe 等，2008），但后来认识到多发梗死也是一个重要因素，因此，多发梗死性痴呆（multi-infarct dementia，MID）这一术语被创造出来（Hachinski 等，1974）。由于无数的血管损害，包括较小的关键部位梗死，也可能导致痴呆，术语后来被改为血管性痴呆。术语血管性认知障碍是指基于血管性病变而导致的认知障碍可能不符合痴呆的临床诊断；痴呆的临床诊断通常面向 AD 的诊断，强调情景记忆（episodic memory）的损害（Hachinski 等，2006）。事实上，尽管血管病理改变和 AD 病理改变可能存在重叠的表型，但研究表明脑梗死并不是均等地影响所有的认知系统，表现出与知觉速度（perceptual speed）的关系最强，与情景记忆的关系最弱（Schneider 等，2003）。虽然 AD 仍然被认为是痴呆最常见的病理改变，但血管疾病被认为是痴呆的第二大病因，约占10%（Roman，2003）。如果考虑显微镜下的梗死、混合性病理改变以及其他血管性损害的作用，例如

淀粉样血管病，这一比例肯定会更大。

　　没有一个普遍接受的病理学标准适用于血管性认知损害（vascular cognitive impairment，VCI）或血管性痴呆的诊断。痴呆的血管基础是异质性的，包括单个关键部位梗死、多发梗死、皮质梗死、皮质下梗死和显微镜下梗死。其他血管病变，包括全脑缺血、白质退行性变以及小血管疾病（小动脉硬化和淀粉样血管病）亦可起一定的作用。最后，人们开始越来越多地关注于海马硬化（hippocampal sclerosis），海马硬化至少与全脑缺血和选择性易损部分相关。

　　有许多分类方案用于区分可能导致血管性痴呆的血管损害，包括分类为大血管和小血管疾病，缺血性和出血性梗死，以及局灶性和多灶性疾病（Hachinski 等，1974；Romàn 等，2002；Roman，2003；Hachinski 等，2006；Chui，2007；Jellinger，2008；Schneider 和 Bennett，2010）。局灶性病变包括单个梗死和海马硬化，而多发性病变包括多发性梗死，以及全脑缺血和缺血性白质脑病。

梗死灶大小、数目和部位

　　人们早就认识到大面积梗死可能与痴呆有关，尤其是卒中后痴呆。老化和 AD 的纵向临床病理研究数据（Schneider 等，2003）也表明，在梗死灶较大或临床上有明显脑梗死症状的人患痴呆的概率要高。对于大的梗死灶，潜在的疾病是大动脉粥样硬化影响颅内或颅外血管，引起局部血栓形成或栓塞。此外，心脏疾病，例如心房颤动和心肌梗死，可能是脑部栓子的来源。病变的数目也有助于痴呆的发生（Hachinski 等，1974）。据报道，多发梗死性痴呆占血管性痴呆相当大的比例，并且往往包含优势半球的受累（Jellinger，2008）。事实上，病变的部位可能比总体积更为关键。在某些病例，一个单发的相对小的梗死（关键部位梗死）足以导致认知下降甚至痴呆（Chui，2007），例如，海马、丘脑前部、内囊膝部和尾状核前部的梗死灶（Chui，2007；图 2.9），尤其左侧半球的梗死不成比例地增加痴呆的风险（Roman，2003；Kulle 等，2005）。

皮质下缺血性血管性痴呆

　　皮质下缺血性血管性痴呆（subcortical ischemic vascular dementia，SIVD）是血管性痴呆的一个亚型，定义为腔隙性梗死和深部脑白质病变的出现（Romàn 等，2002；Chui，2007）。该综合征在概念上

至少包括两种之前已经确定的病理改变：腔隙状态［lacunar states（état lacunaire）］，是指皮质下核团的多发腔隙和脑白质软化；Binswanger病，指皮质下核团的多发腔隙和继发的脑室扩大（皮质下动脉硬化性脑病/白质脑病）［subcortical arteriosclerotic/leukoencephalopathy（SAE）］以及脑白质疏松症（leukoaraiosis）（Romàn等，2002；Roman，2003；Chui，2007）。État crible描述了深部灰质和白质结构中多个扩大的血管周围间隙的出现，血管周围间隙亦可出现在前述的两种病变中（图2.10）。这些病理改变潜在的微血管病变被认为是小动脉硬化的结果（常常错误地当作具有脂质透明变性），并且与年龄、高血压、糖尿病以及其他疾病相关，例如高同型半胱氨酸血症（hyperhomocysteinemia）（Esiri等，1997；Chui，2007；Jellinger，2008；Schwartz等，2010）。

腔隙性梗死（lacunar infarcts）是在灰质或白质形成腔隙的病变，通常直径等于或小于1cm（图2.9）。腔隙性梗死主要好发于皮质下灰质核团，尤其是在基底节和丘脑、内囊以及脑干。皮质下梗死在临床上不能被识别，而是在神经影像学检查（Chui，2007）或尸检（Schneider等，2007b）时偶然发现。腔隙性梗死通常是多发且为双侧，并且常与其他血管病变共存。这些病变表现为缺血性坏死灶，是由较大脑动脉直接发出的穿支动脉发生狭窄或闭塞所致。

大脑白质变性（皮质下动脉硬化性脑病和脑白质疏松）与小血管病相关，伴有血管透明样变性（小动脉硬化）、血管周围间隙扩张、血管周围髓鞘苍白和星形胶质细胞增生（图2.10）。在病理改变上，缺血性脑白质损害表现为融合的白质软化灶，伴有髓鞘染色变淡，通常没有累及皮质下的U形纤维。影像学研究提示，需要25%~38%的脑白质受累才能达到皮质下血管性痴呆的诊断（Price

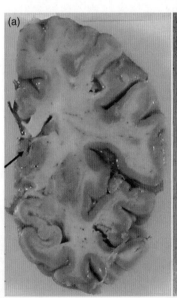
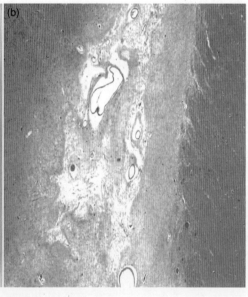

图2.9　一例位于丘脑前核的陈旧性腔隙性梗死：(a)冠状面大脑切片的大体观；(b)陈旧性梗死的组织学表现，伴有少量巨噬细胞和空泡

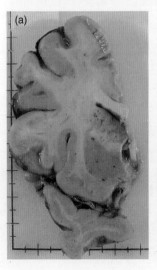
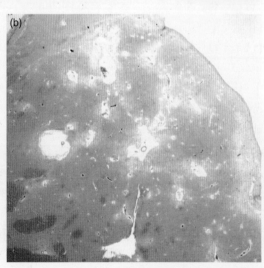

图2.10　皮质下缺血性血管病。在一例血管性帕金森病患者，大体(a)和脑组织切片(b)显示腔隙性梗死和扩大的血管周围间隙主要位于尾状核

等，2005）。临床体征可能是由于额叶皮质到基底节的传导通路和丘脑皮质传导通路阻断所致。虽然执行功能通常被认为是最常受累的认知系统，皮质下梗死也可能与记忆丧失（Schneider 等，2007b）和帕金森病（PD）（Buchman 等，2011）相关（图 2.10）。

微小梗死

微小梗死最常见定义是，在大体检查时没有梗死而在光镜下可以看到的梗死。神经病理检查发现大约 50% 的有肉眼梗死灶的病例同时也发现微小梗死，但是也可见于根本没有任何肉眼可见梗死的病例（Arvanitakis 等，2011b）。当病变位于皮质并且多发时，即使在控制了肉眼可见梗死和 AD 病理改变之后，这些微小的梗死仍然显示出与痴呆的较强相关性，并且增加了罹患痴呆的风险（White 等，2005；Sonnen 等，2007；Arvanitakis 等，2011b）。尽管人们发现这些微小梗死与脑白质病理学改变的检测相关，包括大体梗死、出血和脑白质病，这些梗死在神经影像学检查时目前还无法识别（Longstreth 和 Sonnen，2009）。目前尚不清楚这些微小梗死导致痴呆的机制。在大多数大脑，由于仅有非常少量的组织样本用于病理检查，因此病理检查时的几个微小梗死可能代表一个更大数目的隐匿性梗死和大量的组织缺失。此外，微小梗死可能是其他血管损害的暗示。

路易体痴呆（dementia with Lewy body disease，DLB）

路易体是在帕金森病患者黑质中发现的特异性包涵体。大约 50 年前，人们在一例非典型痴呆综合征（atypical dementia syndrome）的尸检大脑中发现了皮质的路易体（Kosaka 等，1984），这一痴呆疾病的曾经有不同的命名，被称为路易体病（diffuse LB disease）（Dickson 等，1987）、路易体痴呆（dementia with Lewy Body，DLB）（Sima 等，1986）和 AD 的路易体变异型（LB variant of AD）（Samuel 和 Galasko，1996）。最近的诊断标准采用了最新的术语：路易体痴呆（dementia with LBs，DLB）（McKeith 等，1996）。DLB 表现为波动性认知功能下降、幻觉和帕金森综合征。单纯的 DLB（不伴 AD 病理改变）是不常见的痴呆原因（Schneider 等，2007a），可能仅占所有痴呆病例的大

约 5%，而 DLB 同时伴 AD 病理改变则更为常见，大约占痴呆病例的 10%~20%。由于疾病相关的神经行为障碍，DLB 可能更常见于医院的临床队列研究，而在非住院的社区人群不常见（Wakisaka 等，2003）。总的来说，DLB 目前被认为是神经退行性变导致痴呆的第二常见原因。与 AD 类似，DLB 的诊断需要病理学证实。

DLB 的大体和显微镜下改变

DLB 的肉眼所见与 PD 相似，包括轻度的额叶皮质萎缩，伴不同程度的黑质和蓝斑苍白。蓝斑苍白也可发生在不伴路易体的 AD 患者。在伴有显著 AD 病理改变的 DLB 患者，存在更为严重的海马、颞叶和顶叶萎缩。路易体和路易神经突起（Lewy neurites）可见于多个选择性脑区域，包括脑干、边缘叶和新皮质。在路易体疾病，嗅球和脊髓也常常受累，可能与嗅觉和自主神经紊乱有关。路易体被认为是以尾部到喙部的分布方式进展，然而，杏仁核的路易体可以在没有脑干受累的情况下出现，可能代表了一种路易体病的独特亚型（Uchikado 等，2006）。

DLB 的病理学改变与特发性 PD 和 PD 痴呆存在重叠。与典型 PD 比较，黑质和蓝斑的神经元丢失差异较大，但也可能很严重。黑质和其他脑干神经元常含有经典的路易体（图 2.11），并且路易体可能游离在神经毡中。主要出现在大脑皮质的第 V 或 VI 层，特别是在小到中等椎体神经元中的皮质路易体（图 2.12），体积较小、边界欠清并且缺少光晕（图 2.12）。路易体可以显示在 HE 染色和泛素免疫组化染色切片上，但 α- 突触核蛋白是最敏感和最特异的染色。路易神经突可以出现在有路易体的所有脑区，但亦可单独出现在海马 CA2-3 区。在 DLB 患者，皮质路易体的密度与认知功能的严重程度相关（Samuel 和 Galasko，1996）。除了路易体和路易神经突外，DLB 患者常在内嗅皮质和其他颞叶的大脑皮质的第二层出现透壁的海绵样改变。在 DLB 患者，同时存在 AD 病理学改变是很常见的；相反地，路易体也常见于 AD 患者，超过 50% 的 AD 病例描述路易体的存在（Hamilton，2000），存在的比例和选择性脑区域在不同的病理研究结果不一致。出现显著的 AD 病理学改变时，可能改变和掩盖典型 DLB 的临床表现（McKeith 等，2005）。

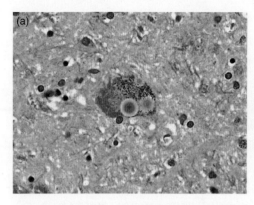

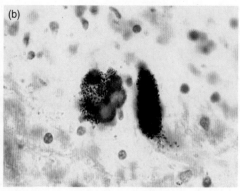

图 2.11　存在多个路易体的黑质神经元:(a)HE 染色可见典型的致密核心,伴外周光晕;(b)使用 α- 突触核蛋白抗体进行免疫组化染色时,路易体的光晕呈深色

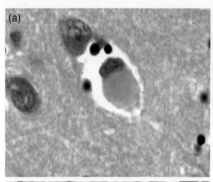

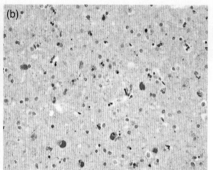

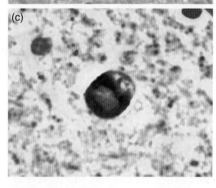

图 2.12　颞上回皮质内的路易体。(a)HE 染色显示嗜酸性的胞浆内包涵体,不伴有边界清晰的光晕。(b)低倍镜下可见大量 α- 突触核蛋白免疫染色阳性的皮质路易体。(c)α- 突触核蛋白免疫组化染色时,皮质路易体染色均匀,或显示出外周光晕

DLB 的诊断标准

DLB 目前的神经病理学诊断要求在组织切片上观察到路易体,并且将疾病分为三种类型:脑干优势型、边缘叶型和新皮质型(McKeith 等,1996;McKeith 等,2005)。一般推荐对脑干的路易体进行评估,包括黑质、蓝斑和迷走神经背核。基底前脑 / 边缘系统的评估包括 meynert 基底核、杏仁核、前扣带回皮质和内嗅皮质。新皮质区的评估包括颞中回、额中回和顶下叶。DLB 可以是“纯的”,也就是没有足够的 AD 病理所见来达到 AD 的病理诊断,或者与 AD 混合存在,即 AD 的病理改变足以达到 AD 的病理诊断标准。目前的结果提示,β- 淀粉样蛋白和 α- 突触核蛋白之间存在相互作用,这就解释了两种类型病理改变常常共存的原因。

痴呆的混合病理（AD、梗死以及路易体病理）

在老年痴呆患者的尸检中,梗死灶和路易体常常与 AD 病理改变共存,而不只是单一的病理改变(MRC CFAS,2001;White 等,2005;Schneider 等,2007a;Sonnen 等,2007;O'Brien 等,2009;Nelson 和 Abner,2010)。事实上,混合性脑病理改变在社区居住的老年人大脑中是很常见的,在老年痴呆的尸检中混合型的比任何单一的病理改变更为常见(Schneider 等,2007a)。在混合型中 AD 病理混合脑梗死是最常见的,其次是 AD 病理混合路易体。每一种增加的病理改变都会进一步增加痴呆的可能性和认知障碍的严重程度(Schneider 等,2003;Schneider 等,2007b;Schneider 等,2009)。混合病理也常见于临床诊断的可能的 AD,亦可见于 MCI 患者,特别是遗忘型 MCI(Schneider 等,2009)。在老年人中,临床医师应该将混合病理[特别是混合

有梗死和（或）路易体的 AD]作为痴呆的一个重要病因。

额颞叶变性

额颞叶变性（frontotemporal lobar degeneration，FTLD）是指一组异质性的非 AD 的神经变性疾病，通常与额颞叶痴呆（frontotemporal dementias，FTD）相关。与 AD 相比，FTD 常表现为行为（行为异常型）或语言（包括原发性进行性失语或语义性痴呆）紊乱，而不是情景记忆的改变，情景记忆可保留到疾病的晚期。正如疾病名称所示，FTLD 与额叶和（或）颞叶选择性退行性病变相关，并且不同程度地累及皮质下灰质。FTLD 患者的脑萎缩可以是不对称的，伴有相应的神经元丢失和胶质细胞增生。大脑皮质的第 II 层海绵状改变往往是值得注意的。FTLD 的临床表型可能反映这些解剖区域相关的异常。随着 Tau 蛋白、泛素以及最近发现的 TAR DNA 结合蛋白 43（TAR DNA binding protein 43，TDP-43）和 FUS 蛋白包涵体免疫组化的使用不断增加，使得人们对 FTLD 的认识日渐加深，进而将 FTLD 分为两种主要类型：FTLD-Tau（Tau 蛋白相关疾病）和 FTLD-TDP43（FTLD-TDP-43 和 FTLD FUS）（Mackenzie 等，2009）。这些病理改变（特别是 FTLD-TDP43）目前更加容易并且常常能够被识别，使得人们能够增加检测并重新计算不同亚型的发病率（Cairns 等，2007；Mackenzie 等，2009）。当没有检测到包涵体时，常提示为缺乏明确组织学改变的痴呆（dementia lacking distinctive histology，DLDH）。目前人们正在研究痴呆的临床亚型与扩展的包涵体谱之间的关系，而这些包涵体被认为是在 FTLD 谱系中。

FTLD-Tau 和其他 Tau 蛋白病

非 AD 的 Tau 蛋白病是以神经元或胶质细胞或者两者的细胞质中出现异常的 Tau 蛋白聚集为特征。大多数与痴呆相关的 Tau 蛋白病在 FTLD-Tau 的范畴内，包括皮克病、皮质基底节变性（corticobasal degeneration，CBD）、进行性核上性麻痹（progressive supranuclear palsy，PSP）以及伴有痴呆的多系统 Tau 蛋白病。这些疾病大多可以通过特征性的病理学分布、包涵体以及主要的 Tau 蛋白亚型进行鉴别。与 17 号染色体相连的帕金森病型 FTD 也是一种 FTLD-Tau，与 MAPT 突变相关，通常存在 3~4 个重复的 Tau-缠结亚型，但它没有特征性的病理学分布（Mackenzie 等，2009）。其他与典型 FTD 综合征存在差异较大联系，并具有典型 Tau 病理的疾病包括嗜银颗粒病、慢性创伤性脑病（chronic traumatic encephalopathy）以及神经原缠结为主型痴呆（tangle-predominant dementia）。

Pick 病

Pick 病于 1892 年由 Albert Pick 首次提出。20 年后，Alzheimer 和 Altman 对其组织病理学改变进行了详细的描述（Lowe 等，2008）。在过去，Pick 病的名称是 FTLD 的同义词，但现在我们认识到 Pick 病是 FTLD 多个病理学亚型中的一种，特别是 FTLD-Tau 的亚型之一（Mackenzie 等，2009）。大体病理改变包括额颞叶萎缩，通常是颞上回的前 1/3 严重萎缩，而后 2/3 较少受累。萎缩严重者，受累脑回可呈现所谓的刀锋样外观。尾状核和黑质的萎缩变化较大。在显微镜下，除了上述脑区严重的神经元丢失和胶质细胞增生外，疾病特异性发现是 Pick 小体。Pick 小体是胞浆内包涵体，主要见于额叶和颞叶皮质的神经元内，亦可见于边缘叶、旁边缘皮质和颞叶，特别是海马的颗粒细胞层。Pick 小体常见于皮质的 II 层和 IV 层，呈嗜银性，异常磷酸化 Tau 蛋白抗体免疫组化染色阳性。与 AD 患者成对的双螺旋细丝不同，Pick 小体主要由直的细丝构成，但也含有弯曲的细丝（Lowe 等，2008）。从生化角度看，Pick 小体主要由 3 个重复的 Tau 亚型组成。在受累的皮质区域，除了 Pick 小体外，Pick 病患者常出现膨胀的神经元，称为 Pick 细胞。这些可以通过使用神经丝抗体免疫组化染色进行重点显示。

皮质基底节变性

皮质基底节变性（corticobasal degeneration，CBD）于 1967 年首次提出，当时所用的名词是"皮质齿状核黑质变性伴神经元染色性缺乏"（corticodentatonigral degeneration with neuronal achromasia）（Gibb 等，1988）。典型的 CBD 患者表现为不典型帕金森症候群和不对称性肢体笨拙和僵硬或抽搐，常见于手臂。2~3 年后，患者可出现肌张力失调性强直、运动不能及肌阵挛。许多患者出现"异己肢"现象（Gibb 等，1988；Paulus 和 Selim，2005；Lowe 等，2008）。人们逐渐认识到，CBD 也可能与局灶性皮质综合征相关，如额叶痴呆或进行性失语，其临床表现与特定受影响的皮质区域相对应（Dickson，1999）。例如，在伴有语言功能障碍的病例中,病理改变可能首先出现在侧裂周围区,从大体观上可以看到典型的后额叶、顶叶和中央沟周围皮质的非对称性萎缩。与额中回、额下回以及颞叶或枕叶相比,额上回和顶叶脑回通常受累更明显。通常可见黑质变苍白。在显微镜下可以见到神经元丢失伴星形胶质细胞增生,这种改变通常在皮质的浅层最明显,并且与 FTLD 中所见的相似,与浅层海绵样变相关。膨胀的神经元(ballooned neurons)(图 2.13)常见于Ⅲ, Ⅴ 和 Ⅵ 层(Lowe 等,2008)。膨胀的神经元嗜伊红染色增强,具有轻度的嗜银性,细胞内尼氏体缺失,偶可见空泡变性,这种改变被称之为神经元染色性缺乏(neuronal achromasia)(Dickson,1999)。在大脑凸面皮质区,这些膨胀神经元的存在对于 CBD 的诊断是非常重要的。这些肿胀的神经元对磷酸化神经丝蛋白和 αβ 晶状体蛋白(αβ-crystallin)呈免疫染色阳性,而对 Tau 蛋白和泛素的免疫染色反应不一(Dickson,1999)。黑质通常显示出中到重度的神经元丢失伴胶质细胞增生。残余的神经元可含有边界不清的神经原纤维包涵体(neurofibrillary inclusions)(Riley 等,1990;Schneider 等,1997)。免疫组化染色可见受累区胶质细胞突起内广泛的 Tau 蛋白阳性包涵体,这种改变在白质内也很丰富。这些改变是具有诊断意义。Tau 蛋白反应阳性、嗜银颗粒和螺旋小体(少突胶质细胞丝状包涵体)也广泛分布在皮质和白质。另外一种具有诊断意义的特征是星型胶质细胞斑块(图 2.14),由 Tau 蛋白免疫染色阳性的星型细胞突起构成,环绕着不染色的神经毡,这种改变常见于运动前区、前额叶、眶区以及纹状体、尾状核和壳核。CBD 的病理改变存在发生部位和免疫组化染色的异质性,并且在某些病例,CBD 和 PSP 的区分非常困难(Bergeron 等,

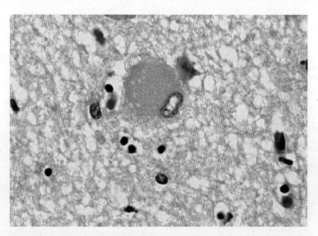

图 2.13　皮质基底节变性:HE 染色切片上膨胀的神经元(神经元染色性缺乏)

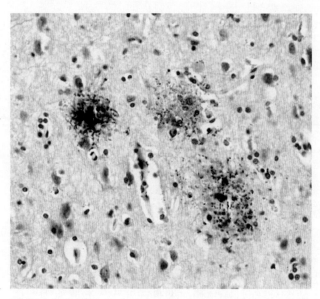

图 2.14　Tau 蛋白免疫染色阳性的星形胶质细胞斑块是 CBD 的特征性改变(AT8 免疫组化染色)

1997;Schneider 等,1997)。广泛的神经毡 Tau 蛋白反应阳性的细丝、膨胀的神经元和星型胶质细胞斑块对于 CBD 的诊断具有重要价值(Bergeron 等,1997;Dickson,1999)。

进行性核上性麻痹(PSP)

　　PSP 通常被描述为散发性运动疾病,但和 CBD 一样,PSP 亦可导致痴呆。Steele 等(1964)(Lowe 等,2008)首次对 PSP 进行了描述,强调了它的一系列独特的临床表现(震颤麻痹、核上性凝视麻痹和易于摔倒),PSP 的其他临床表现可能与典型的 PD、多系统萎缩(MSA)、CBD 或其他退行性疾病类似(Collins 等,1995;Bergeron 等,1997;Schneider 等,1997;Dickson,1999)。PSP 的病理肉眼所见,大脑皮质病变通常不明显改但皮质可以见到萎缩和失去色调特别是丘脑底核处(subthalamicnucleus),病变亦可累及苍白球、小脑齿状核、中脑、脑桥被盖等处;还可见到顶盖和被盖部萎缩伴中脑水管扩张。黑质和蓝斑处色素减少也是其典型改变之一,但这种改变的程度不等(Gibb 等,1988;Schneider 等,1997)。在组织学上,主要表现为皮质下核团的神经元缺失和胶质细胞增生,尤其以苍白球、丘脑底核、红核和黑质为著。丘脑底核通常严重受累;与 PD 和 CBD 类似,黑质显示出广泛受累,但以腹外侧部分受累最严重(Dickson,1999)。大脑皮质的病理改变相对较轻,可能以中央前回较显著(Dickson,1999)。PSP 的典型病变常见于皮质下灰质,包括丘脑底核、苍白球和纹状体,出现神经元纤

维缠结和 Tau 蛋白染色阳性的线状物（Taupositive threads）（图 2.15），可以通过抗 Tau 蛋白的 4R 亚型特异性抗体进行检测，而对于 3R 亚型 Tau 蛋白抗体则为阴性，符合 4R 亚型 Tau 蛋白病的改变（Collins 等，1995；Katsuse 等，2003）。在灰质中可以见到簇状星形胶质细胞（tufted astrocytes），一种星形胶质细胞病理改变的独特形式（图 2.16），表现为星形，其放射状的突起环绕着细胞核，可以与 CBD 的"星形细胞斑块"进行对比（Matsusaka 等，1998；Dickson，1999）。另外一种独特形式的包涵体是卷曲小体（coiled bodies）（图 2.16），是 Tau 蛋白染色阳性和银染阳性的少突胶质细胞的包涵体，出现在白质和灰质，然而，这些与在 CBD 中看到的相同（Collins 等，1995；Bergeron 等，1997；Dickson，1999）。PSP 的病理学改变也可见于上

丘、被盖部、中脑水管周围灰质、红核、动眼神经复合体、滑车神经核、脑桥核、下橄榄核和小脑齿状核（Gibb 等，1988；Riley 等，1990；Daniel 等，1995；Schneider 等，1997；Dickson，1999；Paulus 和 Selim，2005）。

FTLD- 泛素型（FTLD-U）

　　FTLD-U 最初是指那些只能通过泛素免疫组织化学染色才能显示出包涵体的病例。TDP-43，一种与外显子转录调节关系密切的核蛋白，最近被确定为与大多数含泛素阳性包涵体（FTLD-U）的 FTLD 相关，并且这一类型均为 Tau 免疫组化染色阴性，临床上可见于散发或家族的伴或不伴运动神经元病的 FTD，以及散发性肌萎缩侧索硬化（Mackenzie 等，2009）。因此，大多数以前称为 FTLD-U 的病

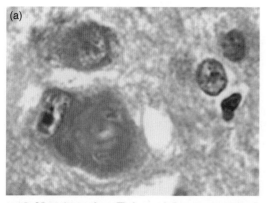

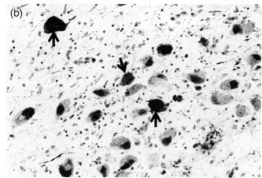

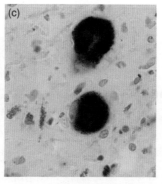

图 2.15　进行性核上性麻痹：神经原纤维缠结（NFT）的病理学改变。（a）球状 NFT，HE 染色切片中呈红染的细丝样外观。（b）黑质中的 NFT，Tau 蛋白免疫组化染色呈强阳性。（c）抗 4-R 亚型 Tau 蛋白抗体标记的两个 NTF

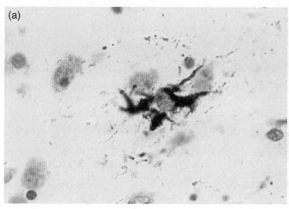

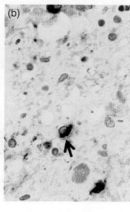

图 2.16　PSP：星形细胞的病理改变：（a）丘脑底核 Tau 蛋白免疫阳性的簇状星形细胞（AT8 抗体）。（b）抗 4-R 亚型 Tau 蛋白特异性抗体免疫组化染色标记的卷曲小体

例 已 经 被 更 名 为 FTLD-*TDP*（Cairns 等，2007；Mackenzie 等，2009）。这种病理改变与多个基因相关，包括颗粒蛋白前体（progranulin）基因以及较少见的含缬酪肽蛋白［valosin-containing protein（VCP）］、*TDP* 和与 9 号染色体相关基因突变病例。大约 10% 的病例免疫组化染色呈现泛素阳性但是 TDP-43 阴性，最终却发现 FUS（fused in sarcoma）蛋白阳性，FUS 以前认为与 ALS 相关。FTLD-*UPS* 被称为泛素 - 蛋白酶综合征（ubiquitin-proteasome syndrome），是指那些泛素阳性并且不与特定蛋白相关的病例（Mackenzie 等，2009）。

在 FTLD-*TDP* 患者中，虽然大脑萎缩程度不同，但均较严重，以额颞叶和海马尤为显著，常伴侧脑室扩张。此外，也可见到黑质颜色苍白、尾状核头部和脑白质萎缩和褪色。在组织学上，可见受累区不同程度的神经元缺失，可伴有海马硬化。泛素免疫组化染色可对本病患者进行筛查，但其确诊需要通过 TDP-43 蛋白的免疫组化染色进行证实。正常情况下 TDP-43 来往于细胞核与细胞浆；TDP-43 可被泛素化和磷酸化使其包涵体出现在细胞浆中，也可以存在于细胞核中（图 2.17）。泛素和 TDP-43 阳性的神经元胞浆包涵体（neuronal cytoplasmic inclusions，NCIs）、神经元细胞核内包涵体（neuronal intranuclear inclusions，NIIs）、变性的神经突（dystrophic neuritis，DNs）以及胶质细胞胞浆内包涵体（glial cytoplasmic inclusions，GCIs）等最常见于额叶和颞叶外皮质、海马齿状回以及基底节的神经元中（Cairns 等，2007）。

肌萎缩侧索硬化性痴呆（ALS-dementia）

痴呆被认为是 ALS 的一种常见的共病，神经病理学家发现，ALS- 痴呆与 FTLD-*TDP* 有许多共同的特点，*TDP* 也是 ALS 前角运动神经元病变相关的主要致病蛋白。TDP-43 病理改变可见于多个脑区，且在一系列疾病中既作为原发病理改变也作为继发病理改变，这提示我们 ALS 不仅仅影响锥体运动系统，而是一种多系统神经退行性改变的 TDP-43 蛋白疾病（Geser 等，2008）。在 ALS- 痴呆患者中，TDP-43 阳性包涵体主要见于额叶和颞叶外皮质层、海马齿状回以及基底节的神经元中（Geser 等，2008）。

克 - 雅脑病（CJD）

克 - 雅脑病（creutzfeldt-Jakob disease，CJD）是一种海绵状脑病，属于罕见的痴呆亚型，其发病原因可能为散发性、医源性或家族性（Mahadevan 等，2002；Gambett 等，2003）。散发性 CJD 是最常见的人类朊病毒病。朊蛋白是一种具有感染性的蛋白质致病因子，缺乏 DNA 或 RNA 结构，正常细胞可产生非致病性的形式。CJD 患者的大脑可能在大体观上是正常的，或者呈现轻度、弥漫性萎缩，主要通过病理组织学检查与其他病因所知的痴呆进行鉴别，CJD 的组织学检查以额叶、颞叶、枕叶、基底节以及小脑等结构出现不同分布及严重程度的海绵样改变、神经元缺失和反应性星形胶质细胞增生为特征。大约 10% 的散发性 CJD 患者可见由朊蛋白构成的淀粉样斑块（Mahadevan 等，2002；Gambetti 等，2003）。朊蛋白免疫组织化学被常规用于疾病的诊断（Mahadevan 等，2002；Gambetti 等，2003）。变异型 CJD（Variant CJD，vCJD）首先在英国报道，被认为是由于一种动物朊蛋白病，即牛海绵状脑病传染给人类所致。变异型 CJD 是以丘脑后部，特别是丘脑枕（pulvinar）严重的神经元缺失和严重的星型胶质细胞增生为特征，伴有海绵状改变，以基底节最严重，特别是壳核和尾状核（Ironside 等，2002）。由微泡状海绵样改变边缘环绕着的绚丽斑块呈现朊蛋白免疫阳性，这种改变在枕叶和小脑皮质特别明显（Ironside 等，2002）。

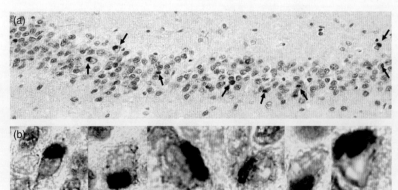

图 2.17　FTLD-*TDP*：海马齿状层神经元内可见 TDP-43 免疫阳性的包涵体。（a）低倍镜下可见弥漫分布的细胞核染色和大量 TDP-43 阳性的包涵体（箭头所指）。（b）高倍镜下在受累神经元可见细胞浆内包涵体伴核清亮

韦尼克 - 科尔萨科夫综合征

两种重叠的临床病理实体存在于韦尼克 - 科尔萨科夫综合征疾病谱中：韦尼克脑病和科尔萨科夫精神病。韦尼克 - 科尔萨科夫综合征由硫胺素（维生素 B$_1$）缺乏所致，而韦尼克脑病和科尔萨科夫精神病被认为是这一综合征的不同阶段。此类疾病最常见于酒精滥用、饮食缺乏、长时间呕吐、进食障碍或化学治疗的影响。韦尼克脑病典型的三联征为眼肌麻痹、共济失调及意识模糊。但是只有 10% 的患者三个症状都出现，此外也可以有其他的临床症状。科尔萨科夫精神病的患者有遗忘型记忆障碍、虚构、注意力缺陷、定向力障碍和视觉损害。科尔萨科夫精神病可能是韦尼克脑病反复发作的最终结果，但是在没有已知韦尼克脑病发作的患者中也可出现科尔萨科夫精神病。韦尼克 - 科尔萨科夫综合征，特别是韦尼克脑病的病理特征性损害是围绕在第三和第四脑室，包括乳头体，主要表现为萎缩和陈旧性出血后的褐色改变。其他病变部位还包括下丘脑、丘脑、中脑水管周围灰质、上下丘、第四脑室底部（动眼神经核、迷走神经背核、前庭神经核）。丘脑背内侧核或丘脑前核的损害，显示有神经元缺失和胶质细胞增生，伴或不伴有出血，推测可能与科尔萨科夫精神病的记忆缺陷相关。最近，人们推测，科尔萨科夫精神病可能与间脑 - 海马回路复合体，包括丘脑核与乳头体之间的通路被阻断有关，而不是单纯的丘脑病变所致（Harper，2009）。在大约 27% 的患者，存在小脑蚓部前上方的退行性变（Harper，2009）。其他的变化可能被认为是酒精的毒性作用，包括神经元缺失和脑白质变性；其中某些改变是暂时的，而有些是永久的（Harper，2009）。

其他痴呆的神经病理学

有一些不常见形式的痴呆，包括脑内铁沉积性神经变性病（neurodegeneration with brain iron accumulation）、成人型葡聚糖病（adult onset polyglucosan disease）、成人型脑白质营养不良（adult-onset leukodystrophy）、成人神经元蜡样质脂褐质沉积症（adult neuronal ceroidlipofuscinosis）和某些脊髓小脑萎缩。此外，非退行性痴呆也可以源于炎症、肿瘤和脱髓鞘疾病。接下来的部分讨论一些较常见的疾病。

老年人的脑血管病

随着年纪的增大，血管疾病变得越来越常见，脑血管病的病理分型也与其他年龄组相似；包括大血管病变、小血管病变、缺血性脑实质损伤以及出血性脑实质损伤。老年人常见的大血管病变是动脉粥样硬化，而小血管病变是小动脉硬化和 CAA，缺血和出血性脑实质损害更是容易出现。此外，老年人更易由心血管疾病引发全脑缺氧，进而造成全脑/缺血缺氧性脑病，也更易由于摔倒造成硬膜下血肿。由于脑血管疾病是痴呆的一个常见病因，这些疾病中的一部分将在"其他痴呆的神经病理学"部分进行叙述。

动脉粥样硬化

脑血管的动脉粥样硬化在老年人中很常见，是导致大面积脑梗死的最常见病因。正如人们所预期的那样，动脉粥样硬化的危险因素与卒中是一样，也包括高血压、糖尿病、血脂异常以及吸烟。认为白种人更常在颅外血管中出现粥样硬化病变，而加勒比黑种人更易患颅内动脉粥样硬化（Moossy，1993）。动脉粥样硬化一般影响中到大的动脉，特别是在 Willis 环的主要分支，而当脂肪、胆固醇以及其他物质沉积于血管壁形成斑块时即可发生动脉粥样硬化（图 2.18）。

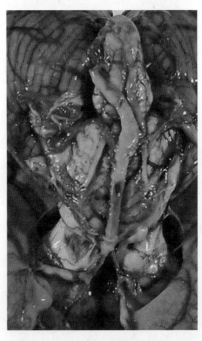

图 2.18　Willis 环的动脉粥样硬化。注意双侧椎动脉非对称性受累，病变累及基底动脉以及大脑后动脉

尽管斑块有明显的狭窄和僵硬，但仍能维持充足的血液流动。复杂斑块伴内皮损害是血栓、闭塞和栓子发展的关键诱因（Ferrer 等，2008）。栓子导

致远端下游动脉突然闭塞,而局部血栓形成过程通常较慢,允许侧支循环发展。血栓亦可在斑块的破裂口周围形成。在某些病例,动脉粥样硬化斑块与动脉血管壁的薄弱相关,进而导致动脉瘤形成。严重的粥样斑块,特别是发生于基底动脉时,可以导致血管呈梭形膨大(图2.19),或者形成梭形动脉瘤,并导致机械性压迫,表现为脑神经麻痹和脑积水。脑出血较少见,缺血和梗死主要源于栓子或斑块碎片的栓塞(Ferrer等,2008)。

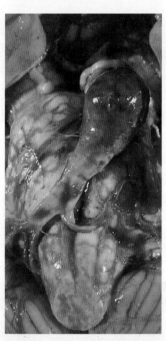

图2.19 基底动脉的梭形动脉瘤。动脉扩张和扭曲,可压迫脑干并使脑干变形

脑小血管病

小的脑血管包括直径40~900μm的穿动脉(Ferrer等,2008)。目前认为,小血管病与腔隙性脑梗死(参见"血管性认知功能障碍与痴呆"一节)、亚急性缺血性血管性痴呆以及原发性脑实质内出血(参见"脑实质内出血"一节)有关。老年人最常见的小血管病即为动脉硬化/小动脉硬化(图2.20)。

小动脉硬化累及的是直径40~150μm的动脉(Ferrer等,2008)。小动脉硬化的显微镜下特征包括玻璃样增厚、动脉内膜肌纤维组织增生、管腔变窄、动脉中膜变薄以及平滑肌细胞呈洋葱皮样同心圆状增生,伴或不伴动脉壁内泡沫样巨噬细胞的出现(Vinters,2001;Yahnis,2005;Ferrer等,2008)。尽管脂质透明变性(lipohyalinosis,LH)一词通常被用作小动脉硬化的同义词,但LH最初仅用于描

述那些先发生纤维素样坏死,继而发生玻璃样变的小血管,特别是那些与高血压相关者。HE染色切片上呈均一的嗜伊红染色既可以由纤维素样改变(坏死)所致,亦可由纤维组织胶原化(玻璃样变)所致。这两种改变需要通过特殊染色进行鉴别。一般认为,高血压、年龄和糖尿病是小血管病的主要危险因素(Yahnis,2005)。

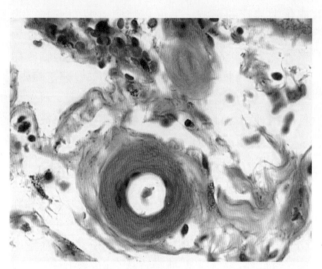

图2.20 小动脉硬化(arteriolosclerosis):大脑深部脑白质内两个小血管壁玻璃样增厚。注意上方的小血管看上去已完全被堵塞

大脑淀粉样脑血管病

大脑淀粉样脑血管病(cerebral amyloid angiopathy,CAA)主要累及大脑,小脑皮质及蛛网膜下腔的毛细血管、微小动脉及小到中等大小的动脉(图2.8和图2.21),而皮质下区域和脑干则很少累及(Mandybur,1986;Vonsattel等,1991;Ellis等,1996;Vinters,1998)。

大脑淀粉样脑血管病(CAA)的分布极不连续,主要累及血管片段,相间有无淀粉样病变的区域(Mandybur,1986)。CAA最常见的类型是散发型,且与Aβ的沉积有关,与AD老年斑的淀粉物质相同(Vinters,1998)。事实上,大多数AD病例同时合并CAA(Ellis等,1996;Arvanitakis等,2011a),但是,随着年龄增长,CAA的严重程度增加,在那些不符合AD病理诊断的老年病例中也很常见。当CAA从毛细血管壁"漏"入其周围脑组织的时候,被称之为dysphoric血管病(dysphoric angiopathy)(Attems和Jellinger,2004)。在淀粉物质沉积的血管壁可呈节段性扩张、微动脉瘤、纤维素性坏死(Ellis等,1996)以及炎性改变(Vonsattel

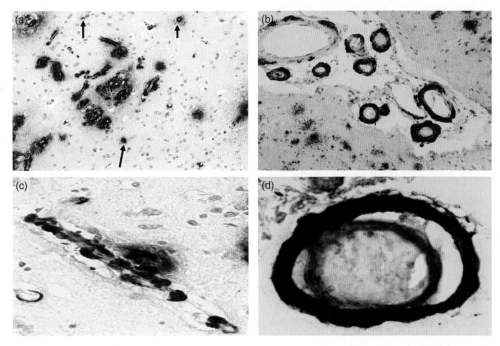

图2.21　大脑淀粉样血管病（CAA）（a）皮质小到中等动脉、微小动脉和毛细血管受累（箭头指示微小动脉）。（b）蛛网膜下腔血管CAA。（c）血管壁淀粉样物质沉积区域与无沉积区域交替出现。（d）"双桶"样结构，由受累血管肌层与内皮细胞分离而产生。（a~c，Aβ免疫染色）

等，1991）。总的来说，CAA病变程度与脑叶出血的风险增高有关（Elli等，1996）。CAA还与脑内微出血和认知功能障碍有关（Arvanitakis等，2011a）。CAA的遗传型也可能与Aβ或其他淀粉样物质形成蛋白有关（Yahnis，2005）。

血管炎

　　血管炎是指一组异质性疾病，以炎症性病变破坏血管壁为特征。血管炎一般根据受累血管的大小、发生部位是全身性还是原发于中枢神经系统、以及是否出现巨细胞进行分类。血管炎亦可继发于感染性疾病，例如梅毒、结核或真菌感染之后。巨细胞动脉炎（giant cell arteritis，GCA）亦称为颞动脉炎，在老化的大脑中特别重要。

　　巨细胞动脉炎好发于50岁以上成人，75~85岁为发病高峰。女性发病率为男性的2倍。典型症状为头痛、头皮压痛、咀嚼暂停以及失明。失明的发生通常是由于疾病累及眼动脉和（或）其分支所致（Weyand等，2004；Yahnis，2005；Ferrer等，2008）。主动脉的颅外分支也常常受累，特别是颈外动脉和颈内动脉以及椎动脉，这在一小部分病例可以导致脑梗死（Yahnis，2005）。受累血管变得曲折增厚并且脆弱，伴脉搏减弱。在显微镜下，血管内膜增生，伴淋巴细胞透壁浸润，包括CD4[+]T淋巴细胞以及

少量CD8[+]T淋巴细胞、单核细胞/巨噬细胞和巨细胞。只有通过颞动脉活检才能确诊。这种改变通常是局灶性和片状的，而不是普遍存在，因此活检阴性不能完全排除GCA（Yahnis，2005）。

　　许多其他的病因可以影响大的和小的脑血管，包括其他类型的栓子（脓毒症、脂肪、肿瘤）、血管炎（感染性、全身性）、遗传性血管病（CADASIL）、动脉夹层和血管畸形。囊状动脉瘤在后面进行讨论。尽管有大量不同的血管病理改变，但大多数血管病变的最终共同通路是脑缺血、梗死和（或）出血。

脑梗死

　　在老年人中，脑梗死占卒中的绝大部分，并且梗死与认知功能障碍和运动功能障碍均相关（Schneider等，2003；Buchman等，2011）。然而，在没有临床卒中病史的老年人中，尸检常常可以见到梗死灶（Schneider等，2003）。在病理学上，大体的梗死（macroscopic）是指肉眼可见的梗死。与神经影像学研究相似，大约1/3的老年人在尸检时肉眼可见陈旧性梗死灶（Schneider等，2003）。脑梗死的病理可描述为急性、亚急性或慢性。在发病后8~12小时左右，大脑皮质白质交界处变模糊，同时，镜下可见红色或缺血性神经元开始出现。细胞毒性脑水肿在48~96小时后达高峰，在此期间，脑疝形

成的风险很高。如发生再灌注,例如在栓塞性梗死,缺血灶就可能转化为出血灶。同时,开始出现巨噬细胞浸润,而到第 10 天,开始出现反应性胶质细胞增生。在梗死后第 3 周,梗死灶开始形成空腔(液化性坏死),在显微镜下,该区域富含巨噬细胞。最终,梗死灶被液体填充,其内可见由小血管构成的梁网状结构。软脑膜下皮质,因其存在单独的血液供应,在皮质梗死时通常得以保存。腔隙性脑梗死是指很小的梗死(最大直径为 10 或 15mm)空洞,最常见于基底节、丘脑、脑桥、内囊以及深部皮质下脑白质。微梗死是指那些在大体检查时无法用肉眼看到,仅在组织学切片显微镜下才能看到的梗死灶(Arvanitakis 等,2011b)。

缺氧/缺氧性脑病

在老年人中,这种情况通常是由于心脏停搏伴低血流、低氧以及组织缺氧所致。此时大脑呈现选择性区域受累和选择性细胞受损,其中以海马 CA1 区神经元、小脑的浦肯野细胞以及大脑皮质的第 Ⅲ 和第 Ⅴ 层细胞首先受累。基底节的损伤表现则多种多样。如病人得以幸存,这些区域会出现急性损伤性改变,表现为红色神经元,之后出现巨噬细胞浸润和液化性坏死,呈现典型的线样形式的,亦称为层状坏死。一氧化碳中毒导致大脑急性粉红色改变,而后出现双侧苍白球对称性坏死。

脑实质内出血

脑实质内出血通常是由于小血管破裂所致,例如豆状核纹状体或软脑膜的穿支动脉破裂,此类病变多与高血压、CAA 或其他诱因有关。高血压性脑出血通常是由于大脑中动脉的豆纹支或基底动脉的脑桥穿支破裂所致,这说明了高血压性脑出血为何好发于皮质下深部大脑核团(壳核、丘脑)以及脑桥、小脑(Ferrer 等,2008)。大量出血表现为急性凝固血液的中心移位和破裂,导致占位效应以及可能形成脑疝。尽管由局部管壁薄弱形成的 Charcot-Bouchard 微动脉瘤(图 2.22)和小血管的动脉瘤样扩张被认为是高血压性脑出血的典型病理学基础,在病理学检查和非动脉瘤破裂时这些表现很少见,但受损的血管壁被认为是更常见的病理生理因素(Yahnis,2005;Ferrer 等,2008)。

散发性 CAA 占原发性非创伤性颅内出血的 10%,并且在血压正常的老年人中是导致脑叶颅内出血的最常见病因(Vonsattel 等,1991;Ferrer 等,2008)。CAA 引起的出血好发部位表浅,也可以引起蛛网膜下腔出血。动脉粥样硬化和 CAA 所致的微出血可能更为常见,可以采用特殊的神经影像学技术进行检测。

蛛网膜下腔出血

根据定义,蛛网膜下腔出血(subarachnoid hemorrhage,SAH)发生于大脑表面的脑膜和软膜之间。SAH 通常是由大脑动脉瘤破裂或创伤所致。动脉瘤性 SAH 的年发病率随着年龄的增长而增高,中位发病年龄在 50~60 岁(Fogelholm 等,1993;Yahnis,2005)。囊状动脉瘤通常发生于 Willis 环的

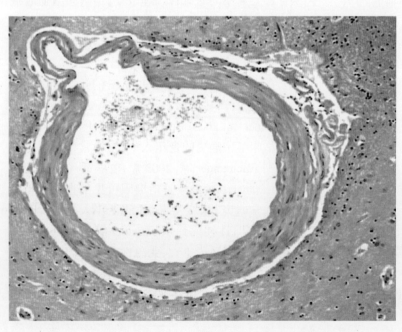

图 2.22 Charcot-Bouchard 动脉瘤,注意血管壁显著变薄的区域

颅内动脉分叉处。随着时间的推移,动脉瘤逐渐增大,其大小与是否发生破裂密切相关(Yahnis,2005)。病理学上,动脉瘤存在狭窄的颈部、薄的管壁、变薄和断裂的内弹力膜和管壁的纤维化。动脉瘤破裂是 SAH 的最常见病因,血液亦可流入脑组织内引起颅内出血。初次出血后 24 小时和 1~4 周可出现再次出血(Inagawa 等,1987)。出血后 4~7 天,可能发生 SAH 的重要并发症之一动脉血管痉挛以及相关的迟发性大脑缺血和梗死。SAH 也是脑外伤的常见并发症。老年人摔倒的风险较高,特别容易出现局灶性 SAH,伴额叶眶回和前颞浅皮质的脑挫裂伤。

运动障碍疾病

与老化相关的最常见的运动障碍疾病是 PD。帕金森综合征也可见于其他的神经退行性疾病,包括 CBD、PSP 和 MSA。此外,老年人常出现轻度运动功能障碍,包括步态异常和行走缓慢,但是很难将之纳入某种特定的疾病类别。在老化的大脑中,其他亚临床的退行性疾病和血管性疾病(Buchman 等,2011)很可能会影响黑质 - 纹状体和额叶 - 纹状体通路。

帕金森病(Parkinson's disease, PD)

特发性 PD 是原发性的运动障碍疾病,病程缓慢进展,临床特征为运动迟缓、僵直、步态异常和震颤等。大体的病理学特征包括黑质和蓝斑苍白,伴有含色素的多巴胺神经元严重丧失,并出现含色素的巨噬细胞,在黑质的致密部可见游离出神经元的黑色素颗粒,以黑质的腹外侧部最明显。据估计,超过 50% 的黑质神经元丢失后即可出现 PD 的症状,但是最近的研究数据对这一结论提出了质疑(Ince 等,2008)。PD 的病理学标志 LBs(图 2.11 和图 2.12)不仅见于黑质,亦可见于迷走神经背核、无名质区、其他脑干核团、脊髓侧索细胞柱以及交感神经节(Braak 等,2003)。更多的尾部结构,包括脑干、嗅球、脊髓和周围神经系统,被认为在黑质受累之前已经受累(Braak 等,2003;Beach 等,2009),在大多数 PD 患者,LB 的发展是从尾部到喙部。病变延伸到皮质区域是很常见的,与 DLB 和帕金森病痴呆相关。帕金森病痴呆在临床上与 DLB 的鉴别是通过运动症状与痴呆出现的时间顺序,帕金森病痴呆的运动症状是出现在痴呆之前(McKeith 等,2005)。路易体(LBs)和路易神经突(LN)是 DLB 和 PD 的核心病理学改变,其病理学特点有很大程度的重叠。

已有报道提及,PD 和 DLB 的患者中,其嗅球处可见突触核蛋白,提示嗅球受累在所有 LB 疾病中都很常见,且发生于疾病的早期阶段(Beach 等,2009)。

PD 的病理阶段划分主要是依据受累的解剖部位以及出现 LB 和 LN 的严重程度来进行的(Braak 等,2003)。在第一阶段和第二阶段中,PD 病理学改变局限于脑干和嗅球。在第三阶段,可出现黑质致密部(SNc)受累,如出现退行性变,则病变属于第四阶段。在第五和第六阶段,α- 突触核蛋白病理改变累及新皮质(Braak 等,2003;Ince 等,2008;Beach 等,2009;Jellinger,2009)。运动和认知的临床表现被认为主要依赖于病变的解剖分布以及 α- 突触核蛋白病理改变的程度(Braak 等,2005;Beach 等,2009)。

在大量的 PD 患者中可以表现出痴呆(Braak 等,2005;Ince 等,2008;Beach 等,2009),尽管关于病理学改变与痴呆之间的关系一直存有争议,皮质 LBs 仍被认为在 PD 痴呆中起了重要的作用(Braak 等,2005;Beach 等,2009)。在 PD 痴呆患者中,同时伴发的 AD 病理改变通常少于经典的 DLB(Cummings,2004),但是,皮质的 LBs 据说以较少的数量几乎出现在所有的特发性 PD 患者,无论是否有痴呆的病史(Ince 等,2008)。

偶发路易体病(incidental LB disease) 一词是用来指那些临床上没有帕金森症候群或认知功能障碍的病例,但神经病理检查发现大脑存在路易体。流行病学研究表明,自主神经症状、REM 睡眠行为障碍以及嗅觉异常可以先于帕金森病运动症状和体征数年出现,可能与脑干结构中的 LBs 和 LNs 相关(Jellinger,2009)。

多系统萎缩

多系统萎缩(multiple system atrophy, MSA)是一种散发性神经退行性疾病,其临床特征是直立性低血压、帕金森病以及小脑的症状和体征(Gilman 等,1998;Gilman 等,2008)。多系统萎缩包含以前的橄榄脑桥小脑萎缩(olivopontocerebellar atrophy)、夏伊 - 德雷格综合征和纹状体黑质变性(striatonigral degeneration)。在 1998 年的共识会议上,提出了 MSA 的诊断标准(Gilman 等,1998),该标准将 MSA 分为两种类型,即 MSA-P 型(帕金森综合征为突出表现,parkinsonian-predominant)和 MSA-C 型(小脑性共济失调为突出表现,cerebellar-predominant)。MSA-P 型和 MSA-C 型的确诊都需要在病变区域出现 α- 突触核蛋白免疫阳性的少突胶质细胞内包涵体（Gilman 等，1998；Gilman 等，2008）。

MSA-P 型占 MSA 病例的绝大多数。神经病理检查，MSA-P 型有壳核的萎缩和颜色变灰、黑质的苍白和轻度的皮质萎缩。在尾壳核的背外侧区和黑质的外侧部分，神经元的丢失和胶质细胞增生最为严重。MSA-C 型可出现小脑、小脑中脚和脑桥的颜色变灰。还可见浦肯野细胞丢失以及贝格曼胶质细胞增生，特别是在小脑蚓部。此外，在脑桥基底部、副橄榄核和下橄榄核存在显著的神经元丢失和胶质细胞增生，并且脑桥基底的横向纤维（小脑脑桥）出现变性改变。MSA-P 型和 MSA-C 型都可以出现黑质、脊髓的中间外侧细胞柱（intermediolateral cell column）和蓝斑的变性（Watanabe 等，2002）。

肌萎缩侧索硬化（ALS）

肌萎缩侧索硬化是一种神经变性疾病，以上运动神经元和下运动神经元变性为特征。该病通常表现为进行性、常常为非对称性肌肉无力和萎缩，常累及延髓球肌 / 呼吸肌，但不累及眼部、尿道及肛门括约肌。肌束震颤是该病的显著特点，反映了下运动神经元的受累。此外，ALS 亦可出现假性延髓性麻痹、进行性萎缩和锥体束征。感觉神经和自主神经系统通常不受影响，但在某些患者亦可累及。与 SOD1 突变相关的家族性 ALS 患者常常存在后柱、Clarke 柱以及脊髓小脑束的变性（Ince 等，2008）。在尸检时可见脊髓的颈膨大和腰骶膨大萎缩，以及脊髓运动前根的萎缩和颜色呈灰色。当伴有痴呆时，可见额叶或颞叶的改变。关键的组织学改变是脊髓前角运动神经元丢失，伴星形胶质细胞增生。在延髓，舌下神经核变性最明显，并且疑核、三叉神经和面神经的运动核以及运动皮质亦可受累。第 Ⅲ、Ⅳ、Ⅵ 对脑神经核以及奥奴弗罗维奇核则保存完好，与眼球运动和括约肌功能的保持完好相一致。在 ALS 患者中，轴突球（axonal spheroids）常见于脊髓前角，但轴突球并非 ALS 的特异性改变，是由于轴突变性肿胀导致。脊髓通常显示出皮质脊髓前束和侧束的髓鞘苍白，可以通过小胶质细胞标志物（microglial markers）的免疫组化染色显示（图 2.23）。

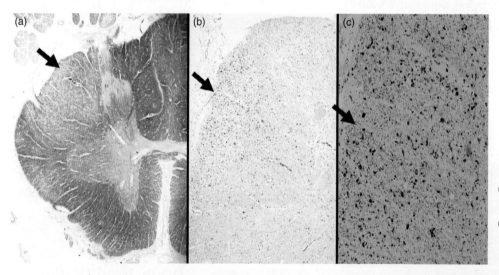

图 2.23　肌萎缩侧索硬化（ALS）。（a）髓鞘染色，可见脊髓的皮质脊髓侧束苍白。（b）低倍和（c）高倍镜下可见 CD8 免疫染色的巨噬细胞，提示变性改变

髓鞘丢失在较低的脊髓节段最明显。肌肉的形态学在活检或尸检时显示为神经源性肌萎缩，包括肌群萎缩和累及 1 型和 2 型纤维的纤维型。

在残存的运动神经元内可见多种包涵体（Ince 等，2008）。Bunina 小体（图 2.24）被认为是 ALS 的特异性改变，是一种小的细胞内嗜酸性包涵体，常以串珠状排列。泛素免疫染色的包涵体在上运动神经元病变和下运动神经元病变时均可见到，包括绞纱包涵体（skein inclusions）（图 2.25）或线样结构（threadlike structures），以及透明样（hyaline-like）或路易体样包涵体（Lewy-like inclusions）。现在人们认

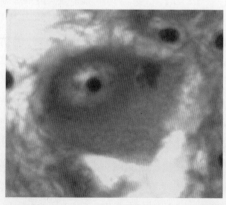

图 2.24　肌萎缩侧索硬化患者的脊髓前角细胞，细胞内可见 Bunina 包涵体

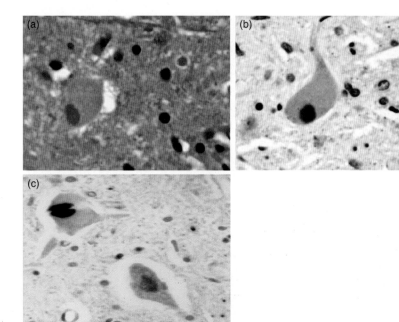

图 2.25 肌萎缩侧索硬化（ALS），HE 染色（a）和泛素染色（b）上，可见脊髓前角细胞运动神经元内的透明样包涵体。（c）使用泛素抗体进行免疫组化染色，亦可显示 ALS 患者脊髓前角细胞内的绞纱样包涵体

识到,在这些包涵体中潜在的泛素化蛋白是 TDP-43,与 FTLD 中的 TDP-43 相同。实际上,在某些 ALS 病例,TDP-43 阳性包涵体亦可见于海马齿状核、基底节以及大脑皮质的神经元。

ALS 病例亦可出现认知功能损害,并且与 FTLD 相关。ALS 患者可伴有轻度的执行功能障碍,其中一小部分将表现为 FTLD 的临床亚型（Geser 等,2008）。事实上,早在 20 世纪初,人们就已经发现 ALS 相关的认知和行为症状,以及 ALS 与 FTD 之间的关联。现在看来,ALS 和 FTLD 可能代表了一种多系统的 TDP-43 蛋白病,而 ALS 和 FTLD 分别属于这组疾病谱的两端（Geser 等,2008；Traub 等,2011）。

亨廷顿病

亨廷顿病（Huntington's disease, HD）是一种常染色体显性遗传疾病,由位于染色体 4p16.3 上的 HD 基因突变所致,其临床特征为舞蹈样运动和精神症状以及进展为痴呆（Yahnis, 2005；Ince 等, 2008）。HD 是由于三核苷酸（CAG）重复序列扩增超过 36 次所致,而正常的重复序列是 26 次。本病通常于中年首次发病,平均生存期是 17 年。第一个临床表现是舞蹈样运动,但神经心理学方面的异常如人格改变、抑郁和精神病症状可以先于运动障碍出现（Yahnis, 2005）。在神经病理学方面可见脑萎缩,表现为尾状核和壳核的特异性萎缩,以及侧脑室的代偿性扩张。在组织学上存在神经元丢失,特别是 GABA 能的中等多棘突神经元（medium spiny

neurons）（Joel, 2001）。泛素阳性的细胞核内包涵体和异常的神经突可见于病变区（Yahnis, 2005；Ince 等, 2008；Cochran, 2005）。

脑肿瘤

脑肿瘤的总发病率似乎在逐渐增加,年龄 60 岁以上的患者中增加最明显（Flowers, 2000）。在 75~79 岁、80~84 岁和 85 岁以上年龄组中,原发性脑肿瘤的发病率平均每年增长分别为 7%、20.4% 和 23.4%（Flowers, 2000）。这些肿瘤包括星形细胞瘤、多形性胶质母细胞瘤（glioblastoma multiforme, GBM）、脑膜瘤、神经鞘瘤、大脑原发性恶性淋巴瘤以及脑转移性肿瘤。

神经胶质瘤

神经胶质瘤包括星形细胞瘤（astrocytomas）、胶质母细胞瘤（GBMs）、少突胶质细胞瘤（oligodendrogliomas）和其他神经胶质瘤。这些肿瘤可发生于任何年龄,但在老年患者中尤其具有挑战性。

星形胶质细胞瘤

弥漫型星形细胞瘤（WHO, Ⅱ 级）包括纤维性星形细胞瘤（fibroblastic）、原浆型星形细胞瘤（protoplasmic）以及肥胖型星形细胞瘤（gemistocytic）等亚型,本病可发生于任何年龄,但最常见于 50~60 岁者（Perry, 2005）。同其他肿瘤一样,它们可表现为头痛、癫痫发作或者根据肿瘤发生部位的不同，出现局部定位体征。星形细胞瘤最常见于大脑白质，常表现为边界不清、质地稍硬、黄白色、质地均匀的异常所见，可造成大脑半球膨胀和变形。肿瘤细胞弥漫性浸润周围正常组织，致使正常组织和肿瘤组织之间边界不清（Louis 等，2008）。有轻度异型性细胞成分增多，不伴有有丝分裂、血管增生和坏死，增殖指数（MIB1/Ki-67）较低（低于 5%）。通过使用胶质细胞原纤维酸性蛋白（glial fibrillary acidic protein, GFAP）抗体可将肿瘤细胞确定为星形胶质细胞。弥漫性星形细胞瘤常发生恶性转化，转变为间变性星形细胞瘤和多形性胶质母细胞瘤。

间变性星形细胞瘤（anaplastic astrocytoma）

间变性星形细胞瘤（WHO，Ⅲ级）可于 WHOⅡ级的弥漫性星形细胞瘤基础之上发生，或开始即为Ⅲ级，即无低度恶性的前体病变。与弥漫性星形细胞瘤相比，间变性星形细胞瘤好发于 60 岁左右，位于大脑半球，受累部位的体积增大，并且形成更明显的肿块（Louis 等，2008）。病变可引起水肿、占位效应和颅内压增高。间变性星形细胞瘤可以出现恶性肿瘤的组织学特征，包括细胞和细胞核的多形性，细胞密度和有丝分裂活动增加，并且 Ki-67/MIB-1 增殖指数通常在 5%~10%。

神经胶质母细胞瘤（glioblastomas）

神经胶质母细胞瘤（WHO，Ⅳ级）属恶性胶质肿瘤，可发生于任何年龄，但以中老年人好发（Ohgaki 等，2004；Louis 等，2007）。原发性神经胶质母细胞瘤多发生于老年人（平均年龄 62 岁），而继发性 GBMs 则多发生于较年轻患者（平均年龄 45 岁）并且由低级别星形细胞瘤发展而来。根据其受累区域的不同，其症状也有所不同，若为额叶肿瘤，在出现临床症状时其浸润性增长可能已经很明显。GBMs 最常发生于皮质下白质，可沿有髓神经纤维播散跨越胼胝体，形成蝴蝶样外观。虽然其播散可为不连续性的，但其远隔部位的肿瘤细胞播散往往非常广泛，这使得对于大多数患者而言，对肿瘤进行彻底的外科切除是不可能的（Louis 等，2008）。在病理学大体观上，GBMs 呈现不同的颜色，在灰色肿瘤团块的中央区域可见黄色的坏死和出血（图 2.26）。在组织学上，细胞密度增高，多形

性明显，核分裂象易见，可见小血管增生和（或）坏死。坏死的特点是大的坏死灶周围环绕以存活的肿瘤细胞，呈假栅栏样排列（图 2.27）。最近的研究数据表明，细胞假栅栏样排列是低氧造成的，低氧后可出现低氧诱导因子（HIF-1）的过度表达，以及分泌诸如 VEGF 和 IL-8 之类的促血管生成因子（Rong 等，2006）。肿瘤增殖活性很高，其 Ki-67/MIB-1 增殖指数可非常高。GFAP 免疫组化染色结果变异很大，但一旦出现阳性，即有助于诊断的确立。

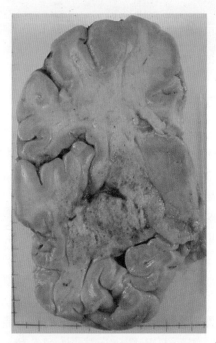

图 2.26　多形性神经胶质母细胞瘤：大体观，表现为具有多彩状坏死的团块，无明确的边界

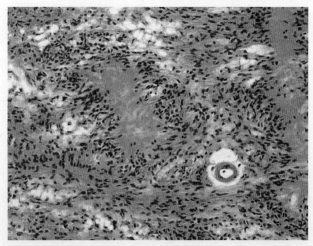

图 2.27　胶质母细胞瘤：组织学上可见坏死灶周围细胞呈假栅栏样排列

其他神经胶质肿瘤

少突胶质细胞瘤（oligodendrogliomas）可发生于任何年龄，但绝大多数发生于成人，发病高峰在40~45岁（Ohgaki 和 Kleihues，2005）。少突胶质细胞瘤是弥漫浸润型低级别胶质瘤（WHO，Ⅱ级），常含有染色体 1p 和 19q 的缺失（Louis 等，2007；Louis 等，2008）。此类肿瘤占全部大脑原发肿瘤的 2.5%，占所有胶质瘤的 5%~6%（Louis 等，2007；Louis 等，2008）。本病主要生长在大脑皮质和脑白质，并且常伴有钙化。在组织学上，本病表现为弥漫浸润的胶质瘤，细胞核呈均匀的圆形，伴核周光晕，这导致在石蜡切片上，少突胶质细胞瘤呈特征性"煎鸡蛋"样外观。细胞外黏液和微囊样改变很常见，并且可见密集的分支状毛细血管网构成铁丝网样改变（Herpers 和 Budka，1984；Louis 等，2007；Louis 等，2008）。室管膜瘤（Ependymomas）属于缓慢生长的胶质瘤，源于脑室壁或椎管的细胞，并且由室管膜的肿瘤细胞组成。在组织学上，室管膜瘤对应的是 WHO Ⅱ级肿瘤。室管膜瘤可发生于任何年龄，从 1 个月到 81 岁（Louis 等，2007），儿童最常发生在第四脑室，而成年人最常发生在脊髓。其中有一种特殊亚型，称为黏液乳头状室管膜瘤（myxopapillary ependymoma），可在成年人的脊髓终丝处出现。最关键的组织学特征是血管周围的假菊形团和室管膜的玫瑰形标志。第四脑室室管膜下瘤在老年人多为偶然发现，并且很少出现症状。

转移性脑肿瘤

脑部转移性肿瘤源自于中枢神经系统之外，通过血行播散或直接侵犯，继发性转移至中枢神经系统。脑部转移性肿瘤与原发性颅内肿瘤比较，发病率大约高出 10 倍（Ellison 等，2008），可以说是老年人最常见的中枢神经系统肿瘤。死于癌症的患者中大约 25% 在尸检时发现存在中枢神经系统转移（Gavrilovic 和 Posner，2005）。肺癌（特别是小细胞肺癌和腺癌）、乳腺癌以及皮肤癌（恶性黑色素瘤）是最常见的来源（Soffietti 等，2002）。超过 80% 的脑转移瘤发生于大脑半球，小脑占 10%~15%，2%~3% 发生于脑干。由于转移瘤通常由血行播散而来，故多发生于动脉交界区，即位于在大脑皮质和白质接合部（Louis 等，2007；Ellison 等，2008）。恶性黑色素瘤和肺癌更易引发多灶性转移，而乳腺癌转移灶则多为单发性（Delattre 等，1988；Ellison 等，

2008）。在病理学上，转移性病变多表现为边界清楚的圆形肿块，取代了其周围的脑实质（图 2.28）。恶性黑色素瘤、肺癌、肾细胞癌以及绒癌易于出血，可表现为颅内出血（Nutt 和 Patchell，1992；Louis 等，2007）。转移性肿瘤的组织学特点通常与其原发病变相同，但常常分化更差。例如，转移性黑色素瘤可以为无色素性的。

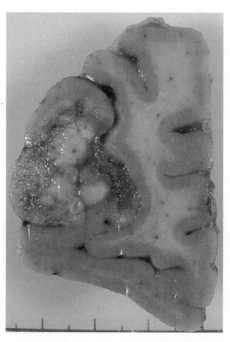

图 2.28　转移性腺癌：病变位于皮质，表现为边界清晰的肿块，伴有坏死

原发性中枢神经系统淋巴瘤

原发性中枢神经系统淋巴瘤（primary CNS lymphomas，PCNSL）是发生于中枢神经系统的恶性淋巴瘤，且无系统性淋巴瘤存在的证据。PCNSL 的发病率已经显著增高，其中至少有部分原因是由于 HIV 阳性患者可发展形成中枢神经系统淋巴瘤。PCNSL 可发生于任何年龄，发病高峰为免疫功能正常受试者的 60~70 岁（Koeller 等，1997；Louis 等，2007）。超过一半的 PCNSLs 累及幕上空间，最常见于额叶、颞叶或顶叶皮质，本病偶可多发（Louis 等，2007）。PCNSLs 也易累及脑室周围区域。本病常出现中央坏死或局灶性出血，与周围脑实质边界清楚，但往往变化较大（Koeller 等，1997）。肿瘤细胞通常形成血管周围套袖样改变，即环绕血管周围，呈同心圆样排列；网状蛋白（reticulin）免疫组化染色呈现血管周围同心圆样的图案。肿瘤细胞可浸润其周围的脑实质，形成肿瘤团块。绝大多数中枢神经系统淋巴瘤在组织学分类上属弥漫性大 B 细胞淋

巴瘤（Koeller 等，1997；Louis 等，2007；Ellison 等，2008）。在肿瘤细胞间，可见反应性小 T 淋巴细胞浸润，其数量多为中等量。大多数 B 细胞 PCNSLs 的 Ki-67 标记指数都很高（Koeller 等，1997；Louis 等，2007；Ellison 等，2008）。由于单个肿瘤细胞广泛地浸润周围的脑实质，其表现多类似于胶质肿瘤，而与转移性肿瘤有很大不同，至少在最初阶段把肿瘤完全切除通常是不可能实现的，PCNL 属激素敏感性肿瘤，同时也对放射治疗和化学治疗反应良好，但是，其长期预后仍然很差。

脑膜瘤

脑膜瘤源自于脑膜（蛛网膜）上皮细胞，通常附着于硬膜内侧表面。大多数脑膜瘤是良性的，属于 WHO 分类 I 级。在美国，脑膜瘤占原发性颅内肿瘤的 24%~30%（Louis 等，2007），可发生于任何年龄，但最常见于中年和老年患者，其发病高峰在 50~70 岁（Louis 等，2007；Ellison 等，2008）。脑膜瘤的发病率女性显著高于男性，女∶男比例接近于 2∶1（Louis 等，2007）。脑膜瘤多呈边界清晰的球形，稳定地附着于硬脑膜上。硬脑膜和骨的侵犯很常见，但这并不意味着其为恶性，大脑的侵犯则相对罕见。脑膜瘤组织学表现多种多样，通常以混合型最为多见。其组织学特点包括漩涡样结构和沙粒小体。非典型脑膜瘤的诊断在很大程度上需依靠其组织学特点，特别是核分裂象以及其特殊的形态学表现来作出，而非依靠是否出现脑侵犯得出的，虽然后者往往与复发率高有关（Louis 等，2007）。间变型（恶性）脑膜瘤的诊断也是基于其组织学 / 形态学特点得出的，此类脑膜瘤常具有侵袭性行为，但转移非常少见。

神经鞘瘤

神经鞘瘤属良性神经鞘肿瘤（WHO，I 级），大约占颅内肿瘤的 8%，占桥小脑脚肿瘤的 85%（听神经瘤），占脊神经根肿瘤的 29%（Louis 等，2007）。大约 90% 的病理表现为散发的实性肿块。本病可发生于任何年龄，发病高峰在 30~60 岁。神经鞘瘤通常呈包膜完整的球形肿物，可有微囊形成、脂质堆积以及出血。组织学上表现为梭形细胞肿瘤，其内可见致密（Antoni A）区域和疏松（Antoni B）区域，其特点是细胞核呈栅栏状排列（Verocay 小体）。神经鞘瘤多紧邻其累及的神经，因而在许多病例中，可通过外科手术将肿瘤切除，并可部分乃至全部地保留神经功能（Ellison 等，2008）。

神经纤维瘤

神经纤维瘤由多种细胞成分混合构成，包括雪旺细胞、神经束膜样细胞以及纤维母细胞。实体的神经纤维瘤是外周神经系统中最常见的肿瘤，它们可表现为边界清晰的神经内病变或弥漫浸润的神经外的肿瘤。多发性神经纤维瘤，特别是丛状神经纤维瘤与 I 型神经纤维瘤有关（Louis 等，2007；Ellison 等，2008）。与神经鞘瘤不同，神经纤维瘤极少见于颅内，此外，5%~10% 的丛状神经纤维瘤有恶性转化的倾向（Ellison 等，2008）。神经纤维瘤的完全切除非常困难，因为肿瘤细胞与神经组织常混合相间存在。

中毒代谢性脑病

原发性代谢性脑病是指那些由于遗传性代谢异常所致的脑病。继发性或获得性代谢性脑病是指那些由于水、电解质、营养不良、酒精、血糖和其他化学物质代谢异常引发的大脑功能损害。

肝性脑病

肝性脑病发生于严重肝病的患者以及血液循环绕过肝脏的情况。在神经病理上，星形细胞，特别是基底节处的星形细胞，可呈现 Alzheimer II 型的改变，包括膨大、淡染的神经元细胞核，伴有染色质边集以及核仁明显。这些星形细胞 GFAP 免疫组化染色可呈阴性，并且线粒体增多，在严重的病例中，其细胞核可呈分叶状，并含有糖原颗粒（Norenberg，1994）。人们推测，血氨水平升高可损害突触后抑制性突触传递，最终导致突触谷氨酸摄取障碍，细胞外谷氨酸增高，以及谷氨酸受体下调（Norenberg，1994；Harris 等，2008）。

酒精

酗酒与大量急性和慢性脑损伤均有关系。与维生素 B₁ 缺乏有关的 WKS，被描述为认知功能障碍的病理改变（参见"韦尼克 - 科尔萨科夫综合征"章节）。小脑萎缩的发生可以独立于 WKS，而与维生素 B₁ 缺乏之间的关系也不明确。此外，长期酗酒与脑灰质和白质的萎缩均有关系，但是一旦戒断酒，这些改变是可逆的。神经元丢失主要特定地发生于额上回皮质（Smith 等，1992）。

脑桥中央髓鞘溶解症

脑桥中央髓鞘溶解症属相对罕见病变,但致死率高,常发生于伴有 WKS 的嗜酒者、严重肝病患者、严重烧伤、营养不良、厌食症以及严重的电解质紊乱疾病患者(Harris 等,2008)。过于快速地纠正低钠血症可导致血钠绝对数值的改变,这可能是本病的一个重要诱因。在大体观上,脱髓鞘区域常呈三角形或蝴蝶型,在横切面上呈对称性分布。组织学上,髓鞘染色切片呈病变基底部边界相对锐利的苍白色,可见相对保存完好的轴索。已有报道提示,在超过一半的患者中,同时出现脑桥外的脱髓鞘改变(Harris 等,2008)。

中枢神经系统的感染和炎症性病变

老年人较易发生特异性感染,这可能反映了一种年龄相关细胞介导的免疫和抗体反应的下降(Smith 等,1992;Kipnis 等,2008)。在老年人,免疫力出现下降,同时伴有 T 细胞群以及单核/巨噬细胞功能的改变。这种情况也使得老年人更易于发生某些炎症性疾病。

细菌性脑膜炎

超过一半死于脑膜炎的患者年龄超过 60 岁,最常见的死因是肺炎链球菌、脑膜炎奈瑟菌、单核细胞增多性李斯特菌、流感嗜血杆菌以及金黄色葡萄球菌感染(Chimella,2001)。细菌性脑膜炎可由血行播散而来,亦可由局部侵犯而来。其症状和体征可迅速进展,包括头痛、发热、嗜睡和意识模糊。脑组织肿胀受压,其周围包绕黄色奶油样物或绿脓。镜下检查,可见中性粒细胞充满蛛网膜下腔以及脑实质内的血管周围间隙。除了死亡前曾进行治疗者外,革兰染色常可发现细菌。并发症包括脑缺血、梗死、脑积水、硬膜下积液、矢状窦或皮层静脉血栓(Chimella,2001;Gyure,2005)。

病毒感染

中枢神经系统的病毒感染可导致无菌性脑膜炎或脑膜脑炎。病毒性脑膜炎通常没有细菌性脑膜炎那么严重,大多数患者恢复后没有并发症。本病通常由肠道病毒感染所致,较少见于老年人(Chimella,2001)。脑膜可稍微不透明,并且炎性浸润几乎全部为淋巴细胞。

单纯疱疹病毒性脑炎

单纯疱疹病毒性(HSV)脑炎是最常见的散发性、非季节性脑炎,本病可发生于任何年龄,但是大约半数病人年龄在 50 岁以上。事实上,在老年人群中,HSV(特别是 HSV-1)感染是脑炎的最常见病因(Chimella,2001)。在临床上,患者主要表现为亚急性起病的发热、头痛和意识模糊。总的来说,HSV 性脑炎通常表现为双侧性、非对称性出血坏死,主要累及颞叶、岛叶、扣带回以及后眶皮质(Chimella,2001;Gyure,2005)。组织学上表现为出血性坏死,伴有血管周围和脑实质的慢性炎症、巨噬细胞浸润及小胶质细胞结节形成。Cowdry A 核内包涵体是 HSV 脑炎的特征性改变。免疫组化和电镜有助于识别病原体。

进行性多灶性白质脑病

进行性多灶性白质脑病(PML)属中枢神经系统感染性脱髓鞘疾病,其病因为少突胶质细胞被 JC 病毒感染所致,后者属乳头瘤病毒的一种。本病最常发生于免疫损伤的患者,常被当做是服用某些特定药物、癌症和老年人的并发症;本病还常与 HIV 感染有关(Gyure,2005)。临床表现包括局部症状/体征以及认知功能损伤。大体观,可见脑白质呈现小灶状灰染,可融合成大片脑实质异常区。病变通常位于大脑半球的皮质下,尤以顶枕区好发(Chimella,2001;Gyure,2005)。镜下可见局灶性脱髓鞘改变,其周围可见受感染影响的,增大浓染的少突胶质细胞核。常规 HE 染色可见细胞核内病毒包涵体,不定形松散地分布在整个核质中。PML 的星形细胞常呈"肿瘤样"改变,表现为分叶状浓染的细胞核(Gyure,2005)。

隐球菌性脑膜炎

隐球菌性脑膜炎是由于新型隐球菌感染所致,新型隐球菌属环境中常见的真菌之一,主要通过免疫缺陷患者的肺部感染而来。本病主要与淋巴组织增生性疾病、酗酒、高龄、全身广泛性营养不良、激素治疗、器官移植以及 HIV 感染有关(Chimella,2001)。HIV 感染的患者一旦出现亚急性脑膜炎,常标志着疾病已经向 AIDS 转化。在无 HIV 感染的患者中,常于尸检时确立本病的诊断,这主要是由于此类患者很少表现出亚急性或慢性脑膜炎的症状和体征。大体观,可见蛛网膜增厚变浊,可合并脑积水。病变区可呈现瑞士奶酪样外观,特别是基底节区。隐球菌呈椭圆形酵母状,可出芽,典型的外观呈空泡样。此种真菌可通过 PAS 染色显色,通常出现于血管周围。

弓形体病

弓形体病是由于细胞内的原虫弓形虫感染所致。这种寄生虫的终宿主是家猫和其他猫科动物。本病最常与HIV感染有关，但其他引起免疫抑制的诱因亦可引发本病（Chimelli等，1992；Chimella，2001）。脑部病变可引起局部定位症状和体征。典型的脑部病变表现为坏死，伴局部出血，以中性粒细胞和单核细胞为主的急性或慢性炎细胞浸润，新生毛细血管、星形细胞和小胶质细胞增生。病原微生物主要位于坏死灶周围，脑实质中不见，囊胞中可见。

大脑其他感染性和炎症性疾病

在过去10年中，神经系统感染性疾病的种类越来越多（Rosenbloom和Smith，2009）。此类病变多表现为亚急性过程，可出现病理性抗体和（或）广泛的炎症。其症状和体征变化很大，但是，在老年人群中，通常会出现亚急性发病的认知功能改变和行为改变，其表现与边缘系统脑炎相类似。此类病变可与特异性抗体有关亦可无关，而那些与抗体有关者有一部分可能属于副癌综合征。小细胞肺癌属较易发生副癌综合征的肿瘤之一，因此确定患者是否有吸烟史非常重要。某些疾病可有特异性的病理学改变，例如边缘系统脑炎和系统性红斑狼疮，而其他某些疾病（例如桥本脑炎）的病理学基础则不明了。此外还有一组无特异性抗原或特异性抗体的炎症性疾病，例如结节病和原发性中枢神经系统血管炎。总的来说，这些疾病较为少见，在老年人中，其晚期表现也相对较少。病理学上可呈爆发性脑炎改变，可见炎症、噬神经细胞现象，和小胶质细胞结节（参见"边缘系统脑炎"一节），或表现为主要发生于血管的炎症和坏死（血管炎）。此类疾病的某些病理改变已在前边章节进行过描述，而关于此类疾病的神经病理学改变的完整综述则超出了此章的范畴。最后，随着HIV治疗的显著进步，HIV感染者的寿命已显著延长，因此，有研究提示老年HIV患者罹患特异性老龄相关性疾病的危险性更高，诸如AD等疾病；有趣的是，无HIV感染的静脉注射毒品者，其罹患此类疾病的风险也较高。

脑外伤

急性出血和慢性创伤性脑病在老年人中均很常见。这两种情况均可显著增加老年人的死亡率和身体功能失能的风险。

硬膜下血肿

硬膜下血肿（SDHs）可为急性或慢性。急性外伤性硬膜下血肿可与弥漫性脑挫裂伤和邻近的脑内血肿有关。这些病人通常从受伤时起就昏迷不醒（Blumbergs等，2008）。但更常见的是较轻的SDHs，此时疾病可与外伤无明显关系，多为桥静脉破裂所致，且少有或不伴有脑损伤（Blumbergs等，2008）。病理学上，SDHs属慢性病变，出现于大约外伤后3周或刚发生创伤之后。慢性SDHs与明确的外伤可有关亦可无关，通常是由于硬脑膜蛛网膜静脉桥接破裂所致。慢性SDHs最常发生于50岁以上的老人，在70~80岁的老人中最为常见（Blumbergs等，2008）。脑萎缩似乎是一重要诱因，推测脑萎缩可能引发了桥静脉的牵拉。这种脑萎缩的患者发生出血时，可不出现明显的团块效应。通过对血凝块和硬膜下膜的显微镜下检查，可以推断出SDH的大致发生时间。在血肿发生后的头几天，外层硬脑膜可见数层成纤维细胞膜（fibroblastic membrane）；在4~6周后，成纤维细胞膜大概发展到相当于硬脑膜的厚度（Blumbergs等，2008）。成纤维细胞膜通常高度血管化，这导致其易于再次出血；这样，SDH病变可呈现不同阶段的出血和成纤维细胞膜的改变。

慢性创伤性脑病（chronic traumatic encephalopathy, CTE）

长期以来，人们发现，头部反复受到创伤的拳击手更容易出现早发痴呆综合征，这种情况被称之为拳击手痴呆，此类综合征的病理学改变与AD相比有相似之处也有不同之处。这种关系非常有趣，反复对头部进行打击是导致晚发的散发性AD的一个危险因素。较为近期的研究提供了关于本病更为深入的描述。临床综合征包括人格和记忆改变，以及帕金森病样的行为。该综合征并不仅出现于拳击手，亦可见于其他竞技体育运动的运动员，例如足球运动员（McKee等，2009）。病理学所见似乎可以与退行性Tau蛋白病鉴别，后者常伴有神经纤维缠结，或呈线样的变性神经突起，但有独特的脑分布区域，易发生于表面皮质、脑沟深处，以及额叶和颞叶皮质的血管周围。弥漫分布的淀粉样物质是本病的一个普遍但变异度很大的特点（McKee等，2009）。

目前仍需进行进一步深入的研究来确定慢性创伤性脑病和 AD 之间的关系。

（刘汉兴　董斌　译，杨春慧　校）

参考文献

Anthony, I.C., Norrby, K.E., et al. (2010) Predisposition to accelerated Alzheimer-related changes in the brains of human immunodeficiency virus negative opiate abusers. *Brain*, 133: 3685–3698.

Arvanitakis, Z., Leurgans, S.E., Wang Z., et al. (2011a) Cerebral amyloid angiopathy and cognitive domains in older persons. *Ann Neurol*, 69 (2): 320–327.

Arvanitakis, Z., Leurgans, S.E., et al. (2011b) Microinfarct pathology, dementia, and cognitive systems. *Stroke*, 42 (3): 722–727.

Attems, J. and Jellinger, K.A. (2004) Only cerebral capillary amyloid angiopathy correlates with Alzheimer pathology—a pilot study. *Acta Neuropathol*, 107: 83–90.

Beach, T.G., Adler, C.H., et al. (2009) Unified staging system for Lewy body disorders: correlation with nigrostriatal degeneration, cognitive impairment, and motor dysfunction. *Acta Neuropathol*, 117: 613–634.

Bennett, D.A., Wilson, R.S., et al. (2002) Natural history of mild cognitive impairment in older persons. *Neurology*, 59: 198–205.

Bennett, D.A., Schneider, J.A., et al. (2006) Neuropathology of older persons without cognitive impairment from two community-based studies. *Neurology*, 66: 1837–1844.

Bergeron, C., Pollanen, M.S., et al. (1997) Cortical degeneration in progressive supranuclear palsy. A comparison with cortical-basal ganglionic degeneration. *J Neuropathol Exp Neurol*, 56 (6): 726–734.

Blumbergs, P., Reilly, P., et al. (2008) Trauma. In: S. Love, D.N. Louis and D.W. Ellison (eds), *Greenfield's Neurpathology*, 8th edn, London: Edward Arnold.

Braak, H. and Braak, E. (1991) Neuropathological stageing of Alzheimer-related changes. *Acta Neuropathol (Berl)*, 82: 239–259.

Braak, H., Redici, T.K.D., et al. (2003) Staging of brain pathology related to sporadic Parkinson's disease. *Neurobiol Aging*, 24: 197–211.

Braak, H., Rúb, U., et al. (2005) Cognitive status correlations with neuropathologic stage in Parkinson disease. *Neurology*, 64: 1404–1410.

Buchman, A.S., Leurgans, S.E., et al. (2011) Cerebrovascular disease pathology and parkinsonian signs in old age. *Stroke*, 42: 3183–3189.

Cairns, N.J., Neumann, M., et al. (2007) TDP-43 in familial and sporadic frontotemporal lobar degeneration with ubiquitin inclusions. *Neurobiology*, 171 (1): 227–240.

Chimella, L. (2001) Infectious diseases. In: S. Duckett and J.C. De La Torre (eds), *Pathology of the Aging Human Nervous System*, 2nd edn, New York: Oxford University Press.

Chimelli, L., Rosemberg, S., et al. (1992) Pathology of the central nervous system in patients infected with the human immunodeficiency virus (HIV): a report of 252 autopsy cases from Brazil. *Neuropathol Appl Neurobiol*, 18 (5): 478–488.

Chui, H. (2007) Subcortical ischemic vascular dementia (SIVD). *Neurol Clin*, 25 (3): 717.

Cochran, E.J. (2005) Neurodegenerative diseases. In: J.R. Goldblum (ed), *Prayson's Neuropathology: A Volume in the Series Foundations in Diagnostic Pathology*, pp. 223–286. Philadelphia: Elsevier Churchill Livingstone.

Collins, S.J., Ahlskog, J.E., et al. (1995) Progressive supranuclear palsy: neuropathologically based diagnostic clinical criteria. *J Neurol Neurosurg Psychiatry*, 58: 167–173.

Cummings, J.L. (2004) Reconsidering diagnostic criteria for dementia with Lewy bodies. *Rev Neurol Dis*, 1 (1): 31–34.

Daniel, S.E., de Bruin, V.M.S., et al. (1995) The clinical and pathological spectrum of Steele-Richardson-Olszewski syndrome (progressive supranuclear palsy): a reappraisal. *Brain*, 118: 759–770.

Delattre, J.Y., Krol, G., et al. (1988) Distribution of brain metastases. *Arch Neurol*, 45 (7): 741–744.

Dickson, D.W. (1999) Neuropathologic differentiation of progressive supranuclear palsy and corticobasal degeneration. *J Neurol*, 246 (Suppl. 2): II/6–II/15.

Dickson, D.W., Davies, P., et al. (1987) Diffuse Lewy body disease: neuropathological and biochemical studies of six patients. *Acta Neuropathol*, 75 (1): 8–15.

Duckett, S. (2001) The normal aging human brain. In: S. Duckett and J.C. De La Torre (eds), *Pathology of the Aging Human Nervous System*, 2nd edn. New York: Oxford University Press.

Elkins, J.S., Longstreth, W.T., et al. (2006) Education and the cognitive decline associated with MRI-defined brain infarct. *Neurology*, 67 (3): 435–440.

Ellis, R.J., Olichney, J.M., et al. (1996) Cerebral amyloid angiopathy in the brains of patients with Alzheimer's disease: the CERAD experience, Part XV. *Neurology*, 46 (6): 1592–1596.

Ellison, D.W., Perry, A., et al. (2008) Tumours: non-neuroepithelial tumours and secondary effects. In: S. Love, D.N. Louis and D.W. Ellison (eds), *Greenfield's Neurpathology*, 8th edn. London: Edward Arnold.

Esiri, M.M., Wilcock, G.K., et al. (1997) Neuropathological assessment of the lesions of significance in vascular dementia. *J Neurol Neurosurg Psychiatry*, 63: 749–753.

Fernando, M.S., Simpson, J.E., et al. (2006) MRC Cognitive Function and Ageing Neuropathology Study Group. White matter lesions in an unselected cohort of the elderly: molecular pathology suggests origin from chronic hypoperfusion injury. *Stroke*, 37 (6): 1391–1398.

Ferrer, I., Kaste, M., et al. (2008) Vascular diseases. In: S. Love, D.N. Louis and D.W. Ellison (eds), *Greenfield's Neuropathology*, 8th edn. London: Edward Arnold.

Fjell, A. M., et al. (2009) High consistency of regional cortical thinning in aging across multiple samples. *Cereb Cortex*, 19: 2001–2012.

Flowers, A. (2000) Brain tumors in the older person. *Cancer Control*, 7 (6): 523–538.

Fogelholm, R., Hernesniemi, J., et al. (1993) Impact of early surgery on outcome after aneurysmal subarachnoid hemorrhage. A population-based study. *Stroke*, 24 (11): 1649–1654.

Gambetti, P., Kong, Q.Z., et al. (2003) Sporadic and familial CJD: classification and characterization. *Br Med Bull*, 66: 213–239.

Gavrilovic, I.T. and Posner, J.B. (2005) Brain metastases: epidemiology and pathophysiology. *J Neurooncol*, 75: 5–14.

Geser, F., Brandmeir, N.J., et al. (2008) Evidence of multisystem disorder whole-brain map of pathological TDP-43 in amyotrophic lateral sclerosis." *Arch Neurol*, 65 (5): 636–641.

Gibb, W.R.J., Luthert, P.J., et al. (1988) Corticobasal degeneration. *Oxford J Medicine Brain*, 112 (5): 1171–1192.

Gilman, S., Low, P., et al. (1998) Consensus statement on the diagnosis of multiple system atrophy. *Clin Auton Res*, 8: 359–362.

Gilman, S., Wenning, G.K., et al. (2008) Second consensus statement on the diagnosis of multiple system atrophy. *Neurology*, 71 (9): 670–676.

Gunning-Dixon, F.M., Brickman, A.M., et al. (2009) Aging of cerebral white matter: a review of MRI findings. *Int J Geriatr Psychiatry*, 24 (2): 109–117.

Gyure, K.A. (2005) Infections. In: J.R. Goldblum (ed), *Prayson's Neuropathology: A Volume in the Series Foundations in Diagnostic Pathology*, Philadelphia: Churchill Livingstone.

Hachinski, V.C., Lassen, N.A., et al. (1974) Multi-infarct dementia. A cause of mental deterioration in the elderly. *The Lancet*, 2: 207–210.

Hachinski, V., Iadecola, C., et al. (2006) National Institute of Neurological Disorders and Stroke–Canadian Stroke Network vascular cognitive impairment harmonization standards. *Stroke*, 37 (9): 2220–2241.

Hamilton, R.L. (2000) Lewy bodies in Alzheimer's disease: a neuropathological review of 145 cases using alpha-synuclein immunohistochemistry. *Brain Pathol*, 10 (3): 378–384.

Harper, C. (2009) The neuropathology of alcohol-related brain damage. *Alcohol Alcohol*, 44 (2): 136–140.

Harris, J., Chimeli, L., et al. (2008) Nutritional deficiencies, metabolic disorders, and toxins affecting the central nervous system. In: S. Love, D.N. Louis and D.W. Ellison (eds), *Greenfield's Neuropathology*, 8th edn, pp. 675–717. London: Edward Arnold.

Herpers, M.J., Budka, H. (1984) Glial fibrillary acidic protein (GFAP) in oligodendroglial tumors: gliofibrillary oligodendroglioma and transitional oligoastrocytoma as subtypes of oligodendroglioma. *Acta Neuropathologica*, 64 (4): 265–272.

Hof, P.R. and Glannakopoulos, P. (1996) The neuropathological changes associated with normal brain aging. *Histol Histopathol*, 11: 1075–1088.

Inagawa, T., Kamiya, K., et al. (1987) Rebleeding of ruptured intracranial aneurysms in the acute stage. *Surgi Neurol*, 28: 93–99.

Ince, P.G., Clark, B., et al. (2008) Diseases of movement and system degenerations. In: S. Love, D.N. Louis and D.W. Ellison (eds), *Greenfield's Neuropathology*, 8th edn, London: Edward Arnold.

Ironside, J.W., Macardle, L., et al. (2002) Pathological diagnosis of variant Creutzfeldt-Jakob disease. *APMIS*, 110: 79–87.

Jack, C.R. Jr, Knopman, D.S., et al. (2010) Hypothetical model of dynamic biomarkers of the Alzheimer's pathological cascade. *Lancet Neurol*, 9 (1): 119–128.

Jellinger, K.A. (2008) Morphologic diagnosis of "vascular dementia": a critical update. *J Neurol Sci*, 270: 1–12.

Jellinger, K.A. (2009) A critical evaluation of current staging of α-synuclein pathology in Lewy body disorders. *Biochim Biophys Acta*, 1792: 730–740.

Joel, D. (2001) Open interconnected model of basal ganglia-thalamocortical circuitry and its relevance to the clinical syndrome of Huntington's disease. *Mov Disord*, 16 (3): 407–423.

Jurgens, H.A. and Johnson, R.W. (2012) Dysregulated neuronal–microglial cross-talk during aging, stress, and inflammation. *Exp Neurol*, 233 (1): 40–48.

Katsuse, O., Iseki, E., et al. (2003) 4-repeat tauopathy sharing pathological and biochemical features of corticobasal degeneration and progressive supranuclear palsy. *Acta Neuropathol*, 106: 251–260.

Kipnis, J., Dereck, N.C., et al. (2008) Immunity and cognition: what do age-related dementia, HIV-dementia, and "chemo-brain" have in common? *Trends Immunol*, 29 (10): 455–463.

Koeller, K.K., Smirniotopoulos, J.G., et al. (1997) Primary central nervous system lymphoma: radiologic-pathologic correlation. *RadioGraphics*, 17: 1497–1526.

Kosaka, K., Yoshimura, M., et al. (1984) Diffuse type of Lewy body disease: progressive dementia with abundant cortical Lewy bodies and senile changes of varying degree—a new disease? *Clin Neuropathol*, 3 (5): 185–192.

Kuller, L.H., Lopez, O.L., et al. (2005) Determinants of vascular dementia in the cardiovascular health cognition study. *Neurology*, 64: 1548–1552.

Longstreth, W.T. Jr, Sonnen, J.A. (2009) Associations between microinfarcts and other macroscopic vascular findings on neuropathologic examination in 2 databases. *Alzheimer Dis Assoc Disord*, 23 (3): 291–294.

Louis, D.N., Ohgaki, H., et al. (eds.) (2007) *WHO Classification of Tumors of the Central Nervous System*. WHO.

Louis, D.N., Reifenberger, G., et al. (2008) Tumours: introduction and neuroepithelial tumours. In: S. Love, D.N. Louis and D.W. Ellison (eds), *Greenfield's Neuropathology*, 8th edn. London: Edward Arnold.

Lowe, J., Mirra, S.S., et al. (2008) Ageing and dementia. In: S. Love, D.N. Louis and D.W. Ellison (eds), *Greenfield's Neuropathology*, 8th edn. London: Edward Arnold.

Mackenzie, I.R., Neumann, M., et al. (2009) Nomenclature for neuropathologic subtypes of frontotemporal lobar degeneration: consensus recommendations. *Acta Neuropathol*, 117: 15–18.

Mahadevan, A., Shankar, S.K., et al. (2002) Brain biopsy in Creutzfeldt-Jakob disease: evolution of pathological changes by prion protein immunohistochemistry. *Neuropathol Appl Neurobiol*, 28: 314–324.

Mandybur, T.I. (1986) Cerebral amyloid angiopathy: the vascular pathology and complications. *J Neuropathol Exp Neurol*, 45: 79–90.

Markesbery, W.R., Schmitt, F.A., et al. (2006) Neuropathologic substrate of mild cognitive impairment. *Arch Neurol*, 63: 38–46.

Masliah, E., Crews, L., et al. (2006) Synaptic remodeling during aging and in Alzheimer's disease. *J Alzheimer Dis*, 9 (Suppl. 3): 91–99.

Matsusaka, H., Ikeda, K., et al. (1998) Astrocytic pathology in progressive supranuclear palsy: significance for neuropathological diagnosis. *Acta Neuropathol*, 96: 248–252.

McKee, A.C., Cantu, R.C., et al. (2009) Chronic traumatic encephalopathy in athletes: progressive tauopathy after repetitive head injury. *J Neuropathol Exp Neurol*, 68 (7): 709–773.

McKeith, I.G., Galasko, D., et al. (1996) Consensus guidelines for the clinical and pathologic diagnosis of dementia with Lewy bodies (DLB): report of the Consortium on DLB International Workshop. *Neurology*, 47: 1113–1124.

McKeith, I.G., Dickson, D.W., et al. (2005) Diagnosis and management of dementia with Lewy bodies: third report of the DLB Consortium. *Neurology*, 65: 1863.

Mirra, S.S., Heyman, A., et al. (1991) The Consortium to Establish a Registry for Alzheimer's Disease (CERAD). Part II. Standardization of the neuropathologic assessment of Alzheimer's disease. *Neurology*, 41: 479–486.

Moody, D.M., Brown, W.R., et al. (1995) Periventricular venous collagenosis: association with leukoaraiosis. *Radiology*, 195 (2): 469–476.

Moossy, J. (1993) Pathology of cerebral atherosclerosis. Influence of age, race, and gender. *Stroke*, 24 (Suppl. 12): I22–I23, I31–I32.

Morris, J.C., Storandt, M., et al. (2001) Mild cognitive impairment represents early-stage Alzheimer's disease. *Arch Neurol*, 58: 397–405.

Mouton, P.R., Martin, L.J., et al. (1998) Cognitive decline strongly correlates with cortical atrophy in Alzheimer's dementia. *Neurobiol Aging*, 19 (5): 371–377.

Murray, M.E., Senjem, M.L., et al. (2010) Functional impact of white matter hyperintensities in cognitively normal elderly subjects. *Arch Neurol*, 67 (11): 1379–1385.

Nelson, P.T. and Abner, E.L. (2010) Modeling the association between 43 different clinical and pathological variables and the severity of cognitive impairment in a large autopsy cohort of elderly persons. *Brain Pathol*, 20 (1): 66–79.

Neuropathology Group of the Medical Research Council Cognitive Function and Aging Study (MRC CFAS) (2001) Pathologic correlates of late onset dementia in a multicentre, community based population in England and Wales. *Lancet*, 357: 169–175.

Norenberg, M.D. (1994) Astrocyte responses to CNS injury. *J Neuropathol Exp Neurol*, 53 (3): 213–220.

Nutt, S.H. and Patchell, R.A. (1992) Intracranial hemorrhage associated with primary and secondary tumors. *Neurosurg Clin N Am*, 3 (3): 591–599.

O'Brien, R.J., Resnick, S.M., et al. (2009) Neuropathologic studies of the Baltimore Longitudinal Study of Aging (BLSA). *J Alzheimers Dis*, 18 (3): 665–675.

Ohgaki, H. and Kleihues, P. (2005) Population-based studies on incidence, survival rates, and genetic alterations in astrocytic and oligodendroglial gliomas. *J Neuropathol Exp Neurol*, 64 (6): 479–489.

Ohgaki, H., Dessen, P., et al. (2004) Genetic pathways to glioblastoma: a population-based study. *Cancer Res*, 64: 6892–6899.

Pannese, E. (2011) Morphological changes in nerve cells during normal aging. *Brain Struct Funct*, 216 (2): 85–89.

Paulus, W. and Selim, M. (2005) Corticonigral degeneration with neuronal achromasia and basal neurofibrillary tangles. *Acta Neuropathol*, 81 (1): 89–94.

Perry, A. (2005) Glial and glioneuronal tumors. In: J.R. Goldblum (ed), *Prayson's Neuropathology: A Volume in the Series Foundations in Diagnostic Pathology*, Philadelphia: Churchill Livingstone.

Peters, A., Morrison, J.H., et al. (1998) Are neurons lost from the primate cerebral cortex during normal aging? *Cereb Cortex*, 8: 295–300.

Petersen, R.C., Parisi, J.E., et al. (2006) Neuropathologic features of amnestic mild cognitive impairment. *Arch Neurol*, 63 (5): 665–672.

Pletnikova, O., West, N., et al. (2005) Abeta deposition is associated with enhanced cortical alpha-synuclein lesions in Lewy body diseases. *Neurobiol Aging*, 26 (8): 1183–1192.

Price, C.C., Jefferson, A.L., et al. (2005) Subcortical vascular dementia: integrating neuropsychological and neuroradiologic data. *Neurology*, 65: 376–380.

Rentz, D.M., Locascio, J.J., et al. (2010) Cognition, reserve, and amyloid deposition in normal aging. *Ann Neurol*, 67 (3): 353–364.

Resenick, S.M., Alberto, F., et al. (2000) One-year age changes in MRI brain volumes in older adults. *Cereb Cortex*, 10: 464–472.

Richard, M.B. and Taylor, S.R. (2010) Age-induced disruption of selective olfactory bulb synaptic circuits. *Proc Natl Acad Sci USA*, 107 (35): 15613–15618.

Riley, D.E., Lang, A.E., et al. (1990) Cortical-basal ganglionic degeneration. *Neurology*, 40 (8): 1203.

Roman, G. (2003) Vascular dementia: a historical background. *Int Psychogeriatr*, 15 (Suppl. 1): 11–13.

Román, G.C., Erkinjuntti, T., et al. (2002) Subcortical ischaemic vascular dementia. *Lancet*, 1: 426–436.

Rong, Y., Durden, D.L., et al. (2006) Pseudopalisading necrosis in glioblastoma: a familiar morphologic feature that links vascular pathology, hypoxia, and angiogenesis. *J Neuropathol Exp Neurol*, 65 (6): 529–539.

Rosenbloom, M.H. and Smith, S. (2009) Immunologically mediated dementias. *Curr Neurol Neurosci Rep*, 9 (5): 359–367.

Samuel, W. and Galasko, D. (1996) Neocortical Lewy body counts correlate with dementia in the Lewy body variant of Alzheimer's disease. *J Neuropathol Exp Neurol*, 55 (1): 44–52.

Scheibel, A.B. (1988) Dendritic correlates of human cortical function. *Arch Ital Arch Biol*, 126 (4): 347–357.

Schneider, J.A. and Bennett, D.A. (2010) Where vascular meets neurodegenerative disease. *Stroke*, 41: S144–S146.

Schneider, J.A., Watts, R.L., et al. (1997) Corticobasal degeneration: neuropathologic and clinical heterogeneity. *Neurology*, 48: 959–969.

Schneider, J.A., Wilson, R.S., et al. (2003) Relation of cerebral infarctions to dementia and cognitive function in older persons. *Neurology*, 60: 1082–1089.

Schneider, J.A., Arvanitakis, Z., et al. (2007a) Mixed brain pathologies account for most dementia cases in community-dwelling older persons. *Neurology*, 69 (24): 2197–2204.

Schneider, J.A., Boyle, P.A., et al. (2007b) Subcortical infarcts, Alzheimer's disease pathology, and memory function in older persons. *Ann Neurol*, 62: 59–66.

Schneider, J.A., Arvanitakis, Z., et al. (2009) The neuropathology of probable Alzheimer disease and mild cognitive impairment. *Ann Neurol*, 66 (2): 200–208.

Schwartz, E., Wicinski, B., et al. (2010) Cardiovascular risk factors affect hippocampal microvasculature in early AD. *Transl Neurosci*, 1 (4): 292–299.

Sima, A.A., Clark, A.W., et al. (1986) Lewy body dementia without Alzheimer changes. *Can J Neurol Sci*, 13 (Suppl. 4): 490–497.

Simpson, J.E., Hosny, O., et al.; Medical Research Council Cognitive Function and Ageing Study Neuropathology Group. (2009) Microarray RNA expression analysis of cerebral white matter lesions reveals changes in multiple functional pathways. *Stroke*, 40 (2): 369–375.

Smith, P.W., RoccaForte, J.S., et al. (1992) Pathology of the aging human nervous system infection and immune response in the elderly. *Ann Epidemiol*, 2 (6): 813–822.

Soffietti, R., Ruda, R., et al. (2002) Management of brain metastases. *J Neurol*, 249: 1357–1369.

Sonnen, J.A., Larson, E.B., et al. (2007) Pathological correlates of dementia in a longitudinal, population-based sample of aging. *Ann Neurol*, 62 (4): 406–413.

Stemmelin, J. and Cassel, J.C. (2003) Morphological alterations in the occipital cortex of aged rats with impaired memory: a Golgi-Cox study. *Exp Brain Res*, 151: 380–386.

Sullivan, E.V., Marsh, L., et al. (1995) Age-related decline in MRI volumes of temporal lobe gray matter but not hippocampus. *Neurobiol Aging*, 16 (4): 591–606.

Terry, R.D. and DeTeresa, R. (1987) Neocortical cell counts in normal human adult aging. *Ann Neurol*, 21 (6): 530–539.

Terry, R.D., Masliah, E., et al. (1991) Physical basis of cognitive alterations in Alzheimer's disease: synapse loss is the major correlate of cognitive impairment. *Ann Neurol*, 30: 572–580.

Thal, D.R., Rub, U., et al. (2000) Sequence of Aβ-protein deposition in the human medial temporal lobe. *J Neuropathol Exper Neurol*, 59 (8): 733–748.

Thal, D.R., Capetillo-Zarate, E., et al. (2006) The development of amyloid β protein deposits in the aged brain. *Sci Aging Knowledge Environ*, 2006 (6): re1.

The National Institute on Aging. (1997) Consensus recommendations for the postmortem diagnosis of Alzheimer's disease. The National Institute on Aging, and Reagan Institute Working Group on diagnostic criteria for the neuropathological assessment of Alzheimer's disease. *Neurobiol Aging*, 18 (Suppl. 4): S1–S2.

Tomlinson, B.E. and Blessed, G. (1968) Observations on the brains of non-demented old people. *J Neurol Sci*, 7 (2): 331–356.

Traub, R., Mitsumoto, H., et al. (2011) Research advances in amyotrophic lateral sclerosis 2009 to 2010. *Curr Neurol Neurosci Rep*, 11: 67–77.

Treiber, K.A., Carlson, M.C., et al. (2011) Cognitive stimulation and cognitive and functional decline in Alzheimer's disease: the cache county dementia progression study. *J Gerontol B Psychol Sci Soc Sci*, 66 (4): 416–425.

Tucker, A.M. and Stern, Y. (2011) Cognitive reserve in aging. *Curr Alzheimer Res*, 8 (4), 354–360.

Uchikado, H., Lin, W.L., et al. (2006) Alzheimer disease with amygdala Lewy bodies: a distinct form of alpha-synucleinopathy. *J Neuropathol Exp Neurol*, 65 (7): 685–697.

Vinters, H.V. (1998) Alzheimer's disease: a neuropathologic perspective. *Curr Diagn Pathol*, 5 (3): 109–117.

Vinters, H.V. (2001) Cerebrovascular disease in the elderly. In: S. Duckett and J.C. De La Torre (eds). *Pathology of the Aging Human Nervous System*, 2nd edn., New York: Oxford University Press.

Vonsattel, J.P., Myers, R.H., et al. (1991) Cerebral amyloid angiopathy without and with cerebral hemorrhages: a comparative histological study. *Ann Neurol*, 30 (5): 637–649.

Wakisaka, Y., Furuta, A., et al. (2003) Age-associated prevalence and risk factors of Lewy body pathology in a general population: the Hisayama study. *Acta Neuropathol*, 106: 374–382.

Watanabe, H., Saito, Y., et al. (2002) Progression and prognosis in multiple system atrophy: an analysis of 230 japanese patients. *Brain*, 125: 1070–1083.

Weyand, C.M., Ma-Krupa, W., et al. (2004) Immunopathways in giant cell arteritis and polymyalgia rheumatic. *Autoimmun Rev*, 3: 46–53.

White, L., Small, B.J., et al. (2005) Recent clinical-pathologic research on the causes of dementia in later life: update from the Honolulu-Asia aging study. *J Geriatr Psychiatry Neurol*, 18 (4): 224–227.

Willott, J.F. (1999) Modifications of age-related changes in the brain, behavior, and cognition. *Neurogerontology: Aging and the Nervous System*. New York: Springer Publishing Co.

Wilson, R.S. and Mendes de Leon, C. (2002) Participation in cognitively stimulating activities and risk of incident Alzheimer's disease. *J Am Med Assoc*, 287: 742–748.

Yahnis, A.T. (2005) Vascular disease. In: J.R. Goldblum (ed), *Prayson's Neuropathology, A Volume in the Series Foundations in Diagnostic Pathology*. Philadelphia: Churchill Livingstone.

Zhachaturian, Z.S. (1985) Diagnosis of Alzheimer's disease. *Arch Neurol*, 42 (11): 1097–1105.

第二部分
老年神经系统疾病的临床评估

第三章
老年神经疾病的神经系统检查

Marwan N. Sabbagh[1], *Anil K. Nair[2]*

[1] Banner Sun Health Research Institute, Sun City, AZ, USA

[2] Clinic for Cognitive Alzheimer's Disease Center, Quincy Medical Center, Quincy, MA, US

概述

- 老年神经疾病的神经系统检查需要考虑随年龄而出现的身体状况、神经、行为和认知能力的改变,关注患者的总体功能。
- 必须详细询问用药史,以及进行躯体、头颈部和心血管检查。
- 神经系统体检包括:
  - 应用认知筛查量表(如 MOCA)评估认知状态。
  - 发音、音量和发声能力。
  - 语言理解、复述、命名、遵从指令、语言流畅性和韵律。
  - 脑神经。
  - 肌容积、肌张力和肌力及旋前肌漂移(轻瘫试验)和其他异常运动。
  - 感知觉、感觉缺失、忽视症、疼痛和本体感觉。
  - 深腱反射、原始反射和肌阵挛。
  - 协调性/小脑功能。
  - 步态和姿势。
- 详尽的神经系统体检能帮助我们发现各种神经系统综合征的潜在原因,并指导进一步的检查和治疗。系统检查所提供的信息还能有助于对患者的护理。

引言

随着人口老年化时代的到来,预计 65 岁以上患病人数会以指数方式增加。事实上,老年人口是总人口中增长最快的一部分,而且老年人也有其特殊的医疗问题。与年轻人相比,老年人的躯体和神经系统表现具有不同的病因学特点。因此,有必要对老年患者的神经系统体检进行全面回顾。

老年神经病学已经成为神经病学的一个亚专科,就如同老年医学和老年精神病学分别是全科医学和精神病学中成熟的亚专科一样。老年神经病学的出现反映了我们对老年患者的认识在逐渐加深,他们具有不同于年轻患者的神经系统状况,所需的诊断评估不同,而疾病特征也不同。因此,老年患者可以表现出跟年轻患者一样的临床症状,但其病因却往往不同。

重视老年患者的躯体和神经系统检查的异常发现,可以帮助我们发现病因,指导进一步检查方向,这一点跟年轻病人是一样的。在本章节中,我们将综述老年患者的神经系统检查,并简短回顾躯体检查的关键要素。本书其他章节中也有躯体和神经系统异常的详细介绍,可供互相参照。

以功能为核心的老年神经系统检查

老年患者神经系统体检的核心内容不同于神经科门诊常规患者的检查。常规体格检查的主要目的是对病变进行定位诊断,指导选择合适的实验室检查来确定诊断,制定最合适的治疗方案(Bickley, Szilagyi 和 Bates, 2007)。而老年患者的神经系统查体的核心则是发现导致患者功能受损躯体的、神经的、认知的和行为上的原因,并评估患者完成特定任务的能力。老年神经科医师不能仅仅局限于评估患者的神经系统损害，还应该评估其他疾病，如关节炎、慢性阻塞性肺疾病、心血管疾病等对患者的生活功能造成的影响，而全科医师通常无法完成这部分工作。例如，肌强直会影响患者的移动、穿衣和独立行走能力。肌痉挛可能会因插管困难或在轮椅上、在床上的体位摆放困难，从而影响护理工作。明确这些问题并确定它们对患者功能的影响，能帮助医疗团队设置合理的治疗目标，并根据患者的需求制定个性化的治疗策略。这同样也有助于制定合适的方案以维持患者在社区或家里的功能。对一个患者的多次随访评估还能为其功能恢复的预测提供有价值的信息。

对老年患者的首次评估应该包括详尽的既往史，其中包括精神疾病的病史。很多有认知和语言障碍的患者存在交流障碍，因而必须从其家属或医疗记录获得病史资料。同时还需要询问相关诱发事件的信息。对轻度认知功能障碍（MCI）的患者，必须询问其记忆障碍出现的时间和持续时间。伴随的其他疾病，如卒中、脑出血、缺氧、低血压和痫性发作、骨折和周围神经损害、使用毒性药物和酒精等，这些有助于我们评估患者认知功能的预后。了解患者发病前的认知和功能状态、教育程度以及职业情况等也同样重要。

所有患者都应接受全面体格检查，包括意识状态评估，具体方法参见第四章第一节"老年神经疾病患者的智力状态评估"。检查患者有无皮肤破损（褥疮）。必须进行全面的肌肉骨骼检查，重点关注患者关节活动的范围，骨骼畸形以及肢体的异常姿势。最后是详细的神经系统检查，包括精神状态、脑神经、运动和感觉系统、反射、协调性和步态的评估。

体格检查

老年患者的体格检查尤其重要，应当作为神经系统检查的一部分。

生命体征

常规监测患者的生命体征和体重。直立性低血压在老年人很常见（参见第十四章，"自主神经功能障碍与晕厥"，第十六章，"老年人眩晕和头晕"），主诉晕厥和头晕的患者需要进一步检查直立位血压。神经系统疾病也会导致低血压（参见第十二章

第一节，"帕金森病"）。检查脉搏也同等重要，心动过缓可以表现为晕厥和头晕，快速性心律失常同样也可以表现为晕厥和头晕。持续的体重监测不能忽视。老年人常见体重减轻，而患有阿尔茨海默病（AD）和帕金森病（PD）等神经退行性疾病患者的体重减轻更常见，并可能预示其预后不良。另外，体重减轻也可能与服用某些药物有关，因为很多药物都导致患者食欲缺乏。

注意测量老年患者的体温。老年患者会发热，但大部分情况下，即使是严重感染情况下，也只是轻度发热。而体温过低甚至可能提示患者有败血症。

药物

对老年患者，包括神经科患者在内，评估首先从详细询问其用药史开始。很多情况下患者并不很清楚自己服用了什么药物。重复用药或者错误用药的事情常有发生。另外，老年患者通常同时服用多种药物。跟其他年龄的患者相比，老年患者服用的药物更多，种类也更多。因此，药物之间的相互作用也可能导致患者出现临床症状。

药物通常都有神经系统副作用（头晕、头昏、意识错乱、震颤和嗜睡）。因此，针对这些症状，常见的治疗方案是减少药物种类或减少其用量，而不是简单的根据症状增加新药物。

头部和颈部的检查

头部和颈部的检查也至关重要。首先是视力和听力的检查。老年患者的视力和听力障碍很常见，这对其他方面的检查会造成很大影响，比如精神状态评估，因而在进行检查时需要考虑到这一点。严重听力丧失的患者可能看上去像是有认知障碍。

颈部常规检查包括颈部的杂音、颈动脉高敏感性和甲状腺肿大。单侧颈部杂音提示颈动脉血管狭窄，但不是血管疾病的可靠标志（参见第十一章，"老年人脑血管疾病"），而双侧杂音可能来源于胸腔内的大动脉狭窄。

心血管

尽管神经科医师不可能突然成为心血管专家，但应该掌握常见的心血管表现，因为这些表现也可能是神经系统疾病的症状。例如，心动过缓患者会表现为晕厥和头晕，快速性心律失常也能出现晕厥和头晕。心房颤动在老年患者很常见，可以表现为

快速性心律失常或心动过缓。右心尖（right apical）渐强渐弱杂音可能提示大动脉狭窄，通常在颈部两侧可听诊到杂音。

神经系统检查

当我们给老年患者做检查时需要考虑到与年龄相关的神经系统改变（参见表 3.1）（Rathe，1996）。

表 3.1　老年人神经系统检查的增龄改变

部位	功能减退的表现
嗅神经	嗅觉减退
视神经	瞳孔变小 对光反射时间延长 调节功能减弱 向上凝视异常
位听神经	高频听力减退
运动系统	肌容积和肌力减低 反应时间延长 协调性减弱
感觉系统	振动觉减弱
反射	踝反射减弱
步态	步态的灵活性减弱 步态的协调性减弱

精神状态检查

第四章第一节"老年神经疾病患者的智力状态评估"详细描述了智力状态检查的内容，包括对认知、警觉、注意力、运用、言语表达和语言能力的评估。通常采用认知筛查量表，例如 www.mocatest.org 上提供的 MoCA（参见图 3.1）。如前所述，听力和视力损害会影响评估结果，因而在进行智力状态评估前需要筛查患者的视力和听力损害。在很多情况下，因为视力或听力损害，患者的认知功能被人为的低估了。

话语

话语评估包括几个要素，发音（articulation）、音量（sound）和发声（phonation）。患者说话时，要注意患者的发音能力。患者说话是否清晰？说话时有发音障碍即为构音障碍。构音障碍指无确切原因的发音障碍。可能是源于机械原因（例如义齿），也可能是神经系统疾病的反映，例如脑血管意外（CVAs）、肌萎缩侧索硬化（ALS）、帕金森病和进行性核上性麻痹（PSP）。同时需要评估患者的音量。帕金森病和进行性核上性麻痹患者的音量会减小，但音量减小也可见于抑郁症患者。发声是指语音的产生，也就是通过声带振动而产生话语声。脑神经病变和延髓损害（如 ALS）的患者会出现发声受损。

语言

语言评估包括理解能力、复述、命名、遵从指令、流畅性和韵律（prosody）的评估。韵律指说话时的节奏、重音和抑扬顿挫感。失语韵症（韵律障碍）是指理解别人话语中所表达的情感的能力，和在自己的话语中产生情感的能力受损。这些非词语成分的产生，需要面部、口腔、舌和咽喉运动皮质区的结构完整性。44/45 皮质区的损害会导致运动性失语韵症，表现为话语中的非词语部分受损（面部表情、语调、声音的节律）。右侧半球 22 区协助对韵律的理解，其损伤导致感觉性失语韵症，此时患者无法理解声音和肢体语言的变化。韵律由右侧半球网络控制，大致位于与左侧外侧裂周围区对称的右侧大脑结构。右侧额叶下回的损害导致患者无法通过语言或姿势来表达或强调情感。右侧颞上回损害导致患者无法理解他人的语言或姿势中的情感或重点。

广义上的失语还包括理解、复述、命名和语言流畅性能力。失语是指语言能力受损（失语症状、病因和治疗—如何诊断失语症？ 2011）。

老年患者失语症的病因很多。最常见的是脑损伤、脑卒中、脑肿瘤、感染和痴呆。退行性疾病的失语通常是指进行性失语（详细内容请参见第九章六节，"原发性进行性失语"）。脑损伤的部位和程度决定了失语的类型和症状。失语症包括 Broca 失语、非流利性失语、运动性失语、感觉性失语、全面性失语及其他类型失语。Broca 失语（也称为表达性失语）是由于内侧岛叶皮质损害所致。与 Broca 失语相反，颞叶损害可能会导致流利性失语，称为韦尼克（Wernicke）失语（也称为感觉性失语）。定位诊断模型中描述的其他类型失语症包括纯词聋、传导性失语、全面性失语、经皮质运动性失语、经皮质感觉性失语和命名性失语。在大部分老年患者，脑血管疾病是导致失语症的最常见病因，其次是进行性失语。但阿尔茨海默病患者常有命名性失语。

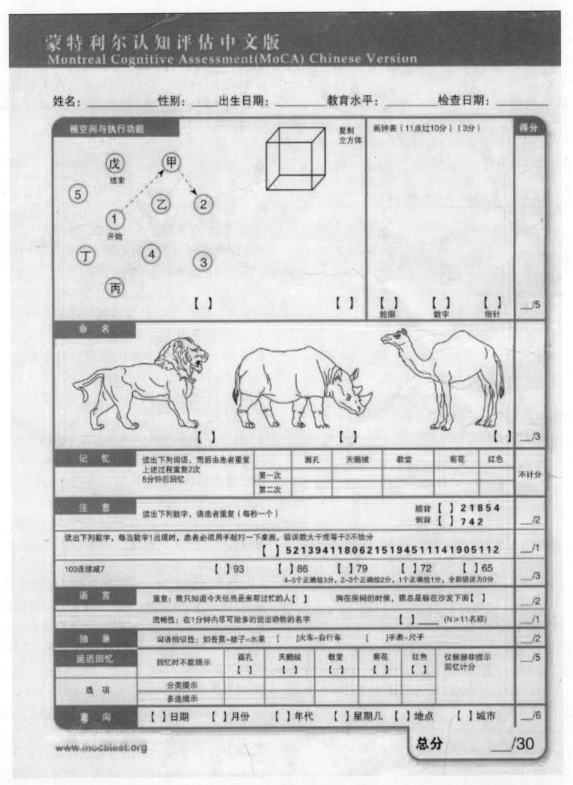

图 3.1 蒙特尔认知评估量表（MOCA）（英文版显示的图是在 2013 年 4 月 8 日作者登录网页时的图表，来自 http：//www.mocatest.org。中文版的图表是在 2019 年 5 月 29 日译者登录网页时的中文翻译图表，来自 https：//baike.baidu.com/item/ 蒙特尔认知评估量表 /1211728）

脑神经

脑神经检查是临床常规检查，但对老年和年轻患者检查结果的阐释存有所不同。体检时，首先我们要观察患者，检查是否存在上睑下垂（动眼神经）、面部瘫痪或不对称（面神经）、声音嘶哑（迷走神经）、发音不清晰（三叉神经、面神经、迷走神经、舌下神经）、眼球位置异常（动眼神经、滑车神经、展神经）和瞳孔异常或不对称（视神经、动眼神经）。

第Ⅰ对脑神经（嗅神经）

老年人的嗅觉功能常常减弱，通常不做常规检查。嗅觉异常表现为嗅觉丧失（anosmia）、味觉缺失（ageusia）或味觉障碍（dysgeusia）。嗅觉功能异常病因包括鼻窦疾病、药物、退行性神经系统疾病，如阿尔茨海默病（AD）和帕金森病（PD）。尽管在神经科临床实践中我们一般不常规检查嗅神经，但嗅觉检查是检测神经退行性疾病敏感的检测方法，但特异性较低。除脑卒中以外，嗅觉丧失并不常见，但13%~50%的阿尔茨海默病患者出现嗅觉丧失，主要与嗅觉通路的功能异常有关。18%的颅内动脉瘤破裂后的患者也出现嗅觉丧失，而且与脑室内出血与否有关。嗅觉丧失降低了生活满意度，也导致了安全问题。例如患者闻不到烟味、气体或变质的食物。标准的商售"刮-闻"（scratch-and-sniff）卡片可用于嗅觉功能的正式检查。

第Ⅱ对脑神经（视神经）

许多痴呆和其他老年性疾病患者出现视神经和前部视觉通路受损，从而导致视力、视野障碍或失明。脑卒中可以影响整个视觉通路的任何部分，视神经或视网膜损害可以导致单眼失明，视交叉损伤导致双颞侧偏盲，视辐射损害导致同向性偏盲，枕叶矩状裂皮质损害导致皮质盲。视神经的直接损害或枕叶皮质的广泛损害可以导致视力障碍。视力丧失影响患者阅读、安全驾驶和从事日常生活活动的能力，从而严重影响患者功能状态，因而需要在每次就诊记录中记录视力问题。

视力和视野检查非常重要。老年人通常存在老视。视力下降的原因很多，包括白内障、青光眼和黄斑变性。年龄相关的黄斑变性也是一种疾病，通常影响到老年人，导致视网膜黄斑区的视力丧失，有"干"和"湿"两种形式，是50岁以上成年人视力损害的主要原因（de Jong，2006）。黄斑变性可导致患者无法阅读或识别面孔，尽管保留的周边视力还能让患者从事日常活动。其他形式的黄斑变性包括干性中心位置萎缩，即严重的干性年龄相关性黄斑萎缩（age-related macular degeneration，AMD），系由于视网膜下的视网膜色素上皮细胞层的萎缩，导致眼中央部分的光感受器（视锥和视杆细胞）丧失，从而出现视力丧失。新生血管性或渗出性AMD，即严重的湿性AMD，由于脉络膜毛细血管的异常血管生长（脉络膜新生血管化），导致黄斑下血液和蛋白渗出，从而出现视力丧失。这些血管的出血、渗出和瘢痕形成，如果不经治疗，最终导致光感受器的不可逆损伤和迅速视力丧失（Horton，2005）。

青光眼是老年人常见的眼部疾病。青光眼导致视神经损害，受损侧出现永久性视力损害，如果不经治疗最终会导致完全失明。青光眼常常但不总是与眼房水的液体压力增加有关（Rhee，2008）。青光眼分为开角型和闭角型青光眼两种类型。闭角型可以突然发病并伴随疼痛，很快出现视力损害，但这些不适症状通常会促使患者及时就医，避免出现永久性损害。开角型慢性青光眼一般进展较慢，在疾病显著进展之前患者可能不会注意到他们已经出现了视力丧失。

白内障是最常见的年龄相关的视力损害之一。白内障影响眼前房，晶状体出现混浊。白内障的程度从轻度到完全不透光不等。白内障通常进展缓慢引起视力减退，如果不进行治疗会出现全盲。通常情况下双眼都会受累，但往往单侧眼睛先出现症状（Pavan-Langston，2007）。老年性白内障首先是晶状体混浊，然后肿胀，最后萎缩并完全丧失透光性（Quillen，1999）。

第Ⅱ对脑神经（视神经）检测

- 视力检查：
1. 允许患者使用眼镜或隐形眼镜，我们关注的是患者的最佳矫正视力。
2. 请患者站/坐在Snellen视力表前方20英尺（6.10m）的地方［或者手持一张Rosenbaum口袋卡，放在离患者14英寸（35.56cm）的阅读距离］。
3. 请患者每次用卡片遮挡一只眼睛。
4. 请患者从大到小逐渐识别字母，只到无法继续识别为止。
5. 记录患者能全部正确识别的最小行（比如20/20，或者20/30）。视力报告是一对数据，第一个数字表示患者离识别卡的距离，第二个数字是"正常"的眼睛能够识别字母时患者离识别卡的距离。例如，20/40表示患者在20英尺的地方能识别正常人在40英尺就能识别的字母。
6. 同样的方法测试另外一只眼睛。
- 对诊法视野检查：
1. 站在患者前面2英尺（61cm）的地方，请患者看你的眼睛。
2. 把你的双手放在患者两侧距耳朵1英尺（30.5cm）的地方，晃动一只手的一个手指。
3. 询问患者可以看到哪侧手指在动。

4. 重复以上测试 2~3 次,测试双颞侧视野。

5. 如果疑似有异常,请患者用卡片遮挡一侧眼睛(可选),测试另一只眼睛的 4 个象限。

● 瞳孔对光反射检查:

1. 必要时调暗室内灯光。

2. 请患者注视远方。

3. 用亮光斜着分别照射每侧瞳孔。

4. 观察直接对光反射(同侧眼睛)和间接对光反射(对侧眼睛)的结果。

5. 记录瞳孔大小(毫米),以及是否对称和规则。

6. 如果发现异常,继续如下调节反射检查。

● 瞳孔调节反应检查(可选):

1. 把手指放在距离患者鼻子 10cm 的地方。

2. 请患者交替注视远处和你的手指。

3. 观察患者每只眼睛的瞳孔反射。

老年患者常常伴有青光眼和黄斑变性,针对这些疾病的眼科治疗会影响对瞳孔异常的判定。瞳孔异常的可能病因包括瞳孔大小不等、后交通动脉瘤、糖尿病、Adie 强直瞳孔和白内障手术后的组织残缺。视乳头异常的评估需要眼科医师的参与。

第Ⅲ、Ⅳ、Ⅵ对脑神经(动眼、滑车、展神经)

动眼神经、滑车神经或展神经的损害可见于脑干的卒中或挫伤、眼眶骨折或颅底骨折导致的海绵窦损伤。患者可能出现复视和头晕,体检可发现眼睛偏斜、共轭不良性凝视、头部姿势异常、平衡和协调功能障碍。交替覆盖眼部可能对患者有帮助,特别是在治疗阶段。

评估眼外肌运动有助于发现特殊的病理改变。眼球运动异常可提示核性脑神经病(动眼、滑车和展神经)或核上性损伤。影响眼球运动的脑神经病最常表现为复视。导致眼球运动障碍的脑神经病的原因很多,包括结节病、糖尿病、海绵窦血栓、动脉瘤和脑血管病。老年人也常出现核上性眼球运动损害。这些损害影响垂直凝视、平滑跟视(smooth pursuit)和扫视(saccades)功能。扫视是眼睛同时发生的、非常迅速的运动,以接受信息并把视线从一个位置移动到另外一个位置(Iwamoto 和 Yoshida,2002)。上丘,尤其是顶部眼球运动区(FOR)(Iwamoto 等,2002)是大脑中控制扫视功能的脑区。视网膜接受信息并转换成空间信息,然后传递到运动中枢以产生运动反应。扫视性辨距

不良患者持续产生异常眼睛运动,包括眼微小扫视运动、眼扑动、方波跳动(square wave jerks),甚至是眼睛休息时也如此(Schmahmann,2004)。在眼球运动时,也会出现扫视距离不足和过度(hypometric and hypermatric),正常扫视的中断和减慢也常有发生(Schmahmann,2004)。眼睛辨距不良使患者难以聚焦视力于一件物体上。垂直凝视障碍是进行性核上性麻痹的典型表现。平滑跟视凝视障碍反应了大脑额部眼区的功能异常,可见于神经退行性疾病,如帕金森病和阿尔茨海默病。

第Ⅲ、第Ⅳ和第Ⅵ对脑神经检查

● 观察有无上睑下垂

● 眼外肌运动检查:

1. 站在或坐在患者面前 3~6 英尺(91.5~183cm)远的地方。

2. 请患者保持头部不动,眼睛追随你的手指运动。

3. 用交叉或"H"形的模式检查患者在 6 个方位的凝视功能。

4. 患者向上和侧向跟随运动时暂停手指运动,以观察患者是否有眼震。

5. 向患者鼻梁方向移动手指,以检测患者的会聚功能。

● 瞳孔对光反射检查

第Ⅴ对脑神经(三叉神经)

三叉神经损害见于头部外伤,最常见的是面部骨折,也可见于脑干的卒中或挫伤。完全性三叉神经损害导致半侧面部感觉障碍,而不完全性损害通常会导致患者面部疼痛。运动支受累会导致咀嚼困难,而口腔内侧感觉丧失会引起食物滞留并增加误吸的风险。

面部感觉是三叉神经皮支的功能(第Ⅴ对脑神经)。三叉神经分为三支:眼支、上颌支和下颌支。眼支支配区域包括前额、眉毛、眼睑和角膜,上颌支负责颧弓到口,下颌支负责口到下颌。这些区域之间有重叠。脑神经病或者老年人脑血管病可以导致三叉神经皮支障碍,从而引起感觉迟钝。三叉神经损害导致的感觉过敏 / 痛觉异常称为三叉神经痛。三叉神经痛的疼痛源自三叉神经,其负责疼痛、感觉和其他感知觉从脑向面部皮肤的传递。三叉神经的所有分支都有可能受累。三叉神经痛常见于老年人,但任何年龄均可受累。三叉神经痛也许是正

常老化过程的一部分,也可因肿胀的血管或肿瘤压迫三叉神经所致,但通常难以找到特异性病因。症状是单侧的、间断性的疼痛,可被触摸或声音所诱发(如刷牙、咀嚼、喝水、进食、轻触或剃胡须)。神经检查通常无异常。详见第十七章"老年人特殊感觉障碍"。

第V对脑神经检查
- 颞肌和咬肌肌力检查:
1. 请患者交替张嘴、咬紧牙齿。
2. 同时触摸患者的颞肌和咬肌。
- 三叉神经三个分支的痛觉检查:
1. 向患者解释将要做的检查。
2. 用一个适度锋利的工具来检测患者双侧前额、面颊和下颌的痛觉。
3. 间或用一个钝器刺激,并询问患者刺激是"锋利的"还是"钝的"。
- 如果有异常发现:
1. 用热水或冷水浸泡的音叉来检查三叉神经的三个分支的温度觉(可选)。
2. 用捻细的棉签检测三个分支的轻触觉(可选)。
- 角膜反射检查(可选):
1. 请患者向上注视远处。
2. 从侧面用捻细的棉签头轻轻地划角膜。
3. 观察双眼的正常闭眼反应。
4. 用同样的方法刺激另一侧角膜并观察。

第VII对脑神经(面神经)
面神经(第VII对脑神经)管理面部运动(Bell麻痹,脑血管病和表情匮乏)。检查时请患者露出牙齿或抬高眉毛。当患者额部肌肉未受累(即出现单侧下面部瘫痪)时,需要考虑中枢性面瘫,如脑血管病。如果额部肌肉也受累,考虑Bell麻痹。

面肌无力常见于卒中或脑外伤患者,并影响到患者的发音和吞咽功能。额叶、内囊和脑干上部的上运动神经元通路损害(皮质延髓束)引起对侧面肌无力,但通常不会累及额部肌肉。脑桥的下运动神经元损害(脑干卒中或外伤)导致包括前额部的同侧面部无力。

第VII对脑神经检查
- 观察患者是否有面部下垂或不对称。

- 请患者做如下动作,观察是否有任何迟缓、无力或不对称:
1. 抬起眉毛。
2. 紧闭双眼对抗阻力。
3. 微笑。
4. 皱眉。
5. 示齿。
6. 鼓腮。

第VIII对脑神经(位听神经)
大部分患有老年神经疾病的患者都有听力损害。耳蜗感觉迟钝和听小骨错位、断裂导致的高频听力损害,可伴有听神经、耳蜗和(或)迷路损害导致的眩晕和平衡障碍。当脑干外伤或卒中损伤听神经核或蜗神经核时,也会出现类似症状。前庭功能障碍导致平衡障碍和共济失调。水平眼震提示单侧前庭神经损害。垂直眼震可见于脑干或小脑损害。某些药物,包括抗癫痫药物,也可能引起眼震。

第VIII对脑神经检查
- 听力损害的筛查:
1. 面对患者,伸出双手使手指靠近患者耳朵。
2. 搓动一侧手指,同时移动另外一侧手指但不弄出声音。
3. 请患者说出哪侧有搓动声。
4. 根据情况增加手指搓动的强度,注意患者听力是否不对称。
5. 如有异常,继续进行韦伯和林纳试验。
- 偏侧试验(韦伯)(可选):
1. 使用512Hz或1 024Hz的音叉。
2. 用音叉敲击自己的对侧手,使音叉振动起来。
3. 把音叉的底部贴紧患者的头顶。
4. 询问患者感觉到声音从哪里来(正常是中线)。
- 空气传导和骨传导比较试验(林纳)(可选):
1. 使用512Hz或1024Hz的音叉。
2. 用音叉敲击自己的对侧手,使音叉振动起来。
3. 把音叉的底放在耳后的乳突上。
4. 当患者听不到声音后,把音叉的头放在患者耳朵旁(正常情况下,空气传导比骨传导时间要长)。

- 前庭功能通常不作为常规检查。

第Ⅸ对和第Ⅹ对脑神经

延髓卒中常引起舌咽神经和迷走神经损害,患者出现发声和吞咽障碍。病灶同侧的咽反射减弱或消失,上腭和悬雍垂偏向对侧。双侧皮质延髓束损害、双侧半球卒中或深部白质受损的患者可能出现咽反射亢进,此时患者常伴有痉挛性四肢瘫和情绪不稳。

检查时主要注意口咽、软腭、硬腭和舌是否对称。这些器官由舌咽神经、迷走神经、副神经和舌下神经支配。咽反射或腭弓上举不对称提示可能存在脑神经损害,进而反映了脑干受损。这些损伤可以表现为发声困难、构音障碍或发声过弱。爪样瘫(ungual paresis)也提示脑干的异常,但舌肌束颤或萎缩提示舌肌失神经支配,见于肌萎缩侧索硬化症(ALS),也可表现为构音障碍。

第Ⅸ和第Ⅹ对脑神经检查

- 注意听患者的声音—嘶哑还是鼻音?
- 请患者做吞咽动作。
- 请患者说"啊"。
- 观察患者软腭和咽部的活动。
- 检查咽反射(意识丧失/不配合的患者)(可选):
  1. 刺激每侧的咽后壁。
  2. 每次刺激后患者出现呕吐动作即为正常。

第Ⅺ对脑神经(副神经)

副神经支配同侧胸锁乳突肌和斜方肌,很少受累。副神经受累可出现转颈和耸肩受限,影响头部以上范围的活动能力,比如不能从高处的柜子里拿东西。

第Ⅺ对脑神经检查

- 从背后观察斜方肌是否有萎缩或不对称。
- 请患者对抗阻力做耸肩动作。
- 请患者对抗阻力转动头部,观察并触摸对侧胸锁乳突肌。

第Ⅻ对脑神经(舌下神经)

舌下神经支配同侧舌的运动功能,很少因老年性神经疾病而受累,但可见于骨折或延髓卒中。痴呆和帕金森病患者可出现吞咽障碍,与患者不能在口腔内把食物搅拌成小饭团有关。

第Ⅻ对脑神经检查

- 听患者说话时发音吐词是否清晰。
- 观察舌头在口腔中的位置。
- 请患者:
  1. 伸舌。
  2. 左右转动舌。

运动功能检查

跟检查年轻患者类似,老年患者的神经系统体检也包括运动功能。运动检查的要点包括肌张力、肌容积和肌力。除此之外,还有不自主运动(kinesis)和震颤。这些锥体外系的检查要点分别见第十二章第一节"帕金森病"和第十二章第二节"特发性震颤和其他震颤性疾病"。不自主运动另有讨论。

肌容积

肌容积检查是运动检查的一部分。肌萎缩会出现肌容积下降,见于肌病、神经病变或神经根病,反映了下运动神经元的损害。

痴呆患者长期不运动和营养不良可导致广泛性肌肉萎缩。下神经元损伤导致局部肌肉萎缩,这种情况可见于周围神经、神经丛、神经根或脊髓前角细胞损伤。局部神经损伤也可见于外伤引起的肢体缺血或不正确姿势或投掷动作(例如,捆绑过紧导致的腓神经受损,出现足下垂)。

肌张力

肌痉挛是卒中、脑外伤和脊髓损伤患者最常见的肌张力异常表现。肌痉挛主要累及上肢的屈肌和下肢的伸肌,但在脊髓损伤患者,则主要表现为上下肢的屈肌受累。躯干肌也可出现肌张力升高。由皮质脊髓束受损导致的肌痉挛通常伴有肌肉无力,反射亢进和伸性跖反射(巴宾斯基反射阳性)。肌张力降低可见于小脑损伤,也常发生在卒中和脊髓损伤(脊髓休克)早期。脊髓损伤数天或数周后才出现肌强直。如果外伤后肌张力降低持续的时间较长,通常提示运动功能恢复不良。

肌强直通常是由于基底节损伤所致,常见于帕金森病患者,也见于皮质下卒中,累及基底节的外伤和缺氧性脑损伤。肌肉过度伸展是双侧额叶损伤或痴呆的表现。肌痉挛和强直会引起疼痛,可伴有肌肉痉挛,影响患者姿势、支撑、移动和护理,以及患者的日常生活能力。若累及颈部和头部控制,则会影响到进食和洗漱能力。咽喉肌肉的痉挛可影响呼吸、发音、发声和吞咽功能。躯干痉挛可影响患者在轮椅上调整坐姿、站立和行走。如果痉挛严重而持续存在,则可导致关节挛缩固定,进一步妨碍护理过程。

肌张力检查

- 请患者放松。
- 伸展和弯曲患者的手指、手腕和肘部。
- 伸展和弯曲患者的脚踝和膝部。
- 正常情况下被动运动时会感觉到持续存在的轻阻力。
- 观察肌张力的降低(肌弛缓)或升高(肌强直/肌痉挛)。

　　肌张力可分为正常、肌张力增高和肌张力减低。肌张力增高包括肌痉挛、强直或非自主抗拒。痉挛性肌张力增高是指速度依赖性的对伸展的阻抗,系上运动神经元损伤后,由于缺乏来自中枢神经系统的抑制,从而出现肌肉的过度收缩,常见于脑血管病或脊髓损伤的后遗症。强直性肌张力增高见于锥体外系疾病(如帕金森病,见第十二章第一节)。肌强直指肌肉僵硬或不能弯曲。非自主抗拒(也称为伸展过度)是指对被动运动的不自主抗拒,可见于脑皮质疾病,也可见于紧张症,此时患者尽管试图配合,但对伸展运动仍然会出现被动抗拒。这种情况可以是精神性的,也可以是痴呆或皮质退化的迹象。

　　肌张力减低是指肌肉张力的降低(肌肉的紧张程度,或者对运动的阻抗力,低肌张力也称为肌弛缓),常伴有无力(肌肉力量减低)。肌张力减低不是一种单独疾病,但它是多种影响大脑对运动神经控制或肌肉力量的不同疾病的潜在表现。查体也可出现深部腱反射减弱。老年人张力减低的病因包括与脑血管病或脊髓损伤相关的急性变化。

肌力

　　肌无力的最常见模式是偏瘫或四肢瘫痪,系大脑半球或脑干的皮质脊髓束损伤导致。卒中通常会导致偏瘫。大脑中动脉供血区梗死影响到皮质结构时,上肢受累程度较下肢严重。累及大脑前动脉供血区时,则以下肢受累为主。

　　皮质下卒中通常使上下肢同等受累。如果患者的症状不符合预期的模式,需要寻找是否合并存在脊髓或外周神经损伤。颈髓损伤通常导致四肢瘫痪,而胸髓和腰髓损伤导致截瘫。脊髓损伤的水平

界定为肌力至少 3 级的相对应脊髓节段的上缘。

肌力检查

- 请患者对抗你给予的阻力,从而检查肌力。
- 要左右对比。
- 肌力分为 0~5 级(见表 3.2)。
- 检查如下运动能力:
1. 屈肘(C5,C6,肱二头肌)。
2. 伸肘(C6,C7,C8,肱三头肌)。
3. 伸腕(C6,C7,C8,桡神经)。
4. 尽力夹紧两个手指("夹住",C7,C8,T1)。
5. 手指外展(C8,T1,尺神经)。
6. 拇指对掌(C8,T1,正中神经)。
7. 屈髋(L2,L3,L4,髂腰肌)。
8. 髋部内收(L2,L3,L4,内收肌)。
9. 髋部外展(L4,L5,S1,臀中肌、臀小肌)。
10. 伸髋(S1,臀大肌)。
11. 伸膝(L2,L3,L4,股四头肌)。
12. 屈膝(L4,L5,S1,S2,腘绳肌)。
13. 踝背屈(L4,L5)。
14. 踝跖屈(S1)。

表 3.2　肌力分级

分级	描述
0/5	无肌肉运动
1/5	可见肌肉运动,但无关节运动
2/5	可见关节运动但不能抗重力
3/5	可抗重力,但不能抗阻力
4/5	可抗阻力,但较正常力量差
5/5	正常肌力

旋前肌漂移试验(轻瘫试验,Barre 试验)

- 请患者闭眼站立,双臂向前平举,手掌向上,保持 20~30 秒。
- 当向下轻轻敲击患者手臂时,告知患者继续保持手臂姿势。
- 患者不能保持伸展和手掌向上的姿势。

　　运动功能检查还包括上下肢所有肌肉群的肌力检查。老年患者应像年轻人一样接受详细的运动功能检查。肢体的局灶性无力可能反映了脑血管病(大脑前动脉梗死导致下肢的单瘫)、多发性神经根病或者神经丛病。一个肌群的无力可反映神经根病或神经病变。

异常运动

异常运动或姿势可见于痴呆或脑损伤的患者。肌张力障碍可见于基底节损害（外伤或卒中），或者神经安定药和甲氧氯普胺的副作用。肢体或口面肌肉的运动障碍，以及舞蹈徐动症（choreoathetosis）也可见于基底节损伤或抗癫痫药物、口服避孕药或抗精神病药物的副作用。

投掷综合征可见于累及下丘脑区域的外伤或出血。脑损害也可导致头部或肢体的震颤。肌阵挛可以是局部的、节段性或全身性的，可因脑损害直接所致，包括缺氧性脑病等。肌阵挛也可能是代谢异常的后遗症，如肝衰竭和肾衰竭等。扑翼样震颤（asterixis）最常表现为手臂伸展时手腕的拍打样动作，可见于丘脑、内囊、顶叶和中脑的损害，也可见于肝衰竭。外伤后帕金森综合征可由脑外伤或缺氧性脑损害导致。异常运动或姿势影响了正常的协调性运动，破坏了患者的日常生活能力，如进食和日常洗漱，或者活动能力，包括轮椅坐姿、坐姿平衡、站立或行走。

感觉检查

感觉检查包括外周感觉检查和中枢感觉检查。主要的外周感觉包括轻触觉、针刺觉、振动觉和本体感觉。中枢感觉包括面 - 手测试来检查是否存在非同时性失认（asimultagnosia），评估图形觉障碍（agraphesthesia）、实体辨别觉（stereognosis）和忽视（neglect）。（另见第十二章第二节和第十七章）。

感知觉

患有神经疾病的老年患者常常存在感知觉障碍，但通常会被运动或认知损害所掩盖。丘脑损害导致身体对侧的感觉障碍。顶叶皮质损害导致患者定位感觉刺激，以及感受关节位置、实体辨别觉和图形觉的能力发生障碍。非优势半球顶叶受累时也可能出现感觉忽视，包括视觉忽视、偏侧疏忽和触觉消退和病感失认症（anosognosia）。脊髓损伤导致受累节段以下的感觉障碍，有时甚至不伴有无力，而双下肢的本体感觉障碍可以显著影响到步态。感觉障碍可以导致功能受损。患者因不能察觉或定位疼痛或者存在感觉忽视而受伤，以致患者不能保护自己受伤的肢体。因为本体感觉障碍，患者不能控制肢体的空间位置，从而影响进食和洗漱。手部的感觉障碍可能导致患者无法完成精细动作，比如扣纽扣、系带子或拉拉链。下肢感觉障碍的患者不能感知足

部位置和平衡，从而出现移动和行走的障碍。臀部和下肢感觉障碍也会增加褥疮溃疡的风险，特别是伴有痉挛、移动障碍和大小便失禁的时候。

感觉缺失检查

一般检查

- 检查前向患者解释要做的检查。
- 除非有特殊要求，实际检查时要求患者闭眼。
- 比较身体两侧对称区域的感觉。
- 比较肢体远端和近端的感觉。
- 当检测到感觉缺失区域时，仔细画出其范围。

振动觉

- 使用低音的音叉（128Hz）
1. 首先用静止的音叉接触患者以确保患者能对正确刺激有反应。
2. 把音叉的柄放置在患者的示指和蹑趾的远端指间关节。
3. 请患者说出是否感受到振动。
- 如果振动觉受损，继续向近心端方向检查（可选）：
1. 手腕。
2. 肘部。
3. 内踝。
4. 髌骨。
5. 髂前上棘。
6. 棘突。
7. 锁骨。

主观轻触觉

- 用手指同时轻触患者两侧皮肤。
- 测试上下肢的多个部位。
- 请患者说出两侧皮肤是否感觉不同，或是否有"奇怪"的感觉

位置觉

1. 轻轻捏住患者的蹑趾并把它与其他足趾分开以避免摩擦（可选）。
2. 移动患者蹑趾，演示给患者看什么是"向上"和"向下"。
3. 请患者闭上眼睛，辨别你移动其蹑趾的

方向。

4. 如果位置觉受损,向近心方向移动,测试踝关节(可选)。

5. 用类似的方法测试患者的手指。

6. 如果有异常发现,向近心方向移动,测试掌指关节、腕关节和肘关节(可选)。

皮区测试

如果患者的手指和足趾的振动觉、位置觉和主观轻触觉都正常,可以认为该检查在其他皮肤区也正常(可选)。

疼痛觉

- 用一个合适的尖头物体测试"尖锐"或"钝性"感觉。
  - 检测以下区域:
  1. 肩膀(C4)。
  2. 前臂的内侧和外侧(C6 和 T1)。
  3. 拇指和小指(C6 和 C8)。
  4. 双侧大腿前部(L2)。
  5. 双侧小腿的中间和外侧区域(L4 和 L5)。
  6. 小趾(S1)。

温度觉

- 如果疼痛觉正常,可省略这部分检查(可选)。
- 使用经热水或冷水泡过的音叉进行测试,请患者识别"热"和"冷"。
  - 测试如下区域:
  1. 肩膀(C4)。
  2. 前臂的内侧和外侧(C6 和 T1)。
  3. 拇指和小指(C6 和 C8)。
  4. 双侧大腿前部(L2)。
  5. 双侧小腿的中间和外侧区域(L4 和 L5)。
  6. 小趾(S1)。

轻触觉

- 使用捻细的棉签头或者你的手指轻轻触摸患者皮肤。
  - 请患者指出触摸的位置。
  - 测试如下区域。
  1. 肩膀(C4)。
  2. 前臂的内侧和外侧(C6 和 T1)。
  3. 拇指和小指(C6 和 C8)。

4. 双侧大腿前部(L2)。

5. 双侧小腿的中间和外侧区域(L4 和 L5)。

6. 小趾(S1)

辨别觉

本项测试依赖于触觉和位置觉,若触觉和位置觉有明显异常,则不必进行本项测试(可选)。

- 图形觉:
1. 用钢笔或铅笔的钝头在患者手掌上画一个大的数字。
2. 请患者说出数字。
- 实体辨别觉:
1. 此项检查可替代图形觉检查(可选)。
2. 在患者手上放置一个常见物品(硬币、回形针或铅笔等等)。
3. 请患者告诉你他/她手上是什么东西。
- 两点辨别觉
1. 当需要更多定量数据来评估患者功能时,可进行此项检查,比如随访皮质损害的进展情况(可选)。
2. 使用打开的回形针同时触及手指指腹的两个点。
3. 一个点与两点刺激随机交替进行。
4. 请患者指出是"一个点"还是"两个点"。
5. 找出患者能够正确分辨两个点的最短距离。

反射

评估肌肉的牵张反射有助于神经损伤的定位诊断。反射亢进提示大脑或脊髓的皮质脊髓束损害,通常伴有肌肉痉挛和无力。反射减低与下运动神经元损害有关,也可见于损伤平面以下急性脊髓休克期。反射减低可见于周围神经病,有时候也见于小脑病变。

深腱反射

老年人的反射通常减弱。反射全面减弱可能与肌肉疾病或神经病变有关(第二十一章"神经肌肉疾病"),但也可能是衰老的一种反应。局灶性的深腱反射消失提示神经根病变(颈髓或腰髓)或局部的神经损伤(第二十一章)。

腱反射检查

- 检查开始前,请患者放松并处于舒适体位。
- 反射的反应取决于你刺激的力度。使用能够诱导出确切反应的力度即可。

- 腱反射强化检查时,请患者同时做其他肌肉的等长收缩(如紧咬牙关)。
- 用0~4"+"量表对腱反射分级(表3.3)。

表3.3　腱反射分级

分级	描述
0	消失
1+ 或 +	反射减低
2+ 或 ++	正常
3+ 或 +++	反射活跃不伴阵挛
4+ 或 ++++	反射活跃伴有阵挛

肱二头肌(C5,C6)

- 患者部分屈肘,手掌向下。
- 把你的拇指或手指紧贴于肱二头肌腱。
- 用叩诊锤叩击你的手指。
- 不用看也可感受到腱反射。

肱三头肌(C6,C7)

- 扶住患者的上臂,使前臂自由下垂。
- 用叩诊锤叩击肘上的肱三头肌腱。
- 如果患者坐位或平卧,让患者屈肘并靠于胸前。

肱桡肌(C5,C6)

- 请患者放松,前臂置于腹部或膝部。
- 在手腕上方2.5~5cm处叩击桡骨。
- 观察前臂屈曲和后旋动作。

腹部(T8,T9,T10,T11,T12)

- 使用一个钝性工具,如钥匙或压舌板。
- 轻划两侧腹部,在脐以上(T8,T9,T10)和脐下(T10,T11,T12)分别向内、向下划。
- 注意观察腹部肌肉的收缩,肚脐是否向刺激侧偏移。

膝部(L2,L3,L4)

- 请患者坐或平卧,并屈膝。
- 在膝盖骨下面叩击膝腱。
- 观察股四头肌的收缩和膝盖的伸展。

脚踝(S1,S2)

- 足背屈。

- 叩击跟腱。
- 观察并感觉脚踝是否趾屈。

阵挛检查

- 如果存在反射活跃,则测试踝阵挛(可选)。
1. 保持膝部部分屈曲。
2. 请患者放松,快速背屈足部。
3. 观察是否有节律性震动。
- 跖反射(巴宾斯基)
1. 用叩诊锤或钥匙分别划每只足底的外侧缘。
2. 观察足趾运动,正常反应是屈曲(回缩)。
3. 足趾背伸同时其他足趾展开则为异常情况,称为巴宾斯基征阳性。

原始反射

包括噘嘴反射、觅食反射、强握反射、掌颏反射、眉弓反射。原始反射源自中枢神经,正常婴儿可以出现这些反射,但神经系统功能正常的成年人不会出现阳性反射。在大脑发育过程中,这些反射逐渐消失或被前额叶所抑制(原始反射和姿势反射,2008)。当成人患有某些神经系统疾病时,原始反射会重新出现,包括但不仅限于退行性神经系统疾病,如痴呆,以及外伤性脑损伤和脑血管病。(Schott等,2003;Rauch,2006)

协调功能和小脑检查

协调功能受许多外周和中枢神经系统结构的共同调节,并受到大脑和脊髓损伤的影响。皮质脊髓束的损伤可以导致肌肉无力,引起粗大和精细动作的减慢。基底节损伤导致运动的启动缓慢。小脑损害可以导致躯干和肢体共济失调、辨距不良、轮替运动障碍、协同失调和意向性震颤。感觉性共济失调是由于周围神经病或累及脊髓后索的损伤导致本体感觉障碍所致。躯干共济失调可影响坐和站立的平衡,患者坐在轮椅上或行走时保持身体直立的能力受损。肢体共济失调可导致患者从事日常生活活动出现困难。

协调功能和小脑功能评估是老年神经系统检查的一部分。辨距不良是指运动不协调,其典型表现是手、手臂、腿或眼睛的运动未达到或超过意向位置(分别称为辨距不足和辨距过度)。有时候也被描述成对距离或尺度的判断障碍。辨距不良是由于小脑疾病所致。半球综合征导致的肢体辨距不良有两种表现形式:手足的无节律性敲打和轮替运动失调（Schmahmann，2004）。引起辨距不良的根本原因是由于小脑受损或通往小脑的本体感觉神经受损，小脑对与运动控制有关的视觉、空间觉和其他感觉信息起到协调作用（Townsend 等，1999）。两种小脑疾病可引起辨距不良，即小脑中线综合征（midline cerebellar syndromes）和小脑半球综合征（hemispheric cerebellar syndromes）（Hain，2002）。小脑中线综合征导致视觉辨距不良，此时瞳孔辨距过度（Hain，2002）。小脑半球综合征导致典型的运动感觉辨距不良，就是通常所说的辨距不良（Hain，2002）。小脑运动综合征是常见的一种引起辨距不良的运动综合征，患者还伴有显著的步态受损（共济失调），眼球活动障碍、震颤、吞咽困难和构音不清晰（Schmahmann，2004）。如前所述，小脑认知情感综合征（cerebellar cognitive affective syndrome，CCAS）也可以导致辨距不良。

辨距不良常见于 ALS 和肿瘤或卒中患者。常染色体显性脊髓小脑性共济失调（SCAs）的患者也可出现辨距不良。老年人罕见 SCAs。在分析辨距不良的病因时，首先考虑散发性因素（Dysmetria，2007）。

协调能力检查

快速轮替运动

- 请患者用一只手拍打大腿，抬起手，翻转拍腿，然后翻转抬起，如此反复，动作尽可能快。
- 请患者尽快交替张开 - 夹起拇指与示指。
- 请患者分别用两只脚尖尽快叩击你的手。

点对点运动

- 请患者交替触击你的示指和他 / 她的鼻子数次，在检查过程中不断移动你的手指。
- 保持你的手指不动以便患者能伸直一侧手臂和手指来触击你的手指。然后请患者闭上眼睛，再次移动手臂触击你的手指。
- 请患者把一侧足跟放在对侧膝盖上，并沿胫骨向下滑动到足趾。闭眼后再次重复此动作。

闭目难立征（Romberg）

- 准备好，以便在患者不稳时扶住患者。
- 请患者在没有支撑下，闭目并足站立 5~10 秒。
- 如果患者站立不稳（提示前庭或本体感觉障碍），即为阳性。

步态和姿势

在老年神经疾病患者，当大脑和脊髓损伤累及到与活动相关的运动和感觉通路时，就会出现姿势和步态异常。当卒中或其他脑损伤导致痉挛性偏瘫时，患者通常有胸部和腹部肌肉无力和痉挛，导致躯干不稳定以及重心移动障碍，此时可观察到步态偏移。髋部屈曲和踝关节背屈无力，可导致肢体摆动时相受损，以及摆动期间足趾离地不足，而出现髋部上抬与腿部环形运动。偏瘫侧的手臂摆动也减少。痉挛会限制髋部、膝盖和脚踝的活动范围。基底节损害的患者通常表现为拖曳步态（shuffling-type gait）。小脑病变可导致共济失调步态。本体感觉障碍的患者难以感知足部位置和平衡。脊髓损伤通常导致痉挛性截瘫或四肢瘫，使患者无法行走。颈髓损伤可能导致胸部和腹部肌肉无力，患者无法坐直，无支撑时不能移动，并出现呼吸储备受损。

步态评估和神经系统疾病的步态异常的特征描述详见第六章，"老年患者的步态障碍"。评估内容包括步基、步距、姿势、转身、从椅子上起身、手臂摆动、跨步、足趾、脚跟和直线行走能力（一只脚的脚跟顶住另一只脚的脚尖走直线，译者注）。步态障碍常见于老年人，并极容易导致跌倒。明确步态障碍类型有助于确定其病因。例如磁性步态（magnetic gait）要考虑正常压力脑积水。拖曳步态、慌张步态要考虑帕金森综合征、路易体痴呆或者特发性帕金森病。共济失调步态需要考虑周围神经病或小脑病变。痉挛性或截瘫步态要考虑脊髓损伤或锥管狭窄。偏瘫步态需要考虑局灶性中枢神经系统损害，例如脑血管病或占位性损害。周围性疾病也能影响步态。髋部、膝盖和脚踝的变形或关节炎表现出防痛步态。第五腰髓神经根病变或腓神经病变导致的足下垂也能影响步态。

姿势和步态检查

请患者做以下动作。

- 在房间里走过去，转身，再走回来。
- 一只脚的脚跟顶住另一只脚尖走直线。
- 用脚尖走直线。
- 用脚跟走直线。
- 单足蹲跳测验。
- 轻微屈膝运动。
- 从坐位站起。

结论

对老年患者进行细致的体格检查和神经系统检查非常重要。详尽体检通常能帮助明确病因并提出进一步检查方案。专注于功能的规范化老年神经系统检查有助于促进老年患者的医疗和护理质量。

（熊丽　译，解恒革　校）

参考文献

"Aphasia Symptoms, Causes, Treatment—How Is Aphasia Diagnosed?" *Medicinenet.com*, May 2011. http://www.medicinenet.com/ aphasia/page3.htm (accessed on August 26, 2011).

Bickley, L.S., Szilagyi, P.G., and Bates, B. (2007) *Bates' Guide to Physical Examination and History Taking*. Philadelphia: Lippincott Williams & Wilkins.

de Jong, P.T. (2006) Age-related macular degeneration. *N Engl J Med*, 355 (14): 1474–1485.

"Dysmetria." *Multiple Sclerosis Encyclopaedia*, October 2007. http://www.mult-sclerosis.org/dysmetria.html (accessed on August 26, 2011).

Hain, T.C. (2002) "Cerebellar Disorders." http://www.dizziness-and-balance.com/disorders/central/cerebellar/cerebellar.htm (accessed on August 26, 2011).

Horton, J.C. (2005) Disorders of the eye. In: D.L. Kasper, E. Braunwald, S. Hauser, D. Longo, J.L. Jameson, and A.S. Fauci (eds), *Harrison's Principles of Internal Medicine*, 16th edn. New York: McGraw-Hill.

Iwamoto, Y. and Yoshida, K. (2002) Saccadic dysmetria following inactivation of the primate fastigial oculomotor region. *Neurosci Lett*, 325 (3): 211–215.

Pavan-Langston, D. (2007) *Manual of Ocular Diagnosis and Therapy*. Philadelphia: Lippincott, Williams & Wilkins.

"Primitive and Postural Reflexes." *The Institute for Neuro-Physiological Psychology*, October 2008. http://www.inpp.org.uk/intervention-adults-children/more-information/reflexes/primitive-postural-reflex (accessed on August 26, 2011).

Quillen, D.A. (1999) Common causes of vision loss in elderly patients. *Am Fam Physician*, 60 (1): 99–108.

Rathe, R. (1996) "Neurologic Examination." University of Florida. http://medinfo.ufl.edu/year1/bcs/clist/neuro.html (accessed on August 26, 2011).

Rauch, D. (2006) "Infantile Reflexes on MedLine Plus." *MedlinePlus*. www.nlm.nih.gov/medlineplus/ency/article/003292.htm (accessed on August 26, 2011).

Rhee, D.J. (2008) "Glaucoma: Eye Disorders: Merck Manual Home Edition." The Merck Manuals. www.merck.com/mmhe/sec20/ch233/ch233a.html (accessed on August 26, 2011).

Schmahmann, J.D. (2004) Disorders of the cerebellum: ataxia, dysmetria of thought, and the cerebellar cognitive affective syndrome. *J Neuropsychiatry Clin Neurosci*, 16 (3): 367–378.

Schott, J.M. and Rossor, M.N. (2003) The grasp and other primitive reflexes. *J Neurol Neurosurg Psychiatr*, 74 (5): 558–560.

Townsend, J., Courchesne, E., Covington, J., et al. (1999) Spatial attention deficits in patients with acquired or developmental cerebellar abnormality. *J Neurosci*, 19 (13): 5632–5643.

第四章
老年神经病学中认知状态的评估

第一节　老年神经疾病患者的智力状态评估

Papan Thaipisuttikul[1,2], *James E. Galvin*[1,2]

第二节　老年神经疾病中的神经心理学

Donald J. Connor[3], *Marc A. Norman*[4]

[1] Department of Neurology, New York University Langone Medical Center, New York, NY, USA

[2] Department of Psychiatry, New York University Langone Medical Center, New York, NY, USA

[3] Independent Practice, Consultant Clinical Trials, San Diego, CA, USA

[4] Department of Psychiatry University of California, San Diego, CA, USA

概述

老年神经疾病患者的智力状态评估

- 在评估患者的认知状态时,需要观察患者的意识水平、一般外貌、情绪和情感、行为、运动、语言和交流、思维形式和内容、感知觉和自知力。
- 认知测试能够客观评估患者的认知表现,而且能够跟以前的以及日后的随访结果进行比较。
- 单领域认知功能测试包括注意力、工作记忆和集中力、定向力、记忆力、语言、抽象思维、判断和解决问题能力、视空间和构建能力、计算力、执行功能和词语产生能力。
- 用于评估老年人抑郁状态的简短量表包括老年抑郁量表(GDS)、患者健康问卷(PHQ-9),以及医院焦虑和抑郁量表(HADS)。
- 实操性认知测试工具包括简易智力状态检查(MMSE),Mini-Cog(简易认知量表)、简短 blessed 测试量表(short blessed test, SBT)和圣路易斯大学精神状态量表(SLUMS)。
- 基于知情者的测评工具可以评估认知的改变以及对日常功能的影响。知情者问卷包括阿尔茨海默病8项量表(AD8)和老年患者认知下降的知情者问卷(IQCODE)。

老年神经病学中的神经心理学

- 通过标准化工具获得的患者评分可通过常模进行量化,便于将个体与类似人群进行比较。
- 综合考虑患者的测试结果、临床观察和其他可能影响测试的因素。
- 对患者的多个测试结果进行比较,从而形成不同认知域的强弱概貌。
- 神经心理学评估有助于鉴别诊断、功能评估和治疗。
- 通常情况下测试5个认知域。
  - 注意力 / 定向力:分为对语言和空间刺激的选择性、持续性和分配性注意,对自己和周围的环境觉知。
  - 语言和交流:评估表达、理解和复述过程中的失语(例如:布罗卡失语症、感觉性失语症和传导性失语症)。
  - 记忆:已知的几个记忆概念的模型包括暂时性、特征性、模态性和阶段性记忆模型。每个模型中都有其专用词汇去划分不同的记忆类型。神经心理测试很大程度上依赖于口语情景记忆、视觉情景记忆任务来评估认知功能。
  - 执行功能:实现目标导向任务时的启动、组织、抽象思维和冲动行为的抑制等方面的能力。
  - 视空间能力:视觉信息被分成两条通路,腹侧通路涉及符号表征,背侧通路涉及空间意识。

- 常见疾病的神经心理学特征
  - 轻度认知功能障碍（MCI）：情景记忆受损和（或）其他认知功能受损，但未达到痴呆标准。
  - 阿尔茨海默病（AD）：情景记忆受损模式（学习和自由回忆）。随着疾病进展，执行功能和再认记忆也明显受损。
  - 额颞叶痴呆（FTD）：执行功能受损（例如：原发性进行性失语、语义性痴呆）。
  - 帕金森病痴呆（PDD）：觉醒程度和复杂注意的改变或波动，执行功能与记忆提取能力受损。
  - 路易体痴呆（DLB）：早期与 AD 相比，注意、视空间、结构与执行功能障碍重于记忆力和命名障碍。
  - 进行性核上性麻痹（PSP）：以皮质下功能障碍为主，包括注意力、执行功能和视空间功能受损。
  - 皮质基底节变性（CBD）：以皮质下功能障碍为特征。
  - 血管性痴呆（VaD）：因病变解剖学位置不同，临床表现和神经心理学变化很大。
  - 谵妄：潜在躯体疾病导致的注意力、定向力受损和觉醒水平的波动。
  - 抑郁：痴呆的危险因素，但也可以是一种独立疾病或共病。
- 目前已有针对痴呆临床前期的研究，旨在发现能缓解或暂时阻止疾病进展的方法（疾病修饰治疗）。

第一节　老年神经疾病患者的智力状态评估

Papan Thaipisuttikul，James E. Galvin

全面的智力状态检查包括观察性评估、认知评估和神经精神性评估这几个要素。尽管每个要素被分别提出来，但它们之间是相互关联的，共同构成患者的神经行为学特征。医师与患者首次接触得以有机会评估患者是否存在认知、注意力或语言障碍。与知情者晤谈有助于发现患者自己没注意到或拒绝承认的认知、功能和行为的改变。

因为认知障碍的发病率随年龄增长急剧升高，所以智力状态检查是神经系统查体里最为重要的组成部分。不幸的是，它往往是最容易被忽略掉，而且最难解释的体检内容。一般来说，我们的知识储备随年龄增长而增加，学习能力也不会显著下降。与正常衰老相关的认知改变包括处理速度、认知的灵活性、视空间感知力（通常合并有视力下降）、工作记忆和持续性注意力下降（Tarawneh 和 Galvin，2010）。其他认知功能，如回忆早期获得的信息、对编码过的新信息的保留能力，在衰老过程中相对保留，因而可以作为认知功能损害的敏感指标（Smith，2003）。

观察性评估和神经精神学评估

除了详细的病史和常规的神经系统体检（运动、感觉、步态、平衡等）以外，仔细的有目的性的观察患者的外表、行为和举止有助于了解患者的认知状态。首先观察患者的意识水平、一般外貌、情感、动作和语言，形成患者智力状态的初步印象，然后有针对性的问一些问题以评估情绪、思维、感知觉和自知力。

意识水平

对患者智力状态和神经系统功能的准确评估首先取决于患者的警觉性和觉醒程度。觉醒异常包括觉醒程度降低和过高状态。

觉醒程度降低包括嗜睡、意识模糊、木僵和昏迷（Strub 和 Black，2000）。嗜睡患者昏昏欲睡，疲劳，没有刺激时即陷入睡眠，但当医师检查时，患者通常能回答问题。意识模糊指警觉性中等程度下降，持续关注周围环境的能力减退。即使有检测者在场，如果不给予刺激，患者就会陷入睡眠。木僵患者只有在强烈刺激下才能醒来，通常只能简单回答"是"或者"不是"，或者只有呻吟和痛苦的表情。昏迷是觉醒程度降低连续谱系的最严重阶段，此时患者处于对外界环境无反应状态。老年人觉醒程度降低可能见于系统性感染、心或肺功能不全、脑膜脑炎、颅内压升高、中毒性代谢性损害、脑外伤、癫痫和脑血管疾病。两侧大脑半球或脑干功能障碍才会出现昏迷。另外一个重要现象是，患者同时使用多种药物也可能导致昏迷（Samaras 等，2010）。药物之间的相互作用在老年人更为常见，而且可以严重损害意识状态（Samaras 等，2010）。

与此相反，觉醒水平过高的特点为焦虑、自主神经活动亢进（心动过速、呼吸急促、体温升高）、易激惹或攻击性、震颤、抽搐和夸张的惊恐反应（Strub和Black，2000）。老年人觉醒水平过高常见于中毒性代谢性疾病，如酒精、阿片类或镇静催眠药物的停药反应。其他原因包括肿瘤（原发性和转移性）、病毒性脑炎（特别是单纯疱疹病毒性脑炎）、脑血管病和低氧血症（Caplan，2010）。有些患者，比如单纯疱疹病毒性脑炎患者可能出现觉醒水平降低和升高交替的波动期（Ramrez-Bermdez等，2005）。

一般外观

评估患者的身体外观时应了解其体重和体型、外观年纪、姿势、面部表情、眼神接触、卫生状况、衣着和一般活动水平。凌乱的外观可能提示患者有痴呆、谵妄、额叶功能障碍或精神分裂症（Strub和Black，2000）。老年人过度妆容或穿上艳丽的装饰或服饰，需要警惕躁狂发作或额叶功能障碍（Sadock和Sadock，2007）。痴呆、卒中或脑外伤导致的偏侧忽视的患者则不能为自己受损侧身体穿衣、装扮或洗澡（Strub和Black，2000）。帕金森病患者可能表现为屈曲姿势，而进行性核上性麻痹的患者表现为过度伸展和强直的姿势。患者的总体外观能让人了解他们的一般健康状况。恶病质患者可能患有系统性疾病（如肿瘤）或神经性厌食或抑郁（Sadock和Sadock，2007）。

情绪和情感

情绪是患者长期稳定心理状态的主观反映，而情感是患者此刻的心理反应，可以通过患者的面部表情、音调和身体动作判断出来（Sadock和Sadock，2007）。在会谈过程中患者的情感可以发生变化，但情绪通常维持稳定（Sadock和Sadock，2007）。

淡漠状态的患者会表现得拘束或单调。例如，精神分裂症的阴性症状、严重的抑郁症或伴有淡漠的痴呆患者（Sadock和Sadock，2007）。而过度紧张可见于情绪障碍患者，如双向性情感障碍，以及人格障碍，如边缘性人格（Sadock和Sadock，2007）。情绪不稳是一种心理调节障碍。严重情绪不稳的患者容易被激惹，情绪可以在生气、抑郁或欣快之间快速变化，常见于假性延髓性麻痹情感（Schiffer和Pope，2005）。情感的爆发通常持续时间很短。易变情绪见于情绪性疾病，如双相情感障碍，或者某些人格障碍如边缘性人格，也可以见于额颞叶痴呆、肌萎缩侧索硬化、脑血管病、多发性硬化和脑外伤

（Schiffer和Pope，2005）。易变情绪的完整形式，即假性延髓性麻痹，常伴有后组脑神经损害（第9~12对脑神经）和反射亢进（Gillig和Sanders，2010）。

抑郁是老年人常见的情绪障碍，可见于多种神经系统疾病，例如：脑血管病、阿尔茨海默病和其他类型的痴呆、帕金森病和癫痫（Lyness等，2006）。在神经疾病过程中，欣快或典型的躁狂不如抑郁常见。欣快常伴有额叶功能障碍（外伤、额颞叶痴呆或感染）和继发性躁狂（Woolley等，2007）。尽管在老年期发病的焦虑症并不常见，但焦虑症状可见于多种神经精神疾病，例如，抑郁、阿尔茨海默病、帕金森病、代谢性脑病（甲状腺功能亢进、缺氧）和中毒性疾病（利多卡因中毒）（Flint，2005）。

在某些精神疾病（如精神分裂症和分裂型人格障碍）和神经疾病，如不同原因导致的假性延髓性麻痹中，患者客观的和主观的情感反应可能并不一致。

行为

局部脑损害可以导致各种人格改变。眶额部损害的特点是冲动或对检查者表现出过分的熟悉感，缺乏判断力或缺乏正常的社交焦虑以及反社会行为（Newcombe等，2011）。额叶背外侧功能障碍的患者出现注意力不集中和容易分心（Brooks等，2010）。淡漠（缺乏动力、精力、情感互动和社交孤立）可能是由于内侧额叶功能障碍和前扣带回损伤所致（Roth等，2007）。各种类型的痴呆都表现出思维僵化、自我中心、情感反应减少和情感控制受损等（Pulsford和Duxbury，2006）。被动、社交退缩和淡漠可见于路易体痴呆（Galvin等，2007a）。

动作

观察患者的动作可以发现帕金森综合征、舞蹈病、肌阵挛或抽动等疾病的线索。神经运动迟滞（例如，信息处理速度和动作缓慢）提示患有血管性痴呆、皮质下神经疾病、帕金森综合征、内侧额叶综合征或抑郁的可能（Sadock和Sadock，2007）。精神运动激惹提示患有代谢性疾病、舞蹈徐动症、发作性疾病、躁狂或焦虑的可能（Sadock和Sadock，2007）。

语言和交流

观察患者自发性语言是正式语言检查的第一步，可以在询问病史和智力状态检查的过程中获得信息并进行评估。缄默可见于运动不能性缄默、

植物状态、闭锁综合征、紧张综合征无反应状态或者大面积左侧半球损害等神经系统疾病（Altshuler等，1986）。自发性语言评估需要注意语速、节奏、音量、反应时间和音调变化等特点（Strub 和 Black，2000）。语速快可能见于躁狂症、脱抑制、眶额部综合征或者慌张型的帕金森综合征，而语速慢可能是精神运动迟滞的一种表现（Sadock 和 Sadock，2007）。患者反应时间可能会延长，患者也会冲动地打断检查者而参与到问题中。语言韵律受损（丧失了旋律或音调）可见于累及左侧半球或基底节的脑损害（Sidtis 和 Van Lancker Sidtis，2003）。伴有停顿的空洞语言或赘述可见于找词困难的患者（Rohrer 等，2008）。找词困难可见于痴呆、失语、代谢性脑病、身体耗竭、睡眠剥夺、焦虑、抑郁，也可见于额叶背外侧损害，即使其不伴有命名性失语（Rohrer 等，2008）。

失语表现为口语或书面交流障碍。根据解剖学受累的部位和程度不同，失语的表现也不同。失语常被分为非流利性或流利性失语。非流利性失语表现为言语贫乏，常伴有犹豫不定的特点（Strub 和 Black，2000）。与此相反，流利性失语的口语表达词汇量正常甚至表达词汇量会增加，但不能理解词汇的意思，常伴有阅读能力受损（Strub 和 Black，2000）。

思维形式和思维内容

思维形式或思维过程指的是思考的方式，把观念置于哪里，如何关联起来。思维形式障碍的常见例子包括境遇性的、离题的、脱轨的、思维奔溢、思维受阻、缺乏关联性或不连贯。思维固着（perseveration）（Sadock 和 Sadock，2007）和不连贯是神经精神疾病常见的两种思维形式障碍。思维固着（执拗）指的是在适当地总结了来龙去脉后，仍然不适切地继续某个动作或想法。思维侵入是一种特殊的思维固着，先前思维环境中的一些词语或想法在随后反复出现。思维固着和侵入可见于失语和痴呆患者。思维不连贯指的是词语或观念之间缺乏逻辑关联性，可见于谵妄、重度痴呆和流利性失语的语言表达环节中。

思维内容指的是当前所想，如主意、信念、固有观点和强迫观念。妄想（delusion）是神经精神疾病中最常见的精神病性症状，是对外界现实的错误阐释而持有的错误信念。临床常见的妄想形式包括被跟踪或监视、失窃、配偶不忠或家中出现不受欢迎的陌生人。主题特异性的妄想如卡普格拉斯综合征（Capgras syndrome）（坚信有人被一个外貌一样的冒充者代替了）（Josephs，2007），也可见于神经系统疾病。妄想常见于各类痴呆患者，包括阿尔茨海默病和路易体痴呆，也见于血管性痴呆、额颞叶痴呆和亨廷顿病。

感知觉

感知觉障碍可分为幻觉（hallucination）或错觉（illusion）/ 错误知觉（misperception）。幻觉是指在相关感觉器官没有受到刺激的情况下产生的一种虚假的感知觉，而错觉是对真实外界感觉刺激的错误知觉或错误解释。

精神病患者常同时存在幻觉和妄想。如果患者认识到感觉刺激并非真实，那这种幻觉就不是妄想。幻觉包含有多种感觉模式（视觉、听觉、触觉、味觉、嗅觉），而且既可能是有形的（例如，人或物品），也可以是无形的（闪光或颜色）。幻觉见于视觉病变和结构性脑损害，以及邦纳综合征（Charles Bonnet syndrome）、癫痫、发作性睡病和偏头痛（Pelak 和 Liu，2004）。生动有形的视幻觉（儿童、毛绒绒的动物）是路易体痴呆的一个主要早期症状（Hanson 和 Lippa，2009）。阿尔茨海默病中晚期的视幻觉则不太生动有形，患者也常常不能很好地描述他们所见到的东西。幻味或幻嗅最常见于抽搐发作性疾病，双相情感障碍和精神分裂，以及内侧颞叶的肿瘤（Capampangan 等，2010）。触觉幻觉最常见于精神分裂症、情感障碍、药物中毒或停药反应（Sadock 和 Sadock，2007）。

自知力

自知力是患者对自身疾病的真实原因、疾病对自身意味着什么、以及对诊断和预后的理解能力。神经精神疾病患者的自知力会受到限制，认识不到自身的疾病状况或对自己的影响。因而评估患者对自身疾病严重程度的自知力能够帮助医师获得有用的诊断信息，而且有助于制定治疗计划。例如，阿尔茨海默病患者缺乏对自己记忆力和认知功能障碍的自知力，而血管性痴呆和路易体痴呆患者通常表现出对自身认知功能障碍的更多合理的担忧（Del Ser等，2001）。但是，我们不能事先假定患者不知道自己的情况。事实上，患者可能只是不能分析自己的病因，也不清楚疾病发作的频繁性和严重性。右侧顶叶病损会引起患者对对侧肢体病症缺乏认知、忽视或拒绝（病感缺失）（Pia 等，2004）。

认知评估

继观察之后,医师需要对患者认知功能进行正式评估。认知评估应该是系统的,而且是对主要神经心理领域进行的详尽评估(注意力、记忆、语言、视空间能力、执行能力)。患者的年龄、利手、教育水平和社会文化背景都可能影响认知水平,因而要在开始测试或解释测试结果前清楚了解这些信息。测试方式通常有两种:知情者评估和患者操作性测试。

给患者进行操作性测试的时候,医师能够根据已经发表的常模数据并经年龄和教育程度调整后来获得客观的测试结果。如果患者以前接受过测试,跟以往数据比较能了解患者的认知变化。简短测试尽管能帮助我们了解患者当前的认知水平,但无法得知认知功能是否有变化,或者这些得分是否干扰了患者的社会和职业功能(例如,日常生活能力)。正式的神经心理学测试能够对认知功能进行更详尽的评估,并可估计患病以前的智能状态(第四章第二节),但是却不适合在门诊开展,在大城市以外的地区也很难普及。在本章节中,我们推荐两种办法:①制定一套评估单个认知域的量表,耗时 20~30 分钟(取决于患者痴呆严重程度和语言能力)(表 4.1);②简短的全面测试。

表 4.1　简短的神经行为状态检查量表举例

口语记忆	动物命名 15 项波士顿命名测试
工作记忆	顺向数字广度 逆向数字广度
情景记忆	词表回忆(Hopkins,California,CERAD) 段落回忆
视觉构建	画钟测试
精神运动速度	连线测试 A
执行功能	连线测试 B 数字符号转换
抽象	相似性和差异性 解释谚语
注意力	倒叙月份 从 20 倒数到 1
全面测试 (选择其一)	简易智力状态检查 简短 blessed 测试
情绪 (选择其一)	老年抑郁量表 PHQ-9 医院焦虑和抑郁量表

注意力、工作记忆和专注力

注意力对于其他认知功能非常重要。评估注意力的两个常用测试是数字广度和连续串行测试。在顺向数字广度测试中(Strub 和 Black,2000),要求患者复述逐渐增加的数字串(例如:1,3-7,4-6-3,5-1-9-2 等)。正常的顺向数字广度是 7 个数字,不足 5 个被视为异常。逆向数字广度(Strub 和 Black,2000)检测精神控制、复杂注意力和执行功能。检查者逐渐增加数字串的长度,要求患者按照倒序重复数字(例如,检查者说 2-5-8,正确答案是 8-5-2)。正常的逆向数字广度是 5 个数字,少于 3 个被视为异常。

专注力是保持注意力的能力。通过连续串行测试可以评估专注力。比如,请患者从 20 开始倒数数字到 1,把一年中的月份按倒序说出来,或者做连续减法(100-7,或 20-3)。但是,连续减法测试时需要注意到这项测试依赖于患者的教育水平和数学能力(Karzmark,2000)。

定向力

通过询问患者现在是星期几,哪年哪月哪日来检查时间定向力。然后请患者在不查看钟表的情况下,估计此刻的大致时间。正常情况下,与正确时间相差不会超过 1 小时。地点定向力的检查方法是询问患者所在的省、地、市以及现在的位置。事件定向力的检查方法是询问患者此时为何在医院。

记忆力

智力状态检查中包括学习、回忆、再认和对远期信息的记忆能力。请患者记住 3 个词语,3 分钟后再回忆这 3 个词语,可以评估患者的学习、回忆和再认能力。

通常情况下,词表越短就越容易记住,特别是那些高知人士。当要求进行记忆时,患者通常会记住最先听到的两个词(即"首因效应")以及最后听到的两个词(即"近因效应"),因此 10 个词语的列表较为合适(Morris 等,1989)。在经过一段时间延迟后,回忆不到 5 个词语即视为异常。对回忆有困难的患者,可以给予一些提示(例如:告诉患者词语代表哪类物品或者给出一串包含这个词的几个词语让其选择),以鉴别信息储存障碍与信息提取障碍。例如,给予阿尔茨海默病患者一些提示,通常不会有帮助,因为 AD 患有信息储存障碍,但是给予路易体痴呆患者一些提示则会有所帮助,因为 DLB 患者的主要问题可能是信息提取障碍（Hamilton 等，2004）。

评估远期记忆时，检查者需要了解患者过去发生的生活事件和重要事件（结婚、生孩子）。此时知情者可以帮助明确患者所说信息是否属实。大部分痴呆患者的记忆障碍模式是先有短期记忆（学习、回忆和再识别）受损，在病程晚期逐步累及长期记忆。但是，精神性遗忘的记忆障碍模式是多变的，常同时累及短期和长期记忆（Hennig Fast 等，2008）。

语言

语言评估包括交流的各个方面，即自发性语言、理解、复述、命名、阅读和书写。

语言理解能力的评估方法是请患者按复杂程度逐渐增加的口语指令完成工作。最简单的指令是一步指令，如"闭上你的眼睛"，或"伸出你的舌头"，其次是多步指令，如"请拿起这张纸，对折，然后把它放在地板上"，此后是更复杂的问题，如"如果一只狮子被一只老虎杀了，那么是哪只动物死了？"。理解能力障碍通常提示左侧半球颞顶部损害。老年人在测试口语理解能力前需确定其听力正常。有时候患者不能理解指令可能是因为无法听到，而不是理解力受损。

复述能力的评估方法是请患者重复逐渐延长的短语或句子。感觉性失语、布罗卡失语、传导性失语和全面失语存在复述功能受损，但在经皮质失语中复述功能通常保留。

命名测试是请患者说出物品、物品的某一部分、颜色的名称。失语症患者能够描述物品，而不能直接说出名称。命名性失语，即无法说出物品名称，见于失语、痴呆、谵妄，有时也可见于脑外伤后遗症。在确定患者有命名障碍前，必须确定患者视力和物品识别能力正常。15 项波士顿命名测试（Mack 等，1992）是一项简易的对证命名范例。

阅读评估包括大声阅读的能力和理解所读内容的能力。在确定患者有失读症前，需要确定患者视力是正常的。很多失语患者同时有失读症，但反过来并不一定。不论是失读伴失写还是失读不伴失写，患者可能除了阅读障碍外，并无其他失语症的表现（Maeshima 等，2011）。

失写症的患者丧失书写/绘画的能力。小写症（micrographia）（Gangadhar 等，2008）是帕金森病的一个特征表现，当患者写一个句子或一串长的数字或字母时，患者写出来的字变得越来越小。当肢体瘫痪、肢体失用症或运动障碍，如患有震颤或舞蹈病时，即为机械性失写症（Ferguson 和 Boller，1997）。失写症也可伴有失语综合征，书写错误与口语表达中出现的错误类似。在 Gerstamann 综合征（失写、失算、左右失定向、手指失认），失读症伴失写症，失联性失写（胼胝体受损时出现）中，失写症并不伴有失语（Ruscona 等，2010）。

抽象思维

抽象思维是与使用概念相关的能力。判断相似性、差异性、解释成语和谚语的测试通常用于评估抽象思维能力。当然这些测试会受到文化和教育程度的影响。抽象能力异常是脑功能障碍的一个非特异性指标。神经退行性痴呆患者对于抽象问题通常会给出具体的回答，因此在测试患者对谚语的解释能力前需评估患者的理解力。

判断和解决问题的能力

判断力评估有助于了解患者的人际和社会认知。眶额叶皮层下环路的破坏（如：额颞叶痴呆、外伤或局灶性综合征）可导致社会判断力发生明显改变（Gleichgerrcht 等，2010）。评估解决问题的能力时，给患者一个场景，"如果在一个陌生的城市旅行，该如何找到你想见到的朋友呢？"以此来进行测试。正确的答案包括使用电话簿、互联网或城市指南等手段。

视空间和构建能力

门诊通常采用一些简单的测试来评估患者的视空间能力，如画钟测试，临摹交叠的五边形或六面体。

画钟测试（Libon 等，1993）评估患者在钟面上计划和安排数字、把指针放在正确位置的能力。两根指针应该长度不同。执行功能受损的患者可能画一个很小的钟面，以至无法把数字画到钟面里面（计划能力差），而单侧忽视的患者会忽视半边的钟面。画钟测试有多种评分方法，不过最简单的还是分为正常和不正常。

其他图形临摹测试（五边形、立方体）的异常结果，包括不能准确地画出形状、重复画某个元素、在原图上刻写、或者单侧忽视。绘画功能受损可见于多种神经系统疾病，包括局限性脑损害、退行性疾病、中毒代谢性脑病（Mechtcheriakov 等，2005）。

计算力

请患者心算一位或两位数的加法或乘法，或者使用铅笔和纸张做更复杂的计算。计算能力与教育程度和工作性质有关。失算可与许多失语综合征合并出现。视空间障碍患者不能正确对齐和排列数字（Ardila 和 Rosselli，1994）。左侧大脑后部受损可导致原发性计算不能（不能做计算题）。

执行功能

执行功能或者高级皮层功能受额叶 - 皮层下系统，复杂的神经环路调控，包括前额叶背外侧皮质、纹状体、苍白球 / 黑质、丘脑核，以及与白质的连接通路。执行功能障碍表现为持续症、运动程序异常、词语生成减少（左背外侧功能障碍）、非口语的流畅性受损（右背外侧功能障碍）、定式转换能力下降、回忆减退而再认保持、抽象思维能力丧失、判断力差、精神控制能力受损（Bullock 和 Lane，2007）。

在门诊可进行的简单的执行功能测试包轨迹连线测试 A，请患者把纸上随机分散的 25 个画圈的数字按照顺序连起来。轨迹连线测试 A（Corrigan 和 Hinkeldey，1987）测试心理运动速度，而很少有执行功能的成分在内。如果患者能完成此测试，再进行轨迹连线测试 B（Corrigan 和 Hinkeldey，1987），请患者在数字和字母之间交替切换（1-A-2-B……等）。

词语生成

请患者在 1 分钟内尽可能多的说出某一类型的词语（通常是动物或蔬菜）。通常情况下，老年人能在 1 分钟内说出 18 个动物名称，不足 14 个被视为异常。词语生成测试还可用首字母组词法（例如，S 和 F（Brandt 和 Manning，2009））。词语生成障碍可伴有命名障碍、额叶 - 皮质下系统功能障碍和精神运动迟滞。该测试敏感性较高，但特异性差（Brandt 和 Manning，2009）。

情绪和情感障碍对认知的影响

抑郁在老年人中比较常见。记忆减退也是抑郁患者的常见主诉，过去这种情况被称为"假性痴呆"。当抑郁缓解后认知功能通常也会好转。但是，抑郁共病认知功能障碍是痴呆的危险因素（Alexopoulos 等，1993）。因此，早期伴随轻度认知功能障碍出现的抑郁症状可能是痴呆临床前期的

表现，需警惕发生痴呆的危险（Li 等，2001）。血管性抑郁或抑郁 - 执行功能障碍综合征的概念也常见于老年人（Alexopoulos 等，1997），临床表现为精神运动迟滞、淡漠、与执行功能障碍相关的严重失能。

老年人抑郁症状并非单一，其病因和表现形式多种多样，因此，早期诊断和干预非常重要。老年人常用的简单抑郁筛查量表包括①老年抑郁量表（GDS），分别有包括 15 个项目和 30 项目的自我评测问卷，通常耗时 5~10 分钟，由 Yeasavage 于 1983 年制定（Yesavage 等，1983）。GDS 以 14/30 为分界值时的敏感度为 80%，特异度为 100%（Brink 等，1982）。②患者健康问卷（PHQ-9），包括 9 个项目的自我测评问卷，已经广泛用于初级医疗人群（Spitzer 等，1999），总体准确度 85%，对抑郁诊断的敏感度为 75%，特异度为 90%。③医院焦虑和抑郁量表（HADS），包括 7 个抑郁测试项目和 7 个焦虑测试项目的自我评价问卷，由英国制定并用于全科门诊（Sanith，2003）。前期研究报道，HADS-D 分界值 ≥ 8 时的敏感度为 80%，特异度为 88%，HADS-A 分界值 ≥ 8 时的敏感度为 89%，特异度为 75%（Olssn 等，2005）。

焦虑是老年人常见的症状，特别易与老年期抑郁共病。过去，专家们相信焦虑症往往起病于童年或青年早期，但是有研究报道了老年期发病的焦虑症（Blazer 和 Steffens，2009）。先前一项研究比较了广泛性焦虑症（GAD）患者、重度抑郁症（MDD）患者和健康老年人，结果发现 GAD 患者短期记忆和延迟记忆受损，但无 MDD 患者常有的执行功能损害（Mantella 等，2007）。

淡漠、退缩和无欲是阿尔茨海默病常见的行为症状。淡漠是指缺乏自发的目的性行为。研究发现伴有淡漠的阿尔茨海默病患者（缺乏主动性）存在多任务功能障碍（执行功能），这可能是目的性行为减少的潜在原因。

基于操作的认知评估工具

尽管制定一套独特的简短心理测量量表似乎很有吸引力，但即使是一套简单的量表也需要 20~30 分钟。目前已经有多种简短认知测试可用于总体认知功能的评估。尽管各有局限，但在繁忙的门诊中，这些量表却能让我们在最短时间内了解患者的总体认知功能（表 4.2）。下面是可以在老年门诊使用的评估一般认知功能的量表。

表 4.2　常用于门诊的认知筛查量表

筛查测试	题目数量	评分系统	有效性	局限性
简易智力状态检查量表 MMSE	30 项	分界值 23~24	敏感性 85%~100% 特异性 66%~100%	评分受教育、种族、社会阶层影响。对于轻度障碍的识别不够理想
简易认知量表 Mini-Cog	3 项回忆和画钟测试	回忆 2/3 则用画钟测试是否有问题	敏感性和特异性与 MMSE 相当	评估局限于回忆、视空间和构建能力
简短 blessed 量表 SBT	6 项定向力、记忆和专注力	5~9/28 可疑，≥10/28 痴呆	得分和尸检之间的关联度是 0.52	评估局限于定向力、记忆和专注力。可能不能识别非遗忘型痴呆
圣路易斯大学精神状态量表 SLUMS	11 项	分界值 21~26 为轻度认知障碍（MCI）；≤20 为痴呆（高中教育水平）	敏感性 96%~98% 特异性 61%~100%	对于不同类别的患者缺乏足够有效性研究。测试复杂耗时长
蒙特尔认知评估量表 MoCA	12 项，耗时 10 分钟，评估多个认知域	<26 分则考虑为 MCI 或痴呆	敏感度对于 MCI 90%，痴呆 100%	对于严重认知损害的患者需要耗时 10 分钟甚至更长时间。不及 MMSE 研究的充分
阿尔茨海默病 8 项量表 AD8	8 项	>2	敏感性 90% 特异性 68%	依赖于知情者观察。如果没有知情者，可以让患者回答
老年患者认知下降的知情者问卷 IQCODE	16 项	>3.44	敏感性 76%~100% 特异性 65%~86%	结果依赖于知情者观察

简易智力状态检查量表（MMSE）

MMSE 量表包括 30 个项目，大概耗时 10 分钟，该量表广泛用于记忆障碍患者的初次筛查。如果考虑到患者评分的动态下降，MMSE 的敏感度会进一步增加（Folstein 等，1975）。MMSE 测试的内容涉及 6 个方面：①定向力；②识记；③注意力和计算力；④回忆；⑤语言和⑥临摹图形能力。尽管 MMSE 耗时短，操作方便，而且便于随访认知减退的总体下降趋势，但不能用来诊断阿尔茨海默病（deSouza 等，2009），因为 MMSE 对定向力（10/30 分）强调的过于重要，而定向力在痴呆的最早期通常并未受累。另外，MMSE 还受年龄、种族、教育程度和社会经济状态的影响（Caplan，2010）。版权也是制约其使用的原因之一。目前初级医疗机构门诊已有几种量表以取代 MMSE，它们被不断更新和简化，从而为门诊提供简短、方便和有效的痴呆诊断工具。

简易认知量表

简易认知量表（Mini-Cog）由三个物品的非线索回忆测试和画钟测试组成，画钟测试也是回忆测试的干扰。Mini-Cog 耗时 3 分钟左右，也不需要特殊设施（Borson 等，2005）。跟传统的神经心理学成套测试相比，Mini-Cog 和 MMSE 诊断痴呆的敏感度（分别是 76% 和 79%）和特异度（分别是 89% 和 88%）相似。如果想促进初级医疗机构对认知功能障碍的识别，特别是认知损害的早期阶段，Mini-Cog 的简短性是其独有优势（Borson 等，2005）。也有研究认为 Mini-Cog 对于老年人的日常生活能力损害的预测明显优于对疾病负担的预测。而且，研究证明 Mini-Cog 在美国的不同种族人群中具有较好的操作性，而这一点正是其他广泛应用的认知筛查量表所不具备的，同时 Mini-Cog 也很容易用于非英语人群。

简短 blessed 测试

SBT（short blessed test），源于 Blessed 定向力 - 记忆 - 注意测试，包括三个定向力问题（月份、年份和时间）、从 20 倒数到 1、倒数月份、回忆含有 5 个要点的名字和地址（Katzman 等，1983）。该量表是在一个经过验证的包含 26 个测试项目的智力状态问卷的基础上发展起来的，常模数据源自对一个专业疗养院的两组患者、一个健康相关机构以及一个老年人中心的患者的测试。38 名受试者的 6 项测试得分与其尸检结果中大脑皮质的老年斑数量成正相关。该量表便于非医务人员操作，并可以用于区分轻度、中度和重度认知损害（Katzman 等，1983）。

SBT 对于 AD 的早期认知改变非常敏感。根据圣路易斯华盛顿大学的记忆和老年研究项目的结果，在考虑了影响因素后（Katzman 总分，Katzman 等，1983），建议新的分界值如下：0~4 分，认知正常；5~9 分，可疑认知损害；10 分及以上，痴呆（Morris 等，1989）。

圣路易斯大学智力状态量表（SLUMS）

SLUMS 共 30 分，11 个项目，是由临床医师评估的筛查性问卷，测试患者的定向力、记忆力、注意力和执行功能。SLUMS 与 MMSE 的形式相似，但对 MMSE 进行了补充，增加了有关注意力、数字计算、即刻和延迟回忆、动物命名、数字广度、画钟测试、图形识别/大小区分、段落事实的即刻回忆等任务。特别是其中的画钟测试可用于评估执行功能障碍（Schiffer 和 Pope，2005）。对于高中教育水平的患者，27~30 分提示认知正常，21~26 分提示轻度神经认知障碍，1~20 提示痴呆，轻度神经认知障碍的诊断敏感度为 0.98，特异度为 0.61，对于痴呆诊断的敏感度是 0.96，特异度是 1.0（Tariq 等）。据此，量表研发团队认为 SLUMS 在识别早期认知损害上优于 MMSE。因为受到 MMSE 的版权限制，退伍军人管理处已经停止使用 MMSE，并开始采用 SLUMS 用于认知评估。但迄今为止，SLUMS 还未在最初研究人群以外的人群中得到验证。

蒙特尔认知评估量表（MoCA）

MoCA 是一项耗时 10 分钟的认知筛查工具，用于帮助医师筛查轻度认知功能障碍的患者（Gillig 和 Sanders，2010）。MoCA 增加了额叶/执行功能使敏感度得以改善，并降低了文化和教育程度的影响，所以信度提高。MoCA 在 MMSE 得分正常者中，对轻度认知障碍的诊断具有很高的敏感性和特异性。MMSE 对轻度认知障碍的诊断敏感性只有 18%，而 MoCA 的敏感性为 90%；对于轻度阿尔茨海默病患者，MMSE 的敏感性为 78%，而 MoCA 的敏感性为 100%（Nasreddine 等，2005）。MoCA 也适合于筛查帕金森病患者的认知障碍（Dalrymple-Alford 等，2010）。PD 患者记忆力受损出现较晚，而执行功能受损出现较早。MoCA 的局限性可能在于其结果解释更为复杂。

基于知情者的认知评估工具

痴呆的诊断是临床判断，基本原则是患者自身的认知功能下降，以至于影响其社会和职业能力。所有简短操作量表的局限性在于①进行痴呆筛查时，无法评估其"认知变化"是否"干扰正常生活"；②可能受到年纪、性别、种族、教育程度和文化影响。而基于知情者的量表来评估患者的认知是否有变化，以及这些变化是否干扰其正常功能。与其他量表相比，这些量表的一个重要优势在于很少受患者的教育程度、患病前状态、或者所处文化环境中主要语言的熟练程度的影响。因为患者以自身作为对照，所以受年纪、教育程度、性别和种族的影响较小（Morales 等，1997）。知情者评估的缺点在于评估结果有赖于知情人的可信度，及其和患者之间关系的紧密性。知情人评估提供的信息可以作为认知测试的补充，两种量表结合起来能增加筛查的准确性。

知情者评估的金标准是临床痴呆分级（CDR）量表，目前广泛用于临床试验和研究项目。但是，由于评估 CDR 的面谈时间过长，不合适在繁忙的门诊使用。在评估老年人认知障碍和情感障碍的过程中，一个可靠的知情者（配偶、成年子女或照料者）对于如下问卷的评估将很有帮助。

AD8

AD8 筛查面谈是一个简短而敏感的测试，通过询问记忆、定向力、判断力和功能水平而可靠地鉴别患者是否患有痴呆（Galvin 等，2006）。AD8 包含 8 个是非题，通过询问知情者来评估患者的认知改变，耗时 2~3 分钟（表 4.3）。如果没有知情者，AD8 可作为患者的自评表，由患者自己完成（Galvin 等，2007b），其效果值与知情者评估类似（知情者的效应值 Cohen'd=1.66，患者的效应值 Cohen'd=0.98（Galvin 等，2007b）。在初级医疗机构中同时使用 AD8 和简短认知评估，如词语列表，对痴呆和 MCI 的识别率分别增加到 97% 和 91%（Galvin 等，2006）。AD8 鉴别无痴呆的老年人和有轻度痴呆的老人（92%）的敏感度为 84%，特异度为 80%，而不管认知损害的原因是什么（Galvin 等，2006）。AD8 与 CDR 和神经心理测试具有很高的相关性。近期研究采用淀粉样蛋白 PET 影像结果和阿尔茨海默病脑脊液生物标记指标验证 AD8 的生物学可靠性（Galvin 等，2010）。AD8 的西班牙语言、（Muoz 等，2010）、韩语（Ryu 等，2009）和中文版本（Yang 等，2011）具有类似的心理测量特点。

表 4.3　AD8

请注意:"是,有变化"表示在过去几年间因认知能力改变(思维和记忆)而出现了如下改变。	是, 有变化	不 是,没 有 变化	不确定, 不知道
1. 判断力有问题(例如:难以做出决定、糟糕的经济决策、思考能力有障碍)			
2. 对爱好/活动的兴趣下降			
3. 反复重复同样的事情(问题、故事或一句话)			
4. 无法学习如何使用一个工具、电器或小设备(例如:录像机、电脑、微波炉或遥控器)			
5. 不记得年月			
6. 无法处理复杂的财务情况(比如:给银行卡还款、收入报税、付账单)			
7. 无法记住约定的事情			
8. 平时总是出现思考和(或)记忆方面的问题			
总分			

Source: Adapted from Galvin, J.E. et al. (2005) The AD8, a brief informant interview to detect dementia. Neurology, 65: 559-564. Reproduced with permission of Washington University, St. Louis, MO.

老年认知下降的知情者问卷(IQCODE)

　　IQCODE 是通过知情者报告的方式评估患者的认知水平较发病前是否出现降低。随后制定的包含 16 项测试的简短版本与完整版本的相关度为 0.98,与临床诊断相比较时,两者的可靠性相当。每个项目的评分从 1 分到 5 分,1 分表示"好很多",5 分表示"差很多"。然后计算 16 个项目的平均值,范围也在 1~5 之间,3 分在任何项目上都表示没有变化。在临床实践中,简短版本以 3.44 为分界值时能得到较为合理而均衡的敏感度和特异度。该量表既能反映认知改善,也能反映认知恶化,因而可用于治疗性试验和急性疾病的随访观察(Form, 2004)。

小结

　　老年人常有认知障碍疾病,但是因为否认、自知力缺乏、感觉耻辱和(或)对"正常"老年人的认知水平缺乏常识,可能不会前往医院就诊。全面的智力状态检查包括观察性、认知性和神经精神性评估。如果缺少对患者的全面认知评估,临床医师就难以发现早期患者,丧失了早期干预对患者带来的帮助。而且,跟没有认知损害的相似年纪的其他疾病患者相比,伴有认知损害的患者依从性差、治疗花费高、预后更差。使用自己独特的评估办法也好,还是现有的某个标准量表也好,如果在老年人评估中缺少了智力状态检查,就意味着错过了早期发现认知障碍的机会。

致谢

　　本项目由国家衰老研究所,国家健康研究所基金 P30 AG008051 资助。

（熊丽　译,解恒革　校）

参考文献

Alexopoulos, G.S., Meyers, B.S., Young, R.C., et al. (1993) The course of geriatric depression with "reversible dementia": a controlled study. Am J Psychiatry, 150: 1693–1699.

Alexopoulos, G.S., Meyers, B.S., Young, R.C. (1997) 'Vascular Depression' hypothesis. Arch Gen Psychiatry, 54: 915–922.

Altshuler, L.L., Cummings, J.L., and Mills, M.J. (1986) Mutism: review, differential diagnosis, and report of 22 cases. Am J Psychiatry, 143 (11): 1409–1414.

Ardila, A. and Rosselli, M. (1994) Spatial acalculia. Int J Neurosci, 78 (3–4): 177–184.

Blazer, D.G. and Steffens, D.C. (2009) The American Psychiatry Publishing Textbook of Geriatric Psychiatry, 4th edn, Washington, DC: American Psychiatric Publishing Inc.

Borson, S., Scanlan, J.M., Watanabe, J., et al. (2005) Simplifying detection of cognitive impairment: comparison of the Mini-Cog and Mini-Mental State Examination in a multiethnic sample. J Am Geriatr Soc, 53: 871–874.

Brandt, J. and Manning, K.J. (2009) Patterns of world list generation in Mild Cognitive Impairment and Alzheimer disease. Clin Neuropsychol, 23 (5): 870–879.

Brink, T., Yesavage, J., Lum, O. et al. (1982) Screening tests for geriatric depression. Clin Gerontologist, 1: 37–43.

Brooks, J.O. 3rd, Bearden, C.E., Hoblyn, J.C., et al. (2010) Prefrontal and paralimbic metabolic dysregulation related to sustained attention in euthymic older adults with bipolar disorder. Bipolar Disord, 12 (8): 866–874.

Bullock, R. and Lane, R. (2007) Executive dyscontrol in dementia, with emphasis on subcortical pathology and the role of butyrylcholinesterase. *Curr Alzheimer Res*, 4 (3): 277–293.

Capampangan, D.J., Hoerth, M.T., Drazkowski, J.F., and Lipinski, C.A. (2010) Olfactory and gustatory hallucination presenting as partial status epilepticus because of glioblastoma multiforme. *Ann Emerg Med*, 56 (4): 374–377.

Caplan, L.R. (2010) Delirium: a neurologist's view-the neurology of agitation and overactivity. *Rev Neurol Dis*, 7 (4): 111–118.

Corrigan, J.D. and Hinkeldey, M.S. (1987) Relationships between part A and part B of the Trail Making Test. *J Clin Psychol*, 43 (4): 402–409.

Dalrymple-Alford, J.C., MacAskill, M.R., Nakas, C.T., et al. (2010) The MoCA: well-suited screen for cognitive impairment in Parkinson disease. *Neurology*, 75 (19): 1717–1725.

Del Ser, T., Hachinski, V., Merskey, S., and Munosk, D.G. (2001) Clinical and pathological features of two groups of patients with dementia with Lewy bodies: effect of coexisting Alzheimer type lesion load. *Alzheimer Dis Assoc Disord*, 15 (1): 31–44.

deSouza, L., Sarazin, M., Goetz, C., and Dubois, B. (2009) Clinical investigations in primary care. *Front Neurol Neurosci*, 24,: 1–11.

Esposito, F., Rochat, L., Van der Linden, A.C., et al. (2010) Apathy and executive dysfunction in Alzheimer disease. *Alzheimer Dis Assoc Disord*, 24 (2): 131–137.

Ferguson, J.H. and Boller F. (1977) A different form of "pure agraphia": syntactic writing errors in a patients with motor speech and movement disorders. *Neurol Neurocir Psiquitr*, 18 (Suppl. 2–3): 79–86.

Flint, A.J. (2005) Anxiety and its disorders in late life: moving the field forward. *Am J Geriatr Psychiatry*, 13 (1): 3–6.

Folstein, M.F., Folstein, S.E., and McHugh, P.R. (1975) Mini-mental State: a practical method for grading the cognitive status of patients for the clinicians. *J Psychiatr Res*, 12: 189–198.

Form, A.J. (2004) The Informant Questionnaire on cognitive decline in the elderly (IQCODE): a review. *Int Psychogeriatr*, 16 (3): 275–193.

Galvin, J.E., Roe, C.M., Xiong, C., and Morris, J.C. (2006) The validity and reliability of the AD8 informant interview for dementia. *Neurology*, 67: 1942–1948.

Galvin, J.E., Malcom, H., Johnson, D., and Morris, J.C. (2007a) Personality traits distinguishing dementia with Lewy bodies from Alzheimer's disease. *Neurology*, 68 (22): 1895–1901.

Galvin, J.E., Roe, C.M., Coats, M.A., and Morris, J.C. (2007b) Patient's rating of cognitive ability: using the AD8, a brief informant interview, as a self-rating tool to detect dementia. *Arch Neurol*, 64 (5): 725–730.

Galvin, J.E., Fagan, A.M., Holtzman, D.M., et al. (2010) Relationship of dementia screening tests with biomarkers of Alzheimer's Disease. *Brain*, 133 (11): 3290–3300.

Gangadhar, G., Joseph, D., and Chakravarthy, V.S. (2008) Understanding Parkinsonian handwriting through a computational model of basal ganglia. *Neural Comput*, 20 (10): 2491–2525.

Gillig, P.M. and Sanders, R.D. (2010) Cranial Nerves IX, X, XI and XII. *Psychiatry(Edgmont)*, 7 (5): 37–41.

Gleichgerrcht, E., Torralva, T., Roca, M., et al. (2010) The role of social cognition in moral judgment in frontotemporal dementia. *Soc Neurosci*, 12: 1–10.

Grafman, J., Passafiume, D., Faglioni, P., and Boller, F. (1982) Calculation disturbances in adults with focal hemispheric damage. *Cortex*, 18 (1): 38–49.

Hamilton, J.M., Salmon, D.P., Galasko, D., et al. (2004) A comparison of episodic memory deficits in neuropathologically-confirmed Dementia with Lewy bodies and Alzheimer's disease. *J Int Neuropsychol Soc*, 10 (5): 689–697.

Hanson, J.C. and Lippa, C.F. (2009) Lewy body dementia. *Int Rev Neurobiol*, 84: 215–228.

Hennig-Fast, K., Meister, F., Frodl, T., et al. (2008) A case of persistent retrograde amnesia following a dissociative fugue: neuropsychological and neurofunctional underpinnings of loss of autobiography memory and self-awareness. *Neuropsychologia*, 46 (12): 2993–3005.

Josephs, K.A. (2007) Capgras syndrome and its relationship to neurodegenerative disease. *Arch Neurol*, 64 (12), 1762–1766.

Karantzoulis, S. and Galvin, J.E. (2011) Distinguishing Alzheimer's disease from other major forms of dementia. *Expert Rev Neurother*, 11 (11): 1579–1591.

Karzmark, P. (2000) Validity of serial seven procedure. *Int J Geriatr Psychiatry*, 15 (8): 677–679.

Katzman, R., Brown, T., Fuld, P., et al. (1983) Validation of a short orientation-memory concentration test of cognitive impairment. *Am J Psyhciatry*, 140: 734–739.

Li, Y.S., Meyer, J.S. and Thornby, J. (2001) Longitudinal follow up of depressive symptoms among normal versus cognitive impaired elderly. *Int J Geriatr Psychiatry* 16: 718–727.

Libon, D.J., Swenson, R.A., Barnoski, E.J., and Sands, L.P. (1993) Clock drawing as an assessment tool for dementia. *Arch Clin Neurolpsychol*, 8 (5): 405–415.

Lyness, J.M., Niculescu, A., Tu, X., et al. (2006) The relationship of medical comorbidity and depression in older, primary care patients. *Psychosomatics*, 47 (5): 435–439.

Mack, W.J., Freed, D.M., Williams, B.W., and Henderson, V.W. (1992) Boston Naming test: shortened versions for use in Alzheimer's disease. *J Gerontol*, 47 (3): 154–158.

Maeshima, S., Osawa, A., Sujino, K., et al. (2011) Pure alexia caused by separate lesions of the splenium and optic radiation. *J Neurol*, 258 (2): 223–226.

Mantella, R.C., Butters, M.A., Dew, M.A., et al. (2007) Cognitive impairment in late-life generalized anxiety disorder. *Am J Geriatr Psychiatry*, 15: 673–679.

Mechtcheriakov, S., Graziadei, I.W., Rettenbacher, M., et al. (2005) Diagnostic value of fine motor deficits in patient with low-grade hepatic encephalopathy. *World J Gastroenterol*, 11 (18): 2777–2780.

Morales, J.M., Bermejo, F., Romero, M., and Del-Ser, T. (1997) Screening of dementia in community dwelling elderly through informant report. *Int J Geriatr Psychiatry*, 12 (8): 808–816.

Morris, J.C., Heyman, A., Mohs, R.C., et al. (1989) The consortium to establish a Registry for Alzheimer's disease (CERAD). Part I. Clinical and neuropsychological assessment of Alzheimer's disease. *Neurology*, 39 (9): 1159–1165.

Muñoz, C., Núñez, J., Flores, P., et al. (2010) Usefulness of brief informant interview to detect dementia, translated into Spanish (AD8-Ch). *Rev Med Chil*, 138 (8): 1063–1065.

Nasreddine, Z.S., Phillips, N.A., Bedirian, V., et al. (2005) The Montreal Cognitive Assessment, MoCA: a brief screening tool for mild cognitive impairment. *J Am Geriatr Soc*, 53: 695–699.

Newcombe, V.F., Outtrim, J.G., Chatfield, D.A., et al. (2011) Parcellating the neuroanatomical basis of impaired decision making in traumatic brain injury. *Brain*, 134 (Pt3): 759–768.

Olssøn, I., Mykletun, A., Dahl, A.A. (2005) The Hospital Anxiety and Depression Rating Scale: a cross sectional study of psychometrics and case-finding abilities in general practice. *BMC Psychiatry*, 5: 46.

Pelak, V.S. and Liu, G.T. (2004) Visual hallucinations. *Curr Treat Options Neurol*, 6 (1): 75–83.

Pia, L., Neppi-Modona, M., Ricci, R., Berti, A. (2004) The anatomy for anosognosia for hemiplegia: a meta-analysis. *Cortex*, 40 (2): 367–377.

Pulsford, D. and Duxbury, J. (2006) Aggressive behaviour in residential care settings: a review. *J Psychiatr Ment Health Nurs*, 13 (5): 611–618.

Ramírez-Bermúdez, J., Soto-Hernández, J.L., López-Gómez, M., et al. (2005) Frequency of neuropsychiatric signs and symptoms in patients with viral encephalitis. *Rev Neurol*, 41 (3): 140–144.

Rohrer, J.D., Knight, W.D., Warren, J.E., et al. (2008) Word-finding difficulty: a clinical analysis of the progressive aphasias. *Brain*, 131 (Pt1): 8–38.

Roth, R.M., Flashman, L.A., and McAllister, T.W. (2007) Apathy and its treatment. *Curr Treat Options Neurol*, 9 (5): 36–70.

Rusconi, E., Pinel, P., Dehaene, S., and Kleinschmidt, A. (2010) The enigma of Gerstmann's syndrome revisited: a telling tale of the vicissitudes of neuropsychology. *Brain*, 133 (Pt2): 320–332.

Ryu, H.J., Kim, H.J. and Han, S.H. (2009) Validity and reliability of the Korean version of the AD8 informant interview (K-AD8) in dementia. *Alzheimer Dis Assoc Disord*, 23 (4): 371–376.

Sadock, B.J. and Sadock, V.A. (2007) *Kaplan & Sadock's Synopsis of Psychiatry*, 10th edn. Philadelphia: Lippincott Williams & Wilkins.

Samaras, N., Chevalley, T., Samaras, D., and Gold, G. (2010) Older patients in the emergency department: a review. *Ann Emerg Med*, 56 (3): 261–269.

Schiffer, R. and Pope, L.E. (2005) Review of pseudobulbar affect including a novel and potential therapy. *J Neuropsychiatry Clin Neurosci*, 17 (4): 447–454.

Sidtis, J.J. and Van Lancker Sidtis, D. (2003) A neurobehavioral approach to dysprosody. *Semin Speech Lang*, 24 (2): 93–105.

Snaith, R.P. (2003) The Hospital Anxiety and Depression Scale. *Health Qual Life Outcomes*, 1: 29.

Spitzer, R., Kroenke, K., and Williams, K. (1999) Validation and utility of a self-report version of PRIME-MD: the PHQ primary care study. *J Am Med Assoc*, 282: 1737–1744.

Strub, R.L. and Black, F.W. (2000) *The Mental Status Examination in Neurology*, 4th edn. Philadelphia: F.A. Davis Company.

Tarawneh, R. and Galvin, J.E. (2010) Neurological signs in old age. In: H. Fillit, K. Rockwood, and K. Woodhouse (eds), *Brocklehurst's textbook of geriatrics and clinical gerontology*, 7th edn. pp. 101–105. Philadelphia, PA: Elsevier.

Tariq, S.H., Tumosa, N., Chibnall, J.T., et al. (2006) Comparison of the Saint Louis University mental status examination and the mini-mental state examination for detecting dementia and mild neurocognitive disorder—a pilot study. *Am J Geriatr Psychiatry*, 14 (11): 900–910.

Woolley, J.D., Wilson, M.R., Hung, E., et al. (2007) Frontotemporal dementia and mania. *Am J Psychiatry*, 164 (12): 1811–1816.

Yang, Y.H., Galvin, J.E., Morris, J.C., et al. (2011) Application of AD8 questionnaire to screen very mild dementia in Taiwanese. *Am J Alz Dis Other Dem*, 26 (2): 134–138.

Yesavage, J.A., Brink, T.L., Rose, T.L., et al. (1983) Development and validation of a geriatric depression screening scale: a preliminary report. *J Psychiatr Res*, 17: 37–49.

第二节　老年神经疾病中的神经心理学

Donald J. Connor, Marc A. Norman

神经心理学评估的基础

心理测量是基于标准化的测量工具,采用恰当的常模进行量化,评估个体认知功能相对的强项和弱项。理想状态下,对原始数据进行标准转换时应该包括可能影响测试结果的因素,如年龄、性别、教育程度和发病前的智能水平、社会经济状态、文化和种族(Mitrushina,1999,24-27页)。这种办法能帮助检查者估计测试分数异常的可能性有多大,判断认知损害的程度。神经心理学评估包括了心理测量的完整结果,以及既往病史、心理/精神状态与患者和家人报告的主观症状。这种整合基于我们所熟知的大脑-行为-疾病之间关系的知识,这是神经心理学家培训的核心内容。神经心理学测试类似于临床医师进行的智力状态检查,但在测试的数量上、对不同结果进行整合的质量上、以及利用人口学常模数据等方面存在差异。

常模数据(正常值)

合适的常模数据对于解释测试结果至关重要。如果常模数据集与患者的人口学因素不匹配,那么转换后数据的可靠性就值得怀疑。在临床实践过程中常用的单个分界值虽然方便使用,但也可能产生误导。神经心理学家对数据的最终解释应该是基于所有已知信息的整合,所以尽管常模没有考虑到所有的变量,神经心理学家仍然可能得到一个有效的有临床价值的结论,但是我们必须意识到此时结论的强度减低了(美国心理协会伦理标准9.02,2010)。受试者成绩最常用标准差($Z-$值)、$T-$值、标准分、量表分或者百分位数来表示。这些转化指标的差异以及对其意义的解释不在本章节讨论范围内。但是,除了百分位数以外,假设原始分数的所有这些转换数据都符合正态分布(例如:标准的钟形曲线)。$Z-$值的均值是0,标准差是1;$T-$值的均值是50,标准差是10;像在智商测试中使用的那些标准分,其均值是100,标准差是15。量表分的均值是10,标准差是3。因为百分位数的分布是非线性的,因此表达有些不同。百分位数反映了样本里有多少百分比的数值低于给定的原始分数。因此,由百分比转换到标准化数值($Z-$值,$T-$值等)就假设了百分比分布反应了正态分布,而在偏态分布的测试里并非如此。但是,假设常模数据呈正态分布,$Z-$值$=-1$(低于均值一个标准差)就对应于16%的百分位数,$Z-$值$=-1.5$对应于7%的百分值,$Z-$值$=-2.0$对应于2%的百分位数。通常情况下,分界值在-1个标准差时被视为均值低限,在-1.5个标准差时被视为边缘水平或可疑状态,在-2个标准差时被视为受损(Lezak等,2004;145-149页),尽管这种划分有显著的变异性。介于$-1.0\sim1.5$之间被用于轻度认知功能障碍的诊断（Albert 等，2011）。

设置对临床 - 病理关系有提示意义的得分水平，需要考虑到多种因素（患病前状态、其他能力等），而且既要能由此评估患者是否有认知损害，也要提示受损的程度。用于评估临床损害的界值可能会高于或低于统计学上差异水平，这个取决于以上提到的因素（患病前功能水平、个人史、感觉 / 运动功能障碍、常模的分布，等等）以及假阴性与假阳性的影响（Lezak 等，2004；第 148 页；Busch 等，2006）。

标准化评估

除了常模数据是否合适导致的局限性以外，还需要考虑其他一些因素可能会影响患者的测评结果。在上一章智力状态检查中已经提到，在所有心理测试之前必须至少简单评估一下患者的运动和感觉功能。例如，如果患者的视觉记忆测试受损，但患者有严重的未校正的视觉缺陷，那么在解释患者的测试结果时就需要非常谨慎，或者降低测试结果的价值。目前有大量的神经心理测试可以帮助临床医师评估即使是运动或感觉严重受损的患者的认知功能，但是最终这些缺损对评估结果的影响、对认知表现的影响以及对结果的可靠性影响需要由神经心理学家来给予临床解释。

神经心理评估的基础是测试工具的标准化，以保证应用合理的常模数据来真实地反映患者的认知水平。因此，神经心理测试通常都有详尽的指导手册和高度结构化的实施操作。这种定量方法强化了最终得分对患者能力评估的可靠性。但是，测试过程中观察到的可能会干扰到结果可靠性的现象（表现得很努力、意识水平、突发性意识模糊，等等），在解释结果时也需要考虑在内。有些情况下，可能采用"处理方法"这一指标来标识患者在完成测试任务过程中所采用的策略（Milberg，1986）。这种方法包括了对患者测试行为进行更详尽而复杂的定性分析，并与定量测试得分整合在一起。有些神经心理学工具试图标准化这些定性分析的方法学，比如修订版韦氏成人智力测验做为神经心理工具的体现（Kaplan 等，1991）。但是，对处理方法的分析只能视为定量分析方法的一个补充，而不能取代后者。

解释

整合所有测试结果，从而总结出认知概貌，这才是神经心理评估的核心内容。整合过程中既要注意那些可能影响测试结果的非认知因素（情绪、努力、感觉 / 运动，等等），也要注意不同测试之间的表现模式。由于没有某一个测试能够纯粹地评估某个认知功能，因而要确定患者受损的认知域，就必须对多个相关的测试结果进行互相比较才能得到。举一个轨迹连线测试 A/B 的例子（Reitan，1958）。这是一项序列测试，包含两种条件。第一种条件是简单的序列测试（轨迹 A 测试），患者会看到一张纸上有散在的数字，请患者按照顺序把这些数字用线连起来，记录患者完成任务所花费的时间以及所犯错误。第二种条件（轨迹 B 测试）与 A 测试类似，但包含数字和字母之间切换的任务（例如 1-A-2-B-3- 等等）。轨迹 B 测试成绩不佳的原因可能是视觉 - 运动能力受损，也可能是保持序列定式有困难（执行功能）。把轨迹 B 测试结果与轨迹 A 进行比较，视觉 - 运动成分对测试的影响就明晰了，而且得到了关于执行功能的更为准确的结果。

正如第四章第一节中所述，熟知智力状态检查是老年神经病学所必备的。但是，智力状态测试的简洁性限制了其对极轻度痴呆诊断的敏感性和特异性（Tombaugh 和 McIntyre，1992；Tariq 等，2006），也限制了其评估各项认知域功能相对受损程度的能力（例如，认知概貌）。很多标准筛查量表（MMSE、MoCA、SLUMS）的总分对于痴呆的初次筛查很有帮助（Nasreddline 等，2005；Ismail 等，2010），但当解释其单项得分时，它们的可靠性却降低了。这些测试容易受到年龄、教育程度等因素的影响，但在使用"分界值"的时候通常并未将其考虑在内。MMSE 的测试指南中（Folstein 等，2001）包括了一项大规模的常模研究（Crum 等，1993），目的在于考虑患者的个人特征对得分的影响。这项研究恰恰显示年龄和教育程度对这些"正常"的测试结果存在的显著影响。但是，需要注意常模研究中的操作过程与操作手册中描述的过程并不一样，导致 MMSE 版权版本中的常模数据的使用存在一些问题。因此，即使是使用简短版本的测试，仍然需要确保操作过程跟常模中使用的方法一致，而且常模数据适用于患者个体。

如前所述，神经心理测试是智力状态检查在广度和内容上的扩展，当然其耗时也更长。与智力状态检查一样，神经心理学评估可以根据患者的个人情况或特殊问题，选择各不相同的一套量表。或者，选用一套"综合工具"（神经评估成套量表，Halstead-Reitan 神经心理成套量表，韦氏成人智力量表，等），其中的各个子量表要一起使用（减少干扰效应），也一起标准化，从而有助于解释认知概貌。Rabin 等总结了目前最为常用的神经心理工具（2005）。

神经心理评估的应用

神经心理评估在老年人群有多种用途，但最常用的三个领域是：诊断、功能评估和治疗。

诊断

对不可治愈的神经退行性疾病的误诊会给患者和家属带来不必要的压力和痛苦，并导致他们做出不合适的决策（经济上或社会上）。相反的，早期诊断痴呆疾病会明显有益于患者和家属。尽管早期治疗的效果不完全相同，目前研究建议在痴呆的早期即给予治疗可使药物的治疗效果达到最优化，也能帮助患者对生活方式做出积极调整，从而有可能延缓疾病进展（Holt 等，2009；Assal 和 van der Meulen，2009）。准确的早期诊断也能让患者和家属能在患者认知功能仍然完整的情况下为未来做好规划，就何时应该停止开车达成一致，着手建立即使到了痴呆中期还仍然可以使用的安全习惯和生活常规，以及其他一些能够提高患者和照料者的长期生活质量的社会层面的安排和治疗措施（Gessert 等，2000；Papastavrou 等，2007）。

神经心理学测试不仅提高了痴呆的早期诊断和可疑痴呆的筛查准确率，还有助于痴呆的鉴别诊断。阿尔茨海默病是老年人最常见的痴呆类型，但也有很多其他疾病能导致痴呆，而这些疾病有显著的治疗价值和良好的预后。一个最常见的鉴别是认知能力下降是由于谵妄而非痴呆所致。谵妄常常是患者潜在疾病导致的结果，而这些疾病往往可以治疗（不同于大部分进展性痴呆），但是如果不能及时诊断，病情就会继续进展并危及生命。神经退行性痴呆之间的鉴别诊断也有显著的临床意义。路易体痴呆（LBD）是第二常见的退行性痴呆类型。尽管路易体痴呆的患者也常常合并有阿尔茨海默病的病理改变，但这两者之间的临床表现和认知特点的差异有助于增加诊断的确切性（McKeith 等，2005）。临床治疗意义对路易体痴呆患者尤为重要，因为这些患者对抗精神病药物敏感，如果用此类药物来控制患者的激惹，则可能导致持久性强直（Weisman 和 McKeith，2007）。鉴别诊断的意义不仅仅在于药物治疗，还包括社会干预、康复和制定家庭计划。例

如，阿尔茨海默病和额颞叶痴呆的临床表现、进展和治疗各不相同（Salmon 和 Bondi，2009），因而患者家属对疾病不同阶段的期望、预期可能出现的危险情况和行为、制定可行的应对办法等都会有所不同。

评估功能障碍

神经心理评估也能够发现认知功能障碍对患者日常功能的影响以及相关的安全隐患。尽管大部分心理测量的都以评估认知功能为主，但有些成套测试包含了部分可以有效反映日常功能的项目（Farias 等，2003）。然而，尽管神经心理学评估可以评价功能水平并追踪其变化，但并不能代替直接评估［例如，现场测试驾驶能力（Brown 等，2005）］。这部分与测试工具的结构化属性和实施时的控制环境有关。尽管这对于功能评估的准确性而言是必须的，但这样的测试并不能反映患者所处的复杂而多变的真实环境。例如，在安全驾驶过程中，需要驾驶员具备多种能力，包括注意力、反应时间、处理速度（监测周围环境、观察信号灯、交通状况）、记忆和定向力（迷路）、视空间技能、执行功能（EA）（针对其他司机和路况来做决定）。除非环境中出现了一些让人疑惑或矛盾的情况，很多早期的阿尔茨海默病患者在熟悉的环境中仍然能安全驾驶，因为在疾病早期与驾驶技能相关的程序记忆尚未受损。但是，如果患者突然驾车到一个多条车道受限的施工现场，或者不熟悉的环境，此时需要患者具有其他的功能（例如，额叶执行功能），而这项功能已受疾病影响，此时就可能出现危险情况。神经心理学测试结果是发现功能障碍的有用的补充，但其本身还存在不足（Iverson 等，2010）。

"能力"本身是法律术语，但对能力的评估通常基于临床信息。本质上，它反映了患者做决定、能够合理决定并接受决定导致的结果的能力（Marson 等，2001；Moye 和 Marson，2007）。能力本身涉及多个方面——例如做出财务决定、医疗决定和自我照护的能力——患者可能在某个方面具有能力，而在另一方面则无能力。就像功能决定的其他方面一样，神经心理评估通过确定不同认知域的功能障碍以帮助决定患者的能力，只是不足以反映患者实际损害程度。

治疗

神经心理测试对治疗的重要性不仅仅在于帮助鉴别诊断或者发现伴发疾病。在治疗之前明确疾

病的存在无疑是重要的（如，轻度认知障碍），明确所治疗的是哪种疾病也很重要（例如，阿尔茨海默病还是路易体痴呆），患者临床症状轻重模式对于认知补偿措施或社会干预策略也是重要的。例如，如果患者的主要症状是记忆问题，那么使用便签本以及电子提醒工具提醒患者服药就会对患者有帮助。明确受损的记忆系统能进一步指导采取何种干预措施，因为只有确定了问题所在（编码信息？储存信息？还是提取信息？）才能找到最有效的针对性干预措施（Bayles 和 Kim，2003）。例如，写便签本对阿尔茨海默病患者很有用，但如果患者有未被察觉的失读症，这种办法就没有用了。

神经退行性痴呆的大部分干预措施都是采用补偿和应对的策略，随着疾病进展需要随时进行调整（Ptak 等，2010）。卒中、脑外伤（例如：车祸、跌倒），或者中枢神经系统手术后的患者则能够从旨在加强正常康复过程的传统康复治疗中获得益处。这种治疗中最为核心的步骤是明确受损的特定认知域以及保存下来的能力区域（Yamaguchi 等，2010）。

神经心理学中的认知域

目前已经发展出多种方法、模型和理论用于建构和解释智力过程。在临床工作中，被普遍认同的 5 个认知域包括：注意力、语言、记忆力、执行功能和视空间能力。

注意力、定向力、专注力

注意力评估方法从临床筛查到长时间精确的电脑测试，再到间接的影像学检查（例如：ERP、PET、fMRI 和 SPECT）均不相同。注意力是多因素的认知加工的基本成分，但是并没有纯粹的测试注意力的工具，也没有哪项测试能评估注意力的所有成分。跟其他认知域一样，注意力不是一个单一结构，尽管有些测量方法非常敏感，但其对注意力的检测缺乏特异性。在解释注意力障碍之前，还必须确定患者是否有足够的觉醒程度和完整的定向力（见前述智力状态检查章节）。

临床定向力评估内容很广，既有患者对自身、躯体和即刻环境的意识，也有对时间、地点和目的的理解。从根本上讲，定向力的结构与警觉性是重叠的。临床评估通常询问有关人物、地点和时间的一些基本问题（记录为定向 3 项）。注意过程要求感觉必须首先察觉到并且定向到该事件，尽管在最基本的层面上这可能是无意识做到的，但是要求个体足够地觉醒并具有感觉意识。那些处于镇静或抑制状态的患者在注意力的第一步就有问题。

注意力结构复杂，目前有多种认知模型将其分为多个亚型（例如：选择性注意、持续性注意和分配性注意），在一端可能跟觉醒/警觉的概念有重叠，在另一端与工作记忆的概念有重叠。选择性注意是指优先选择相关的、显著的刺激，而忽视不太相关刺激的处理过程。人类特别容易过滤掉不相关刺激，但年纪增长、脑损害或神经退行性疾病可以消弱这种能力。当关注到一个刺激后，持续性注意则能让个体保持警觉、集中注意并能持续地做出反应。持续性注意的测试，在于评估保留信息、集中注意、忽略其他刺激、进行认知操作的能力（参见工作记忆）。在智力状态测试中，字母"A"测试可用于评估持续性注意。测试时要求患者听一串随机字母，听到字母 A 就敲一下桌子。神经心理学中使用的测试可能耗时 5 分钟（例如：数字警觉测试）到 30 分钟（例如：计算机连续操作测试）。这些测试要求患者专注于一项任务，但有些测试则评估把注意力分配到两项或多项任务的能力，即分配性注意。临床工作中一般不测试分配性注意，但有些神经心理范例会评估此项功能 [例如：同步增加系列注意测试（paced addition serial attention test）和辅音三字母测试（consonant trigrams）]（Gronwall，1977；Morris，1986）。

完整的注意力是任何其他认知功能的先决条件。临床上，患者和家属可能会把注意力缺损当做是记忆障碍（编码信息）或患者不愿意努力。注意力损害的患者可能会抱怨他们记不住信息，但正式测试发现他们不能注意到口语或视觉信息。例如，他们会抱怨自己"记不住"刚刚阅读完的一页书的内容，但实际上是注意损害导致他们无法关注并编码信息，而并非是真正的记忆障碍。这种鉴别（例如：注意力还是记忆力受损）必须依赖于详尽的神经心理学测试。即使是健康老年人，注意资源也会变得狭小，典型的表现是老年人同时关注多个信息的能力减弱（例如：分配性注意）。患者可能会抱怨自己参与谈话的能力受损，因为他们不能持续集中注意，或者容易受干扰。这也许只是健康老化的表现，除非这种情况开始影响其日常功能。

在临床工作中，注意力可用于鉴别老年人的常见疾病。例如，阿尔茨海默病患者的注意力相对保留,而其他认知域(例如记忆力和执行功能)受损更为严重,但其注意力比正常老年人则要差得多(Rizzo 等,2000a,2000b;Peretti 等,2008;Duchek 等,2009)。相反的,路易体痴呆患者的注意力损害比阿尔茨海默病患者更为严重,并且显著波动的注意力变化是其谵妄症状的核心(Ballard 等,2001)。注意力显著受损见于多种疾病,包括最严重的急性意识模糊状态,以及代谢性疾病、中毒、躁狂、疲倦、精神病(内源性刺激导致的错乱)、慢性睡眠障碍(例如:睡眠呼吸暂停综合征)和多灶性疾病(例如脑膜炎、脑炎、急性脑外伤)。注意包含有多种成分,注意模型包括多种神经基础,因此几乎大脑任何部位的损害或神经病理改变都有可能导致注意力障碍(或者某一个注意成分的受损)。

临床上大部分的注意测试都是在口语领域,但空间注意障碍在门诊也很常见。数字广度测试属于口语领域。复述一个长度逐渐增加的数字串(正向数字广度)是一项简单的注意测试,而要求患者逆向复述数字串(逆向数字广度)则是更复杂的注意测试,并与工作记忆结构重叠。MMSE 中的逆向拼写 WORLD 和连续减 7 也是检测注意力的简单办法。在这些检查中信息只是被简单的保存在工作记忆中,未必被存储起来以用于将来的记忆提取过程。线段平分测试是一项只需几秒钟就能完成的简单空间注意任务。测试中要求患者在每条线段中央画一条垂线。图 4.1 是左侧半球疏忽患者的测试表现。患者不光忽略了纸上左侧部分的线段,而且等分右侧线段的中点也判断不准。

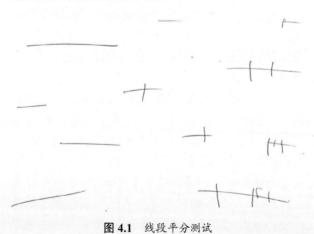

图 4.1 线段平分测试

语言和交流

人类的表达和交流有多种模式,包括谈话、书写、阅读、绘画和姿势。广义的失语类型通常根据三个特点来划分:表达、理解和复述。尽管失语(言语缺失)更为常用,本章也这样使用,但大部分情况下使用语言障碍(言语受损)更为确切。实际上,在检查者跟患者开始接触和交谈时就已经开始了非正式的语言测试。但是,细微的缺陷可能只有通过进一步筛查或复杂的系统性方法才能确定。检查者需要观察患者的语言流利、韵律、发音和语法的质和量。跟其他神经 / 神经心理测试一样,如果检查过程中发现异常,也需要综合考虑患者的其他情况。例如,理解力障碍可能是继发于精神疾病或其他疾病(例如,抑郁、缺乏动力、负面情绪、听力受损导致的言语表达减少)。

语言表达应该包括正常的流利的自发谈话。表达障碍从轻度到重都可存在。轻度语言错乱可能不易被察觉,而严重者可能一个字也说不出。大部分语言筛查测试都要求患者命名物品。自发命名面前的物品(对证命名)需要物品识别、词语鉴认、提取和表达等多种能力。如果患者不能命名一件物品,要注意可能是因为提取障碍,而不是命名失语。如果是提取障碍,尽管患者不能自发性命名物品,他 / 她可以根据发音提示(例如,看到"电脑"时,对患者提示"电……")来正确命名。而命名失语的患者,即使给予提示也不能说出名称。大部分的临床筛查量表都或多或少包括命名部分(例如:MMSE,SLUMS,等)。神经心理评估通常采用波士顿命名测试(60 项目)或其他标准的命名测试工具。

自动语言是一个常常被忽视的语言要素,这主要包括一些非常熟悉的顺序和短语。有时候尽管患者有严重的语言表达丧失,却可以自动说出一些短语,比如"嗨",或一些顺序,比如数数、唱字母歌。而且,即使其他语言都缺失时,非常熟悉的歌曲(如:生日快乐歌)也能自动唱出来。尽管患者能够唱字母歌,但如果不采用韵律的音调,他们还是无法说出这些字母。

理解力障碍可能比表达障碍更难识别。患者用一些非口语交流方式(如:点头),可能让人误以为他理解了,而事实并非如此。检查者在提问时的身体姿势本身就会造成这种问题[例如:询问患者是否愉快或是否已婚的时候,检查者同时在肯定的点头)。有多种方法可以评估患者的理解力,包括:是非题,完成题,选择题,问答题,执行指令。但是,如果问题不是很复杂,错误可能并不明显。是非题可能适用于严重感觉性失语的患者("你是小王吗？"）。稍复杂一些的如"房间里的灯都亮了吗？"。更复杂一些的问题则要求患者具有更好的理解力和表达能力（例如，"旗子的颜色是红色、白色和 ___。"]。但是，如果存在表达能力受损，患者可能无法用词语回答问题，这时应该要求患者用手指出物品，或者按照指令做动作。但是，当要求患者指出答案或按指令做动作时，一定要排除失用症或失认症导致的动作错误。

语言的第三个基本成分是复述能力。评估内容包括声音、词语、短语和句子的复述能力。跟表达和理解相似，患者可能只有在很复杂的测试中才会表现出功能受损。简单的测试，可以请患者复述简单的词语（例如：汽车、房子等）。短语和句子复述提供了更复杂的测试空间（例如："卫理公会的主教…通向办公室的门关上了…不是，如果，和，或者，但是…幽灵在有雾的荒野飞舞"）。

因为语言皮质与其他脑结构相邻，联络皮质或联络纤维的损害也可能导致其他类型的交流缺陷。尽管由此出现的症状并非典型失语症亚型，神经系统检查可能包含也可能不包含有关阅读、书写和算术的任务测试（与缘上回周围的联络区相关的功能）。因为语言皮质区靠近额叶和顶叶，患者常伴有运动和感觉功能障碍。阅读、写作和算术的障碍可能导致患者日常功能受损，但临床上常常对此评估不足，因为这些结构与联络皮质靠近，可能症状会有变化。神经心理学家使用的全面的失语成套量表里通常会评估失读症、失用症和失认症这些相关的症状。在神经病理联系方面，可有失读伴失写（中央区损伤），或者失读不伴失写（后区损伤）。

智力状态检查一章中提到的许多语言测试也用于神经心理筛查（例如：里坦 - 印第安纳失语筛查测试），但是神经心理学家的测试工具还包括复杂的成套量表，如波士顿诊断性失语测试、多种语言失语测试、西方失语症成套测试以及很多其他测试。每种工具都能评估患者的表达、理解和复述功能，但在评估失用症、阅读、书写和失认症上有所差异。另外，有些测试专门针对一种模式的功能（如理解力）。神经心理学家可能会使用如标记测试（Token Test）这样的工具来评估患者的理解能力障碍。在标记测试中，向患者展示一列不同颜色和大小的图形，然后让患者按照指令做动作，如"请用大的蓝色圆圈去触碰小的红色正方形"。

当完成了语言成分的评估后，失语综合征的诊断就很清楚了。急性表达和理解障碍最常见于脑血管病，而进展性变化则见于神经退行性疾病。语言综合征有多种模型和分类法，尽管文献中都分开阐述，但实际上它们很少独自出现。通常情况下，获得性语言障碍可以分为运动性、感觉性和混合性失语（表4.4）。目前有多种语言和失语的模型，研究者确定了至少 5 种类型的失语，它们之间的区别在于是否存在表达、理解和（或）复述能力障碍。

表 4.4　失　　语

	表达	理解	复述
运动性失语			
布罗卡失语或非流利性失语	−	+	−
经皮层运动性失语	−	+	+
感觉性失语			
感觉性失语或流利性失语	+	−	−
经皮层感觉性失语	+	−	+
传导性失语	+	+	
完全性失语	−	−	−

+ 表示功能完整；− 表示功能受损

运动性失语最常用的相关术语是布罗卡失语，一种非流利性失语。其基础是语言问题，因此不同于构音障碍或口语失用症的发音或言语运动成分的损害。语法缺失是布罗卡失语的主要特点，说话费力并且不连贯。导致布罗卡失语的解剖学基础是位于优势半球额下回后部的布罗卡区的损害（Broadmann44 和 45 区）。布罗卡失语患者的表达中通常没有连接词，像电报语言一样。例如，患者可能会这样描述他的就诊预约："医院…两点…史密斯医生"，句子中动词和介词都被省略了。布罗卡失语患者的理解力相对保留，但复述能力受损。经皮质运动性失语也是非流利性失语，与布罗卡失语患者有类似之处，但其复述能力未受损。

感觉性失语（Wernicke 失语）属于流利性失语，患者的语言理解和复述能力受损，但语言表达功能保留。解剖基础是优势半球的颞上回后部韦尼克区（Broadmann 22 区）受损。因为患者无法理解口语语言，他们也无法察觉自己口语表达中的错误，常使用实词，但他们表达的意思难以理解或频繁出现错误。这些错误堆积在一起形成一种"词语杂拌"。与此相似的是经皮层感觉性失语，患者语言表达流畅，理解力受损，复述功能未受损。

传导性失语患者的语言表达和理解都正常，但是复述能力受损。过去研究认为这是由于负责语言表达和理解的皮质之间联系中断,并累及弓状束,但目前这种理论受到质疑(Bernal 和 Ardila,2009)。

在获得性失语综合征中,老年人失语的最常见病因是脑血管病,大脑中动脉供血区最易导致失语。尽管皮层损害与失语密切相关,但皮层下结构损害也可导致失语。失语也可以是痴呆的首发或继发症状。例如,原发性进展性失语和语义性痴呆是额颞叶痴呆的亚型,语言障碍是其首要临床表现。

词语记忆和情景记忆

记忆结构非常复杂,有很多不同但又相互重叠的概念模型。根据模型的角度不同,描述记忆的术语也很不一样,表 4.5 列出一些常用术语。下面将要讨论记忆的主要分类方法以及相关的术语。

表 4.5   在记忆的概念模型中使用的一些术语

陈述性记忆	外显记忆
非陈述性记忆	内隐记忆
情景性记忆	形象记忆
语义性记忆	位置记忆
程序性记忆	熟悉记忆
技能学习记忆	参考记忆
即刻记忆	短期记忆
次级记忆	长期记忆
初级记忆	条件性记忆
工作记忆	预演性记忆

时间模型

记忆分类的一个办法是把记忆抽象成一个系统的结构,体现出把信息储存的久远阶段。在这种方法中,关注到一个刺激后(见上一章节注意力、定向力和专注力部分),材料的表征就被储存在即刻记忆中,此时信息只能保留很短时间。这种记忆储存不仅时间有限,而且信息量也有限。这一概念结构与注意和工作记忆有很大重合。举例来说,迅速回忆刚听到的数字串(例如,顺向数字广度)既能用于检测注意力("数字广度"有时候用作注意广度的同义词),但同时也符合即刻记忆的概念。工作记忆也被视为是对信息的即刻储存,以便在完成心理任务过程中使用这些信息。工作记忆与注意和其他概念也有重叠(例如,短期记忆的某些概念)。在评估"复杂"注意力的测试中,要求受试者按倒序重复一串数字(逆向数字广度),这就要求受试者必须记住这些数字,才能把它们按倒序说出来。一些更为复杂的测试(数字和字母串的排序,同步串行加法任务)能够识别轻微的认知损害,但这些概念之间都有重叠(持续注意、即刻记忆、工作记忆)因而很难明确具体损害了哪种功能。无论如何,可以认为即刻记忆是一种很快会消退的瞬时记忆,除非很快得到刷新(例如:练习)或转换为长期记忆储存下来。

第二个时间阶段是短期记忆。有时候这个概念跟即刻记忆互换使用,此时表示一种获得信息并将其在短期内保留的能力。这个概念所定义的确切时间在不同情况下差异很大,有些作者认为这是一个没有意义的概念,因为它可能跟长期记忆的神经解剖基础一样,它们只是同一过程的不同阶段而已(Brewer 和 Gabrieli,2007)。但是,在临床工作中,短期记忆通常定义为把信息保存数秒到数分钟的能力。因此,在词语记忆测试中,受试者需要连续学习一些词语,回忆的词语数量随着学习次数的增加而增加(学习过程)就是短期记忆的表现。延迟几分钟后再回忆词语,不管有没有干扰词语出现,也被称为短期记忆。

下一个时间阶段是长期记忆。顾名思义,长期记忆表示在很长一段时间内半持久或持久性储存信息的能力。同样的,这个术语也没有确切的最短或最长的时限。在临床工作中,信息保留 20~30 分钟后被认为进入了长期记忆,尽管实际上在此时间之后记忆痕迹的衰减依然存在。值得注意的是,脑外伤后出现的对受伤前几小时到几天的长期记忆受损(例如,逆行性遗忘),提示长期记忆的存储(固化)是一个连续过程。远期记忆常常是指自传性记忆时期(对老年患者而言,包括患者成长、工作和结婚经历等等),尽管不同作者对此持不同观点,但远期记忆通常被简单认为是长期记忆的延伸。

特征模型

另外一个比较广为接受的理论模型是把长期记忆按照记忆特征和表现方式进行划分(Tulving,1972;Schacter 和 Tulving,1994;Squire 和 Knowlton,1994)。在此理论中,长期记忆是指已经固化的记忆,比即刻或短期记忆更为稳定。现对这一模型的基本结构描述如下。

陈述性(外显)记忆:这种类型的记忆包括对过去经历的有意识回忆,其包括的两个主要记忆类

型为情景性记忆和语义性记忆。

- *情景性记忆*是指有意识的回忆在一个特定环境中（时间和地点）发生的与特定事件（或场景）相关的信息。例如：在哪里长大、上学、与配偶一周前的谈话、今天早餐吃了什么食物以及几分钟前刚刚读过的那些词语。

- *语义性记忆*指对世界的一般性知识，如词汇、事实和概念这些跟场景无关的信息。语义性记忆中很重要的内容是我们如何组织我们的世界以及内在的关系。例如，椅子可能有多种款式，但我们能够把不同款式的椅子都称为"椅子"。还有那些从特定关系中脱离出来的被泛化的记忆（如在哪里居住，谁是谁的亲戚）也被归入这一系统（Warrington和MaCarthy，1988）。

非陈述性（内隐）记忆：这种记忆指不能被有意识的回忆，而是在行为中体现的记忆痕迹，如能力（学习某项技能或程序性记忆）、习惯的形成或启动效应。遗忘症患者行为的改变并不需要有意识的回忆过去的事件，这种现象是其跟情景记忆系统的重要区别（Mosccovitch，2004）。内隐记忆的几个子系统都有重要的临床意义，其中程序性记忆对患者的功能影响最为重要（Squire和Knowlton，2000）。

- *程序性记忆*是基于学习而获得的能力，不需要有意识的回忆就能运用。骑自行车、阅读、写字等等，都是我们不需要有意识地去回忆这些事或顺序就能完成的工作。痴呆和其他遗忘综合征的患者常常仍然保留有这些能力。

- *启动现象*被看作是记忆痕迹的无意识激活对模糊条件下个体反应的影响。其经典实验是要求受试者根据词语碎片说出整个词语。受试者倾向于说出那些最近接触到的词汇（待发的）而不是其他的、甚至是高频的词汇。

- *经典条件反射*是实验性心理学中关于学习的最早理论之一。这种理论是基于原始刺激和相关刺激之间的联系，以至于相关刺激单独出现时就能诱发出与机体面对原始刺激时出现的类似反应。

动物实验和对脑损害患者的研究结果均提示不同的记忆类型有不同的神经系统和结构基础，这支持了上述模型的可靠性（Squire和Zola，1996；Squire，2009）。

刺激形式模型（modality model）

刺激的性质也被用于记忆系统的分类。影像学研究和脑损伤患者的研究发现，不同的感觉系统在脑内采用不同的存储网络（Wheeler等）。临床上，最常采用的刺激形式是口语记忆和视觉记忆。但是，很难获得一种"纯粹"的刺激方法，因为患者既能够口语描述视觉刺激（如描述图片），也能把口语内容视觉化（例如：把口语指令想象成可视的物品）。既往研究报道中还采用了其他的记忆刺激形式，但这些形式在临床实践中不太常用。

阶段模型（stage model）

在临床上，考察记忆过程的一个比较实用的方法是将其划分为多个阶段。*编码阶段*（获取记忆）、*储存/固化*（转移到长期记忆）和*提取*（通过进入意识层面或经由行为证明来访问记忆）是评估中常用的划分方法。

编码：此阶段是记忆形成的起始阶段，包括几个过程。患者首先必须注意到一个需要被编码的特异性刺激；然后以相应的刺激形式系统进行处理（例如：口语、视觉，等等）并与相应刺激建立关联（背景）。这一过程通常被认为是主动的过程，不同于对感觉信息的被动反应（Blumenfeld和Ranganath，2007）。

储存：固化是指把处理过的记忆转换为一种不需要有意识的练习就能长期储存的形式。固化不是一个单一过程，而是多种功能系统、分子机制和结构改变的共同作用结果。在此阶段，记忆得到进一步的加工处理，有些作者认为如若在新信息获取后并把它们与之前的信息关联起来，编码后的信息处理过程可能持续数年（Brewer和Gabrieli，2007）。正常人表现出来的延迟性顺行性干扰和逆行性干扰效应，以及脑损害对数小时或数天前的逆行性遗忘都支持这一理论。

提取：有数种临床方式可以评估提取已经编码和储存的记忆的能力。*自由回忆*是在没有外界或相关的刺激（提醒）的情况下，把记忆复原到意识中的能力。*线索回忆*是通过相关刺激来帮助回忆的过程。许多记忆技术就是把外界刺激物与需要记住的内容联系起来，从而增加编码和回忆能力（例如：把一个人的面部特征与姓名联系起来）。临床上，可以通过语义线索（"这个词语说的是一种水果"）或者语音线索（"这个东西的起始发音是a..."）或其他线索（这张纸上有两个图像）来测试线索回忆能力。*再认能力*是第三个临床常用的概念，测试时将目标物品和几个干扰物品混合，然后请患者指出哪个是目标物品。有研究提示,患者在自由回忆和再认任务中表现的差异有助于鉴别诊断某些进展性痴呆(见下文痴呆的临床前诊断)。*熟悉性*是一个跟再认相似但稍有不同的概念。此时患者能意识到自己曾经遇到过这个刺激,但不能回忆起任何与此有关的内容(例如:*来源记忆*)。

还有一些其他的不常用的描述记忆的术语和模型,其中有些涉及多个认知域和复杂神经网络的整合。*元记忆*(metamemory)是一个复杂概念,包含对学习的判断、知道的感觉(feeling of knowing)以及其他与记忆自我监测相关的现象(Pannu和Kaszniak,2005)。*前瞻性记忆*是指记住自己将来要做的事情(不管是时间前瞻还是事件前瞻),不仅涉及陈述性/情景记忆还涉及额叶执行功能如自我监督(Fish等,2010)。

尽管上述术语可能源自记忆的不同模型,但它们之间相互补充,常同时使用。在临床实践中,*口语情景性记忆*任务最常用来评估记忆功能,*视觉情景性记忆*也有使用但相对较少。语义性记忆检查通常是作为语言评估的一部分(例如:分类流畅性)。在老年神经心理学中,评估记忆的最常用测试包括学习词语列表(Rey听觉口语学习测试,加利福利亚口语学习测试,霍普金斯口语学习测试-修订版)或简短故事(WMS逻辑记忆),尽管这些测试的实施方法不同(例如重复整个词语列表与选择性提示,即只重复在最后一次测试中没有回忆出来的词语),或者刺激物的特点有所不同(不相关的词语列表、语义相关的词语列表,等等)。大部分测试都遵循学习阶段,几分钟后的延迟自由回忆(短时延迟),20~40分钟后的延迟自由回忆(长时延迟)。延迟回忆也有多种形式,包括线索测试、再认测试和(或)强制选择测试(例如:请受试者在目标词语和干扰词语之间选择)。除了个别工具外,大部分复杂的记忆成套测试都包括这些内容(神经心理状态评估的可重复成套测试,韦氏记忆量表,记忆和学习能力的广泛评估,等等)。

执行功能

额叶占据大脑皮质表面积的30%,执行功能是其重要功能之一。许多结构(例如:颞叶、基底节、小脑等等)跟额叶之间存在相互投射,因而这些结构的损伤或连接的中断也会导致执行功能障碍(Ravizza和Ciranni,2002)。有关执行功能的确切

定义、概念或评估方法目前仍然没有统一的标准,但执行功能与大脑高级功能存在着广泛联系,参与其他认知过程的协调和管理,保证个体产生并从事有目标的执行行为。执行功能的评估主要依靠行为过程,该过程包括从观念形成直到执行行为的各个步骤。询问患者在某种环境下该如何做某件事并不能简单地评估认知功能,因为构思过程与实际行为的发生之间是有可能失联的。患者能说出来他们该怎么做,但他们却做不出来。有效的执行功能不但让个体想出和实施有效的策略,还要抑制冲动行为和无效的策略,从而与环境产生良性互动。这些行为必须根据内部和外部的反馈信息被不断地进行分析和调整。

执行功能有多个独立成分,跟其他认知功能类似,执行功能也有多种理论模型(Norman和Shallice,2000;Miller和Cohen,2001)。尽管执行功能与其他认知功能是分开的,但它们既独立又依赖。执行功能的构成见表4.6。神经心理学家采用不同方法和技术试图分离这些组分,但实验任务实际上都很难或者不可能把他们分开。大部分认知测量都是多因素的,需要其他认知功能和执行功能的多个组分的共同参与。行为障碍可以表现为执行功能的任何组分的损害,包括抑制能力受损、不能停止某个行为、心理或行为模式的转变出现困难、具体思维以及自我意识的缺陷。

表4.6 执行功能的构成

组织	抽象思维	抑制
计划	认知灵活性	选择相关刺激
解决问题	启动	制定策略
管理时间和空间		

*启动*是构思和行为的自发产生。构思出现严重障碍时,思考或行动就无从发生。家属会描述这些患者不再做以前喜欢的事情了(例如:爱好、读书,等等),他们会呆坐很久而不做任何事情。这些患者就诊时缺乏自发性语言,表现得昏昏欲睡、无动于衷。流畅性常用于测试启动能力,但流畅性测试得分低也可能有其他原因(例如:提取受损、失语、语义功能丧失,等等)。因为缺乏自发的创造活力,患者的词语或图形流畅性这些跟启动能力有关的功能都会受损,患者说话很慢很少。

行为反应一旦开始,执行功能(EAs)就会让我们必须马上停止正在进行的其他活动。已经建立的

反应趋势必须被抑制,不必要的反应必须被压制。如果抑制能力出现问题,就会导致冲动、脱抑制或者反应过度。做/不做(go/no go)范式是一种评估行为脱抑制的简单的临床技术。检查时当看到检查者连续两次拍打自己的腿时,要求患者拍打一下自己的腿;如果检查者拍打一下自己的腿,患者就应连续两次拍打自己的腿。该项测试要求患者抑制自己模仿检查者行为的能力,而且保持住这种交替模式。还有其他的神经心理学测试可用于抑制作用的评估,包括在轨迹连线 B 测试中出现的邻近错误(直接连接下一个数字或字母),电脑版持续性操作测试中的代理错误(没有刺激目标时患者仍然出现反应的错误,译者注)。

执行功能障碍的患者也会表现出*心理或者行为转变障碍*,其特点为不灵活、认知僵化、在反应定式中被"卡住"、持续动作。当患者正在完成一项任务时,这时要求他们转变思维,就可以诱导出患者是否有不灵活的表现。大部分评估执行功能的神经心理学测试(例如:霍尔斯特分类测试、威斯康辛卡片分类测试,等等)并不告知患者任务的规则,也不告诉患者规则何时发生变化。因此,患者不仅要解决问题去发现正确的反应定式,之后还要在出现阴性反馈后改变自己的思维和行为反应。

当对错误反应的性质进行检视时,就会发现患者存在具体思维的模式。*具体思维*表现为仅凭字面意思理解和解释。这一点跟反应定式"被卡住"的表现相反,患者的反应缺乏对概念的深入理解,患者对刺激的理解基于其字面意思。常用的临床测试包括请患者说出物品的相似性,例如"苹果和橙子在哪些方面相似?",具体回答包括明显的物理特征,比如患者会说两种都是圆的或者"它们的颜色不同"。有时候,患者会回答这两者怎么不同(例如:"一个是红色的,一个是黄色的"),或者回答的很个人化(例如:"我喜欢苹果,但不喜欢橙子")。更为完整的回答是它们都是可以吃的,抽象的理解应该是它们都是水果。神经心理学测试中相似性测试的格式都比较长,如 Delis-Kaplan 执行功能系统(Delis 等,2001)中有 20 个问题和谚语的分量表。

*自我监督*和*自我评估*是有效进行自我奖赏和利用信息有效改变行为的核心成分。执行功能障碍的患者可能察觉不到自己所犯的错误,感受不到自己行为对他人的影响,缺乏社会认知。他们犯错误

后不能准确的找到自己的问题。目前尚无正式测试能够评估此项功能,但是有一种评估办法,就是请患者评价自己明显不合格的表现。例如在图 4.2 中,要求患者画一个钟表。画完后,患者自己说:"我确定你不知道我画的是什么,但是我觉得没问题。"在这个案例中,患者接受有些东西看上去不对,但仍然感觉画的正确。这种对自己功能障碍缺乏意识的情况称为病感缺失,当患者继续从事现在已经不能很好完成的活动时就容易产生一些问题(开车、做饭和财务安排等等)。

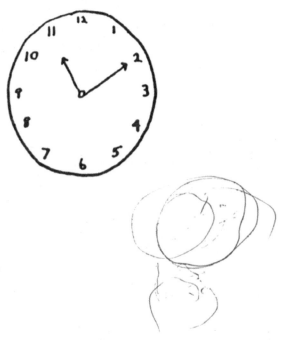

图 4.2 画钟测试

因为患者缺乏自我意识,不能准确评估自己的个性改变,同时与患者和照料者面谈有助于发现问题。患者的家庭成员常常发现这些问题并感到不安,因为这些症状常见于痴呆和额叶脑血管病。患者在社交活动中,可表现为脱抑制、举止不得体,表现得与患病以前完全不一样,但患者自己并不觉得有问题。患者也会说些与性有关的话语,做些和性有关的举动(包括公共场合的手淫)。像额叶系统行为量表(FrSBE;Grace 和 Mallow,2001)这一类量表有助于发现这些行为并可对其进行分类,评估患者对此的自知力。患者先完成 FrSBF 自我评定,然后与经常接触患者的照料者给出的评分进行比较。

执行功能的行为表现多种多样。心理测量并不能评估执行功能的所有方面,而且患者之间的差异性也很大。不同概念的神经病理基础既相互

重叠又相互作用。常见的额叶皮层下通路介导执行功能、信息处理速度和需要执行控制的工作记忆，但是这些"额叶系统"可能也有子系统。Miller和 Cummings（1999）描述了额叶皮层内的三条环路 - 眶额、背外侧和前扣带回。*眶额叶*受损患者的神经心理测试并无异常，但他们却存在异常的神经行为学表现，如激惹、冲动、脱抑制，他们可能对社交信号做出不得体的反应、缺乏同理心、表现出对人的异常熟悉感。*背外侧*损害常导致患者组织策略能力、记忆搜索策略受损、刺激局限性（stimulus boundedness，只对环境中显著刺激有反应，译者注）、模式转换与保持能力的受损。*前扣带回*损害患者可能表现为淡漠、反应抑制能力差、语言贫乏（Miller 和 Cummings，1999）。这些理论上的区分很少以纯粹单一受损的形式出现，因为损害和退行性病变通常累及多个额叶区域，而且相关联络区结构的损害也会导致行为改变。

执行功能跟其他认知功能（特别是记忆力）相互影响。例如患者记忆测试中学习能力差可能反应了其组织能力的问题，因为有些记忆测试依赖于受试者把词语列按照语义分类组织起来（例如：加利福利亚口语学习测试 - Ⅱ和霍普金斯口语学习测试）（Delis 等，2000；Brandt 和 Benedict，2001）。因此，受损的语义组织能力（一种执行功能）可能与患者加利福利亚口语学习测试成绩低有关。相反的，同一患者可能在一项与组织策略能力无关的记忆测试中得分正常（例如：Rey 听觉口语学习测试，等）（Rey，1964）。同样，患者对简单图形的视觉图形记忆得分正常（韦氏记忆量表 - Ⅲ）（Wechsler，1997b），但对组织程度较高的复杂图形记忆任务则得分较低（Rey-Osterrieth 复杂图形）（Rey，1941）。

在功能层面，执行功能障碍的表现与环境要求相关。还在工作的老年人可能在时间、空间和多重任务的安排上出现超出正常老年化所预期的表现。患者的同事、朋友和家人会先于患者自己注意到这些变化。对于那些不再工作的人，可能只有与患者一起生活的人才能注意到患者的细微变化，并且这些细微表现在影响到患者自我照料和安全意识，以至患者需要更多的照顾时才会被发现。执行功能障碍可能预示着患者会丧失自主性，而自主性丧失或者与记忆丧失无关，或者远重于记忆丧失（Royall等，2005；Tomaszewski 等，2009）。

视空间能力

与其他认知域类似，视觉处理和构建障碍的原因也是多因素的、复杂的，包括感知、空间或处理错误。例如，画钟测试障碍可能继发于概念、感知、空间分析或构建障碍等多个环节。有效的视觉构建依赖于颞叶 - 顶叶 - 枕叶联络区的完整性。因此，这些区域内或它们之间联系的任何损伤或障碍都会导致视觉感知障碍，如失认症（颜色、熟悉或不熟悉的面孔和物品）。在这些情况下，患者可能会错误的命名他们看到的物品。感知障碍被误诊为命名障碍的情况并非少见。

*视觉感知*包括探查、视觉分析和合成过程。Ware（2004）提出了视觉感知的三步模型，包括探查、模式分析、注意力和记忆的整合。第一阶段是探查物体的颜色、质地、形状和所处空间。第二阶段分析其局部特征和基本模式，而第三阶段则通过注意途径进行工作记忆保存（Ware，2004）。Mishkin和 Ungerleider 在 1982 年提出视觉分析的双通路理论 - 腹侧通路和背侧通路。当视觉信息离开枕叶皮层后，经由腹侧通路投射到颞叶皮层，其作用是物体识别（"是什么"通路）。来自于边缘叶和内侧颞叶记忆区的符号表征过程就在腹侧通路。背侧通路从枕叶皮层投射到顶叶皮层，即"在哪里"通路，负责物体的空间定位。来自背侧通路的空间意识指导产生有意义的行为反应（Mishkin 和 Ungerleider，1982）。腹侧和背侧通路在理论上是相互联系的，对视觉信息的意义和空间两方面进行整合，但是，由于视觉感知是复杂的过程，不仅仅限于意义和空间两方面，因此这一理论仍存在争议。

这一系统的复杂性也必然意味着其功能无法局限于某一脑区或某侧半球。两侧大脑半球都参与到视觉合成过程中。视觉图像的处理以整体同时也以部分的形式进行。1992 年 Delis 等描述在复杂视觉刺激的分析过程中，非优势半球分析构形（或整体）的特征。相反的，优势半球处理视觉刺激的细节（或局部特征）（Delis 等，1992）。整体 - 局部错误的差别可用于识别阿尔茨海默病和其他脑部疾病的非对称性特点，这也进一步强调了定量视觉分析的重要性。

多项技术可用于评估空间认知功能（例如：鉴别、再认、绘画、二维和三维构建）。画钟测试和MMSE 中的画图是临床常用的画图测试。在这些相对简单的测试中出现的错误可以显示其质的改变,而这些质性特征则提示存在概念化障碍或空间注意力损害。例如,在图 4.3 中,患者无法形成钟表的概念。这种错误从性质上不同于数字完整但位置错误的情况(例如:计划错误)。另外,图中明显出现反复使用三个数字的持续行为,而且患者没有意识到自己画的很糟糕。扩充的神经心理学测试中,视空间测试包括不复杂的画图(如 Benton 视觉再认测试,WMS-Ⅲ视觉再生复制)(Benton 等,1983;Wechsler,1997b)和复杂画图(例如:Rey-Osterrieth 复杂图形,Taylor 复杂图形)(Rey, 1941;Taylor,1969)。塔积木(例如,WAIS-Ⅲ搭积木)和其他相应的测试常用于空间认知评估,但这些测试的时间限制可能会影响到评分结果(Wechsler,1997a)。

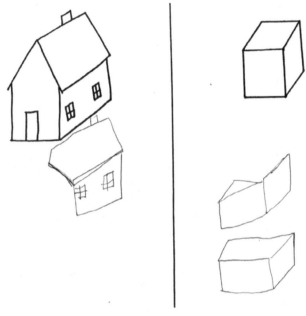

图 4.4　画房子测试

面孔识别是一个复杂的过程,但是神经系统检查通常不做该项测试。健康成年人能辨别出面部细微的特征和表情变化。面孔失认症的患者无法识别熟悉的面孔,但面孔识别障碍也可以见于对不熟悉面孔的辨别中。相关的面孔识别和辨别的神经心理学测量诸如名人面孔测试,Benton 面孔识别测试(Benton 等,1983)、Warrington 再认记忆测试等(Benton 等,1983)。高级视觉整合功能可以采用 Hooper 视觉组织测试(Hooper, 1958)来评估,在此测试中图片被切割成小碎片,在识别过程中必须思考如何旋转和组合这些图形碎片。

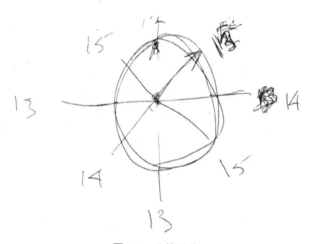

图 4.3　画钟测试

在图 4.4 中,尽管患者的视野完整,但患者不仅不能正确的画出三维的房子和立方体,他们还表现出左侧半球忽略。房子左侧缺失了,而且患者不能有效地觉视左侧空间。这个病例强调了视野缺损(例如同侧偏盲)和半侧忽略(也称为视觉忽略、视觉忽视或视觉消失)的差异,但是视野缺损的存在增加了并存的半球忽略的可能性(De Renzi, 1978;Diller 和 Weinberg, 1977)。严重的半侧忽略在创伤性事件的急性期(例如:急性脑血管病)比退行性疾病更常见。

画钟表、房子和立方体等二维和三维结构是常用的测试,但这些测试需要运动技能,因此临床医师可能难以排除感知觉障碍还是运动障碍的影响。准确的绘图需要有正常的感知觉,因此神经心理学家可能会使用视觉分辩(视觉形式分辩测试)和线方向性(线方向性判断)等测试来评估非运动感知觉(Benton 等,1983)。

老年神经心理疾病的神经心理特征

之所以能够应用认知特征来诊断疾病、预测行为和指导治疗,其基础是认知损害准确反映了神经网络功能障碍或退行性改变的特点。例如,如果疾病主要影响到海马系统,那么认知特征则以情景记忆障碍为主。如果背外侧前额叶皮层受累,则执行功能障碍更明显(Cummings, 1993)。在以病理形态学改变作为诊断标准的疾病中,如阿尔茨海默病(出现神经斑和神经原纤维缠结的病理改变),如果脑损害是呈空间分布的,而不是病理特征的形式(如阿尔茨海默病的额叶变异型,其早期损害出现在额叶),此时要注意的是,患者的认知特征与其神经退行性分布的模式有关,而非病因学特征。

以下章节简要概述了影响老年人认知功能的常见疾病的神经心理学特点。详细论述请参见相关疾病的章节。

轻度认知功能障碍（MCI）

MCI 有助于痴呆的早期诊断，即在出现明显的、有临床意义的认知障碍之前。当一个或多个认知功能低于其预期水平，但还不至于严重到影响其功能时，可诊断为 MCI。最为广泛使用的诊断标准中（Petersen 和 Smith，1999），MCI 的诊断包括四个要素。其中两个要素是基于会谈（主观的认知障碍，对日常功能没有显著影响），一个是基于认知评估（一个或多个认知域的客观障碍），另一个是要素的综合评估（没有达到痴呆的标准）。这些标准在近期美国国立老年疾病研究中心和阿尔茨海默病协会共同制定的标准中得到保留并得以改进（Albert等，2011）。在标准的诊断过程仍然存在一些差异，主要在于如何评定是否存在"日常生活能力的显著下降"（例如，居住在护理机构的身患多种疾病的退休老人），以及如何认定其"存在客观的认知损害"。因此，由于具体诊断标准的差异，MCI 的诊断率从10%~74% 不等（Portet 等，2006；Jak 等，2006）。尽管不同研究中对于客观认知障碍的最低水平采用的标准不同，但最常用的是低于均值 1 个或者 1.5 个标准差（Albert 等，2011）。

MCI 并非一个单一的概念，存在多种 MCI 亚型。典型的 MCI 表现是标准化的情景记忆测试受损（词语列表、回忆段落、选择性提醒测试），被称为遗忘型 MCI（aMCI）。研究认为遗忘型 MCI 最终会发展为老年人的主要痴呆类型，即阿尔茨海默病。非记忆系统受累的 MCI 被称为非遗忘型 MCI（non-aMCI），研究认为在此 MCI 中受累的认知域可以预估患者以后会出现的痴呆类型（Peterson 和 Morris，2005；Peterson，2003）。例如，如果主要是执行功能受损，患者将来可能出现额颞叶痴呆。通常情况下，患者存在不止一个认知域的功能障碍，此时被称为多认知域 MCI。多认知域 MCI 有时被进一步分为多认知域 aMCI（特征是记忆力障碍，同时至少一项其他认知域障碍）和多认知域非 aMCI（记忆功能相对保留，但有两项其他非记忆域认知损害）（Petersen，2003）。

诊断 MCI 需要能够检查出早期的认知缺陷，因此具有"天花板效应"的测试（例如 MMSE，Mini-cog）通常不能有效的筛查出早期的认知损害。因为 MCI 的主要类型是记忆障碍型（单一或多认知域），口语延迟自由回忆任务对功能水平高者敏感性较好（例如，Rey 听觉学习测试、加利福利亚口语学习测试、选择性提醒测试、WMS-R 逻辑记忆），因此对早期认知损害的敏感性最好（Jak 等，2009；Albert 等，2011）。

尽管 MCI 预测早期痴呆具有较高的效度，但并不完全准确。研究报道 MCI 预测阿尔茨海默病的敏感性（46%~88%）和特异性（37%~90%）差异较大（Visser 等，2005；Rasquin 等，2005）。确定 MCI 亚型的潜在病因也存在疑问（Jicha 等，2006）。认知功能在随访评估中进一步降低，能增加诊断的准确性，先进的影像学检查和生物标记物可进一步支持诊断，但目前还未推荐临床使用（Albert 等，2011）。

阿尔茨海默病（AD）

AD 是老年人最常见的痴呆类型。AD 是认知损害的最常见病因，但病理上也常合并存在其他疾病，如路易体痴呆和缺血性脑梗死。临床上通常诊断为"可能的 AD"或"很可能的 AD"，而"确诊的 AD"则用于尸检病理证实患者存在明确的神经斑和神经原纤维缠结（McKhann 等，1984；Storey 等，2002；Hort 等，2010；McKhann 等，2011）。美国国立老年疾病研究中心和阿尔茨海默病协会联合工作组在最初的 NINCDS-ADRDA 标准（McKhann 等，1984）上进行了修订，保留了可能和很可能 AD 的基本概念，但增加了包含影像和其他生物标记物的研究标准（McKann 等，2011）。认知测试中有 2 个或以上认知域表现受损是诊断 AD 的必须条件，当床边的简易智力状态测试无法有效做出诊断时，需要进行正式的神经心理学评估。

AD 曾被称为典型的"皮层型"痴呆，其早期的临床症状表现为情景记忆受损。其全面的认知功能下降表现为缓慢起病逐渐进展的过程。对典型的 AD 敏感的神经心理学测试包括词语列表或段落故事的学习和回忆，患者出现学习、自由回忆、线索回忆和再认功能受损。在早期阶段，自由回忆可能是最显著的功能损害，而再认测试因具有"天花板效应"而敏感性差。当病理改变影响到额叶时执行功能则出现障碍，在分类流畅性和轨迹连线 B 测试中出现问题。在早 - 中期 AD，患者的分类流畅性（如动物）测试表现通常比字母流畅性受损更为严重，反映了额叶系统较早受累，然后再波及语言区。中期患者表现出命名障碍的临床症状，但利用量表测试（如波士顿命名测试）则可以早期发现患者的命名障碍。

额颞叶痴呆（FTD）

FTD 包括多种疾病，其主要特征是额叶和（或）颞叶的退行性改变（皮克病、语义性痴呆、原发性进行性失语、缺乏特殊组织病理学特征的痴呆）。FTD 最常见的临床表现是以个性和行为异常为早期症状，然后或同时出现认知功能下降。个性改变的特点各不相同，但很多患者表现为淡漠（额叶内侧/前扣带回症候群），脱抑制和不得体的社交行为（眶额部症候群），自知力缺乏或持续性行为。有时候患者的行为变化可能很明显，成为重要的疾病诊断线索，也是治疗的主要目标（Cummings, 1993；Kertesz, 2006）。

如前所述，认知损害的表现特征与神经损害的分布相关。FTD 可表现为执行功能障碍（前额叶背外侧综合征），进行性语言表达减少（原发性进行性失语），或者词语理解能力损害（语义性痴呆），这些方面的认知功能障碍比情景性记忆障碍更为严重，其认知特点与 AD 患者的表现恰恰相反（Cummings 和 Trimble, 2002）。在执行功能障碍综合征的最早期阶段，对认知灵活性、多任务、定式转换、以及更高级的概念化评估，能够在记忆功能仅有轻微障碍之时即可检查到这些方面的功能障碍。口语流畅性测试结果也与 AD 患者表现相反，即 FTD 患者的字母流畅性比分类流畅性受损更为严重。FTD 视空间障碍的诊断意义尚不明确，在涉及复杂刺激（如 Rey-Osterrieth 复杂图形测试）的测试中患者会有些相应的障碍，但在其他简单的图形测试中表现可以正常（例如搭积木）（Salmon 和 Bondi, 2009）。在疾病的晚期阶段，患者的大部分认知功能都有损害，此时要跟其他类型的痴呆相鉴别就只能依赖于详细的病史。

原发性进行性失语是一种逐步进展的非流畅的表达性失语，早期患者的记忆或其他认知功能很少受累，但大部分患者最终会进展为痴呆（Mesulam, 1982；Rogalski 和 Mesulam, 2009）。临床主要特征是非流利性表达性失语，伴有发音错乱、命名障碍以及复述能力障碍（Neary 等, 1998）。理解力和其他认知功能在早期相对保留，但表达能力障碍会导致患者难以完成口语情景性记忆测试。语义性痴呆相对少见，最初表现为进展性流利性表达性失语。此时尽管患者的语法和句法正常，但不能理解词语和概念的意义（Snowden 等, 1996）。因为患者不能理解词语的意思，患者的自发语言虽然流畅但是内容空洞，语义错乱，命名和理解错误，其阅读、书写和复述功能通常完整（Neary 等, 1998）。

帕金森病痴呆（PDD）

帕金森病最初主要表现为运动障碍疾病，其主要特征是肌肉僵直、运动迟缓和震颤。病理形态学特征是脑干核团（尤其是黑质）的神经元死亡和出现路易体，向新纹状体和新皮层的多巴胺投射丧失（Levy 和 Cummings, 2000）。随着疾病进展，认知障碍逐渐增多，死亡前大概 25%~40% 的患者出现痴呆（Hughes 等, 1993）。尸检研究显示其合并 AD 病理改变者并非少见，但痴呆的发生与皮层路易小体的相关性较 AD 病理改变的相关性更为密切（Hurtig 等, 2000）。

PDD 的认知特点包括觉醒程度和复杂注意力的变化/波动，执行功能障碍和记忆提取的缺陷。视空间功能受损也有研究报道（Emre 等, 2007），但其是 PDD 的原发性损害或是其他认知功能损害的继发结果（例如执行功能），文献报道并不一致（Grossman 等, 1993）。因为早期出现注意力、视空间、执行功能障碍并伴有记忆损害，PDD 被归类到典型的"皮质下"痴呆（Albert 等, 1974；Bondi 等, 1996）。PDD 患者的记忆障碍有别于典型的"皮质性"记忆障碍（例如，AD 中所见），PDD 患者的再认比自由回忆能力相对要好，提示患者存在记忆提取而非储存障碍（AD 系储存障碍）。执行功能障碍可见于定式转换（如：威斯康辛卡片分类测试，轨迹连线 B 测试）和观念形成测试（分类测试）（Duke 和 Kaszniak, 2000）。在 MCI 阶段诊断 PDD 的研究提示患者具有显著的早期异质性（Caviness 等, 2007；Adler, 2009）。PDD 中可见到显著的 AD 病理改变，导致患者可能出现"混合性"皮质/皮质下特征表现（Levy 和 Cummings, 2000）。

路易体痴呆（DLB）

路易体痴呆的病理形态学与 PD 重叠，因此在尸检上难以区分。临床上二者的鉴别点在于，在痴呆前至少 1 年时间就出现了明显的足以诊断为 PD 的运动症状时，考虑为 PDD，或者患者在锥体外系运动症状出现的早期阶段即有认知障碍时，考虑为 DLB。DLB 患者的皮层和皮层下均出现嗜伊红染色的胞浆内神经元包涵体。跟 PD 相似，DLB 患者的黑质和蓝斑区也存在路易体，但是其在皮层和边缘区的分布更加广泛（MaKeith，2000）。临床表现包括轻微帕金森症（强直、运动减少和面具脸），反复出现的生动的幻觉和认知水平的波动（MaKeith等，2005；Weisman 和 McKeith，2007）。但是，尸检确诊的 DLB 患者并非都会出现这些临床表现（Tiraboschi 等，2006），因此与其他疾病的鉴别诊断仍然困难。

DLB 合并 AD 病理改变的情况较常见，这也使得仅凭认知特点很难对二者进行鉴别（Hohl 等，2000）。但是，在早期阶段，DLB 较 AD 患者更多的出现注意力、视空间、构建和执行功能的缺陷，而记忆和命名损害相对较轻，不同于 AD 的典型特点，而且分类流畅性和字母流畅性的损害模式也跟 AD 所见相反（例如：DLB 患者的字母流畅性受损较分类流畅性更严重或者相同（Metzler-Baddeley，2007）。Mattis 痴呆分级量表（Connor 等，1998）的子量表和加利福利亚口语学习测试（Hamilton 等，2004）可中等程度地鉴别经经尸检证实的 AD 和 DLB。根据各自特征性的运动症状和临床进展特点，LBD 可以与其他退行性神经疾病，如 PDD、PSP 和皮质基底节退行性病变（CBD）进行鉴别。

进行性核上性麻痹（PSP）

PSP 是一种 Tau 蛋白病，临床上表现为核上性凝视麻痹、轴性肌强直、假性延髓性麻痹和跌倒。患者常常没有震颤。尸检病理可见神经原纤维缠结、颗粒空泡变性，以及中脑、苍白球和丘脑的细胞脱失。痴呆呈皮层下特征，早期出现注意力、执行功能和视空间等认知功能障碍（Albert 等，1974）。尽管神经心理学测试有助于早期发现患者的认知症状，但是 PSP 与其他帕金森综合征痴呆（皮层基底节变性、多系统萎缩等）的鉴别主要依靠神经系统体征。

皮层基底节变性（CBD）

CBD 相对罕见，突出表现为不对称性的额顶叶皮层和黑质的变性。临床表现通常不对称，局灶性失用症，不对称性肌张力障碍、强直、运动减少和震颤。部分亚型中，认知障碍先于运动症状出现（Murray 等，2007）。与 PSP 类似，患者呈皮层下认知障碍模式，其认知症状难以与其他帕金森叠加综合征鉴别（Wadia 和 Lang，2007）。

血管性痴呆（VaD）

VaD 是异质性痴呆，原因多样，可以是一次大面积梗死，或者多次小梗死（多发梗死性痴呆），也可以是导致大脑多个部位发生缺血性损害的小血管病。因此，其临床表现和神经心理学表现多种多样。详细的病史（阶梯式认知功能恶化），神经系统检查，神经影像学检查结合神经心理评估不但可以明确诊断，而且为认识认知障碍的本质特点提供有价值的信息，从而有助于制定治疗计划。

有些类型的 VaD 并不表现为阶梯式的认知功能恶化，影像学改变也不明显（例如：广泛性白质病变）。在此情况下，正式神经心理测试中表现出的"皮质下"的认知缺陷模式会有助于痴呆的病因学鉴别诊断。因此，如果执行功能损害等同或重于记忆功能的损害，则提示患者更可能是皮质下类型，而非皮质性痴呆（例如 AD）（Reed 等，2007）。但是，要明确和归纳出这些认知损害的特点，通常需要采用包含所有认知域（注意力、语言、视空间、记忆力和执行功能）的成套神经心理学量表进行检查。

谵妄

谵妄是一种急性意识模糊状态，特点是起病急，注意力、定向力受损和觉醒程度的波动。谵妄在认知功能完整的成年人表现为突发认知改变，或在认知障碍患者出现认知功能突然恶化。早期诊断谵妄并全面排查病因至关重要，因为导致谵妄的病因可能是严重的致命性的疾病。简短的认知评估足以发现大部分谵妄患者。轻微谵妄（可由药物相互作用，轻度感染等所致）可能需要进行神经心理评估，以便和痴呆的正常进展进行鉴别。

抑郁

抑郁与痴呆的关系颇为复杂，它们既可能互为危险因素，也常常并存（Wright 和 Persad，2007）。老年人抑郁常常包括记忆症状，因而抑郁导致的认知障碍难以跟痴呆早期的记忆障碍相鉴别。但是，无论它们是单独出现还是共病，定量和定性评估都有助于其诊断和治疗（Kaszniak 和 DiTraglia-Christenson，1994；Potter 和 Steffens，2007）。

痴呆的临床前诊断

尽管近几十年来神经科学进展迅速，但目前仍然没有有效的干预或治疗措施能够阻止或逆转大部分进展性痴呆。有学者提出如果在神经网络出现广泛损害前给予治疗，就有可能延缓（疾病修饰）

或其至暂时性阻止疾病进展（DeKosky，2003）。在老年人，即使是延迟发病5年时间就可使患病率减半。在出现明显临床症状前做出诊断并非一个新主意，已经用于多种内科系统疾病（如心血管疾病、肝脏疾病，等）。在大部分疾病刚出现症状或症状很轻微（或者没有症状）时，实验室检查已经出现异常。如同上一章节中讨论到的MCI一样，这些症候群（MCI）被认为可以预测痴呆的发生。但是，MCI的确诊大都要求患者具有某些临床表现/损害，尽管这些损害还达不到痴呆标准，但当其潜在的神经网络发生明显损害时，这些症状也会更加明显。

对于痴呆的诊断，临床前诊断研究中存在下述挑战：缺乏对"临床前"的确切定义、当患者还活着时无法取得脑组织、非侵入性生物标记物在普通人群的敏感度和特异度不确定、生物标记物阳性的患者进展为MCI或痴呆的预测性较差（Backman等，2005）。目前被接受的临床前痴呆的定义差别很大，与MCI或相似的分类（如：有认知损害但无痴呆）存在着重叠，或者被视为是认知评估出现任何异常之前的阶段（Backman，2008；Guarch等，2008）。临床前痴呆宽泛的概念带来文献报道和预测痴呆发展结局的混乱。

最近美国国立老年研究中心和阿尔茨海默病协会临床前痴呆联合工作组共同发布了AD临床前痴呆的定义（Sperling等，2011）。正如该报告一再强调的，这一定义仅限于研究目的，不能用于临床实践。在临床前痴呆的概念中，患者没有明显的功能下降，也没有显著的认知功能障碍的证据，因此它是MCI前的阶段。工作组提出的三阶段模型反映了目前对AD病理发展过程的认识。简而言之，第一阶段大脑中可检测到淀粉样变（通过脑脊液淀粉样蛋白检查或PET-淀粉样蛋白影像），第二阶段出现神经元退行性变的证据（通过FDG-PET、MRI体积测量，等），第三个发展阶段包括之前提到的生物标记物，同时还有"细微的认知下降"。作者指出，第三个阶段非常接近MCI概念的边界，其主要区别是第三阶段的细微认知改变只能是跟患者以前的功能状态相比出现的认知下降，而不是低于同年龄、同教育程度人群的功能水平。通常的诊断过程首先是确定疾病特征性的改变（如AD的淀粉蛋白，LBD的路易体），然后确定这些特征的物理/生理学结果（神经传递破坏、神经细胞死亡，等），最后是细微的临床表现（功能水平比以前下降）。这种方法也可用于指导其他类型痴呆的"临床前"研究。

需要强调的是，痴呆性疾病（AD、血管性、路易体、额颞叶痴呆等等）的临床前诊断是目前研究的重点和热点。但是，除非能达成概念上的共识、提出明晰的概念（例如，如何决定一个标记物是危险因素还是疾病早期阶段）、评估其对个体的预测价值，否则将这些研究结果应用到临床指南中还为时过早。

结论

完善的神经心理学评估技术为老年神经科医师提供了有用的武器。恰当的评估有助于早期诊断、鉴别诊断、评价出现的障碍和残存的功能，并为指导治疗提高信息。尽管有诸多的认知心理学理论和模型，5个主要认知域的理论（注意力、语言、记忆力、执行力和视空间技能）可以模拟痴呆和脑损害所出现的功能障碍。随着技术进步，中枢神经疾病的生物标记物逐渐成为临床医师更为重要的资源，但是，对认知功能直接而详细的评估将继续为获得最佳治疗而提供有益的补充信息。

（熊丽　译，解恒革　校）

参考文献

Adler, C.H. (2009) Mild cognitive impairment in Parkinson's disease. *Parkinsonism Relat Disord*, 15 (Suppl. 3): S81–S82.

Albert, M.L., Feldman, R.G., and Willis, A.L. (1974) The 'subcortical dementia' of progressive supranuclear palsy. *J Neurol Neurosurg Psychiatry*, 37 (2): 121–130.

Albert, M.S., Dekosky, S.T., et al. (2011) The diagnosis of mild cognitive impairment due to Alzheimer's disease: recommendations from the National Institute on Aging and Alzheimer's Association workgroup. *Alzheimer's Dement*, 7 (3): 1–10.

American Psychological Association Ethical Standard 9.02 (2010). www.apa.org/ethics/code/index.aspx# (accessed on September 1, 2013).

Assal, F. and van der Meulen, M. (2009) Pharmacological interventions in primary care: hopes and illusions. *Front Neurol Neurosci*, 24: 54–65.

Backman, L. (2008) Memory and cognition in preclinical dementia: what we know and what we do not know. *Can J Psychiatry*, 53 (6): 354–360.

Backman, L., Jones, S., Berger, A.K., et al. (2005) Cognitive impairment in preclinical Alzheimer's disease: a meta-analysis. *Neuropsychology*, 19 (4): 520–531.

Ballard, C., O'Brien, J., Gray, A., et al. (2001) Attention and fluctuating attention in patients with dementia with Lewy bodies and Alzheimer disease. *Arch Neurol*, 58 (6): 977–982.

Bayles, K.A. and Kim, E.S. (2003) Improving the functioning of individuals with Alzheimer's disease: emergence of behavioral interventions. *J Commun Disord*, 36 (5): 327–343.

Benton, A.L., Hamser, K.D., Varney, N.R., and Spreen, O. (1983) *Contributions to Neuropsychological Assessment*. New York: Oxford

University Press.

Bernal, B. and Ardila, A. (2009) The role of the arcuate fasciculus in conduction aphasia. *Brain*, 132 (Pt 9): 2309–2316.

Blumenfeld, R.S. and Ranganath, C. (2007) Prefrontal cortex and long-term memory encoding: an integrative review of findings from neuropsychology and neuroimaging. *Neuroscientist*, 13 (3): 280–291.

Bondi, M., Salmon, D., and Kaszniak, A.W. (1996) The neuropsychology of dementia. In: I. Grant and K. Adams (eds), *Neuropsychological Assessment of Neuropsychiatric Disorders*, 2nd edn, pp. 164–199. New York: Oxford University Press.

Brandt, J. and Benedict, R. (2001) *Hopkins Verbal Learning Test-revised*. Lutz, FL: Psychological Assessment Resources, Inc.

Brewer, J.B., Gabrieli, J.D.E., et al. (2007) Memory. In: C.G. Goetz (ed.) *Textbook of Clinical Neurology*, 3rd edn. Philadelphia: Saunders Pub.

Brown, L.B., Stern, R.A., Cahn-Weiner, D.A., et al. (2005) Driving scenes test of the Neuropsychological Assessment Battery (NAB) and on-road driving performance in aging and very mild dementia. *Arch Clin Neuropsychol*, 20 (2): 209–215.

Busch, R.M., Chelune, G.J., and Suchy, Y. (2006) Using norms in neuropsychological assessment of the elderly. In: D.K. Attix and K.A. Welsh-Bohmer (eds) *Geriatric Neuropsychology Assessment and Intervention*, pp. 133–157. New York: Guilford Press.

Caviness, J.N., Driver-Dunckley, E., et al. (2007) Defining mild cognitive impairment in Parkinson's disease. *Mov Disord*, 22 (9): 1272–1277.

Connor, D.J., Salmon, D.P. et al. (1998) Cognitive profiles of autopsy-confirmed Lewy body variant vs pure Alzheimer disease. *Arch Neurol*, 55 (7): 994–1000.

Crum, R.M., Anthony, J.C., Bassett, S.S., and Folstein, M.F. (1993) Population-based norms for the Mini-Mental State Examination by age and educational level. *J Am Med Assoc*, 269 (18): 2386–2391.

Cummings, J.L. (1993) Frontal-Subcortical circuits and human behavior. *Arch Neurol*, 50: 873–880.

Cummings, J.L. and Trimble, M.R. (2002) *Neuropsychiatry and Behavioral Neurology*, 2nd edn. pp. 71–86. Arlington, VA: American Psychiatric Publishing, Inc.

De Renzi, E. (1978) Hemispheric asymmetry as evidenced by spatial disorders. In: M. Kinsbourne (ed.), *Asymmetrical Function of the Brain*. Cambridge: Cambridge University Press.

DeKosky, S.T. (2003) Early intervention is key to successful management of Alzheimer's disease. *Alzheimer Dis Assoc Disord*, 17: 99–104.

Delis, D.C., Massman, P.J., Butters, N., et al. (1992) Spatial cognition in Alzheimer's disease: subtypes of global-local impairment. *J Clin Exp Neuropsychol*, 14 (4): 463–477.

Delis, D.C., Kramer, J.H., Kaplan, E., and Ober, B.A. (2000) *The California Verbal Learnign Test*, 2nd edn. San Antonio, TX: The Psychological Corporation.

Delis, D.C., Kaplan, E.B., and Kramer, J. (2001) *The Delis-Kaplan Executive Function System*. San Antonio, TX: The Psychological Corporation.

Diller, L. and Weinberg, J. (1977) Hemi-inattention in rehabilitation: The evolution of a rational remediation program. In: E.A. Weinstein and R.P. Friedland (eds), *Advances in Neurology*, Vol. 18. New York: Raven Press.

Duchek, J.M., Balota, D.A., Tse, C.S., et al. (2009) The utility of intraindividual variability in selective attention tasks as an early marker for Alzheimer's disease. *Neuropsychology*, 23 (6): 746–758.

Duke, L.M., and Kaszniak, A.W. (2000) Executive control functions in degenerative dementias: a comparative review. *Neuropsychol Rev*, 10: 75–99.

Emre, M., Aarsland, D., et al. (2007) Clinical diagnostic criteria for dementia associated with Parkinson's disease. *Mov Disord*. 22 (12): 1689–1707.

Farias, S.T., Harrell, E., Neumann, C., and Houtz, A. (2003) The relationship between neuropsychological performance and daily functioning in individuals with Alzheimer's disease: ecological validity of neuropsychological tests. *Arch Clin Neuropsychol*, 18 (6): 655–672.

Fish, J., Wilson, B.A., and Manley, T. (2010) The assessment and rehabilitation of prospective memory problems in people with neurological disorders: a review. *Neuropsychol Rehabil*, 20 (2): 161–179.

Folstein, M.F., Folstein, S.E., McHugh, P.R., and Fanjiang, G. (2001) *Mini-Mental State Examination, User's Guide*. Odessa, FL: Psychological Assessment Resources Inc.

Gessert, C.E., Forbes, S., and Bern-Klug, M. (2000) Planning end-of-life care for patients with dementia: roles of families and health professionals. *Omega (Westport)*, 42 (4): 273–291.

Grace, J., and Mallow, P.F. (2001) *Frontal Systems Behavior Scale (FrSBe): Professional Manual*. Lutz, FL: Psychological Assessment Resources.

Gronwall, D.M. (1977) Paced auditory serial-addition task: a measure of recovery from concussion. *Percept Motor Skill*, 44 (2): 367–373.

Grossman, M., Carvell, S., et al. (1993) Visual construction impairment in Parkinson's disease. *Neuropsychology*, 7: 536–547.

Guarch, J., Marcos, T., Salamero, M., et al. (2008) Mild cognitive impairment: a risk indicator or later dementia or a preclinical phase of the disease? *Int J Geri Psychiatry*, 23: 257–265.

Hamilton, J.M., Salmon, D.P., et al. (2004) A comparison of episodic memory deficits in neuropathologically-confirmed Dementia with Lewy bodies and Alzheimer's disease. *J Int Neuropsychol Soc.*, 10 (5): 689–697.

Hohl, U., Tiraboschi, P., et al. (2000) Diagnostic accuracy of dementia with Lewy bodies. *Arch Neurol*, 57 (3): 347–351.

Holt, J., Stiltner, L., Wallace, R., and Raetz, J. (2009) Clinical inquiries. Do patients at high risk of Alzheimer's disease benefit from early treatment? *J Fam Pract*, 58 (6): 320–322.

Hooper, H.E. (1958) *The Hooper Visual Organization Test. Manual*. Beverly Hills: Western Psychological Services.

Hort, J., O'Brien, J.T., et al.; EFNS Scientist Panel on Dementia (2010). EFNS guidelines for the diagnosis and management of Alzheimer's disease. *Eur J Neurol*, 17 (10): 1236–1248.

Hughes, A.J., Daniel, S.E., et al. (1993) A clinicopathologic study of 100 cases of Parkinson's disease. *Arch Neurol*, 50 (2): 140–148.

Hurtig, H.I., Trojanowski, J.Q., et al. (2000) Alpha-synuclein cortical Lewy bodies correlate with dementia in Parkinson's disease. *Neurology*, 54 (10): 1916–1921.

Ismail, Z., Rajji, T.K., and Shulman, K.I. (2010) Brief cognitive screening instruments: an update. *Int J Geriatr Psychiatry*, 25 (2): 111–120.

Iverson, D.J., Gronseth, G.S., Reger, M.A., et al.; Quality Standards Subcomittee of the American Academy of Neurology (2010) Practice parameter update: evaluation and management of driving risk in dementia: report of the Quality Standards Subcommittee of the American Academy of Neurology. *Neurology*, 74 (16): 1316–1324.

Jak, A.J., Bondi, M.W., et al. (2009) Quantification of five neuropsychological approaches to defining mild cognitive impairment. *Am J Geriatr Psychiatry*, 17 (5): 368–375.

Jicha, G.A., Parisi, J.E., Dickson, D.W., et al. (2006) Neuropathologic outcome of mild cognitive impairment following progression to clinical dementia. *Arch Neurol*, 63 (5): 674–681.

Kaplan, E., Fein, D., Morris, R., and Delis, D. (1991) *WAIS-R-NI Manual*. San Antonio, TX: Psychological Corporation.

Kaszniak, A.W. and DiTraglia-Christenson, G. (1994) Differential diagnosis of dementia and depression. In: M. Storandt and G.R. Vandenbos (eds), *Neuropsychological assessment of dementia and depression in older adults: A clinician's guide,* pp. 81–118. Washington DC: American Psychological Association.

Kertesz, A. (2006) Progress in clinical neurosciences: frontotemporal dementia-pick's disease. *Can J Neurol Sci*, 33 (2): 141–148.

Levy, M.L. and Cummings, J.L. (2000) Parkinson's disease. In: E.C. Lauterbach (ed.), *Psychiatric Management in Neurological Disease*, pp. 41–70. Washington, DC: American Psychiatric Press.

Lezak, M.D., Howieson, D.B., and Loring, D.W. (2004) *Neuropsycholgical Assessment*, 4th edn. New York: Oxford University Press

Marson, D., Dymek, M., and Geyer, J. (2001) Informed consent, competency, and the neurologist. *Neurologist*, 7 (6): 317–326.

Mesulam, M. (1982) Primary progressive aphasia without generalized dementia. *Ann Neurol*, 11: 592–598.

Metzler-Baddeley, C. (2007) A review of cognitive impairments in dementia with Lewy bodies relative to Alzheimer's disease and Parkinson's disease with dementia. *Cortex*, 43: 583–600.

McKhann, G., Drachman, D., Folstein, M., et al. (1984) Clinical diagnosis of Alzheimer's disease: report of the NINCDS-ADRDA Work Group under the auspices of Department of Health and Human Services Task Force on Alzheimer's Disease. *Neurology*, 34 (7): 939–944.

McKeith, I.G. (2000) Clinical Lewy body syndromes. *Annals N Y Acad Sci*, 920: 1–8.

McKeith, I.G., and Dickson, D.W., et al. (2005) Diagnosis and management of dementia with Lewy bodies: third report of the DLB Consortium. *Neurology*, 65 (12): 1863–1872.

McKhann, G.M., Knopman, D.S. et al. (2011) The diagnosis of dementia due to Alzheimer's disease: recommendations from the National Institute on Aging and the Alzheimer's Association workgroup on diagnostic guidelines for Alzheimer's disease. *Alzheimers Dement*, 7 (3): 263–269.

Milberg, W.P., Hebben, N.A., and Kaplan, E. (1986) The Boston process approach to neuropsychological assessment. In: I. Grant and K. Adams. *Neuropsychological Assessment of Neuropsychiatric Disorders*, 1st edn. New York: Oxford University Press.

Miller, B. and Cummings, J.L. (1999) *The Human Frontal Lobes: Functions and Disorders*. New York: The Guildord Press.

Miller, E.K. and Cohen, J.D. (2001) An integrative theory of prefrontal cortex function. *Annu Rev Neurosci*, 24: 167–202.

Mishkin, M. and Ungerleider, L.G. (1982) Contribution of striate inputs to the visuospatial functions of parieto-preoccipital cortex in monkeys. *Behav Brain Res*, 6 (1): 57–77.

Mitrushina, M.N., Boone, K.B., and D'Elia, L.F. (1999) *Handbook of Normative Data for Neuropsychological Assessment*. pp. 3–30. New York: Oxford University Press

Morris, R.G. (1986) Short-term forgetting in senile dementia of the alzheimers type. *Cognit Neuropsychol*, 3 (1): 77–97.

Mosccovitch, M. (2004) Amnesia. In: N.B. Smesler and O.B. Baltes (eds), *The International Encyclopedia of Social and Behavioral Sciences*. Oxford: Pergamon.

Moye, J. and Marson, D.C. (2007) Assessment of decision-making capacity in older adults: an emerging area of practice and research. *J Gerontol B Psychol Sci Soc Sci*, 62 (1): P3–P11.

Murray, R., Neumann, M., et al. (2007) Cognitive and motor assessment in autopsy-proven corticobasal degeneration. *Neurology*, 68 (16): 1274–1283.

Nasreddine, Z.S., Phillips, N.A., Bédirian, V., et al. (2005) The montreal cognitive assessment, MoCA: a brief screening tool for mild cognitive impairment. *J Am Geriatr Soc*, 53 (4): 695–699.

Neary, D., Snowden, J.S., Gustafson, L., et al. (1998) Frontotemporal lobar degeneration: a consensus on clinical diagnostic criteria. *Neurology*, 51 (6): 1546–1554.

Norman, D.A., and Shallice, T. (2000) (1980) Attention to Action: willed and automatic control of behaviour. In: M.S. Gazzaniga (ed.), *Cognitive Neuorscience: A Reader*. Oxford: Blackwell.

Pannu, J.K. and Kaszniak, A.W. (2005) Metamemory experiments in neurological populations: a review. *Neuropsychol Review*, 15: 105–130

Papastavrou, E., Kalokerinou, A., Papacostas, S.S., et al. (2007) Caring for a relative with dementia: family caregiver burden. *J Adv Nurs*, 58 (5): 446–457.

Peretti, C.S., Ferreri, F., Blanchard, F., et al. (2008) Normal and pathological aging of attention in presymptomatic Huntington's, Huntington's and Alzheimer's Disease, and nondemented elderly subjects. *Psychother Psychosom*, 77 (3): 139–146.

Petersen, R.C. (2003) *Mild Cognitive Impairment: Aging to Alzheimer's Disease*. New York: Oxford Univerity Press.

Petersen, R.C., Smith, G.E., et al. (1999) Mild Cognitive Impairment: clinical characterization and outcome. *Arch Neurol*, 56 (3): 303–308.

Petersen, R.C. and Morris, J.C. (2005) Mild cognitive impairment as a clinical entity and treatment target. *Arch Neurol*, 62: 1160–1163.

Portet, F., Ousset, P.J., et al. (2006) Mild cognitive impairment (MCI) in medical practice: a critical review of the concept and new diagnostic procedure. Report of the MCI Working Group of the European Consortium on Alzheimer's Disease. *J Neurol Neurosurg Psychiatry*, 77: 714–718.

Potter, G.G. and Steffens, D.C. (2007) Contribution of depression to cognitive impairment and dementia in older adults. *Neurologist*, 13 (3): 105–117.

Ptak, R., der Linden, M.V., and Schnider, A. (2010) Cognitive rehabilitation of episodic memory disorders: from theory to practice. *Front Hum Neurosci*, 14 (4): 1–11.

Rabin, L.A., Barr, W.B., and Burton, L.A. (2005) Assessment practices of clinical neuropsychologists in the United States and Canada: a survey of INS, NAN and APA division 40 members. *Arch Clin Neuropsychol*, 20: 33–65.

Rasquin, S.M., Lodder, J., et al. (2005) Predictive accuracy of MCI subtypes for Alzheimer's disease and vascular dementia in subjects with mild cognitive impairment: a 2-year follow-up study. *Dement Geriatr Cogn Disord*, 19 (2–3): 113–119.

Ravizza, S.M., and Ciranni, M.A. (2002) Contributions of the prefrontal cortex and basal ganglia to set shifting. *J Cogn Neurosci*, 14 (3): 472–483.

Reed, B.R., Mungas, D.M., et al. (2007) Profiles of neuropsychological impairment in autopsy-defined Alzheimer's disease and cerebrovascular disease. *Brain*, 130 (Pt 3): 731–739.

Reitan, R.M. (1958) Validity of the Trail Making test as an indicator of organic brain damage. *Percept. Mot Skills*, 8: 271–276.

Rey, A. (1941) L'examen psychologique dans les cas d'encephalopathie traumtique. *Archive of Psychology*, 28: 286–340.

Rey, A. (1964) *L'Examen Clinique en Psychologie*. Paris: Presses Universitaires de France.

Rizzo, M., Anderson, S.W., Dawson, J., et al. (2000a) Visual attention impairments in Alzheimer's disease. *Neurology*, 54 (10): 1954–1959.

Rizzo, M., Anderson, S.W., Dawson, J., and Nawrot, M. (2000b) Vision and cognition in Alzheimer's disease. *Neuropsychologia*, 38 (8): 1157–1169.

Rogalski, E.J. and Mesulam, M.M. (2009) Clinical trajectories and biological features of primary progressive aphasia (PPA). *Curr Alzheimer Res*, 6 (4): 331–336.

Royall, D.R., Palmer, R., Chiodo, L.K., and Polk, M.J. (2005) Executive control mediates memory's association with change in instrumental activities of daily living: the Freedom House Study. *J Am Geriatr Soc*, 53 (1): 11–17.

Salmon, D.P. and Bondi, M.W. (2009) Neuropsychological assessment of dementia. *Annu Rev Psychol*, 60: 257–282.

Schacter, D.L. and Tulving, E. (1994) *Memory Systems*. Cambridge, MA: MIT Press.

Snowden, J.S., Neary, D., Mann, D.M.A., and Benson, D.F. (1996) *Fronto-temporal lobar degeneration: Fronto-temporal dementia, progressive aphasia and semantic dementia*. New York: Churchill Livingstone.

Sperling, R.A., Aisen, P.S., Beckett, L.A., et al. (2011) Toward defining the preclinical stages of Alzheimer's disease: recommendations from the National Institute on Aging and the Alzheimer's Association workgroup. *Alzheimer's Dement*, 7 (3): 280–290.

Squire, L.R. (2009) Memory and brain systems: 1969–2009. *J Neurosci*, 29 (41): 12711–12716.

Squire, L.R., and Knowlton, B.J. (1994) Memory, hippocampus, and brain systems In: M. Gazzinga (ed.), *The Cognitive Neurosciences*, Cambridge, MA: MIT Press.

Squire, L.R. and Knowlton, B.J. (2000) The medial temporal lobe, the hippocampus and the memory systems of the brain. In: M.S. Gazzaniga (ed.) *The New Cognitive Neurosciences*, 2nd edn. Cambridge, MA: MIT Press.

Squire, L.R. and Zola, S.M. (1996) Structure and function of declarative and nondeclarative memory systems. *Proc. Natl. Acad. Sci.*, 93: 13515–13522.

Storey, E., Slavin, M.J., and Kinsella, G.J. (2002) Patterns of cognitive impairment in Alzheimer's disease: assessment and differential diagnosis. *Front Biosci*, 1 (7): 155–184.

Tariq, S.H., Tumosa, N., Chibnall, J.T., et al. (2006) Comparison of the Saint Louis University mental status examination and the mini-mental state examination for detecting dementia and mild neurocognitive disorder–a pilot study. *Am J Geriatr Psychiatry*, 14 (11): 900–910.

Taylor, L.B. (1969) Localization of cerebral lesions by psychological testing. *Clinical Neurosurgery*, 16: 269–287.

Tiraboschi, P., Salmon, D.P., et al. (2006) What best differentiates Lewy body from Alzheimer's disease in early-stage dementia? *Brain* 129 (Pt 3): 729–735.

Tomaszewski Farias, S., Cahn-Weiner, D.A., Harvey, D.J., et al. (2009) Longitudinal changes in memory and executive functioning are associated with longitudinal change in instrumental activities of daily living in older adults. *Clin Neuropsychol*, 23 (3): 446–461.

Tombaugh, T.N. and McIntyre, N.J. (1992) The mini-mental state examination: a comprehensive review. *J Am Geriatr Soc.*, 40 (9): 922–935.

Tulving, E. (1972) Episodic and semantic memory. In: E. Tulving and W. Donaldson (eds), *Organization and Memory*. New York: Academic Press.

Visser, P.J., Scheltens, P., and Verhey, F.R. (2005) Do MCI criteria in drug trials accurately identify subjects with predementia Alzheimer's disease? *J Neurol Neurosurg Psychiatry*, 76 (10): 1348–1354.

Wadia, P.M., and Lang, A.E. (2007) The many faces of corticobasal degeneration. *Parkinsonism Relat Disord*, 13 (Suppl. 3): S336–S340.

Ware, C. (2004) *Informatin Visualization: Perceptions For Design*, 2nd edn. San Francisco,CA: Morgan Kaufmann Pub.

Warrington, E.K. and McCarthy, R.A. (1988) The fractionation of retrograde amnesia. *Brain Cogn*, 7: 184–200.

Wechsler, D. (1997a) *Wechsler Adult Intelligence Scale*, 3rd edn. San Antonio: The Psychological Corporation.

Wechsler, D. (1997b) *Wechsler Memory Scale*, 3rd edn. San Antonio: The Psychological Corporation.

Weisman, D. and McKeith, I. (2007) Dementia with Lewy bodies. *Semin Neurol*, 27 (1): 42–47.

Wheeler, M.E., Petersen, S.E., and Buckner, R.L. (2000) Memory's echo: vivid remembering reactivates sensory-specific cortex. *Proc Natl Acad Sci USA*, 97 (20): 11125–11129.

Wright, S.L. and Persad, C. (2007) Distinguishing between depression and dementia in older persons: neuropsychological and neuropathological correlates. *J Geriatr Psychiatry Neurol*, 20 (4): 189–198.

Yamaguchi, H., Maki, Y., and Yamagami, T. (2010) Overview of non-pharmacological intervention for dementia and principles of brain-activating rehabilitation. *Psychogeriatrics*, 10 (4): 206–213.

第五章
认知储备与脑老化

Adrienne M. Tucker[1], Yaakov Stern[2]

[1] Cognitive Science Center Amsterdam, University of Amsterdam, Amsterdam, The Netherlands

[2] Cognitive Neuroscience Division, Department of Neurology, Columbia University Medical Center, New York, NY, USA（Financial support provided by National Institute of Aging（NIA）—grants T32 AG00261 and R01 AG026158）

概述

- 认知储备是在执行任务的过程中能灵活并有效的使用脑储备的能力，通常通过教育和智商（IQ）进行评估。研究发现认知储备对脑损伤导致的认知损害有保护作用。
- 神经储备和神经代偿是认知储备的反映。
- 神经储备使健康人拥有更有效的（更少的神经参与处理）以及更高的（当任务要求更高时能够调动更多神经参加）信息处理能力。
- 神经代偿是通过其他脑区的激活来代偿受损部位的功能缺陷。
- 认知储备高的年轻人表现出更高的神经效率，与其能够更好更有效的运用策略有关。
- 年轻人和老年人认知储备的神经标记物可能有所不同，这可能说明了老化过程中存在代偿重组。
- 健康老人和 AD 患者认知储备相关的激活模式是相反的。
- 认知储备高的个体在已有病理改变的情况下可以没有功能障碍。因此，病理改变结合认知储备会有助于临床判断。

引言

储备对抗脑损伤的理论可解释临床上虽然有病理改变但功能完好的现象（Gertz 等，1996；Davis 等，1999；Gold 等，2000；Jellinger，2000；Riley 等，2002）。在一项早期研究中，10 位认知正常的老年女性脑尸检都存在 AD 的病理性斑块（Katzman 等，1998），较重的大脑和较多的神经元被认为提供了"储备"，使她们免于出现认知功能障碍。事实上，随后的诸多研究发现，有 25%~67% 的长期随访过程中认知正常的个体，其脑尸检结果都符合痴呆的病理诊断标准（Crystal 等，1988；Morris 等，1996，Price 和 Morris，1999；Ince，2001；Mortimer 等，2003）。

脑损害后有两种类型的储备参与维持正常功能：脑储备和认知储备。衡量脑储备的标准指标是脑体积（Katzman，1993）和（或）神经元数量（Mortimer 等，1981）。在任一病理损害水平上均显示出脑储备越大认知功能越好（Satz，1993；Graves 等，1996；Jenkins 等，2000）。根据脑储备模型，人们设定了一个阈值，损伤只有超过这个阈值的时候大脑才会表现出功能障碍。而脑储备越多，在达到这一阈值之前就越能承受更多的病理损害。例如，对那些神经元数量更多和（或）脑容积更大的人来讲，AD 需要更长的病理进展时间以及更多的病理改变数量，患者才会表现出认知损害。

最初的脑储备模型完全是定量化的：假定一种脑损伤以同样的方式影响每个个体，把一生中遭受的脑损伤加在一起。确有证据表明有些脑损伤是可以相加的。例如：随着精神病发作（Kessing 和 Andersen，2004）和（或）脑震荡（Guskiewicz 等，2005）次数的增加，AD 的风险增加。但是，这一模型的局限性在于把脑储备视为个体之间的唯一差别，认为积累的脑损害是否能达到这个阈值就决定了患者是否有功能障碍。

尽管脑储备模型解释了某些现象，但这一模型中认为脑储备越多越好的概括也许太过于简单。例如，自闭症的患者的大脑比正常要大，这可能反映了机体没能有效修剪那些没有使用的或有缺陷的神经联络，或者患者大脑中胶质细胞/神经元之比更大（Redcay 和 Courchesne，2005）。甚至有研究发现在健康儿童、年轻人和老年人群，较大的灰质体积与较差的记忆能力相关（Salat 等，2002；Van Petten，2004）。这些结果强烈提示大脑并非越大越好。脑储备模型的另一个局限性是无法解释在 AD 中观察到的一个与直觉相反的现象，即高 IQ 和高教育程度的患者一旦确诊 AD 之后，其认知恶化得更快，死亡得也更早（Stern 等，1994；Stern 等，1995；Teri 等，1995；Stern 等，1999；Scarmeas 等，2006；Hall 等，2007；Helzner 等，2007）。

与脑储备不同，认知储备指在执行任务过程中个体灵活有效的使用脑储备的能力（Stern，2002）。教育年限（Stern 等，1992）和 IQ（Alexander 等，1997）是评估认知储备最常使用的指标，尽管有时候也采用其他变量来评估，包括读写能力（Manly 等，2003；Manly 等，2005）、职业复杂程度（Stern 等，1994；Richards 和 Sacker，2003；Staff 等，2004）、参与业余活动（Scarmeas 等，2001；Wilson 等，2002；Scarmeas 等，2003a）以及社交网络的凝聚性（Fratiglioni 等，2000；Bennett 等，2006）。最近，个性变量（Wilson 等，2006；Wilson 等，2007）也被用来评估认知储备。认知储备好的个体，不论在何种病理改变与脑储备条件下，其临床预后都要好。

例如，Mortimer 等（2003）以颅骨周径作为脑储备指标，发现脑储备少的个体患 AD 的风险高。经认知储备因素调整后，结果显示脑体积小但教育程度高的人患病风险并未增加。这提示认知储备能帮助这些个体更为充分的利用脑储备，以便代偿病理改变对由于脑容积小而造成的影响。这也进一步说明维持正常功能的脑储备阈值也并非固定不变，而是存在个体差异，那些认知储备好的个体即使脑储备少也可能保持其正常功能。

尽管我们最常在 AD 和正常老化过程中讨论认知储备的概念，但研究显示认知储备对于血管性损害（Dufouil 等，2003；Elkins 等，2006）、帕金森病（Glatt 等，1996）、脑外伤（Kesler 等，2003）、HIV（Farinpour 等，2003）和多发性硬化（Sumowski 等，2009）均有帮助。尽管研究已经证实在这些不同疾病中认知储备能抵御脑损伤造成的认知损害，但目前尚不清楚认知储备对这些疾病造成的情感或精神损害是否也有类似的保护作用。一项研究发现认知储备对早期 AD 的抑郁症状并无保护性（Geerlings 等，2000），但是其他以健康人为对象的研究发现，认知储备对精神疾病如抑郁确实有保护性（Barnett 等，2006；Koenen 等，2009）。

认知储备的各个方面之间是相互关联的。例如，IQ 高的人通常获得更高的教育，而教育会进一步增加 IQ（Ceci，1991）。尽管这两者之间相互关联，但认知储备的这些因素在一生当中既独立又通过相互作用来发挥效应。Richard 和 Sacker（2003）研究了一生当中不同阶段获得的认知储备变量是如何影响中年时期的认知功能。作者们发现最早期阶段，即童年时的 IQ 具有最重要影响；随后的青年早期的教育影响，影响力较小；而最近阶段的中年期职业的影响力最小。这些结果说明尽管童年时期的因素对建立认知储备最为关键，但一生中的许多因素仍然会持续影响到认知储备。

有人指出用于评估认知储备的多种变量，如教育，都跟社会经济地位（SES）有关。但是，Karp 等（2004）研究发现尽管教育程度低与 SES 低都是 AD 独立的高危因素，但如果把两者同时放在模型中分析时，只有教育与 AD 风险的相关性具有统计意义。因此，SES 并不是教育程度高和 AD 风险低之间的中介因素。而且，Turrell 等（2002）发现受教育年限越长，中年期认知水平越高，与童年时期和目前的 SES 无关。因此，这些获益主要源于认知储备，而与 SES 无关。

另一个潜在的局限性是教育程度高的人和 IQ 高的人在接受认知障碍和诊断痴呆的量表评估时的成绩都很好，这一点被称为测量偏倚（Tuokko 等，2003）。换言之，尽管高认知储备的人由于病理变化或老年化导致其认知功能较前下降，但测试却难以发现，因为其表现可能仍然处于人群的平均水平。即使通过日常生活能力评估而不是神经心理学测试来诊断痴呆，认知储备对其仍然有保护性（Liao 等，2005）。而且，一项长期随访研究中，根据每个患者的基础认知水平来评估其认知变化，其结果也是如此（Scarmeas 和 Stern，2004）。

与脑储备不同，认知储备的概念能够解释为何高 IQ 的人，高教育水平的人，和（或）经常从事业余爱好的人确诊 AD 后他们的临床预后更差，认知恶化更快，也更快死亡（Stern 等，1994；Stern 等，1995；Teri 等，1995；Stern 等，1999；Scarmeas 等，2006；Hall 等，2007；Helzner 等，2007）。认知储模型认为认知储备能够补偿 AD 早期病理改变造成的影响，只有当患者的病理改变非常严重和患者接近死亡时，其认知损害才能被注意到。这也提示对于任何既定的认知水平，认知储备越高其脑内病理改变越严重（Bennett 等，2003；Bennett 等，2005；Serr 等，2011）。

尽管最初的脑储备概念完全是定量化的，但近期研究证据表明脑储备这一概念其实是非常复杂的。首先，脑储备和认知储备有重叠之处。例如：IQ 和脑体积之间的相关性尽管小但却具有显著性意义（McDaniel，2005）。更为重要的是，富于刺激性的环境—评估认知储备所采用的各种变量，如乐于参加业余活动，职业成就等，能够促进新生神经元生长（Churchill 等，2002）并上调脑源性神经营养因子（BDNF），从而增加神经可塑性。而且，动物研究提示丰富环境可以直接减少 AD 病理改变（Costa 等，2007）。临床研究已经显示 IQ 高是大脑代谢效率高的反应，可以延缓神经病理进展（Yeo 等，2011）。无论如何，尽管脑储备和认知储备在某些方面是相互独立的，但两者既独立又协同，有助于我们理解脑病理改变在临床层面显示出的个体差异。

认知储备有助于采用更灵活的策略来帮助完成认知任务，这也是执行功能测试中进行评定的技能。在 53~97 岁的非痴呆老年人建立的结构化方程模型中，研究发现认知储备跟执行功能高度重叠。该研究中认知储备指标包括教育年限，宽泛成就测试（wide range achievement test，WRAT）得分，西班牙语版的词语重音测试（word accentuation test，WAT）得分、Peabody 图片词汇测试第三版中的图片词汇（peabody picture vocabulary test，3rd edition，PPVT-Ⅲ）得分。执行功能指标包括韦氏成人问卷第三版（WAIS-Ⅲ）中的字母 - 数字排序测试（letter-number sequencing subtest，LN），剔除怪人测试（odd-manout task），颜色轨迹测试（color trails test）中的差异分（Siedlecki 等，2009）来评估。在 20~81 岁的健康成人中，以上述方法（教育，WRAT 和图片词汇）评估的认知储备能力与执行功能完全重合，执行功能是根据同样的 LN 排序测试，以及威斯康星卡片分类测试和矩阵推理测试来评估。这些结果说明认知储备包括了液态的执行能力。

从神经影像学角度看，认知储备被认为反映在神经储备和神经代偿方面。神经储备赋予健康的年轻人以更有效、更大容量的处理任务能力。应对低 - 中等难度的任务时，认知储备高的人显示出的神经激活较少，因为他们处理任务的神经效率更高。相反的，如果任务难度大，认知储备高的人则显示的神经激活更高，因为他们有更大的神经容量可用于处理任务。因此，任务的难易度对于我们理解不同群体之间神经激活差异的意义至关重要。神经储备以类似的方式来缓解老化和神经病理改变所带来的影响。神经储备高的比神经储备低的人表现得更好或至少水平相当。

神经代偿是指通过激活健康年轻人通常不被使用的备用脑区来代偿原始通路的损害，从而有效执行任务。因此，根据定义，神经代偿不会发生在健康年轻人，只发生在有脑损害的患者。跟神经储备类似，任务的难易度对准确评估神经代偿也很重要。例如，如果某个脑区在老年人被激活，而在年轻人并未激活，则认为老年人出现了神经代偿。但是当任务难度增大，年轻人可能也出现了该脑区的激活。有时候这种结果可能是年轻人也在使用这部分脑区，但是由于选定脑活化的统计学阈值有问题，因而在年轻人就没有观察到该脑区的激活。

神经代偿有时候会伴有操作能力的恶化，尽管这种情况并非常见。在一些情况下，神经代偿就像是一根拐杖，能帮助人走路但不能让人冲刺。如此来讲，神经代偿有时候跟操作能力变缓相关（Zarahn 等，2007；Steffener 等，2009）。有人认为其可能原因在于，由于神经代偿的参与，信息处理过程需要通过更多脑区，信息传递就会需要更多额外的时间。另一个可能的理论是，在神经代偿时，信息处理从原来的主要网络转移到另一个较慢的次要网络。然而需要记住的是，神经代偿让人能够准确记住更多的词语（Stern 等，2000）。总之，神经代偿时，伴随的操作能力既可以下降，也可能增强。

另外一个需要考虑的问题是，在病理状态下如果出现其他脑区的激活并不总是提示出现了代偿作用。如果激活系有害过程所致，那么额外被激活的脑区就会出现功能不良。这些有害激活包括感觉地图失去分化特征（模糊）（Park 等，2004），处理脑区间的竞争存在缺陷（Logan 等，2002），抑制默认网络的能力出现缺陷（Lustig 等，2003）。因此，如果患者表现变差了，在考虑神经代偿激活之前必须排除这些有害的过程。

一个可能的假设是神经代偿因任务而不同（即它是当前任务的紧急补救措施）。但是，正像认知储备能够对很多不同的任务起到功能保护作用一样,有可能存在一个通用的认知储备网络服务于一个综合的认知功能。在下一章节中会谈到支持此观点的一些研究证据(Stern 等,2008)。如果这一假设属实,那么激活这个神经网络就会产生积极而有效的神经代偿模式。

健康年轻成人认知储备的神经标志物

Stern 等(2003)对年轻成人进行了一项事件相关功能磁共振(event-related fMRI)研究,观察在执行非词语序列再认任务时哪些脑区的激活随任务难度而变化。低难度任务只要求受试者记住一种图形,高难度任务根据每个受试者设置图形数量,要求记忆的准确率达到 75%。应用国家成人阅读测试(NART)来评估认知储备。单因素分析结果显示激活随任务难度而变化的脑区和认知储备相关。这些研究结果提示即使在健康年轻人,认知储备跟不同难度任务相关的激活(神经储备)有关。这些任务相关的信息处理的差异可能有助于认知储备较高个体应对脑老化或病理改变。

随后的研究采用多变量分析重新分析了上述数据(Habeck 等,2003)。在此项研究中,首先是寻找激活随任务难度而改变的脑区网络,继而研究这些网络的是否显示出与认知储备功能相关的差异表达。这项研究首先在学习阶段发现了任务难度相关的网络。如同假设的一样,高认知储备的个体大脑中此网络的表达程度低(r^2=0.24),提示其神经效率更高。然后把这个网络应用到测试阶段,同样发现高认知储备的个体的网络激活程度低(r^2=0.23)。因此,即使采用这种更加保守的研究方法,仍然获得了年轻人认知储备越高神经效率越高的证据。

Habeck 等(2005)对同一个问题通过另外一项任务—延迟字母再认—进行了探索研究。在此任务中,记忆数据集的大小体现了任务难度,集合分别为 1 个、3 个、6 个字母。在学习阶段,难度相关网络与通过 NART IQ 评估的认知储备无相关性。在信息保留阶段,或者经 7 秒钟的延迟,此时受试者需要积极努力才能在大脑中保存住信息,研究发现难度相关网络在认知储备高的个体中表达更少(r^2=0.15)。第二个任务让我们再次发现,认知储备高的年轻成人的神经效率高,不过这次是在信息保留阶段。

在某种程度上,认知储备高的人神经效率高的原因在于他们会采用更好的处理策略。有研究支持这一理论,即控制策略使用后,就无法检测到通常所见的高智商拥有高效率的结果(Toffanin 等,2007)。另一项支持证据是,更多的激活与使用更多的策略相关。这一理论在于,高智商的人能快速采取更好的策略,因而脑区激活减少(Jaeggi 等,2007)。

Gray 等(2003)在健康年轻成人中进行了 3-后退工作记忆研究(3-back,要求患者记住 3 次变化之前的刺激物的特性,如位置 / 颜色 / 字母等等,译者注),结果显示事件相关的激活模式随液态智力功能的不同而存在差异。此研究中液态智力通过瑞文高级进阶矩阵测试(Raven's Advanced Progressive Matrices)来评估,呈现高干扰和低干扰项。该研究对于认知储备虽然不是很精确,但液态智力还是可以用来代替认知储备(Siedlecki 等,2009)。作者发现,在最困难的任务中,液态智力高的人其激活程度也高。液态智力高的人诱惑测试的准确度也增加。有趣的是,受试者在诱饵测试中比非诱饵测试中激活脑区的增加是诱饵测试中智力 - 准确性的相关性的主要介导因素(99%)。这些结果证实认知储备高的人拥有更高的神经容量,后者能够在面对困难任务时发挥作用。

这些研究的局限性在于采用的任务的难度范围不足以发现同一受试者的神经效率和神经容量。因此需要更深入的研究以发现高认知储备的年轻人在相同任务中的神经效率和神经容量。我们的研究小组对此进行了报道(Stern 等,2012)。

健康年轻人和健康老人认知储备的神经标志物

老年人与年轻人认知储备相关的神经活化有时候是一样的,但也可能发生变化。Scarmeas 等(2003b)对非词语系列再认任务时健康青年和老年人的 PET 激活脑区进行了研究,认知储备表达为教育、NART、修订版韦氏成人智力量表(WAIS-R)词汇分量表的年龄分构成的因子分。低难度为 1 个图形,高难度设置为受试者记忆准确率为 75% 的图形数量。采用单因素分析分别研究每个组别中跟认知储备相关的脑区,然后比较认知储备相关脑区在年轻人和老年人存在差别的脑区。第一步分析发现有些脑区只跟年轻人的认知储备相关,另外一些脑区只跟老年人的认知储备相关。第二步分析发现两组间有三种差异表达:有些脑区在高认知储备的年轻人高度活化,而在高认知储备的老年人不活化;有些脑区正好与此相反;还有些脑区在高认知储备的年轻人和老年人都高度活化,但在老年人活化程度相对较低。作者认为年轻人和老年人在认知储备表达上的差异提示在老化过程中发生了代偿重组。

Stern 等(2005)对数据重新进行了多因素分析,发现有些脑区的激活因任务难度和年龄而不同。作者发现在年轻人和老年人存在不同的激活脑区网络。这一网络的表达与年轻人的认知储备呈正相关($r=0.45$),提示神经效率较高,跟老年人的认知储备呈负相关($r=-0.50$),提示神经容量较高。总之,年轻人和老年人的认知储备表达模式相反。作者认为这种差异反应出老年化过程中出现了有益的大脑网络重组或神经代偿。

Stern 等(2008)接下来检测了在完成不同任务时,老年人和年轻人的认知储备模式是否会相似。采用事件相关 fMRI 来探查两种不同任务所共享的认知储备相关网络:延迟字母和图形 Sternberg 测试。采用 NART 和 WAIS-R 的词汇分量表来评估认知储备。字母测试包含 1 个、3 个、6 个字母的不同难易程度,图形测试包括 1 个、2 个、3 个图形的不同难易程度。总得来说,图形测试比字母测试更难。在学习阶段发现了两个神经网络。第一个神经网络只出现在字母测试中,第二个神经网络在字母和图形两个测试中都出现。对于年轻人,网络激活在两个任务中均与认知储备呈负相关,提示高认知储备的个体具有较高的神经效率。对于老年人,只在低难度字母测试中发现网络表达和认知储备的负相关。这些结果提示完成多任务时存在一个非专属的"神经储备网络"。这支持我们观察到的现象,即在完成诸多不同的任务和真实世界的功能中,认知储备有助于对抗脑病理损害。

Steffener 等(2009)比较了年轻人和老年人完成延迟字母再认任务时事件相关 fMRI 激活脑区。包含 1 个、3 个、6 个字母的记忆集大小构成三种难易程度。在记忆保留阶段发现一个随测试难度增加表达发生变化神经网络。年轻人采用单个网络,老年人除此之外还利用一个额外的网络。研究者们发现如果初级网络病理损害越严重(此研究中为中央前回),老年人就会更多地利用次级网络。因为年轻人不使用这个次级网络,所以可以假设这反映了老年人的神经代偿。重要的是,认知储备高的老年人只有当病理程度较重时才需要启动这个次级网络。

健康老年人和 AD 患者认知储备的神经标志物

Scarmeas 等(2004)研究了健康老人和 AD 患者在非词语系列再认任务的 PET 激活模式。低难度任务只包含一种图形,高难度任务设置为受试者记忆准确率为 75% 的图形数量。认知储备表达为教育年限、NART IQ 和 WAIS-R 词汇分量表构成的因子分。健康老人和 AD 患者的激活模式不同。在某些脑区,高认知储备的 AD 患者激活程度高,而高认知储备的健康老人激活程度较低,但在其他一些脑区,正好相反。作者认为这种脑区特异性的差异反映了 AD 患者脑网络的代偿性重组。

Sole-Padulles 等(2009)采用再认任务比较了健康老人、轻度认知功能障碍和 AD 患者的认知储备相关的 fMRI 激活模式。户外活动的人物和风景图片作为刺激源,由 WAIS-III 词汇分量表、教育职业量表、业余活动参与度量表构成的复合分作为认知储备。单因素分析时调整了组间的测试差异。在健康老人,高认知储备跟低激活水平有关,提示这些老人具有较高的神经效率。相反,在轻度认知功能障碍和 AD 患者中,认知储备越高其激活程度高,可能与神经容量增高有关。结合前述研究,健康老人和患病老人表现出相反的认知储备相关的脑激活模式。

认知储备对诊断和预防的意义

高认知储备带来的是诊断学的挑战,因为患者可能已有病理改变但并无功能障碍。而且,对于任何程度的痴呆患者,认知储备高则其病理改变也更为严重。目前正在研究使用神经影像学标记物来早期发现 AD 病理改变,甚至是在出现临床症状之前。更为复杂的是,在出现临床症状之前,认知储备越高越能对抗皮质萎缩(Querbes 等,2009)、脑脊液(Shaw 等,2009)和血浆(Yaffe 等,2011)淀粉样肽水平、更广泛脑区萎缩(Hua 等,2008)所带来的不良影响。鉴于此,如果在模型中加入认知储备这个变量,生物标记物的预测准确率就会提高(Roe 等,2011)。总之,综合考虑潜在病理改变和患者的认知储备能够更好理解患者的临床表现。

随着美国人口老龄化的进程,如果没有有效的干预,到 2050 年痴呆患者将增加 3 倍(Hebert 等,2003)。Katzman(1993)推测高教育程度会把 AD

的发病推迟 5 年,因此可以显著减少其患病率。因此,认知储备干预可能是预防 AD 的一个重要的非药物干预手段(Stern, 2006)。尽管 AD 也受大量遗传因素的影响(Gatz 等, 2006),但行为和环境因素可以显著影响其表达和发病时间。即使是早发型 AD,其遗传的影响比迟发型 AD 更大,最近的研究发现认知储备仍然具有保护效应(Fairjones 等, 2011)。将来的研究或许能发现增加认知储备的最优化策略,从而延迟或预防 AD 和其他年龄相关疾病的发生。

(熊丽　译,解恒革　校)

参考文献

Alexander, G.E., Furey, M.L., Grady, C.L., et al. (1997) Association of premorbid intellectual function with cerebral metabolism in Alzheimer's disease: implications for the cognitive reserve hypothesis. *Am J Psychiatry*, 154 (2): 165–172.

Barnett, J.H., Salmond, C.H., Jones, P.B., and Sahakian, B.J. (2006) Cognitive reserve in neuropsychiatry. *Psychol Med*, 36 (8): 1053–1064.

Bennett, D.A., Wilson, R.S., Schneider, J.A., et al. (2003) Education modifies the relation of AD pathology to level of cognitive function in older persons. *Neurology*, 60 (12): 1909–1915.

Bennett, D.A., Schneider, J.A., Wilson, R.S., et al. (2005) Education modifies the association of amyloid but not tangles with cognitive function. *Neurology*, 65 (6): 953–955.

Bennett, D.A., Schneider, J.A., Tang, Y., et al. (2006) The effect of social networks on the relation between Alzheimer's disease pathology and level of cognitive function in old people: a longitutinal cohort study. *Lancet Neurol*, 5 (5), 406–412.

Ceci, S.J. (1991) How much does schooling influence general intelligence and its cognitive components? A reassessment of the evidence. *Dev Psychol*, 27 (5): 703–722.

Churchill, J.D., Galvez, R., Colcombe, S., et al. (2002) Exercise, experience, and the aging brain. *Neurobiol Aging*, 23 (5): 941–955.

Costa, D.A., Cracchiolo, J.R., Bachstetter, A.D., et al. (2007) Enrichment improves cognition in AD mice by amyloid-related and unrelated mechanisms. *Neurobiol Aging*, 28 (6): 831–844.

Crystal, H., Dickson, D., Fuld, P., et al. (1988) Clinico-pathologic studies in dementia: nondemented subjects with pathologically confirmed Alzheimer's disease. *Neurology*, 38 (11): 1682–1687.

Davis, D.G., Schmitt, F.A., Wekstein, D.R., and Markesbery, W.R. (1999) Alzheimer neuropathologic alterations in aged cognitively normal subjects. *J Neuropathol Exp Neurol*, 58 (4): 376–388.

Dufouil, C., Alperovitch, A., and Tzourio, C. (2003) Influence of education on the relationship between white matter lesions and cognition. *Neurology*, 60 (5): 831–836.

Elkins, J.S., Longstreth, W.T., Manolio, T.A., et al. (2006) Education and the cognitive decline associated with MRI-defined brain infarct. *Neurology*, 67 (3): 435–440.

Fairjones, S.E., Vuletich, E.J., Pestell, C., and Panegyres, P.K. (2011) Exploring the role of cognitive reserve in early-onset dementia. *Am J Alzheimers Dis Other Demen*, 26 (2): 139–144.

Farinpour, R., Miller, E.N., Satz, P., et al. (2003) Psychosocial risk factors of HIV morbidity and mortality: Findings from the multicenter AIDS cohort study (MACS). *J Clin Exp Neuropsyc*, 25 (5): 654–670.

Fratiglioni, L., Wang, H.X., Ericsson, K., et al. (2000) Influence of social network on occurrence of dementia: a community-based longitudinal study. *Lancet*, 355 (9212): 1315–1319.

Gatz, M., Reynolds, C.A., Fratiglioni, L., et al. (2006) Role of genes and environments for explaining Alzheimer disease. *Arch Gen Psychiatry*, 63 (2): 168–174.

Geerlings, M.I., Bouter, L.M., Schoevers, R., et al. (2000) Depression and risk of cognitive decline and Alzheimer's disease: results of two prospective community-based studies in the Netherlands. *Br J Psychiatry*, 176 (6): 568–575.

Gertz, H., Krüger, H., Xuereb, J., et al. (1996) The relationship between clinical dementia and neuropathological staging (Braak) in a very elderly community sample. *Eur Arch Psychiatry Clin Neurosci*, 246 (3): 132–136.

Glatt, S.L., Hubble, J.P., Lyons, K., et al. (1996) Risk factors for dementia in Parkinson's disease: effect of education. *Neuroepidemiology*, 15 (1): 20–25.

Gold, G., Bouras, C., Kövari, E., et al. (2000) Clinical validity of Braak neuropathological staging in the oldest-old. *Acta Neuropathol (Berl)*, 99 (5): 579–582.

Graves, A.B., Mortimer, J.A., Larson, E.B., et al. (1996) Head circumference as a measure of cognitive reserve: association with severity of impairment in Alzheimer's disease. *Br J Psychiatry*, 169 (1): 86–92.

Gray, J.R., Chabris, C.F., and Braver, T.S. (2003) Neural mechanisms of general fluid intelligence. *Nat Neurosci*, 6 (3): 316–322.

Guskiewicz, K.M., Marshall, S.W., Bailes, J., et al. (2005) Association between recurrent concussion and late-life cognitive impairment in retired professional football players. *Neurosurgery*, 57 (4): 719–726.

Habeck, C., Hilton, H.J., Zarahn, E., et al. (2003) Relation of cognitive reserve and task performance to expression of regional covariance networks in an event-related fMRI study of nonverbal memory. *Neuroimage*, 20 (3): 1723–1733.

Habeck, C., Rakitin, B.C., Moeller, J., et al. (2005) An event-related fMRI study of the neural networks underlying the encoding, maintenance, and retrieval phase in a delayed-match-to-sample task. *Cognitive Brain Res*, 23 (2–3): 207–220.

Hall, C.B., Derby, C., LeValley, A., et al. (2007) Education delays accelerated decline on a memory test in persons who develop dementia. *Neurology*, 69 (17): 1657–1664.

Hebert, L.E., Scherr, P.A., Bienias, J.L., et al. (2003) Alzheimer disease in the U.S. population: prevalence estimates using the 2000 census." *Arch Neurol*, 60 (8): 1119–1122.

Helzner, E.P., Scarmeas, N., Cosentino, S., et al. (2007) Leisure activity and cognitive decline in incident Alzheimer disease. *Arch Neurol*, 64 (12): 1749–1754.

Hua, X., Leow, A.D., Parikshak, N., et al. (2008) Tensor-based morphometry as a neuroimaging biomarker for Alzheimer's disease: an MRI study of 676 AD, MCI, and normal subjects. *Neuroimage*, 43 (3): 458–469.

Ince, P. (2001) Pathological correlates of late-onset dementia in a multicentre, community-based population in England and Wales. *Lancet*, 357 (9251): 169–175.

Jaeggi, S.M., Buschkuehl, M., Etienne, A., et al. (2007) On how high performers keep cool brains in situations of cognitive overload. *Cogn Affect Behav Neurosci*, 7 (2): 75–89.

Jellinger, K.A. (2000) Clinical validity of Braak staging in the oldest-old. *Acta Neuropathology*, 99: 583–584.

Jenkins, R., Fox, N.C., Rossor, A.M., et al. (2000) Intracranial volume and Alzheimer disease: evidence against the cerebral reserve hypothesis. *Arch Neurol*, 57 (2): 220–224.

Karp, A., Kareholt, I., Qiu, C., et al. (2004) Relation of education and occupation-based socioeconomic status to incident Alzheimer's disease. *Am J Epidemiol*, 159 (2): 175–183.

Katzman, R. (1993) Education and the prevalence of dementia and Alzheimer's disease. *Neurology*, 43: 13–20.

Katzman, R., Robert, T., DeTeresa, R., et al. (1988) Clinical, pathological, and neurochemical changes in dementia: a subgroup with preserved mental status and numerous neocortical plaques. *Ann Neurol*, 23 (2): 138–144.

Kesler, S.R., Adams, H.F., Blasey, C.M., and Bigler, E.D. (2003) Premorbid intellectual functioning, education, and brain size in traumatic brain injury: an investigation of the cognitive reserve hypothesis. *Applied Neuropsychology*, 10 (3): 153.

Kessing, L.V., and Andersen, P.K. (2004) Does the risk of developing dementia increase with the number of episodes in patients with depressive disorder and in patients with bipolar disorder? *J Neurol Neurosurg Psychiatry*, 75 (12): 1662–1666.

Koenen, K.C., Moffitt, T.E., Roberts, A.L., et al. (2009) Childhood IQ and adult mental disorders: a test of the cognitive reserve hypothesis. *Am J Psychiatry*, 166 (1): 50–57.

Liao, Y.C., Liu, R.S., Teng, E.L., et al. (2005) Cognitive reserve: a SPECT study of 132 Alzheimer's disease patients with an education range of 0–19 years. *Dement Geriatr Cogn Disord*, 20 (1): 8–14.

Logan, J.M., Sanders, A.L., Snyder, A.Z., et al. (2002) Under-recruitment and nonselective recruitment: dissociable neural mechanisms associated with aging. *Neuron*, 33 (5): 827–840.

Lustig, C., Snyder, A.Z., Bhakta, M., et al. (2003) Functional deactivations: change with age and dementia of the Alzheimer type. *Proc Natl Acad Sci U S A*, 100 (24): 14504–14509.

Manly, J.J., Touradji, P., Tang, M.X., and Stern, Y. (2003) Literacy and memory decline among ethnically diverse elders. *J Clin Exp Neuropsychol*, 25 (5): 680–690.

Manly, J.J., Schupf, N., Tang, M.X., and Stern, Y. (2005) Cognitive decline and literacy among ethnically diverse elders. *J Geriatr Psychiatry Neurol*, 18 (4): 213–217.

McDaniel, M.A. (2005) Big-brained people are smarter: a meta-analysis of the relationship between in vivo brain volume and intelligence. *Intelligence*, 33 (4): 337–346.

Morris, J.C., Storandt, M., McKeel, D.W., et al. (1996) Cerebral amyloid deposition and diffuse plaques in "normal" aging: evidence for presymptomatic and very mild Alzheimer's disease. *Neurology*, 46 (3): 707–719.

Mortimer, J.A., Shuman, L., and French, L. (1981) *Epidemiology of Dementing Illness*. New York: Oxford University Press.

Mortimer, J.A., Snowdon, D.A., and Markesbery, W.R. (2003) Head circumference, education, and risk of dementia: findings from the nun study. *J Clin Exp Neuropsychol*, 25 (5): 671–679.

Park, D.C., Polk, T.A., Park, R., et al. (2004) Aging reduces neural specialization in ventral visual cortex. *Proc Natl Acad Sci U S A*, 101 (35): 13091–13095.

Price, J.L., and Morris, J.C. (1999) Tangles and plaques in nondemented aging and "preclinical" Alzheimer's disease. *Ann Neurol*, 45 (3): 358–368.

Querbes, O., Aubry, F., Pariente, J., et al. (2009) Early diagnosis of Alzheimer's disease using cortical thickness: impact of cognitive reserve. *Brain*, 132 (8): 2036–2047.

Redcay, E., and Courchesne, E. (2005) When is the brain enlarged in autism? A meta-analysis of all brain size reports. *Biol Psychiatry*, 58 (1): 1–9.

Richards, M., and Sacker, A. (2003) Lifetime antecedents of cognitive reserve. *J Clin Exp Neuropsychol*, 25 (5): 614–624.

Riley, K.P., Snowdon, D.A., and Markesbery, W.R. (2002) Alzheimer's neurofibrillary pathology and the spectrum of cognitive function: findings from the nun study. *Ann Neurol*, 51 (5): 567–577.

Roe, C.M., Fagan, A.M., Williams, M.M., et al. (2011) Improving CSF biomarker accuracy in predicting prevalent and incident Alzheimer disease. *Neurology*, 76 (6): 501–510.

Salat, D.H., Kaye, J.A., and Janowsky, J.S. (2002) Greater orbital prefrontal volume selectively predicts worse working memory performance in older adults. *Cereb Cortex*, 12 (5): 494–505.

Satz, P. (1993) Brain reserve capacity on symptom onset after brain injury: a formulation and review of evidence for threshold theory. *Neuropsychology*, 7: 273–295.

Scarmeas, N. and Stern, Y. (2004) Cognitive reserve: implications for diagnosis and prevention of Alzheimer's disease. *Curr Neurol Neurosci Rep*, 4 (5): 374–380.

Scarmeas, N., Albert, S.M., Manly, J.J., and Stern, Y. (2006) Education and rates of cognitive decline in incident Alzheimer's disease. *J Neurol Neurosurg Psychiatry*, 77 (3): 308–316.

Scarmeas, N., Levy, G., Tang, M.X., et al. (2001) Influence of leisure activity on the incidence of Alzheimer's disease. *Neurology*, 57 (12): 2236–2242.

Scarmeas, N., Zarahn, E., Anderson, K.E., et al. (2003a) Association of life activities with cerebral blood flow in Alzheimer disease: implications for the cognitive reserve hypothesis. *Arch Neurol*, 60 (3): 359–365.

Scarmeas, N., Zarahn, E., Anderson, K.E., et al. (2003b) Cognitive reserve modulates functional brain responses during memory tasks: a PET study in healthy young and elderly subjects. *Neuroimage*, 19 (3): 1215–1227.

Scarmeas, N., Habeck, C.G., Zarahn, E., et al. (2004) Covariance PET patterns in early Alzheimer's disease and subjects with cognitive impairment but no dementia: utility in group discrimination and correlations with functional performance. *Neuroimage*, 23 (1): 35–45.

Serra, L., Cercignani, M., Petrosini, L., et al. (2011) Neuroanatomical correlates of cognitive reserve in Alzheimer disease. *Rejuvenation Res*, 14 (2): 143–151.

Shaw, L.M., Vanderstichele, H., Knapik-Czajka, M., et al. (2009) Cerebrospinal fluid biomarker signature in Alzheimer's disease neuroimaging initiative subjects. *Ann Neurol*, 65 (4): 403–413.

Siedlecki, K.L., Stern, Y., Reuben, A., et al. (2009) Construct validity of cognitive reserve in a multiethnic cohort: the northern Manhattan study. *J Int Neuropsychol Soc*, 15 (4): 558–569.

Solé-Padulleés, C., Bartreés-Faz, D., Junqueé, C., et al. (2009) Brain structure and function related to cognitive reserve variables in normal aging, mild cognitive impairment and Alzheimer's disease. *Neurobiol Aging*, 30 (7): 1114–1124.

Staff, R.T., Murray, A.D., Deary, I.J., and Whalley, L.J. (2004) What provides cerebral reserve? *Brain*, 127 (5): 1191–1199.

Steffener, J., Brickman, A.M., Rakitin, B.C., et al. (2009) The impact of age-related changes on working memory functional activity. *Brain Imaging Behav*, 3: 142–153.

Stern, Y. (2002) What is cognitive reserve? Theory and research application of the reserve concept. *J Int Neuropsychol Soc*, 8 (3): 448–460.

Stern, Y. (2006) Cognitive reserve and Alzheimer disease. *Alzheimer Dis Assoc Disord*, 20: S69–S74.

Stern, Y.P., Alexander, G.E., Prohovnik, I., and Mayeux, R. (1992) Inverse relationship between education and parietotemporal perfusion deficit in Alzheimer's disease. *Ann Neurol*, 32 (3): 371–375.

Stern, Y., Gurland, B., Tatemichi, T.K., et al. (1994) Influence of education and occupation on the incidence of Alzheimer's disease. *J Am Med Assoc*, 271 (13): 1004–1010.

Stern, Y., Tang, M.X., Denaro, J., and Mayeux, R. (1995) Increased risk of mortality in Alzheimer's disease patients with more advanced educational and occupational attainment. *Ann Neurol*, 37 (5): 590–595.

Stern, Y., Albert, S., Tang, M.X., and Tsai, W.Y. (1999) Rate of memory decline in AD is related to education and occupation: cognitive reserve? *Neurology*, 53 (9): 1942–1947.

Stern, Y., Moeller, J.R., Anderson, K.E., et al. (2000) Different brain networks mediate task performance in normal aging and AD: defining compensation. *Neurology*, 55 (9): 1291–1297.

Stern, Y., Zarahn, E., Hilton, H.J., et al. (2003) Exploring the neural basis of cognitive reserve. *J Clin Exp Neuropsychol*, 25 (5): 691–701.

Stern, Y., Habeck, C., Moeller, J., et al. (2005) Brain networks associated with cognitive reserve in healthy young and old adults. *Cereb Cortex*, 15 (4): 394–402.

Stern, Y., Zarahn, E., Habeck, C., et al. (2008) A common neural network for cognitive reserve in verbal and object working memory in young but not old. *Cereb Cortex*, 18 (4): 959–967.

Stern, Y., Rakitin, B., Habeck, C., et al. (2012) Task difficulty modulates young–old differences in network expression. *Brain Res*, 1435: 130–145.

Sumowski, J.F., Chiaravalloti, N., and DeLuca, J. (2009) Cognitive reserve protects against cognitive dysfunction in multiple sclerosis. *J Clin Exp Neuropsychol*, 31 (8): 913–926.

Teri, L., McCurry, S.M., Edland, S.D., et al. (1995) Cognitive decline in Alzheimer's disease: a longitudinal investigation of risk factors for accelerated decline. *J Gerontol A Biol Sci Med Sci*, 50A (1): M49–M55.

Toffanin, P., Johnson, A., de Jong, R., and Martens, S. (2007) Rethinking neural efficiency: effects of controlling for strategy use. *Behav Neurosci*, 121 (5): 854–870.

Tuokko, H., Garrett, D.D., McDowell, I., et al. (2003) Cognitive decline in high-functioning older adults: reserve or ascertainment bias? *Aging Ment Health*, 7 (4): 259.

Turrell, G., Lynch, J.W., Kaplan, G.A., et al. (2002) Socioeconomic position across the lifecourse and cognitive function in late middle age. *J Gerontol B Psychol Sci Soc Sci*, 57B (1): S43–S51.

Van Petten, C. (2004) Relationship between hippocampal volume and memory ability in healthy individuals across the lifespan: review and meta-analysis. *Neuropsychologia*, 42 (10): 1394–1413.

Wilson, R.S., Mendes, C.F. de Leon, L.L., et al. (2002) Participation in cognitively stimulating activities and risk of incident Alzheimer disease. *J Am Med Assoc*, 287 (6): 742–748.

Wilson, R.S., Arnold, S.E., Schneider, J.A., et al. (2006) Chronic psychological distress and risk of Alzheimer's disease in old age. *Neuroepidemiology*, 27 (3): 143–153.

Wilson, R. S., Schneider, J.A., Arnold, S.E., et al. (2007) Conscientiousness and the incidence of Alzheimer disease and mild cognitive impairment. *Arch Gen Psychiatry*, 64 (10): 1204–1212.

Yaffe, K., Weston, A., Graff-Radford, N.R., et al. (2011) Association of plasma β-amyloid level and cognitive reserve with subsequent cognitive decline. *J Am Med Assoc*, 305 (3): 261–266.

Yeo, R.A., Arden, R., and Jung, R.E. (2011) Alzheimer's disease and intelligence. *Curr Alzheimer Res*, 8 (4): 345–353.

Zarahn, E., Rakitin, B., Abela, D., et al. (2007) Age-related changes in brain activation during a delayed item recognition task. *Neurobiol Aging*, 28: 784–798.

第六章
老年人步态异常

Joe Verghese , Jessica Zwerling

Department of Neurology and Medicine , Albert Einstein College of Medicine , Bronx , NY , USA

概述

- 步态异常会增加老年人跌倒、残疾和死亡的风险。认知障碍患者常有步态异常。
- 步态障碍可以分为神经性和非神经性两类,每类又分为多种亚型。步态评估包括标准神经系统检查、视力筛查和龙贝格征(Romberg 征)的平衡试验。
- 神经性步态障碍有多种病因,包括脊髓疾病、帕金森氏病(PD)、血管性或其他结构性疾病、正常颅压性脑积水(NPH)、卒中、小脑病变和亚急性或慢性感觉运动性轴突神经病。
- 预防和治疗应根据病因采取个体化措施。

引言:历史展望

哪种动物早上是四条腿,中午是两条腿,晚上是三条腿呢? 回答是人类。

这道谜语说明了人类的三个阶段。第一阶段是指婴儿爬行,第二阶段是孩子学会了走路,第三阶段是指老人需要拐杖的帮助才能走路。在第三阶段,识别步态异常对于预防老年人残疾和死亡非常重要。

动物运动系统的基础是脊髓神经网络(Grillner,1975; Mor 和 Lev-Tov, 2007)。从进化早期的四条腿的动物到现代直立行走的人类,直立行走的优势使人类跟周围环境有了独特的交流。当然直立姿势有优点也有缺点。"晚上的三条腿"阶段代表了直立行走功能的衰退。这个运动策略可能包含了"椎间盘突出、髋关节脱位、膝盖扭伤、足弓下陷以及一系列相关的病痛"(Tattersall, 1998)。识别步态障碍至关重要,这可以帮助我们对神经系统疾病做出有效的诊断,并有助于识别高风险老年患者,尽快干预从而预防发生严重后果,如跌倒,减少个人和社会的负担。

流行病学

在老年人群中,步态障碍非常多见,并与疼痛、功能障碍和跌倒密切相关。独立活动的能力对老年人的幸福和自主性至关重要。社区的"高龄老年人(超过85岁的)"中,走路受限的发生率超过

50%(Ostchega 等, 2000)。在一项城市社区人群的研究中,1/3 的老年人有步态异常,而且步态异常占到 5 年内死亡和居住到专业护理机构的老年人总数的 58%(Verghese 等, 2006),其步态异常的临床诊断率达到 35%(Verghese 等, 2006)。步态异常的发生率是每千人年 168.6,而且随年龄增长而增高(Verghese 等, 2006)。

步态及其不良后果

跌倒

跌倒是一个重要的健康问题,不但造成显著的残疾和死亡,也会带来沉重的社会经济负担。跌倒是 65 岁以上老人致死性伤害的首要原因(Steven 等, 2008)。大概有 1/3 的 65 岁以上社区老人发生过跌倒(Gillespie 等, 2009)。意外跌倒的老年人通常挤满了急诊科。2005 年美国有 180 万老年人就诊于急诊科(Steven 等, 2006)。跌倒也能预测下一次跌倒,即曾经跌倒过的患者以后容易再次跌倒,尤其是有步态异常的患者(Ganz 等, 2007)。这一事实强调,通过简单的筛选问题识别跌倒风险的患者非常重要。另外,"担心跌倒"的患者更容易跌倒。因此识别出那些担心自己会跌倒的患者也同样必要。担心跌倒是公认的跌倒危险因素(Delbaere 等, 2010)。各种族间的跌倒发生率并无差异。非裔美国人和白种老人的跌倒发生率相同。但是,非

裔美国人跌倒后更容易发生脑外伤,而且女性更容易发生骨折(Ganz 等,2007;Delbaere 等,2010)。

临床上的步态异常可预示未来的跌倒风险(Tinetti 等,1994,1995;Verghese 等,2006;DeMott 等,2007;Ganz 等,2007)。在一项关于社区老年人群的前瞻性研究中,神经性步态是跌倒的强危险因素,未来 20 个月内跌倒的风险增加了 49%(Verghese 等,2010)。不稳定步态和神经病理性步态是 6 种步态中两种能预测跌倒风险的步态类型(其风险比分别是 1.52 和 1.94)(Verghese 等,2010)。该项研究显示,对步态异常进行分类对于确定跌倒高风险人群以及专业护理机构制定预防措施均很重要。我们应该把步态当做是跌倒的潜在的可以改进的危险因素(Tinetti 等,1994,1995;Mor and Lev-Tov,2007;Delbaere 等,2010;Verghese 等,2010)。

步态和残疾

下肢活动能力测试可用于预测社区老人出现残疾的风险,其中步行速度是研究的主要因素(Verghese 等,2010)。步行速度是临床上定义虚弱的关键指标(Gill 等,2010),虚弱是指老年人面对应激源的高度易受伤害状态,残疾风险显著增高。步行速度是预防残疾和相关后果的潜在的可干预危险因素。

步态和生存率

步行速度和生存率相关(Markides 等,2001;Boyle 等,2005;Louis 等,2005;Stevens 等,2006;Ganz 等,2007;Cesari 等,2009;Gillespie 等,2009;Delbaere 等,2010)。在一项汇总分析中,Studenski 等发现步行速度减慢是老年人生存期缩短的绝对危险因素(Studenski 等,2011)。一年期间提高步行速度 0.1m/s 被定义为具有临床意义的差异,前瞻性队列研究显示这一差异与死亡率下降相关(Perera 等,2006;Hardy 等,2007)。步态变异性是老年人活动障碍的重要预测因素。在爱因斯坦老年队列人群中的一项小样本研究,制定了各种步态量化指标的具有临床意义的变化(Brach 等,2010)。有临床意义的变化的初步标准是姿势维持时间和摆动时间(swingtime)变异 0.01 秒,步长变异 0.25cm(Perera 等,2006)。

认知和步态

步态障碍常见于老年人,特别是有认知障碍的老年人(Verghese 等,2008)。研究显示认知和运动系统之间可能有关联(Verghese 等,2008)。Verghese 等强调临床步态异常和定量步态异常常见于轻度认知功能障碍(MCI)的患者,而且跟患者的认知状态严重程度相关(Verghese 等,2007)。同一老年队列研究发现,遗忘型 MCI(a-MCI)患者的摆手时间(swingtime)和步幅比非遗忘型 MCI(na-MCI)患者要差(Verghese 等,2008)。a-MCI 患者的步行节奏和步态成分的变异表现都比年龄和性别匹配的对照组以及非遗忘型 MCI 患者差(Verghese 等,2008)。a-MCI 患者的神经性步态更常见(Verghese 等,2008)。在另外一项老年人研究中,MCI 患者的帕金森样表现与认知障碍的严重性和类别相关(Boyle 等,2005)。另一项社区人群研究报道轻度帕金森样表现跟 a-MCI 有关,但跟 na-MCI 无关(Louis 等,2005;Verghese 等,2008)。MCI 患者在出现认知障碍之前,由步行速度代表的运动能力就已经出现了下降,最长可达认知功能下降前 12 个月(Buracchio 等,2010)。

步行的"衰老"

与衰老有关的变化包括步幅缩短和步基变宽,以及骨盆旋转和关节活动度减少(Sudarsky,1990,2001)。爱因斯坦老年队列研究结果显示,步行速度和步幅随年龄增加而下降(Oh-Park 等,2010)。但是,如果把临床和亚临床疾病对步行的影响考虑在内的话,衰老对步行的影响就不那么显著了。这些结果提示衰老相关的步态改变更多地与老年疾病而非与衰老有关。因此,不管患者年纪多少,都必须分析患者步态改变的潜在原因。

在一项老年社区人群的研究中,与步行速度最为相关的因素是腿部伸肌的力量、平衡站立和体力活动,而与体质指数或性别无关(Sallinen 等,2011)。这些因素均是可改变的,因此旨在改善下肢功能障碍的干预措施是可行的(Sallinen 等,2011)。通过横断面研究所制定的传统常模可能低估了老年人的步态功能(Oh-Park 等,2010)。通过纵向研究制定的稳健常模为正常步态提供了更为准确的评估参考,进一步改进了老年人步态障碍的早期诊断(Oh-Park 等,2010)。稳健常模分析了异常步态或处于"过渡期"并最终进展到临床异常步态的患者并给予剔除(Oh-Park 等,2010),这就保证了稳健常模能够更加反映出"正常"的老年人群的特点,因此制定的目标干预措施就更为准确(Oh-Park 等,2010)。

下述这些章节将要讨论步态的临床评估和分类、定量指标和以操作为基础的评估方法。

步态的临床分类

前面已经描述了现行的几种不同的步态临床分类系统。所有这些分类都依赖于临床医师对患者步行模式的观察。

Nutt 和同事们提出一种基于感觉运动损害平面的临床步态分类，分为低、中和高位三类（Nutt 等，1993）。高位损害的步态障碍源自额叶及其与顶叶、皮质下结构（小脑和基底节）和脑干上部（Nutt 等，1993）之间纤维联络的病变。低位步态障碍分为运动性和感觉性两种，由于肌肉或外周神经功能障碍所致，例如继发于神经病变的神经病性步态（请见本章后面病例讨论部分的描述）。继发性低位步态障碍又分为视觉性、前庭感觉性和本体感觉性步态异常（Nutt 等，1993）。中位步态障碍被认为系"运动"功能障碍所致，病因包括脊髓病变所致的痉挛状态、小脑共济失调和肌张力障碍。帕金森患者的强直和运动迟缓表现，与帕金森病既有高位或皮质水平信息处理的功能障碍，也有中位功能障碍（皮质下结构）有关。高位功能障碍导致对环境信息的整合出现问题（Nutt 等，1993）。例如，帕金森患者的"冻结步态"主要与高位损害所致的运动执行障碍有关。

步态检查与脑神经检查、肌力、感觉、深反射检查一样是标准的神经系统检查的一部分。在评估运动范围时，要包括对视力的筛查。Romberg 测试用于评估在去除视觉辅助或闭眼时的站立平衡能力。阳性表示患者双脚靠拢闭眼直立时无法保持站立平衡。考虑到运动和认知功能之间的相关性，认知功能筛查也很重要（Verghese 等，2008）。

在过去的 20 年里，我们在爱因斯坦老年研究项目中把临床步态分类作为临床评估的一部分。在 Bronx 老年研究中（现在称为爱因斯坦老年研究）中，临床医师在不知晓患者步态评估结果的情况下，对步态分类能达到 89% 的一致率（k=0.6），特别是关于步态异常属于神经性还是非神经性的分类上（Verghese 等，2002b）。前瞻性研究中，两个评估者对 30 个受试者进行单独的评估（正常还是异常步态），发现评估者之间的可靠性较高（k=0.8）（Verghese 等，2004）。

每次门诊中，参与研究的医师观察患者在一条照明良好的路上走路时的步态模式和转身动作（Verghese 等，2002b，2006，2010；Oh-Park 等，2010）。临床步态分析的第一步是识别患者的步态属于正常还是异常，然后分析异常步态属于神经性（简述的 8 种类型之一）还是非神经性（关节性、血管性跛行、继发于心肺疾病，等等）。在我们的大规模社区研究中（Bronx 老年研究，现在称为爱因斯坦老年研究）（Verghese 等，2002b，2006，2010；Oh-Park 等，2010），神经性步态被进一步分为不同亚类。如果患者在如下两种或更多情况下出现明显摇摆或失去平衡则属于不稳定步态：直线行走，脚跟接脚尖行走，转身。共济失调步态（小脑性步态）是宽基步态，同时患者还有其他小脑症状，如意向性震颤。共济失调步态和不稳定步态常伴随出现，因为其临床特征相同，比如都是宽基步态和平衡性差。神经病理性步态的患者表现有足下垂、感觉丧失和深腱反射减弱。额叶步态的特点是小步子、宽基步态和抬脚困难。帕金森步态的老年患者出现小碎步曳地行走、屈曲姿势、摆臂动作消失、全身一起转身和慌张步态。偏瘫步态的患者以髋部为中心向外划半圈摆动一条腿（划圈步态）。下运动神经元 / 低位损伤造成足下垂，上运动神经元损伤可导致踝关节背屈。踝关节背屈参与一个步态循环和跨越过程的起始阶段，可因上运动神经元损伤所致，也见于偏瘫步态（Verghese 等，2007）。痉挛步态表现为双腿划圈动作，严重时呈剪刀样交叉。神经性步态各种亚型的视频参见网络链接（Verghese 等，2002b）。

精神性步态障碍

非器质性 / 非生理性 / 功能性的步态障碍被称为精神性步态障碍。"立行不能"是希腊语，表示"不能站立和行走"。Paul Blocq 在 19 世纪后期描述了这种现象，他观察到一些患者尽管在床上时腿部功能完好，但不能保持直立姿势（Blocq，1888）。Sudarsky 等发现在老年患者，有 3.3% 的步态异常属于精神性（Sudarsky 和 Tideiksaar，1997）。功能性疾病的特征包括症状的瞬时波动、运动的极度缓慢或迟疑、"精神性"Romberg 征（静止时倾倒延迟出现，在分散注意力时好转）、费力的姿势状态（耗能姿势）、踝关节僵硬的谨慎性小碎步（"冰上行走"）以及突发性膝盖弯曲，可以有或没有摔倒。需要注意的是步态障碍是随时间而逐步进展的，因此诊断精神性步态障碍要反复多次检查和询问病史。

老年患者可能会有"谨慎步态"的表现,即步子变小、步基变宽、重心下降(Sudarsky 和 Tideiksaar,1997)。谨慎步态可能源于患者之前摔倒过、或者是精神性的,也可能是其他未被认识的步态障碍的表现。担心跌倒的主要危险因素是至少摔倒过一次、女性和高龄(Tinetti 和 Mendes de Leon,1994;Sudarsky 和 Tideiksaar,1997;Scheffer 等,2008),这明显局限了患者的社会心理关系。治疗依赖于多学科团队的合作,包括精神科和康复科专家。另外一个值得讨论的综合征是躯干前屈症,或者"驼背综合征"。该综合征的特征是患者直立时躯干向前屈曲,但仰卧时屈曲减少(Azher 和 Jankovic,2005)。最初人们认为病因是"转换障碍"或精神性障碍,但是其可能的病因包括神经轴的许多疾病,涉及神经肌肉疾病,包括肌萎缩侧索硬化(ALS)、面肩肱型肌营养不良(FSHD)、线粒体肌病和(dysferlinopathy)舞蹈症肌病,以及帕金森氏病和肌张力障碍(Van Gerpen,2001;Schabitz 等,2003;Azher and Jankovic,2005;Gomez-Puerta 等,2007;Seror 等,2008)。

步态的定量评估:建立评分卡以预估摔跤风险

步行是肢体重复性的有序运动推动身体前行,同时保持姿势和稳定(Perry,1992)。尽管临床观察本身就是评估步态的重要部分,但它依赖于检查者的经验水平。另外,定量步态评估方法的缺点是评估方案烦琐,而且具体分析的位置不同其要求也不同。最近随着步态定量分析技术的进步,使得我们能够更快地获得运动学数据和多种步态变量更深入的测量结果(Verghese 等,2002b;Abellan van Kan 等,2009)。对正常步态参数等变量进行测量,与测量这些变量值的变化同等重要。研究报道步行速度与良好健康状况和功能状态相关(Cesari 等,2005;Rolland 等,2006;Rosano 等,2008;Abellan van Kan 等,2009;Verghese 等,2009)。正常老年人如果在基线水平测评中发现其步幅或站立时间的变动增加,其发生摔倒、行动障碍和痴呆的风险也相应增加(Brach 等,2005;Cesari 等,2005;Perera 等,2006;Verghese 等,2009;Verghese and Xue,2011)。

计时步态检查

许多研究推荐使用简单的计时步态检查,而且适用于大部分情况下的门诊评估(Abellan van Kan 等,2009;Studenski,2009;Verghese 等,2009)。老年人步态的常模数据有很多,这也给临床应用带来了困难,因为这些结果互不相同。以社区人群为基础的早期研究中报道的老年人平均步速为 89~141cm/s(Murray 等,1969;Winter 等,1990;Oberg 等,1993;Samson 等,2001;Bohannon,2008)。爱因斯坦老年队列研究结果显示步速随年龄增加而降低(Verghese,2009)。在这个基于社区人群的前瞻性、大样本、具有代表性的队列研究中,定量的步态参数是老年人跌倒的独立而且强大的预测因素(Verghese 等,2009)。步速每下降 10cm/s 跌倒风险就会增加 7%(Verghese 等,2009)。跟正常速度比较,步行速度缓慢(≤70cm/s)者跌倒风险增加 1.5 倍(Verghese 等,2009)。

计算机步态评估方法多种多样。在爱因斯坦老年研究方案中,受试者穿着与 GAITrite 系统相连的舒适鞋套,在一个安静和照明良好的走道里按照常规步速在一块垫子上行走两次,脚步和步态变量被同时记录下来。根据前期其与不良事件相关性的研究结果,确定了 8 个步态参数,包括:步速(cm/s)、节奏(步/分钟)、步幅(cm)、摆动时间(秒)、站立时间(秒)、双足支持时间占比(%)。(参数的定义见表 6.1)。步幅和摆动时间的标准差(SD)作为变异性指标(Verghese 等,2007)。每次步态测量的变异性定义为每个受试者在两次行走记录中的右脚运动的变化(Brach 等,2005)。步态变异性是预测老年人活动能力受损的一个重要指标(Brach 等,2005)。

表 6.1　定量步态参数的定义

变量	单位	定义
速度	cm/s	两次试验中步行距离除以时间
步幅	cm	同一只脚连续两个脚步的脚后跟之间的距离。步幅之间的差异即为标准差
节奏	步/分钟	每分钟走的步数
双足支撑	秒	当前这一步最先接触地面到前一步最后离开地面的时间,加上当前这一步最后低开地面的时间和下一步最先接触地面的时间
摆动时间	秒	当脚在空中的时间,即单足脚尖离地到脚跟着地的时间。摆动时间的差异记录为标准差
站立时间	秒	脚在地面的时间,即单脚后跟着地到脚尖离开地面的时间

来源:Snijders 等,(2007),经 Elsevier 同意使用。
所有的这些定量参数由步态软件把两次测试结果自动取平均计算

步态的操作性检查

许多操作性检查可在门诊用于评估跌倒的风险。一个被广泛证明有效的快速检查是起立 - 行走计时测试（Podsiadlo 等，1991）。请坐在椅子上的患者站起来，行走 3m，转身返回，再坐到椅子上并进行计时，大于等于 14 秒提示患者有摔倒风险（Podsiadlo 等，1991）。单足站立时间不足 5 秒也提示老年人跌倒风险增高（Vellas 等，1997）。

边说边走检查

边说话边走路（WWT）测试需要分配性注意以及利用认知和运动障碍之间关联信息的能力。尽管人们认为走路是"反射性的"行为，但 WWT 要求患者能在注意资源之间和环境认知需求之间进行切换的能力。对于平衡障碍的患者，这时就会引起姿势不稳定并可能摔倒（Verghese 等，2002a；Beauchet 等，2009）。在对 WWT 等双重任务测试所作的综述研究发现，执行 WWT 双重任务时，合并的比值比显示患者跌倒的风险显著增加（OR=5.3（95%CI，3.1-9.1））（Beauchet 等，2009）。

步态障碍的病因：诊断和检查的重要线索

在一般体格检查中，特别是在急诊科，通常会忽视步态检查。然而步态检查在神经系统检查中非常重要。下面将讨论神经性步态障碍的 6 个主要亚型的病因，这些步态亚型在前面步态异常临床分类和相关检查中已经提到过。

老年人的痉挛性步态可能由多种原因所致。解剖结构改变引起的脊髓病变，如脊柱椎间关节硬化和韧带肥厚可导致椎管狭窄和脊髓受到损伤。脊髓受压，特别是包含振动觉和本体感觉纤维的后索受压后，患者经常出现平衡失调，体检发现患者有轻微肢体痉挛（特别是下肢），手指麻木，尿急和尿失禁，以及 Romberg 征阳性。步态表现为下肢僵硬，脚尖离地高度减少，以及腿部划圈的倾向。如果存在关节位置感觉障碍（本体感觉），患者也可能出现假性手足徐动症，或者异常扭动动作，通常发生在手指。需要注意的是患者症状可以不对称，或者表现为脊髓中央综合征，并伴有脊髓空洞症，或呈披肩样感觉障碍。脊髓病变的非结构性病因可以是脱髓鞘性疾病，如多发性硬化，或者维生素 B_{12} 缺乏、脊髓外伤、维生素 E 缺乏、放射后损伤、带状疱疹病毒感染、铜缺乏症等，提示需要进一步进行脑和脊髓的 MRI 扫描，并进行血液学检查以明确非结构性病变

原因。

帕金森病（PD）的特征是运动缓慢、静止性震颤、强直和姿势反射消失。PD 在老年人常见，患病率在 65~69 岁老年人为 0.5%~1%，80 岁及以上则增加到 1%~3%（Tanner 和 Goldman，1996）。其他原因，包括神经安定类药物和多次皮质下脑梗死所致的动脉硬化性帕金森综合征，均可导致与特发性 PD 类似的步态和平衡障碍。如果拟诊特发性 PD 而不考虑是继发性原因，一般不需要行进一步检查。

偏瘫性步态的特征是不对称性力弱，可能由血管病所致。但是，需要行影像学检查以进一步排除其他结构性病因，如动静脉畸形、硬膜下血肿和转移瘤等。

额叶步态可因正常颅压性脑积水（NPH）和多次卒中所致。如前所述，患者表现为"磁性步态"，很难从地上抬起脚（Sudarsky 和 Simon，1987）。如果为脑血管性病因，其脑部影像学检查通常可发现广泛性白质改变。NPH 的特征是额叶步态、尿失禁和认知功能障碍，诊断需要进行腰穿检查，如果腰穿后临床医师观察到患者步态有改善就更支持 NPH 的诊断。放掉 30~50ml 或更多的脑脊液后步态改善是其特征。目前尚无评估腰椎穿刺后反应或者步态改善程度的标准化评估方法。NPH 的治疗方案是脑脊液分流术。

共济失调步态包括不稳定步态和小脑功能障碍，可由神经退行性疾病所致，如帕金森病叠加综合征的橄榄体脑桥小脑萎缩。与抗体有关的副瘤综合征导致的小脑退行性变同样能导致共济失调步态。例如抗 -Yo 抗体，主要见于妇科和乳腺恶性肿瘤伴发的小脑退行性改变（Peterson 等，1992）。抗体识别攻击浦肯野细胞的胞浆蛋白，从而导致其发生变性。抗 -Hu 抗体主要见于小细胞肺癌相关的副瘤综合征，几乎可以跟所有神经元的细胞核和胞浆中存在的蛋白质发生反应（Mason 等，1997）。慢性酒精中毒可以导致小脑前蚓部萎缩（Victor 等，1959）。如果考虑中毒是其病因，清除毒素则是治疗的重要环节。对于副瘤综合征导致的共济失调，最重要的是要筛查潜在的恶性肿瘤以及相关抗体的实验室检查。

神经病性步态表现有单侧或双侧足下垂，也可能有"袜套状"感觉障碍和深腱反射消失。病因取决于神经病变的类型。亚急性 / 慢性感觉运动性轴突多发性神经病的病因包括但不限于糖尿病、甲

状腺功能减退、维生素 B_{12} 缺乏、结缔组织疾病（干燥综合征、类风湿性关节炎）、异型蛋白血症和中毒性神经病（酒精）。通过病史和检查可以发现临床线索。Herskovitz 等推荐首先进行的检查项目包括全血计数、生化、糖化血红蛋白（HgA1C）、糖耐量试验、维生素 B_{12}（甲基丙二酸/同型半胱氨酸）、红细胞沉降率、血清蛋白免疫固定以及毒物接触史（Herskovita 等，2010）。建议可选择性进行尿液分析、胸部 X 线、甲状腺功能检查、血脂检查、抗核抗体（ANA）、类风湿因子、莱姆病、丙肝抗体和血管紧张素转换酶（ACE）浓度等检查（Herskovita 等，2010）。

小结

详尽的病史采集，居家安全性评估加上完整的认知功能和步态检查，是确定步态障碍的重要手段。预防性措施应该是个体化的，并根据不同病因给予不同治疗，如卒中、神经变性病、神经病性、精神性或者共济失调性疾病等等。治疗目标是控制导致步态异常的潜在病因。密切随访对于明确步态异常的动态变化非常重要。

正如同人的生长发育，步态障碍也遵循同样的进化原则，随时间而变化。临床医师应该能够敏锐地帮助患者发现潜在的病因，找出主要障碍，并帮助患者适应生活环境。

推荐阅读的文献

Nutt, J.G., Marsden, C.D., and Thompson, P.D. (1993) Human walking and higher-level gait disorders, particularly in the elderly. *Neurology*, 43: 268–279.

Snijders, A.H., van de Warrenburg, B.P., Giladi, N., and Bloem, B.R. (2007) Neurological gait disorders in elderly people: clinical approach and classification. *Lancet Neurol*, 6: 63–74.

Sudarsky, L. (1990) Geriatrics: gait disorders in the elderly. *N Engl J Med*, 322 (20): 1441–1446.

Verghese, J., Lipton, R., et al. (2002) Abnormality of gait as a predictor of non-Alzheimer's dementia. *N Engl J Med*, 347: 1761–1768.

Verghese, J., Wang, C., Lipton, R.B., et al. (2007) Quantitative gait dysfunction and risk of cognitive decline and dementia. *J Neurol Neurosurg Psychiatry*, 78: 929–935.

Verghese J., Holtzer, R. et al. (2009) Quantitiative gait markers and incident fall risk in older adults. *J Gerontol A Biol Sci Med Sci*, 64: 896–901.

病例讨论

下面的章节介绍了步态异常的几个主要亚型，都是非常有用的教学案例，并可以跟 Verghese 等（2002b）提供的录像一起使用。

病例 1：病史

65 岁男性右利手，间断出现双腿远端对称性感觉异常 4 年，加重伴小腿中部以下持续性麻木 1 年。最近"被路肩绊倒"一次。近几个月出现扣纽扣、开启罐头瓶困难。否认大小便障碍和自主神经功能症状。无异常性疼痛，无全身症状。患者主诉尽管现在是冬季，但睡觉时盖被单会感到不舒服。否认神经病、高足弓、或者杵状趾的家族史。有明显口渴感，自认为与使用了治疗慢性阻塞性肺疾病（COPD）的吸入剂有关。

体格检查

全身一般体检无异常发现。精神状态检查正常。脑神经正常。足趾屈和伸肌力 4 级，右侧比左侧稍差。足趾和膝部深腱反射消失，上肢深腱反射存在。跖反射表现为屈曲。无震颤或其他不自主运动。胫前两侧轻触觉和振动觉减退，痛觉和本体感觉轻度受累。足底触觉敏感。能用足尖和足跟走路，但非常困难。龙贝格征阳性。无假性手足徐动症。肌张力正常。小腿显著萎缩。

步态

双侧足下垂—神经病理性步态。"袜套样"感觉缺失，深腱反射消失。

评论：进一步追问病史，患者已有 5 年的勃起功能障碍病史。实验室检查发现 HgA1C 水平显著升高。

病例 2：病史

85 岁老年女性患者，主诉"站立不稳"数月。患者数月前间断出现双手感觉异常，现在已经影响到双脚。患者主诉洗澡时闭上眼睛无法洗头。她感觉自己如果闭眼就会摔倒，如果向某个方向转动头部和颈部，双手就有"触电样"感觉。无大小便功能障碍和全身症状。最近她因为义齿咬合不适接受过注射（但没有吸入气体）治疗。无跌倒史。目前因"心律异常"服用华法林治疗。她也提到自己常常忘记钥匙放在哪里了，在熟悉的路上开车回家会迷路。

体格检查

除了患者牙齿状况较差以外,一般体检无异常发现。精神状态检查正常。脑神经正常。四肢肌力正常。足趾深腱反射消失,膝反射活跃(3 +),上肢深腱反射正常。跖反射表现为伸性。无震颤或其他不自主运动。胫前两侧轻触觉和痛觉减退。髂骨前棘振动觉减退,本体感觉减弱(需要大距离运动关节才能感觉到)。全身肌张力增加。Romberg 征阳性。有明显的假性手足徐动症。

步态

步行时身体轻微晃动,偶尔出现错步。直线行走不稳加重。宽基共济失调性步态伴痉挛。

诊断

继发于高锌血症所致低铜血症的脊髓神经病(Kumar 等,2004;Nations 等,2008)。

评论:患者维生素 B_{12} 水平正常。患者承认自己在过去的几个月里大量使用了义齿霜(Herskovitz 等,2010)。血铜水平低,血清锌水平升高,伴贫血。前文描述的两种步态:共济失调性和痉挛性步态。

病例 3:病史

78 岁男性作家右利手,书写障碍 2 年。不管白天还是晚上,患者平素习惯于随手记下关于新书的一些想法。自己发现写的字变得越来越小,而且夜间翻身越来越困难。看电视时,他注意到右手有些震颤。偶有平衡障碍但没有跌倒过。否认幻觉或自主神经系统症状。家族史无相关发现。既往有肯定的抑郁症病史,没有服用过精神抑制类药物。

体格检查

一般体检无异常。精神状态检查正常。脑神经正常。四肢肌力正常。深腱反射正常。跖反射表现为屈曲。右手可见静止性震颤。轻触觉、痛觉、振动觉和本体感觉正常。右上肢齿轮样肌张力增高,后拉试验阳性(一项用于帕金森病患者姿势稳定性的测试,由检查者轻推受试者,译者注)。Romberg 征试验阴性。从座位上站起时需要用双手支撑。额叶释放征阴性。手指精细运动普遍减慢。

步态

碎步曳地,屈曲姿势,右侧摆臂消失,全身整体转身,慌张步态(走路越走越快)。患者走路时无摆臂动作,转身启动困难(图 6.1)。

诊断

原发性帕金森病

评论:患者有典型的帕金森表现,包括震颤、运动缓慢和强直,姿势不稳。患者的步态是帕金森病步态。

病例 4:病史

85 岁女性右利手,主诉行走困难 2 年。患者觉得自己难以挪动,仿佛脚下有胶水粘住一样。患者在家中能独立生活,但近几个月出现尿失禁,因此不再出门跟朋友一起看电影了。患者平时一直在读几本书,能跟得上故事情节。

体格检查

一般体检无异常。精神状态检查正常。脑神

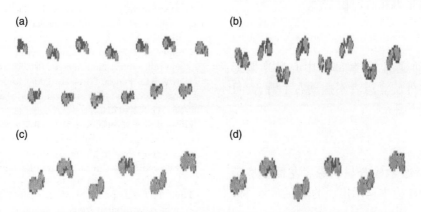

图 6.1　步行仪记录的脚步模式:(a)额叶步态;(b)帕金森病步态;(c)共济失调性步态;(d)左侧偏瘫步态

经正常。四肢肌力正常。深腱反射正常。跖反射表现为屈曲。无不自主运动。轻触觉、痛觉、振动觉和本体感觉正常。后拉试验阳性。Romberg 征阴性。从座位上站起时需要用双手支撑。额叶释放征检查显示吸吮反射和掌颌反射阳性。手指精细运动能力普遍下降。无假性延髓性麻痹。

步态

典型的额叶步态的特征，步子小，步基宽，抬脚困难（磁反应）。

诊断

NPH（正常颅压性脑积水）（图 6.1 可以看见患者的宽基步态）。

病例 5：病史

65 岁女性左利手，有高血压病史，突发"无法讲话"和右侧上、下肢无力。发病时患者无法举起自己的右腿和右手，喝水时出现口角漏水。发病 48 小时后患者急诊就诊。进一步询问病史，患者过去几周头痛渐加重，在发病当天头痛更严重。患者很久以前有恶性黑素瘤病史。患者注意到自己血压有升高。

体格检查

一般体检无异常。精神状态检查正常。脑神经检查发现右侧中枢性面瘫。肌力检查显示右侧肱三头肌、右腿后部肌肉和腰部肌肉肌力 4/5 级。前臂轮替运动阳性，上臂旋前阳性。共济检查显示患者指鼻试验障碍，但未超过肌无力造成的幅度。右侧深腱反射减低。右侧跖反射表现为伸展。无不自主运动。右侧上下肢轻触觉和痛觉减退。振动觉和本体感觉正常。肌张力和肌容积正常。

步态

患者向外摆动腿部，以髋部为中心呈半圆形（划圈）运动，右足外旋。患者不摆动右手臂，而且右腿比左腿活动慢（图 6.1）。

诊断

偏瘫步态。影像学检查显示患者左侧基底节区出血，进一步 MRI 检查显示出血的潜在病因可能是转移性黑素瘤。

（熊丽 译，解恒革 校）

参考文献

Abellan van Kan, G., Rolland, Y., et al. (2009) Gait speed at usual pace as a predictor of adverse outcomes in community-dwelling older people and International Academy on Nutrition and Aging Task Force (IANA). *J Nutr Health Aging*, 13: 881–889.

Azher, S.N. and Jankovic, J. (2005) Camptocormia: pathogenesis, classification, and response to therapy. *Neurology*, 65: 355–359.

Beauchet, O., Annweiler, C., et al. (2009) Stops walking when talking: a predictor of falls in older adults? *Eur J Neurol*, 16: 786–795.

Blocq, P. (1888) Sur une affection caractérisée par de l'astasie et de l'abasie. *Arch Neurol*, 15: 24–51, 187–211.

Bohannon, R.W. (2008) Population representative gait speed and its determinants. *J Geriatr Phys Ther*, 31: 48–52.

Boyle, P.A., Wilson, R.S., Aggarwal, N.T., et al. (2005) Parkinsonian signs in subjects with mild cognitive impairment. *Neurology*, 65: 1901–1906.

Brach, J.S., Berlin, J.E., et al. (2005) Too much or too little step width variability is associated with a fall history in older persons who walk at or near normal gait speed. *J Neuroeng Rehabil*, 2: 21.

Brach J.S., Perrera, S., et al. (2010) Meaningful change in measures of gait variability in older adults. *Gait Posture*, 31 (2): 175–179.

Buracchio, T., Dodge, HH., Howieson, D., Wasserman, D. and Kaye, J. (2010), The trajectory of gait speed preceding mild cognitive impairment. *Arch Neurol*, 67 (8): 980–986.

Cesari, M., Kritchevsky, S.B., et al. (2005) Prognostic value of usual gait speed in well-functioning older people. *J Am Geriatr Soc*, 53 (10): 1675–1680.

Cesari, M., Kritchevsky, S.B., et al. (2009) Health, aging, and body composition study. added value of physical performance measures in predicting adverse health-related events. *J Am Geriatr Soc*, 57 (2): 251–259.

Delbaere, K., Close, J.C., et al. (2010) A multifactorial approach to understanding fall risk in older people. *J Am Geriatr Soc*, 58 (9): 1679–1685.

DeMott, T.K., Richardson, J.K., et al. (2007) Falls and gait characteristics among older persons with peripheral neuropathy. *Am J Phys Med Rehabil*, 86: 125–132.

Ganz, D.A., Bao, Y., et al. (2007) Will my patient fall? *J Am Med Assoc*, 297 (1): 77–86.

Gill, T., Allore, H.G., et al. (2010) Change in disability after hospitalization or restricted activity in older persons. *J Am Med Assoc*, 304 (17): 1919–1928.

Gillespie, L.D., Gillespie, W.J., et al. (2009) Withdrawn: interventions for preventing falls in elderly people. *Cochrane Database Syst Rev*, 15 (2): CD000340.

Gomez-Puerta, J.A., Peris, P., et al. (2007) Camptocormia as a clinical manifestation of mitochondrial myopathy. *Clin Rheumatol*, 26: 1017–1019.

Grillner, S. (1975) Locomotion in vertebrates: central mechanisms and reflex interactions. *Physiol Rev*, 55: 246–304.

Hardy, S.E., Perera, S., et al. (2007) Improvement in usual gait speed predicts better survival in older adults. *J Am Geriatr Soc*, 55 (11): 1727–1734.

Herskovitz, S., Scelsa, S., et al. (2010) *Peripheral Neuropathies in Clinical Practice*. New York: Oxford University Press.

Kumar, N., Gross Jr, J.B., et al. (2004) Copper deficiency myelopathy produces a clinical picture like subacute combined degeneration. *Neurology*, 63 (1): 33–39.

Louis, E.D., Schupf, N., Manly, J., et al. (2005) Association between mild parkinsonian signs and mild cognitive impairment in a community. *Neurology*, 64: 1157–1161.

Markides, K.S., Black, S.A., Ostir, G.V., et al. (2001) Lower body function and mortality in Mexican American elderly people. *J Gerontol A Biol Sci Med Sci*, 56 (4): M243–M247.

Mason, W.P., Graus, F., et al. (1997) "Small-cell lung cancer, paraneoplastic cerebellar degeneration, and the Lambert-Eaton myasthenic syndrome. *Brain*, 120 (Pt. 8): 1279–1300.

Mor, Y. and Lev-Tov, A. (2007) Analysis of rhythmic patterns produced by spinal neural networks. *J Neurophysiol*, 98 (5): 2807–2817.

Murray, M.P., Kory, R.C., et al. (1969) Walking patterns in healthy old men. *J Gerontol*, 24: 169–178.

Nations, S.P., Boyer, P.J., et al. (2008) Denture cream: an unusual source of excess zinc, leading to hypocupremia and neurologic disease. *Neurology*, 71: 639–643.

Nutt, J.G., Marsden, C.D., et al. (1993) Human walking and higher-level gait disorders, particularly in the elderly. *Neurology*, 43: 268–279.

Oberg, T., Karsznia, A., et al. (1993) Basic gait parameters: reference data for normal subjects, 10–79 years of age. *J Rehabil Res Dev*, 30: 210–233.

Ostchega, Y., Harris, T.B., et al. (2000) The prevalence of functional limitations and disability in older persons in the U.S.: data from the national health and nutrition examination survey III. *J Am Geriatr Soc*, 48: 1132–1135.

Oh-Park, M., Holtzer, R., et al. (2010) Conventional and robust quantitative gait norms in community-dwelling older adults. *J Am Geriatr Soc*, 58 (8): 1512–1518.

Perera, S., Mody, S.H., et al. (2006) Meaningful change and responsiveness in common physical performance measures in older adults. *J Am Geriatr Soc*, 54 (5): 743–749.

Perry, J. (1992) *Gait Analysis: Normal and Pathological Function*. New Jersey: Slack.

Peterson, K., Rosenblum, M.K., et al. (1992) Paraneoplastic cerebellar degeneration. I. A clinical analysis of 55 anti-Yo antibody-positive patients. *Neurology*, 42 (10): 1931–1937.

Podsiadlo, D., Richardson, S., et al. (1991) The timed "Up & Go": a test of basic functional mobility for frail elderly persons. *J Am Geriatr Soc*, 39: 142–148.

Rolland, Y., Lauwers-Cances, V., et al. (2006) Physical performance measures as predictors of mortality in a cohort of community-dwelling older French women. *Eur J Epidemiol*, 21 (2): 113–122.

Rosano C., Newman, A.B., et al. (2008) Association between lower digit symbol substitution test score and slower gait and greater risk of mortality and of developing incident disability in well-functioning older adults. *J Am Geriatr Soc*, 56 (9): 1618–1625.

Sallinen, J., Manty, M., et al. (2011) Factors associated with maximal walking speed among older community-living adults. *Aging Clin Exp Res*, 23 (4): 273–278.

Samson, M.M., Crowe, A., et al. (2001) Differences in gait parameters at a preferred walking speed in healthy subjects due to age, height, and body weight. *Aging (Milano)*, 13: 16–21.

Schabitz, W.R., Glatz, K., et al. (2003) Severe forward flexion of the trunk in Parkinson's disease: focal myopathy of the paraspinal muscles mimicking camptocormia. *Mov Disord*, 18: 408–414.

Scheffer, A.C., Marieke, J., et al. (2008) Fear of falling: measurement strategy, prevalence, risk factors, and consequence among older persons. *Age Aging*, 37(1): 19–24.

Seror, P., Krahn, M., et al. (2008) Complete fatty degeneration of lumbar erector spinae muscles caused by a primary dysferlinopathy. *Muscle Nerve*, 37: 410–414.

Snijders, A.H., Van De Warrenburg, B.P., Giladi, N., and Bloem, B.R. (2007) Neurological gait disorders in elderly people: clinical approach and classification. *Lancet Neurol*, 6: 63–74.

Stevens, J.A., Mack, K.A., et al. (2006) The costs of fatal and non-fatal falls among older adults. *Inj Prev*, 12 (5): 290–295.

Stevens, J.A., Mack, K.A., et al. (2008) Self-reported falls and fall-related injuries among persons aged > or = 65 years—United States, 2006. *J Safety Res*, 39 (3): 345–349.

Studenski, S. (2009) Bradypedia: is gait speed ready for clinical use? *J Nutr Health Aging*, 13 (10): 878–880.

Studenski, S., Perera, S., et al. (2011) Gait speed and survival in older adults. *J Am Med Assoc*, 305 (1): 50–58.

Sudarsky, L. (1990) Geriatrics: gait disorders in the elderly. *N Engl J Med*, 322 (20): 1441–1446.

Sudarsky, L. (2001) Gait disorders: prevalence, morbidity, and etiology. *Adv Neurol*, 87: 111–117.

Sudarsky, L. and Simon, S. (1987) Gait disorder in late-life hydrocephalus. *Arch Neurol*, 44: 263–267.

Sudarsky, L. and Tideiksaar, R. (1997) The cautious gait, fear of falling, and psychogenic gait disorders. In: *Gait Disorders of Aging*. Philadelphia: Lippincott Raven.

Tanner, C.M. and Goldman, S.M. (1996) Epidemiology of Parkinson's disease. *Neurol Clin*, 14: 317–335.

Tattersall, I. (1998) *Becoming Human: Evolution and Human Uniqueness*. New York: Harcourt Brace and Company.

Tinetti, M. and Mendes de Leon, C. (1994) Fear of falling and fall-related efficacy in relationship to functioning among community elders. *J Gerontol*, 49 (3): M140–M147.

Tinetti, M.E., Baker, D.I., et al. (1994) A multifactorial intervention to reduce the risk of falling among elderly living in the community. *N Engl J Med*, 331: 821–827.

Tinetti, M.E., Doucette, J., et al. (1995) Risk factors for serious injury during falls by older persons in the community. *J Am Geriatr Soc*, 43 (11): 1214–1221.

Van Gerpen, J.A. (2001) Camptocormia secondary to early amyotrophic lateral sclerosis. *Mov Disord*, 16: 358–360.

Vellas, B.J., Wayne, S.J., et al. (1997) One-leg balance is an important predictor of injurious falls in older persons. *J Am Geriatr Soc*, 45: 735–738.

Verghese, J. and Xue, X. (2011) Predisability and gait patterns in older adults. *Gait Posture*, 33 (1): 98–101.

Verghese, J., Buschke, H., et al. (2002a) Validity of divided attention tasks in predicting falls in older individuals: a preliminary study. *J Am Geriatr Soc*, 50(9): 1572–1576.

Verghese, J., Lipton, R., et al. (2002b) Abnormality of gait as a predictor of non-Alzheimer's dementia. *N Engl J Med*, 347: 1761–1768.

Verghese, J., Katz, M.J., et al. (2004) Reliability and validity of a telephone-based mobility assessment questionnaire. *Age Ageing*, 33: 628–632.

Verghese, J., LeValley, A., et al. (2006) Epidemiology of gait disorders in community-residing older adults. *J Am Geriatr Soc*, 54 (2): 255–261.

Verghese, J., Ang, C., et al. (2007) Quantitative gait markers and the risk of cognitive decline and dementia. *J Neurol Neurosurg Psychiatry*, 78: 929–935.

Verghese, J., Robbins, M., et al. (2008) Gait dysfunction in mild cognitive impairment syndromes *J Am Geriatr Soc*, 56 (7): 1244–1251.

Verghese J., Holtzer, R., et al. (2009) Quantitative gait markers and incident fall risk in older adults. *J Gerontol A Biol Sci Med Sci*, 64: 896–901.

Verghese, J., Ambrose, A., et al. (2010) Neurological gait abnormalities and risk of falls in older adults. *J Neurol*, 257: 392–398.

Victor, M., Adams, R.D., et al. (1959) A restricted form of cerebellar cortical degeneration occurring in alcoholic patients. *Arch Neurol*, 1: 579–688.

Winter, D.A., Patla, A.E., et al. (1990) Biomechanical walking pattern changes in the fit and healthy elderly. *Phys Ther*, 70: 340–347.

第七章
老年脑的神经影像学

第一节　神经退行性痴呆的结构性神经影像学

Liana G. Apostolova[1]

第二节　功能影像学在痴呆中的应用

Adam S. Fleisher[2]*, Alexander Drzezga*[2]

第三节　淀粉样蛋白成像

Anil K. Nair[3]*, Marwan N. Sabbagh*[4]

[1] Department of Neurology, David Geffen School of Medicine, University of California, Los Angeles, CA, USA

[2] Banner Alzheimer's Institute, Department of Neurosciences, University of California, San Diego, CA, USA and Department of Nuclear Medicine, University Hospital of Cologne, Cologne, Germany

[3] Clinic for Cognitive Disorders and Alzheimer's Disease Center, Quincy Medical Center, Quincy, MA, USA

[4] Banner Sun Health Research Institute, Sun City, AZ, USA

概述

退行性痴呆的结构神经影像学

- 神经退行性疾病导致大脑的改变,可以通过结构成像来检测。
- 海马萎缩、皮质萎缩、脑室扩大、白质改变是 AD 的结构生物标志物。
- 额颞叶痴呆(FTDs)的结构生物标志物(不同于表型)如下:
  - fvFTD:前额叶萎缩,通常为不对称。
  - 非流利 PPA:左侧外侧裂萎缩。
  - 流畅性 PPA:前颞叶受累。
- 路易体痴呆(DLB)的结构生物标志物:
  - 轻中度、非特异性、普遍的脑萎缩。
  - 中脑背侧、下丘脑和无名质萎缩。
- 帕金森病痴呆的结构生物标志物:
  - 边缘叶、颞叶、顶叶、额叶和枕部区域的广泛皮质萎缩。
  - 尾状核萎缩、侧脑室和第三脑室扩大。
- 皮质基底节变性(CBD)的结构生物标志物:
  - 不对称性额顶叶萎缩,涉及感觉运动皮质(sensorimotor strip)。
- 进行性核上性麻痹(PSP)结构性生物标志物:
  - 中脑被盖萎缩,第三脑室扩大。
- 克雅脑病的结构生物标志物:
  - T_2 信号增加、液体衰减反转恢复(FLAIR)序列和扩散加权成像显示皮质和基底神经节信号异常。

痴呆的功能成像

FDG-PET

- 目前在痴呆的诊断评估中作为补充手段。
- 完全代谢反应（CMR）在海马、颞顶叶和后扣带回区域的进行性减少在 AD 发病前多年即可出现。
- 诊断 AD 的敏感性为 94%，特异性为 73%，颞顶叶葡萄糖利用率降低可在显著的淀粉样变性病理改变出现之前被检测到。
- 在额颞叶痴呆（FTDs）中，显示额叶或颞叶的低代谢，而顶叶相对不受累。
- 在路易体痴呆中，除楔前叶和后扣带回区域之外，视觉皮质和枕叶视觉联合皮质的葡萄糖利用能力受损，而且多巴胺 PET 扫描显示纹状体多巴胺活性减低。

SPECT

- 在 AD 中，颞顶叶灌注减低，而感觉运动皮质和基底节不受累。
- 异氟烷（IFP）-CIT-SPECT 显示黑质纹状体的低灌注，对鉴别 DLB 与 AD 及帕金森病（PD）有帮助。
- MIBG-SPECT 可以很好地测量 DLB 的心脏交感神经的去神经改变。
- 血管性痴呆表现为新皮质、皮质下区域和小脑的非特异性低灌注。
- 对于鉴别 FTDs 和 AD，额叶血流灌注的测量有 80% 的敏感性和 65% 的特异性。

功能性磁共振成像

- 与 PET 和 SPECT 相比，血氧水平依赖（BOLD）和动脉自旋标记（ASL）等利用磁性标记血液的磁共振成像（MRI）技术具有更好的时间和空间分辨率。
- 海马和旁海马区在临床 AD 的情景编码任务中表现出 BOLD 活性减低。
- 在早期轻度认知损害（MCI）和 APOE4 携带者中，海马区域的 BOLD 反应在临床症状恶化之前可能有代偿性增加。
- 默认模式网络（DMNs）显示在 MCI、AD、APOE4 携带者中静息态连接减少，以及任务引发的失活改变。

淀粉样蛋白成像

- 淀粉样蛋白成像可以在临床试验中帮助识别 AD 高危人群，同时检测抗淀粉样蛋白治疗的效果。
- 它使用两种类型的放射性标记物质，^{11}C- 匹兹堡化合物 B（PiB）和 ^{18}F-florbetapir，florbetaben，flutemetamol。
- 血浆或脑脊液（CSF）淀粉样蛋白测量间接评估脑淀粉样变的程度，但淀粉样蛋白成像可以直接评估淀粉样斑块的病理。
- 淀粉样蛋白成像技术将很快在 AD 的诊断中作为临床评估的补充，而 MRI 和 FDG-PET 可能取代认知测试作为疾病进展的标志物。

^{11}C 标记示踪剂

- ^{11}C 的半衰期仅为 20 分钟，因此难以进行远距离的配送。
- 目前研究最多的同位素 PiB 是一种类似于淀粉结合染料硫黄素 T 的类似物。
- 它的开关式积累模式与大脑病理变化的进程不同。
- BF227 可以标记致密的淀粉样物质沉积，如 AD 中的 Abeta 斑块以及 PD 中的路易体。

^{18}F 标记示踪剂

- ^{18}F 的半衰期为 2 小时，因此在合成后可以有长达 10 小时的时间从区域局部回旋加速器配送到本地扫描仪。
- FDDNP-PET 在 AD 中可显示 Abeta 斑块和神经原纤维缠结（NFTs）。
- Florbetapir、florbetaben 和 flutemetamol 对脑组织中的淀粉样蛋白沉积具有高亲和性及特异性结合的能力。

第一节 神经退行性痴呆的结构性神经影像学

Liana G. Apostolova

痴呆是指认知、功能及情绪从原有功能状态持续退化到功能严重受损，使自我照料及独立生活能力受损。痴呆最常由隐袭起病并逐渐进展的神经退行性疾病导致，如阿尔茨海默病（Alzheimer's disease，AD）、路易体痴呆（dementia with Lewy bodies，DLB）和额颞痴呆（frontotemporal dementia，FTD）等。这些疾病会导致脑实质发生不可逆改变，而结构影像学通常能够检测到这些改变。

近几十年来，神经退行性疾病的痴呆前期阶段越来越引起研究及及临床的重视，并且轻度认知损害（mild cognitive impairment，MCI）阶段已经被普遍认可。MCI（Petersen 等，2001）和相关的 AD 前驱期概念（Dubois 和 Albert，2004；Dubois 等，2007）在临床和研究中越来越受关注，因为重视这一阶段有利于疾病早期的确诊和治疗。

美国神经学会（American Academy of Neurology，AAN）2001 年的指南（Knopman 等，2001）推荐将结构神经影像学检查作为认知障碍患者常规临床评估的一部分。这一推荐受到二级证据支持，因为一些非退行性病变如缓慢生长的脑肿瘤、硬膜下血肿或正常颅压脑积水也可导致认知功能下降（Chui 和 Zhang，1997）。虽然磁共振检查是临床首选的检查手段，但如果没有条件完成磁共振检查或某些病人不能行磁共振检查（如装有心脏起搏器的病人），则患者至少应完成头颅 CT 检查。

最近，结构和功能神经影像学在认知功能下降病人的初期评估和预后判断中的作用已扩展到最新推荐的 AD 前驱期诊断标准中。这一诊断标准的基础是将特征性的认知表现和已确认的疾病的阳性生物标志物相结合，这些生物标志物包括海马萎缩、脑脊液 Abet 蛋白、Tau 水平或提示 AD 的淀粉样蛋白 PET 扫描阳性结果（Dubois 等，2007）。

结构神经影像学在 AD 中的作用

海马萎缩

颞叶内侧结构（内嗅皮质和海马）的萎缩被认为是 AD 典型结构影像学改变（Jack 等，2004；

Apostolova 等，2006b；图 7.1）。这些改变早在 AD 前驱期就能够被识别出来。随着疾病逐渐进展为全面的痴呆综合征，患者将出现显著的全脑萎缩（尤其是颞顶叶萎缩）和脑室扩大（图 7.1 和图 7.2；Thompson 等，2003；Apostolova 等，2007）。这些改变在常规 CT 和结构性 MRI 序列上都很容易被鉴别。此外，MRI 梯度回波序列能揭示 AD 的其他常见表现，如脑内和脊髓内的多发小出血灶。这些出血灶的产生是由于脑血管的淀粉样变（cerebral amyloid angiopathy，CAA）所致，在疾病晚期 CAA 可能会导致患者出现较大的并可危及生命的脑叶出血。

关于海马的影像学研究在过去 10 年中极其富有成效。作为诊断和判断预后的影像学生物标志物目前正在不断开发，这些影像标志物还可以作为临床试验的替代性生物标志物。作为最有效的结构性生物标志物，海马萎缩已被公认为是 AD 前驱期的生物标志物诊断标准（Dubois 等，2007）。

海马的结构会随年龄发生变化，随正常老化而发生的海马萎缩其体积每年减少约 1.6%~1.7%（Jack 等，1998，2000）。对于那些最终转化为痴呆和 AD 的 MCI 患者，其海马体积每年分别减少 3.7% 和 3.5%~4%，而认知功能保持稳定的 MCI 患者其海马体积每年减少 2.8%（Jack 等，1998，2000）。虽然这种体积测量方法似乎很有用并且比较直观，但是它并不能发现海马结构内部复杂的疾病进展模式（Schonheit 等，2004）。

近年来，神经影像方法学领域的发展为我们提供机会对 AD 相关的海马结构最早期的改变进行研究。

利用先进的计算解剖学、海马形态（hippocampal shape）和变形技术（deformation techniques），我们已能够研究海马亚结构区域的变化（Csernansky 等，2000；Thompson 等，2004）。例如，可通过海马辐射距离映射方法（以模仿海马的三维结构）来计算每个表面点的海马厚度。研究人员已通过应用这一技术或其他相似方法，在活体海马结构上显示了 AD 病理演变过程（Csernansky 等，2000，2005；Apostolova 等，2006a，2006b，2010c），并且发现海马萎缩的进展模式是从下脚和 CA1 区逐渐扩展到 CA2~3 区，而这一模式此前仅能被尸检研究发现（schonheit 等，2004）。此外，基于海马表面的研究

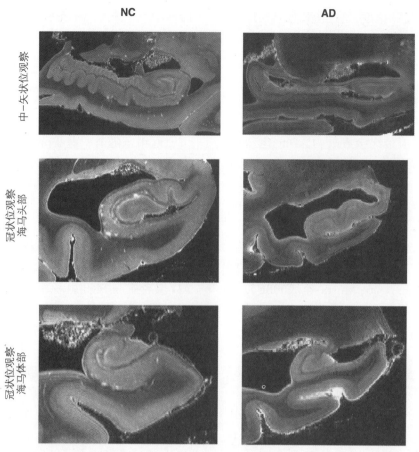

图 7.1　7T MRI 海马结构图像显示一个正常老年人（左栏,正常对照）海马结构和一个进展期 AD 患者（右栏）的海马结构。显著海马萎缩可以很容易地在矢状位（第一行）和通过海马头的冠状位（第二行）以及通过海马体部的冠状位（第三行）显示出来。内嗅皮质和海马旁皮质在 AD 患者中也明显变薄

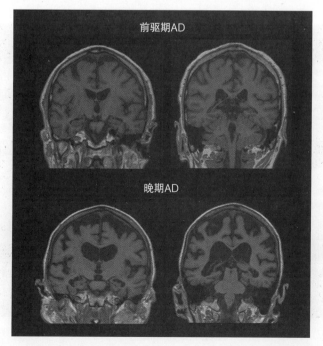

图 7.2　AD 前期和进展期的脑萎缩。在 AD 前期,显示为轻度的海马和全脑萎缩,以及脑室轻度扩大。在 AD 进展期,显示为严重的海马和全脑萎缩,以及明显的脑室扩大

技术已达到无与伦比的精度,这也使我得以在患者的认知功能减退发生前数年即可探测到海马结构的细微变化,提示该技术也许可用于疾病症状前阶段的诊断和风险评估。

例如,轻微脑萎缩可在 AD 前驱期毫不费力地被检测出来,这比明显的认知功能损害出现早 3 年,对于那些认知正常但最终会发展为 AD 的老年患者,这一发现为诊断 MCI 提供了依据(apostolova 等,2010b;图 7.3)。此外,最近研究发现在基线期海马 CA1 区域的萎缩提示 MCI 未来向痴呆转化的风险增加(apostolova 等,2010C)。

近年来自动化海马分割技术的改进是海马结构成像方面的另一个主要突破(Fischl 等,2002,2004;Yushkevich 等,2006;Morra 等,2008a),这也令研究者得以快速和有效的分析非常大的数据集,如阿尔茨海默病神经影像学倡议(ADNI;Morra 等,2009a)。

ADNI 的数据分析结果证实了先前的小型研究结果,并不出意外地发现了海马萎缩和认知功能减退之间的关系(Apostolova 等,2006d;Morra 等,2008b;Mormino 等,2009;Beckett 等,2010)。从 ADNI 研究得到的重要发现也将遗传危险因素与海马萎缩率联系起来。有文献报道,*APOE ε4* 等位基因携带者的海马萎缩速度较非携带者更快(Morra 等,2009b;Schuff 等,2009;

Beckett 等,2010),而有痴呆母系遗传史的 MCI 患者比那些没有类似遗传史的 MCI 患者在基线和 12 个月的随访时海马萎缩更明显(Andrawis 等,2012)。

皮质萎缩

近年来随着一些更先进而精确的技术方法的出现,作为 AD 典型特征之一的皮质萎缩也得到了大量研究。目前皮质厚度测量方法提供了最精确的皮质成像手段(Fischl 等,1999;Fischl 和 Dale,2000;Thompson 等,2003)。这些技术使我们能够在活体记录 AD 患者皮质萎缩不断扩展和蔓延的情况(Thompson 等,2003),以确定那些在很早期 AD 患者中与 MCI 患者相比受损更严重的皮质区域(图 7.4;Apostolova 等,2007),同时可确定能最敏感地预测 AD 型痴呆的皮质亚区域(Lerch 等,2005;Bakkour 等,2009)。早期受累的皮质区域包括内嗅区、海马旁区、下和侧颞叶皮质,随着疾病进展扩散到邻近的顶叶和额叶联系皮质(Lerch 等,2005;Bakkour 等,2009)。现已公认,在正常老化到痴呆的这一连续过程中,MCI 患者的皮质厚度居于认知正常的老年人和 AD 患者之间(Singh 等,2006)。

与海马萎缩相似,皮质萎缩也显示出与认知障碍稳定的相关性(Thompson 等,2003;Apostolova

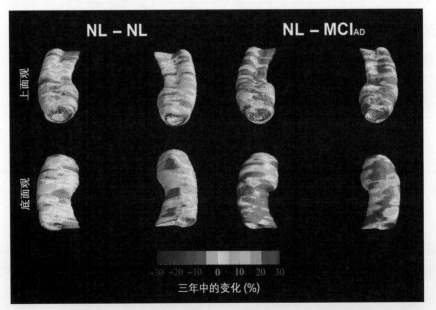

图 7.3　3D 海马萎缩地图显示 3 年的累计海马萎缩量(%),左侧为从基线起持续 6 年或以上保持认知功能正常的老年患者(NL-NL),右侧为基线时认知功能正常,但在第 3 年和第 6 年分别诊断为遗忘型 MCI 和 AD 的老年患者(NL-MCI$_{AD}$)

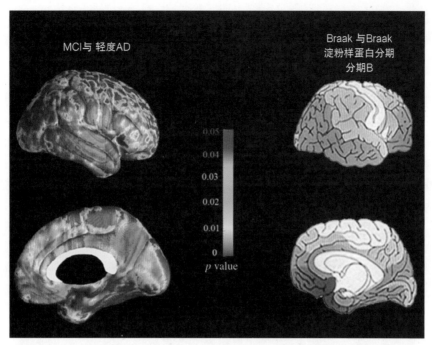

图 7.4 脑皮质萎缩，与遗忘型 MCI 患者相比，很早期 AD 患者的内嗅皮质、海马旁区和下、外侧颞叶皮质有广泛的萎缩，随着疾病进展扩展至顶叶和额叶联合皮质（左列）。该模式与 Braak 淀粉样蛋白 B 阶段描述的淀粉样蛋白沉积惊人地相似（右列）

等，2006c，2008a）。由于联合皮质具有高度分工的特征，因此所观察到的脑 - 行为之间的联系已经非常深入。认知功能减退的总体测量手段如简易精神状态量表（MMSE），显示出与皮质萎缩广泛分布模式之间的相关性，这些区域包括内嗅皮质、海马旁区、楔前叶、上顶叶和膝下扣带回联合皮质（Apostolova 等，2006c）。然而，受损的语言功能与外侧裂周围皮质存在相关，这一区域被认为在词汇和语义的存储、提取以及语言处理功能中起重要作用（Apostolova 等，2008a）。

　　针对 *ApoE ε4* 基因型对皮质萎缩影响的研究已经有了一些有趣的结果。多个研究小组报道，*ApoEε4* 基因携带者与非携带者相比，其颞叶联合皮质受累更为显著（Filippini 等，2009；Gutierrez-Galve 等，2009；Pievani 等，2009）。

脑室扩大

　　脑室扩大是 AD 另一个比较一致的发现。辐射距离映射方法也被应用于研究 AD 脑室系统的变化。虽然脑室扩大主要是非特异性的，它可以发生在许多退行性和非退行性的神经系统疾病中，但它仍是一个稳定的 AD 影像生物标志物。MCI 患者以侧脑室后部扩大为主，然而当受试者处于 AD 痴呆阶段时，则很容易观察到多个脑室系统的扩大（Chou 等，2008）。*ApoE ε4* 携带者相对于非携带者

表现出以额部为主的扩大模式。与认知评估成绩之间也发现显著相关性，这一预料之中的结果与 AD 模式十分相似（Chou 等，2008）。

白质改变

　　关于神经退行性改变中白质受累的报道已屡见不鲜（Bartzokis 等，2004；Bartzokis，2007），有学者认为这一改变与老年人认知功能下降之间也存在联系（debette 等，2010）。在 ADNI 样本中，基线时出现较多的的白质高信号者，随后 12 个月内认知能力下降更快（Carmichael 等，2010）。

　　扩散加权成像（DWI）序列最近已被用来研究白质的完整性改变。髓鞘微观结构的变化导致 DWI 序列的扩散性增加及各向异性分数（FA）降低，并与 MCI 和 AD 的认知功能恶化呈正相关（Wang 等，2010）。最近的一项荟萃分析显示，AD 中的白质变化是不均匀的，各向异性分数和平均弥散率在钩束（连接海马、杏仁核与前颞叶之间的白质）和上纵束（连接前（额叶）与后（颞、顶、枕叶）联合皮质的白质）的变化最为明显（Sexton 等，2011）。中等程度的改变出现在胼胝体膝部、压部以及额叶和颞叶白质（Sexton 等，2011）。在 MCI 患者中，相对于正常对照组，最显著的差异出现在海马和顶叶白质（Sexton 等，2011）。有报道指出，临床前阶段的早老素基因突变携带者在穹窿

和眶额叶白质的各向异性分数下降,提示脑实质的改变可较痴呆症状出现早数十年(Ringman 等,2007)。

结构性影像学在额颞叶痴呆(FTD)中的作用

FTDs 是一组额颞叶与其他脑区相比不成比例受累的神经退行性疾病。它包括几个不同的表型:经典的额叶或行为变异型 FTD(fvFTD),两个语言

变异型—原发性进行性失语(PPA)和语义性痴呆(SD)和一个与伴有相关运动神经元病(MND)的表型,即 FTD-MND。

在获得临床诊断时,fvFTD 患者通常可见到显著的额叶或颞叶(通常是非对称的)萎缩(图 7.5)。非流利 PPA 患者经典的 MRI 特征是左侧外侧裂周围萎缩,特别是在下额叶皮质和岛叶;然而,流利的 PPA 患者往往表现为颞叶下部、中部和颞极受累。SD 患者通常表现为双侧的前颞叶受累(Gorno-Tempini 等,2004;Chao 等,2007)。

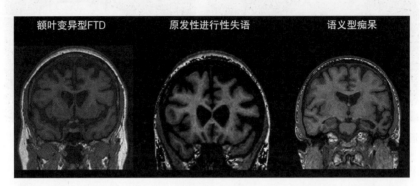

图7.5　FTD 的脑萎缩。额叶变异 FTD 的特征为突出的额叶萎缩。原发性进行性失语患者表现为对称性的以左侧为主的侧裂周围萎缩,最为明显的是额下回后部。SD 患者的典型表现为左侧为主的前颞叶萎缩

FTD 患者在 DWI 成像也显示出异常。已有研究报道额叶、颞叶白质和前扣带回的各向异性分数在 FTD 患者中出现下降(Zhang 等,2009)。最近有研究报道,在没有症状的 *Progranulin* 突变基因携带者中,钩束和枕额束的各向异性分数降低,提示脑实质的变化可开始于痴呆出现前的数年甚至数十年(Borroni 等,2008)。

结构神经成像的在路易体痴呆(BLB)中的作用

单独用结构成像很难区分 DLB 与 AD。肉眼观察临床 CT 或 MRI 扫描结果时,DLB 患者通常可见轻至中度的非特异性广泛脑萎缩,这些改变亦可累及海马。

在分析了大量 DLB 受试者的扫描数据后,我们可以观察到其萎缩模式的一些特点。DLB 可出现弥漫性的颞、顶和额叶皮质萎缩(Burton 等,2002;Ballmaier 等,2004;Beyer 等,2007b),同时可见背侧中脑、下丘脑和无名质的萎缩(Whitwell 等,2007)。

DLB 的弥散张量成像(DTI)信号变化与 AD

有些相似。在这两种疾病中均可发现下纵束(连接颞叶和与枕叶的白质)的各向异性分数下降(Kantarci 等,2010)。在 DLB 组,这一发现与幻视之间有很强的相关性(Kantarci 等,2010)。另一项研究比较了 DLB 与帕金森病痴呆(PDD)的 DTI 特征,结果显示相对于 PDD 组,DLB 显示了更为严重和广泛的异常,并有后扣带回和视觉皮质的各向异性分数降低(Lee 等,2010)。

结构性神经影像学在帕金森病痴呆中的作用

认知障碍可以说是在帕金森病(PD)中最容易被忽视的非运动症状。然而,多达 90% 的 PD 患者在疾病过程中会出现痴呆症状(Buter 等,2008)。在 PD 中,MRI 检查可排除基底节区的梗死、弥漫性脑白质缺血性改变、其他可出现帕金森症状的疾病如中脑萎缩—此为进行性核上性麻痹(PSP)的常见表现,而不对称的额顶叶萎缩则可能提示皮质基底节变性(CBD)。然而在 PDD 和 PD 相关的 MCI 患者中也可出现广泛皮质萎缩,累及边缘系统、颞、顶、额和枕叶皮质区以及尾状核(Burton 等,2004;

Beyer 等，2007 年；Meyer 等，2007；Apostolova 等，2010a；Hwang 等，2013）。这些皮质变化可伴有尾状核萎缩和侧脑室及第三脑室扩大（Meyer 等，2007；Apostolova 等，2010a）。如前所述，PDD 患者也可出现额、颞和顶叶白质的各向异性分数降低（Lee 等，2010）。

结构性神经影像学在其他帕金森病痴呆和克雅脑病中的作用

皮质基底节变性（CBD）常见的不对称皮质症状—皮质感觉丧失和肢体失用—反映在结构影像学上表现为显著的对侧额顶叶萎缩，以及运动和感觉皮质的明确受累。其他发现还有丘脑底核的 T_1 高信号、中脑萎缩以及 T_2 纹状体低信号等（Sitburana 和 Ondo，2009；Tokumaru 等，2009）。

进行性核上性麻痹（PSP）经典的结构 MRI 异常是中脑被盖部萎缩、第三脑室扩大以及中脑和下橄榄核高信号（Oba 等，2005；Boxer 等，2006）。一些研究也报道了额、颞叶皮质萎缩以及红核和壳核的低信号改变（Gupta 等，2010）。

克雅脑病（CJD）经典的 MRI 表现是基底节区和皮质区带状的 T_2WI、液体衰减反转恢复序列（FLAIR）和扩散加权序列高信号。这些表现基本上是 CJD 所特有的（图 7.6；Milton 等，1991；Hirose 等，1998；Yee 等，1999；Zeidler 等，2000；Matoba 等，2001）。

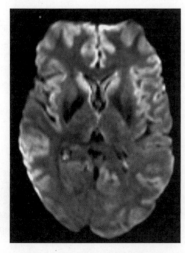

图 7.6 CJD 的弥散加权成像表现。广泛的皮质高信号可以出现在右侧颞叶、双侧岛叶、额叶皮质和尾状核

结论

在大多数神经退行性疾病中，结构性神经影像学几乎均发现显著的异常改变。AD 是最常见的神经变性疾病，随着老年人口的不断增多，这一疾病正在带来日益巨大的社会和经济影响，并将成为 21 世纪最重要的健康问题之一。目前研究人员已调转方向，旨在开发出强有力的生物标记物以识别出那些尽管认知正常但已经进入了 AD 临床前阶段的老年人，这一人群将是未来疾病修饰药物理想的治疗目标。在最近的 20 年里，研究者们已经在结构和功能神经影像学领域取得了革命性的重大技术进步。这些极具前景的新技术正在快速地发展，如果未来能够可靠、灵敏并有力地检测出疾病引起的细微局部变化，则必将为精确地评估疾病病程和治疗反应带来福音。近年来制药公司已开发出了一些很有前景的疾病修饰性药物，AD 研究人员希望能够凭借这些药物尽早治愈和预防这一最具破坏性的神经退行性疾病。

（徐丽莹 译，周波 杨春慧 校）

参考文献

Andrawis, J.P., Hwang, K.S., Green, A.E., et al. (2012) Effects of APOE4 and maternal history of dementia on hippocampal atrophy. *Neurobiology of Aging*, 33: 856–866.

Apostolova, L.G., Dinov, I.D., Dutton, R.A., et al. (2006a) 3D comparison of hippocampal atrophy in amnestic mild cognitive impairment and Alzheimer's disease. *Brain*, 129: 2867–2873.

Apostolova, L.G., Dutton, R.A., Dinov, I.D., et al. (2006b) Conversion of mild cognitive impairment to Alzheimer disease predicted by hippocampal atrophy maps. *Arch Neurol*, 63: 693–699.

Apostolova, L.G., Lu, P.H., Rogers, S., et al. (2006c) 3D mapping of Mini-Mental State Examination performance in clinical and preclinical Alzheimer's disease. *Alzheimer Dis Assoc Disord*, 20: 224–231.

Apostolova, L.G., Lu, P.H., Rogers, S., et al. (2006d) 3D mapping of verbal memory performance in clinical and preclinical Alzheimer's disease. *Ann Neurol*, 60: S3.

Apostolova, L.G., Steiner, C.A., Akopyan, G.G., et al. (2007) Three-dimensional gray matter atrophy mapping in mild cognitive impairment and mild Alzheimer disease. *Arch Neurol*, 64: 1489–1495.

Apostolova, L.G., Lu, P., Rogers, S., et al. (2008a) 3D mapping of language networks in clinical and preclinical Alzheimer's disease. *Brain Lang*, 104: 33–41.

Apostolova, L.G., Beyer, M., Green, A.E., et al. (2010a) Hippocampal, caudate, and ventricular changes in Parkinson's disease with and without dementia. *Mov Disord*, 25: 687–688.

Apostolova, L.G., Mosconi, L., Thompson, P.M., et al. (2010b) Subregional hippocampal atrophy predicts Alzheimer's dementia in the cognitively normal. *Neurobiol Aging*, 31: 1077–1088.

Apostolova, L.G., Thompson, P.M., Green, A.E., et al. (2010c) 3D comparison of low, intermediate, and advanced hippocampal atrophy in MCI. *Hum Brain Mapp*, 31: 786–797.

Bakkour, A., Morris, J.C., and Dickerson, B.C. (2009) The cortical signature of prodromal AD: regional thinning predicts mild AD dementia. *Neurology*, 72: 1048–1055.

Ballmaier, M., O'Brien, J.T., Burton, E.J., et al. (2004) Comparing gray matter loss profiles between dementia with Lewy bodies and Alzheimer's disease using cortical pattern matching: diagnosis and gender effects. *Neuroimage*, 23: 325–335.

Bartzokis, G. (2007) Acetylcholinesterase inhibitors may improve myelin integrity. *Biol Psychiatry*, 62: 294–301.

Bartzokis, G., Sultzer, D., Lu, P.H., et al. (2004) Heterogeneous age-related breakdown of white matter structural integrity: implications for cortical 'disconnection' in aging and Alzheimer's disease. *Neurobiol Aging*, 25: 843–851.

Beckett, L.A., Harvey, D.J., Gamst, A., et al. (2010) The Alzheimer's Disease Neuroimaging Initiative: annual change in biomarkers and clinical outcomes. *Alzheimer's Dement*, 6: 257–264.

Beyer, M.K., Janvin, C.C., Larsen, J.P., and Aarsland, D. (2007a) A magnetic resonance imaging study of patients with Parkinson's disease with mild cognitive impairment and dementia using voxel-based morphometry. *J Neurol Neurosurg Psychiatry*, 78: 254–259.

Beyer, M.K., Larsen, J.P., and Aarsland, D. (2007b) Gray matter atrophy in Parkinson disease with dementia and dementia with Lewy bodies. *Neurology*, 69: 747–754.

Borroni, B., Alberici, A., Premi, E., et al. (2008) Brain magnetic resonance imaging structural changes in a pedigree of asymptomatic progranulin mutation carriers. *Rejuvenation Res*, 11: 585–595.

Boxer, A.L., Geschwind, M.D., Belfor, N., et al. (2006) Patterns of brain atrophy that differentiate corticobasal degeneration syndrome from progressive supranuclear palsy. *Arch Neurol*, 63: 81–86.

Burton, E.J., Karas, G., Paling, S.M., et al. (2002) Patterns of cerebral atrophy in dementia with Lewy bodies using voxel-based morphometry. *Neuroimage*, 17: 618–630.

Burton, E.J., McKeith, I.G., Burn, D.J., et al. (2004) Cerebral atrophy in Parkinson's disease with and without dementia: a comparison with Alzheimer's disease, dementia with Lewy bodies, and controls. *Brain*, 127: 791–800.

Buter, T.C., van den Hout, A., Matthews, F.E., et al. (2008) Dementia and survival in Parkinson disease: a 12-year population study. *Neurology*, 70: 1017–1022.

Carmichael, O., Schwarz, C., Drucker, D., et al. (2010) Longitudinal changes in white matter disease and cognition in the first year of the Alzheimer disease neuroimaging initiative. *Arch Neurol*, 67: 1370–1378.

Chao, L.L., Schuff, N., Clevenger, E.M., et al. (2007) "Patterns of white matter atrophy in frontotemporal lobar degeneration." *Arch Neurol*, 64: 1619–1624.

Chou, Y.Y., Lepore, N., de Zubicaray, G.I., et al. (2008) Automated ventricular mapping with multiatlas fluid image alignment reveals genetic effects in Alzheimer's disease. *Neuroimage*, 40: 615–630.

Chui, H. and Zhang, Q. (1997) Evaluation of dementia: a systematic study of the usefulness of the American Academy of Neurology's practice parameters. *Neurology*, 49: 925–935.

Csernansky, J.G., Wang, L., Joshi, S., et al. (2000) Early DAT is distinguished from aging by high-dimensional mapping of the hippocampus (dementia of the Alzheimer type). *Neurology*, 55: 1636–1643.

Csernansky, J.G., Wang, L., Swank, J., et al. (2005) Preclinical detection of Alzheimer's disease: hippocampal shape and volume predict dementia onset in the elderly. *Neuroimage*, 25: 783–792.

Debette, S., Beiser, A., DeCarli, C., et al. (2010) Association of MRI markers of vascular brain injury with incident stroke, mild cognitive impairment, dementia, and mortality: the Framingham Offspring Study. *Stroke*, 41: 600–606.

Dubois, B. and Albert, M.L. (2004) Amnestic MCI or prodromal Alzheimer's disease? *Lancet Neurol*, 3: 246–248.

Dubois, B., Feldman, H.H., Jacova, C., et al. (2007) Research criteria for the diagnosis of Alzheimer's disease: revising the NINCDS-ADRDA criteria. *Lancet Neurol*, 6: 734–746.

Filippini, N., Rao, A., Wetten, S., et al. (2009) Anatomically-distinct genetic associations of APOE epsilon4 allele load with regional cortical atrophy in Alzheimer's disease. *Neuroimage*, 44: 724–728.

Fischl, B. and Dale, A.M. (2000) Measuring the thickness of the human cerebral cortex from magnetic resonance images. *Proc Natl Acad Sci USA*, 97: 11050–11055.

Fischl, B., Sereno, M.I., and Dale, A.M. (1999) Cortical surface-based analysis. II: inflation, flattening, and a surface-based coordinate system. *Neuroimage*, 9: 195–207.

Fischl, B., Salat, D.H., Busa, E., et al. (2002) Whole brain segmentation: automated labeling of neuroanatomical structures in the human brain. *Neuron*, 33: 341–355.

Fischl, B., Salat, D.H., van der Kouwe, A.J., et al. (2004) Sequence-independent segmentation of magnetic resonance images. *Neuroimage*, 23 (Suppl. 1): S69–S84.

Gorno-Tempini, M.L., Dronkers, N.F., Rankin, K.P., et al. (2004) Cognition and anatomy in three variants of primary progressive aphasia. *Ann Neurol*, 55: 335–346.

Gupta, D., Saini, J., Kesavadas, C., et al. (2010) Utility of susceptibility-weighted MRI in differentiating Parkinson's disease and atypical parkinsonism. *Neuroradiology*, 52 (12): 1087–1094.

Gutierrez-Galve, L., Lehmann, M., Hobbs, N.Z., et al. (2009) Patterns of cortical thickness according to APOE genotype in Alzheimer's disease. *Dement Geriatr Cogn Disord*, 28: 476–485.

Hirose, Y., Mokuno, K., Abe, Y., et al. (1998) A case of clinically diagnosed Creutzfeldt–Jakob disease with serial MRI diffusion weighted images. *Rinsho Shinkeigaku*, 38: 779–782.

Hwang, K.S., Beyer, M.K., Green, A.E., et al. 2013. Mapping cortical atrophy in Parkinson's disease patients with dementia. *J Parkinsons Dis*, 3: 69–76.

Jack, C.R., Jr., Petersen, R.C., Xu, Y., et al. (1998) Rate of medial temporal lobe atrophy in typical aging and Alzheimer's disease. *Neurology*, 51: 993–999.

Jack, C.R., Jr., Petersen, R.C., Xu, Y., et al. (2000) Rates of hippocampal atrophy correlate with change in clinical status in aging and AD. *Neurology*, 55: 484–489.

Jack, C.R., Jr., Shiung, M.M., Gunter, J.L., et al. (2004) Comparison of different MRI brain atrophy rate measures with clinical disease progression in AD. *Neurology*, 62: 591–600.

Kantarci, K., Avula, R., Senjem, M.L., et al. (2010) Dementia with Lewy bodies and Alzheimer disease: neurodegenerative patterns characterized by DTI. *Neurology*, 74: 1814–1821.

Knopman, D.S., DeKosky, S.T., Cummings, J.L., et al. (2001) Practice parameter: diagnosis of dementia (an evidence-based review). Report of the quality standards subcommittee of the American Academy of Neurology. *Neurology*, 56: 1143–1153.

Lee, J.E., Park, H.J., Park, B., et al. (2010) A comparative analysis of cognitive profiles and white-matter alterations using voxel-based diffusion tensor imaging between patients with Parkinson's disease dementia and dementia with Lewy bodies. *J Neurol Neurosurg Psychiatry*, 81: 320–326.

Lerch, J.P., Pruessner, J.C., Zijdenbos, A., et al. (2005) Focal decline of cortical thickness in Alzheimer's disease identified by computational neuroanatomy. *Cereb Cortex*, 15: 995–1001.

Matoba, M., Tonami, H., Miyaji, H., et al. (2001) Creutzfeldt–Jakob disease: serial changes on diffusion-weighted MRI. *J Comput Assist Tomogr*, 25: 274–277.

Meyer, J.S., Huang, J., and Chowdhury, M.H. (2007) MRI confirms mild cognitive impairments prodromal for Alzheimer's, vascular, and Parkinson-Lewy body dementias. *J Neurol Sci*, 257: 97–104.

Milton, W.J., Atlas, S.W., Lavi, E., and Mollman, J.E. (1991) Magnetic resonance imaging of CreutzfeldtJacob disease. *Ann Neurol*, 29: 438–440.

Mormino, E.C., Kluth, J.T., Madison, C.M., et al. (2009) Episodic memory loss is related to hippocampal-mediated beta-amyloid deposition in elderly subjects. *Brain*, 132: 1310–1323.

Morra, J.H., Tu, Z., Apostolova, L.G., et al. (2008a) Validation of a fully automated 3D hippocampal segmentation method using subjects with Alzheimer's disease, mild cognitive impairment, and elderly controls. *Neuroimage*, 43: 59–68.

Morra, J.H., Tu, Z., Apostolova, L.G., et al. (2008b) Automated 3D mapping of hippocampal atrophy and its clinical correlates in 400 subjects with Alzheimer's disease, mild cognitive impairment, and elderly controls. *Hum Brain Mapp*, 30: 2766–2788.

Morra, J.H., Tu, Z., Apostolova, L.G., et al. (2009a) Automated 3D mapping of hippocampal atrophy and its clinical correlates in 400 subjects with Alzheimer's disease, mild cognitive impairment, and elderly controls. *Hum Brain Mapp*, 30: 2766–2788.

Morra, J.H., Tu, Z., Apostolova, L.G., et al. (2009b) Automated mapping of hippocampal atrophy in one-year repeat MRI data from 490 subjects with Alzheimer's disease, mild cognitive impairment, and elderly controls. *Neuroimage*, 45: S3–S15.

Oba, H., Yagishita, A., Terada, H., et al. (2005) New and reliable MRI diagnosis for progressive supranuclear palsy. *Neurology*, 64: 2050–2055.

Petersen, R.C., Doody, R., Kurz, A., et al. (2001) Current concepts in mild cognitive impairment. *Arch Neurol*, 58: 1985–1992.

Pievani, M., Rasser, P.E., Galluzzi, S., et al. (2009) Mapping the effect of APOE epsilon4 on gray matter loss in Alzheimer's disease in vivo. *Neuroimage*, 45: 1090–1098.

Ringman, J.M., O'Neill, J., Geschwind, D., et al. (2007) Diffusion tensor imaging in preclinical and presymptomatic carriers of familial Alzheimer's disease mutations. *Brain*, 130: 1767–1776.

Schonheit, B., Zarski, R., and Ohm, T.G. (2004) Spatial and temporal relationships between plaques and tangles in Alzheimer pathology. *Neurobiol Aging*, 25: 697–711.

Schuff, N., Woerner, N., Boreta, L., et al. (2009) MRI of hippocampal volume loss in early Alzheimer's disease in relation to APOE genotype and biomarkers. *Brain*, 132: 1067–1077.

Sexton, C.E., Kalu, U.G., Filippini, N., et al. (2011) A meta-analysis of diffusion tensor imaging in mild cognitive impairment and Alzheimer's disease. *Neurobiol Aging*, 32 (12): 2322.e5–2322.e18.

Singh, V., Chertkow, H., Lerch, J.P., et al. (2006) Spatial patterns of cortical thinning in mild cognitive impairment and Alzheimer's disease. *Brain*, 129: 2885–2893.

Sitburana, O. and Ondo, W.G. (2009) Brain magnetic resonance imaging (MRI) in Parkinsonian disorders. *Parkinsonism Relat Disord*, 15: 165–174.

Thompson, P.M., Hayashi, K.M., de Zubicaray, G., et al. (2003) Dynamics of gray matter loss in Alzheimer's disease. *J Neurosci*, 23: 994–1005.

Thompson, P.M., Hayashi, K.M., De Zubicaray, G.I., et al. (2004) Mapping hippocampal and ventricular change in Alzheimer's disease. *Neuroimage*, 22: 1754–1766.

Tokumaru, A.M., Saito, Y., Murayama, S., et al. (2009) Imaging-pathologic correlation in corticobasal degeneration. *Am J Neuro-*
radiol, 30: 1884–1892.

Wang, H.L., Yuan, H.S., Su, L.M., et al. (2010) Multi-modality magnetic resonance imaging features of cognitive function in mild cognitive impairment. *Zhonghua Nei Ke Za Zhi*, 49: 680–683.

Whitwell, J.L., Weigand, S.D., Shiung, M.M., et al. (2007) Focal atrophy in dementia with Lewy bodies on MRI: a distinct pattern from Alzheimer's disease. *Brain*, 130: 708–719.

Yee, A.S., Simon, J.H., Anderson, C.A., et al. (1999) Diffusion-weighted MRI of right-hemisphere dysfunction in Creutzfeldt–Jakob disease. *Neurology*, 52: 1514–1515.

Yushkevich, P.A., Piven, J., Hazlett, H.C., et al. (2006) User-guided 3D active contour segmentation of anatomical structures: significantly improved efficiency and reliability. *Neuroimage*, 31: 1116–1128.

Zeidler, M., Sellar, R.J., Collie, D.A., et al. (2000) The pulvinar sign on magnetic resonance imaging in variant Creutzfeldt–Jakob disease. *Lancet*, 355: 1412–1418.

Zhang, Y., Schuff, N., Du, A.T., et al. (2009) White matter damage in frontotemporal dementia and Alzheimer's disease measured by diffusion MRI. *Brain*, 132: 2579–2592.

第二节　功能影像学在痴呆中的应用

Adam S. Fleisher, Alexander Drzezga

阿尔茨海默病（AD）的病理表现为突触丢失和神经元死亡，随之出现代谢活性减低和脑容积减少。目前在 AD 中明确的神经元变性机制仍然不是很清楚，但淀粉样蛋白介导的病理过程目前是主流学说（Braak 和 Braak，1991，1994；Selkoe，2000）。该理论认为，由于 β 淀粉样蛋白（$A\beta$）在 AD 患者中不能够得到有效的的清除，导致细胞外的可溶性和不溶性 $A\beta$ 增多，同时也导致纤维状的淀粉样蛋白斑块沉积和下游神经毒性通路启动（Selkoe，2008）。根据这一假设，过量的 $A\beta$ 将导致神经元突触丧失，细胞内神经原纤维缠结（NFTS）和细胞毒性反应，并导致线粒体功能障碍，最终导致细胞死亡（Mirra 等，1991，1993）。这种病理过程以一种可预见的模式逐步进展，主要累及前脑基底部、内侧颞叶（MTLS）和顶叶皮质（Braak 和 Braak，1996）。此外，神经病理改变和突触功能障碍可能开始于临床症状出现数十年之前（Braak 和 Braak，1991；Reiman 等，2004；Engler 等，2006；Mintun 等，2006）。而神经元突触功能障碍可能在 $A\beta$ 斑块沉积和 AD 的大体病理变化出现之前即已开始（Selkoe，2002）。如果这些生理性改变能够在临床症状和大体病理改变出现之前被确认，将为我们寻找敏感的临床前影像学生物标志物提供机会。

目前痴呆的诊断标准是完全基于临床症状制定的（McKhann 等，1984），与 AD 表现一致的进行性认知功能减退病史、排除其他混合疾病以及相应的神经心理学评估结果是诊断痴呆的主要依据。

然而,神经心理学评估在识别病理证实的 AD 时灵敏度和特异度均较低,分别仅为 80% 和 70% 左右(Jobst 等,1998;Knopman 等,2001;Silverman 等,2002b;Lopponen 等,2003;Petrella 等,2003;Zamrini 等,2004)。现有指南推荐主要是利用神经影像来排除其他原因所导致的痴呆,例如脑血管疾病、感染、正常压力脑积水以及其他颅内病变(Knopman 等,2001)。一些神经影像学的新进展也许将为神经退行性疾病的临床决策和开发治疗手段提供新的工具。最近,欧洲神经学会联盟(EFNS)已推荐将功能成像做为临床可疑痴呆病例的常规诊疗流程之一(Hort 等,2010)。

什么是功能成像?

与反映脑结构及微观病理改变的其他成像手段不同,功能成像被定义为反应潜在生理过程的任何一种脑成像模式。这种类型的成像技术可在受试者睁眼或闭眼休息状态下检测静态的平均脑功能活动情况,也可以在被试者执行特定任务时识别动态的脑功能活动。这些任务可以是与记忆或语言相关的认知任务,也可以是与反映躯体感觉、运动、视觉甚至嗅觉相关的脑活动。功能成像的常见生理指标包括大脑对氧的利用率、脑血液灌流情况以及糖代谢指标。有多种成像模式可用来识别这些脑功能的生理指标。在痴呆中,最常使用的成像模式包括磁共振成像(MRI),单光子发射计算机断层摄影(SPECT)和正电子发射断层扫描(PET)。这三种技术均能够反映大脑的生理功能和病理变化。此外,可用于识别与疾病进展相关的病理生理改变的成像方法在早期确诊 AD 方面要优于神经心理测试(Lim 等,1999;Hoffman 等,2000;Silverman 等,2001)。然而目前在痴呆脑功能成像领域的很多新技术仍主要用于科研,尚未被批准应用于临床。因此,本章将着重于那些可获得的、在临床中有实际应用价值的功能成像技术,旨在为临床医师的决策过程提供依据。结构性 MRI 和淀粉样蛋白成像将在其他章节阐述。

PET 在痴呆中的应用

PET 成像技术能够很好地检测到大脑生理功能的微妙变化。PET 是通过发射正电子核素来标记脑生理及病理过程。正电子是带正电荷的不稳定粒子,在脑组织中与电子之间发生湮灭并产生光子。这一过程可被 PET 扫描仪中的探测器环敏感地探测到并获取其时空信息。有多种类型的正电子核可用作标记示踪剂并在体内显示我们感兴趣的生理活动。最常用的是 ^{15}O、^{11}C、^{18}F,其中 ^{18}F 在临床工作中应用最为广泛,这主要是由于其半衰期更长从而在临床更为实用。特别是应用葡萄糖类似物的 ^{18}F-FDG PET 成像已被用于识别脑组织葡萄糖代谢改变。在 AD 中,反映细胞代谢活性的局部大脑葡萄糖代谢减低可能是伴随 AD 病理改变出现最早可被检测到的脑功能障碍之一。实际上,我们有理由相信 FDG-PET 能够探测到比脑淀粉样病变更早的脑功能异常(Reiman 等,2001;Alexander 等 2002;Caselli 等,2008;Langbaum 等,2009)。但是目前对这一观点仍有争议,主要是由于淀粉样斑块与葡萄糖代谢之间的关系仍知之甚少。有研究结果表明,健康受试中淀粉样蛋白 PET 阳性的 FDG-PET 摄取率与阴性者相近,而在轻度认知障碍人群中,葡萄糖代谢增高的脑区其淀粉样蛋白沉积也出现增加。目前,FDG-PET 在痴呆诊断中仅被作为一个辅助检测手段。随着经验积累,功能影像将在早期诊断、风险评估和疗效监测方面发挥更为重要的作用。

作为一种脑功能障碍的检测手段,放射性标记的葡萄糖 FDG-PET 可以显示脑组织的葡萄糖代谢过程。葡萄糖是脑组织的主要能量物质,脑组织对葡萄糖的利用情况与神经元活动度相匹配。静脉注射后,FDG 被磷酸化并进入细胞内,局部脑组织对 FDG 摄取的强度和空间分布代表了脑细胞对葡萄糖的代谢率(CMRgl;Phelps 等,1983)。神经元突触活动(也许是间接地)驱动了对葡萄糖的利用,周边胶质细胞对葡萄糖摄取增加。乳酸随后被转运到神经元进行能量代谢(Magistretti Pellerin,1999)。在静息状态下,神经元基础活动是对 FDG 摄取的主要驱动力。一般来说,基础状态下的 FDG 摄取情况反映了神经元功能的完整性,如其受损将导致局部葡萄糖转运减少(Rocher 等,2003)。

AD 葡萄糖代谢减低的模式有其独特性,降低的区域主要包括颞顶部、后扣带回以及额叶皮质(图 7.7),这些功能区被认为与记忆和空间定向功能密切相关,而基本视觉、感觉和运动皮质在 AD 早期并不出现代谢减低,这与临床表现一致(Herholz,1995;Silverman 等,2001;Minoshima,2003)。这种模式也符合 AD 的病理改变模式(Braak 和 Braak,1996;Klunk 等,2004)。Minoshima 等(2001)在尸检证实的典型 AD 中发现,这些病例在之前的

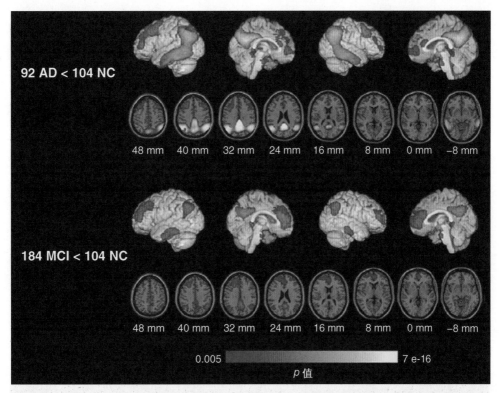

图 7.7　92 例 AD 和 184 例 MCI 受试者的 FDG-PET，与 104 例认知正常老年大脑作对照，来自阿尔茨海默病神经影像计划（ADNI；Mueller 等，2006；Jack 等，2008a）。顶部图像显示与正常对照相比 AD 葡萄糖代谢减低的经典模式。底部图像显示 MCI 中存在与 AD 相似模式，但受累区域和强度相对较小（Langbaum 等，2009）

FDG-PET 显像中即出现典型的颞顶部、后扣带回和额叶代谢减低。Hoffman 等（2000）也报道了 AD 典型的 PET 扫描表现为颞顶部的代谢减低。最近一项解剖学对照研究显示，在平均为期 13 年的随访中，认知正常受试者的 FDG-PETCMRgl 表现为随时间逐渐减低的模式（Mosconi 等，2009b）。在这段时间内 4 人中有 2 人认知功能下降达到临床 AD 阶段，作者发现在这些经病理证实的 AD 患者中，其 FDG-PETCMRgl 的逐渐减低出现在 AD 临床症状开始数年之前，其分布模式与 AD 的疾病进展模式类似，主要累及海马、颞顶部和后扣带回皮质，而这一活体脑的 FDG-PET 模式与最终尸检诊断也是一致的。这一小宗病例研究提示 FDG-PET 脑成像是很有价值的临床前期 AD 病理生理学标志物。在 AD 患者中，脑组织葡萄糖代谢与疾病严重程度及认知功能下降关系密切（Kawano 等，2001；Alexander 等，2002；Bokde 等，2005；Langbaum 等，2009）。事实上，AD 葡萄糖代谢减退的脑区与整体认知功能评估相关，其分布模式与 AD 经典改变很相似。图 7.8 显示了葡萄糖代谢减退与简易精神状态检查量表（MMSE）（Folstein 等，1975）和临床诊断分级量表（CDR；Berg，1988）得分相关的脑区。

MMSE 是临床常用的简易认知功能测试方法，CDR 是一个评估日常功能和整体认知功能的评估工具，后者常被用于 AD 临床治疗实验的终点评估。

FDG-PET 对诊断 AD 具有较高的敏感性和中等的特异性，这一结果优于神经心理测试。在一项大型多中心临床研究中，FDG-PET 对经病理证实的 AD 的敏感性为 94%，特异性为 73%。相比之下，当使用病理学确定的 AD 作为诊断金标准时，神经心理学测试的敏感度为 85%，而特异性仅为 55%（Lim 等，1999；Hoffman 等，2000）。上述研究提供了令人信服的证据，表明将 FDG-PET 包含在内的 AD 诊断流程比单独用神经心理学评估和临床评估更加准确。此外，有研究表明 FDG-PET 具有较好的成本效益并能改善 AD 患者的管理，包括治疗方案的决策流程和整体病人护理（Silverman 等，2002a，2002b；Moulin-Romsee 等，2005）。尽管对 AD 脑组织葡萄糖代谢减低究竟是病因还是结果目前仍有争论，但 FDG-PET 在 AD 早期诊断和鉴别诊断方面的价值是毋庸置疑的（Silverman 等，2002b；Minoshima，2003）。实际上 FDG-PET 是目前大多数临床医师评估痴呆患者时使用的最有效的功能成像技术。

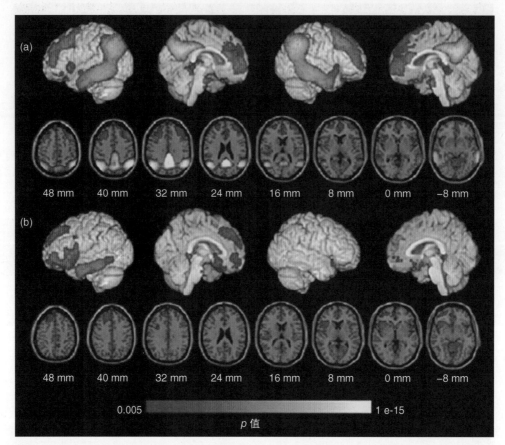

图 7.8　298 例不同程度 MCI 和 AD 以及认知正常老年人的 FDG-PET 成像，来自 ADNI（Mueller 等，2006；Jack 等，2008a）。（a）与 FDG-PET 结合相关区域显示出与 CDR 分数相关的葡萄糖代谢减低。（b）与 FDG-PET 结合相关区域显示出与 MMSE 分数相关的葡萄糖代谢减低。与认知功能障碍相关区域和与 AD 临床诊断相关区域在分布上非常相似（图 7.7）。参考 Langbaum 等，2009

AD 的临床诊断标准正在不断演化中，特别是将病理学生物标记物纳入临床诊断标准的潮流将重新定义这一疾病（Dubois 等，2007）。美国国立老龄研究所和阿尔茨海默病协会目前正在修订现有的 NINCDS-ADRDA 诊断标准，以更好地反映生物标志物证据的重要性。最近 EFNS 推荐对有痴呆表现但诊断存疑的患者可应用 FDG-PET 或 SPECT 灌注成像来帮助临床诊断（Hort 等，2010）。对于发现疾病最早期阶段方面，功能成像同样可以发挥重要作用。FDG-PET 已被证明对于检测早期疾病如 MCI 非常有价值。同时，在无症状但具有 AD 高危因素的人群中，FDG-PET 可用于检测与 AD 类似的葡萄糖代谢减低模式，这提示 FDG-PET 也许可用于预测无症状人群的认知功能下降。

FDG-PET 在 MCI 中的应用

轻度认知功能障碍（MCI）的定义是指认知功能的损害超过了正常老化相关的变化程度，但尚不满足痴呆的诊断标准（Petersen 等，1999，2001；Petersen，2000）。因此，MCI 被认为是罹患 AD 的危险人群。因此，目前美国神经病学学会指南建议 MCI 患者应该被单独区分出来并监测向 AD 的进展情况（Knopman 等，2001）。MCI 脑葡萄糖代谢减低与 AD 的模式相似，但程度相对较轻。已有很多研究评估了 FDG-PET 在诊断 MCI 方面的价值。几个横断面研究（其中的一些大型多中心研究 MCI 患者数量超过 100 名）均表明，根据特定的代谢减低模式，FDG-PET 可以很可靠的区分 MCI 和健康对照（Minoshima 等，1997；Drzezga 等，2003，2005；Del 等，2008；Nobili 等，2008）。另有多项研究肯定了 FDG-PET 作为一种生物标志物在预测 MCI 向 AD 转化方面的诊断价值（Herholz 等，1999；Arnaiz 等，2001；Silverman 等，2001；Chetelat 等，2003；Drzezga 等，2003，2005；Mosconi 等，2004；Hunt 等，2007；Nobili 等，2008；Landau 等，2011）。上述所有研究都能够识别出 MCI 典型的 FDG-PET 基线代谢减低，这一改变与之后向 AD 转化有关，而认知功能稳定不转化者其基线代谢情况更少或并不出现异常。总体上FDG-PET具有较高的敏感性和特异性（75%~100%），如Drzezga等（2005）的研究显示，在预测16个月内是否转化为AD方面，FDG-PET的敏感性为92%，特异性为89%（阳性预测值85%，阴性预测值94%）。多项研究也提示在预测MCI的痴呆转化方面，FDG-PET比神经心理检查具有更高的准确性（Silverman等，2001；Mosconi等，2004）。虽然神经病理学评估被认为是金标准，但显然在诊断评估中加入FDG可以提高预测的准确性（Silverman等，2001）。

研究者们普遍认为，AD的脑病理学改变可早于认知障碍出现许多年。事实上，这种病理改变甚至可在临床症状出现之前20年即已开始（Mintun等，2006；Fagan等，2007）。因此功能成像将为我们提供在临床症状出现之前识别AD的机会，这对于开发治疗手段来阻止痴呆发病和筛查具有向AD转化高风险的人群至关重要。目前的诊断指南并不建议对那些无症状的个体进行认知筛查，因此，在健康老年人中对那些已知的AD危险因素进行检测可帮助我们确定哪些个体应该进行AD病理改变的检查。例如，有明显痴呆家族史和具有相关遗传风险的个体代表了AD高风险人群，对他们进行AD临床前生物标志物检测可能会获得阳性结果（Fratiglioni等，1993；Corder等，1998；Ghebremedhin等，1998）。

FDG-PET在AD症状前阶段风险评估中的应用

早发性家族性阿尔茨海默病（FAD）与常染色体显性遗传的早老素和淀粉样前体蛋白基因突变有关（Goate，1997；Ermak和Davies，2002）。在无症状的FAD基因携带者中，FDG-PET的区域性葡萄糖代谢减低与相对缺乏结构性脑萎缩的典型AD脑PET代谢模式一致（Mosconi等，2006；Nikisch等，2008）。然而，常染色体显性遗传患者仅代表所有AD病例中的一小部分，而且这些患者的临床发病和进展模式与更常见的晚发散发型AD［late-onset sporadic AD（LOAD）］大不相同，因此，在这一人群中获得的结果可能并不适用于LOAD。

载脂蛋白E等位基因ε4（ApoE ε4）是目前已知的LOAD最强的遗传危险因素（Corder等，1993；Farrer等，1997），它与大脑内出现NFTs和淀粉样斑块有关（Corder等，2004），并在协调胆固醇、磷脂和脂肪酸动员和再分配中起着关键作用。此外，该基因还涉及神经发育、大脑可塑性和神经修复等（Mahley，1988；Mahley和Rall，2000）。有证据表明，根据ApoE ε的等位基因的特异方式（an allele-specific manner）或可以促进Aβ肽形成β折叠构象进而形成淀粉样蛋白纤维，或可以抑制Aβ的神经毒性作用（ε3>ε4；Strittmatter等，1993；Ma等，1996；Jordan等，1998）。ApoE ε4等位基因似乎也调节Aβ对血管内皮的毒性（Folin等，2006）。有痴呆家族史可以是独立危险因素或与APOE ε4等位基因叠加成为风险因素（Cupples，Farrer等，2004）。基于以上原因，我们可应用FDG-PET来识别那些具有AD遗传风险的个体在出现症状之前的脑病理生理改变。

几项研究显示了具有AD高风险个体的脑代谢的异常减低，这些人群包括APOEε4等位基因携带者和AD家族史阳性者。例如，Reiman等（1996）的研究显示，与年龄、教育程度相匹配的非携带者（50~65岁）相比，ε4纯合子携带者部分脑区（后扣带回、顶叶、颞叶和前额叶区域）的葡萄糖代谢出现降低，这与很可能AD患者的相关异常脑区完全一致。该小组之后的研究还发现，即便是相对年轻的ε4纯合子携带者（20~39岁），其双侧后扣带回、顶叶、颞叶和前额叶皮质的葡萄糖代谢也出现异常减低，而ε4等位基因含量与上述脑区的葡萄糖代谢率相关（图7.9；Reiman等，2004，2005）。在另外几项研究中发现，认知功能正常的ε4携带者，其脑内AD经典的受累区域随着时间推移出现葡萄糖代谢减低（Small等，2000；Reiman等，2001）。与此相对应的是，与年龄相匹配的ε4阴性的AD患者相比，在ε4-阳性的AD患者中可检测到更显著的代谢减低。新近有研究也表明，有母系AD家族史的AD高危人群存在代谢改变，这表明LOAD还有其他额外的遗传或环境危险因素（Mosconi等，2007，2009a）。基于以上原因，针对那些有AD遗传风险的正常人群，当他们接近临床痴呆症状的好发年龄段时，我们可以应用脑功能成像在这一人群中进行AD潜在预防治疗手段的疗效评估（Reiman，2007；Fleisher等，2009a；Reiman等，2010）。

FDG-PET和其他痴呆

FDG-PET在区分AD和其他类型痴呆方面可

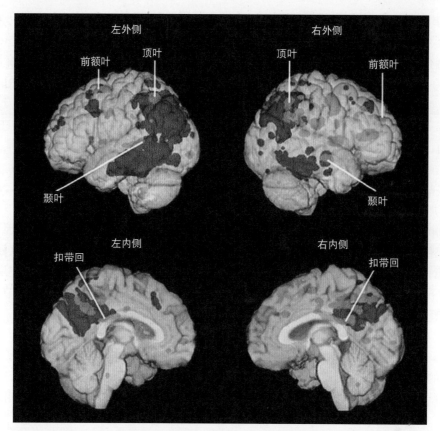

图 7.9 有两个 *ApoEε4* 等位基因拷贝的年轻携带者 CMRgl 异常减低的脑区,以及它们与很可能 AD 病例的 CMRgl 异常减低脑区的关系。紫色区域为仅在 AD 患者中出现 CMRgl 异常减低的脑区。明亮的蓝色区域为在 *ApoEε4* 等位基因年轻携带者和很可能 AD 病例中均出现 CMRgl 异常减低的脑区。暗蓝色区域为仅在 *ApoEε* 等位基因年轻携带者中出现 CMRgl 异常减低的脑区

能非常有用。如前所述,AD 患者有典型的脑代谢减低模式。与此相似,其他类型痴呆的葡萄糖代谢模式与正常对照和 AD 也有显著区别。这些疾病特异性的模式可用于鉴别诊断和临床管理。但是,由于其他神经退行性痴呆相对 AD 来说发病率较低,因此目前可用的数据较少。临床应用 FDG-PET 时通常根据代谢减低的特定模式来进行鉴别诊断。目前常用的临床痴呆评估指南(Knopman 等,2001)并不推荐常规应用 FDG-PET 扫描来进行痴呆评估,这是因为 FDG-PET 相对于结构成像的额外价值尚未获得肯定。如前所述,在临床中如果需要用 FDG-PET 来区分模棱两可的 AD 和额颞叶痴呆(FTLD)这类疑难病例时,美国联邦医疗保险可以报销这部分费用。EFNS 指南现在也支持在这种情况下应用 FDG-PET(Hort 等,2010)。

额颞叶痴呆(FTLD)

FTLD 代表了一大类异质性疾病,病理和临床表现均十分复杂(Rabinovici 和 Miller,2010)。

FTLD 综合征的病理特点为存在 Tau 蛋白阳性(FTLD-TAU)或 TAR DNA 结合蛋白 43(TDP-43)阳性(FTLD-TDP)包涵体。FTLDs 是双侧或单侧额叶和(或)颞叶出现进行性功能障碍的一组临床综合征,临床表现为行为和(或)语言功能障碍,最终导致痴呆。在 65 岁之前起病的痴呆病例中,FTLDs 为主要原因之一。在大多数情况下,其临床表现不同于 AD,但与某些疾病存在重叠症状,包括不典型帕金森综合征如皮质基底节变性(CBD)、进行性核上性麻痹(PSP)以及肌萎缩性脊髓侧索硬化症(ALS)。

FTLD 综合征有三个主要类型,包括行为变异型 FTD(bvFTD)、FTD、与运动神经元疾病(FTD-MND)相关的和原发性进行性失语(PPA)。PPA 随后又有三个变异型:语义型、logopenic 型和非流利 / 语法错乱型。不典型临床表现的 AD 与 FTLD 综合征可能会混淆。对于那些有 FTLD 类似症状的不典型 AD 病例,如果只依靠神经心理评估标准做出诊断是无法评估其真正的病理基础的,同时亦无法对非淀粉

样斑块沉积的病理改变进行可靠的鉴别诊断（Neary等，1998）。尸检研究结果表明，有的病例仅依靠临床症状进行诊断可能会混淆 FTLD 与 AD（Godbolt等，2005）。由于该疾病的临床和病理变化多样，其功能成像的表现也存在多样化就不足为奇了。

在许多情况下，功能神经成像可以提高鉴别FTLD 与 AD 的诊断准确性。在 FTLD 中，典型的代谢减退模式包括以额叶或颞叶为主的 CMRgl 减少。顶叶在病程早期较少受累，这一点 FTLD 与AD 不同（Ishii 等，1998，2000；Silverman 等，2001；Ishii，2002；Foster 等，2007）。如果看到这一模式，有助于鉴别 AD 和 FTLD（图 7.10）。Foster 等（2007）的研究显示在临床诊断标准中加入 FDG-PET 结果可以显著提高诊断的准确率。他们把 31例 AD 与 14 例 FTD 进行比较，获得了 97.6% 的特异性和 86% 的敏感性。当把个体扫描图像投影到立体脑表面并进行视觉观察时这一方法尤为有效。遗憾的是，虽然这种方法在群体水平效果很好，但在个体水平上却并不总是那么有效（Silverman 等，2001）。尽管如此，当发现典型的额叶和（或）前额叶代谢减低时，它还是可以帮助我们提高临床诊断的准确性。图 7.10d 显示了一位 bvFTD 患者 FDG-PET 额叶代谢减低的情况。

路易体痴呆

在 65 岁以后发病的痴呆患者中，路易体痴呆（DLB）占大约 15%，也是第二常见的晚发性痴呆类型（Heidebrink，2002）。DLB 存在广泛的神经元变性，并有路易体和以 α- 突触核蛋白为主要成分的路易神经突改变（Galvin 等，1999）。除了随病情进展而出现显著的记忆障碍之外（这与 AD 相似），典型的 DLB 症状还包括波动性认知障碍、突出的视空间功能障碍和视幻觉，以及早期出现帕金森样症状（McKeith 等，2005）。事实上，DLB 经常是一类叠加综合征，大多数 DLB 患者的病理改变同时也符合 AD 的 CERAD 病理诊断标准，同时存在弥散的皮质路易体改变（Fleisher 和 Olichney，2005）。与 AD 相比，针对 DLB 的功能影像研究较少，其结果与脑结构改变一致，MTL 似乎相对保留，而葡萄糖代谢呈现大体上与 AD 相似的减低模式（Burton等，2002；Weisman 等，2007）。除了楔前叶和后扣带回代谢减低以外，葡萄糖利用率下降还经常见于初级视觉皮质和枕叶联合视觉皮质，这与 DLB 的临床表现一致（图 9.4；Minoshima 等，2001；Gilman

等，2005）。这种代谢减低的模式与尸检发现的路易体弥散性分布模式也是一致的（Albin 等，1996；Minoshima 等，2001；Gilman 等，2005；Mosconi 等，2009b）。Minoshima 等（2001）的研究比较了 11 名DLB 和 10 名 AD 患者，发现 DLB 相对 AD 出现显著的代谢减低，其敏感性为 90%，特异性为 80%。此外，尸检研究还发现，在 DLB 中多巴胺能神经元和纹状体多巴胺转运的损失程度与帕金森病（PD）患者相似（O'Brien 等，2004）。PET 配体结合多巴胺（[18 f] fluorodopa）和单胺转运蛋白（c[11] DTBZ）的实验也证实，与 AD 相比，DLB 的纹状体多巴胺能神经元活性减低，这与该病临床常见的帕金森症状是一致的（Hu 等，2000；Koeppe 等，2008；Klein 等，2010）。由于这种多巴胺 PET 成像技术并没有被广泛使用，因此不推荐用于常规评估 DLB。然而最近的研究表明，通过 SPECT 示踪的多巴胺转运蛋白成像可以有效区分 DLB 和 AD，因此这一技术可能会有一定的临床价值。

血管性痴呆

对血管性痴呆的诊断通常依靠临床症状及MRI 表现（van Straaten 等，2003），功能成像仅被用于模棱两可的疑难病例。此外，15%~20% 的血管性痴呆病例可能同时存在 AD 和血管两方面的病理改变（Chui 等，2000）。检查显示斑片状改变而非典型的颞顶叶功能异常可以帮助鉴别血管性痴呆与AD（Talbot 等，1998；Jagust 等，2001）。但是，对于缺血性疾病常规还是推荐 MRI 而非功能影像进行诊断与评估。

FDG-PET 在临床中的应用

FDG-PET 扫描总体上已被批准用于临床，然而，美国联邦医疗保险对使用 FDG-PET 来诊断痴呆和神经退行性疾病有特殊的支付政策（Medicare Manual Section Number 220.6.13）。通常来说，美国联邦医疗保险认可使用 FDG-PET 来鉴别 FTD 和AD。如果患者近期被诊断为痴呆，认知能力下降至少 6 个月以上，并且同时符合 AD 和 FTD 的诊断标准，进行 FDG-PET 检查就被认为合理且必要。这些患者已经进行过相关神经退行性疾病或其他致病因素的评估，但真正的病因仍不明确。在美国，保险支付规定因州而异，因此也无法保证私人医疗保险会支付 PET 检查费用。如果病人的保险拒绝支付，检查费用可以高达 4 000 美元,所以在预约 PET 扫描之前和患者进行充分的讨论和沟通十分重要。当用于临床患者时,MCI、AD、FTLD 和 DLB 之间葡萄糖低代谢的典型模式通常可以识别,这对于诊断和临床决策可能会有帮助(图 7.10)。

单光子发射计算机断层摄影术(SPECT)

SPECT 成像原理是从静脉注射放射性同位素标记的生物分子,这些分子可释放伽马光子并分布在全身,当它们穿过不同类型的组织时出现衰减,这种衰减在通过脑组织时被认为是均匀的。γ 相机用来探测光子信号,而准直器在事先定义好的方向上将这些光子活动投射到相机上来检测其空间分布模式。由于这种方向性滤波只允许一小部分光子被探测到,所以 SPECT 比 PET 敏感性低。γ 相机围绕病人旋转,生成不同角度投影的二维图像。将这些二维图像进行三维重建来模拟具有生物学意义的生理过程,例如血流和受体结合能力。现代照相机使用双头或者三头相机来缩短采集时间。在神经领域,SPECT 最常见的用途是测量脑血流量,常用的伽马示踪剂包括锝 99- 六甲基丙烯胺肟(^{99m}Tc-HMPAO)和 ^{99m}Tc- 乙烯基半胱氨酸 - 叶酸(^{99m}Tc-EC-folate;Shagam, 2009)。

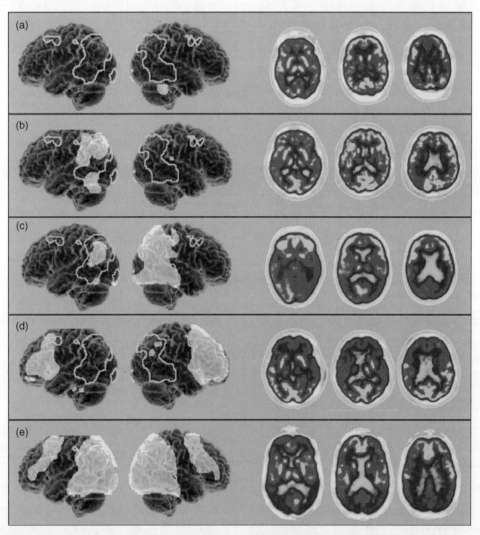

图 7.10 (a)认知功能正常者,(b)MCI,(c)AD,(d)bvFTLD 和(e)DLB 病人的 FDG-PET 结果。左边的图像显示不同个体 FDG-PET 的 CMRgl 结合情况,蓝色区域为与正常对照相比呈现出显著葡萄糖代谢减低的脑区。这里使用了一个自动化算法将单个患者的图像转换成标准大脑尺度,并计算其与 67 名正常对照(平均 64 岁)相比葡萄糖代谢显著降低的区域。红色轮廓区代表 14 例 AD 患者(平均年龄 64 岁)的 FDG-PET 与对照相比平均代谢减低的区域。右侧是来自同一对应患者的 FDG-PET 扫描原始彩图。这就是 FDG-PET 确定的有疾病特异性的糖代谢异常模式在个体患者中的临床应用,可辅助医师进行诊断和临床决策

SPECT 曾广泛用于临床,在 AD 也有较多的研究结果(Silverman,2004)。因为与 PET 相比它价格更为便宜,所以目前应用仍十分广泛。它被 FDA 批准用于一般医疗用途,但痴呆并未被美国联邦医疗保险列为这一检查的特定适应证。因此,SPECT 用于痴呆是否被保险支付各地情况不尽相同,但通常来说是可以支付的。与在 FDG-PET 成像中观察到的代谢减低类似,SPECT 也显示 AD 双侧颞叶的脑灌注减少(表 7.1)。与 PET 结果类似,AD 的额叶也会受累(通常在痴呆晚期出现),但基本感觉运动区和基底节区通常不受累(Silverman 等,2001;Dougall 等,2004;Pakrasi 和 O'Brien,2005)。在 MCI 中,SPECT 显示了与 AD 一致但程度相对较轻的脑灌注不足模式,同时这一模式在 MCI 向 AD 转化方面也显示出了一定的预测价值(Johnson 等,1998;Huang 等,2002;Staffen 等,2006)。最近的一项研究表明,在预测 MCI 向 AD 转化方面,SPECT 的应用价值有限。作者发现,颞叶和顶叶的 SPECT 视觉评分不能区分最终转化为 AD 的 MCI 患者(31 例)和未转化者(96 例),而整体痴呆评分却能够将二者区分开来(敏感性 41.9%,特异性 82.3%,Fisher 精确检验 $P=0.013$;Devanand 等,2010)。只有把 MCI 患者按中位数一分为二时,顶叶(风险比为 2.96,95% 可信区间 CI 为 2.96~1.16,$P=0.023$)和内侧颞叶区域(风险比为 3.12,95% 可信区间 CI 为 3.12~1.14,$P=0.027$)的血流量减少才会增加 MCI 转化为 AD 的风险。在 3 年的随访中,顶叶($P<0.05$)和内侧颞叶($P<0.01$)的血流量减少可预测患者是否转化为 AD,而是否控制年龄、MMSE 成绩和 APOE ε 4 等位基因型对结果没有影响。然而,当把其他的强预测因素,比如词语记忆测试得分和社会 / 认知功能等纳入回归分析模型时,这一模式的统计学差异便消失了。总的来说,与 FDG-PET 相比,用 SPECT 研究痴呆前期以及痴呆危险人群的文献报道很少。

其他痴呆类型的 SPECT 扫描显示与葡萄糖代谢减低相类似的灌注减少。FTLD 常显示预期中的额叶和前颞叶灌注不足(Coulthard 等,2006;McNeill 等,2007)。McNeill 等(2007)发现额叶血流灌注在鉴别 AD 与 FTD 方面敏感性为 80%,特异性为 65%。DLB 亦显示类似于 AD 的脑低灌注模式,但与 FDG-PET 结果相似,视觉皮质血流下降更为明显(Donnemiller 等,1997;Lobotesis 等,2001)。然而,60%~65% 左右的敏感性和特异性表明利用 HMPAOSPECT 来鉴别 AD 与 DLB 的应用价值有限(Lobotesis et al.,2001)。但是 DLB 也为我们提供了一个利用 SPECT 成像来探索其他分子标靶的机会。如前所述,在尸检研究中发现 DLB 纹状体多巴胺能神经元丢失,其程度与原发性帕金森病相似(O'Brien 等,2004)。(IFP)-CIT(DAT-SCAN)是一种能使黑质纹状体多巴胺能神经元可视化的 SPECT 配体,研究表明 IFP-CIT SPECT 成像的总体准确性约为 86%,在区分 DLB 和其他类型痴呆(主要是 AD)方面的敏感性可达 78%,特异性可达 90%,而在和 PD 的鉴别方面,敏感性和特异性分别可达到 78% 和 94%(O'Brien 等,2004;McKeith 等,2007)。另一个有趣的 SPECT 发现是,与正常对照组和 AD 相比,DLB 患者心脏对 metaiodobenzylguanine(MIBG)的摄取降低。MIBG-SPECT 被认为是 DLB 患者心脏交感神经去神经支配的一种测量方法。在鉴别 DLB 与 AD 和正常对照组方面,MIBG 心脏成像的敏感性和特异性分别可达到 95%~100% 和 87%~100%(Hanyu 等,2006a,2006b;Yoshita 等,2006;Kobayashi 等,2009)。这种现象似乎与体位性低血压的临床症状相关(Kobayashi 等,2009)。由于上述原因,多巴胺成像已被纳入国际 DLB 诊断共识标准中的"提示性特征",而 MIBG SPECT 和灌注 SPECT 被列为"支持性特征"(McKeith 等,2005;McKeith,2006)。EFNS 现在还列出了强有力的支持性证据来推荐将多巴胺能 SPECT 显像用于临床鉴别 AD 与 DLB(Hort 等,2010)。

SPECT 与 PET 的比较

一般来说,SPECT 的诊断准确性不如 PET(Silverman,2004)。一部分原因是由于与 AD 葡萄糖代谢减少相比,脑灌注变化幅度较小,另一部分原因是与现代 PET 扫描仪相比,SPECT 的空间分辨率更低(Masterman 等,1997;Silverman,2004)。一项针对 AD 的文献综述显示,在鉴别 AD 与正常老年人方面,SPECT 的敏感性为 71%,特异性为 90%(Dougall 等,2004)。如前所述,PET 的敏感性为 94%,而特异性与 SPECT 相似,为 73%(Silverman 等,2001)。一项比较 FDG-PET 与 HMPAO SPECT 鉴别 AD(n=20)、非 AD 痴呆(n=12)和认知正常老年人的研究发现,FDG-PET 的诊断准确率为 90%,而 SPECT 诊断准确率仅为 67%。当把 MMSE

分数大于20的患者单独拿出来研究时,未发现SPECT的准确性得到改善(Herholz, 1995)。与此相一致,一些使用高分辨率SPECT和PET的研究表明,与灌注SPECT相比,FDG-PET检测AD的敏感性提高了15%~20%(Messa等,1994;Mielke等,1994;Mielke和Heiss, 1998)。PET、FDG SPECT和HMPAO SPECT的变化之间存在高度相关性(r=0.90),后扣带回和颞下部区域尤为明显,当与HMPAO相比时,FDG示踪剂的摄取率异常更为明显(Herholz等,2002)。尽管SPECT有成本和便利性的优势,但其局限性也很明显,随着更先进的PET扫描仪和示踪剂的不断出现,PET成像在临床研究和诊断评估中的地位日益上升(表7.1)。

表 7.1　FDG-PET 和 SPECT 灌注在痴呆中的所见

痴呆类型	核医学成像异常表现
阿尔茨海默病(AD)	早期出现顶叶、颞叶和后扣带回皮质的灌注不足和葡萄糖代谢减低,初级视觉和感觉运动皮质、纹状体、丘脑、小脑相对保留。早期疾病发现的异常脑区可以不对称
路易体痴呆(DLB)	与AD存在相似的改变,以及初级视觉皮质的低灌注和代谢减低
额颞叶痴呆	早期出现额叶、前颞叶和中颞叶的灌注不足和代谢减低,后期顶叶皮质受累,感觉运动皮质和视觉皮质通常不受累
血管性痴呆	非特异性的斑片样低灌注和低代谢模式,分布于新皮质、皮质下区域和(或)小脑

来源:Adapted from Silverman(2004)

功能性磁共振成像

与SPECT、CT及PET相比,MRI在脑成像方面可获得更高的空间和时间分辨率,并且价格便宜,也没有任何形式的辐射。MRI测量磁场变化以及射频脉冲对身体和大脑中氢分子的磁偶极子所产生的变化。通过测量磁场畸变的大小和方向,MRI扫描仪可以重建大脑二维和三维图像。通过调整射频脉冲并评估磁偶极子从畸变到恢复平衡状态的时间,MRI成像可被调整并用来测量特定类型的组织。MRI不仅可以生成高分辨率的解剖图像,还可以用来测量某些生理过程。最常见的功能磁共振成像(fMRI)类型是血氧水平依赖的MR成像(BOLD)和动脉自旋标记成像(ASL)。尽管fMRI

非常有潜力成为未来AD临床诊断工具和早期脑功能生物标记物,它在个体上的应用尚未被证明有效。该技术仍需要更精细的统计数据分析来支持,并且仍受到受试者内、受试者间以及扫描仪之间变异度较大的困扰。由于以上原因,fMRI在痴呆领域目前仅作为研究工具来使用。

功能磁共振成像可以测量静息状态下的脑生理学情况,也可以用于记忆等认知任务。当大脑的某一区域变得活跃或受到刺激时,其局部耗氧量(CMRO$_2$)的代谢率增加,这导致流向该脑区的含氧血流量增加(Fox和Raichle, 1986)。这种含氧血液的流入有效地降低了局部的脱氧血红蛋白水平(Buxton等,2004),随着脱氧血红蛋白水平下降,fMRI信号出现增强。简而言之,含氧血流增加使局部fMRI信号增强,这一变化可以被MRI在约1~3mm^{3}的体积分辨率水平上检测到。我们可以应用这一技术来检测疾病状态下大脑活动水平的变化,比如AD。ASL成像可以将脑血液灌注情况以生理单位来进行量化([ml血液]/[100gm组织]/min)。ASL最初于1992年研发,后被改进以应用于人体(Alsop和Detre, 1996)。ASL的原理类似于用H$_2$^{15}O进行的基础PET研究。在这种fMRI技术中,血液在进入大脑之前被打上了磁性自旋"标记",在等待预定时间和距离以使标记的自旋到达感兴趣脑区后收集MRI图像(标记图像)。然后以相同的方式收集第二张图像,但这次并不标记血液(对照图像)。将对照图像与标记图像相减即得到最终的fMRI信号,这表示在每个MRI体素中的脑血流灌注量。

fMRI 对记忆任务的反应

fMRI已经被用于在AD、MCI以及携带ApoEε4基因型的危险人群中检测大脑功能异常的模式。大量研究已证实,在执行情景记忆编码任务时,与对照组相比,AD患者海马、海马旁区的BOLD激活降低(Small等,1999;Rombouts等,2000;Machulda等,2003;Sperling等,2003)。总的来说,在AD患者中,BOLD信号在执行记忆任务时总是出现降低(Dickerson等,2005;Dickerson和Sperling, 2009)。然而,也有研究报道前额叶区域在执行记忆任务时其BOLD信号增加(Sperling等,2003)。在MCI患者中,fMRI研究显示了与AD相似的内侧颞叶BOLD激活降低(Small等,1999;Machulda

等，2003；Johnson 等，2006a）。然而在 MCI 疾病早期，其内侧颞叶的 BOLD 信号与正常对照相比却可能出现激活增加（Dickerson 等，2005；Hamalainen 等，2007）。一项纳入 32 例 MCI 患者的研究显示其内侧颞叶的 BOLD 激活增加，这一改变与更好的记忆表现相关，同时右侧海马旁区的激活增加也与 2.5 年后更明显的临床功能下降有关（Dickerson 等，2004）。之后的一项研究表明，海马 BOLD 信号增强可预测 MCI 患者未来 4 年的临床功能下降情况以及之后随时间推移而出现的海马信号减低（Miller 等，2008b；Dickerson 和 Sperling，2009）。研究推测，内侧颞叶区域的过度激活可能是 AD 病理改变的代偿性反应，并可能是海马变性的一种预兆，标志着患者即将出现临床功能的下降。与之相似，在认知功能正常的 *APOEε4* 等位基因老年携带者中，也发现了与编码任务相关的内侧颞叶 BOLD 信号增加，这可能也代表了类似的代偿反应（Bookheimer 等，2000；Fleisher 等，2005）。然而，依年龄和所使用的记忆任务不同，一些研究也显示了在执行记忆编码任务时 BOLD 信号出现下降或混合结果（Bondi 等，2005；Johnson 等，2006b；Trivedi 等，2006）。同时，即使是单纯的 AD 家族史也会对患者的 fMRI 信号产生影响（Fleisher 等，2005；Johnson 等，2006b）。值得注意的是，研究者在解释 BOLD 结果时应更为谨慎，因为增加的 BOLD 激活并不能直接被理解为神经元活动增加。由于任务相关 BOLD 功能磁共振成像结果解释起来比较复杂，该技术目前仍主要用于研究目的，更新更简单的静息状态 fMRI 目前正在被广泛研究。

静息态功能磁共振成像

默认模式网络（DMN）代表一个存在低频协调振荡的特定神经网络，在相对静息的状态下，这一网络关键区域的活动性升高，并负责注意环境刺激、回顾过去的知识和（或）计划未来的行为（Binder 等，1999；Raichle 等，2001）。这些脑区主要包括中线和额叶外侧区域、内侧和外侧顶叶区域以及后扣带回/压后皮质（Buckner 和 Vincent，2007）。这些在静息状态下激活的区域在各种认知活动状态下却表现为相对抑制，例如对新记忆的编码活动（Rombouts 等，2005；Sorg 等，2007；Pihlajamaki 等，2008）。基于这个原因，相关研究者们开发了两种策略来利用 DMN 研究认知障碍及评估痴呆风险，第一个策略

是探索与认知任务相关的去激活，另一个策略则更关注静息状态 BOLD 网络的差异。研究显示，这些默认网络脑区在 AD 的神经退行性改变过程中很容易受累（Buckner 等，2008）。有研究报道，与健康对照组相比，正常老年人（Lustig 等，2003；Andrews-Hanna 等，2007）、MCI（Rombouts 等，2005；Sorg 等，2007）和 AD 患 者（Lustig 等，2003；Greicius 等，2004；Rombouts 等，2005；Wang 等，2006，2007；Buckner 和 Vincent，2007；Persson 等，2008）的静息状态功能连接（Buckner 等，2005）和 fMRI 任务诱导的去激活均出现下降。此外，与非携带者相比，老年 *ApoEε4* 等位基因携带者其 DMN 去激活降低（Persson 等，2008）；同时无论是老年携带者（Fleisher 等，2009c）还是 20~35 岁的年轻携带者（Filippini 等，2009），其静息状态功能连接与非携带者相比均存在差异。

功能磁共振成像所发现的 DMN 异常改变可能代表了潜在的与 AD 相关的脑生理异常。很多研究结果均支持这一观点，例如 DMN 脑区与 AD 和 MCI（Minoshima 等，1997；Johnson 等，1998；Klunk 等，2004；Buckner 等，2005，2009；Edison 等，2007；Forsberg 等，2008；Jack 等，2008b）以及认知正常的老年人（Sperling 等，2009）中早期出现脑萎缩、代谢减低、灌注减少和淀粉样蛋白沉积的区域很相似。尤其是后扣带和楔前叶区域在认知任务中表现出最显著的去激活，而在静息状态时它们的活动性显著增加。此外，在编码过程中未能使内侧后部 DMN 去激活与更差的记忆表现相关。同时，在认知正常的老年人中，在执行记忆任务时 DMN 的抑制与皮质淀粉样蛋白沉积增多（Hedden 等，2009；Sperling 等，2009）和白质结构完整性降低（Greicius 等，2009）相关。总的来说，这些结果表明默认网络在工作记忆中的"暂停"对于成功编码是十分必要的，这一过程在 AD 患者中受损，并可能与临床前的淀粉样病理改变相关。由于以上原因，静息状态功能磁共振成像技术未来很有潜力成为敏感的 AD 临床前生物标志物。

动脉自旋标记灌注 fMRI

ASL 已经被用于研究如何鉴别 AD 和 MCI（Alsop 等，2000；Johnson 等，2005）。一些小型研究也已能够应用 ASL 灌注 MRI 来鉴别有 AD 家族史和 *APOEε4* 等位基因危险因素的认知正常人群

（Fleisher 等，2009b）。由于这一技术还没有被充分研究，因此对它鉴别 AD、MCI 和健康对照的敏感性仍知之甚少。ASL 与 SPECT 灌注成像相比有很多优势，例如空间和时间分辨率相对较高，并能够测量静息状态和执行功能任务时的脑灌注变化，成本相对低廉而且没有辐射。因此，ASL-fMRI 在成为 AD 病理生理改变的生物标志物方面具有潜在的应用价值。

小结

功能成像已成为我们理解痴呆病理生理学的一个重要工具。由于大多数痴呆源于临床症状出现多年以前的基础病理改变，因此寻找疾病的生物标志物对于研发预防性治疗手段至关重要。在临床诊所，PET 和 SPECT 扫描目前可用来辅助进行诊断决策，并有大量的研究数据支持其实用性。最近，新的生物标志物已经出现，并很快就将在临床诊断、治疗、和最终的症状前阶段筛查发挥重要作用。例如脑脊液 $A\beta$ 和 Tau 蛋白水平已被证明是预测疾病及其进展的敏感指标（De Meyer 等，2010），并且对于临床医师和患者而言其可行性正在提高，同时成本收益率也在提高。淀粉样蛋白 PET 成像是一项很有前途的研究技术，它为我们提供了一个识别 AD 相关病理改变的机会，并可能会在不久的将来在临床中得以应用。如能将这些病理学生物标记物与脑功能生物标记物相结合，必将为临床医师提供重要工具来尽可能早地诊断痴呆。事实上，研究者们已越来越重视如何将 AD 的病理学相关生物标志物纳入临床诊断标准（Dubois 等，2007）。目前美国国立老年病研究所和阿尔茨海默病协会正在努力修改现有的 NINCDS-ADRDA 诊断标准，以将功能成像纳入诊断决策过程。未来功能成像等生物标志物可能会成为痴呆诊疗的标准流程。

（徐丽莹　译，周波　校）

参考文献

Albin, R.L., Minoshima, S., CJ, D.A., et al. (1996) Fluoro-deoxyglucose positron emission tomography in diffuse Lewy body disease. *Neurology*, 47: 462–466.

Alexander, G.E., Chen, K., Pietrini, P., et al. (2002) Longitudinal PET evaluation of cerebral metabolic decline in dementia: a potential outcome measure in Alzheimer's disease treatment studies. *Am J Psychiatry*, 159: 738–745.

Alsop, D.C. and Detre, J.A. (1996) Reduced transit-time sensitivity in noninvasive magnetic resonance imaging of human cerebral blood flow. *J Cereb Blood Flow Metab*, 16: 1236–1249.

Alsop, D.C., Detre, J.A., and Grossman, M. (2000) Assessment of cerebral blood flow in Alzheimer's disease by spin-labeled magnetic resonance imaging. *Ann Neurol*, 47: 93–100.

Andrews-Hanna, J.R., Snyder, A.Z., Vincent, J.L., et al. (2007) Disruption of large-scale brain systems in advanced aging. *Neuron*, 56: 924–935.

Arnaiz, E., Jelic, V., Almkvist, O., et al. (2001) Impaired cerebral glucose metabolism and cognitive functioning predict deterioration in mild cognitive impairment. *Neuroreport*, 12: 851–855.

Berg, L. (1988) Clinical dementia rating (CDR). *Psychopharmacol Bull*, 24: 637–639.

Binder, J.R., Frost, J.A., Hammeke, T.A., et al. (1999) Conceptual processing during the conscious resting state. A functional MRI study. *J.Cogn Neurosci*, 11: 80–95.

Bokde, A.L., Teipel, S.J., Drzezga, A., et al. (2005) Association between cognitive performance and cortical glucose metabolism in patients with mild Alzheimer's disease. *Dement Geriatr Cogn Disord*, 20: 352–357.

Bondi, M.W., Houston, W.S., Eyler, L.T., and Brown, G.G. (2005) FMRI evidence of compensatory mechanisms in older adults at genetic risk for Alzheimer's disease. *Neurology*, 64: 501–508.

Bookheimer, S.Y., Strojwas, M.H., Cohen, M.S., et al. (2000) Patterns of brain activation in people at risk for Alzheimer's disease. *N Engl J Med*, 343: 450–456.

Braak, H. and Braak, E. (1991) Neuropathological staging of Alzheimer-related changes. *Acta Neuropathol (Berl)*, 82: 239–259.

Braak, H. and Braak, E. (1994) Pathology of Alzheimer's disease. In: D.B. Calne (ed.), *Neurodegenerative Diseases*, pp. 585–613. Philadephia: Saunders.

Braak, H. and Braak, E. (1996) Evolution of the neuropathology of Alzheimer's disease. *Acta Neurol Scand Suppl*, 165: 3–12.

Buckner, R.L. and Vincent, J.L. (2007) Unrest at rest: default activity and spontaneous network correlations. *Neuroimage*, 37: 1091–1096.

Buckner, R.L., Snyder, A.Z., Shannon, B.J., et al. (2005) Molecular, structural, and functional characterization of Alzheimer's disease: evidence for a relationship between default activity, amyloid, and memory. *J Neurosci*, 25: 7709–7717.

Buckner, R.L., Andrews-Hanna, J.R., and Schacter, D.L. (2008) The brain's default network: anatomy, function, and relevance to disease. *Ann NY Acad Sci*, 1124: 1–38.

Buckner, R.L., Sepulcre, J., Talukdar, T., et al. (2009) Cortical hubs revealed by intrinsic functional connectivity: mapping, assessment of stability, and relation to Alzheimer's disease. *J Neurosci*, 29: 1860–1873.

Burton, E.J., Karas, G., Paling, S.M., et al. (2002) Patterns of cerebral atrophy in dementia with Lewy bodies using voxel-based morphometry. *Neuroimage*, 17: 618–630.

Buxton, R.B., Uludag, K., Dubowitz, D.J., and Liu, T.T. (2004) Modeling the hemodynamic response to brain activation. *Neuroimage*, 23 (Suppl. 1): S220–S233.

Caselli, R.J., Chen, K., Lee, W., et al. (2008) Correlating cerebral hypometabolism with future memory decline in subsequent converters to amnestic pre-mild cognitive impairment. *Arch Neurol*, 65: 1231–1236.

Chetelat, G., Desgranges, B., De La Sayette, V., et al. (2003) Mild cognitive impairment: can FDG-PET predict who is to rapidly convert to Alzheimer's disease? *Neurology*, 60: 1374–1377.

Chui, H.C., Mack, W., Jackson, J.E., et al. (2000) Clinical criteria for the diagnosis of vascular dementia: a multicenter study of comparability and interrater reliability. *Arch Neurol*, 57: 191–196.

Cohen, A.D., Price, J.C., Weissfeld, L.A., et al. (2009) Basal cerebral metabolism may modulate the cognitive effects of Abeta in mild cognitive impairment: an example of brain reserve. *J Neurosci*, 29: 14770–14778.

Corder, E.H., Saunders, A.M., Strittmatter, W.J., et al. (1993) Gene dose of apolipoprotein E type 4 allele and the risk of Alzheimer's disease in late onset families. *Science*, 261: 921–923.

Corder, E.H., Lannfelt, L., Bogdanovic, N., et al. (1998) The role of APOE polymorphisms in late-onset dementias. *Cell Mol Life Sci*, 54: 928–934.

Corder, E.H., Ghebremedhin, E., Taylor, M.G., et al. (2004) The biphasic relationship between regional brain senile plaque and neurofibrillary tangle distributions: modification by age, sex, and APOE polymorphism. *Ann NY Acad Sci*, 1019: 24–28.

Coulthard, E., Firbank, M., English, P., et al. (2006) Proton magnetic resonance spectroscopy in frontotemporal dementia. *J Neurol*, 253: 861–868.

Cupples, L.A., Farrer, L.A., Sadovnick, A.D., et al. (2004) Estimating risk curves for first-degree relatives of patients with Alzheimer's disease: the REVEAL study. *Genet Med*, 6(4): 192–196.

De Meyer, G., Shapiro, F., Vanderstichele, H., et al. (2010) Diagnosis-independent Alzheimer disease biomarker signature in cognitively normal elderly people. *Arch Neurol*, 67: 949–956.

Del, S.A., Clerici, F., Chiti, A., et al. (2008) Individual cerebral metabolic deficits in Alzheimer's disease and amnestic mild cognitive impairment: an FDG-PET study. *Eur J Nucl Med Mol Imaging*, 35: 1357–1366.

Devanand, D.P., Van Heertum, R.L., Kegeles, L.S., et al. (2010) (99m)Tc hexamethyl-propylene-aminoxime single-photon emission computed tomography prediction of conversion from mild cognitive impairment to Alzheimer disease. *Am J Geriatr Psychiatry*, 18: 959–972.

Dickerson, B.C. and Sperling, R.A. (2009) Large-scale functional brain network abnormalities in Alzheimer's disease: insights from functional neuroimaging. *Behav Neurol*, 21: 63–75.

Dickerson, B.C., Salat, D.H., Bates, J.F., et al. (2004) Medial temporal lobe function and structure in mild cognitive impairment. *Ann Neurol*, 56: 27–35.

Dickerson, B.C., Salat, D.H., Greve, D.N., et al. (2005) Increased hippocampal activation in mild cognitive impairment compared to normal aging and AD. *Neurology*, 65: 404–411.

Donnemiller, E., Heilmann, J., Wenning, G.K., et al. (1997) Brain perfusion scintigraphy with 99mTc-HMPAO or 99mTc-ECD and 123I-beta-CIT single-photon emission tomography in dementia of the Alzheimer-type and diffuse Lewy body disease. *Eur J Nucl Med*, 24: 320–325.

Dougall, N.J., Bruggink, S., and Ebmeier, K.P. (2004) Systematic review of the diagnostic accuracy of 99mTc-HMPAO-SPECT in dementia. *Am J Geriatr Psychiatry*, 12: 554–570.

Drzezga, A., Lautenschlager, N., Siebner, H., et al. (2003) Cerebral metabolic changes accompanying conversion of mild cognitive impairment into Alzheimer's disease: a PET follow-up study. *Eur J Nucl Med Mol Imaging*, 30: 1104–1113.

Drzezga, A., Grimmer, T., Riemenschneider, M., et al. (2005) Prediction of individual clinical outcome in MCI by means of genetic assessment and (18)F-FDG-PET. *J Nucl Med*, 46: 1625–1632.

Dubois, B., Feldman, H.H., Jacova, C., et al. (2007) Research criteria for the diagnosis of Alzheimer's disease: revising the NINCDS-ADRDA criteria. *Lancet Neurol*, 6: 734–746.

Edison, P., Archer, H.A., Hinz, R., et al. (2007) Amyloid hypometabolism, and cognition in Alzheimer disease: an [11C]PiB and [18F]FDG-PET study. *Neurology*, 68: 501–508.

Engler, H., Forsberg, A., Almkvist, O., et al. (2006) Two-year follow-up of amyloid deposition in patients with Alzheimer's disease. *Brain*, 129: 2856–2866.

Ermak, G. and Davies, K.J. (2002) Gene expression in Alzheimer's disease. *Drugs Today (Barc)*, 38: 509–516.

Fagan, A.M., Roe, C.M., Xiong, C., et al. (2007) Cerebrospinal fluid tau/beta-amyloid(42) ratio as a prediction of cognitive decline in nondemented older adults. *Arch Neurol*, 64: 343–349.

Farrer, L., Cupples, L., Haines, J., et al. (1997) Effects of age, sex, and ethnicity on the association between apolipoprotein E genotype and Alzheimer disease. *J Am Med Assoc*, 278: 1349–1356.

Filippini, N., MacIntosh, B.J., Hough, M.G., et al. (2009) Distinct patterns of brain activity in young carriers of the APOE-{varepsilon}4 allele. *Proc Natl Acad Sci USA*, 106: 7209–7214.

Fleisher, A.S. and Olichney, J.M. (2005) Neurodegenerative disorders with diffuse cortical Lewy bodies. *Adv Neurol*, 96: 148–165.

Fleisher, A.S., Houston, W.S., Eyler, L.T., et al. (2005) Identification of Alzheimer disease risk by functional magnetic resonance imaging. *Arch Neurol*, 62: 1881–1888.

Fleisher, A.S., Donohue, M., Chen, K., et al. (2009a) Applications of neuroimaging to disease-modification trials in Alzheimer's disease. *Behav Neurol*, 21: 129–136.

Fleisher, A.S., Podraza, K.M., Bangen, K.J., et al. (2009b) Cerebral perfusion and oxygenation differences in Alzheimer's disease risk. *Neurobiol Aging*, 30: 1737–1748.

Fleisher, A.S., Sherzai, A., Taylor, C., et al. (2009c) Resting-state BOLD networks versus task-associated functional MRI for distinguishing Alzheimer's disease risk groups. *Neuroimage*, 47: 1678–1690.

Folin, M., Baiguera, S., Guidolin, D., et al. (2006) Apolipoprotein-E modulates the cytotoxic effect of beta-amyloid on rat brain endothelium in an isoform-dependent specific manner. *Int J Mol Med*, 17: 821–826.

Folstein, M.F., Folstein, S.E., and McHugh, P.R. (1975) Mini-mental state. A practical method for grading the cognitive state of patients for the clinician. *J Psychiatric Res*, 12: 189–198.

Forsberg, A., Engler, H., Almkvist, O., et al. (2008) PET imaging of amyloid deposition in patients with mild cognitive impairment. *Neurobiol Aging*, 29: 1456–1465.

Foster, N.L., Heidebrink, J.L., Clark, C.M., et al. (2007) FDG-PET improves accuracy in distinguishing frontotemporal dementia and Alzheimer's disease. *Brain*, 130: 2616–2635.

Fox, P.T. and Raichle, M.E. (1986) Focal physiological uncoupling of cerebral blood flow and oxidative metabolism during somatosensory stimulation in human subjects. *Proc Natl Acad Sci USA*, 83: 1140–1144.

Fratiglioni, L., Ahlbom, A., Viitanen, M., and Winblad, B. (1993) Risk factors for late-onset Alzheimer's disease: a population-based, case-control study. *Ann Neurol*, 33: 258–266.

Galvin, J.E., Uryu, K., Lee, V.M., and Trojanowski, J.Q. (1999) Axon pathology in Parkinson's disease and Lewy body dementia hippocampus contains alpha-, beta-, and gamma-synuclein. *Proc Natl Acad Sci USA*, 96: 13450–13455.

Ghebremedhin, E., Schultz, C., Braak, E., and Braak, H. (1998) High frequency of apolipoprotein E epsilon4 allele in young individuals with very mild Alzheimer's disease-related neurofibrillary changes. *Exp Neurol*, 153: 152–155.

Gilman, S., Koeppe, R.A., Little, R., et al. (2005) Differentiation of Alzheimer's disease from dementia with Lewy bodies utilizing positron emission tomography with [18F]fluorodeoxyglucose and neuropsychological testing. *Exp Neurol*, 191 (Suppl. 1): S95–S103.

Goate, A.M. (1997) Molecular genetics of Alzheimer's disease. *Geriatrics*, 52: S9–S12.

Godbolt, A.K., Josephs, K.A., Revesz, T., et al. (2005) Sporadic and familial dementia with ubiquitin-positive tau-negative inclusions: clinical features of one histopathological abnormality underlying frontotemporal lobar degeneration. *Arch Neurol*, 62:

1097–1101.

Greicius, M.D., Srivastava, G., Reiss, A.L., and Menon, V. (2004) Default-mode network activity distinguishes Alzheimer's disease from healthy aging: evidence from functional MRI. *Proc Natl Acad Sci USA*, 101: 4637–4642.

Greicius, M.D., Supekar, K., Menon, V., and Dougherty, R.F. (2009) Resting-state functional connectivity reflects structural connectivity in the default mode network. *Cereb Cortex*, 19: 72–78.

Hamalainen, A., Pihlajamaki, M., Tanila, H., et al. (2007) Increased fMRI responses during encoding in mild cognitive impairment. *Neurobiol Aging*, 28: 1889–1903.

Hanyu, H., Shimizu, S., Hirao, K., et al. (2006a) Comparative value of brain perfusion SPECT and [(123)I]MIBG myocardial scintigraphy in distinguishing between dementia with Lewy bodies and Alzheimer's disease. *Eur J Nucl Med Mol Imaging*, 33: 248–253.

Hanyu, H., Shimizu, S., Hirao, K., et al. (2006b) The role of 123I-metaiodobenzylguanidine myocardial scintigraphy in the diagnosis of Lewy body disease in patients with dementia in a memory clinic. *Dement Geriatr Cogn Disord*, 22: 379–384.

Hedden, T., Van Dijk, K.R., Becker, J.A., et al. (2009) Disruption of functional connectivity in clinically normal older adults harboring amyloid burden. *J Neurosci*, 29: 12686–12694.

Heidebrink, J.L. (2002) Is dementia with Lewy bodies the second most common cause of dementia? *J Geriatr Psychiatry Neurol*, 15: 182–187.

Herholz, K. (1995) FDG-PET and differential diagnosis of dementia. *Alzheimer Dis Assoc Disord*, 9: 6–16.

Herholz, K., Nordberg, A., Salmon, E., et al. (1999) Impairment of neocortical metabolism predicts progression in Alzheimer's disease. *Dement Geriatr Cogn Disord*, 10: 494–504.

Herholz, K., Schopphoff, H., Schmidt, M., et al. (2002) Direct comparison of spatially normalized PET and SPECT scans in Alzheimer's disease. *J Nucl Med*, 43: 21–26.

Hoffman, J.M., Welsh-Bohmer, K.A., Hanson, M., et al. (2000) FDG-PET imaging in patients with pathologically verified dementia. *J Nucl Med*, 41: 1920–1928.

Hort, J., O'Brien, J.T., Gainotti, G., et al. (2010) EFNS guidelines for the diagnosis and management of Alzheimer's disease. *Eur J Neurol*, 17: 1236–1248.

Hu, X.S., Okamura, N., Arai, H., et al. (2000) 18F-fluorodopa PET study of striatal dopamine uptake in the diagnosis of dementia with Lewy bodies. *Neurology*, 55: 1575–1577.

Huang, C., Wahlund, L.O., Svensson, L., et al. (2002) Cingulate cortex hypoperfusion predicts Alzheimer's disease in mild cognitive impairment. *BMC Neurol*, 2: 9.

Hunt, A., Schonknecht, P., Henze, M., et al. (2007) Reduced cerebral glucose metabolism in patients at risk for Alzheimer's disease. *Psychiatry Res*, 155: 147–154.

Ishii, K. (2002) Clinical application of positron emission tomography for diagnosis of dementia. *Ann Nucl Med*, 16: 515–525.

Ishii, K., Sakamoto, S., Sasaki, M., et al. (1998) Cerebral glucose metabolism in patients with frontotemporal dementia. *J Nucl Med*, 39: 1875–1878.

Ishii, K., Sasaki, M., Matsui, M., et al. (2000) A diagnostic method for suspected Alzheimer's disease using H(2)15O positron emission tomography perfusion Z score. *Neuroradiology*, 42: 787–794.

Jack, C.R., Jr., Bernstein, M.A., Fox, N.C., et al. (2008a) The Alzheimer's disease neuroimaging initiative (ADNI): MRI methods. *J Magn Reson Imaging*, 27: 685–691.

Jack, C.R., Jr., Lowe, V.J., Senjem, M.L., et al. (2008b) 11C PiB and structural MRI provide complementary information in imaging of Alzheimer's disease and amnestic mild cognitive impairment. *Brain*, 131: 665–680.

Jagust, W., Thisted, R., Devous M.D., Sr., et al. (2001) SPECT perfu-

sion imaging in the diagnosis of Alzheimer's disease: a clinical-pathologic study. *Neurology*, 56: 950–956.

Jobst, K.A., Barnetson, L.P., and Shepstone, B.J. (1998) Accurate prediction of histologically confirmed Alzheimer's disease and the differential diagnosis of dementia: the use of NINCDS-ADRDA and DSM-III-R criteria, SPECT, X-ray CT, and Apo E4 in medial temporal lobe dementias. Oxford Project to Investigate Memory and Aging. *Int Psychogeriatr*, 10: 271–302.

Johnson, K.A., Jones, K., Holman, B.L., et al. (1998) Preclinical prediction of Alzheimer's disease using SPECT. *Neurology*, 50: 1563–1571.

Johnson, N.A., Jahng, G.H., Weiner, M.W., et al. (2005) Pattern of cerebral hypoperfusion in Alzheimer disease and mild cognitive impairment measured with arterial spin-labeling MR imaging: initial experience. *Radiology*, 234: 851–859.

Johnson, S.C., Schmitz, T.W., Moritz, C.H., et al. (2006a) Activation of brain regions vulnerable to Alzheimer's disease: the effect of mild cognitive impairment. *Neurobiol Aging*, 27: 1604–1612.

Johnson, S.C., Schmitz, T.W., Trivedi, M.A., et al. (2006b) The influence of Alzheimer disease family history and apolipoprotein E epsilon4 on mesial temporal lobe activation. *J Neurosci*, 26: 6069–6076.

Jordan, J., Galindo, M.F., Miller, R.J., et al. (1998) Isoform-specific effect of apolipoprotein E on cell survival and beta-amyloid-induced toxicity in rat hippocampal pyramidal neuronal cultures. *J Neurosci*, 18: 195–204.

Kawano, M., Ichimiya, A., Ogomori, K., et al. (2001) Relationship between both IQ and Mini-Mental State Examination and the regional cerebral glucose metabolism in clinically diagnosed Alzheimer's disease: a PET study. *Dement Geriatr Cogn Disord*, 12: 171–176.

Klein, J.C., Eggers, C., Kalbe, E., et al. (2010) Neurotransmitter changes in dementia with Lewy bodies and Parkinson disease dementia in vivo. *Neurology*, 74: 885–892.

Klunk, W.E., Engler, H., Nordberg, A., et al. (2004) Imaging brain amyloid in Alzheimer's disease with Pittsburgh Compound-B. *Ann Neurol*, 55: 306–319.

Knopman, D.S., DeKosky, S.T., Cummings, J.L., et al. (2001) Practice parameter: diagnosis of dementia (an evidence-based review). Report of the Quality Standards Subcommittee of the American Academy of Neurology. *Neurology*, 56: 1143–1153.

Kobayashi, S., Tateno, M., Morii, H., et al. (2009) Decreased cardiac MIBG uptake, its correlation with clinical symptoms in dementia with Lewy bodies. *Psychiatry Res*, 174: 76–80.

Koeppe, R.A., Gilman, S., Junck, L., et al. (2008) Differentiating Alzheimer's disease from dementia with Lewy bodies and Parkinson's disease with (+)-[11C]dihydrotetrabenazine positron emission tomography. *Alzheimers Dement*, 4: S67–S76.

Landau, S.M., Harvey, D., Madison, C.M., et al. (2011) Associations between cognitive, functional, and FDG-PET measures of decline in AD and MCI. *Neurobiol Aging*, 32(7): 1207–1018.

Langbaum, J.B., Chen, K., Lee, W., et al. (2009) Categorical and correlational analyses of baseline fluorodeoxyglucose positron emission tomography images from the Alzheimer's Disease Neuroimaging Initiative (ADNI). *Neuroimage*, 45: 1107–1116.

Lim, A., Tsuang, D., Kukull, W., et al. (1999) Clinico-neuropathological correlation of Alzheimer's disease in a community-based case series. *J Am Geriatr Soc*, 47: 564–569.

Lobotesis, K., Fenwick, J.D., Phipps, A., et al. (2001) Occipital hypoperfusion on SPECT in dementia with Lewy bodies but not AD. *Neurology*, 56: 643–649.

Lopponen, M., Raiha, I., Isoaho, R., et al. (2003) Diagnosing cognitive impairment and dementia in primary health care—a more active approach is needed. *Age Ageing*, 32: 606–612.

Lustig, C., Snyder, A.Z., Bhakta, M., et al. (2003) Functional deactivations: change with age and dementia of the Alzheimer type. *Proc Natl Acad Sci USA*, 100: 14504–14509.

Ma, J., Brewer, H.B., Jr., and Potter, H. (1996) Alzheimer A beta neurotoxicity: promotion by antichymotrypsin, APOE4; inhibition by A beta-related peptides. *Neurobiol Aging*, 17: 773–780.

Machulda, M.M., Ward, H.A., Borowski, B., et al. (2003) Comparison of memory fMRI response among normal, MCI, and Alzheimer's patients. *Neurology*, 61: 500–506.

Magistretti, P.J. and Pellerin, L. (1999) Cellular mechanisms of brain energy metabolism and their relevance to functional brain imaging. *Philos Trans R Soc Lond B Biol Sci*, 354: 1155–1163.

Mahley, R.W. (1988) Apolipoprotein E: Cholesterol transport protein with expanding role in cell biology. *Science*, 240: 622–630.

Mahley, R.W. and Rall, S.C., Jr. (2000) Apolipoprotein E: Far more than a lipid transport protein. *Annu Rev Genomics Hum Genet*, 1: 507–537.

Masterman, D.L., Mendez, M.F., Fairbanks, L.A., and Cummings, J.L. (1997) Sensitivity, specificity, and positive predictive value of technetium 99-HMPAO SPECT in discriminating Alzheimer's disease from other dementias. *J Geriatr Psychiatry Neurol*, 10: 15–21.

McKeith, I.G. (2006) Consensus guidelines for the clinical and pathologic diagnosis of dementia with Lewy bodies (DLB): report of the Consortium on DLB International Workshop. *J Alzheimers Dis*, 9: 417–423.

McKeith, I.G., Dickson, D.W., Lowe, J., et al. (2005) Diagnosis and management of dementia with Lewy bodies: third report of the DLB Consortium. *Neurology*, 65: 1863–1872.

McKeith, I., O'Brien, J., Walker, Z., et al. (2007) Sensitivity and specificity of dopamine transporter imaging with 123I-FP-CIT SPECT in dementia with Lewy bodies: a phase III, multicentre study. *Lancet Neurol*, 6: 305–313.

McKhann, G., Drachman, D., Folstein, M., et al. (1984) Clinical diagnosis of Alzheimer's disease: report of the NINCDS-ADRDA Work Group under the auspices of Department of Health and Human Services Task Force on Alzheimer's Disease. *Neurology*, 34: 939–944.

McNeill, R., Sare, G.M., Manoharan, M., et al. (2007) Accuracy of single-photon emission computed tomography in differentiating frontotemporal dementia from Alzheimer's disease. *J Neurol Neurosurg Psychiatry*, 78: 350–355.

Messa, C., Perani, D., Lucignani, G., et al. (1994) High-resolution technetium-99m-HMPAO SPECT in patients with probable Alzheimer's disease: comparison with fluorine-18-FDG-PET. *J Nucl Med*, 35: 210–216.

Mielke, R. and Heiss, W.D. (1998) Positron emission tomography for diagnosis of Alzheimer's disease and vascular dementia. *J Neural Transm Suppl*, 53: 237–250.

Mielke, R., Pietrzyk, U., Jacobs, A., et al. (1994) HMPAO SPET and FDG-PET in Alzheimer's disease and vascular dementia: comparison of perfusion and metabolic pattern. *Eur J Nucl Med*, 21: 1052–1060.

Miller, S.L., Celone, K., DePeau, K., et al. (2008a) Age-related memory impairment associated with loss of parietal deactivation but preserved hippocampal activation. *Proc Natl Acad Sci USA*, 105: 2181–2186.

Miller, S.L., Fenstermacher, E., Bates, J., et al. (2008b) Hippocampal activation in adults with mild cognitive impairment predicts subsequent cognitive decline. *J Neurol Neurosurg Psychiatry*, 79: 630–635.

Minoshima, S. (2003) Imaging Alzheimer's disease: clinical applications. *Neuroimaging Clin N Am*, 13: 769–780.

Minoshima, S., Giordani, B., Berent, S., et al. (1997) Metabolic reduction in the posterior cingulate cortex in very early Alzheimer's disease. *Ann Neurol*, 42: 85–94.

Minoshima, S., Foster, N.L., Sima, A.A., et al. (2001) Alzheimer's disease versus dementia with Lewy bodies: cerebral metabolic distinction with autopsy confirmation. *Ann Neurol*, 50: 358–365.

Mintun, M.A., Larossa, G.N., Sheline, Y.I., et al. (2006) [11C]PiB in a nondemented population: potential antecedent marker of Alzheimer disease. *Neurology*, 67: 446–452.

Mirra, S.S., Heyman, A., McKeel, D., et al. (1991) The Consortium to Establish a Registry for Alzheimer's Disease (CERAD). Part II. Standardization of the neuropathologic assessment of Alzheimer's disease. *Neurology*, 41: 479–486.

Mirra, S.S., Hart, M.N., and Terry, R.D. (1993) Making the diagnosis of Alzheimer's disease. A primer for practicing pathologists. *Arch Pathol Lab Med*, 117: 132–144.

Mosconi, L., Perani, D., Sorbi, S., et al. (2004) MCI conversion to dementia and the APOE genotype: a prediction study with FDG-PET. *Neurology*, 63: 2332–2340.

Mosconi, L., Sorbi, S., de Leon, M.J., et al. (2006) Hypometabolism exceeds atrophy in presymptomatic early-onset familial Alzheimer's disease. *J Nucl Med*, 47: 1778–1786.

Mosconi, L., Brys, M., Switalski, R., et al. (2007) Maternal family history of Alzheimer's disease predisposes to reduced brain glucose metabolism. *Proc Natl Acad Sci USA*, 104: 19067–19072.

Mosconi, L., Mistur, R., Switalski, R., et al. (2009a) Declining brain glucose metabolism in normal individuals with a maternal history of Alzheimer disease. *Neurology*, 72: 513–520.

Mosconi, L., Mistur, R., Switalski, R., et al. (2009b) FDG-PET changes in brain glucose metabolism from normal cognition to pathologically verified Alzheimer's disease. *Eur J Nucl Med Mol Imaging*, 36: 811–822.

Moulin-Romsee, G., Maes, A., Silverman, D., et al. (2004) Cost-effectiveness of 18F-fluorodeoxyglucose positron emission tomography in the assessment of early dementia from a Belgian and European perspective. *Eur J Neurol*, 12: 254–263.

Moulin-Romsee G, Maes A, Silverman D, Mortelmans L, and Van Laere K. (2005) Cost-effectiveness of 18F-fluorodeoxyglucose positron emission tomography in the assessment of early dementia from a Belgian and European perspective. *Eur. J. Neurol*, 12(4): 254–263.

Mueller, S.G., Weiner, M.W., Thal, L.J., et al. (2006) Ways toward an early diagnosis in Alzheimer's disease: the Alzheimer's Disease Neuroimaging Initiative (ADNI). *Alzheimers Dement*, 1: 55–66.

Neary, D., Snowden, J.S., Gustafson, L., et al. (1998) Frontotemporal lobar degeneration: A consensus on clinical diagnostic criteria. *Neurology*, 51: 1546–1554.

Nikisch, G., Hertel, A., Kiessling, B., et al. (2008) Three-year follow-up of a patient with early-onset Alzheimer's disease with presenilin-2 N141I mutation—case report and review of the literature. *Eur J Med Res*, 13: 579–584.

Nobili, F., Salmaso, D., Morbelli, S., et al. (2008) Principal component analysis of FDG-PET in amnestic MCI. *Eur J Nucl Med Mol Imaging*, 35: 2191–2202.

O'Brien, J.T., Colloby, S., Fenwick, J., et al. (2004) Dopamine transporter loss visualized with FP-CIT SPECT in the differential diagnosis of dementia with Lewy bodies. *Arch Neurol*, 61: 919–925.

Pakrasi, S. and O'Brien, J.T. (2005) Emission tomography in dementia. *Nucl Med Commun*, 26: 189–196.

Persson, J., Lind, J., Larsson, A., et al. (2008) Altered deactivation in individuals with genetic risk for Alzheimer's disease. *Neuropsychologia*, 46: 1679–1687.

Petersen, R.C. (2000) Mild cognitive impairment: transition between aging and Alzheimer's disease. *Neurologia*, 15: 93–101.

Petersen, R.C., Smith, G.E., Waring, S.C., et al. (1999) Mild cognitive impairment: clinical characterization and outcome. *Arch Neurol*, 56: 303–308.

Petersen, R.C., Stevens, J.C., Ganguli, M., et al. (2001) Practice parameter: early detection of dementia: mild cognitive impairment (an evidence-based review). Report of the Quality Standards Subcommittee of the American Academy of Neurology. *Neurology*, 56: 1133–1142.

Petrella, J.R., Coleman, R.E., and Doraiswamy, P.M. (2003) Neuroimaging and early diagnosis of Alzheimer disease: a look to the future. *Radiology*, 226: 315–336.

Phelps, M.E., Schelbert, H.R., and Mazziotta, J.C. (1983) Positron computed tomography for studies of myocardial and cerebral function. *Ann Intern Med*, 98: 339–359.

Pihlajamaki, M., DePeau, K.M., Blacker, D., and Sperling, R.A. (2008) Impaired medial temporal repetition suppression is related to failure of parietal deactivation in Alzheimer disease. *Am J Geriatr Psychiatry*, 16: 283–292.

Rabinovici, G.D. and Miller, B.L. (2010) Frontotemporal lobar degeneration: epidemiology, pathophysiology, diagnosis, and management. *CNS Drugs*, 24: 375–398.

Raichle, M.E., MacLeod, A.M., Snyder, A.Z., et al. (2001) A default mode of brain function. *Proc Natl Acad Sci USA*, 98: 676–682.

Reiman, E.M. (2007) Linking brain imaging and genomics in the study of Alzheimer's disease and aging. *Ann NY Acad Sci*, 1097: 94–113.

Reiman, E.M., Caselli, R.J., Yun, L.S., et al. (1996) Preclinical evidence of Alzheimer's disease in persons homozygous for the epsilon 4 allele for apolipoprotein E. *N Engl J Med*, 334: 752–758.

Reiman, E.M., Caselli, R.J., Chen, K., et al. (2001) Declining brain activity in cognitively normal apolipoprotein E varepsilon 4 heterozygotes: a foundation for using positron emission tomography to efficiently test treatments to prevent Alzheimer's disease. *Proc Natl Acad Sci USA*, 98: 3334–3339.

Reiman, E.M., Chen, K., Alexander, G.E., et al. (2004) Functional brain abnormalities in young adults at genetic risk for late-onset Alzheimer's dementia. *Proc Natl Acad Sci USA*, 101: 284–289.

Reiman, E.M., Chen, K., Alexander, G.E., et al. (2005) Correlations between apolipoprotein E epsilon4 gene dose and brain-imaging measurements of regional hypometabolism. *Proc Natl Acad Sci USA*, 102: 8299–8302.

Reiman, E.M., Langbaum, J.B., and Tariot, P.N. (2010) Alzheimer's prevention initiative: a proposal to evaluate presymptomatic treatments as quickly as possible. *Biomark Med*, 4: 3–14.

Rocher, A.B., Chapon, F., Blaizot, X., et al. (2003) Resting-state brain glucose utilization as measured by PET is directly related to regional synaptophysin levels: A study in baboons. *Neuroimage*, 20: 1894–1898.

Rombouts, S.A., Barkhof, F., Veltman, D.J., et al. (2000) Functional MR imaging in Alzheimer's disease during memory encoding. *Am J Neuroradiol*, 21: 1869–1875.

Rombouts, S.A., Barkhof, F., Goekoop, R., et al. (2005) Altered resting state networks in mild cognitive impairment and mild Alzheimer's disease: an fMRI study. *Hum Brain Mapp*, 26: 231–239.

Selkoe, D.J. (2000) The origins of Alzheimer disease: a is for amyloid. *J Am Med Assoc*, 283: 1615–1617.

Selkoe, D.J. (2002) Alzheimer's disease is a synaptic failure. *Science*, 298: 789–791.

Selkoe, D.J. (2008) Soluble oligomers of the amyloid beta-protein impair synaptic plasticity and behavior. *Behav Brain Res*, 192: 106–113.

Shagam, J.Y. (2009) The many faces of dementia. *Radiol Technol*, 81: 153–168.

Silverman, D.H. (2004) Brain 18F-FDG-PET in the diagnosis of neurodegenerative dementias: comparison with perfusion SPECT and with clinical evaluations lacking nuclear imaging. *J Nucl Med*, 45: 594–607.

Silverman, D.H., Small, G.W., Chang, C.Y., et al. (2001) Positron emission tomography in evaluation of dementia: regional brain metabolism and long-term outcome. *J Am Med Assoc*, 286: 2120–2127.

Silverman, D.H., Cummings, J.L., Small, G.W., et al. (2002a) Added clinical benefit of incorporating 2-deoxy-2-[18F]fluoro-D-glucose with positron emission tomography into the clinical evaluation of patients with cognitive impairment. *Mol Imaging Biol*, 4: 283–293.

Silverman, D.H., Gambhir, S.S., Huang, H.W., et al. (2002b) Evaluating early dementia with and without assessment of regional cerebral metabolism by PET: a comparison of predicted costs and benefits. *J Nucl Med*, 43: 253–266.

Small, S.A., Perera, G.M., DeLaPaz, R., et al. (1999) Differential regional dysfunction of the hippocampal formation among elderly with memory decline and Alzheimer's disease. *Ann Neurol*, 45: 466–472.

Small, G.W., Ercoli, L.M., Silverman, D.H., et al. (2000) Cerebral metabolic and cognitive decline in persons at genetic risk for Alzheimer's disease. *Proc Natl Acad Sci USA*, 97: 6037–6042.

Sorg, C., Riedl, V., Muhlau, M., et al. (2007) Selective changes of resting-state networks in individuals at risk for Alzheimer's disease. *Proc Natl Acad Sci USA*, 104: 18760–18765.

Sperling, R.A., Dickerson, B., Bates, J.F., et al. (2003) fMRI studies of associative encoding in young and elderly controls and mild Alzheimer's disease. *J Neurol Neurosurg Psychiatry*, 74: 44–50.

Sperling, R.A., Laviolette, P.S., O'Keefe, K., et al. (2009) Amyloid deposition is associated with impaired default network function in older persons without dementia. *Neuron*, 63: 178–188.

Staffen, W., Schonauer, U., Zauner, H., et al. (2006) Brain perfusion SPECT in patients with mild cognitive impairment and Alzheimer's disease: comparison of a semiquantitative and a visual evaluation. *J Neural Transm*, 113: 195–203.

Strittmatter, W.J., Saunders, A.M., Schmechel, D., et al. (1993) Apolipoprotein E: high-avidity binding to beta-amyloid and increased frequency of type 4 allele in late-onset familial Alzheimer disease. *Proc Natl Acad Sci USA*, 90: 1977–1981.

Talbot, P.R., Lloyd, J.J., Snowden, J.S., et al. (1998) A clinical role for 99mTc-HMPAO SPECT in the investigation of dementia? *J Neurol Neurosurg Psychiatry*, 64: 306–313.

Trivedi, M.A., Schmitz, T.W., Ries, M.L., et al. (2006) Reduced hippocampal activation during episodic encoding in middle-aged individuals at genetic risk of Alzheimer's disease: a cross-sectional study. *BMC Med*, 4: 1.

van Straaten, E.C., Scheltens, P., Knol, D.L., et al. (2003) Operational definitions for the NINDS-AIREN criteria for vascular dementia: an interobserver study. *Stroke*, 34: 1907–1912.

Wang, L., Zang, Y., He, Y., et al. (2006) Changes in hippocampal connectivity in the early stages of Alzheimer's disease: evidence from resting state fMRI. *Neuroimage*, 31: 496–504.

Wang, K., Liang, M., Wang, L., et al. (2007) Altered functional connectivity in early Alzheimer's disease: a resting-state fMRI study. *Hum Brain Mapp*, 28: 967–978.

Weisman, D., Cho, M., Taylor, C., et al. (2007) In dementia with Lewy bodies, Braak stage determines phenotype, not Lewy body distribution. *Neurology*, 69: 356–359.

Yoshita, M., Taki, J., Yokoyama, K., et al. (2006) Value of 123I-MIBG radioactivity in the differential diagnosis of DLB from AD. *Neurology*, 66: 1850–1854.

Zamrini, E., de Santi, S., and Tolar, M. (2004) Imaging is superior to cognitive testing for early diagnosis of Alzheimer's disease. *Neurobiol Aging*, 25: 685–691.

第三节　淀粉样蛋白成像

Anil K. Nair, Marwan N. Sabbagh

引言

阿尔茨海默病（AD）的诊断和治疗因缺乏针对其病理改变的无创生物标志物而受到阻碍，临床医生需要诊断性生物标志物来识别有 AD 病理改变的患者。目前脑淀粉样蛋白沉积的生物标志物可以通过脑脊液 β 淀粉样蛋白（Aβ）42 或放射性标记的正电子发射断层扫描（PET）成像来测量。本章主要介绍当前的淀粉样蛋白成像技术，它所用的试剂包括 ^{11}C 标记的（^{11}C）试剂如匹茨堡化合物 B（11C-PiB）或 ^{18}F- 配体（^{18}F）如 Florbetapir F 18（^{18}F-AV-45）、^{18}F-utemetamol（^{18}F-GE067）、Florbetaben（^{18}F-BAY94-9172）、^{18}F-FDDNP 和 NAV。其中，PiB 是世界上目前研究最多的与 Aβ 结合的 PET 放射性药物，通过 PET 显示的含有 Aβ 的淀粉样蛋白斑块与活体（^{11}C）PiB 滞留情况之间的直接相关性，该药物可将 AD 患者不同脑区与 PiB 结合的组织和生化特性清晰的展现出来。但由于 ^{11}C 并不适合商业化，因此研究者们正在针对（^{18}F）3'-F-PiB（Flutemetamol）、^{18}F-AV-45（Florbetapir）和 ^{18}F-AV-1（Florbetaben）积极开展 Ⅱ 和 Ⅲ 期临床试验。

研究结果已经显示，这些能够评估 AD 和轻度认知障碍（MCI）脑内 Aβ 含量的 PET 放射性药物，对于临床中活体检测脑淀粉样病理改变将会非常重要。此外，早期 PET 淀粉样蛋白成像将有助于测试目前正处于临床试验阶段的抗淀粉样蛋白疗法的有效性。

AD 是老年痴呆最常见的病因，在美国有超过 400 万痴呆患者，在欧洲大约有 730 万痴呆患者（Wilmo 和 Prince，2010）。尽管基于专家共识的诊断标准（McKhann 等，1984；美国精神病学协会，2000 年）与病理学金标准相比已经相当准确（Jobst 等，1998；Knopman 等，2001），但仍有约 10% 的社区老年痴呆患者未能得到确诊（Solomon 等，2000；Lopponen 等，2003），同时可能有高达 33% 的轻度痴呆病例不能做出临床诊断（Lopponen 等，2003）。此外，医疗系统也没有足够的资源定期将有记忆损害主诉的老年人转诊给专家进行评估。

而且，经过详细评估后人们发现，许多患者虽然有认知障碍，但还不能诊断为痴呆，因此并不符合 AD 的诊断标准（例如 MCI 患者），其中一部分（但不是全部）患者会在 3~5 年进展为 AD（Petersen 等，2001a）。可靠的生物标志物可以通过识别疾病相关的病理改变来帮助诊断，也可用于早期识别上述那些有 AD 风险的高危人群（Thal 等，2006）。

尽管 AD 的确切病因尚未明确，但 Aβ 在疾病发病机制中扮演了十分重要的角色。以淀粉样蛋白斑块形式沉积的 Aβ 是该疾病的特征之一，并且也是临床前期神经病理学诊断标准的关键组成部分（Mirra 等，1991；Hyman 和 Trojanowski，1997；Albert 等，2011；Pontecorvo 和 Mintun，2011）。大多数 AD 病例是散发的，但一些不常见的遗传性基因突变会导致出现 AD 的常染色体显性遗传形式，所有这些形式均直接或间接地增加特定形式 Aβ 肽的产生或沉积，并最终导致淀粉样斑块的形成（Hardy 和 Higgins，1992；Hardy 和 Selkoe，2002）。一种或多种人类突变基因的转基因小鼠也会出现淀粉样蛋白斑块，同时出现某些方面与 AD 行为 / 认知缺陷相似的临床表现（Hsiao，1998；Hock 等，2003；Gotz 等，2004）。最后，为了减少 Aβ 肽生成或增加 Aβ 清除的实验性治疗已经成功地逆转了这些小鼠的行为缺陷；其中一些治疗措施正在 AD 患者中进行测试（Hock 等，2003）。

目前在 AD 中最为广泛接受和验证的生物标志物包括影像和 CSF 化学分析两类（Shaw 等，2007；Hampel 等，2008）。不同的生物标志物可充当特定病理学改变的活体指示物。磁共振成像（MRI）上的脑萎缩测量是退行性神经变性病理学的生物标志物（Bobinski 等，2000；Gosche 等，2002；Jack 等，2002；Silbert 等，2003；Jagust 等，2008；Vemuri 等，2008；Whitwell 等，2008），而 PET 淀粉样蛋白成像（Klunk 等，2004；Edison 等，2007；Rowe 等，2007；Drzezga 等，2008；Ikonomovic 等，2008；Lei-nonen 等，2008；Frisoni 等，2009；Tolboom 等，2009）和脑脊液 Aβ42 水平降低则是脑内 Aβ 淀粉样变或 Aβ 负荷的指标。研究者们已经开发出多种评估淀粉样蛋白斑块的生物标志物（Thal 等，2006）。目前的 Aβ 成像技术特别适用于对神经退行性疾病的复杂或不典型病例进行评估。在未来，Aβ 成像可能将得到更广泛的应用，但仍需收集足够多的数据以全面评估其在神经退行性疾病的鉴别诊断、疾病进展监测、疗效评估（以及为患者进行个体化定制治疗）和预测高危群体方面的应用价值。

个体类淀粉样蛋白成像剂

与利用血浆或脑脊液中 $A\beta$ 水平间接评估脑淀粉样斑块的技术不同,利用放射性标记的 PET 示踪剂与淀粉样斑块中聚集的 $A\beta$ 肽结合的成像技术具有直接评估相关脑淀粉样斑块病理改变的潜力。

第一个成功应用于人体类淀粉样蛋白显像剂是 [18]氟标记 2-(1-{ 6-[(2-[氟 18]fluo-roethyl)(甲基)氨基]2-naphthyl {亚乙基)丙二腈(FDDNP),它是一种非特异性的细胞膜染色的氟化衍生物(Agdeppa 等,2001)。FDDNP 在体外与 $A\beta$、Tau 和朊蛋白的淀粉样蛋白构象结合(Agdeppa 等,2001;Bresjanac 等,2003)。2002 年 Shoghi-Jadid 等的研究结果显示,与 7 名正常对照相比,9 名 AD 患者脑内出现 PET 示踪剂结合增加(Shoghi-Jadid 等,2002)。示踪剂滞留最明显(比脑桥参考区域高 30%)的脑区是内侧颞叶皮质、海马以及杏仁核,这些区域也通常表现出显著的神经原纤维缠结;同时在额、颞和顶叶皮质的示踪剂滞留也比基线高 10%~15% 以上,而这些区域通常会同时出现 $A\beta$ 斑块沉积和神经原纤维缠结。其中一例患者后来的尸检结果提示,在其生存期间脑内 FDDNP-PET 信号增高的区域与尸检病理出现显著淀粉样斑块沉积和神经原纤维缠结的区域一致(Small 等,2006)。

[11]C 标记的显像剂

大多数 $A\beta$ 成像研究使用 C[11]-PiB 进行标记。[11]C 同位素的半衰期仅为 20 分钟,这使得具有 PET 扫描设备的研究机构在试剂制备和大规模配送方面受到严重限制。

PiB

PiB 是应用最广泛的研究淀粉蛋白成像的显像剂,这是一种类淀粉样蛋白结合染料 Thioavin-T 的类似物。它是第一种可以在 AD 患者中显示与已知尸检病理分布区域有明确对应关系的示踪剂。迄今为止,全世界可以进行[11C]PiB 扫描的 PET 中心(超过 40 个中心)已经完成了的[11C]PiB 扫描(>2 000 例)远比其他 $A\beta$ 示踪剂要更多。在体外,PiB 特异性结合 AD 大脑细胞外和血管内的 $A\beta$ 沉积(Bacskai 等,2003;Klunk 等,2003;Lockhart 等,2007;Ikonomovic 等,2008)。PiB 不能够与其他蛋白聚合物如 NFTs 或路易体产生显著的结合(Fodero-Tavoletti 等,2007;Lockhart 等,2007;Ikonomovic 等,2008),但可以非特异性的与脑白质结合,这可能是由于亲脂性化合物在脑白质会出现清除延迟的原因(FoderoTavoletti 等,2009)。2004 年,Klunk 等首次报道了 PiB-PET 的人体研究结果。

初步研究结果表明,AD 患者皮质中的放射性水平高于健康对照,这可能反映了 AD 患者皮质中 $A\beta$ 沉积增加以及随后与 PiB 的结合增加(Lopresti 等,2005)。尽管有这些令人鼓舞的结果,但 [11]C 同位素半衰期短(20 分钟)这一局限性可能会降低 ^{11}C-PiB 作为社区诊断筛查和治疗评估工具的价值。

PiB 沉积随 AD 进展(如从正常到遗忘型 MCI 再到 AD)遵循一种 “开关” 模式的方式,然而这一现象并未在病理标本上被发现(Mintun 等,2006;Kemp-painen 等,2007)。并且与对正常照相比,除了内侧颞叶之外,AD 患者大多数脑区均存在 PiB 信号,(Shin 等,2008),然而有相当数量的健康对照者 PiB 呈现阳性(Mintun 等,2006),而一些 AD 患者 PiB 却为阴性(Leinonen 等,2008)。

BF227

[C-11]BF-227(2-(2-[2- 二甲基氨基噻唑 -5-基]- 乙烯基)-6-(2- 氟乙氧基)苯并噁唑)是苯并噁唑化合物的新家族。该试剂由日本东北大学开发,目前已作为 $A\beta$ 显像剂用于检测致密淀粉样蛋白沉积物。BF227 在人类 AD 和帕金森病(PD)脑切片的免疫组织化学 / 荧光分析中分别标记了 $A\beta$ 斑块和路易体。这一研究结果表明[(18)F]-BF227 不是 $A\beta$ 选择性的。AD 患者在顶颞结合部、前额叶、楔前叶和后扣带回区的 BF-227 积聚量显著高于 NCn11($P<0.05$,$ext>200$)。在基于体素和感兴趣区域(ROI)的分析中,MCI 的结合情况处于 AD 和 NCn11 之间。ROI 感兴趣区的标准化摄取值(SUVR)值与 MMSE($P<0.05$)和逻辑记忆 II($P<0.05$)成绩呈负相关。目前正在研究 BF227 作为 PD 潜在生物标志物的可行性。

[18]F 标记的示踪剂

利用 [18]F- 标记的放射性示踪剂(如 ^{18}F-FDG)在商业上来说是可行的,并且可以通过区域回旋加速器中心为当地 PET 扫描仪提供放射性示踪剂。[18]F 有近 2 小时的半衰期,这使得它在合成后的 10 小时内均可以进行配送(以保质期为准)。较长的半衰期也允许我们在注射后更长的时间间隔内完成成像,这一点对于在注射后超过 90 分钟再成像以保证示踪剂达到最佳信噪比是非常有用的。另外,^{18}F 示踪剂通常可以在比 ^{11}C 示踪剂更高的特定活性下完成标记;因此,检查时只需要注入极低水平(通常小于 5μg)的未标记配体即可。

Flutemetamol

Flutemetamol 是另一种 PET 显像剂,目前通用电气医疗集团(GE)正在进行它的 III 期试验。它通过对活体人脑组织的成像来鉴定其对 Aβ 的摄取能力(Vandenberghe 等,2010)。2002 年,GE 医疗集团获得了硫黄素 -T(Thioflavin-T)衍生物的专利权和专有技术的许可。^{18}F Flutemetamol 与(11)C-PiB 母体分子在相同受试者中的表现类似,并有较高的重测信度,在临床和研究应用方面其便利性更好。在一项 II 期临床研究中,纳入了 27 例临床早期很可能 AD、20 例遗忘性 MCI、15 例 55 岁以上认知完整的健康志愿者(HVs)以及 10 例 55 岁以下 HVs。在对(18)F-Flutemetamol 扫描结果进行的视觉盲评中,有 25 例 AD 被认为出现结合升高,而 15 例老年 HV 中仅有 1 例被认为升高,这相对于 SOT 意味着 93.1% 的灵敏度和 93.3% 的特异度。(18)F-Flutemetamol 的 SUVR 与(11)C-PiB 的 SUVR 之间的相关系数介于 0.89 至 0.92 之间,局部 SUVR 的重测变异性为 1%~4%。

FDDNP

FDDNP 或 2-(1-{6-[(2-[F-18]氟乙基)(甲基)氨基]-2-[萘基}亚乙基)丙二腈(Agdeppa 等,2001;2006;等,2007;Shin 等,2008)PET 在进展期 AD 的活体脑中展现了 β 淀粉样蛋白斑块(Aβ)和 NFT 的详细可视化分布模式图(Braskie 等,2010)。FDDNP 与皮质 NFTs 的结合有助于判断 FDDNP 大脑结合模式是否与 AD 模式一致,因此可能是对淀粉样蛋白成像扫描的一个补充。PIB 的结合模式不同于 FDDNP,并不遵循已被神经病理证实的病理进展方式(Braak 和 Braak,1991),对这一差异的解释之一是 PiB 可能不与 NFTs 结合,而 FDDNP 可与 NTFs 结合(Shin 等,2008;Tolboom 等,2009)。

Florbetapir

Florbetapir F 18 是 ^{18}F 标记的新型淀粉样蛋白结合剂(Zhang 等,2005,2006)。由于 ^{18}F 有 110 分钟的放射性半期,因此可以进行区域性的试剂制备和配送,从而降低成本并增加 PET 成像中心的数量。目前研究表明,Florbetapir F 18 标记淀粉样蛋白斑块的方式与 PiB 类似,并具有作为 AD 患者活体 Aβ 成像剂的潜力。Florbetapir F 18 在结合 Kd 为 3.1 nM 的淀粉样蛋白斑块方面显示出较高的亲和力和特异性,因此有望成为认知功能障碍患者淀粉样蛋白沉积的影像生物标志物。体外放射自显影研究进一步证实,当在示踪剂浓度下应用时,Florbetapir F 18 在经病理学确认的 AD 脑切片中成功标记了 Aβ 淀粉样斑块。Florbetapir F 18(称为 "AV-45")的非放射性版本可以在高浓度条件下制备,并且对所有其他中枢神经系统和心血管受体(包括 hERG 钾通道结合位点)的亲和力都非常低甚至无亲和力。研究者基于最大剂量(MHD)50μg 的单次剂量(高达 100×)和 28 天重复剂量(高达 25×)对大鼠进行了 AV-45 潜在毒性测试。在这两部分研究中,大鼠的行为、大体病理学或组织学检测都没有观察到临床相关的副作用。因此,在这两项研究中,无不良反应水平(NOAEL)均达到或高于最高剂量水平(急性 100×MHD,重复剂量 25×MHD,异速增长)。另有研究者在 Beagle 犬中进行了 14 天和 28 天的重复剂量静脉内注射毒性研究,结果显示在所给定的任何剂量下,基于临床观察、体重、大体病理学或组织病理学均未发现显著的不良反应(最高剂量水平是 8.7× 和 25×MHD,异速增长)。在每个大鼠和犬的毒性研究中,NOAEL 被确定为等于或高于测试的最高剂量水平。潜在的遗传毒性也已经在体外和体内试验中进行了测试。细菌回复突变试验结果显示在 5 个测试菌株中有 2 个呈阳性反应。人类外周淋巴细胞染色体畸变试验显示,治疗 3 小时后,与试验制品相关的结构异常细胞的百分比没有统计学意义上的显著增加,但在暴露 22 小时后出现了有统计学意义的显著阳性结果。在体内微核试验中,Florbetapir F 18 在连续 3 天以最高实际可达剂量(83×MHD)给药时没有发现基因毒性证据。体外细菌突变和染色体畸变分析以及体内微核研究结果之间的差异可能与不同测试系统中靶细胞的暴露条件存在差异有关。AV-45 在体内清除迅速,而体外实验采用的方式是静态和长期暴露于测试物和(或)代谢产物。研究者对植入皮下遥测装置的比格犬进行了针对心血管安全性和呼吸功能的测试,并给予相当于 25、50 和

100×MHD（异速增长）的 AV-45 剂量,结果并没有观察到与测试药物有关的不良心血管或呼吸系统副作用。在上述研究中,所有动物及所有时间段均没有观察到有生物学意义的显著的 QTc 延长。为了确定常用药物和候选药物对 Florbetapir F 18 与 $A\beta$ 结合能力的影响,一项体外药物相互作用研究采用了组织结合试验和体外膜放射自显影技术,结果表明,在有治疗意义的浓度水平上,无任何一种试验药物对 Florbetapir F 18 与 $A\beta$ 的结合能力产生干扰。Florbetapir 于 2012 年被 FDA 批准用于临床,其商品名为 "Amyvid"。

Florbetaben

与尸检病理学相比,Florbetaben（BAY 94-9172 或 ZK 6013443）是用于检测或排除大脑 β 淀粉样蛋白的另一种 PET 显像剂。Florbetaben（18F）也是在临床上一种很有前途的 18F 标记的淀粉样蛋白 -β 靶向 PET 示踪剂（Villemagne 等,2011）。一项相关研究比较了 81 例可能 AD 和 69 健康对照,对 PET 扫描的独立视觉评估显示,其从健康对照中识别 AD 的敏感性为 80%（95%CI 为 71~89）,特异性为 91%（84~98）（Barthel 等,2011）。AD 所有新皮质灰质区的 SUVR 均高于健康对照组（$P<0.000\ 1$）,而后扣带回是最有价值的鉴别脑区。局部的 SUVR 的线性判别分析的灵敏性为 85%,特异性为 91%。局部 SUVR 与 MMSE、单词记忆和单词回忆得分等认知功能相关（$r=0.27$~0.33, $P\le0.021$）。在 PET 显像阳性的被试中,APOE P4 出现率较显像呈阴性的被试更高（AD 中为 65% 对 22%[$P=0.027$]；健康对照者中为 50% 比 16%[$P=0.074$]）。研究中未出现安全问题。

NAV4694

NAV4694（2-（2- 氟 -6- 甲基氨基吡啶 -3- 基）-1- 苯并呋喃 -5- 醇或[18F]NAV4694 或 AZD4694）是另一种很有前景的 ^{18}F- 标记的 $A\beta$PET 示踪剂。针对[18F]NAV4694 进行的初步研究确认了其良好的耐受性和信噪比,而且与正在开发的其他 $A\beta$ 示踪剂相比,该示踪剂似乎在白质区域摄取更少。一项纳入了 24 名受试者（10 名 AD,10 名老年 HV 和 4 名年轻 HV）的 2 期临床研究利用包括简单 SUVR 在内的各种方法来定量分析[18F]

AZD4694 标记的 $A\beta$ 沉积,结果发现该示踪剂可有效区分 AD 受试者与正常老年对照者和年轻的对照者。其重测信度很好（3%~5%,大多数区域和方法的组内相关系数为 0.96~1.00）,耐受性良好且没有相关不良事件。研究显示[18F]NAV4694 可特异性与已知的 $A\beta$ 沉积区域结合,相对白质具有较高的特异性。因此该示踪剂在检测微量 $A\beta$ 斑块和随时间变化的斑块负荷方面可能具有更高的敏感性。这可能比目前正在开发的其他示踪剂更有优势,并且可以保证核临床医师更容易和更可靠地获取图像。

淀粉样蛋白成像的病例研究

我们接下来描述 3 个临床病例,其中淀粉样蛋白成像具有重要的诊断价值。Thealzcenter.org 诊所使用蒙特利尔临床认知评估量表（MOCA）进行定期临床评估,这种评估更适合轻度记忆损害的患者。

病例 1: JW 女士, MOCA 18 分, 淀粉样蛋白成像阴性

患者 JW 女士,77 岁,来 thealzcenter.org 诊所的就诊原因：MCI 或不确定病因的早期痴呆,有 AD 家族史。她的丈夫之前也曾被诊断患有 AD。患者接受处方阿片类制剂治疗疼痛,服用包括奎硫平、多塞平和劳拉西泮在内的精神科药物治疗双相抑郁伴焦虑症,并且患有睡眠呼吸暂停综合征。经评估,患者有轻微的帕金森综合征表现,她还曾患有不宁腿综合征。她在住院期间有过幻视,但并不是经常出现。在完成扫描之时,即使在将精神病药物减量和控制睡眠呼吸暂停症状之后,她的 MOCA 评分从之前基线时的 25/30 下降到了 18 分。诊断考虑为痴呆,因为这种情况已明显干扰了她的日常生活功能独立性。她的临床痴呆评分（CDR）为 0.5；画钟测试评分（CDT）3 分 / ADL 12/12, IADL 15/16（图 7.11 上面一行）。淀粉样蛋白 PET 扫描结果为阴性（图 7.12 和图 7.13 上面一行）。结合淀粉蛋白成像结果后,AD 的诊断被排除。她开始服用抗帕金森药物。后期 MOCA 评估显示患者认知状态改善,分数提高到 25/30,之后在 VNA 和医疗保健措施帮助下能在社区中独立生活。

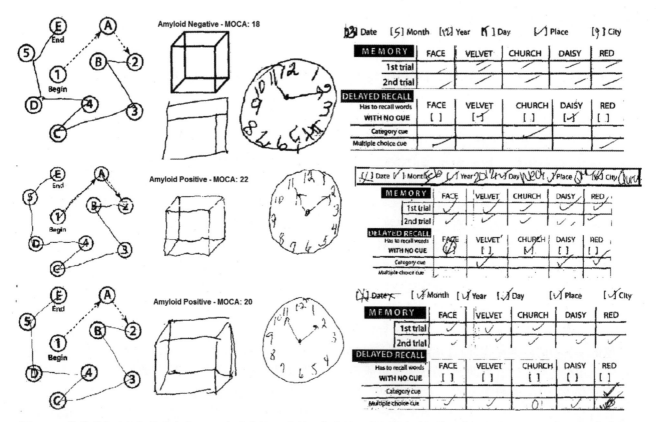

图 7.11 蒙特利尔认知评估量表（MoCA）对病例 1、病例 2 和病例 3 进行测试的细节。第一行是 JW 女士进行的测试，中间行是 PS 先生，底行是 EC 女士。在没有淀粉样蛋白成像结果的情况下，执行功能和记忆测试的表现可能会对患者的分类起到错误的提示作用。淀粉样蛋白阳性患者的执行功能较阴性者保存更完整。所有被试的即刻记忆均保留较好。短时自由延迟回忆在所有受试者中都受到损害，然而经提示均可成功回忆，这也导致了临床诊断的不确定性，因此适合使用淀粉样蛋白成像来进一步明确诊断

病例 2：PS 先生，MOCA 22 分，淀粉样蛋白 PET 扫描阳性

患者 PS 先生，76 岁，有长期抑郁症、睡眠呼吸暂停、腹泻和尿失禁等过去史，因进行性家居生活功能下降而被送到 alzcenter.org 记忆诊所。他的 MOCA 是 22/30，CDR 1.0；CDT 2/3；日常生活能力量表（ADL）12/12，工具性 ADL（IADL）15/16（参见图 7.11 中间行）。神经心理测试并不能确诊病因，但结果支持 AD 或痴呆的诊断，其定向力、注意力、语言、记忆、视空间功能均存在障碍，并有抑郁和执行功能下降。然而，患者家庭成员和本人均不同意这个诊断，因为他能够弥补这些不足，并能保持日常生活功能的独立性。他甚至还在经营着自己的生意，而这个诊断会给他的生意带来重要的影响。MRI 未发现血管性因素，只显示轻至中度的小血管疾病。实验室检查未显示甲状腺功能、莱姆病和其他可逆性痴呆的病因。脑脊液测定提示淀粉样蛋白和 Tau，但不足以确定 AD 诊断。由于心脏

伴随疾病问题，如服用乙酰胆碱酯酶抑制剂，该患者出现副作用的风险很高，因此对其进行了淀粉样蛋白扫描，结果发现脑淀粉样蛋白沉积呈阳性（见图 7.12、图 7.13 中间行）。由于这些附加信息，根据新的诊断标准他被诊断为临床早期 AD。患者开始服用乙酰胆碱酯酶抑制剂，但因出现腹泻而导致无法增加剂量。最终患者参加了早期 AD 临床试验。患者在没有经济损失的情况下结束了他的生意，并保留了他的财富，甚至与 IRS 达成和解，现在已愉快地步入退休生活。经过 2 年稳定后，他目前还能完成大多数日常生活的项目，但是在与他讨论了 PET 扫描结果后，他选择放弃了驾驶汽车。

病例 3：EC 女士，MOCA 20 分，淀粉蛋白成像阳性

患者 EC 女士，62 岁，因记忆力减退来而浏览医学网站，登录网站 thealzcenter.org 进行查询。她

在很多方面出现明显的功能障碍,包括定向力、注意力、语言、记忆、视空间功能和执行功能。但这些障碍似乎并没有对她日常生活独立性产生显著影响。她的 MOCA 是 20/30,CDR 0.5;CDT 2/3(参见图 7.11 底下一行)。尽管潜在的病因可能包括 AD,但是由于她的日常生活能力保留较好,因此该诊断有很大的不确定性。临床上并未发现她有路易体痴呆、血管性痴呆和其他可逆性痴呆如甲状腺功能异常、传染性或脱髓鞘疾病的特征。此外,她的实验室和 MRI 检查结果也没有提供任何额外信息,她的神经心理学测试结果也是不确定的。在随后的访视中,MOCA 测试自发提高到 25 分。患者及其家庭成员想知道潜在病因,但不想做腰椎穿刺,所以做了淀粉样扫描,结果提示为阳性(图 7.12 和图 7.13 底下一行)。其临床诊断修改为由 AD 导致的 MCI。由于患者的无私奉献,她选择加入了一项旨在预防 AD 的临床试验,尽管该试验将包括一系列的腰椎穿刺,而且她觉得加入这项试验可能并不会对自己有帮助,但她认为这可能会帮助到其他人,包括她的子女或孙辈。2 年后,她仍然有遗忘型 MCI 表现,临床记忆测试提示认知功能没有明显下降。

结论

脑淀粉样蛋白成像技术及其在痴呆高风险人群中的应用是神经科学的重大进展。对大脑病理性蛋白聚集物的检测和量化有助于利用新的生物制剂大幅推进对该人群的早期检测和有效治疗。标记 PiB 结合物特别是 $A\beta$- 淀粉样蛋白($A\beta$)沉积物的多个示踪剂是认知正常的老年人以及 MCI 和 AD 患者中 $A\beta$ 病理改变的敏感标记物。在从正常老化到 AD 这个连续变化过程中,淀粉样蛋白 PET 成像为我们提供了一个强大的工具来活体检测淀粉样蛋白沉积与临床症状以及脑结构和功能变化之间的关系。淀粉样蛋白成像研究支持一个与心脏疾病中的胆固醇或高血压类似的风险评估模型;淀粉样蛋白沉积是发展为痴呆过程中的早期事件。这一变化在认知正常的个体中开始隐匿出现,伴随着亚临床或很轻微的认知减退,最终导致大脑出现早期 AD 的功能和结构改变。随着患者进展至痴呆,临床功能的下降和神经变性逐渐加速,并且独立于淀粉样蛋

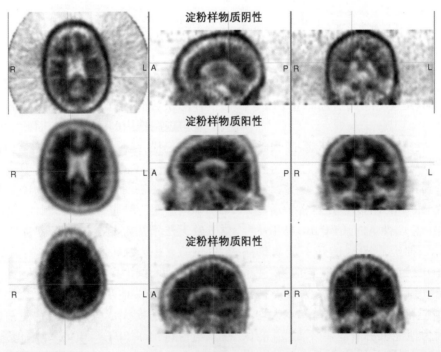

图 7.12　病例 1、病例 2 和病例 3 的淀粉样蛋白成像。第一行是 JW 女士,中间行是 PS 先生,底行是 EC 女士。即使大脑淀粉样物质沉积显著,但是淀粉样蛋白阳性患者仍可以比淀粉样蛋白阴性患者在执行功能测试中表现更优,然而记忆能力表现更差,这导致了临床诊断的不确定性。淀粉样蛋白扫描有利于这 3 例患者的早期诊断和正确治疗

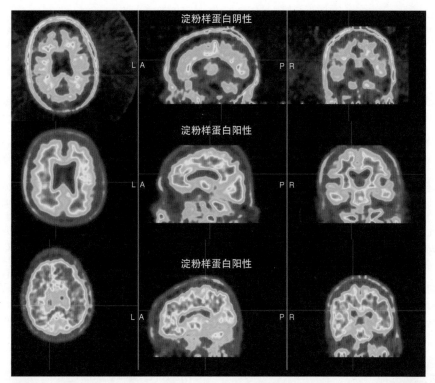

图 7.13 病例 1、病例 2 和病例 3 的淀粉样蛋白成像的伪彩色图。第一行是 JW 女士,中间行是 PS 先生,底行是 EC 女士。尽管这些图像进一步突出显示了淀粉样蛋白积累的显著差异,但仍建议将黑白图像用于淀粉样蛋白图像的诊断性视觉评估和评级。这是为了在产生伪彩色图的过程中尽量将机器和操作者因素误差最小化,以免导致评分者之间出现更大的变异性

白沉积而进展,这一过程可能是不可逆的。未来,在选择抗淀粉样蛋白治疗的患者时,淀粉样蛋白成像可能会成为临床评估的一个有益补充,而 MRI 和 FDG-PET 可能比认知测试更适合作为临床进展的标志物。

(徐丽莹 译,周波 校)

参考文献

Agdeppa, E.D., Kepe, V., et al. (2001) Binding characteristics of radiofluorinated 6-dialkylamino-2-naphthylethylidene derivatives as positron emission tomography imaging probes for beta-amyloid plaques in Alzheimer's disease. *J Neurosci*, 21 (24): RC189.

Albert, M., DeKosky, S., Dickson, D., et al. (2011) The diagnosis of mild cognitive impairment due to Alzheimer's disease: recommendations from the National Institute on Aging—Alzheimer's Association workgroups on diagnostic guidelines for Alzheimer's disease. *Alzheimer's Dement*, 7 (3): 270–279.

American Psychiatric Association. (2000) Dementia. In: Diagnostic and Statistical Manual-IV-TR, pp. 147–158. Arlington, VA: American Psychiatric Association.

Avid Radiopharmaceuticals, Inc (2008) *18F-AV-45 FDA-Advisory Committee Background Document*. FDA Advisory Committee Meeting, October 23, 2008.

Bacskai, B.J., Hickey, G.A., et al. (2003) Four-dimensional multi-photon imaging of brain entry, amyloid binding, and clearance of an amyloid-beta ligand in transgenic mice. *Proc Natl Acad Sci USA*, 100 (21): 12462–12467.

Barthel, H., Gertz, H., Dresel, S., et al. (2011) Cerebral amyloid-β PET with Florbetaben (18F) in patients with Alzheimer's disease and healthy controls: a multicentre phase 2 diagnostic study. *Lancet Neurol*, 10 (5): 424–435.

Bobinski, M., de Leon, M.J., Wegiel, J., et al. (2000) The histological validation of post-mortem magnetic resonance imaging-determined hippocampal volume in Alzheimer's disease. *Neuroscience*, 95: 721–725.

Braak, H. and Braak, E. (1991) Neuropathological staging of Alzheimer-related changes. *Acta Neuropathol (Berl)*, 82: 239–259.

Braskie, M.N., Klunder, A.D., Hayashi, K.M., et al. (2010) Plaque and tangle imaging and cognition in normal aging and Alzheimer's disease. *Neurobiol Aging* 31: 1669–1678.

Bresjanac, M., Smid, L.M., et al. (2003) Molecular-imaging probe 2-(1-[6-[(2-fluoroethyl)(methyl) amino]-2-naphthyl]ethylidene) malononitrile labels prion plaques in vitro. *J Neurosci*, 23 (22): 8029–8033.

Buchhave, P., Blennow, K., Zetterberg, H., et al. (2009) Longitudinal study of CSF biomarkers in patients with Alzheimer's disease. *PLoS One*, 4: e6294.

Clark, C.M., Xie, S., Chittams, J., et al. (2003) Cerebrospinal fluid tau and beta-amyloid: how well do these biomarkers reflect autopsy-confirmed dementia diagnoses? *Arch Neurol*, 60: 1696–1702.

Drzezga, A., Grimmer, T., Henriksen, G., et al. (2008) Imaging of amyloid plaques and cerebral glucose metabolism in semantic dementia and Alzheimer's disease. *Neuroimage*, 39: 619–633.

Edison, P., Archer, H.A., Hinz, R., et al. (2007) Amyloid, hypometabolism, and cognition in Alzheimer disease: an [11C]PiB and [18F]FDG-PET study. *Neurology*, 68: 501–508.

Fodero-Tavoletti, M.T., Smith, D.P., et al. (2007) In vitro characterization of Pittsburgh compound-B binding to Lewy bodies. *J Neurosci*, 27 (39): 10365–10371.

Fodero-Tavoletti, M.T., Rowe, C.C., et al. (2009) Characterization of PiB binding to white matter in Alzheimer disease and other dementias. *J Nucl Med*, 50 (2): 198–204.

Frisoni, G.B., Lorenzi, M., Caroli, A., et al. (2009) In vivo mapping of amyloid toxicity in Alzheimer disease. *Neurology*, 72: 1504–1511.

Gosche, K.M., Mortimer, J.A., Smith, C.D., et al. (2002) Hippocampal volume as an index of Alzheimer neuropathology: findings from the Nun Study. *Neurology*, 58: 1476–1482.

Gotz, J., Streffer, J.R., David, D., et al. (2004) Transgenic animal models of Alzheimer's disease and related disorders: histopathology, behavior, and therapy. *Mol Psychiatry*, 9: 664–683.

Hampel, H., Burger, K., Teipel, S.J., et al. (2008) Core candidate neurochemical and imaging biomarkers of Alzheimer's disease. *Alzheimer's Dement*, 4: 38–48.

Hardy, J.A. and Higgins, G.A. (1992) Alzheimer's disease: the amyloid cascade hypothesis. *Science*, 256: 184–185.

Hardy, J. and Selkoe, D.J. (2002) The amyloid hypothesis of Alzheimer's disease: progress and problems on the road to therapeutics. *Science*, 297: 353–356.

Hock, C., Konietzko, U., Streffer, J.R., et al. (2003) Antibodies against beta-amyloid slow cognitive decline in Alzheimer's disease. *Neuron*, 38: 547–554.

Hsiao, K. (1998) Transgenic mice expressing amyloid precursor proteins. *Exp Gerontol*, 33: 883–889.

Hyman, B.T. and Trojanowski, J.Q. (1997) Consensus recommendations for the post-mortem diagnosis of Alzheimer disease from the National Institute on Aging and the Reagan Institute Working Group on diagnostic criteria for the neuropathological assessment of Alzheimer disease. *J Neuropathol Exp Neurol*, 56: 1095–1097.

Ikonomovic, M.D., Klunk, W.E., Abrahamson, E.E., et al. (2008) Post-mortem correlates of in vivo PiB-PET amyloid imaging in a typical case of Alzheimer's disease. *Brain*, 131: 1630–1645.

Jack, C.R., Jr., Dickson, D.W., Parisi, J.E., et al. (2002) Antemortem MRI findings correlate with hippocampal neuropathology in typical aging and dementia. *Neurology*, 58: 750–757.

Jagust, W.J., Zheng, L., Harvey, D.J., et al. (2008) Neuropathological basis of magnetic resonance images in aging and dementia. *Ann Neurol*, 63: 72–80.

Jobst, K.A., Barnetson, L.P.D., and Shepstone, B.J. (1998) Accurate prediction of histologically confirmed Alzheimer's disease and the differential diagnosis of dementia: the use of the NINCDS-ADRDA and DSM-III-R Criteria, SPECT, X-Ray CT, and APO E4 in medial temporal lobe dementias. *Int Psychogeriatr*, 10: 271–302.

Kemppainen, N.M., Aalto, S., et al. (2007) PET amyloid ligand [11C]PiB uptake is increased in mild cognitive impairment. *Neurology*, 68 (19): 1603–1606.

Klunk, W.E., Wang, Y., et al. (2003) The binding of 2-(4'-methylaminophenyl)benzothiazole to postmortem brain homogenates is dominated by the amyloid component. *J Neurosci*, 23 (6): 2086–2092.

Klunk, W.E., Engler, H., Nordberg, A., et al. (2004) Imaging brain amyloid in Alzheimer's disease with Pittsburgh Compound-B. *Ann Neurol*, 55: 306–319.

Knopman, D.S., DeKosky, S.T., Cummings, J.L., et al. (2001) Practice parameter: diagnosis of dementia (an evidence-based review). *Neurology*, 56: 1143–1153.

Leinonen, V., Alafuzoff, I., Aalto, S., et al. (2008) Assessment of beta-amyloid in a frontal cortical brain biopsy specimen and by positron emission tomography with carbon 11-labeled Pittsburgh Compound B. *Arch Neurol*, 65: 1304–1309.

Liu, J., Kepe, V., Zabjek, A., et al. (2007) High-yield, automated radiosynthesis of 2-(1-{6-[(2-[18F]fluoroethyl)(methyl)amino]-2-naphthyl}ethylidene)malononitrile ([18F]FDDNP) ready for animal or human administration. *Mol Imaging Biol*, 9 (1): 6–16.

Lockhart, A., Lamb, J.R., et al. (2007) PiB is a non-specific imaging marker of amyloid-beta ($A\beta$) peptide-related cerebral amyloidosis. *Brain*, 130 (Pt. 10): 2607.

Lopponen, M., Raiha, I., Isoaho, R., et al. (2003) Diagnosing cognitive impairment and dementia in primary health care—a more active approach is needed. *Age Aging*, 32: 606–612.

Lopresti, B.J., Klunk, W.E., Mathis, C.A., et al. (2005) Simplified quantification of Pittsburgh Compound B amyloid imaging PET studies: a comparative analysis. *J Nucl Med*, 46: 1959–1972.

McKhann, G., Drachman, D., Folstein, M., et al. (1984) Clinical diagnosis of Alzheimer's disease: report of the NINCDS-ADRDA Work Group under the auspices of Department of Health and Human Services Task Force on Alzheimer's Disease. *Neurology*, 34: 939–944.

Mintun, M.A., Larossa, G.N., Sheline, Y.I., et al. (2006) [11C]PiB in a nondemented population: potential antecedent marker of Alzheimer disease. *Neurology*, 67: 446–452.

Mirra, S.S., Heyman, A., McKeel, D., et al. (1991) The Consortium to Establish a Registry for Alzheimer's Disease (CERAD). Part II. Standardization of the neuropathologic assessment of Alzheimer's disease. *Neurology*, 41: 479–486.

Petersen, R.C., Doody, R., Kurz, A., et al. (2001a) Current concepts in mild cognitive impairment. *Arch Neurol*, 58: 1985–1992.

Petersen, R.C., Stevens, J.C., Ganguli, M., et al. (2001b) Practice parameter: early detection of dementia: mild cognitive impairment (an evidence based review): report of the Quality Standards Subcommittee of the American Academy of Neurology. *Neurology*, 56: 1133–1142.

Pontecorvo, M. and Mintun, M. (2011) PET amyloid imaging as a tool for early diagnosis and identifying patients at risk for progression to Alzheimer's disease. *Alzheimer's Res Ther*, 3: 11.

Rowe, C.C., Ng, S., et al. (2007) Imaging beta-amyloid burden in aging and dementia. *Neurology*, 68 (20): 1718–1725.

Schoonenboom, N.S., van der Flier, W.M., Blankenstein, M.A., et al. (2008) CSF and MRI markers independently contribute to the diagnosis of Alzheimer's disease. *Neurobiol Aging*, 29: 669–675.

Shaw, L.M., Korecka, M., Clark, C.M., et al. (2007) Biomarkers of neurodegeneration for diagnosis and monitoring therapeutics. *Nat Rev Drug Discov*, 6: 295–303.

Shin, J., Lee, S.Y., et al. (2008) Multitracer PET imaging of amyloid plaques and neurofibrillary tangles in Alzheimer's disease. *Neuroimage*, 43 (2): 236–244.

Shoghi-Jadid, K., Small, G.W., Agdeppa, E.D., et al. (2002) Localization of neurofibrillary tangles and beta-amyloid plaques in the brains of living patients with Alzheimer disease. *Am J Geriatr Psychiatry*, 10: 24–35.

Silbert, L.C., Quinn, J.F., Moore, M.M., et al. (2003) Changes in premorbid brain volume predict Alzheimer's disease pathology. *Neurology*, 61: 487–492.

Small, G.W., Kepe, V., Ercoli, L.M., et al. (2006) PET of brain amyloid and tau in mild cognitive impairment. *N Engl J Med*, 355: 2652–2663.

Solomon, P.R., Brush, M., Calvo, V., et al. (2000) Identifying dementia in the primary care practice. *Int Psychogeriatr*, 12: 483–493.

Strozyk, D., Blennow, K., White, L.R., and Launer, L.J. (2003) CSF Aβ 42 levels correlate with amyloid-neuropathology in a population-based autopsy study. *Neurology*, 60: 652–656.

Tapiola, T., Alafuzoff, I., Herukka, S.K., et al. (2009) Cerebrospinal fluid {beta}-amyloid 42 and tau proteins as biomarkers of Alzheimer-type pathologic changes in the brain. *Arch Neurol*, 66: 382–389.

Thal, L.J., Kantarci, K., Reiman, E.M., et al. (2006) The role of biomarkers in clinical trials for Alzheimer disease. *Alzheimer's Dis Assoc Disord*, 20: 6–15.

Tolboom, N., van der Flier, W.M., Yaqub, M., et al. (2009) Relationship of cerebrospinal fluid markers to 11C-PiB and 18F-FDDNP binding. *J Nucl Med*, 50: 1464–1470.

Vandenberghe, R., Van Laere, K., Ivanoiu, A., et al. (2010) 18F-flutemetamol amyloid imaging in Alzheimer disease and mild cognitive impairment: a phase 2 trial. *Ann Neurol*, 68 (3): 319–329.

Vemuri, P., Whitwell, J.L., Kantarci, K., et al. (2008) Antemortem MRI based Structural Abnormality Index (STAND)-scores correlate with postmortem Braak neurofibrillary tangle stage. *Neuroimage*, 42: 559–567.

Whitwell, J.L., Josephs, K.A., Murray, M.E., et al. (2008) MRI correlates of neurofibrillary tangle pathology at autopsy: a voxel-based morphometry study. *Neurology*, 71: 743–749.

Wilmo, A. and Prince, M. (2010) The global economic impact of dementia. World Alzheimer Report 2010. *Alzheimer's Dis Int (ADI)*, 24.

Zhang, W., Oya, S., Kung, M.P., et al. (2005) F-18 stilbenes as PET imaging agents for detecting beta-amyloid plaques in the brain. *J Med Chem*, 48: 5980–5988.

Zhang, W., Kung, M.P., Oya, S., et al. (2006) F-18 labeled styrylpyridines as PET agents for amyloid plaque imaging. *Nucl Med Biol*, 34: 89–97.

第八章
老年神经疾病的临床实验室检查

Geoffrey S. Baird[1] , *Thomas J. Montine*[2]

[1] Departments of Laboratory Medicine and Pathology, University of Washington, Seattle, WA, USA

[2] Departments of Pathology and Neurological Surgery, University of Washington, Seattle, WA, USA

概述

- 贝叶斯定理是概率论中的一个定理,它规定一项检测的价值与疾病的先验概率高度相关。
- 当疾病的先验概率较低时,具有较高临床敏感度的检测在筛查疾病时是最有用。筛查结果为阳性时必须进行临床特异性高的确认检测。
- 体液(血液、尿液、脑脊髓液)为首选神经病学检测标本。周围神经活检一般耐受良好,但是脑活检由于可能导致死亡并且临床获益较低,所以非肿瘤性病例通常不做。
- 在痴呆疾病,实验室检测主要是用来识别继发性痴呆,即系统性疾病导致的痴呆。
- 合理的继发性痴呆筛查项目包括:全血细胞计数和分类,血浆或血清钠、钾、氯、碳酸氢盐、葡萄糖、肌酐、尿素氮、钙、维生素 B_{12}、促甲状腺激素、叶酸。
- 阿尔茨海默病(AD):在正常人、轻度认知障碍和临床 AD 之间脑脊液(CSF)Aβ42 和 Tau 的浓度差异显著。
- 血管性脑损伤(VBI):推荐标准的痴呆筛查项目和炎症状态检测。
- 路易体病(LBD):没有特定的实验室检测用于诊断这一疾病。
- 额颞叶变性(FTLD):没有特定的实验室检测用于诊断这一疾病。
- 克 - 雅脑病(CJD)和朊蛋白病:实验室检查取决于临床表现,通常包括全血细胞计数、血清电解质、尿液分析、肝功能、甲状腺功能、血清维生素 B_{12} 及叶酸测定、人类免疫缺陷病毒(HIV)、梅毒抗体血清试验(RPR)/ 梅毒筛查和副肿瘤抗体的测试等。脑脊液测试可以包括 14-3-3 蛋白和 Tau 蛋白。
- 正常压力脑积水(NPH):没有特定的实验室检测用于诊断这一疾病。
- 帕金森病(PD):实验室检测有助于排除其他临床表现型的可能原因。
- 帕金森叠加综合征("PD plus" syndromes):分子检测可以识别罕见的遗传原因。
- 脑梗死:常规检查包括血清或血浆电解质/肾功能检查和葡萄糖、肌钙蛋白 I 或 T、全血细胞计数(包括血小板计数)、凝血试验(包括,凝血酶原时间(PT)/ 国际标准比率(INR)和部分活化凝血酶原时间(aPTT))。此外,肝功能、毒理学筛查、血液酒精含量检测、妊娠试验、动脉血气分析和腰椎穿刺也可能有用。
- 脑出血:常规检查有血常规、电解质、血尿素氮和肌酐、葡萄糖、PT/INR 和 aPTT。毒理学筛查和妊娠试验也可能有用。一些证据支持将中性粒细胞计数和血浆纤维蛋白原增高作为生物标志物。
- 血管炎:标准检查包括全血细胞计数及分类、血电解质和葡萄糖、肾和肝功能生化指标、红细胞沉降率和C 反应蛋白、脑脊液分析和尿液分析用于查明潜在的继发性原因。自身免疫检测可能揭示潜在的结缔组织病或系统性血管炎。
- 头痛:实验室检测一般没有诊断意义;如果临床表现为不常见的头痛特征,可根据其特定情况选择检查方法。如果不是常见的头痛综合征,腰椎穿刺和脑脊液分析可能会帮助诊断。
- 抑郁症:常用筛选抑郁症继发原因的检查包括全血细胞计数、血电解质和葡萄糖、尿液分析、血中尿素氮和肌酐、肝功能检查、促甲状腺激素、血清维生素 B_{12}、叶酸浓度、梅毒血清学试验。实验室检测对于特发性抑郁症的益处目前尚不清楚。

> - 谵妄：有许多可能的病因，但选择实验室检查可确定最严重的或常见的病因。
> - HIV：除了 HIV 检测，在中老年人艾滋病患者中，心血管风险评估不应该被忽视。
> - 副肿瘤性疾病：推荐使用许多已经存在的特殊检测以测定与特定临床综合征相关的抗体。
> - 遗传性疾病：序列测试法可用于代替高成本的大规模基因检测组套。对于特定的患者，应寻求神经遗传学家的建议，以选择最合适的检测。
> - 脑损伤：脑 S100B 蛋白和神经元特异性烯醇化酶是被广泛认可的脑损伤标志物，但是目前还没有经 FDA 批准的检测方法。脑脊液肌酸激酶脑型同工酶（CK-BB）定量测试是备选方法。

本章主要讨论老年患者神经系统疾病筛查、诊断、预测和监测的临床实验室检查。由于这一人群的实验室检查目的与常规实验室检查存在重叠，所以关于测试解释和一般实验室注意事项的一个简短章节放在老年患者神经系统疾病章节的前面。

实验室检查结果分析

实验室检查已经成为医师评估和处理病人所患疾病的基本手段之一。这些检查可以用在健康人群来排除某些疾病（筛查），也可以用于没有特异性症状和体征的病人当中做出特定的诊断。事实上，临床实验室检查的普及证明了它的益处，但也要注意实验室检查需要明智而审慎地使用。

实验室检查往往是按照临床特异性和敏感性进行分类；这些概念在图 8.1 中以图形表示。

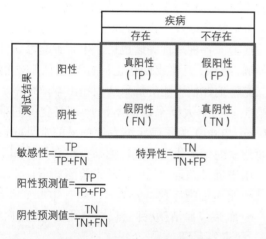

		疾病	
		存在	不存在
测试结果	阳性	真阳性（TP）	假阳性（FP）
	阴性	假阴性（FN）	真阴性（TN）

$$敏感性 = \frac{TP}{TP+FN} \qquad 特异性 = \frac{TN}{TN+FP}$$

$$阳性预测值 = \frac{TP}{TP+FP}$$

$$阴性预测值 = \frac{TN}{TN+FN}$$

图 8.1　测试性能指标的定义

贝叶斯定理（公式 8—1）是与实验室检查的效用和解释相关的最重要的统计概念之一。

$$P(A|B) = \frac{P(B|A) \cdot P(A)}{P(B)} \qquad 8—1$$

这个公式规定在事件 B 发生条件下事件 A 的条件概率，等于在事件 A 发生条件下事件 B 的条件概率乘以 A 的先验概率，然后除以 B 的先验概率。

应用到实验室检查，贝叶斯定理表明，当某一项检查呈阳性时患某一种疾病的可能性（概率）—P(A|B)，也被称为后验概率，等于该疾病的患病率或者先验概率—P(A) 乘以该疾病这项检查的阳性率—P(B|A)，即临床敏感性除以人群中该检查的阳性率—P(B)。后验概率是临床医生所渴望的—病人在获得检查结果后判断其患病的可能性（概率）。贝叶斯定理表明这种概率不仅取决于检测手段的特征，还取决于该病的患病率（检查前患有该病的可能性）。因此，当一个患病率（prevalence）非常低（如罕见疾病）—P(A)~0，其阳性结果就对应着一个较低的后验概率并且可能是一个"假阳性"。相反，用一个敏感度很高的测试手段来检测高度可能的疾病（患病率很高），就很有可能产生一个真阳性结果，但只不过是进一步确诊临床已经怀疑的疾病而已。上述任何一种情况的检查都可能无益或没有成本效益。

实验室检测的应用必须与临床评估一致，贝叶斯定理为这个理论提供了数学基础。在低先验概率情况下，对于敏感度高的检测方法，更适合用来做排除疾病诊断。这被称作筛选检查，此时阴性结果是可信的，而阳性结果仅仅被认为是患病的可能性，接下来必须进行验证性试验（确诊检查）（图 8.2）。用来确诊阳性筛查结果的最佳检测是临床特异性高的检测手段。某个检测方法敏感性及特异性都高，能有效地用在筛查和确诊两个方面，这种情况并不常见。此外，特异性很高的确诊检测通常费用昂贵，而不能在筛查阶段采用。

贝叶斯分析是一种有用的工具，用来评估由实验室检测提供的信息内容，但它不应该孤立地用于确定诊断。我们经常考虑实验室检测结果—阳性或阴性—是否将影响临床处理。特别是对于目前仍无有效治疗方法的疾病，通过检测确诊疾病但对下一步的治疗措施提供不了任何有价值的信息。虽然临

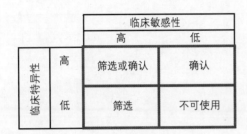

图 8.2　基于临床检测性能最恰当地使用实验室检测

床医师有充分理由开出与具体临床情况不太相关的检查申请单，例如识别基因缺陷来帮助家庭咨询，但是在为患者开检查申请单之前，一定要考虑实验室检测的压力、成本、潜在的医疗保险后果和其他潜在的不良后果等。

总则

临床实验室检测最常用的是人体体液，因为它们很容易在自动定量仪器上操作。表 8.1 描述了与老年神经系统疾病相关的体液检查。

表 8.1　用于实验室检测的人体体液

体液类型	防腐剂或抗凝剂	分析目标
全血	许多可能	血气、培养、细胞计数和分析、从白细胞提取 DNA
血浆	肝素	电解质、血浆蛋白
血浆	EDTA	首选用于蛋白质组学研究
血浆	柠檬酸	凝血功能的研究
血清	无	血清蛋白、电解质
脑脊液	无	葡萄糖、蛋白质、病原体培养或 PCR、蛋白质组学
尿液	许多	培养、电解质、蛋白（电泳）

正确选择样本收集容器、防腐剂或抗凝剂以及储存条件对于获得准确的实验室结果非常重要，例如样本需要立即在 –70℃ 进行冷冻和在室温下保存之间差别很大。在采样过程中的错误，称为分析前误差，是临床实验室中不必要变异的常见来源。

虽然活检在怀疑中枢神经系统肿瘤（如脑胶质瘤）时是关键诊断措施，可是在取样过程有导致发病甚至死亡的可能，所以在评估老年慢性神经系统疾病时，很少进行活检。周围神经活检对于诊断神经病变一般耐受性良好，而脑活检有致病及死亡的风险，除非其他诊断方法未能给出明确诊断，非肿瘤性病例脑活检通常应该避免。脑活检的临床指征包括快速进展或不典型的神经变性疾病（Schott 等，2010）。

痴呆症

痴呆是临床诊断，具有多种病因，不论是单独还是混合病因，均可导致严重的认知和行为障碍。在老年人中导致痴呆综合征最常见的疾病是慢性病：阿尔茨海默病（AD）、血管性脑损伤（VBI）（特别是小血管病变）和路易体病（LBD）。虽然每一个都被认为是一种疾病，但实际上它们是有多种病因的临床病理实体。换句话说，老年人的痴呆可以看作是多病共存的慢性疾病综合征。在老年人中许多不常见疾病也导致痴呆，包括额颞叶变性（FTLDs）和朊蛋白疾病，这进一步增加了痴呆综合征的复杂性。

目前，病史、体格检查和认知测试是评估可疑痴呆的主要手段，但是针对痴呆病因的实验室检查正在广泛研究。只有少数几个实验室检测已经用于临床诊断，如克 - 雅脑病（Creutzfeldt-Jakob disease，CJD）测定脑脊液（CSF）14-3-3 蛋白和 Tau 蛋白的浓度，或在 AD 中测定 CSF 淀粉样 $A\beta42$ 和 Tau 蛋白的浓度。目前，在痴呆症中，临床实验室检测主要用来排除继发全身疾病的痴呆，或者识别少见但可治疗的痴呆病因（Feldman 等，2008）。

继发性痴呆

能导致继发性痴呆的代谢性疾病很多，包括人体几乎所有器官系统的功能障碍：肝功能障碍、肾功能不全、心肺衰竭、贫血或血液系统疾病、内分泌或维生素缺乏以及药物或其他毒素如乙醇导致的中毒性损害。各种恶性肿瘤也可产生副肿瘤性认知功能障碍，感染、炎症或创伤也同样导致认知功能障碍。完整地评估可能的痴呆病因超出本章范围。基于第三届加拿大痴呆诊断与治疗共识会议的推荐（March，2006），为了确定继发性痴呆的常见隐匿病因而建立的标准化实验室检测筛查组套具体如下。

用于痴呆综合评估的实验室检测如下：

● 全血细胞计数与分类。

● 血浆或血清钠、钾、氯、二氧化碳、空腹血糖、肌酐、尿素氮和钙。

● 血清维生素 B_{12}。

● 促甲状腺激素。

● 血清或红细胞叶酸（可选）。

通常，临床高度怀疑的病例，需要进一步对代谢通路的其他方面进行检测，比如对胃肠吸收不良性疾病的患者检测叶酸水平。有些临床学者（表 8.2 的制定者）不建议某些特殊实验室检查，如血清同型半胱氨酸浓度、APOE 基因型测定,他们认为同型半胱氨酸检测不能提供充分的证据,并且 APOE 基因型测定的阳性及阴性预测率也很差。必须强调的是,这些仅仅是推荐,而病史、临床表现和阳性体征应该指导选择合适实验室检查。如果临床怀疑中毒是致病因素,检测血尿金属浓度就有必要。如果怀疑疾病由感染导致,检测人类免疫缺陷病毒(HIV)或梅毒可能至关重要。

阿尔茨海默病

如前所述,AD 的临床实验室检测是一个活跃的研究领域,但在初级保健中还没有任何测试得到广泛应用。

虽然可以对患者很方便,但目前的研究还没有鉴定出可靠的血液或尿液的 AD 生物标志物。其中一个原因是血脑屏障(blood-brain barrier, BBB),即中枢神经系统和外周循环之间的一种选择性通透屏障。相比之下,脑脊液部分来自于脑和脊髓的细胞外液,因此在取样前没有滤过血脑屏障(Wood,1980; Milhorat, 1983),这样它更能反映中枢神经系统代谢。实际结果是,迄今研究工作已经在 AD 脑脊液中确定了可靠的体液生物标志物,但是在血液或者尿液中还没有,除了血脑屏障(BBB)外,可能还有其他原因。研究最多的 AD 脑脊液生物标志物是 $A\beta42$ 和总 Tau 蛋白及某些磷酸化 Tau 蛋白亚型的子集组合(Sonnen 等, 2010)。目前研究结果表明,当 AD 从潜伏期到前驱期再进展到明显临床阶段,脑脊液的 $A\beta42$ 浓度下降而 Tau 蛋白浓度上升。与神经影像相结合的研究强烈提示 AD 患者脑脊液 $A\beta42$ 浓度降低反映出 $A\beta42$ 在脑实质沉积。脑脊液 Tau 蛋白增加的潜在机制尚不清楚,但并不是 AD 所特有,因为脑脊液 Tau 蛋白浓度增加在其他脑部疾病也可以出现。

AD 的其他脑脊液生物标志物已在文献中报道,虽然有几个生物标志物有希望作为 AD 不同临床阶段的敏感指标,但还没有在常规临床工作中进行验证。在 AD 患者脑脊液生物标志物探索中的主要问题是跨平台的不一致性——使用一种技术(例如质谱)确定的"分界点"往往不能使用另外一种技术(例如免疫测定)进行验证。

血管性脑损伤

血管性脑损伤(vascular brain injury, VBI)可以表现为认知功能下降或痴呆,统称为血管性认知障碍(vascular cognitive impairment, VCI)。对 VCI 的认识已经有了实质性的进展,不再只停留在多发梗死性痴呆模式以及漫画似的认知功能呈刻板的"阶梯式"下降。虽然经典的多发梗死性痴呆确实存在,但是由小血管疾病导致的更轻微 VCI,其功能损害的临床表现很难与其他常见原因痴呆鉴别。

VCI 通常会和路易体痴呆(LBD)及 AD 伴发,因此情况进一步复杂化。

VBI 的首选临床实验室检查如表 12.2 所示,如果临床表现提示需要进一步检查,比如排除炎症疾病应该进行额外的检查,例如血管炎[C 反应蛋白(CRP)]和高血脂(胆固醇和甘油三酯)。虽然目前没有临床实验室检验能够明确地诊断 VCI,对于痴呆亚型的鉴别是一个活跃的研究领域。一些研究已经提出使用 AD 相关的脑脊液标志物如 Aβ 和磷酸化的 Tau 蛋白(Paraskevas 等, 2009),以及氧化性损伤的标志物如丙二醛等(Gustaw-Rothenberg 等, 2010),进行 AD 和 VCI 的鉴别。

路易体病

LBD 是一组临床病理实体,包括帕金森病(PD),帕金森病痴呆(PDD)和路易体痴呆(DLB)。所有这些疾病实体都可见细胞内 α 突触核蛋白免疫反应阳性包涵体,称为路易体,但是这些路易体分布在不同脑区。DLB 是一个复杂的疾病实体,它可以是单纯疾病实体,但与 AD 共病确更常见。目前还没有临床实验室检查可以确定 LBD 的诊断,或完全鉴别 DLB 与 AD。有研究已经确定了 DLB 的潜在脑脊液生物标志物,例如 CART(Schultz 等, 2009)和 α-突触核蛋白(Kasuga 等, 2010)。

额颞叶变性

FTLD 是一组退行性疾病,包括皮克病等。这些疾病与 AD 有某些共同临床特征,但其他临床特征不同,例如在病程早期可出现明显的人格改变。目前没有临床实验室检查鉴别 AD 和 FTLD,但一些研究提出几个脑脊液生物标志物,例如刺鼠相关蛋白(agouti-related)(AgRP)、肾上腺皮质激素(ACTH)、趋化因子 -3、FAS 和白介素 17(IL-17)(Hu 等, 2010b)。其他研究表明,AD 标志物 $A\beta42$ 和 Tau 蛋白,特别是它们的比率(de Souza 等, 2010; Hu 等, 2010a),可以帮助鉴别 FTLD 和 AD。可是,到目前为止,还没有这些标志物的临床验证。

克 - 雅脑病(CJD)和朊蛋白疾病

朊蛋白病由朊蛋白前体蛋的错误折叠片段(朊

蛋白）引起，导致快速进展痴呆。美国国家朊蛋白疾病病理监控中心的网站提供朊蛋白病相关研究和检测信息，网址是 www.cjdsurveillance.com。

CJD 是最常见的朊蛋白疾病，它以几种形式出现（Gambetti 等，2003）：原因不明的散发性 CJD（sCJD）、由编码朊蛋白前体蛋白的基因突变导致的家族性 CJD（fCJD）、获得性 CJD 也称为医源性 CJD（iCJD）及变异型 CJD（vCJD）。医源性 CJD 由被污染的器械或组织进行传播，变异型 CJD 通过摄入污染的动物制品进行传播。

对快速进展性痴呆的彻底检查应该包括全血细胞计数、血电解质、尿常规、肝功能和损伤的评估、甲状腺功能检查（促甲状腺激素）、血清维生素 B_{12} 和叶酸检测以及检测潜在 HIV 和梅毒感染（RPR 法）。进一步检查可能包括副肿瘤性抗体检测（vida infra）。

散发性朊蛋白病的实验室检查也应包括脑脊液分析。朊蛋白病常规脑脊液检测通常正常（蛋白、葡萄糖和细胞计数），如果这些值有异常，我们应该努力寻找导致病人快速恶化的继发性病因。

对可疑的朊蛋白病，常使用的脑脊液检测是14-3-3 蛋白。这种蛋白是泛素化调节蛋白家族成员，由于朊蛋白病导致快速的脑组织破坏而释放到脑脊液中。在朊蛋白病，脑脊液 14-3-3 蛋白和 Tau蛋白浓度升高，但由于这两种蛋白在其他神经系统疾病也可以升高，所以只有其他快速进展痴呆的原因已经用之前介绍的方法被完全排除之后，这两种检测在临床上才有用。早期研究发现，CJD 脑脊液14-3-3 的临床敏感性和特异性均为 96%（Hsich 等，1996），尽管这些值有些误导，因为脑脊液 14-3-3 检测值高度依赖于临床表现和先验概率。而且，后来的报道表明脑脊液 14-3-3 检测诊断 CJD 的敏感性较低，与朊蛋白分子表型改变有关（Castellani 等，2004；Gmitterova 等，2009）。

正常压力脑积水

正常压力脑积水（NPH）是一种临床综合征，通常表现为步态或平衡失调、认知障碍，有时尿失禁。虽然已经发现临床查体、放射学检查（CT 和MRI）和对腰椎穿刺测释放脑脊液的反应等有助于诊断，并且提高了预测外科治疗效果的准确性（Gallia 等，2006），但目前没有临床实验室检查能够帮助鉴别 NPH 与其他病因的痴呆（Tarnaris 等，2009）。研究表明磷酸化 Tau 或总 Tau（Kapaki 等，2007），或者神经丝蛋白（低分子量）、磷酸化 Tau

和 $A\beta42$ 的组合检测可能有助于鉴别 AD 和 NPH（Agren-Wilsson 等，2007）。

运动障碍

帕金森病

帕金森症候群描述了一组运动不能 - 强直性运动障碍综合征，最常见的是帕金森病（PD）。与其他原发性神经变性疾病一样，PD 是一种临床病理实体。在临床上，它以运动迟缓、肌僵直和静止性震颤为特征；在病理上，除其他特征外，PD 以黑质多巴胺能神经元丧失和路易体为其特征。目前临床试验室检测目的是排除其他可能原因。

目前 PD 脑脊液生物标志物的研究仍很活跃，动力之一是希望在诊断困难时给临床医师提供帮助。但是，研究也在寻找能监测治疗效果的标志物，期望临床试验能得到令人满意的结果。血浆（Waragai 等，2007）和脑脊液的 DJ-1 蛋白浓度已被作为一种可能的 PD 生物标志物而加以研究。目前研究结果还存在矛盾，早期研究显示 PD 脑脊液DJ-1 升高（Waragai 等，2006），而之后的研究却显示 PD 脑脊液 DJ-1 降低（Hong 等，2010）。路易体的主要成分 α- 突触核蛋白也在脑脊液中被检测。尽管结果互相矛盾，一项大型研究在控制了脑脊液血液污染后观察到，与对照组或 AD 组比较，PD 的α- 突触核蛋白浓度降低（Hong 等，2010）。研究进展受几个混合因素限制，例如不同的研究小组使用的测定方法不同；血细胞中也含高浓度 DJ-1 和 α-突触核蛋白，可能在血清制备过程中裂解或可能污染脑脊液样品等（Shi 等，2010）。

帕金森叠加综合征

帕金森叠加综合征（Parkinson-plus syndromes）包括多系统萎缩症（multiple system atrophy, MSA）、进行性核上性麻痹（progressive supranuclear palsy, PSP）以及皮质基底节变性（corticobasal ganglionic degeneration, CBGD）。所有这些疾病都有具有和PD 一样的标志性临床特征，但不如 PD 常见，且由于存在临床重叠而难以诊断。很少情况下，特定帕金森叠加综合征与遗传基因相关，可用特殊检测方法鉴定，例如连锁于 17 号染色体伴帕金森病的额颞叶痴呆（frontotemporal dementia and parkinsonism linked to chromosome 17, FTDP-17），与编码 Tau 蛋白的 *MAPT* 基因和编码颗粒蛋白前体的 *PGRN* 基因突变相关（Boeve and Hutton, 2008）。虽然这两个基因与 17 号染色体紧密相连，但每个基因的突变似乎触发不同的病理生理改变，并且还不清楚为什么不同的基因突变会导致相似的临床表型。

脑血管疾病

脑梗死

中枢神经系统的梗死是一个非常普遍的疾病和死亡的原因，在西方国家仅次于心脏病，占全部死亡人数的 10%。在病理生理学上，由血流量减少（缺血）导致的中枢神经系统梗死可以通过多种机制引起，例如在破裂的大脑动脉粥样硬化斑块上的血栓形成、从心脏或颈动脉来源的栓子、高血压导致的大脑动脉破裂或者炎症导致的血管损伤。在可能的病因中，最重要的临床特质是，梗死是否会继发出血而使病情复杂化，因为这将决定是否进行抗凝剂或纤维蛋白溶解治疗。虽然放射检查比临床实验室检查对临床诊断有更重要的作用，所有怀疑急性脑卒中的病人都需要立即进行没有对比增强的脑 CT 或 MRI 检查，但实验室检查也是有帮助的。美国心脏协会 / 美国卒中协会 2007 年的指南提出，所有怀疑缺血性脑卒中的病人都应该进行血糖、血电解质 / 肾功能检查、心肌标志物如肌钙蛋白 I 或 T、全血细胞计数（包括血小板计数）和凝血检查，包括凝血酶原时间 / 国际标准化比值（PT/INR）和活化凝血激酶时间（aPTT）。

临床提示需要做进一步检查的患者，该指南推荐做肝功能、毒理学、血酒精浓度、妊娠试验、动脉血气分析检查，当怀疑蛛网膜下腔出血而 CT 扫描为阴性的病例要做腰椎穿刺检查。除非怀疑出血性疾病，或者已经知道或怀疑患者正用抗凝剂，否则的话，要立即进行溶栓治疗，而不要等待检查结果。

一些与脑卒中相关研究认为要额外关注血糖检测。当怀疑脑卒中时要立即评估血糖，因为低血糖的症状可以和脑卒中的症状和体征相似。但是，几项研究都显示血糖增高是预后不良的标志（Kruyt 等，2010），因此对所有脑卒中患者应考虑纠正和持续监测血糖。

脑出血

美国心脏协会 / 美国卒中协会 2010 年指南指出（Morgenstern 等，2010），颅内出血的患者需要进行以下检查：全血细胞计数、电解质、血尿素氮和肌酐、葡萄糖、PT 或 INR 和 aPTT。其他特殊检查包括，年轻或中年患者进行毒理学筛查以排除吸食可卡因的可能，及育龄期妇女做妊娠试验。

在颅内出血，有几项检查认为有预测预后价值。血糖增高与不良预后相关（Kruyt 等，2009）。华法林抗凝导致的 INR 增高与血肿扩大相关（Cucchiara 等，2008；Flaherty 等，2008）。事实上，在服用华法林的患者，随着 INR 增加，任何（颅内或其他地方）大出血的风险均显著增加，在 INR 大于 9 时大出血的风险接近 10%（Garcia 等，2006）。另外，年龄大于 65 岁也与出血风险增高有关（Landefeld 和 Goldman，1989）。

其他预测出血的生物标志物包括中性粒细胞计数和血浆纤维蛋白原升高，这两项都与早期神经功能恶化相关（Leira 等，2004）。许多其他颅内出血血清标志物目前正在研究中（Maas 和 Furie，2009），常规临床实验室检查还没开始进行。这些标志物包括基质金属蛋白酶 -9（matrix metalloproteinase-9）（Abilleira 等，2003）（出血后 24 小时浓度与水肿相关）、基质金属蛋白酶 -3（Alvarez-Sabín 等，2004）（出血后 24~48 小时浓度与死亡风险相关）、c- 纤连蛋白和白细胞介素 -6（Silva 等，2005）（均与出血扩展相关）、肿瘤坏死因子 -α（Castillo 等，2002）（与血肿周围水肿相关）以及谷氨酸（Abilleira 等，2003）（与残留的血肿腔大小相关）等。

血管炎

中枢神经系统血管炎可以是原发，如原发性中枢神经系统血管炎，也可以是系统性疾病如狼疮在脑部的表现，或是由病原体引起（Hajj-Ali, 2010）。临床表现通常包括认知功能下降、头痛和癫痫发作。由于这些疾病不常见，没有特定的实验室检查来确定诊断。但是，一些常规实验室检查可以为诊断提供帮助，来确定神经系统症状是继发于其他病因。这些基本实验室检查包括全血细胞计数与分类、血清电解质和葡萄糖、肾脏和肝脏功能指标、红细胞沉降率（ESR）和 CRP、脑脊液分析和尿液分析。

在系统性血管炎，红细胞沉降率和 CRP 常增高，而在 PACNS 不增高。这些标志物在感染性血管炎也可以升高。因为感染性和非感染性血管炎的治疗方法不同，需要额外的检查评估特定病原体的存在。与中枢神经系统血管炎相关的特定病原体包括 HIV、梅毒、水痘带状疱疹病毒、分枝杆菌、真菌、螺旋体属（莱姆病）、巴尔通体属、疱疹病毒、丙型肝炎病毒和绦虫的寄生虫（囊虫）。

自身免疫检测可能有助于找到潜在的结缔组织病或系统性血管炎的存在，例如狼疮、干燥综合征、韦格纳肉芽肿病或白塞病。这些检测包括：抗核抗体（ANAs）、类风湿因子、RO/SSA抗体、LA/SSB抗体、Sm抗体和RNP抗原、双链DNA抗体、抗中性粒细胞胞浆抗体（ANCAs）、血清C3和C4、血清冷球蛋白和血清/尿蛋白电泳/免疫固定。抗心磷脂和抗磷脂抗体可以导致血液高凝状态，可能也有助于检测潜在的疾病。虽然PACNS常规脑脊液检查通常异常，脑脊液细胞中度增多、血糖正常、蛋白增高以及偶尔在电泳上出现寡克隆带，但没有特异检查手段确定诊断。

巨细胞动脉炎，一种老年人头痛的原因，在随后有关头痛的章节加以讨论。

其他疾病

头痛

头痛在成年人很常见。特发性头痛的常见类型有偏头痛、紧张型头痛和丛集性头痛。头痛的诊断分类是依据病史和体格检查，以发现需要立即就医的潜在疾病的征象，例如脑动脉瘤、颅内出血或脑肿瘤。头痛诊疗中典型的"警示"（red flag）包括先前的头部或颈部外伤、一种新起病方式/头痛类型/头痛模式、病人自我报告"有史以来最严重的头痛"、突然发作、由瓦尔萨尔瓦动作/用力/性行为"触发"、合并妊娠、老年新发生的头痛、任何存在的神经系统症状和体征而与典型常见头痛不相关，以及任何系统性疾病或感染的体征。需要做更彻底检查的其他指征包括合并任何类型的恶性肿瘤、免疫抑制（包括HIV感染）以及近期旅游到过能使中枢神经系统感染热带病毒的地方。

头痛通常不做实验室检查，只有症状不能用常见头痛综合征解释，也排除头痛是由潜在药物引起，并怀疑某些特定病因时，才需要进行实验室检查。特别是当怀疑有蛛网膜下腔出血、中枢神经系统感染、中枢神经系统肿瘤，或中枢神经系统炎症时，建议在完成适当的放射学检查后做腰椎穿刺和相关的脑脊液分析（葡萄糖、蛋白质、细胞计数、致病原检测、流式细胞仪等）。

对老年人群头痛的鉴别诊断，应着重考虑巨细胞动脉炎。如果怀疑巨细胞动脉炎，血清CRP和ESR可能是有用的诊断检查，虽然颞动脉活检和组织学分析是用于确定诊断的首选方式。表8.2给出了头痛其他不常见的原因和适当的诊断检查。

表8.2　不常见原因头痛的实验室评估

怀疑的疾病	实验室检查
嗜铬细胞瘤	血浆或尿的肾上腺素
药物过量或滥用	毒物学筛查
一氧化碳中毒	血红蛋白CO氧饱和度
甲状腺功能减退症	促甲状腺激素，甲状腺激素

要注意，用实验室检查进行头痛评估可能不会给患者带来更大益处，所以实验室检查应该针对不能确定临床诊断的患者。有的实验室检测可能会对患者造成风险，例如腰椎穿刺采集脑脊液可能会偶发导致持续性脑脊液漏——一种严重的姿势性头痛为特征的综合征。

抑郁症

抑郁症在老年人群中很常见，2006—2008年间美国抑郁症患病率为6.8%[（CDC）CfDCaP 2010]。如果合并其他疾病，抑郁症患病率会显著增加，例如急性冠状动脉综合征（Amin等，2006）或脑卒中（Robinson，2003），以及住院患者（Cullum等，2006），通常这些患者中的抑郁症没有被识别。晚年抑郁在初级保健、男性、少数民族中通常未被发现，可能与生活质量差、功能差、其他慢性健康问题恶化、以及发病率和死亡率增加有关（Unützer，2007）。此外，抑郁症通常与老年人中普遍存在的其他神经系统疾病合并存在，例如VBI或AD。

在诊断与统计手册中（AP协会，2000年），抑郁症的诊断标准包括众多的病史因素，并且要求原发性抑郁症与继发于其他潜在疾病的抑郁症进行鉴别。根据临床表现，在有可疑合并症的老年人群中，评估可能抑郁症相关疾病的检测包括血常规、血电解质和血糖、尿常规、血尿素氮和肌酐、肝功能检查、促甲状腺激素、血清维生素B_{12}和叶酸浓度或者梅毒血清学评估（RPR测试）。可是，对怀疑抑郁症的老年患者进行实验室检测进行筛查的支持证据却不足。有一项研究显示普通抑郁症患者通常进行的促甲状腺激素（TSH）检测，对老年抑郁症患者可能没有临床价值。

临床研究已经识别几个抑郁症的生物标志物。这些生物标志物包括血小板丙咪嗪结合降低（platelet imipramine binding）、五羟色胺1A（5-HT1A）受体表达降低、血清可溶性白细胞介素-2

（interleukin-2）受体和白介素 -6 增加、血清脑源性神经营养因子（brain-derived neurotrophic factor）降低、低胆固醇血症、血液中叶酸降低，以及高皮质醇血症（hypercortisolemia）和地塞米松抑制试验（dexamethasone suppression test）抑制受损（Mössner 等，2007）。但是，这些生物标志物中有些与其他疾病相关，没有特异的生物标志物，并且这些标志物还没有用于抑郁症的诊断。

除了抑郁症的体液生化标志物，药物基因组学研究已经明确在评价五羟色胺再摄取抑制剂（SSRIs）的耐药性及药物副作用风险时可以用 5- 羟色胺转运蛋白相关的一个多态性区域（5-HTTLPR）的多态性来进行评估（Gerretsen 和 Pollock，2008）。早期研究表明，在该位点进行多态性的预处理测试可能使 SSRI 治疗取得更快症状缓解（Smits 等，2007）。去甲肾上腺素转运体基因多态性（NET-T182C）在一项中国汉族人受试者中显示与抑郁症的易感性相关（Min 等，2009）。

谵妄

谵妄由几个关键特征来定义，包括意识减退快速出现、不能由共存的痴呆来解释的认知改变、有其他疾病、中毒或药物导致谵妄的证据。谵妄常常见于患有严重疾病的患者，尤其是老年患者。谵妄可能病因很多，包括许多药物、感染、器官系统衰竭、外伤、代谢障碍和原发性脑功能障碍。因为瞻望潜在病因很多，所以实验室检查不能满足所有病例的诊断。但是有几项实验室检查对鉴别严重或常见的谵妄病因具有价值（Han 等，2010），如表 8.3 所示。

表 8.3　谵妄病因的特定实验室检查

病因	特定检查
缺氧和高碳酸血症	血气分析
低血糖	血糖
中毒	尿液毒理学
药物作用	治疗药物监测
脑膜炎 / 脑炎	脑脊液分析 / 培养 /PCR
甲状腺功能紊乱	促甲状腺激素
电解质紊乱	血电解质
肝衰竭	肝功能检查，血氨
尿毒症	血尿素氮，肌酐
心肌梗死	血浆肌钙蛋白 I 或 T
肾上腺衰竭	皮质醇和 ACTH 刺激试验
其他感染	血 / 尿 / 呼吸道的培养
副肿瘤综合征	特异性抗体

人类免疫缺陷病毒（HIV）

历史上，HIV 感染在接受输血的老年人中很常见，直到 1985 年开始对供血常规检测此病毒。目前，50 岁以上成年人 HIV 感染的患病率和发病率低于 50 岁以下成年人［（CDC）CfDCaP.2008］，但是治疗手段的进步意味着 HIV 感染的老年人数量在未来几年中会上升。正因为 HIV 在老年人中不常见也很少怀疑，所以延误诊断的可能性也就更大。在神经认知上，高龄的 HIV 患者 HIV 相关神经认知疾病（HIV-associated neurocognitive disorders）（包括 HIV 痴呆）的风险增加（Jayadev 和 Garden，2009）。

虽然老年患者诊断 HIV 的实验室检查与年轻患者没有本质上的不同，对老年患者考虑心血管疾病风险的评估是很重要的。HIV 常与糖尿病、高脂血症并存（Malvestutto 和 Aberg，2010），并且心血管疾病风险在老年人群中很普遍。因此，对老年 HIV 患者使用适当的检查（例如血糖 / 糖化血红蛋白、脂质和胆固醇）识别这些危险因素，并对结果采取适当的治疗，应该是首选考虑。

副肿瘤性疾病

神经系统副肿瘤综合征（PNS）越来越被认为是恶性肿瘤患者出现神经功能障碍的原因，原发肿瘤可以有明显临床症状，也可以是隐匿的（Didelot 和 Honnorat，2009）。神经系统症状可能比潜在恶性肿瘤的症状出现早，成为首发临床症状。近年来对特定综合征相关自身抗体识别进行了大量研究，许多抗体检测可以用于临床诊断，所以对这些疾病的理解有了实质性进步。值得注意的是，癌症伴随的神经系统症状不一定是因为副肿瘤综合征，而可能是由于肿瘤转移或直接侵犯中枢神经系统所致，或是因为化疗或感染产生的并发症。然而，特定抗体、肿瘤和综合征之间的几个关联已经被确认和加以综述（Didelot 和 Honnorat，2009）。较为常见的抗体之一是 Hu 抗体，已经在患有小细胞肺癌的病人中发现，并且与亚急性小脑性共济失调、边缘叶脑炎和感觉神经病相关。

临床上高度怀疑时应该开始检测副肿瘤炎症综合征。常规脑脊液分析显示轻度炎症改变，并且在电泳上常见寡克隆带。有些实验室提供特异性抗体检测，单个或组套。由于这些综合征的临床表现不同，为了更好地解释检测结果，给试验室提供病历摘要会很有帮助。

因为 PNS 与恶性肿瘤相关，所以确诊后下一步就是寻找相关的恶性肿瘤。认识特定副肿瘤综合征的临床表现通常能指导原发肿瘤的探查，例如，抗Hu抗体导致的副肿瘤性脑脊髓炎与小细胞肺癌高度相关。更重要的是要对原发性恶性肿瘤进行全身探查。

遗传性疾病

在老年人群中，由于遗传突变引起的疾病很少，因为这些疾病倾向于在年轻人中表现出来。尽管如此，由遗传突变导致的一些神经系统疾病可以影响老年人。这方面的例子包括亨廷顿病、显性小脑性共济失调、某些肌营养不良和常染色体显性遗传形式的AD、PD或额颞叶痴呆。虽然常常缺乏对这些疾病的特殊处理和治疗，正确地诊断这些疾病并不仅仅是一个学术练习。对复杂神经系统疾病患者确定其遗传病因，可以防止漫长而昂贵的检查，告知亲属有关遗传风险，以及为研究这些疾病的研究人员提供帮助（Bird等，2008）。

在老年人中诊断这些疾病，要求临床高度怀疑，且有可用的临床基因检测方法。复杂的基因检测方法，包括寻找特定的突变和对大跨度的内含子或外显子进行测序，在商业和学术实验室中这些手段正越来越多地投入使用。临床遗传学检查一个有用的在线资源可以参考网站www.genetests.org，这个网站由美国国家生物技术信息中心主办。它为数以千计的遗传疾病提供文献资料和临床检测资源。

关于神经遗传检测有两点需要考虑，这有助于选择合适的诊断方法。首先，检测成本因所使用的实验室不同而差异巨大，因此，很重要的是要注意哪些单项检测被"捆绑"在一起的组成了大的检测组套。另一个注意事项是，平行检测一种疑似遗传性疾病的众多可能病因，即所谓的"霰弹猎枪法检测"，可能不是最具有成本效益的方法。在咨询要检测的实验室后，通常可能确定一个检测方法，首先使用低成本技术对最有可能的基因改变进行检测，并且只有在这些检测结果正常时才进行更昂贵的大规模测序。因为以适当的方式订购可使这些检测的诊断阳性率大大提高，许多以前将这些检测送到基准实验室的已经转向检测套餐，因此只有特定的医师（神经遗传学家，而不是家庭医师）能够订购这些复杂并且常常是昂贵的检测。

脑损伤的评估

经常会看到这样的病例，导致临床症状的病因已经很明确，例如经影像学证实的蛛网膜下腔出血，或创伤性脑损伤（TBI）。除了需要立即处理的情况以外，对这种病例的主要关注点是预测病人在急诊处置之后，何时或者能否恢复意识或身体的自理能力。许多研究已经确定了判断脑损伤严重程度的脑脊液和血清标志物。其中两个研究最为广泛的损伤生物标志物包括S100B蛋白和神经元特异性烯醇化酶，两者都可以在血清或脑脊液中进行评估，并且与许多原因导致的脑损伤的严重程度高度相关（Kochanek等，2008）。然而，在美国使用这些标志物的主要问题是，没有经食品和药品管理局（FDA）批准的可供使用的检测方法，这意味着在美国只有愿意开发内部检测的实验室提供这种检查。

一项已获FDA批准的替代检测方法是在脑脊液中对肌酸激酶脑型同工酶（CK-BB）进行定量分析。CK以几种同工酶的形式存在于细胞内，包括MM（主要来自肌肉）、MB（存在于心肌，并且用于检测心肌梗死）和BB（脑中的主要同工酶）。CK-BB通常集中在脑细胞内，在脑脊液中浓度较低（<10U/L），因此脑脊液CK-BB活性增高表明脑组织破坏，酶从脑细胞漏出。CK-BB的活性，通过电泳分离CK同工酶后测定，已经在几项研究中被证明与CNS损伤后的预后相关，并且可以准确地预测病人是否将来能够恢复意识或生活独立性（Kärkelä等，1993；Coplin等，1999）。

（刘汉兴　译，吴智平　杨春慧　校）

参考文献

Abilleira, S., Montaner, J., Molina, C., et al. (2003)Matrix metallo-proteinase-9 concentration after spontaneous intracerebral hemorrhage. *J Neurosurg*, 99: 65–70.

Adams, H.J., del Zoppo, G., Alberts, M., et al. (2007) Guidelines for the early management of adults with ischemic stroke: a guideline from the American Heart Association/American Stroke Association Stroke Council, Clinical Cardiology Council, Cardiovascular Radiology and Intervention Council, and the Atherosclerotic Peripheral Vascular Disease and Quality of Care Outcomes in Research Interdisciplinary Working Groups: the American Academy of Neurology affirms the value of this guideline as an educational tool for neurologists. *Stroke*, 38: 1655–1711.

Agren-Wilsson, A., Lekman, A., Sjöberg, W., et al. (2007) CSF biomarkers in the evaluation of idiopathic normal pressure hydrocephalus. *Acta Neurol Scand*, 116: 333–339.

Alvarez-Sabín, J., Delgado, P., Abilleira, S., et al. (2004) Temporal profile of matrix metalloproteinases and their inhibitors after spontaneous intracerebral hemorrhage: relationship to clinical and radiological outcome. *Stroke*, 35: 1316–1322.

Amin, A., Jones, A., Nugent, K., et al. (2006) The prevalence of unrecognized depression in patients with acute coronary syndrome. *Am Heart J*, 152: 928–934.

Association AP. (2000) *Diagnostic and Statistical Manual of Mental Disorders*, 4th ed. Washington, DC: American Psychiatric Association.

Bird, T., Lipe, H., and Steinbart, E. (2008) Geriatric neurogenetics: oxymoron or reality? *Arch Neurol*, 65: 537–539.

Boeve, B. and Hutton, M. (2008) Refining frontotemporal dementia with parkinsonism linked to chromosome 17: introducing FTDP-17 (MAPT) and FTDP-17 (PGRN). *Arch Neurol*, 65: 460–464.

Castellani, R., Colucci, M., Xie, Z., et al. (2004) Sensitivity of 14-3-3 protein test varies in subtypes of sporadic Creutzfeldt-Jakob disease. *Neurology*, 63: 436–442.

Castillo, J., Dávalos, A., Alvarez-Sabín, J., et al. (2002) Molecular signatures of brain injury after intracerebral hemorrhage. *Neurology*, 58: 624–629.

(CDC) CfDCaP. (2008) HIV prevalence estimates—United States, 2006. *Morb Mortal Wkly Rep*, 57: 1073–1076.

(CDC) CfDCaP. (2010) Current depression among adults—United States, 2006 and 2008. *Morb Mortal Wkly Rep*, 59: 1229–1235.

Chohan, G., Pennington, C., Mackenzie, J., et al. (2010) The role of cerebrospinal fluid 14-3-3 and other proteins in the diagnosis of sporadic Creutzfeldt-Jakob disease in the U. K.: a 10-year review. *J Neurol Neurosurg Psychiatry*, 81: 1243–1248.

Coplin, W., Longstreth, W.J., Lam, A., et al. (1999) Cerebrospinal fluid creatine kinase-BB isoenzyme activity and outcome after subarachnoid hemorrhage. *Arch Neurol*, 56: 1348–1352.

Cucchiara, B., Messe, S., Sansing, L., et al. (2008) Hematoma growth in oral anticoagulant related intracerebral hemorrhage. *Stroke*, 39: 2993–2996.

Cullum, S., Tucker, S., Todd, C., et al. (2006) Screening for depression in older medical inpatients. *Int J Geriatr Psychiatry*, 21: 469–476.

de Souza, L., Lamari, F., Belliard, S., et al. (2010) Cerebrospinal fluid biomarkers in the differential diagnosis of Alzheimer's disease from other cortical dementias. *J Neurol Neurosurg Psychiatry*, 82 (3): 240–246.

Didelot, A. and Honnorat, J. (2009) Update on paraneoplastic neurological syndromes. *Curr Opin Oncol*, 21: 566–572.

Feldman, H., Jacova, C., Robillard, A., et al. (2008) Diagnosis and treatment of dementia: 2. Diagnosis. *CMAJ*, 178: 825–836.

Flaherty, M., Tao, H., Haverbusch, M., et al. (2008) Warfarin use leads to larger intracerebral hematomas. *Neurology*, 71: 1084–1089.

Fraser, S., Kroenke, K., Callahan, C., et al. (2004) Low yield of thyroid-stimulating hormone testing in elderly patients with depression. *Gen Hosp Psychiatry*, 26: 302–309.

Gallia, G., Rigamonti, D., and Williams, M. (2006) The diagnosis and treatment of idiopathic normal pressure hydrocephalus. *Nat Clin Pract Neurol*, 2: 375–381.

Gambetti, P., Kong, Q., Zou, W., et al. (2003) Sporadic and familial CJD: classification and characterization. *Br Med Bull*, 66: 213–239.

Garcia, D., Regan, S., Crowther, M., et al. (2006) The risk of hemorrhage among patients with warfarin-associated coagulopathy. *J Am Coll Cardiol*, 47: 804–808.

Gerretsen, P. and Pollock, B. (2008) Pharmacogenetics and the serotonin transporter in late-life depression. *Expert Opin Drug Metab Toxicol*, 4: 1465–1478.

Gmitterová, K., Heinemann, U., Bodemer, M., et al. (2009) 14-3-3 CSF levels in sporadic Creutzfeldt-Jakob disease differ across molecular subtypes. *Neurobiol Aging*, 30: 1842–1850.

Gustaw-Rothenberg, K., Kowalczuk, K., and Stryjecka-Zimmer, M. (2010) Lipids' peroxidation markers in Alzheimer's disease and vascular dementia. *Geriatr Gerontol Int*, 10: 161–166.

Hajj-Ali, R. (2010) Primary angiitis of the central nervous system: differential diagnosis and treatment. *Best Pract Res Clin Rheumatol*, 24: 413–426.

Han, J., Wilson, A., and Ely, E. (2010) Delirium in the older emergency department patient: a quiet epidemic. *Emerg Med Clin North Am*, 28: 611–631.

Hong, Z., Shi, M., Chung, K., et al. (2010) DJ-1 and alpha-synuclein in human cerebrospinal fluid as biomarkers of Parkinson's disease. *Brain*, 133: 713–726.

Hsich, G., Kenney, K., Gibbs, C., et al. (1996) The 14-3-3 brain protein in cerebrospinal fluid as a marker for transmissible spongiform encephalopathies. *N Engl J Med*, 335: 924–930.

Hu, W., Chen-Plotkin, A., Arnold, S., et al. (2010a) Biomarker discovery for Alzheimer's disease, frontotemporal lobar degeneration, and Parkinson's disease. *Acta Neuropathol*, 120: 385–399.

Hu, W., Chen-Plotkin, A., Grossman, M., et al. (2010b) Novel CSF biomarkers for frontotemporal lobar degenerations. *Neurology*, 75 (23): 2079–2086.

Jayadev, S. and Garden, G. (2009) Host and viral factors influencing the pathogenesis of HIV-associated neurocognitive disorders. *J Neuroimmune Pharmacol*, 4: 175–189.

Kapaki, E., Paraskevas, G., Tzerakis, N., et al. (2007) Cerebrospinal fluid tau, phospho-tau181 and beta-amyloid1-42 in idiopathic normal pressure hydrocephalus: a discrimination from Alzheimer's disease. *Eur J Neurol*, 14: 168–173.

Kärkelä, J., Bock, E., and Kaukinen, S. (1993) CSF and serum brain-specific creatine kinase isoenzyme (CK-BB), neuron-specific enolase (NSE), and neural cell adhesion molecule (NCAM) as prognostic markers for hypoxic brain injury after cardiac arrest in man. *J Neurol Sci*, 116: 100–109.

Kasuga, K., Tokutake, T., Ishikawa, A., et al. (2010) Differential levels of alpha-synuclein, beta-amyloid42 and tau in CSF between patients with dementia with Lewy bodies and Alzheimer's disease. *J Neurol Neurosurg Psychiatry*, 81: 608–610.

Kochanek, P., Berger, R., Bayir, H., et al. (2008) Biomarkers of primary and evolving damage in traumatic and ischemic brain injury: diagnosis, prognosis, probing mechanisms, and therapeutic decision making. *Curr Opin Crit Care*, 14: 135–141.

Kruyt, N., Biessels, G., de Haan, R., et al. (2009) Hyperglycemia and clinical outcome in aneurysmal subarachnoid hemorrhage: a meta-analysis. *Stroke*, 40: e424–e430.

Kruyt, N., Biessels, G., Devries, J., et al. (2010) Hyperglycemia in acute ischemic stroke: pathophysiology and clinical management. *Nat Rev Neurol*, 6: 145–155.

Landefeld, C., and Goldman, L. (1989) Major bleeding in outpatients treated with warfarin: incidence and prediction by factors known at the start of outpatient therapy. *Am J Med*, 87: 144–152.

Leira, R., Dávalos, A., Silva, Y., et al. (2004) Early neurologic deterioration in intracerebral hemorrhage: predictors and associated factors. *Neurology*, 63: 461–467.

Maas, M. and Furie, K. (2009) Molecular biomarkers in stroke diagnosis and prognosis. *Biomark Med*, 3: 363–383.

Malvestutto, C. and Aberg, J. (2010) Coronary heart disease in people infected with HIV. *Cleve Clin J Med*, 77: 547–556.

Milhorat, T. (1983) Cerebrospinal fluid as a reflection of internal milieu of brain. In: J. Wood (ed.), *Neurobiology of Cerebrospinal Fluid*. New York: Plenum Press.

Min, W., Li, T., Ma, X., et al. (2009) Monoamine transporter gene polymorphisms affect susceptibility to depression and predict antidepressant response. *Psychopharmacology (Berl)*, 205: 409–417.

Morgenstern, L.B., Hemphill, J.C. III, Anderson, C., et al. (2010) Guidelines for the management of spontaneous intracerebral hemorrhage: a guideline for healthcare professionals from the American Heart Association/American Stroke Association. *Stroke*, 41 (9):2108–2129.

Mössner, R., Mikova, O., Koutsilieri, E., et al. (2007) Consensus paper of the WFSBP Task Force on biological markers: biological markers in depression. *World J Biol Psychiatry*, 8: 141–174.

Paraskevas, G., Kapaki, E., Papageorgiou, S., et al. (2009) CSF bio-marker profile and diagnostic value in vascular dementia. *Eur J Neurol*, 16: 205–211.

Robinson, R. (2003) Poststroke depression: prevalence, diagnosis, treatment, and disease progression. *Biol Psychiatry*, 54: 376–387.

Schott, J., Reiniger, L., Thom, M., et al. (2010) Brain biopsy in dementia: clinical indications and diagnostic approach. *Acta Neuropathol*, 120: 327–341.

Schultz, K., Wiehager, S., Nilsson, K., et al. (2009) Reduced CSF CART in dementia with Lewy bodies. *Neurosci Lett*, 453: 104–106.

Shi, M., Zabetian, C., Hancock, A., et al. (2010) Significance and confounders of peripheral DJ-1 and alpha-synuclein in Parkin-son's disease. *Neurosci Lett*, 480: 78–82.

Silva, Y., Leira, R., Tejada, J., et al. (2005) Molecular signatures of vascular injury are associated with early growth of intracerebral hemorrhage. *Stroke*, 36: 86–91.

Smits, K., Smits, L., Schouten, J., et al. (2007) Does pretreatment testing for serotonin transporter polymorphisms lead to earlier effects of drug treatment in patients with major depression? A decision-analytic model. *Clin Ther*, 29: 691–702.

Sonnen, J., Montine, K., Quinn, J., et al. (2010) Cerebrospinal fluid biomarkers in mild cognitive impairment and dementia. *J Alzheimers Dis*, 19 (1):301–309.

Tarnaris, A., Toma, A., Kitchen, N., et al. (2009) Ongoing search for diagnostic biomarkers in idiopathic normal pressure hydroceph-alus. *Biomark Med*, 3: 787–805.

Unützer, J. (2007) Clinical practice: late-life depression. *N Engl J Med*, 357: 2269–2276.

Wang, G., Gao, C., Shi, Q., et al. (2010) Elevated levels of tau pro-tein in cerebrospinal fluid of patients with probable Creutzfeldt-Jakob disease. *Am J Med Sci*, 340: 291–295.

Waragai, M., Nakai, M., Wei, J., et al. (2007) Plasma levels of DJ-1 as a possible marker for progression of sporadic Parkinson's dis-ease. *Neurosci Lett*, 425: 18–22.

Waragai, M., Wei, J., Fujita, M., et al. (2006) Increased level of DJ-1 in the cerebrospinal fluids of sporadic Parkinson's disease. *Bio-chem Biophys Res Commun*, 345: 967–972.

Wood, J. (1980) Physiology, pharmacology, and dynamics of cere-brospinal fluid. In: J. Wood (ed.), *Neurobiology of Cerebrospinal Fluid*. New York: Plenum Press.

第三部分
老年人的神经系统疾病

第九章
认知障碍和痴呆

第一节　轻度认知障碍
Ranjan Duara[1,2,3], Miriam Jocelyn Rodriguez[1], David A.Loewenstein[1]

第二节　阿尔茨海默病
Martin R.Farlow[4]

第三节　路易体痴呆
Clive Ballard[5]

第四节　血管性认知障碍
Helena C.Chui[6], Freddi Segal-Gidan[6]

第五节　额颞叶痴呆
David Perry[7], Howard Rosen[7]

第六节　原发性进行性失语
Maya L.Henry[8], Stephen M.Wilson[9], Steven Z.Rapcsak[10]

第七节　朊蛋白病
Michael D.Geschwind[8], Katherine Wong[8]

第八节　正常压力脑积水
Norman R.Relkin[11]

[1] Wien Center for Alzheimer's Disease and Memory Disorders, Mount Sinai Medical Center, Miami Beach, FL, USA

[2] Department of Neurology, Herbert Wertheim College of Medicine, Florida International University, Miami, FL, USA

[3] University of Florida, College of Medicine, University of Florida, Gainesville, FL, USA

[4] Department of Neurology, Indiana University, Indianapolis, IN, USA

[5] Wolfson Centre for Age-Related Diseases, King's College London, London, UK

[6] Department of Neurology, Keck School of Medicine and University of Southern California, Los Angeles, CA, USA

[7] Memory and Aging Center, Department of Neurology, School of Medicine, University of California, San Francisco, USA

[8] Department of Communication Sciences and Disorders, University of Texas at Austin and Memory and Aging Center, Department of Neurology, University of California, San Francisco, CA, USA

[9] Department of Speech, Language, and Hearing Sciences, University of Arizona, Tucson, AZ, USA

[10] Department of Neurology, University of Arizona, Tucson, AZ, USA

[11] Memory Disorders Program, Department of Neurology and Brain Mind Research Institute, Weill Cornell Medical College, New York, NY, USA

概述

轻度认知障碍（mild cognitive impairment, MCI）

概念

- 术语 MCI 作为"整体退化量表"的一个阶段被引入，以描述从正常老化到痴呆的进展，后来的研究显示从 MCI 发展为痴呆的风险增加。
- 广泛使用的 MCI 标准是基于 AD 典型的前驱性遗忘特征，至少在一个标准测试中需要有记忆减退。
- 描述了影响单个和多域的遗忘型和非遗传型 MCI 类型，该术语现在适用于任何可能导致完全性痴呆疾病的痴呆前期。
- 其他痴呆前期疾病包括老年人良性遗忘、年龄相关记忆障碍（AAMI）、年龄相关认知衰退（AACD）和非痴呆性认知障碍（CIND）。
- 轻度的 MCI 有可能是可逆的，这一观点引起了该术语与临床实践的相关性以及是否适用于痴呆前期状态的争议。

定义

- 记忆下降的主诉，最好由知情者提供。
- 要用神经心理测试来提供与患者年龄相对应的客观记忆障碍的证据。
- 整体认知保留。
- 日常生活活动（ADLs）基本完好。
- 没有痴呆。

亚型

- 最常用的分类将 MCI 分为遗忘型和非遗忘型，并进一步分为单域和多域 MCI。
- 这些类别之间存在病因学重叠，但一般来说遗忘型 MCI 对 AD 更具特异性，其特征在于海马和（或）内嗅皮质萎缩。
- 痴呆前阶段除了 AD 前驱期以外，其他疾病的早期包括血管性认知障碍、路易体疾病和额颞叶变性（FTLD）的各种变体均可以表现为 MCI。
- LBD 的 MCI 的特征是：阵发性意识错乱，注意力流畅性测试结果不良，视觉空间缺陷，REM 睡眠行为障碍和运动功能障碍，但在记忆测试中有相对良好的表现。
- 多域 MCI 是血管 MCI 中最常见的类型，与基底核、丘脑和（或）皮质下白质中存在多发腔隙性梗死灶相关。
- MCI 也可以由于内科疾病、毒素和神经精神疾病导致。

诊断

- 结构成像主要用于排除卒中、脑积水和肿瘤等疾病，但可能表现出海马、海马旁回和杏仁核的萎缩。
- PET、SPECT 和 fMRI 功能成像可能会成为未来临床处置 MCI 的一个组成部分。
- 可以检测脑脊液（CSF）生物标志物和基因测定来评估进展为 AD 的风险。

治疗

- 多奈哌齐、利凡斯的明和加兰他敏在降低 MCI 发展为痴呆症方面无效。
- *APOE4* 基因携带者在 MCI 阶段用多奈哌齐治疗可能会有效。
- 生物标志物可以识别对药物治疗有很好疗效的病例。
- 在 MCI 阶段非药物治疗可能对调节认知和身体活动更有效。
- 生物标记物作为筛查工具来识别早期治疗效果最好的患者，这将使得 MCI 的治疗更物有所值。

阿尔茨海默病（AD）

- 一般症状包括记忆障碍、视觉障碍、执行功能损害、淡漠或抑郁、情景记忆减退，以及日常活动困难等症状。
- DSM-Ⅳ和 NINCDS-ADRDA 标准，临床检查，实验室检查和扫描（包括 MRI 和 PET）用于帮助诊断。

- 与 Aβ 淀粉样物质沉积相关的生物标志物,神经元损伤的生物标志物以及与生化改变相关的生物标志物都包含在 MCI 诊断标准中。
- 生化标志物也被纳入"很可能的 AD"和"可能的 AD"诊断标准中:大脑中 β 淀粉样蛋白沉积指标和表现为颞叶 FDG 摄取减少的神经元变性指标。另一个指标是脑脊液中总 Tau 和磷酸化 Tau(p-Tau)水平增高。
- 虽然遗传因素与 AD 发展有关,如 *APOE4* 是风险最高的因素,也有其他因素与 AD 高风险有关。

路易体痴呆(DLB)

- 3 个核心症状中有 2 个就可以定义 DLB:帕金森病(PD)的运动障碍、幻视和认知波动。其他症状包括睡眠障碍,注意力和执行功能障碍。认知功能损害与 AD 相似,但 DLB 的不同之处是运动相关特征和自主神经损伤。
- α- 突触核蛋白病理见于 DLB 患者,存在于 Lewy 突起(Lewy neurites)中。DLB 患者大脑也可同时有 Aβ 淀粉样斑块,这与 AD 类似。
- DLB 和 PD 症状的相似性已经使它们成为同一个谱系疾病而不是两个完全不相干的疾病实体。

血管性认知损害

- 脑血管疾病(CVD)是痴呆的第二大原因。在老年阶段,CVD 最常见的两种原因是动脉硬化(包括动脉粥样硬化和小动脉硬化)和脑淀粉样血管病。CVD 是导致血管性脑损伤(VBI)和血管性认知障碍(VCI)的主要疾病过程。
- VCI 是一个总括术语,包括 MCI 和 CVD 及 VBI 导致的痴呆症,并包括以前所说的如多发脑梗死性痴呆、卒中后痴呆、血管性痴呆、缺血性血管性痴呆和宾斯旺格综合征。
- 目前 VCI 有几个共识标准,但目前还没有完善的病理学标准。
- 临床表现(例如认知情况,局灶性神经系统体征、症状的进展)是异质性的。
- 皮质下血管性痴呆这一亚型,通常执行功能受损程度比记忆受损更严重。
- 通过早期识别和控制血管危险因素来进行预防,这是对 VCI 相关的动脉硬化的最佳治疗手段。

额颞叶痴呆(FTD)

额颞叶痴呆临床综合征包括:

- FTD 的行为变体(bvFTD)主要描述人格和社会情绪功能的变化,如脱抑制、冷漠、进食行为改变、强迫行为。MRI 可见额叶和(或)颞前叶的萎缩。
- 根据萎缩在左侧或右侧颞叶,原发性进行性失语的语义变异性(svPPA)的特点是对词语或客观实体的认知逐渐恶化、bvFTD 类似的行为障碍,以及对常识性的图标识别困难。
- 原发性进行性失语的非流行性 / 语法缺失性变型(nfvPPA)的特征是发音和语法障碍。
- 没有有效的药物治疗,但研究表明一些其他药物,如抗抑郁药(舍曲林、曲唑酮等)可以控制行为异常。

原发性进行性失语(PPA)

- 渐进性语言交流能力恶化,但没有一般认知障碍。PPA 的几种变体与特定语言 - 言语域的损害相关。
- 非流利 / 语法缺失型变体:
- 语言缺乏语法,停顿,费力的讲话和语音错误。
- 神经影像显示外侧裂周边区域萎缩。
- 常见的潜在病理包括 FTLD 谱系疾病(Tau 蛋白病和 TDP-43 蛋白病)。
- 语义型变体:
- 语义记忆的逐渐恶化和表达性及接受性词汇的减少。
- 神经影像显示不对称(左侧 > 右侧)前下颞叶萎缩。
- TDP-43-FTLD 是最常见的潜在病理。
- Logopenic 型变体:
- 言语速度慢,单词检索受损,重复困难。

- 神经影像显示外侧裂周围区域的左后侧的大脑皮质的神经变性。
- AD 病理最为常见。
- 语言 - 言语的行为疗法可能会改善 PPA 的交流能力。

朊蛋白病

- 朊蛋白病可以是散发性、遗传性或通过传播（获得）性的。
- sCJD 经典的 EEG 发现包括每秒发生 1 次的尖波（PSWC）。脑脊液生物标记物的灵敏度和特异性有所不同。当怀疑 CJD 时，应进行 DWI 和 FLAIR 序列的脑 MRI 扫描。
- PRNP 突变可导致 fCJD，GSS 和 FFI。
- 朊蛋白不具有高度感染性或传染性，因为朊蛋白疾病传播需要数千种蛋白质参与。
- 目前对朊蛋白病没有治疗方法，所有病例都是致死性的。

正常压力脑积水（NPH）

- NPH 是以脑室扩大、曳行步态、尿失禁和痴呆为特征的慢性神经系统疾病。
- 它通常没有肉眼可见的脑脊液循环阻塞；目前尚不清楚 NPH 是如何从脑室中的脑脊液紊乱转变成脑功能障碍及出现临床症状。
- NPH 需要进行脑成像来识别脑室扩大和确定 CSF 循环受阻。尽管 CT 扫描也很常用，但 MRI 是评估的首选方式。
- 步态和平衡障碍为最常见症状，常被描述为"曳行"步态；尿失禁也很常见；认知障碍表现为执行功能障碍，因为 NPH 经常与 AD 同时发生。
- NPH 的症状可以通过脑脊液引流得到改善，脑外科的脑室分流术是 NPH 的常规治疗。

第一节　轻度认知障碍

Ranjan Duara，Miriam Jocelyn Rodriguez，David A.Loewenstein

轻度认知障碍概念的演变

　　轻度认知障碍（mild cognitive impairment，MCI）概念的提出是源于以下观察结果：导致认知功能障碍的疾病通常会经历一个认知正常状态到痴呆综合征之间的过渡阶段。就像前驱糖尿病和高血压前期一样，这些前驱状态极易发展为糖尿病及高血压，这些词已经成为熟知的医学术语。此外，这些疾病前驱状态的并发症和处理方法也与相应的疾病相似。

　　众所周知，认知障碍及脑萎缩的出现远远早于痴呆确诊的时间，如阿尔茨海默病（AD）、路易体痴呆（LBD）、额颞叶痴呆（FTD）和血管性痴呆等。事实上，AD 的病理改变在症状出现之前的数十年就已经可以检测到。1962 年由 Kral 提出的良性老年健忘症是最早用于认知改变分类的术语之一，Karal 认为它是正常老化的一种变型，而不是痴呆前期。在 1982 年，临床痴呆评定量表（the clinical dementia rating，CDR）使用了"可疑痴呆"（questionable dementia）或者称之为"CDR0.5"（CDR0 表示正常认知功能，CDR1 表示轻度痴呆）。1982 年，Reisberg 等则利用总体衰退量表（global deterioration scale）提出了"轻度认知障碍（MCI）"这一概念，目的在于描述从正常老化到痴呆出现之前的这个进展过程。后来研究表明 MCI 是进展为痴呆的高风险因素。1986 年，美国国立精神卫生研究所（NIMH）又提出了一个用语"年龄相关记忆障碍"（age-associated memory impairment）来描述正常老化的一种变型，即认知表现比年轻健康个体明显下降了。之后，在 1994 年，国际老年精神病协会提出了"年龄相关认知减退"（age-associated cognitive decline）一词，它也是正常衰老的一种变型，但是与正常老年个体相比表现出多个认知领域的功能减退。

　　1997 年，"加拿大健康与衰老研究"提出一个用语"非痴呆的认知障碍（cognitive impairment no dementia，CIND）"，来描述认知功能低于正常的病人但是还不符合痴呆标准。它使临床医师能够描述认知功能障到了哪一个阶段，不进行痴呆诊断。MCI 评定的梅奥标准（Petersen 等，1999，2003）是广泛使用诊断 MCI 的常规标准,最初它是基于 AD 前驱期也往往会有记忆缺失的特点,至少在一项常规测试中会看到记忆受损的表现。但是在 2004 年,Petersen 针对 MCI 又提出两个新的概念:"一个或多个认知领域障碍但没有记忆缺失的 MCI(nonamnestic MCI,naMCI)"以及"多个认知领域障碍伴有记忆缺失的 MCI(amnestic MCI,aMCI)"。现在 MCI 这一词广泛用来描述最终进展为痴呆综合征之前的任何疾病的前期阶段。

对某一疾病 MCI 阶段做出诊断最大的益处是能及时找到那个能使疾病进展到完全痴呆综合征的风险因素以便抓住机会早期进行治疗干预以阻止或延缓病程进展,提高生存质量。这些干预措施包括针对 MCI 可疑病因的早期药物治疗、延缓病情进展的二级预防措施、对可能加重病情及影响治疗的各种社会心理问题的处理。轻度 MCI 患者多为可逆性因素,如焦虑、注意力障碍、抑郁、代谢或营养性疾病、药物的副作用等。MCI 不仅仅是介于正常衰老与痴呆之间的过渡阶段,也包含一系列认知和细微的功能障碍。MCI 的可逆性已经促使临床和科研对 MCI 这一痴呆前期的各种不确定因素进一步探讨。一项研究表明,MCI 进展为 AD 的比例约为每年 12%~15%,而恢复正常的比例却很低(Luis 等,2003),而 Larrieu 等的流行病学研究显示 MCI 进展为 AD 的比例低,恢复正常的比例高。

如何定义 MCI

MCI 是介于正常认知与痴呆之间的过渡阶段,即痴呆前期,可见于大多数能导致痴呆的疾病的进程中。痴呆前期最好的认知生物标志物是"情节记忆"(episodic memory)的损害,甚至在没有临床症状能独立生活的社区老人也可出现。虽然与记忆相关的症状是迄今为止 AD 早期最常见的表现,但是 AD 的发病及进展过程也存在差异性,首发症状可以是失语/命名性失语、视觉失认、额叶症状(意志缺失或脱抑制)。比较而言,痴呆中的认知损害认为是获得性的,而 MCI 的认知损害可以是获得性的或非获得性的。

特别是对独立生活的社区老人的研究中,不论病人有没有记忆障碍主诉,在评估中可能发现存在认知障碍,往往很难判断病人是否有一个明确的认知退化病史存在。横向研究中分类的正确率最终取决于特定检测方法的敏感性和特异性和诊断受损的阈值,也取决于在任何人群中引起功能障碍的基本条件。虽然对于需要痴呆作为诊断标准的疾病(如 AD),降低认知和(或)功能障碍的阈值有助于早期确诊,但同时也可能增加假阳性率。

Petersen 等(1999)提出的遗忘型 MCI(aMCI)标准需符合以下几点:①主诉记忆减退,最好由知情者证实;②神经心理测试显示:与相同年龄者相比,有记忆障碍的客观证据;③总体认知功能保留;④日常生活能力(ADLs)正常;⑤不够痴呆诊断标准。临床医生需要进行判断下列情况:神经心理测试方法;判断功能障碍的阈值的选择;日常生活能力评估的选择;以及日常生活能力的完整性。根据这一标准诊断为 MCI 的个体以后进展为"可能 AD"(经专业的记忆障碍门诊检查诊断)的可能性很高。在一项队列追踪研究中,220 例 MCI 患者中约 80% 进一步发展为痴呆。

Grundman 等对 Petersen 提出的 MCI 标准进行调整,对认知和功能检测的方法及评分标准作出了明确说明。他们提出:①记忆障碍主诉应得到知情者的证实;②异常的记忆功能由"韦氏记忆量表(WMS)"的延迟回忆评分证实;③总体认知功能正常应该根据临床判断及 MMSE 评分在 24 以上作出判断;④没有证据表明日常生活能力障碍或最小程度降低,临床痴呆评定量表(CDR)评分在 0.5 或更高。

还有其他一些痴呆前期状态的评定标准,比如"非痴呆认知障碍 CIND",它的诊断标准并不严格,只需要没有痴呆的个体存在认知障碍的证据就可以诊断。Galvin 等和 Storandt 等提出,没有痴呆的患者如果有明确的临床病史表明认知功能下降了,即使日常生活能力还相对保留,可以预测他的病情将会继续进展,在这个时期如果进行神经病理检查也往往会有 AD 病理存在。这个事实令人印象深刻,但是痴呆前期的诊断往往取决于不同的临床环境,比如同一个病人在转诊过程中就有可能被贴上了 AD 的诊断。

知情者提供的病史或纵向检查结果(不同时间点检查)可提供认知障碍进展的证据,这些证据可将 MCI 初步分为进行性或非进行性(甚至可逆性)。很重要的一点是痴呆前期不同于 AD 前驱期,痴呆前期可表现为 MCI 或 CIND,包括血管性认知障碍、路易体病、各种形式的额颞叶变性等。

临床诊断 MCI 需要经过评估多个认知领域的执行情况来完成，通常是用神经心理量表来进行的，包括单词表测试（如 FAS 测验、受控词语联想测试 COWAT）、韦氏第三版和第四版中的逻辑记忆、记忆延迟回忆、斯特鲁色词测验，这些测试用来检测不同领域的认知功能。进行测试时，使用了不同的截分点，修正年龄和教育状况后，用低于 1.5 个标准差（1.5SD）作为截分点，针对记忆，执行功能和感知速度等进行统计学分析。神经心理量表的检测结果显示在诊断 MCI 上有很好的效果，甚至对没有症状能够独立生活的老年人的测试中也有很好的效果。有研究已注意到最早的功能障碍可表现在记忆和学习上，也可表现为执行功能和感知速度。为了降低分类的假阳性率，可采用多种测试方法确定有无记忆障碍，同一个认知功能至少两种测试方法采用一个标准差的划界分。由于认知检测方法及判断认知障碍的划界分的多样性，过去十年间不同研究报道的 MCI 患病率和发病率有较大差异。

MCI 分型

MCI 的异质性由多种因素所致，包括分类的方法学、引起 MCI 综合征的不同病因、患者病前的状态等。有些因素尤其重要，包括受教育程度、文化背景、不同领域的认知储备、一般身体状态和神经、精神状态等。MCI 的分类可根据认知综合征的表现（记忆缺失型、非记忆缺失型、多领域）、可疑病因（AD、脑血管病、路易体病）、进展为痴呆的速度（快进展性、慢进展性、无进展性、可逆性）。记忆、语言、视觉空间及其他认知功能的不均衡性改变将 MCI 分为遗忘型 MCI（aMCI）和非遗忘型 MCI（naMCI）。这两种类型可伴有一个认知领域或多个认知领域的改变。多认知领域 aMCI 的诊断需要有记忆受损以及一个或多个非记忆领域认知功能的障碍，而多认知领域 naMCI 的诊断则需要两个或两个以上的非记忆领域认知功能障碍，如注意力 / 执行功能、语言、视觉空间处理等。

尽管如此，aMCI 与 naMCI 之间存在较大程度的重叠，这取决于功能障碍的分类标准。不同的方法学影响 MCI 各亚型的出现频率，极大地影响了 MCI 的异质性。MCI 亚型的患病率取决于记忆和非记忆障碍的不同划界分值以及获得这些划界分值的不同标准化数据库。例如，分类时所需的个体数量越大，aMCI 患病率就越低，相对地，naMCI 患病率就相应增高。记忆测试的阈值从 1.5 个标准差降至 1 个标准差，aMCI 的患病率相对于 naMCI 将增高。MCI 的异质性和记忆、非记忆检测方法的多样性使得 MCI 领域的研究十分复杂。发病前受教育程度高或认知储备较高的个体虽然存在认知障碍，但认知测试表现较好，这是由于他们具有较好的知识背景、熟悉测试流程并采取各种策略，对认知障碍起到了弥补作用。那些认知储备低的个体测试表现远比预期糟糕，这不仅仅是由于教育程度低所致的知识缺乏，不熟悉测试任务以及相关的焦虑、注意力问题等也影响测试表现。

一般认为，MCI 病因学亚型的临床特点与相应的痴呆类型相似，但又受多种因素影响，包括在这个痴呆疾病中 MCI 阶段持续时间以及 MCI 阶段出现的显著临床特征。例如，AD 显著性临床特征之一是逐渐进行的近期记忆的损害，相对而言远期记忆损害不明显。这一特点在 AD 早期很明显，在疾病后期则不明显。在路易体病的 MCI 阶段（MCI-LBD；发生在 79%~86% 的病例）最显著的特征是：①情景混乱（episodic confusion）；②在需要维持注意力才能完成的流畅性测试和视觉空间测试表现出功能障碍，尽管患者有记忆相关的主诉，但记忆测试显示记忆相对保留；③快速动眼睡眠（REM）期睡眠障碍；④运动障碍。

aMCI 很可能显示出了潜在的 AD 病变，而 naMCI 则更多地提示非 AD 病变。事实上，在莱比锡老年人纵向研究中，Busse 发现 naMCI 与进展为非 AD 型痴呆相关，aMCI 与进展为 AD 相关。其他研究表明，记忆障碍在患血管性疾病的个体中常见，血管性疾病的严重程度与执行功能障碍的程度有关。因此，多领域 MCI 是血管性 MCI 患者中最常见的类型。在所有 MCI 类型中，轻度帕金森综合征的出现将引起执行功能障碍加重，诊断为血管性痴呆的可能性较大。来自 8 个不同队列研究的 1 346 例帕金森病（PD）患者中，25.8% 的患者有 MCI，其中 aMCI 最常见（13.3%），其次是视觉空间障碍（11%）、注意力 / 执行障碍（10.1%）。不同类型 MCI 出现的频率为：单领域 aMCI 为 8.9%，多领域 aMCI 为 4.8%，单领域 naMCI 为 11.3%，多领域 naMCI 为 1.3%。

认知障碍的模式和受损的认知功能领域可能对诊断及预后具有暗示意义。aMCI 患者，尤其是在多种记忆测试中表现出功能障碍的患者，进展为痴呆的概率较正常老年人或 naMCI 患者更高。AD

前驱期患者可仅仅表现为记忆障碍，而那些进展迅速的患者可能病变分布更广，出现认知和非认知领域的功能障碍。这些非认知领域包括精神症状如焦虑、抑郁、偏执、淡漠或脱抑制，运动症状如帕金森综合征、姿势和步态异常。影像学表现虽然不属于非认知范畴，但为诊断和预后提供了重要信息。血管性 MCI（MCI-Vasc）通常有基底节、丘脑和 / 或皮质下白质多发腔隙性梗死的证据。AD 型 MCI（MCI-AD）主要特征是海马和 / 或内嗅皮质的萎缩，没有明显的脑梗死。FTD 型 MCI（MCI-FTD）以额叶和 / 或前、外侧颞叶萎缩为主要特征。非痴呆的老年个体认知功能障碍也可由多种全身性疾病、药物和毒物、神经精神疾病、教育和社会文化剥夺、以及老年人的脆弱综合征相关因素所致。

诊断问题

　　根据神经心理测试和功能评估可将个体分为正常、MCI 或轻度痴呆，MCI 的诊断较痴呆诊断更具挑战性，因为与痴呆相比，MCI 的认知及功能障碍程度更轻、更不易察觉。认知状态的诊断取决于临床评估的两个要素：一个是患者自身和 / 或一个或多个知情者提供的病史，可提供功能障碍的出现、严重程度以及疾病过程等相关信息；另一个是客观的认知功能评估（神经心理测试）。在 MCI 早期阶段，这两个要素的可靠性尤其不理想，原因有以下两点：①很难区分正常老龄化和异常老龄化所致的功能障碍，尤其是存在老年性疾病，如关节炎、视觉或听觉障碍的情况下；②当认知功能轻度受损的时候，客观的检查评估并不能得出明确的结论，因为其他一些因素对测试结果的影响更大，如高低不同的受教育程度、测试操作、招募 / 转诊偏倚、文化和语言的差异、患者病前的认知和功能受损状态、同时存在精神、神经及内科疾病，还有注意障碍及阅读障碍等。

　　虽然客观的认知评估与功能障碍病史之间常常存在很大的矛盾，尤其是在认知和功能障碍的早期阶段，但是将 MCI 病例临床评估的两个要素相结合就可获得临床痴呆评定量表（CDR）总分。临床医生个体与诊断团队之间的诊断差异会降低横向研究及纵向研究诊断的可靠性。因此，研究中需要受试者的数量足够多才能获得有统计学意义的结果，尤其是那些生活能自理的而不是从诊所招募的需要照料的受试者。多数就诊的患者有一位可靠的

知情者陪伴可以提供清晰的病史，包括认知症状出现的模式、与其他疾病史之间的关系（如卒中、某一内科疾病或外科手术）、病情进展的模式、有无波动性、REM 睡眠行为障碍等。能独立生活的受试者往往没有知情者的陪伴，并且任何一个可找到的知情者都有可能不能充分了解患者，不能提供所需的信息。

　　临床试验中也存在这些问题，医生需要对病史及功能状态进行独立地评估并与研究对象进行临床访谈（通常由内科医生完成），认知评估则由神经心理医生完成。这两个方面的评估结果需要达成共识，这就需要协调这两种评估的诊断差异。区分正常老龄化与任何形式 MCI、MCI 与轻度痴呆的阈值是主观确定的。达成共识诊断耗时、耗力，增加诊断过程的总体支出。在共识诊断的讨论中，临床医生的个人观点和个性都可能使最后诊断偏向某一特定方向。痴呆或 MCI 共识诊断可靠性的评估很少有人去做，从为数不多的研究结果看，似乎没有很明确的结论。为解决上述问题，采用了利用计算机系统规则进行共识诊断，这样可以通过把正常认知与 MCI 及 MCI 与轻度痴呆的区分过程系统化，从而把不同来源的观点有效地达成诊断上的共识。

　　MCI 或痴呆患者的总体认知诊断明确后，就应该开始病因诊断，病因诊断基于临床、神经影像学、实验室检查等，这些也是痴呆诊断所必需的。MCI 病因诊断包括 MCI-AD（早期 AD），MCI-Vasc 或血管性认知障碍（早期血管性痴呆），MCI-LBD（早期路易体痴呆），MCI-FTD（早期额颞叶痴呆）。与独立生活者的受试者相比，在记忆障碍中心就诊的认知障碍受试者患 AD 的可能性更高。来自卒中门诊、肾病门诊、癌症中心或睡眠中心的认知障碍受试者很少被转诊或接受认知评估，这些患者的认知障碍可能与这些内科疾病或临床治疗有关（事实上这一推测经常是正确的）。痴呆的病因诊断需要排除可引起痴呆或认知障碍的其他神经、精神和内科疾病。因此，应该重视患者出现的身体疾病，考虑是否为引起 MCI 综合征的可能病因。

　　在某一个医疗设施中诊断手段以及诊断者的专业水平都会影响诊断的准确性。在社区医疗中，评估者可能缺少足够的时间和专业知识，甚至可能连简易的认知测试也无法开展。评估者的文化、受教育程度、社会经济水平、对老龄化的观点都会影响他对患者认知症状的重视程度以及病因诊断的努力

程度。对一个医疗设施来说,使用什么样的神经心理评估、脑成像和 CSF 评估方法完全取决于该设施医疗保健法规以及测试方法的区域性偏好。诊断的准确性也受使用的特定测试方法及结果分析的影响(如目前只有优秀的放射科医生才能对 MRI 内侧颞叶萎缩的严重程度作出评估和结论)。

MCI 综合征的病因诊断面临困难在于:这些类似于早期痴呆的症状以及认知测试中的表现既可能与各种内科疾病、药物的副作用有关,也可能与社会心理因素、先天发育性认知障碍如注意力缺失症、阅读障碍症或精神疾病如焦虑、抑郁、人格障碍等有关。抑郁症与痴呆之间的关系很复杂。一些研究表明抑郁症状可能是 AD 的前驱症状。另有研究表明注意力和执行功能障碍与老年抑郁症有关,这些功能障碍在抑郁症治愈后仍可继续存在。

国立阿尔茨海默病协作中心(NACC)数据库中,1 777 例受试者中,执行功能有显著缺损的 MCI 受试者有更严重的抑郁症倾向,但是 aMCI 或 naMCI 与抑郁症之间没有关联性。在另一项研究中,有四种及以上神经精神症状的患者被诊断为 aMCI 的可能性更大,并且确诊为 aMCI 的患者更易表现为抑郁症状(与其他症状相比),而且进展为痴呆的风险更高。临床医生必须认识到记忆减退的主诉可能是潜在的抑郁症的症状,对精神科医生来说尤为重要的是应该认识到当患者同时有抑郁症和记忆障碍时,常常提示为痴呆的早期形式。

MCI 的病理

AD 的病理学改变在痴呆确诊前很多年就已出现了。最早的 AD 病理生理变化是大脑新皮层中类淀粉物质的沉积。类淀粉物质的沉积本身可引起轻微的认知损害。AD 的神经退行性变起始于横嗅皮质(transentorhinal)和内嗅皮质的前部(ERC)、CA1 区和海马下托(subiculum of hippocampus)。在尸检中,神经病理诊断为Ⅳ或Ⅴ期的 AD(Braak and Braak 诊断标准),其中约 30% 的病例,在去世前未曾有痴呆症状出现,这一现象表明 AD 可以是病理表现已经很严重了,但没有明显的痴呆症状。梅奥医院的阿尔茨海默病研究中心的研究表明,那些处于 Braak 病理分期Ⅳ但临床表现正常的老年人常出现类淀粉样斑块或弥散性斑块,但老年斑(neuritic plaques)少见。

生前被诊断为 MCI 的受试者其大脑 Tau 蛋白和神经原纤维变性的病理(与认知功能密切相关)比认知正常的受试者更为严重,但皮质斑块的密度可与 AD 患者相似。临床诊断为 MCI 的患者中,AD 的病理改变普遍存在,但是大约 30% 的病例也出现其他病理改变,如路易小体、嗜银颗粒病或累及内侧颞叶的海马硬化等。大脑皮质的 Tau 蛋白、类淀粉物质和前列腺素同分异构物(isoprostanes)等生化指标的变化与老年斑和神经元纤维缠结的数量有关,但在临床上不能区分 MCI 与痴呆患者。脂质过氧化物,F2-isoprostanes(F2-IsoP)和 F4-neuroprostanes(F4-NP)等标志物在 MCI 和 AD 患者的大脑皮质和海马中的含量相似,但比正常对照组增高。即使正常人群的认知功能也与突触标志物的丢失及大脑白质的病理有相关性。

MCI 生物标志物

如前所述,AD 等疾病引起的记忆及其他认知功能缺陷的评估既受听力和视觉障碍的影响,也受人口学、社会心理、内科疾病和精神等多种因素的影响。相比之下,这些因素却不会影响生物标志物检测及这些标志物对疾病诊断的准确性。一般来说,在临床症状出现前几年甚至几十年,这些生物标志物就已经可以检测到。生物标志物可能反映了特定病理学变化的指标,如大脑内类淀粉物质(Aβ1-42)的沉积(CSF 中 Aβ1-42 水平减低或 Aβ-PET 扫描显示纤维状 Aβ 增多)。生物标志物信号的下调可能反映了脑内神经退行性病变(如区域性的萎缩或突触丢失/功能障碍)。这些特异性信号及标志物信号的下调都能反映脑内潜在的病理变化,甚至可用于 AD 和 FLTD 等疾病临床前期的辅助诊断。这些指标也可以预示临床综合征的进展速度。

大脑结构变化尤其是内侧颞叶的改变,可通过 CT 和 MRI 等结构成像技术进行检测和定量分析,尤其是 AD 和 FTLD 的退行病理改变在疾病的早期最显著。大脑功能改变可通过 PET、SPECT 和 fMRI 评估。大脑类淀粉样物质的沉积可通过 C-11 或 F-18 放射标记配体的 PET 成像进行评估,这些带有放射标记物的配体可结合纤维状的类淀粉物质。基因标志物如 APOE 基因型可以确定那些出现认知障碍和进展为痴呆风险较高的人群。

AD 常染色体显性遗传的标志物包括类淀粉样前体蛋白(21 号染色体,40~65 岁发病)、早老素

1（14号染色体，25~60岁发病）、早老素2（1号染色体，45~84岁发病）。ApoE-ε4等位基因是晚发性AD最常见的遗传因素，它与大多数种族/族群中AD高患病率及发病年龄较早有关。20%的晚发性AD病例是由位于19号染色体的ApoEε4等位基因所致。ε4等位基因的杂合子患AD的风险增加2~3倍，而纯合子患AD的风险增加10~15倍。位于11号染色体的*SORL1*基因及其他一些候选基因（参见www.alzgene.org）也可解释小部分人群的AD患病风险。有报道称，在没有痴呆的非洲裔美国黑人中虽然*APOEε4*等位基因出现率较高，但是患AD风险却比同样情况的西班牙裔白种人低，比高加索白种人更低（参考文献记载*apoE*基因比例，非洲裔21%，非西班牙裔12%，西班牙裔14%）。*APOEε4*基因型结合临床特征可提高预测AD诊断的准确性，尤其是对处于痴呆前期的患者。

AD患者的脑脊液生物标志物之一的Aβ1-42（由类淀粉物质的1~42号氨基酸组成）是疾病早期生物标志物；而脑脊液的另一标志物Tau蛋白，包括总Tau蛋白（T-Tau）及与神经元纤维缠结相关的磷酸化的Tau蛋白（P-Tau181P），这是较晚出现的神经元/轴突退行性变时期的标志物。在临床症状出现之前的几年，脑脊液Aβ42含量已经下降，说明它有临床前期诊断价值。脑脊液Aβ42/Tau比值可以鉴别有认知障碍主诉的naMCI、aMCI患者与健康人群。目前最有希望用于早期AD辅助诊断的生物标志物是脑脊液Tau与Aβ的比值以及磷酸化的Tau蛋白（pTau-231）的含量。脑脊液生物标志物可以用来预测认知正常的老年人是否会有认知损害，是否会进展为MCI以及aMCI是否会进展为AD。

根据美国阿尔茨海默病神经影像计划（ADNI）数据库资料的研究，AD患者脑脊液T-Tau、P-Tau显著增高，Aβ42显著减少，诊断统计学的敏感性为85%，特异性为90%。这项研究也单独分析了"AD识别标志"，即脑脊液Aβ42与P-Tau181P有一个特定的比值。这个识别标志见于90%AD患者、72%MCI受试者、36%正常认知老年受试者。虽然一些有正常认知的人群这种"AD识别标志"比预想的要高很多，但是这一人群的APOEε4等位基因出现频率也显著增加。因此，仍然认为这个识别标志是发现AD临床前期患者的良好指标。一项应用Meta分析的研究探讨了脑脊液磷酸化Tau蛋白的诊断和预测，结果表明：脑脊液磷酸化Tau蛋白用于MCI诊断、MCI进展为痴呆的预测都有令人满意

的效果，但是不能区分AD与其他类型的痴呆。在欧洲，许多专业中心（这是痴呆疾病的主要诊断和治疗场所）常规进行腰椎穿刺和脑脊液检查。但在那些由非专业人员进行痴呆诊断和治疗的国家，脑脊液生物标志物不太可能成为AD诊断的通用标准。

在痴呆/MCI的评估中结构影像学会常规应用，主要目的是为了排除卒中、脑积水、脑肿瘤等疾病。作为一种结构成像技术，MRI比CT更具优势，MRI分辨率更高，软组织对比度更强，又避免了电离辐射的危害。脑影像检查可用来评估海马和内嗅皮质的萎缩，用做临床诊断前驱期AD和可能AD的检查。MRI显示的内嗅皮质和海马体积丢失与MCI发展为AD的进展速度具有高度相关性。与正常认知相比，MCI或轻度痴呆与左侧海马、海马旁回和杏仁核萎缩之间有明确的相关性。正常老龄化或患AD风险高的人群如果他们记忆力测试结果不令人满意，那么在脑MRI影像上会看到海马和内嗅皮质体积较小。这些影像学改变与横嗅皮质和海马的组织病理改变有关，即病理检查会有大量的神经原纤维缠结、老年斑及神经元和树突棘的丢失。内侧颞叶萎缩并不是AD特有的，额颞叶痴呆（FLTD）、血管性痴呆和海马硬化症也可出现这些区域的脑萎缩。但是由于老年人群AD的发病率高于其他痴呆症，所以85%~90%老年受试者看到的内侧颞叶的退行性病变都是AD病变所导致，这种病变可以单独出现，也可同时合并其他病变。Petersen的观点是要尽可能早地进行脑MRI检查，并联合其他危险因素评估aMCI进展为AD风险。研究发现，在aMCI受试者中，那些携带ApoEε4等位基因的患者记忆力障碍最明显，脑MRI显示海马体积缩小，并且快速进展为痴呆的风险最高。

PET和SPECT这两种功能成像技术灵敏性高，可对生理功能、蛋白质药物代谢动力学、脑内受体分布等进行定量分析。放射性标记FDG-PET可用于检测大脑葡萄糖代谢，间接反映突触活性。PET或SPECT扫描显示AD患者大脑的代谢或灌流降低，可以用来鉴别AD与正常人群，并且可以把AD患者和其他类型痴呆患者区分开；大脑代谢或灌注的改变也与MCI患者认知障碍的严重程度相关。de Leon研究小组用FDG-PET扫描结合内侧颞叶和海马图像的自动化分析，发现FDG-PET扫描测量到的基线可以提前6~7年预测到正常认知是否向MCI或AD进展，准确率分别为71%和

81%。根据这些结果推测,在患者出现症状前的 12 年即可识别出 AD 患者。

功能成像技术 fMRI 可以在认知测试的同时探测到高分辨率的不同大脑区域的血流变化。Sperling 利用 fMRI 研究神经退行性疾病早期的认知 - 行为功能,找出了受这些疾病影响的神经解剖网络。Peters 等(2009)在 AD 患者与健康人群中用 fMRI 研究言语短期记忆,对照结果显示 AD 患者在记忆加工过程中出现交替的功能网络活动和总体活动的增强。

MCI 结果的预测因子

识别那些有高风险患 AD 的个体非常重要,因为早期进行治疗干预会使他们受益。在临床试验设计中要考虑到不管是一级和二级预防试验还是药物或非药物临床试验都可能会受到神经心理的,功能的及生物标志物检测结果影响,这些检测结果用来预测 MCI 进展为痴呆的速度。考虑了这些影响因素然后来预测一下如果不给受试者任何治疗干预的情况下认知下降的速度会是怎样的,这样做就能更好地评定某一治疗对认知功能退化所能带来的影响。

在临床上,每年 10%~15% aMCI 患者进展为痴呆。Morris 等报道 100% MCI 患者(CDR 评分为 0.5)在 9.5 年时间内进展为痴呆,其中 84% 的病例神经病理诊断为可能 AD。Alexopoulos 等发现在受试者当中,25% aMCI、38% naMCI 及 54% 混合型(记忆缺失型和非记忆缺失型)在 3.5 年随访期间进展为痴呆。另一方面 Rountree 等发现 aMCI 和 naMCI 在 4 年随访期间进展为痴呆的比例没有差异,分别为 56% 和 52%。遗忘型和非遗忘型认知障碍的程度与 MCI 患者是进展为痴呆还是恢复至正常有关。似乎可以预测,那些社区生活自理的受试者中 MCI 患病率及进展为痴呆的比例远远低于临床中心诊断的受试者。

虽然 aMCI 和 naMCI 的诊断通常是根据单个神经心理测试评分,统计评分值定为比年龄、教育相关的平均值低 1.5 个标准差,但是很显然,对于 aMCI 而言,超过一个记忆领域的受损或记忆和非记忆联合受损都预示着会很快进展为痴呆,很难再恢复正常了,相比之下,只有一个领域受损的遗忘型或非遗忘型认知障碍患者却有可能恢复正常或缓慢进展为痴呆。每一种测试评估一个特定的认知功能,在多个测试中都表现出认知障碍的受试者可能说明

大脑潜在的病理改变更广泛而严重,疾病也处于晚期阶段。因此就不足为奇,这些患者会快速进展为痴呆并且很少会恢复至正常认知状态。一项纵向研究表明,naMCI 患者随着病程的进展可以显示出各种类型痴呆如额颞叶痴呆、原发性进行性失语等等。

非神经心理测试也可以有效地预测 MCI 进展为痴呆的速度,比如根据年龄(受试者年龄越大越可能发展为痴呆),神经影像显示内侧颞叶萎缩和白质高密度,脑脊液中 Aβ 减少而 Tau 蛋白的含量增加等等。异常的神经精神症状包括锥体外系症状、步态异常以及精神症状等,这些异常都可预示 MCI 进展为痴呆的快慢。对 50 多项研究进行了 meta 分析结果表明抑郁症是 AD 的一个危险因素。抑郁与焦虑同时存在的话预示进展为痴呆的可能性增高,但抑郁和焦虑都不能预测恢复至正常认知状态的可能性。

2002 年,欧洲曾有一个大规模的针对 MCI 进展为 AD 的研究,Visser 等人结合人口学、认知和生物标志物等指标进行了多因素分析,从而创立了临床前期阿尔茨海默病量表(Predementia Alzheimer's Disease Scale, PAS)。PAS 量表包括记忆评分、高血压、ApoEε4 基因型和出现海马萎缩等,这些可变因素都认为是正常认知发展成 MCI 相关的高风险因素。研究还发现 PAS 量表的分值与脑脊液中 Aβ 水平成相关性。在一项回顾性研究中,用 PAS 量表一个理想的分值预测了随访人群中 2~5 年内 MCI 进展为 AD 的情况,结果表明其灵敏性为 82%,特异性为 85%,阳性预测准确率为 75%。PAS 量表分析中涉及的因素(人口学、医学、认知、生物标志物)的排列顺序也是临床实践中常用的顺序。

基于以上所述,有人提出痴呆前期的 AD 诊断指南应该根据 PAS 量表的评分。诊断"前驱期 AD (prodromal AD)"用 Dubois 标准(Dubois criteria),这个方法与诊断 aMCI 的标准相似,但额外要求有一项生物标志物是阳性(MRI 显示内侧颞叶萎缩、PET 或 SPECT 显示顶颞叶功能受损、或脑脊液 Aβ 或 Tau 蛋白检测异常)。美国国立老龄化研究所与阿尔茨海默病协会又提出了一项更详细的关于临床前期 AD 和 MCI-AD 分类方法(www.alz.org/research/diagnostic_criteria)。根据以下临床前期 AD 的临床病理分期,他们推荐了新的 AD 诊断标准。

• 1 期:没有症状的大脑类淀粉物质变性。所有认知功能检测均正常,但大脑内有 β 类淀粉物质沉积,证据获得途径可以通过测量脑脊液 Aβ42 下

降或大脑 PET 扫描显示 Aβ 示踪剂滞留增加。

- **2 期**：大脑类淀粉样变性并且有早期神经变性的证据。认知功能正常或异常。符合 1 期的标准再加上有 AD 模式的异常证据，即反映神经变性和突触功能障碍的生物标志物阳性（脑脊液 Tau 蛋白或磷酸化 Tau 蛋白含量增加、大脑皮层体积缩小、大脑灰质缩小或变薄、海马萎缩等）。

- **3 期**：大脑类淀粉样变并且有神经退行性改变和轻微认知功能损害。符合 2 期标准加上认知功能轻微下降的证据，但仍不符合 MCI 的诊断标准。

- **4 期**：大脑类淀粉样变并且有神经退行性变性和 MCI 的证据。

研究小组完善了 MCI-AD 的诊断标准。这些标准与原有的 MCI 诊断标准相似但有细微差异，因为该标准把受试者在接受认知测验时发生在个体内的变化因素考虑进去了：

- **担忧认知变化**。患者本人、患者的知情陪伴者或熟练的临床医生都可能识别出患者对认知功能变化所产生的担忧。

- **一个或多个认知领域的功能障碍**。考虑到患者的年龄和受教育程度，患者的测试表现低于预期（校正年龄和教育程度后，评分通常低于平均值 1~1.5 个标准差）。一个以上的认知领域功能受损，可以是遗忘型或非遗忘型。

- **独立生活能力保留**。这个诊断标准可以允许做复杂任务时出现轻度障碍，只要患者独立解决问题的能力不受损，比如能完成支付账单、自己做饭、购物等等，即使有少量的帮助也是可以的。

- **无痴呆**。认知改变十分轻微，没有社会生活或工作能力障碍的证据。

研究小组采用这些 MCI 标准同时，完善了以下 MCI-AD 的诊断标准。根据生物标志物将 MCI 分成三组，这样做使潜在的 AD 病理的确定性也随之逐渐增高。

- **神经变性型 MCI**：患者满足 MCI 诊断标准，但没有生物标志物的证据（生物标志物未被检测，如果检测，则检测结果不确定或阴性）。

- **AD 型 MCI**：患者满足 MCI 诊断标准，并且至少有一项生物标志物阳性，如 MRI 显示海马萎缩或 FDG-PET 扫描成像有改变。

- **AD 痴呆的前驱期**：患者满足 MCI 诊断标准，有反映大脑类淀粉样物质沉积的生物标志物阳性的证据，如脑脊液 Aβ42 下降，PET 成像显示类淀粉样物质沉积。

MCI 的治疗

目前用于治疗 AD 或其他痴呆的药物如多奈哌齐（donepezil）、利凡斯的明（rivastigmine）和加兰他敏（galantamine），对改善 MCI 认知功能或降低 MCI 进展为痴呆的转化率的作用很有限。在一项为期三年的临床药物研究中，观察了 750 多名患有 aMCI 的老年人的治疗效果，分三组进行，分别给予多奈哌齐、维生素 E（每天 2 000IU）及安慰剂，对比研究发现，维生素 E 完全无效，多奈哌齐受试者在试验第一年发展为 AD 的转化率降低，但在 3 年结束时，多奈哌齐组的转化率与维生素 E、安慰剂组相比并无统计学差异。但是在 APOE ε4 基因携带者中却发现了统计学显著差异。但是，这些研究并不足以支持推荐多奈哌齐用于 MCI 治疗。目前还不清楚通过生物标志物检测，如 Apo E、脑脊液 Aβ1-42 和 Tau、阳性 PIB-PET 等，能否分辨出可能对这些药物治疗敏感的 MCI 亚组。尽管如此，许多神经科医生还是倾向于用胆碱酯酶抑制剂治疗 aMCI 患者。

MCI 和痴呆早期的非药物治疗在预防 aMCI 进展为痴呆方面可能更有效。例如，流行病学研究显示：从事规律的认知活动和体育锻炼的个体患 MCI 和痴呆的风险比不从事这些活动的同龄人低。一项严格对照的临床试验分析了正常老年人和 MCI 患者的锻炼活动和认知功能，结果表明锻炼可增强这些受试者的认知功能。在认知功能康复训练中，有一个称为"名字和样子对号入座"的训练，可以提高认知功能。另外，功能性技能训练（如准备零钱以购买东西）可以通过采取一些动作、程序学习技能和加快认知加工速度的思维模式而得到改进。所有这些技能可以借助家庭成员来使治疗延伸，也可使用记忆手册作为补偿记忆的策略。Acevedo 及 Loewenstein（2007）、Middleton 及 Yaffe（2009）均对 MCI 和 AD 早期的非药物干预进行总结综述，提出进一步对认知领域的研究和开发非药物手段对认知障碍的治疗十分必要，因为这些干预可通过调节神经可塑性、增加氧供及对炎症介质的调节来改善认知或减缓认知下降。

对社会 / 伦理问题的影响

AD 的早期诊断可以让患者和家庭成员尽可能

早地做出医疗、社会和财务方面的决定。虽然 MCI 的诊断可能会带来许多显而易见的正面效应，但其潜在的负面效应也应认真考虑。早期诊断可能会造成较高的误诊率，给无病的个体贴上疾病标签，并且轻症病例极可能被误判为认知正常，另一方面这些病例也可能是其他可逆性或自限性疾病所致。在诊断正确的患者中，尽管早期干预可能会给他们带来益处，但一部分患者及其家属会认为这一诊断会给他们带来恐惧、困扰和烦恼。在医生要告知病人这种无法治愈的老年性认知障碍（MCI）的诊断之前，一定要先评估患者对待疾病的文化背景及个人态度。非常早期的 AD 的诊断可能会给患者带来很大的损失，比如不必要地降低了自由抉择及社交活动等、导致失业、导致医疗保险或长期护理保险及人寿保险等遭到拒绝；这些都会使患者感到被社会抛弃。

现有可以利用的治疗手段可能会被认为付出和成效之间不成比例。早期诊断给患者及社会福利带来的潜在的负面效应需要充分权衡，是否要做出早期诊断的决定权取决于病人，医生，社会重视的程度、老人的文化背景以及政府对医疗保险的政策等。MCI 作为独立疾病的诊断还没有完全被接受，对这一诊断的认可将对不同国家的医疗保健体系产生影响。修订 AD 标准给社会经济、伦理及社会其他方面造成的负面影响值得慎重考虑和研究。

未来方向

虽然在最早期（或可能阶段的）AD 或其他形式的痴呆疾病的进展可能会继续下去，但人们普遍认为，进行早期识别和干预可能对疾病的结果会有所改善。早期 MCI（early MCI, eMCI）的标准已由阿尔茨海默病神经影像学计划 ADNI-2 制定，并且 MCI 前期的定义也已经被提出来了。目前的研究主要是确定这些诊断疾病的生物标志物以及疾病的进展速率及逆转率。在 2011 年，提出前驱期（如 MCI）和临床前期 AD 新诊断标准的两个独立小组（Dubois 和美国国立老龄化研究所 / 阿尔茨海默病协会工作组）也将继续他们的研究以支持或验证这些标准。

进一步优化从各种生物标志物中获得的信息，比如大脑类淀粉样物质的沉积、脑脊液蛋白含量和内侧颞叶和其他大脑特定区域的萎缩模式、葡萄糖代谢、血流量等，这些指标均可使诊断更准确。现已有的不断完善的数据库可提以供 aMCI 的自然病程、单个生物标志物和联合生物标志物预测 aMCI

进展为 AD 的准确性等资料。阿尔茨海默病神经影像学计划 ADNI-1 在这一方面提供了大量的证据。欧洲、日本和澳大利亚也有类似 ADNI-2 的研究，现正处于规划或早期执行阶段，这些研究将提供大量资料以支持特定测试方法的联合应用。这些研究也将为不同背景条件下早期 AD 诊断实践指南的制定提供宝贵的资料。前驱期和临床前期 AD 进展为痴呆是一个持续的过程，包括神经心理因素和生物标志物在内的多变量算法可以很好地预测这一过程。然而，能够预测疾病最早期表现的因素不一定也是对病程快速进展敏感的变量，因此，制定 AD 的早期治疗方案时应考虑到这一点。患者因治疗获益的重点应是如何预防从临床前期或前驱期 AD 阶段进展为痴呆。

（王泽芬　译，杨春慧　校）

参考文献

Aarsland, D., Bronnick, K., et al. (2010) Mild cognitive impairment in Parkinson disease: a multicenter pooled analysis. *Neurology*, 75 (12): 1038–1039.

Acevedo, A. and Loewenstein, D.A. (2007) Nonpharmacological cognitive interventions in aging and dementia. *J Geriatr Psychiatry Neurol*, 20 (4): 239–249.

Acevedo, A., Loewenstein, D.A., et al. (2007) Influence of socio-demographic variables on neuropsychological test performance in Spanish-speaking older adults. *J Clin Exp Neuropsychol*, 29 (5): 530–544.

Alexopoulos, P., Grimmer, T., Perneczky, R., Domes, G., and Kurz, A. (2006) Progression to dementia in clinical subtypes of mild cognitive impairment. *Dement Geriatr Cogn Disord*, 22 (1): 27–34.

Assal, F. and Cummings, J.L. (2002) Neuropsychiatric symptoms in the dementias. *Curr Opin Neurol*, 15 (4): 445–450.

Backman, L., Jones, S., et al. (2004) Multiple cognitive deficits during the transition to Alzheimer's disease. *J Intern Med*, 356 (3): 195–204.

Barker, W.W., Luis, C.A., et al. (2002) Relative frequencies of Alzheimer disease, Lewy body, vascular and frontotemporal dementia, and hippocampal sclerosis in the state of Florida Brain Bank. *Alzheimer Dis Assoc Disord*, 16 (4): 203–212.

Beekly, D.L., Ramos, E.M., et al. (2004) The National Alzheimer's Coordinating Center (NACC) database: an Alzheimer disease database. *Alzheimer Dis Assoc Disord*, 18 (4): 270–277.

Bobinski, M., Wegiel, J., et al. (1996) Neurofibrillary pathology: correlation with hippocampal formation atrophy in Alzheimer disease. *Neurobiol Aging*, 17 (2): 909–919.

Bobinski, M., de Leon, M.J., et al. (2000) The histological validation of post mortem magnetic resonance imaging–determined hippocampal volume in Alzheimer's disease. *Neuroscience*, 95 (3): 721–725.

Boyle, P.A., Wilson, R.S., et al. (2006) Mild cognitive impairment: risk of Alzheimer disease and rate of cognitive decline. *Neurology*, 67 (3): 441–445.

Bozoki, A., Giordani, B., et al. (2001) Mild cognitive impairments predict dementia in nondemented elderly patients with memory loss. *Arch Neurol*, 58 (3): 411–416.

Braak, H. and Braak, E. (1991) Neuropathological stageing of Alzheimer-related changes. *Acta Neuropathologica*, 82 (4): 239–259.

Braak, H. and Braak, E. (1997) Diagnostic criteria for neuropathologic assessment of Alzheimer's disease. *Neurobiol Aging*, 18 (Suppl.): S85–S88.

Brooks, L.G. and Loewenstein, D.A. (2010) Assessing the progression of mild cognitive impairment to Alzheimer's disease: current trends and future directions. *Alzheimers Res Ther*, 2 (5): 28.

Budson, A.E. and Price, B.H. (2005) Memory dysfunction. *N Engl J Med*, 352 (7): 692–699.

Buerger, K., Zinkowski, R., et al. (2002) Differential diagnosis of Alzheimer disease with cerebrospinal fluid levels of tau protein phosphorylated at threonine 231. *Arch Neurol*, 59 (8): 1267–1272.

Buerger, K., Zinkowski, R., et al. (2003) Differentiation of geriatric major depression from Alzheimer's disease with CSF tau protein phosphorylated at threonine 231. *Am J Psychiatry*, 160 (2): 376–379.

Buerger, K., Otto, M., et al. (2006) Dissociation between CSF total tau and tau protein phosphorylated at threonine 231 in Creutzfeldt-Jakob disease. *Neurobiol Aging*, 27 (1): 10–15.

Burton, E.J., Barber, R., et al. (2009) Medial temporal lobe atrophy on MRI differentiates Alzheimer's disease from dementia with Lewy bodies and vascular cognitive impairment: a prospective study with pathological verification of diagnosis. *Brain*, 132 (Pt 1): 195–203.

Busse, A., Hensel, A., et al. (2006) Mild cognitive impairment: long-term course of four clinical subtypes. *Neurology*, 67 (12): 2176–2185.

Cedazo-Minguez, A. and Winblad, B. (2010) Biomarkers for Alzheimer's disease and other forms of dementia: clinical needs, limitations, and future aspects. *Exp Gerontol*, 45 (1): 5–14.

Claassen, D.O., Josephs, K.A., et al. (2010) REM sleep behavior disorder preceding other aspects of synucleinopathies by up to half a century. *Neurology*, 75 (6): 494–499.

Cosentino, S., Scarmeas, N., et al. (2008) APOE e4 allele predicts faster cognitive decline in mild Alzheimer disease. *Neurology*, 70 (19, Part 2): 1842–1849.

Crook, T., Bartus, R., et al. (1986) Age-associated memory impairment: proposed diagnostic criteria and measures on clinical change report of the National Institute of Mental Health work group. *Dev Neuropsychol*, 2: 261–276.

Crystal, H., Dickson, D., et al. (1988) Clinico-pathologic studies in dementia: nondemented subjects with pathologically confirmed Alzheimer's disease. *Neurology*, 38 (11): 1682–1687.

de Leon, M.J., Golomb, J., et al. (1993) The radiologic prediction of Alzheimer disease: the atrophic hippocampal formation. *Am J Neuroradiol*, 14 (4): 897–906.

de Leon, M.J., George, A.E., et al. (1997) Frequency of hippocampal formation atrophy in normal aging and Alzheimer's disease. *Neurobiol Aging*, 18 (1): 1–11.

De Meyer, G., Shapiro, F., et al. (2010) Diagnosis-independent Alzheimer disease biomarker signature in cognitively normal elderly people. *Arch Neurol*, 67: 949–956.

Dilworth-Anderson, P., Hendrie, H.C., et al. (2008) Diagnosis and assessment of Alzheimer's disease in diverse populations. *Alzheimers Dement*, 4 (4): 305–309.

Diniz, B.S., Pinto, J.A. Jr, et al. (2008) Do CSF total tau, phosphorylated tau, and β-amyloid 42 help to predict progression of mild cognitive impairment to Alzheimer's disease? A systematic review and metaanalysis of the literature. *World J Biol Psychiatry*, 9 (3): 172–182.

Duara, R., Loewenstein, D.A., et al. (2010) Reliability and validity of an algorithm for the diagnosis of normal cognition, mild cognitive impairment, and dementia: implications for multicenter research studies. *Am J Geriatr Psychiatry*, 18 (4): 363–370.

Duara, R., Loewenstein, D.A., et al. (2011) PreMCI and MCI: neuropsychological, clinical, and imaging features and progression rates. *Am J Geriatr Psychiatry*, 19 (11): 951–960.

Dubois, B., Feldman, H.H., et al. (2007) Research criteria for the diagnosis of Alzheimer's disease: revising the NINCDS-ADRDA criteria. *Lancet Neurol*, 6 (8): 734–746.

Dubois, B., Feldman, H.H., Jacova, C., et al. (2010) Revising the definition of Alzheimer's disease: a new lexicon. *Lancet Neurol*, 9 (11): 1118–1127.

Edwards, E.R., Spira, A.P., et al. (2009) Neuropsychiatric symptoms in mild cognitive impairment: differences by subtype and progression to dementia. *Int J Geriatr Psychiatry*, 24 (7): 716–722.

Fagan, A.M., Roe, C.M., et al. (2007) Cerebrospinal fluid tau/β-amyloid(42) ratio as a prediction of cognitive decline in nondemented older adults. *Arch Neurol*, 64 (3): 343–349.

Farlow, M.R. (2009) Treatment of mild cognitive impairment (MCI). *Curr Alzheimer Res*, 6 (4): 362–367.

Ferman, T.J., Boeve, B.F., et al. (2002) Dementia with Lewy bodies may present as dementia and REM sleep behavior disorder without parkinsonism or hallucinations. *J Int Neuropsychol Soc*, 8 (7): 907–914.

Flicker, C., Ferris, S.H., et al. (1991) Mild cognitive impairment in the elderly: predictors of dementia. *Neurology*, 41 (7): 1006–1009.

Forman, M.S., Mufson, E.J., et al. (2007) Cortical biochemistry in MCI and Alzheimer disease: lack of correlation with clinical diagnosis. *Neurology*, 68: 757–763.

Galton, C.J., Patterson, K., et al. (2000) Atypical and typical presentations of Alzheimer's disease: a clinical, neuropsychological, neuroimaging, and pathological study of 13 cases. *Brain*, 123 (Part 3): 484–498.

Galvin, J.E., Powlishta, K.K, et al. (2005) Predictors of preclinical Alzheimer disease and dementia: a clinicopathologic study. *Arch Neurol*, 62 (5): 758–765.

Ganguli, M., Dodge, H., et al. (2004) Mild cognitive impairment amnestic type. An epidemiologic study. *Neurology*, 63 (1): 115–121.

Gosche, K.M., Mortimer, J.A., et al. (2002) Hippocampal volume as an index of Alzheimer neuropathology. Findings from the Nun Study. *Neurology*, 58 (10): 1476–1482.

Graham, J.E., Rockwood, K., et al. (1997) Prevalence and severity of cognitive impairment with and without dementia in an elderly population. *Lancet*, 349 (9068): 1793–1796.

Grober, E., Lipton, R.B., et al. (2000) Memory impairment on free and cued selective reminding predicts dementia. *Neurology*, 54 (4): 827–832.

Grundman, M., Petersen, R.C., et al. (2004) Mild cognitive impairment can be distinguished from Alzheimer disease and normal aging for clinical trials. *Arch Neurol*, 61 (1): 59–66.

Hansson, O., Zetterberg, H., et al. (2006) Association between CSF biomarkers and incipient Alzheimer's disease in patients with mild cognitive impairment: a follow-up study. *Lancet Neurol*, 5 (4): 228–234.

Harwood, D.G., Barker, W.W., et al. (2004) Apolipoprotein E polymorphism and age of onset for Alzheimer's disease in a bi-ethnic sample. *Int Psychogeriatr*, 16 (3): 317–326.

Hogervorst, E., Bandelow, S., et al. (2003) The validity and reliability of 6 sets of clinical criteria to classify Alzheimer's disease and vascular dementia in cases confirmed post-mortem: added value of a decision tree approach. *Dement Geriatr Cogn Disord*, 16 (3): 170–180.

Howieson, D.B., Dame, A., et al. (1997) Cognitive markers preceding Alzheimer's dementia in the healthy oldest old. *J Am Geriatr Soc*, 45 (5): 584–589.

Hughes, C.P., Berg, L., et al. (1982) A new clinical scale for the staging of dementia. *Br J Psychiatry*, 140: 566–572.

Jack, C.R. Jr, Dickson, D.W., et al. (2002) Antemortem MRI findings correlate with hippocampal neuropathology in typical aging and dementia. *Neurology*, 58 (5): 750–757.

Jack, C.R. Jr, Knopman, D.S., et al. (2010) Hypothetical model of dynamic biomarkers of the Alzheimer's pathological cascade. *Lancet Neurol*, 9 (1): 119–128.

Jak, A.J., Bondi, M.W., et al. (2009) Quantification of five neuropsychological approaches to defining mild cognitive impairment. *Am J Geriatr Psychiatry*, 17 (5): 368–375.

Jarvenpaa, T., Laakso, M.P., et al. (2004) Hippocampal MRI volumetry in cognitively discordant monozygotic twin pairs. *J Neurol Neurosurg Psychiatry*, 75 (1): 116–120.

Jobst, K.A., Barnetson, L.P., et al. (1998) Accurate prediction of histologically confirmed Alzheimer's disease and the differential diagnosis of dementia: the use of NINCDS-ADRDA and DSM-III-R criteria, SPECT, X-ray CT, and APO E4 medial temporal lobe dementias. The Oxford Project to Investigate Memory and Aging. *Int Psychogeriatr*, 10 (3): 271–302.

Kamboh, M.I., Sepehrnia, B., et al. (1989) Genetic studies of human lipoproteins. VI. Common polymorphism of apolipoprotein E in blacks. *Dis Markers*, 7 (1): 49–55.

Kantarci, K., Petersen, R.C., et al. (2008) Hippocampal volumes, proton magnetic resonance spectroscopy metabolites, and cerebrovascular disease in mild cognitive impairment subtypes. *Arch Neurol*, 65 (12): 1621–1628.

Killiany, R.J., Gomez-Isla, T., Moss, M., et al. (2000) Use of structural magnetic resonance imaging to predict who will get Alzheimer's disease. *Ann Neurol*, 47 (4): 430–439.

Kral, V.A. (1962) Senescent forgetfulness: benign and malignant. *Can Med Assoc J*, 86: 257–260.

Larrieu, S., Letenneur, L., et al. (2002) Incidence and outcome of mild cognitive impairment in a population-based prospective cohort. *Neurology*, 59 (10): 1594–1599.

Lautenschlager, N.T., Cox, K.L., et al. (2008) Effect of physical activity on cognitive function in older adults at risk for Alzheimer disease: a randomized trial. *J Am Med Assoc*, 300 (9): 1027–1037.

Leverenz, J.B. and Raskind, M.A. (1998) Early amyloid deposition in the medial temporal lobe of young Down syndrome patients: a regional quantitative analysis. *Exp Neurol*, 150 (2): 296–304.

Levy, R. (1994) Aging-associated cognitive decline. *Int Psychogeriatr*, 6 (1): 63–68.

Li, G., Sokal, I., et al. (2007) CSF tau/Aβ42 ratio for increased risk of mild cognitive impairment: a follow-up study. *Neurology*, 69 (7): 631–639.

Lockwood, K.A., Alexopoulos, G.S., et al. (2002) Executive dysfunction in geriatric depression. *Am J Psychiatry*, 159 (7):1119–1126.

Loewenstein, D.A., Acevedo, A., et al. (2004) Cognitive rehabilitation of mildly impaired Alzheimer's disease patients to cholinesterase inhibitors. *Am J Geriatr Psychiatry*, 12 (4): 395–402.

Loewenstein, D.A., Acevedo, A., et al. (2006) Cognitive profiles in Alzheimer's disease and in mild cognitive impairment of different etiologies. *Dement Geriatr Cogn Disord*, 21 (5–6): 309–315.

Loewenstein, D.A., Acevedo, A., et al. (2009) Stability of different subtypes of mild cognitive impairment among the elderly over a two- to three-year follow-up period. *Dement Geriatr Cogn Disord*, 27 (5): 418–423.

Lopez, O.L., Becker, J.T., et al. (2000) Research evaluation and diagnosis of probable Alzheimer's disease over the last two decades: I. *Neurology*, 55 (12): 1854–1862.

Luis, C.A., Loewenstein, D.A., et al. (2003) Mild cognitive impairment: directions for future research. *Neurology*, 61 (4): 438–444.

Manly, J.J., Bell-McGinty, S., et al. (2005) Implementing diagnostic criteria and estimating frequency of mild cognitive impairment in an urban community. *Arch Neurol*, 62 (11): 1739–1746.

Manly, J.J., Tang, M.X., et al. (2008) Frequency and course of mild cognitive impairment in a multiethnic community. *Ann Neurol*, 63 (4): 494–506.

Markesbery, W.R., Kryscio, R.J., et al. (2005) Lipid peroxidation is an early event in the brain in amnestic mild cognitive impairment. *Ann Neurol*, 58: 730–735.

Mauri, M., Corbetta, S., et al. (2008) Progression to vascular dementia of patients with mild cognitive impairment: relevance of mild parkinsonian signs. *Neuropsychiatr Dis Treat*, 4 (6): 1267–1271.

Middleton, L.E. and Yaffe, K. (2009) Promising strategies for the prevention of dementia. *Arch Neurol*, 66 (10): 1210–1215.

Mitchell, A.J. (2009) CSF phosphorylated tau in the diagnosis and prognosis of mild cognitive impairment and Alzheimer's disease: a meta-analysis of 51 studies. J Neurol Neurosurg Psychiatry, 80 (9): 966–975. doi:10.1136/jnnp.2008.167791

Morris, J.C. (1993) The Clinical Dementia Rating (CDR): current version and scoring rules. *Neurology*, 44 (10): 1983–1984.

Morris, J.C., Roe, C.M., Grant, E.A., et al. (2009) Pittsburgh compound B imaging and prediction of progression from cognitive normality to symptomatic Alzheimer disease. Arch Neurol, 66 (12): 1469–1475. doi:10.1001/archneurol.2009.269

Mosconi, L., Brys, M., et al. (2007) Early detection of Alzheimer's disease using neuroimaging. *Exp Gerontol*, 42 (1–2): 129–138.

Nordlund, A., Rolstad, S., et al. (2010) Two-year outcome of MCI subtypes and aetiologies in the Göteborg MCI study. *J Neurol Neurosurg Psychiatry*, 81 (5): 541–546.

Oddo, S., Caccamo, A., et al. (2003) Amyloid deposition precedes tangle formation in a triple transgenic model of Alzheimer's disease. *Neurobiol Aging*, 24 (8): 1063–1070.

Pablos-Mendez, A., Mayeux, R., et al. (1997) Association of apo E polymorphism with plasma lipid levels in a multiethnic elderly population. *Arterioscler Throm Vasc Biol*, 17 (12): 3534–3541.

Peters, F., Collette, F., et al. (2009) The neural correlates of verbal short-term memory in Alzheimer's disease: an fMRI study. *Brain*, 132 (Part 7): 1833–1846.

Petersen, R.C. (2004) Mild cognitive impairment as a diagnostic entity. *J Intern Med*, 256 (3): 183–194.

Petersen, R.C. and Morris, J.C. (2003) Clinical features. In: R.C. Petersen (ed.), *Mild Cognitive Impairment: Aging to Alzheimer's Disease*. New York: Oxford University Press.

Petersen, R.C., Smith, G.E., et al. (1999) Mild cognitive impairment: clinical characterization and outcome. *Arch Neurol*, 56 (3): 303–308.

Petersen, R.C., Doody, R., et al. (2001) Current concepts in mild cognitive impairment. *Arch Neurol*, 58 (12): 1985–1992.

Petersen, R.C., Thomas, R.G., et al. (2005) Vitamin E and donepezil for the treatment of mild cognitive impairment. *N Engl J Med*, 352 (23): 2379–2388.

Reisberg, B., Ferris, S.H., et al. (1982) The global deterioration scale for assessment of primary degenerative dementia. *Am J Psychiatry*, 139 (9): 1136–1139.

Rentz, D.M., Locascio, J.J., et al. (2010) Cognition, reserve, and amyloid deposition in normal aging. *Ann Neurol*, 67 (3): 353–364.

Ritchie, L.J. and Tuokko, H. (2010) Patterns of cognitive decline, conversion rates, and predictive validity for 3 models of MCI. *Am J Alzheimers Dis Other Demen*, 25 (7): 592–603.

Rockwood, K., Macknight, C., et al. (2000) The diagnosis of "mixed" dementia in the Consortium for the Investigation of Vascular Impairment of Cognition (CIVIC). *Ann N Y Acad Sci*, 903: 522–528.

Rosenberg, P.B., Mielke, M.M., et al. (2011) Neuropsychiatric symptoms in MCI subtypes: the importance of executive dysfunction. *Int J Geriatr Psychiatry*, 26 (4): 364–372.

Rountree, S.D., Waring, S.C., et al. (2007) Importance of subtle amnestic and nonamnestic deficits in mild cognitive impairment: prognosis and conversion to dementia. *Dement Geriatr Cogn Disord*, 24 (6): 476–482.

Salamon, G., Salamon, N., et al. (2004) Magnetic resonance studies in Alzheimer's dementia. What routine scanning shows. *Rev Neurol (Paris)*, 160 (1): 63–73.

Schafer, K.A., Tractenberg, R.E., et al. (2004) Reliability of monitoring the clinical dementia rating in multicenter clinical trials. *Alzheimers Dis Assoc Disord*, 18 (4): 219–222.

Schoonenboom, S.N., Visser, P.J., et al. (2005) Biomarker profiles and their relation to clinical variables in mild cognitive impairment. *Neurocase*, 11 (1): 8–13.

Silverman, W., Wisniewski, H.M., et al. (1997) Frequency of stages of Alzheimer-related lesions in different age categories. *Neurobiol Aging*, 18 (4): 377–379.

Small, B.J., Mobly, J.L., et al. (2003) Cognitive deficits in preclinical Alzheimer's disease. *Acta Neurol Scand Suppl*, 179: 29–33.

Snowdon, D.A., Greiner, L.H., et al. (1997) Brain infarction and the clinical expression of Alzheimer disease. The nun study. *J Am Med Assoc*, 277 (10): 813–817.

Sperling, R. (2007) Functional MRI studies of associative encoding in normal aging, mild cognitive impairment, and Alzheimer's disease. *Ann N Y Acad Sci*, 1097: 146–155.

Srinivasan, S.R., Ehnholm, C., et al. (1993) Apolipoprotein E polymorphism with serum lipoprotein concentrations in black versus white children: the Bogalusa heart study. *Metabolism*, 42 (3): 381–386.

Stomrud, E., Hansson, O., Zetterberg, H., Blennow, K., Minthon, L., and Londos, E. (2010) Correlation of longitudinal cerebrospinal fluid biomarkers with cognitive decline in healthy older adults. Arch Neurol, 67 (2): 217–223.

Storandt, M., Grant, E.A., et al. (2006) Longitudinal course and neuropathologic outcomes in original vs. revised MCI and in pre-MCI. *Neurology*, 67 (3): 467–473.

Sunderland, T., Linker, G., et al. (2003) Decreased beta-amyloid1-42 and increased tau levels in cerebrospinal fluid of patients with Alzheimer disease. *J Am Med Assoc*, 289 (16): 2094–2103.

Vanderploeg, R.D., Yuspeh, R.L., et al. (2001) Differential episodic and semantic memory performance in Alzheimer's disease and vascular dementias. *J Int Neuropsychol Soc*, 7 (5): 563–573.

Villeneuve, S., Belleville, S., et al. (2009) The impact of vascular risk factors and diseases on cognition in persons with mild cognitive impairment. *Dement Geriatr Cogn Disord*, 27 (4): 375–381.

Visser, P.J., Verhey, F.R., et al. (2002) Medial temporal lobe atrophy predicts Alzheimer's disease in patients with minor cognitive impairments. *J Neurol Neurosurg Psychiatry*, 72 (4): 491–497.

Visser, P.J., Verhey, F., et al. (2009) Prevalence and prognostic value of CSF markers of Alzheimer's disease pathology in patients with subjective cognitive impairment or mild cognitive impairment in the DESCRIPA study: a prospective cohort study. *Lancet Neurol*, 8 (7): 619–627.

Wilson, R.S., Bennett, D.A., et al. (2002) Cognitive activity and incident AD in a population-based sample of older persons. *Neurology*, 59 (12): 1910–1914.

Wolf, H., Grunwald, M., et al. (2001) Hippocampal volume discriminates between normal cognition: questionable and mild dementia in the elderly. *Neurobiol Aging*, 22 (2): 177–186.

Xu, Y., Jack, C.R., O'Brien, P.C., et al. (2000) Usefulness of MRI measures of entorhinal cortex versus hippocampus in AD. *Neurology*, 54 (9): 1760–1767.

Yaffe, K., Barnes, D., et al. (2001) A prospective study of physical activity and cognitive decline in elderly women: women who walk. *Arch Intern Med*, 161 (14): 1703–1708.

第二节　阿尔茨海默病
Martin R.Farlow

概述

阿尔茨海默病（Alzheimer's disease，AD）是目前最常见的痴呆类型，目前有大约 540 万 AD 患者，其中大多数患者年龄在 65 岁以上（Alzheimer Association，2011）。65 岁人群 AD 的患病率为 1%~2%，年龄每增加 5 岁，患病率将增加 1 倍，85 岁人群的患病率高达 50%（Alzheimer Association，2011）。预计到 2050 年，全球 AD 患者将从 16 亿增加至 80 亿，即增加 3 倍多（Alzheimer Association，2011）。美国 2010 年 AD 患者新增 45.4 万，2009 年用于 AD 患者护理的费用约为 1 500 亿美元（Alzheimer Association，2011）。尽管 90% 以上的痴呆患者临床诊断为 AD，但是在神经病理诊断中却发现这其中 50% 以上的病例为混合多种病理情况所致的痴呆。最常见的混合因素是脑血管病变，弥漫性路易体病也很常见。本节将对 AD 的临床特点、病情评估、诊断标准、危险因素以及遗传因素进行简单综述。

AD 的临床特征及诊断性评估

对于疑似 AD 的患者应进行详细的病史采集和精神状态检查，以评估患者的临床症状及病情进展，包括日常生活能力（ADLs）及行为改变。新的诊断标准采用了生物标志物作为辅助诊断，并且可以用来鉴别 AD 与可逆因素导致的痴呆。环境危险因素也能被评估，包括血管疾病的危险因素，以及头部外伤史、痴呆家族史等。

AD 症状

AD 患者提供的病史可能有助于诊断，但也可能误导医师。病人经常会忽视或否认出现的症状，主要由于自身缺乏对疾病症状的认识（病感失认症，anosognosia），或出于对诊断结果、社会偏见的恐惧，或缺乏自主独立性。因此，有必要向患者的配偶或其他家庭成员以及患者的熟人或护理者收集病史，以确认患者病史中的细节，尤其是认知症状的起病过程和疾病的过去史、日常生活能力的变化、有无其他可影响认知功能的潜在疾病等。

毋庸置疑,对于认知损害的病人,获得可靠的病史来确认在一段时间内情节记忆确实减退了,这对于评估病情进展和做出 AD 诊断是非常必要的。另外,对于认知功能的其他方面,比如语言能力、视觉空间能力、执行功能等病程记录也很重要。在病程早期,这些患者在与家庭成员交谈中常常重述自己所说的话,并且不能很好地计划安排活动,如预约、每日服药等。

AD 患者不能很好地回忆从电视或报纸中看到的每天发生的事情。除记忆障碍外,AD 早期典型的临床特点还包括语言障碍,最初可表现为不能记住熟人的名字,以后可发展为不能记住家人和非常亲密的朋友的名字。AD 患者也可表现为找词困难,在谈话中不能使用准确的词语表达,而是使用一般性语言描述或用意思相近的词语代替。随着病程进展,疾病晚期患者语言的流畅性也下降,只能用简单的短语,许多患者最终不再说话呈缄默状态。

视觉空间障碍在 AD 患者中很普遍,如开车时迷路,不知道自己的物品放在家里什么地方。AD 患者还可出现数学计算能力障碍,常在轻度病情时出现,如不能结算支票簿的余额、算错小费等。

执行功能障碍也在疾病早期出现,它与短时记忆和注意力障碍有关。患者表现为不再关心财务状况、不能依照食谱烹调饭菜、不能轻松操作电脑。患者随着病情进展可出现失用,如穿衣和使用物品时动作笨拙、不能正确使用家庭常用工具,甚至不能开门、关门。

行为障碍是 AD 常见的临床表现,也是痴呆核心诊断标准的一部分。在痴呆早期,患者表现出冷淡,失去做事的主动性和兴趣,对以往患者认为很重要的事情也失去兴趣。和短时记忆障碍一样,这种行为改变也可使患者活动能力减低。大约 30%AD 患者出现明显的抑郁症状,表现为精神不佳、食欲下降、失眠等。

与抑郁症相比,AD 患者出现失眠的原因更多。呼吸暂停、睡眠肌阵挛、药物的副作用(多为胆碱酯酶抑制药)为常见的原因。焦虑常出现在轻、中度症状患者,当患者离开家里熟悉的环境、出外旅行或处于较多的人群中时表现尤为突出。脱抑制也是 AD 的临床表现,痴呆患者表现出与陌生人的异常亲密,更令人担心的是可能对家人、陌生人、甚至儿童做出不恰当的行为或攻击。

病情进展至中度、重度时,日常生活中工具使用能力丧失,患者的基本生活能力如穿衣、个人卫生、吃饭、上厕所等均有困难。患者不能认出家人,如将女儿认成妻子。患者易激怒,拒绝活动,比如不愿意洗澡,疾病晚期拒绝吃药等。AD 患者还有幻觉、偏执妄想,总认为家里或房间里有陌生人,而事实上却没有。攻击性语言或行为在 AD 患者中也常见,多达 75% 患者最终表现出易激怒(Farlow,2007)。

病史采集时,应向患者或知情者询问有无 AD 危险因素,如 AD 家族史、头部外伤、高血压、高血脂、糖尿病或胰岛素抵抗等。同时要问过去病史中有没有卒中,TIAs 及任何与认知恶化相关的病史,以排除其他类型的痴呆如血管性痴呆。如果认知功能呈现变化波动、早期有视幻觉以及有帕金森病的症状出现,均提示是路易体痴呆。出现人格改变、执行功能受损以及语言功能障碍则提示可能是额颞叶痴呆(FTD)。患者的病史中如果有甲状腺功能减退、维生素 B_{12} 或叶酸缺乏,尤其服用过可能影响认知功能的药物如抗胆碱能药物(常用于膀胱失禁)、镇痛药(如盐酸羟考酮控释片剂、芬太尼贴)、抗惊厥药物、镇静药、拟精神药物等,这些都提示痴呆的病因是可逆性的。当然,患者病史中应该排除抑郁症或假性痴呆。典型的假性痴呆患者自诉记忆障碍和其他认知功能障碍,但缺乏相应的症状表现;真性痴呆患者在检查中有明显的痴呆表现,但却很少有认知障碍的主诉。

综上所述,对于疑似 AD 诊断的患者,病史中应记录包括日常生活活动能力的改变及行为在内的各种临床症状及其进展过程。环境危险因素也要评估,包括血管疾病的危险因素,头部外伤史及痴呆家族史等。

神经系统检查

在评估一个临床诊断为“可能 AD”的患者时,体检和神经系统检查既可以帮助诊断,也可以鉴别其他原因的痴呆。首先检查病人可发现有无提示或支持其他类型痴呆的证据,其次可确定患者有没有符合 AD 临床诊断标准的认知及行为异常。这些体检和神经系统检查就可以决定是不是需要做进一步的神经心理测试来明确是轻度认知障碍(MCI)还是 AD 的诊断。如果病人有明显痴呆表现,下一步就要做出痴呆分期来指导预后评价,药物治疗以及支持性护理。

体检可以发现有没有器官功能衰竭,例如肝性脑病、肾性脑病等都可能引起认知损害。在 AD 早期、中期的神经系统检查（除认知障碍外）经常是正常的。存在局灶神经系统体征，比如视野缺损、上肢或下肢的痉挛或无力等，提示可能为血管性病因引起的认知障碍。认知损害的病人如果有帕金森病的症状（运动迟缓、僵硬、震颤、弯腰和慌张步态），提示可能是路易体痴呆或帕金森病痴呆。步态不稳、易摔倒见于帕金森病痴呆和皮质下血管性痴呆的早期。如果伴有垂直性眼肌运动受限或言语障碍，需考虑进行性核上性麻痹。步态不稳的同时伴有尿失禁，需排除正常压力脑积水。然而，步态不稳在 AD 晚期患者中也十分常见，因此鉴别诊断的意义不大。肌阵挛在 AD 早期并不常见，它的出现常提示有代谢异常或罕见的朊蛋白病如克 - 雅脑病（CJD）。然而，在 AD 病程晚期，大约 5%~10% 的患者出现肌阵挛，因此这一症状对疾病诊断作用不大。一般而言，将特异性的神经体征与痴呆病程的分期相结合，有助于指导进一步的实验室或影像学检查，以确定是否存在其他可能影响认知功能的病因，这些病因可与 AD 同时存在。

精神状态检查及简易临床认知评估可发现支持 MCI 或 AD 的证据，也可对患者病情进行分期。常用的精神状态检查及其诊断意义已在第四章中介绍。常用的测试包括画钟试验、简易智能状态量表（MMSE）、蒙特利尔认知评估量表（MoCA）、圣路易斯大学精神状态评估量表（SLUMS）。

一般来说，判断各种测试结果时应考虑患者的种族、受教育程度、对英语的熟练程度等。最后，应向患者的家人或护理者询问患者日常生活中的活动表现。通过这些日常生活表现可发现除认知障碍之外的其他功能障碍，有助于疾病的诊断及病程分期，对患者的支持性护理及药物治疗具有指导意义。

实验室检查

近 30 年的临床实践表明实验室检查可以排除可逆性或其他非可逆性病因所致的痴呆（详见第八章）。

常规检查包括：

* 全血细胞计数
* 代谢性指标，包括电解质、肌酐、葡萄糖、血清谷草转氨酶
* 甲状腺功能（TSH）
* 维生素 B_{12} 和叶酸含量
* 尿液分析
* CT 或 MRI：用于排除脑组织的结构异常，尤其是正常压力脑积水和血管性痴呆。

随着 AD 诊断标准的修订，结构 MRI、β- 淀粉样物质配基的 PET 扫描显像、脑脊液 $A\beta1-42$ 及 pTau 检测将在临床中得到广泛应用，以提高诊断的特异性和准确性。

AD 诊断标准

在过去的 30 年中，在临床和科研工作中常使用的 AD 诊断标准有 2 个。这 2 个标准中，美国精神病学会的《精神疾病诊断与统计手册》第四版（DSM-Ⅳ）标准应用更广泛（American Psychiatric Association, 1994）。DSM-Ⅳ 标准要求：缓慢进行性记忆及其他认知功能障碍；日常活动能力障碍；排除其他可能病因。另一个是共识标准 NINCDS-ADRDA，由美国国立神经病学、语言障碍和脑卒中 - 老年痴呆及相关疾病学会工作组于 1984 年制定（Mckhann 等，1984），主要用于科研的 AD 诊断，2011 年重新修订。最初 NINCDS-ADRDA 标准对于诊断"很可能 AD"（probabla AD）需要符合 2 种或 2 种以上认知功能障碍，其中必须包括记忆障碍；病情进展恶化需要由临床检查和神经心理检查证实；排除其他可能引起痴呆的中枢神经系统疾病或全身性疾病。此外，日常活动能力障碍及行为改变作为支持性指标。

最初的 DSM-Ⅳ 和 NINCDS-ADRDA 标准过多依赖于临床病史和神经系统检查，因而诊断特异性不高，这两个标准将大多数处于疾病早期的患者排除在外。尽管 AD 早期的发病机制并不清楚，但这一时期是延缓病程进展治疗的最佳时机。

随后提出的 Dubois 共识标准（Dubois Consensus Criteria）（Dubois 等 .，2007）探讨了这些不足，并对原来的 NINCDS-ADRDA 标准进行了修订，在疾病分期中加入了 AD 痴呆前期。这一期的诊断需要有以下特征：

1. 由患者或者知情者提供的，持续 6 个月以上缓慢进展性记忆减退。

2. 检查中有显著情景记忆障碍的客观证据，通常是回忆性障碍，并且检查时给予提示也不会看到有显著改善或恢复正常。

3. 在发病时或在疾病进展过程中，情景记忆障碍可以单独存在或与其他认知改变共存。

以下一项或几项则可作为支持诊断的证据：MRI 显示内侧颞叶萎缩伴有海马、内嗅皮质、杏仁核体积缩小；脑脊液中 $A\beta1-42$ 下降；脑脊液中 Tau 或 pTau 增加；FDG-PET 显示 AD 特异性葡萄

糖代谢降低；通过 PIB 或其他淀粉样物质配体进行的淀粉样物质 PET 扫描成像显示皮质淀粉样物质沉积增加。Dubois 修订的标准将临床前驱期（prodromal）AD 患者与 MCI 区分开，近年来这一标准已被少数临床药物试验采用，但在临床工作中并没有获得广泛认可。

在 2009 年，对 NINCDS-ADRDA 标准（1984 年制定）的不足之处进行了讨论。这一标准假定从患者健忘进展为痴呆的过程中存在着临床表现与病理改变之间的必然联系，即必须出现老年斑和神经原纤维缠结。实际上，20%~40% 的认知功能正常的老年人大脑中也可出现老年斑和神经原纤维缠结。而且，神经病理学研究发现：一些痴呆患者起病时主要表现为语言或视觉空间障碍，而不是情景记忆障碍，但尸检却发现这些患者脑组织中有典型的老年斑和神经原纤维缠结。NINCDS-ADRDA 标准实施 25 年来，AD 相关的生物学研究进展迅速，使得对 AD 疾病过程的认识更深入。因此，原有诊断标准必须更新已经成为共识。美国国立衰老研究所和阿尔茨海默病学会组织三个工作组对 1984 年的 NINCDS-ADRDA 标准进行修订和扩展（Jack 等，2011）。

在 2011 年，三个工作组一致通过了"NINCDS-ADRDA 1984 标准"的修订新版本（Albert 等，2011；McKhann 等，2011；Sperling 等，2011）。新的诊断标准有以下的改变：

1. 新的特异性的研究标准。

2. 新增加 AD 前驱期，主要是指那些没有临床症状但是生物学标志物阳性，又存在 AD 危险因素的人群。

3. 修订了 MCI 诊断标准，增加了生物标志物指标。

4. 结合不同临床症状和生物标志物，更好地明确了 AD 痴呆的分期。

临床前期 AD 的标准

通过一些可操控的研究标准确立临床前期 AD 的诊断，这个分期其实更好地符合了 AD 的进展是一个比较长的自然退化过程，随着疾病的发展，这个分期在不断变化的病理生理过程中也能更好地凸显出各种生物标志物在诊断中的意义，同时也期望未来对干预疾病进程的手段能在这一期得到更好的发挥。已经得到公认，在 AD 的临床症状出现之前的几十年，潜在的可怕的病理生理变化可能就已

经开始了，之后 AD 的痴呆也出现了。生物标志物可以反映疾病的危险因素，但这些生物标志物的特异性、灵敏度及临床应用价值仍有待于进一步证实。对认知功能正常的老年人群的研究显示：20%~40% 老年人出现 Aβ 淀粉物质沉积，可以表现为脑脊液中 *Aβ1-42* 水平下降或 Aβ-PET 扫描显像阳性。这个类淀粉物质可以是一个显示的危险因素，预示未来可能会有认知功能退化、MCI 或最终痴呆。然而，有一些个体尽管出现脑脊液 *Aβ1-42* 水平下降或 Aβ-PET 显像阳性，但他们却没有出现痴呆。因此，这些生物标志物与 AD 的生物学相关性及其临床意义仍有待于研究。

图 9.1 列出了临床前期 AD 的建议标准，共分 3 期。1 期：出现生物标志物异常，这些标志物与 Aβ 沉积有关、也可以是疾病本身或病程进展相关的潜在危险因素（Sperling 等，2011）。2 期：除了 Aβ 沉积相关的生物标志物异常外，出现神经元功能障碍或退行性变的证据。3 期：Aβ 沉积、神经元丢失导致轻微的认知功能下降，但尚不符合 MCI 或痴呆的标准。显而易见，这些标准主要适用于科研工作，属于研究标准。随着将来对生物标志物、病理生理改变、以及这些标志物与临床症状之间的相关性的深入认识，这些标准也将会重新修订。

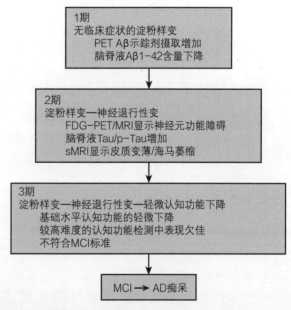

图 9.1 临床前期 AD 的标准（2011 年）

符合 AD 诊断标准的痴呆

修订版的 AD 诊断指南保留了原来 NINCDS-ADRDA（1984）标准的基本构架。然而，修订工作

组发现对于一些情况已经有了更多、更深入的认识，比如 AD 进程中病理生理的退变过程，发病时会出现的各种潜在的临床症状，以及其他能导致痴呆的神经退化疾病中可能合并有 AD 病理的预测等等。

过去 27 年中取得的对于 AD 的认知包括：

1. AD 病理生理变化过程也可出现于 MCI、甚至认知功能正常的个体。

2. 扩展了对其他类型痴呆特征的认识，如路易体痴呆、不同亚型的额颞叶痴呆。

3. AD 认知障碍的首发症状可以是视觉空间障碍或失语，不一定是情景记忆障碍。

4. 认识了与 AD 相关的常染色体显性遗传的致病基因，包括 β- 淀粉样物质前体蛋白、早老素 -1、早老素 -2 的基因突变。

5. 确立了相关的生物标志物（MRI、PET、CSF 分析）可以用来帮助诊断。

6. AD 病理变化和临床症状可以出现在 40 岁以下的年轻人或 90 岁以上的老年人（McKhann 等，2011）。

正是考虑到这些新的认识，工作小组提出了适用于所有病因痴呆的核心临床标准（表 9.1）。这些标准与 1984 年的诊断标准相似。

表 9.1　痴呆的核心临床标准

痴呆的标准
影响职业或日常生活能力
功能减退
排除谵妄或精神疾病所致
认知障碍，由知情者提供临床床边评估或神经心理学测试
认知和（或）行为障碍必须包括下列两项或以上
学习障碍和短期记忆缺损
推理、判断、处理复杂工作的能力障碍
视觉空间障碍
语言障碍，包括说、读、写
人格、行为变化，典型症状包括淡漠、强迫症、易激动、不恰当的社交行为

修订的 AD 标准提出了新的分类，即很可能 AD（probable AD）、可能 AD（possible AD），并制定了相应的核心临床标准（表 9.2）。新的主要临床诊断标准明确了 AD 的首发症状不一定是记忆缺失，也可以是语言障碍、视觉空间障碍、执行功能障碍等为首发症状。新标准也把常染色体显性遗传的致病基因突变纳入到"很可能 AD"的核心标准中（表 9.3）。

表 9.2　很可能 AD 的临床标准

"很可能 AD"的临床标准
满足痴呆的标准
　起病隐匿，认知功能恶化（知情者提供或观察发现）
　发病时突出的临床症状包括以下任一项：
　　遗忘表现：学习障碍，尤其是学习新信息的能力缺损
　　非遗忘表现：语言障碍，如找词困难；空间认知的视觉空间障碍，如物体失认、面部识别受损、物像组合失认和失读；执行功能障碍，如推理、判断、解决问题的能力受
　无论表现为记忆还是非记忆障碍，需同时出现其他认知障碍
　当有下列证据之一时不能诊断 AD：有与认知障碍时间上相关的卒中史、多发性脑梗死、路易体痴呆、额颞叶痴呆或或其他影响认知功能的神经系统或非神经系统疾病。
提高"很可能 AD"诊断的确诊性
满足"很可能 AD"的核心临床标准
认知功能进行性恶化的证据（知情者提供或神经心理测试证实）
AD 致病基因 *APP*、*PSEN1* 或 *PSEN2* 的突变

与 MCI 诊断标准一样，"很可能 AD"的诊断标准也包含了病理生理改变的证据，即纳入了 2 类生物标志物：①脑中 Aβ 淀粉物质沉积的指标（PET Aβ 显像或 CSF *Aβ1-42* 下降）；②神经元功能障碍或退行性变的指标：PET 成像显示颞叶 FDG 摄取减少；sMRI 显示颞叶内侧、基底部及外侧部萎缩以及内侧顶叶皮质萎缩；在脑脊液（CSF）中，总 Tau 蛋白量及磷酸化的 Tau 蛋白（p-Tau）量增加（表 9.2）（McKhann 等，2011）。将这些生物标志物纳入诊断标准中可以增加诊断的确定性，这对于研究工作尤其是临床试验具有重要意义。然而，这些生物标志物存在很大的局限性，主要是因为影像学的方法、CSF 的收集分析以及对数据的解读上都还没有完全标准化，而且一些卫生保健机构不能开展这些检查。另外，在实际临床工作中，这些生物标志物的分界点及临床效用也需要进一步证实。

很可能 AD 和可能 AD；核心临床诊断标准

在"可能 AD"的核心临床诊断标准中，如果痴呆患者没有表现出典型的路易体痴呆或额颞叶痴呆，但是 Aβ 淀粉物质及神经元变性的生物标志物阳性，那么患者可能更适和诊断"可能 AD"。当然，随着这些生物标志物与临床诊断相关性的研究及临床资料的增多，支持诊断的标准很有可能会进一步修订，更好地提高可信度来为诊断服务。表 9.3 列出了不同等级的 AD 诊断结合各种生物标志物的定性指标（McKhann 等，2011）。

表 9.3　AD 痴呆与生物标志物

诊断分类	Aβ（PET 或 CSF）	神经元损伤 （CSF Tau、FDG-PET、sMRI）	AD 病因学生物标志物的概率
很可能 AD 痴呆			
根据临床标准	未查,结果矛盾或 不确定	未查,结果矛盾或 不确定	不提供信息
AD 病理生理证据 的三个等级	未查或不确定	阳性	中等
	阳性	未查或不确定	中等
	阳性	阳性	高
可能 AD 痴呆			
不典型临床表现			
根据临床标准	未查,结果矛盾或 不确定	未查,结果矛盾或 不确定	不提供信息
AD 病理生理证据	阳性	阳性	高,但不排除其他病因
非 AD 痴呆	阴性	阴性	最低

流行病学

高龄及 *ApoE ε4* 等位基因是 AD 最重要的危险因素（Farlow，2007）。在过去 30 年中，临床及人口统计学资料显示：促使患者在较早年龄发病的危险因素包括抑郁症病史、性别（女性高发）、教育程度低、头围小、唐氏综合征家族史等。头部外伤史、麻醉史以及缺少体力活动也会增加 AD 的发病率（Geldmacher，2011）。过去的 20 年中，越来越多的证据显示血管性疾病，如心肌梗死或脑梗死也是患者在较早年龄患 AD 的危险因素（Dodge 等，2011）。

通常来讲，与代谢综合征相关的血管性危险因素，包括体重增加（尤其是腹部脂肪增多）、高血压、糖尿病、胰岛素抵抗或临床前期糖尿病、高脂血症（高 LDL，低 HDL）以及高甘油三酯血症等（Martins 等，2006），这些也都是增加 AD 患病的危险因素。此外，血浆同型半胱氨酸增高可增加血管性疾病的患病风险，也增加患 AD 的危险性（Shumaker 等，2003，2004）。

流行病学研究提示：雌激素、非甾体消炎药、他汀类药物对 AD 具有保护作用或可降低患病风险。但是，这些药物降低患病风险的作用在双盲、安慰剂对照的前瞻性研究中并没有得到证实（Aisen 等，2003；Espeland 等，2004；Maillard 和 Burnier，2006）。需特别指出的是，已证实 60 岁以上的女性使用雌激素并不会减少反而增加 AD 患病风险（Craig 等，2005）。

遗传学

大约 20%AD 有痴呆家族史，其家族中有 2 个或更多的直系亲属患有 AD，其余 80% 的病例为散发型（Alzheimer Association，2011）。在 65 岁以前发病的早发性 AD 家族中，发现有数个常染色体遗传的致病基因，患者多在 40~70 岁之间出现痴呆。第一个发现的基因突变是位于 21 号染色体的 β- 淀粉样物质前体（APP），突变位点位于 Aβ 序列中，Aβ 是形成老年斑核心的主要成分。通过对 20 多个 AD 家族的研究发现，Aβ 序列中 10 多个位点的突变与痴呆或脑淀粉样血管病具有相关性。这些突变改变 Aβ 的代谢，导致 Aβ 水平的持续增高，这可能是引起这些家族中 AD 发病的重要因素。*APP* 基因的复制和错义突变引起遗传性 AD 和脑淀粉样血管病（Goedert 和 Spillantini，2006）。

另外有一些早发性 AD 家族中出现 14 号染色体上的早老素 -1（数百个位点突变）和 1 号染色体上的早老素 -2（少数位点突变）基因突变（Goedert 和 Spillantini，2006；www.molgen.ua.ac.be/ADMutations/）。早老素 -1 基因突变是目前最常见的早老性家族性 AD 的病因，但只在不超过 10% 家族性 AD 中出现，在所有 AD 病例中所占的比例小于 0.5%。

这些基因编码的早老素蛋白与其他蛋白形成 γ- 分泌酶复合物，后者是淀粉样前体蛋白代谢过程中的关键酶（De Strooper，2003）。现已报道的 *PS-1，PS-2* 位点突变均可引起 *Aβ1-42* 的生成增加（Citron 等，1997）。除了引起早发性痴呆，早老素的突变也可引起多种其他神经系统症状及病理变化，如强直、癫痫发作、锥体外系症状及皮质出血等（Menendez，2004）。

对 AD 家族中的高危人群进行早老素基因突变

检测,有助于发现致病基因携带者,并对其进行相应的遗传学指导及咨询。这也将促进将来的临床症状前期干预的研究。

更有意义的是,利用早老素基因建立 AD 动物模型将加快临床药物的研究,并促进那些具有治疗前景药物的临床前期试验

位于 19 号染色体的 ApoEε4 等位基因是 AD 最重要的遗传学危险因素。ApoE 是一种载脂蛋白,参与外周血中脂质和胆固醇的转运。ApoE 在中枢神经系统也发挥相似的作用,是重要的脂质转运蛋白,也是重要的可溶性 Aβ 转运蛋白(Mayeux 等,1998)。ApoE 基因有 ε2、ε3、ε4 三种等位基因,99% 的人群中 ApoE 基因型为这三种等位基因的不同组合。其中,人群中大约 1%~2% 为 ε4 纯合子,这类人群 60~70 岁中后期 AD 患病率为 50%(Saunders 等,1993);大约 15%~20% 的人群为 ε4 杂合子,这类人群在 70~80 岁中后期 AD 患病率为 50%。ε3 等位基因是最常见的基因型,携带 ε3 等位基因的个体多在 80 岁后患病或是不患病。有趣的是,有证据表明 ε2 等位基因有保护性作用,可降低 AD 的发病风险(Rebek 等,2002),但同时心血管疾病的发病风险增高。然而,如果携带一个或多个 ε4 基因的个体在痴呆高发年龄段仍可保持正常的认知功能,那么他们以后患痴呆的风险与同年龄不携带 ε4 基因的个体相比并无增加。

尸检发现,临床诊断为 AD 的患者中,有 20% 同时伴有其他原发性痴呆的病理。ApoEε4 基因分型已被建议作为一种诊断措施,以提高老年痴呆患者中 AD 诊断的特异性。如果将 ApoEε4 基因分型作为辅助诊断,ApoE 基因尤其是 ε4 纯合子与 AD 之间的密切联系可将尸检后的临床病理诊断相关性提高至 93%(Mayeux 等,1998)。然而,考虑到 AD 与血管性痴呆、路易体痴呆有一部分重叠现象,以及缺乏针对不同痴呆类型的差异性治疗,在老年人群中开展 ApoE4 基因分型的广泛临床应用仍值得商榷,但是,对于临床特征不典型的患者,如果病程进展太快或太慢、或者发病时表现为不常见的临床症状,进行 ApoE4 基因分型可能有助于诊断。

MCI 患病人群中 ApoE 基因分型研究显示 40%~50%MCI 患者携带 1 个或 2 个 ε4 等位基因。在随后 3~4 年中,这些个体发展为 AD 的概率远高于 ε2 或 ε3 基因型的个体(Petersen 等,1995)。此外,携带 ε4 基因的 MCI 患者对胆碱酯酶抑制药的治疗更敏感(Galasko 等,2005;Feldman 等,2007)。然而,一旦确诊为 AD,不同 ApoE 基因型对疾病各个阶段的进展速度并没有差异性的影响。这些研究结果提示不同 ApoE 基因型在 MCI 发病机制中表现出作用的差异性,但是当同时存在多种导致痴呆的致病机制时,ApoE 基因型效应的差异性就变得不明显了。

最近 5 年,欧洲和美国在晚发 AD 家族中的老年患者和非患者中开展了全基因组关联研究(genome-wide association studies,GWAS)。这些研究采用基因芯片分析染色体上近 100 000 个单核苷酸多态性(single nucleotide polymorphisms,SNPs)。通过这一技术,与晚发性 AD 相关的新的 SNPs,如 CLU,PICALM 和 BIN-1 被发现、并得到确认或重新确认(Harold 等,2009;Lambert 等,2009;Seshadri 等,2010)。最近,一个包含多个大规模样本的 GWA 研究发现:ABCA7、MS4A/MS4A6E、CD2UAP、CD33、EPHA1 基因也与 AD 具有关联性(Schellenberg 等,2011)。需要注意的是,与 ApoEε4 基因相关的高 AD 患病风险相比,一个或多个 SNPs 增加 AD 患病风险的程度很小,而且这些与 AD 相关 SNP 的出现频率很低。尽管如此,SNP 检测仍是有意义的,可以为 AD 复杂的发病机制、影响发病率及发病年龄的危险因素提供有价值的线索。现在已经知道,这些基因编码的蛋白功能包括脂质代谢、Aβ 代谢、促进 Aβ 沉积的分子伴侣蛋白、炎症反应以及胞内维持机制。更全面地了解这些基因及蛋白与环境因素的相互作用,是目前研究的重要目标,也将有助于将来的诊断和治疗。

(王泽芬　译,辛佳蔚　杨春慧　校)

参考文献

Aisen, P.S., Schafer, K.A., Grundman, M., et al. (2003) Effects of rofecoxib or naproxen vs. placebo on Alzheimer disease progression: a randomized controlled trial. *J Am Med Assoc*, 289: 2819–2826.

Albert, M.S., DeKosky, S.T., Dickson, D., et al. (2011) The diagnosis of mild cognitive impairment due to Alzheimer's disease: recommendations from the National Institute on Aging–Alzheimer's Association workgroups on diagnostic guideless for Alzheimer's disease. *Alzheimers Dement*, 7: 270–279.

Alzheimer Association (2011) *Facts and Figures* (Available from www.alz.org/downloads/Facts_Figures_2011.pdf).

American Psychiatric Association (1994) *Diagnostic and Statistical Manual of Mental Disorders*, 4th edn. Washington, DC: American Psychiatric Association.

Citron, M., Westaway, D., Xia, W., et al. (1997) Mutant presenilins of Alzheimer's disease increase production of 42-residue amyloid beta-protein in both transfected cells and transgenic mice. *Nat Med*, 3 (1): 67–72.

Craig, M.C., Maki, P.M., and Murphy, D.G.M. (2005) The women's health initiative memory study: findings and implications for treatment. *Lancet Neurol*, 4 (3): 190–194.

De Strooper, B. (2003) Aph-1, Pen-2 and nicastrin with presenilin generate an activity gamma secretase complex. *Neuron*, 38 (1): 9–12.

Dodge, H.H., Chang, C.C., Kamboh, I.M., et al. (2011) Risk of Alzheimer's disease incidence attributable to vascular disease in the population. *Alzheimers Dement*, 7 (3): 356–360.

Dubois, B., Feldman, H.H. Jacova, C., et al. (2007) Research criteria for the diagnosis of Alzheimer's disease: revising the NINCDS-ADRDA criteria. *Lancet Neurol*, 6: 734–746.

Espeland, M.A., Rapp, S.R., Shumaker, S.A., et al. (2004) Conjugated equine estrogens and global cognitive function in post-menopausal women: women's health initiative memory study. *J Am Med Assoc*, 291: 2959–2968.

Farlow, M. (2007) Alzheimer's disease. *Continuum*, 13 (2): 39–68.

Feldman, H., Ferris, S, Winblad, B., et al. (2007) Effect of rivastigmine on delay to diagnosis of Alzheimer's disease from mild cognitive impairment: the InDDEx study. *Lancet Neurol*, 6 (6): 501–512.

Galasko, D.R., Gauthier, S., Bennett, D., et al. (2005) Impairment in activities of daily living in patients with amnestic mild cognitive impairment in an ADCS randomized clinical trial. *Neurology*, 64 (Suppl. 1): A144.

Geldmacher, D.S. (2011) Alzheimer disease. *MedLink* (Available from www.medlink.com/cip.asp?UID=mlt000ou&src=Search&ref=32573591).

Goedert, M. and Spillantini, M.G.. (2006) A century of Alzheimer's disease. *Science*, 314: 777–781.

Harold, D, et al. (2009) Genome-wide association study identifies variants at CLU and PICALM associated with Alzheimer's disease. *Nat Genet*, 41 (10): 1088–1093 [Erratum in: *Nat Genet* 2009; 41 (10): 1156].

Jack, C.R. Jr, Albert, M.S., Knopman, D.S., et al. (2011) Introduction to the recommendations from the National Institute on Aging and the Alzheimer's Association workgroup on diagnostic guidelines for Alzheimer's disease. *Alzheimers Dement*, 7 (3): 257–262.

Lambert, J.C., Heath, S., Even, G., et al. (2009) Genome-wide association study identifies variants at *CLU* and *CR1* associated with Alzheimer's disease. *Nat Genet*, 41 (10): 1094–1099.

Maillard, M. and Burnier, M. (2006) Comparative cardiovascular safety of traditional nonsteroidal anti-inflammatory drugs. *Expert Opin Drug Saf*, 5: 83–94.

Martins, I.J., Hone, E., Foster, J.K., et al. (2006) Apolipoprotein E, cholesterol metabolism, diabetes and the convergence of risk factors for Alzheimer's disease and cardiovascular disease. *Mol Psychiatry*, 11: 721–736.

Mayeux, R., Saunders, A.M., Shea, S., et al. (1998) Utility of the apolipoprotein E genotype in the diagnosis of Alzheimer's disease. Alzheimer's Disease Centers Consortium on Apolipoprotein E and Alzheimer's Disease. *N Engl J Med*, 338 (8): 1325.

McKhann, G., Drachman, D., Folstein, M., et al. (1984) Clinical diagnosis of Alzheimer disease report of the NINCDS-ADRDA work group under the auspices of the Department of Health and Human Services Task Force on Alzheimer Disease. *Neurology*, 34: 939–944.

McKhann, G.M., Knopman, D.S., Chertkow, H., et al. (2011) The diagnosis of dementia due to Alzheimer's disease: recommendations from the National Institute on Aging–Alzheimer's Association workgroups on diagnostic guideless for Alzheimer's disease. *Alzheimers Dement*, 7: 263–269.

Menendez, M. (2004) Pathological and clinical heterogeneity of presenilin 1 gene mutations. *J Alzheimers Dis*, 6: 475–482.

Petersen, R.C., Smith, G.E., Ivnik, R.J., et al. (1995) Apolipoprotein E status as a predictor of the development of Alzheimer's disease in memory-impaired individuals. *J Am Med Assoc*, 273: 1274–1278.

Rebek, G.W., Kindy, M., and LaDu, M.J. (2002) Apolipoprotein E and Alzheimer's disease: the protective effects of ApoE2 and E3. *J Alzheimers Dis*, 4: 145–154.

Saunders, A.M., Strittmatter, W.J., Schmechel, D., et al. (1993) Association of apolipoprotein E allele epsilon 4 with late-onset familial and sporadic Alzheimer's disease. *Neurology*, 43: 1467–1472.

Schellenberg, G.D., et al. (2011) Alzheimer Disease Genetics Consortium. Common variants in MS4A4/MS4A6E CD2AP, CD33, and EPHA1 are associated with late-onset Alzheimer's disease. *Nat Genet*, 43 (5): 436–441.

Seshadri, S., et al. (2010) Genome-wide analysis of genetic loci associated with Alzheimer disease. *J Am Med Assoc*, 303: 1832–1840.

Shumaker, S.A., Legault, C., Rapp, S.R., et al. (2003) Estrogen plus progestin and the incidence of dementia and mild cognitive impairment in postmenopausal women: the women's health initiative memory study: a randomized controlled trial. *J Am Med Assoc*, 289 (20): 2651–2652.

Shumaker, S.A., Legault, C., Kuller, L., et al. (2004) Conjugated equine estrogens and incidence of probably dementia and mild cognitive impairment in postmenopausal women: women's health initiative memory study. *J Am Med Assoc*, 291: 2947–2958.

Sperling, R.A., Aisen, P.S., Beckett, L.A., et al. (2011) Toward defining the preclinical stages of Alzheimer's disease: recommendations from the National Institute on Aging–Alzheimer's Association workgroups on diagnostic guideless for Alzheimer's disease. *Alzheimers Dement*, 7: 280–292.

第三节　路易体痴呆
Clive Ballard

概述

路易体痴呆（DLB）是一种突触核蛋白病（synucleinopathy）引起的进行性痴呆综合征，常伴有帕金森症候群，主要表现为注意力、视空间及执行功能障碍，而记忆功能相对保留。其他重要的临床症状有视幻觉、认知功能的波动及睡眠障碍如白天过度嗜睡、快速动眼期睡眠行为异常（REM-sleep behavioral disorder）（McKeith 等，2005）。

临床特征

与 AD 相似，DLB 是一种进行性认知和其他功能障碍的痴呆综合征。但是，DLB 的功能障碍表现为运动、自主神经功能及认知障碍。DLB认知障碍为皮质及皮质下混合型神经心理损害，表现为明显的注意力、执行功能及视觉空间障碍（Calderon 等，2001；Collerton 等，2003）。在疾病后期，由于认知功能全面减退，这种临床表现的特点很难被识别。"双重区别"法（double discrimination）可帮助鉴别DLB与AD，即短期、中期回忆和识别能力相对保存，而视觉感知和执行任务（performance tasks）明显受损（Walker 等，1997）。综合性全面认知功能评价方式如MMSE或CAMCOG不能区分DLB与其他常见痴呆综合征。有神经原纤维缠结等AD样病理改变的DLB患者经常缺少典型的DLB认知损害特点（Ballard 等，2004），而是出现明显的记忆障碍以及AD样临床表现。注意力障碍呈波动性是DLB的一个重要特征，在AD患者中并不明显，在不伴有帕金森综合征的DLB患者中也不太明显（Ballard 等，2002）。与AD相比，视幻觉和错觉在DLB患者更常见，60%~70% DLB患者可出现（Klatka 等，1996；Ballard 等，1999）。DLB患者REM睡眠行为障碍也较AD更常见。实际上，大多数患者REM睡眠行为障碍的出现要早于痴呆（Boeve 等，2004）。抑郁症在多数痴呆患者中都很常见，但在DLB患者的发生率高于AD（Klatka 等，1996；Ballard 等，1999）。60%~80% DLB患者出现帕金森症候群，临床表现与帕金森病（PD）相似，但震颤的性质与PD有所不同，多表现为对称性的。此外，非多巴胺能神经元损伤介导的姿势不稳、步态困难在DLB患者也可能更显著（Gnanalingham 等，1997）。

神经病理

边缘系统和大脑皮质出现路易体（Lewy bodies，LB）是DLB最主要的病理变化（Harding 和 Halliday，2001；Aarsland 等，2005a，2005b；Tsuboi 和 Dixon，2005）。颞叶LB的密度与特征性视幻觉的早期出现有关，大脑皮质LB病变的总体严重程度与精神症状、波动性认知功能有关（Harding 等，2002）。此外，边缘系统及额叶LB密度的增加与帕金森痴呆（PDD）的出现及严重程度相关（Samuel 等，1996；Kovari 等，2003）。

多数DLB患者同时伴有淀粉样病变，许多DLB患者脑中Aβ斑块的密度与AD患者相当。90% DLB患者的神经病理诊断同时符合"可能AD"的诊断，这个诊断标准是根据CERAD（Consortium to Establish a Registry for Alzheimer's Disease）标准而作出的（Hansen 等，1990）。Aβ沉积量也与DLB痴呆程度相关（Harding 和 Halliday，2001）。虽然DLB新皮层Aβ斑块的密度与AD相似，但神经原纤维缠结的数量少于单纯AD患者（Hansen 等，1990）。例如，当LB与AD病理变化共同存在时，AD病理如淀粉物质沉积的老年斑的数量已经符合CERAD诊断标准为"很可能AD"或"肯定AD"，但是神经原纤维缠结却很少，可能在新皮质只是偶然见到或缺如，只在内嗅皮质和海马有少量的神经原纤维缠结数量介于增龄改变与AD病理之间（Hansen 等，1990）。少于40% DLB患者神经病理检查符合Braak Ⅳ期或以上的分期标准（Braak标准是以神经原纤维缠结的数量为基础的），研究表明这些患者在临床上很少出现典型DLB特征，也很少符合"很可能DLB"共识标准（Ballard 等，2004）。

α-突触核蛋白（α-Synuclein）是Lewy体（LB）的关键蛋白成分，在DLB患者的大脑皮质有时也可以见到广泛分布的线样结构的路易线样体（Lewy neurites），认为这是α-突触核蛋白在神经轴突中的异常聚集。α-突触核蛋白是一种胞浆蛋白，在与突触小泡相关的突触前末端含量丰富。现已知α-突触核蛋白有三种选择性剪接体：140个氨基酸组成的全长形式，以及分别由112个、126个氨基酸组成的短链形式。除了α-突触核蛋白，突触核蛋白家族还包括β、γ两种。α、β-突触核蛋白主要分布于脑组织，γ-突触核蛋白主要分布于外周神经组织。最近的研究显示β-突触核蛋白可能也有重要的病理作用（Fujita 等，2009）。

研究发现，家族性PD与基因突变有关，即α-突触核蛋白编码基因 SNCA 的错义突变（Polymeropoulos，1998）及 SNCA 基因倍增（Singleton 等，2003），基因突变导致脑中α-突触核蛋白从可溶性单体转变为不可溶性聚集体，认为是突触核蛋白病（synucleinopathy）的重要原因（Koprich 等，2010）。在Lewy体中分离出截断型α-突触核蛋白，研究表明特定形式的截断型α-突触核蛋白易形成聚合体（Murray 等，2003）。这种容易快速集聚的特性提示截断型α-突触核蛋白可能也参与Lewy体的形成。

除了α-突触核蛋白病变和共存的AD病变，有确切的证据表明DLB也会出现皮质突触的丢失，表现为树突棘、大脑发育调节蛋白（drebrin）、突触素

（synaptophysin）减少（Kramer 和 SchulzSchaeffer，2007）。

神经化学

DLB 神经化学研究大多关注于多巴胺和胆碱能系统的病理变化。其中一个特征性的变化是显著的皮质胆碱能功能缺失，这可能是继发于前脑核团神经元的丢失。这种胆碱能功能的缺失甚至比 AD 更严重（Bohnen 等，2003），与患者注意力、执行功能的下降有关（Bohnen 等，2006）。DLB 患者的视幻觉与颞叶皮质胆碱能功能缺失有关（Ballard 等，2000）。研究也显示 DLB 患者的错觉与 M1 型毒蕈碱受体（muscarinic M1 receptors）上调有关（Ballard 等，2000）。此外，有证据表明胆碱能系统的变化，尤其是烟碱（nicotinic）型受体对丘脑 - 皮质回路的调节受到了干扰，与 DLB 患者的意识障碍相关（Pimlott 等，2006）。采用相应配体进行的 SPECT 神经影像学研究也发现 DLB 胆碱能受体发生变化：与 AD 相比，M 型受体结合增加（Colloby 等，2006），而 N 型受体结合减少（O'Brien 等，2007）。

在 DLB，突触后的多巴胺能受体并未上调，但黑质纹状体多巴胺出现明显改变，这也部分解释了为什么 DLB 患者对抗神经病药物的敏感性增加，易产生副反应（Piggott 等，1999）。一项研究结果显示了在 DLB 患者中，额叶的 5-HT1A 受体结合密度（receptor-binding density）显著增加，这可能与心境障碍有关（Sharp 等，2008）。一项尸检研究也报道了 DLB 的谷氨酸能（glutamatergic）的变化，提示第一组（group Ⅰ）的 mGluR 的功能异常可能参与常见的 DLB 的认知障碍和痴呆的发病机制（Dalfo 等，2004）。

发病率

DLB 最早在 20 世纪 60 年代报道（Woodard，1962）。在 20 世纪 60 年代、70 年代及 80 年代早期，日本也有几个小型病例系列报道（Okazaki 等，1962；Kosaka 等，1984），之后在 80 年代后期、90 年代初期报道了较大数量的病例（Byrne 等，1989；Gibb 等，1989；Hansen 等，1990；Perry 等，1990；McKeith 等，1992），人们开始关注这一综合征的发病率以及临床特征。随着泛素染色方法（ubiquitinstaining）的出现，DLB 的主要病理标志—α- 突触核蛋白（α-synuclein）才被确立，有关这一综合征的病理改变及重要性被人们所认识。

最近在一个系统性综述中提到了一项以医院为基础的队列研究显示痴呆患者中满足 DLB 临床诊断标准的比例在 0~26% 之间（Aarsland 等，2008a，2008b）。即使在以社区为基础的研究中，这一比例也在 0~30.5% 之间变动（Aarsland 等，2008a，2008b）。在最近两项 DLB 社区研究中，65 岁及以上痴呆患者中，"很可能 DLB"比例为 10.9%，而在 75 岁及以上痴呆患者中这个比例为 14.6%（Aarsland 等，2008a，2008b）。但是，考虑到绝大多数临床研究采用的是 1996 年共识诊断标准，而该标准灵敏度低，因此 DLB 患病率可能被低估了（详见诊断章节）。

诊断

Byrne（1991）和 McKeith（1992）根据临床病理研究提出了诊断标准，之后被国际共识标准所取代（McKeith 等，1996）。除了进行性痴呆，核心诊断标准包括波动性认知、持续性或复发性视幻觉、自发性帕金森综合征。"很可能 DLB"需要满足这 3 项核心特征中的 2 项。这些标准的验证研究结果已被报道（表 9.4）。

虽然"很可能 DLB"诊断特异性高达 80% 以上，但诊断的灵敏性仍存在争议，对同时有脑血管疾病的患者做出 DLB 的诊断也存在争议（McKeith 等，2000）。更重要的是，诊断的准确率会随痴呆的严重程度而变化。例如，Lopez 等（2002）将 180 例单纯 AD 患者与 60 例 AD 合并 DLB 的患者进行比较，在 AD 与 DLB 混合组中，轻度痴呆的患者并没有任何特意的临床表现。总的来说，McKeith 提出的 DLB 共识标准（McKeith 等，1996）在临床实践及科研中应用较好，这是迈出的非常重要的第一步。但是，进一步完善标准，提高诊断的准确率显然是亟待解决的事情。

提高诊断准确率的方法

虽然 DLB 诊断已经取得一定成绩，但仅仅将 DLB 共识标准应用于临床实践还是远远不够的。为了提高诊断的准确率，需要完善标准以提高灵敏度。附加的临床标志物以及生物标志物如多巴胺转运体 SPECT 扫描成像可能有助于某些特定病例的诊断。

表 9.4　诊断验证研究："很可能 DLB" 共识标准的灵敏度、特异性、阳性预测值及阴性预测值

	例数	诊断	灵敏度	特异性	PPV	NPV
回顾性						
Mega 等（1996）	24	AD, PD, PSP	0.4	1.0	1.0	0.93
Litvan 等（1998）		DLB, PS, PSP, CBD, MSA, FTD, AD, CJD, VP	0.18	0.99	0.75	0.89
Luis 等（1999）	56	DLB, AD, mixed DLB/AD	0.57	0.9	0.91	0.56
Lopez 等（1999）	40	AD, PSP, FTD, DLB	0.34	0.94	—	—
Verghese 等（1999）	18	DLB	0.61	0.84	0.48	0.96
前瞻性						
Hohl 等（2000）	10	AD, DLB, PSP	0.80	0.80	0.80	0.80
Holmes 等（1999）	75	AD, VaD, DLB, 混合的	0.22	1.0	1.0	0.91
Mckeith 等（2000）	50	DLB, AD, VaD	0.83	0.91	0.96	0.80
Lopez 等（2002）	26	DLV, AD, mixedAD/VaD, PSP, CJD, FTD	0.38	1.0	—	—

AD, Alzheimer's disease（阿尔茨海默病）；DLB, dementia with Lewy bodies（路易体痴呆）；VaD, vascular dementia（血管性痴呆）；PSP, progressive supranuclear palsy（进行性核上性麻痹）；CBD, cortico-basal degeneration（皮质基底节变性）；MSA, multisystem atrophy（多系统萎缩）；CJD, Creutzfeldt-Jakob disease（克 - 雅脑病）；VP, vascular parkinsonism（血管性帕金森综合征）；PPV, positive predictive value（阳性预测值）；NPV, negative predictive value（阴性预测值）

波动性的认知功能

波动性的认知功能是 DLB 三大核心诊断特征之一，但如何准确识别这种波动性认知是临床工作中的一个重大挑战。例如，有两项研究（为评估者间信度研究，inter-rater reliability study）表明对于患者波动性认知的判断，不同专家评估的一致性较差（Mega 等，1996；Litvan 等，1998）。有几种临床评估量表能显著提高对波动性认知的识别，比如，临床医师波动评定量表（the Clinician Assessment of Fluctuation Scale）（Walker 等，2000a，2000b）包含针对"波动性混乱""意识障碍"的两个筛查问卷，需要由资深临床医师对患者在过去 1 个月内的认知障碍严重程度作出判断。"半结构式访谈一日波动评定量表"（the semi-structured One Day Fluctuation Assessment Scale）（Walker 等，2000a，2000b）适用于经验不丰富的医疗保健人员及研究人员，评估后给出划界分值以鉴别 DLB，AD 及 VaD。"梅奥波动综合量表"（the Mayo Fluctua-tions Composite Scale）（Ferman 等，2004）由看护者完成，需要护理者给出 3 个及以上的"肯定"回答，这些问题涉及是否出现白天困倦和嗜睡、白天睡眠时间长于 2 小时、长时间瞪着眼发呆、情节支离破碎的语言等，这些相关症状都提示 DLB 而不是 AD。通过电脑测试系统记录注意力表现的差异，这是一种独立的波动性

检测方法，也可敏感地反映药物治疗效果（Walker 等，2000a，2000b）。

快速动眼期睡眠行为异常

快速动眼期睡眠行为异常（REM-sleep behavioral disorder，RBD）表现为患者在这一睡眠期（REM）出现生动而恐怖的梦境，但是患者在这一期睡眠中的肌肉没有像正常人那样表现出迟缓。因此，患者会表演他的梦境（act out their dreams），发出呓语，有时在床上剧烈地翻来翻去。尽管患者很少能回忆梦中的情节，但常诉有生动的视觉形象。这个病史来自患者的同眠者，并且他的伴侣会说这种睡眠异常在痴呆及帕金森综合征出现很多年以前就有了（Boeve 等，2004）。尤其重要的是，横向研究已证实，超过 60%DLB 或其他突触核蛋白病（synucleinopathy）患者可出现 RBD；进一步的研究发现，超过 60% 患者在 PD（Olson 等，2000）、DLB（Boeve，1998）发病之前的 1~7 年就出现特发性 RBD 的临床表现。在最近的一项前瞻性研究中，Iranzo 和同事（2006）对在世的 44 名有特发性 RBD 的患者进行评估，这些患者都是在 5 年前被确定 RBD 的。这其中大约 45% 的患者都进展为神经系统疾病，临床评估结果多数为 α- 突触核蛋白病（α-synuclein type）如 PD、DLB 或 MSA。这一研究

结果与目前尸检研究文献报道结果一致,所有这些病例报道都表明特发性的 RBD 的出现其实就指出了 α- 突触核蛋白病的病理变化(Boeve 等,2007)。睡眠障碍的临床评估筛查应该包括关白天和夜间睡眠障碍,可采用睡眠问卷调查表进行。如果可能的话,可通过多功能睡眠记录仪确认 RBD。

抗精神病药物的严重高敏反应(severe neuroleptic sensitivity)

大约 25%~50%DLB 患者服用典型或非典型抗精神病药物后出现严重高敏性反应,即认知障碍加重、嗜睡、锥体外系副作用等(McKeith 等,1992;Ballard 等,1998;Aarsland 等,2005a,2005b)。 然而,至少 50% DLB 患者不出现抗精神病药的高敏性反应。因此,抗精神病药物耐受史并不能排除 DLB,但明确的抗精神病药的高敏感性反应则高度提示 DLB。刻意使用 D_2 受体阻断药以观察药物反应不能作为 DLB 的诊断策略,因为它很可能引起严重抗精神病药的高敏感性反应,而且可能增加死亡率(McKeith 等,1992);这也是将抗精神病药严重高敏感反应从 1996 年 DLB 的标准标准中删除的重要原因。

多巴胺转运体 SPECT 成像

运用特异性多巴胺转运体(DAT)配体进行 SPECT 成像可检测突触前神经元的变性。DAT 配体包括 FP-CIT、beta-CIT、IPT 及 TRODAT。特发性 PD、MSA、PSP 的 DAT 成像都出现异常,因此不能用于鉴别这些疾病。在 DLB,DAT 成像显示纹状体配体的摄取减少,而在 AD,纹状体配体的摄取正常,因此 DAT 扫描尤其有助于鉴别 DLB 与 AD(Walker 等,2002;O'Brien,2004)。值得注意的是,最近多个研究中心进行的一项 Ⅲ 期临床研究显示异常 DAT 扫描鉴别“很可能 DLB”与 AD 的敏感性及特异性分别达 75%、90%(McKeith 等,2007)。

DAT 扫描对不伴帕金森综合征的 DLB 和 AD 的鉴别诊断也可达到相似的程度。共存的血管病变对纹状体 DAT 结合能力的影响尚不清楚(Brooks 和 Piccini,2006)。尽管如此,DAT 扫描在 DLB 与 AD 的鉴别诊断中仍起关键性作用,虽然这个方法对鉴别其他不同突触核蛋白病的作用有限。

修订的共识诊断标准

为解决“McKeith 标准”(1996)在研究中出现的一些问题,也为了新的研究成果能为临床诊断所利用,所以共识诊断标准被更新了。其中,核心诊断标准不变(即波动性的认知功能障碍、反复发作的视幻觉、自发性 PD 样运动障碍),但具体实施方法被进一步细化。如果符合其中 2 项就可以诊断“很可能 DLB”,但如果仅满足其中 1 项,加上 REM 睡眠行为障碍、抗精神病药的高敏性反应或基底神经节多巴胺(DAT-SPECT 或 PET)低摄取,也可以诊断为“很可能 DLB”(Aarsland 等,2005a,2005b)。

修订的标准是否能提高疾病的诊断率?

挪威开展了一项研究,对比“1996 年 McKeith 标准”,试图明了“2005 年共识诊断表准”能否提高“很可能 DLB”的诊断率。结果发现,在同一受试人群中,用 1996 年的标准只有 25 名(12.8%,CI 8.1~17.4)患者符合“很可能 DLB”的诊断,而用修订后的标准则有 31 名(15.8%,CI 10.7~20.9),“很可能 DLB”的诊断率增加了 24%(CI 18.0~30.0)。采用修订标准,诊断率增加的原因是 4 名患者有 RBD 症状,2 名有阳性 CIT SPECT 改变(Aarsland 等,2008a,2008b;Rongve 等,2010)。 表 9.5 详细说明了这个对比研究的情况。尽管这项研究显示新标准确实提高了病例的检出率,但是有神经病理诊断验证的前瞻性的临床研究势在必行。

表 9.5   1996 年标准和 2005 年修订标准对 DLB 临床诊断比较

诊断	很可能 DLB		可能 DLB	
标准	旧 /McKeith 1996	新 /McKeith 2005	旧 /McKeith 1996	新 /McKeith 2005
病例数	25	31	13	8
视幻觉	24	25	3	2
帕金森氏综合征	11	14	8	5
波动性	17	18	3	2
REM 睡眠行为障碍	—	10	—	0
多巴胺转运体成像	—	3	—	0
神经安定药敏感性	—	0	—	0

在临床实践中共识标准的应用

一些具有诊断价值的临床常识也可以提高诊断的准确性。例如,痴呆并且较早期出现视幻觉,往往预示着DLB,在AD病程中视幻觉较多出现在中期(Ballard等,1999)。同样,帕金森征候群的症状在疾病较严重的阶段却对鉴别诊断没有太大的意义,因为在AD晚期也常会出现(Lopez等,2002)。此外,我们强烈建议采用标准化量表来评估认知功能的波动性(见上一节)。

其他有助于提高诊断率的研究

其他一些生物标记物如心肌显像(myocardial scintigraphy)、^{99m}Tc-HMPAO SPECT、结构性MRI、CSF生物标志物等正处于研究中。在采用现有标准而诊断准确率低的情况下,这些生物标志可能有助于诊断。

心肌显像

值得注意的是,路易体病变也存在于外周自主神经系统,可影响交感节后纤维(Orimo等,2005)。例如,心血管自主神经功能障碍在DLB尤其常见(Allan等,2007)。^{123}I-MIBG心肌显像是对心脏交感节后纤维支配定量分析的常用技术(Orimo等,2005)。大量^{123}I-MIBG心肌显像研究显示:与AD和健康对照组相比,DLB心脏的摄取较纵隔减少(Watanabe等,2001;Yoshita等,2001,2006)。在这些研究中,心肌MIBG显像确实有高敏感性、高特异性地鉴别DLB与AD(Yoshita等,2006)。在不伴明显帕金森综合征的DLB患者中也有类似的发现。如果这些结果能在大样本多中心研究中得到印证,那么MIBG成像可作为早期鉴别DLB与AD的检测手段(Aarsland等,2008a,2008b)。但是,应当注意的是,对异常MIBG成像结果进行解读或解释是非常困难的(Aarsland等,2008a,2008b)。而且,老年患者中常见的其他非神经系统疾病,如糖尿病、心肌梗死、缺血性心脏病、心肌病等,也可损伤交感节后神经元。因此,需要更多的信息以明确共存的心脏病变对成像结果的解读有何影响。异常的MIBG成像已作为DLB共识标准中的支持性证据,将来很可能成为诊断标准的一个重要方面。

^{99m}Tc-HMPAO SPECT

在AD患者^{99m}Tc-HMPAO SPECT扫描失去信号可见于顶颞叶和额叶皮质区(Colloby等,2002)。对比DLB,AD顶枕叶信号减少更明显,但没有颞叶的低灌注(Colloby等,2002)。^{99m}Tc-HMPAO SPECT显示的局部脑血流(rCBF)差异有助于鉴别诊断DLB和AD(Colloby等,2002,2004),但是这种方法的总体灵敏性和特异性不如DAT扫描显著。

PET/SPECT成像监测非多巴胺能神经递质系统

皮质胆碱能功能检测可以鉴别DLB与其他类型的痴呆(Perry等,1994;Lippa等,1999)。例如,DLB和AD患者SPECT成像显示烟碱型、蕈毒碱型胆碱能受体示踪剂的摄取发生变化(Colloby等,2006,2008;O'Brien等,2008)。检测N型胆碱能受体的5IA-85380-SPECT成像显示:与健康对照组相比,DLB患者额叶、颞叶、扣带回、纹状体摄取减少(O'Brien等,2008);而AD患者内侧颞叶、额叶、纹状体和脑桥的摄取减少(O'Brien等,2007)。此外,检测M型胆碱能受体的QNB-SPECT成像显示:DLB患者枕叶示踪剂的结合增加(Colloby等,2006),而AD患者海马、颞叶及额直回示踪剂摄取减少(Pakrasi等,2007)。虽然这些发现值得关注,但需要进一步的研究来确定这些方法的诊断潜力。

除此之外,有研究采用乙酰胆碱酯酶(AChE)的PET显像剂N-[^{11}C]-methyl-4-piperidyl acetate检测PD、DLB、PDD患者的乙酰胆碱酯酶活性(Shimada等,2009)。在这些研究中,所有患者的AchE活性都下降,AchE活性不能区分或鉴别PD、DLB、PDD(Shimada等,2009)。DLB与AD之间是否存在成像差异、这种成像能否客观地反映病程进展,仍是亟待解决的重要问题。

目前AD研究多采用PIB-PET成像检测淀粉样蛋白的沉积量,PIB(Pittsburgh compound B)可以结合皮质联合区的Aβ斑块及纹状体的弥散性淀粉样沉积。与健康对照组相比,AD脑中PIB摄取增加2倍(Klunk等,2003,2004)。^{11}C-PIB PET也被用于DLB研究中,这些研究显示大多数患者Aβ类淀粉样物质的沉积量增加(Edison等,2008;Gomperts等,2008;Maetzler等,2008)。不同淀粉样物质的结合程度能否用于鉴别DLB与AD,以及Aβ成像能否作为一种追踪病程进展或治疗效果的可靠手段,这些问题仍有待进一步研究。

结构MRI

基于以前的临床研究(Barber等,2000;Burton等,2002;Beyer等,2007),近期在一系列经神经病理确诊并有生前MRI检测的病例中进行的研究显示：与 DLB 相比，AD 患者颞叶内侧的萎缩更显著（Burton 等，2009）。然而，这种差异的总体灵敏性及特异性是否足以使其成为一种有用的诊断评估手段？对这一问题仍无法给出定论。

功能性 MRI（fMRI）检测脑组织对刺激或任务做出反应时的激活模式。DLB 与 AD 患者在对颜色、面容、动作等刺激做出反应时，枕颞叶的激活以及沉默网络的失活存在明显差异（Sauer 等，2006），但这种差异的意义有待进一步研究。

脑脊液

研究一致表明，AD 患者 $A\beta$、Tau 呈特征性变化，但在 DLB 中进行的研究结果并不一致（Aarsland 等，2008a，2008b）。α- 突触核蛋白是 DLB、PDD 的病理标志，是与进行性认知功能下降密切相关的病理基础。因此，α- 突触核蛋白是一个值得关注的生物标志物。虽然 CSF 中 α- 突触核蛋白的测定已取得一定的进展，但这些结果并不一致（El Agnaf 等，2003；Mollenhauer 等，2008；Ballard 和 Jones，2010；Ballard 等，2010）。最近的研究发现，CSF 中 α- 突触核蛋白二聚体的增多较总 α- 突触核蛋白变化更能反映 DLB/PDD（Tokuda 等，2010）。由于相关研究数量有限，又缺乏纵向研究来对 DLB 与 AD 的不同病程阶段 CSF 标志物进行比较，因此很难得出确定的结论。

路易体痴呆谱系：PDD 与 DLB 的关系

DLB 与 PDD 的区别和交叉一直存在争议。二者之间在症状上有交叉（Aarsland 等，2004a，2004b），这提示二者之间的大脑皮质可能存在共同的分子病理基础，尸检已经发现皮质路易体和弥散分布的线样路易体（Lewy neurites）是这两个疾病的共同病理特征。有几项研究特别指出，许多皮质区域的路易体数量不能鉴别 DLB、PDD 及 PD（Harding 和 Halliday，2001；Tsuboi 和 Dixon，2005）。相反，纽卡斯尔脑库（Newcastle brain bank）的研究显示（表 9.6），尽管 PD 的临床持续时间很长才进展成痴呆，这似乎可以解释 PDD 与 DLB 路易体病理的差异程度，但是在某些大脑皮质中，DLB 的路易体病理比 PDD 更显著。另有研究提示，DLB、PDD 的路易体密度的差异呈特异性区域模式，在 DLB，海马旁回及颞下回皮层的路易体密度高于 PDD（Harding 等，2002）。皮质路易体病理影响 DLB 和 PDD 的临床表型，例如，在 DLB，颞叶

的路易体密度与早期出现的特征性视幻觉相关，而在 PDD 边缘系统和额叶皮质路易体密度与痴呆严重程度相关（Samuel 等，1996）。

表 9.6　DLB 和 PDD 路易体病变的比较

	DLB（29 例）	PDD（11 例）	评估
年龄	79.9 ± 4.8	74.2 ± 4.3	$t=3.3$；$P=0.002$
性别为女性	17	5	$\chi^2=0.6$；$P=0.002$
死亡前 MMSE 评分	9.6 ± 9.1	12.2 ± 9.4	$t=0.7$；$P=0.47$
痴呆持续时间	2.6 ± 1.8	2.1 ± 1.3	$t=0.9$；$P=0.35$
帕金森综合征持续时间	1.1 ± 1.4	9.9 ± 6.9	$t=6.5$；$P<0.0001$
额叶 LB 密度	1.2 ± 1.5	0.4 ± 0.3	$t=2.5$；$P=0.02$
横嗅皮质 LB 密度	3.8 ± 2.9	1.8 ± 1.0	$t=3.1$；$P=0.004$
前扣带回 LB 密度	2.5 ± 2.4	1.4 ± 1.1	$t=2.0$；$P=0.049$

在 DLB，淀粉样物质斑块的密度通常高于 PDD，而许多 DLB 患者的 $A\beta$ 阳性斑块密度与 AD 患者相当。虽然 Aβ 沉积量、皮质路易体量都与 DLB 痴呆严重程度相关，但在 PDD 中并非如此（Harding 和 Halliday，2001）。DLB、PDD 神经原纤维缠结病变远不如 AD 显著，但它可影响二者尤其是 DLB 的临床表型（Merdes 等，2003；Ballard 等，2004）。

一项研究报道在 DLB，纹状体出现明显路易体神经变性，而 PD 则没有。PDD 患者的纹状体神经变性介于 PD 与 DLB 之间（Duda 等，2002）。另一项研究则报道了不同的结果。该研究检测了 28 例脑组织中纹状体病变，其中包括 7 例 PD、7 例 PDD 和 14 例 DLB，结果显示 PDD 与 DLB 的纹状体 α- 突触核蛋白病变程度相似。PDD 与 DLB 的纹状体的淀粉样斑块的严重程度也相似（Tsuboi 和 Dickson，2005）。

总之，研究一致表明 DLB 淀粉样病变比 PDD 更显著。但是这两个疾病的皮质及纹状体的路易体病理的差别在各种文献报道中的结果却很不一致。某些团队也研究了痴呆出现之前的 PD 临床持续时间（年）与路易体病理之间的关系，结果显示：PD 病史较长才出现痴呆的患者，其皮质路易体病变明显少于 DLB 患者，但是对于 PD 只有 1~5 年就进展为痴呆的患者，这种差异并不明显（Ballard 等，

2006）。这一结果提示这两种综合征之间有显著的临床异质性，PDD 组内的差异可能比 PDD 与 DLB 组间的差异更突出。例如，一部分 PD 患者可在病程早期发展为痴呆，而其他患者可保持正常认知或在较晚期发展为痴呆（Aarsland 等，2007a，2007b）。我们发现，PD 发病之后早期即出现痴呆（PD 发病后 10 年以内）的患者的皮质形态及神经生化改变都与 DLB 相似，而较晚出现痴呆的 PD 患者皮质形态学病变较少（如路易体、淀粉样斑块、神经原纤维缠结），但颞叶胆碱能功能障碍更严重（Ballard 等，2006）。这项研究支持 PDD、DLB 是一个连续性路易体疾病而非两种不同疾病的观点，PDD 持续时间的差异可以解释部分研究结果的不一致。

PDD 与 DLB 临床特征的比较

这两种综合征的认知障碍的总体模式相似，与 AD 相比，PDD、DLB 表现出更显著的执行功能及注意力障碍、注意力呈波动性改变，而 AD 患者的记忆障碍更严重（Aarsland 等，2004a，2004b）。有研究报道 DLB 患者执行功能障碍较 PDD 更显著，尤其是轻度痴呆的患者（Downes 等，1998；Aarsland 等，2003）。以各组均数为基础的研究可以为我们提供重要信息，但组间均数的比较可能掩盖组内的异质性。事实上，最近研究表明 PD 和 PDD 存在不同认知模式的亚组，大多数患者以执行 - 视空间表现为主，有些患者以记忆表现为主（Foltynie 等，2004；Janvin 等，2006）。同样，AD 病变明显的 DLB 患者往往缺少与路易体相关的特征性神经心理障碍。

DLB 与 PDD 神经精神症状的表现模式也相似。持续性视幻觉是最常见的精神症状之一，也是这两种痴呆的特征性表现（Ballard 等，1999；Aarsland 和 Cummings，2004）。错误辨认综合征（misidentification syndromes）和妄想在 DLB 和 PDD 也很常见（Mosimann 等，2006），但在 DLB 患者中更常见，这可能如以前报道的二者在病理形态或神经化学变化的差异有关。

一部分 DLB 患者并不出现帕金森综合征，而在那些出现帕金森综合征的患者中，帕金森综合征的严重程度及表现与 PDD 相似，帕金森综合征是引起 DLB 患者功能障碍的一个重要因素（McKeith 等，2006）。在目前一项帕金森综合征最详尽的对比研究中，Burn（2003）报道 DLB 患者帕金森综合征的严重程度较 PDD 轻，但运动障碍的严重程度与不伴痴呆的 PD 相似。对于非多巴胺能病变相关的姿势不稳和步态困难，DLB 和 PDD 要比不伴痴呆的 PD 更为明显，而震颤则是不伴痴呆的 PD 更显著。

遗传研究

为了寻找 PDD、DLB 的遗传学证据，我们对痴呆合并帕金森综合征的家族性发病及遗传学进行系统文献回顾，发现有 24 个家族中同时出现痴呆合并帕金森综合征（Kurz 等，2006）。其中 12 个家族中，痴呆和帕金森综合征的表现符合 DLB、PDD 的现行诊断标准，提示家族中不同个体的同一基因突变可引起不同的临床疾病。这表明至少在部分病例中存在这两种疾病的重叠，PDD 与 DLB 有共同的病理生理机制。此外，这也说明仅仅根据痴呆与帕金森综合征出现的相对时间来区分 PDD、DLB 并不客观，不能反映疾病过程中分子生物学变化。既然家族性 PDD、DLB 中有明确的重叠证据，那么散发性病例中也可能存在。有趣的是，这种痴呆与帕金森综合征共病的家族性患者存在突触核蛋白基因突变，或者存在与 APOE3/4、E4/4 等位基因的正相关性。在一个比利时家族中也有类似发现，家族中三代人出现痴呆和（或）帕金森综合征的不同表型，其发病与 2q35-q36 有关（Bogaerts 等，2007）。以上这些报道都支持 DLB 与 PDD 有共同的遗传基础。

DLB 与 PDD 的治疗

治疗方面的研究并不多，多数研究涵盖了 DLB 和 PDD 患者。如前所述，现有文献强有力地表明 DLB 和 PDD 属于同一疾病谱系，而不是完全不同的两种状态。本节将介绍 DLB 与 PDD 的治疗。

由于 DLB、PDD 患者的症状组合复杂，因此有必要针对不同的靶点考虑治疗方案。当然，最终的目的是确定能从根本上影响疾病过程的治疗方法。一些新证据表明胆碱酯酶抑制药可减少淀粉样物质的集聚或减轻其影响（Ballard 等，2007），并指出了一些有潜力的研究方向，如蛋白酶小体与 α- 突触核蛋白病变之间的关系（MacInnes 等，2008）、β- 突触核蛋白的作用（Fujita 等，2009）、α- 突触核蛋白不同形式对其聚集性的影响（Ballard 和 Jones，2010）。然而，这些只是科研问题，临床实践中仍需关注患者的主要症状。

DLB、PDD 都是进行性、神经退行性痴呆，出现全面认知功能障碍、自理能力及其他日常生活能力受损。对于所有类型的痴呆，提高认知能力和稳定自理能力是主要的治疗目标。然而，突出的神经精神症状、帕金森综合征、跌倒、自主神经功能紊乱或睡眠障碍可能是 DLB、PDD 患者最显著的症状。因此有必要记录患者的症状，根据主要症状的重要性进行排序，确定需要进行评估和治疗的症状，从而制定治疗方案。患者的某些症状，如睡眠或行为障碍，对患者有较大的影响，因此应向护理者询问某些特定症状对患者的影响。在任何药物干预之前，需向患者解释某一症状的改善可能引起其他症状的恶化，缓慢而仔细地调整药物剂量有助于减轻这一现象。建议经常监测药物的治疗反应及药物的不良反应。

DLB、PDD 认知和功能的药物治疗

针对认知症状治疗的主要证据来自胆碱酯酶抑制药的应用。第一次对 7 例 PDD 患者进行了特可林（tacrine）的临床双盲药物试验。患者的认知（MMSE 评分）及视幻觉得到改善，帕金森症状也确实得到改善。虽然特克林的应用因其肝脏毒性受到限制，但这一试验凸显了胆碱酯酶抑制药的潜在治疗价值（Hutchinson 和 Fazzini，1996）。Aarsland 等（2004a，2004b）对相关文献进行总结，突出强调了其中 14 个用胆碱酯酶抑制药治疗 PD 的究药物临床研究，研究模式为小型开放或随机交叉试验，其中包括 1996—2003 年间经特克林、多奈哌齐（donepezil）、利伐斯的明（rivastigmine）或加兰他敏（galantamine）治疗的 144 例患者。总体 MMSE 评分提高约 2 分，超过 90% 患者的视幻觉得到改善。尽管文献并不支持 Hutchinson 和 Fazzini（1996）改善运动症状的结论，但只有一小部分患者的帕金森症状加重。仅有的一项胆碱酯酶抑制药治疗 PDD 患者的大型平行分组、随机对照试验发表于 2004 年，证实了之前的研究结果（Emre 等，2004）。541 例 PDD 患者经过 24 周治疗，利伐斯的明比安慰剂效果更显著（利伐斯的明组：安慰剂组的比例为 2∶1）。在治疗期间，利伐斯的明治疗组 MMSE 评分提高 1 分，ADAS-COG 提高 3 分，注意力及执行能力的评估也得到显著改善。利伐斯的明治疗组患者日常生活能力量表评分及神经精神问卷提高 2 分。虽然总体上帕金森症状没有显著加重，但震颤明显增加，后者被报道为利伐斯的明治疗的副作用。正如预期一样，接受利伐斯的明治疗者更容易出现

恶心（29% vs.11%）、呕吐（16.5% vs.2%），但跌倒的出现无差异，75% 受试者能够耐受试验期间服用利伐斯的明。利伐斯的明治疗组的死亡率明显降低（1.1% vs.3.9%）。

同样的研究也在 DLB 患者中进行。最早的小型案例系列研究显示大约 2/3 患者因胆碱酯酶抑制药治疗而获益，尤其是神经精神症状（Kaufer 等，1998；Shea 等，1998；Aarsland 等，1999）。有一些报道显示胆碱酯酶抑制药对波动性混乱有改善作用（Kaufer 等，1998）。总体来说，这些文献支持 PDD 治疗研究的结论，即帕金森症状的加重只出现于少数个体中。但是，有一文献报道 9 例患者中有 3 例帕金森症状加重（Shea 等，1998）。此外，有一篇文献强调随机、对照临床试验的必要性，设计并开展了多中心、安慰剂对照试验，试验中 120 例 DLB 患者接受 2 周的利伐斯的明（平均剂量 7mg）或安慰剂治疗（McKeith 等，2000）。主要结果显示错觉、幻觉、淡漠、抑郁四项评分提高 30%，这一数据包括 63% 利伐斯的明治疗组、30% 安慰剂组，两组之间有显著性差异。对于神经精神量表（NPI）评分，利伐斯的明治疗组有 3 分的优势，但无统计学意义。需要强调的是，这种差异在 12 周评估时并不明显，但在 12~20 周出现。利伐斯的明对特定精神症状和波动性认知的作用研究较少。利伐斯的明治疗组的注意力表现也得到显著改善，MMSE 评分提高 1 分，但无显著性差异。不良反应的报道也与 PPD 试验相似。

来自两项大型随机对照试验的结果表明利伐斯的明较安慰剂能更好地改善认知障碍和神经神经症状，这一结果令人十分振奋，并得到广泛临床文献的支持。来自 PDD 的研究也显示利伐斯的明能显著改善日常生活能力（Emre 等，2004）。

虽然利伐斯的明有恶心、呕吐的不良反应，但耐受性好，对帕金森症状无明显加重。此外，逼尿肌功能失调在 DLB 患者中很常见，在疾病早期即可出现（Del-Ser 等，1996），胆碱酯酶抑制药可能加重这一症状。

DLB、PDD 随机对照试验采用的是利伐斯的明胶囊。近期在 AD 患者中完成的随机对照试验采用利伐斯的明透皮贴剂，其副作用比胶囊制剂少，现在已经广泛用于 AD 的治疗。目前还未开展透皮贴剂用于 PDD 或 DLB 的随机对照试验。

临床系列文献表明多奈哌齐也是治疗 DLB、PDD 的一种有效药物（Aarsland 等，2004a，2004b）。最近发表的随机对照试验的结果比较复杂。一项大

型安慰剂对照的随机对照试验显示：与安慰剂相比，多奈哌齐的效用有限（Dubois，2009）。相反，Mori等（2012）的随机对照试验显示：多奈哌齐较安慰剂有明显优势，具有与利伐斯的明相似程度的效用。一项为期2年的大型随机对照试验比较利伐斯的明和多奈哌齐对 AD 的治疗效果，结果显示利伐斯的明对"可能 DLB"的患者具有一定程度的改善，但需要指出的是，这些患者的诊断并不明确（Bullock等，2005）。在 DLB、AD 队列中进行的一项小型交叉研究显示：多奈哌齐治疗组患者晕厥、颈动脉窦超敏反应（CSH）、跌倒等显著加重（McLaren 等，2003）。由于 DLB、PDD 患者出现颈动脉窦超敏反应和其他自主神经功能紊乱的发生率高，这确实是临床使用多奈哌齐治疗时应考虑的问题，目前并不清楚不同胆碱酯酶抑制药加重这些症状的作用是否存在差异。因此，在进行治疗之前，应该进行心电图检查以评估自主神经功能和体位性低血压，并收集完整的临床病史以评估晕厥情况。在治疗过程中，对任何突发症状或自主神经功能紊乱的症状都应仔细监测。除利伐斯的明、多奈哌齐之外，其他胆碱酯酶抑制药的治疗研究较少。

胆碱酯酶抑制药（CHEI）治疗效果的预测

视幻觉和严重的注意力障碍可能是胆碱能系统严重受损的标志，也是治疗过程中最先出现的反应（McKeith 等，2004）。

美金刚（Memantine）

美金刚是 NMDA 受体拮抗药，影响谷氨酸能神经元的信息传递，防止兴奋性神经递质谷氨酸浓度增加引起的毒性作用。美金刚对 AD 有明确的治疗效果。值得注意的是，DLB 患者谷氨酸能标志物的改变已被证实（Dalfo 等，2004）。

现已报道了3项相关的随机对照研究。Leroi及其同事（2009）报道了在25例 PDD 患者中进行的为期22周的随机安慰剂对照试验。受试者服用20mg/d的美金刚，都表现出了良好的耐受性，没有受试者因副作用而退出试验。尽管这项临床研究的样本量不够大，但仍看到了患者的整体临床结果改善了。在另一项随机对照研究中，包括40例PDD和32例DLB在内的72名患者随机分为美金刚组、安慰剂组，治疗24周。同样，美金刚比安慰剂组有显著的临床效果，美金刚组临床总体印象变化量表评分（CGIC）平均评分3.5分（SD 1.5；中位数

3.0），安慰剂组为4.2分（SD 1.2；中位数4.0）。利用统计学最终观察值（LOCF）的意向处理分析（the intention-to-treat analysis）得到的结果显示平均差为0.70（95% 可信区间0.04~1.39；P=0.03），效应值（effect size）为0.52。在美金刚组中，有8例（27%）出现中等或较大程度的临床改善，而在安慰剂组中没有病例得到改善。美金刚对改善认知（MMSE 评估）功能也有效果，但对神经精神症状的改善没有作用（Aarsland 等，2009）。一项探讨美金刚治疗的次要指标显示睡眠症状也得到改善（Larsson 等，2010）。尽管由于样本数量太少，不能进行详细的亚组分析，但结果仍提示 PDD 患者受益明显。

在最大规模的随机对照研究中，195名患者（75例 DLB，120例 PDD）随机分为美金刚或安慰剂组（Emre 等，2010）。在第24周，接受美金刚治疗的 DLB 患者较安慰剂组的总体临床结果有很大改善［临床总体印象变化量表评分分别为3.3，3.9，平均差 -0.6（95% 可信区间 -1.2~-0.1），P=0.023］。神经精神症状也有显著改善，但认知功能没有变化。两组中副作用的发生率及因副作用而中断治疗的例数相似。与 Aarsland 研究结果不同，DLB 患者受益明显。

总体来说，3项研究均显示总体临床受益及耐受性好，表明美金刚具有治疗 PDD 和 DLB 的潜在价值。但是，在神经精神症状的特异性改善，认知功能的改善、以及 DLB、PDD 患者各自获益情况仍有待进一步明确。

神经精神症状

当评价对精神症状治疗效果时，以下几点非常重要：明确患者是否合并有其他疾病，过目一下患者目前在服用的所有药物排除精神症状是药物引起来的，评估一下患者的视觉损害、确定症状的严重程度以及给患者和护理者带来的苦恼有多大。需要特别注意抗帕金森病药物均有潜在的导致精神症状的副作用，必要时应该减量或停药。

对痴呆患者的非药物干预能有效减轻精神症状，但在 DLB 中尚未进行系统评估。非药物干预方法多种多样，包括优化护理、促进良好的沟通、人本关怀、可以针对不同患者，照料着及环境给予不同的处理。尽管给病人开胆碱酯酶抑制药既容易做到也会看到效果，但是如果症状还没给病人造成很大的苦恼，那么非药物治疗一定应该是首选的方法。

当 DLB、PDD 患者需特定的药物来治疗神经精神症状时，首选胆碱酯酶抑制药和非典型性抗精神病药物。双盲试验和安慰剂对照试验均显示了所有这 3 种胆碱酯酶抑制药都可以改善视幻觉、错觉、易激动等症状（Aarsland 等，2004a，2004b），但是还没有用随机对照试验（RCT）设计来验证这些效果。在 DLB、PDD 中进行的随机对照试验比较了利伐斯的明与安慰剂的效应，显示利伐斯的明对神经精神症状有普遍改善作用（McKeith 等，2000；Emre 等，2004），但对视幻觉的作用未报道，而且这种改善作用在 3~6 个月时出现。虽然来自病例系列报道和随机对照试验的资料之间存在差异，但胆碱酯酶抑制药可使患者总体上受益，并且耐受性好，是首选的药物治疗方法。不同的胆碱酯酶抑制药对 PDD、DLB 治疗效果的差异尽管没有可比较的资料，根据现有的证据认为利伐斯的明（rivastigmine）是首选方法。胆碱酯酶抑制药的效用至少可维持 2 年（Grace 等，2001），突然停药可能导致神经精神症状的显著恶化（Minett 等，2003）。如果患者的症状特别严重，胆碱酯酶抑制药疗效产生将十分缓慢。

由于潜在的药物副作用，而且 DLB、PDD 患者存在对抗精神病药物高敏感性，所以非典型性抗精神病药物的临床应用陷入了困境。广泛报道的抗精神病药物常见副作用包括帕金森症、嗜睡、肌张力异常、长期用药引起的迟发性运动障碍（tardive dyskinesia）。长期用药也可引起抗胆碱能副作用，包括谵妄。在 AD 患者中，越来越多的证据显示抗精神病药物的严重风险，包括脑血管意外和增加死亡率（Ballard 和 Howard，2006）。在 DLB、PDD 患者中还存在一种特殊的不良反应，即严重的抗精神病要高敏性反应（McKeith 等，1992；Ballard 等，1998；Sadek 和 Rockwood，2003；Aarsland 等，2005a，2005b）。McKeith 等（1992）报道 50%DLB 患者经抗精神病要治疗后出现药物的高敏感性，主要表现为显著的锥体外系症状、意识混乱、自主神经功能紊乱、跌倒、加快死亡等。越来越多的病例报道提示 DLB、PDD 患者的严重高敏性反应可见于多种典型和非典型抗精神病药，包括氯氮平（clozapine）（Aarsland 等，2005a，2005b）。抗精神病药的应用不能上调多巴胺 D_2 受体是导致严重高敏性反应的重要原因（Piggott 等，1998，1999）。但是，大型的系统研究认为抗精神病药物的高敏性反应发生率最高的是奥氮平（olanzapine）的患者（Aarsland 等，2005a，2005b），提示抗毒蕈碱特性可

能也是重要原因。在临床上，严重的抗精神病药高敏性反应是最令人担心的副作用，因为用药几次以后就可以出现（Ballard 等，1998），甚至一次用药后就可出现（Sadek 和 Rock-wood，2003）。在伴有行为和精神症状的 AD 患者中进行的随机对照试验得到了明确的证据，对攻击行为的治疗最有效的是用非典型的抗精神病药的短期治疗（6~12 周），但对精神错乱和易激怒等其他症状的效果不太明确（Ballard 和 Howard，2006；Schneider 等，2006）。在 DLB、PDD 中，只有一项随机对照试验报道，结果显示奎硫平（quetiapine）对精神症状没有改善作用（Kurlan 等，2007）。

考虑到非典型抗精神病药的副作用以及它对 DLB、PDD 效果还不明确，所以只是在患者有极其严重的精神症状或者给患者带来巨大痛苦或者患者有自杀或伤害他人危险的情况下才考虑用药。一旦治疗开始，应在最初的 2 周，尤其是开始的 2~3 天进行严密监测，以便及时发现严重药物敏感反应的早期征兆或其他不良反应，一旦发现应及时停止用药。

交叉研究和随机对照试验资料表明抗惊厥药如卡马西平（carbamazepine）、丙戊酸钠（sodium valproate）以及抗抑郁药如西酞普兰（citalopram）可以改善 AD 的某些精神症状（Ballard 和 Howard，2006；Ballard 等，2009）。但是，认为药物治疗后改善的主要是易激怒而不是精神病症状。这些药物研究还未在 DLB 和 PDD 患者中开展，治疗的安全性也不清楚。来自 AD 的研究资料表明美金刚可能对精神症状治疗有效，但目前在 DLB/PDD 中进行的美金刚随机对照研究结果却相互矛盾（参见前一节有关认知和功能的治疗）。最近的随机安慰剂对照试验显示：5HT2A 受体反向激动剂哌马色林（pimavanserin）能显著改善 PD 患者的精神错乱，包括伴有明显认知障碍的患者。药物的耐受性也较好（Cummings 等，2013）。

心境障碍

抑郁症在 DLB、PDD 中很常见，对其治疗尚未进行系统性研究。目前，选择性 5- 羟色胺再摄取抑制剂（SSRI）、5- 羟色胺和去甲肾上腺素摄取抑制剂（SNRIs）可能是首选的治疗药物，尽管 SSRIs 在不伴痴呆的 PD 患者中的研究结果令人失望（Zahodne 和 Fer-nandez，2008）。三环类抗抑郁药及有抗胆碱能特性的药物应避免使用。非药物

干预,如参加组织活动和身体锻炼已被证实能有效改善 AD 患者的抑郁症(Teri 等,1997,2003),但对 DLB 患者的改善情况尚未评估。焦虑也很常见,可继发于波动性意识混乱、精神症状或抑郁症。治疗潜在的神经精神疾患的原因往往可解决焦虑问题。但是,没有一个特别有效的方法治疗重症患者或当症状持续存在时也没有好的治疗方案。在用胆碱酯酶抑制药(CHEIs)治疗 AD 时,焦虑往往是优先改善的症状之一(Gauthier 等,2002)。同抑郁症一样,非药物干预措施也有助于改善焦虑,也可考虑使用 SSRIs。苯二氮䓬类(Benzodiazepines)应避免使用,因为它可加重遗忘、降低警觉性、加重运动功能障碍,增加跌倒的风险。

睡眠障碍在路易体疾病中也常见,是疾病的早期特征之一。氯硝西泮(clonazepam,0.25mg 睡前服用)可用于治疗 RBD,剂量调整应缓慢进行,同时监测疗效及副作用(Boeve 等,2004)。胆碱酯酶抑制药(Reading 等,2001)和美金刚(Larsson 等,2010)也可改善睡眠障碍。淡漠常与注意力和执行功能障碍有关,可加重患者的社交和功能下降,通常对胆碱酯酶抑制剂治疗反应较好(McKeith 等,2000)。

波动性认知功能障碍是一个令患者痛苦的突出症状,可加重日常生活能力的减退,也是影响患者护理规划的主要难题。有几个系列病例报道波动性认知功能障碍经胆碱酯酶抑制药治疗后得到改善,但随机对照试验的结果并不明确。在 McKeith 等(2000)的研究中,校正了总体注意力表现的改善以后,认知的波动性并没有得到改善。认知的波动问题是一个重要的治疗靶点,值得进一步研究,胆碱酯酶抑制药治疗可能有效。

帕金森氏症候群

运动障碍可引起 DLB、PDD 患者的身体残障,并增加跌倒的概率。左旋多巴(L-Dopa)可用于治疗 DLB、PDD 的运动障碍,但应小心斟酌剂量。左旋多巴的耐受性一般较好,但可能增加少部分患者的意识混乱症状(Molloy 等,2005)。DLB、PDD 患者对左旋多巴治疗的反应比较有限,帕金森综合征的改善仅出现在大约半数 PDD 患者以及较少比例的 DLB 患者,但是跌倒明显减少,即使是那些运动症状改善不理想的患者也可见到疗效(Molloy 等,2005)。增加其他帕金森药物需谨慎,包括司来吉兰(selegeline)、金刚烷胺(amantadine)、儿茶酚邻位甲

基转移酶抑制药(COMT inhibitors)及多巴胺受体激动药,这些药物可能加重患者的意识混乱和精神症状(视幻觉、错觉、妄想)。抗胆碱能药物也应避免在 DLB、PDD 患者中使用。认知和精神症状应采用标准化的评估方法进行监控。

运动障碍,包括帕金森综合征、姿势不稳,可通过物理治疗和专业治疗师指导下的运动。认知和运动障碍的不可预知性和波动性可使患者和护理者感到沮丧、泄气。根据患者的功能情况进行教育,沟通和安慰让患者同意用灵活多变的方法尝试各种适合他的活动。

跌倒和自主神经功能异常

DLB 和 PDD 患者跌倒的发生率较高,容易引起损伤。由于缺少指导临床实践的临床试验的直接证据,目前讨论的建议主要是针对没有痴呆的老年人跌倒处理的方法、以及一些 DLB、PDD 跌倒处理的临床经验体会。预防跌倒是一项重要的治疗环节。痴呆患者的跌倒由多种因素引起,包括帕金森综合征(伴或不伴姿势不稳)、直立性低血压、肌无力、焦虑、药物及环境因素等。因此,有必要采取多种方法,包括评估患者所处环境、行走装置的需求、针对步态训练的物理治疗以及其他康复手段。应检测有无直立性低血压,心脏病用药及苯二氮䓬类的药用药剂量要小。停用能导致直立性低血压的药。如果药物调整后直立性低血压仍存在,则应采取其他的药物治疗如氟氢可的松(fludrocortisone)、米多君(midodrine)。晕厥是引起跌倒的一个重要原因。如果有明显的症状提示晕厥,建议进行详细的心血管检查,包括在专业设施中进行头倾斜试验和颈动脉窦按摩试验。根据以往的经验,心脏起搏器可能对某些患者有效。对于易摔倒的患者,穿防护性内衣以及行走时留心地板可降低造成严重伤害的概率。

(王泽芬 译,杨春慧 校)

参考文献

Aarsland, D. and Cummings, J.L. (2004) Psychiatric aspects of Parkinson's disease, Parkinson's disease with dementia, and dementia with Lewy bodies. *J Geriatr Psychiatry Neurol*, 17: 111.

Aarsland, D., Bronnick, K., et al. (1999) Donepezil for dementia with Lewy bodies: a case study. *Int J Geriatr Psychiatry*, 14 (1): 69–72.

Aarsland, D., Litvan, I., et al. (2003) Performance on the dementia rating scale in Parkinson's disease with dementia and dementia with Lewy bodies: comparison with progressive supranuclear palsy and Alzheimer's disease. *J Neurol Neurosurg Psychiatry*, 74:

1215–1220.

Aarsland, D., Ballard, C.G., et al. (2004a) Are Parkinson's disease with dementia and dementia with Lewy bodies the same entity? *J Geriatr Psychiatry Neurol*, 17: 137–145.

Aarsland, D., Mosimann, U.P., et al. (2004b) Role of cholinesterase inhibitors in Parkinson's disease and dementia with Lewy bodies. *J Geriatr Psychiatry Neurol*, 17: 164–171.

Aarsland, D., Perry, R., et al. (2005a) Neuroleptic sensitivity in Parkinson's disease and parkinsonian dementias. *J Clin Psychiatry*, 66 (5): 633–637.

Aarsland, D., Perry, R., et al. (2005b) Neuropathology of dementia in Parkinson's disease: a prospective, community-based study. *Ann Neurol*, 58: 773–776.

Aarsland, D., Bronnick, K., et al. (2007a) Neuropsychiatric symptoms in patients with PD and dementia: frequency, profile, and associated caregiver stress. *J Neurol Neurosurg Psychiatry*, 78 (1): 36–42.

Aarsland, D., Kvaloy, J.T., et al. (2007b) The effect of age of onset of PD on risk of dementia. *J Neurol*, 254 (1): 38–45.

Aarsland, D., Kurz, M., et al. (2008a) Early discriminatory diagnosis of dementia with Lewy bodies. The emerging role of CSF and imaging biomarkers. *Dement Geriatr Cogn Disord*, 25: 195–205.

Aarsland, D., Rongve, A., et al. (2008b) Frequency and case identification of dementia with Lewy bodies using the revised consensus criteria. *Dement Geriatr Cogn Disord*, 26 (5): 445–452.

Aarsland, D., Ballard, C., et al. (2009) Memantine in patients with Parkinson's disease dementia or dementia with Lewy bodies: a double-blind, placebo-controlled, multicentre trial. *Lancet Neurol*, 8 (7): 613–618.

Allan, L.M., Ballard, C.G., et al. (2007) Autonomic dysfunction in dementia. *J Neurol Neurosurg Psychiatry*, 78: 671–677.

Ballard, C. and Howard, R. (2006) Neuroleptic drugs in dementia: benefits and harm. *Nat Rev Neurosci*, 7 (6): 492–500.

Ballard, C.G.and Jones, E.L. (2010) CSF α-synuclein as a diagnostic biomarker for Parkinson disease and related dementias. *Neurology*, 75: 1760–1761.

Ballard, C., Grace, J., McKeith, I., and Holmes, C. (1998) Neuroleptic sensitivity in dementia with Lewy bodies and Alzheimer's disease. *Lancet*, 351: 1032–1033.

Ballard, C., Holmes, C., et al. (1999) Psychiatric morbidity in dementia with Lewy bodies: a prospective clinical and neuropathological comparative study with Alzheimer's disease. *Am J Psych*, 156: 1039–1045.

Ballard, C., Piggott, M., et al. (2000) Delusions associated with elevated muscarinic binding in dementia with Lewy bodies. *Ann Neurol*, 48: 868–876.

Ballard, C.G., Aarsland, D., et al. (2002) Fluctuations in attention—PD dementia vs. DLB with parkinsonism. *Neurology*, 59 (11): 1714–1720.

Ballard, C.G., Jacoby, R., et al. (2004) Neuropathological substrates of psychiatric symptoms in prospectively studied patients with autopsy-confirmed dementia with Lewy bodies. *Am J Psychiatry*, 161 (5): 843–849.

Ballard, C., Ziabreva, I., et al. (2006) Differences in neuropathologic characteristics across the Lewy body dementia spectrum. *Neurology*, 67 (11): 1931–1934.

Ballard, C.G., Chalmers, K.A., et al. (2007) Cholinesterase inhibitors reduce cortical Abeta in dementia with Lewy bodies. *Neurology*, 68 (20): 1726–1729.

Ballard, C.G., Gauthier, S., et al. (2009) Management of agitation and aggression associated with Alzheimer disease. *Nat Rev Neurol*, 5: 245–255.

Ballard, C., Jones, E.L., et al. (2010) Alpha-synuclein antibodies recognize a protein present at lower levels in the CSF of patients with dementia with Lewy bodies. *Int Psychogeriatr*, 22 (2): 321–327.

Barber, R., Ballard, C., et al. (2000) MRI volumetric study of dementia with Lewy bodies: a comparison with AD and vascular dementia. *Neurology*, 54: 1304–1309.

Beyer, M.K., Larsen, J.P., et al. (2007) Gray matter atrophy in Parkinson's disease with dementia and dementia with Lewy bodies. *Neurology*, 69: 747–754.

Boeve, B.F., Silber, M.H., et al. (1998) REM sleep behavior disorder and degenerative dementia: an association likely reflecting Lewy body disease. *Neurology*, 51 (2): 363–370.

Boeve, B.F., Silber, M.H., et al. (2004) REM sleep behavior disorder in Parkinson's disease and dementia with Lewy bodies. *J Geriatr Psychiatry Neurol*, 17 (3): 146–157.

Boeve, B.F., et al. (2007) Pathophysiology of REM sleep behavior disorder and relevance to neurodegenerative disease. *Brain*, 130: 2770–2788.

Bogaerts, V., Engelborghs, S., et al. (2007) A novel locus for dementia with Lewy bodies: a clinically and genetically heterogeneous disorder. *Brain*, 130: 2277–2291.

Bohnen, N.I., Kaufer, D.I., et al. (2003) Cortical cholinergic function is more severely affected in parkinsonian dementia than in Alzheimer's disease: an in vivo positron emission tomographic study. *Arch Neurol*, 60: 1745–1748.

Bohnen, N.I., Kaufer, D.I., et al. (2006) Cognitive correlates of cortical cholinergic denervation in Parkinson's disease and parkinsonian dementia. *J Neurol*, 253: 242–247.

Brooks, D.J. and Piccini, P. (2006) Imaging in Parkinson's disease: the role of monoamines in behavior. *Biol Psychiatry*, 59 (10): 908–918.

Bullock, R., Touchon, J., et al. (2005) Rivastigmine and donepezil treatment in moderate to moderately-severe Alzheimer's disease over a two-year period. *Curr Med Res Opin*, 21 (8): 1317–1327.

Burn, D.J., Rowan, E.N., et al. (2003) Extrapyramidal features in Parkinson's disease with and without dementia and dementia with Lewy bodies: a cross-sectional comparative study. *Mov Disord*, 18: 884–889.

Burton, E.J., Karas, G., et al. (2002) Patterns of cerebral atrophy in dementia with Lewy bodies using voxel-based morphometry. *Neuroimage*, 17: 618–630.

Burton, E.J., Barber, R., et al. (2009) Medial temporal lobe atrophy on MRI differentiates Alzheimer's disease from dementia with Lewy bodies and vascular cognitive impairment: a prospective study with pathological verification of diagnosis. *Brain*, 132: 195–203.

Byrne, E.J., Lennox, G., et al. (1989) Diffuse Lewy body disease: clinical features in 15 cases. *J Neurol Neurosurg Psychiatry*, 52: 709–717.

Byrne, E.J., Lennox, G., et al. (1991) Dementia associated with cortical Lewy bodies. *Dementia*, 2: 283–284.

Calderon, J., Perry, R.J., et al. (2001) Perception, attention, and working memory are disproportionately impaired in dementia with Lewy bodies compared with Alzheimer's disease. *J Neurol Neurosurg Psychiatry*, 70: 157–164.

Collerton, D., Burn, D., et al. (2003) Systematic review and meta-analysis show that dementia with Lewy bodies is a visual-perceptual and attentional-executive dementia. *Dement Geriatr Cogn Disord*, 16 (4): 229–237.

Colloby, S.J., Fenwick, J.D., et al. (2002) A comparison of (99m) Tc-HMPAO SPET changes in dementia with Lewy bodies and Alzheimer's disease using statistical parametric mapping. *Eur J Nucl Med Mol Imaging*, 29: 615–622.

Colloby, S., O'Brien, J., et al. (2004) Functional imaging in Parkinson's disease and dementia with Lewy bodies. *J Geriatr Psychiatry*

Neurol, 17: 158–163.

Colloby, S.J., Pakrasi, S., et al. (2006) In vivo SPECT imaging of muscarinic acetylcholine receptors using (R,R)123I-QNB in dementia with Lewy bodies and Parkinson's disease dementia. *Neuroimage,* 33: 423–429.

Colloby, S.J., Firbank, M.J., et al. (2008) A comparison of 99mTc-exametazime and 123I-FP-CIT SPECT imaging in the differential diagnosis of Alzheimer's disease and dementia with Lewy bodies. *Int Psychogeriatr,* 20: 1124–1140.

Cummings, J., Isaacson, S., Mills, R., et al. (2013) Pimavanserin for patients with Parkinson's disease psychosis: a randomised, placebo-controlled phase 3 trial. *Lancet,* doi:10.1016/S0140-6736(13)62106.

Dalfó, E., Albasanz, J.L., et al. (2004) Abnormal metabotropic glutamate receptor expression and signaling in the cerebral cortex in diffuse Lewy body disease is associated with irregular alpha-synuclein/phospholipase C (PLCbeta1) interactions. *Brain Pathol,* 14 (4): 388–398.

Del-Ser, T., Munoz, D.G., et al. (1996) Temporal pattern of cognitive decline and incontinence is different in Alzheimer's disease and diffuse Lewy body disease. *Neurology,* 46: 682–686.

Downes, J.J., Priestley, N.M., et al. (1998) Intellectual, mnemonic, and frontal functions in dementia with Lewy bodies: a comparison with early and advanced Parkinson's disease. *Behav Neurol,* 11: 173–183.

Dubois, B., Feldman, H.H., Jacova, C., et al. (2010) Revising the definition of Alzheimer's disease: a new lexicon. *Lancet Neurol.* 9 (11): 1118–1127.

Duda, J.E., Giasson, B.I., et al. (2002) Novel antibodies to synuclein show abundant striatal pathology in Lewy body diseases. *Ann Neurol,* 52: 205–210.

Edison, P., Rowe, C.C., et al. (2008) Amyloid load in Parkinson's disease dementia and Lewy body dementia measured with [11C]PIB positron emission tomography. *J Neurol Neurosurg Psychiatry,* 79: 1331–1338.

El-Agnaf, O.M., Salem, S.A., et al. (2003) [alpha]-Synuclein implicated in Parkinson's disease is present in extracellular biological fluids, including human plasma. *FASEB J,* 17: 1945–1947.

Emre, M., Aarsland, D., et al. (2004) Rivastigmine for dementia associated with Parkinson's disease. *N Engl J Med,* 351 (24): 2509–2518.

Emre, M., Tsolaki, M., et al. (2010) Memantine for patients with Parkinson's disease dementia or dementia with Lewy bodies: a randomized, double-blind, placebo-controlled trial. *Lancet Neurol,* 9 (10): 969–977.

Ferman, T.J., Smith, G.E., et al. (2004) DLB fluctuations: specific features that reliably differentiate DLB from AD and normal aging. *Neurology,* 62 (2): 181–187.

Foltynie, T., Brayne, C.E., et al. (2004) The cognitive ability of an incident cohort of Parkinson's patients in the U.K. *Brain,* 127: 550–560.

Fujita, M., Sekigawa, A., et al. (2009) Neurotoxic conversion of beta-synuclein: a novel approach to generate a transgenic mouse model of synucleinopathies? *J Neurol,* 256 (3): 286–292.

Gauthier, S., et al. (2002) Efficacy of donepezil on behavioral symptoms in patients with moderate to severe Alzheimer's disease. *Int Psychogeriatr,* 14: 389–404.

Gibb, W.R., Luthert, P.J., et al. (1989) Cortical Lewy body dementia: clinical features and classification. *J Neurol Neurosurg Psychiatry,* 52: 185–192.

Gnanalingham, K.K., Byrne, E.J., et al. (1997) Motor and cognitive function in Lewy body dementia: comparison with Alzheimer's and Parkinson's diseases. *J Neurol Neurosurg Psychiatry,* 62 (3): 243–252.

Gomperts, S.N., Rentz, D.M., et al. (2008) Imaging amyloid deposition in Lewy body diseases. *Neurology,* 71: 903–910.

Grace, J., Daniel, S., et al. (2001) Long-term use of rivastigmine in patients with dementia with Lewy bodies: an open-label trial. *Int Psychogeriatr,* 13 (2): 199–205.

Hansen, L., Salmon, D., et al. (1990) The Lewy body variant of Alzheimer's disease: a clinical and pathological entity. *Neurology,* 40: 1–8.

Harding, A.J., Halliday, G.M. (2001) Cortical Lewy body pathology in the diagnosis of dementia. *Acta Neuropathol,* 102: 355–363.

Harding, A.J., Broe, G.A., et al. (2002) Visual hallucinations in Lewy body disease relate to Lewy bodies in the temporal lobe. *Brain,* 125: 391–403.

Hohl, U., Tiraboschi, P., et al. (2000) Diagnostic accuracy of dementia with Lewy bodies. *Arch Neurol,* 57 (3): 347–351.

Holmes, C., Cairns, N., et al. (1999) Validity of current clinical criteria for Alzheimer's disease, vascular dementia, and dementia with Lewy bodies. *Br J Psychiatry,* 174: 45–50.

Hutchinson, M. and Fazzini, E. (1996) Cholinesterase inhibition in Parkinson's disease. *J Neurol Neurosurg Psychiatry,* 61 (3): 324–325.

Iranzo, A., et al. (2006) Rapid-eye-movement sleep behavior disorder as an early marker for a neurodegenerative disorder: a descriptive study. *Lancet Neurol,* 5 (7): 572–577.

Janvin, C.C., Larsen, J.P., et al. (2006) Subtypes of mild cognitive impairment in Parkinson's disease: progression to dementia. *Mov Disord,* 21 (9): 1343–1349.

Kaufer, D.I., Catt, K.E., et al. (1998) Dementia with Lewy bodies: response of delirium-like features to donepezil. *Neurology,* 51 (5): 1512.

Klatka, L., Louis, E., et al. (1996) Psychiatric features in diffuse Lewy body disease: a clinicopathologic study using Alzheimer's disease and Parkinson's disease control groups. *Neurology,* 47: 1148–1152.

Klunk, W.E., Engler, H., et al. (2003) Imaging the pathology of Alzheimer's disease: amyloid-imaging with positron emission tomography. *Neuroimaging Clin N Am,* 13: 781–789.

Klunk, W.E., Engler, H., et al. (2004) Imaging brain amyloid in Alzheimer's disease with Pittsburgh Compound-B. *Ann Neurol,* 55: 306–319.

Koprich, J.B., Johnston, T.H., et al. (2010) Expression of human A53T alpha-synuclein in the rat substantia nigra using a novel AAV1/2 vector produces a rapidly evolving pathology with protein aggregation, dystrophic neurite architecture, and nigrostriatal degeneration with potential to model the pathology of Parkinson's disease. *Mol Neurodegener,* 5: 43.

Kosaka, K., Yoshimura, M., et al. (1984) Diffuse type of Lewy body disease: progressive dementia with abundant cortical Lewy bodies and senile changes of varying degree—a new disease? *Clin Neuropathol,* 3: 185–192.

Kovari, E., Gold, G., et al. (2003) Lewy body densities in the entorhinal and anterior cingulate cortex predict cognitive deficits in Parkinson's disease. *Acta Neuropathol (Berl),* 106: 83–88.

Kramer, M.L. and Schulz-Schaeffer, W.J. (2007) Presynaptic alpha-synuclein aggregates, not Lewy bodies, cause neurodegeneration in dementia with Lewy bodies. *J Neurosci,* 27 (6): 1405–1410.

Kurlan, R., Cummings, J., et al. (2007) Quetiapine for agitation or psychosis in patients with dementia and parkinsonism. *Neurology,* 68: 1356–1363.

Kurz, M.W., Larsen, J.P., et al. (2006) Associations between family history of Parkinson's disease and dementia and risk of dementia in Parkinson's disease: a community-based, longitudinal study. *Mov Disord,* 21 (12): 2170–2174.

Larsson, V., Aarsland, D., et al. (2010) The effect of memantine on sleep behaviour in dementia with Lewy bodies and Parkinson's disease dementia. *Int J Geriatr Psychiatry,* 25 (10): 1030–1038.

Leroi, I., Overshott, R., et al. (2009) Randomized controlled trial of memantine in dementia associated with Parkinson's disease. *Mov Disord*, 24: 1217–1221.

Lippa, C.F., Smith, T.W., et al. (1999) Dementia with Lewy bodies: choline acetyltransferase parallels nucleus basalis pathology. *J Neural Transm*, 106: 525–535.

Litvan, I., MacIntyre, A., et al. (1998) Accuracy of the clinical diagnoses of Lewy body disease, Parkinson's disease, and dementia with Lewy bodies: a clinicopathologic study. *Arch Neurol*, 55 (7): 969–978.

Lopez, O.L., Litvan, I., et al. (1999) Accuracy of four clinical diagnostic criteria for the diagnosis of neurodegenerative dementias. *Neurology*, 53 (6): 1292–1299.

Lopez, O.L., Becher, J.T., et al. (2002) Research evaluation and prospective diagnosis of dementia with Lewy bodies. *Arch Neurol*, 59 (1): 43–46.

Luis, C.A., Barker, W.W., et al. (1999) Sensitivity and specificity of three clinical criteria for dementia with Lewy bodies in an autopsy-verified sample. *Int J Geriatr Psychiatry*, 14: 526–533.

MacInnes, N., Iravani, M.M., et al. (2008) Proteasomal abnormalities in cortical Lewy body disease and the impact of proteasomal inhibition within cortical and cholinergic systems. *J Neural Transm*, 15 (6): 869–878.

Maetzler, W., Reimold, M., et al. (2008) PIB binding in Parkinson's disease dementia. *Neuroimage*, 39: 1027–1033.

McKeith, I.G., Perry, R.H., et al. (1992) Operational criteria for senile dementia of Lewy body type (SDLT). *Psychol Med*, 22: 911–922.

McKeith, I.G., Galasko, D., et al. (1996) Consensus guidelines for the clinical and pathologic diagnosis of dementia with Lewy bodies (DLB): report of the consortium on DLB international workshop. *Neurology*, 47: 1113–1124.

McKeith, I.G., Ballard, C.G., et al. (2000) Prospective validation of consensus criteria for the diagnosis of dementia with Lewy bodies. *Neurology*, 54 (5): 1050–1058.

McKeith, I.G., Wesnes, K.A., et al. (2004) Hallucinations predict attentional improvements with rivastigmine in dementia with Lewy bodies. *Dement Geriatr Cogn Disord*, 18: 94–100.

McKeith, I.G., Dickson, D.W., et al. (2005) Diagnosis and management of dementia with Lewy bodies: third report of the DLB Consortium. *Neurology*, 65: 1863–1872.

McKeith, I.G., Rowan, E., et al. (2006) More severe functional impairment in dementia with Lewy bodies than Alzheimer's disease is related to extrapyramidal motor dysfunction. *Am J Geriatr Psychiatry*, 14: 582–588.

McKeith, I., O'Brien, J., et al. (2007) Sensitivity and specificity of dopamine transporter imaging with 123I-FP-CIT SPECT in dementia with Lewy bodies: a phase III, multicentre study. *Lancet Neurol*, 6: 305–313.

McLaren, A.T., Allen, J., et al. (2003) Cardiovascular effects of donepezil in patients with dementia. *Dement Geriatr Cogn Disord*, 15: 183–188.

Mega, M.S., Masterman, D.L., et al. (1996) Dementia with Lewy bodies: reliability and validity of clinical and pathologic criteria. *Neurology*, 47: 1403–1409.

Merdes, A.R., Hansen, L.A., et al. (2003) Influence of Alzheimer's pathology on clinical diagnostic accuracy in dementia with Lewy bodies. *Neurology*, 60: 1586–1590.

Minett, T.S.C., Thomas, A., et al. (2003) What happens when donepezil is suddenly withdrawn? An open-label trial in dementia with Lewy bodies and Parkinson's disease with dementia. *Int J Geriatr Psychiatry*, 18: 988–993.

Mollenhauer, B., Cullen, V., et al. (2008) Direct quantification of CSF alpha-synuclein by ELISA and first cross-sectional study in patients with neurodegeneration. *Exp Neurol*, 213: 315–325.

Molloy, S., McKeith, I.G., et al. (2005) The role of levodopa in the management of dementia with Lewy bodies. *J Neurol Neurosurg Psychiatry*, 76 (9): 1200–1203.

Mori, E., Ikeda, M., and Kosaka, K.; Donepezil-DLB Study Investigators. (2012) Donepezil for dementia with Lewy bodies: a randomized, placebo-controlled trial. *Ann Neurol*, 72 (1): 41–52.

Mosimann, U.P., Rowan, E.N., et al. (2006) Characteristics of visual hallucinations in Parkinson's disease dementia and dementia with Lewy bodies. *Am J Geriatr Psychiatry*, 14: 153–160.

Murray, I.V., Giasson, B.I., et al. (2003) Role of alpha-synuclein carboxy-terminus on fibril formation in vitro. *Biochemistry*, 42: 8530–8540.

O'Brien, J.T., Colloby, S., et al. (2004) Dopamine transporter loss visualized with FP-CIT SPECT in the differential diagnosis of dementia with Lewy bodies. *Arch Neurol*, 61: 919–925.

O'Brien, J.T., Colloby, S.J., et al. (2007) Alpha4beta2 nicotinic receptor status in Alzheimer's disease using 123I-5IA-85380 single-photon-emission computed tomography. *J Neurol Neurosurg Psychiatry*, 78: 356–362.

O'Brien, J.T., Colloby, S.J., et al. (2008) Nicotinic alpha4beta2 receptor binding in dementia with Lewy bodies using 123I-5IA-85380 SPECT demonstrates a link between occipital changes and visual hallucinations. *Neuroimage*, 40: 1056–1063.

Okazaki, H., Lipkin, L.E., et al. (1962) Diffuse intracytoplasmic ganglionic inclusions (Lewy type) associated with progressive dementia and quadriparesis in flexion. *J Neuropathol Exp Neurol*, 20: 237–244.

Olson, E.J., Boeve, B.F., et al. (2000) Rapid eye movement sleep behavior disorder: demographic, clinical, and laboratory findings in 93 cases. *Brain*, 123: 331–339.

Orimo, S., Amino, T., et al. (2005) Cardiac sympathetic denervation precedes neuronal loss in the sympathetic ganglia in Lewy body disease. *Acta Neuropathol*, 109: 583–588.

Pakrasi, S., Colloby, S.J., et al. (2007) Muscarinic acetylcholine receptor status in Alzheimer's disease assessed using (R,R) 123I-QNB SPECT. *J Neurol*, 254: 907–913.

Perry, R.H., et al. (1990) Senile dementia of Lewy body type: a clinically and neuropathologically distinct form of Lewy body dementia in the elderly. *J Neurol Sci*, 95: 119–139.

Perry, E.K., Haroutunian, V., et al. (1994) Neocortical cholinergic activities differentiate Lewy body dementia from classical Alzheimer's disease. *Neuroreport*, 5: 747–749.

Piggott, M.A., Perry, E.K., et al. (1998) Nigrostriatal dopaminergic activities in dementia with Lewy bodies in relation to neuroleptic sensitivity: comparisons with Parkinson's disease. *Biol Psych*, 44 (8): 765–774.

Piggott, M.A., Marshall, E.F., et al. (1999) Striatal dopaminergic markers in dementia with Lewy bodies, Alzheimer's, and Parkinson's diseases: rostrocaudal distribution. *Brain*, 122: 1449–1468.

Pimlott, S.L., Piggott, M., et al. (2006) Thalamic nicotinic receptors implicated in disturbed consciousness in dementia with Lewy bodies. *Neurobiol Dis*, 21: 50–56.

Polymeropoulos, M.H. (1998) Autosomal dominant Parkinson's disease and alpha-synuclein. *Ann Neurol*, 44 (3): 63–64.

Reading, P.J., Luce, A.K., et al. (2001) Rivastigmine in the treatment of parkinsonian psychosis and cognitive impairment. *Mov Disord*, 16 (6): 1171–1174.

Rongve, A., Bronnick, K., et al. (2010) Core and suggestive symptoms of dementia with Lewy bodies cluster in persons with mild dementia. *Dement Geriatr Cogn Disord*, 29 (4): 317–324.

Sadek, J., and Rockwood, K. (2003) Coma with accidental single dose of an atypical neuroleptic in a patient with Lewy body dementia. *Am J Geriatr Psych*, 11 (1): 112–113.

Samuel, W., Galasko, D., et al. (1996) Neocortical Lewy body counts correlate with dementia in the Lewy body variant of

Alzheimer's disease. *J Neuropathol Exp Neurol*, 55: 44–52.

Sauer, J., Ffytche, D.H., et al. (2006) Differences between Alzheimer's disease and dementia with Lewy bodies: an fMRI study of task-related brain activity. *Brain*, 129: 1780–1788.

Schneider, L.S., Dagerman, K., et al. (2006) Efficacy and adverse effects of atypical antipsychotics for dementia: meta-analysis of randomized, placebo-controlled trials. *Am J Geriatr Psych*, 14 (3): 191–210.

Sharp, S.I., Ballard, C.G., et al. (2008) Cortical serotonin 1A receptor levels are associated with depression in patients with dementia with Lewy bodies and Parkinson's disease dementia. *Dement Geriatr Cogn Disord*, 26 (4): 330–338.

Shea, C., MacKnight, C., et al. (1998) Donepezil for treatment of dementia with Lewy bodies: a case series of nine patients. *Int Psychogeriatr*, 10 (3): 229–238.

Shimada, H., Hirano, S., et al. (2009) Mapping of brain acetylcholinesterase alterations in Lewy body disease by PET. *Neurology*, 73: 273–278.

Singleton, A.B., Farrer, M., et al. (2003) Alpha-synuclein locus triplication causes Parkinson's disease. *Science*, 302 (5646): 841.

Teri, L., Logsdon, R.G., et al. (1997) Behavioral treatment of depression in dementia patients: a controlled clinical trial. *J Gerontol B Psychol Sci Soc Sci*, 52: 159–166.

Teri, L., Gibbons, L.E., et al. (2003) Exercise plus behavioral management in patients with Alzheimer's disease: a randomized controlled trial. *J Am Med Assoc*, 290: 2015–2022.

Tokuda, T., Qureshi, M.M., et al. (2010) Detection of elevated levels of -synuclein oligomers in CSF from patients with Parkinson's disease. *Neurology*, 75 (20): 1766–1772.

Tsuboi, Y. and Dickson, D.W. (2005) Dementia with Lewy bodies and Parkinson's disease with dementia: are they different? *Parkinsonism Relat Disord*, 11: 47–51.

Verghese, J., Crystal, H.A., et al. (1999) Validity of clinical criteria for the diagnosis of dementia with Lewy bodies. *Neurology*, 53 (9): 1974–1982.

Walker, Z., Allan, R.L., et al. (1997) Neuropsychological performance in Lewy body dementia and Alzheimer's disease. *Br J Psychiatry*, 170: 156–158.

Walker, M.P., Ayre, G.A., et al. (2000a) Quantifying fluctuation in dementia with Lewy bodies, Alzheimer's disease and vascular dementia. *Neurology*, 54: 1616–1624.

Walker, M.P., Ayre, G.A., et al. (2000b) The Clinician Assessment of Fluctuation and the One Day Fluctuation Assessment Scale: two methods to assess fluctuating confusion in dementia. *Br J Psychiatry*, 177: 252–256.

Walker, Z., Costa, D.C., et al. (2002) Differentiation of dementia with Lewy bodies from Alzheimer's disease using a dopaminergic presynaptic ligand. *J Neurol Neurosurg Psychiatry*, 73: 134–140.

Watanabe, H., Ieda, T., et al. (2001) Cardiac (123)I-meta-iodobenzylguanidine (MIBG) uptake in dementia with Lewy bodies: comparison with Alzheimer's disease. *J Neurol Neurosurg Psychiatry*, 70: 781–783.

Woodard, J.S. (1962) Concentric hyaline inclusion body formation in mental disease analysis of 27 cases. *J Neuropath Exp Neurol*, 21: 442–449.

Yoshita, M., Taki, J., et al. (2001) A clinical role for I-123 MIBG myocardial scintigraphy in the distinction between dementia of the Alzheimer's type and dementia with Lewy bodies. *J Neurol Neurosurg Psychiatry*, 71 (5): 583–588.

Yoshita, M., Taki, J., et al. (2006) Value of 123I-MIBG radioactivity in the differential diagnosis of DLB from AD. *Neurology*, 66: 1850–1854.

Zahodne, L.B., Fernandez, H.H. (2008) Pathophysiology and treatment of psychosis in Parkinson's disease: a review. *Drugs Aging*, 25 (8): 665–682.

第四节　血管性认知障碍

Helena C. Chui, Freddi Segal-Gidan

在美国,脑血管疾病(cerebrovascular disease, CVD)是痴呆的第二大原因,既可以单独发病也可以与阿尔茨海默病(AD)合并存在。在 Framingham 研究中,脑卒中的终生危险性与 AD 相当(Seshadri 等,2006)。因为大约 1/3 的人符合脑卒中后痴呆的标准,这两种疾病单独统计时低估了 CVD 对认知的不良影响。然而,脑卒中仅仅是血管性脑损伤(VBI)的冰山一角(Sacco, 2007)。VBI 对认知障碍有雪上加霜的作用,而肥胖和代谢综合征的激增预示着 VBI 风险的增加。虽然血管性认知障碍(vascular cognitive impairment, VCI)是可预防的,但是近期血管性危险因素的增长预示 VCI 的发病率可能会上升。

血管性认知障碍(VCI)是目前使用的医学术语,包含由 CVD 导致的大于年龄预期的各种程度的认知障碍。在这一章中,一些术语,如亚临床血管性脑损伤(亚临床 VBI)、非痴呆型血管性认知障碍(vascular CIND)和血管性痴呆(VaD),都是指与 VCI 相关的一类认知障碍。在本章中所使用的术语和缩略语见表 9.7。

历史

在过去的一个世纪中,分配给 CVD 和 AD 的相对比例像钟摆一样来回摆动。随着新知识的累积和验证,AD-CVD 的演化模型得到调整和完善。现在很清楚的是,CVD 和 AD 都是老年人中非常普遍的疾病,对于认知健康有叠加但又有不同的效果(图 9.2)。在 20 世纪早期和中期,"血管硬化"(动脉硬化)被认为是晚年智能进行性丧失的首要原因。后来,广泛的神经原纤维缠结和老年斑(如 AD)被认为是痴呆症的主要病因(Tomlinson 等,1970)。多发脑梗死性痴呆(multi-infarct dementia)退为第二位原因,它要求要有明确的脑梗死诊断,通常是有症状的脑卒中而不仅仅是 CVD 的存在(Hachinski 等,1974)。如今 CVD 的地位又恢复了,因为神经影像和神经病理常常揭示 VBI 的亚临床证据,例如脑白质高信号(white matter hyperintensities, WMH)以及单独或与 AD 并存的静息性脑梗死(silent brain infarcts, SBI)。

表9.7   术语和缩略语词汇表

综合征	
CIND	非痴呆型认知障碍
MCI	轻度认知障碍(认知障碍没有明显损害或个人的日常生活能力不受损)
MCI亚型	遗忘型,遗忘型加其他认知域,非遗忘型单个认知域,非遗忘型加其他认知域
记忆障碍	自由回忆低于预期
遗忘型记忆障碍	自由回忆低于预期,不是由于注意力减退或记忆提取受损(例如不能通过线索显著改善)
VCI	血管性认知障碍(认知障碍归因于血管疾病或血管性脑损伤)
VaD	血管性痴呆(痴呆归因于血管疾病或血管性脑损伤)
阿尔茨海默病	
AD	阿尔茨海默病(是指与广泛的神经原纤维缠结和神经炎性淀粉样斑块相关的进展性认知下降)
临床诊断的AD	归因于AD的轻度认知障碍或痴呆,无病理学资料
脑血管疾病	
CAA	大脑淀粉样血管病
CVD	脑血管疾病(血管的疾病,例如动脉粥样硬化、小动脉硬化)
动脉粥样硬化	影响大动脉内皮细胞和弹力层的疾病
小动脉硬化	影响小动脉平滑肌细胞层的疾病
动脉硬化	包括动脉粥样硬化和小动脉硬化
血管性危险因素	
VRF	血管性危险因素(是指卒中的已知危险因素,例如高血压、高脂血症、糖尿病、心房纤颤)
血管因素	包括VRF和CVD
血管性脑损伤	
卒中	归因于CVD的突发神经功能缺损
亚临床VBI	在无症状的个体存在血管性脑损伤的证据(例如脑白质高信号和无症状性脑梗死)
VBI	血管性脑损伤(归因于血管疾病的实质性脑损伤)
MRI病变	
脑白质高信号	MRI上脑白质高信号(同义词包括白质损害 WML=脑白质损害、白质高信号 WMSH=脑白质高信号、脑白质疏松症=CT上脑白质疏松)
SBI	MRI上无症状性脑梗死
SI	MRI上无症状性梗死
SL	无症状腔隙性脑梗死(可能包括梗死和血管周围间隙)

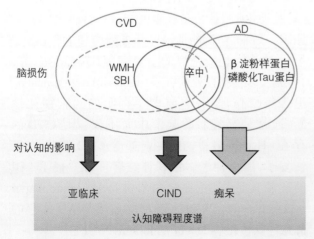

图9.2   演化模型:CVD和AD对认知损害的作用

在20世纪90年代,一些大型针对生活自理的社区老年人群的研究纳入了结构影像技术(CT和MRI),发现在许多老年、无症状的人当中存在广泛的亚临床血管病理现象,导致人们重新燃起对CVD和VCI的兴趣。通过MRI确定的无症状性WMH和SBI可见于20%~30%的非痴呆健康老年人(Longstreth等,1996,1998;Vermeer等,2003a,2003b;参见图9.3)。"血管性认知障碍"这一术语是用来强调对早期亚临床VBI以及不足以严重到归类为痴呆的轻度认知改变的识别和治疗。后来的流行病学研究阐明了脑卒中的危险因素(高血压、糖尿病、高脂血症)和临床诊断的 AD（认知障碍不伴明显的卒中症状）之间的关联。

经病理类型的关联性以及 VBI 和认知之间的功能联系仍有争论，血管疾病对于大脑健康的重要性是无可争辩的。

皮层下缺血性脑血管病（SIVD, SVD）

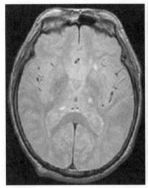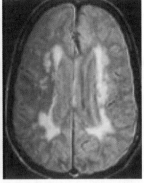

图 9.3　静息性梗死和脑白质改变可以在 20%~30% 的老年人中发现

在过去的 5 年中，针对生活自理的社区老年人群的尸检研究表明，混合的病理改变在患有痴呆或轻度认知障碍的老年人中很常见（Schneider 等，2007，2009a，2009b；White，2009）。淀粉样斑块／神经原纤维缠结、脑梗死和路易体等各种病理组合见于一半以上的痴呆病例（Schneider 等，2007）。而且汇聚来自临床病理相关性研究的证据表明，梗死和 AD 的病理改变对痴呆症的患病风险有着叠加的贡献（Schneider 等，2004）。虽然血管因素和神

基本概念

VCI 不是一种疾病，而是一个综合征或者表型，以潜在的 VBI 导致的认知障碍为基础。本章节所用的示范模型是用来在头脑中构建清晰的思路来更好地理解血管病理或 CVD 是一个主要的疾病过程。遵从的逻辑是一级预防应致力于减少 CVD。VCI 的这个概念模型可以概括为 VRF → CVD → VBI → VCI。

潜在的 CVD 导致 VBI（例如脑缺血、氧化应激、梗死、出血和炎症），接着 VBI 又导致 VCI。CVD 有许多类型，包括动脉硬化（动脉粥样硬化和小动脉硬化）和脑淀粉血管病（表 9.8）（Grinberg 和 Thal，2010）。许多类型的危险因素与 CVD 的发生有关。众所周知的能导致动脉硬化（arteriosclerosis）的血管性危险因素包括高血压、糖尿病、高脂血症和吸烟。APOEε4 等位基因是大脑类淀粉血管病（CAA）的遗传危险因素，增加 β- 淀粉样物质在血管壁的沉积，以及在脑实质内聚集成为淀粉样斑块。基因突变导致伴有大脑皮质下梗死和

表 9.8　血管性认知障碍的致病谱：危险因素→脑血管疾病→血管性脑损伤→血管性认知障碍

危险因素	血管表型："CVD"	血管分布	脑损伤的机制	大脑病理表型：VBI	定位／神经网络	临床表型或综合征："卒中"VCI
可改变的 高血压 高血糖 高脂血症 （载脂蛋白） 吸烟 肥胖	*脑血管* 动脉粥样硬化 小动脉硬化 淀粉样血管病 血管炎 迂曲 不规则	单个动脉 （大动脉、小动脉、毛细血管） 交界区 （大动脉、小动脉、毛细血管）	缺血 *急性* 血栓 栓塞 *慢性* 低灌注	完全梗死 （有症状或无症状） 不完全梗死（脱髓鞘、神经元选择性丢失）	边缘叶 - 间脑记忆系统 多模式联合区皮质 - 基底节 -丘脑皮质环路 深部白质连接（扣带、上额枕束、上纵束）	多发梗死性痴呆 关键部位梗死性痴呆 腔隙状态 皮质下血管性痴呆 宾斯旺格综合征
不可改变的 年龄 性别 种族 遗传 CADASIL CARASIL HCHWA-D HCHWA-I	*心脏* 心房颤动 感染性心内膜炎 肌病 附壁血栓 *血液成分* 低血糖 低氧血症 血红蛋白病 凝血功能障碍	静脉	出血 血脑屏障漏 缺氧	血肿 微出血 神经元丢失和胶质增生		

白质脑病的常染色体显性遗传性脑动脉病（cerebral autosomal dominant arteriopathy with subcortical infarcts and leukoencephalopathy，CADASIL）、伴有皮质下梗死和白质脑病的常染色体隐性遗传性脑动脉病（cerebral autosomal recessive arteriopathy with subcortical infarcts and leukoencephalopathy，CARASIL）、遗传性脑出血伴淀粉样变（hereditary cerebral hemorrhage with amyloidosis，HCHWA）。

多种途径可以导致 VBI 以及后续 VCI 的发生。这是不同病损之间复杂的相互作用的结果，取决于病灶的部位、大小和数量（Tomlinson 等，1970）。可能是累及整个大脑皮质的多发病灶，或是一个或多个位于认知网络关键部位的病变。VBI 对认知功能的相对影响范围很广，从对执行功能或处理速度上的轻度影响到灾难性的大脑半球神经行为综合征（参见图 9.2）。

因此，VCI 没有单一的行为表型或者时间进程存在。临床症状（例如失语、忽视、视空间障碍和执行功能障碍）的主要决定因素是 VBI 的解剖部位（例如优势侧侧裂周围皮质、非优势侧顶叶、深部脑白质）。VCI 的一种亚型，称为皮质下血管性痴呆，由小血管动脉硬化所致，其对执行功能的损害比记忆功能更严重。VBI 的病理生理机制是时间进程和临床进展的主要决定因素。例如，栓塞、血栓形成和出血与急性起病或阶梯式下降相关。相比之下，广泛的小血管病变可能与缓慢进行性下降（如皮质下动脉硬化性脑病）相关。混合性 CVD/AD 可能与阶梯式和缓慢进行性下降的组合相关。

流行病学

VCI 是一种综合征，而不是一种疾病，因此存在多种方式实施非痴呆型血管性认知障碍（VCIND）和血管性痴呆（VaD）的定义（参见下一节"诊断标准"）。认知障碍严重程度和模式、血管性病因的证据、纳入或排除混合的 AD/VCI 病例，这些方面的差异影响了流行病学的评估。在本节中，我们将回顾针对 VaD、VCIND、脑卒中后认知障碍和临床前 VBI 等的不同评估。

VCI 被认为是老年认知障碍的第二大常见的病因，紧随 AD 之后。大多数流行病学资料涉及 VaD，VaD 的比率接近 AD 的一半。与 AD 一样，VaD 的发病率在 65 岁以后以指数方式增加。对于超过 65 岁的老年人，总的发病率估计为 11/1 000 人年（每

年约 1%，Fitzpatrick 等，2004；Ravaglia 等，2005）。在 80 岁时，VaD 的发病率为 0.3%~1.9%（Rocca 和 Kokmen，1999；Knopman 等，2002）。有些研究报道称男性较女性 VaD 发病率更高（Ruitenberg 等，2001；Fitzpatrick 等，2004），但联合分析没有呈现出显著差异（Andersen 等，1999）。心血管健康研究报道，非裔美国人 VaD 的发病率是欧裔美国人的 2 倍（Fitzpatrick 等，2004）。有几个因素可能导致 VaD 发病率的明显差异，包括定义、方法学、教育和社会经济地位方面的不同。

非痴呆型血管性认知障碍（vascular CIND）的数据很少。在加拿大健康和老龄化研究中，CIND 的患病率（16%）是痴呆症（8%）或者卒中（8%）的 2 倍（Jin 等，2006）。虽然没有对 CIND 的病因进行区分，但 CIND 不仅与痴呆发生的风险增加有关，而且还与脑卒中发生的风险增加有关。在美国 Rush 医学中心的阿尔茨海默病研究中心进行了两项大型的临床神经病理研究，即宗教徒（Religious Orders）和 Rush 记忆与老龄化（Rush Memory and Aging）两个项目，研究显示肉眼可见的梗死灶常见于轻度认知障碍（MCI）[（包括遗忘型（18.6%）和非遗忘型（13.3%）]和痴呆症的受试者（Schneider 等，2009）。流行病学和病理学资料表明 CVD 是导致 CIND 和 MIC 的一个重要因素。

CIND 和痴呆是卒中的常见后遗症。在第一次脑卒中后，1/3 的幸存者出现符合痴呆症标准的认知障碍（Tatemichi 等，1992b；Henon 等，2001）。在第一次脑卒中后，没有出现痴呆的脑卒中幸存者在接下来的 10 年发展为痴呆的可能性是正常对照组的 2 倍（Ivan 等，2004）。后一发现与潜在的 CVD 给认知健康带来持续性风险的观点是一致的。

静息性脑梗死（SBI）是有症状性脑梗死的 5 倍。使用 MRI，对不同的生活自理的社区老年人群进行的 SBI 发病率的调查，结果是 5.8%~17.7%，结果取决于受试人群的年龄分布、种族、合并其他疾病以及成像技术等因素（Das 等，2008）。平均而言，SBI 存在于大约 11% 的中年或老年人中。大多为单一病灶，并且梗死灶最常见于基底节（52%），其次是皮质下其他部位（35%）和皮质（11%）（Das 等，2008）。SBI 的危险因素通常与临床卒中相同（Das 等，2008；Prabhakaran 等，2008）。

脑白质高信号（WHM）往往见于大多数 30 岁以上的人（Decarli 等，2005），并且随着年龄增长在程度上稳步上升。脑白质高信号也与脑卒中有共同

的危险因素,特别是高血压和吸烟(Jeerakathil 等,2004)。重要的是,已经开发出一个脑白质高信号的半定量评级量表,对脑白质高信号严重程度的定义具有年龄特异性(Massaro 等,2004)。这证明在社区队列中定义 VCI 的风险是有用的(Debette 等,2010)。数据证实了在老年社区样本中亚临床 SBI 和脑白质高信号很普遍。

评估

在 2006 年,国立神经疾病与卒中研究所(NINDS)和加拿大卒中网络(CSN)召集了临床诊断、流行病学、神经心理学、脑成像、神经病理学、实验模型、生物标志物、遗传学和临床试验方面的研究人员,推荐了最小的、常见的、临床的和研究的标准,用于血管性认知障碍(VCI)的描述和研究(Hachinski 等,2006)。作为一种临床表型,VCI 在本质上是异质性的。迫切需要以标准化的方式收集常见的变量以减少外来的干扰和增进对大脑 - 行为关系、诊断、预后和转归的理解。

VCI 或 VaD 的临床评估遵照已经建立的用于认知障碍评估的方法:一份详尽的病史(来自患者和可靠的知情者);体格检查,包括筛查性精神状态检查,重点在于完整的神经系统检查(局灶性神经体征、步态异常)和心血管检查(视网膜血管的眼底检查、颈动脉杂音和心律不齐);实验室检测(左心室肥厚和肾功能不全);以及神经影像学(脑 CT 或 MRI)。其他检测(例如全面的神经心理学测试、磁共振弥散加权成像和基因检测)应在病史和临床表现提示有适应证时进行。重点是通过病史识别血管性危险因素(高血压、高血脂、糖尿病和心脏疾病)、医疗史和家族史(脑卒中、TIA 和心肌梗死)以降低风险,以及识别认知、情感障碍和功能衰退的模式,以利于症状性治疗、管理和支持。

精神状态检查

常用于痴呆筛查的精神状态筛查测试可能低估 VCI,特别是非痴呆型血管性认知障碍(vascular CIND)。Folstein 简易认知评估量表(MMSE)不包括认知速度或执行功能的测试,而这些功能受脑白质高信号和 SBI 的影响。修改后的 MMSE(3MS;Teng 和 Chui,1987)和蒙特利尔认知评估量表(MoCA;Nasreddine 等,2005)包含了词语流畅性(语义和音位列表生成)、相似性和线索回忆的要素,增加了它们在

VaD 和其他非 AD 痴呆病例的实用性。

神经心理学测试

全面的神经心理测试可以用在 VCI 用于识别认知下降的领域,提别是在 CIND 的早期阶段。在神经心理学测试中,执行功能领域常常显示出小血管 VBI 的最早影响。特别是,建议纳入连线测试 B、音位和语义流畅性、画钟测试和数字符号替换,以及对情景记忆、语言和视空间领域敏感的测试。VaD 和 VCI 的认知缺陷以额叶功能紊乱为特征,词语记忆受损较少(Sachdev 等,2004a,2004b)。在 AD 患者,类别流畅性的损害比词语流畅性更明显。与之相对照的是,VCI 的这两种类型的流畅性受影响的程度相当(Tierney 等,2001)。有人提出建议进行 5 分钟、30 分钟和 60 分钟的神经心理学评估(Hachinski 等,2006)。

神经影像学

脑部影像(倾向采用 MRI)是 VCI 临床评估的基本工具。许多类型的 VBI 可以在结构影像研究中看到,包括梗死、出血、无症状性脑梗死、扩大的血管周围间隙、脑白质的改变和微出血。半定量评定量表在描述脑白质损害的严重性方面是有用的(Longstreth 等,2005),并且与大脑体积测量有对应关系(Gottesman 等,2010)。微出血在 T_2 加权的 MRI 上显示为圆形的低信号灶,大于 5mm,与高血压、大脑淀粉样血管病(CAA)和 CADASIL 相关(Viswanathan 等,2007)。目前,微梗死太小而不能通过 MRI 可靠地检测到,仅在尸检中发现。与 AD 和海马硬化比较,在纯粹的 VCI 中海马体积通常是保留的(Zarow 等,2005)。弥漫性脑皮质萎缩在许多痴呆中是一种非特异性的发现,包括 VaD(Jagust 等,2008)。MRI 的统一标准已经提出,包括脑萎缩、脑白质高信号、梗死、出血的测量(Hachinski 等,2006)。

神经病理

神经病理学检查提供了关于 CVD 基本性质和严重程度(动脉粥样硬化、动脉硬化和脑淀粉样血管病)的信息。病理检查提供了对 VBI 的测量,可以证实在体的神经影像发现的损害,识别目前的影像技术不能检测到的损害(微梗死和海马硬化;Vinters 等,2000;White 等,2002),以及确定其他脑部病理改变的存在、分布和严重程度,例如与 AD 相关的老年斑(neuritic plaques)和神经原纤维缠

结。最近的一些研究表明，VBI 和 AD 对痴呆的风险发挥了叠加效应（Snowdon 等，1997；Schneider 等，2004；White，2009）。一项 SIVD/AD 的尸检研究表明，虽然无症状性 VBI 可促成 CIND，但与 AD 和海马硬化对痴呆的影响比较，其作用要微弱得多（Chui，2007）。NINDS-CSN 协调标准概述了评估 CVD（例如动脉粥样硬化、动脉硬化和脑淀粉样血管病）、VBI、白质脑病、海马损害和相关神经变性损害的一些重要因素。

诊断标准

对于非痴呆型血管性认知障碍的临床诊断或混合型 AD/VCI 的诊断，还没有完善的共识指南。另一方面，许多诊断标准涉及 VaD 的临床诊断（表 9.9）。此外，已经发表了针对两种 VaD 亚型，即皮质下血管性痴呆（SVD）（Erkinjuntti 等，2000）和皮质下动脉硬化性脑病（Bennett 等，1990）的诊断标准。概括地讲，这些标准提出了三个基本问题：①认知障碍的证据；② VBI 的证据（通过神经系统检查或神经影像学获得）；③VBI 导致认知障碍的可能性。尽管被包含在一些诊断标准中，但记忆障碍并不需要很明显，并且通常被认为是不必需的。

40 年前开发的 Hachinski 缺血评分（Hachinski 等，1975）仍然是有用的（表 9.9）。在这个框架下，一系列与脑卒中相关的危险因素、症状和体征（例如突然发病、阶梯性进展和局灶性神经系统症状和体征）被赋予 1 分或 2 分。评分大于 7 分时血管因素导致认知下降的可能性较高，而评分小于 4 时血管因素导致认知下降的可能性较低。诊断和统计手册 Ⅳ（APA，1994）和 ICD-10（WHO，1993）让临床医师决定是否存在"显著的 CVD 被认定是导致认知障碍的病因"。由阿尔茨海默病诊断治疗中心（ADDTC；Chui 等，1992）发布的诊断标准要求有一个脑梗死灶的神经影像学证据，并且脑梗死与认知障碍的发病存在时间关系，或者小脑以外的两

表 9.9 VaD 的临床诊断标准

诊断标准		痴呆	CVBI	因果关系的证据
Hachinski 缺血评分（0~17 分；Hachinski 等，1974）HIS≥7 提示多发梗死性痴呆 HIS 5~6 提示混合型痴呆 HIS≤4 提示 AD		没有具体的标准	脑血管疾病危险因素（高血压、动脉硬化性心血管疾病）急性起病 阶梯样进展 局灶性神经症状和体征	没有特别要求
DSM-Ⅳ（APA，1994）		记忆损害 足以引起明显的社会或职业损害 没有意识模糊	阶梯样恶化的病程，以及"斑片状"分布的功能缺损，局灶性神经症状和体征	来自病史、体格检查或实验室检查的脑血管疾病的证据，并且被认为是
ICD-10（WHO，1993）		高级认知功能缺陷非均衡分布，部分功能受损，其他功能相对保留	局灶性脑损害的证据（至少下列之一）：单侧肢体的痉挛性瘫痪；单侧腱反射增高；病理反射；假性延髓性麻痹	病史、体格检查或实验室检查提示有脑血管病的证据（如卒中史、脑梗死证据），而且被认为是痴呆的病因
ADDTC（Chui 等，1992）	很可能的	多方面的认知障碍，足以影响患者的日常生活	影像学证实一处或多处小脑以外的梗死	2 次梗死，或者 1 次梗死与认知障碍有明确的时间关系
	可能的		影像学证实一处小脑以外的梗死，或者广泛的白质病变	没有要求
NINDS-AIREN（Roman 等，1993）	很可能的	记忆损害加另外两种认知领域损害	局灶性神经症状 影像学检查有脑血管病的证据	急性起病 阶梯样进展 与认知障碍起病上的时间关系
	可能的		具备以下之一：影像学检查有脑血管病的证据，急性起病或者阶梯样进展时间上的明确关系	

个梗死灶,不要求明显的记忆障碍或局灶性神经系统体征。美国国立神经疾病及卒中研究所-瑞士神经科学国际研究会(NINCDS-AIREN)的标准要求:①记忆以及其他两个认知领域的障碍;②局灶性神经系统体征和神经影像学上梗死灶或脑白质改变;③痴呆发生于卒中后3个月内或阶梯式进展(Roman 等,1993)。NINCDS-AIREN 标准最保守并且在研究中应用最广,特别是在药理学的药物试验。

每个诊断标准提供了类似但不完全相同或不能互换的方法用于 VCI/VaD 的临床诊断。一个病人在 ADDTC 标准下符合很可能或可能的缺血性血管性痴呆(ischemic vascular dementia, IVD),却可能不符合 NINCDS-AIREN 或 DSM 或 ICD-10 的血管性痴呆标准,反之亦然。心血管健康研究认知部分比较了用 ADDTC、NINDS-AIREN 和 DSM-IV 标准归类为很可能血管性痴呆的病例,发现了显著的差异,符合 ADDTC 标准的病例(n=117)是符合 NINDS-AIREN 标准病例(n=42; Lopez 等,2005)的近3倍。

虽然生物标志物和淀粉样蛋白显像正在改善 AD 特异性病因的诊断,但病理学检查仍然是确定痴呆症潜在病因的金标准。与 AD 不同,目前还没有建立 VCI/VaD 的病理诊断标准。目前的标准是基于对新皮质中 VBI 的识别,没有要求与临床症状或表现有特异性关联。Gold 等(2002)根据一项病理参考标准(皮质缺血性脑损伤的证据)比较了这些血管性痴呆临床标准的敏感性和特异性。他们证实目前 VaD 的临床标准总的来说特异性高(0.78~0.94),但缺乏敏感性(0.20~0.70),表明这些临床标准可能低估了缺血性脑损伤的程度。有人对各种 VaD 诊断标准的准确性进行了综述(Chui,2005)。阳性似然比(Positive likelihood ratios)一般落在2~5的范围内,这个结果对测试前后概率差别不大但对诊断评估很重要。

VCI 亚型

目前,针对 VCI 的各种临床表现和潜在的神经病理学改变还没有公认的分类系统。在文献中经常遇到的几个亚组是脑卒中后痴呆(post-stroke dementia, PSD)、SVD、宾斯旺格综合征、CADASIL 和临床前期无症状性 VBI。

脑卒中后痴呆是指认知和功能障碍的出现与急性卒中存在时间上的关联。住院后的横断面研究

报告,大约1/3的首次卒中幸存者(26%~32%)在卒中3个月后达到痴呆的标准(Tatemichi 等,1993; Pohjasvaara 等,1999; Desmond 等,2000; Henon 等,2006)。这些病例中高达1/3在卒中前存在认知下降的病史,这表明潜在的 VCI 或 AD 的神经病理改变发挥了作用(Henon 等,2001)。已经有报道指出,脑卒中病史增加痴呆的风险达10年以上(Ivan 等,2004),并且有报道卒中5年后 PSD 的发生率高达48%(Kokmen 等,1996)。据报道即使在调整了其他危险因素(人口统计学、心脏疾病、卒中严重程度和卒中复发)之后,患有 PSD 的病人长期死亡率仍增加了2~6倍(Leys 等,2005)。

在神经影像结果中,无症状性脑梗死、脑白质改变、全脑萎缩和内侧颞叶萎缩与 PSD 的风险增加有关(Leys 等,2005)。在至少2项研究中,左侧大脑半球、大脑前动脉和大脑后动脉分布区、多发性梗塞和关键部位梗死与 PSD 相关。一项小规模的病例研究认为,梗死病灶所处的脑区域是至关重要的称之为关键(strategic)部位,这些关键部位包括左侧角回、下内侧颞叶(inferomesial temporal)、内侧额叶、丘脑前部和背内侧、左侧内囊膝部和尾状核等。然而,关键梗死(strategic infarction)的概念还需要利用 MRI 影响技术进行更大规模的前瞻性研究来确认,同时给 VBI 分级和定位以确定它与认知网络之间的明确关系(Mayda 和 DeCarli,2009)。

生前很难确定脑卒中导致的认知障碍在多大程度上是由单纯脑卒中造成的还是脑卒中合并了 AD 病理。卒中后痴呆(PSD)患者伴有 AD 病理的推测比例值变化很大,从19%到61%不等(Leys 等,2005)。大约15%~30%的 PSD 患者在卒中前有痴呆的病史(Pohjasvaara 等,1999; Cordoliani-Mackowiak 等,2003),大约1/3~1/2患者有明显的内侧颞叶萎缩(Henon 等,1998; Bastos-Leite 等,2007)。在 Lille 研究中,有内侧颞叶萎缩的患者脑卒中3年后痴呆的发病率比没有内侧颞叶萎缩的患者显著增加(81% vs. 58%; Cordoliani-Mackowiak 等,2003)。在脑卒中之前就存在认知障碍或有内侧颞叶萎缩的患者如果进行神经病理检查的话很可能是“可能 AD”(likelihood of AD)的诊断,这听起来似乎很合理,但是在没有神经病理证实的情况下仍然只是推测。

皮质下痴呆是指很多小的梗死灶在深部白质和灰质区域累积。皮质下血管性痴呆(SVD)包括腔隙状态、关键部位梗死性痴呆和宾斯旺格综合

征。小血管梗死在住院脑卒中患者中大约占 25%，但在社区人群中占无症状脑卒中的近 60%（Vermeer 等，2002）。关键部位的单个梗死可以导致痴呆综合征，例如丘脑前核或丘脑背内侧核、内囊膝部，这些部位的梗死可以破坏额叶 - 皮质下回路（参见 图 9.4；Tatemichi 等，1992a，1992b，1995；Carrera 和 Bogousslavsky，2006）。宾斯旺格综合征可以被认为是 SVD 的极端表型，其临床特征是认知功能缓慢进行性减退、步态失调和尿失禁（Roman，1987；Bennett 等，1990）。这个三联征在临床上可能与正常压力脑积水（NPH）相混淆，但是宾斯旺格综合征在脑部结构影像上存在弥漫性脑萎缩和融合的深部脑白质改变。VCI 的亚型 SVD 被提出来，主要强调认知速度变慢、执行功能障碍（在选择注意力、抽象推理和思维灵活性方面的障碍）、抑郁、锥体外系体征和步态不稳（Erkinjuntti 等，2000）。在一项经尸检证实的研究中，一种"低执行"的状况在鉴别 SVD 和 AD 时的敏感性是 67%，特异性是 86%。虽然样本量相对较小，但根据神经病理学结果进行分类避免了纯粹的临床研究中固有的循环，提示执行功能障碍对于 SVD 的诊断具有一定的临床作用。

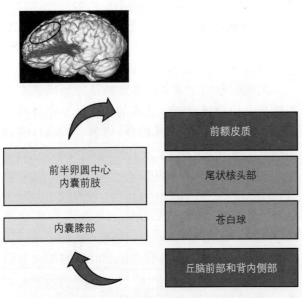

图 9.4 皮质下血管性痴呆前额叶 - 皮质下环路

伴有皮质下梗死和白质脑病的常染色体显性遗传性脑动脉病（CADASIL）被视为"纯的"SIVD 的代表。该病由 19 号染色体上 *Notch3* 基因的缺陷引起，导致进行性的血管平滑肌细胞变性（Tournier-Lasserve 等，1993）。据估计 CADASIL 存在于全世界 500 个家庭，使得这一疾病实体比家族性 AD（FAD）更常见。CADASIL 的诊断可以通过皮肤活检或基因检测证实，但目前没有特异性治疗。CADASIL 的 MRI 表现以皮质下梗死、严重融合的脑白质改变和微出血为特征（LesnikOberstein 等，2001；O'Sullivan 等，2001）。CADASIL 累及额叶、顶叶和颞叶白质，以及屏状核和胼胝体，能够与慢性高血压相关的额顶叶白质改变相鉴别。与 CADASIL 相关的症状有反复发作偏头痛、缺血事件以及与过早死亡相关的进展性皮质下痴呆（平均年龄 65 岁；Dichgans 等，1998）。CADASIL 的神经心理学特征是执行功能和处理速度的显著缺陷（Peters 等，2005）。

对 WMH 和 SBI 可以预测未来认知障碍的认识是基于一些研究（包括各种前瞻性、纵向和基于社区的研究）。在鹿特丹影像学研究（Rotterdam Scan Study）中，如果基线就有 SBI 的受试者，当随访 3.6 年时痴呆的风险在 2 倍以上，在随访 4.2 年时卒中的风险达 3 倍，甚至在校正了 WMH 和萎缩后（Vermeer 等，2003a，2003b）。WMH 的进展和 SBI 的发生与总体认知功能下降相关，尤其是信息处理速度，而与记忆功能的改变无关（van Dijk 等，2008）。一项心血管健康研究（Cardiovascular Health Study），对受试者进行了 5 年以上的随访，发现新出现的 SBI 和 WMH 恶化程度能预测认知功能会大幅地恶化，结果评定是用"改良 MMSE"和"数字符号替换测试"来完成的（Longstreth 等，2002，2005）。位于麻省的 Framingham 进行了一项弗雷明汉后代研究（Framingham Offspring Study），受试的对象包括中年男性及女性以及他们的配偶及子女，认为这一人群的大脑存在 AD 病理的可能性很低，所以认为 SBI 能够很好以独立的血管危险因素来预测增加的脑卒中和痴呆的风险 Debette 等，2010）。WMH 也可以作为独立的血管危险因素来预测脑卒中、轻度认知障碍、痴呆和死亡的发生风险是否增加（Debette 等，2010）。数据表明 SBI 和 WMH 可以作为 VCI 临床发病前征象的重要预测，是降低风险措施的重要靶向。

治疗

VCI 治疗的最好方法是通过早期识别和干预血管性危险因素和 CVD 来进行预防。弗雷明汉脑卒中风险评分（the Framingham Stroke Risk Profile）可用于估计 55~80 岁男性和女性 10 年的卒中风险。这个风险评分权衡年龄、收缩压、糖尿病、吸烟、心血管病、心房颤动和左心室肥厚来预测未来 10 年的卒中风险（Wolf 等，1991；D'Agostino 等，1994）。随机临床试验已经确立了治疗血管危险因素对于卒中预防的益处，并且包含这些观点的循证指南已被广泛传播用于临床实践（Goldstein 等，2009）。另一方面，减少血管危险因素对于预防认知下降的临床研究证据仍很少。然而，缺乏证据与否定观点的证据是不一样的。为了证明对认知的保护作用，临床试验可能需要在更早年龄段开始，持续更长的时间，并使用更敏感的认知测量方法。

一级预防：识别和减少脑卒中危险因素

针对保护认知功能措施的一级或二级预防的临床试验还很有限。控制高血压来预防脑卒中已经被广泛认可（表 9.10）。换句话说，人们相信控制高血压将会减少 VCI，但是支持这一推测的研究很有限。欧洲收缩期高血压临床试验（Systolic Hypertension in Europe Trial，Syst-Eur trial）的随访表明，长期抗高血压治疗（3.9 年）减少了 55% 的痴呆风险（43 vs. 21 例，P<0.001；Forette 等，2002）。使用这个结果的数据，估计对 1 000 例高血压病人治疗 5 年时间可以预防 20 例痴呆。在老年收缩期高血压（Systolic Hypertension in the Elderly，SHEP）的临床研究显示控制高血压使脑卒中显著减少

（36%；P=0.000 3），痴呆减少 16%（差异没有显著性；SHEP，1991）。早期启动高血压治疗和长年保持最佳的血压控制，被认为不仅对减少脑卒中和心脏疾病有益，而且对维持认知功能也是必要的。

糖尿病是另一个公认的心血管疾病危险因素，因为糖尿病能加速动脉粥样硬化和小动脉硬化。因此，糖尿病被认为在 VCI 的发展中起一定的作用。

一项大型临床研究"控制糖尿病患者的心血管风险措施"（Action to Control Cardiovascular Risk in Diabetes，ACCORD）招募了 10 251 名 II 型糖尿病患者（A1C ≥ 7.5%），它的一个亚分支研究"糖尿病人群中的记忆障碍"（the Memory in Diabetes，MIND）从中随机选取了 2 977 名受试者来特别观察是否控制血糖能降低认知功能的损害和避免脑病理的出现。来自 ACCORD-MIND 研究的基线资料显示，较高水平的 A1C 与较低的 MMSE 评分相关，并且在数字符号替换试验中呈现速度减慢（Cukierman-Yaffe 等，2009）。随着代谢综合征发生率逐渐上升，迫切需要进行研究来提高对糖尿病和认知障碍的理解和治疗。

他汀类药物用于认知障碍的一级预防的疗效仍然未经证实。在普伐他汀治疗老年血管病高危患者（PROSPER）研究中（N=5 804；平均年龄 =75.3 ± 3.4 岁），用普伐他汀治疗的受试者与

表 9.10　一级和二级预防中的抗压药的使用与认知结果的临床观察

	抗高血压药物	随访时间（年）	痴呆的主要结果	显著性
一级预防				
SHEP（1991）N=4 736	利尿药（氯噻酮）和（或）β- 阻滞药（阿替洛尔）或利舍平	4.5	痴呆减少 16%	n.s.
Forette 等（1998）N=2 418	钙通道阻滞药（二氢吡啶类）合并或不合并 β- 阻断药（马来酸依那普利）和（或）利尿药（氢氯噻嗪）	2.0	痴呆减少 50%（0~76%）	P=0.05
Lithell 等（2003）N=4 937	ARB（坎地沙坦酯）和（或）利尿药	3.7	治疗组风险增加 7%（但是与对照组比较血压仅降低 3.2/1.6mmHg）	P>0.20
Peters 等（2008）N=3 336	利尿药（吲达帕胺）合并或不合并 ACEI（培哚普利）	2.2	痴呆减少 14%（-9%~23%）由于卒中和死亡率明显降低，试验提前终止	P=0.2
二级预防				
Tzourio 等（2003）N=6 104	ACEI（培哚普利）合并或不合并利尿剂（吲达帕胺）	4.0	痴呆减少 12%（-8%~28%）	P=0.2
Diener 等（2008）N=20 332	ARB（替米沙坦）	2.4	痴呆风险没有减少	P=0.48

安慰剂组比较认知功能下降没有区别（均 P>0.05；Trompet 等，2010）。"英国的医学研究委员会及英国心脏病基金"组织的大型心脏保护研究（the MRC/MRC/BHF Heart Protection）用随机对照研究方法对 20 536 名高风险的受试者进行了临床药物研究，每天服 40mg 辛伐他汀治疗随访 5 年（2002）结果显示心肌梗死、脑卒中和血管重建的发生率减少了约 1/4，但没有包括认知结果的测试。受益的多少还取决于受试者总体的血管疾病的风险，而不是单独的血脂浓度。

使用抗氧化剂保持认知功能一直是公众普遍感兴趣的话题，促使研究人员去验证这些说法是否是正确的。在具有心血管危险因素或心血管疾病的人群，没有证据表明抗氧化剂能够保持认知功能或减少死亡率。女性抗氧化心血管研究（Women's Antioxidant Cardiovascular Study，N=2 824）是一项使用维生素 E、β- 胡萝卜素和维生素 C 进行心血管疾病二级预防的研究，该研究报告称在已经有心血管疾病或心血管疾病危险因素的女性中没有减缓认知改变的作用（Kang 等，2009）。在 MRC/BHF 心脏保护研究中，抗氧化剂治疗对总体死亡率、血管因素或非血管因素导致的死亡、非致死性心肌梗死或冠心病死亡、非致死性或致死性脑卒中、冠状动脉或非冠状动脉血管重建术没有任何显著性的影响（MRC/BHF，2002）。

二级预防：复发性脑卒中和认知功能减退

当有过 1 次或 1 次以上 TIA 或脑卒中，之后再发脑卒中风险会增加。预防再一次的缺血性损伤和再一次脑卒中是否能够预防认知功能进一步衰退还没有得到证实。在 PROGRESS 二级预防试验中（Tzourio 等，2003），6 105 名既往有脑卒中或 TIA 的受试者被随机分为培哚普利加或减吲达帕胺组，与安慰剂组进行比较，随访 3.9 年。使用 MMSE 作为结果评价方法，结果显示治疗组较安慰剂组的认知衰退相对危险性降低了 19%，在 MRI 影像上新发生的脑白质高信号减少了 43%（Dufouil 等，2005）。在 PRoFess 二级预防试验中，20 332 名受试者被随机分配到两种抗血小板方案，其中一种方案合并使用替米沙坦或安慰剂。经过 2.4 年的随访，在复发性脑卒中导致的残疾以及认知衰退方面没有发现差异（Diener 等，2008）。

血管性痴呆的治疗

对于 VCI 和 VaD 患者及其家庭来说，治疗痴呆的基本原则和方法与 AD 和其他痴呆相似而且同等重要，都强调支持性治疗以优化生活质量和推进护理计划。目前，还没有针对 VCI 或 VaD 相关认知障碍开发特异的治疗。在过去 10 年中，对三种抗胆碱酯酶抑制药在 VaD 患者中的应用进行了随机对照试验，虽然它们在美国还没有得到食品和药物管理局（FDA）的批准用于 VaD（或其他非 AD 痴呆）。一项研究显示加兰他敏同时增加 AD 和 VaD 受试者脑血管反应性，据此人们提出了胆碱酯酶抑制药用于 VaD 治疗的血管理论基础（Bar 等，2007）。

有报道用阿尔茨海默病评定量表 - 认知分量表（ADAS-cog）发现在"很可能 VaD"受试者中使用加兰他敏和多奈哌齐可轻度获益（Erkinjuntti 等，2002；Wilkinson 等，2003；Auchus 等，2007）。在符合 NINDS-AIREN 标准的很可能或可能的 VaD 受试者中，多奈哌齐（5~10mg），口服 24 周以上，结果显示多奈哌齐组与安慰剂组相比在 ADAS-cog 分量表存在大约 1~2 分的差异（Black 等，2003；Wilkinson 等，2003；Roman 等，2010）。然而，一项对多奈哌齐治疗 VaD 的荟萃分析（meta-analysis）（Kavirajan 和 Schneider，2007）显示死亡率增加，其显著性尚不明确（图 9.5），对此应有所警惕。在患有脑卒中和认知障碍、没有痴呆的患者中使用利凡斯的明的小型随机研究显示，利凡斯的明治疗组（N=25）与对照组（N=25）比较在"动物流畅性测试"（animal fluency）方面的改善有统计学意义。CADASIL 是一个相对纯粹的 VaD 的例子，在一项 CADASIL 研究中治疗组（N=86）和安慰剂组（N=82）的 ADAS-cog 评分没有显著性差异（Dichgans 等，2008）。在这个相对较小样本的研究中观察到在次级执行功能结果分析（Trails B 时间，Trails A 时间和 EXIT25）显示出多奈哌齐有一定的治疗效果。

美金刚治疗 VaD 也进行了随机临床观察试验，结果显示出少量获益（Orgogozo 等，2002；Wilcock 等，2002；Narasimhalu 等，2010）。一项 VaD 随机临床实验的荟萃分析发现，胆碱酯酶抑制药和美金刚对认知具有有利作用，但对总体结局无益（Kavirajan 和 Schneider，2007）。VaD 存在显著的异质性，使得不同试验中纳入的 VaD 受试者可能具有不同的潜在病变（大血管性、小血管性、混合型 VaD/AD）和不同的认知障碍严重程度。这使得试验结果被混淆，增加了某些 VaD 亚型可能或多或少获益的可能性。

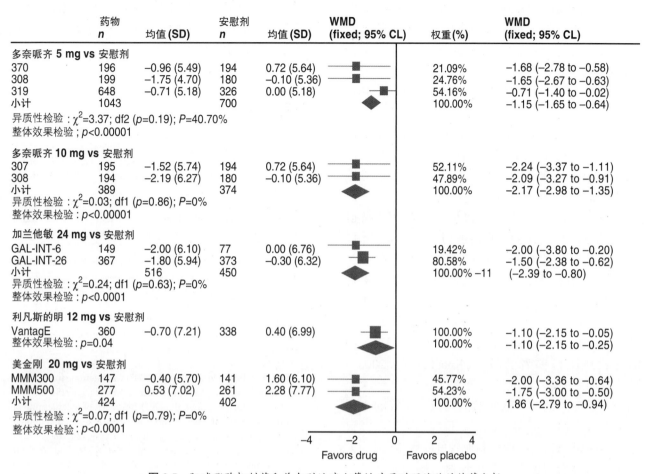

药物 n	n	均值 (SD)	安慰剂 n	均值 (SD)	WMD (fixed; 95% CL)	权重(%)	WMD (fixed; 95% CL)
多奈哌齐 5 mg vs 安慰剂							
370	196	−0.96 (5.49)	194	0.72 (5.64)		21.09%	−1.68 (−2.78 to −0.58)
308	199	−1.75 (4.70)	180	−0.10 (5.36)		24.76%	−1.65 (−2.67 to −0.63)
319	648	−0.71 (5.18)	326	0.00 (5.18)		54.16%	−0.71 (−1.40 to −0.02)
小计	1043		700			100.00%	−1.15 (−1.65 to −0.64)
异质性检验：χ^2=3.37; df2 (p=0.19); P=40.70%							
整体效果检验；p<0.00001							
多奈哌齐 10 mg vs 安慰剂							
307	195	−1.52 (5.74)	194	0.72 (5.64)		52.11%	−2.24 (−3.37 to −1.11)
308	194	−2.19 (6.27)	180	−0.10 (5.36)		47.89%	−2.09 (−3.27 to −0.91)
小计	389		374			100.00%	−2.17 (−2.98 to −1.35)
异质性检验：χ^2=0.03; df1 (p=0.86); P=0%							
整体效果检验：p<0.00001							
加兰他敏 24 mg vs 安慰剂							
GAL-INT-6	149	−2.00 (6.10)	77	0.00 (6.76)		19.42%	−2.00 (−3.80 to −0.20)
GAL-INT-26	367	−1.80 (5.94)	373	−0.30 (6.32)		80.58%	−1.50 (−2.38 to −0.62)
小计	516		450			100.00% −11	(−2.39 to −0.80)
异质性检验：χ^2=0.24; df1 (p=0.63); P=0%							
整体效果检验：p<0.0001							
利凡斯的明 12 mg vs 安慰剂							
VantagE	360	−0.70 (7.21)	338	0.40 (6.99)		100.00%	−1.10 (−2.15 to −0.05)
整体效果检验：p=0.04						100.00%	−1.10 (−2.15 to −0.25)
美金刚 20 mg vs 安慰剂							
MMM300	147	−0.40 (5.70)	141	1.60 (6.10)		45.77%	−2.00 (−3.36 to −0.64)
MMM500	277	0.53 (7.02)	261	2.28 (7.77)		54.23%	−1.75 (−3.00 to −0.50)
小计	424		402			100.00%	1.86 (−2.79 to −0.94)
异质性检验：χ^2=0.07; df1 (p=0.79); P=0%							
整体效果检验：p<0.0001							

−4　−2　0　2　4
Favors drug　　Favors placebo

图 9.5　胆碱酯酶抑制药和美金刚治疗血管性痴呆对照试验的荟萃分析

对 VaD 的情感和行为异常也必须处理。抑郁症状（符合 DSM 标准的焦虑和抑郁）和情感淡漠是 VCI 和 VaD 经常伴随的症状。抗抑郁药物治疗会有效。选择性 5- 羟色胺再摄取抑制药（selective serotonin reuptake inhibitors, SSRI）是 VaD 的首选药物。它们有激活作用，帮助克服与 VaD 相关的迟钝和情感淡漠，并且耐受性良好。三环类抗抑郁药可有镇静作用，由于其明显的抗胆碱能副作用而耐受性欠佳。破坏性行为、躁动、妄想和其他精神症状，在 VaD 比 AD 要少见得多。抗精神病药物应该谨慎地用于 VaD 的行为症状治疗，尤其是伴随锥体外系症状的 VaD 患者，因为这些药物可能增加失衡和跌倒的风险。如果需要，非典型抗精神病药物（利培酮、喹硫平、奥氮平）副作用较少，但是也应该只在必须用药时短时间使用。并且要密切监测服药患者，并且对是否继续用药谨慎评估。由于有增加老年人猝死的风险，这些药物都有一个"黑框"警告。苯二氮䓬类有镇静作用，但会增加意识模糊和跌倒的风险，在所有老年人中应该避免使用，尤其是那些痴呆症患者。

VaD 患者常常有一种或多种血管性危险因素（例如高血压、糖尿病、心房颤动和高脂血症）需要持续用药。为了将血管性缺血减少到最低程度，这些慢性疾病在开始用药时就要给予监督或协助，这样才能达到最佳控制。为了取得成功，需要一个积极主动的、多学科的方法，以患者和家庭为中心，涉及风险降低、病人安全、高级的护理计划和生活质量。

预后 / 结果

VaD 的两个最受关注的结果是认知减退和死亡率。无症状性 VBI，即 SBI 和 WMH 的预后和结果，已经在 VCI 的亚型进行了讨论。一般认为 VaD 认知减退的速率比 AD 更为缓慢和多变。在安慰剂对照的 VaD 药物试验中，使用 ADAScog 进行测量，在 6~12 个月没有观察到认知减退方面显著的改变（Erkinjuntti 等，2002；Wilkinson 等，2003）。在瑞典痴呆老年人的一项 7 年的研究中发现，AD 患者平均年认知减退率（间期 3 年以上）高于 VaD 患者（Aguero-Torres 等，1998a，1998b）。在脑卒中幸存者的纵向研究中，伴有痴呆或再发脑卒中的患者其认知减退更为明显（Nyenhuis 等，2002；Sachdev 等，2004a，2004b）。一项针对正常老化、皮质下缺血性血管病和 AD 的多变量分析研究（使用 MRI，前瞻性及纵向研究）显示在与认知损害、年龄、男性、抑郁心境及合并腔隙性梗死灶等相关因素下都有较高的死亡率（Lavretsky 等，2010）。在所有认知损害组中，既有腔隙梗死灶又有抑郁心境的受试者生存期最短。

由于 VaD 与已知的心血管危险因素（高血压、糖尿病、高脂血症）关系密切，所以 VaD 死亡率大于 AD，也在预料之中。瑞典的一项以社区为基础的 75 岁以上人群研究报告 VaD 的平均生存期为 2.8 年，相比之下 AD 的平均生存期为 3.1 年（Aguero-Torres 等，1998a，1998b）。在明尼苏达州罗彻斯特市，一项回顾性研究发现，与 AD 相比 VaD 的死亡风险是前者的两倍（Knopman 等，2003）。另一方面，一项最近的队列研究报道，在患有 AD、VaD 或无痴呆的卒中的非裔美国人中 7 年的生存率没有差异（Freels 等，2002）。目前的临床实践致力于早期识别和更好地控制血管危险因素，因为人们相信这样做能够更长久地保留认知功能并延迟死亡。

结论

在过去的半个世纪，CVD 在认知减退中的作用，特别是对于老年人群，越来越受到人们的关注。VCI 不是一个单一的疾病实体，而是一个异质性的表型，其严重性、潜在的病理生理和症候学因潜在 VBI 的位置、大小和数量的不同而不同。从神经病理学研究中新出现的证据表明，脑梗死与 AD 病理混合在一起叠加了认知障碍的下降程度。目前对于 VCIND、混合型 AD/VCI 乃至 VaD，还没有一致认可的临床或病理诊断标准。MRI 结构影像是目前对 VBI 最敏感和特异的检测方法。与 VBI 相关的许多危险因素（例如高血压、糖尿病和血脂异常）都得到证实，能够做到临床识别，并且可以通过治疗来控制。到目前为止，针对脑卒中的临床试验，往往开始的太晚，持续的时间太短，或者缺乏敏感的认知结果评价方法，以至于不能证明对认知功能产生的影响。目前，还没有 FDA 批准的针对 VCI 的对症治疗药物。同时，临床保健把注意力集中在通过早期

识别、积极治疗和密切监测来降低危险因素，这样做可以减少由潜在 CVD 导致的认知功能下降，认知障碍及痴呆的发生。

（刘汉兴　译，吴志平　杨春慧　校）

参考文献

Aguero-Torres, H., Fratiglioni, L., et al. (1998a) Dementia is the major cause of functional dependence in the elderly: 3-year follow-up data from a population-based study. *Am J Public Health*, 88 (10): 1452–1456.

Aguero-Torres, H., Fratiglioni, L., et al. (1998b) Prognostic factors in very old demented adults: a seven-year follow-up from a population-based survey in Stockholm. *J Am Geriatr Soc*, 46 (4): 444–452.

American Psychiatric Association and American Psychiatric Association Task Force on DSM-IV. (1994) *Diagnostic and Statistical Manual of Mental Disorders: DSM-IV.* Washington, DC: American Psychiatric Association.

Andersen, K., Launer, L.J., et al. (1999) Gender differences in the incidence of AD and vascular dementia: the EURODEM studies. EURODEM Incidence Research Group. *Neurology*, 53 (9): 1992–1997.

Auchus, A.P., Brashear, H.R., et al. (2007) Galantamine treatment of vascular dementia: a randomized trial. *Neurology*, 69 (5): 448–458.

Bar, K.J., Boettger, M.K., et al. (2007) Influence of galantamine on vasomotor reactivity in Alzheimer's disease and vascular dementia due to cerebral microangiopathy. *Stroke*, 38 (12): 3186–3192.

Bastos-Leite, A.J., van der Flier, W.M., et al. (2007) The contribution of medial temporal lobe atrophy and vascular pathology to cognitive impairment in vascular dementia. *Stroke*, 38 (12): 3182–3185.

Bennett, D.A., Wilson, R.S., et al. (1990) Clinical diagnosis of Binswanger's disease. *J Neurol Neurosurg Psychiatry*, 53 (11): 961–965.

Black, S., Roman, G.C., et al. (2003) Efficacy and tolerability of donepezil in vascular dementia: positive results of a 24-week, multicenter, international, randomized, placebo-controlled clinical trial. *Stroke*, 34 (10): 2323–2330.

Carrera, E., and Bogousslavsky, J. (2006) The thalamus and behavior: effects of anatomically distinct strokes. *Neurology*, 66 (12): 1817–1823.

Chui, H. (2005) Neuropathology lessons in vascular dementia. *Alzheimer Dis Assoc Disord*, 19 (1): 45–52.

Chui, H.C. (2007) Subcortical ischemic vascular dementia. *Neurol Clin*, 25 (3): 717–740, vi.

Chui, H.C., Victoroff, J.I., et al. (1992) Criteria for the diagnosis of ischemic vascular dementia proposed by the State of California Alzheimer's Disease Diagnostic and Treatment Centers. *Neurology*, 42 (3 Pt. 1): 473–480.

Cordoliani-Mackowiak, M.A., Henon, H., et al. (2003) Poststroke dementia: influence of hippocampal atrophy. *Arch Neurol*, 60 (4): 585–590.

Cukierman-Yaffe, T., Gerstein, H.C., et al. (2009) Relationship between baseline glycemic control and cognitive function in individuals with type 2 diabetes and other cardiovascular risk factors: the action to control cardiovascular risk in diabetes-memory in diabetes (ACCORD-MIND) trial. *Diabetes Care*, 32 (2): 221–226.

D'Agostino, R.B., Wolf, P.A., et al. (1994) Stroke risk profile: adjustment for antihypertensive medication. The Framingham Study.

Stroke, 25 (1): 40–43.

Das, R.R., Seshadri, S., et al. (2008) Prevalence and correlates of silent cerebral infarcts in the Framingham offspring study. *Stroke*, 39 (11): 2929–2935.

Debette, S., Beiser, A., et al. (2010) Association of MRI markers of vascular brain injury with incident stroke, mild cognitive impairment, dementia, and mortality. The Framingham Offspring Study. *Stroke*, 41: 600–606 (Available from: http://stroke.ahajournals.org/content/41/4/600.abstract).

Decarli, C., Massaro, J., et al. (2005) Measures of brain morphology and infarction in the Framingham Heart Study: establishing what is normal. *Neurobiol Aging*, 26 (4): 491–510.

Desmond, D.W., Moroney, J.T., et al. (2000) Frequency and clinical determinants of dementia after ischemic stroke. *Neurology*, 54 (5): 1124–1131.

Dichgans, M., Mayer, M., et al. (1998) The phenotypic spectrum of CADASIL: clinical findings in 102 cases. *Ann Neurol*, 44 (5): 731–739.

Dichgans, M., Markus, H.S., et al. (2008) Donepezil in patients with subcortical vascular cognitive impairment: a randomised double-blind trial in CADASIL. *Lancet Neurol*, 7 (4): 310–318.

Diener, H.C., Sacco, R.L., et al. (2008) Effects of aspirin plus extended-release dipyridamole versus clopidogrel and telmisartan on disability and cognitive function after recurrent stroke in patients with ischaemic stroke in the Prevention Regimen for Effectively Avoiding Second Strokes (PRoFESS) trial: a double-blind, active, and placebo-controlled study. *Lancet Neurol*, 7 (10): 875–884.

Dufouil, C., Chalmers, J., et al. (2005) Effects of blood pressure lowering on cerebral white matter hyperintensities in patients with stroke: the PROGRESS (Perindopril Protection Against Recurrent Stroke Study) magnetic resonance imaging substudy. *Circulation*, 112 (11): 1644–1650.

Erkinjuntti, T., Inzitari, D., et al. (2000) Research criteria for subcortical vascular dementia in clinical trials. *J Neural Transm Suppl*, 59: 23–30.

Erkinjuntti, T., Kurz, A., et al. (2002) Efficacy of galantamine in probable vascular dementia and Alzheimer's disease combined with cerebrovascular disease: a randomised trial. *Lancet*, 359 (9314): 1283–1290.

Fitzpatrick, A.L., Kuller, L.H., et al. (2004) Incidence and prevalence of dementia in the cardiovascular health study. *J Am Geriatr Soc*, 52 (2): 195–204.

Folstein, M.F., Folstein, S.E., et al. (1975) "Mini-mental state." A practical method for grading the cognitive state of patients for the clinician. *J Psychiatr Res*, 12 (3): 189–198.

Forette, F., Seux, M.L., Staessen, J.A., et al. (1998) Prevention of dementia in randomised double-blind placebo-controlled Systolic Hypertension in Europe (Syst-Eur) trial. *Lancet*, 352: 1347–1351.

Forette, F., Seux, M.L., et al. (2002) The prevention of dementia with antihypertensive treatment: new evidence from the Systolic Hypertension in Europe (Syst-Eur) study. *Arch Intern Med*, 162 (18): 2046–2052.

Freels, S., Nyenhuis, D.L., et al. (2002) Predictors of survival in African American patients with AD, VaD, or stroke without dementia. *Neurology*, 59 (8): 1146–1153.

Gold, G., Bouras, C., Canuto, A., et al. (2002) Clinicopathological validation study of four sets of clinical criteria for vascular dementia. *Am J Psychiatry*, 159: 82–87.

Goldstein, L.B., American Heart Association., et al. (2009) *A Primer on Stroke Prevention and Treatment: An Overview Based on AHA/ASA Guidelines*. Hoboken, NJ: Wiley-Blackwell.

Gottesman, R.F., Coresh, J., et al. (2010) Blood pressure and white-matter disease progression in a biethnic cohort: Atherosclerosis Risk in Communities (ARIC) study. *Stroke*, 41 (1): 3–8.

Grinberg, L.T., and Thal, D.R. (2010) Vascular pathology in the aged human brain. *Acta Neuropathol*, 119 (3): 277–290.

Hachinski, V.C., Lassen, N.A., et al. (1974) Multi-infarct dementia. A cause of mental deterioration in the elderly. *Lancet*, 2 (7874): 207–210.

Hachinski, V.C., Iliff, L.D., et al. (1975) Cerebral blood flow in dementia. *Arch Neurol*, 32 (9): 632–637.

Hachinski, V., Iadecola, C., et al. (2006) National Institute of Neurological Disorders and Stroke–Canadian Stroke Network vascular cognitive impairment harmonization standards. *Stroke*, 37 (9): 2220–2241.

Henon, H., Pasquier, F., et al. (1998) Medial temporal lobe atrophy in stroke patients: relation to pre-existing dementia. *J Neurol Neurosurg Psychiatry*, 65 (5): 641–647.

Henon, H., Durieu, I., et al. (2001) Poststroke dementia: incidence and relationship to prestroke cognitive decline. *Neurology*, 57 (7): 1216–1222.

Henon, H., Pasquier, F., et al. (2006) Poststroke dementia. *Cerebrovasc Dis*, 22 (1): 61–70.

Ivan, C.S., Seshadri, S., et al. (2004) Dementia after stroke: the Framingham Study. *Stroke*, 35 (6): 1264–1268.

Jagust, W.J., Zheng, L., et al. (2008) Neuropathological basis of magnetic resonance images in aging and dementia. *Ann Neurol*, 63 (1): 72–80.

Jeerakathil, T., Wolf, P.A., et al. (2004) Stroke risk profile predicts white matter hyperintensity volume: the Framingham Study. *Stroke*, 35 (8): 1857–1861.

Jin, Y.P., Di Legge, S., et al. (2006) The reciprocal risks of stroke and cognitive impairment in an elderly population. *Alzheimers Dement*, 2 (3): 171–178.

Kang, J.H., Cook, N.R., et al. (2009) Vitamin E, vitamin C, beta carotene, and cognitive function among women with or at risk of cardiovascular disease: the Women's Antioxidant and Cardiovascular Study. *Circulation*, 119 (21): 2772–2780.

Kavirajan, H. and Schneider, L.S. (2007) Efficacy and adverse effects of cholinesterase inhibitors and memantine in vascular dementia: a meta-analysis of randomised controlled trials. *Lancet Neurol*, 6 (9): 782–792.

Knopman, D.S., Rocca, W.A., et al. (2002) Incidence of vascular dementia in Rochester, Minn., 1985–1989. *Arch Neurol*, 59 (10): 1605–1610.

Knopman, D.S., Rocca, W.A., et al. (2003) Survival study of vascular dementia in Rochester, Minnesota. *Arch Neurol*, 60 (1): 85–90.

Kokmen, E., Whisnant, J.P., et al. (1996) Dementia after ischemic stroke: a population-based study in Rochester, Minnesota (1960–1984). *Neurology*, 46 (1): 154–159.

Lavretsky, H., Zheng, L., et al. (2010) Association of depressed mood and mortality in older adults with and without cognitive impairment in a prospective naturalistic study. *Am J Psychiatry*, 167 (5): 589–597.

Lesnik Oberstein, S.A., van den Boom, R., et al. (2001) Cerebral microbleeds in CADASIL. *Neurology*, 57 (6): 1066–1070.

Leys, D., Henon, H., et al. (2005) Poststroke dementia. *Lancet Neurol*, 4 (11): 752–759.

Lithell, H., Hansson, L., Skoog, I., et al. (2003) The Study on Cognition and Prognosis in the Elderly (SCOPE): principal results of a randomized double-blind intervention trial. *J Hypertens*, 21: 875–886.

Longstreth, W.T. Jr, Manolio, T.A., et al. (1996) Clinical correlates of white matter findings on cranial magnetic resonance imaging of 3301 elderly people. The Cardiovascular Health Study. *Stroke*, 27 (8): 1274–1282.

Longstreth, W.T. Jr, Bernick, C., et al. (1998) Lacunar infarcts defined by magnetic resonance imaging of 3,660 elderly people:

the Cardiovascular Health Study. *Arch Neurol*, 55 (9): 1217–1225.

Longstreth, W.T. Jr, Dulberg, C., et al. (2002) Incidence, manifestations, and predictors of brain infarcts defined by serial cranial magnetic resonance imaging in the elderly: the Cardiovascular Health Study. *Stroke*, 33 (10): 2376–2382.

Longstreth, W.T. Jr, Arnold, A.M., et al. (2005) Incidence, manifestations, and predictors of worsening white matter on serial cranial magnetic resonance imaging in the elderly: the Cardiovascular Health Study. *Stroke*, 36 (1): 56–61.

Lopez, O.L., Kuller, L.H., et al. (2005) Classification of vascular dementia in the Cardiovascular Health Study Cognition Study. *Neurology*, 64 (9): 1539–1547.

Massaro, J.M., D'Agostino, R.B. Sr, et al. (2004) Managing and analysing data from a large-scale study on Framingham offspring relating brain structure to cognitive function. *Stat Med*, 23 (2): 351–367.

Mayda, A.V. and DeCarli, C. (2009) Vascular cognitive impairment: prodrome to VaD? In: L.O. Wahlund, T. Erkinjuntti, and S. Gauthier (eds), *Vascular Cognitive Impairment in Clinical Practice*. Cambridge: Cambridge University Press.

MRC/BHF (2002) MRC/BHF Heart Protection Study of antioxidant vitamin supplementation in 20,536 high-risk individuals: a randomised placebo-controlled trial. *Lancet*, 360 (9326): 23–33.

Narasimhalu, K., Effendy, S., et al. (2010) A randomized controlled trial of rivastigmine in patients with cognitive impairment no dementia because of cerebrovascular disease. *Acta Neurol Scand*, 121 (4): 217–224.

Nasreddine, Z.S., Phillips, N.A., et al. (2005) The Montreal Cognitive Assessment, MoCA: a brief screening tool for mild cognitive impairment. *J Am Geriatr Soc*, 53 (4): 695–699.

Nyenhuis, D.L., Gorelick, P.B., et al. (2002) Cognitive and functional decline in African Americans with VaD, AD, and stroke without dementia. *Neurology*, 58 (1): 56–61.

Orgogozo, J.M., Rigaud, A.S., et al. (2002) Efficacy and safety of memantine in patients with mild to moderate vascular dementia: a randomized, placebo-controlled trial (MMM 300). *Stroke*, 33 (7): 1834–1839.

O'Sullivan, M., Jarosz, J.M., et al. (2001) MRI hyperintensities of the temporal lobe and external capsule in patients with CADASIL. *Neurology*, 56 (5): 628–634.

Peters, N., Opherk, C., et al. (2005) The pattern of cognitive performance in CADASIL: a monogenic condition leading to subcortical ischemic vascular dementia. *Am J Psychiatry*, 162 (11): 2078–2085.

Peters, R., Beckett, N., Forette, F., et al. (2008) Incident dementia and blood pressure lowering in the Hypertension in the Very Elderly Trial cognitive function assessment (HYVET-COG): a double-blind, placebo controlled trial. *Lancet Neurol*, 7:683–689.

Pohjasvaara, T., Mantyla, R., et al. (1999) Clinical and radiological determinants of prestroke cognitive decline in a stroke cohort. *J Neurol Neurosurg Psychiatry*, 67 (6): 742–748.

Prabhakaran, S., Wright, C.B., et al. (2008) The prevalence and determinants of subclinical brain infarction. The Northern Manhattan Study. *Neurology*, 70 (6) 425–430 (Available from http://www.neurology.org/content/70/6/425).

Ravaglia, G., Forti, P., et al. (2005) Incidence and etiology of dementia in a large elderly Italian population. *Neurology*, 64 (9): 1525–1530.

Reed, B.R., Mungas, D.M., et al. (2007) Profiles of neuropsychological impairment in autopsy-defined Alzheimer's disease and cerebrovascular disease. *Brain*, 130 (Pt. 3): 731–739.

Rocca, W.A., and Kokmen, E. (1999) Frequency and distribution of vascular dementia. *Alzheimer Dis Assoc Disord*, 13 (Suppl. 3): S9–S14.

Roman, G.C. (1987) Senile dementia of the Binswanger type. A vascular form of dementia in the elderly. *J Am Med Assoc*, 258 (13): 1782–1788.

Roman, G.C., Tatemichi, T.K., et al. (1993) Vascular dementia: diagnostic criteria for research studies. Report of the NINDS-AIREN International Workshop. *Neurology*, 43 (2): 250–260.

Roman, G.C., Salloway, S., et al. (2010) Randomized, placebo-controlled, clinical trial of donepezil in vascular dementia: differential effects by hippocampal size. *Stroke*, 41 (6): 1213–1221.

Ruitenberg, A., Ott, A., et al. (2001) Incidence of dementia: does gender make a difference? *Neurobiol Aging*, 22 (4): 575–580.

Sacco, R.L. (2007) The 2006 William Feinberg lecture: shifting the paradigm from stroke to global vascular risk estimation. *Stroke*, 38 (6): 1980–1987.

Sachdev, P.S., Brodaty, H., et al. (2004a) Progression of cognitive impairment in stroke patients. *Neurology*, 63 (9): 1618–1623.

Sachdev, P.S., Brodaty, H., et al. (2004b) The neuropsychological profile of vascular cognitive impairment in stroke and TIA patients. *Neurology*, 62 (6): 912–919.

Schneider, J.A., Wilson, R.S., et al. (2004) Cerebral infarctions and the likelihood of dementia from Alzheimer disease pathology. *Neurology*, 62 (7): 1148–1155.

Schneider, J.A., Arvanitakis, Z., et al. (2007) Mixed brain pathologies account for most dementia cases in community-dwelling older persons. *Neurology*, 69 (24): 2197–2204.

Schneider, J.A., Aggarwal, N.T., et al. (2009a) The neuropathology of older persons with and without dementia from community versus clinic cohorts. *J Alzheimers Dis*, 18 (3): 691–701.

Schneider, J.A., Arvanitakis, Z., et al. (2009b) The neuropathology of probable Alzheimer disease and mild cognitive impairment. *Ann Neurol*, 66 (2): 200–208.

Seshadri, S., Beiser, A., et al. (2006) The lifetime risk of stroke: estimates from the Framingham study. *Stroke*, 37 (2): 345–350.

SHEP Cooperative Research Group. (1991) Prevention of stroke by antihypertensive drug treatment in older persons with isolated systolic hypertension. Final results of the Systolic Hypertension in the Elderly Program (SHEP). *J Am Med Assoc*, 265 (24): 3255–3264.

Snowdon, D.A., Greiner, L.H., et al. (1997) Brain infarction and the clinical expression of Alzheimer disease. The Nun Study. *J Am Med Assoc*, 277 (10): 813–817.

Tatemichi, T.K., Desmond, D.W., et al. (1992a) Confusion and memory loss from capsular genu infarction: a thalamocortical disconnection syndrome? *Neurology*, 42 (10): 1966–1979.

Tatemichi, T.K., Desmond, D.W., et al. (1992b) Dementia after stroke: baseline frequency, risks, and clinical features in a hospitalized cohort. *Neurology*, 42 (6): 1185–1193.

Tatemichi, T.K., Desmond, D.W., et al. (1993) Clinical determinants of dementia related to stroke. *Ann Neurol*, 33 (6): 568–575.

Tatemichi, T.K., Desmond, D.W., et al. (1995) Strategic infarcts in vascular dementia. A clinical and brain imaging experience. *Arzneimittel-Forschung*, 45 (3A): 371–385.

Teng, E.L. and Chui, H.C. (1987) The modified mini–mental state (3MS) examination. *J Clin Psychiatry*, 48 (8): 314–318.

Tierney, M.C., Black, S.E., et al. (2001) Recognition memory and verbal fluency differentiate probable Alzheimer disease from subcortical ischemic vascular dementia. *Arch Neurol*, 58 (10): 1654–1659.

Tomlinson, B.E., Blessed, G., et al. (1970) Observations on the brains of demented old people. *J Neurol Sci*, 11 (3): 205–242.

Tournier-Lasserve, E., Joutel, A., et al. (1993) Cerebral autosomal dominant arteriopathy with subcortical infarcts and leukoencephalopathy maps to chromosome 19q12. *Nat Genet*, 3 (3): 256–259.

Trompet, S., van Vliet, P., et al. (2010) Pravastatin and cognitive function in the elderly. Results of the PROSPER study. *J Neurol*, 257 (1): 85–90.

Tzourio, C., Anderson, C., et al. (2003) Effects of blood pressure lowering with perindopril and indapamide therapy on dementia and cognitive decline in patients with cerebrovascular disease. *Arch Intern Med*, 163 (9): 1069–1075.

van Dijk, E.J., Prins, N.D., et al. (2008) Progression of cerebral small vessel disease in relation to risk factors and cognitive consequences: Rotterdam Scan Study. *Stroke*, 39 (10): 2712–2719.

Vermeer, S.E., Koudstaal, P.J., et al. (2002) Prevalence and risk factors of silent brain infarcts in the population-based Rotterdam Scan Study. *Stroke*, 33 (1): 21–25.

Vermeer, S.E., Den Heijer, T., et al. (2003a) Incidence and risk factors of silent brain infarcts in the population-based Rotterdam Scan Study. *Stroke*, 34 (2): 392–396.

Vermeer, S.E., Prins, N.D., et al. (2003b) Silent brain infarcts and the risk of dementia and cognitive decline. *N Engl J Med*, 348 (13): 1215–1222.

Vinters, H.V., Ellis, W.G., et al. (2000) Neuropathologic substrates of ischemic vascular dementia. *J Neuropathol Exp Neurol*, 59 (11): 931–945.

Viswanathan, A., Gschwendtner, A., Guichard, J.P., et al. (2007) Lacunar lesions are independently associated with disability and cognitive impairment in CADASIL. *Neurology*, 69: 172–179.

White, L. (2009) Brain lesions at autopsy in older Japanese-American men as related to cognitive impairment and dementia in the final years of life: a summary report from the Honolulu–Asia aging study. *J Alzheimers Dis*, 18 (3): 713–725.

White, L., Petrovitch, H., et al. (2002) Cerebrovascular pathology and dementia in autopsied Honolulu–Asia Aging Study participants. *Ann N Y Acad Sci*, 977: 9–23.

Wilcock, G., Mobius, H.J., et al. (2002) A double-blind, placebo-controlled multicentre study of memantine in mild to moderate vascular dementia (MMM500). *Int Clin Psychopharmacol*, 17 (6): 297–305.

Wilkinson, D., Doody, R., et al. (2003) Donepezil in vascular dementia: a randomized, placebo-controlled study. *Neurology*, 61 (4): 479–486.

Wolf, P.A., D'Agostino, R.B., et al. (1991) Probability of stroke: a risk profile from the Framingham Study. *Stroke*, 22 (3): 312–318.

World Health Organization and ebrary Inc. (1993) *The ICD-10 Classification of Mental and Behavioural Disorders Diagnostic Criteria for Research*. Geneva: World Health Organization.

Zarow, C., Vinters, H.V., Ellis, W.G., et al. (2005) Correlates of hippocampal neuron number in Alzheimer's disease and ischemic vascular dementia. *Ann Neurol*, 57: 896–903.

Zhao, L., Yao, J., et al. (2011) 17beta-Estradiol regulates insulin-degrading enzyme expression via an ERbeta/PI3-K pathway in hippocampus: relevance to Alzheimer's prevention. *Neurobiol Aging*, 32 (11): 1949–1963.

第五节　额颞叶痴呆

David Perry, Howard Rosen

导言及相关医学术语定义

在 1892 年，Arnold Pick 医师首先报道了一例患者，其临床表现为进行性行为异常及语言障碍同时伴有左侧颞叶萎缩。随后 Pick 医师又报道了一些类似的病例，并且在 1911 年，Alois Alzheimer 医师描述了与这个疾病相关的病理特征，这样皮克病以独立的疾病被认识了（Pick, 1892, 1904; Alzheimer, 1911）。虽然在之后的几十年中，皮克病的命名发生了变化，现在额颞叶痴呆（frontotemporal dementia, FTD）更受欢迎，但是这类疾病的显著特征仍然是进行性人格和行为异常以及语言障碍。额颞叶痴呆（FTD）不是一个单独的疾病，它是一组疾病包含多种临床亚型，可由多种病理过程引起。在这个疾病的研究领域中，疾病的命名比较混乱，存在不一致的现象。在本章中，额颞叶痴呆（FTD）是一个用于临床的总体术语，可以指 FTD 的三个主要的临床综合征中的任何一个，这包括以行为和社会情感异常为主要特征的行为变异型额颞叶痴呆（bvFTD），以及两种类型的原发性进行性失语（PPA），包括语义变异型失语（svPPA）和非流利性 / 语法错乱型失语（nfvPPA）。而额颞叶变性（FTLD）是一个病理术语，用来指相关的病理学特性的。本章第六节将介绍原发性进行性失语（PPA）的临床表现、影像学及病理学特征。这一节主要介绍行为变异型 FTD（bvFTD）的临床特征，FTD 的总体的病理特征以及这一组疾病中的各个亚型的临床、病理及遗传学方面的不同表现。研究证实 FTD 与其他神经综合征，如皮质基底节综合征（CBS）、进行性核上性麻痹（PSP）、运动神经元病（MND）均有相关，因为发现这些综合征的病理特征与额颞叶痴呆的病理很相似，所以认为这几个综合征是 FLTD 谱系的一部分。PSP 和 CBS 将在其他章节中讨论，在这里提及只是为了强调它们与 FTD 的联系。

流行病学

额颞叶痴呆（FTD）曾被认为是一种少见疾病，但目前研究显示它是引起痴呆的第三大原因，尽管对发病率的预计数值并不统一（Ratnavalli 等, 2002; Ikeda 等, 2004a; Brunnstrom 等, 2009）。荷兰一项研究显示大约在每 100 000 人中有 2.7 人患病（Rosso 等, 2003）。在罗切斯特、明尼苏达州进行的一项研究显示：在 60 岁以前出现痴呆的患者中，FTD 与 AD 一样常见（Knopman 等, 2004）。发病年龄多在六十多岁，但也可早至三十多岁或晚至九十多岁（Rosso 等, 2003; Mercy 等, 2008）。

FTD 发病后的生存期短于 AD，语义变异型失语（svPPA）的患者的生存期最长，可达 11.9 年；

FTD合并运动神经元病（MND）的患者的生存期最短，大约只有2年。行为变异型额颞叶痴呆（bvFTD）和非流利性/语法错乱型失语（nfvPPA）的患者生存期居中，分别为8.7年、9.4年（Roberson等，2005）。

FTD临床综合征的主要类型

行为变异型额颞叶痴呆（behavioral variant of FTD，bvFTD）

病例1

　　一个58岁右利手的男性会计，就诊前4年，他的工作表现开始出现变化。他开始拖延提交客户的纳税申报表，总说他太忙了没时间提交，并且未经客户同意私自申请延期。他还开始缺席与同事约定的会议。尽管如此，由于工作经验丰富、熟悉业务，他还是保住了这份工作。来就诊前2年，他开始逐渐出现人格变化。他开始骂客户和同事，并对陌生人说一些不合适的话，包括谈论他们的体重及身体特征，讲一些下流笑话或谈论自己与妻子之间的私人问题。他越来越不愿意参加群体活动，大家认为他只是情绪低落。随后，他逐渐又出现了新的习惯，包括监控家人及朋友的来访时间，并坚持认为他们离开的时间是之前已经计划好的。他开始喜欢吃甜食，一整袋甜饼干一次就可以吃完，他体重增加了

20磅，他的妻子不得不把食物储藏柜锁起来。在棒球比赛时，他发现看台上有食物，也会吃掉。就诊前6个月的一天下午，他的女儿从医院打电话告诉他自己遇到了车祸，他告诉女儿如果需要搭便车回家的话就再打电话，然后他就离开家去打一周一次的高尔夫球了。他这一次的表现让妻子感到极为震惊。他还总是做重复的动作，包括来回踱步、摩擦自己的手臂和头发。他还开始强制性要求必须把水瓶或文件摆得与桌子边缘对齐。

　　就诊时，他被问到为什么来看病，他说："我出现了一些问题"，但又无法详细说明。他知道自己丢了工作，但他说那是因为同事们嫉妒他的成功。在检查中，他的话很多，并且总是问重复性问题，但是语言流利、语义合理，对复杂指令反应迅速，准确。但是他不能持续完成指令，比如检查者让他闭眼，他会闭上眼睛，但是在检查者发出睁眼的指令前，他会不断地睁开眼睛（运动的不持续性 motor impersistence）。他长时间地盯着检查者看，二次打断检查并且说一些低级笑话。其他神经系统体检没有异常。

　　神经心理测试中，他的MMSE评分为26/30，非文字记忆测试显示记忆曲线平坦，Stroop干扰试验表现尤为不佳。他在1分钟之内只说出了3个以D开头的单词，表现出语言流畅性受损，尤其是音位流畅性。MRI结果（图9.6）显示右侧额颞叶萎缩较左侧更明显，尤其是眶额叶和尾状核萎缩。

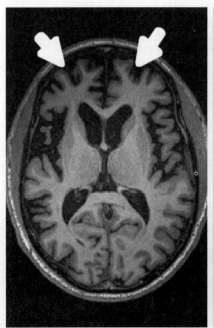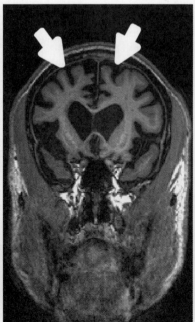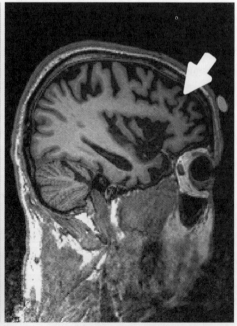

图9.6　MRI横断面、冠状面和矢状面 T_1 相显示双侧额叶萎缩，以右侧明显

bvFTD 的症状

bvFTD 有时也称为额叶变异型 FTD 或者就称为 FTD。bvFTD 是 FTD 最常见的类型，大约占 FTD 的 50%，svPPA 和 nfvPPA 占 50%（Johnson 等，2005）。bvFTD 起病隐匿，首发症状为行为及人格改变。这些症状常被认为是精神问题或"中年危机"的表现（Woolley 等，2011）。早期典型症状包括脱抑制、淡漠、缺乏同情心、饮食行为改变以及强迫行为。bvFTD 患者往往察觉不到自己的这些症状。脱抑制行为包括社交上的不恰当行为，比如触碰陌生人、在社会交往中举止不当，行为冲动或者有反社会的行为如偷窃。淡漠症状包括缺少兴趣和动力，不愿意做事情。尽管脱抑制和淡漠常同时存在，但二者是有区别的（Neary 等，1988）。患者常被描述为冷淡、无情、漠视他人的感受，这些症状在病例 1 中有明显的体现，比如他对女儿车祸表现出不合常理的漠不关心。典型的饮食行为包括暴饮暴食、对食物偏好的改变，更多地摄食甜的或富含碳水化合物的食物、有时还会养成奇怪习惯，比如一定要吃特定厂家或颜色的食物。患者也可表现出重复性动作，包括简单的刻板行为如敲打或摩擦、强迫行为如囤积、反复核对、清洁和整理。

影像学

脑结构及脑功能影像的异常可作为支持诊断的证据。通常脑 CT 和 MRI 显示病变部位萎缩模式与脑功能系统相匹配。脑萎缩主要表现在额叶和（或）颞叶前部。如果两侧病变不对称，右侧通常更严重（Fukui，2000）。前脑岛、前扣带回和眶额叶皮质是最早发生病变的部位（Seeley 等，2008），这些部位在 AD 很少出现严重病变（Liu 等，2004）。FTD 病变好发于这些部位的原因尚不清楚，但这些区域是大双极投射神经元（即 von Economo 神经元）分布的唯一部位（See-ley 等，2006）。von Economo 神经元只存在于人类、大猩猩、某些鲸鱼、海豚及大象中，是 FTD 受损的主要神经元。研究表明，将新生的细胞植入上述脑区易引起病变（Seeley，2008）。这些边缘系统结构参与情感处理（Lane 等，1998；Craig，2003），因此这些结构的病变可以解释 FTD 的社会情感障碍，淡漠、脱抑制及缺乏同情心等症状与边缘系统中某些特定结构的萎缩有关（Rosen 等，2005；Rankin 等，2006）。奇特的饮食习惯改变、强迫行为、自我意识丧失等也与边缘系统中特定结构相关（Tonkonogy 等，1994；Rosso

等，2001；Snowden 等，2001；McMurtray 等，2006；Whitwell 等，2007；Woolley 等，2007；Josephs 等，2008；Piguet 等，2011）。结构脑成像常显示 bvFTD 具有特定的局部脑区萎缩模式，功能成像如 FDG-PET、HMPAO-SPECT 可反映脑血流灌注，常用于确定 FTD 的额颞叶异常（Ishii 等，1998；Foster 等，2007）。

神经心理测试

在病程早期，患者在常规神经心理测试中表现较好（Gregory 等，1999），这是由于多数神经心理测试评估的执行功能是由背外侧前额叶介导，而不是由内侧和眶部额叶介导（Krueger 等，2011）。FTD 病变部位变性导致患者出现社交认知障碍。研究显示 FTD 患者在情感识别（Lough 等，2006）、嘲讽识别（Kosmidis 等，2008）及欣赏他人观点（Gregory 等，2002）等方面存在缺陷。目前正在研究如何将检测这些能力的任务转化成规范化评估手段并用于临床。随着 FTD 病程进展，病变累及更多的背外侧额叶皮质，患者在多数额叶执行功能检测中表现异常，包括评估患者在两种不同反应之间灵活转换能力的 Trails B 测试（Strauss 等，2006）、评估对无意识或优势反应抑制能力的 Stroop 测试（Strauss 等，2006）、评估不断产生新反应能力的语音流畅性测试（Henry 和 Crawford，2004）。虽然 FTD 患者每日的记忆功能相对保留，但词语和视觉记忆测试表现可出现变化（Pasquier 等，2001；Hornberger 等，2010）。同样，患者视觉空间功能很少受损，但患者计划或组织能力欠佳可能影响其测试表现（Kramer 等，2003）。

原发性进行性失语（PPA）

PPA 是一种以语言功能退化为突出症状的进行性疾病，语言功能减退是病程初期患者功能障碍的主要原因（Weintraub 等，1990；Mesulam，2001）。PPA 包括三种类型，即语义变异型 svPPA（既往称为语义性痴呆）、非流利性 / 语法错乱型 nfvPPA（也称为进行性非流利性失语）和 logopenic 型进行性失语。这些综合征将在第 6 节中详细描述，在这里只是简要论述。svPPA 的主要特征是对词语及客体的理解进行性减退。最早表现为找词困难，有时识别细微差异的词语困难，逐渐发展为客体知识的丧失。svPPA 病变起始于左侧颞极，MRI 显示非对称性内侧颞叶萎缩（Seeley 等，2005）。当病变起始于右侧颞叶时,早期可出现人脸识别障碍,如不能识别政客、艺人等知名度较高的人脸(Snowden 等,2004)。此外,右侧颞叶病变的患者表现出缺乏同情心等行为异常,找词及词语识别困难的表现也很明显(Thompson 等,2003)。不论病变起始于左侧还是右侧,svPPA 患者通常在起病 3~4 年内出现典型的 bvFTD 行为异常,这可能是由于病变从颞叶扩展至额叶(Seeley 等,2005)。nfvPPA 的主要特征是缓慢的吞吐语言、发音困难、语法缺失(语法功能性词语减少),发病与左下额叶萎缩及代谢减退有关(Gorno-Tempini 等,2004a;Josephs 等,2006)。随着病程进展,nfvPPA 患者可出现行为异常,但很少出现明显的社会情感障碍,这一点在 bvFTD、svPPA 中表现明显(Rosen 等,2006)。Logopenic 型的主要特征是吞吐言语和显著的找词困难,但对词语的理解相对保留。影像学常显示左侧颞叶后部和顶叶异常。svPPA 和 nfvPPA 大多与 FTLD 的病理改变有关,而 Logopenic 型则与 AD 病理改变有关。

与 FTD 相关的其他临床症候群

bvFTD、svPPA 及 nfvPPA 代表了 FTD 主要的临床综合征,越来越多的研究表明其他一些神经退行性综合征患者尸检时也出现 FTLD 病变,也具有与其重叠的临床特征。现在这些综合征常作为 FTD 谱系或 FTLD 谱系,纳入 FTD 的讨论中。

额颞叶痴呆伴运动神经元病(FTD-MND)

10%~15% 的 FTD 患者合并运动神经元病(MND),出现类似肌萎缩性侧索硬化(ALS,又称为 Lou Gehrig 病)的表现(Lomen-Hoerth 等,2002)。如果同时合并 MND,病情进展将加快,生存期会明显缩短(Roberson 等,2005)。MND 在三种主要的 FTD 综合征中都可以同时合并,但是更多见于 bvFTD。MND 主要表现为脊髓前角神经元变性引起的肌无力、肌萎缩、肌束颤动,以及中央前回运动神经元变性引起的锥体束征如痉挛性肌张力增强、反射亢进等。这些上运动神经元受损的症状往往涉及延髓肌(舌肌、面肌、吞咽肌),当 MND 合并 FTD 时,这些症状更常见。患者最先出现的症状可以是认知或运动改变。当 FTD 合并 MND 时,患者可出现发作性、不受控制的强哭强笑,即假性延髓情绪(pseudobulbar affect,PBA)(Chang 等,2005),一旦 FTD 患者出现假性延髓情绪应考虑是否合并 MND。FTD-MND 患者常出现精神症状,但其行为表现与没有 MND 的 FTD 患者相同(Lillo 等,2010)。有时 FTD-MND 患者的影像学变化比没有 MND 的 FTD 患者更不明显。虽然 ALS 被认为与痴呆没有明显相关性,但 FTD 病程中 MND 的出现促使研究者们对 ALS 患者进行更仔细地检查。研究表明:因肌肉运动问题到神经肌肉门诊就诊的患者中,有一小部分实际上存在 FTD 引起的认知和行为改变(Murphy 等,2007),高达 50%ALS 患者的心理学测试或定量评估发现有轻微的认知障碍。这些发现进一步强化了 FTD 与 ALS 之间的联系(Lomen-Hoerth 等,2003;Murphy 等,2007)。

进行性核上性麻痹(progressive supranuclear palsy,PSP)

在传统的神经病学教材中,进行性核上性麻痹被认为是一种非典型的帕金森综合征。它的主要特征是进行性平衡障碍和容易跌倒、进行性加重的躯干和颈部僵直[即中轴性僵直(axial rigidity)]、眼球随意运动丧失(即核上性凝视麻痹)。此外,许多患者出现认知障碍,提示额叶功能障碍,患者常出现与 bvFTD、nfvFTD 相同的行为和语言改变。PSP 患者也可首先表现为认知或行为症状,运动障碍少或轻微,随后才发展为典型的运动障碍。由于 PSP 与 FTD 症状重叠,而且 PSP 的病理特征与 FTLD 相似,因此 PSP 被列入 FTD 谱疾病。

皮质基底节综合征(corticobasal syndrome,CBS)

皮质基底节综合征是另一种非典型的帕金森综合征,与 FTD 存在临床症状和病理的重叠,但是 PSP 的临床表现仍然在不断发展变化中。从传统上来看,CBS(常被称为皮质基底节变性,CBD)被描述为一种认知和运动障碍疾病,主要表现为不对称性运动困难,如震颤、肌阵挛、肌僵直和肌张力不全、异己肢综合征(肢体做出的动作没有受大脑支配),同时有不对称性感觉障碍,提示躯体感觉皮质区功能障碍。研究表明 CBS 患者可出现与 nfvPPA、lvPPA 相似的语言能障碍,也出现明显的视觉空间障碍、左侧空间忽略(Rebeiz 等,1968;Gorno-Tempini 等,2004b)。最近研究发现,许多 CBS 患者,不管他有没有不对称性运动症状,都可能同时有 AD 病理变化(Boeve 等,1999;Hu 等,2009)。那些有 AD 病理的 CBS 患者,其大脑更常表现为颞叶-顶叶的萎缩(Whitwell 等,2010)。尸检时如果发现有典型的 CBD 病理表现,那么患者生前大多会有不对称性运动症状,或类似于 FTD 额叶功能障碍的表现如认知和行为障碍,患者可能不出现明显的运动障碍(Lee 等,2011)。

病理学

接诊神经退行性疾病的临床医师面临的挑战之一就是要通过患者的临床症状来预测病人脑内可能出现的分子或组织病理学改变。预测病理的相关性有非常重要的意义,只有明确了疾病的病理及分子基础,才能采取针对性的治疗。遗憾的是,FTLD 的病理改变比较复杂,作出这种预测十分困难。

所有 FTLD 病变的亚型都表现出明显的额叶和颞叶萎缩、神经元脱失、神经胶质细胞增生、微空泡形成(Brun,1987)。根据神经元包涵体和其他形态学特征可区分不同的亚型。在最早的关于 FTLD 的病理报道中描述了 Pick 小体(Alzheimer,1911),后来证实 Pick 小体是包含有过度磷酸化的 Tau 蛋白。随后发现许多 FTLD 患者有 Tau 包涵体而不一定是 Pick 小体,但是这种情况也只占 FTLD 病例的一半。随着时间推移,对另外一半没有 Tau 包涵体的 FTLD 病例的病变认识也得到发展,这一部分被描述为缺少独特病理学改变的痴呆(Knopman 等,1990)。之后,随着染色技术的提高,大多数原来被认为是缺少特异性病理变化的痴呆患者的大脑存在 Tau 阴性的泛素化包涵体,这一型被称为 FTLD-U。在 2006 年,这些泛素化的蛋白被证实是分子量为43kD 的 TAR DNA 结合蛋白(TDP-43)(Neumann 等,2006)。现在认为,Tau 包涵体和 TDP-43 包涵体在 bvFTD 患者中出现的概率相同,这些包涵体可见于绝大多数 FTD 病例中(Snowden 等,2007)。最近研究发现剩余的一小部分病例(既没有 Tau 包涵体,也没有 TDP-43 包涵体)会出现 FUS 包涵体,即肉瘤融合蛋白包涵体(fused in sarcoma inclusion)。

Tau

Tau 蛋白,也称微管相关蛋白 Tau(*MAPT*),由位于 17 号染色体的基因编码,其主要功能是稳定微管,维持神经元内的分子转运(Weingarten 等,1975)。由于选择性剪切,Tau 蛋白以两种形式存在:3R(含 3 个氨基酸序列重复区)、4R(含 4 个重复区)。这两种形式都存在于正常细胞中,但在一些病理情况下往往主要与其中某一种形式为表现有关。比如 Pick 小体是 FTLD 经典的组织病理学特征,它含有 3R 形式的 Tau 蛋白(图 9.7)。Pick

细胞也称为去染色质的气球样细胞,与 Pick 小体相关,但很多患者出现 Pick 细胞而没有 Pick 小体。Tau 蛋白变性在其他一些病理状态中也起到重要作用,如合并有 17 号染色体连锁的帕金森综合征的 FTD,它是 *MAPT* 基因突变引起的一种遗传性疾病,这个疾病类型的 Tau 蛋白是以 3R 和 4R 混合形式存在。在极罕见的以神经原纤维缠结为主的痴呆症(tangle-dominant dementia, TDD)、关岛型肌萎缩侧索硬化 - 帕金森综合征复合型痴呆(Guam ALS Parkinson's dementia complex)中,Tau 蛋白也是以3R 和 4R 混合形式存在。CBD 和 PSP 中 Tau 蛋白则是以 4R 形式存在。CBD 的脑病理表现为 Tau 蛋白免疫反应阳性的星形胶质细胞斑、胶质细胞的丝状和线圈样结构。PSP 病理特征为球状的神经原纤维缠结和成星簇丛状的星形胶质细胞(Cairns 等,2007)。嗜银颗粒病(argyrophilic grain disease,AGD)和多系统的 Tau 病变型痴呆是较少见的 4R病变(Cairns 等,2007)。

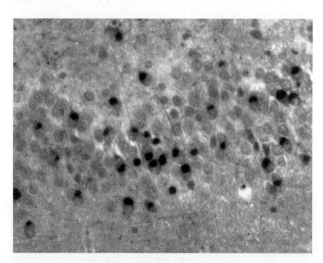

图 9.7 进行性非流利性失语症的皮克病患者的大脑海马齿状回神经元内 Pick 小体,患者是一名 74 岁女性。病理染色为 3R 抗体的免疫组化染色,苏木素复染。经 W.W.Seeley,University of California,San Francisco 许可使用

TDP-43

TDP-43 的功能尚不完全清楚,但它是神经元内的正常成分。正常情况下,TDP-43 的染色局限于细胞核,这与它的 DNA 转录调节子的功能相一致(Buratti 和 Baralle,2008)。在 FTLD,病理性的 TDP-43 包涵体可以出现在细胞质中,但是 TDP-43 包涵体出现的部位取决于 TDP-43 聚集的部位,即可以在神经元胞体的胞浆中、树突中或者这两个部位都可以出现。区分不同的染色模式具有重要意

义,因为特定的病理亚型与特异性临床表现之间有相关性。Sampathu 分类法将其分为 4 种 TDP-43 病理改变(Sampathu 等,2006)。Ⅰ型:皮质浅层出现长的退化轴突,神经元胞浆内包涵体少见;Ⅱ型:皮质浅层、深层出现大量神经元胞浆内包涵体,但轴突内的包涵体少见;Ⅲ型:很多短小的退化轴突以及神经元胞浆内包涵体,包涵体也可出现于细胞核内;Ⅳ型:此型较少见,表现为退化轴突和细胞核内包涵体。当 TDP-43 与 FTLD 之间的联系被发现的同时,TDP-43 的病理包涵体也被发现存在于大多数 ALS 患者中,这无疑为之前就被注意到的 ALS 与 FTD 之间的临床联系提供了病理学基础(Neumann 等,2006;Mack-enzie 等,2007)。

FUS

肉瘤融合蛋白(FUS)病变最早是在家族性 ALS 中发现的,之后很快在 FTD 病例中也发现了(Neumann 等,2009a)。嗜碱性包涵体病(basophilic inclusion body disease,BIBD)(Munoz 等,2009),神经元中间丝疾病(neuronal intermediate filament disease,NIFID)(Neumann 等,2009b)和非典型性 FTLD-U(aFTLD-U)是 FLTD 谱系中少见的病变,现在也被归入 FUS 病变。

其他分类

有些 FTD 病例并不出现任何包涵体,这样,只好把这一类称为"缺少独特组织病理学特征"的

FTD。另外有一部分被称为 FTD-3 的病例将在后面相应的基因突变部分讨论。

临床 - 病理相关性

总体而言,特定临床表现与分子和组织病理之间并不是一一对应的(图 9.8),但一些临床表现的确可以很好地预测某些特定的病理改变。

svPPA 通常是由 TDP-43 病变导致,尤其是 Sampathu Ⅰ型引起(Gorno-Tempini 等,2004a),当然 svPPA 也可由 AD 和极为罕见的 Tau 病变引起(Davies 等,2005)。非流利型 PPA 通常由 Tau 蛋白病引起(Josephs 等,2006)。PSP 和 CBS 通常认为是 Tau 蛋白病,但也可由其他病理改变引起(Kertesz 等,2005)。不论是否合并 FTD,ALS 的病理都认为是的 Sympathu Ⅱ型,即在大脑皮质的浅层和深层出现大量神经元胞浆内的 TDP-43 包涵体,但轴突内的包涵体少见。Ⅲ型病变可见于颗粒蛋白前体(progranulin)基因突变引起的家族性 FTD,也可见于多种散发性 FTD 综合征。Ⅳ型病变也与家族性 FTD、包涵体肌炎、含缬酪肽蛋白(valosin-containing protein,VCP)突变引起的佩吉特骨病有关。

在临床上,有 FUS 病理表现的患者(FTD-U)发病年龄较早,常伴有精神症状(Urwin 等,2010),影像学多表现为尾状核萎缩(Josephs 等,2010)。

svPPA 和 nfvPPA 有独特的病理改变,而 bvFTD 病例中 Tau 和 TDP-43 的病理几乎各占

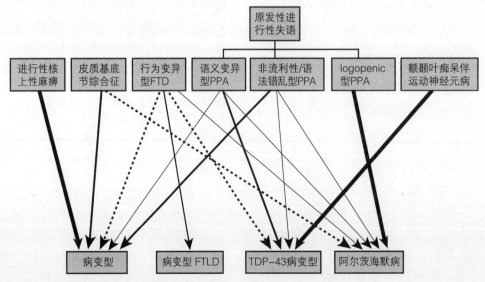

图 9.8　FTD 谱综合征、FTLD 病变的临床与病理之间的相关性

PSP:进行性核上性麻痹;CBS:皮质基底节综合征;bvFTD:行为变异型 FTD;PPA:原发性进行性失语;svPPA:语义变异型 PPA;nfvPPA:非流利性 / 语法错乱型 PPA;lvPPA:logopenic 型 PPA;FTD-MND:额颞叶痴呆伴运动神经元病;FTLD-Tau:Tau 病变型 FTLD;FTLD-*TDP*:TDP-43 病变型 FTLD;FTLD-FUS:FUS 病变型 FTLD;AD:阿尔茨海默病

一半。目前还不能根据临床表现来预测病理的亚型。一些 FTD 患者的尸检可以看到 AD 病理和 FTLD 病理同时存在,但是在更多情况下神经病理的检查往往只看到 AD 病理,虽然临床诊断是 FTD。

当出现特征性的 PSP 的核上性凝视障碍时,脑内就很可能呈现出了 PSP 的病理表现(Litvan 等,1996)。如前所述,CBS 的临床特征可能与不同的脑病理有关,包括 AD 在内,但是特征性的临床表现来预测 CBD 病理仍有待进一步解决。

遗传学

大多数 FTD 为散发性,没有明确的遗传模式。大约 10% 患者为常染色体显性遗传。约 40% 患者有痴呆家族史或精神病史,但并不一定有明确的遗传模式(Goldman 等,2005)。H1 和 H2 是两种 Tau 单倍体,H1/H1 基因型增加患 4R Tau 蛋白疾病、PSP 或 CBD 的危险性(Baker 等,1999;Houlden 等,2001)。

MAPT

MAPT 基因位于 17 号染色体,目前已确认的与疾病相关的突变位点有 40 多个。与散发性患者相比,这个基因携带者发病年龄较早较,影像学多显示对称性萎缩,颞叶萎缩比其他病例更明显(Whitwell 等,2009b)。也有观点认为不同位点的突变可能引起不同的萎缩模式(Whitwell 等,2009a)。

PGRN

也是位于 17 号染色体上的颗粒蛋白前体基因突变可一导致广泛的临床表现,包括 bvFTD 综合征、帕金森综合征、记忆障碍、幻觉或错觉、非流利性失语、但通常不出现言语失用症。与其他形式的 FTLD 相比,PGRN 突变引起的脑萎缩更不对称并且更晚出现。PGRN 突变引起 TDP-43 病理的机制尚不清楚。与 MAPT 不同,PGRN 突变引起单倍体不足,而不是获得毒性作用。

CHMP-2B

基因 CHMP-2B,即带电荷的多囊泡体蛋白 2B(charged multivesicular body protein 2B),也称为染色质修饰蛋白 2B,这个基因位于 3 号染色体,负责编码内吞体分选转运复合体 III(endosomal sorting complex required for transport III,ESCRT III),这段基因的变异可以导致 FTD-3(与 3 号染色体连锁的家族性额颞叶痴呆)型的 FTLD。这一型与 Tau、TDP-43 及 FUS 的病理变化无关,并且极其少见,只发生在很少的家族中,认为起源于丹麦人种(Gydesen 等,2002)。

VCP

含缬酪肽蛋白(valosin-containing protein)基因位于 9 号染色体,它的突变在包涵体肌炎中最常见,这样的患者中有一些也表现出佩吉特骨病和 FTD 的症状。VCP 突变也与家族性 ALS 有关。

其他

有些常染色体显性遗传的 FTD 家族中并未发现已知的致病基因。认为很有可能是位于 9 号染色体上的某一段基因可能与 FTD 和 MND 有关(Morita 等,2006;Vance 等,2006),但这一段基因还未被确定。现已开展全基因组关联研究(genome-wide association studies,GWAS)来寻找其他可能增加患病风险的基因。虽然在一些研究中已经发现有些基因变异型可以增加患病风险,但这些研究结果尚需重复验证。TDP-43 和 FUS 基因突变主要与家族性 ALS 的发病具有相关性,与 FTD 相关性小。

诊断

在 1994 年(the Lund and Manchester Groups,1994)和 1998 年(Neary 等,1998)颁布的标准曾是最常用的诊断标准,但在临床实际工作中这些标准用起来有一定困难,因为并不是所有患者都符合主要标准,许多次要标准在不同个体间的差异太大而不具备可行性(Rascovsky 等,2007)。一个国际共识小组已经提出了一个更简单的新标准,该标准正处于验证研究阶段(表 9.11)。以前的标准只靠临床特征来进行诊断,而新的标准利用生物标志物增加诊断的确定性。这样,当根据临床特征做出了"可能 bvFTD"的诊断,接下来看影像学表现是否与 FTD 一致,比如 PET 显示代谢减低或看到额叶萎缩,接着如果有与 FTD 相关的基因突变等则会对一个可能的诊断增加确定性(Foster 等,2007)。研究表明影像学检查可增加诊断的准确性。事实上,有一部分患者符合 bvFTD 临床标准,但他们的病情不再进展、或者进展十分缓慢(Kipps 等,2007),影像学检查及神经心理测试均正常。这类患者被称

为拟似 FTD 表现型（FTD phenocopy），其病因不是
FTD，但具体病因仍不明了。这类患者病情不再进
展的原因也不清楚，但影像学检查正常（Davies 等，
2006）。随着对 PPA 的临床及影像学特征的新认
识，这类疾病的诊断标准也将更新（Gorno-Tempini
等，2011）。

表 9.11　bvFTD 国际共识标准

Ⅰ. 必备条件：通过观察到的或来自病史的行为和（或）
　认知进行性恶化

Ⅱ. 可能 bvFTD（满足以下 6 项中的 3 项）

A. 早期脱抑制行为—不恰当的社会行为、礼仪或礼节丧
　失、冲动行为

B. 早期淡漠或迟钝

C. 早期缺乏同情心或同理心

D. 早期持续性、刻板性、强迫或固定行为

E. 口欲亢进和饮食习惯改变

F. 神经心理表现：执行功能障碍，记忆和视觉空间功能相对
　不受损

Ⅲ. 很可能 bvFTD（满足以下所有条件）

A. 满足可能 bvFTD 的标准

B. 显著的功能下降

C. 符合 bvFTD 的影像学表现（CT/MRI 显示额叶和（或）
　前颞叶萎缩、或 SPECT/PET 显示额叶低灌注或低
　代谢）

Ⅳ. FTLD 病理确诊的 bvFTD（满足 A 以及 B 或 C 中的一项）

A. 满足可能或很可能 bvFTD 的标准

B. 活检或尸检有 FTLD 的组织病理学证据

C. 存在已知致病基因的突变

Ⅴ. bvFTD 排除性标准（A 和 B 必须为否定，诊断可能
　bvFTD 时，C 可为肯定，诊断很可能 bvFTD，C 必须为
　否定）

A. 症状更有可能是其他神经系统疾病或内科疾病引起

B. 行为异常更符合精神疾病诊断

C. 生物标志物强烈提示 AD 或其他神经变性疾病

附加特征

A. 65 岁以前发病

B. 出现 MND

C. 与 CBS、PSP 相似的运动综合征和体征

D. 词语和客体的知识缺损

E. 运动性语言障碍

F. 显著的语法缺失

通过生物标志物确定每一个 FTD 病例的分
子亚型具有一定意义。有些患者生前临床诊断
为 FTD，但是尸检神经病理诊断确是 AD。脑脊
液中 Tau 蛋白及 Aβ 淀粉样物质的含量可用来鉴
别 FTLD 和 AD（Bian 等，2008）。借助于 Aβ 淀
粉样物质沉积斑块显影剂，Aβ 淀粉样物质配体标记
的 PET 扫描成像可用于活体检测 Aβ 斑块，这也是
临床鉴别 AD 及 FTLD 的一种手段。最近的研究
提示，根据多种特异性脑脊液分析物的测定，可以
用来区分 FTLD-Tau 和 FTLD-TDP（Hu 等，2010）。
PGRN 基因突变患者血清、血浆及脑脊液中颗粒蛋
白前体水平下降（Coppola 等，2008；Ghidoni 等，
2008；Finch 等，2009；Sleegers 等，2009）。另一项
研究表明血清 TDP-43 含量增高可能具有一定意义
（Foulds 等，2008）。但是，所有这些发现还处于初
始阶段。

治疗

目前尚没有经过美国 FDA 批准用于治疗 FTD
药物。对症治疗的研究资料也不多，目前正在研发
针对特异性分子靶点的治疗方法。

对症治疗

采用非药物方法改善行为症状十分重要，尤其
是在目前没有批准的临床用药的情况下。护理者接
受必要的培训对治疗是有益的，比如了解疾病对机
体的影响，确保安全和避免与患者产生对抗。护理
者应该认识到理性的辩论或争吵对改善患者的行为
并没有帮助，这一点十分重要。

由于受损的神经元网络不同，用于 AD 治疗的
药物未必适用于 FTD。FTD 与胆碱能神经元功能
障碍无关，没有有力的证据支持 FTD 患者使用胆碱
酯酶抑制药。一项多奈哌齐（donepezil）的临床试
验显示：多奈哌齐对认知功能无改善，却可以导致
行为症状恶化（Mendez 等，2007）。一项利伐斯的
明（rivastigmine）的临床试验显示其改善神经心理
症状，但对认知功能无改善（Moretti 等，2004），一
项加兰他敏（galantamine）的研究则显示其对 PPA
患者（包含部分 logopenic 变异型，lvPPA）语言功
能的改善没有统计学意义（Kertesz 等，2008）。少
数研究结果支持美金刚（memantine）。两项临床试
验显示美金刚的药物耐受性好（Diehl-Schmid 等，
2008；Boxer 等，2009）。法国进行的一项双盲、安

慰剂对照试验表明服用美金刚 1 年后无改善作用（Vercelletto 等，2011），美国的一项研究则正在进行中。

行为症状的治疗可采用抗抑郁药，尤其是 5- 羟色胺类药物。临床试验显示氟西汀（fluoxetine）、氟伏沙明（fluvoxemine）、舍曲林（sertraline）、帕罗西丁（paroxetine）能有效控制行为症状（Swartz 等，1997；Ikeda 等，2004b）。帕罗西汀在一项安慰剂对照试验中是有效的（Deakin 等，2004），但另一项简单的随机研究中却未显示疗效（Lebert 等，2004）。有一项研究显示曲唑酮（trazodone）可改善行为症状（Lebert 等，2004）。没有证据支持使用情绪稳定剂。鉴于抗精神类药物的副作用，这类药物应谨慎使用，美国 FDA 也建议使用这类药物时应格外谨慎。思瑞康（seroquel）对 D_2 受体拮抗作用弱，可避免产生锥体外系副作用，是一个较好的药物选择。另外有些研究表明奥氮平（olanzapine）（Moretti 等，2003b）、阿立哌唑（aripirazole）（Fellgiebel 等，2007）、利培酮（risperidone，只是个案报道；Curtis 和 Resch，2000）治疗有效。

减缓疾病

治疗的最终目的不是减轻症状，而是治愈疾病。目前正在努力开发针对 Tau 和 TDP-43 病变的药物。正在研发的针对 Tau 病变的药物包括抑制蛋白激酶活性以阻断 Tau 磷酸化的药物、清除 Tau 聚合体的药物、微管稳定剂、Tau 聚集抑制剂。其中一个药物的初步研究已经在 PSP 病例中完成，Ⅲ期临床试验正在进行中。颗粒蛋白前体基因突变引起单倍体不足，可导致病情恶化，因此针对这一病变的治疗主要是增加颗粒蛋白前体含量。

结论

"额颞叶痴呆"这一术语包括多种不同的临床表型，表现为人格、行为、语言方面的改变，以及锥体外系症状和运动神经元病。它可以由多种不同的病变引起，遗传学因素也参与某些病例的发病。目前的治疗主要是对症，以分子病理为基础的治疗正在研发中。

（王泽芬 译，辛佳蔚 杨春慧 校）

参考文献

Alzheimer, A. (1911) Uber eigenartige Krankheitsfalle des sparteren Alters. *Psychiatr Nervenkr Z Gesamte Neurol Psychiatr*, 4: 356–385.

Baker, M., Litvan, I., Houlden, H., et al. (1999) Association of an extended haplotype in the tau gene with progressive supranuclear palsy. *Hum Mol Genet*, 8 (4): 711–715.

Bian, H., Van Swieten, J.C., Leight, S., et al. (2008) CSF biomarkers in frontotemporal lobar degeneration with known pathology. *Neurology*, 70 (19 Part 2): 1827–1835.

Boeve, B.F., Maraganore, D.M., Parisi, J.E., et al. (1999) Pathologic heterogeneity in clinically diagnosed corticobasal degeneration. *Neurology*, 53 (4): 795–800.

Boxer, A.L., Lipton, A.M., Womack, K., et al. (2009) An open-label study of memantine treatment in 3 subtypes of frontotemporal lobar degeneration. *Alzheimer Dis Assoc Disord*, 23 (3): 211–217.

Brun, A. (1987) Frontal lobe degeneration of non-Alzheimer type. I. Neuropathology. *Arch Gerontol Geriatr*, 6 (3): 193–208.

Brunnstrom, H., Gustafson, L., Passant, U., et al. (2009) Prevalence of dementia subtypes: a 30-year retrospective survey of neuropathological reports. *Arch Gerontol Geriatr*, 49 (1): 146–149.

Buratti, E. and Baralle, F.E. (2008) Multiple roles of TDP-43 in gene expression, splicing regulation, and human disease. *Front Biosci*, 13: 867–878.

Cairns, N.J., Bigio, E.H., Mackenzie, I.R., et al. (2007) Neuropathologic diagnostic and nosologic criteria for frontotemporal lobar degeneration: consensus of the Consortium for Frontotemporal Lobar Degeneration. *Acta Neuropathol*, 114 (1): 5–22.

Chang, J.L., Lomen-Hoerth, C., Murphy, J., et al. (2005) A voxel-based morphometry study of patterns of brain atrophy in ALS and ALS/FTLD. *Neurology*, 65 (1): 75–80.

Coppola, G., Karydas, A., Rademakers, R., et al. (2008) Gene expression study on peripheral blood identifies progranulin mutations. *Ann Neurol*, 64 (1): 92–96.

Craig, A.D. (2003) Interoception: the sense of the physiological condition of the body. *Curr Opin Neurobiol*, 13 (4): 500–505.

Curtis, R.C. and Resch, D.S. (2000) Case of Pick's central lobar atrophy with apparent stabilization of cognitive decline after treatment with risperidone. *J Clin Psychopharmacol*, 20 (3): 384–385.

Davies, R.R., Hodges, J.R., Kril, J.J., et al. (2005) The pathological basis of semantic dementia. *Brain*, 128 (Part 9): 1984–1995.

Davies, R.R., Kipps, C.M., Mitchell, J., et al. (2006) Progression in frontotemporal dementia: identifying a benign behavioral variant by magnetic resonance imaging. *Arch Neurol*, 63 (11): 1627–1631.

Deakin, J.B., Rahman, S., Nestor, P.J., et al. (2004) Paroxetine does not improve symptoms and impairs cognition in frontotemporal dementia: a double-blind randomized controlled trial. *Psychopharmacology (Berl)*, 172 (4): 400–408.

Diehl-Schmid, J., Forstl, H., Perneczky, R., et al. (2008) A 6-month, open-label study of memantine in patients with frontotemporal dementia. *Int J Geriatr Psychiatry*, 23 (7): 754–759.

Fellgiebel, A., Muller, M.J., Hiemke, C., et al. (2007) Clinical improvement in a case of frontotemporal dementia under aripiprazole treatment corresponds to partial recovery of disturbed frontal glucose metabolism. *World J Biol Psychiatry*, 8 (2): 123–126.

Finch, N., Baker, M., Crook, R., et al. (2009) Plasma progranulin levels predict progranulin mutation status in frontotemporal dementia patients and asymptomatic family members. *Brain*, 132 (Part 3): 583–591.

Foster, N.L., Heidebrink, J.L., Clark, C.M., et al. (2007) FDG-PET improves accuracy in distinguishing frontotemporal dementia and Alzheimer's disease. *Brain*, 130 (10): 2616–2635.

Foulds, P., McAuley, E., Gibbons, L., et al. (2008) TDP-43 protein in plasma may index TDP-43 brain pathology in Alzheimer's disease and frontotemporal lobar degeneration. *Acta Neuropathol*, 116 (2): 141–146.

Fukui, T. and Kertesz, A. (2000) Volumetric study of lobar atrophy in Pick complex and Alzheimer's disease. *J Neurol Sci*, 174 (2): 111–121.

Ghidoni, R., Benussi, L., Glionna, M., et al. (2008) Low plasma progranulin levels predict progranulin mutations in frontotemporal lobar degeneration. *Neurology*, 71 (16): 1235–1239.

Goldman, J.S., Farmer, J.M., Wood, E.M., et al. (2005) Comparison of family histories in FTLD subtypes and related tauopathies. *Neurology*, 65 (11): 1817–1819.

Gorno-Tempini, M.L., Dronkers, N.F., Rankin, K.P., et al. (2004a) Cognition and anatomy in three variants of primary progressive aphasia. *Ann Neurol*, 55 (3): 335–346.

Gorno-Tempini, M.L., Murray, R.C., Rankin, K.P., et al. (2004b) Clinical, cognitive, and anatomical evolution from nonfluent progressive aphasia to corticobasal syndrome: a case report. *Neurocase*, 10 (6): 426–436.

Gorno-Tempini, M.L., Hillis, A.E., Weintraub, S., et al. (2011) Classification of primary progressive aphasia and its variants. *Neurology*, 76 (11): 1006–1014.

Gregory, C.A., Serra-Mestres, J., and Hodges, J.R. (1999) Early diagnosis of the frontal variant of frontotemporal dementia: how sensitive are standard neuroimaging and neuropsychologic tests? *Neuropsychiatry Neuropsychol Behav Neurol*, 12 (2): 128–135.

Gregory, C., Lough, S., Stone, V., et al. (2002) Theory of mind in patients with frontal variant frontotemporal dementia and Alzheimer's disease: theoretical and practical implications. *Brain*, 125 (Part 4): 752–764.

Gydesen, S., Brown, J.M., Brun, A., et al. (2002) Chromosome 3 linked frontotemporal dementia (FTD-3). *Neurology*, 59 (10): 1585–1594.

Henry, J.D. and Crawford, J.R. (2004) A meta-analytic review of verbal fluency performance following focal cortical lesions. *Neuropsychology*, 18 (2): 284–295.

Hornberger, M., Piguet, O., Graham, A.J., et al. (2010) How preserved is episodic memory in behavioral variant frontotemporal dementia? *Neurology*, 74 (6): 472–479.

Houlden, H., Baker, M., Morris, H.R., et al. (2001) Corticobasal degeneration and progressive supranuclear palsy share a common tau haplotype. *Neurology*, 56 (12): 1702–1706.

Hu, W.T., Rippon, G.W., Boeve, B.F., et al. (2009) Alzheimer's disease and corticobasal degeneration presenting as corticobasal syndrome. *Mov Disord*, 24 (9): 1375–1379.

Hu, W.T., Chen-Plotkin, A., Grossman, M., et al. (2010) Novel CSF biomarkers for frontotemporal lobar degenerations. *Neurology*, 75 (23): 2079–2086.

Ikeda, M., Ishikawa, T., and Tanabe, H. (2004a) Epidemiology of frontotemporal lobar degeneration. *Dement Geriatr Cogn Disord*, 17 (4): 265–268.

Ikeda, M., Shigenobu, K., Fukuhara, R., et al. (2004b) Efficacy of fluvoxamine as a treatment for behavioral symptoms in frontotemporal lobar degeneration patients. *Dement Geriatr Cogn Disord*, 17 (3): 117–121.

Ishii, K., Sakamoto, S., Sasaki, M., et al. (1998) Cerebral glucose metabolism in patients with frontotemporal dementia. *J Nucl Med*, 39 (11): 1875–1878.

Johnson, J.K., Diehl, J., Mendez, M.F., et al. (2005) Frontotemporal lobar degeneration: demographic characteristics of 353 patients. *Arch Neurol*, 62 (6): 925–930.

Josephs, K.A., Duffy, J.R., Strand, E.A., et al. (2006) Clinicopath-

ological and imaging correlates of progressive aphasia and apraxia of speech. *Brain*, 129 (Part 6): 1385–1398.

Josephs, K.A., Whitwell, J.L., and Jack, C.R. Jr (2008) Anatomic correlates of stereotypies in frontotemporal lobar degeneration. *Neurobiol Aging*, 29 (12): 1859–1863.

Josephs, K.A., Whitwell, J.L., Parisi, J.E., et al. (2010) Caudate atrophy on MRI is a characteristic feature of FTLD-FUS. *Eur J Neurol*, 17 (7): 969–975.

Kertesz, A., McMonagle, P., Blair, M., et al. (2005) The evolution and pathology of frontotemporal dementia. *Brain*, 128 (Part 9): 1996–2005.

Kertesz, A., Morlog, D., Light, M., et al. (2008) Galantamine in frontotemporal dementia and primary progressive aphasia. *Dement Geriatr Cogn Disord*, 25 (2): 178–185.

Kipps, C.M., Nestor, P.J., Fryer, T.D., et al. (2007) Behavioural variant frontotemporal dementia: not all it seems? *Neurocase*, 13 (4): 237–247.

Knopman, D.S., Mastri, A.R., Frey, W.H. II, et al. (1990) Dementia lacking distinctive histologic features: a common non-Alzheimer degenerative dementia. *Neurology*, 40 (2): 251–256.

Knopman, D.S., Petersen, R.C., Edland, S.D., et al. (2004) The incidence of frontotemporal lobar degeneration in Rochester, Minnesota, 1990 through 1994. *Neurology*, 62 (3): 506–508.

Kosmidis, M.H., Aretouli, E., Bozikas, V.P., et al. (2008) Studying social cognition in patients with schizophrenia and patients with frontotemporal dementia: theory of mind and the perception of sarcasm. *Behav Neurol*, 19 (1–2): 65–69.

Kramer, J.H., Jurik, J., Sha, S.J., et al. (2003) Distinctive neuropsychological patterns in frontotemporal dementia, semantic dementia, and Alzheimer disease. *Cogn Behav Neurol*, 16 (4): 211–218.

Krueger, C.E., Laluz, V., Rosen, H.J., et al. (2011) Double dissociation in the anatomy of socioemotional disinhibition and executive functioning in dementia. *Neuropsychology*, 25 (2): 249–259.

Lane, R.D., Reiman, E.M., Axelrod, B., et al. (1998) Neural correlates of levels of emotional awareness. Evidence of an interaction between emotion and attention in the anterior cingulate cortex. *J Cogn Neurosci*, 10 (4): 525–535.

Lebert, F., Stekke, W., Hasenbroekx, C., et al. (2004) Frontotemporal dementia: a randomised, controlled trial with trazodone. *Dement Geriatr Cogn Disord*, 17 (4): 355–359.

Lee, S.E., Rabinovici, G.D., Mayo, M.C., et al. (2011) Clinicopathological correlations in corticobasal degeneration. *Ann Neurol*, 70 (2): 327–340.

Lillo, P., Garcin, B., Hornberger, M., et al. (2010) Neurobehavioral features in frontotemporal dementia with amyotrophic lateral sclerosis. *Arch Neurol*, 67 (7): 826–830.

Litvan, I., Agid, Y., Calne, D., et al. (1996) Clinical research criteria for the diagnosis of progressive supranuclear palsy (Steele-Richardson-Olszewski syndrome): report of the NINDS-SPSP International Workshop. *Neurology*, 47 (1): 1–9.

Liu, W., Miller, B.L., Kramer, J.H., et al. (2004) Behavioral disorders in the frontal and temporal variants of frontotemporal dementia. *Neurology*, 62 (5): 742–748.

Lomen-Hoerth, C., Anderson, T., and Miller, B. (2002) The overlap of amyotrophic lateral sclerosis and frontotemporal dementia. *Neurology*, 59 (7): 1077–1079.

Lomen-Hoerth, C., Murphy, J., Langmore, S., et al. (2003) Are amyotrophic lateral sclerosis patients cognitively normal? *Neurology*, 60 (7): 1094–1097.

Lough, S., Kipps, C.M., Treise, C., et al. (2006) Social reasoning, emotion and empathy in frontotemporal dementia. *Neuropsychologia*, 44 (6): 950–958.

Mackenzie, I.R.A., Bigio, E.H., Ince, P.G., et al. (2007) Pathological TDP-43 distinguishes sporadic amyotrophic lateral sclerosis from amyotrophic lateral sclerosis with SOD1 mutations. *Ann Neurol*, 61 (5): 427–434.

McMurtray, A.M., Chen, A.K., Shapira, J.S., et al. (2006) Variations in regional SPECT hypoperfusion and clinical features in frontotemporal dementia. *Neurology*, 66 (4): 517–522.

Mendez, M.F., Shapira, J.S., McMurtray, A., et al. (2007) Preliminary findings: behavioral worsening on donepezil in patients with frontotemporal dementia. *Am J Geriatr Psychiatry*, 15 (1): 84–87.

Mercy, L., Hodges, J.R., Dawson, K., et al. (2008) Incidence of early-onset dementias in Cambridge Shire, United Kingdom. *Neurology*, 71 (19): 1496–1499.

Mesulam, M. (2001) Primary progressive aphasia. *Ann Neurol*, 49 (4): 425–432.

Moretti, R., Torre, P., Antonello, R.M., et al. (2003a) Frontotemporal dementia: paroxetine as a possible treatment of behavior symptoms. A randomized, controlled, open 14-month study. *Eur Neurol*, 49 (1): 13–19.

Moretti, R., Torre, P., Antonello, R.M., et al. (2003b) Olanzapine as a treatment of neuropsychiatric disorders of Alzheimer's disease and other dementias: a 24-month follow-up of 68 patients. *Am J Alzheimers Dis Other Demen*, 18 (4): 205–214.

Moretti, R., Torre, P., Antonello, R.M., et al. (2004) Rivastigmine in frontotemporal dementia: an open-label study. *Drugs Aging*, 21 (14): 931–937.

Morita, M., Al-Chalabi, A., Andersen, P.M., et al. (2006) A locus on chromosome 9p confers susceptibility to ALS and frontotemporal dementia. *Neurology*, 66 (6): 839–844.

Munoz, D.G., Neumann, M., Kusaka, H., et al. (2009) FUS pathology in basophilic inclusion body disease. *Acta Neuropathol*, 118 (5): 617–627.

Murphy, J.M., Henry, R.G., Langmore, S., et al. (2007) Continuum of frontal lobe impairment in amyotrophic lateral sclerosis. *Arch Neurol*, 64 (4): 530–534.

Neary, D., Snowden, J.S., Northen, B., et al. (1988) Dementia of frontal lobe type. *J Neurol Neurosurg Psychiatry*, 51 (3): 353–361.

Neary, D., Snowden, J.S., Gustafson, L., et al. (1998) Frontotemporal lobar degeneration: a consensus on clinical diagnostic criteria. *Neurology*, 51 (6): 1546–1554.

Neumann, M., Sampathu, D.M., Kwong, L.K., et al. (2006) Ubiquitinated TDP-43 in frontotemporal lobar degeneration and amyotrophic lateral sclerosis. *Science*, 314 (5796): 130–133.

Neumann, M., Rademakers, R., Roeber, S., et al. (2009a) A new subtype of frontotemporal lobar degeneration with FUS pathology. *Brain*, 132 (Part 11): 2922–2931.

Neumann, M., Roeber, S., Kretzschmar, H.A., et al. (2009b) Abundant FUS-immunoreactive pathology in neuronal intermediate filament inclusion disease. *Acta Neuropathol*, 118 (5): 605–616.

Pasquier, F., Grymonprez, L., Lebert, F., et al. (2001) Memory impairment differs in frontotemporal dementia and Alzheimer's disease. *Neurocase*, 7 (2): 161–171.

Pick, A. (1892) Uber die Beziehungen der senilen Hirnatrophie zur Aphasie. *Prag Med Wochenschr*, 17: 165–167.

Pick, A. (1904) Zur symptomatologie der linksseitigen schlafenappenatrophie. *Monatsschr Psychiatr Neurol*, 16: 378–388.

Piguet, O., Petersen, A., Yin Ka Lam, B., et al. (2011) Eating and hypothalamus changes in behavioral-variant frontotemporal dementia. *Ann Neurol*, 69 (2):312–319. doi:10.1002/ana.22244

Rankin, K.P., Gorno-Tempini, M.L., Allison, S.C., et al. (2006) Structural anatomy of empathy in neurodegenerative disease. *Brain*, 129 (Part 11): 2945–2956.

Rascovsky, K., Hodges, J.R., Kipps, C.M., et al. (2007) Diagnostic criteria for the behavioral variant of frontotemporal dementia (bvFTD): current limitations and future directions. *Alzheimer Dis Assoc Disord*, 21 (4): S14–S18.

Ratnavalli, E., Brayne, C., Dawson, K., et al. (2002) The prevalence of frontotemporal dementia. *Neurology*, 58 (11): 1615–1621.

Rebeiz, J.J., Kolodny, E.H., and Richardson, E.P. Jr (1968) Corticodentatonigral degeneration with neuronal achromasia. *Arch Neurol*, 18 (1): 20–33.

Roberson, E.D., Hesse, J.H., Rose, K.D., et al. (2005) Frontotemporal dementia progresses to death faster than Alzheimer disease. *Neurology*, 65 (5): 719–725.

Rosen, H.J., Allison, S.C., Schauer, G.F., et al. (2005) Neuroanatomical correlates of behavioural disorders in dementia. *Brain*, 128 (Part 11): 2612–2625.

Rosen, H.J., Allison, S.C., Ogar, J.M., et al. (2006) Behavioral features in semantic dementia vs. other forms of progressive aphasias. *Neurology*, 67 (10): 1752–1756.

Rosso, S.M., Roks, G., Stevens, M., et al. (2001) Complex compulsive behaviour in the temporal variant of frontotemporal dementia. *J Neurol*, 248 (11): 965–970.

Rosso, S.M., Donker Kaat, L., Baks, T., et al. (2003) Frontotemporal dementia in The Netherlands: patient characteristics and prevalence estimates from a population-based study. *Brain*, 126 (Part 9): 2016–2022.

Sampathu, D.M., Neumann, M., Kwong, L.K., et al. (2006) Pathological heterogeneity of frontotemporal lobar degeneration with ubiquitin-positive inclusions delineated by ubiquitin immunohistochemistry and novel monoclonal antibodies. *Am J Pathol*, 169 (4): 1343–1352.

Seeley, W.W. (2008) Selective functional, regional, and neuronal vulnerability in frontotemporal dementia. *Curr Opin Neurol*, 21 (6): 701–707.

Seeley, W.W., Bauer, A.M., Miller, B.L., et al. (2005) The natural history of temporal variant frontotemporal dementia. *Neurology*, 64 (8): 1384–1390.

Seeley, W.W., Carlin, D.A., Allman, J.M., et al. (2006) Early frontotemporal dementia targets neurons unique to apes and humans. *Ann Neurol*, 60 (6): 660–667.

Seeley, W.W., Crawford, R., Rascovsky, K., et al. (2008) Frontal paralimbic network atrophy in very mild behavioral variant frontotemporal dementia. *Arch Neurol*, 65 (2): 249.

Sleegers, K., Brouwers, N., Van Damme, P., et al. (2009) Serum biomarker for progranulin-associated frontotemporal lobar degeneration. *Ann Neurol*, 65 (5): 603–609.

Snowden, J.S., Bathgate, D., Varma, A., et al. (2001) Distinct behavioural profiles in frontotemporal dementia and semantic dementia. *J Neurol Neurosurg Psychiatry*, 70 (3): 323–332.

Snowden, J.S., Thompson, J.C., and Neary, D. (2004) Knowledge of famous faces and names in semantic dementia. *Brain*, 127 (4): 860–872.

Snowden, J., Neary, D., and Mann, D. (2007) Frontotemporal lobar degeneration: clinical and pathological relationships. *Acta Neuropathol*, 114 (1): 31–38.

Strauss, E., Sherman, E.M.S., and Spreen, O. (2006) *A Compendium of Neuropsychological Tests: Administration, Norms, and Commentary*, 3rd edn. New York: Oxford University Press.

Swartz, J.R., Miller, B.L., Lesser, I.M., et al. (1997) Frontotemporal dementia: treatment response to serotonin selective reuptake inhibitors. *J Clin Psychiatry*, 58 (5): 212–216.

The Lund and Manchester Groups (1994) Clinical and neuropathological criteria for frontotemporal dementia. *J Neurol Neurosurg*

Psychiatry, 57 (4): 416–418.

Thompson, S.A., Patterson, K., and Hodges, J.R. (2003) Left/right asymmetry of atrophy in semantic dementia: behavioral-cognitive implications. *Neurology*, 61 (9): 1196–1203.

Tonkonogy, J.M., Smith, T.W., and Barreira, P.J. (1994) Obsessive-compulsive disorders in Pick's disease. *J Neuropsychiatry Clin Neurosci*, 6 (2): 176–180.

Urwin, H., Josephs, K.A., Rohrer, J.D., et al. (2010) FUS pathology defines the majority of tau- and TDP-43-negative frontotemporal lobar degeneration. *Acta Neuropathol*, 120 (1): 33–41.

Vance, C., Al-Chalabi, A., Ruddy, D., et al. (2006) Familial amyotrophic lateral sclerosis with frontotemporal dementia is linked to a locus on chromosome 9p13.2-21.3. *Brain*, 129 (Part 4): 868–876.

Vercelletto, M., Boutoleau-Bretonniere, C., Volteau, C., et al. (2011) Memantine in behavioral variant frontotemporal dementia: negative results. *J Alzheimers Dis*, 23 (4): 749–759.

Weingarten, M.D., Lockwood, A.H., Hwo, S.Y., et al. (1975) A protein factor essential for microtubule assembly. *Proc Natl Acad Sci USA*, 72 (5): 1858–1862.

Weintraub, S., Rubin, N.P., and Mesulam, M.M. (1990) Primary progressive aphasia. Longitudinal course, neuropsychological profile, and language features. *Arch Neurol*, 47 (12): 1329–1335.

Whitwell, J.L., Sampson, E.L., Loy, C.T., et al. (2007) VBM signatures of abnormal eating behaviours in frontotemporal lobar degeneration. *Neuroimage*, 35 (1): 207–213.

Whitwell, J.L., Jack, C.R Jr, Boeve, B.F., et al. (2009a) Atrophy patterns in IVS10+16, IVS10+3, N279K, S305N, P301L, and V337M *MAPT* mutations. *Neurology*, 73 (13): 1058–1065.

Whitwell, J.L., Jack, C.R Jr, Boeve, B.F., et al. (2009b) Voxel-based morphometry patterns of atrophy in FTLD with mutations in *MAPT* or PGRN. *Neurology*, 72 (9): 813–820.

Whitwell, J.L., Jack, C.R Jr, Boeve, B.F., et al. (2010) Imaging correlates of pathology in corticobasal syndrome. *Neurology*, 75 (21): 1879–1887.

Woolley, J.D., Gorno-Tempini, M.L., Seeley, W.W., et al. (2007) Binge eating is associated with right orbitofrontal-insular-striatal atrophy in frontotemporal dementia. *Neurology*, 69 (14): 1424–1433.

Woolley, J.D., Khan, B.K., Murthy, N.K., et al. (2011) The diagnostic challenge of psychiatric symptoms in neurodegenerative disease: rates of and risk factors for prior psychiatric diagnosis in patients with early neurodegenerative disease. *J Clin Psychiatry*, 72 (2): 126–133.

第六节　原发性进行性失语

Maya L. Henry, **Stephen M. Wilson**,

Steven Z. Rapcsak

概述

失语症是指因神经系统疾病或损伤引起的口头和书面语言障碍。100 多年前,我们就已经知道失语可以是神经退行性病变最早、最突出的行为学表现(Pick,1892;Serieux,1893)。1982 年 Mesulam 报道了 6 例缓慢进行性语言功能减退但无总体认知障碍的患者,这一开创性的报道使得原发性进行性失语(primary progressive aphasia,PPA)重新受到关注。神经影像学研究发现患者具有左侧大脑半球局灶性萎缩,萎缩的脑区包括外侧裂周围语言区。在过去的 30 年中,PPA 一直是研究热点,从而很快积累了大量临床及神经生物学特征的相关信息。这些研究提示 PPA 不是一个单一的、同质性疾病实体。患者可表现出不同的语言障碍特点,这也为神经病理的解剖定位及可能病因提供了重要线索。现已知的三种 PPA 亚型(非流利性 / 语法错乱型、语义变异型、logopenic 变异型)分别侧重于左侧大脑半球语言区神经网络的不同功能,与额颞叶变性(FTLD)或阿尔茨海默病(AD)等病变呈不同程度的相关性。在本节中,我们回顾了 PPA 相关的临床、神经影像、遗传学和神经病理学特点,主要目的是概述一种用于诊断性评估的实用方法。根据患者的认知和神经系统评估准确地预测潜在的病理改变十分重要,因为做出 PPA 的诊断可能会使病人受益于不断涌现的能缓解疾病进程的疗法。

PPA 的诊断

当个体出现缓慢的语言功能恶化,而早期情景记忆、感知 / 视空间处理、执行功能以及社会行为保留,应该考虑 PPA 的诊断(Mesulam, 1982, 2001)。需要强调的是,非语言认知功能的保留是相对的,不是绝对的,详细的神经心理评估可以发现语言之外的轻度至中度的认知损害。事实上,某些非语言认知缺陷常与特定 PPA 亚型相关,因此可能具有鉴别诊断价值(如语义变异型 PPA 表现为对物体和人的认知缺陷)。同时也要牢记,语言功能障碍可影响多种神经心理测试的表现(由于受试者不能理解指令或需要用语言回答),因此,语言功能障碍可能会人为地降低那些表面上看似检测非语言认知功能的测试评分。尽管存在这些复杂性,但当语言障碍是主要的行为异常表现,并且构成患者在日常生活活动方面的主要功能障碍时,诊断 PPA 还是合适的(Mesulam, 1982, 2001)。此外,随着病程进展,其他认知领域的损害也越来越明显,但语言功能在整个疾病过程中始终受损最严重。

PPA 的发病率很难估计,大约 20%~40% 的 FTLD 患者表现为显著的语言障碍(Grossman, 2010)。目前并不知道 AD 患者中以失语作为首发症状的比例是多少,相比而言,遗忘是 AD 更常见的首发症状。然而,尸检报告显示大约 30% 临床诊断为 PPA 的患者具有 AD 病理改变(Knibb 等,2006;Alladi 等,2007)。一般而言,PPA 患者发病年龄较年轻(多为 55~65 岁),而典型 AD 好发年龄多在 65 岁以上。大多数病例为散发性,家族性 PPA 与 FTLD 谱系病理有关。绝大部分家族性 PPA 患者出现 17 号染色体上颗粒体蛋白(PGRN)基因的突变(Snowden 等,2006;Mesulam 等,2007;Beck 等,2008)。虽然 17 号染色体上微管相关 Tau 蛋白(MAPT)突变也与进行性语言功能障碍有关,但这些患者通常表现为行为/社交障碍(Snowden 等,2006;Pickering-Brown 等,2008)。

当 PPA 的临床诊断成立,并且影像学检查(CT/MRI)也排除了引起语言障碍的非神经退行性病因(如卒中、肿瘤、硬脑膜下血肿),就要明确患者的 PPA 表型(Gorno-Tempini 等,2011)。如前所述,PPA 是一种异质性综合征,不同的变异型与不同的病理过程相关。在临床工作中,PPA 亚型的确定主要根据准确的语言表型特征,当影像学检查显示左侧大脑半球语言区局部皮质萎缩/低代谢的特征,可以作为支持诊断的证据。神经心理评估、检测脑内 Aβ 沉积的 PIB(Pittsburgh Compound B)分子成像、基因检测、脑脊液/血液生物标志物等可为诊断提供更多的信息。不同检测方法的联合应用可能有助于提高对脑内病变预测的准确性(Wilson 等,2009b;Hu 等,2010)。

PPA 亚型相关的临床特征及神经生物学变化

PPA 的行为学特征常分为三种亚型或变异型:非流利性/语法错乱型、语义变异型、logopenic 型。根据语言、认知功能的受损和保留特点可将患者临床分类为不同的亚型。应当指出的是,对 PPA 患者进行分型并不是一件很简单的事,不同亚型之间可能存在症状的交叉,患者的语言特征在疾病进展过程中也可能发生变化。例如,一些研究者认为,将患者简单分为非流利性或流利性的分类法是不恰当的(Rogers 和 Alarcon,1999;McNeil 和 Duffy,2001);Kertesz 及其同事(2003)认为 PPA 的语言流畅性变化可能是疾病进展所致,而不是区分不同亚型的指标。尽管如此,特定的语言表型可以预测脑萎缩/低代谢的模式,也为神经病理分析提供了线索,因此,按变异型进行分类诊断仍被认为是一种可行的、也是十分重要的尝试。

最近,一个国际专家小组提出了一套用于区分 PPA 变异型的共识标准(Gorno-Tempini 等,2011;表 9.12),包括各型的核心和支持性特征,以及影像学和病理学支持性诊断标准。这项工作旨在简化和标准化诊断过程,促进临床与研究之间的学术交流,进一步制定将患者纳入治疗试验的选择标准。现已公认,这些诊断标准非常适用于疾病的早期,但某些患者不一定能纳入任何分类中。

表 9.12　PPA 变异型的共识诊断标准

	语言核心特征	语言相关特征	典型影像学表现	神经病理证据
非流利变异型	出现其中 1 项: (1)语言生成中语法缺失 (2)言语费力、断续伴语音错误,包括语音失真、省略、代替、添加、换位(与言语失用症一致)	出现其中 2 项: (1)语法理解障碍 (2)单个词的理解保留 (3)客体的语义知识保留	左前外侧裂周围区/额岛叶萎缩和(或)代谢减低	FTLD-Tau(Pick's,CBD,PSP) FTLD-TDP-43
语义变异型	以下 2 项都出现: (1)对抗性命名障碍 (2)单个词的理解障碍	出现其中 3 项: (1)客体的语义知识障碍 (2)表层失读症/失写症 (3)复述功能保留 (4)语法和运动语言保留	非对称性(左>右)前颞叶萎缩和(或)代谢减低	FTLD-TDP-43
Logopenic 变异型	以下 2 项都出现: (1)自发语言和对抗性命名中出现单词提取障碍 (2)句子和短语复述困难	出现其中 3 项: (1)语音性错语 (2)单个词的理解和物品的认知保留 (3)运动语言保留 (4)无语法错乱	左后外侧裂周围区/颞顶交界区萎缩和(或)代谢减低	AD

经 Lippincott Williams & Wilkins 许可,引自 Gorno-Tempini 等(2011)

插入框 1. 不同变异型 PPA 连续语言的示例。患者被要求描述西方失语成套测试（Western Aphasia Battery）中的 "郊游风景画"

Nonfluent variant

Um the dinner the parents have the /tıknık/ and um the car is the driving the driveway. The um the kid um boy is crying（flying）it the. . . it's the /klaıt/ flying. The dog is the um. . . someone is fishing on the dock. It's the. . . another kid is um it's the water . . . it's the lake. And two things um two things is uh sailboat on the water and um flag is flying. The um parents have um all um /radi/（radio）and it's the um tree is shade and um it's the home and the back of the tree and the um father is um /bɛlf t/（barefoot）in the uh sand and uh he was reading and the wife is um um trying to um drink. It's the um coffee or so and um. . . the um ball is the lake is the um it's the um sand is the /pll/ um pail . . . and sail boat.

Semantic variant

Well there's a man and a lady that uh are close by . . .I don't know if they're close by their house but they're close by the . . .water. Now, I say the water but I can't remember . . . I don't remember what this（lake）is. There's a . . .there's some people in the water that are using their. . . I don't remember that word. And um there's a person in the water and this is a . . . I don't remember. . . what's the name（sailboat）? And this man or boy has something up on the top（kite）. There's a car in the house and there's a tree. And these people. . . this boy is reading something and she is eating. . . she is drinking. And they probably have a . . . phone? No not a phone. . . music（radio）here and probably some food in there.

Logopenic variant

Ok looks. . .a. . . looks like a. . . a family having a picnic. Dad is /dri/ uh. . .um. . . reading a book. He took his foot. . .uh. . .shoes off and the uh. . . food is in that basket. His. . .uh. . .wife is pouring a. . . drink for the. . . picnic. And the r. . .radio is on. There's a truck（car）over here behind this tree. There's a boy with a. . . kite. . . across the water. There's a dog. . .just one dog. There's a man. . . off of the dock. . .fishing. There's a boy. . . playing in the sand. And then there's. . .a. . .uh. . .what is that? Oh a /tʃʌk/. . .no not a /tʃʌk/. . .a shovel. . . and a . . .is that a. . . pail? There's. . .flag. . .on the pole.

非流利性 / 语法错乱型 PPA

非流利性 PPA 以语法错乱、言语断续、费力伴有语音错误作为这一类型最重要的特征。非流利性 PPA 可由多种病变引起，如 FTLD 谱系疾病，包括 Tau 蛋白病［皮克病、进行性核上性麻痹（PSP）、皮质基底节变性（CBD）］和 TDP-43 蛋白病。

言语 - 语言特征

目前的共识标准将语法错乱、言语断续、费力伴有语音错误作为非流利性 PPA 最主要特征。诊断时缺一不可（Gorno-Tempini 等，2011；表 9.12）。说话速度慢（与健康对照组相比，每分钟单词数减少约 70%；Ash 等，2010；Wilson 等，2010b），主要使用实词（名词＞动词），省略虚词（冠词、介词、代词）和有语法意义的词素（如表明过去时态

的 -ed）。句法结构简单，出现语法错误，包括名词和动词单复数不一致（如 "The girl are running"）和时态错误（如 "Tomorrow I ate lunch"）（Grossman 等，1996；Turner 等，1996；Wilson 等，2010b）。电报式语言通常少见（Knibb 等，2009），但随着病程进展也可能出现。总的来说，语言生成中的语法缺失不像血管病变引起的 Broca 失语症那么严重（Graham 等，2004）（参见插入框 1：非流利性 PPA 患者语言流畅性的示例）。理解障碍，特别是复杂句法结构的理解障碍在非流利性 PPA 中也很明显，与核心语法障碍相一致（Hodges 和 Patterson，1996；Gorno-Tempini 等，2004a；Grossman 和 Moore，2005；Peelle 等，2008）。

虽然在非流利性 PPA 特征的最初描述中强调语法缺失，但现在认为运动性语言障碍是其重要特征，某些病例可能为主要临床表现（Ogar 等，2007）。在这些患者中，言语生成费力，伴有突出的语言运动

规划障碍或言语失用（apraxia of speech, AOS），也可出现构音障碍（Gorno-Tempini 等，2004a；Josephs 等，2006a；Ogar 等，2007；Rohrer 等，2010b）。有些病情严重的患者，运动性语言生成障碍可进展为完全性缄默症（Gorno-Tempini 等，2006）。Ogar 等（2007）检查了 18 例非流利性 PPA 患者的言语错误，发现 7 例有言语失用但无构音障碍，其他病例同时有这两种运动性语言障碍。言语失用的特点包括速度慢、断续，有发音器官的努力"探索"行为，前后不一致的语音失真、省略、代替、添加、换位等。构音障碍分为痉挛型、运动减弱型及痉挛—减退混合型。韵律（旋律和语调）紊乱也很常见。

语音错误是一个公认的非流利性 PPA 特征，但这些错误的本质仍存在争议。一些研究者认为语音错误源自语音体系而不是肌肉运动或发音问题（Mendez 等，2003）。Ash 等（2000）检查了 16 例非流利性 PPA 患者，发现大多数错误是音位错误（用一个正确的发音代替另一个发音）而不是发音错误（语音失真，如辅音含糊），因此，这些错误主要是语音性错误而不是运动性语言障碍。与此相反，最近的一些研究认为非流利性 PPA 的语音生成错误主要是语音失真，提示有言语失用（Wilson 等，2010b）。准确判断语音错误的本质和起源十分困难，需要在更广泛的语言特征背景下进行评估。一般来说，出现语音错误（音位或发音错误）伴语法缺失、语句缩短、语速缓慢就强烈提示非流利性 PPA 的诊断。

虽然非流利性 PPA 具有典型的语法和语言生成受损，但单个词的理解和客体知识通常不受影响（Gorno-Tempini 等，2004a），甚至在自发语言输出严重减少的患者中也保留。这些特征加上语法理解障碍是临床诊断的支持性证据（Gorno-Tempini 等，2011；表 9.12），对于区分非流利性 PPA 与其他变异型非常重要（Gorno-Tempini 等，2004a），如图 9.9 所示。此外，选词和命名（tests of confrontation naming）可观察到一定程度的命名障碍，字母流畅性较归类流畅性受损更严重（Gorno-Tempini 等，2004a）。虽然非流利性 PPA 可出现阅读和拼写障碍，但失读／失写的特点尚不明确（Watt 等，1997；Croot 等，1998；Graham 等，2004）。

总之，非流利性 PPA 的语言障碍特征为语法、运动性语言以及（部分人认为）语音明显受损，而词汇—语义加工和客体知识相对保留。

相关的认知、行为和神经功能障碍

非流利性 PPA 可出现额叶执行功能障碍，特别是工作记忆障碍（Libon 等，2007）。患者也可出现非言语状态下的口颜面失用症（Gorno-Tempini 等，2004a；Josephs 等，2006a）。日常情景记忆通常保持完整，但患者在需要借助语言的正规记忆测试中可能会遇到困难。视觉空间处理功能保留。伴随的行为特征包括淡漠、易激动和抑郁（Rohrer 和 Warren，2010）。

神经系统检查发现具有非流利性 PPA 语言特征的患者可出现锥体外系症状，包括非对称性少动-强直综合征、肢体失用、异手症、肌张力异常、肌阵挛等，这些症状提示有皮质基底节变性（CBD）。有些患者可表现出典型的进行性核上性麻痹（PSP）的临床症状，包括眼球运动异常（垂直凝视麻痹，尤其是向下凝视麻痹），轴性强直／颈项强直、严重的姿势不稳以致频繁摔倒。有些患者表现出运动神经元疾病（MND）的神经症状，包括球麻痹、肢体无力、肌肉萎缩、肌束震颤。

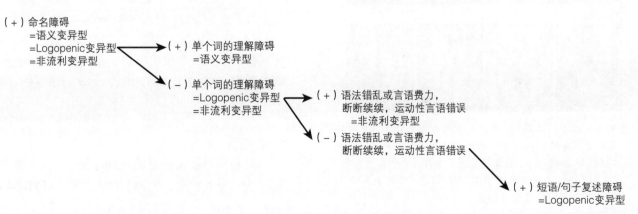

图 9.9　不同 PPA 变异型诊断的核心特征

神经影像

　　脑成像可以为 PPA 病变的解剖学分布提供重要诊断信息。结构成像（CT/MRI）显示非流利性 PPA 与前外侧裂周围区萎缩有关。左侧额叶下部皮质病变显著（Gorno-Tempini 等，2004a），其中额下回后部/额叶岛盖及岛叶前部受损最严重（图 9.10，图 9.11）。随疾病进展，额叶中/上部皮质和左颞中回出现萎缩（Rohrer 等，2009）。额叶白质的体积缩小（Wilson 等，2010a），弥散张量成像（DTI）显示上纵束（superior longitudinal fasciculus，SLF；Whitwell 等，2010）异常。上纵束连接前、后外侧裂周语言区，这一重要的白质纤维束的损伤可能引起非流利性 PPA 的语法错乱和运动性语言障碍。

　　左侧额叶不同区域的萎缩与非流利性 PPA 特定的言语/语言障碍有关。一般而言，流畅性下降、语法生成/理解障碍（语法缺失）与额叶后下部皮质的体积缩小有关（Amici 等，2007a；Peelle 等，

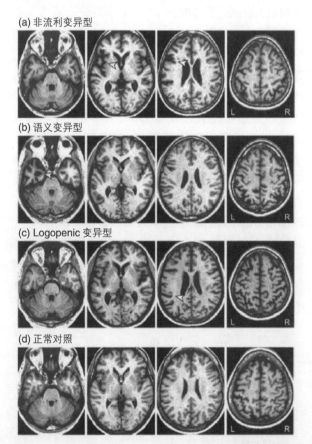

(a) 非流利变异型

(b) 语义变异型

(c) Logopenic 变异型

(d) 正常对照

图 9.10　MRI 扫描显示不同 PPA 亚型左侧大脑半球皮质局部萎缩的不同模式。（a）非流利变异型 PPA 主要为左下额叶皮质和岛叶萎缩，（b）语义变异型主要累及左前颞叶皮质，（c）Logopenic 变异型主要累及颞顶部皮质（箭头所示），（d）正常对照。经 Oxford University Press 许可，引自 Wilson 等（2009b）

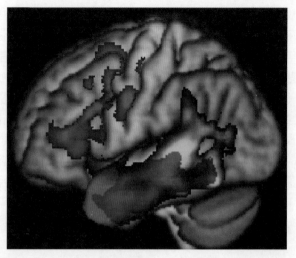

图 9.11　基于体素的形态测量学（voxel-based morphometry，VBM）显示三种 PPA 队列中左侧大脑半球皮质萎缩的局部解剖学分布（红色＝非流利性/语法错乱型，蓝色＝语义变异型，绿色＝logopenic 变异型）。经 S.M. Wilson 和 M.L. Gorno-Tempini 许可

2008；Ash 等，2009；Gunawardena 等，2010；Wilson 等，2010b），而运动性语言障碍（言语失用和构音障碍）与运动前区皮质/辅助运动区（SMA）、主要皮质运动区、岛叶和基底节的萎缩有关（Gorno-Tempini 等，2006；Josephs 等，2006a；Ogar 等，2007）。

　　与结构成像观察到的萎缩模式相一致，[¹⁸F]氟脱氧葡萄糖（FDG）-PET 成像显示非流利性 PPA 左额叶代谢减低，额下回/额叶岛盖部和前岛叶尤其严重（Nestor 等，2003；Josephs 等，2010）。伴有言语失用的患者额叶上部代谢减低，包括运动前区皮质/SMA，以语法缺失和语速缓慢为特征不伴言语失用的患者病变最显著的部位则是额下回后部/额叶岛盖部（Josephs 等，2010）。左侧后下额叶的功能也出现异常：fMRI 的血氧水平依赖信号不受语法复杂性的影响，而在健康受试者中该信号受语法复杂性调控（Cooke 等，2003；Wilson 等，2010a）。

　　总之，非流利性 PPA 患者的语言网络区萎缩/代谢减低的不同分布模式反映了左侧额叶不同语言功能的受损，包括语法加工、语音、运动言语控制、构音等。

神经病理学

　　非流利性 PPA 最常见的病理改变是 FTLD 谱系疾病，包括 Tau 蛋白病（皮克病，PSP，CBD）和 TDP-43 蛋白病（Kertesz 等，2005；Knopman 等，2005；

Josephs 等，2006b；Knibb 等，2006；Snowden 等，2007；Josephs，2008；Mesulam 等，2008；Deramecourt 等，2010），较少出现 AD 病理改变（Kertesz 等，2005；Knibb 等，2006；Alladi 等，2007），AD 病变有时出现在符合共识诊断标准的 logopenic 型 PPA 患者中。因此，非流利性 PPA 主要与 FTLD 病变而不是 AD 病变有关，与此一致的是，非流利性 PPA 患者 PET 成像中 PIB 摄取并不增加（PIB 用来标记 Aβ）（Rabinovici 等，2008），也没有证据表明这类患者 APOE-e4 基因型的出现概率增加（Gorno-Tempini 等，2004a）。

一些证据表明，以言语失用或运动性语言障碍为特征的非流利性 PPA 患者的最可能的病理改变是 Tau 蛋白病，尤其是 PSP 和 CBD（Josephs 等，2006a；Josephs，2008；Deramecourt 等，2010）。而以非流利性语法缺失性语言为特征、不伴有言语失用 / 运动性语言障碍的患者中，TDP-43 病理更为常见（Josephs 等，2006a；Snowden 等，2007；Josephs，2008；Deramecourt 等，2010）。引起非流利性 PPA 合并运动神经元病（FTLD/MND 叠加综合征）的主要是 TDP-43 病理（Snowden 等，2007；Josephs，2008；Lillo 和 Hodges，2009）。

非流利性 PPA 中 TDP-43 病变多为 Sampathu 分型中的 3 型（退行性轴突变性，神经元胞浆内和核内包涵体）（Sampathu 等，2006；Snowden 等，2007；Deramecourt 等，2010）。许多具有 3 型 TDP-43 病变的非流利性 PPA 患者有颗粒蛋白前体（PGRN）基因的突变（Snowden 等，2006；Deramecourt 等，2010）。但是，PGRN 突变更多地是引起早期的行为学表现（Beck 等，2008），携带 PGRN 突变的非流利性 PPA 患者常同时出现行为症状（Deramecourt 等，2010）。FTLD/MND 叠加的非流利性 PPA 主要与 Sampathu 2 型 TDP-43 病变有关（退行性轴突变性和神经元胞浆内包涵体）（Snowden 等，2007；Josephs，2008；Lillo 和 Hodges，2009）。

体液生物标志物对于生前预测非流利性 PPA 的病理改变有一定作用。可以检测脑脊液中 Tau 蛋白含量，但对这些结果的解释应十分谨慎，因为 Tau 蛋白含量增高和降低在 FTLD 患者中均有报道（Arai 等，1997；Grossman 等，2005）。FTLD 患者脑脊液 Tau/Aβ42 比值较 AD 患者显著降低，提示这一生物标志物可能有助于两者的区分（Bian 等，2008）。TDP-43 可在血浆（Foulds 等，2008）和脑脊液（Steinacker 等，2008）中检测到，含量增高可能

提示 TDP-43 相关病变。携带 PGRN 突变基因的个体其血浆 PGRN 水平下降（Ghidoni 等，2008）。未来这些生物标志物将在很大程度上有助于 PPA 的诊断，但需要大量研究以确定这些检测指标的敏感性及特异性。

语义变异型 PPA

语义变异型 PPA 特征性的语言障碍反映了语义记忆的逐渐减退（Hodges 和 Patterson，2007）。情景记忆是对个人经历事件信息的储存，语义记忆则不同，它是对事实、客体、人、词义的一般性知识（Tulving，1995）。Warrington 最先报道了选择性语义记忆缺损，后来语义性痴呆这一术语被采用，这类患者因神经退行性疾病累及前颞叶而出现概念性知识减退（Hodges 等，1992）。

言语 - 语言特征

语义变异型 PPA 的语言输出流利，语音、语法和发音保留，但恰当地遣词造句和理解别人的话的能力显著下降（Hodges 和 Patterson，2007）（参见 Box 1 中语义变异型 PPA 连续性语言的示例）。在病程早期，命名障碍是最显著的特征，可能是唯一明显的临床表现。交谈时找词困难通常很明显，在对寻找词汇或生成命名（generative naming）等限制较多的测试中更加严重。在寻找词汇测试中，患者经常出现同位语义错误（如将沙发说成椅子）、上位错误（如将狮子说成动物）或完全不能命名（Hodges 等，1995；Hodges 和 Patterson，2007）。给予语音提示也极少能改善测试表现（Hodges 等，1992）。在生成命名任务中，归类流畅性较字母流畅性受损更明显，这与非流利性 PPA 相反。随着命名障碍不断加重，会话语言变得空洞，没有内容，在不能恰当地遣词时患者常用总称“thing”代替特定事物。

语义变异型 PPA 早期最突出的特征是命名不能，词汇理解障碍也变得越来越明显，患者经常问词语的含义，如“温度计是什么？我不知道”（Kertesz 等，2010）。这两个特征（命名障碍和单个词语理解障碍）是共识标准中的核心诊断特征（Gorno-Tempini 等，2011；表 9.12）。命名障碍和词汇理解障碍均受使用频率和熟悉程度的影响，对于不熟悉的、使用频率低的物体 / 事物患者表现更糟糕（Bird 等，2000；Adlam 等，2006）。其他重要影响因素还有物体 / 事物的典型性，对同一归类中不典型的物

体命名准确度低（如企鹅相对于鸭子），患者的表现也受所描述对象的特异性水平影响，比如理解下位范畴概念（如绿苹果）比具体概念（苹果）和上位范畴的概念（水果）表现更加困难（Adlam 等，2006；Hodges 和 Patterson，2007）。特别是，随着病情加重，我们常可以看到患者语义记忆受损呈现出从"下位范畴概念到上位范畴概念"这样一个退化模式，即理解一个对象的特殊的语义能力最先失去然后才是此物所归属的上位概念（Rogers 和 McClelland，2004）。于是我们看到，患者最初还可以把"猎兔犬"（beagle）的图片说成"狗"，但在疾病后期只能说成"动物"了。

需要强调的是，语义变异型 PPA 对概念理解的支离破碎会导致在针对语义知识的语言或非语言性测试中多种模式不正常。因此，我们会看到患者不仅仅是不能说出和理解一个对象的名称，而且也相应地表现出关于这个对象知识的非语言测试的轻微受损（例如，图片语义联想测试或将物体的图片与其特征性颜色、声音、功能进行匹配等）（Bozeat 等，2000；Adlam 等，2006；Hodges 和 Patterson，2007）。多模式语义缺失也可延伸至对熟悉的人的认知，表现为难以根据面孔、声音或姓名线索识别出著名人物（Gainotti，2007）。对物件和人的知识缺失是语义变异型 PPA 的一个重要诊断特征（Gorno-Tempini 等，2011；表 9.12），应将能识别这些领域功能受损的测试纳入到认知评估系列中。

在不依赖于语义记忆的语言测试中，语义变异型 PPA 患者表现为特征性的保留。例如，患者常能正确重复由复杂声序组成的不常使用的词汇（如 stethoscope），但并不理解这些词的含义，这种记忆保留模式与非流利性 PPA 相反（Hodges 等，2008）。句子的复述通常不受影响。此外，患者能够说出和理解包含复杂语法结构的句子，证明句法加工能力相对保留（Hodges 和 Patterson，2007）。

语义变异型 PPA 患者表现出特征性的阅读和拼写障碍模式，即表层失读症和表层失写症（Patterson 和 Hodges，1992；Graham 等，2000；Woollams 等，2007；表 9.12）。该综合征的特征是不能读/写包含特殊或非典型拼写-读音对应关系的不规则单词（如 choir）。相比之下，音素-字母匹配的规则单词（如 start）和非词（如 boke）的读/写能力保留。精确读/写不规则单词需要语义参与，尤其是那些使用频率低的词汇（Woollams 等，2007）。随着语义系统的输入减少，语义变异型 PPA 患者读/写不规则词语时出现"规律化"错误，反映出对亚词汇读音-字母转换规则的过度信赖（将 yacht 读作 /jætʃt/，或将 tomb 拼写为 t-o-o-m）。

总之，语义变异型 PPA 是一种独特的综合征，以使用概念性知识/语义记忆的语言和非语言性任务表现差为特征。依据流利性语言伴显著的命名障碍和单个词语理解障碍，可将语义变异型 PPA 与其他类型 PPA 区分开。目前的诊断标准中至少应具备 4 项支持性特征中的 3 项，包括客体的知识缺乏，表面失读症/失写症，复述功能正常，语法和运动性语言保留（Gorno-Tempini 等，2011）。

相关的认知、行为和神经功能障碍

语义变异型 PPA 患者的定向力和日常生活的情景记忆保留。在正规测试中，语言材料的记忆受损，但非语言记忆可相对完整。基本的视知觉和视觉空间能力不受影响，因此患者在执行功能和工作记忆测试中可表现良好。

语义变异型 PPA 患者较其他类型更可能表现出异常行为模式，包括淡漠、情感冷漠、脱抑制、易怒、强迫行为、刻板和饮食失调（Rosen 等，2006；Rohrer 和 Warren，2010）。Kluver-Bucy 综合征（口欲亢进和性欲亢进）的特征也可出现（Hodges 等，1992）。这些行为尤其引人注意，是患者早期的行为特征，右侧颞叶病变较左侧颞叶更为明显（Gorno-Tempini 等，2004b；Seeley 等，2005）。

神经影像学

语义变异型 PPA 的神经退行性病变部位好发于颞叶前部和下部，包括颞极、颞中回/颞下回和前梭状回。脑萎缩通常是双侧的，但左侧半球范围更广。病变也累及颞叶内侧，包括杏仁核、海马和内嗅皮质/边缘皮质（Mummery 等，2000；Chan 等，2001；Galton 等，2001；Rosen 等，2002；Gorno-Tempini 等，2004a）。颞叶萎缩可以很严重，体积缩小超过 50% 并不少见。语义变异型 PPA 的海马萎缩常与 AD 一样明显，但又有所不同，AD 患者海马前部的病变较后部更严重（Chan 等，2002；Davies 等，2004）。随着疾病进展，脑萎缩延伸至对侧大脑半球、腹内侧核、岛叶及位于额叶和颞叶尾部的前扣带回（Brambati 等，2007；Rohrer 等，2009）。弥散张量成像显示语义变异型 PPA 的白质异常在下纵束（inferior longitudinal fasciculus, ILF）和钩束（uncinate fasciculus, UF）最显著（Agosta 等，2010；

Whitwell 等，2010）。下纵束连接枕叶和颞叶，下纵束的损伤可引起患者对物体 / 人的识别障碍、图片命名障碍及阅读障碍。钩束连接额叶和颞叶，钩束损伤在语义变异型 PPA 患者显著的行为异常中发挥重要作用（Agosta 等，2010；Whitwell 等，2010）。

结构成像显示语义变异型 PPA 患者颞叶前部和额叶腹内侧部萎缩，这些区域在 FDG-PET 成像中表现为代谢降低（Diehl 等，2004；Drzezga 等，2008；Josephs 等，2010）。功能成像（PET/fMRI）显示：语义和阅读任务中，颞叶下部活动减少，额顶叶背外侧皮质功能保留（Mummery 等，1999；Wilson 等，2009a）。

语义变异型 PPA 特异性语言和认知障碍与左侧颞叶前部萎缩有关，包括命名障碍，语言 / 非语言性语义缺失（Mummery 等，2000；Galton 等，2001；Davies 等，2004；Grossman 等，2004；Williams 等，2005；Adlam 等，2006；Amici 等，2007b），难以读出不规则单词（Brambati 等，2009），连续性语言中低频实义词的使用减少（Wilson 等，2010b）。右侧颞叶前部萎缩与面孔识别障碍有关（Josephs 等，2008b）。综上所述，这些结果支持颞叶前部皮质在语义记忆中发挥关键作用，其作为"语义中枢"，可整合来自感觉、运动和语言特异性皮质代表区的物体、人和词语的特征性信息（Patterson 等，2007）。

神经病理学

语义变异型 PPA 通常与 FTLD 的 TDP-43 病理有关（Davies 等，2005；Snowden 等，2007）。TDP-43 病理几乎都是 Sampathu 1 型，以退行性轴突变性为主要特征，很少伴有神经元胞浆内包涵体。少数患者在尸检时发现有皮克病或 AD（Knibb 等，2006；Alladi 等，2007）。语义变异型 PPA 的患者，在 PIB（Pittsburgh compound B）放射性示踪剂的 PET 成像上淀粉样物质的沉积通常为阴性，这类患者出现 *APOE-e4* 基因型的频率也不会明显增高（Gorno-Tempini 等，2004a），表明这一型与主要的 FTLD 病理一致（Drzezga 等，2008；Rabinovici 等，2008）。

目前尚无语义变异型 PPA 的遗传学生物标志物报道，PGRN 突变引起的失语症通常为非流利性（Snowden 等，2006）。有些 *MAPT*（编码 Tau 蛋白）基因突变的患者出现语义缺失，但通常是出现在行为障碍性疾病中（Snowden 等，2006；Pickering-Brown 等，2008）。TDP-43 可在血浆和脑脊液中检测到（Foulds 等，2008；Steinacker 等，2008），这一

生物标志物可能具有诊断价值。

Logopenic 变异型 PPA

20 多年来，PPA 患者根据流畅性大致分为两组（流利性和非流利性）。后来发现，并非所有患者都能纳入这种一分为二的分类方案中（Grossman 和 Ash，2004）。第三种变异型 PPA 偶尔在文献中提及（Kertesz 等，2003），当它的临床特征得到充分描述后，被称为 logopenic 进行性失语（logopenic progressive aphasia，LPA；Gorno-Tempini 等，2004a，2008），近来被更名 logopenic 变异型 PPA（Gorno-Tempini 等，2011；Henry 和 Gorno-Tempini，2010）。

言语 - 语言特征

Logopenic 源于希腊语，意为"词语缺少"（lack of words）。最初，logopenic 变异型 PPA 的特征被描述为语言输出减少，言语和语言的句法、语义、发音相对正常（Kertesz 等，2003）。随后的工作进一步完善其临床特征，确定其流畅性介于非流利性和语义变异型之间。说话语速慢，因找词而频繁停顿，但语法形式不受影响（Gorno-Tempini 等，2004a，2008；参见 Box 1：logopenic PPA 连续性语言的示例）。寻找词语出现问题，但单个词的理解和客体知识保留。一般来说，logopenic PPA 的遣词障碍比语义变异型程度轻，患者多出现语音错误而不是语义错误。Logopenic PPA 的一个重要诊断特征是句子和短语复述困难，而短的、单个词的复述能力相对保留，这与患者的语音工作记忆障碍一致（Gorno-Tempini 等，2004a，2008）。工作记忆中"语音回路"功能的评估证实这是一种独特的功能障碍（患者短时记忆中口语信息的保存和复述困难）。尤其是，在数字和词语广度测试中，患者最多能复述 3 个数字和 3 个短单词，最多只能复述 1 个长单词（词长效应，Gorno-Tempini 等，2008）。复述句子时，特别是对低概率 / 不常用的句子的复述不完全正确，但语义正确，例如将"糕点厨师兴高采烈"复述为"面包师很高兴"，提示患者通过语义途径而不是语音途径来完成任务。语音短时记忆障碍也可能在患者的句子理解障碍中发挥重要作用。与假设一致，logopenic 变异型 PPA 在句子理解任务中的表现更多地受句子长度和使用概率的影响，受语法复杂性的影响较小，这一特点与非流利性 PPA 相反（Gorno-Tempini 等，2004a；Grossman 和 Moore，

2005；Gorno-Tempini 等，2008；Peelle 等，2008）。以语音为主的损害也可引起 Logopenic 变异型 PPA 患者不成比例的非词阅读障碍，即语音性失读症（Brambati 等，2009；Rohrer 等，2010a，2010b，2012）。与一个实词不同，非词包含有语音元素不常见的组合方式，这些词汇的正确读音很大程度上依赖于亚词汇语音信息的识别、保存及处理（Rapcsak 等，2009）。Logopenic 变异型 PPA 也可出现拼写障碍（Sepelyak 等，2011），但其确切性质有待阐明。

鉴别 logopenic 变异型与语义变异型 PPA 可以根据词汇 - 语义测试表现良好（如对单个词的理解）（Mesulam 等，2009）、自发语言的语速总体较慢、有语音错乱、词汇提取受损较轻（Wilson 等，2010b）等特点。鉴别 logopenic 变异型与非流利性 PPA 可根据语言测试时句法完整（Mesulam 等，2009），自发语言无语法错乱（Wilson 等，2010b）和运动性言语错误（言语失用症、构音障碍）。

综上所述，最近的研究提供了有力证据支持 logopenic 变异型 PPA 是一种不同于早期确认的非流利性和语义变异型 PPA 的语言表型。核心诊断特征包括自发语言和寻找词汇时单个词的提取障碍、句子和短语复述困难。其他支持 logopenic 变异型 PPA 诊断的特征还包括言语中的语音错误、单个词的理解及客体知识保留、运动性语言保留、无语法错乱等，要求 4 项至少具备 3 项（Gorno-Tempini 等，2011）。目前的证据表明 logopenic 型 PPA 语言障碍所表现的特性是由于对语音的短时记忆受损所致。

相关的认知、行为及神经系统障碍

除了特征性语言障碍，logopenic 型 PPA 也具有相关的认知和行为障碍。相对于其他变异型，logopenic 型 PPA 患者常表现出计算困难（Gorno-Tempini 等，2004a；Amici 等，2006；Rohrer 等，2010a，2012），情景记忆测试中也有受损表现（Mesulam 等，2008；Rohrer 等，2012）。部分 logopenic 型 PPA 患者也可出现肢体失用（Rohrer 等，2010a，2010b，2012），以及淡漠、易怒、焦虑和激动等行为特点（Rosen 等，2006；Rohrer 和 Warren，2010）。

神经影像学

结构影像显示 logopenic 型 PPA 多为左后外侧裂周围区皮质的神经退行性病变。脑萎缩多见于左颞顶区，尤其是颞上回和颞中回的后部及顶

下叶（Gorno-Tempini 等，2004a，2008；Rohrer 等，2010a，2010b，2012）。这种病变部位模式与 AD 相似，尤其是发病年龄较早的 AD（Frisoni 等，2007；Migliaccio 等，2009），但 logopenic 型 PPA 左侧半球的偏侧性更明显。有的 logopenic 型患者脑萎缩可延伸至颞叶前部，但与语义错乱型 PPA 相比，颞顶区后部灰质的体积损失更多。随病情进展，其他 AD 病变好发的脑区也逐渐受累，如颞叶内侧和扣带回后部（Rohrer 等，2012）。弥散张量扩散成像显示 logopenic 型患者唯一异常的传导束是弓状束的后段，它连接顶下叶和颞叶后部（Galantucci 等，2011）。弓状束是连接前、后外侧裂周围语言区的间接通路中的一部分，是重要的白质纤维束（Catani 等，2005）。颞顶区脑萎缩以及弓状束结构异常与 logopenic 型 PPA 的语音短时记忆障碍和复述障碍相一致。血管性疾病患者出现传导性失语时，表现为相似的语言障碍，也出现颞顶区后部皮质和 / 或白质纤维束的损伤（Hickok 和 Poeppel，2004；Catani 和 Mesulam，2008）。

结构影像显示 logopenic 型 PPA 患者萎缩的左侧颞顶区在 FDG-PET 成像中也表现为低代谢状态（Rabinovici 等，2008；Josephs 等，2010）。目前还没有 logopenic 型 PPA 患者功能 MRI 研究的相关报道，但一项研究从非流利性变异型患者受试人群中挑选出来"非常有可能是 logopenic 型诊断"的一组患者，研究发现前、后外侧裂周围语言区的神经网络连接减少（Sonty 等，2007）。

神经病理学

Logopenic 型 PPA 最多见的病理改变是 AD 病变（Gorno-Tempini 等，2004a，2008；Josephs 等，2008a；Mesulam 等，2008；Grossman 2010；Rohrer 等，2012）。少数患者尸检时显示有 TDP-43 病变（Mesulam 等，2008；Grossman 2010）。

Rabinovici 等（2008）研究发现：4 例 logopenic 型 PPA 患者 PIB-PET 都显示皮质淀粉样物质结合增加，这与 AD 病变一致；相反，6 例非流利性 PPA 患者中只有 1 例出现，5 例语义变异型 PPA 患者中只有 1 例出现。PIB-PET 显示的淀粉样物质沉积呈弥散性分布，摄取最多的位于额叶、扣带回后部、顶叶和颞叶前外侧皮质、纹状体，这种模式不匹配结构影像学和 FDG-PET 显示左侧颞顶区局部萎缩 / 代谢减低，而是典型 AD 的摄取模式。

logopenic 型 PPA 患者脑脊液生物标志物的

特点与 AD 相同（Tau 增加，Aβ-42 减少，Tau/Aβ42 比值增高），*APOE-e4* 基因型的概率也高于预期（Gorno-Tempini 等，2004a，2008；Migliaccio 等，2009；Henry 和 Gorno-Tempini，2010；Rohrer 等，2010a，2010b，2012）。

PPA 言语 - 语言功能的评估

虽然床旁测试足以确定失语症的临床诊断，但我们推荐对 PPA 患者进行正式的语言功能评估。全面的语言评估有助于更加详细描述言语 - 语言能力的受损和保留情况，从而提高诊断的准确率，同时也是一种失语严重程度的定量评估方法，可用于追踪病情进展，记录治疗进展情况。标准化失语量表，如西方失语量表（Western Aphasia Battery，WAB；Kertesz，1982）和波士顿诊断失语量表（Boston Diagnostic Aphasia Examination，BDAE；Goodglass 等，2001），可用于识别 PPA 患者的整体语言特征，大体评估失语的严重程度。但是，这些语言评估量表的设计是针对血管性失语症，对于早期 PPA 的轻微语言障碍可能并不敏感，失语症亚型的分类（如 Broca 失语或 Wernicke 失语）可能并不适用于 PPA 患者。因此，除了这些一般性检查，需要设计特殊的检测模式以评价自发语言的产生、选词和命名、运动性语言、复述、单个词和句子的理解、非语言性语义加工、书面语言等。

一个简单的图片描述任务（如波士顿诊断失语量表中的"偷饼干"图片，西方失语量表中的"郊游风景图"图片）可用于评估流畅性（语速 / 语句长度）、语法能力、词汇检索能力以及运动性语言。事实上，最近的研究表明，采用这种方法检测言语和语言功能有助于区分不同的 PPA 变异型（Wilson 等，2010b）。

选词及命名测试（confrontation naming）可用波士顿命名测验（Boston Naming Test）进行评估（Kaplan 等，2001）。有趣的是，命名障碍的严重程度和命名错误的性质在三种 PPA 变异型中都不同。语义变异型 PPA 患者除了使用频率最高的对象以外的其他物体 / 事物均不能命名，也可能出现上位范畴的概念或同位语义错误。在测试中出现上位或同位语义错误，给语音提示对患者也没有帮助，在给出多项备选答案时选择也表现欠佳。非流利性 PPA 通常词汇检索能力受损不严重，图片语义知识未受损（如，患者虽然不能对物体进行命名，但可描述该物体的感觉 / 功能属性或常见位置，可以从一些书面选项中选择出正确的词语）。命名错误可以是发音或音位错误，语音线索可能有帮助。Logopenic 变异型 PPA 的命名障碍严重程度比语义变异型 PPA 轻，但比非流利性 PPA 严重。与非流利性 PPA 一样，logopenic 型 PPA 患者对不能命名的物体的语义知识不受损，语音线索和多项备选答案有助于命名。命名任务中经常出现音位错误。

运动性语言可采用 Wertz 及其同事（1984）和 Duffy（1995）等设计的成套量表评估。这些成套任务包括口腔轮替运动（快速交替重复语音如 "puh-tuh-kuh"），重述发音较复杂的语句，从单个的发音到长句子，以及多次重复含有一些难以发音部分的词语如 "artillery" "catastrophe"。这些评估可以发现轻微的构音障碍或言语失用，这些症状在会话交谈中可能并不明显。运动性语言障碍是非流利性 PPA 的特征，参与的特定因素包括发音的速度和难易程度、音质、有无语言错误及其性质。口头复述非词、词语、短语和句子也可识别语音加工障碍。影响复述准确性的因素包括词汇状态 / 熟悉程度（复述非词的表现比实词差），短语的可预测性、句子的长度。句子复述能力差表明语音工作记忆受损，这是 logopenic 型 PPA 一个重要的诊断特征。

单个词的理解可采用口头 / 书面的文字 - 图片匹配任务进行评估（失语症语言加工的心理语言评估（PALPA）中 47，48 项子测试；Kay 等，1992）。单个词的理解障碍是语义变异型 PPA 的一个特征。标准化失语检测如 WAB、BDAE、Curtiss-Yamada 综合语言评估（CYCLE；Curtiss 和 Yamada，1988）中的句子理解任务可用于识别感受性句法障碍。非流利性 PPA 患者常表现为句法复杂的句子理解障碍，如带有主语从句或宾语从句的句子（如 "The brown horse that the dog chased was fast"），logopenic 型 PPA 患者则表现为长句子、不熟悉 / 低频率句子的理解障碍，与句法复杂程度无关。

非语言性语义加工可采用客体知识的图片测试进行评估，包括图片联想测试（如金字塔和棕榈树测试，Howard 和 Patterson，1992）、图片 - 声音或物体 - 功能匹配测试。通过要求患者找出著名人物、知名人士的照片可以评估患者对人的知识。对物体 / 人的知识缺陷对识别语义变异型 PPA 尤其灵敏。

在单个词语和文本水平的书面语言评估也应

纳入 PPA 的语言评估中。在单个词的水平检测阅读、拼写能力时,应检查词频、规则性(规则单词如 stop,不规则单词如 tomb)、词汇状态(实词和语音貌似真实的非词如 flig 都应包括)的效应。语义障碍患者在读和拼写不规则单词时尤其困难(表层失读症 / 失写症的特点),而语音障碍患者,尤其是 logopenic 型患者,表现为显著的处理非词障碍(语音性失读症 / 失写症的特点)。文本水平的写作能力检测,如看图写话可以暴露出语法缺失,后者在非流利性 PPA 患者的口语交谈中并不明显。

PPA 治疗方法

目前还没有经证实的药物可用于治疗 AD 或 FTLD 导致的 PPA。但是,行为语言疗法可以改善某些领域的语言交流能力,如命名、句子输出和书面语言。

药物治疗

由于 PPA 可由 FTLD 谱系疾病和 AD 引起,药物治疗的成功最终取决于生前对病理性改变预测的准确性。已有大量 AD 药物治疗的研究,FDA 批准了几种药物用于治疗与 AD 相关的认知症状,包括胆碱酯酶抑制药(多奈哌齐、加兰他敏、利凡斯的明)和 NMDA 受体拮抗药(美金刚)。但迄今为止,没有研究阐明这些药物对非典型 AD,包括 logopenic 型 PPA 的疗效。

目前还没有经 FDA 批准的针对 FTLD 及其相关综合征的治疗方法,包括非流利性和语义变异型 PPA。乙酰胆碱酯酶抑制药和美金刚已经在 PPA 混合组中进行小型试验,疗效甚微(Kertesz 等,2008;Boxer 等,2009;Johnson 等,2010),但仍需进行大型、随机的临床对照试验。另有小型研究观察了多巴胺激动药溴隐亭对 PPA 的疗效,结果提示溴隐亭对 PPA 患者的认知 - 语言障碍没有明显疗效(Reed 等,2004),联合语言治疗也不能使患者受益更多(与单纯的行为疗法相比)(McNeil 等,1995)。

言语和语言障碍的行为疗法

与血管性失语症患者相比,PPA 患者很少被转诊进行言语语言障碍的保健(Taylor 等,2009),也不太可能得到行为学治疗。部分原因包括转诊和治疗的临床医师缺乏疾病相关知识,以及已经固有

的概念认为神经退行性疾病是不可治愈的。与 PPA 治疗相关的研究文献不断地涌现出来,包括语言障碍的康复(McNeil 等,1995;Schneider 等,1996;Murray,1998;Graham 等,1999;Graham,2001;Snowden 和 Neary,2002;Frattali,2004;Rapp 等,2005;Jokel 等,2006,2007;Dewar 等,2008;Henry 等,2008;印刷中;Bier 等,2009;Heredia 等,2009;Newhart 等,2009;Rapp 和 Glucroft,2009)、辅助 / 替代疗法(Murray,1998;Cress 和 King,1999;Pattee 等,2006),以及改善活动和语言受限的干预措施(Croot 等,2008)。康复治疗可以改善找词困难、句子产生困难(Schneider 等,1996)和书面语言障碍(Rapp 和 Glucroft,2009)。目前有理由对 PPA 言语 - 语言治疗的效用持谨慎的乐观态度。研究显示患者在语言测试中表现出了进步,这种疗效主要见于被治疗的语言障碍领域,但特定的训练可以延缓语言障碍的进展。不过,关于 PPA 患者的行为障碍的性质以及能有效地治疗不同变异型和不同病程的方法仍有待于进一步研究。

结论

PPA 是一种由神经退行性疾病引起的、以单独的语言功能渐进性恶化为特征的综合征。该疾病是一个具有临床和病理异质性的实体,目前的分类体系将其分为三种变异型或亚型:非流利性 / 语法错乱型、语义型和 logopenic 型 PPA。这些变异型 PPA 的行为表现主要取决于病变的神经解剖学分布而不是潜在的病理过程的性质,独特的语言特征反映出病变优先波及左侧大脑半球特定的皮质语言区,包括与句法、语音、语义和运动性语言等相关的特定脑区。在临床实践中,PPA 亚型的区分是根据详细的语言评估和神经系统 / 神经心理学检查,结构 / 功能成像显示的局灶性皮质萎缩 / 代谢减低的特征性模式作为支持性证据。分子成像(PIB-PET)、基因检测和脑脊液 / 血液生物标志物对生前确定 PPA 患者的病理学基础具有很大潜力,但目前这些技术尚未广泛使用或推荐于临床。大多数 PPA 患者的病变为 FTLD 谱系疾病(Tau 蛋白病、TDP-43 蛋白病)或 AD。PPA 患者基础病变的概率性推理是根据已证实的 PPA 亚型与特定疾病病因之间的关系,但需要注意的是,一种 PPA 变异型的临床诊断并不能准确指明该患者具有某种特定病理改变,因此,语言表型不能用于潜在疾病过程的诊断(Grossman,

2010）。尽管存在这些问题，我们希望临床、影像和生物标志物的研究进展能进一步提高 PPA 生前诊断的准确性，帮助选择合适的患者参与发病机制—特异性治疗的临床试验。

（王泽芬　译，刘赛男　杨慧春　校）

参考文献

Adlam, A.L., Patterson, K., Rogers, T.T., et al. (2006) Semantic dementia and fluent primary progressive aphasia: two sides of the same coin? *Brain*, 129: 3066–3080.

Agosta, F., Henry, R.G., Migliaccio, R., et al. (2010) Language networks in semantic dementia. *Brain*, 133: 286–299.

Alladi, S., Xuereb, J., Bak, T., et al. (2007) Focal cortical presentations of Alzheimer's disease. *Brain*, 130: 2636–2645.

Amici, S., Gorno-Tempini, M.L., Ogar, J.M., et al. (2006) An overview on primary progressive aphasia and its variants. *Behav Neurol*, 17 (2): 77–87.

Amici, S., Brambati, S.M., Wilkins, D.P., et al. (2007a) Anatomical correlates of sentence comprehension and verbal working memory in neurodegenerative disease. *J Neurosci*, 27 (23): 6282–6290.

Amici, S., Ogar, J., Brambati, S.M., et al. (2007b) Performance in specific language tasks correlates with regional volume changes in progressive aphasia. *Cogn Behav Neurol*, 20 (4): 203–211.

Arai, H., Morikawa, Y., Higuchi, M., et al. (1997) Cerebrospinal fluid tau levels in neurodegenerative diseases with distinct tau-related pathology. *Biochem Biophys Res Commun*, 236 (2): 262–264.

Ash, S., Moore, P., Vesely, L., et al. (2009) Non-fluent speech in frontotemporal lobar degeneration. *J Neurolinguistics*, 22 (4): 370–383.

Ash, S., McMillan, C., Gunawardena, D., et al. (2010) Speech errors in progressive non-fluent aphasia. *Brain Lang*, 113: 13–20.

Beck, J., Rohrer, J.D., Campbell, T., et al. (2008) A distinct clinical, neuropsychological, and radiological phenotype is associated with progranulin gene mutations in a large U.K. series. *Brain*, 131 (3): 706–720.

Bian, H., Van Swieten, J.C., Leight, S., et al. (2008) CSF biomarkers in frontotemporal lobar degeneration with known pathology. *Neurology*, 70: 1827–1835.

Bier, N., Macoir, J., Gagnon, L., et al. (2009) Known, lost, and recovered: efficacy of formal-semantic therapy and spaced retrieval method in a case of semantic dementia. *Aphasiology*, 23 (2): 210–235.

Bird, H., Lambon Ralph, M.A., Patterson, K., et al. (2000) The rise and fall of frequency and imageability: noun and verb production in semantic dementia. *Brain Lang*, 73 (1): 17–49.

Boxer, A.L., Lipton, A.M., Womack, K., et al. (2009) An open label study of memantine treatment in three subtypes of frontotemporal lobar degeneration. *Alzheimer Dis Assoc Disord*, 23 (3): 211–217.

Bozeat, S., Lambon Ralph, M.A., Patterson, K., et al. (2000) Nonverbal semantic impairment in semantic dementia. *Neuropsychologia*, 38 (9): 1207–1215.

Brambati, S.M., Renda, N.C., Rankin, K.P., et al. (2007) A tensor based morphometry study of longitudinal gray matter contraction in FTD. *NeuroImage*, 35 (3): 998–1003.

Brambati, S.M., Ogar, J., Neuhaus, J., et al. (2009) Reading disorders in primary progressive aphasia: a behavioral and neuroimaging study. *Neuropsychologia*, 47 (8–9): 1893–1900.

Catani, M. and Mesulam, M. (2008) The arcuate fasciculus and the disconnection theme in language and aphasia: history and current state. *Cortex*, 44 (8): 953–961.

Catani, M., Jones, D.K., and Ffytche, D.H. (2005) Perisylvian language networks of the human brain. *Ann Neurol*, 57 (1): 8–16.

Chan, D., Fox, N.C., Scahill, R.I., et al. (2001) Patterns of temporal lobe atrophy in semantic dementia and Alzheimer's disease. *Ann Neurol*, 49 (4): 433–442.

Chan, D., Fox, N., and Rossor, M. (2002) Differing patterns of temporal atrophy in Alzheimer's disease and semantic dementia. *Neurology*, 58 (5): 838.

Cooke, A., DeVita, C., Gee, J., et al. (2003) Neural basis for sentence comprehension deficits in frontotemporal dementia. *Brain Lang*, 85 (2): 211–221.

Cress, C.J. and King, J.M. (1999) AAC strategies for people with primary progressive aphasia without dementia: two case studies. *Augment Altern Commun*, 15 (4): 248–259.

Croot, K., Patterson, K., and Hodges, J.R. (1998) Single word production in nonfluent progressive aphasia. *Brain Lang*, 61 (2): 226–273.

Croot, K., Nickels, L., Laurence, F., et al. (2008) Impairment- and activity/participation–directed interventions in progressive language impairment: clinical and theoretical issues. *Aphasiology*, 23 (2): 125–160.

Curtiss, S. and Yamada, J. (1988) The Curtiss–Yamada comprehensive language evaluation (CYCLE). Unpublished test.

Davies, R.R., Graham, K.S., Xuereb, J.H., et al. (2004) The human perirhinal cortex and semantic memory. *Eur J Neurosci*, 20 (9): 2441–2446.

Davies, R.R., Hodges, J.R., Kril, J.J., et al. (2005) The pathological basis of semantic dementia. *Brain*, 128 (9): 1984–1995.

Deramecourt, V., Lebert, F., Debachy, B., et al. (2010) "Prediction of pathology in primary progressive language and speech disorders." *Neurology*, 74 (1): 42–49.

Dewar, B.K., Patterson, K., Wilson, B.A., et al. (2008) Re-acquisition of person knowledge in semantic memory disorders. *Neuropsychol Rehabil*, 19 (3): 383–421.

Diehl, J., Grimmer, T., Drzezga, A., et al. (2004) Cerebral metabolic patterns at early stages of frontotemporal dementia and semantic dementia. A PET study. *Neurobiol Aging*, 25 (8): 1051–1056.

Drzezga, A., Grimmer, T., Henriksen, G., et al. (2008) Imaging of amyloid plaques and cerebral glucose metabolism in semantic dementia and Alzheimer's disease. *NeuroImage*, 39 (2): 619–633.

Duffy, J.R. (1995) *Motor Speech Disorders*. St. Louis, MO: Mosby.

Foulds, P., McAuley, E., Gibbons, L., et al. (2008) TDP-43 protein in plasma may index TDP-43 brain pathology in Alzheimer's disease and frontotemporal lobar degeneration. *Acta Neuropathol*, 116 (2): 141–146.

Frattali, C. (2004) An errorless learning approach to treating dysnomia in frontotemporal dementia. *J Med Speech-Lang Pathol*, 12 (3): XI–XXIV.

Frisoni, G.B., Pievani, M., Testa, C., et al. (2007) The topography of grey matter involvement in early and late onset Alzheimer's disease. *Brain*, 130: 720–730.

Gainotti, G. (2007) Different patterns of famous people recognition disorders in patients with right and left anterior temporal lesions: a systematic review. *Neuropsychologia*, 45 (8): 1591–1607.

Galantucci, S., Tartaglia, M.C., Wilson, S.M., et al. (2011) White matter damage in primary progressive aphasias: a diffusion tensor tractography study. *Brain*, 134 (10): 3011–3029.

Galton, C.J., Patterson, K., Graham, K., et al. (2001) Differing patterns of temporal atrophy in Alzheimer's disease and semantic dementia. *Neurology*, 57 (2): 216–225.

Ghidoni, R., Benussi, L., Glionna, M., et al. (2008) Low plasma progranulin levels predict progranulin mutations in frontotemporal lobar degeneration. *Neurology*, 71 (16): 1235–1239.

Goodglass, H., Kaplan, E., Barresi, B., et al. (2001) *The Boston Diagnostic Aphasia Examination (BDAE)*, 3rd edn. Philadelphia, PA: Lippincott Williams & Wilkins.

Gorno-Tempini, M.L., Dronkers, N.F., Rankin, K.P., et al. (2004a) Cognition and anatomy in three variants of primary progressive aphasia. *Ann Neurol*, 55 (3): 335–346.

Gorno-Tempini, M.L., Rankin, K.P., Woolley, J.D., et al. (2004b) Cognitive and behavioral profile in a case of right anterior temporal lobe neurodegeneration. *Cortex*, 40 (4–5): 631–644.

Gorno-Tempini, M.L., Ogar, J.M., Brambati, S.M., et al. (2006) Anatomical correlates of early mutism in progressive nonfluent aphasia. *Neurology*, 67 (10): 1849–1851.

Gorno-Tempini, M.L., Brambati, S.M., Ginex, V., et al. (2008) The logopenic/phonological variant of primary progressive aphasia. *Neurology*, 71 (16): 1227–1234.

Gorno-Tempini, M.L., Hillis, A.E., Weintraub, S., et al. (2011) Classification of primary progressive aphasia and its variants. *Neurology*, 76 (11): 1006–1014.

Graham, K.S. (2001) Can repeated exposure to "forgotten" vocabulary help alleviate word-finding difficulties in semantic dementia? An illustrative case study. *Neuropsychol Rehabil*, 11 (3): 429–454.

Graham, K.S., Patterson, K., Pratt, K.H., et al. (1999) Relearning and subsequent forgetting of semantic category exemplars in a case of semantic dementia. *Neuropsychology*, 13 (3): 359–380.

Graham, N.L., Patterson, K., and Hodges, J.R. (2000) The impact of semantic memory impairment on spelling: evidence from semantic dementia. *Neuropsychologia*, 38 (2): 143–163.

Graham, N.L., Patterson, K., and Hodges, J.R. (2004) When more yields less: speaking and writing deficits in nonfluent progressive aphasia. *Neurocase*, 10 (2): 141–155.

Grossman, M. (2010) Primary progressive aphasia: clinicopathological correlations. *Nat Rev Neurol*, 6 (2): 88–97.

Grossman, M. and Ash, S. (2004) Primary progressive aphasia: a review. *Neurocase*, 10 (1): 3–18.

Grossman, M. and Moore, P. (2005) A longitudinal study of sentence comprehension difficulty in primary progressive aphasia. *J Neurol Neurosurg Psychiatry*, 76 (5): 644–649.

Grossman, M., Mickanin, J., Onishi, K., et al. (1996) Progressive nonfluent aphasia: language, cognitive, and PET measures contrasted with probable Alzheimer's disease. *J Cogn Neurosci*, 8 (2): 135–154.

Grossman, M., McMillan, C., Moore, P., et al. (2004) What's in a name: voxel-based morphometric analyses of MRI and naming difficulty in Alzheimer's disease, frontotemporal dementia, and corticobasal degeneration. *Brain*, 127 (3): 628–649.

Grossman, M., Farmer, J., Leight, S., et al. (2005) Cerebrospinal fluid profile in frontotemporal dementia and Alzheimer's disease. *Ann Neurol*, 57 (5): 721–729.

Gunawardena, D., Ash, S., McMillan, C., et al. (2010) Why are patients with progressive nonfluent aphasia nonfluent? *Neurology*, 75 (7): 588–594.

Henry, M.L. and Gorno-Tempini, M.L. (2010) The logopenic variant of primary progressive aphasia. *Curr Opin Neurol*, 23 (6): 633–637.

Henry, M.L., Beeson, P.M., and Rapcsak, S.Z. (2008) Treatment for lexical retrieval in progressive aphasia. *Aphasiology*, 22 (7): 826–838.

Henry, M.L., Rising, K., Demarco, A.T., Miller, B.L., Gorno-Tempini, M. L., and Beeson, P.M. (in press) Examining the value of lexical retrieval treatment in primary progressive aphasia: two positive cases. *Brain and language*.

Heredia, C.G., Sage, K., Lambon Ralph, M.A., et al. (2009) Relearning and retention of verbal labels in a case of semantic dementia. *Aphasiology*, 23 (2): 192–209.

Hickok, G. and Poeppel, D. (2004) Dorsal and ventral streams: a framework for understanding aspects of the functional anatomy of language. *Cognition*, 92 (1–2): 67–99.

Hodges, J.R. and Patterson, K. (1996) Nonfluent progressive aphasia and semantic dementia: a comparative neuropsychological study. *J Int Neuropsychol Soc*, 2 (6): 511–524.

Hodges, J.R. and Patterson, K. (2007) Semantic dementia: a unique clinicopathological syndrome. *Lancet Neurol*, 6 (11): 1004–1014.

Hodges, J.R., Patterson, K., Oxbury, S., et al. (1992) Semantic dementia: progressive fluent aphasia with temporal lobe atrophy. *Brain*, 115 (6): 1783–1806.

Hodges, J.R., Graham, N., and Patterson, K. (1995) Charting the progression in semantic dementia: implications for the organisation of semantic memory. *Memory*, 3 (3–4): 463–495.

Hodges, J.R., Martinos, M., Woollams, A.M., et al. (2008) Repeat and point: differentiating semantic dementia from progressive non-fluent aphasia. *Cortex*, 44 (9): 1265–1270.

Howard, D. and Patterson, K. (1992) *Pyramids and Palm Trees: A Test of Semantic Access from Pictures and Words*. Bury St. Edmunds: Thames Valley Test Company.

Hu, W.T., McMillan, C., Libon, D., et al. (2010) Multimodal predictors for Alzheimer disease in nonfluent primary progressive aphasia. *Neurology*, 75 (7): 595–602.

Johnson, N.A., Rademaker, A., Weintraub, S., et al. (2010) Pilot trial of memantine in primary progressive aphasia. *Alzheimer Dis Assoc Disord*, 24 (3): 308.

Jokel, R., Rochon, E., and Leonard, C. (2006) Treating anomia in semantic dementia: improvement, maintenance, or both? *Neuropsychol Rehabil*, 16 (3): 241–256.

Jokel, R., Cupit, J., Rochon, E., et al. (2007) Errorless re-training in semantic dementia using MossTalk words. *Brain Lang*, 103 (1–2): 205–206.

Josephs, K.A. (2008) Frontotemporal dementia and related disorders: deciphering the enigma. *Ann Neurol*, 64 (1): 4–14.

Josephs, K.A., Duffy, J.R., Strand, E.A., et al. (2006a) Clinicopathological and imaging correlates of progressive aphasia and apraxia of speech. *Brain*, 129: 1385–1398.

Josephs, K.A., Petersen, R.C., Knopman, D.S., et al. (2006b) Clinicopathologic analysis of frontotemporal and corticobasal degenerations and PSP. *Neurology*, 66 (1): 41–48.

Josephs, K.A., Whitwell, J.L., Duffy, J.R., et al. (2008a) Progressive aphasia secondary to Alzheimer disease vs. FTLD pathology. *Neurology*, 70 (1): 25–34.

Josephs, K.A., Whitwell, J.L., Vemuri, P., et al. (2008b) The anatomic correlate of prosopagnosia in semantic dementia. *Neurology*, 71 (20): 1628–1633.

Josephs, K.A., Duffy, J.R., Fossett, T.R., et al. (2010) Fluorodeoxyglucose F18 positron emission tomography in progressive apraxia of speech and primary progressive aphasia variants. *Arch Neurol*, 67 (5): 596–605.

Kaplan, E., Goodglass, H., and Weintraub, S. (2001) *Boston Naming Test*. Philadelphia, PA: Lippincott, Williams & Wilkins.

Kay, J., Lesser, R., and Coltheart, M. (1992) *PALPA: Psycholinguistic Assessments of Language Processing in Aphasia*. Hove: Lawrence Erlbaum Associates Ltd.

Kertesz, A. (1982) *The Western Aphasia Battery*. New York: Grune & Stratton.

Kertesz, A., Davidson, W., McCabe, P., et al. (2003) Primary progressive aphasia: diagnosis, varieties, evolution. *J Int Neuropsychol Soc*, 9 (5): 710–719.

Kertesz, A., McMonagle, P., Blair, M., et al. (2005) The evolution and pathology of frontotemporal dementia. *Brain*, 128 (9): 1996–2005.

Kertesz, A., Morlog, D., Light, M., et al. (2008) Galantamine in frontotemporal dementia and primary progressive aphasia. *Dement Geriatr Cogn Disord*, 25 (2): 178–185.

Kertesz, A., Jesso, S., Harciarek, M., et al. (2010) What is semantic dementia? A cohort study of diagnostic features and clinical boundaries. *Arch Neurol*, 67 (4): 483–489.

Knibb, J.A., Xuereb, J.H., Patterson, K., et al. (2006) Clinical and pathological characterization of progressive aphasia. *Ann Neurol*, 59 (1): 156–165.

Knibb, J.A., Woollams, A.M., Hodges, J.R., et al. (2009) Making sense of progressive non-fluent aphasia: an analysis of conversational speech. *Brain*, 132 (10): 2734–2746.

Knopman, D.S., Boeve, B.F., Parisi, J.E., et al. (2005) Antemortem diagnosis of frontotemporal lobar degeneration. *Ann Neurol*, 57 (4): 480–488.

Libon, D.J., Xie, S.X., Moore, P., et al. (2007) Patterns of neuropsychological impairment in frontotemporal dementia. *Neurology*, 68 (5): 369–375.

Lillo, P. and Hodges, J.R. (2009) Frontotemporal dementia and motor neurone disease: overlapping clinic-pathological disorders. *J Clin Neurosci*, 16 (9): 1131–1135.

McNeil, M.R. and Duffy, J.R. (2001) *Primary Progressive Aphasia: Language Intervention Strategies in Aphasia and Related Neurogenic Communication Disorders,* 4th edn. Philadelphia, PA: Lippincott Williams & Wilkins.

McNeil, M.R., Small, S.L., Masterson, R.J., et al. (1995) Behavioral and pharmacological treatment of lexical-semantic deficits in a single patient with primary progressive aphasia. *Am J Speech-Lang Pathol*, 4: 76–87.

Mendez, M.F., Clark, D.G., Shapira, J.S., et al. (2003) Speech and language in progressive nonfluent aphasia compared with early Alzheimer's disease. *Neurology*, 61 (8): 1108–1113.

Mesulam, M.M. (1982) Slowly progressive aphasia without generalized dementia. *Ann Neurol*, 11 (6): 592–598.

Mesulam, M.M. (2001) Primary progressive aphasia. *Ann Neurol*, 49 (4): 425–432.

Mesulam, M., Johnson, N., Krefft, T.A., et al. (2007) Progranulin mutations in primary progressive aphasia: the PPA1 and PPA3 families. *Arch Neurol*, 64 (1): 43–47.

Mesulam, M., Wicklund, A., Johnson, N., et al. (2008) Alzheimer and frontotemporal pathology in subsets of primary progressive aphasia. *Ann Neurol*, 63 (6): 709–719.

Mesulam, M., Wieneke, C., Rogalski, E., et al. (2009) Quantitative template for subtyping primary progressive aphasia. *Arch Neurol*, 66 (12): 1545–1551.

Migliaccio, R., Agosta, F., Rascovsky, K., et al. (2009) Clinical syndromes associated with posterior atrophy: early age at onset AD spectrum. *Neurology*, 73 (19): 1571–1578.

Mummery, C.J., Patterson, K., Wise, R.J.S., et al. (1999) Disrupted temporal lobe connections in semantic dementia. *Brain*, 122 (1): 61–73.

Mummery, C.J., Patterson, K., Price, C.J., et al. (2000) A voxel-based morphometry study of semantic dementia: relationship between temporal lobe atrophy and semantic memory. *Ann Neurol*, 47 (1): 36–45.

Murray, L.L. (1998) Longitudinal treatment of primary progressive aphasia: a case study. *Aphasiology*, 12 (7): 651–672.

Nestor, P.J., Graham, N.L., Fryer, T.D., et al. (2003) Progressive nonfluent aphasia is associated with hypometabolism centered on the left anterior insula. *Brain*, 126: 2406–2418.

Newhart, M., Davis, C., Kannan, V., et al. (2009) Therapy for naming deficits in two variants of primary progressive aphasia. *Aphasiology*, 23 (7–8): 823–834.

Ogar, J.M., Dronkers, N.F., Brambati, S.M., et al. (2007) Progressive nonfluent aphasia and its characteristic motor speech deficits.

Alzheimer Dis Assoc Disord, 21 (4): S23–S30.

Pattee, C., Von Berg, S., and Ghezzi, P. (2006) Effects of alternative communication on the communicative effectiveness of an individual with a progressive language disorder. *Int J Rehabil Res*, 29 (2): 151–153.

Patterson, K. and Hodges, J.R. (1992) Deterioration of word meaning: implications for reading. *Neuropsychologia*, 30 (12): 1025–1040.

Patterson, K., Nestor, P.J., and Rogers, T.T. (2007) Where do you know what you know? The representation of semantic knowledge in the human brain. *Nat Rev Neurosci*, 8 (12): 976–987.

Peelle, J.E., Troiani, V., Gee, J., et al. (2008) Sentence comprehension and voxel-based morphometry in progressive nonfluent aphasia, semantic dementia, and nonaphasic frontotemporal dementia. *J Neurolinguistics*, 21 (5): 418–432.

Pick, A. (1892) Über die beziehungen der senilen hirnatrophie zur aphasie. *Prag Med Wochenschr*, 17: 165–167.

Pickering-Brown, S.M., Rollinson, S., Du Plessis, D., et al. (2008) Frequency and clinical characteristics of progranulin mutation carriers in the Manchester frontotemporal lobar degeneration cohort: comparison with patients with *MAPT* and no known mutations. *Brain*, 131 (3): 721–731.

Rabinovici, G.D., Jagust, W.J., Furst, A.J., et al. (2008) Abeta amyloid and glucose metabolism in three variants of primary progressive aphasia. *Ann Neurol*, 64 (4): 388–401.

Rapcsak, S.Z., Beeson, P.M., Henry, M.L., et al. (2009) Phonological dyslexia and dysgraphia: cognitive mechanisms and neural substrates. *Cortex*, 45 (5): 575–591.

Rapp, B. and Glucroft, B. (2009) The benefits and protective effects of behavioural treatment for dysgraphia in a case of primary progressive aphasia. *Aphasiology*, 23 (2): 236–265.

Rapp, B., Glucroft, B., and Urrutia, J. (2005) The protective effects of behavioral intervention in a case of primary progressive aphasia. *Brain Lang*, 95 (1): 18–19.

Reed, D.A., Johnson, N.A., Thompson, C., et al. (2004) A clinical trial of bromocriptine for treatment of primary progressive aphasia. *Ann Neurol*, 56 (5): 750.

Rogers, M.A. and Alarcon, N.B. (1999) Characteristics and management of primary progressive aphasia. *ASHA Special Interest Division Neurophysiol Neurogenic Speech Lang Disord*, 9 (4): 12–26.

Rogers, T.T. and McClelland, J.L. (2004) *Semantic Cognition: A Parallel Distributed Processing Approach*. Cambridge, MA: MIT Press.

Rohrer, J.D. and Warren, J.D. (2010) Phenomenology and anatomy of abnormal behaviours in primary progressive aphasia. *J Neurol Sci*, 293 (1–2): 35–38.

Rohrer, J.D., Warren, J.D., Modat, M., et al. (2009) Patterns of cortical thinning in the language variants of frontotemporal lobar degeneration. *Neurology*, 72 (18): 1562–1569.

Rohrer, J.D., Ridgway, G.R., Crutch, S.J., et al. (2010a) Progressive logopenic/phonological aphasia: erosion of the language network. *NeuroImage*, 49 (1): 984–993.

Rohrer, J.D., Rossor, M.N., and Warren, J.D. (2010b) Syndromes of nonfluent primary progressive aphasia: a clinical and neurolinguistic analysis. *Neurology*, 75 (7): 603–610.

Rohrer, J.D., Rossor, J.N., and Warren, J.D. (2012) Alzheimer's pathology in primary progressive aphasia. *Neurobiol Aging*, 33 (4): 744–752.

Rosen, H.J., Kramer, J.H., Gorno-Tempini, M.L., et al. (2002) Patterns of cerebral atrophy in primary progressive aphasia. *Am J Geriatr Psychiatry*, 10 (1): 89–97.

Rosen, H.J., Allison, S.C., Ogar, J.M., et al. (2006) Behavioral features in semantic dementia vs. other forms of progressive aphasias. *Neurology*, 67 (10): 1752–1756.

Sampathu, D.M., Neumann, M., Kwong, L.K., et al. (2006) Pathological heterogeneity of frontotemporal lobar degeneration with ubiquitin-positive inclusions delineated by ubiquitin immuno-histochemistry and novel monoclonal antibodies. *Am J Pathol*, 169 (4): 1343–1352.

Schneider, S.L., Thompson, C.K., and Luring, B. (1996) Effects of verbal plus gestural matrix training on sentence production in a patient with primary progressive aphasia. *Aphasiology*, 10 (3): 297–317.

Seeley, W.W., Bauer, A.M., Miller, B.L., et al. (2005) The natural history of temporal variant frontotemporal dementia. *Neurology*, 64 (8): 1384–1390.

Sepelyak, K., Crinion, J., Molitoris, J., et al. (2011) Patterns of breakdown in spelling in primary progressive aphasia. *Cortex*, 47 (3): 342–352.

Serieux, P. (1893) Sur un cas de surdite verbale pure. *Rev Med*, 13: 733–750.

Snowden, J.S. and Neary, D. (2002) Relearning of verbal labels in semantic dementia. *Neuropsychologia*, 40 (10): 1715–1728.

Snowden, J.S., Pickering-Brown, S.M., Mackenzie, I.R., et al. (2006) Progranulin gene mutations associated with frontotemporal dementia and progressive non-fluent aphasia. *Brain*, 129 (11): 3091–3102.

Snowden, J., Neary, D., and Mann, D. (2007) Frontotemporal lobar degeneration: clinical and pathological relationships. *Acta Neuropathol*, 114 (1): 31–38.

Sonty, S.P., Mesulam, M., Weintraub, S., et al. (2007) Altered effective connectivity within the language network in primary progressive aphasia. *J Neurosci*, 27 (6): 1334–1345.

Steinacker, P., Hendrich, C., Sperfeld, A.D., et al. (2008) TDP-43 in cerebrospinal fluid of patients with frontotemporal lobar degeneration and amyotrophic lateral sclerosis. *Arch Neurol*, 65 (11): 1481–1487.

Taylor, C., Kingma, R.M., Croot, K., et al. (2009) Speech pathology services for primary progressive aphasia: exploring an emerging area of practice. *Aphasiology*, 23 (2): 161–174.

Tulving, E. (1995) Organization of memory: quo vadis? In: M.S. Gazzaniga (ed), *The Cognitive Neurosciences*, pp. 839–47. Cambridge, MA: MIT Press.

Turner, R.S., Kenyon, L.C., Trojanowski, J.Q., et al. (1996) Clinical, neuroimaging, and pathologic features of progressive nonfluent aphasia. *Ann Neurol*, 39 (2): 166–173.

Warrington, E.K. (1975) The selective impairment of semantic memory. *Q J Exp Psychol*, 27 (4): 635–657.

Watt, S., Jokel, R., and Behrmann, M. (1997) Surface dyslexia in nonfluent progressive aphasia. *Brain Lang*, 56 (2): 211–233.

Wertz, R.T., LaPointe, L.L., and Rosenbek, J.C. (1984) *Apraxia of Speech in Adults: The Disorder and Its Management*. New York: Grune and Stratton.

Whitwell, J.L., Avula, R., Senjem, M.L., et al. (2010) Gray and white matter water diffusion in the syndromic variants of frontotemporal dementia. *Neurology*, 74 (16): 1279–1287.

Williams, G.B., Nestor, P.J., and Hodges, J.R. (2005) Neural correlates of semantic and behavioural deficits in frontotemporal dementia. *NeuroImage*, 24 (4): 1042–1051.

Wilson, S.M., Brambati, S.M., Henry, R.G., et al. (2009a) The neural basis of surface dyslexia in semantic dementia. *Brain*, 132 (1): 71–86.

Wilson, S.M., Ogar, J.M., Laluz, V., et al. (2009b) Automated MRI-based classification of primary progressive aphasia variants. *NeuroImage*, 47 (4): 1558–1567.

Wilson, S.M., Dronkers, N.F., Ogar, J.M., et al. (2010a) Neural correlates of syntactic processing in the nonfluent variant of primary progressive aphasia. *J Neurosci*, 30 (50): 16845–16854.

Wilson, S.M., Henry, M.L., Besbris, M., et al. (2010b) Connected speech production in three variants of primary progressive aphasia. *Brain*, 133 (7): 2069–2088.

Woollams, A.M., Lambon Ralph, M.A., Plaut, D.C., et al. (2007) SD-squared: on the association between semantic dementia and surface dyslexia. *Psychol Rev*, 114 (2): 316–339.

第七节　朊 蛋 白 病
Michael D. Geschwind，Katherine Wong

引言

　　65 岁以上老年人痴呆最常见的原因依次为阿尔茨海默病（AD）、血管性痴呆（VaD）及其他痴呆。在早发性痴呆（65 岁以前发病）中，AD 和 VaD 仍是最常见的病因但其他类型痴呆症的患病率增高。这些痴呆类型包括额颞叶痴呆（FTD）、路易体痴呆（LBDs）、代谢性痴呆、亨廷顿病（HD），以及其他病因所致痴呆如朊蛋白病。朊蛋白病是一类致死性神经退行性疾病，由内源性蛋白质—朊病毒相关蛋白（prion-related protein，PrP）变构所致，这种异常构象的蛋白质称为朊蛋白（prion）。美国生物学家 Stanley Prusiner 及其同事证实朊蛋白是一种家族性传染性海绵状脑病的病因。术语"prion"源自 proteinaceous infectious particle（具有蛋白特性的感染颗粒）（Prusiner，1998）。研究者们曾一度被朊蛋白病的传染性、病因暴露与症状出现之间的长潜伏期等问题所困扰（Gajdusek 等，1977；Brown等，1986b），并由此提出该病是由慢病毒或其他外源性感染源所致的错误理论。Prusiner 及其他研究者发现感染源不含 DNA 或 RNA 组分，但是 DNA或 RNA 却是病毒的组成部分。1997 年 Stanley B. Prusiner 因此项工作获得诺贝尔生理学及医学奖（Prusiner，1998）。现已公认，尽管其他蛋白也可能在疾病过程中发挥作用，但朊蛋白是引起这类疾病所必需的，并足以致病。动物模型的建立、人类致病性朊蛋白基因突变的鉴定、传染性朊蛋白的体外生成均充分验证了这一观点（Mead，2006；Kim 等，2010；Makarava 等，2010）。该病在人类和动物均可出现，但本节重点介绍人类朊蛋白病，只讨论与人类密切相关的动物朊蛋白病。

人类朊蛋白病的概述

　　人类朊蛋白病有三种不同的发病形式：自

发性（散发性）、遗传性、通过传播获得（获得性）（Mead，2006；Kim 等，2010；Makarava 等，2010）。大约 85% 的病例为散发性，15% 为遗传性，少于 1% 的为获得性（医源性或变异性）。散发性朊蛋白病，或称为散发性 Jakob-Creutzfeldt 病（sCJD），是因正常细胞的朊蛋白 PrP^C（cellular prion protein，C 表示 cellular）自发性空间构型改变成异常形态的致病性朊蛋白 PrP^Sc（scrapie prion protein，Sc 表示 scrapie，即瘙痒病，是绵羊和山羊朊蛋白病）。遗传性朊蛋白病（gPrD）由编码 PrP^C 的朊蛋白基因 PRNP 突变所致（图 9.12）。家族性 CJD（fCJD）、Gerstmann-Sträussler-Scheinker 病（GSS）和致死性家族性失眠症（fatal familial insomnia，FFI）是 gPrDs 的三种主要类型。获得性朊蛋白病是人类朊蛋白病中最少见的类型，却可能是最臭名昭著的一种类型，通过朊蛋白的不经意间传播而致病，如医源性方式或从动物传给人类，就像疯牛病（BSE）和人类变异型 Jakob-Creutzfeldt 病（vCJD）在英国的传播一样。遗传性

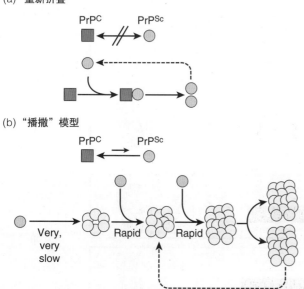

图 9.12 PrP^C 变构为 PrP^Sc 的模式图。（a）重折叠模式。构象变化受动力学控制，高活化的能量屏障可阻止自发性变构。PrP^C 与外源性导入的 PrP^Sc 相互作用，使 PrP^C 诱导性变构形成 PrP^Sc。酶或伴侣蛋白可促进这一反应的进行。PrP^C 在存在某些突变的情况下，可自发性变构为 PrP^Sc，这种罕见的自发性变构事件可以解释家族性 CJD 或 GSS 的自发出现，尽管这些疾病发病较晚。当某一极罕见事件（每年 1/1 000 000 的概率）导致 PrP^C 自发变构为 PrP^Sc，可引起散发性 CJD。（b）播种模式。PrP^C 与 PrP^Sc（或 PrP^Sc 样分子）保持平衡，但更倾向于形成 PrP^C。PrP^Sc 只有添加到晶体样结构的种子或 PrP^Sc 聚合物中，才会变得很稳定。种子的形成是罕见的，但一旦形成，单体的添加就会迅速。聚合物不断分裂，为蛋白聚集提供更大的表面积，变构速率呈指数上升

和获得性人类朊蛋白病在老年人中并不常见，因此本节主要介绍散发性 CJD（sCJD）。

流行病学

人类朊病蛋白病的发病率在大多数发达国家约为每年 1~1.5/100 万人，每年的发病率及不同国家的发病率有一定差异。由此发病率推算，每年全球新增约 6 000 例，美国新增 250~400 例。sCJD 的发病年龄呈相对较窄的单峰，高峰值约 68 岁左右（Brown 等，1986a）。由于 sCJD 发病年龄限于一个相对较窄的范围，因此一个人死于 sCJD 的终身风险远远高于患病率，可达 1/10 000。

CJD 命名史

在 1921 年和 1923 年，Alfons Jakob 发表了 4 篇文章，描述了 5 例少见的迅速进展性痴呆（rapidly progressive dementia，RPD）。Jakob 认为这些病例与他的老师 Hans Creutzfeldt 报道的病例几乎完全相同。几十年来这一疾病被称为 Jakob 病或 Jakob-Creutzfeldt 病，直到该领域的杰出研究者 Clarence J. Gibbs 开始使用术语克 - 雅脑病（Creutzfeldt-Jakob disease），这一术语的首字母缩写与他自己的姓氏首字母缩写相似（Gibbs，1992）。根据病理学及记录档案，我们现在知道 Creutzfeldt 描述的病例不仅与 Jakob 报道的病例临床差异很大，而且并不属于现在定义的朊蛋白病范畴。这一疾病也许应称为 Jakob 病，或 Jakob-Creutzfeldt 病，而不是克 - 雅脑病。遗憾的是，JCD 这一术语可能会造成与 JC 病毒的混淆，因此我们采用 Jakob-Creutzfeldt 病，首字母缩写为 CJD。CJD 有时用于指所有的人类朊蛋白病，有时指典型性或散发性人类朊蛋白病 sCJD。在本节中，CJD 指所有人类朊蛋白病，而 sCJD 仅代表散发性人类朊蛋白病。

如上所述，朊蛋白病具有两大显著特征，因此曾被称为传染性海绵状脑病（TSEs）。但有些遗传性朊蛋白病（gPrDs）可能不具有传染性，也不是所有的人类朊蛋白病都有海绵样病理改变（现在称为空泡，即树突内充满液体的囊泡）。

什么是朊蛋白？

正常朊蛋白 PrP 或 PrP^C 不具有致病性，但可改

变构象而成为具有传染性的异常蛋白 PrP^{Sc}。PrP^C 和 PrP^{Sc} 的一级结构相同（即氨基酸序列），但三级结构不同。朊蛋白具有传染性，其自身结构具有作为模板的内在特性，可将正常生理性 PrP^C 转变为致病性 PrP^{Sc}。PrP^{Sc} 在脑组织中的积聚可导致神经细胞损伤和死亡（Prusiner，1998；Prusiner 和 Bosque，2001），但具体的病理机制仍有争议（Mallucci 等，2007）。朊蛋白在大脑中的传播以重折叠模式或播种模式进行，这两种模式并不是互相排斥的（图 9.12）。

PrP 的功能并不完全清楚（Geschwind 和 Legname，2008）。它由位于 20 号染色体短臂上的 *PRNP* 基因编码（Oesch 等，1985；Basler 等，1986），是神经细胞和其他细胞上的一种主要膜结合蛋白（图 9.13），在进化过程中高度保守，在神经元发育和（或）功能中可能发挥重要作用（Kanaani 等，2005）。小鼠有 PrP 基因（*PRNP*）开放阅读框的两个拷贝，基因敲除型小鼠（PrP$^{-/-}$）寿命及外观正常（Bueler 等，1992；Manson 等，1994）。发育成熟后进行条件性敲除的小鼠仍表现正常，不受基因敲除的影响。随后的尸检发现这些小鼠具有亚临床缺陷（Legname 等，2005）。

PrP^C 可与许多蛋白及细胞成分相互作用。动物及细胞模型已发现 PrP^C 多种可能的功能，包括细胞信号转导、黏附、增殖、分化及生长。更重要的是，缺乏 PrP^C 的小鼠不能感染朊蛋白，也不能复制朊蛋白，有力证明了 PrP^C 系朊蛋白病所必需（Bueler 等，1993；Prusiner，1993；Katamine 等，1998）。

人类朊蛋白病的临床特点

散发性朊蛋白病

sCJD 是由于自发性脑内 PrP^C 随机变构为 PrP^{Sc} 或体细胞突变所致（Watts 等，2006）。疾病进展迅速，中位生存期为 7~8 个月，平均生存期为 4 个月。超过 90% 的患者在症状出现 1 年内死亡（Brown 等，1986a，2006）。平均发病年龄为 68 岁，20~80 岁都可发病，但中位发病年龄在 60~70 岁早期（表 9.13）。20~40 岁的年轻人或 75 岁以上的老年人中 sCJD 少见（Will，2003）。

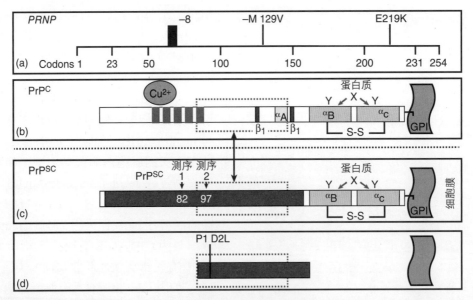

图 9.13   朊蛋白（a）朊蛋白基因（*PRNP*）位于人类 20 号染色体短臂上。它的非致病性多态性包括一个八肽重复区的缺失，129 位甲硫氨酸 - 缬氨酸的多态性和 219 位谷氨酰胺 - 赖氨酸多态性。（b）翻译后修饰使 PrP^C 在 23 和 231 位被切断，并在 181 和 197 位发生糖基化。连接于 231 位丝氨酸的磷脂酰肌醇糖脂将朊蛋白的羟基端锚定于细胞膜上。细胞内的氨基端含有 5 个八肽重复区 P（Q/H）GGG（G/-）WGQ（蓝色块），这些重复区可结合铜离子。蛋白的中心部位含有一个短 α- 螺旋片段 [α 螺旋 A 包含 144~157 位残基（绿色块）]，两侧各有一个短 β 链（红色块）：β1（129~131 位）和 β2（161~163 位）。羟基端的二级结构主要为 2 个长 α- 螺旋结构：α 螺旋 B（172~193 位残基）和 α 螺旋 C（200~227 位残基），二者借二硫键相连。蓝色箭头所示为蛋白 X 与 α 螺旋 B 和 α 螺旋 C 的结合位点。虚线框所示为 90~150 位氨基酸残基之间的部分，它对 PrP^C 与 PrP^{Sc} 结合具有关键作用。（c）PrP^{Sc} 的 β- 片层结构增多（红色虚线块）。（d）与 PrP^{Sc} 锚定于细胞膜不同，GSS 淀粉样肽被切断并分泌到细胞间隙，发生聚集和纤维化，形成 GSS 淀粉样沉积。图示为 GSS 最常见的 P102L 突变产生的一个 8kDa 朊蛋白片段。人工合成的这种多肽（包含 90~150 残基）经乙腈处理可增加 β- 片层结构，它是唯一脑内注射后能使 *P102L* 转基因小鼠出现 GSS 病的合成肽。经 Elsevier 许可，引自 Geschwind（2011）

表 9.13　人类朊蛋白病最常见类型的临床特征

特征	sCJD	vCJD	fCJD	iCJD	FFI	GSS	Kuru
平均发病年龄（岁）	67	28	家族间有差异 23-55	所有年龄	50	40	所有年龄
平均病程（月）	7	14	家族间有差异 8-96	12	18	60；家族间有差异 60~240	11
平均潜伏期（范围）	N/A	17 年（12~23 年）；输血 7 年	—	神经外科：18 个月（12~28 个月）；硬脑膜移植：6 年（1.5~23 年）；hGH：5 年（4~36 年）	N/A	N/A	12 年（5~50 年）
早期突出症状	认知和（或）行为障碍	精神异常，感觉症状（较晚出现痴呆，共济失调和其他运动症状）	认知和行为障碍	认知障碍，共济失调	失眠，自主功能紊乱	共济失调，震颤，锥体外系症状	共济失调，震颤
小脑功能障碍（%）	>40	97	>40	>40	无	P102L 突变时 100；其他突变时不太常见	100
DWI/FLAIR MRI 阳性	有，>92%	有，丘脑枕征	有，大多数突变时出现	可变的，深部核团和小脑有时阳性	不确定	可变的；大多数为阴性	N/A
EEG 中 PSW	有，65%	无（终末期罕见）	有	有	无	无	N/A
淀粉样变	5%~10% 病例出现较少斑块	严重，所有病例	偶见	偶见	无	非常严重	75% 病例
淋巴网状系统出现 PrP^{Sc}	无	有	无	有	无	无	可能

经 Elsevier 许可，引自 Geschwind（2011）。
Parchi 等（1999），Brown 等（2000, 2006），Valleron 等（2001），Huillard d'Aignaux 等（2002），Collie 等（2003），Will（2003），Kong 等（2004），Collinge 等（2006），Collins 等（2006），Lewis 等（2006），Brandner 等（2008），Vitali 等（2008）和 Heath 等（2010）。
CJD, Creutzfeldt-Jakob 病（克 - 雅脑病）；EEG, 脑电图；FFI, 家族性致死性失眠症；GSS, Gerstmann-Sträussler-Scheinker 综合征（GSS 病）；mo, 月；N/A, 不能得到或不适用；PSW, 阵发性尖波；yr, 年

sCJD 临床表现多样,典型症状包括认知功能改变(痴呆)、行为和人格改变、运动和协调障碍、视觉症状以及全身性症状(Brown 等, 1986a; Rabinovici 等, 2006)。sCJD 通常进展很快,第一个明显的症状出现后数周至数月即死亡,有些患者可存活超过 1 年半。大多数患者死于吸入性肺炎,死亡之前常处于无动性缄默状态。sCJD 典型的认知障碍表现为精神错乱、记忆丧失、注意力不能集中、组织与规划困难。运动障碍表现为锥体外系症状(运动徐缓、肌张力异常、震颤)、小脑症状(步态或肢体共济失调),疾病后期出现肌阵挛(突然抽搐动作)。肌阵挛通常被认为是 CJD 的经典体征,也可见于路易体痴呆、AD 及皮质基底节变性。

细微的行为和精神变化以及全身性症状(如疲劳、乏力、头痛、干咳、头晕、眩晕)也可在早期出现,一些不易察觉的症状(易怒、焦虑、抑郁和人格改变等)在病程中也可出现。初步研究发现 sCJD 的突出症状可表现为行为异常,就像行为变异型 FTD 一样。这些症状往往被忽视,在 sCJD 临床诊断中应该给予足够重视。

视觉信息处理障碍导致视力模糊、复视、皮质盲或其他感知问题等视觉症状。这些患者往往被转诊到眼科。由于 sCJD 发病年龄也是白内障的好发年龄,许多有视觉症状的 sCJD 患者做了白内障手术。当然,这一手术并不能改善患者脑部疾病所引起的视觉症状。

其他一些不常见的症状也可以出现,如顶叶功能障碍所致的失语症、忽视、失用症(不能做已学会的动作),这些症状极具特点,易识别。与 sCJD 的其他症状的严重程度比较,感觉症状如麻木、刺痛和 / 或疼痛很少识别出来,很可能被忽视而很少被报道(Geschwind 和 Jay, 2003; Will, 2004; Lomen-Hoerth 等, 2010; Prusiner 和 Bosque, 2001)。

sCJD 的诊断

根据诊断的确定性水平, sCJD 可分为确诊、很可能和可能。确诊标准需要脑组织中 PrP^{Sc} 的病理学证据(活检或尸检, Kretzschmar 等, 1996; Budka, 2003)。可能和很可能 sCJD 的诊断标准有几种,遗憾的是,其中的大多数标准是为了对病理诊断不明确的患者进行监控和流行病学研究,并旨在病程结束时确诊大多数患者(图 9.14)。因此,大多数标准对于患者病程早期的评估帮助不大(表 9.14)。最常用的"很可能 sCJD"标准是 1998 年的 WHO 修订标准(WHO, 1998)。在该标准中,锥体束征包括反射亢进、局部无力、巴宾斯基征阳性。锥体外系症状包括强直、动作缓慢(运动迟缓)、震颤、肌张力障碍。无动性缄默症是一种患者无随意运动和缄默的状态。"可能 CJD"的诊断标准与"很可能 CJD"相同,但不需要辅助检查(如 EEG 或 CSF 中 14-3-3 检

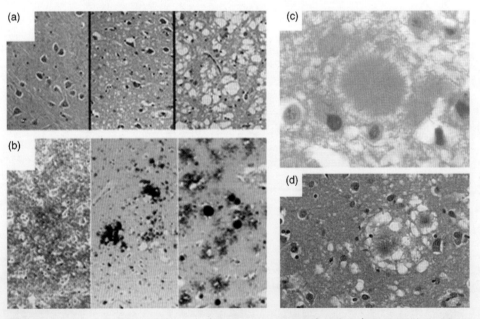

图 9.14 朊蛋白病的神经病理学。(a) 在 sCJD,不同脑区海绵状病变表现不同,海马终板无海绵状病变(左),海马下脚(subiculum)呈轻度病变(中),颞叶皮质呈重度病变(右)。苏木素 - 伊红(HE)染色。(b) sCJD 皮质切片 PrP^{Sc} 免疫染色显示的 PrP^{Sc} 沉积模式:突触(左)、片状 / 泡周(中)、斑块型(右)。(c) 库鲁病型大斑块, HE 染色。(d) vCJD 典型的"花样"斑块, HE 染色。经 Oxford University Press 许可,引自 Budka(2003)

表 9.14　"很可能 sCJD"的诊断标准

2009 年欧洲标准 [a]（Zerr 等，2009）	2007 年 UCSF 标准（Geschwind 等，2007a）	1998 年 WHO 修订标准（WHO，1998）
1. 进行性痴呆 2. 至少符合以下 4 项中的 2 项： 　肌阵挛 　视觉或小脑功能障碍 　锥体系 / 锥体外系体征 　运动不能性缄默症 3. 至少符合以下其中 1 项： 　EEG 出现 PSWCs 　脑脊液 14-3-3 阳性和死亡前临床病程短于 2 年 　MRI 的 DWI 或 FLAIR 成像，尾状核和壳核或至少 2 个皮质区（颞 - 顶 - 枕叶，不包括额叶、扣带回、岛叶或海马）出现异常高信号 4. 常规检查无其他诊断	1. 迅速进展性痴呆 2. 至少符合其中 2 项： 　肌阵挛 　锥体系 / 锥体外系功能障碍 　视觉障碍 　小脑症状 　运动不能性缄默症 　其他高级皮质区症状 [b] 3. 典型 EEG 或 MRI 表现 4. 常规检查未提示其他诊断	1. 进行性痴呆和 / 或 2. 至少符合以下 4 项中的 2 项： 　肌阵挛 　视觉或小脑功能障碍 　锥体系 / 锥体外系体征 　运动不能性缄默症 3. EEG 出现 PSWCs 和（或）脑脊液 14-3-3 蛋白阳性和死亡前临床病程短于 2 年 4. 常规检查未提示其他诊断

PSWCs：周期性尖波复合波

[a] 原文中总结标准的表中有错误，这里列出的标准来自该文章的正文部分

[b] 高级皮质区症状包括失用、忽视、失算和失语

测，WHO，1998）。许多患者直到病程后期才符合"很可能 sCJD"的 WHO 修订标准。UCSF 标准于 2007 年提出，包含了脑 MRI 检查（Geschwind 等，2007a），2009 年的欧洲 sCJD 修订标准中也增加了脑 MRI 检查。

sCJD 的诊断检测

脑电图（EEG）

　　sCJD 的典型 EEG 表现为尖波或三相波，即周期性尖波复合波（periodic sharp wave complexes，PSWCs），约每秒钟 1 次（图 9.15）。这种 EEG 只在大约 2/3 的 sCJD 患者中出现，并且常见于病程晚期。sCJD 患者更常见的是局灶性或弥漫性慢波（Steinhoff 等，2004）。其他可引起皮质功能障碍的疾病，如 AD、路易体痴呆、中毒性 - 代谢性脑病、缺氧性脑病、进行性多灶性白质脑病、桥本脑病等，脑电图也可出现 PSWCs（Seipelt 等，1999；Tschampa 等，2001）。

脑脊液（CSF）

　　由于世界各地 CSF 生物标志物检测的灵敏性和特异性存在差异，其临床应用存在争议。14-3-3 蛋白是最早作为 CJD 诊断标志物的 CSF 蛋白之一，但其灵敏性及特异性有限（Chapman 等，2000；

Geschwind 等，2003），而且其含量增高也可见于许多非朊蛋白引起的神经系统疾病（Satoh 等，1999）。最早的研究报道 14-3-3 的灵敏性和特异性分别为 100% 和 96%，但这项研究的样本量小，缺少严格对照（Hsich 等，1996）。随后欧洲进行的较大样本研究发现 14-3-3 的灵敏性和特异性达到 85% 左右，但其中一些研究对照组的特征并不充分（Collins 等，2006；Sanchez-Juan 等，2006）。最近一项由英国 CJD 监测部门收集的 CSF 结果调查显示：在经病理学检查确诊的患者中，14-3-3 的灵敏性为 86%，特异性为 74%（Chohan 等，2010）。很多人认为 14-3-3 仅仅是快速神经元损伤的一个标志物，用于 sCJD 诊断的特异性低（Satoh 等，1999；Chapman 等，2000；Geschwind 等，2003）。CSF 14-3-3 含量增高可见于其他皮质损伤的神经系统疾病，包括 AD 和脑卒中（Huang 等，2003）。

　　总 Tau 蛋白（t-Tau）、神经元特异性烯醇化酶（NSE）、星形胶质细胞蛋白 *S100β* 也可作为 CSF 生物标志物。这些标志物的灵敏性和特异性在不同研究中差异很大。最近欧洲一项多中心大型研究检测了 14-3-3、t-Tau、NSE、*S100β* 四种生物标志物的灵敏性和特异性。在该研究中，不是所有患者都进行了这四项检测，也不是每一个样本都进行了这四项检测，因此不能进行标志物之间的比较。但该研究发现，14-3-3 灵敏性和特异性分别为 85% 和 84%，

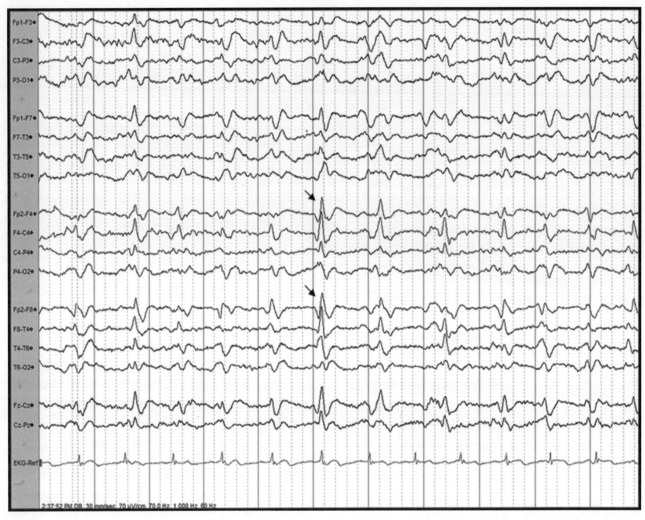

图9.15　sCJD患者典型脑电图表现:弥漫性慢波和1Hz的周期性尖波复合波(PSWCs)。经Elsevier许可,引自Geschwind(2011)

t-Tau(分界值>1300pg/ml)分别为86%和88%,NSE为73%和95%,*S100β*为82%和76%(Sanchez-Juan等,2006)。2010年英国监控中心的调查数据也存在同样的方法学问题。不过,他们对同一样本均检测了14-3-3和t-Tau的患者进行了单独的数据分析。在这些样本中,14-3-3的灵敏性和特异性为85%和74%,t-Tau的灵敏性和特异性为81%和85%(Chohan等,2010)。在其他形式的朊蛋白病如vCJD、gPrD,这些检测指标的灵敏性和特异性远远低于sCJD。

磁共振成像(MRI)

与EEG、14-3-3相比,MRI尤其是弥散序列对诊断sCJD灵敏性更高(Shiga等,2004;Young等,2005;Zerr等,2009;Vitali等,2011)。CJD典型的MRI异常包括T_2加权像(包括液体衰减反转恢复序列FLAIR)和弥散加权成像(DWI)中尾状核、壳核以及丘脑(较少见)等深部核团的高信号以及皮质脑回的高信号(皮质环,cortical ribboning)。与FLAIR相比,DWI对sCJD的敏感性更高(Vitali等,2011)。

当怀疑是CJD时,应进行MRI DWI和FLAIR成像扫描(Vitali等,2011)。图9.16显示了sCJD典型的MRI表现。即使在大的医疗中心,许多放射科医师对那些提示CJD的MRI异常也不熟悉,大多数sCJD患者的MRI被误读了(Geschwind等,2010;Carswell等,2012)。sCJD的MRI诊断标准已被提出。有的诊断标准要求进行FLAIR或DWI成像扫描,但额叶异常被排除在外(Zerr等,2009),有的诊断标准要求弥散异常,可包含额叶异常(Vitali等,2011)。

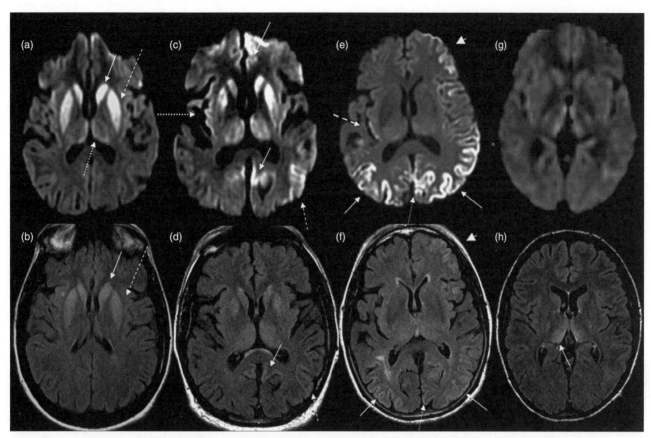

图 9.16 sCJD 和 vCJD 的 DWI、FLAIR MRI 成像。sCJD 常见三种 MRI 模式：皮质下为主型（a，b）、皮质和皮质下型（c，d）、皮质为主型（e，f）。一名很可能 vCJD 患者的 MRI（g，h）。DWI（a，c，e）较 FLAIR（b，d，f）更好地显示了 sCJD 患者的结构异常。这三例 sCJD 病例（a，b；c，d；e，f）均经病理学证实。（a，b）一名 52 岁女性患者 MRI 显示双侧尾状核（实线箭头）和壳核（虚线箭头）强高信号，双侧丘脑中部和后部稍高信号（点线箭头）。（c，d）一名 68 岁男性患者 MRI 高信号见于双侧尾状核和壳核（可见壳核的前后梯度变化，这在 CJD 中常见）、丘脑、右侧岛叶（虚线箭头）、前、后扣带回（实线箭头，左侧 > 右侧）、左颞顶枕交界区（点线箭头）。（e，f）一名 76 岁女性患者 MRI 显示弥散性高信号，主要位于双侧颞顶部（实线箭头）和枕叶皮质（点线箭头），右侧岛叶后部（虚线箭头）、左侧额下回（箭头），但无明显的皮质下异常。（g，h）一名 21 岁女性很可能 vCJD 患者 MRI 显示双侧丘脑中央部（主要是背侧中心核团）和后部（丘脑枕）高信号，即所谓的"双曲棍球征"。同时出现"枕征"，即丘脑后部（丘脑枕，箭头所示）比前壳核的信号更高

CJD，克 - 雅脑病；MRI，磁共振成像；DWI，弥散加权像；FLAIR，液体衰减反转恢复经 Elsevier 许可，引自 Geschwind（2011）

其他实验室检查

sCJD 的基本实验室检查，如血常规、生化、肝功能、红细胞沉降率、ANA 等，一般无明显变化。CSF 蛋白含量可轻度增高（一般低于 100mg/dl），葡萄糖含量正常。红细胞和白细胞计数通常正常。sCJD 很少出现细胞增多（pleiocytosis），IgG 指数升高或寡克隆区带增多，如出现，应及时评估是否患有其他疾病，尤其是感染性或自身免疫性疾病。还可进行其他检查以排除与 sCJD 的表现相似的可逆性病因引起的迅速进展性痴呆，这些病因包括自身免疫性副肿瘤性疾病（抗 Hu 抗体、抗 CV2 抗体、抗 Ma2 抗体、抗 Ri 抗体及抗 NMDA 抗体），以及非副肿瘤性疾病［如桥本脑病、抗甲状腺过氧化物酶抗体和抗甲状腺球蛋白抗体、电压门控性钾通道（VGKC

抗体）相关性脑病（antivoltage gated-associated encephalopathy，anti-VGKC antibodies）］。

遗传性朊蛋白病

所有人类朊蛋白病中，15% 为朊蛋白基因 PRNP 突变所致，多为常染色体显性遗传，且大多为 100% 外显（即如果寿命正常的话，几乎所有基因突变的个体最终都会发病）。现已确认了 40 多种基因突变，包括点突变、终止密码子、插入、缺失等，可通过对存活患者的血样或者尸检组织进行 DNA 测试来完成检测和诊断（Kong 等，2004）。虽然具有高外显率，但超过 60% 以上的 gPrD 患者没有朊蛋白病家族史。在这些病例中，往往存在亲属被误诊为

其他痴呆症,或家庭成员隐瞒病史,或突变的外显率下降等(Kovacs 等,2005)。

根据临床、遗传及病理特点,已经确认存在三种形式的 gPrDs:fCJD、GSS 和 FFI。这种分类并非绝对,因为有些突变引起的表现型融合了 fCJD 和 GSS 的特点。

与 sCJD 相比,gPrD 通常发病年龄较年轻(多在 40~60 岁),病程进展较缓慢,生存期较长(通常为几年)。但是根据 PRNP 突变及其他遗传和表观遗传等因素,gPrDs 通常表现出与 sCJD 相同的临床及病理特点,即临床症状出现快、生存期短可以只有数周至数月(Kong 等,2004)。常见的早期症状包括帕金森综合征、共济失调,有轻微的人格或早期认知改变。其他突变,如导致 GSS 的突变,引起的疾病进展较缓慢,常在早期出现行为和运动异常,后期才出现痴呆。某些少见的 PRNP 突变引起的 gPrD 发病较晚,常为 70 岁或 80 岁。不同的突变所致 gPrDs 的临床表现和病程差异很大,事实上,即使是同一家族的成员携带相同的突变,他们的临床表现也可能存在差异。PRNP 基因多态性,如 129 位的密码子多态性,也可引起 gPrD 临床表现的改变(Kong 等,2004)。

人们普遍认为:gPrD 的发病机制是由于 PRNP 突变使得 PrP^C 更容易变构,形成异常形态的致病性 PrP^{Sc}。这种构象变化在整个生命过程中都可能发生,但这些变构的蛋白被细胞清除了;随着年龄增长,机体清除能力下降,导致 PrP^{Sc} 积聚(Kong 等,2004;van der Kamp 和 Daggett,2010)。

家族性 CJD(fCJD)

目前已经知道有超过 15 种以上的突变导致 fCJD,大多为点突变(错义突变),也有一些插入突变和缺失(Kong 等,2004;Meissner 等,2009)。大多数 fCJD 患者的临床表现与 sCJD 相似,MRI 和 EEG 检查结果有重叠。全球最常见的 fCJD 突变为 E200K,最常见于利比亚犹太人和斯洛伐克人。

格斯特曼综合征(Gerstmann syndrome,GSS)

已知至少有 10 种 PRNP 突变导致 GSS,包括几个错义突变、一个停止突变和几个插入突变(Kong 等,2004)。GSS 突变的发病年龄常在 65 岁以前,多为 50 岁或更年轻时发病,老年人发病的可

能性低,因此我们不详细阐述。GSS 常表现为进展缓慢的共济失调和(或)帕金森综合征。认知障碍多出现较晚,但有些突变会引起早期痴呆和(或)行为异常。不同突变形式、不同家族之间表型差异很大,同一突变形式以及同一家族内不同成员间差异也很大(Kong 等,2004;Giovagnoli 等,2008;Webb 等,2008)。由于疾病进展慢、病程长(可达几年),GSS 患者常被误诊为其他神经退行性疾病,如多系统萎缩、脊髓小脑共济失调、特发性帕金森病、AD 或 HD(表 9.13)。

致死性家族性失眠症(FFI)

FFI 是一种极罕见的遗传性朊蛋白病,由 PRNP 单一位点的点突变所致,即 D178N,它与 129 密码子甲硫氨酸(129M)连锁(顺式,图 9.17)。有 D178N 突变,但 129 密码子(129V)为顺式缬氨酸的患者通常表现为 fCJD,临床症状更类似 sCJD 而非 FFI。FFI 发病的平均年龄为 49 岁(20~72 岁),表现为进行性严重失眠及自主神经功能紊乱(心动过速、多汗、高热),病程后期出现运动与认知障碍。大多数 FFI 患者生存期较 sCJD 稍长,约为 1.5 年。脑 MRI 检查多为正常,但 FDG-PET 成像显示丘脑和扣带回代谢减低,甚至在发病前即可出现(Kong 等,2004)。

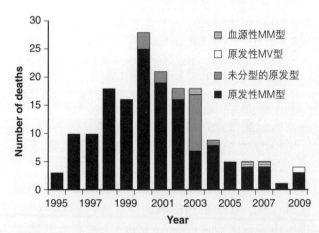

图 9.17　英国不同基因型和传播途径下 vCJD 病例数的时间序列图。条形图显示了截止至 2009 年英国每年死于 vCJD 的病例数。竖条表示死亡病例 129 位密码子的多态性以及感染途径(食用 BSE 污染的食物引起的原发性感染或输血引起的血液传播)。3 例 129MM 基因型患者因输血死于 vCJD (黑色条图)。1 例 2009 年死亡的很可能 vCJD 患者(浅色条图)基因型为 129MV,为原发性感染。过去 5 年中死于 vCJD 的病例数一直相对稳定,但不确定将来是否会增多。MM blood:血源性 MM 型;MV primary:原发性 MV 型;Untyped primay:未分型的原发型;MM primary:原发性 MM 型。经 Public Library of Science 许可,引自 Garske and Ghani(2010)

由于单独的病理学检查不能确定遗传性病因，因此提取DNA进行PRNP突变检测对于gPrD的诊断非常重要。许多gPrD患者的临床表现与sCJD相似，家族史又不十分清楚，因此在适当的遗传学咨询后进行此项检测具有重要意义（Huntington's Disease Society of America，1994）。

获得性CJD

获得性CJD的产生源于朊蛋白的传染性和感染性。朊蛋白病的传播需要的朊蛋白数量相对较多（估计几千个蛋白），因此不属于高传染性疾病。

获得性CJD包括库鲁病（Kuru）（现在基本绝迹，见于巴布亚新几内亚Fore部落，由于食人肉而传播致病）、医源性CJD（iCJD）、以及广为人知的vCJD。vCJD主要见于英国和法国，因食用牛海绵状脑病（BSE，即疯牛病）病原体污染的牛肉而致病（Will等，2000；Prusiner和Bosque，2001；Will，2003；Collinge等，2006），少数病例是通过输血而感染。

由于朊蛋白是一种蛋白质，常规灭菌方法不能使其灭活（Bellinger-Kawahara等，1987a，1987b；Prusiner，1998），而需采用其他方法，或采用比标准灭菌法更高的温度和压力、更长的灭菌时间（Peretz等，2006）。正是由于其难以灭活，导致约400例iCJD的出现，传播途径包括使用尸体来源的人垂体激素、硬脑膜移植、角膜移植、插入脑内的EEG深部电极和其他外科器材经清洁灭菌后重复使用、输血等（Brown等，2000；Will，2003）。

因使用污染的垂体激素（生长激素、促性腺激素）而致病的垂体源性病例大多出现于法国、英国和美国。之后已经采取措施以防止因使用此类激素而导致疾病传播（Brown等，2006）。值得庆幸的是，iCJD的病例数正在下降。尽管WHO已经推荐了处理可能污染组织的措施（WHO，1999，2003），但是还是不能做到绝对安全，医源性CJD的风险仍然存在。接受这些治疗的对象主要是儿童，潜伏期短则1年，长则一二十年，因此这种类型的iCJD不会在老年人中出现。

vCJD是最臭名昭彰的一种CJD类型，1995年首次被确认（Will等，1996）。它主要是由于无意中食入患疯牛病动物的肉而致病，少数病例系通过输血而传播，血源来自无临床症状且自身不知情的vCJD携带者（Zou等，2008）。疯牛病是由于牛被喂食感染羊瘙痒病（scrapie-infected）的羊产品饲料而被感染（Bruce等，1997；Scott等，1999）。与sCJD不同，vCJD患者一般较年轻，发病年龄在12~74岁，中位年龄为27岁，几乎所有病例均在50岁以前发病。vCJD平均病程较长，约14.5个月，sCJD为7个月。vCJD早期的精神症状比sCJD更具特征性（Wall等，2005；Rabinovici等，2006），在明显的神经症状出现之前几个月即可出现精神症状。vCJD常出现疼痛，且病程中持续存在，这种疼痛在其他类型朊蛋白病中罕见。除了在极少数病例的病程晚期，vCJD患者的EEG无典型周期性尖慢综合波（Binelli等，2006）。目前最好的诊断标志是MRI成像显示"丘脑枕征"（pulvinar sign），即T_2相或DWI丘脑枕部（后丘脑）比前壳核信号更强（参见图9.17；Collie等，2003），这种MRI表现在其他朊蛋白病中极为罕见（Petzold等，2004）。更特异性的指标如CSF中vCJD朊蛋白检测还处于研发之中。年轻人好发、MRI表现、早期突出的精神症状、持续性的疼痛以及舞蹈样动作，这些临床特点有助于鉴别vCJD与sCJD。与sCJD一样，确诊vCJD也需要脑组织活检或尸检发现PrP^{Sc}的病理学证据。由于vCJD的朊蛋白在淋巴网状系统中大量存在（这与其他人类朊蛋白病不同，后者的朊蛋白只存在于中枢神经系统），因此扁桃体和其他淋巴组织也可用于病理诊断。

截止至2013年11月，大约225例很可能或确诊vCJD病例已被记录在册，病例主要分布在英国，而在西半球包括美国和加拿大未发现获得性vCJD病例（美国有3例，加拿大有2例患者被确诊为vCJD，但这些患者是在其他地区被传染的）（CDC，2006；UK National CJD Surveillance Unit，2013）。继英国之后，法国是vCJD患者数量第二多的国家，病原来源可能与英国相同（Brandel等，2009）。vCJD传播高峰在2000年。专家们担心如果不同遗传易感性的人群同时被感染或连续性医源性传播可能导致新的高峰出现（Andrews，2010）。英国的一项研究通过免疫染色技术发现在1995—2000年收集的11 246个阑尾标本中3个标本有vCJD朊蛋白。另一项研究在国家匿名扁桃体档案馆（National Anonymous Tonsil Archive）收集的10 000个被检样本中发现1例阳性（Garske和Ghani，2010）。这表明有些人虽然未发病但携带变异型朊蛋白，其发病风险尚不清楚。这些无症状的vCJD携带者可能是vCJD传播的最高危因素，可通过输注血制品或侵入性操作传播 vCJD。更令人担忧的是,这些无症状 vCJD 供者早在其症状出现之前 1.5~6 年即可传播病原(Health Protection Agency,2007)。截止至 2010 年 12 月,有 4 例患者因在 1999 年之前输注未去除白细胞的血制品而感染 vCJD(Health Protection Agency,2007)。图 9.18 显示英国 vCJD 病例的预测情况。

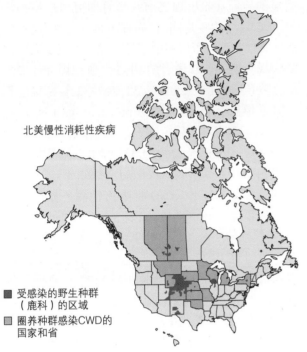

北美慢性消耗性疾病

■ 受感染的野生种群
  (鹿科)的区域
■ 圈养种群感染 CWD 的
  国家和省

图 9.18   北美 CWD 的分布图。颜色最黑的区域代表野生种群被感染的区域,中等黑色的区域代表圈养种群感染 CWD 的国家和省

朊蛋白的净化

朊蛋白能耐受常规杀死细菌和病毒的灭活方法,因此朊蛋白的净化方法必须能引起蛋白质变性。推荐方法包括极高温蒸汽以及腐蚀性变性剂,但这些方法常损坏设备及仪器(WHO,2003)。由于器械净化后的再利用存在传播 iCJD 的风险,一些医疗中心选择了更安全的方法,即烧毁用过的神经外科器械,不再重复使用。朊蛋白净化方法的改进正在研究中(Peretz 等,2006)。

动物朊蛋白病

牛海绵状脑病(BSE)是人类获得性朊蛋白病的一个重要来源,除此之外,北美出现了一种较新的动物朊蛋白病—慢性消耗性疾病(chronic wasting disease,CWD),也引起了同样的担忧。CWD 是出现在黑尾鹿、白尾鹿、麋鹿、驼鹿的朊蛋白病。20 世纪 60 年代末期,第一例临床病例在北美被确认。报道的病例主要出现在美国和加拿大,主要集中在美国中部山区(尤其是科罗拉多州和蒙大纳州)和加拿大萨斯喀彻温省及亚伯达省。图 9.18 显示了 CWD 在北美的分布情况。CWD 最引人关注的一点是极易在鹿类之间水平传播。CWD 似乎可通过血液、尿液和唾液传播(Haley 等,2009),这可能是引起鹿群间传播的原因之一,因此很难阻止这一疾病在自由放养的鹿群间传播(Williams,2005)。目前尚不清楚 CWD 能否传播给人类以及疾病的传播是否存在种属屏障,但在 CWD 高发地区并没有人类朊蛋白病增加的报道(Sigurdson 等,2009)。

人类朊蛋白病的分子和病理改变

sCJD 最主要的病理特征是 PrP^{Sc} 沉积(免疫组织化学或免疫印迹方法)、神经元丢失、胶质细胞增生(星形胶质细胞增生)以及空泡变性(海绵状变,见图 9.15)。我们现在知道,海绵状变是由于靠近突触的树突末梢的囊泡内充满液体所致,而不是像海绵一样充满空气,因此空泡变性比海绵状变更贴切。

GSS 具有不同于其他朊蛋白病的神经病理变化,表现为大的、单中心或多中心 PrP^{Sc} 类淀粉样斑块,单中心斑块也可见于少数 sCJD 病例,因此多中心斑块对 GSS 更具有特异性。FFI 的神经病理改变包括显著的丘脑胶质增生和神经元丢失,从而引起脑组织萎缩。129 位密码子为 MV 型的 FFI 患者丘脑以外脑区的变化较 MM 型患者更明显(Cortelli 等,1997,2006;Budka,2003)。

vCJD 主要通过外周途径传播而获得,因此在包括扁桃体在内的淋巴网状系统中可以检测到 PrP^{Sc}(Will,2004)。vCJD 的脑组织病理变化表现为大量 PrP^{Sc} 沉积,尤其是许多纤维状 PrP^{Sc} 斑块周围被海绵状空泡形成的晕("花样"斑块)及其他 PrP 斑块所包绕,也可表现为细胞和血管周围的无定形 PrP 沉积,在小脑分子层尤其突出。vCJD 这种特殊的斑块之所以被称为"花样"斑块,是由于致密中心被空泡样结构环绕,看上去就像花一样(参见 图 9.14;Budka,2003)。vCJD PrP^{Sc} 免疫印迹的特点也与其他朊蛋白病不同(Will 等,2000;

Will,2003,2004)。

sCJD 分子学分类

根据朊蛋白基因 129 位密码子的遗传多态性以及朊蛋白对蛋白水解酶的抗性（1 型或 2 型），sCJD 可分为 6 种分子亚型。129 位密码子的多态性取决于甲硫氨酸（M）、缬氨酸（V）的不同组合（如 MM、MV 或 VV；见表 9.15 和图 9.18）。此外，根据提取的脑组织及蛋白酶部分消化产物的免疫印迹结果，PrP^{Sc} 可在 82 或 97 位密码子处被裂解（参见图 9.14），产生一个 21kDa 的长肽（1 型）或 19kDa 的短肽（2 型）。这种分类法在一定程度上将 sCJD 病例按临床病理特征进行区分。MM1 型和 MV1 型最常见（占 70%），表现为典型的 sCJD，快速进展性痴呆，病程仅几个月。VV2 型（占 16%）首发症状表现为共济失调，痴呆出现较晚，病程短。其他四种分型，MV2 型（9%）、MM2- 丘脑型（2%）、MM2- 皮质型（2%）、VV1 型（1%）的病程大约为 1~1.5 年。MV2 型与 VV2 型的共济失调表现相似，但 MV2 型小脑出现局灶性淀粉样库鲁斑块。MM2- 丘脑型主要表现为失眠，共济失调和痴呆出现较晚，病理变化主要限于丘脑和下橄榄核，但空泡变性较少。由于 MM2- 丘脑型临床表现与遗传性朊蛋白病 FFI 相似，有人将其称为散发性致死性失眠症（sporadic fatal insomnia, sFI）。MM2- 皮质型表现为进行性痴呆，皮质各层中有大的融合液泡。VV1 型也表现为进行性痴呆，皮质和纹状体病变严重，但不累及脑干核团和小脑。与 MM2- 皮质型不同，VV1 型没有融合的大液泡，但突触 PrP^{Sc} 染色弱阳性（Parchi 等，1999）。奇怪的是，如图 9.19

	MV（%）	MM（%）	VV（%）
Normal population	51	37	12
sCJD	12–17	~66 to 72	17
iCJD	20	57	23
vCJD^a	0	100	0

经 Elsevier 许可，引自 Geschwind（2011）.
sCJD: 散发性朊蛋白病；iCJD: 医源性朊蛋白病；vCJD: 变异型朊蛋白病。
^{a}vCJD 几乎都是 MM 型（只有 1 例除外）；1 例很可能 vCJD 为 MV 型，在一些亚临床病例的淋巴网状系统中存在 vCJD 朊蛋白

图 9.19 正常人群和几种人类朊蛋白病中 *PRNP* 129 位密码子多态性的分布

所示，朊蛋白基因 *PRNP* 129 位密码子的杂合子对朊蛋白病有一定程度的保护作用。最近发现许多 sCJD 患者同时含有 1 型和 2 型朊蛋白，为混合型（Kobayashi 等，2011），因此这种分类方法需要重新修订。

蛋白酶敏感性朊蛋白病（proteinase-sensitive proteinopathy, PSPr）: 一种新型的 sCJD

一直以来，PrP^{Sc} 对消化蛋白的蛋白水解酶具有抵抗力被认为是朊蛋白病的一个标志。最近发现了一种新型 sCJD，患者的绝大部分 PrP^{Sc} 对蛋白酶是敏感的。因此在疾病诊断时，仅仅用鉴定蛋白酶抗性 PrP^{Sc} 的标准免疫组化检测是不够的。这些患者根据 129 位密码子基因型（VV, MV, MV）的不同而出现不同的临床表型。患者主要表现为精神症状和额叶痴呆综合征（突出的行为症状及执行功能障碍），大多数患者的辅助检查为阴性（MRIs, EEGs, 14-3-3）。平均发病年龄与典型 sCJD 一样（60 多岁），但平均病程长达 2.5 年（Zou 等，2010）。

人类朊蛋白病的治疗

目前尚无可治愈或改善人类朊蛋白病的治疗方法，所有病例均为致死性的。设想的朊蛋白病治疗方法包括去除或减少内源性底物 PrP^C、阻止 PrP^C 与 PrP^{Sc} 的相互作用、去除 PrP^{Sc} 或阻断其毒性（Korth 和 Peters，2006）。一项朊蛋白病的免疫疗法正在研究之中，希望这些有效对抗朊蛋白的抗体也可应用于其他神经退行性疾病（Freir 等，2011）。有几种药物已用于人类朊蛋白病的治疗，但只有口服氟吡汀（flupirtine）、奎纳克林（quinacrine）、多西环素（doxycycline）进行了随机双盲、安慰剂对照试验，但这三种药物都不能延长生存期（Korth 和 Peters，2006；Geschwind 等，2013）。英国、日本和其他少数国家采用脑室内注射戊聚糖多硫酸酯（pentosan polysulfate），但观察资料表明生存期无变化。2013 年意大利和法国完成了多西环素（doxycycline）治疗朊蛋白病的试验，但未发现任何对生存及其他结局的积极效果（www.agenziafarmaco.it/en）。其他药物在不久的将来也将进入测试中（Stewart 等，2008）。其他一些实验室也正在进行药物库筛选，并采用药物化学方法鉴定和开发抗朊蛋白的治疗方法。目前在缺少有效治疗

方法的情况下，朊蛋白病的处理主要包括对症治疗及提供舒适的护理。

鉴别诊断

朊蛋白病的鉴别诊断包括快速展性痴呆（RPDs）（Geschwind 等，2007b）及其他更常见的进展较慢的神经变性疾病，如 AD、路易体病（Tschampa 等，2001）。可以用"VITAMINS"这个记忆方法来记住这些快速进展性痴呆（包括可疑朊蛋白病）：V-vascular（血管性），I-infectious（感染性），T-toxicmetabolic（中毒代谢性），A-autoimmune（自身免疫性），M-metastatic-metabolic（转移性、代谢性），I-iatrogenic（医源性），N-neurodegenerative-neoplastic（神经退行性 - 肿瘤性），S-systemic etiologies（全身性疾病）（Geschwind 等，2007b，2008；Vernino 等，2007）。

（王泽芬　译，刘赛男　杨春慧　校）

参考文献

Andrews, N.J. (2010) *Incidence of Variant Creutzfeldt-Jakob Disease Diagnoses and Deaths in the UK: January 1994–December 2009.* London: Statistics Unit, Centre for Infections, Health Protection Agency.

Basler, K., Oesch, B., et al. (1986) Scrapie and cellular PrP isoforms are encoded by the same chromosomal gene. *Cell,* 46 (3): 417–428.

Bellinger-Kawahara, C., Cleaver, J.E., et al. (1987a) Purified scrapie prions resist inactivation by UV irradiation. *J Virol,* 61 (1): 159–166.

Bellinger-Kawahara, C., Diener, T.O., et al. (1987b) Purified scrapie prions resist inactivation by procedures that hydrolyze, modify, or shear nucleic acids. *Virology,* 160 (1): 271–274.

Binelli, S., Agazzi, P., et al. (2006) Periodic electroencephalogram complexes in a patient with variant Creutzfeldt-Jakob disease. *Ann Neurol,* 59 (2): 423–427.

Brandel, J.P., Heath, C.A., et al. (2009) Variant Creutzfeldt-Jakob disease in France and the United Kingdom: evidence for the same agent strain. *Ann Neurol,* 65 (3): 249–256.

Brandner, S., Whitfield, J., Boone, K., et al. (2008) Central and peripheral pathology of kuru: pathological analysis of a recent case and comparison with other forms of human prion disease. *Philos Trans R Soc Lond B Biol Sci,* 363 (1510): 3755–3763.

Brown, P., Cathala, F., et al. (1986a) Creutzfeldt-Jakob disease: clinical analysis of a consecutive series of 230 neuropathologically verified cases. *Ann Neurol,* 20 (5): 597–602.

Brown, P., Rohwer, R., et al. (1986b) Newer data on the inactivation of scrapie virus or Creutzfeldt-Jakob disease virus in brain tissue. *J Infect Dis,* 153 (6): 1145–1148.

Brown, P., Preece, M., et al. (2000) Iatrogenic Creutzfeldt-Jakob disease at the millennium. *Neurology,* 55 (8): 1075–1081.

Brown, P., Brandel, J.P., et al. (2006) Iatrogenic Creutzfeldt-Jakob disease: the waning of an era. *Neurology,* 67 (3): 389–393.

Bruce, M.E., Will, R.G., et al. (1997) Transmissions to mice indicate that "new variant" CJD is caused by the BSE agent. *Nature,* 389 (6650): 498–501.

Budka, H. (2003) Neuropathology of prion diseases. *Br Med Bull,* 66: 121–130.

Bueler, H., Fischer, M., et al. (1992) Normal development and behaviour of mice lacking the neuronal cell-surface PrP protein. *Nature,* 356 (6370): 577–582.

Bueler, H., Aguzzi, A., et al. (1993) Mice devoid of PrP are resistant to scrapie. *Cell,* 73 (7): 1339–1347.

CDC. (2006) *vCJD (Variant Creutzfeldt-Jakob Disease).* Atlanta, GA: Center for Disease Control and Prevention, Department of Health and Human Services.

Carswell, C., Thompson, A., Lukic, A., et al. (2012) MRI findings are often missed in the diagnosis of Creutzfeldt-Jakob disease. *BMC Neurol,* 12 (1): 153.

Chapman, T., McKeel, D.W., Jr, et al. (2000) Misleading results with the 14-3-3 assay for the diagnosis of Creutzfeldt-Jakob disease. *Neurology,* 55 (9): 1396–1397.

Chohan, G., Llewelyn, C., et al. (2010) Variant Creutzfeldt-Jakob disease in a transfusion recipient: coincidence or cause? *Transfusion,* 50 (5): 1003–1006.

Collie, D.A., Summers, D.M., et al. (2003) Diagnosing variant Creutzfeldt-Jakob disease with the pulvinar sign: MR imaging findings in 86 neuropathologically confirmed cases. *AJNR Am J Neuroradiol,* 24 (8): 1560–1569.

Collinge, J., Whitfield, J., et al. (2006) Kuru in the 21st century—an acquired human prion disease with very long incubation periods. *Lancet,* 367 (9528): 2068–2074.

Collins, S.J., Sanchez-Juan, P., et al. (2006) Determinants of diagnostic investigation sensitivities across the clinical spectrum of sporadic Creutzfeldt-Jakob disease. *Brain,* 129 (Part 9): 2278–2287.

Cortelli, P., Perani, D., et al. (1997) Cerebral metabolism in fatal familial insomnia: relation to duration, neuropathology, and distribution of protease-resistant prion protein. *Neurology,* 49 (1): 126–133.

Cortelli, P., Perani, D., et al. (2006) Pre-symptomatic diagnosis in fatal familial insomnia: serial neurophysiological and 18FDG-PET studies. *Brain,* 129 (Part 3): 668–675.

Freir, D.B., Nicoll, A.J., et al. (2011) Interaction between prion protein and toxic amyloid beta assemblies can be therapeutically targeted at multiple sites. *Nat Commun,* 2: 336.

Gajdusek, D.C., Gibbs, C.J., Jr, et al. (1977) Precautions in medical care of, and in handling materials from, patients with transmissible virus dementia (Creutzfeldt-Jakob disease). *N Engl J Med,* 297 (23): 1253–1258.

Garske, T. and Ghani, A.C. (2010) Uncertainty in the tail of the variant Creutzfeldt-Jakob disease epidemic in the UK. *PLoS One,* 5 (12): e15626.

Geschwind, M.D. and Jay, C. (2003) Assessment of rapidly progressive dementias. Concise review related to Chapter 362: Alzheimer's disease and other primary dementias. In: *Harrison's Textbook of Internal Medicine.* Columbus, OH: McGraw Hill.

Geschwind, M.D. and Legname, G. (2008) Transmissible spongiform encephalopathies. In: C.S.H.J. Smith and R.D.E. Sewell (eds), *Protein Misfolding in Neurodegenerative Diseases.* Boca Raton, FL: CRC Press, Taylor & Francis Group.

Geschwind, M.D., Martindale, J., et al. (2003) Challenging the clinical utility of the 14-3-3 protein for the diagnosis of sporadic Creutzfeldt-Jakob disease. *Arch Neurol,* 60 (6): 813–816.

Geschwind, M.D., Haman, A., et al. (2007a) CSF findings in a large United States sporadic CJD cohort. *Neurology,* 68 (1): A142.

Geschwind, M.D., Haman, A., et al. (2007b) Rapidly progressive dementia. *Neurol Clin,* 25 (3): 783–807.

Geschwind, M.D., Shu, H., et al. (2008) Rapidly progressive dementia. *Ann Neurol,* 64 (1): 97–108.

Geschwind, M.D., Kuryan, C., et al. (2010) Brain MRI in sporadic Jakob-Creutzfeldt disease is often misread. [Abstract]. *Neurology*, 74 (Suppl 2): A213.

Geschwind, M.D. (2011) Infections of the nervous system. Prion Diseases, chapter 53D. In: R.B. Daroff, G.M. Fenichel, J. Jankovic and J.C. Mazziotta (eds), *Bradley's Neurology in Clinical Practice*. Philadelphia, PA: Elsevier/Saunders.

Geschwind, M.D., Kuo, A.L., Wong, K.S., et al. (2013) Quinacrine treatment trial for sporadic Creutzfeldt-Jakob disease. *Neurology*, 81 (23): 2015–2023.

Gibbs, C.J., Jr (1992) Spongiform encephalopathies—slow, latent, and temperate virus infections—in retrospect. In: S.B. Prusiner, J. Collinge, J. Powell, and B. Anderton (eds), *Prion Diseases of Humans and Animals*. London: Ellis Horwood.

Giovagnoli, A.R., Di Fede, G., et al. (2008) Atypical frontotemporal dementia as a new clinical phenotype of Gerstmann-Straussler-Scheinker disease with the PrP-P102L mutation. Description of a previously unreported Italian family. *Neurol Sci*, 29 (6): 405–410.

Haley, N.J., Seelig, D.M., et al. (2009) Detection of CWD prions in urine and saliva of deer by transgenic mouse bioassay. *PLoS One*, 4 (3): e4848.

Health Protection Agency. (2007) Fourth case of transfusion-associated variant-CJD infection. *Health Protection Report*, 1 (3): 2–3.

Heath, C.A., Cooper, S.A., Murray, K., et al. (2010) Validation of diagnostic criteria for variant Creutzfeldt-Jakob disease. *Ann Neurol*, 67 (6): 761–770.

Hsich, G., Kenney, K., et al. (1996) The 14-3-3 brain protein in cerebrospinal fluid as a marker for transmissible spongiform encephalopathies. *N Engl J Med*, 335 (13): 924–930.

Huang, N., Marie, S.K., et al. (2003) 14-3-3 protein in the CSF of patients with rapidly progressive dementia. *Neurology*, 61 (3): 354–357.

Huillard d'Aignaux, J.N., Cousens, S.N., Maccario, J., et al. (2002) The incubation period of kuru. *Epidemiology*, 13 (4): 402–408.

Huntington's Disease Society of America. (2003) *Guidelines for Genetic Testing for Huntington's Disease* (Revised 1994). Huntington's Disease Society of America.

Kanaani, J., Prusiner, S.B., et al. (2005) Recombinant prion protein induces rapid polarization and development of synapses in embryonic rat hippocampal neurons in vitro. *J Neurochem*, 95 (5): 1373–1386.

Katamine, S., Nishida, N., et al. (1998) Impaired motor coordination in mice lacking prion protein. *Cell Mol Neurobiol*, 18 (6): 731–742.

Kim, J.I., Cali, I., et al. (2010) Mammalian prions generated from bacterially expressed prion protein in the absence of any mammalian cofactors. *J Biol Chem*, 285 (19): 14083–14087.

Kobayashi, A., Mizukoshi, K., et al. (2011) Co-occurrence of types 1 and 2 PrP(res) in sporadic Creutzfeldt-Jakob disease MM1. *Am J Pathol*, 178 (3): 1309–1315.

Kong, Q.K., Surewicz, W.K., et al. (2004) Inherited prion diseases. In: S.B. Pruisner (ed.), *Prion Biology and Disease*. Cold Spring Harbor, NY: Cold Spring Harbor Laboratory Press.

Korth, C. and Peters, P.J. (2006) Emerging pharmacotherapies for Creutzfeldt-Jakob disease. *Arch Neurol*, 63 (4): 497–501.

Kovacs, G.G., Puopolo, M., et al. (2005) Genetic prion disease: the EUROCJD experience. *Hum Genet*, 118 (2): 166–174.

Kretzschmar, H.A., Ironside, J.W., et al. (1996) Diagnostic criteria for sporadic Creutzfeldt-Jakob disease. *Arch Neurol*, 53 (9): 913–920.

Legname, G., Nguyen, H.O., et al. (2005) Strain-specified characteristics of mouse synthetic prions. *Proc Natl Acad Sci USA*, 102 (6): 2168–2173.

Lewis, A.M., Yu, M., DeArmond, S.J., et al. (2006) Human growth hormone-related iatrogenic Creutzfeldt-Jakob disease with abnormal imaging. *Arch Neurol*, 63 (2): 288–290.

Lomen-Hoerth, C.W.K., Kuo, A., Haman, A., et al. (2010) Frequency of sensory symptoms and abnormal nerve conduction studies in a sCJD Cohort. *Neurology*, 74 (Suppl. 2): A138.

Makarava, N., Kovacs, G.G., et al. (2010) Recombinant prion protein induces a new transmissible prion disease in wild-type animals. *Acta Neuropathol*, 119 (2): 177–187.

Mallucci, G.R., White, M.D., et al. (2007) Targeting cellular prion protein reverses early cognitive deficits and neurophysiological dysfunction in prion-infected mice. *Neuron*, 53 (3): 325–335.

Manson, J.C., Clarke, A.R., et al. (1994) 129/Ola mice carrying a null mutation in PrP that abolishes mRNA production are developmentally normal. *Mol Neurobiol*, 8 (2–3): 121–127.

Mead, S. (2006) Prion disease genetics. *Eur J Hum Genet*, 14 (3): 273–281.

Meissner, B., Kallenberg, K., et al. (2009) MRI lesion profiles in sporadic Creutzfeldt-Jakob disease. *Neurology*, 72 (23): 1994–2001.

Oesch, B., Westaway, D., et al. (1985) A cellular gene encodes scrapie PrP 27-30 protein. *Cell*, 40 (4): 735–746.

Parchi, P., Giese, A., et al. (1999) Classification of sporadic Creutzfeldt-Jakob disease based on molecular and phenotypic analysis of 300 subjects. *Ann Neurol*, 46 (2): 224–233.

Peden, A., McCardle, L., Head, M.W., et al. (2010) Variant CJD infection in the spleen of a neurologically asymptomatic UK adult patient with haemophilia. *Haemophilia*, 16 (2): 296–304.

Peretz, D., Supattapone, S., et al. (2006) Inactivation of prions by acidic sodium dodecyl sulfate. *J Virol*, 80 (1): 322–331.

Petzold, G.C., Westner, I., et al. (2004) False-positive pulvinar sign on MRI in sporadic Creutzfeldt-Jakob disease. *Neurology*, 62 (7): 1235–1236.

Prusiner, S.B. (1993) Prion encephalopathies of animals and humans. *Dev Biol Stand*, 80: 31–44.

Prusiner, S.B. (1998) Prions. *Proc Natl Acad Sci USA*, 95 (23): 13363–13383.

Prusiner, S.B. and Bosque, P.J. (2001) Prion diseases. In: E. Braunwald (ed.), *Harrison's Principles of Internal Medicine*. New York: McGraw Hill.

Rabinovici, G.D., Wang, P.N., et al. (2006) First symptom in sporadic Creutzfeldt-Jakob disease. *Neurology*, 66 (2): 286–287.

Sanchez-Juan, P., Green, A., et al. (2006) CSF tests in the differential diagnosis of Creutzfeldt-Jakob disease. *Neurology*, 67 (4): 637–643.

Satoh, J., Kurohara, K., et al. (1999) The 14-3-3 protein detectable in the cerebrospinal fluid of patients with prion-unrelated neurological diseases is expressed constitutively in neurons and glial cells in culture. *Eur Neurol*, 41: 216–225.

Scott, M.R., Will, R., et al. (1999) Compelling transgenetic evidence for transmission of bovine spongiform encephalopathy prions to humans. *Proc Natl Acad Sci USA*, 96 (26): 15137–15142.

Seipelt, M., Zerr, I., et al. (1999) Hashimoto's encephalitis as a differential diagnosis of Creutzfeldt-Jakob disease. *J Neurol Neurosurg Psychiatry*, 66 (2): 172–176.

Shiga, Y., Miyazawa, K., et al. (2004) Diffusion-weighted MRI abnormalities as an early diagnostic marker for Creutzfeldt-Jakob disease. *Neurology*, 163: 443–449.

Sigurdson, C.J., Nilsson, K.P., et al. (2009) De novo generation of a transmissible spongiform encephalopathy by mouse transgenesis. *Proc Natl Acad Sci USA*, 106 (1): 304–309.

Steinhoff, B.J., Zerr, I., et al. (2004) Diagnostic value of periodic complexes in Creutzfeldt-Jakob disease. *Ann Neurol*, 56 (5): 702–708.

Stewart, L.A., Rydzewska, L.H., et al. (2008) Systematic review of therapeutic interventions in human prion disease. *Neurology*, 70 (15): 1272–1281.

Tschampa, H.J., Neumann, M., et al. (2001) Patients with Alzheimer's disease and dementia with Lewy bodies mistaken for Creutzfeldt-Jakob disease. *J Neurol Neurosurg Psychiatry*, 71 (1): 33–39.

UK National CJD Surveillance Unit. (2013) Variant Creutzfeldt-Jakob disease Worldwide Current Data. http://www.cjd.ed.ac.uk/documents/worldfigs.pdf (accessed on January 9, 2013).

Valleron, A.J., Boelle, P., Will, R., et al. (2001) Estimation of epidemic size and incubation time based on age characteristics of vCJD in the United Kingdom. *Science*, 294 (5547): 1726–1728.

van der Kamp, M.W. and Daggett, V. (2010) Pathogenic mutations in the hydrophobic core of the human prion protein can promote structural instability and misfolding. *J Mol Biol*, 404 (4): 732–748.

Vernino, S., Geschwind, M.D., et al. (2007) Autoimmune encephalopathies. *Neurologist*, 13 (3): 140–147.

Vitali, P., Migliaccio, R., Agosta, F., et al. (2008) Neuroimaging in dementia. *Semin Neurol*, 28 (4): 467–483.

Vitali, P., Maccagnano, E., et al. (2011) Diffusion-weighted MRI hyperintensity patterns differentiate CJD from other rapid dementias. *Neurology*, 76 (20): 1711–1719.

Wall, C.A., Rummans, T.A., et al. (2005) Psychiatric manifestations of Creutzfeldt-Jakob disease: a 25-year analysis. *J Neuropsychiatry Clin Neurosci*, 17 (4): 489–495.

Watts, J.C., Balachandran, A., Westaway, D., (2006) The expanding universe of prion diseases. *PLoS Pathog* 2 (3): e26.

Webb, T.E., Poulter, M., et al. (2008) Phenotypic heterogeneity and genetic modification of P102L inherited prion disease in an international series. *Brain*, 131 (Part 10): 2632–2646.

Weissmann, C., Enari, M., Klohn, P.C., et al. (2002) Transmission of prions. *J Infect Dis* 186 (Suppl 2): S157–165.

WHO. (1998) *Global Surveillance, Diagnosis, and Therapy of Human Transmissible Spongiform Encephalopathies: Report of a WHO Consultation*. Geneva: World Health Organization.

WHO. (1999) *WHO Infection Control Guidelines for Transmissible Spongiform Encephalopathies: Report of a WHO consultation Geneva, Switzerland, 23-26 March 1999*. Paper presented at the World Health Organization: Communicable Disease Surveillance and Control, Geneva.

WHO. (2003) *Practical Guidelines for Infection Control in Health Care Facilities*. Geneva: World Health Organization.

Will, R.G. (2003) Acquired prion disease: iatrogenic CJD, variant CJD, kuru. *Br Med Bull*, 66: 255–265.

Will, R. (2004) Variant Creutzfeldt-Jakob disease. *Folia Neuropathol*, 42 (Suppl. A): 77–83.

Will, R.G., Ironside, J.W., et al. (1996) A new variant of Creutzfeldt-Jakob disease in the UK. *Lancet*, 347 (9006): 921–925.

Will, R.G., Zeidler, M., et al. (2000) Diagnosis of new variant Creutzfeldt-Jakob disease. *Ann Neurol*, 47 (5): 575–582.

Williams, E.S. (2005) Chronic wasting disease. *Vet Pathol*, 42 (5): 530–549.

Young, G.S., Geschwind, M.D., et al. (2005) Diffusion-weighted and fluid-attenuated inversion recovery imaging in Creutzfeldt-Jakob disease: high sensitivity and specificity for diagnosis. *AJNR Am J Neuroradiol*, 26 (6): 1551–1562.

Zerr, I., Kallenberg, K., et al. (2009) Updated clinical diagnostic criteria for sporadic Creutzfeldt-Jakob disease. *Brain*, 132 (Part 10): 2659–2668.

Zou, S., Fang, C.T., et al. (2008) Transfusion transmission of human prion diseases. *Transfus Med Rev*, 22 (1): 58–69.

Zou, W.Q., Puoti, G., et al. (2010) Variably protease-sensitive prionopathy: a new sporadic disease of the prion protein. Ann Neurol, 68 (2): 162–172.

第八节　正常压力脑积水

Norman R. Relkin

引言

正常压力脑积水（NPH）是一种见于老年患者的慢性神经系统疾病，表现为脑室扩大，进行性步态、排尿及认知功能障碍。1965年，Hakim和Adams最先描述了该病，其典型特征包括步态拖沓、尿失禁和痴呆，并提出NPH可通过外科手术进行治疗（Hakim和Adam，1965）。目前广泛认为NPH是一种导致老年人躯体残疾和认知障碍的潜在可逆病因。

脑积水的分类

脑积水指脑室体积增大的病理性改变。NPH为脑积水的一种特殊类型，具备以下特征：

* NPH为"交通性"脑积水，是在无明显脑脊液（CSF）循环梗阻的情况下逐渐形成的。这一特点使它有别于脑出血、脑肿瘤等病变所引起的急性、梗阻性脑积水。NPH可见于颅内出血、脑炎、脑外伤后遗症期，称为继发性正常压力脑积水（sNPH），因为这一类型脑积水的形成并非梗阻性占位病变引起，而是颅脑受损后的远期后果。成人脑积水若无明显病因，称为特发性脑积水（iNPH）。

* NPH的脑室扩大并不全是脑萎缩所致（所谓脑外积水）。临床上，二者有时难以区分。目前的区分方法包括对脑室扩大与脑萎缩之间不匹配程度进行主观判断，比如通过脑影像测量脑沟增宽的程度。另外还有其他一些区分标志（详见神经影像章节）。

* NPH与新生儿和儿童的脑积水不同。不过，儿童脑积水的某些类型可能与NPH有关联。按照NPH形成的"二次打击"假说，外部良性先天性脑积水与后期深部脑白质缺血相结合，可能导致成年期NPH的形成（Bradley等，2006）。因为幼儿期前囟闭合后颅骨大小就固定下来，这有助于解释为什么部分NPH患者头围明显增大（Krefft等，2004）。另一种与儿童脑积水有关的NPH样综合征被称为成人长期明显脑室扩大症（longstanding overt ventriculomegaly in adults,

LOVA）（Kiefer 等，2002）。LOVA 被认为起源于儿童时期的脑积水，最初能够代偿，但成年后逐渐进展、失代偿而产生症状，患者头围增大，部分可合并空蝶鞍。

- 中脑导水管狭窄（AS）与 NPH 极为相似，但病因及治疗方案不同。AS 是先天性或获得性中脑导水管狭窄引起脑室扩大，症状与 NPH 相似。正中矢状位磁共振扫描可显示导水管的狭窄，对流体敏感的磁共振技术也可测定减慢的脑脊液流速。

人口统计学

特发性 NPH 最常见于 40 岁以上的患者，可单独发生，也可合并阿尔茨海默病、帕金森病及其他年龄相关性疾病。NPH 男女发生比例均等。家族遗传性偶有报道，在临床工作中极为罕见。NPH 确切的发病率及患病率目前并不清楚。基于 20 000 个样本量的挪威研究显示，NPH 发病率为 5.5/10 万人口，估计患病率为 21.9/10 万人口（Brean 和 Eide，2008）。

病理生理学

毫不奇怪，NPH 患者尸检结果均发现脑室扩大。病理学研究并未发现能够诊断 NPH 或明确解释病因的大体解剖或分子水平的损伤证据。部分病例具有 CSF 吸收障碍，但病因不明。同样，NPH 患者 CSF 代谢异常如何引起脑功能障碍和临床症状尚不清楚。NPH 的颅内压仅轻度增高，多为 130mmH$_2$O 水柱或稍高。对于正常人群，这个压力不足以引起脑功能障碍，但在 NPH 患者，脑室表面扩大使得压力带来的影响增加。脑室增大、室管膜间液体流动、年龄相关性脑组织顺应性下降都使得脑组织更易受到 CSF 搏动的反复冲击。最近提出的 NPH 发病机制的假说就是 CSF 搏动异常（Bateman，2008）。根据这一假说，当脑组织顺应性下降，CSF 搏动对回流上矢状窦的侧支静脉造成周期性压迫，导致 CSF 流出道阻力（Ro）增加。CSF 吸收过程的流体动力学障碍可以解释许多 NPH 患者的 CSF 灌注研究出现 Ro 增高，而不是 CSF 流动梗阻。

NPH 患者脑室增大可引起神经元及其突起的物理性扭曲，推测这种物理性扭曲可减慢或破坏 NPH 患者神经元间的信息传递。如果神经元的物理性扭曲拉伸是 NPH 脑功能受损的原因，则应该出现中枢传导的潜伏期延长，但运动诱发电位监测却未发现这种异常（Zaaroor 等，1997）。有报道 NPH 患者脑血流量减低，但脑部低灌注并非普遍现象，治疗后也并非都能改善。脑小血管的缺血性病变与 NPH 的进展可能相关。脑血管病变的加重使 NPH 治疗变得更加困难。对于慢性未治病例，脑室周围区域的小血管梗死引起的症状常常难以与宾斯旺格病鉴别。

神经影像学

脑部影像学检查对识别 NPH 的脑室扩大十分必要。但是，诊断仍需相关的临床证据支持。影像学检查包括 CT、核医学扫描如脑池造影，但 MRI 是 NPH 评估的首选方式。MRI 的禁忌证包括使用起搏器、金属植入物和幽闭恐惧症，同时也要考虑费用及可用性。T$_1$ 加权相或其他 MRI 序列能够清楚显示脑室和皮层的解剖结构，可用于 NPH 影像学检查。NPH 患者的 Evan 指数（即侧脑室最宽处脑室直径与颅骨直径的比值）等于或大于 0.3。

老龄化和神经退行性疾病也可出现脑室扩大，因此，诊断 NPH 需要确定脑室扩大与脑萎缩的程度是否不成比例。目前是通过肉眼观察脑影像中脑沟增宽作为脑萎缩的替代指标，这一方法具有极大的主观性，可能很快将被定量 MRI 容积测量技术所取代，后者可进行皮质萎缩程度的精确测量。MRI 和其他影像学技术的发展将有助于更好的鉴别诊断 NPH。

影像学同样可以用于明确有无 CSF 循环梗阻。某些病例中，脊柱影像学检查有助于发现脑积水的梗阻性因素。推荐使用正中矢状位 T$_1$ 加权序列检查导水管和第四脑室的通畅性。对诊断不明的病例，进行位相对比法 CSF 循环研究可提供 CSF 流动的有用信息。导水管狭窄的病例中，导水管处 CSF 流速降低或检测不到，而 NPH 病例中 CSF 流速正常或增高。高动力性 CSF 流动有时在质子密度成像和非抑水回波平面成像上表现为四脑室脑脊液流空影。CT 或 MRI 检查还可发现其他与 NPH 相关的结构改变，包括侧脑室颞角增大（与海马萎缩无关），侧脑室体部顶端向上凸起，侧裂扩大，近凸面的额顶区中央旁回受压）（图 9.20）。

症状

虽然 NPH 的症状包括步态不稳、尿失禁、痴呆，但症状有轻有重，临床表现也不局限于这三种

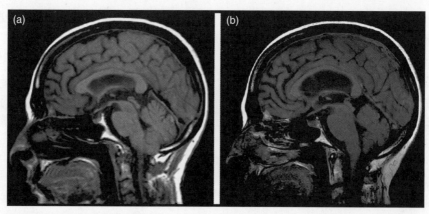

图 9.20 一位 5 年后出现 NPH 的阿尔茨海默病患者的正中矢状位 MRIs。脑室扩张但脑沟无相应增宽,顶叶凸面脑沟明显变窄。(a) AD 早期表现。(b) 5 年后合并 NPH 症状

典型症状。症状与疾病分期有关,在疾病早期症状轻微,或仅表现为一种或两种症状。因此,临床医师熟悉 NPH 的所有临床表现及病程分期显得十分必要:

- 步态和平衡:NPH 最常见的症状是行走障碍和平衡能力障碍,经治疗多能恢复。NPH 特征性的步态不稳多被描述为"拖曳"或"磁力步态"。典型症状为抬脚高度降低(仿佛脚粘在地面上),步基增宽,小碎步且足尖朝外。走路时臀部和肩部的旋转幅度减小。行走和站立时易摇摆。起步或停步困难,需要较长的缓冲时间。踵趾步态多受损。有症状的 NPH 患者从座椅上站起和短程行走所需的时间较正常人明显延长。行走某一段距离时所需要的步数也增加。NPH 患者常出现反冲运动,可自发产生,"牵拉试验"(pull test)时向后牵拉患者也可诱发。原地转向时需要多个小碎步,被称为"全身性转向"(en-bloc turning)。患者弯腰时经常直接向前或向后跌倒,在不平整的地面上可倒向任何方向。帕金森症状也见于 NPH 患者,可以是两种疾病共存,也可能是 NPH 本身进展的结果。与特发性帕金森病相比,多巴胺前体或激动药治疗对 NPH 引起的继发性帕金森症状的改善作用不明显。限时行走测试是一种廉价且敏感的方法,可用于识别并随访 NPH 患者的步态异常。Boon 等提出的临床步态量表可用于对步态和平衡障碍做出全面的分级评估(Boon, 1971)。

- 排尿的控制:NPH 最常见的泌尿系统症状包括尿频、尿急及夜尿增多。随着疾病进展,这些早期症状可逐渐进展为尿失禁。大多数患者仅出现尿失禁,在病程晚期,有的患者也可出现大便失禁。NPH 患者多能意识到自己出现了排尿问题,当发展到尿失禁时,通常会觉得尴尬。随着病程的

进展,尤其是随着痴呆出现,患者对尿失禁表现的毫不在意。要求患者或其配偶记录每日排尿的频率、尿急程度和尿失禁的出现,可提供有用的诊断信息。泌尿系统检查可排除其他引起排尿障碍的原因。NPH 患者尿动力学检查提示神经源性损害,且残余尿量增加。未治疗的 NPH 患者发生尿路感染(UTIs)的概率增加,这与膀胱无法完全排空有关。反复发作的 UTIs 可通过预防性使用抗生素治疗。

- 认知功能:NPH 的认知障碍特点为典型的额叶皮质下型,语言功能相对保留。少数情况下,NPH 患者合并阿尔茨海默病,后者可出现皮质型、边缘系统及边缘旁系统功能障碍引起的认知障碍特点。NPH 的认知功能损害通常表现为执行功能障碍,包括难以完成多步骤任务及多重任务、抽象思维受损和注意力分散。由于信息检索功能受损,患者出现记忆力受损。再认能力相对保留,当给予线索或多个选择时,患者的记忆测试表现会提高。这一点与阿尔茨海默病患者不同,后者记忆过程中的信息很快遗忘,难以回忆或识别。语言功能通常保持完整,但因额叶功能损害可出现语音(字母)流畅性和对抗命名受损。观念运动保留,但某些患者难以从站立位转换为卧位,如躺在检查床上。

筛查试验如 Folstein 简易精神状态检查有时难以检测到 NPH 患者轻微的额叶受损症状。对于可疑 NPH 病例,建议使用定时绩效任务(timed performance-based tasks)或与额叶功能有关的任务进行评估。连线 A 和 B、数字符号转换试验对评估 NPH 相关功能障碍及治疗效果较为敏感。某些上肢功能的测试(如迷宫图、系列打点试验)对 NPH 神经功能缺失敏感,并可评价脑脊液引流的效果

（Tsakanikas 等，2009）。神经心理测试有助于发现 NPH 患者病情较轻阶段出现的轻微认知功能损害，并用于追踪对治疗的反应。

- 其他症状：NPH 相关精神症状包括精神错乱、激越、抑郁、焦虑等，这些症状可以是已有症状的恶化，也可为新发症状。在某些病例中，治疗脑积水后精神症状也会得到改善。最近报道，一部分新诊断为 NPH 的病例出现高血压，推测二者之间可能存在因果关系。听力下降或耳聋在 NPH 中很少见，这些症状可发生在脑室分流术后，但并非 NPH 所致。癫痫也与此类似，分流术后约 10% 的 NPH 患者会出现癫痫。

诊断标准

特发性 NPH 国际诊断共识标准于 2005 年发表（Relkin 等，2005）。这些以证据为基础的临床指南将 NPH 分为很可能和可能两种亚类，以反映诊断的不同确定性。该指南也把分流有效的 NPH 作为一种预后较好的亚组。

鉴别诊断

NPH 的症状与老年人常见的多种疾病的症状相似。阿尔茨海默病、帕金森病和其他神经退行性疾病都可表现出类似的症状，也可同时合并 NPH。脊椎椎管狭窄、关节炎和骨科疾病可引起与 NPH 相似的步态和平衡障碍。前列腺增生和其他泌尿系统疾病也可以引起尿频、尿急和尿失禁。因此 NPH 的鉴别诊断需要仔细排除其他情况，对于合并有其他疾病的，应明确症状在多大程度上与 NPH 有关。

预后

根据人口统计学资料和病史可以推测分流手术对患者是否有效，临床测试也可用于评估预后：

- 75 岁或以下、病程不超过 2 年、无严重合并症、神经外科手术有效的 NPH 患者预后较好。症状不典型、痴呆出现较早、症状时间长、合并皮层下脑血管病变、同时接受抗凝血治疗的患者预后较差。
- 多种测试可用于评估患者是否对分流手术有效，包括高容量（30~50ml）腰椎穿刺放液试验，24~72 小时持续腰椎外引流或脑室置管引流，CSF

动力学测试，MRI 脑脊液流速测定，B- 波监测，放射性核素脑池造影等。上述测试阳性结果提示患者分流手术后预后较好，但阴性结果也不表示分流手术治疗无效。因此，当需要权衡手术风险以决定是否进行分流术时，可选择性进行这些预后测试。预后试验为阳性时，判断患者对分流手术治疗有效的准确率可达 90%（Marmarou 等，2005）。

治疗

NPH 的一个显著特点是从中枢神经系统引流出脑脊液后，患者症状很快逆转。腰椎穿刺、腰大池引流、脑室外引流后患者均可出现短暂的症状改善。神经外科手术置入脑室分流管后，症状会持续性改善。分流手术是 NPH 的标准治疗方式，对于适用的患者能明显改善预后。

分流管永久性置入体内，作为 CSF 从中枢神经系统流出的替代通道。分流管有许多不同的设计和样式，在本章不做过多阐述。最基本的装置是一个引流管道，使 CSF 借助重力从脑室流向身体其他部位。多数情况下，在接头两端之间设置有分流阀，当头与身体其他部位的相对位置发生变化时，可控制 CSF 的流速和容量。目前最常用的分流管其分流阀为压差阀，当分流管脑室端和远端（多为腹腔）之间的压力差达到某一特定数值时，阀门开放。分流阀增加了抗虹吸装置，防止脑脊液因重力作用而快速流动（虹吸效应）时阀门仍保持开放。

直到 20 世纪 90 年代，大多数分流阀设定的开放压力都是固定的（分为低压、中压、高压）。NPH 治疗最重要的变革是可调压阀门的应用，可以在术后无创调节阀门的开放压。如今的可调压分流阀可通过磁性或电磁装置无创调节较大范围的开放压。这样可以调整引流量，从而优化、个体化分流治疗。可调压式分流管的设置可通过多种方式进行，这些方式均与分流阀有关，如磁性指针装置、声学装置、X 线等。与不可调压的分流装置相比，可调压分流阀降低分流相关并发症的作用尚无明确结论，但它却让患者和医师能更好地控制症状，避免反复手术治疗。

对于适用的患者，分流后症状改善可持续数年，但分流术对预后的改善并非绝对。对于某些病例，分流无法改善症状，手术及术后并发症发生率约 10%~80%。并发症包括硬膜下血肿、感染，分流管堵塞对于高龄和虚弱的 NPH 患者是一种毁灭性的打击,使 NPH 治疗费用显著增加。最大化地成功治疗 NPH 需要训练有素的临床医师进行准确诊断及娴熟治疗。

LOVA 可采用内镜下第三脑室造瘘术(ETV)治疗,即在第三脑室底部制造一个 CSF 流出的替代通道。治疗 NPH 时,ETV 的并发症发生率低于分流术,但并非所有患者都能缓解症状。导水管狭窄患者也可进行 ETV 而非分流治疗,因此需要注意导水管狭窄与 NPH 的鉴别诊断。

非手术方面的管理对于 NPH 患者的护理也十分重要。在围手术期,患者易跌倒,需制定适当措施以降低跌倒风险,比如使用手杖、助行器,必要时使用轮椅。为了安全应考虑改造居所设施,包括浴室安装把手、斜坡和楼梯处设置扶栏等。对适合的患者应进行物理治疗,制定规律的如厕计划对尿路感染或白天尿失禁的患者有效,对某些反复尿路感染的患者需预防性使用抗生素。胆碱酯酶抑制药等药物已被批准用于治疗阿尔茨海默病和帕金森病痴呆,对 NPH 症状改善是否有效尚无正式评估,但对于某些患者可能具有辅助治疗价值,多巴胺前体类药物如左旋多巴的使用也与此类似。分流术后可出现局灶性或全身性癫痫发作,如反复发作需使用抗癫痫药物。NPH 患者也可出现抑郁和其他行为学异常,可能需要药物和(或)心理治疗。对于晚期患者或无法手术的患者,尤其是独居、身体极其虚弱、严重痴呆的患者,家庭健康护理甚至专业机构的照顾十分必要。

小结

- NPH 是一种发生于成人的、可治疗的慢性脑积水,有时是可逆的。NPH 分为特发性和继发性,其病理生理机制尚未完全明确。

- 诊断 NPH 需要脑影像学提示存在与脑萎缩程度不匹配的脑室扩大,以及步态、平衡、排尿控制和(或)认知功能受损。MRI 和其他的脑部影像学检查是必须的。临床评估必须包括病史和体格检查。

- 典型的三联征包括共济失调性步态、尿失禁和痴呆。这些症状可见于 NPH 患者,但并不是总出现在 NPH 患者,也可见于其他疾病。功能受损程度可以轻微和(或)局限于某单一功能领域。NPH 症状可与帕金森病、阿尔茨海默病以及其他疾病

的症状重叠,甚至 NPH 单独出现时也可出现症状重叠。

- NPH 的认知特点为典型的皮质下型,主要是额叶功能受损。少数 NPH 患者可合并阿尔茨海默病,后者可使患者同时出现皮质型、边缘系统和边缘旁系统功能障碍的认知特点。

- 经治疗步态不稳的症状最容易恢复。根据治疗后改善的可能性及时间先后顺序,其他症状依次为平衡障碍、排尿控制、认知功能。

- 腰椎穿刺放液试验、腰椎穿刺注入试验和颅内压监测等有创措施可以增加诊断和预后评估的精确性,但不是每个病例都必需。

- 神经外科通过放置可调节的分流装置引流脑脊液,这是目前常用的 NPH 治疗手段。脑室腹腔分流是最常用的术式。分流阀可分成固定压力和可调压力两种。手术成功率高达 90%,但不同医疗中心的数据不尽相同。ETV、调节脑脊液搏动性的装置、药物等尚不能证实对治疗 NPH 有效。

- 虽然分流术的死亡率低,但术后并发症的发生率为 10%~15% 甚至更高。常见的并发症是硬膜下血肿、积液。其他严重的并发症包括癫痫、感染及分流失败。分流术后预后不良的危险因素包括高龄、多个内科合并症、极度衰弱、使用抗凝血治疗及严重痴呆。准确的诊断、娴熟的外科技术、长期精细的照顾能够降低致残率、成功治疗 NPH。

（王泽芬　译,刘赛男　杨春慧　校）

参考文献

Bateman, G. (2008) The pathophysiology of idiopathic normal pressure hydrocephalus: cerebral ischemia or altered venous hemodynamics? *Am J Neuroradiol*, 29: 198–203.

Bergsneider, M., Black, P.M., Klinge, P., et al. (2005) Surgical management of idiopathic normal-pressure hydrocephalus. *Neurosurgery*, 57 (Suppl. 3): S29–S39.

Boon, W. (1971) Steplength measurement for the objective evaluation of the pathological gait. *Proc K Ned Akad Wet C*, 74 (5): 444–448.

Bradley, W., Bahl, G., and Alksne, J. (2006) Idiopathic normal pressure hydrocephalus may be a "two hit" disease: benign external hydrocephalus in infancy followed by deep white matter ischemia in late adulthood. *J Magn Reson Imaging*, 24 (4): 747–755.

Brean, A. and Eide, P.K. (2008) Prevalence of probable idiopathic normal pressure hydrocephalus in a Norwegian population. *Acta Neurol Scand*, 118 (1): 48–53.

Hakim, S. and Adams, R.D. (1965) The special clinical problem of symptomatic hydrocephalus with normal cerebrospinal fluid pressure: observations on cerebrospinal fluid hydrodynamics. *J Neurol Sci*, 2 (4): 307–327.

Kiefer, M., Eymann, R., and Steudel, W.I. (2002) LOVA hydrocephalus: a new entity of chronic hydrocephalus. *Nervenarzt*, 73 (10):

972–981.

Krefft, T., Graff-Radford, N., Lucas, J., and Mortimer, J. (2004) Normal pressure hydrocephalus and large head size. *Alzheimer Dis Assoc Disord*, 18 (1): 35–37.

Marmarou, A., Bergsneider, M., Klinge, P., et al. (2005) The value of supplemental prognostic tests for the preoperative assessment of idiopathic normal-pressure hydrocephalus. *J Neurosurg*, 57 (3): S17–S28.

Relkin, N., Marmarou, A., Klinge, P., et al. (2005) Diagnsosing idiopathic normal-pressure hydrocephalus. *J Neurosurg*, 57 (3):

S2-4–S2-16.

Tsakanikas, D., Katzen, H., Ravdin, L., and Relkin, N. (2009) Upper extremity motor measures of tap test response in normal pressure hydrocephalus. *Clin Neurol Neurosurg*, 111 (9): 752–757.

Zaaroor, M., Bleich, N., Chistyakov, A., et al. (1997) Motor evoked potentials in the preoperative and postoperative assessment of normal pressure hydrocephalus. *J Neurol Neurosurg Psychiatry*, 62 (5): 517–521.

第十章
老年抑郁症：衰老、应激、慢性疾病、感染及神经退化性疾病的相互作用

Douglas F. Watt

Department of Neuropsychology, Cambridge City Hospital, Harvard Medical School and Alzheimer's Disease Center/Clinic for Cognitive Disorders, Quincy Medical Center, Quincy, MA, USA

概述
- 抑郁症的分离-痛苦假说表明抑郁症反映了一种保守的神经生物学机制。
- 进化观点认为抑郁情绪的产生可能被选择用来保护生物个体放弃内在能力不可能达到的目标，特别是那些可能会导致致命冲突并造成更大伤害的目标，并阻止个体终止寻求其他危险形式的动机及目标。
- 抑郁症可能反映了病理性的开关机制，和（或）终止抑郁情绪机制的紊乱。
- DSM-IV 的抑郁症标准强调抑郁情绪（这是一个基本标准），伴随兴趣的丧失。
- 各种各样的慢性压力，特别是慢性分离困扰、慢性疼痛或其他慢性社会压力是导致抑郁症最常见的危险因素。慢性疼痛加上几乎任何类型的慢性分离困扰都会导致抑郁症发病率升高。
- 老年人由于慢性疼痛、认知衰退、社会支持丧失以及其他应激因素而使患抑郁症的风险增加。
- 虽然五羟色胺再摄取抑制药（SSRI）类和其他胺能类药物被认为是一线治疗，并且往往是患者接受的唯一治疗方法，但是心理治疗、社会支持、减少社会隔离和其他形式慢性应激等，这些手段往往没有被充分利用并且它们的治疗效果被低估了。

> 如此渴求心中那一抹愉悦
> 更渴望心中的快乐能在一瞬间开启
> 可是只有漆黑一片拼命地闪避痛苦
> 只有药片才能驱赶压着胸口的黑云
> 或许有时
> 内心曾泛起
> 干脆一死了之的念头
>
> 艾米莉　狄更斯（Emily Dickenson）

概述：从不同角度看抑郁症的问题

抑郁症是最常见的精神疾病，但是基本致病因素的谜团仍然没有解开。尤其在老年人群中，多种原因导致的抑郁症更是不成比例地多见。这些老年因素包括：不断增多和加深的社会疏离、社会地位的下降、心理孤独感加重、与年龄相关的多种慢性及急性疾病的压力、慢性疼痛综合征、经济负担增加、甚至仅仅是衰老本身所带来的羞耻感。

抑郁症的生物学因素可能和许多其他衰老的合并症相互交错，包括内源性炎症（炎症性衰老）和多个神经变性疾病，尤其是阿尔茨海默病（AD）。AD 是老年抑郁症的主要合并症之一。

本节综述基于一个假设，哺乳动物大脑有一个古老且进化着的情绪关闭机制，它可以选择性地关闭来终止过长的分离性焦虑。如果没有这个关闭机

272

制的话,这样的痛苦对于哺乳动物的婴儿是极其危险的。随着进化,这个古老的情绪关闭机制仍然发挥着保护作用,仍然适用于更成熟的哺乳动物及人类的头脑,特别是对那些具有某种多态性遗传特质的个体、对早期失去/分离精神创伤的个体或那些易患因素的个体(对所有慢性应激都有可能产生反应)。虽然这个正常的关闭机制是自我终止并且有时间限制,但是它也可能会发生"病理改变",控制失灵,使得某些易感个体由于关闭机制的异常而发生抑郁症。

抑郁症的神经生物学相关因素仍然是一个具有挑战性的难题。它涉及许多生物胺和神经肽系统以及神经内分泌和免疫功能的变化。我们认为,主要致病因素形成互动,甚至协同促成了抑郁,而非任何"单一因素"理论。抑郁的生物学核心因素包括抑郁矩阵(depressive matrix)、炎症、神经生物肽和单胺系统的改变。相对于单因素理论,我们认为核心神经生物学因素的协同以及环路控制架构调节了进入和退出抑郁症机制。各种因素的互动矩阵可能有助于解释为什么潜在的治疗方法出现如此巨大的多样性,例如抗抑郁药物、心理治疗和锻炼、多种药物、迷走神经和脑深部刺激以及电休克疗法(ECT)等。不幸的是,传统的生物精神病学的观点几乎完全忽略了抑郁症与社会隔离和压力之间的关系,而且通常无法解释为什么抑郁症是这样一个普遍的问题,或者说为什么进化选择了这样一个机制。该假说认为,在实践中减轻社会疏离和增加社会支持可能是针对老年高危人群非常有效的预防措施。运动和饮食也可能具有保护性和预防性作用。

老年抑郁症的评估一定要先从患者的整体情况着手。此外,也必须了解可能促发老年抑郁症的一些独特因素。可以肯定地说抑郁症是一个古老问题,几乎存在于人类生命周期的每一个阶段,抑郁症出现在许多经典文献中,也出现在人类历史的最早记录中。抑郁症可能是最常见也是最多见的原因使患者因情绪问题来就医,这种情况不仅见于美国,而且见于大多数西方科技先进国家。它不仅是最常见的情绪问题使患者寻求医师和心理专业人员帮助,而且它有诊断率偏低现象(Lecrubier,2007)。由于报道率偏低导致抑郁症真正的流行病学发病率被显著低估。根据精神疾病诊断与统计手册第四版[DSM-IV;美国精神病学协会(APA),1994],抑郁症终生风险在女性大约是10%~25%,男性大约5%~12%。考虑到很多从来没有寻求治疗的人

群,这些数字很可能被严重低估。如果包括其轻度形式或简短的抑郁症状发作,抑郁症谱系的终生发病率可能会高得多,甚至高达80%或更多。不知什么原因,女性患病率可能是男性的2倍之高。这可能表明女性的情绪系统更加敏感或更容易受多种压力影响而触发抑郁症。从社会角度来看,抑郁症可能产生惊人的人力和经济成本。最近的研究显示,抑郁症是全球第三大造成残疾的原因。总的来说,它也是西方社会所面临的最昂贵的疾病[包括治疗的成本和生产力损失;世界精神病学协会(WPA),2002]。抑郁症会加重许多其他疾病(Kessler等,2003),它是心脏病、免疫失调、肥胖和成瘾性疾病显著的危险因素。并且和抑郁症相关的总人力和经济成本可能比至今估计的还要大。

尽管大众媒体通常把抑郁症说成"由于化学物质失衡导致的病症",大型制药公司也积极地推动类似概念,但大多数的科学文献认为抑郁症应被当成一种综合征来看待,而不是作为一个独立的疾病。此外,如果没有同时做功能-心理学分析,抑郁症是"化学失衡"的描绘似乎很牵强,因为所有生物学状态,包括死亡,都伴随着"化学失衡"。关于疾病的分类也让我们思考这样一个问题,为什么人类的进化仍然让这样的问题绵延下去,抑或是在生命的源头就放了一个这样的问题在我们身体里面?由于我们把抑郁症看成是对生活适应不良的行为疾病,所以这个质疑很少被人问起。如果把临床抑郁症等同于适应不良(意味着没有进化选择过程的参与),虽然可以理解,但是却有两个核心问题在科学界被忽视了:①为什么忧郁症如此普遍?②为什么进化保留的脑部机制促进抑郁症发生?这种忽视进化观点在某种程度上反映了精神病学家努力尝试将这个精神综合征与大脑机制联系起来,然而忽略了哺乳动物的大脑神经系统也会参与情绪状态的主要表现(这些主要的情感过程包括恐惧、愤怒、嬉闹、分离性焦虑、欲望和母婴照料,可以参考Panksepp,1998)。很好奇,抑郁症和大脑情感系统之间潜在的关系长久以来被忽视,然而对于二者的临床前期的药物开发和动物模型的实验正分别在进行着。

虽然主流精神病学几乎完全用分子论阐述抑郁症,有证据表明,抑郁是一种哺乳动物脑保护过程,具有相应的古老起源,可能伴随着高度社会性大脑的许多其他方面。它确实可以反映所有高度社会性的大脑暗藏的脆弱性。这种考虑可能从逻辑上解释了为什么抑郁症在女性中发生率较高,因为一些

作者认为，女性的大脑在本质上是更加社会化。前面已经指出，学术上的争论认为抑郁代表了终止一个延长的分离焦虑的保守进化机制，因为对于哺乳动物的婴幼儿而言与同源的母亲分离是一个痛苦的过程，当这个过程出现问题时会导致一个潜在的致病危险。成年人的抑郁恰恰反映了他一方面拼命地在适应这种延长的分离焦虑但同时他内在又有一种冲突和挣扎（Neese，2000）。

我们对于抑郁症缺乏完整的理解，大量文献提及了几十个神经生物学相关的抑郁症机制，却没有任何一个明确的整合机制可以让临床医师和研究人员把不同的临床表现和主要的发生机制联系起来。到目前为止，候选的"驱动"抑郁症的机制主要是在神经调节和神经生化范畴内，包括某种形式的单胺缺乏（Schildkraut，1965）、胆碱能过度活动、下丘脑-垂体-肾上腺轴的变化导致海马萎缩、神经生长因子以及相关的促肾上腺皮质激素释放因子（CRF）、糖皮质激素受体功能和脑源性神经营养因子（BDNF）潜在的缺乏等等。最近一些文献强调在应激触发一连串机制中海马的改变与皮质醇有关，而BDNF对抑郁的发生有保护作用（Holsboer，2000）。这一观点正好与抗抑郁药物可以恢复海马区神经元的增生（restore neuronal proliferation）以及提高神经可塑性不谋而合。此外，较新的观点强调除了CRF对其他神经肽系统的改变，尤其是P物质、阿片类和催产素（Holsboer，2003）以及上调的强啡肽（dynorphin）（以下简称"非愉悦性"或"反常"阿片类）。以上变化都可以调控伏隔核（nucleus accumbens）（Todtenkopf等，2004），并降低寻求奖励的动机。

其他证据表明谷氨酸和γ-氨基丁酸（GABA）也出现功能改变，包括GABA功能下调和谷氨酸功能上调。然而GABA和谷氨酸变化机制并不很清楚。谷氨酸变化被认为部分原因是受到N-甲基-D-天冬氨酸（N-methyl-D-aspartate，NMDA）受体激动药喹啉酸（quinolinic acid）上调驱动，上调机制是通路相关的促炎性细胞因子上调所致（综述，见Muller和Schwartz，2007）。到目前为止除了一些抗癫痫药物通过抑制兴奋来达到情绪稳定作用（如影响钠通道），而抗抑郁药的种类并不多，考虑到GABA和谷氨酸可以控制总体脑功能，所以被认为这是一个充满希望的巨大的研究领域。一些临床前期研究表明谷氨酸的阻滞可能有抗抑郁作用，最近的临床报道也已经表明，氯胺酮（ketamine）静脉给药，可以阻断谷氨酸受体之一的NMDA受体，产生快速及平稳的抗抑郁作用（大约在2小时之内，用药后有短暂的分离幻觉产生但很快消失），并且这种抗抑郁效果会持续数天至1周（Zarate等，2006）。这项研究是一个大型项目中的一部分，它表明，在各种临床前期模型中，代谢型谷氨酸受体（mGluR1和mGluR5）的拮抗药，以及α-氨基-3-羟基-5-甲基异噁唑-4-丙酸（alpha-amino-3-hydroxy-5-methylisoxazole-4-propionic acid，AMPA）受体激动药具有抗抑郁作用。当然，拮抗NMDA受体后产生抗抑郁作用是如何在大脑转换的仍存在不确定性。但是，必须指出的是，许多大脑皮质下部位的谷氨酸的刺激可以让强烈的负面情绪迸发。

简而言之，抑郁症神经调节变化的一整套机制极其复杂，考虑到许多调节系统之间的大量的相互作用（仍然没有完全描述清楚），神经调节变化是引导地位还是伴随地位仍然没有确定。相对于单纯一个主要"化学失衡"导致抑郁症的理论，抑郁症的复杂性在于几乎在研究过的所有调节系统中均有不正常的表现。这个复杂的变化中哪一个是"原动力"仍然难以捉摸。

除了这些传统的单纯的神经化学物质/神经调节的观点，已经有越来越多的证据表明抑郁症涉及大量的皮质-边缘系统情绪网络的变化（特别是在严重的难治性抑郁症中出现的扣带回下的Brodmann 25区的活动性增强，Mayberg等，2005），以及皮质-边缘系统基线下有各种不同的功能改变区域，有些出现上调而有些却出现下调。然而，这些对致病机制的各种推测在目前的文献中很少被提及。是否有一天人们把目光重新集聚到哺乳动物的古老的情感系统来将支离破碎的关于抑郁症的不同的生物学观点整合到一起？如果是这样的话，这样的方法最终可能会显著推动抑郁症的生物治疗以及更好地对机制进行阐述和提高心理治疗水平。它也可能有助于最终协调各种推测性的神经化学相关因素，结合成为一个目前最连贯的理论框架。

抑郁症的分离性焦虑假说

抑郁症的许多大脑变化可能会反映抑郁症不同的临床表现，或称之为不同的"面孔"；这是由基本的关闭程序导致，哺乳动物大脑中这个古老而又在不断进化的关闭机制其目的是终止分离性焦虑的反应（Watt和Panksepp，在2009年进行了全面终止古老而进化保守的哺乳动物的脑机制评论）。Bowlby（1980）说：这个认为有"保护"作用的精神行为的关闭机制，在某些个体身上出现病态的关闭而导致"痛苦至极"，这种痛苦让他们由于抑郁症而在社会生活中迷失。这种关闭机制的进化目的是关闭那些过长的分离焦虑，个体会从中受益，特别对于年轻的和婴幼儿哺乳动物而言。持续的分离焦虑（哭）很可能是致命的，因为幼婴儿持久的恐慌会提醒天敌捕食或导致自身代谢性耗竭。同样地，如果大脑的奖励系统（reward system）出现问题或有其他慢性损耗（如疾病和慢性疼痛），也可能产生抑郁的关闭机制。从根本上讲，抑郁症有社会依恋情节，不愿离开心理舒适区及其他许多方面的问题。这个理论已经被接受，但把抑郁症的基本神经科学整合到情感神经科学范畴内却是生物精神病学中的一个相对较新的想法。

如果我们把潜在的社会生物学观点与经典的分子还原学观点做一个对比，就会有理由说单凭"蛮力"（brute-force）的神经化学改变，并不能很好地解释完整的发病机制。在主流精神病学中仍然有人强烈地坚持还原性观点，认为一个分子或一处微细脑结构的改变就可以一路飞跃到高度复杂的精神疾病及机体的行为改变，其实在两者之间并没有心理学上的或以神经科学为依据的情绪上的连接，就像一个人表现出来的心理特质及适应性和分子生物学分析毫不相关一样。

抑郁症的早期进化的观点

对抑郁症进化的观点并没在主流精神病学期刊占有十分突出的地位。第一次出现是在本世纪的开始。Neese（2000）认为，抑郁的情绪可能是为了适应性的目的而产生的，它蕴含着一种"无助"，以及面对这个充满了冲突和残酷的社会，表达出"屈从"或我是"失败者"（Malatynska等，2005）。因此，抑郁可能提供了一种机制，脱离不可能达到的目标，并调节适应不良情绪投资和动机的模式。"被社会抛弃"导致抑郁症的观点可能第一次发表在20世纪70年代和80年代，但直到最近才有实质性的神经科学的基础。这个观点提出以后，其他一些研究也开始强调大脑促进抑郁状态的机制必然有进化的基础，否则，这个疾病就不可能存在。最近，Keller和Nesse（2006）认为，不仅是有选择性的心境抑郁，生物体还会根据无法解决的挑战及适应性

产生特殊亚型，特别是当持续努力追求过高的目标可能只是一个徒劳无功的挑战，往往会有失败或受伤。在这种情况下，抑郁"悲观"和缺乏动力其实是给生物个体提供了合适的退路，可以想象，当这个在能力和资源都欠缺的个体要参与残酷的竞争，就意味着险恶的挑战，他很有可能会受伤或败下阵来，面对这样的情况，抑郁会让他产生抑制性的行为避免过激。所以我们说抑郁可以通过终止危险性或破坏性的冲突从而赋予生物个体生存的选择。

这些讨论是对那些主要假设的补充，主要假设即为过长的分离焦虑（protracted separation distress）的关闭机制对抑郁症发病的作用，这个关闭机制尤其适用于年轻和脆弱的婴儿。分离焦虑（separation distress）在某种程度上与HPA轴应激反应也有关系，HPA轴一直是人类和动物模型抑郁症研究的主流理论。在生命早期由于经历和母亲的分离焦虑关闭机制被激活发挥了保护作用，在以后的成长过程中当面对残酷的社会矛盾感到无助或被社会抛弃时，这个关闭系统可能会再一次被激活，这一点很像进化选择了一个"一箭双雕"式的方便机制。

综述抑郁症诊断标准（DSM-Ⅳ）

对于抑郁症而言，生物标志物异常在脑结构及脑生化水平都已经证明存在，但是就像DSM-Ⅳ中包括的［美国精神医学协会（APA），1994］任何一个综合征一样，抑郁症还没有客观的指标或实验室检查测试，事实上，DSM-Ⅳ中提到的抑郁症的症状缺乏特异性的客观测试，可能并没有一个可以完全明确的界限来区分到底是轻度临床抑郁症，还只是每日经历困难而产生的轻到中度的不愉悦感。这可能会进一步突显无处不在抑郁谱系的现象本质。DSM-Ⅳ对抑郁症的诊断标准是：

（a）在2周内5个或5个以上的症状持续存在，这些症状是以前没有的，至少要有一个症状是这样。①情绪抑郁或②失去兴趣或乐趣。

1. 在大部分的日子里，几乎每天一直存在心情抑郁，无论是病人主观感受（感到悲伤或空虚）或其他人所观察到的（经常流泪）。注：在儿童和青少年，也可以是易激惹的情绪。

2. 无论是其主观感受或其他人的观察都提示几乎每天都存在显著的兴趣减低或对几乎所有活动失去乐趣。

3. 在没有故意减肥的情况下体重显著下降，或

者体重增加（在 1 个月内体重变化超过 5%），或几乎每天食欲不是减少就是增加。注：对于儿童，未能达到预期的体重则为异常。

4. 几乎每一天存在失眠或睡眠过多

5. 几乎每一天都可以观察到精神运动的激惹或迟钝。

6. 几乎每一天都出现疲劳或没有精力。

7. 几乎每一天都有自我感觉无价值或者过度或不适当的内疚（有可能是妄想）（不只是自责或内疚自己生病）。

8. 几乎每一天都有思考能力、注意力或集中能力下降，或容易犹豫不决（无论是通过主观报告或其他人观察到的）。

9. 反复出现死亡的意念（不只是惧怕死亡），或者没有具体计划的经常性自杀意念，或有自杀企图或具体的自杀计划。

（b）症状不符合其他精神疾病混合抑郁［比如双极躁狂（bipolar disorder）］发作期的标准。

（c）症状会导致患者在社交、职场或其他重要领域出现显著的痛苦和功能受损。

（d）症状不是由于成瘾药物滥用或其他药物导致的生理异常或身体疾病（如甲状腺功能减退）引起。

（e）症状无法更好地用悲伤以外的原因来解释（APA, 1994）。

关于这些标准，有几个问题是值得注意的。首先，此标准涵盖所有脑功能领域（包括认知、情绪以及内在欲望与驱动力匹配状态），包括认知异常（尤其是标准 8 和标准 9 的一小部分），情感/情绪上显著的变化（标准 1, 2, 7 和 9），以及内在欲望与驱动力匹配状态的平衡（emotional homeostasis）的改变（标准 3~6），确切地说这些异常表现在睡眠、食欲、性功能、内分泌状态以及免疫状态等，以上提到的这些异常都可以发生于抑郁症。

它的核心标准强调的是：①情绪抑郁或②失去兴趣或乐趣，这些是抑郁症诊断必须的。不幸的是，"抑郁情绪"作为抑郁症的核心诊断标准的概念是非常间接的，甚至精神科学界也很少评论和认可。此外，不幸的是，标准无法谨慎区别悲伤和抑郁，并把它们作为同义词。这是精神病学文献中经常出现的问题。我们认为这两种状态虽然相关但实际是截然不同的。它们通常被混淆，部分原因是因为它们在许多情况下被同时发现。换句话说，病人同时表现出既悲伤又抑郁，这种共存状态暗示抑郁通常是

对缺失的反应；然而许多抑郁症，尤其是迟钝性的，或者说更严重的，临床显示并没有任何悲伤。这表明当抑郁症进一步加重后，悲伤实际上已经终止，这一点支持我们的核心假设。此外，我们认为"基本失去了希望（fundamental loss of hopefulness）"是一个核心标准来评判抑郁心境的指标，换句话说，抑郁情绪反映了内在的失望心境（intrinsically less hopeful mood）及迷失感。抑郁意味着我们不再期待好的事情发生。事实上，根据我们的判断，没有希望（hopelessness）不是 DSM-Ⅳ 抑郁症的诊断标准，这是一个奇怪的忽视。尽管绝望（despair）与失去希望（loss of hope）可能和自杀意念和追求死亡有根本的联系。此前，DSM Ⅱ 和 DSM Ⅲ 标准诊断里提到了"没有希望"（hopelessness），但不知什么原因，这个概念从 DSM 诊断标准的较新版本中删除了。

虽然"充满希望"（hopefulness）不太容易定义也不好评判（这可能是导致近期 DSM 的审校时取消了"没有希望"（hopelessness）这个标准，充满希望（hopefulness）传统上是在对比它的反义词，无望和绝望（hopelessness and despair）。虽然抑郁，从某种意义上说，比简单的绝望更加复杂，但许多因素提示失去希望和抑郁之间有本质上的密切联系。也许充满希望最可评判的指标之一是机体愿意与逆境作斗争。事实上，这种能与逆境抗争，并不放弃追求奖励或不放弃我们的社会关系的能力都显示出情感的韧性和抵抗抑郁的能力。充满希望和意志力（hopefulness and a willingness）之间的这种内在联系隐含着最重要的行为测试之一，它经常被用来在动物试验里 - "强迫游泳试验"（forced swim test）评估一些重要的有潜力的抗抑郁药的疗效。也就是说，抑郁症患者失去了他们的基本意愿和努力挑战的能力，在这种情况下，他们基本上放弃了参与挑战的意志。对于生物体而言"放弃"目标足以显示出了基本的抑郁情绪，关于这一点，任何有关抑郁症的理论都要试图阐明这一行为背后的原理，认为抑郁症很有可能是大脑的奖励/激励系统（reward/motivation system）被抑制了，特别是由腹侧被盖中脑边缘多巴胺系统（ventral tegmental mesolimbic dopamine system）"激发"的复杂神经网络被抑制了。（Panksepp 在 1998 年提出了这个概念，认为这个系统是一种广泛的激励唤醒或"寻求"系统）。事实上，如果我们关于抑郁症的"脑关闭机制"的核心假说是正确的，即脑内这个选择进化的古老的关闭

机制是来终止延长的分离性焦虑，但是这个关闭机制也会对脑的奖励/激励系统产生负反馈作用，削弱产生激发行为的能力。这种负反馈抑制是因为强啡肽（Dynophin）的参与，慢性应激会刺激强啡肽的上调并影响 VTA 调节下的激励/奖励系统的环路导致这个系统关闭。

DSM-Ⅳ中的抑郁症（抑郁情绪后）第二个核心诊断标准是快感缺乏及失去兴趣。这里的"快感"和"兴趣"指对所有事物都充满了好奇，探究世界的兴趣以及对行为结果奖赏的期待，这样的行为可能与内在的 VTA 中脑边缘-中脑皮质支配的"探索"系统（更强调前额叶内侧部的"计划""深谋远虑"）以及社会回报/奖励系统（在分离性焦虑的个体呈现低水平活动而在母婴照料及"游乐"活动水平高）有关。总的来说，抑郁症可能从根本上破坏了追求奖励（"兴趣"）的期待，甚至当奖励唾手可得的时候，抑郁症患者也会降低体验这种快感的能力。我们认为，这种兴趣和快感的缺乏也是所有试图解开抑郁症面纱的研究方向。虽然把兴趣和乐趣的缺失视为一个重要的诊断标准，但有证据表明这可能是两个不同的问题，失去兴趣（探索的动力）更多的是和多巴胺相关，而失去快乐更多和阿片类相关（更多内容阅读，参考 Berridge，2004）。

在诊断标准中，除了前两个以外，其他 7 个标准都不是诊断抑郁症必需的标准，但必须具有至少 4 个"从属"标准，同时有抑郁心境或者兴趣/快感缺失之一，这样才能满足抑郁症的诊断。这种方法（"至少一种出自标准 A"和"至少 4 个出自标准 B"），即 2 个核心标准和 7 个次要标准，这样的 DSM-Ⅳ诊断标准能够至少部分涵盖抑郁临床表现的多样性，而没有过早判断抑郁亚型的诊断（亚型还没有被完全了解或广泛地被文献验证）。

抑郁症的简要神经科学概述

基于文章篇幅考虑，在这里深入讲述抑郁症的神经生物学基础是不可行的。我们只是做一个提示（一张全景图），尤其是多个神经生物学过程如何相互作用并形成双向调节以进入和退出抑郁状态的。

除了普遍接受的严峻的生活压力是抑郁症发生的一个突出因素，抑郁症的神经生物学"框架"里规模最大的"暗箱"显然是经典的神经递质观点。抑郁症最早的经典假设是脑内的三个单胺物质，即去甲肾上腺素、五羟色胺和多巴胺，后来又加上

在 19 世纪 20 年代发现的神经递质，乙酰胆碱。单胺缺乏假说，特别是去甲肾上腺素的缺失，是抑郁症最早的神经化学基础的假说（Schildkraut，1965，经典的单胺假说的更新，请参阅 Harro 和 Oreland，2001）。然而，简单的单胺能缺乏假说已经不完全被认可了，大量的证据显示，抑郁症的发生显然比任何单一的或多个单胺能缺乏有更加复杂的机制（对历史的总结，参见 Healy，1997）。对简单的去甲肾上腺素（NE）/五羟色胺（5-HT）缺失假说的最强的反驳证据是：①对正常个体进行去甲肾上腺素或五羟色胺合成的抑制不能产生抑郁症状；②各种快速起效的去甲肾上腺素和五羟色胺再摄取抑制药可在数小时内快速增加前脑区域突触内的可利用的生物胺，从而显著增加突触活性，但并没有导致快速的抑郁症状改善。这些经典的单胺类的抗抑郁效应几周后才会出现。虽然经典理论认为治疗效果是由于在前脑激活了下调的受体/或受体的活性修剪，最近的假说都集中在各种由单胺神经递质调节的神经元生长和神经可塑性因子。

旧的假说更强调去甲肾上腺素和五羟色胺的作用，最近，单胺观点已经越来越关注多巴胺，特别是它对行为动机的显著作用。此外，越来越多的证据表明其他的神经递质，包括 GABA、谷氨酸（glutamate）及多种神经肽（CRF、P 物质、胆囊收缩素、强啡肽和其他阿片类及催产素）等，也会参与抑郁症的发生。许多胺能和肽能神经递质系统紧密互相调控对方的方式还并没有完全了解，所以当我们只用"中心调控器"这个神经科学方式理解和治疗抑郁症时，难度会增加。此外，基于抑郁症可以直接改变 HPA 轴的活动，在早期引发了抑郁症发病机制与 HPA 轴相关理论（例如，皮质醇增多症促进海马萎缩）的讨论。越来越多的证据显示促炎症细胞因子（pro-inflammatory cytokines）对情绪调节和抑郁症都有重要作用。HPA 轴的重要作用是通过对 CRF 的负反馈防止皮质醇过多使应激轴重新正常化。

在历史进程中，对神经调节的观点"瞎子摸象"式地一点点整合起来，现在越来越多的神经科学和临床文献认为抑郁症可能反映了某种皮质边缘系统神经网络的基本改变。近期的研究表明情绪和情感信息处理可能反映了主要分布于内侧皮质下-皮质的网络系统的活动（medial subcortical-cortical networks）。这个网络区域还包括前额叶系统、海马、腹侧及边缘纹状体，特别是伏隔核（nucleus accumbens）/嗅结节（olfactory tubercle）的壳部以及其他皮质下边缘叶和旧皮质边缘旁结构，包括中脑导水管周围灰质（PAG）。应激状态下中脑边缘（mesolimbic）系统中多巴胺传递降低从而减弱了"奖励寻求"，部分原因是因为较长时间的应激会使强啡肽（dynorphin）的作用上调（导致阿片的 kappa 受体持续被激活）会产生抑郁样的症状导致对快乐感知降低，此时这样分布的网络效应就会被观察到。

从整体考虑，这些网络分布和神经调节的观点认为，抑郁症可能反映了支配"奖励寻求"（基本的内在驱动力）以及支配探索行为的神经网络（即网状激活系统 - 边缘系统 - 皮质）的变化。因此，这些神经网络也是激发依恋行为的关键。依恋行为主要表现要去亲近及触摸到人 / 物体或者在社会生活中为了求得引起注意及获得多种奖励回报而表现出来的好的感情状态（比如微笑），特别是那种被喜爱的回报及在痛苦时寻求安抚。对于抑郁症的个体（不是仅仅伤心难过的个体，请注意这一区别），当这些为了满足"依恋"而寻求的奖励无法得到回报（比如一次重大的生活创伤），那么神经网络的奖励寻求机制就会被关闭。目前分子还原理论的神经生物学观点要与直观认识相互整合，即抑郁症从根本上与大脑对情绪 / 社会性失败的反应相关，特别是当个体感觉无助无奈或遭受重大的损失或伤害时。但这并不意味着分子学的观点和抑郁症的依恋观点在致病方式上相互排斥。相反，我们相信，抑郁症反映了人类这一具有高度社会性的大脑的脆弱面，因为只有依赖于亲密的社会联系人类才能获得基本的健康幸福，最终关于抑郁的更社会性的观点可能会更好地和大量的分子数据相互整合。

抑郁症具有挑战性的多因素性质：抑郁症和社会性大脑

虽然玩乐、同情、社会联系、情感感染（社会情绪的"传染性"）和分离性焦虑（separation distress）等都很大程度上被认为是与神经科学无关的过程，但是我们说可以找出二者之间相互联系的蛛丝马迹，它们共同构成了深度社会大脑的完整结构。因此，我们认为这些社会过程是通过相关的进化压力以综合的方式选择的。上述的每一种现象都是社会性大脑的一部分，在这里社会联系的快乐和疏离社会的痛苦都是最棒的激励因素。与此相一致的观点还强调一个高度社会化的大脑的多元性质，人们可

能会认为对抑郁症的易感性可能反映了一个社会性的大脑复杂的多维结构中有内在的脆弱性。有一些社会大脑更脆弱更容易患抑郁症，而有一些则更具适应力和抵抗力。个人幸运的遗传禀赋和在一种支持及关爱的环境下成长起来就可能具有内在强大的保护作用而不发生抑郁症。但即使是那些拥有更多适应能力，遗传禀赋和生长环境都好的个体也不会完全或永久地得到保护不让内在抑郁机制起作用。对于几乎所有人来说，至少某种程度的抑郁只是一场重大灾难。

目前，激进的分子还原论及个体的神经化学载体理论受到关注，我们急需关于抑郁症的整合度更高的精神生物学的观点。然而，通常惯用的科学分析的方式是显然不适合用于这种需要整合的大规模多因素的研究。因此我们要把来自于科学经验治疗的许多有价值的东西修补成一个完整的更容易理解的理论。然而，目前我们认为在分子精神病学的大部分领域中抑郁症患者可能存在的主要心理层面的因素似乎已经不再强调，因为单凭心理层面的因素不可能对这个具有挑战性的难题给出令人满意的整合理论。今后的工作需要更好地把现有的分子生物学证实了的诸多因素整合成一个完整的理论体系，包括三个单胺系统、胆碱能系统、多种神经肽系统、多个阿片系统、神经内分泌 / 应激轴和免疫 / 细胞因子等。虽然很容易通过现有的研究认为这些因素构成了谜题的重要组成部分，进一步的研究可能提示即使将这些因素整合起来也无法给抑郁症一个完整的解释。

这又给我们指明了挑战的方向，努力描述一个完整的理论系统并揭示"首要原因"或"原动力"，来解释大脑在一个大规模互动的系统中运转为什么会发生这样的运转失灵（抑郁症的发生）。从这个角度看，多因素之间的潜在的相互作用在历史文献上的接受度远不如单一或主要因素理论。然而，最近的研究似乎对多因素的机制研究更加活跃。多因素的交互反应可导致抑郁症这一思想可能会更具有启发和实用性，由此个体差异可能映射到不同的各种核心因子下（也就是说，除其他事项外，即未来的治疗抑郁症的最佳方法可能需要在多维系统中单独调整适合每个个体的方法）。如表 10.1 描绘，这些假定的核心神经生物学因子广泛地彼此调节和影响。这表明，每一个个体头脑中 思想的徘徊"，从某种意义上说都是不可预知的，因为每一个念头都通过复杂的神经化学 - 神经动力学来完成，在任何抑

郁症情况下思想都会以一个方向或另一个方向级联和回荡。这种多因素的性质也有助于解释为什么有这么多不同的治疗方法，从锻炼、心理治疗、电休克治疗以及深部脑刺激，都可以抗抑郁。虽然我们还不能够解释为什么一种抗抑郁药治疗对这个个体有效，却对另一个个体无效。我们想答案可能还在于对这些主要的核心因素之间的动态关系有更深的理解。虽然精神药理学理论认为每个人的化学结构是不同的，所以在抑郁症易患者中这些核心因素之间的相互作用对于不同的个体要有不同的调控。这可能最终使我们能够回答一个长期存在的问题，即在临床实践中，为什么一种治疗对某些个体有效，而对另一个个体无效。

以下综述突出强调了阿片类和催产素（oxytocin）在理解抑郁症突然发生的重要性，因为这两个因素是社会联系和社会结合的关键调节因子，也阐明强大的社会联系是如何防止慢性应激状态而避免产生抑郁症。表 10.1 显示"抑郁矩阵"的核心因素。这些核心的因素包括：①与分离性焦虑有关的阿片及催产素系统的增强和减弱；②神经生理学的改变和慢性应激促进促肾上腺皮质激素释放因子（CRF）上调，高皮质醇血症导致海马萎缩和应激轴（HPA）

负反馈的失调；③许多胺类以及肽能神经调节系统的变化，以及胆囊收缩素和强啡肽引起的负面影响的变化，对腹侧被盖系统多巴胺以及其他儿茶酚胺系统在维持"活力"导向及身体和心理活动产生抑制性反馈；④免疫系统发挥了重要作用，特别是促炎症细胞因子，似乎可以和应激出现协同作用。细胞因子可能直接或间接地促进谷氨酸活性增强，及五羟色胺系统的活性降低；长期应激会进一步增加个体的退缩、疲劳以及行为和情感上的低反应（对快乐的感知降低），并损害 HPA 轴对 CRF 的负反馈抑制。证据表明，社会联系中断和分离性焦虑（与阿片系统的 μ、κ 受体改变相关）会让潜在的应激突然增强及增加炎症细胞因子的生成。我们相信，这些相关因素可以拼在一起，虽然不会得到天衣无缝的解释，但至少可以从不同角度来理解抑郁症突然发生的基本原因。

这种抑郁症的观点强调了社会支持的重要性，包括对抑郁症患者长期保护防止复发和急性及亚急性期的治疗管理。我们强调社会关系和抑郁症的神经生物学有密切关联，由于在社会生物学、应激轴、促炎症细胞因子、神经营养因子的调控以及多个神经肽及胺能类系统的调控之间都有联系。我们相

表 10.1 神经生物学因素：交互式抑郁矩阵

抑郁因素	通过驱动	生产	行为和症状相关
增加 CRF，高皮质醇血症，胆囊收缩素和减少的 BDNF	多因素边缘系统对室旁核的影响，促进 HPA 应激轴的激活	增强强啡肽，降低 5-HT，降低神经可塑性 /HC 萎缩，分离焦虑被强化，扰乱核心情感区域的腹侧 HC 反馈	烦躁不安，睡眠和食欲减退，短期记忆减退等认知缺陷
乙酰胆碱增加	减少社会和其他奖励，阿片类药物戒断以及其他社会惩罚	促进分离焦虑环路和其他负面情绪，影响其他核心变量	消极情绪和过度关注消极的看法和想法
减少 μ- 阿片类药物和催产素	分离困焦虑和其他应激，包括身体疾病和疼痛	抑制 / 释放应激级联，降低 5-HT 和 DA，过度驱动 NE，促进细胞因子产生	快感缺失和悲伤，减少积极的影响，减少连接感，自杀
伏隔核 /VTA 强啡肽增加	应激级联	VTA 和中脑边缘 DA 系统下调	快感缺乏，烦躁不安，动力丧失
细胞因子增加	急性但可能不是慢性应激，阿片类急性减少	促进应激级联反应，五羟色胺降低和谷氨酸能增加，HPA 轴负反馈受损	疲劳，不适和食欲减退；增加认知障碍；快感缺乏
降低五羟色胺驱动力 / 易感性	应激，增加皮质类固醇及细胞因子，减少 μ 阿片类	降低 DA 和增加 NE 驱动，脑系统间功能分离较少	不良的情感调节，冲动，强迫观念，自杀倾向
儿茶酚胺能减少（DA 和 NE）	体质的易感性，应激和奖励机制功能低下	减少所有感觉 - 知觉和运动 / 执行系统中的"信噪比"处理	疲劳，精神"能量"减弱，食欲减退，烦躁不安，认知和情绪信息处理的协调受损

HC，海马；5-HT，五羟色胺；NE，肾上腺素能；DA，多巴胺；VTA，中脑腹盖区

信，目前的精神病学治疗显然是从这些调整中获益。心理治疗和社会支持对于许多抑郁症病人的治疗来说好像没有跟上节奏，由于在很大程度上对于抑郁症致病因素及治疗的观点都是一点点拼凑起来的，往往不利于基本的病人护理；许多抑郁症患者只接受了精神药物治疗，这些经典胺能类药物往往充其量只是还算有效（请参见"老年抑郁症治疗图谱"）。

阿片类和催产素是生物体牢固的连接纽带，对生活里大量的应激有强有力的抑制作用。在长期分离性焦虑的背景下，这些系统的功能长期下调可能会大大促进应激反应发生。促肾上腺皮质激素释放因子（corticotropinreleasing factor，CRF）的释放增多和阿片类和催产素的下调可以快速地将大脑从一个较为正常的情感状态走向精神抑郁。过去关于应激级联反应（stress cascades）的观点不能充分证明其在情感变化中的作用，因为把着眼点放在了 HPA 轴的改变上，就认为它们只是导致生理性的变化，而不是心理变化。很长一段时间以来，很多被认为可以调节分离性应激和社会依附的因素即阿片类和催产素系统都被忽视了，而去甲肾上腺素和五羟色胺为中心的观点更受偏爱。还有直到最近才引起重视的和情绪相关的肽能变量（如 μ- 阿片和 κ- 阿片、大麻素、胆囊收缩素、促皮质释放因子、强啡肽和催产素）。

旷日持久的压力，最典型的是来自社会地位及经济能力的缺失所带来的焦虑，可能会改变 μ，δ 和 κ- 阿片类以及催产素的平衡。强啡肽和胆囊收缩素的作用增强，尤其是在伏隔核和 VTA 处尤为明显，从而导致内在驱动力的缺失，包括和依恋有关的需要 / 驱动的核心抑制，以上这些可能将分离性焦虑从急性（抗议期）转化为相对持续的慢性（绝望）阶段。促炎症细胞因子又促进疲劳 / 疾病发生，从而促进了内在驱动系统的关闭。这些平行的变化会导致对许多内在驱动力的整体抑制，包括从对食物的追求到对性爱的追求，产生一个广义的快感缺乏（活动性的缺乏愉悦感）。由此，对生活的机会和正常的奖励寻求失去了希望的方向。体内平衡改变，特别是睡眠和食欲障碍的原因不仅是 CRF 的增高导致下丘脑系统的生物钟的失调，也是促进社会结合的神经肽功能的减弱导致。这种持续的抑郁情绪可以促进负性认知（反过来通过思维反刍又会维持这种负面情绪。思维反刍指某个人过分沉溺于消极的思想中反过来又会强化自己的负面情绪）。前额叶和海马系统的功能减退，可能与几个神经调节变化

和过度的皮质醇的效应有关。这些都可以导致具有特征性的抑郁症状如注意力执行力障碍和轻度遗忘型认知障碍。因此，即使是单因素的因果作用，最好的解释也不可能涵盖造成抑郁症发作的所有变化。

可以造成抑郁心境的各种脑 - 精神的因素也强调并不是所有的抑郁症都简单地由依恋的丧失，甚至是其他的（如社会地位）的丧失所导致。快感缺乏和无愉悦感可以有多种原因，其中包括脑的内源性的神经化学失衡和各种滥用药物的戒断。参与情感稳态调控的多个基因的多态性也可能改变诱导各种压力和情感级联的阈值。但是，现在也清楚了早期的分离性焦虑也可能引起终身的如药物成瘾那样的享乐平衡失调（dysregulation of hedonic homeostasis），造成消极的情感过程和对应激级联的脱抑制。虽然遗传图谱分析还没有完成，但是遗传因素与早期环境因素（如婴幼儿期的成长过程）二者的结合被认为是抑郁症发病的风险因素。除了经典的各种形式的分离焦虑，与基因因素结合的风险更容易由一些严重的慢性压力引发抑郁症。在充分理解了生命的早期应激会带来长期后果，我们可以设想抑郁症的整个控制系统的内在管理机制在个体一生的表现是多么脆弱。关于抑郁症是如何发病的精确解释仍然是未来的动物模型及人类大脑发展研究的重要章节。当然，由于抑郁症的具有挑战性的异质性（和其他所有精神疾病），对于几种不同类型的单相抑郁症我们仍然在探索中，因为无论是靠不同的临床表现还是生物标志物至今仍无法清楚地做出鉴别诊断。

就像与抑郁症相关的神经生物学有很多因素，发育过程中出现的差错造成终身抑郁症高风险是与前者等同的。最近的动物发育模型证实了发育途径进入抑郁症的多因素性质，概述了大量"皮肤外"因素，这些因素可能和多个"皮肤内"的神经生物学变量互动，这些互动还没有被完全理解。Kendler 等在 2006 年发现，使用复杂的统计算法，在男性大约有一半的抑郁症的变量可通过 18 个因素以及它们的相互作用来解释：遗传风险、缺少父母的温暖、儿童虐待，以及早期丧失父母（幼儿因素）；神经质、自卑、早发性焦虑和品行疾病（青春期早期的因素）；低教育程度、终生创伤、低社会支持和药物滥用（青春期后期的因素）；离婚和重症抑郁病史（成人因素）；以及 1 年之内的事件（1 年内婚姻出现问题，其他个人困境和应激性生活事件）等因素。这些因素如何在大脑中相互作用仍然不明确。类似的早期

研究也在女性模型中进行，其中有超过 50% 的变量因素可以被解释。即使在这样一个复杂诱发变量的矩阵中，它们也只可以解释仅略低于 50% 的变量，这进一步强调抑郁症多因素发展途径中具有挑战性的异质性。除了在这些模型中概述的危险因素，似乎很明显慢性疼痛及许多慢性疾病可以促使抑郁症的发生，这是通过长期应激状态及免疫 / 细胞因子级联以及 μ- 阿片系统因长期处于激活状态而导致的相对活性减低所，个体长期的慢性疾病可能不仅需要社会的安慰和给予安全感，也需要努力提高他们的身体状况。

了解老年抑郁症常见的致病因素的意义

抑郁症多样性的观点认为存在一些潜在的桥梁导致老年抑郁症。老年女性出现抑郁症比老年男性更加常见，这个现象与抑郁综合征在整个生命周期中女性发病率比男性高是一致的。失去亲人（尤其是配偶）、朋友或其他社会支持导致社会性孤独感增加，以及有意义的活动减少（通常是由于疾病或残疾），或者几乎所有重大的健康问题，所有这些都可能增加老人发生抑郁症的危险。

最明显的也可能是最重要的，许多老年人由于配偶和朋友的死亡让他们遭受了人生中严重甚至是灾难性的社会性损失。我们认为这是抑郁发作主要的和强大的触发力。很多老人必须解决如何面对最亲近的人的离去的痛苦，失去最亲近的人使他们倍感孤独，从而显著增加抑郁症的风险。有证据表明，社会疏离也增加了急性内科疾病的风险，相对于年轻的成年人，这些急性疾病对于老年人来说是另外的促进抑郁的应激因素。

老龄化和抑郁症之间另外的交叉点是在疼痛和抑郁症之间的广泛合并症。最近的研究表明慢性疼痛综合征在 75 岁以上的老年人群是最常见的影响健康和快乐的因素（至少在欧洲，美国的情况还不明确），它可以大大地促进抑郁的发生。抑郁症及慢性疼痛合并存在会比任何一个疾病单独存在的预后更差和功能障碍更严重。据报告显示，慢性疼痛患者的抑郁症的比例从 30%~60% 不等，比一般人群高出许多倍。更严重和持续的疼痛也增加了更重度抑郁症的发病率，不足为奇，较高的自杀倾向也与之相关（Fishbein 等，1997）。与非抑郁症的患者相比，抑郁症患者慢性疼痛的风险比普通人群高 4 倍。慢性疼痛是后续发生抑郁症的危险因素，而抑郁症也是慢性疼痛的危险因素。

疼痛和抑郁症之间的这些最基本的交集还没有完全弄明白。但是我们知道二者都有显著的神经调节、应激轴、神经网络，甚至于两个疾病之间重叠存在的遗传因素。抑郁症和疼痛都与一些关键性改变有关：阿片类物质和其他神经系统；应激轴的活性增加；多巴胺、五羟色胺及谷氨酸系统的改变；以及细胞因子 / 炎症过程的促进。这两个疾病均可以看到皮质边缘系统网络（corticolimbic networks）功能的改变（包括前额叶、内侧额叶、岛叶和一些经典的边缘系统结构如海马、杏仁核和伏隔核；Narasimhan 和 Campbell 在 2010 年进行了详细的回顾）。μ- 阿片类系统是与疼痛最相关的神经调节系统，疼痛和抑郁二者都可能反映了复杂的皮质下 / 旧皮质阿片肽系统的低功能，不能维持基本健康稳态的信号（de Kloet 等，2005，主要阿片能系统参与悲伤和分离性焦虑）。对疼痛和抑郁之间相互影响的一个有趣的假设认为，分离性焦虑可能发自于疼痛系统。如果我们早期的进化假说是正确的话（即抑郁症被认为是终止旷日持久的分离性焦虑的一种方式），疼痛先于分离性焦虑进化，可能构成抑郁症的潜在的主要诱因。当然，我们还有许多工作要做来澄清这样一个有趣的假设。虽然我们还不完全理解疼痛和抑郁症之间的交集，但是，这一临床常见的合并症的重要性是不可否认的。更多的不能忽视的是，两个疾病都存在显著地诊断不足，容易在初级保健中被忽视。

此外，炎症"张力"的增加是衰老所导致，界于前面提到的抑郁症和促炎症信号的关系，表明衰老与抑郁症的内在易感性之间的有着个非常重要的潜在关系。促炎症细胞因子可以起到调控信号作用，对各种激素和神经生长因子有明显的抑制效应。然而这些激素和生长因子都是可以维持神经可塑性和情绪的。持续的促炎症的活动已被认为是许多衰老性疾病的潜在致病因素，包括炎性肠病、2 型糖尿病、心脑血管疾病、类风湿性关节炎和骨关节炎、重症抑郁、AD，甚至衰老本身。此外，最近的研究表明，经典的生长因子 [如胰岛素样生长因子（IGF）] 和促炎性细胞因子具有相互抑制作用，并可以诱导彼此的抵抗效应。O'Connor 等假设这些因子之间的平衡是延年益寿必不可少的，衰老时生长因子普遍下降和炎性因子不断增加。这表明抗炎症式的生活方式，如运动；吃富含茶多酚、纤维及足够的 ω-3/ω-6 比例的饮食（即"抗炎症饮食"）；充足的睡眠；

积极的社会参与（这已被证明能促进生长因子产生）；减轻压力尤其是慢性压力等都可能帮助保持促炎症因子和生长因子信号之间的适应性平衡。

此外，抑郁症和痴呆症，特别是 AD 之间存在潜在的关系。虽然已经知道，反复发作性抑郁症是老年痴呆症的一个危险因素，最近的研究显示了它们之间的相互关系，即 AD 也构成对抑郁症的危险因素。它们之间的关联的基础仍然需要进一步阐明，但有证据表明，AD 本身会恶化情感的调节。情感调节的关键能力是在面对生活压力时有抵抗力。AD 也能提高促炎症信号并且抑制神经可塑性，而这些都是调节情绪的重要环节。并发症也可能在其他痴呆症和抑郁症之间存在，虽然这些还没有仔细的研究。额颞叶痴呆可能诱发原发性的淡漠状态，常常被误诊为抑郁症。这种痴呆疾病也可能同时诱发抑郁症。

最后一点，也是很重要的，急性内科疾病和衰老性慢性疾病（心脏疾病、癌症、糖尿病、关节炎和所有的神经退行性疾病），都被认为是明确的抑郁症的危险因素，特别是在结合了金融和社会经济压力的情况下。

对于老年性抑郁症的治疗程序

本章总结的范围远远不能涵盖所有抑郁症治疗的科学研究。但是，要特别注意的是，老年人特殊的生活方式、老年人面对如何再适应社会的挑战，以及老年人如何处理那些能增加抑郁症风险的特有的应激事件，除了这些以外，并没有系统的证据表明，预防或治疗老年抑郁症与年轻成年人相比有什么实质上的不同（虽然药物的相互作用在老年人身上要特别引起注意，因为许多老年患者往往服用多种药物，并可能与精神药物以各种方式相互作用）。

通常情况下，我们总是喜欢谈论社会支持的话题（特别是如何减少社会孤独感），但是在老年抑郁症患者的初级保健中我们却常常忽略精神动力取向心理治疗（psychodynamic psychotherapy）和认知行为心理疗法（cognitive behavioral psychotherapy），也会忽略关注及帮助老年抑郁症患者去适应那些来自社会和生活的压力；医师要做的只是开出最新的选择性五羟色胺再摄取抑制药（SSRI）的处方就完事了。目前的研究表明，单独用精神药物治疗的效果远远比不上精神药物与心理治疗相结合的疗法（STAR 研发工作，2007）。总的来说，抑郁症的药物

治疗要根据医师的临床经验并结合病人的特点和症状才能达到最好的临床效果。由于文章篇幅所限，不能对抑郁症的药物治疗做出详尽的综述。临床医师请参阅标准教材（美国精神医学协会出版的《精神药理学》）。

近期发表的研究论文表明，大型制药公司可能会故意夸大经典胺能类抗抑郁药的效果。最近的一篇新英格兰医学杂志（New England Journal of Medicine）荟萃分析（meta-analysis）认为许多重量级的（10 亿美元）抗抑郁药物疗效的研究都普遍被夸大了。报道进一步指出，如果把以前没公布的负面结果的临床研究纳入一并考虑，当前流行的抗抑郁药物的疗效要比最初的报告要逊色许多。根据公布的研究结果，在主流的抗抑郁药物的临床试验中大约 94% 呈阳性结果。然而，如果包含了分析中未发表的研究，则只有 51% 的试验为阳性。美国联邦药物管理局（FDA）和论文期刊的数据分析表明个别药物的效果从 11% 增加到 69%，对于所有研究而言有 32% 夸大了的效果。这种重新校准后显示的效果，对许多抗抑郁药物来说结果就牵强人意了［平均值为 0.31，而根据一个荟萃分析 IOANNIDIS（2008），0.5 才达到临床显著的有效性阈值］。这表明目前关于抑郁症治疗趋势的证据力度比大多数医师想象的要薄弱得多，尤其是目前临床普遍依赖的最受欢迎的 SSRIs 类药物和其他相关胺能药物［选择性去甲肾上腺素再摄取抑制药（SNRI）和 5- 羟色胺去甲肾上腺素能药物）］。

一份很有见地的研究强调了抑郁症的多因素观点，也强调了预测易患人群风险的实际意义。Almeida 等（2010）指出，风险因素的混合矩阵可以预测轻至重度抑郁症的可能性。多变量回归分析（multivariate logistic regression）显示抑郁症与老龄（75 岁以上）独立相关，也与儿童时期的不良经历、不良生活方式（吸烟、饮酒、缺乏锻炼）、中等度的健康威胁因素（肥胖、糖尿病以及高血压）、并发性疾病（冠心病史、卒中、哮喘、慢性阻塞性肺疾病、肺气肿及癌症等），以及社会和经济上的压力等相关。作者把各种风险因素分层次制成预测性矩阵说明抑郁症的可能性随着危险因素的积累而逐渐增大，没有危险因素人群郁症的发病率不到 3%，而有最大危险因素的人群抑郁症的发病率达到 80% 以上。临床医师在面对老年人时能够更精确地测量生物性应激的总水平，从而可以推测以后患抑郁症的风险，即使不能完全预防也应该尽早实施缓解的干预措

施。生活方式改变可能防止抑郁症的发生，如多吃鱼类（Lin 等，2010）、服用维生素 D（Milaneschi 等，2010；Stewart 和 Hirani，2010），以及规律的有氧运动（Cotman，2007；Bots，2008）等在临床上都有很好的预防效果，但确凿的统计数据仍需完善。不幸的是，预防老年抑郁症的系统研究一直相对保守。高同型半胱氨酸血症作为一个炎症标记物认为是衰老过程中所有疾病的危险因素，它增加衰老过程中的氧化应激（Wu，2007），这个指标可以作为预防和减少系统性炎症、多种衰老性疾病，以及抑郁症的研究靶向（Almeida 等，2008）。维生素 D 缺乏、久坐的生活方式、肥胖、睡眠剥夺、炎症性疾病以及其他导致老年性疾病的危险因素，都可以作为控制抑郁症发病及预防进展的目标。其他的预防目标还可能包括慢性疼痛的控制，当然还有减少社会性孤独。

衰老的各种问题以及对情绪的影响

人们可能会怀疑衰老本身固有的特征好像就是要和"抑郁症"抗衡，尤其是那些即没有家庭支持又没有社会地位的老年个体，这一点目前还没有很系统的研究资料。这样的老年人面对日渐迟钝的感觉，花大量时间来沉思反悔过往人生的错误、失望的情绪以及那些逝去了的机会，同时又不得不意识到体力的下降及死亡的必然到来，他们在这些灰暗思想中挣扎着。与此相反，对于一直非常成功地融入社会的个体，他们的生活有着充分与社会和工作相关的奖励机会，死亡和衰老给他们带来的内在挑战可以被伴侣的陪伴、朋友及其他亲人的持续稳定的联系，儿孙的陪伴以及继续融入社会等等所有这些所缓冲。那些没有这样的资源，不能融入社会及没有成功工作经历的人，可能不可避免地要面临 Erik Erikson（1950）认为的生命的第八个阶段即"完整与绝望"（integrity versus despair）期的危机。如果不具有丰富的阅历和智慧以及对生命不顾一切的敬畏，没有成功的克服之前的发展挑战的个体就将会在生命的最后期（第八个阶段）内心充满冲突、创伤或者干脆中断与世界的联系。如果没有持续的社会性、职业和文化性联系，他们很可能对他们的失败和众多的失去感到深深的绝望，以及悔恨没有抓住青春时期的机会来让自己的生命更丰富。这表明，面对自己的死亡以及不可避免的健康状况和身体机能的下降，对于那些未能实现自我价值和社会联系的老年人而言特别的不利。这种自尊不足和长期社会心理和性格的缺陷给这些不幸的人在情绪和情绪调节上带来了巨大的负担，这些和衰老并存的挑战导致抑郁症的易感性常常被低估。

（杨春慧　译）

参考文献

Alcaro, A., Huber, R., and Panksepp, J. (2007) Behavioral functions of the mesolimbic dopaminergic system: an affective neuroethological perspective. *Brain Res Rev*, 56: 283–321.

Almeida, O.P., McCaul, K., Hankey, G.J., et al. (2008) Homocysteine and depression in later life. *Arch Gen Psychiatry*, 65 (11): 1286–1294.

Almeida, O.P., Alfonso, H., Pirkis, J., et al. (2010) A practical approach to assess depression risk and to guide risk reduction strategies in later life. *Int Psychogeriatr*, 30: 1–12.

American Psychiatric Association [APA] (1994). Diagnostic and statistical manual of mental disorders, 4th edn. Washington, DC.

Arnow, B.A., Hunkeler, E.M., Blasey, C.M., et al. (2006) Comorbid depression, chronic pain, and disability in primary care. *Psychosom Med*, 68: 262–268.

Aznar, S. and Knudsen, G.M. (2011) Depression and Alzheimer's disease: is stress the initiating factor in a common neuropathological cascade?. *J Alzheimers Dis*, 23 (2):177–193.

Baldwin, R.C. (2010) Preventing late-life depression: a clinical update. *Int Psychogeriatr*, 22 (8): 1216–1224.

Baron-Cohen, S. (1999) The extreme-male-brain theory of autism. In: H. Tager-Flusberg (ed.), *Neurodevelopmental Disorders*. Boston: MIT Press.

Berridge, K.C. (2004) Motivation concepts in behavioral neuroscience. *Physiol Behav*, 81: 179–209.

Berridge, K.C. (2007) The debate over dopamine's role in reward: the case for incentive salience. *Psychopharmacology*, 191: 391–431.

Bots, S., Tijhuis, M., Giampaoli, S., et al. (2008) Lifestyle- and diet-related factors in late-life depression—a 5-year follow-up of elderly European men: the FINE study. *Int J Geriatr Psychiatry*, 23 (5): 478–484.

Bowlby, J. (1980) Loss: sadness and depression. *Attachment and Loss*, Vol. 3. New York: Basic Books.

Cacioppo, J.T., Hawkley, L.C., and Thisted, R.A. (2010) Perceived social isolation makes me sad: 5-year cross-lagged analyses of loneliness and depressive symptomatology in the Chicago health, aging, and social relations study. *Psychol Aging*, 25 (2): 453–463.

Chow, T.W., Binns, M.A., Cummings, J.L., et al. (2009) Apathy symptom profile and behavioral associations in frontotemporal dementia vs. dementia of Alzheimer type. *Arch Neurol*, 66 (7): 888–893.

Cotman, C.W., Berchtold, N.C., and Christie, L.A.. (2007) Exercise builds brain health: key roles of growth factor cascades and inflammation. *Trends Neurosci*, 30 (9): 464–472.

de Kloet, E.R., Joëls, M., and Holsboer, F. (2005) Stress and the brain: from adaptation to disease. *Nature Rev Neurosci*, 6: 463–475.

Delgado, P.L. (2000) Depression: the case for a monoamine deficiency. *J Clin Psychiatry*, 61 (Suppl. 6): 7–11.

Delgado, P.L. (2004) Treatment of mood disorders. In: J. Panksepp (ed.), *Textbook of Biological Psychiatry*. New York: John Wiley & Sons, Inc.

Delgado, P.L., Charney, D.S., Price, L.H., et al. (1990) Serotonin function and the mechanism of antidepressant action: reversal of antidepressant-induced remission by rapid depletion of plasma tryptophan. *Arch Gen Psychiatry*, 47: 411–418.

Dranovsky, A. and Hen, R. (2006) Hippocampal neurogenesis: regulation by stress and antidepressants. *Biol Psychiatry*, 59: 1136–1143.

Drew, M.R. and Hen, R. (2007) Adult hippocampal neurogenesis as target for the treatment of depression. *CNS Neurol Disord Drug Targets*, 6 (3): 205–218.

Duman, R.S. and Monteggia, L.M. (2006) A neurotrophic model for stress-related mood disorders. *Biol Psychiatry*, 59: 1116–1127.

Erikson, E.H. (ed.) (1950) *Childhood and Society*. New York: Norton.

Fishbain, D.A., Cutler, R., Rosomoff, H.L., et al. (1997) Chronic pain and associated depression: antecedent or consequence of chronic pain? A review. *Clin J Pain*, 13: 116–137.

Franceschi, C., Capri, M., Monti, D., et al. (2007) Inflammaging and anti-inflammaging: a systemic perspective on aging and longevity emerged from studies in humans. *Mech Ageing Dev*, 128: 92–105.

Harro, J. and Oreland, L. (2001) Depression as a spreading adjustment disorder of monoaminergic neurons: a case for primary implications of the locus coeruleus. *Brain Res Rev*, 38: 79–128.

Healy, D. (ed.) (1997) *The Antidepressant Era*. Cambridge, MA: Harvard University.

Henn, F.A. and Vollmayr, B. (2005) Stress models of depression: forming genetically vulnerable strains. *Neurosci Biobehav Rev*, 29: 799–804.

Hennessy, M.B., Deak, T., and Schiml-Webb, P.A. (2001) Stress-induced sickness behaviors: an alternative hypothesis for responses during maternal separation. *Dev Psychobiol*, 39: 76–83.

Holsboer, F. (2000) The corticosteroid receptor hypothesis of depression. *Neuropsychopharmacology*, 23: 477–501.

Holsboer, F. (2003) The role of peptides in treatment of psychiatric disorders. *J Neural Transm*, 64 (Suppl.): 17–34.

Huang, C.Q., Wang, Z.R., Li, Y.H., et al. (2010) Cognitive function and risk for depression in old age: a meta-analysis of published literature. *Int Psychogeriatr*, 12: 1–10.

Ikemoto, S. and Panksepp, J. (1999) The role of nucleus accumbens dopamine in motivated behavior: a unifying interpretation with special reference to reward-seeking. *Brain Res Rev*, 31: 6–41.

Insel, T.R. and Young, L.J. (2001) The neurobiology of attachment. *Nature Rev Neurosci*, 2: 129–135.

Ioannidis, J.P. (2008) Effectiveness of antidepressants: an evidence myth constructed from a thousand randomized trials? *Philos Ethics Humanit Med*, 3: 14.

Janowsky, D.S., El-Yousef, M.K., Davis, J.M., and Sekerke, H.J. (1972) A cholinergic–adrenergic hypothesis of mania and depression. *Lancet*, 2: 632–635.

Kaji, T., Mishima, K., Kitamura, S., et al. (2010) Relationship between late-life depression and life stressors: large-scale cross-sectional study of a representative sample of the Japanese general population. *Psychiatry Clin Neurosci*, 64 (4): 426–434.

Keck, M.E., Ohl, F., Holsboer, F., and Muller, M.B. (2005) Listening to mutant mice: a spotlight on the role of CRF/CRF receptor systems in affective disorders. *Neurosci Biobehav Rev*, 29: 867–889.

Keller, M.C. and Nesse, R.M. (2006) The evolutionary significance of depressive symptoms: different adverse situations lead to different depressive symptom patterns. *J Pers Soc Psychol*, 91: 316–330.

Kendler, K.S., Gardner, C.O., and Prescott, C.A. (2002) Toward a comprehensive developmental model for major depression in women. *Am J Psychiatry*, 159: 1133–1145.

Kendler, K.S., Gardner, C.O., and Prescott, C.A. (2006) Toward a comprehensive developmental model for major depression in

men. *Am J Psychiatry*, 163:115–124. doi:10.1176/appi.ajp.163.1.115

Kessler, R.C., Berglund, P., Demler, O., et al. (2003) The epidemiology of major depressive disorder: results from the national comorbidity survey replication (NCS-R). *J Am Med Assoc*, 289 (23): 3095–3105.

Konig, H.H., Heider, D., Lehnert, T., et al. (2010) Health status of the advanced elderly in six European countries: results from a representative survey using EQ-5D and SF-12. *Health Qual Life Outcomes*, 8 (1): 143.

Lecrubier, Y. (2007) Widespread under-recognition and under-treatment of anxiety and mood disorders: results from three European studies. *J Clin Psychiatry*, 68 (Suppl. 2): 36–41.

Leonard, B.E. (2006) HPA and immune axes in stress: involvement of the serotonergic system. *Neuroimmunomodulation*, 13: 268–276.

Lin, P.Y., Huang, S.Y., and Su, K.P. (2010) A meta-analytic review of polyunsaturated fatty acid compositions in patients with depression. *Biol Psychiatry*, 68 (2): 140–147.

Liotti, M. and Panksepp, J. (2004) Imaging human emotions and affective feelings: implications for biological psychiatry. In: J. Panksepp (ed.), *Textbook of Biological Psychiatry*. Hoboken, N.J.: John Wiley & Sons, Inc.

Maier, S.F. and Watkins, R.L. (2005) Stressor controllability and learned helplessness: the roles of the dorsal raphe nucleus, serotonin, and corticotropin-releasing factor. *Neurosci Biobehav Rev*, 29: 829–841.

Malatynska, E., Rapp, R., Harrawood, D., and Tunnicliff, G. (2005) Submissive behavior in mice as a test for antidepressant drug activity. *Pharmacol Biochem Behav*, 82 (2): 306–313.

Maletic, V. and Raison, C.L. (2009) Neurobiology of depression, fibromyalgia, and neuropathic pain. *Front Biosci*, 14: 5291–5338.

Mann, J.J. and Currier, D.M. (2010) Stress, genetics, and epigenetic effects on the neurobiology of suicidal behavior and depression. *Eur Psychiatry*, 25 (5): 268–271.

Matsumoto, K., Puia, G., Dong, E., Pinna, G. (2007) GABA(A) receptor neurotransmission dysfunction in a mouse model of social isolation-induced stress: possible insights into a non-serotonergic mechanism of action of SSRIs in mood and anxiety disorders. *Stress*. 10 (1):3–12.

Mayberg, H.S., Lozano, A.M., Voon, V., et al. (2005) Deep brain stimulation for treatment-resistant depression. *Neuron*, 45 (5): 651–660.

McEwen, B.S. (2004) Stress, allostasis, and allostatic overload in the pathology of depression. In: J.-P. Olie (ed.), *Neuroplasticity: A New Approach to the Pathology of Depression*. Marrickville, Australia: Science Press.

Milaneschi, Y., Shardell, M., Corsi, A.M., et al. (2010) Serum 25-hydroxyvitamin D and depressive symptoms in older women and men. *J Clin Endocrinol Metab*, 95 (7): 3225–3233.

Miller, L.R. and Cano, A. (2009) Comorbid chronic pain and depression: who is at risk?. *J Pain*, 10: 619–627.

Molloy, G.J., McGee, H.M., O'Neill, D., and Conroy, R.M. (2010) Loneliness and emergency and planned hospitalizations in a community sample of older adults. *J Am Geriatr Soc*, 58 (8): 1538–1541.

Muller, N. and Schwarz, M.J. (2007) The immune-mediated alteration of serotonin and glutamate: towards an integrated view of depression. *Mol Psychiatry*, 12: 988–1000.

Narasimhan, M. and Campbell, N. (2010) A tale of two comorbidities: understanding the neurobiology of depression and pain. *Indian J Psychiatry*, 52 (2): 127–130.

Nash, S., Henry, J.D., McDonald, S., et al. (2007) Cognitive disinhibition and socioemotional functioning in Alzheimer's disease.

J Int Neuropsychol Soc, 13 (6): 1060–1064.

Neese, R.M. (2000) Is depression an adaptation?. *Arch Gen Psychiatry*, 57: 14–20.

Nestler, E.J. and Carlezon, W.A. (2006) The mesolimbic dopamine reward circuit in depression. *Biol Psychiatry*, 59: 1151–1159.

Norman, T.R. and Burrows, G.D. (2007) Emerging treatments for major depression. *Expert Rev Neurother*, 7: 203–213.

Northoff, G. and Panksepp, J. (2008) The trans-species concept of self and the subcortical–cortical midline system. *Trends Cogn Sci*, 12: 259–264.

Northoff, G., Henzel, A., de Greck, M., et al. (2006) Self referential processing in our brain: a meta-analysis of imaging studies of the self. *Neuroimage*, 31: 440–457.

O'Connor, J.C., McCusker, R.H., Strle, K., et al. (2008) Regulation of IGF-I function by proinflammatory cytokines: at the interface of immunology and endocrinology. *Cell Immunol*, 252 (1–2): 91–110.

Panksepp, J. (1998) *Affective Neuroscience: The Foundations of Human and Animal Emotion*. New York: Oxford University Press.

Panksepp, J. and Watt, D. (2011) Why does depression hurt? Ancestral primary-process separation-distress (PANIC/GRIEF) and diminished brain reward (SEEKING) processes in the genesis of depressive affect. *Psychiatry*, 74 1: 5–13.

Pasco, J.A., Nicholson, G.C., Williams, L.J., et al. (2010) Association of high-sensitivity C-reactive protein with de novo major depression. *Br J Psychiatry*, 197: 372–377.

Reite, M., Short, R., Seiler, C., and Pauley, J.D. (1981) Attachment, loss, and depression. *J Child Psychol Psychiatry*, 22: 141–169.

Rush, A.J. (2007) STAR*D: what have we learned?. *Am J Psychiatry*, 164 (2): 201–204.

Schiepers, O.J., Wichers, M.C., and Maes, M. (2005) Cytokines and major depression. *Prog Neuropsychopharmacol Biol Psychiatry*, 29: 201–217.

Schildkraut, J. (1965) The catecholamine hypothesis of affective disorders: a review of supporting evidence. *Am J Psychiatry*, 122: 509–522.

Simon, G.E., VonKorff, M., Piccinelli, M., et al. (1999) An international study of the relation between somatic symptoms and depression. *N Engl J Med*, 341: 1329–1335.

Stewart, R. and Hirani, V. (2010) Relationship between vitamin D levels and depressive symptoms in older residents from a national survey population. *Psychosom Med*, 72 (7): 608–612.

Stone, E.A., Lin, Y., Rosengarten, H., et al. (2003) Emerging evidence for a central epinephrine-innervated alpha 1-adrenergic system that regulates behavioral activation, impaired in depression. *Neuropsychopharmacology*, 28: 1387–1399.

Stone, E.A., Lin, Y., and Quartermain, D. (2008) A final common pathway for depression? Progress toward a general conceptual framework. *Neurosci Biobehav Rev*, 32: 508–524.

Todtenkopf, M.S., Marcus, J.F., Portoghese, P.S., and Carlezon, W.A., Jr. (2004) Effects of kappa-opioid receptor ligands on intracranial self-stimulation in rats. *Psychopharmacology*, 172: 463–470.

Turner, E.H., Matthews, A.M., Linardatos, E., et al. (2008) Selective publication of antidepressant trials and its influence on apparent efficacy. *N Engl J Med*, 358 (3): 252–260.

Vollmayr, B. and Henn, F.A. (2003) Stress models of depression. *Clin Neurosci Res*, 3: 245–251.

Warner-Schmidt, J.L. and Duman, R.S. (2006) Hippocampal neurogenesis: opposing effects of stress and antidepressant treatment. *Hippocampus*, 16: 239–249.

Watt, D.F. (2000) The centrencephalon and consciousness: neglected contributions of periaqueductal gray. *Emotion Conscious*, 1(1): 93–116, http://benjamins.com/cgi-bin/t_series-view.cgi?series=C%26E.

Watt, D.F. and Panksepp, J. (2009) Depression: an evolutionarily conserved mechanism to terminate protracted separation distress. A review of aminergic, peptidergic and neural network perspectives. *Neuropsychoanalysis*, 11 (1): 7–51.

Wong, M.L. and Licinio, J. (2001) Research and treatment approaches to depression. *Nature Rev Neurosci*, 2: 343–351.

World Psychiatric Association [WPA]. (2002) *WPA Bulletin on Depression*. http://www.wpanet.org/detail.php?section_id=8&content_id=95

Wu, J.T. (2007) Circulating homocysteine is an inflammation marker and a risk factor of life-threatening inflammatory diseases. *J Biomed Lab Sci*, 19 (4): 107–112.

Zarate CA Jr, Singh JB, Carlson PJ, et al. (2006) A randomized trial of an N-methyl-D-aspartate antagonist in treatment-resistant major depression. *Arch Gen Psychiatry*, 63 (8): 856–864.

第十一章
老年人脑血管疾病

Patrick Lyden, *Khalil Amir*, *Ilana Tidus*

Department of Neurology, Cedars-Sinai Medical Centre, Los Angeles, CA, USA

概述

- 正常衰老受饮食、环境、个人习惯及遗传等因素影响。任何系统功能的突然下降总是由疾病引起的,不被视为"正常衰老"。

- 非典型衰老症状包括尿失禁、记忆障碍或认知障碍、不能运动、站立不稳和跌倒。

- 谵妄被定义为注意力和认知能力的一种急剧下降,诊断标准有急性发作史、病情反复波动、注意力不集中,思维混乱或意识改变等临床表现。

- 脑卒中包括脑梗死、原发性脑出血和蛛网膜下腔出血。根据美国国立卫生院卒中量表(NIHSS),一个得分超过24的卒中提示严重脑卒中。

- 单侧颈内动脉严重狭窄行颈动脉内膜切除术(CEA)能降低致残性脑卒中的复发或死亡的风险。

- 生物疗法、多模态神经保护治疗(在低温下的神经保护药物的应用)、亚低温治疗、以及超声溶栓可能有助于将来的卒中治疗。

- 脑血管危险因素(CVRFs)预示患者易患卒中或心脏病发作,更容易导致卒中后抑郁症状。

"老年人医疗保健"一般指年龄超过65岁以上人群的疾病的预防及治疗。老年人医学评估及临床治疗方法与年轻人不同。这些差异主要包括疾病的正确诊断、合适的治疗、干预临床预后的措施、护理质量、住院天数(LOS)以及医疗费用和公共健康管理等。在衰老过程中发生的几个生理和生物学变化包括药物相关的不良反应、非典型疾病表现和老化身体对应激的反应等。

在治疗老年患者中其他要考虑的因素包括合并症多、多病共存和相互作用的慢性疾病(如糖尿病、缺血性心脏病、心脏衰竭、关节炎、痴呆、脑血管和心血管疾病、社会性孤独及合并用药)。因此,这些复杂、交互影响因素与老年特有的生物学变化使老年人疾病的表现更隐蔽、不典型和不具有特异性。有些老人很难进行体格检查,同样地妨碍了对疾病的正确临床诊断、检查、预后及治疗等。另一个重要变化是当前和未来的人口变化在老年人群中更为明显,特别是85岁以上的老年人会有显著增加。

老年人的所有这些改变,包括老年个体、医疗及人口统计学的变化都直接影响预后、生活质量、医疗费用、住院率及病人、家庭和照顾者以及医务人员满意度。反过来这些因素也影响发病率和死亡率(Warshaw等,1982;Hirsch等,1990;Inouye等,1993;Brennan等,1991)。

随增龄发生的生物学变化

从生理上说,人的衰老表现为每一个器官系统稳态维持的渐进性减退,称为维持力缩减。老化从30岁开始平缓下降,但下降的程度因人而异。它也受饮食、环境、个人习惯和遗传因素的影响。

随着年龄的增长,每个人对老化的掩饰程度差异很大。此外,要注意的是任何系统或功能的突然下降总是由于疾病造成的,而不是"正常的衰老"。"正常衰老"可以通过改变危险因素(比如高血压、吸烟和运动减少)而减缓。

一般来说,增龄伴随整体脂肪增加及身体总水分减少。这一点与老年人用药后体内的脂溶性和水溶性药物分布容积(VD)有直接关系。脂溶性药物[如苯二氮䓬类和许多其他心脏或中枢神经系统(CNS)作用的药物]增加VD,因此增加半衰期和副作用,而水溶性药物(如酒精、地高辛、和茶碱)降低 VD,增加浓度和毒性作用。

在心脏和中枢神经系统,几个神经内分泌代谢产物发生改变,如脑内儿茶酚胺及多巴胺的合成减少,综合其他因素可导致步态僵硬、增加身体摇摆、早醒失眠和休息状态时的体温下降。

在心血管系统中,有减少动脉顺应性、增加收缩压、β-肾上腺素能反应降低、压力感受器敏感性降低及窦房结自律性降低。这些反过来可以导致对血容量减少时的调节反应,在应激时不能提高心输出量和心率及站立时血压调节能力发生变化等(Kasper 等,2005;Evans 等,2000)。

老年人临床表现

"健康老人"这样的说法并没有什么不妥。事实上,老化在一种自我平衡储备情况下的平缓下降,不会导致任何症状。撇开年龄,日常生活几乎没有什么限制。

然而,随着年龄的增长,他们更可能罹患疾病、残疾和发生药物副作用。随生理储备能力下降,这些复合因素可以使老年人更容易受到环境、病理和药物的影响。因此,在医治老年患者时有一些不同的特定方式。

老年人的医疗保健包括多种慢性病的处理。更多的重点放在治疗而不是治愈。结合全面的老年医学评估(CGA),用团队的方法在多个层面协调持续性治疗,对病人进行整体保健和治疗而不是对患者某个特异性疾病的处理。

老年住院患者的一般治疗

尽管在美国的老年人群仅占 13%,但占了 38% 的出院率和 46% 的病人住院天数。这说明老年人占用较长的住院天数、巨大花费及有着相反的预期结果。基本上,老年患者入院都是为了接受紧急性治疗(Kozak 等,2004,2005;Warshaw 等,1982;Hirsch 等,1990)。

老年人不典型临床表现

正如前述,治疗老年患者要注意不典型的临床表现。例如,简单而轻度的甲状腺功能亢进症就可以同时出现意识混乱、心房颤动、抑郁、晕厥和虚弱。

此外,由于老年人特有的"最薄弱环节"现象,所以有几个症状是老年病学中最常出现的。这些症状包括思维混乱、抑郁、尿失禁、跌倒和晕厥。

以下我们称之为"老年人巨怪"(geriatric giants):

● 尿失禁(尿路感染、少活动、利尿药和其他许多疾病会使症状加重)

● 记忆障碍或智力障碍[受多种疾病影响如卒中、帕金森病(PD)、精神错乱及药物相关的不良反应影响]

● 不能活动和跌倒(受关节炎、直立性低血压、骨质疏松症、卒中、帕金森病、阿尔茨海默病和药物影响)

● 站立不稳(相关情况如肌力下降和视觉障碍)

在老年人的临床评估中要考虑的一些重要而复杂的因素,对于一般的临床思维方法可能不能严格套用。比如,某一个器官系统表现出来的症状很可能症状的来源并不是这个器官系统(比如说上腹痛有可能是心脏缺血所致的心绞痛)。同样,老年人的临床抑郁症可能不是严格意义上的精神疾病,如果是年轻人出现同样的症状的话就有可能是抑郁症的诊断了。

同样,急性精神错乱状态或谵妄可能不是一个中枢神经系统新病变的结果,更可能的是多因素引起的,也许是某些药物所致的危险因素在发挥主要作用。

非典型临床表现的另一个例子是老年人出现晕厥或者短暂的意识丧失可能不是由于心脏病引起,而年轻人则可能是。在老年人这种情况可能是由于直立性低血压及药物相关不良反应引起,例如某些抗组胺药、抗胆碱能药物苯海拉明。

临床医师对老年患者采取积极主动的治疗和实施预防性措施至关重要。因为老年人生理储备功能下降,他们在疾病早期就有临床表现。比如一个充血性心脏衰竭患者可能由于轻度甲状腺功能亢进症诱发。此外,认知功能障碍可能与轻度甲状腺功能亢进或药物相关副作用增强有关。例如,苯海拉明可引起思维混乱,地高辛可能导致抑郁,以及被忽视的非处方拟交感神经药可引起尿潴留。

了解这些因素可以减少不必要的检查和避免有风险的或侵袭性的操作。正确辨识风险因素及正确诊断有助于制定有效的治疗计划。所有这些都与改善预后、提高生活质量,降低发病率及死亡率相关。此外,这样做也能节省并发症开支、改进患者、照料者和工作人员的满意度。老年人通常需要治疗多种疾病,对于每一个疾病小的改进可能有益于整体功能的改善。

另一方面,老年人的医疗保健应该做到理论上没有贫血、没有阳痿、没有抑郁及或老年思维混乱。诊断的"简约法则"往往不适用。比如一个病人被送往医院有多种临床症状和表现:发热、贫血、视网膜血管栓塞及心脏杂音。在年轻人表明心内膜炎。然而,在一个老年人,这些可能是阿司匹林的副作用、脂肪栓塞、主动脉硬化,或只是一种病毒感染性疾病。即使诊断正确,只治疗单一疾病是很难得到更好的结果或得到治愈。因此,"整体治疗"方法比单一疾病治疗更为重要,因为它除了强调治疗疾病本身之外还要关注其他问题(Kasper 等,2004;Evanse 等,2000;Kozak 等,2004,2005)。

老年患者住院治疗

我们知道,住院治疗会导致老年患者的功能状态下降或者独立完成日常生活所需要的身心及社会能力的下降。老年人日常生活(ADLs)内容包括洗澡、穿衣、如厕、尿便失禁和协助生活(购物、家务、准备餐食、服用药物、使用公共交通工具等)。因此,老年患者在入院时的日常生活更可能依赖帮助,并且更有可能功能会下降。

正如我们所讨论的,老年人的体内平衡储备减少,可能存在多种合并症,肌肉质量下降和体力下降。禁锢在病榻之上会进一步危及到这一点。此外,认知障碍、卒中、PD、关节炎以及心脏和呼吸衰竭患者的独立自我护理进一步受到威胁。研究显示,25%~60% 的老年住院患者丧失独立活动功能。这不但延长了住院时间,也增加了家庭护理及与死亡率相关的高成本。

总之,目前的医院模式对患者而言是缺乏灵活性、陌生的,并有潜在威胁的环境,特别是对于轻度痴呆、活动不便、听觉或视觉障碍的患者。此外,还有医源性疾病,以及一些不必要的检查等的影响。给住院老年患者开不适当的药物有时会增加住院天数,增加医疗成本和医源性疾病的发生等。

为改善老年住院患者的治疗效果,我们可以运用几种有效的模式来降低发病率及死亡率,增加经济效益,减少住院天数和提高病人和医护人员的满意度。

这些综合模式包括对老年人治疗的多学科团队合作和护理路径。比如脑卒中单元、老年人急诊治疗单元(ACE)、老年人全程护理计划(PACE)、谵妄预防干预、多学科管理跌倒和骨折预防模型。(Warshaw 等,1982;Hirsch 等,1990;Inouye 等,1993;Brennan 等,1991;Landefeld 等,1995)。

我想特别强调一下表 11.1 所显示的老年人治疗原则,这是通过我的一位指导老师获得的,他是 Charlottesville 弗吉尼亚大学"老年人照料原则"的先驱者。

表 11.1　医学伦理学中的老年原则

无伤害原则
给予关注
避免造成不适或有失尊严
使用细致的临床观察和适当的技术
积极寻找功能障碍和残疾的症状和体征
给予整体评估,包括身体、心理和社会功能
强调预防、康复和提高生活质量
消除医源性原因
任何时候都要维持功能和独立

资料来源:Mark E. Williams 教授(轻微改动)

具体的疾病

在处理老年人特殊疾病时,有几个问题要注意,特别是要考虑到人口老龄化日益增加以及住院老年人谵妄患病率增高,并伴随着增加的死亡率、住院天数、住院成本、患者和照料者的痛苦以及给医院增加的负担等。

谵妄或急性意识混乱

谵妄定义为注意力和认知能力急剧下降。谵妄经常不能及时做出诊断,并且有严重的并发症,但却是可以预防的。

谵妄的主要特点是:

- 急性发作和波动过程
- 注意力不集中
- 思维混乱
- 意识水平改变

意识混乱评估方法(the Confusion Assessment Method, CAM)已经证明是有效的测试方法,用于快速评估和检测谵妄。它具有 94%~100% 灵敏度和 90%~95% 特异性,经常使用下面给出的 4 个标准。

1. 急性起病及波动过程
2. 注意力不集中

3. 思维混乱

4. 意识水平的改变

谵妄的诊断，需要存在标准 1、2、3 或 4。

正如我们所讨论的，谵妄的患病率（入院时）在 10%~40% 之间，发生率（住院期间）为 25%~60%。这与 10%~65% 的重大医院死亡率和超过 80 亿美元的年度医疗保健支出相关。

临床上，许多风险因素使老年患者易发生谵妄。这些在研究中得到了很好的验证，包括以下内容：

- 认知障碍
- 睡眠剥夺
- 行动障碍
- 视力障碍
- 听力障碍
- 脱水

认识到这些危险因素并警惕这些危险因素，入院后，医护人员尽可能在每一步的早期进行干预都有可能预防谵妄。干预措施包括定向力检查（时间、地点、人物），尽量不用药物帮助睡眠，早期活动措施、视觉辅助、放大设备（助听器）和适当补液。

除了前面提到的风险因素，还有其他几个导致谵妄的病因，下面的记忆窍门有助记忆（英文的病名第一个字母组合起来就是 "Delirium" 即谵妄）。

Dementia 老年痴呆症

Electrolyte abnormalities 电解质异常

Lungs, liver, heart, kidney, brain 肺、肝、心、肾、脑

Infection 感染

R x（是拉丁语 "recipe"，这个缩写表示开处方，治疗的意思）

Injury, pain, stress 伤害，疼痛，压力

Unfamiliar environment 陌生环境

Metabolic 代谢

非常重要的一点，有很多药物能引起谵妄，包括苯二氮䓬类、抗胆碱能药物、抗组胺药、抗抑郁药及许多心脏病药物。

在管理方面，一旦风险因素或致病因素确定，应重点预防，进行入院时危险因素评估及早期干预。一般来说，治疗是为了消除这些病因和处理潜在的危险因素。

详细的临床病史、正在服用的药物清单、完整的体格检查、有针对性的血生化检查以及寻找隐匿的感染，所有这些对能最有效地找到谵妄的原因都是不可或缺的，而脑电图及脑 CT/MRI 却帮助不大。

虽然强调非药物治疗及尽量减少创伤性检查，但是必要时可以试用低剂量氟哌啶醇（haloperidol）（0.5~1mg IM/PO，最大剂量为 3~5mg）或短效苯二氮䓬类（benzodiazepines）（如劳拉西泮 lorazepam）有助于缓解症状。

总之，谵妄被认为是一种医学急症，必须弄清全部病史及进行详细体格检查。重点应放在早期预防和风险评估，减少创伤性检查。然而治疗必须集中在停止致病的药物和尽量使用较少的药物（Inouye 等，1990，1993，1999a，1999b；Inouye 和 Charpentier，1996；Cole 等，2002；Francis 等，1990）。

脑血管意外

据考证在 2 400 年前，希波克拉底（Hippocrates）就把 stroke（脑卒中，脑血管意外）定义为 apoplexy（卒中）（意思是 "被暴力击倒"），虽然这个词可以在不同条件下使用。脑卒中是一种血管起源的临床综合征，其特点是快速发展的临床症状或局部的体征，阵发性全脑功能丧失；症状持续 24 小时以上甚至导致死亡。

一直以来，脑卒中患者要么在家中接受治疗，要么住院接受观察。医师能做的就是尽力做出定位诊断并描述血管综合征和病理。脑卒中一直被认为治疗无望。值得庆幸的是，治疗无望的日子已经过去，脑卒中治疗前景满载希望［（脑卒中治疗单元（SCUs）和溶栓］，并且训练有素的医护人员已经具备紧迫意识感而能迅速处理每一位急性卒中患者，对脑卒中治疗无望的怀疑已经成为过去（Barnett 等，2000；Lyden，2008，2009）。

脑卒中的危险因素

脑卒中的危险因素通常不明确。可调控的危险因素（modifiable risks）包括高血压、糖尿病、吸烟、高脂血症、心房颤动、短暂性脑缺血发作（TIA），某些药物和成瘾毒品及酒精。其他不可调控的风险因素包括年龄、性别和遗传等。

耐人寻味的是，在卒中的风险因素识别中，只有 60% 的时间特异性危险因素能被识别，而缺血性心脏病却有 90% 能被识别（Whisnant，1997；Yusuf 等，2004）。

脑卒中分类

脑卒中的分类,病理,临床及病因。

病理/亚型如下:

- 脑梗死
- 原发性脑出血
- 蛛网膜下腔出血

病因

缺血性脑卒中的病因分类称之为"急性脑卒中治疗的临床(TOAST)分类"[the Trial of Org 10172 in Acute Stroke Treatment(TOAST)classification],包括:

动脉粥样硬化

心源性

小血管血栓性

其他病理(血管炎、高凝状态)

未确定的原因

根据OCSP标准[Oxfordshire Community Stroke Project(OCSP)classification]脑卒中可分为4个临床亚型(表11.2)。

表 11.2　脑卒中临床亚型

1 完全前循环综合征(TACS)
2 部分前循环综合征(PACS)
3 后循环综合征(POCS)
4 腔隙综合征(LACS)

脑卒中其他原因及鉴别诊断包括以下:

偏头痛

癫痫发作/癫痫发作后

GA/TA

脑结构病变

肿瘤

动脉瘤

动静脉畸形

慢性硬膜下血肿

头部受伤

脑炎

脑脓肿

多发性硬化症

迷路疾病

代谢紊乱

低血糖

低钠血症

低钙血症

酒精和毒品

重症肌无力

心理原因

恐慌

过度换气

躯体功能障碍

另一个重要的关于脑卒中的临床问题是排除疑似卒中(stroke mimic)。临床研究已经获得了入院诊断和最终诊断差异性的统计学数据,通常患者在入院时的初步诊断为"疑似卒中",而出院时的最终诊断为"脑卒中"。

Hemmen等在2008年回顾调查了脑卒中急诊入院患者的出院诊断(411例)。如果入院时诊断为脑卒中,但没有国际分类疾病诊断标准(International Classification of Diseases, Ninth Revision, Clinical Modification(ICD-9-CM)中的前三项,出院时诊断就为TIA或缺血性脑卒中相关。

所有病例中,有104例(25.3%)出院时没有脑卒中或TIA的诊断。本组诊断颅内出血(19例)、蛛网膜下腔出血(6例)、硬膜下血肿(3例)、与衰老相关疾病(old deficit)(11例)、低血压(11例)、癫痫(10例)、中毒(8例)、低血糖(7例)、占位性病变(6例)、偏头痛(5例)及其他(18例)。

所有病例中,307个符合脑梗死,其中33例(10.7%)用组织型纤溶酶原激活物(tissue-type plasminogen activator, t-PA)进行溶栓治疗。没有一个疑似脑卒中(stroke mimic)诊断的患者接受溶栓治疗。在104例疑似脑卒中的44例患者中(42.3%),急性发病是由一种严重的神经系统疾病引起而不是缺血性脑血管病。在411例有脑卒中诊断的60例患者(14.6%)发病初期没有明显的神经系统症状。研究结果显示,25.5%患者入院诊断为"疑似脑卒中"。大多数疑似脑卒中患者在发病时接受紧急的神经系统检查会对预后有益。

初步诊断为脑卒中与最后诊断不相符的情况

Nor等的另一项研究(2005)显示了入院诊断为脑卒中的患者最终诊断是其神经系统疾病的比例。

- 癫痫发作（24%）
- 脓毒症（23%）
- 偏头痛（10%）
- 躯体症状（6%）
- 迷路炎、前庭炎/眩晕（5%）
- 代谢紊乱（4%）
- 脑肿瘤（4%）
- 痴呆（3%）
- 脑病（2%）
- 神经/神经根型颈椎病（1%）
- 暂时性全面失忆症（1%）

与 Hemmen 等的研究相类似，这些患者也没有接受溶栓治疗（Nor 等，2005；Hemmen 等，2008）。

脑卒中的护理

脑卒中所用的跨学科和多学科相结合的治疗方法已经在临床实践中证明有很好的疗效并能改善预后，包括降低死亡率。它涉及病人、社区、家庭、家庭医师、紧急救护服务、急诊科、老年科、神经科、全科医师、心理学家、护士和康复团队等。

跨学科小组由以下组成：

- 理疗师
- 康复治疗师
- 语言治疗师
- 营养师
- 药剂师
- 社会工作者
- 医护服务
- 协调服务人员

脑卒中的诊断是临床诊断，几种辅助方法有助于帮助诊断脑卒中及其严重程度和功能恢复及预后。

- 临床病史和检查
- 洛杉矶卒中前量表（Los Angeles Pre Stroke Scale, LAPSS）
- 辛辛那提卒中量表（Cincinnati Stroke Scale）
- 面部、手臂、语言测试（Face, Arm, Speech Test, FAST）
- 急诊室识别卒中（Recognition of Stroke in the Emergency Room, ROS-IER）
- 改良 Rankin 量表（Modified Rankin Scale, mRS）
- 国立卫生研究院卒中量表（National Institutes of Health Stroke Scale, NIHSS）

- 斯堪的纳维亚卒中量表（Scandinavian Stroke Scale, SSS）
- Barthel 指数（Barthel Index, BI）
- 格拉斯哥昏迷评分（Glasgow Coma Scale, GCS）

NIHSS 评分、神经功能损害系列评分，包含 11 类 42 个评分点来定量神经损害。神经系统功能正常评分为 0，并定期重复检查。

NIH 创立了 NIHSS 量表；美国国立卫生研究院神经疾病及卒中分院［the National Institude of Neurological Disorders and Stroke（NINDS）］，开发了一个供使用的视频资料。NIHSS 量表可以在不到 7 分钟就能完成，具有良好的观察可靠性，并且非神经科医师也能使用。

NIHSS 量表评分超过 24 表明严重卒中；小于 4 表示轻微卒中。两者都是溶栓治疗的相对禁忌证。

NIHSS 有 11 个部分，如下所示：

- 意识水平（1a, b, c）
- 最佳凝视和视觉（3、2）
- 面瘫（4）
- 上下肢的活动（5a, b；6a, b）
- 肢体共济失调（7）
- 感觉（8）
- 语言和构音障碍（9, 10）
- 无意识（extinction）/忽视和注意力不集中（11）

MRS（Modified Rankin Scale, 改良 Rankin 量表）是在卒中研究中被广泛用来整体评估卒中结果的方法，评分为 0 分说明无症状，5 分表明严重残疾，6 分表明病人死亡。表 11.3 描述了 mRS 评分。

表 11.3 改良 Rankin 量表

得分	评估
0	无症状
1	尽管有症状，但没有明显残疾；能够进行日常活动
2	轻微残疾；无法进行所有活动，但是生活能自理
3	中度残疾；生活需要一些帮助，但可以行走
4	中度-重度残疾；需要帮助才能行走，生活不能自理
5	重度残疾；卧床不起，大小便失禁，需要陪护
6	死亡

Barthel 指数（BI）是一个简单的独立指标，用于评估患有神经肌肉或骨骼肌病变的患者的能力，

并可以在康复训练过程中可以重复测试来评估功能改善程度。

患者获得评分 100BI 表示吃饭、穿衣和沐浴能独立完成；脱离床和椅子；至少能走一个街区；并且可以上下楼梯。尽管他没有照顾并可以独处，但这并不意味着病人能够独自生活。他可能不能够做饭、做家务或参加公务活动。

和 mRS 一样，BI 的优点是简单操作性。很适合评估病人治疗前的状态、治疗进展中及最大疗效的评定。任何与病人一起工作、理解表格的人都可以进行快速而准确的评分。总得分不如单项评分有意义，因为单项指标明确表示损害部位。

脑卒中治疗目标如下：

- 尽量减少脑损伤
- 最大限度地恢复功能
- 降低死亡率
- 提高功能独立性
- 增加病人、家庭和工作人员的满意度
- 预防并发症

对于脑卒中治疗的最佳做法、建议和准则可从美国心脏协会（AHA）/美国脑卒中协会和许多其他脑卒中组织获取（Stroke Unit Trialists'Collaboration，2007；Brott，1989；Bonita 和 Beaglehole，1988；Van Swieten 等，1988；Mahoney 和 Barthel，1965；Wade 和 Collin，1988；Granger 等，1979；Shah 等，1989；Sulter 等，1999）。

脑卒中的循证医学

溶栓治疗

NINDS 的卒中溶栓治疗临床研究团队进行了一项随机及安慰剂对照试验，患者在脑卒中发病 3 小时内给 t-PA0.9mg/kg，并与安慰剂组对照（具有严格的纳入和排除标准）。治疗效果用 mRS 来评估其功能独立性。

发病后 90 天（根据 mRS，最小的残疾或没有残疾）统计结果显示相对风险降低 32%（RRR）和绝对风险降低 12%（ARR）。追踪观察 1 年后 30% 的治疗组仍然显示良好效果。虽然治疗组的颅内出血的风险比安慰剂组高得多（6.4% 对 0.6%，安慰剂），但是两组的死亡率是相同的。

欧洲"急性脑卒中合作研究（ECASS）3"最近发表了类似的研究结果，只是 t-PA 的给药标准延长到脑卒中发病后 4.5 小时内。发病后 90 天（根据 mRS，最小的残疾或没有残疾）结果显示 RRR 为 16%（CI 1.01~1.34，P=0.04），ARR 为 7.2%。此值比（OR）提高 1.34（95% 可信区间 1.02~1.76；P=0.04）。两组死亡率相同（7.7% 对 8.4%；P=0.68），颅内出血为 2.4% 对 0.2%（P=0.008）。每 100 名接受治疗的患者中就有 14 名获得了较好的治疗效果（The National Institute of Neurological Disorders and Stroke rt-PA Stroke Study Group，1995；Hacke 等，2004，2008）。

脑卒中控制中心

Cochrane 对来自 20 个临床研究所的卒中控制中心的 3 500 例患者的疗效进行了荟萃分析（meta-analysis）。在卒中控制中心接受治疗的患者与普通病房的患者的治疗效果的比较，显示减少的死亡 OR 为 0.83（95% 可信区间 0.71~0.87），ARR 为 5.6%，NNT 为 18。

类似地，其他研究显示脑卒中控制中心较普通病房的死亡率减少，发病后 30 天（39% 对 63%；P=0.007），发病后 1 年（52% 对 69%；P=0.013）。在卒中控制中心，多方合作团队（multidisciplinary team，MDT）为患者进行治疗及康复并显著减少死亡率，OR 是 0.66（95%CI 0.49~0.88；P=0.01），致残导致死亡的 OR 是 0.65（95% 可信区间 0.50~0.85；P=0.001）。

患者在脑卒中控制中心（SCU）和普通病房接受治疗出院后的结果显示出院回家与住进养老院（nursing home）的比例率是 47% 比 19%；P<0.01。渥太华研究小组的研究显示急性脑卒中康复和 MDT 能降低死亡、致残及住院天数（OR 0.56）。从科学角度而言，无论严重程度如何，所有患者均受益于 SCU（Stroke Unit Trialists'Collaboration，2007；Rning 等，2001；Langhorne 和 Duncan，2001；Crome 和 Kalra，1993；Kalra 等，1995；Ottawa Panel 等，2006）。

急性脑卒中抗血小板治疗

41 000 例服用阿司匹林的系统回顾研究显示，患者在卒中 48 小时内服用 160~300mg，随访 6 个月显示减少死亡和致残 OR=0.94，CI 0.91~0.98。虽然每治疗 1 000 例就有 2 例发生有症状性脑出血（symptomatic intracerebral hemorrhage，SICH），但是最终结果被 7 例减少脑缺血复发和肺栓塞抵消。抗血小板治疗增加了脑卒中完全恢复的可能性（OR

1.06；95% 可信区间 1.01~1.11）：每 1 000 例患者至少有 10 例患者在治疗后完全康复。按绝对值计算，每 1 000 例患者的随访结束时，有 13 例患者存活且能独立生活（International-Stroke-Trial-Collaborative-Group，1997；CAST-Collaborative-Group，1997）。

高血压治疗

7 个随机对照试验的荟萃分析表明，无论高血压及脑卒中类型，降压药物均降低脑卒中或 TIA 的复发率（RR 0.76；95% CI 0.63~0.92）。因此，脑卒中或 TIA 发病后应该适当降压并给予监测（Rashid 等，2003；PATS Collaborating Group，1995；Yusuf 等，2000；Bosch 等，2002；PROGRESS collaborative group，2001）。

高脂血症治疗

"积极降低血脂预防脑卒中"（Stroke Prevention by Aggressive Reduction in Cholesterol Levels，SPARCL）的临床试验结果显示，用他汀类药物阿托伐他汀（atorvastatin）治疗能降低脑卒中复发率（HR 0.84；95% 可信区间 0.71~0.99）。同样地，用辛伐他汀（simvastatin）治疗的心脏保护研究也显示能减少脑卒中前患者的血管事件及脑卒中患者的其他血管疾病（RR 0.76）。出血性卒中的危险性在这两个试验略有增加。通过他汀治疗 ARR 获益显示 NNR 为 112~143 达到 1 年。卒中的急性期中断他汀类药物治疗可能与增加的死亡或致残风险相关，不建议在急性脑卒中阶段开始他汀类药物。指南建议如果病人已经在服用他汀类药物则可以继续用药（Amarenco 等，2006；Heart Protection Study Collaborative Group，2002）。

颈动脉手术、颈动脉内膜切除术，脑卒中后的颈动脉支架植入术或短暂性脑缺血发作

颈动脉狭窄的分级应根据北美症状性颈动脉内膜切除术试验（NASCET）标准。虽然欧洲的颈动脉手术试验（ECST）和 NASCET 采用不同的方法测量，它可以用一种方法的狭窄百分比转换成另一种。严重的单侧颈内动脉狭窄（70%~99%）颈动脉内膜切除术（CEA）能减少复发的致残性脑卒中风险或死亡（RR 0.52）。中度 - 重度的单侧颈动脉狭窄（50%~69%）患者也能获益。CEA 应该只在围手术期并发症发生率（所有卒中和死亡）小于 6% 的患者中进行，应尽快在最后一次缺血发作后完成（理想情况下为 2 周内）。

Brott 等最近的一项临床研究指出，颈动脉血管再通动脉内膜切除术和支架植入试验（CREST）显示颈动脉支架成形术（CAS）和 CEA 治疗颈动脉狭窄结果相似。在对比这两种方法的研究中，到目前为止 CREST 是最大的前瞻性随机试验，包括 117 个美国和加拿大中心的 2 502 名患者。

这项研究也分析了两种治疗手段的最终不良预后：导致心肌梗死（MI）、围手术期死亡以及在随访期间发生脑卒中。支架置入术的死亡率为 7.2%，而内膜切除术发生率为 6.8%，两者相比无显著差异。

然而，由于个体差异，支架置入术组比外科手术组在 30 天后发生脑卒中的比率显著增高（4.1% vs. 2.3%），然而在那些以卒中为主的患者两组差异不到 1%。

相反，与支架置入术组相比，CEA 患者 MI 增高（2.3% vs. 1.1%），差异有统计学意义。然而此项研究指出，心肌梗死的患者恢复后的生活质量比卒中的患者更好。

平均随访 2.5 年，这期间同侧脑卒中发生率相同，支架置入术组为 2%，外科手术组为 2.4%。调查还显示年龄的影响，在年轻组 CAS 组患者比 CEA 组脑血管事件轻微减少，在老年组外科手术患者脑血管事件轻微减少。

这项研究是由国家神经系统疾病与卒中研究所资助的，另外还得到 Abbott 的资助（Cina 等，2000；Inzitari 等，2000；Rothwell 等，2003；European Carotid Surgery Trialists'Collaborative Group，1996；Brott 等，2010）。

新疗法

一些新的治疗方法，如生物疗法、综合神经保护治疗、亚低温治疗和超声溶栓，目前正在研究中并可望在将来的卒中治疗中发挥作用。

作为临床医师，我们需要了解有关人口统计学的重要和相关问题，因为它直接与增加的医疗费用、入院率、住院天数、家庭护理安置及老年生活质量等相联系。

美国人口普查局 2000 年报告称，估计有 6 500 万人（12.4%）为 65 岁及以上，其中约 25% 的人

需要孙辈照顾。2007 年的人口统计数据显示，65 岁及以上的人口约有 3 800 万人，65 岁男性的平均预期寿命为 17 年，65 岁女性的平均寿命为 19.7 年。

对 65 岁及以上的老年患者，医院出院和住院护理费用为 1 300 万美元；平均 LOS 为 5.5 天。有 1 759 423 人死于脑卒中，死亡率最高的年龄组为 85 岁或以上。三大死亡原因是心脏病、癌症和卒中。

从脑血管病的角度来看，每年有 80 万人卒中（无论是新发还是复发）。估计有 8 100 万个成年美国人有一种或多种类型的心脑血管疾病。其中，3 800 万估计为 60 岁或以上患者。约有 650 万人的卒中；这是美国第三大最常见的死亡原因，在心脏病（与之密切相关）和癌症之后，并且每年在美国影响 70 多万人（每 45 秒约有一人）。其中约 50 万是第一次发病，20 万是反复发作。换句话说，美国人每 3.3 分钟就发生一次卒中，这是美国成年人致残的主要原因。

在美国有 400 多万人是脑卒中幸存者，并且生活在后遗症之中。5 个家庭有 4 个一生中在某种程度上受卒中的影响。就康复而言，10% 的卒中患者几乎完全康复，25% 的卒中患者遗留轻微障碍，40% 的卒中患者遗留中度至严重的障碍，且需要特别照顾。另外 10% 的卒中患者在家庭或其他长期护理中心，15% 卒中后不久死亡。死亡率在不同类型的卒中中有所不同，其中 7.6% 的缺血性卒中和 37.5% 的出血性卒中导致在 30 天内死亡。男性和女性的结果大致相同，其中 22% 的男性和 25% 的女性在第一次卒中后 1 年内死亡。

TIA 需认真对待，因为 14% 会发生脑卒中或在 1 年内再发 TIA，约 25% 的脑卒中患者将在 5 年内再发。ABCD2 评分系统对评估 TIA 患者和未来是否会发展为脑卒中是一个有用的评估工具。

医疗费用和所在国家是关于卒中治疗的另一个重要问题。美国脑卒中的总成本估计每年 430 亿美元，医疗和治疗的直接费用估计每年 280 亿美元。估计生产力损失和其他因素造成的间接成本每年为 1 500 万美元，卒中后 90 天内的平均护理费用为 15 000 美元。对于 10% 的患者，卒中后头 90 天的护理费用为 35 000 美元。

表 11.4 给出了卒中后头 90 天护理直接费用的百分比分析。

表 11.4　第一次脑卒中后 90 天费用明细表

初次住院	43%
康复	16%
医师费用	14%
再入院率	14%
药物及其他费用	13%

由于老年人口的快速增长，人口结构正在发生变化。到 2050 年，美国人口预计将增加到 4.03 亿，比 2000 年增长 47%，而以 65 岁以上人口的增长最显著。65 岁及以上的人群估计将从 3 500 万增加约至 8 000 万（135% 变化）；其中，85 岁以上人口将从 400 万增加至约 2 000 万（350% 变化）。这些惊人的统计数据将会影响未来的医学、社会、财务、政治及日常生活的方方面面。

好的方面是，由于新理念和新设施的运用，如脑卒中治疗中心和老年人急诊中心，会对老年人卒中和其他脑血管疾病 / 心血管疾病护理及预后带来明显改善。

但是面对这些统计数据，人们认识到，公共卫生或临床（一级和二级预防）对这些问题的处置力度仍然不够。

需要做更多的工作来促进健康老龄化，减少健康相关预后的差异性，强调康复和锻炼计划，提高老年人的生活质量（Rothwell 等，2005；疾病防治控制中心；美国人口调查局；国家卫生研究所；美国神经疾病与卒中研究所；美国心脏协会；美国卒中协会）。

血管性抑郁

血管性抑郁假说认为脑血管疾病可能会导致或加重老年患者的抑郁情绪（Alexopoulos 等，1997）。脑血管危险因素 [cerebrovascular risk factors（CVRFs）] 是已经存在的医疗隐患，使脑卒中或缺血性心脏病的患病率增加。这些危险因素包括糖尿病、高血压、短暂性脑缺血发作史、高胆固醇、肥胖或缺乏锻炼、怀孕和分娩、脑外伤、酒精和滥用药物、吸烟、颈动脉或其他动脉疾病。在有这些危险因素的脑卒中幸存者中，很大一部分都有抑郁症状。

已经发现在许多脑卒中幸存者中，前额叶皮质出现结构异常，这包括在不同区域的双侧灰质的差异（包括直回和前扣带回），在老年抑郁症患者中，脑白质和脑脊液（CSF）量的差异也很明显（Alexopoulos 等，1997）。CVRFs 与这些病变之间的相关性已有报道，这是可以理解的，因为皮质下缺血性疾病的危险因素与脑卒中是一样的（Steffens 等，2003）。有多个 CVRFs 的患者往往有更严重病变，并且脑卒中后 6~18 个月发生抑郁症状的概率是有较少 CVRFs 患者的 5 倍（Mast 等，2004）。这些病变是由实际脑卒中所致还是在 CVRFs 之前就存在，或者是 CVRFs 导致的后果目前尚不清楚。

很难确定卒中患者常见的抑郁症状是由什么原因引起的。抑郁症状背后的原因可能仅仅是因为患者面临威胁生命的疾病的高风险而感到恐惧和压力，或者可能因为 CVRF 潜在造成的脑结构病变和化学反应所致。已经发现老年人抑郁症来自两个原因，由临床合并症产生的病变或者通过一系列相互关联的神经生物学改变导致额叶的萎缩（Alexopoulos 等，1997）。由于这种不确定的原因，治疗这些抑郁症患者很困难。需要针对个体进行抗抑郁治疗，由于存在病因潜在差异，病人可能会接受不同药物治疗。

在瑞典的一项全国性调查发现，1/7 的脑卒中患者在第一次卒中后出现抑郁症状。脑卒中发生后，几乎每天有 12.4% 的男性患者（其中 22.5% 使用抗抑郁药）和 16.4% 女性患者（其中有 28.1% 使用抗抑郁药）报告了抑郁症状。在那些使用抗抑郁药的患者中，有 67.5% 的人报告在服药时没有出现抑郁症状（Eriksson 等，2004）。还有研究表明（Steffens 等，2003）在脑卒中幸存者当中使用抗抑郁药是非常有益的，虽然药物相互作用必须加以考虑。因为血管性抑郁假说尚未被证实或反证，脑卒中幸存者最好的抗抑郁治疗还是要针对缺血性病变并改善病变区的神经功能恢复（Alexopoulos 等，1997）。"舍曲林抗抑郁药导致心脏病发作试验"（SADHART）结果表明，尽管有潜在的相互作用，但是抗抑郁药对脑卒中等疾病发生后的重度抑郁症有明显疗效（Steffens 等，2003）。

其他文献资源

脑血管疾病进一步的信息参考：

http：//learn.heart.org/ihtml/application/student/interface.heart2/nihss.html

www.NIHSS.com

www.strokecenter.org/trials/scales/scales-overview.html

http：//stroke.ahajournals.org

（王忠莉 译，杨春慧 校）

参考文献

Adams, H.P., Jr., Bendixen, B.H., Kappelle, L.J., et al. (1993) Classification of subtype of acute ischemic stroke. Definitions for use in a multicenter clinical trial. TOAST. Trial of Org 10172 in Acute Stroke Treatment. *Stroke*, 24 (1): 35–41.

Alexopoulos, G.S., Meyers, B.S., Young, R.C., et al. (1997) Vascular depression hypothesis. *Arch Gen Psychiatry*, 54 (10):915–922. doi:10.1001/archpsyc.1997.01830220033006

Amarenco, P., Bogousslavsky, J., Callahan III, A., et al. (2006) Stroke prevention by aggressive reduction in cholesterol levels (SPARCL) investigators. High-dose atorvastatin after stroke or transient ischemic attack. *N Engl J Med*, 355 (6): 549–559.

American Heart Association (AHA). www.americanheart.org.

American Stroke Association (ASA). www.strokeassociation.org.

Bamford, J., Sandercock, P., Dennis, M., et al. (1991) Classification and natural history of clinically identifiable subtypes of cerebral infarction. *Lancet*, 337 (8756): 1521–1526.

Barnett, H.J.M. and Buchan, A.L. (2000) The imperative to develop dedicated stroke centres. *J Am Med Assoc*, 283 (23): 3125–3126.

Bonita, R. and Beaglehole, R. (1988) Modification of rankin scale: recovery of motor function after stroke. *Stroke*, 19 (12): 1497–1500.

Bosch, J., Yusuf, S., Pogue, J., et al. (2002) Use of ramipril in preventing stroke: double blind randomised trial. *British Med Assoc*, 324: 699–702.

Brennan, T.A., Leape, L.L., Laird, N.M., et al. (1991) Incidence of adverse events and negligence in hospitalized patients. Results of the harvard medical practice study I. *N Engl J Med*, 324 (6): 370–376.

Brott, T., Adams, H.P. Jr., Olinger, C.P., et al. (1989) Measurements of acute cerebral infarction: a clinical examination scale. *Stroke*, 20 (7): 864–870.

Brott, T.G., Hobson, R.W. II, Howard, G., et al. and the CREST Investigators. (2010) Stenting versus endarterectomy for treatment of carotid-artery stenosis. *N Engl J Med*, 363 (1): 11–23.

CAST Collaborative Group. (1997) CAST: randomised placebo-controlled trial of early aspirin use in 20,000 patients with acute ischeaemic stroke. *Lancet*, 349 (9066): 1641–1649.

Centers for Disease Control and Prevention (CDC). www.cdc.gov.

Cina, C., Clase, C., and Haynes, R.B. (2000) Carotid endarterectomy for symptomatic carotid stenosis. *Cochrane Database Syst Rev*, (2):CD001081. Review. Update in: *Cochrane Database Syst Rev*. 2011;4:CD001081.

Cole, M.G., McCusker, J., Dendukuri, N., and Han, L. (2002) Symptoms of delirium among elderly medical inpatients with or without dementia. *J Neuropsychiatry Clin Neurosci*, 14 (2): 167–175.

Crome, P. and Kalra, L. (1993) Do stroke units save lives? *Lancet*, 342 (8877): 992.

Eriksson, M., Asplund, K., Glader, E.L., et al. Riks-Stroke Collaboration. (2004) Self-reported depression and use of antidepressants after stroke: a national survey. *Stroke*, 35 (4): 936–941.

European Carotid Surgery Trialists' Collaborative Group. (1996) Endarterectomy for moderate symptomatic carotid stenosis: interim results from the MRC European carotid surgery trial. *Lancet*, 347: 1591–1593.

Evans, J.G., Williams, T.F., Michel, J.P., and Beattie, L. (2000) In: J.G. Evans, T.F. Williams, B.L. Beattie, J.-P. Michel, and G.K. Wilcock (eds), *Oxford Textbook of Geriatric Medicine*, 2nd edn, pp. 1264. Oxford: Oxford University Press.

Francis, J., Martin, D., and Kapoor, W.N. (1990) A prospective study of delirium in hospitalized elderly. *J Am Med Assoc*, 263 (8): 1097–1101.

Granger, C.V., Dewis, L.S., Peters, N.C., et al. (1979) Stroke rehabilitation: analysis of repeated Barthel index measures. *Arch Phys Med Rehabil*, 60 (1): 14–17.

Hacke, W., Donnan, G., Fieschi, C., et al. (2004) Association of outcome with early stroke treatment: pooled analysis of ATLANTIS, ECASS, and NINDS rt-PA stroke trials. *Lancet*, 363: 768–774.

Hacke, W., Kaste, M., Bluhmki, E., et al. ECASS Investigators. (2008) Thrombolysis with alteplase 3 to 4.5 hours after acute ischemic stroke. *N Engl J Med*, 359 (13): 1317–1329.

Heart Protection Study Collaborative Group. (2002) MRC/BHF Heart Protection Study of cholesterol lowering with simvastatin in 20,536 high-risk individuals: a randomised placebo-controlled trial. *Lancet*, 360: 7–22.

Hemmen, T.M., Meyer, B.C., McClean, T.L., and Lyden, P.D. (2008) Identification of nonischemic stroke mimics among 411 code strokes at the University of California, San Diego, Stroke Center. *J Stroke Cerebrovasc Dis*, 17 (1): 23–25.

Hirsch, C.H., Sommers, L., Olsen, A., et al. (1990) The natural history of functional morbidity in hospitalized older patients. *J Am Geriatr Soc*, 38 (12): 1296–1303.

Inouye, S.K. and Charpentier, P.A. (1996) Precipitating factors for delirium in hospitalized elderly persons. Predictive model and interrelationship with baseline vulnerability. *J Am Med Assoc*, 275 (11): 852–857.

Inouye, S.K., van Dyck, C.H., Alessi, C.A., et al. (1990) Clarifying confusion: the confusion assessment method. A new method for detection of delirium. *Ann Intern Med*, 113 (12): 941–948.

Inouye, S.K., Viscoli, C.M., Horwitz, R.I., et al. (1993) A predictive model for delirium in hospitalized elderly medical patients based on admission characteristics. *Ann Intern Med*, 119 (6): 474–481.

Inouye, S.K., Wagner, D.R., Acampora, D., et al. (1993) A predictive index for functional decline in hospitalized elderly medical patients. *J Gen Intern Med*, 8 (12): 645–652.

Inouye, S.K., Bogardus, S.T. Jr., Charpentier, P.A., et al. (1999a) A multicomponent intervention to prevent delirium in hospitalized older patients. *N Engl J Med*, 340 (9): 669–676.

Inouye, S.K., Schlesinger, M.J., Lydon, T.J., et al. (1999b) Delirium: a symptom of how hospital care is failing older persons and a window to improve quality of hospital care. *Am J Med*, 106 (5): 565–573.

International Stroke Trial Collaborative Group. (1997) The International Stroke Trial (IST): a randomised trial of aspirin, subcutaneous heparin, both, or neither among 19,435 patients with acute ischaemic stroke. *Lancet*, 349 (9065): 1569–1581.

Inzitari, D., Eliasziw, M., Sharpe, B.L., et al. (2000) Risk factors and outcome of patients with carotid artery stenosis presenting with lacunar stroke. North American Symptomatic Carotid Endarterectomy Trial Group. *Neurology*, 54 (3): 660–666.

Kalra, L. and Eade, J. (1995) Role of stroke rehabilitation units in managing severe disability after stroke. *Stroke*, 26 (11): 2031–2034.

Kasper, D.L., Braunwald, E.S., Longo, D., et al. (2005) *Harrison's Principles of Internal Medicine*, 16th edn. New York: McGraw Hill.

Kozak, L.J., Owings, M.F., and Hall, M.J. (2004) National Hospital Discharge Survey: 2001 annual summary with detailed diagnosis and procedure data. *Vital Health Stat*, 13 (156): 1–198.

Kozak, L.J., Owings, M.F., and Hall, M.J. (2005) National Hospital Discharge Survey: 2002 annual summary with detailed diagnosis and procedure data. *Vital Health Stat*, 13 (158): 1–199.

Landefeld, C.S., Palmer, R.M., Kresevic, D.M., Fortinsky, R.H., et al. (1995) A randomized trial of care in a hospital medical unit especially designed to improve the functional outcomes of acutely ill older patients. *N Engl J Med*, 332 (20): 1338–1344.

Langhorne, P. and Duncan, P. (2001) Does the organization of post-acute stroke care really matter? *Stroke*, 32 (1): 268–274.

Lyden, P.D. (2008) Thrombolytic therapy for acute stroke—not a moment to lose. *N Engl J Med*, 359 (13): 1393–1395.

Lyden, P.D. (2009) Extending the time window for thrombolytic therapy—primum non tardare. *Lancet Neurol*, 8 (12): 1074–1075.

Mahoney, F.I. and Barthel, D.W. (1965) Functional evaluation: the Barthel index. *Md State Med J*, 14: 61–65.

Mast, B.T., Yochim, B., MacNeill, S.E., and Lichtenberg, PA. (2004) Risk factors for geriatric depression: the importance of executive functioning within the vascular depression hypothesis. *J Gerontol A Biol Sci Med Sci*, 59 (12): 1290–1294. doi:10.1093/gerona/59.12.1290

National Institute of Neurological Disorders and Stroke (NINDS). www.ninds.nih.gov.

National Institutes of Health (NIH). www.nih.gov.

Nor, A.M., Davis, J., Sen, B., et al. (2005) The Recognition of Stroke in the Emergency Room (ROSIER) scale: development and validation of a stroke recognition instrument. *Lancet Neurol*, 4 (11): 727–734.

Ottawa Panel, Khadilkar A, Phillips K, et al. (2006) Ottawa panel evidence-based clinical practice guidelines for post-stroke rehabilitation. *Top Stroke Rehabil*, 13 (2):1–269.

PATS Collaborating Group. (1995) Post-stroke antihypertensive treatment study: a preliminary result. *Chin Med J*, 108 (9): 710–717.

PROGRESS Collaborative Group. (2001) Randomised trial of a perindopril-based blood-pressure-lowering regimen among 6105 individuals with previous stroke or transient ischaemic attack. *Lancet*, 358 (9287): 1033–1041.

Rashid, P., Leonardi-Bee, J., and Bath, P. (2003) Blood pressure reduction and secondary prevention of stroke and other vascular events: a systematic review. *Stroke*, 34 (11): 2741–2748.

Rønning, O.M., Guldvog, B., and Stavem, K. (2001) The benefit of an acute stroke unit in patients with intracranial haemorrhage: a controlled trial. *J Neurol Neurosurg Psychiatry*, 70 (5): 631–634.

Rothwell, P.M., Eliasziw, M., Gutnikov, S.A., et al. Carotid Endarterectomy Trialists' Collaboration (2003) Analysis of pooled data from the randomised controlled trials of endarterectomy for symptomatic carotid stenosis. *Lancet*, 361 (9352): 107–116.

Rothwell, P.M., Giles, M.F., Flossmann, E., et al. (2005) A simple score (ABCD) to identify individuals at high early risk of stroke after transient ischaemic attack. *Lancet*, 366 (9479): 29–36.

Shah, S., Vanclay, F., and Cooper, B. (1989) Improving the sensitivity of the Barthel Index for stroke rehabilitation. *J Clin Epidemiol*, 42 (8): 703–709.

Steffens, D.C., Taylor, W.D., and Krishnan, K.R. (2003) Progression of subcortical ischemic disease from vascular depression to vascular dementia. *Am J Psychiatry*, 160 (10): 1751–1756.

Stroke Unit Trialists' Collaboration. (2007) Organised inpatient (stroke unit) care for stroke. *Cochrane Database Syst Rev*, 17 (4): CD000197.

Sulter, G., Steen, C., and De Keyser, J. (1999) Use of the Barthel index and modified Rankin scale in acute stroke trials. *Stroke*, 30 (8): 1538–1541.

The National Institute of Neurological Disorders and Stroke rt-PA Stroke Study Group. (1995) Tissue plasminogen activator for acute ischemic stroke. *N Engl J Med*, 333 (24): 1,581–1,588.

U.S. census bureau. www.census.gov/aboutus/citation.html.

Van Swieten, J.C., Koudstaal, P.J., Visser, M.C., et al. (1988) Interobserver agreement for the assessment of handicap in stroke patients. *Stroke*, 19 (5): 604–607.

Wade, D.T. and Collin, C. (1988) The Barthel ADL Index: a standard measure of physical disability? *Int Disabil Stud*, 10 (2): 64–67.

Warlow, C., Sudlow, C., Dennis, C., et al. (2003) Stroke. *Lancet*, 362 (9391): 1211–1224.

Warshaw, G.A., Moore, J.T., Friedman, S.W., et al. (1982) Functional disability in the hospitalized elderly. *J Am Med Assoc*, 248 (7): 847–850.

Whisnant, J.P. (1997) Modeling of risk factors for ischemic stroke. The Willis lecture. *Stroke*, 28 (9): 1840–1844.

Yusuf, S., Sleight, P., Pogue, J., et al. (2000) Effects of an angiotensin-converting-enzyme inhibitor, ramipril, on cardiovascular events in high-risk patients. The Heart Outcomes Prevention Evaluation Study Investigators. *N Engl J Med*, 342 (3): 145–153.

Yusuf, S., Hawken, S., Ounpuu, S., et al. (2004) Effect of potentially modifiable risk factors associated with myocardial infarction in 52 countries (the INTERHEART study): case-control study. *Lancet*, 364 (9438): 937–952.

第十二章
运动障碍

第一节 帕金森病
Robert Fekete[1], Joseph Jankovic[2]

第二节 特发性震颤和其他震颤性疾病
Holly Shill[3]

第三节 进行性核上性麻痹
Virgilio Gerald H. Evidente[4]

第四节 皮质基底节变性
Katrina Gwinn[5]

[1] Department of Neurology, New York Medical College, Valhalla, NY, USA

[2] Parkinson's Disease Center and Movement Disorders Clinic, Department of Neurology, Baylor College of Medicine, Houston, TX, USA

[3] Banner Sun Health Research Institute, Sun City, AZ, USA

[4] Movement Disorders Center of Arizona, Ironwood Square Drive, Scottsdale, AZ, USA

[5] National Institute of Neurological Disorders and Stroke, National Institutes of Health, Bethesda, MD, USA

概述

帕金森病

- 帕金森病（PD）的病理特征为 α- 突触核蛋白的病理性聚集形成的路易体，以及中脑黑质的含黑色素的多巴胺能神经元的丧失，这些病变导致纹状体的多巴胺不足。
- 静息性震颤、僵硬、运动障碍 / 运动迟缓和姿势不稳都是 PD 的常见症状。
- PD 患者也表现出神经精神症状，如幻觉、妄想、激越、抑郁、易怒、焦虑及淡漠等。
- 认知障碍出现在 PD 运动症状出现之前可能是弥漫性路易体病（Lewy Body disease, DLB），而痴呆出现在运动症状之后认为是 PD 痴呆（PDD）。
- 轻度症状可用单胺氧化酶（MAO）抑制药和多巴胺激动药治疗。症状更严重时需要左旋多巴来治疗运动功能障碍。多巴胺受体阻滞药有助于控制幻觉。外科手术治疗已经逐步被脑深部刺激术（DBS）取代。DBS 有助于治疗关闭（off）症状，并且是运动症状波动的重要治疗选择。

特发性震颤和其他震颤性疾病

- 临床上典型的震颤包括静息性震颤、体位震颤和运动 / 动作震颤。特发性震颤（ET）表现为动作性震颤和姿势性震颤。
- ET 是单症状的、双侧的，最常见于手，是相对对称的手部动作性震颤。
- 磁共振波谱和血流成像显示小脑回路异常，小脑 - 丘脑 - 皮质回路过度活跃。
- 扑米酮（primidone）和普萘洛尔（心得安）是治疗 ET 最常用的药物。加巴喷丁、托吡酯和普瑞巴林也可应用。丘脑深部脑刺激（DBS）已经被 FDA 批准用于治疗严重 ET，尤其适用于耐药患者。

- 其他类型的震颤包括 PD 震颤、原发性书写震颤、体位性震颤、药物性震颤、小脑性震颤、神经性和精神性震颤。

进行性核上性麻痹

- 进行性核上性瘫痪（PSP）的临床特征包括垂直性眼球麻痹、假性延髓性麻痹、轴向强直（axial rigidity）和认知障碍。
- NINDS-SPSP 临床标准将病例分三类：可能的、疑似的和明确的 PSP。
- 大体病理表现为中央前回、中脑顶盖、黑质、脑桥、小脑上脚（SCP）和小脑齿状核的萎缩。PSP 典型组织学表现为神经元丢失、神经胶质细胞增生及基底节、间脑和脑干区域的神经纤维原缠结（NFTs）。
- 在所有 PSP 患者头颅 MRI 的正中矢状位都可以看到具有诊断价值的"企鹅轮廓"征。
- 左旋多巴的治疗效果不良或无反应已被作为 PSP 的诊断标准之一。PSP 的治疗主要是对症治疗，但不是很有帮助。

皮质基底节变性

- 皮质基底变性（CBD）的最初症状通常包括不对称强直、运动迟缓和运动幅度异常。几乎所有 CBD 患者都出现不对称的肢体肌张力障碍。意念运动性失用症（ideomotor apraxia）是 CBD 的另一个特征表现。
- CBD 的诊断依靠神经病理学、MRI 和 SPECT 检查，有时也会用 DAT 扫描。
- 目前还没有减缓 CBD 进展的方法，而且治疗通常不能缓解症状。
- CBD 在神经病理学的特征是 Tau 蛋白的病理性聚集，同额颞叶痴呆（FTD）和进行性核上性麻痹（PSP）一样。

第一节 帕金森病

Robert Fekete，Joseph Jankovic

引言

詹姆士·帕金森（James Parkinson）在他的论文"震颤麻痹"中描述了如今以他的名字命名的疾病（Parkinson，2002）。在这篇论文中，他描述了 6 例临床表现为，疲劳、弯腰姿势、起步困难、碎步步态、唾液过多（hypersalivation）及便秘的患者。他特别提出要注意静止性震颤（rest tremor），这些症状可以"突然"或以"剧烈的"方式终止，并且很快又以渐强的方式重新出现。虽然 Parkinson 博士没有强调僵直（rigidity），但他描述了手的灵巧运动受损，导致书写和使用器皿吃饭的困难。在论文中，他把这个疾病命名为麻痹震颤（paralysis agitans 或 shaking palsy）。虽然帕金森博士预计会成功开发出疾病改良疗法（disease modifying treatment）"至少可以阻止疾病进展的方法"，但不幸的是，这一希望尚未实现（帕金森，2002）。先前虽然已经有

关于该疾病的个案报道，但是帕金森博士是第一位将该疾病的特征以连贯的临床整体过程进行报告。例如，Sauvages de la Croix、Carguet 及 Gaubius 先前提到的冻结慌张步态（scelotyrbefestinans）或称仓促步态（"hastening" or festinating gait），但他们没有描述其他临床特征。festinare 在拉丁语中是"快"的意思，是"一个快速而加速的步态，而不是主观意向性的匆忙步态"（Parkinson，2002）。

Jean Martin Charcot 教授被认为是现代神经病学创始人，当时他在巴黎著名的 Salpêtrière 医院工作，为了记住帕金森博士所做的贡献，他提出用帕金森的名字把这个疾病命名为帕金森病（PD）。1877 年，他在 "Lecons sur Les Malades du Système Nerveux" 一书中，进一步讨论了"推进和后退"（propulsion and retropulsion），他认为"患者好像很明显被迫要依附一个特别的重心"（Pearce，1989）。他还描述了肌强直及静止性震颤，这是一种特殊形式的"搓羊毛"式（"spinning wool" or "crumbling bread"）震颤，与多发性硬化症的动作样震颤有区别（Pearce，1989）。

流行病学

PD 的发病率取决于诊断标准、研究人群及流行病学方法,尽管一般认为患病率在普通人群约 0.3%,在 60 岁以上人群为 1%;报道的发病率数据范围为 8~18 人 / 每 10 万人 / 年(delau and Breteler, 2006)。估计全球有 500 万人患有 PD。一项研究表明,在世界上,PD 患病率最高的可能在美国东北部 Amish,在这个地区,60 岁以上的人群中,PD 患病率为 5703 人 /10 万人(接近 6%),是美国其他地区患病率的 3 倍以上(Racette 等,2009)。患病率差异大的原因之一是 PD 和特发性震颤(ET)有时鉴别困难,后者是一种更为常见的疾病,其临床(和病理)特征通常与 PD 有重叠(Fekete 和 Jankovic, 2011)。大多研究表明,男女比例约为 3∶2。在一项规模最大的前瞻性研究中,涉及了 142 902 名专业人员和护士,发生率估计为 18.6/10 万人 / 年(男性为 43.2,女性为 10.7)(Chen 等,2003)。此外,在黑人人群中 PD 的发生率似乎有所降低,有些人推测黑色素可能具有神经保护功能。有趣的是 PD 患者更可能患黑色素瘤,在黑色素瘤患者中,有更高的 PD 风险(Inzelberg 和 Jankovic,2007;Pan 等, 2011)。许多研究发现生活在农村地区、喝井水、农药暴露、某些职业如内科医师、牙医、科学家、农民、教师和律师等与 PD 风险增加有关(Tanner 等, 2009)。相比之下,吸烟、咖啡因摄入及运动等能降低 PD 风险(Chen 等,2010)。

发病机制

PD 与弥漫性路易体病(DLB)、多系统萎缩(MSA)和单纯自主神经功能衰竭(PAF)均属于突触核蛋白病。PD 的病理学的标志是 α- 突触核蛋白病理聚集形成的路易小体,在中脑黑质的致密部,产生多巴胺的含黑色素的神经元丢失。(Braak, 2002),这导致纹状体的多巴胺缺乏,特别是壳核。有证据表明非多巴胺能和自主神经系统可能在黑质退化之前很久就有病变了,甚至有人认为,PD 早在围产期就有发育障碍(Le 等,2009;Mahowald 等,2010;Wu 等,2011)。传统理论认为 PD 的路易体起始于黑质,但是,Braak 等人提供的证据表明,路易体病理可能始于髓核的尾部(2004)。在一项猫的模型实验和其他研究中,已经把蓝斑区的功能与无肌肉松弛的快速动眼睡眠(RSWA)以及其他睡眠障碍和自主神经功能障碍联系起来进行观察,这可以解释自主神经功能障碍和快速眼动睡眠行为障碍(RBD)的进展(Mostile 和 Jankovic, 2009)。随着进展,病变累及并发展到中脑,接着是颞叶中间皮质及异生皮质(allocortex),最后是新皮质。

用 6- 羟多巴胺(6-hydroxydopamine)损害而成的 PD 模型,显示了增加氧化应激作为促发神经退行性变的可能性。另外,有迹象表明在 PD 早期, 5- 羟色氨代谢的改变可能会导致情感症状(Branchi 等,2010)。功能成像显示在运动症状发作之前 2 年,就有 PD 的运动相关网络模式[motor-related pattern(PDRP)network]的变化。

在老年患者中的 PD 大多数是特发性的,而遗传性 PD 则倾向于发病年龄较早。编码 α- 突触核蛋白的基因突变与 PD 的常染色体显性遗传有关。 Parkin 基因突变是早发性常染色体隐性遗传 PD 一个重要的原因。Parkin 具有 E3 泛素(ubiquitin)的连接酶功能,与 Parkin 连接后的泛素才能结合到靶蛋白质上通过蛋白酶进行降解。这一功能的损失可能会导致有聚合倾向的蛋白的积聚。Parkin 本身可能受翻译后调节而影响其活性,例如,通过 c-Abl 介导的酪氨酸磷酸化。除 Parkin 外,DJ-1 和 PTEN 诱导激酶 1(PINK1)突变也被认为是常染色体隐性遗传 PD 的病因。PINK1 被认为是一种线粒体蛋白激酶(Silvestri 等,2005)。已经知道 PINK1 从细胞质将 Parkin 导入受损的线粒体,其中野生型 Parkin 泛素连接酶功能启动线粒体退化(Matsuda 等,2010)。富含亮氨酸的重复激酶 2(LRRK2)在人体是由 PARK8 基因指导,这个基因的突变是常染色体显性遗传 PD 的一个重要原因。对 LRRK2 突变机制的研究显示它参与信号通路。但是还需要进一步研究阐明 PD 遗传学的致病机制。

血管性帕金森综合征的主要临床表现是起步时上半身向前动了,但下半身没动,脚像粘在地上跨不出去("步态冻结", freezing of gait),走路是缓慢的、宽基(broad-based)、小碎步(shuffling step), 因此称为"下半身帕金森综合征"(Winikates 和 Jankovic, 1999;Kalra 等,2010)。这些患者有脑血管病的危险因素,并且在神经影像上或在脑尸检中,发现基底节或白质有多个血管病变的证据。虽然多达一半的血管性帕金森综合征应用左旋多巴治疗症状有所改善,但很少有显著疗效;如果疗效显著则表明有 PD 共存。（Tzen，2001）。

临床特征

至少要有 60% 的中脑黑质的多巴胺神经元的丧失或受损，才能出现 PD 的主要运动障碍（震颤、僵直、运动不能（迟缓）和姿势不稳（TRAP）），但是 PD 的其他非运动特征可能会在运动障碍出现之前的很长时间就已经表现出来了（Jankovic，2008）。例如，抑郁和焦虑症状可以在 PD 症状之前出现（Shiba 等，2000）。回顾性研究显示某些人格特质可能与 PD 相关，但仍需进一步研究观察（Ishihara，2006）。思想僵硬、紧张、谨慎、保守及内向的性格都有报道与之相关（Ishihara，2006）。便秘也有报道出现于 PD 进展之前（Abbott 等，2001）。其他自主神经功能障碍，如直立性低血压、流涎、吞咽困难、性功能障碍和呼吸问题也可以在运动障碍出现前几年甚至十几年发生。RSWA（REM Sleep without Atonia）是与做梦相关而不是由药物引起的行为，称之为快速动眼期睡眠行为障碍（RBD）。RSWA 在 PD 的运动障碍出现之前就可以存在，除了 PD，在 DLB 和 MSA 也有同样的情况。据一项研究报道，RBD 患者中的 38%，在 12.7 年后发展成 PD（parkinsonian disorder）。一些报道认为 RBD 与 PD、DLB 及 MSA 的发病间隔为 15~50 年（平均 25 年）（Claassen 等，2010）。2 例没有额外神经系统症状的 RBD，尸检显示有路易体存在，这表明这种睡眠障碍可以被看作是一种突触核蛋白病，尽管也可能在突触核蛋白病以外的疾病出现（Mahowald，2006）。尽管有人认为 PD "前驱期"，即一些行为和自主神经的症状存在的时间平均为 4~6 年，但是有些人提出这种"前驱期"可能持续更长的时间，甚至在围产期就发生。

静止性震颤是 4~6Hz，往往有前旋/后旋的成分，经典描述为"搓丸样"。嘴唇、下巴都可能发生震颤。PD 患者也会有动作性震颤。在患者行走或进行计算时，静止性震颤可能会变得更加突出。只有少数 PD 患者有头部震颤，头部震颤的存在可能意味着合并 ET。运动徐缓（bradykinesia）导致精细动作受损，最初表现为系纽扣、绑鞋带困难。PD 的步态被描述为"小碎步"，手臂摆动减少，会有起步困难（启动迟疑）和其他形式的冻结步态。有些患者还表现出不由自主的加速步态，称为"慌张步态"（festination）。"冻结"或"停止步态"可能见于狭小的空间如电梯、门道或转弯时。在疾病早期出现冻结步态（freezing of gait）要考虑血管性帕金森综合征或早期进行性核上性麻痹（PSP）。PD 的各种经典特征可以用各种临床评定量表客观地评估，包括统一帕金森病评定量表（UPDRS），它最近已经被修改为"运动障碍学会（MDS）-UPDRS"。

除了经典的 PD 症状（TRAP，震颤（Tremor），僵直（Rigidity），运动不能（Akinesia），姿势不稳（Postural instability），许多 PD 患者发展为弯曲姿势及颈部、躯干或关节畸形，所谓的纹状体畸形（striatal deformities），常被错误地归因于"关节炎"。这些症状包括纹状体手（striatal hand）（图 12.1）和足部肌张力障碍（foot dystonia）（图 12.2）。其他特征包括弯腰的姿势、脊柱侧弯、"比萨综合征"（Pisa syndrome）和头下垂（图 12.3）。脊柱的弯曲（camptocormia）（图 12.4）是一个严重的、不自主的躯干弯曲。患者脊柱的弯曲在仰卧位时或做爬墙动作时能够挺直（Jankovic，2010）。

PD 可以分为不同的亚型，如早发型与迟发型，家族性与散发性。也可以根据临床表现分型，震颤为主和姿势不稳步态障碍（PIGD）是主要亚型。震颤占主导地位的亚型预后更好。尽管震颤是 PD 相关的最典型的运动过度障碍，但许多 PD 患者也会出现异常的不自主运动，称为自主运动障碍（dyskinesia），这是左旋多巴的不良反应。这些运动障碍可能是重复性和刻板样的，从身体一个部位随机移动到另一个部位，类似抽搐的运动，或者是持续的，有规律的肌肉收缩，从而导致异常姿势。这些运动障碍不仅可能损害运动功能，并干扰日常生活的平衡和活动，还可能损害其他功能，包括呼吸。

神经精神症状

PD 患者有一系列神经精神症状，包括幻觉、妄想、躁动、抑郁、烦躁、焦虑及淡。由于冷漠与 PD 的执行功能障碍和抑郁症状有关，认为可能是由于额叶病变导致。

视幻觉（visual hallucinations，VH）可能会影响 50% 的 PD 患者和 73% 的 DLB 患者（Williams 和 Lees，2005）。视幻觉的影像可以是人也可以是动物或物体。传统上认为这是多巴胺类药物治疗所产生，但静脉持续或脉冲式注射大剂量左旋多巴后，尽管自主运动障碍（dyskinesias）加重，但没有幻觉出

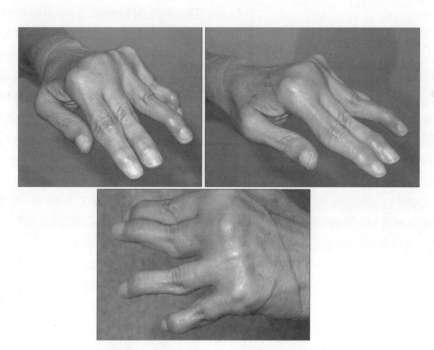

图 12.1　纹状体手畸形（striatal deformities）

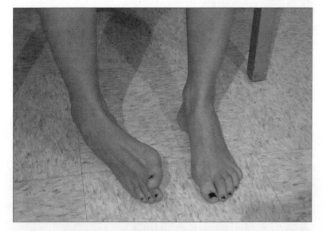

图 12.2　足部肌张力障碍（foot dystonia）

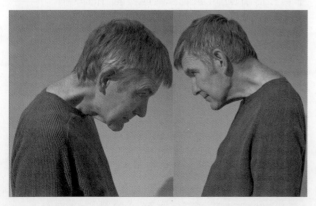

图 12.3　脊柱的弯曲（bent spine deformity）

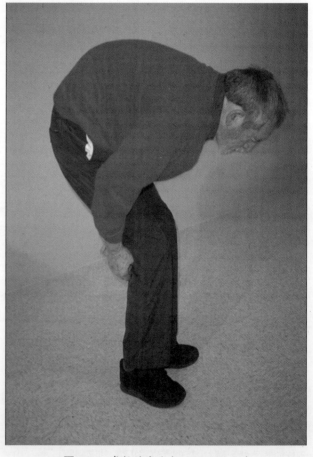

图 12.4　脊柱的弯曲（camptocormia）

现（Goetz 等，1998）。在功能 MRI 上，发现 PD 合并视幻觉的患者的枕叶和颞叶纹外（extrastriate）的视皮质的视觉过程受损。

在 PD 运动症状出现之前的数年，抑郁和焦虑症状可能已经存在了（Shiba 等，2000）。一项对门诊 PD 患者的临床观察发现，19.3% 的 PD 患者有情绪和焦虑症状，而在对照组（年龄、性别匹配）这一比例却只有 8.6%（Nuti 等，2004）。另一个研究发现，PD 患者当前和一生中至少有一种焦虑症状的患病率分别为 43% 和 49%（Pontone 等，2009）。在 PD 中的心境恶劣（dysthymia）和抑郁是由于多巴胺不足导致的非运动临床表现，由于多巴胺下调导致轻微的奖励系统受损所致（Wolters 等，2008）。

冲动控制障碍被认为是外在的，与多巴胺替代治疗有关，特别是与多巴胺激动药有关（Wolters 等，2008）。这些异常包括强迫性赌博、购物、暴饮暴食、性欲亢进、囤积物资、强迫症样反复抠挠皮肤（compulsive skin picking），以及没有目地的强迫性的使用网络系统（pathologic Internet use）。有报道称增加多巴胺激动药用量后甚至出现强迫性吸烟（Bienfait 等，2010）。冲动控制障碍的治疗包括降低多巴胺制剂，把多巴胺激动药改为左旋多巴治疗以及进行精神心理咨询等。

"刻板行为"（punding）是使用左旋多巴之后出现的一种刻板运动行为，包括对某种物体的重复操作、检查或拆除（Fernandez 等，1999）。类似的行为在滥用安非他命（amphetamine）和可卡因患者中也可以出现，患者还会有一种解脱感觉；但是，在 PD 患者却没有这种愉悦感（Fernandez 和 Friedman，1999）。

如果患者有认知功能受损伴有幻觉，并且在 PD 运动症状出现之前就发生，那么诊断通常是 DLB。在 PD 运动症状之后发生的老年痴呆症称为 PD 痴呆（PDD）。在统计分析中即使控制了老年痴呆的严重程度，DLB 往往比 PDD 患者有更多的概念和注意力方面的错误发生（Aarsland 等，2003）。在神经病理上，DLB 的路易体病理分布更广泛（Lippa 等，2007）。关于 PD、DLB 和 PDD 是否相关或是独立的疾病实体还存在很大的争议。

帕金森病的非运动症状

夜间的非运动症状对帕金森病患者生活质量有严重影响。可能存在睡眠中断、多梦和噩梦（Goetz 等，2010）。阻塞性睡眠呼吸暂停及低通气在 PD 人群中也很常见。夜间睡眠障碍造成白天过度嗜睡（Ray-Chaudhuri，2006）。从觉醒阶段快速过渡到第二阶段睡眠可能会导致突发睡眠意外事件（Rye 和 Jankovic，2002）。在 REM 期睡眠行为异常 [REM sleep behavior disorder（RBD）] 中梦境的表演行为（dream enactment behavior）可能相对良性，可能只局限于发声（Ray-Chaudhuri，2006）或可能发展成具有潜在危险后果的行为。窒息、跌落或跳床都有报道（Schenck 等，2009；Mahowald 和 Schenck，2010）。

PD 患者体重逐渐下降也很常见，当然如果体重突然而急剧下降还要寻找其他原因。

一项在非住院 PD 人群的队列研究报告显示直立性低血压（OH）发生率为 47%（Allcock 等，2004；Mostile 和 Jankovic，2009）。心脏去神经支配可以在 PD 运动症状发生之前发生（Goldstein 等，2007）。PD-OH 患者存在心脏和心脏外去甲肾上腺素能交感神经去神经支配（Sharabi 等，2008）。甚至没有 OH 的 PD 患者也有心脏交感神经去神经支配（Goldstein 等，2000）。心脏交感神经去神经支配可以发生在 PD 的运动症状出现之前（Milazzo 等，2012）。

一部分 PD 患者在疾病过程的早期出现严重的自主神经衰竭（AF-PD）。除了尿频、便秘和去神经的去甲肾上腺素输注超敏反应外，症状可能还包括直立性低血压和餐后低血压（Niimi 等，1999；Mostile 和 Jankovic，2009）。AF-PD 涉及交感神经节和神经节后神经。

嗅觉功能障碍也普遍存在于 PD 患者。它包括气味识别和气味辨别障碍（Boesveldt 等，2008）。气味识别障碍是一个独立的疾病进展过程，但气味辨识损害却随疾病的进展而加重（boesveldt 等，2008）。

治疗

帕金森病的治疗取决于疾病的严重程度以及亚型。

在早期症状轻微，可使用单胺氧化酶（MAO）抑制药如雷沙吉兰（rasagiline）和司来吉兰（selegiline）。除了改善症状，雷沙吉兰还可能缓解疾病进程（disease-modifying quality）、使运动障碍的进展得以放缓。多巴胺激动药罗匹尼罗（ropinirole）和普拉克索（pramipexole）可以明显缓解如下症状：手灵巧活动受损、静息震颤、强直或步态障碍。虽然早期使用多巴胺激动药可能会延迟与左旋多巴有关的运动并发症的发生，但这些药物没有缓解疾病进程的作用。用药时要缓慢增加剂量达到最佳治疗量。这两种药都有长效剂型，给药方法简单。治疗过程中应该询问多巴胺激动药治疗的并发症，包括突发性睡眠障碍及冲动控制障碍，包括病态赌博、强迫性购物、暴饮暴食以及性欲亢进等（Wolters 等，2008）。

随着疾病进展，可能需要添加左旋多巴来治疗运动症状。这可以和多巴胺激动药结合使用。从历史上看，3，4-二羟基苯丙氨酸（DOPA）的右旋（D）和左旋（L）异构体的外消旋混合物比当前的 L-DOPA（左旋多巴）制剂更容易引起恶心（Pearce，1989）。1938 年发现的多巴脱羧酶将 DOPA 转换成多巴胺（Hornykiewicz，2002）。多巴胺的外周转化引起的恶心和头晕可被外周作用的多巴脱羧酶抑制药如卡比多巴或苄丝肼抵消，后者应用在美国未通过批准。延髓呕吐中枢不受血脑屏障保护，可使外周多巴脱羧酶抑制药在这里发挥作用（Jankovic，2002）。加用卡比多巴（市场名卡比多巴制剂）可以用于治疗恶心。曲美苄胺（trimethobenzamide）对恶心也有很好的作用。在美国不用外周 D_2 多巴胺受体阻断药多潘立酮（Jankovic，2002）。选择性 $5-HT_3$ 受体拮抗剂昂丹司琼（ondansetron）或格拉司琼（granisetron）都可以用来镇吐（Jankovic，2002）。

运动症状出现波动包括 OFF 现象和自主运动障碍（dyskinesias）。恩他卡朋（entacapone）是儿茶酚-O-甲基转移酶（COMT）抑制药，合用左旋多巴可以延长左旋多巴的作用时间（Merello 等，1994）。恩他卡朋的潜在副作用包括腹泻、病情恶化或自主运动障碍及橙色尿液改变。MAO 抑制药如司来吉兰（selegeline）与左旋多巴合用也有同样的效果。延长左旋多巴疗效可出现多动及舞蹈动作。运动障碍可能发生在左旋多巴每次剂量治疗的高峰期或以两相方式发生（Jankovic，2002）。在这种情况下避免使用左旋多巴缓释制剂，因为血浆左旋多巴水平不均匀可能导致运动障碍。左旋多巴的每日总剂量可以分成更小、更多次的剂量以避免血药浓度高峰期诱发的"峰值剂量-自主运动障碍"（peak-dose dyskinesias）。新的给药方法如左旋多巴凝胶

（duodopa）持续肠道给药正广泛用于减少运动症状的波动（Fernandez 等，2013）。此外，一项"PD 自主运动障碍评估 [Stalevo Reduction in Dyskinesia Evaluation in Parkinson's disease（STRIDE-PD）]"的研究数据分析显示，自主运动障碍发生及 PD 固有症状恶化（wearing off）的危险程度是随着左旋多巴的用药剂量增加而增加的（Olanow 等，2013）。此外，加用金刚烷胺（amantadine）有助于控制自主运动障碍。抗胆碱能药物如苯海索（trihexyphenidyl）在左旋多巴开发前一直被用于 PD 治疗，但这些药物现在很少使用，因为它们只能改善震颤，并且有认知功能障碍、尿潴留等副作用（Pearce，1989）。

以震颤为主的 PD 的治疗可以用治疗 ET 的传统药物，包括 β 受体阻滞药、托吡酯（topiramate）和唑尼沙胺（zonisamide）。如前所述，有潜在的认知功能恶化的可能。这个亚型的治疗左旋多巴的治疗剂量可能需要提高。见图 12.5 帕金森病的治疗方法总结。

PIGD 亚型的 PD 在病程的早中期需要辅助设备帮助。频繁跌倒常常导致受伤及住院，治疗往往需要用辅助设施来帮助行走。

AF-PD 型的 PD 需要治疗直立性低血压，这是很重要的考虑因素。病人可能通过压力袜、增加液体摄入量及使用药物如盐酸米多君（midodrine）和氟氢可的松（fludrocortisone）改善病情。屈昔多巴（L-threo-dihydroxyphenylserine）是目前针对直立性低血压的试验用药。这些药物潜在的副作用是卧位高血压，可以让病人睡眠时头部抬高来克服。

幻觉可以用多巴胺阻滞药控制。需要选择一个与左旋多巴治疗相互干扰作用最小的药物。氯氮平（clozapine）是一个相对特异的 D_4 受体拮抗药，能有效控制帕金森病的幻觉而不引起帕金森症状恶化。使用氯氮平要求每周抽血监测以免出现细胞缺乏症（Jankovic，2002）。喹硫平（quetiapine）可以阻断 D_1、D_2 和 $5-HT_{1A}$ 和 $5-HT_2$ 受体，也对治疗 PD 的幻觉有作用（Fernandez 和 Friedman，1999）。此外，哌马色林（pimavanserin）是选择性五羟色胺 $5-HT_{2A}$ 反向激动药，已经在 3 期临床试验中证明能够改善 PD 合并的精神症状（Cummings 等，2013）。

便秘的治疗包括传统的非处方药。鲁比前列酮（lubiprostone）和利那洛肽（linaclotide）也对治疗 PD 患者的便秘有帮助。

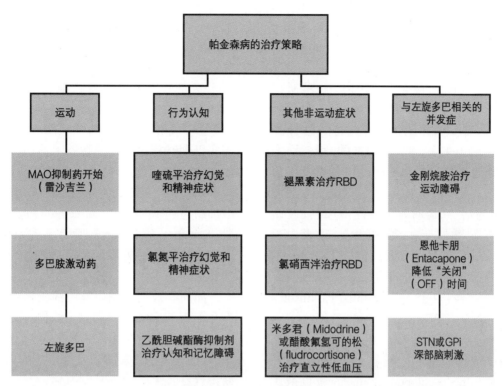

图 12.5　PD 的治疗流程图

抑郁症状在帕金森病中很常见,可以选择性应用 5 羟色胺再摄取抑制药(SSRI)或三环类抗抑郁药治疗。SSRI 可能加重震颤,这是在震颤为主的 PD 患者中需要注意的问题。

有快速眼动期(REM)睡眠行为障碍的患者如果影响睡眠或同床伴侣可以用褪黑激素或苯二氮䓬类治疗(Aurora 等,2010)。二氢吡啶左旋钙通道阻滞药(dihydropyridine L-type calcium channel blockers)可以透过血脑屏障,被证实有潜在的神经保护作用(Ritz 等,2010),用于 PD 患者可能优于其他类型的抗高血压药。

DLB 和 PDD 的认知功能障碍的对症治疗包括胆碱酯酶抑制药。随机双盲、安慰剂对照研究已经证明疗效尚可。

PD 的手术治疗

第一例外科手术改善 PD 症状纯属偶然。库珀医生在给一位 PD 患者做动脉瘤结扎手术时损伤了脉络膜前动脉,却使患者的帕金森病症状有了惊人改善(Pearce,1989)。

丘脑核团切开术已被用于治疗 PD 患者的震颤。苍白球切开术已被发现可减少肌肉的僵硬(rigidity)和左旋多巴治疗引起的自主运动障碍(dyskinesias),并提高在 ON 和 OFF 状态时的整体运动功能(Uitti 等,1997)。与深部脑刺激手术(DBS)一样,苍白球切开术与单词生成(word generation)下降有关(Uitti 等,1997)。由于 DBS 术后仍然可以很好地做调整,所以目前的损伤性治疗已经逐渐被淘汰而越来越倾向于 DBS。

深部脑刺激

使用深部脑刺激(DBS)手术治疗是运动症状波动的患者治疗的重要选择。DBS 治疗可以减少左旋多巴的用量,从而降低自主运动障碍。由 DBS 引发的稳定刺激有助于关闭(off)症状的治疗,如步态冻结。

由于 DBS 是外科手术,存在麻醉、出血及感染等风险。潜在并发症有认知功能恶化,包括语言记忆、语言流利程度及词语命名等功能衰退以及步态、构音障碍恶化。基于这些原因,MOCA 量表得分很低的,以及非帕金森病导致的平衡障碍,如下肢神经病变或临床上显著的微血管病变(尤其是脑桥),就不建议做 DBS 手术。治疗总体效果与手术轨迹和电极放置有关(York 等,2009)。

在 PD 患者,DBS 手术的靶向是丘脑下核(subthalamic nucleus,STN)和苍白球(GPi)(Johnson

等,2008)。刺激双侧 STN 和 GPi 已经证明可以减少"off"的持续时间和减少自主运动障碍(Obeso 等,2001)。在丘脑下核深部脑刺激(STN DBS)术后,可以减少左旋多巴的用量,进而减少此药诱发的自主运动障碍(Russmann 等,2004)。一项研究分析了 277 例接受手术植入的患者,有 7 例颅内出血,2 例感染需要去除电极及 4 例持久性神经缺失(Obeso 等,2001)。双侧 STN 的 DBS 手术治疗可以改善患者的症状和功能,用"健康及生活质量问卷调查"表评估效果,项目包括独立生活能力、每日精神与活力、运动的可控性 / 连贯性及站立和行走时稳定性(Ferrara 等,2010)。患者由于左旋多巴治疗导致的运动并发症,对 STN DBS 术后症状改善的程度远远超过药物控制,其临床效果可以用"帕金森病统 - 评估"[unified Parkinson's disease rating scale(UPDRS)]的"第三部分:运动障碍的临床评定"(Part Ⅲ:clinician-scored monitored motor evaluation)来显示(Deuschl 等,2006)。脚桥核(pedunculopontine nucleus)也被认为是一个可能的治疗靶向(Stefani 等,2007)。丘脑的深部脑刺激手术已被报道能改善 PD 患者的震颤,但对疾病的其他运动功能没有效果(Ondo 等,1998)。因此,丘脑的深部脑刺激术往往适用于由严重的震颤导致身体残疾的 PD 患者(Ondo 等,1998)。

未来

帕金森医生面对这个疾病,痛心地解释道:"这个不幸的人被病魔缠绕,内心除了深深的绝望却没有丝毫办法逃脱它的控制"(Parkinson,2002)。在同样不确定的条件下,需要一个更好的方法来缓解疾病的进展。因为缺少症状前诊断及对治疗反应的生物标志物,这使得治疗方法学的研究受到阻碍。对此,Michael 及 Fox 基金目前招募 PD 患者参加"PD 标志物"研究项目(Parkinson's Progression Markers Initiative,PPMI)。在这项研究中,患病组及对照组将接受多巴胺转运体功能成像扫描,并通过血清和脊髓监测(Wu 等,2011)。如果成功,就可以通过监测生物标志物来评价治疗效果。另一项 PD 的前瞻性纵向及生物标志物研究(LABS-PD)测量 PD 的运动和非运动的临床特征的演变以及与潜在生化标志物的关系(Ravina 等,2009)。最近一项对 32 例 PD 患者及 28 例正常对照的研究结果显示 PD 患者 α- 突触核蛋白寡聚体水平的升高以及寡聚体与总体 α- 突触核蛋白比值升高(Tokuda 等,2010)。如果其他系列的临床研究证实这个结果可靠的话,那么这些发现可以作为未来脑脊液(CSF)检测的基础(Ballard 和 Jones,2010)。

为了更精准的治疗,一项能控制卡比多巴 / 左旋多巴即时释放模式的新技术,即 IPX-066 正在研发中,期望能给新诊断的及运动症状波动的 PD 患者带来福音。其他药物,包括 MAO-B 抑制药、谷氨酸抑制药萨菲丙酰胺(safinamide)正在进行临床试验(Schapira 等,2013b)。腺苷 A_{2A} 受体拮抗药可以通过 GABA 和谷氨酸调节控制 PD 症状(Pinna 等,2013)。

如何有效地利用研究资源仍是一个问题。PD 有几个亚型,每种亚型对特定药物的反应可能不同。大多数研究都针对传统"左旋多巴治疗有反应"的病人,但是追踪左旋多巴反应不佳的患者仍然可以获得重要信息。

那些被鉴定为没有多巴胺能缺乏症(SWEDDs)的患者也是一个重要的亚组(Bajaj 等,2010)。虽然一些临床实验认为这些患者不符合纳入标准,但重要的是,也要有大规模的临床研究以了解有关其症状进展和发病机制的更多信息。

(王忠莉　译,杨春慧　校)

参考文献

Aarsland, D., et al. (1999) Range of neuropsychiatric disturbances in patients with Parkinson's disease. *J Neurol Neurosurg Psychiatry,* 67: 492–496.

Aarsland, D., Litvan, I., Salmon, D., et al. (2003) Performance on the dementia rating scale in Parkinson's disease with dementia and dementia with Lewy bodies: comparison with progressive supranuclear palsy and Alzheimer's disease. *J Neurol Neurosurg Psychiatry,* 74: 1215–1220.

Abbott, R.D., Petrovitch, H., White, L.R., et al. (2001) Frequency of bowel movements and the future risk of Parkinson's disease. *Neurology,* 57: 456–462.

Allcock, L.M., Ullyart, K., Kenny, R.A., and Burn, D.J. (2004) Frequency of orthostatic hypotension in a community based cohort of patients with Parkinson's disease. *J Neurol Neurosurg Psychiatry,* 75: 1470–1471.

Ashour, R. and Jankovic, J. (2006) Joint and skeletal deformities in Parkinson's disease, multiple system atrophy, and progressive supranuclear palsy. *Mov Disord,* 21: 1856–1863.

Aurora, R.N., Zak, R.S., Maganti, R.K., et al. (2010) Best practice guide for the treatment of REM sleep behavior disorder (RBD). *J Clin Sleep Med,* 6: 85–95.

Bachmann, C.G. and Trenkwalder, C. (2006) Body weight in patients with Parkinson's disease. *Mov Dis,* 21: 1824–1830.

Bajaj, N.P., Gontu, V., Birchall, J., et al. (2010) Accuracy of clinical diagnosis in tremulous parkinsonian patients: a blinded video study. *J Neurol Neurosurg Psychiatry*, 81: 1223–1228.

Ballard, C.G. and Jones, E.L. (2010) CSF alpha-synuclein as a diagnostic biomarker for Parkinson disease and related dementias. *Neurology*, 75: 1760–1761.

Berwick, D.C. and Harvey, K. (2011) LRRK2 signaling pathways: the key to unlocking neurodegeneration?. *Trends Cell Biol*, 5: 257–265. doi:10.1016/j.tcb.2011.01.001.

Bienfait, K.L., Menza, M., Mark, M.H., et al. (2010) Impulsive smoking in a patient with Parkinson's disease treated with dopamine agonists. *J Clin Neurosci*, 17: 539–540.

Boesveldt, S., Verbaan, D., Dirk, L., et al. (2008) A comparative study of odor identification and odor discrimination deficits in Parkinson's disease. *Mov Dis*, 23: 1984–1990.

Braak, H., Del Tredici, K., Bratzke, H., et al. (2002) Staging of the intracerebral inclusion body pathology associated with idiopathic Parkinson's disease (preclinical and clinical stages). *J Neurol*, 249(Suppl. 3): 1432–1459.

Braak, H., Ghebremedhin, E., Rub, U., et al. (2004) Stages in the development of Parkinson's disease–related pathology. *Cell Tissue Res*, 318: 121–134.

Branchi, I., D'Andrea, I., Armida, M., et al. (2010) Striatal 6-OHDA lesion in mice: Investigating early neurochemical changes underlying Parkinson's disease. *Behav Brain Res*, 208: 137–143.

Bravo, G. and Cooper, I. (1959) A clinical and radiological correlation of the lesions produced by chemopallidectomy. *J Neurol Neurosurg Psychiatry*, 22: 1.

Chen, H., Huang, X., Guo, X., et al. (2010) Smoking duration, intensity, and risk of Parkinson disease. *Neurology*, 74 (11): 878–884.

Chen, H., Zhang, S.M., Hernan, M.A., et al. (2003) Nosteroidal anti-inflammatory drugs and the risk of Parkinson disease. *Arch Neurol*, 60: 1059–1064.

Claassen, D.O., Josephs, K.A., Ahlskog, J.E., et al. (2010) REM sleep behavior disorder preceding other aspects of synucleinopathies by up to half a century. *Neurology*, 75: 494–499.

Cummings, J., Isaacson, S., Mills, R., et al. (2013) Pimavanserin for patients with Parkinson's disease psychosis: a randomised, placebo-controlled phase 3 trial. *Lancet*, doi:S0140-6736(13)62106-6.

Dawson, T.M. and Dawson, V.L. (2003) Molecular pathways of neurodegeneration in Parkinson's disease. *Science*, 302: 819–822.

deLau, L.M. and Breteler, M.M. (2006) Epidemiology of Parkinson's disease. *Lancet Neurol*, 5: 525–535.

Deuschl, G., Schade-Brittinger, C., Krack, P., et al. (2006) A randomized trial of deep-brain stimulation for Parkinson's disease. *N Engl J Med*, 355: 896–898.

Fekete, R. and Jankovic, J. (2011) Revisiting the relationship between essential tremor and Parkinson's disease. *Mov Disord*, 26: 391—398.

Fernandez, H.H. and Friedman, J.H. (1999) Punding on L-dopa. *Mov Disord*, 14: 836–838.

Fernandez, H.H., Friedman, J.H., Jacques, C., and Rosenfeld, M. (1999) Quetiapine for the treatment of drug-induced psychosis in Parkinson's disease. *Mov Disord*, 14: 484–487.

Fernandez, H.H., Vanagunas, A., Odin, P., et al. (2013) Levodopa-carbidopa intestinal gel in advanced Parkinson's disease open-label study: interim results. *Parkinsonism Relat Disord*, 19(3): 339–345.

Ferrara, J., Diamond, A., Hunter, C., et al. (2010) Impact of STN-DBS on life and health satisfaction in patients with Parkinson's disease. *J Neurol Neurosurg Psychiatry*, 8: 315–319.

Fortin, D.L., Vemani, V.M., Nakamura, K., et al. (2010) The behavior of alpha-synuclein in neurons. *Mov Disord*, 25 (Suppl. 1): S21–S26.

Goetz, C.G., Fahn, S., Martinez-Martin, P., et al. (2007) Movement Disorder Society–sponsored revision of the Unified Parkinson's Disease Rating Scale (MDS-UPDRS): process, format, and clinimetric testing plan. *Mov Dis*, 22: 41–47.

Goetz, C.G., Ouyang, B., Negron, A., and Stebbins, G.T. (2010) Hallucinations and sleep disorders in PD: ten year prospective longitudinal study. *Neurology*, 75: 1773–1779.

Goetz, C.G., Pappert, E.J., Blasucci, L.M., et al. (1998) Intravenous levodopa in hallucinating Parkinson's disease patients: high dose challenge does not precipitate hallucinations. *Neurology*, 50: 515–517.

Goldstein, D.S., Holmes, C., Li, S.T., et al. (2000) Cardiac sympathetic denervation in Parkinson disease. *Ann Intern Med*, 133: 338–347.

Goldstein, D.S., Sharabi, Y., Karp, B.I., et al. (2007) Cardiac sympathetic denervation preceding motor signs in Parkinson disease. *Clin Auton Res*, 17: 118–121.

Hawkes, C.H., Del Tredici, K., and Braak, H. (2010) A timeline for Parkinson's disease. *Parkinsonism Relat Disord*, 16: 79–84.

Hornykiewicz, O. (2002) L-DOPA: from a biologically inactive amino acid to a successful therapeutic agent. *Amino Acids*, 23: 65–70.

Imam, S.Z., Zhou, Q., Yamamoto, A., et al. (2011) Novel regulation of parkin function through c-Abl-mediated tyrosine phosphorylation: implications for Parkinson's disease. *J Neurosci*, 31: 157–163.

Inzelberg, R. and Jankovic, J. (2007) Are Parkinson disease patients protected from some but not all cancers? *Neurology*, 69: 1542–1550.

Irvine, G.B., El-Agnaf, O.M., Shankar, G.M., and Walsh, D.M. (2008) Protein aggregation in the brain: the molecular basis for Alzheimer's and Parkinson's diseases. *Mol Med*, 14: 451–464.

Ishihara, L. and Brayne, C. (2006) What is the evidence for a premorbid parkinsonian personality: a systematic review. *Mov Disord*, 21 (8): 1066–1072.

Jankovic, J. (2002) Levodopa strengths and weaknesses. *Neurology*, 58: S19–S32.

Jankovic, J. (2005) Progression of Parkinson disease: are we making progress in charting the course? *Arch Neurol*, 62: 351–352.

Jankovic, J. (2008) Parkinson's disease: clinical features and diagnosis. *J Neurol Neurosurg Psychiatry*, 79: 368–376.

Jankovic, J. (2010) Camptocormia, head drop, and other bent spine syndromes: heterogeneous etiology and pathogenesis of parkinsonian deformities. *Mov Disord*, 25: 527–528.

Jankovic, J., Cardoso, F., Grossman, R.G., and Hamilton, W.J. (1995) Outcome after stereotactic thalamotomy for parkinsonian, essential, and other types of tremor. *Neurosurgery*, 37: 680–687.

Jankovic, J., McDermott, M., Carter, J., et al. (1990) Variable expression of Parkinson's disease: a baseline analysis of the DATATOP cohort. The Parkinson Study Group. *Neurology*, 40: 1529–1534.

Jankovic, J., Wooten, M., Van der Linden, C., and Jansson, B. (1992) Weight loss in Parkinson's disease. *South Med J*, 85: 351–354.

Johnson, M.D., Miocinovic, S., McIntyre, C.C., et al. (2008) Mechanisms and targets of deep brain stimulation in movement disorders. *Neurotherapeutics*, 5: 294–308.

Kalra, S., Grosset, D.G., and Benamer, H.T. (2010) Differentiating vascular parkinsonism from idiopathic Parkinson's disease: a systematic review. *Mov Disord*, 25: 149–156.

Karantzoulis, S. and Galvin, J.E. (2013) Update on dementia with Lewy bodies. *Curr Trans Geriatr and Exp Gerontol Rep*, 2:196–204.

Kenney, C., Simpson, R., Hunter, C., et al. (2007) Short-term and long-term safety of deep brain stimulation in the treatment of movement disorders. *J Neurosurg*, 106: 621–625.

Knuttson, E. (1972) An analysis of Parkinsonian gait. *Brain*, 95: 475–486.

Le, W., Chen, S., and Jankovic, J. (2009) Etiopathogenesis of Parkinson's disease: a New beginning? *Neuroscientist*, 15: 28–35.

Lippa, C.F., Duda, J.E., Grossman, M., et al. (2007) DLB and PDD boundary issues. *Neurology*, 68: 812–819.

Lücking, C.B., Dürr, A., Bonifati, C., and Vaughan, J. (2000) Association between early-onset Parkinson's disease and mutations in the Parkin gene. *N Engl J Med*, 342: 1560–1567.

Mahowald, M.W. (2006) Does 'idiopathic' REM sleep behavior disorder exist? *Sleep*, 29: 874–875.

Mahowald, M.W. and Schenck, C.H. (2010) The importance of longitudinal data on PD, hallucinations, and dream enacting behaviors. *Neurology*, 75: 1762–1763.

Mahowald, M.W., Cramer Bornemann, M.A., and Schenck, C.H. (2010) When and where do synucleinopathies begin? *Neurology*, 75: 488–489.

Matsuda, N., Sato, S., Shiba, K., et al. (2010) PINK1 stabilized by mitochondrial depolarization recruits Parkin to damaged mitochondria and activates latent Parkin for mitophagy. *J Cell Biol*, 189: 211–221.

Mehanna, R. and Jankovic, J. (2010) Respiratory problems in neurologic movement disorders. *Parkinsonism Relat Disord*, 16: 628–638.

Meppelink, A.M., de Jong, B.M., Renken, R., et al. (2009) Impaired visual processing preceding image recognition in Parkinson's disease patients with visual hallucinations. *Brain*, 132: 2980–2993.

Merello, M., Lees, A.J., Webster, R., et al. (1994) Effect of entacapone, a peripherally acting catechol-O-methyltransferase inhibitor, on the motor response to acute treatment with levodopa in patients with Parkinson's disease. *J Neurol Neurosurg Psychiatry*, 57: 186–189.

Milazzo, V., Di Stefano, C., Servo, S., et al. (2012) Neurogenic orthostatic hypotension as the initial features of Parkinson disease. *Clin Auton Res*, 22: 203–206.

Mostile, G. and Jankovic, J. (2009) Treatment of dysautonomia associated with Parkinson's disease. *Parkinsonism Relat Disord*, 15 (Suppl. 3): S224–S232.

Niimi, Y., Ieda, T., Hirayama, M., et al. (1999) Clinical and physiological characteristics of autonomic failure with Parkinson's disease. *Clinical Autonomic Research*, 9: 139–144.

Nuti, A., Ceravolo, R., Piccinni, A., et al. (2004) Psychiatric comorbidity in a population of Parkinson's disease patients. *Eur J Neurol*, 11: 315–320.

O'Sullivan, S.S., Djamshidian, A., Evans, A.H., et al. (2010) Excessive hoarding in Parkinson's disease. *Mov Disord*, 25: 1026–1033.

Obeso, J., Guridi, J., Rodriguez-Oroz, M.C., et al. (2001) Deep brain stimulation for Parkinson's Disease Study Group. Deep-brain stimulation of the subthalamic nucleus or the pars interna of the globus pallidus in Parkinson's disease. *N Engl J Med*, 345: 956–963.

Olanow, C.W., Kieburtz, K., Rascol, O., et al. (2013) Factors predictive of the development of Levodopa-induced dyskinesia and wearing off in Parkinson's disease. *Mov Disord*, 28: 1064–1071.

Ondo, W., Jankovic, J., Schwartz, K., et al. (1998) Unilateral thalamic deep brain stimulation for refractory essential tremor and Parkinson's disease tremor. *Neurology*, 51: 1063–1069.

Pan, T., Li, X., and Jankovic, J. (2011) The association between Parkinson's disease and melanoma. *International J Cancer* (in press).

Parkinson, J. (2002) An essay on the Shaking Palsy (reprint). *J Neuropsychiatry Clin Neurosci*, 14: 223–236.

Pearce, J.M.S. (1989) Aspects of the history of Parkinson's disease. *J Neurology, Neurosurgery, and Psychiatry*, (Suppl.): 6–10.

Pereira da Silva-Junior, F., Braga-Neto, P., Monte, F.S., and Sales de Bruin, V.M. (2005) Amantadine reduces the duration of levodopa-induced dyskinesia: a randomized, double-blind, placebo-controlled study. *Park Rel Dis*, 11:449–452.

Pinna, A., Simola, N., Frau, L., and Morelli M. (2013) Symptomatic and neuroprotective effects of A_{2A} receptor antagonists in Parkinson's disease. In: S. Masino and D. Boison (eds), pp. 361–384. New York: Adenosine, Springer.

Polymeropoulos, M.H., Lavedan, C., Leroy, E., et al. (1997) Mutation in the alpha-synuclein gene identified in families with Parkinson's disease. *Science*, 276: 2045–2047.

Pontone, G.M., Williams, J.R., Anderson, K.E., et al. (2009) Prevalence of anxiety disorders and anxiety subtypes in patients with Parkinson's disease. *Mov Disord*, 24: 1333–1338.

Racette, B.A., Good, L.M., Kissel, A.M., et al. (2009) A population-based study of Parkinsonism in an Amish community. *Neuroepidemiology*, 33 (3): 225–230.

Raethjen, J., Austermann, K., Witt, K., et al. (2008) Provocation of Parkinsonian tremor. *Mov Disord*, 23: 1019–1023.

Ravina, B., Tanner, C., Dieuliis, D., et al. (2009) A longitudinal program for biomarker development in Parkinson's disease: a feasibility study. *Mov Disord*, 24: 2081–2090.

Ray Chaudhuri, K., Pal, S., Forbes, A., et al. (2001) Does nocturnal sleep disturbance contribute to excessive daytime sleepiness in Parkinson's disease [abstract]. *J Neurol Sci*, S395: 1162.

Ritz, B., Rhodes, S.L., Qian, L., et al. (2010) L-type calcium channel blockers and Parkinson disease in Denmark. *Ann Neurol*, 67: 600–606.

Rubio de la Torre, E., Luzon-Toro, B., Forte-Lago, I., et al. (2009) Combined kinase inhibition modulates parkin inactivation. *Hum Mol Genet*, 18: 809–823.

Russmann, H., Ghika, J., Combrement, P., et al. (2004) L-Dopa induced dyskinesia improvement after STN-DBS depends upon medication reduction. *Neurology*, 63: 153–155.

Rye, D.B. and Jankovic, J. (2002) Emerging views of dopamine in modulating sleep/wake state from an unlikely source: PD. *Neurology*, 58: 341–346.

Schapira, A.H., Barone, P., Hauser, R.A., et al. (2013a) The Pramipexole ER Studies Group. Patient-reported convenience of once-daily versus three-times-daily dosing during long-term studies of pramipexole in early and advanced Parkinson's disease. *Eur J Neurol*, 20: 50–56.

Schapira, A., Fox, S., Hauser, R., et al. (2013b) Safinamide Add on to L-Dopa: A Randomized, Placebo-Controlled, 24-Week Global Trial in Patients with Parkinson's Disease (PD) and Motor Fluctuations (SETTLE) (P01.062). Neurology; 80 (Meeting Abstracts 1).

Schenck, C.H., Bundlie, S.R., and Mahowald, M.W. (1996) Delayed emergence of a parkinsonian disorder in 38% of 29 older men initially diagnosed with idiopathic rapid eye movement sleep behaviour disorder. *Neurology*, 46: 388–393.

Schenck, C.H., Lee, S.A., Cramer Bornemann, M., and Mahowald, M.W. . (2009) Potentially lethal behaviors associated with rapid eye movement sleep behavior disorder (RBD): review of the literature and forensic implications. *J Forensic Sci*, 54: 1475–1484.

Shahed, J. and Jankovic, J. (2007) Exploring the relationship between essential tremor and Parkinson's disease. *Parkinsonism Relat Disord*, 13: 67–76.

Sharabi, Y., Imrich, R., Holmes, C., et al. (2008) Generalized and neurotransmitter-selective noradrenergic denervation in Parkinson's disease with orthostatic hypotension. *Mov Disord*, 23: 1725–1732.

Shiba, M., Bower, J.H., Maraganore, D.M., et al. (2000) Anxiety disorders and depressive disorders preceding Parkinson's disease: a case-control study. *Mov Disord*, 15: 669–677.

Silvestri, L., Caputo, V., Bellachino, E., et al. (2005) Mitochondrial import and enzymatic activity of PINK1 mutants associated to recessive parkinsonism. *Hum Mol Genet*, 14: 3477–3492.

Stefani, A., Lozano, A.M., Peppe, A., et al. (2007) Bilateral deep brain stimulation of the pedunculopontine and subthalamic nuclei in severe Parkinson's disease. *Brain*, 130: 1596–1607.

Tang, C.C., Poston, K.L., Dhawan, V., and Eidelberg, D. (2010) Abnormalities in Metabolic Network Activity Precede the Onset of Motor Symptoms in Parkinson's Disease. *J Neurosci*, 30: 1049–1056.

Tanner, C.M., Ross, G.W., Jewell, S.A.,, et al. (2009) Occupation and risk of parkinsonism: A multicenter case-control study. *Arch Neurol*, 66: 1106–1113.

Tokuda, T., Qureshi, M.M., Ardah, M.T., et al. (2010) Detection of elevated alpha-synuclein oligomers in CSF from patients with Parkinson disease. *Neurology*, 75: 1766–1772.

Tzen, K.Y., Lu, C.S., Yen, T.C., et al. (2001) Differential diagnosis of Parkinson's disease and vascular Parkinsonism by [99mTc]-TRODAT-1. *J Nucl Med*, 42: 408–413.

Uitti, R.J., Wharen, R.E., Turk, M.F., et al. (1997) Unilateral pallidotomy for Parkinson's disease: comparison of outcome in younger versus elderly patients. *Neurology*, 49: 1072–1077.

Verhagen Metman, L., Del Dotto, P., van den Munckhof, P., et al. (1998) Amantadine as treatment for dyskinesias and motor fluctuations in Parkinson's disease. *Neurology*, 50: 1323–1326.

Williams, D.R. and Lees, A.J. (2005) Visual hallucinations in the diagnosis of idiopathic Parkinson's disease: a retrospective autopsy study. *Lancet Neurol*, 4: 605–610.

Winikates, J. and Jankovic, J. (1999) Clinical correlates of vascular parkinsonism. *Arch Neurol*, 56: 98–102.

Wolters, E.C., van der Werf, Y. D., and van den Heuvel, O.A. (2008) Parkinson's disease–related disorders in the impulsive-compulsive spectrum. *J Neurol*, 255 (Suppl. 5): 48–56.

Wu, Y., Le, W., and Jankovic, J. (2011) Preclinical biomarkers of Parkinson's disease. *Arch Neurol*, 68: 22–30.

Yamamoto, A., Friedlein, A., Imai, Y., et al. (2005) Parkin phosphorylation and modulation of its E3 ubiquitin ligase activity. *J Bio Chem*, 280: 3390–3399.

York, M.K., Dulay, M., Macias, A., et al. (2008) Cognitive declines following bilateral subthalamic nucleus deep brain stimulation for the treatment of Parkinson's disease. *J Neurol Neurosurg Psychiatry*, 79: 789–795.

York, M.K., Wilde, E.A., Simpson, R., and Jankovic, J. (2009) Relationship between neuropsychological outcome and DBS surgical trajectory and electrode location. *J Neurol Sci*, 287: 159–171.

Zarranz, J.J., Alegre, J., Gòmez-Esteban, J.C., et al. (2004) The new mutation, E46K, of -synuclein causes parkinson and Lewy body dementia. *Ann Neurol*, 55: 164–173.

Zhang, Y., Gao, J., Chung, K.K., et al. (2000) Parkin functions as an E2-dependent ubiquitin-protein ligase and promotes the degradation of the synaptic vesicle associated protein, CDCrel-1. *PNAS*, 97: 13354–13359.

第二节 特发性震颤和其他震颤性疾病
Holly Shill

引言

震颤是身体的一个或多个部分的非自主的、有节律的、振荡的运动。它是由拮抗肌交替或同步收缩产生的（图 12.6）。震颤几乎在所有正常人均可通过肌电图（EMG）和加速度计记录到。绝大多数属于生理性震颤，并被认为对产生自发性运动是必需的（Elble 和 Randall, 1976; 1978）。当震颤增强时，不论生理性震颤的增强还是某种特殊疾病（如帕金森病），它都可能变得令人烦恼并需要治疗。本章节对震颤的特征和病理性震颤的情况进行综述。

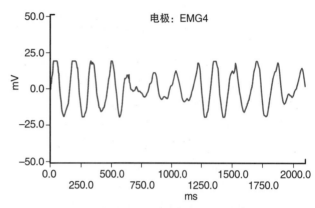

图 12.6 震颤表现正弦震荡的加速度测量器

震颤的临床表现

检查患者各种各样的姿势和运动。评估头、颈、四肢和躯干的震颤发作。如果震颤很明显，要结合震颤出现的部位及震颤的频率，来明确诊断。以下分类适用于讨论临床实践中通常遇到的震颤。

● 静止性震颤发生在没有随意运动的情况下。静止性震颤多见于上肢，但还要注意腿部、嘴唇和 / 或下颌等部位是否也有。在特发性震颤（ET），头 / 颈部的震颤是左右晃动（"no-no"），而在帕金森疾病（PD）的头部，常会引起唇颤或下颌的左右震颤。静止性震颤可能会被注意力集中而诱发，比如闭上眼睛并从 100 开始倒数 7 秒。有时让患者行走，可以注意到放松的手臂出现震颤，才能看到 PD 的静息性震颤。

● 姿势性震颤（Postural tremor）是抵抗地心引力自主保持姿势时发生的震颤。让患者将两臂向前方伸直来评估。坐位时也可用同样的方式在腿部评估。维持胳膊弯曲和展开双手伸向下颌而不触摸到的姿势常常可以引发特发性震颤。红核震颤或小脑震颤，也可以用这种姿势观察。

● 运动 / 动作性型震颤（kinetic/action tremor）是在自主运动过程中出现的震颤。让患者做指鼻试验或跟膝胫试验时可以观察到典型震颤。其他功能性的评估，比如让患者用杯子喝水或用手写字也可以很好地用来观察震颤。画一个阿基米德螺旋线也会引发这种运动性震颤（图 12.7）。

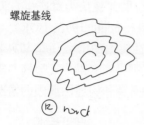

图 12.7 特发性震颤患者的阿基米德螺旋线

● 任务 - 特异性震颤（task-specific tremor）是在执行特殊技巧性运动时的动作性震颤。这个术语通常用来指在特殊环境下引发的震颤，一般不常被看到。原发性写作震颤是仅仅在写作时发生的震颤，而不是某种姿势或者手指鼻时的震颤。

● 直立性震颤（orthostatic tremor）是当站立时，下肢或者躯干的震颤。患者一般站立不动保持一段时间（通常大约 1 分钟）后引发。再继续观察，还可以看到腿部的屈曲型运动代替了震颤（图 12.8a）。当患者在腿屈曲时做肌电图检查，会看到高频（13~16Hz）震颤活动（图 12.8b）。此外，因为这个高频率在听力范围内，通过听诊腿部肌肉可感知该震颤。

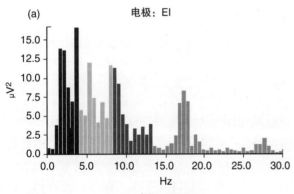

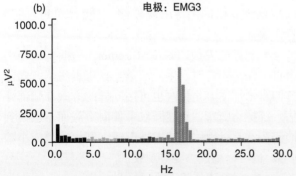

图 12.8 （a）直立性震颤在腿部加速测量器被观察到的不同以低频为主的谱峰。（b）直立性震颤中胫骨前肌的肌电图观察到的狭窄 17Hz 谱峰

特发性震颤

经典的特发性震颤（EF）指的是单一症状的震颤疾病（姿势性和意向性震颤），最常见双侧手部对称的姿势和运动性震颤。常常称之为活动性震颤，指的是自主性肌肉运动时发生的震颤。特发性震颤的诊断指南已经制定（Deuschl 等，1998），主要标准包括双侧手和前臂的活动性震颤，没有其他神经体征（除了齿轮状强直）和（或）没有异常姿势的头部震颤（肌张力障碍）。次要诊断标准包括病程长（最好超过 3 年）、阳性家族史及对酒精反应良好。如果只出现强烈的单侧震颤（提示帕金森综合征），症状出现突然，或最近在用可导致震颤的药物，这些都是危险信号，需要进一步排除其他诊断。

流行病学研究认为 ET 是相对常见的疾病，发病率随增龄而升高。基于人群研究的 Meta 分析显示它影响约 6.3% 的 65 岁以上的人群，超过 90 岁的人差不多占到 21%（Louis 和 Ferreira，2010）。一个运动障碍门诊的调查显示 60% 患者有阳性家族史（Lou 和 Jankovic，1991）；这个百分比可能在基于人群的研究中相当低，尤其是当起病年龄较大时。该疾病并没有性别倾向和明显的种族倾向。

随时间的推移，许多有长期 ET 的患者可能有轻度的小脑症状，如共济失调步态（Singer 等，1994；Hubble 等，1997）。也会出现听力障碍，尽管目前尚无确切数据支持（Ondo 等，2003；Benito-Leon 等，2007）。最近，流行病学研究提示，迟发 ET（年龄超过 65 岁）患者的痴呆或认知障碍的风险增加（BenitoLeon 等，2006；Bermejo-Pareja 等，2007）。但是，这是与特发性震颤相关，还是发病年龄提前了，目前还不十分清楚。据报道，在老年人与特发性震颤类似的震颤也许是神经变性疾病比如阿尔茨海默病的首发症状（Elble 等，2007）。

特发性震颤和帕金森病的重叠的问题经常会引起讨论。有些患者的家族史这两种情况均有，提示在少数情况下这两种疾病拥有某些共同的潜在基因危险因素（Yahr 等，2003；Spanki 和 Plaitakis，2009）。此外，以震颤为主的帕金森病可能由特发性震颤起病（Geraghty 等，1985；Minen 和 Louis，2008）。在一项大型的西班牙流行病学调查中，活动性震颤的老年患者随时间进展为 PD 的相对风险值为 3.47（Benito-Leon 等，2005）。尽管这个风险看起来很高，但是因为 PD 的相对不常见而使实际情况被缓冲了，并且该研究中的许多受试者可能并不完全符合典型的特发性震颤,例如,震颤的持续时间可能小于一年。这项结果提示应该密切随访震颤相对时间短的老年患者,不应该只凭经验就确定他们的震颤是良性的。

特发性震颤、帕金森病和痴呆之间的关联提出了把特发性震颤的诊断标准重新定义分为三大类(Deuschl 和 Elble,2009)。首先,是遗传性特发性震颤,指那些满足前述特发性震颤诊断标准的患者,有至少一个受影响的家族成员,发病年龄小于 65 岁。其次,散发性特发性震颤,与上述情况相类似但没有家族史。最后,老年性特发性震颤指的是年龄在 65 岁以上有或没有家族史。最后这一组也许有更多退行性病理改变,比如帕金森综合征。当这些分类被广泛接受时,更要谨慎对待老年起病并伴有认知障碍和帕金森综合征的患者。

特发性震颤的病理生理

特发性震颤的病理生理已得到广泛研究。常规脑影像检查通常是正常的,但是磁共振光谱学和血流的影像学检查支持小脑循环的异常,表现在小脑 - 丘脑 - 皮质环路过度活跃(Hallet 和 Dubinsky,1993;Jenkins 等,1993;Pagan 等,2003)。遗传研究已经将特发性震颤与遗传性疾病的某些基因位点联系起来(Gulcher 等,1997;Higgins 等,1997),但是目前还没有锁定特定的基因异常。尽管在大样本的家庭性特发性震颤的研究中尚未确定基因突变,但是在全基因组关联的研究中已经发现 LINGO1 中的多态性与特发性震颤相关(Stefansson 等,2009)。近年来,关于特发性震颤的神经病理研究依然很少。大多数早期研究强调特发性震颤缺乏一致的脑病理改变。加拿大 Satkatchewan 运动障碍中心对 20 例特发性震颤患者进行了随访,这是目前针对 ET 最大规模的临床研究(Rajput 等,2004)。在研究中发现,除了帕金森症的附加特征(6/20),没有发现特殊的病理改变。另一项做为"檀香山 - 亚洲老龄化研究"中的一部分(Ross 等,2004),对 11 例患者进行了脑神经病理检查,仍未发现一致的病理改变。最近,两个更大系列研究发现,与对照组相比,ET 组的脑尸检显示出更明显的小脑病理改变(Louis 等,2007;Shill 等,2008)。其中一个研究发现在 ET 患者的蓝斑部位的路易体出现频率很高(Louis 等,2007),但是另一个研究并未证实这一点(Shill 等,2008),所以目前在病理上帕金森综合征和特发性

震颤之间的联系仍不清楚。考虑到影像学和病理学均把目光聚焦到小脑,小脑可能与特发性震颤发生相关。然而,小脑的异常是原发性的神经退化过程,还是继发性于长期震颤的结果,目前仍处于争议中。研究提示酒精(Klebe 等,2005)和深部脑刺激(DBS)可以改善小脑的临床症状,比如共济失调步态和眨眼反射的减少等(Kronenbuerger 等,2008),这一点支持小脑异常的一部分原因归于长期震颤的功能性结果,而不是由退行性病变引起。

震颤的治疗

对大部分患者来说,震颤的治疗主要针对持续存在的症状和病因为,进行药物、行为心理及外科干预相结合的综合治疗。

特发性震颤

特发性震颤是最常见的神经系统疾病之一,也有许多患者因为此病致残(Busenbark 等,1991;Koller 等,1994;Brin 和 Koller,1998)。虽然患病率高,生活质量也会受影响,并且除了丘脑深部脑刺激法(DBS)外,还没有针对这种情况开发和批准任何疗法。但是,美国神经病学会已经公布了治疗 ET 的临床范围(Zesiewics 等,2005)。最常用的药物和研究最多的是扑米酮(primidone)和普萘洛尔。

扑米酮(primidone)研究最为广泛,许多研究都支持它的疗效(Koller 和 Royse,1986;Sasso 等,1988)。初始剂量为睡前 25~50mg,每隔几周就增加剂量直到出现满意效果,或者达到 250~350mg 为止。应该警告患者有 25% 的潜在急性药物反应,但随着用药时间延长会有所改善。扑米酮可以长期服用并且耐受性良好,上述剂量是用于治疗 ET 的经典剂量(<500mg)(Sasso 等,1991)。嗜睡、失平衡和认知改变的不良反应发生率低,在老年患者中也可以较安全应用。

普萘洛尔(propranolol)和其他 β 受体阻断药也有很多临床研究,也是特发性震颤的一线用药(Cleeves 和 Findley,1984;Cleeves 和 Findley,1988)。治疗关键是要缓慢加量来达到有效剂量,剂量为每日 240~320mg。患者更喜欢长效制剂(Cleeves 和 Findley,1988)。治疗效果与扑米酮相似,可以看到震颤幅度减小约 40%~50%。当同时需要治疗心血管疾病及特发性震颤时,应首选 β 受体阻断药而不是扑米酮。应用 β 受体阻断药的相对

禁忌证包括充血性心力衰竭、支气管痉挛疾病、糖尿病及二度或三度房室传导阻滞。β受体阻断药的副作用包括沮丧、疲乏和阳痿。

加巴喷丁（gabapentin）已经证明在治疗癫痫、附加治疗（add-on therapy）和神经性疼痛，尤其是疱疹后神经痛方面有较好疗效。在几项双盲及安慰剂对照研究中，对61例ET患者进行了加巴喷丁疗效的研究（Pahwa等，1998；Gironell等，1999；Ondo等，2000）。在最初的一项研究中，有20例受试者与安慰剂组比较，并没有显著疗效（评估方法是用临床评定量表），但是对1 800mg/d的用药剂量有良好耐受性（Pahwa等，1998）。在另一项对25例患者3个月的对比研究中，比较了1 800mg/d和3 600m/d的用药疗效（与安慰剂组对比），用日常生活量表的评定结果显示患者的整体生活质量和活动均有明显改善（比基线值改善3%~40%，P<0.05）（Ondo等，2000）。与1 800mg/d相比，3 600mg/d没有获得额外效果，但同样也有很好的耐受性。一项对比研究表明加巴喷丁（400mg，一天三次）和普萘洛尔（40mg一天三次）的效果相似（Gironell等，1999）。也有证据显示这个药物对神经病性震颤（Saverino等，2001）和体位性震颤（Onofrj等，1998b；Rodrigues等，2005；Rodrigues等，2006）的治疗也有疗效。在一项大样本的带状疱疹神经痛的研究中（50%的受试者在75岁以上），结果显示加巴喷丁的不良反应的发生率仅略高于接受该药治疗的年轻癫痫患者。由于该药物没有明显的药物交互作用和主要器官的毒性作用，所以特别适合老年人群。但每日3次的给药方案会让一些患者依从性下降。

托吡酯（topiramate）用于治疗癫痫和偏头痛。一项研究观察了245例ET患者的托吡酯治疗效果（双盲及安慰剂组对照），结果显示其中2/3有显著疗效（Onofrj等，1998b；Connor，2002；Rodrigues等，2005；Frima和Grunewald，2006；Ondo等，2006；Rodrigues等，2006）。一项在208名受试者中的研究显示，在平均剂量为292mg/d时，震颤的主观和客观测量均得到显著改善（Ondo等，2006）。托吡酯低剂量就可以显示疗效，例如低于100mg/d仍可见效（Gatto等，2003；Ondo等，2006）。在一项老年人群（平均年龄为61岁）的双盲研究中（Ondo等，2006），当用药12周以上时，31.9%出现与剂量相关的副作用，其中认知功能下降的发生率是13%。因此，那些高龄和/或有基础认知障碍的ET患者可能不适合使用托吡酯。在大多数的托吡酯的研究中，食欲下降和体重减轻的发生率为10%~22%，并且有肾结石的风险，建议在体弱的ET患者中应该谨慎使用。

普瑞巴林（pregabalin）用于治疗糖尿病神经痛、纤维肌痛和带状疱疹神经痛，以及成人部分复杂性癫痫发作的辅助治疗。两篇个案报道显示普瑞巴林治疗ET有效（Zesiewicz等，2007b；Alonso-Navarro等，2008）。一项有22例ET的双盲安慰剂对照研究显示，在用药剂量为286.8mg/d时，患者的震颤幅度明显减少（Zesiewicz等，2007a）。因为药的副作用，使1/3的ET患者中途退出。普瑞巴林的常见副作用包括头晕、瞌睡、口干和水肿。较少见的副作有体重增加、视物不清和视力下降，也有少数报道血管性水肿。对于那些难治性的ET患者可以考虑使用普瑞巴林，尽管该药物对于治疗ET的有效性还需要更多研究来证实。

肉毒毒素（botulinum toxin）对治疗特发性震颤的研究显示，肉毒杆菌毒素是通过在神经肌肉接头处形成的短暂的去神经支配而起作用的，认为特发性震颤是肉毒毒素治疗的适应症之一（Simpson等，2008）。一项对14例ET进行的疗效观察显示，其中5例有中度到显著的改善，但需要更多的临床试验支持。一项对20例难治性四肢震颤的双盲临床研究显示，患者的日常活动、震颤等级评分、加速度测量均较基线水平改善（Pacchetti等，2000）。这个研究是根据肌肉活动的方式针对每个受试者量身定制治疗方法，平均总剂量为95.5单位的A型肉毒杆菌毒素（Dysport），在治疗3个月时，患者的震颤有持续而显著的改善，但这种效果会在持续5个月后会衰减。一项包括25例手震颤的患者与安慰剂对照研究后显示，积极治疗后75%的患者症状有轻至中度改善，而安慰剂组仅有27%改善（Jankovic和Schwartz，1991）。在另一项研究中，133例患者用50或100单位的肉毒素（Botox），通过临床等级量表评分显示，与安慰剂组比较，治疗组在治疗4~16周后前臂腕部的屈曲和伸展姿势的震颤均有明显改善，在运动性震颤及日常生活方面患者仅有中度改善（Brin等，2001）。副作用为治疗效果欠佳（运动性震颤）及药物引起双手无力，所以肉毒素仅考虑用于难治性的患者。

肉毒杆菌毒素对于患有顽固性头部和/或声音震颤的患者尤其适合，因为这些症状通常是由较少的过度活跃的肌肉所引起，非常适合肉毒杆菌毒，因为它可以提供非常精准而局灶性的治疗。一项开放标签设计的研究，对43例头部震颤的受试者在双侧头夹肌（splenius capitus muscles）注射了A型肉毒素（Dysport）（Wissel 等，1997）。结果显示所有单纯头部震颤而没有肌张力障碍的患者（n=14）与基线水平相比，均看到明显改善（通过临床等级量表和加速度计测量评估）。治疗也显示良好的耐受性，这使得该方法成为严重头部震颤的合理治疗选择。肉毒素注射对声带震颤的研究也显示有效（Warrick 等，2000；Adler 等，2004）。主要副作用是喘息（11/13）和吞咽困难（3/13）。

丘脑的腹内侧核［ventral intermediate（VIM）nucleus of the thalamus］的电刺激可以用于适合外科手术而药物疗效不佳的 ET 患者。在 70%~100% 的患者中观察到了对震颤有明显疗效（Blond 等，1992；Benabid 等，1996；Koller 等，1997），对于那些重度患者，明显比药物治疗更有效。与手术相关的急性副作用主要包括潜在的症状性颅内出血。长期的硬件并发症也可能发生，包括导线的腐蚀和断裂、皮肤腐烂及感染。与电刺激相关的副作用包括失衡和构音困难，这有时会破坏接近完美的震颤控制。设备必须定时更换电池，对那些需要高刺激参数的患者来说，至少每 2 年要换一次，可充电的装置需要每 9 年换一次。

在 DBS 开展之前，通常选择单侧丘脑切开术，但现在很少用了。但是，对于那些住在偏远地区，或者有硬件并发症高风险的人群来说，仍然可以考虑。

帕金森综合征震颤

尽管本章节不是对 PD 的治疗方法进行广泛回顾，但是，以震颤为主要表现的 PD 的治疗还是有必要在本章中加以复述。震颤为主的 PD 对左旋多巴治疗可能反应不完全或者根本无效，这会让临床医生认为不是典型的 PD。与左旋多巴相比，多巴胺激动药在控制震颤（尤其是姿势性震颤）方面疗效更好。（Koller 等，1989）。但是用药剂量比治疗早期 PD 要大很多（Pogarell 等，2002；Schrag 等，2002）。抗胆碱能药（Anticholinergics）也可能有效，因为在疾病早期，有些患者可以对抗胆碱能药治疗有反应而对典型的多巴胺能药治疗却无效（Koller，1986）。虽然在 PD 震颤中，金刚烷胺的治疗效果尚缺乏证据支持，但仍可以尝试使用。氯氮平已经在 PD 震颤中进行了研究，即使在其他治疗失败的患者中也可能有效（Jansen，1994），但是由于粒细胞缺乏症的潜在副作用，因此需要定期进行血液监测，这使它的应用受到限制。丘脑底核（subthalamic nucleus）的 DBS 在治疗耐药性 PD 震颤中非常有效（Krack 等，1998）。

原发性书写震颤

这是一个相对少见的疾病，该术语仅适用于仅在书写（A 型）或书写姿势（B 型）时发生的震颤。它是特发性震颤的不同类型，还是肌张力失调，或者是独立疾病还存在争论。尽管一些病例有兴奋 / 拮抗肌收缩的典型肌张力障碍表现，生理学评估提示它更像是特发性震颤。可以用治疗 ET 的药物来治疗，如苯海索（trihexyphenidyl）或者肉毒毒素（Papapetropoulos 和 Singer，2006）。其他的任务特异性震颤比如发生在某些技能专业人员（高尔夫球员、音乐家）也考虑是同一类的（McDaniel 等，1989）。

直立性震颤

直立性震颤通常表现为站立不稳，行走后改善（Heilman，1984）。腿部会表现出频繁屈曲，尽管神经查体时并未发现真正的肌无力表现。这种不寻常的表现有时会误诊为心理性疾病。站立位肌电图检查对诊断至关重要，可以记录到在其他任何震颤情况下都看不到的典型 13~18Hz 频率。由于四肢和躯干高度一致，因此震颤被认为是起源于中枢（Thompson 等，1986）。基础病理生理表现还不明确。直立性震颤的药物治疗选择氯硝西泮（clonazepam）（Heilman，1984）或者加巴喷丁（gabapentin）。

药物引起的震颤

很多药物可以引起震颤（表 12.1）。通常，这些震颤是增强了的生理震颤，并且在临床上和早期 ET 不好鉴别。对于由于肾上腺素能刺激引起的震颤尤其如此，例如支气管扩张药和咖啡因。有一些药物诱发的震颤是由中枢介导的，这包括多巴胺受体阻断药（例如抗精神病药或止吐药）引起的震颤。锂剂、可卡因、甲基苯丙胺（methamphetamines）以及戒断现象（酒精、苯二氮䓬类等）也是中枢性的。

表 12.1　引起震颤的药物

咖啡因	三苯氧胺	三环抗抑郁药
支气管扩张药	镇吐药	他克莫司
丙戊酸	神经松弛药	环孢素
胺碘酮	利舍平	美西律
锂	四苯喹嗪	可卡因
甲基黄嘌呤	妥卡尼	甲基苯丙胺
支气管扩张药	左乙拉西坦	
皮质类固醇	甲状腺激素	

特别提到的是丙戊酸钠（valproate），因为它可能会导致大约 10% 的患者在开始服药后发生动作性震颤发生（Karas 等，1982），但是在药物应用一段时间后，很少引起可逆性帕金森效应（Onofrj 等，1998a；Shill 和 Fife，2000）。胺碘酮（amiodarone）有相似的临床表现，可以引起震颤和帕金森效应，也可引起周围神经病（Werner 和 Olanow，1989；Orr 和 Ahlskog，2009）。

致残性药物引起的震颤的治疗主要是减量或停止相关药物应用。但是，当这些药物用来治疗有潜在生命危险或者致残性疾病，如精神分裂症（抗精神病药）或移植后免疫抑制治疗（如他克莫司，tacrolimus）却很难停药。抗精神病药的帕金森效应通常会被抗胆碱能药，如苯海索（trihexyphenidyl）或苯扎托品（benztropine）部分阻断，但 β 受体阻断药无效（Metzer 等，1993）。丙戊酸钠导致的震颤也许对 β 受体阻断药治疗有效但对金刚烷胺或者苯扎托品无效（Karas 等，1983）。锂剂引起的震颤对 β 受体阻断药有效（Gelenberg 和 Jefferson，1995）。

小脑震颤

典型小脑震颤的病变部位在脑干上部的小脑流出道部分。血管性、外伤、脱髓鞘等病变可以导致震颤。震颤一般情况是 2~3Hz 低频率并由动作诱发（意向性震颤）。查体时可看到，当手接近嘴部时有扑翼样表现。治疗多发性硬化患者的震颤与 ET 相似（Koch 等，2007）。双盲试验研究显示应用 5-羟色胺类药物疗效不佳（Bier 等，2003）。难治性小脑性震颤可以考虑丘脑电刺激术，但不如 ET 的治疗效果好（Koch 等，2007；Schuurman 等，2008；Torres 等，2010）。

神经病性震颤

震颤也常见于某些获得性或遗传性神经病，特别是脱髓鞘病变（Yeung 等，1991；Cardoso 和 Jankovic，1993；Dalakas 等，1984）。临床上和 ET 不好鉴别。没有特殊治疗，可以用治疗 ET 的经典方法。

精神性震颤

精神性震颤在老年患者中不常见，但在本章也给予补充陈述（Koller 等，1989；Shill 和 Gerber，2006；Kenney 等，2007）。特别是女性患者突然出现症状或症状突然加重需要考虑这个诊断。有些特征可以将精神性震颤与器质性震颤加以区分。精神性震颤在注意力分散时震颤幅度会减少或消失。且手指通常不会像在 ET 或帕金森综合征中那样被累及。患者也许有一个"共激活征"（coactivation sign），指的是四肢被动运动的肌肉紧张。可表现多种躯体症状和其他一些假性神经体征（失控性无力、偏身感觉缺失、假性运动迟缓）。

精神性震颤的治疗较困难（Feinstein 等，2001；Thomas 等，2006）。尽可能早地让患者知道诊断很重要，症状持续时间短提示预后良好。治疗措施要结合康复、精神和心理的综合治疗。

（王忠莉　译，杨春慧　校）

参考文献

Adler, C.H., Bansberg, S.F., Hentz, J.G., et al. (2004) Botulinum toxin type A for treating voice tremor. *Arch Neurol*, 61: 1416–1420.

Alonso-Navarro, H., Fernandez-Diaz, A., Martin-Prieto, M., et al. (2008) Tremor associated with chronic inflammatory demyelinating peripheral neuropathy: Treatment with pregabalin. *Clin Neuropharmacol*, 31: 241–244.

Benabid, A.L., Pollak, P., Gao, D., et al. (1996) Chronic electrical stimulation of the ventralis intermedius nucleus of the thalamus as a treatment of movement disorders. *J Neurosurg*, 84: 203–214.

Benito-Leon, J., Bermejo-Pareja, F., and Louis, E.D. (2005) Incidence of essential tremor in three elderly populations of central Spain. *Neurology*, 64: 1721–1725.

Benito-Leon, J., Louis, E.D., and Bermejo-Pareja, F. (2006) Elderly-onset essential tremor is associated with dementia. *Neurology*, 66: 1500–1505.

Benito-Leon, J., Louis, E.D., and Bermejo-Pareja, F. (2007) Reported hearing impairment in essential tremor: a population-based case-control study. *Neuroepidemiology*, 29: 213–217.

Bermejo-Pareja, F., Louis, E.D., and Benito-Leon, J. (2007) Risk of incident dementia in essential tremor: a population-based study. *Mov Disord*, 22: 1573–1580.

Bier, J.C., Dethy, S., Hildebrand, J., et al. (2003) Effects of the oral form of ondansetron on cerebellar dysfunction. A multi-center double-blind study. *J Neurol*, 250: 693–697.

Blond, S., Caparros-Lefebvre, D., Parker, F., et al. (1992) Control of tremor and involuntary movement disorders by chronic stereotactic stimulation of the ventral intermediate thalamic nucleus. *J Neurosurg*, 77: 62–68.

Brin, M.F. and Koller, W. (1998) Epidemiology and genetics of essential tremor. *Mov Disord*, 13 (Suppl. 3): 55–63.

Brin, M.F., Lyons, K.E., Doucette, J., et al. (2001) A randomized, double masked, controlled trial of botulinum toxin type A in essential hand tremor. *Neurology*, 56: 1523–1528.

Busenbark, K.L., Nash, J., Nash, S., et al. (1991) Is essential tremor benign? *Neurology*, 41: 1982–1983.

Cardoso, F.E. and Jankovic, J. (1993) Hereditary motor-sensory neuropathy and movement disorders. *Muscle Nerve*, 16: 904–910.

Cleeves, L. and Findley, L.J. (1984) Beta-adrenoreceptor mechanisms in essential tremor: a comparative single dose study of the effect of a non-selective and a beta-2 selective adrenoreceptor antagonist. *J Neurol Neurosurg Psychiatry*, 47: 976–982.

Cleeves, L. and Findley, L.J. (1988) Propranolol and propranolol-LA in essential tremor: a double blind comparative study. *J Neu-*

rol Neurosurg Psychiatry, 51: 379–384.

Connor, G.S. (2002) A double-blind placebo-controlled trial of topiramate treatment for essential tremor. *Neurology,* 59: 132–134.

Dalakas, M.C., Teravainen, H., and Engel, W.K. (1984) Tremor as a feature of chronic relapsing and dysgammaglobulinemic polyneuropathies. Incidence and management. *Arch Neurol,* 41: 711–714.

Deuschl, G. and Elble, R. (2009) Essential tremor—neurodegenerative or nondegenerative disease towards a working definition of ET. *Mov Disord,* 24: 2033–2041.

Deuschl, G., Bain, P., and Brin, M. (1998) Consensus statement of the Movement Disorder Society on Tremor. Ad Hoc Scientific Committee. *Mov Disord,* 13 (Suppl. 3): 2–23.

Elble, R.J. and Randall, J.E. (1976) Motor-unit activity responsible for 8- to 12-Hz component of human physiological finger tremor. *J Neurophysiol,* 39: 370–383.

Elble, R.J. and Randall, J.E. (1978) Mechanistic components of normal hand tremor. *Electroencephalogr Clin Neurophysiol,* 44: 72–82.

Elble, R.J., Dubinsky, R.M., and Ala, T. (2007) Alzheimer's disease and essential tremor finally meet. *Mov Disord,* 22: 1525–1527.

Evidente, V.G., Adler, C.H., Caviness, J.N., and Gwinn, K.A. (1998) Effective treatment of orthostatic tremor with gabapentin. *Mov Disord,* 13: 829–831.

Feinstein, A., Stergiopoulos, V., Fine, J., and Lang, A.E. (2001) Psychiatric outcome in patients with a psychogenic movement disorder: a prospective study. *Neuropsychiatry Neuropsychol Behav Neurol,* 14: 169–176.

Frima, N. and Grunewald, R.A. (2006) A double-blind, placebo-controlled, crossover trial of topiramate in essential tremor. *Clin Neuropharmacol,* 29: 94–96.

Gatto, E.M., Roca, M.C., Raina, G., and Micheli, F. (2003) Low doses of topiramate are effective in essential tremor: a report of three cases. *Clin Neuropharmacol,* 26: 294–296.

Gelenberg, A.J. and Jefferson, J.W. (1995) Lithium tremor. *J Clin Psychiatry,* 56: 283–287.

Geraghty, J.J., Jankovic, J., and Zetusky, W.J. (1985) Association between essential tremor and Parkinson's disease. *Ann Neurol,* 17: 329–333.

Gironell, A., Kulisevsky, J., Barbanoj, M., et al. (1999) A randomized placebo-controlled comparative trial of gabapentin and propranolol in essential tremor. *Arch Neurol,* 56: 475–480.

Gulcher, J.R., Jonsson, P., Kong, A., et al. (1997) Mapping of a familial essential tremor gene, FET1, to chromosome 3q13. *Nat Genet,* 17: 84–87.

Hallett, M. and Dubinsky, R.M. (1993) Glucose metabolism in the brain of patients with essential tremor. *J Neurol Sci,* 114: 45–48.

Heilman, K.M. (1984) Orthostatic tremor. *Arch Neurol,* 41: 880–881.

Higgins, J.J., Pho, L.T., and Nee, L.E. (1997) A gene (ETM) for essential tremor maps to chromosome 2p22-p25. *Mov Disord,* 12: 859–864.

Hubble, J.P., Busenbark, K.L., Pahwa, R., et al. (1997) Clinical expression of essential tremor: effects of gender and age. *Mov Disord,* 12: 969–972.

Jankovic, J. and Schwartz, K. (1991) Botulinum toxin treatment of tremors. *Neurology,* 41: 1185–1188.

Jansen, E.N. (1994) Clozapine in the treatment of tremor in Parkinson's disease. *Acta Neurol Scand,* 89: 262–265.

Jenkins, I.H., Bain, P.G., Colebatch, J.G., et al. (1993) A positron emission tomography study of essential tremor: evidence for overactivity of cerebellar connections. *Ann Neurol,* 34: 82–90.

Karas, B.J., Wilder, B.J., Hammond, E.J., and Bauman, A.W. (1982) Valproate tremors. *Neurology,* 32: 428–432.

Karas, B.J., Wilder, B.J., Hammond, E.J., and Bauman, A.W. (1983) Treatment of valproate tremors. *Neurology,* 33: 1380–1382.

Kenney, C., Diamond, A., Mejia, N., et al. (2007) Distinguishing psychogenic and essential tremor. *J Neurol Sci,* 263: 94–99.

Klebe, S., Stolze, H., Grensing, K., et al. (2005) Influence of alcohol on gait in patients with essential tremor. *Neurology,* 65: 96–101.

Koch, M., Mostert, J. , Heersema, D., and De Keyser, J. (2007) Tremor in multiple sclerosis. *J Neurol,* 254: 133–145.

Koller, W., Lang, A., Vetere-Overfield, B., et al. (1989) Psychogenic tremors. *Neurology,* 39: 1094–1099.

Koller, W., Pahwa, R., Busenbark, K., et al. (1997) High-frequency unilateral thalamic stimulation in the treatment of essential and parkinsonian tremor. *Ann Neurol,* 42: 292–299.

Koller, W.C. (1986) Pharmacologic treatment of parkinsonian tremor. *Arch Neurol,* 43: 126–127.

Koller, W.C. and Royse, V.L. (1986) Efficacy of primidone in essential tremor. *Neurology,* 36: 121–124.

Koller, W.C., Busenbark, K., and Miner, K. (1994) The relationship of essential tremor to other movement disorders: report on 678 patients. Essential Tremor Study Group. *Ann Neurol,* 35: 717–723.

Koller, W.C., Vetere-Overfield, B., and Barter, R. (1989) Tremors in early Parkinson's disease. *Clin Neuropharmacol,* 12: 293–297.

Krack, P., Benazzouz, A., Pollak, P., et al. (1998) Treatment of tremor in Parkinson's disease by subthalamic nucleus stimulation. *Mov Disord,* 13: 907–914.

Kronenbuerger, M., Tronnier, V.M., Gerwig, M., et al. (2008) Thalamic deep brain stimulation improves eyeblink conditioning deficits in essential tremor. *Exp Neurol,* 211: 387–396.

Lou, J.S. and Jankovic, J. (1991) Essential tremor: clinical correlates in 350 patients. *Neurology,* 41: 234–238.

Louis, E.D. and Ferreira, J.J. (2010) How common is the most common adult movement disorder? Update on the worldwide prevalence of essential tremor. *Mov Disord,* 25: 534–541.

Louis, E.D., Faust, P.L., Vonsattel, J.P., et al. (2007) Neuropathological changes in essential tremor: 33 cases compared with 21 controls. *Brain,* 130: 3297–3307.

McDaniel, K.D., Cummings, J.L., and Shain, S. (1989) The 'yips': A focal dystonia of golfers. *Neurology,* 39: 192–195.

Metzer, W.S., Paige, S.R., and Newton, J.E.. (1993) Inefficacy of propranolol in attenuation of drug-induced parkinsonian tremor. *Mov Disord,* 8: 43–46.

Minen, M.T. and Louis, E.D. (2008) Emergence of Parkinson's disease in essential tremor: a study of the clinical correlates in 53 patients. *Mov Disord,* 23: 1602–1605.

Ondo, W., Hunter, C., Vuong, K.D., et al. (2000) Gabapentin for essential tremor: a multiple-dose, double-blind, placebo-controlled trial. *Mov Disord,* 15: 678–682.

Ondo, W.G., Sutton, L., Dat Vuong, K., et al. (2003) Hearing impairment in essential tremor. *Neurology,* 61: 1093–1097.

Ondo, W.G., Jankovic, J., Connor, G.S., et al. (2006) Topiramate in essential tremor: a double-blind, placebo-controlled trial. *Neurology,* 66: 672–677.

Onofrj, M., Thomas, A., and Paci, C. (1998a) Reversible parkinsonism induced by prolonged treatment with valproate. *J Neurol,* 245: 794–796.

Onofrj, M., Thomas, A., Paci, C., and D'Andreamatteo, G. (1998b) Gabapentin in orthostatic tremor: results of a double-blind crossover with placebo in four patients. *Neurology,* 51: 880–882.

Orr, C.F. and Ahlskog, J.E. (2009) Frequency, characteristics, and risk factors for amiodarone neurotoxicity. *Arch Neurol,* 66: 865–869.

Pacchetti, C., Mancini, F., Bulgheroni, M., et al. (2000) Botulinum toxin treatment for functional disability induced by essential tremor. *Neurol Sci,* 21: 349–353.

Pagan, F.L., Butman, J.A., Dambrosia, J.M., and Hallett, M. (2003) Evaluation of essential tremor with multi-voxel magnetic resonance spectroscopy. *Neurology*, 60: 1344–1347.

Pahwa, R., Lyons, K., Hubble, J.P., et al. (1998) Double-blind controlled trial of gabapentin in essential tremor. *Mov Disord*, 13: 465–467.

Papapetropoulos, S. and Singer, C. (2006) Treatment of primary writing tremor with botulinum toxin type a injections: report of a case series. *Clin Neuropharmacol*, 29: 364–367.

Pogarell, O., Gasser, T., van Hilten, J.J., et al. (2002) Pramipexole in patients with Parkinson's disease and marked drug resistant tremor: a randomised, double blind, placebo controlled multicentre study. *J Neurol Neurosurg Psychiatry*, 72: 713–720.

Rajput, A., Robinson, C.A., and Rajput, A.H. (2004) Essential tremor course and disability: A clinicopathologic study of 20 cases. *Neurology*, 62: 932–936.

Rodrigues, J.P., Edwards, D.J., Walters, S.E., et al. (2005) Gabapentin can improve postural stability and quality of life in primary orthostatic tremor. *Mov Disord*, 20: 865–870.

Rodrigues, J.P., Edwards, D.J., Walters, S.E., et al. (2006) Blinded placebo crossover study of gabapentin in primary orthostatic tremor. *Mov Disord*, 21: 900–905.

Ross, G.W., Dickson, D., Cersosimo, M., et al. (2004) Pathological investigation of essential tremor. *Neurology*, 62: A537–A538.

Sasso, E., Perucca, E., and Calzetti, S. (1988) Double-blind comparison of primidone and phenobarbital in essential tremor. *Neurology*, 38: 808–810.

Sasso, E., Perucca, E., Fava, R., and Calzetti, S. (1991) Quantitative comparison of barbiturates in essential hand and head tremor. *Mov Disord*, 6: 65–68.

Saverino, A., Solaro, C., Capello, E., et al. (2001) Tremor associated with benign IgM paraproteinaemic neuropathy successfully treated with gabapentin. *Mov Disord*, 16: 967–968.

Schrag, A., Keens, J., and Warner, J. (2002) Ropinirole for the treatment of tremor in early Parkinson's disease. *Eur J Neurol*, 9: 253–257.

Schuurman, P.R., Bosch, D.A., Merkus, M.P., and Speelman, J.D. (2008) Long-term follow-up of thalamic stimulation versus thalamotomy for tremor suppression. *Mov Disord*, 23: 1146–1153.

Shill, H. and Gerber, P. (2006) Evaluation of clinical diagnostic criteria for psychogenic movement disorders. *Mov Disord*, 21: 1163–1168.

Shill, H.A. and Fife, T.D. (2000) Valproic acid toxicity mimicking multiple system atrophy. *Neurology*, 55: 1936–1937.

Shill, H.A., Adler, C.H., Sabbagh, M.N., et al. (2008) Pathologic findings in prospectively ascertained essential tremor subjects. *Neurology*, 70: 1452–1455.

Simpson, D.M., Blitzer, A., Brashear, A., et al. (2008) Assessment: Botulinum neurotoxin for the treatment of movement disorders (an evidence-based review): report of the Therapeutics and Technology Assessment Subcommittee of the American Academy of Neurology. *Neurology*, 70: 1699–1706.

Singer, C., Sanchez-Ramos, J., and Weiner, W.J. (1994) Gait abnormality in essential tremor. *Mov Disord*, 9: 193–196.

Spanaki, C. and Plaitakis, A. (2009) Essential tremor in Parkinson's disease kindreds from a population of similar genetic background. *Mov Disord*, 24: 1662–1668.

Stefansson, H., Steinberg, S., Petursson, H., et al. (2009) Variant in the sequence of the LINGO1 gene confers risk of essential tremor. *Nat Genet*, 41: 277–279.

Thomas, M. and Jankovic, J. (2004) Psychogenic movement disorders: diagnosis and management. *CNS Drugs*, 18: 437–452.

Thomas, M., Vuong, K.D., and Jankovic, J. (2006) Long-term prognosis of patients with psychogenic movement disorders. *Parkinsonism Relat Disord*, 12: 382–387.

Thompson, P.D., Rothwell, J.C., Day, B.L., et al. (1986) The physiology of orthostatic tremor. *Arch Neurol*, 43: 584–587.

Torres, C.V., Moro, E., Lopez-Rios, A.L. , et al. (2010) Deep brain stimulation of the ventral intermediate nucleus of the thalamus for tremor in patients with multiple sclerosis. *Neurosurgery*, 67: 646–651.

Trosch, R.M. and Pullman, S.L. (1994) Botulinum toxin A injections for the treatment of hand tremors. *Mov Disord*, 9: 601–609.

Warrick, P., Dromey, C., Irish, J.C., et al. (2000) Botulinum toxin for essential tremor of the voice with multiple anatomical sites of tremor: a crossover design study of unilateral versus bilateral injection. *Laryngoscope*, 110: 1366–1374.

Werner, E.G. and Olanow, C.W. (1989) Parkinsonism and amiodarone therapy. *Ann Neurol*, 25: 630–632.

Wissel, J., Masuhr, F., Schelosky, L., et al. (1997) Quantitative assessment of botulinum toxin treatment in 43 patients with head tremor. *Mov Disord*, 12: 722–726.

Yahr, M.D., Orosz, D., and Purohit, D.P. (2003) Co-occurrence of essential tremor and Parkinson's disease: clinical study of a large kindred with autopsy findings. *Parkinsonism Relat Disord*, 9: 225–231.

Yeung, K.B., Thomas, P.K., King, R.H., et al. (1991) The clinical spectrum of peripheral neuropathies associated with benign monoclonal IgM, IgG and IgA paraproteinaemia. Comparative clinical, immunological and nerve biopsy findings. *J Neurol*, 238: 383–391.

Zesiewicz, T.A., Elble, R., Louis, E.D., et al. (2005) Practice parameter: Therapies for essential tremor: report of the Quality Standards Subcommittee of the American Academy of Neurology. *Neurology*, 64: 2008–2020.

Zesiewicz, T.A., Ward, C.L. , Hauser, R.A., et al. (2007a) A pilot, double-blind, placebo-controlled trial of pregabalin (Lyrica) in the treatment of essential tremor. *Mov Disord*, 22: 1660–1663.

Zesiewicz, T.A., Ward, C.L., Hauser, R.A., et al. (2007b) Pregabalin (Lyrica) in the treatment of essential tremor. *Mov Disord*, 22: 139–141.

第三节　进行性核上性麻痹
Virgilio Gerald H. Evidente

历史

1955 年，J. Clifford Richardson 是多伦多总医院的神经内科医生，他的一个 52 岁朋友前来向他咨询，主诉是"笨拙、视物困难、轻度健忘"，症状逐渐加重，并逐渐出现一系列体征，包括垂直核上眼肌麻痹、假性球性麻痹、构音障碍、颈部肌张力障碍和轻度痴呆（Williams 等，2008）。接下来他又有 6 位患者表现出类似的眼睛、运动及精神症状，并有相似的病程演变。在 1960 年代早期，这 7 位患者已经死亡，最初神经病理诊断为脑炎后帕金森综合征（postencephalitic parkinsonism, PEP）。然而，Richardson 并不同意这个诊断，因为之前他们都没有脑炎病史。在 1962 年, Richardson 要求神经科住院医生 John Steele 和神经病理专家 Jerzy Olszewski 帮助他重新评估了这 7 例有趣病例的病理改变。用了 1 年时间, Steele 和 Olzewski 描述了这 7 例的解剖和组织病理学改变, 对其中 4 例进行了病变的详细定位。1963 年 6 月, Richardson 在大西洋城的美国神经病学年会上首次对进行性核上性麻痹 (progressive supranuclear palsy, PSP) 做了临床报道。同一年, Olszewski 在美国神经病理学会年会上报道了该病的神经病理表现。在这一年的报道中, Richardson、Olszewski 和 Steele 首次把这种疾病定为多系统神经退化 (heterogeneous system degeneration)。之后, Richardson 提议将该病命名为进行性核上性麻痹 (PSP)。但是, 在欧洲它被称为 Steele-Richardson-Olszewski 综合征。1964 年 4 月, 9 例 PSP 病例被首次报道, 其中 7 位已死亡, 报道发表在 Archives of Neurology (Steele 等, 1964)。

流行病学

专门针对 PSP 患病率 (prevalence) 的研究很少。较早的报道显示患病率较低, 但最近的研究报道显示患病率较高。1988 年在新泽西州, Golbe 等进行了一项研究, 初步估计患病率约为 1.39/10 万 (Golbe 等, 1988)。1999 年, Schrag 等在伦敦进行了一项类似的研究显示, 调整年龄后的患病率是 6.4/10 万 (Schrag 等, 1999)。2001 年 Nath 等在 Newcastle-upon-Tyne 的一项研究显示, 年龄调整后的患病率 (prevalence) 大约是 6.5/10 万 (Nath 等, 2001)。在明尼苏达州的奥姆斯特德县, Bower 和他的同事进行了一项 PSP 及其他帕金森综合征的发病率 (incidence) 的研究, 从 1976 年到 1990 年间, PSP 的发病率大约为 1.1/10 万 (年), 其中 50~59 岁为 1.7/10 万, 而在 80~99 岁为 14.7/10 万, 呈指数增长。据估计, PSP 约是帕金森病 (PD) 的 10% (Bower 等, 1999)。PSP 的发病高峰在 63 岁, 并且在 40 岁以前没有病例报告。用脑库中的尸检脑进行的 PSP 研究发现, PSP 平均死亡年龄为 75±8 岁, 平均病程约 7 年 (通常小于 10 年) (Dickson 等, 2007)。患有 PSP 的男性多于女性 (M:F=227:195)。

临床表现

PSP 临床特征是核上性垂直凝视麻痹、假性延髓性麻痹、轴性肌强直和认知障碍。1996 年, 美国国立神经疾病及脑卒中研究院 (NINDS) 及进行性核上性麻痹协会 (SPSP) 资助了一项国际研究来提高 PSP 临床诊断的特异性和敏感性 (Litvan 等, 1996a)。根据 NINDS-SPSP 标准将临床诊断分为三种: 疑似、可能、确诊 PSP (表 12.2)。

表 12.2　疑似、可能及确诊 PSP 的 NINDS-SPSP 临床标准

进行性核上性麻痹的分类	强制入选标准	强制排除标准	支持标准
可疑 PSP	逐步进展 40 岁或之后起病 发病后 1 年内出现垂直性 (向上或者向下) 核上性凝视麻痹或垂直扫视的减慢和显著的姿势不稳	近期脑炎 异肢体综合征, 皮质感觉缺陷, 局灶额部或者颞顶部萎缩 幻觉或者妄想 (非药物 - 相关)	近端而非远端对称性僵直或者运动迟缓 颈部后倾或者其他颈部肌张力障碍 帕金森综合征对左旋多巴反应较差或无反应
可能 PSP	无排除标准 逐步进展 发病后 1 年内垂直 (向上或者向下) 核上性凝视麻痹和显著的姿态不稳	皮质痴呆的阿尔茨海默病的类型 (严重健忘症、失语症或者失认症) 显著的早期小脑或者自主神经功能障碍 (比如严重的排尿困难或者直立性低血压) 严重的, 非对称性帕金森征象 (比如运动迟缓)	构音障碍和吞咽困难的早期发病 在早期, 认知障碍至少在以下两个领域中出现: 冷漠、言语流畅度下降, 使用或者模仿行为, 或者额部释放征
确诊 PSP	没有排除标准。具有 PSP 典型的组织病理学特征, 而临床为可疑或可能的 PSP	神经放射学结构异常 惠普尔病 (Whipple 病)	

NINDS-SPSP 标准对"可能 PSP"诊断的特异性为 100%，但敏感性仅为 50%。然而"可疑 PSP"诊断的敏感性为 83%，而特异性为 93%。

Nath 及其同事描述了 187 例 PSP 的临床特征和预后指标（Nath 等，2003）。最常见的临床特征是垂直性核上性凝视麻痹（94%）、动作迟缓（91%）、跌倒（87%）、姿势不稳（80%）、言语障碍（74%）、吞咽困难（60%）、增加的颈强直 / 颈后倾（53%）、淡漠（50%）、复视或视物不清（39%）、额叶释放征（frontal release signs）（31%）、震颤（21%）、畏光（20%）、眼睑失用（17%）、胃造口术进行肠内营养（9%）、肢体肌张力障碍（7%）、选词困难（7%）、慢速或短视扫视（6%）。在疾病早期，69% 的患者有行动障碍（双腿不稳或者行动缓慢 / 无力）、15% 有认知障碍（记忆障碍、个性改变、沮丧、紧张、淡漠或言辞应用困难）、14% 有延髓 / 语言问题（言语或吞咽异常、说话减少、言语重复 / 模仿或发声困难）、12% 的患者有视觉障碍（视物不清或复视）、13% 的患者有震颤。PSP 患者跌倒出现的平均潜伏期是在发病 1 年内，而言语障碍潜伏期则近 2 年，吞咽困难的潜伏期大概是 4 年。

垂直性凝视麻痹是 PSP 最重要的症状，通常在疾病早期就会出现。前庭眼球反射完好支持垂直凝视麻痹的"核上"性质。向下注视障碍发生在上视困难之前，然而眼部水平运动在疾病的早 - 中期通常不受影响。因为吃饭时向下看餐盘很困难，患者经常会把食物撒得到处都是（"messy" eaters）。患者阅读扫视速度进行性下降，在疾病后期，眼睛只能随着头的转动而转动。PSP 患者在凝视时会表现出频繁成对的粗大水平眼震（macro-square wave jerks）（Rivaud-Péchoux 等，2000）。PSP 患者也会发生双侧核内眼肌麻痹（Flint and Williams，2005）。

PSP 运动症状包括蹒跚步态、运动迟缓（通常是对称性的）、肌张力亢进（躯干多于四肢）、肌张力障碍（通常颈后倾或躯干肌强直，见图 12.9）、精细运动能力丧失，直到最后丧失了总体运动功能。如果出现震颤，大多数是双侧细小性的姿势性震颤。典型的 PD 的静止性震颤在 PSP 是不常见的（Quinn，1997）。在 PSP 患者中可以看到肢体失用（难以执行简单的运动任务或者手指精细动作困难）和意识运动性失用症（难以执行熟悉的任务，需要一系列步骤）。一些患者表现出步态失用（gait apraxia），会导致跌倒。一旦开始跌倒，他们将无法进行扶正反射（the righting reflexes），使跌倒就像一棵倒下的树一样整体落下。当他们从站立姿势坐下时，他们经常"整体"跌进椅子中，在臀部撞到椅子的那一刻，他们的脚却倾向于高出地板。一些患者可能由于小脑的病理改变而出现共济失调。皮质脊髓束征也可能存在，包括肢体无力、痉挛、反射亢进和巴宾斯基征。

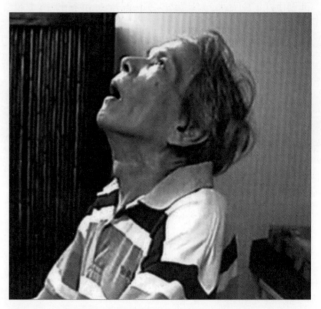

图 12.9　进行性核上性麻痹的患者轴性肌强直和颈后倾

脑神经检查可见部表情缺乏、瞬目减少（经常有固定的凝视）、眼睑痉挛、眼睑不能睁开。患者可出现"焦虑面容"及垂直的眉间皱纹（procerus sign），这是由眉间肌、皱眉肌和眼轮匝肌的肥大或肌张力障碍所致（Romano 和 Colosimo，2001）（图 12.10）。一些患者可出现"惊恐面容"，这是由于上眼睑回缩及前额肌肥大所致；患者可以有表情肌张力失调，导致苦笑面容，但不太常见。疾病早期会出现发音微弱，之后会出现假性延髓性麻痹的语言障碍。在疾病早期可出现流涎和吞咽困难，咽反射通常是亢进的。Schmidt 和同事观察到 PSP 患者在黑暗中有病理性瞳孔缩小，3.99mm 的分界值可将 PSP 患者与其他帕金森综合征区分开（Schmidt 等，2007）。但这一发现仍需进一步重复试验证实。

在连续 103 例经病理证实的 PSP 病例中，Williams 及其同事观察到 PSP 的两种临床表型：理查森综合征（Richardson's syndrome，RS）和 PSP-帕金森症（PSP-parkinsonism，PSP-P）（Williams 等，2005）。RS 占所有病例的 54%，其特征为早期发生的姿势不稳和跌倒、核上凝视麻痹和认知障碍。PSP-P 表型占 32% 的病例，其特征为是不对称起病、震颤、对左旋多巴初始治疗有良好反应为特征。

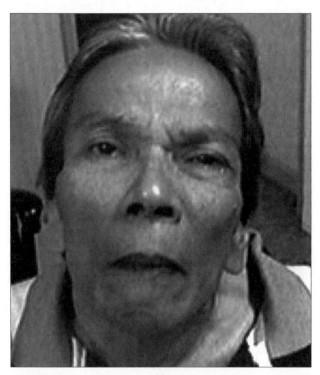

图 12.10 进行性核上性麻痹患者伴降眉间肌征，或者"焦虑面容"

PSP-P 患者经常与 PD 混淆。其余（14%）不符合其中任何一型。这其中一部分是具有凝固步态的纯 PSP 运动障碍（PSP-pure akinesia with gait freezing, PAGF），特征为早期步态紊乱、写字过小症、发声过弱和步态凝固（Williams 等，2007b）。另一部分出现进行性不对称性肌张力障碍、失用症和皮质感觉丧失，与皮质基底节变性（CBD）相似，被称为进行性核上性麻痹 - 皮质基底节综合征（PSP-CBS）（Tsuboi 等，2005）。最后，PSP 的另一个少见变体表现为语言失用症，即所谓的 PSP 进行性非流利性失语症（PSP-PNFA）。

PSP 比 PD 患者在多个认知领域受损都严重，包括信息处理速度和执行功能（Soliveri 等，2000）。PSP 的认知和行为障碍更为常见和严重，通常表现为额叶痴呆（等，2006）。在 Folstein 简易精神状态检查（MMSE）中，PD 患者仅在回忆和注意力项目发生错误，普遍有较好的分数，而 PSP 患者在所有 MMSE 项目中都会出错错误。此外，PSP 患者经常会出现分类流畅度、命名、学习和视觉空间辨识能力下降（Cordato 等，2006；VanVoorst 等，2008）。当 PSP 患者运动能力损害严重时，额叶的行为功能丧失更普遍。

PSP 患者会出现"鼓掌征"异常（当被要求拍掌三次时会启动自动拍掌的倾向），有助于鉴别 PSP

与额叶或纹状体 - 额叶变性疾病，包括额颞叶痴呆（FTD）或 PD（Dubois 等，2005）。在三次拍手测试中，患者被要求在检查者示范后尽可能快地拍 3 次。如果他 / 她拍 3 次是正常的（得分 =3），不正常的表现是，拍 4 次（得分 =2）、拍 5~10 次（得分 =1）、及不能停止拍手（得分 =0）。

大多数的 PSP 患者的多导睡眠图（polysomnography）检查可发现有睡眠障碍，表现为睡眠有效率 <50%、快速动眼运动（REM）增强但没有肌张力下降、以及快速动眼期睡眠行为障碍（RBD）（Sixel-Döring 等，2009）。然而，有临床意义的 RBD 在突触核蛋白病如 PD 要比 PSP 高 2 倍以上。尽管有睡眠监测显示睡眠障碍的客观证据，但 PSP 患者往往没有睡眠障碍主诉，可能源于自我感知能力的改变，也属于患者的神经心理疾病一部分。

鉴别诊断及非典型 PSP

临床上，PSP 需要与以下疾病鉴别，帕金森病（PD）、多系统萎缩（multiple system atrophy, MSA）、阿尔茨海默病（AD）、路易体痴呆（DLB）、皮质基底节变性（CBD）、多灶性脑梗死或血管性疾病、惠普尔病（Whipple's disease）、神经梅毒（neurosyphilis）、家族性额颞叶痴呆、进展性皮质下神经胶质增多症（progressive subcortical gliosis）、进行性多灶状白质脑病（progressive multifocal leukoencephalopathy）或者脑炎后帕金森综合征（postencephalitic parkinsonism）。来自关岛的患者会表现出肌萎缩侧索硬化（ALS）或者帕金森 - 痴呆复合病（parkinsonism-dementia complex, PDC）。关岛型 ALS-PDC 包括经典的 ALS、PD 伴痴呆、PD 不伴痴呆、PSP、CBD 和 Marianas 痴呆。那些表现为 PSP 的患者所具有的临床特征，包括 PD、痴呆、核上凝视麻痹和其他动眼异常、睑裂 / 睑裂缺如、及伸肌姿势。关岛型 ALS-PDC 最初被认为是由于摄入由假西米棕榈种子制成的面粉制品 Cycas micronesica，富含 β-N- 甲基氨基 L- 丙氨酸（BMAA）的神经毒素引起。一些基因检测（如 Tau 基因）是阴性的。但自从 1955 年以来关岛型 ALS-PDC 每年发病率持续下降以及发病年龄逐渐增加，表明也许在几十年前由某种环境因素改变造成的，也许和第二次世界大战有关。在法属西印度群岛的加勒比岛屿的瓜德罗普，这个区域的非典型 PD 与 PSP 临床表现很相似,表现为对称性僵直和运动迟缓、严重的步态和平衡问题、额叶综合征和核上型凝视麻痹(Caparros-Lefebvre 和 Elbaz,1999)。有研究指出,瓜德罗普的 PD(瓜德罗普 parkinsonism)患者停止吃异味的水果和喝草药茶时这种帕金森综合征是可逆的。在日本 Kii 半岛,有一个和 PSP 相似的临床综合征,表现为非典型的帕金森综合征、痴呆、运动神经元疾病或者三种表型的综合(Kuzuhara 和 Kokubo,2005)。最初的症状通常是帕金森步态或者意志消沉 / 健忘症,接下来是运动不能、强直、偶发震颤、思想迟钝、意志力丧失和健忘症,最终发展为无动性缄默。家族性发病提示基因因素可能导致疾病。在神经病学方面,关岛 ALS-PDC,Kii 半岛 ALS-PDC 及瓜德罗普帕金森病都是和 PSP 相似的 Tau 蛋白病。

在 PSP 脑库协会检查过的 180 例临床 PSP 病例中,只有 137 例符合神经病理学诊断的 PSP,其他 43 例为其他病理诊断(Josephs 和 Dickson,2003)。在错误诊断的病例中,有 70% 患有 CBD,MSA 和 DLB。震颤、精神异常、早期痴呆、非对称性特征、APOE ∈ 4、H1 Tau 单倍体的缺失等都可能提示是其他诊断而不是 PSP。

我们回顾了 1996 年至 2007 年在太阳健康研究所脑和身体捐赠计划中的所有经病理证实的 PSP 病例的临床记录。到 2007 年,在 990 名脑供体受试者中,有 250 人进行了尸检,其中 19 例符合 NINDS-SPSP 的 PSP 标准。在 19 例患者中,仅 4 例(21%)生前诊断为 PSP,其余 68% 的病例是其他临床诊断,包括 PD(4 例)、PD 合并痴呆(4 例)、帕金森综合征伴痴呆(3 例)、特发性震颤(1 例)、特发性震颤 +PD(1 例)、PD(1 例)和正常对照(1 例)。由此看出,即使是 PSP 方面的专家,当 PSP 患者的症状不典型时,误诊比例也是非常高的。

在 2004 年"皇后广场神经疾病脑库"(Queen Square Brain Bank for Neurological Disorders)的一份报告指出,60 例生前临床诊断为 PSP 的病例中,仅有 47 例(78%)的神经病理诊断为 PSP(Osaki 等,2004)。

PD 是迄今为止最常见的与 PSP 难以鉴别的疾病(表 12.3)。尽管 PSP-P 很难与 PD 相鉴别,但一项研究表明,与 PSP-P 相比,某些特征(如视觉幻觉、药物诱发的运动障碍、及自主神经功能障碍)对路易体病 /PD 具有较高的阳性预测价值和诊断

表 12.3   进行性核上麻痹(PSP)和其他帕金森综合征的临床鉴别特征

鉴别诊断	鉴别特征
帕金森病(PD)	与 PD 不同,PSP 通常表现为发病第一年内跌倒、垂直性核上性凝视麻痹、轴性肌强直和肌张力障碍,左旋多巴治疗效果差。静止性震颤在 PSP 很少见,而在 PD 常见
多系统萎缩(MSA)	家族性自主神经异常(尤其是直立性低血压)通常不出现在 PSP 患者中,而 MSA 却很显著
路易体痴呆(DLB)	幻觉、痴呆起病早、快速动眼期睡眠行为障碍、自主神经异常是 DLB 的关键特征,而在 PSP 患者并不常见
皮质基底节变性(CBD)	肢体失用,异己肢体现象和皮质感觉体征常见于 CBD,但在 PSP 很少见到。CBD 通常表现为肢体失用,而 PSP 经常表现为轴向肌张力障碍
血管性帕金森综合征(VP)	VP 通常呈阶梯恶化。而 PSP 是缓慢进展。VP 通常累及下半身,但 PSP 全身累及。神经影像学检查在 VP 显示脑卒中 / 显著缺血性改变,但该表现并不出现在 PSP 患者中

特异性(Williams 和 Lees,2010)。临床上可以根据早期认知功能减退和视幻觉来鉴别 PSP-P 和其他突触核蛋白病或路易体病(DLB)(McKeith 等,1996)。

尽管自主神经功能障碍不是 PSP 的主要特征(Brefel-Courbon 等,2000),但仍有大量病理证实的 PSP 病例在生前可能被误诊为 MSA。特别是在自主神经性检查和半定量回忆调查表上发现,副交感性心血管异常在 PSP 中可能很明显,甚至与 PD 相似。(Schmidt 等,2008)。相比之下,PD 的交感神经功能障碍比 PSP 患者更为常见和严重。

神经病理

肉眼病理

PSP 大脑总重量在正常范围内,但肉眼观察有其独特特征(Dickson,2008)。萎缩可见于中央前回、间脑顶盖、黑质、脑桥、小脑上脚(SCP)和小脑齿状核(图 12.11a~c)。第三脑室和中脑导水管有扩张。黑质显示色素缺失,丘脑底核和小脑齿状核呈现灰色可能由于髓鞘纤维的丢失导致。

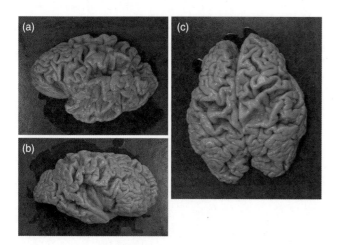

图 12.11　一例 PSP 的尸检脑的肉眼所见，额叶后部、中央旁回中度的萎缩，轻到中度颞叶内侧的萎缩。(a) 左凸面；(b) 右凸面；(c) 上面观。由 Thomas Beach 医师提供

显微镜下病理

PSP 典型的显微镜下病理是在基底节、中脑和脑干等区域可见神经细胞减少、神经胶质细胞增生及神经原纤维缠结（NFTs）（Dickson，2008 年）（图 12.12）病理改变最常见的区域是苍白球、丘脑底核、黑质、上丘、导水管周围灰质、动眼神经核、蓝斑核、脑桥核、脑桥被盖、前庭神经核、延髓被盖和下橄榄。在纹状体、丘脑和 Meynert 基底核也有神经元减少和神经胶质细胞增生。小脑齿状核可能会有 grumose 变性（grumose degeneration），齿状核 - 红核 - 丘脑通路可显示神经纤维缺失。脊髓前角、后角、中间外侧的细胞柱也常见神经元包涵体。

嗜银染色（如 Gallyas 染色）或者 Tau 免疫组化染色可以很好地显示神经原纤维缠结（NFTs）。"成簇状的星形胶质细胞"（tufted astrocyte）是 PSP 特有的特征，最常见于运动皮质和纹状体（图 12.13）。少突胶质细胞变性出现的螺旋小体是嗜银染色及 Tau- 免疫组化染色阳性的核周纤维沉积（图 12.14）。特殊染色显示星形胶质细胞和少突胶质细胞嗜银及 Tau- 阳性包涵体。电镜显示 PSP 患者 NFTs 是由 15nm 的 Tau 直细丝组成。

Williams 及同事对 PSP 各种表型的病理分布及病理定量进行了分析（Williams 等，2007a）。他们发现 PSP-RS 型与 PSP-P 或 PAFG 相比，总体平均 Tau 病理量更多。Tau 病理定量得分越高，分布也越广泛。已经注意到，PSP-P 患者的 Tau 病理更轻也更局限，通常只累及丘脑底核、黑质和苍白球（Williams 等，2007a，Jellinger，2008）。

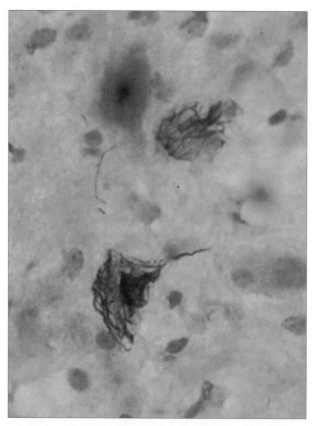

图 12.12　PSP 的中脑黑质，Gallyas 染色显示神经原纤维缠结（NFTs）。由 Thomas Beach 医师提供

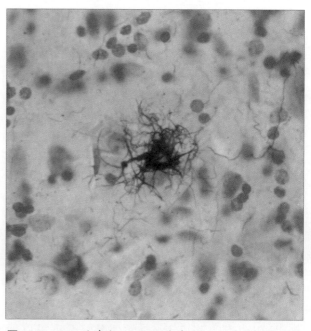

图 12.13　PSP 的壳核，Gallyas 染色显示一个"成簇状的星形胶质细胞"（tufted astrocyte）。由 Thomas Beach 医师提供

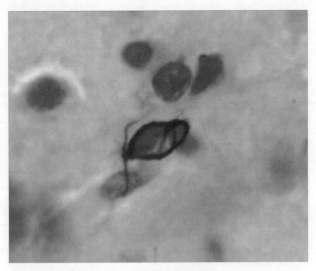

图 12.14 PSP 的额叶皮质，Gallyas 染色显示"盘绕状小体"（coiled body）。由 Thomas Beach 医师提供

Josephs 和同事在 PSP 脑库学会中检查了 97 例纯 PSP 病例，并对疾病持续时间与病理的定量严重程度之间的关系进行了研究（2006）。他们观察到随着疾病持续时间的增加，少突胶质细胞 Tau 病理的密度减少，并且与年龄、性别、APOE ε 4 基因型、Braak 阶段或 MAPT H1 单倍型无关。

生物化学

尽管生化研究显示了 AD 与 PSP 的差异，但二者都有病理 Tau 蛋白的积累（Dickson，2008）。在 AD 中，不溶性 Tau 在 Western 印迹上有三个主要条带（68、64 和 60kDa）迁移。相反，在 PSP 中，异常 Tau 迁移为两条带（68 和 64kDa），对应于抗体 4R Tau 的积累。PSP 中的纹状体多巴胺水平降低，但与 PD 下降的程度不同。

混合型病理

在 1996 年至 2006 年间，在太阳健康研究所的脑和身体捐赠计划中所有经病理证实的 PSP 病例共有 19 例。其中只有 11 例是单纯 PSP 病理，而 PSP+PD、PSP+AD 和 PSP+AD+DLB 分别为 2 例，PSP+DLB 和 PSP+PD+AD 均 为 1 例（Evidente 等，2007）。考虑到 PSP 主要影响老年人，因此某些患者可能会出现某种程度的阿尔茨海默型病理也就不足为奇了。在大多数病例中，AD 的病理很轻微，但也有一些患者 AD 病理足够严重可以做出合并 AD 的病理诊断。一项历经 17 年的研究，回顾调查了 32 例 PSP 病例，其中 69% 有 AD 病理，但只有 18.75% 符合神经病理 CERAD 标准，

诊断为肯定 AD 或高度可能 AD（Keith-Rokosh 和 Ang，2008）。在 PSP 患者中合并 AD 的危险因素是 APOE ε 4 基因型、老年、及女性（Tsuboi 等，2003）。大约 10% 的 PSP 病例可以看到路易体，但发生率与正常老年对照组相似（Tsuboi 等，2001）。

病理检查偶然发现的 PSP

从太阳健康研究所脑与身体库捐赠计划中，脑尸检检查时发现了 5 例病理诊断的 PSP，但他们生前没有帕金森综合征、痴呆或运动障碍，并且也没有达到疑似或可能 PSP 的临床诊断标准（Evidente 等，2011）。这些"病理偶然发现的 PSP"平均死亡年龄 88.9 岁（范围 80~94 岁），通过 Gallyas 染色对 PSP 最具特征的 Tau 病理进行分级研究，发现 Gallyas 阳性的病理程度，与临床诊断的 PSP 病例相比显著降低。因此认为这些病理偶然发现的 PSP 也许代表 PSP 早期或疾病的前驱阶段。

遗传学

关于家族性 PSP 伴常染色体显性遗传和外显率减少的报道很少（Uitti 等，1999；Pastor 和 Tolosa，2002）。临床 PSP 患者已经证实存在微管相关蛋白 Tau（MAPT）基因突变（Williams 等，2007c，Morris 等，2002）。已经报道一例与染色体 1q31.1 相关的常染色体显性遗传的 PSP 家族（Ros 等，2005）。只有 MAPT 基因位点与散发的 PSP 风险存在相关性（Baker 等，1999）。MAPT 基因位点在欧洲人群中存在两个主要的单倍型：H1 和 H2。H1 单倍型的两个拷贝遗传（H1/H1）是 PSP 的主要危险因素。有 16% 的 PSP 患者发现了染色体 17q21 上一个新的 H2E'A 单倍型，并确定在正常对照组并不存在（Pastor 等，2004）。使用 500，288 个单核苷酸多态性的全基因组汇总扫描，在 11p12-p11 染色体上发现了一个主要的风险基因位点（Melquiest 等，2007）。尽管有一些具有 LRRK2 突变的亲缘族发现了与 PSP 类似的 Tau 病理学，但是在许多病理诊断的 PSP 中未发现 LRRK2 基因的突变（Ross 等，2006）。迄今为止，尚未在 PSP 中观察到与 17 号染色体相关的 FTD 有关的前颗粒蛋白（PRGN）基因突变（Baker 等，2006）。

诊断和功能性成像

Oba 和同事比较了 21 例 PSP、23 例 PD、25 例多系统萎缩（MSA）及 31 例正常对照的头颅 MRI。与正常对照组相比，PSP 平均中脑面积（56mm^2）显著小于 PD（103mm^2）和 MSA（97.2mm^2）（Oba 等，2005）。作者还提出了他们观察到的"企鹅剪影"标志，其存在于所有 PSP 患者的矢状位 MRI 上，见图 12.15。

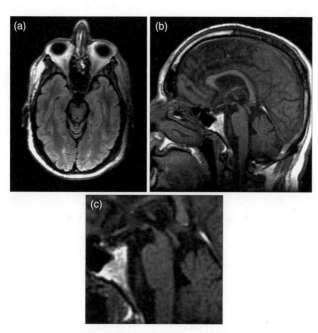

图 12.15 头颅磁共振图像（MRI）显示进行性核上性麻痹患者的中脑萎缩。（a）轴位 MRI 显示中脑萎缩；（b）矢状位 MRI 显示中脑的萎缩与企鹅剪影标志；（c）矢状面 MRI 企鹅轮廓征的放大

Paviour 及其同事测量了 19 例临床 PSP 患者、10 例 MSA 患者、12 例 PD 患者和 12 例健康对照的上小脑角（SCP）体积，并观察到 SCP 萎缩可以作为 PSP 与其他神经退行性疾病鉴别点，其灵敏性为 74%，特异性 94%（Paviour 等，2005）。

大脑的氟脱氧葡萄糖正电子发射断层扫描（PET）显示在中线额区、脑干和尾状核中的葡萄糖低代谢，以及在皮质运动区、顶叶皮质和丘脑中的高代谢（Eckert 等，2005）。并提出中脑的代谢减退是 PSP 的早期诊断标志（Mishina 等，2004）。Brooks 及同事检测了 PD、MSA 和 PSP 患者的头颅 18F-多巴（18F-dopa）PET 扫描（Brooks 等，1990）。与对照组相比，PD 患者尾状核和壳核的 18F-多巴平均摄取均显著降低，但后部壳核更严重（正常的 45%），后部的减低程度与前面提到的 PSP、

MSA 患者相似，但是 PSP 患者在前部和后部壳核中表现出同样严重（平均 18F-多巴摄取）的损害。PSP 病例的尾状核 18F-多巴摄取显著低于 PD 患者。

治疗

针对症状的药物治疗

对左旋多巴治疗反应差或没有反应已经成为 PSP 的诊断标准之一，对左旋多巴治疗有显著或较长时期疗效也是强有力的排除标准（Litvan 等，2003）。尽管如此，PSP 患者可能对左旋多巴有一定反应，尽管通常不如 PD 患者强或持久。Lang 发现 PSP 对左旋多巴的总体缓解率为 26%（Lang，2005）。Nieforth 和 Golbe 回顾性分析了 87 例 PSP 患者，其中 38% 病例对左旋多巴治疗有效（平均剂量 1 015mg/天），31% 有轻度改善，6% 有中度的改善（Nieforth 和 Golbe，1993）。Litvan 等观察了 15 例 PSP 患者在开始左旋多巴治疗后首次随访的疗效，其中只有 2 例有良好的治疗效果（Litvan 等，1996b）。Collins 等报道 10 例 PSP 患者中的 2 例在左旋多巴治疗后（平均剂量 807mg/d，范围 500~1 500mg/d）有短暂疗效。Williams 等注意到 PSP-P 患者对左旋多巴治疗初始有短暂的中等程度疗效，而 Richardson 综合征则治疗效果差（Williams 等，2005）。有报道称 103 例 PSP 病例中有 4% 对左旋多巴治疗引起了运动障碍。Kompoliti 等回顾了 12 例经病理证实的 PSP，其中 11 例生前接受左旋多巴治疗（平均计量 500mg/d，范围：150~1 200mg/d），其中 1 例初始治疗有显著改善，但是疗效也只维持了 2 年，在治疗结束时出现了一些左旋多巴诱发的面部的运动障碍；另 3 例得到适度改善，但持续时间也很短暂。有 7 例接受多巴胺激动药治疗（6 例用溴隐亭，1 例用吡贝地尔）其中仅 1 例得到适当改善。5 例患者接受了金刚烷胺治疗，其中 2 例显示帕金森症候群的症状和颈部肌张力障碍可能得到改善。

唑吡坦，是一种苯二氮䓬亚型受体 BZ1 的 GABA 激动药，可能会改善运动功能（此型受体在苍白球内侧部密度最高）。在 10 例 PSP 中，唑吡坦使运动功能和自发性眼跳得到改善（与安慰剂和左旋多巴对比疗效显著）（Daniele，1999）。也有报道称唑吡坦对治疗 X 连锁性肌张力障碍-帕金森综

合征的肌张力障碍有疗效（Evidente，2002），但是在PSP 患者中抗肌张力障碍的作用还没有进行临床观察。

神经保护药物治疗

在持续 36 个月的双盲随机试验中，PSP 或MSA 患者被随机分配到利鲁唑（riluzole）和安慰剂组，主要评价结果为生存期，次要结果为通过功能测量评估的疾病进展速度（Bensimon 等，2009）。结果显示利鲁唑对 PSP 及 MSA 患者生存率及功能退化的改善并没有显著的临床意义。

辅酶 Q10 1 200mg/d 和维生素 E 1 200U/d 相结合的治疗，在一项小规模的研究中显示可减缓早期 PD 的功能衰退（Shults 等，2002）。在 21 例 PSP中，经过 6 周的短期实验，头颅磁共振光谱学显示，辅酶 Q10 可增加高能磷酸键与低能磷酸键的比例，并有显著统计学意义（Stamelou 等，2008）。但长期效果，特别是在疾病改善或神经保护方面仍需进一步探讨。

外科手术

据报道一例可能 PSP-P 患者进行了双侧 STN-DBS（电刺激术），尽管这位患者最初被诊断为晚期 PD 并伴自主运动障碍和"off"阶段的症状（Bergmann 和 Salak，2008）。DBS 术后 1 年，她出现了 PSP 常见的症状，包括情绪不稳、平衡能力明显恶化、肌张力障碍和动眼异常（垂直、下垂和扫视异常、及垂直向下的视动性眼震）。头 MRI 显示PSP 的中脑萎缩。这位患者在 DBS 术后 4 年，仍然对电刺激术有效。

已有报道，脑桥脚核（PPN）的电刺激术可能改善 PD 患者的步态凝固和认知功能（Stefani 等，2007）。另一个病例报告描述了一名 70 岁的 PSP-P男性，他接受了单侧 PPN-DBS，但是并没有表现出凝固步态或认知功能的任何改善（Brusa 等，2009）。

1990s 年代，三名 PSP 患者在埃默里大学接受了 DBS 治疗，但未见任何改善（Lubarsky 和Juncos，2008）。一名误诊为 PD 的 PSP 患者接受了DBS 治疗也没有临床效果。（Okun 等，2005）。

预后

纳特等指出，生存率较差可能与发病年龄、可能的 PSP 诊断、早期跌倒、言语和吞咽障碍、经皮胃造口术插管和复视等有关（Nath 等，2003）。而较长的生存期与震颤和对左旋多巴治疗有相关。18%的 PSP 病例对左旋多巴初次治疗有效。病理证实的 PSP，如果生前没有核上凝视麻痹的患者有更长的生存期。O'Sullivan 等报道了生存期短的病例特点为：男性、发病时年龄较大、从发病到达到第一个临床标志的时间间隔很短、及 Richardson 型等（O'Sullivan 等，2008）。

结论

PSP 是仅次于 PD 的帕金森综合症的第二大最常见病因，也是非典型帕金森病的最常见病因。它的临床特征包括帕金森综合征、早期姿态不稳、跌倒、核上垂直凝视麻痹和其他眼部运动异常、轴性肌僵直或肌张力障碍、假性延髓性麻痹（伴构音障碍、吞咽困难和情绪易变）。神经影像学检查常显示中脑萎缩，特别是在晚期病例。组织病理学表现包括神经元缺失、神经胶质细胞增生及神经原纤维缠结（NFTs）主要影响基底节、间脑和脑干，病理改变最严重的是苍白球、丘脑底核和黑质。嗜银染或 Tau免疫组化染色显示 Tau 阳性的星形胶质细胞或细胞突起，这些有助于确定诊断。其他神经病理标志包括成簇的星形胶质细胞（tufted astrocytes）和少突胶质细胞螺旋小体。治疗主要是对症治疗，但通常不是十分有效。PSP 的一个亚型即 PSP 合并明显的帕金森综合征（PSP-P）可能会对左旋多巴治疗有效，虽然疗效短暂或只有轻度或中度的症状改善。神经保护药物和电刺激术对 PSP 患者的临床作用尚未得到成功验证。

致谢

作者要感谢亚利桑那州太阳城 Banner 太阳健康研究机构以及 Cleo Roberts 临床研究中心的Thomas Beach 博士提供神经病理学幻灯片和图片。

（王忠莉 译，杨春慧 校）

参考文献

Alafuzoff, I., Hartikainen, P., Hanninen, T., et al. (1999) Rapidly progressive multifocal leukoencephalopathy with substantial cell-mediated inflammatory response and with cognitive decline of non-Alzheimer type in a 75-year-old female patient. *Clin Neuropathol*, 18: 113–123.

Averbuch-Heller, L., Paulson, G.W., Daroff, R.B., and Leigh, R.J. (1999) Whipple's disease mimicking progressive supranuclear palsy: the diagnostic value of eye movement recording. *J Neurol Neurosurg Psychiatry*, 66: 532–535.

Baker, M., Litvan, I., Houlden, H., et al. (1999) Association of an extended haplotype in the tau gene with progressive supranuclear palsy. *Hum Mol Genet*, 8: 711–715.

Baker, M., Mackenzie, I.R., Pickering-Brown, S.M., et al. (2006) Mutations in progranulin cause tau-negative frontotemporal dementia linked to chromosome 17. *Nature*, 442: 916–919.

Bensimon, G., Ludolph, A., Agid, Y., et al. (2009) Riluzole treatment, survival, and diagnostic criteria in Parkinson plus disorders: the NNIPPS study. *Brain*, 132: 156–171.

Bergmann, K.J. and Salak, V.L. (2008) Subthalamic stimulation improves levodopa responsive symptoms in a case of progressive supranuclear palsy. *Parkinsonism Relat Disord*, 14: 348–352.

Bower, J.H., Maraganore, D.M., McDonnell, S.K., and Rocca, W.A. (1997) Incidence of progressive supranuclear palsy and multiple system atrophy in Olmsted County, Minnesota, 1976 to 1990. *Neurology*, 49: 1284–1288.

Bower, J.H., Maraganore, D.M., McDonnell, S.K., and Rocca, W.A. (1999) Incidence and distribution of parkinsonism in Olmsted County, Minnesota, 1976–1990. *Neurology*, 52: 1214–1220.

Brefel-Courbon, C., Thalamas, C., Rascol, O., et al. (2000) Lack of autonomic nervous dysfunction in progressive supranuclear palsy, a study of blood pressure variability. *Clin Auton Rev*, 10: 309–312.

Brooks, D.J., Ibanez, V., Sawle, G.V., et al. (1990) Differing patterns of striatal 18F-dopa uptake in Parkinson's disease, multiple system atrophy, and progressive supranuclear palsy. *Ann Neurol*, 28: 547–555.

Brusa, L., Ceravolo, R., Galati, S., et al. (2009) Implantation of the nucleus tegmenti pedunculopontini in a PSP-P patient: safe procedure, modest benefits. *Mov Disord*, 24: 2020–2022.

Caparros-Lefebvre, D. and Elbaz, A.(1999) Possible relation of atypical parkinsonism in the French West Indies with consumption of tropical plants: a case control study. Caribbean Parkinsonism Study Group. *Lancet*, 354: 281–286.

Collins, S.J., Ahlskog, J.E., Parisi, J.E., and Maraganore, D.M. (1995) Progressive supranuclear palsy: neuropathologically based diagnostic clinical criteria. *J Neurol Neurosci Neurosurg*, 58: 167–173.

Cordato, N.J., Halliday, G.M., Caine, D., and Morris, J.G.L. (2006) Comparison of motor, cognitive, and behavioral features in progressive supranuclear palsy and Parkinson's disease. *Mov Disord*, 21: 632–638.

Daniele, A. (1999) Zolpidem in progressive supranuclear palsy. Correspondence. *N Engl J Med*, 341: 543–544.

Dickson, D.W. (2008) Neuropathology of progressive supranuclear palsy. In: C. Duyskaeerts and B.V., Elsevier (eds), *Handbook of Clinical Neurology*, Vol. 89. Dementias. Amsterdam: Elsevier.

Dickson, D.W., Rademakers, R., and Hutton, M.L. (2007) Progressive supranuclear palsy: pathology and genetics. *Brain Pathol*, 17: 74–82.

Dubois, B., Slachevsky, A., Pillon, B., et al. (2005) Applause sign' helps discriminate PSP from FTD and PD. *Neurology*, 64: 2132–2133.

Eckert, T., Barnes, A., Dhawan, V., et al. (2005) FDG PET in the differential diagnosis of parkinsonian disorders. *Neuroimage*, 26: 912–921.

Evidente, V.G.H. (2002) Zolpidem improves dystonia in 'Lubag' or x-linked dystonia-parkinsonism. *Neurology*, 58: 662–663.

Evidente, V.G.H., Adler, C.H., Sabbagh, M.N., et al. (2011) Neuropathological findings of PSP in the elderly without clinical PSP: possible incidental PSP? *Parkinsonism Relat Disord*, 17(5): 365–371.

Evidente, V.G.H., Caviness, J.N., Sabbagh, M., et al. (2007) Atypical progressive supranuclear palsy: clinicopathological correlation in a brain bank program" [abstract]. *Neurology*, 68 (Suppl. 1): A48.

Evidente, V.G.H., Adler, C.H., Sabbagh, M.N., et al. (2011) Neuropathological findings of PSP in the elderly without clinical PSP: possible incidental PSP? *Parkinsonism Relat Disord*, 17(5): 365–371.

Flint, A.C. and Williams, O. (2005) Bilateral internuclear ophthalmoplegia in progressive supranuclear palsy with an overriding oculocephalic maneuver. *Mov Disord*, 20: 1069–1071.

Golbe, L.I., Davis, P.H., Schoenberg, B.S., and Duvoisin, R.C. (1988) Prevalence and natural history of progressive supranuclear palsy. *Neurology*, 38: 1031–1034.

Jellinger, K.A. (2008) Different tau pathology pattern in two clinical phenotypes of progressive supranuclear palsy. *Neurodegenerative Dis*, 5: 339–346.

Josephs, K.A. and Dickson, D.W. (2003) Diagnostic accuracy of progressive supranuclear palsy in the society for progressive supranuclear palsy brain bank. *Mov Disord*, 18: 1018–1026.

Josephs, K.A., Boeve, B.F., Duffy, J.R., et al. (2005) Atypical progressive supranuclear palsy underlying progressive apraxia of speech and nonfluent aphasia. *Neurocase*, 11: 283–296.

Josephs, K.A., Ishizawa, T., Tsuboi, Y., et al. (2002) A clinicopathological study of vascular progressive supranuclear palsy: a multi-infarct disorder presenting as progressive supranuclear palsy. *Arch Neurol*, 59: 1597–1601.

Josephs, K.A., Mandrekar, J.N., and Dickson, D.W. (2006) The relationship between histopathological features of progressive supranuclear palsy and disease duration. *Parkinsonism Relat Disord*, 12: 109–112.

Keith-Rokosh, J. and Ang, L.C. (2008) Progressive supranuclear palsy: a review of co-existing neurodegeneration. *Can J Neurol Sci*, 5: 602–608.

Kompoliti, K., Goetz, C.G., Litvan, I., et al. (1998) Pharmacological therapy in progressive supranuclear palsy. *Arch Neurology*, 55: 1099–1102.

Kuzuhara, S. and Kokubo, Y. (2005) Atypical parkinsonism of Japan: amyotrophic lateral sclerosis-parkinsonism-dementia complex of the Kii peninsula of Japa (Muro disease): an update. *Mov Disord*, 12: S108–S113.

Lang, A.E. (2005) Treatment of progressive supranuclear palsy and corticobasal degeneration. *Mov Disord*, . 20: S67–S76.

Litvan, I., Agid, Y., Calne, D., et al. (1996a) Clinical research criteria for the diagnosis of progressive supranuclear palsy (Steele-Richardson-Olszewski syndrome): report of the NINDS-SPSP International Workshop. *Neurology*, 47: 1–9.

Litvan, I., Bahtia, K.A., Burn D.J. (2003) Movement Disorder Society Scientific Issues Committee Report. SIC task force appraisal of clinical diagnostic criteria for parkinsonian disorders. *Mov Disord*, 18: 467–486.

Litvan, I., Mangone, C.A., D'Olhaberriague, L., et al. (1996b) Natural history of progressive supranuclear palsy (Steele-Richardson-Olszewski syndrome) and clinical predictors of survival: a clinicopathological study. *J Neurol Neurosci Neurosurg*, 60: 615–620.

Lubarsky, M. and Juncos, J.L. (2008) Progressive supranuclear palsy: a current review. *Neurologist*, 14: 79–88.

McKeith, I.G., Galasko, D., Kosaka, K., et al. (1996) Consensus guidelines for the clinical and pathological diagnosis of dementia with Lewy bodies (DLB): report of the consortium on DLB international workshop. *Neurology*, 47: 1113–1124.

Melquiest, S., Craig, D.W., Huentelman, M.J., et al. (2007) Identification of a novel risk locus for progressive supranuclear palsy by a pooled genomewide scan of 500,288 single-nucleotide polymorphisms. *Am J Hum Genet*, 80: 769–778.

Mishina, M., Ishii, K., Mitani, K., et al. (2004) Midbrain hypometabolism as early diagnostic sign for progressive supranuclear palsy. *Acta Neurol Scand*, 110: 128–135.

Miyamoto, K., Ikemoto, A., Akiguchi, I., et al. (2001) A case of frontotemporal dementia and parkinsonism of early onset with progressive supranuclear palsy-like features. *Clin Neuropathol*, 20: 8–12.

Morris, H.R., Katzenschlager, R., Janssen, J.C., et al. (2002) Sequence analysis of tau in familial and sporadic progressive supranuclear palsy. *J Neurol Nuerosurg Psychiatry*, 72: 388–390.

Murialdo, A., Marchese, R., Abbruzzese, G., et al. (2000) Neurosyphilis presenting as progressive supranuclear palsy. *Mov Disord*, 15: 730–731.

Nath, U., Ben-Shlomo, Y., Thomson, R.G., et al. (2001) The prevalence of progressive supranuclear palsy (Steele-Richardson-Olszewski syndrome) in the U.K. *Brain*, 124: 1438–1449.

Nath, U., Ben-Shlomo, Y., Thomson, R.G., et al. (2003) Clinical features and natural history of progressive supranuclear palsy. a clinical cohort study. *Neurology*, 60: 910–916.

Nieforth, K.A. and Golbe, L.I. (1993) Retrospective study of drug response in 87 patients with progressive supranuclear palsy. *Clin Neuropharmacol*, 16: 338–346.

O'Sullivan, S.S., Massey, L.A., Williams, D.R., et al. (2008) Clinical outcomes of progressive supranuclear palsy and multiple system atrophy. *Brain*, 131: 1362–1372.

Oba, H., Yagishita, A., Terada, H., et al. (2005) New and reliable MRI diagnosis for progressive supranuclear palsy. *Neurology*, 64: 2050–2055.

Okun, M.S., Tagliati, M., Pourfar, M., et al. (2005) Management of referred deep brain stimulation failures: a retrospective analysis from 2 movement centers. *Arch Neurol*, 62: 1250–1255.

Osaki, Y., Ben-Shlomo, Y., Lees, A.J., et al. (2004) Accuracy of clinical diagnosis of progressive supranuclear palsy. *Mov Disord*, 19: 181–189.

Pastor, P. and Tolosa, E. (2002) Progressive supranuclear palsy: clinical and genetic aspects. *Curr Opin Neurol*, 15: 429–437.

Pastor, P., Ezquerra, M., Perez, J.C., et al. (2004) Novel haplotypes in 17q21 are associated with progressive supranuclear palsy. *Ann Neurol*, 56: 249–258.

Paviour, D.C., Price, S.L., Stevens, J.M., et al. (2005) Quantitative MRI measurement of superior cerebellar peduncle in progressive supranuclear palsy. *Neurology*, 64: 2050–2055.

Pramstaller, P.P., Lees, A.J., and Luxon, L.M. (1996) Possible overlap between postencephalitic parkinsonism and progressive supranuclear palsy. *J Neurol Neurosurg Psychiatry*, 60: 589–590.

Quinn, N.P. (1997) Parkinson's disease: clinical features. In: N.P. Quinn (ed), *Clinical Neurology—Parkinsonism*. London: Bailliere Tindall.

Rivaud-Péchoux, S., Vidailhet, M., Gallouedec, G., et al. (2000) Longitudinal ocular motor study in corticobasal degeneration and progressive supranuclear palsy. *Neurology*, 54: 1029–1032.

Romano, S. and Colosimo, C. (2001) Procerus sign in progressive supranuclear palsy. *Neurology*, 57: 1928–1929.

Ros, R., Gómez Garre, P., Hirano, M., et al. (2005) Genetic linkage of autosomal dominant progressive supranuclear palsy to 1q31.1. *Ann Neurol*, 57: 634–641.

Ross, O.A., Whittle, A.J., Cobb, S.A., et al. (2006) LRRK2 R1441 substitution and progressive supranuclear palsy. *Neuropathol Appl Neurobio*, 32: 23–25.

Schmidt, C., Herting, B., Prierur, S., et al. (2008) Autonomic dys-

function in patients with progressive supranuclear palsy. *Mov Disord*, 23: 2083–2089.

Schmidt, C., Herting, B., Prieur, S., et al. (2007) Pupil diameter in darkness differentiates progressive supranuclear palsy (PSP) from other extrapyramidal syndromes. *Mov Disord*, 22: 2123–2126.

Schrag, A., Ben-Shlomo, Y., and Quinn, N.P. (1999) Prevalence of progressive supranuclear palsy and multiple system atrophy: a cross-sectional study. *Lancet*, 354: 1771–1775.

Shults, C.W., Oakes, D., Kieburtz, K., et al. (2002) Effects of coenzyme Q10 in early Parkinson disease: evidence of slowing of the functional decline. *Arch Neurol*, 10: 1541–1550.

Sixel-Döring, F., Schweitzer, M., Mollenhauer, B., and Trenkwalger, C. (2009) Polysomnographic findings, video-based sleep analysis, and sleep perception in progressive supranuclear palsy. *Sleep Med*, 10: 407–415.

Soliveri, P., Monza, D., Paridi, D., et al. (2000) Neuropsychological follow up in patients with Parkinson's disease, striatonigral degeneration-type multisystem atrophy, and progressive supranuclear palsy. *J Neurol Neurosurg Psychiatry*, 69: 313–318.

Stamelou, M., Reuss, A., Pilatus, U., et al. (2008) Short-term effects of coenzyme Q10 in progressive supranuclear palsy: a randomized, placebo-controlled trial. *Mov Disord*, 223: 942–949.

Steele, J.C. (2005) Parkinsonism-dementia complex of Guam. *Mov Disord*, 12: S99–S107.

Steele, J.C., Richardson, J.C., and Olszewski, J. (1964) Progressive supranuclear palsy a heterogeneous degeneration involving the brain stem, basal ganglia, and cerebellum with vertical supranuclear gaze and pseudobulbar palsy, nuchal dystonia, and dementia. *Arch Neurol*, 10: 333–359.

Stefani, A., Lozano, A.M., Peppe, A., et al. (2007) Bilateral deep brain stimulation of the pedunculopontine and subthalamic nuclei in severe Parkinson's disease. *Brain*, 130: 1596–1607.

Tsuboi, Y., Ahlskog, J.E., Apaydi, H., et al. (2001) Lewy bodies are not increased in progressive supranuclear palsy compared with normal controls. *Neurology*, 57: 1675–1678.

Tsuboi, Y., Josephs, K.A., Boeve, B.F., et al. (2005) Increased tau burden in the cortices of progressive supranuclear palsy presenting with corticobasal syndrome. *Mov Disord*, 20: 982–988.

Tsuboi, Y., Josephs, K.A., Cookson, N., and Dickson, D.W. (2003) APOE E4 is a determinant for Alzheimer type pathology in progressive supranuclear palsy. *Neurology*, 60: 240–245.

Uitti, R.J., Evidente, V.G.H., Dickson, D.W., and Graff-Radford, N. (1999) A kindred with familial progressive supranuclear palsy [abstract]. *Neurology*, 52 (Suppl. 2): A227–A228.

VanVoorst, W.A., Ivnik, R.J., and Smith, G.E. (2008) Neuropsychological findings in clinically atypical autopsy confirmed corticobasal degeneration and progressive supranuclear palsy. *Parkinsonism Relat Disord*, 14: 376–378.

Verny, M., Jellinger, K.A., Hauw, J.J., et al. (1996) Progressive supranuclear palsy: a clinicopathological study of 21 cases. *Acta Neuropathol*, 91: 427–431.

Will, R.G., Lees, A.J., Gibb, W., and Barnard, R.O. (1988) A case of progressive subcortical gliosis presenting clinically as Steele-Richardson-Olszewski syndrome. *J Neurol Neurosurg Psychiatry*, 51: 1224–1227.

Williams, D.R. and Lees, A.J. (2010) What features improve the accuracy of the clinical diagnosis of progressive supranuclear palsy-parkinsonism (PSP-P)? *Mov Disord*, 25: 357–362.

Williams, D.R., de Silva, R., Paviour, D.C., et al. (2005) Characteristics of two distinct clinical phenotypes in pathologically proven progressive supranuclear palsy: Richardson's syndrome and PSP-parkinsonism. *Brain*, 128: 1247–1258.

Williams, D.R., Holton, J.L., Strand, C., et al. (2007a) Pathological tau burden and distribution distinguishes progressive supranuclear palsy-parkinsonism from Richardson's syndrome. *Brain*, 130: 1566–1576.

Williams, D.R., Holton, J.L., Strand, K., et al. (2007b) Pure akinesia with gait freezing. A third clinical phenotype of progressive supranuclear palsy. *Mov Disord*, 22: 2235–2241.

Williams, D.R., Lees, A.J., Wherrett, J.R., and Steele, J.C. (2008) J Clifford Richardson and 50 years of progressive supranuclear palsy. *Neurology*, 70: 566–573.

Williams, D.R., Pittman, A.M., Revesz, T., et al. (2007c) Genetic variation at the tau locus and clinical syndromes associated with progressive supranuclear palsy. *Mov Disord*, 22: 895–897.

第四节 皮质基底节变性
Katrina Gwinn

概述

皮质基底节变性（corticobasal degeneration，CBD）是一种少见的慢性进展性神经变性疾病。其临床特征是多巴胺替代疗法无效的运动异常和皮质功能障碍。由于 CBD 的症状与其他常见疾病相似，尤其是帕金森病（PD）和进行性核上性麻痹（PSP），因此临床诊断很困难。神经病理是诊断的"黄金标准"，只有在死后才能对 CBD 进行明确的诊断。CBD 的病理标志是大脑多个区域（包括大脑皮层和基底神经节）的神经元丢失和萎缩，以及灰质和白质的 Tau 病理。

Rebeiz 等在 1968 年首次诊断了 CBD，他们对 3 个病人进行了评估，描述疾病特点为"肌肉运动控制严重受损、姿势异常、不自主运动，通常认知功能相对正常或直到疾病晚期才出现受损表现。"最初将该病命名为神经色素缺乏性皮质齿状核黑质变性（disease corticodentatonigral degeneration with neuronal achromasia），随后该病命名为色素缺乏性皮质黑质变性以及皮质基底神经节变性（corticonigral degeneration with nuclear achromasia and cortical basal ganglionic degeneration）。

流行病学

关于 CBD 的发生率或患病率的流行病学数据很少。大多数文献都是基于系列案例报道。据估计，CBD 占帕金森综合征的 4%~6%。CBD 呈散发性，家族性少见。典型的发病年龄为 70 岁左右，平均发病年龄是 63 岁。男性和女性均可发病。尽管一些学者认为女性发病率略高，但目前没有充分数据证明这一点。CBD 病程约 8 年。是否有环境暴露等危险因素目前尚不清楚。

临床表现

因为 CBD 很少见，并且与其他神经退行性疾病（尤其是 PD 和 PSP）有很多临床相似之处，所以经常被误诊，甚至是专科医生有时也很难诊断。皮质的特征也可能导致 CBD 被误诊为阿尔茨海默病（AD）或者额颞叶痴呆（FTD）（Wadia 和 Lang，2007）。Litvan 等人在 1997 年进行的一项研究表明，神经科医生对 CBD 临床诊断的敏感性极低（最多为 48.3%），误诊主要是对 PSP 的诊断（Litvan 等，1997）。假阳性（误诊为皮质基底节变性）诊断不常见。该项研究中发现 CBD 的最佳临床预测指标是肢体肌张力障碍（limb dystonia）、意识运动性失用症（ideomotor apraxia）、肌阵挛、运动强直综合征（akinetic-rigid syndrome）（帕金森综合征），随后发展为步态障碍或平衡不稳。CBD 初始症状是典型的不对称性强直、动作迟缓、辨距不良（dysmetria）（Mahapatra 等，2004），症状可出现在手臂或腿部。在发病时总是表现为不对称性，但在疾病过程中，CBD 可发展为双侧，并且影响上肢和下肢。其他初始症状包括言语障碍和构音困难。少数患者在疾病初期有记忆力下降和行为障碍，尽管认为该病的早期很少有认知功能障碍，晚期才会出现（Belfor 等，2006）。

几乎所有 CBD 患者在病程的某些时点都会出现非对称性四肢肌张力障碍，这通常为主要症状（FitzGerald 等，2007）。手和脚异常姿势很常见（如握紧拳头，拇指握在手掌上）。CBD 中的肌张力障碍可能伴有疼痛。在肌电图上，PD 的正弦式震颤在 CBD 不常见，但肌张力障碍或局灶性肌阵挛引起的震颤在某些情况下可以见到并误认为是 PD 的震颤。然而，肌张力障碍的震颤（dystonic tremor）是无规律、非正弦的，不像 PD 的震颤，CBD 震颤是不平稳和无规则的。肌阵挛本身常常由刺激引起。

虽然 CBD 的名称是指该疾病的神经病理学特征，但在这种疾病中可能会出现明显的临床皮层特征，可用于其与 PD 和 PSP 鉴别（Scaravilli，Tolosa 和 Ferrer，2005）。对 CBD 最常提到的特征之一是异己肢体现象（异己手综合征，alien hand syndrome）。尽管不一定总能看到，但在诊断为

CBD 的患者中,约 60% 存在异己肢体现象。这一现象指的是主观难以控制四肢运动,并出现肢体的非自主运动,感觉四肢不属于自己或者不服从自己的指令。异己肢体的运动被认为是对外界刺激的反应,而不是偶然发生或者在无刺激时发生(尽管它们被看作对刺激的逃避)。像大多数运动失调一样,异己肢体现象在 CBD 患者也表现为非对称性。Mitgehen(持续触觉追求)是一种额叶功能障碍的征象,可以在查体时观察到(mitgehen 在德语中意思是"跟随")。在异己肢体中可能发生半目的性的或者目的性的活动(例如叠衣服或捡起物品)。但这种现象可能具有戏剧性的一面(例如患者自己的手试图把患者自己勒死),通常这个不受控制并被描述为"双手并不做我想让它做的事情"。异己手也许会干扰正常手的活动。此外,CBD 患者可能因皮质病变导致感觉异常,如瘙痒、麻刺感、蚁爬感等,这些都是皮质感觉异常特征。

在 CBD 可以有意识运动性失用(ideomotor apraxia),以及其他失调症状,表现为虽然有运动能力去完成一项任务,但却不能按指令完成;由于额叶 - 顶叶异常,患者无法将想法转化为运动,即自动完成一项动作的能力并未缺失,但是却不能按要求完成这项动作。典型地,患者无法模仿无意义的任务或者象征性的手势。例如,当被要求执行时,患者不能向医生显示梳头或刷牙的动作。患者也许会把双手作为工具(不是假装用手拿梳子做梳头的动作,而是用双手代替梳子从头顶梳下来)或者犯其他错误(假装梳镜子而非头发)。患者必须看着双手来完成任务,当不注视双手时就不能完成任务。运动性失用也可能导致行走困难,包括起步困难。这会引起跌撞和维持平衡困难。一些 CBD 患者表现出肢体运动性失用症,这涉及由手和手指执行的更精巧的运动功能障碍。

CBD 的失语症表现为言语不流畅,导致语言中断和单词遗漏。随着疾病进展,CBD 失语症的患者通常会丧失说话的能力(GornoTempini 等,2004)。

CBD 也有皮质征(以前被认为是额叶释放征),包括抓握、吮吸、掌颏反射和噘嘴反射。精神症状包括沮丧、激动、易怒和冷漠。

尽管疾病初始阶段是不对称性的,但随着疾病进展会扩散到两侧和所有四肢。死亡原因通常是慢性神经变性疾病的常见并发症,如肺部感染、败血症或肺栓塞。

诊断检查

诊断 CBD 的金标准是神经病理学。但是,辅助检查有助于在鉴别诊断中排除其他疾病,也有助于定性诊断。包括脑电图(EEG)在内的电生理学检查可能会显示脑功能随时间的变化,这与神经退行性病变一致。但是,脑电图并不是诊断 CBD 的常规检查。血液检查对 CBD 没有诊断意义。尿液、脑脊液和实验室其他检查也都不具备诊断意义,通常 CBD 患者在这类检查中表现正常。

CBD 患者的磁共振图像(MRI)和单光子发射计算机 X 线断层摄影术(SPECT)检查可以正常或没有特异性表现,特别是在疾病早期。通常认为,由于 CBD 与皮质萎缩相关,所以在 MRI 和(或)SPECT 上,可以看到皮质萎缩。有些 CBD 病例的 MRI 或 SPECT 会显示非对称性的顶后叶和额叶萎缩,也可见胼胝体萎缩(Koyama 等,2007)。

多巴胺转运蛋白成像(DAT,异氟醚 ^{123}I)扫描最近已被 FDA 批准用于多巴胺缺陷性疾病的诊断;随着这种成像技术的普遍使用,它将会在 CBD 与其他原因的帕金森综合征的鉴别诊断方面有令人瞩目的价值。其他用于监控多巴胺在大脑中分布的检查方法(β-CIT SPECT 和 IBZM SPECT)也许将来也会越来越引起人们的注意(Rizzo 等,2008;Seritan 等,2004)。

治疗

尚没有有效的治疗方法延缓 CBD 的进展,该疾病的症状对一般治疗都有抵抗,包括多巴胺替代疗法以及其他抗帕金森药物。对症治疗也许是有用的(Lang,2005)。苯二氮䓬类药物可能对震颤和肌阵挛有效。苯二氮䓬类或者巴氯芬有助于减轻患者的强直症状。肉毒毒素注射对改善肌张力障碍有效。物理锻炼对维持僵直关节的运动范围是有用的,这也会防止疼痛和挛缩,帮助维持关节的活动性。康复训练可以利用专业设备来支持日常活动,有助于保持更多的独立性功能。语言治疗被用于改善发音和音量(Hattori 等,2003)。

神经病理

CBD 的神经病理显示某些大脑区域异常。皮质病变较重,尤其是额叶和顶叶区域。基底节也会受到影响,正如疾病名称所提示的。组织学上,可看到星形胶质细胞的包涵体,也可以有星形细胞斑块,特别是在额叶和运动前区。

与 FTD 和 PSP 一样,CBD 也被认为是一种 Tau 蛋白病(tauopathy)。也就是说,CBD 也是由 Tau 蛋白的病理性聚集引起的(Forman 等,2002)。CBD 中的病理性纤维丝状包涵体主要由异常磷酸化的 Tau 蛋白组成,类似于许多其他散发性或家族性神经退行性疾病,例如 AD、PSP、Pick's 病、以及与 17 号染色体相关的 FTD 伴帕金森综合征(FTDP-17),均统称为 tauopathies。(Komori,1999)。在中枢神经系统,通过选择性剪接作用形成 6 个 Tau 蛋白亚型。在阿尔茨海默病(AD)中,纤维状 Tau 蛋白聚合物是由 6 种 Tau 蛋白亚型组成,而在 CBD 和 PSP 患者中,该聚合物主要是由 4 个重复的(4R)Tau 蛋白组成。Tau 蛋白是一个重要的微管相关蛋白(MAP),主要存在于神经元轴突中。但是,蛋白质的功能异常会导致星形胶质细胞(神经胶质细胞)异常高水平表达。在 CBD 病例的组织学检查中可见明显的星型细胞斑块。

Dickson 及其团队提出了 CBD 的神经病理诊断标准(2002)。其核心特征包括局灶性皮质的神经元丢失、黑质神经元丢失、皮质和纹状体的 Gallyas/Tau- 阳性的神经元和神经胶质细胞病变,特别是在灰质和白质均存在星形细胞斑块和线状物。支持诊断的特征包括皮质萎缩、神经元膨胀呈气球样和 Tau- 阳性的少突胶质细胞构成的盘卷体(coiled bodies)。希望这些标准也能为临床诊断带来有价值的讯息,虽然神经病理会做确定诊断,但生物标记物会对 CBD 的临床特征有更精准的把握。

总结

CBD 是少见且临床很难诊断的神经退行性疾病。它以非对称性帕金森综合征为表现,和其他运动异常一样,包括肌阵挛和肌张力障碍。它也有额顶叶皮质功能失调的特征。目前没有有效的干预措施来治疗这种疾病,它是不可逆转的退行性疾病,通常在疾病发生的 8 年内死亡。它与 PSP、FTD 一样,被认为是 Tau 蛋白病,期待对该领域的研究能为包括 CBD 在内的 Tau 蛋白病带来有效的治疗方案。

（王忠莉　译,彭巧玲　杨春慧　校）

参考文献

Belfor, N., Amici, S., Boxer, A.L., et al. (2006) Clinical and neuro-psychological features of corticobasal degeneration. *Mech Ageing Dev*, 127: 203–207.

Dickson, D.W., Bergeron, C., Chin, S.S., et al. (2002) Office of Rare Diseases neuropathologic criteria for corticobasal degeneration. *J Neuropathol Exp Neurol*, 61: 935–946.

FitzGerald, D.B., Drago, V., Jeong, Y., et al. (2007) Asymmetrical alien hands in corticobasal degeneration. *Mov Disord*, 22: 581–584.

Forman, M.S., Zhukareva, V., Bergaeron, C., et al. (2002) Signature tau neuropathology in gray and white matter of corticobasal degeneration. *Am J Pathology*, 160 (6): 2045–2053.

Gorno-Tempini, M.L., Murray, R.C., Rankin, K.P., et al. (2004) Clinical, cognitive, and anatomical evolution from nonfluent progressive aphasia to corticobasal syndrome: a case report. *Neurocase*, 10 (6): 426–436.

Hattori, M., Hashizume, Y., Yoshida, M., et al. (2003) Distribution of astrocytic plaques in the corticobasal degeneration brain and comparison with tuft-shaped astrocytes in the progressive supranuclear palsy brain. *Acta Neuropathologica*, 106: 143–149.

Komori, T. (1999) Tau-positive glial inclusions in progressive supranuclear palsy, corticobasal degeneration, and Pick's disease. *Brain Pathol*, 9: 663–679.

Koyama, M., Yagishita, A., Nakata, Y., et al. (2007) Imaging of corticobasal degeneration syndrome. *Neuroradiology*, 49: 905–912.

Lang, A.E. (2005) Treatment of progressive supranuclear palsy and corticobasal degeneration. *Movement Disord*, 20: S83–S91.

Litvan, I., Agid, Y., Goetz, C., et al. (1997) Accuracy of the clinical diagnosis of corticobasal degeneration: a clinicopathologic study. *Neurology*, 48 (1): 119–125.

Mahapatra, R.K., Edwards, M.J., Schott, J.M., and Bhatia, K.P. (2004) Corticobasal degeneration. *Lancet Neurol*, 3: 736–743.

Rebeiz, J.J., Kolodny, E.H., and Richardson, E.P. (1968) Corticodentatonigral Degeneration with Neuronal Achromasia. *Arch Neurol*, 18 (1): 20–33.

Rizzo, G., Martinelli, P., Manners, D., et al. (2008) Diffusion-weighted brain imaging study of patients with clinical diagnosis of corticobasal degeneration, progressive supranuclear palsy, and Parkinson's disease. *Brain*, 131 (Pt. 10): 2690–2700.

Scaravilli, T., Tolosa, E., and Ferrer, I. (2005) Progressive supranuclear palsy and corticobasal degeneration: lumping versus splitting. *Movement Disord*, 20: S21–S28.

Seritan, A.L., M.F. Mendez, et al. (2004) Functional imaging as a window to dementia: corticobasal degeneration. *J Neuropsych and Clin Neurosci*, 16: 393–399.

Wadia, P.M. and Lang, A.E. (2007) The many faces of corticobasal degeneration. *Parkinsonism & Related Disorders*, 13: S336–S340.

第十三章
睡 眠 障 碍

Sanford Auerbach

Departments of Neurology, Psychiatry and Behavioral Neurosciences, Boston University School of Medicine, Boston, MA, USA

概述

● 老年人的睡眠方式取决于正常衰老对睡眠生理的复杂影响,也与并发的医学问题和所用药物的相互作用有关。

● 睡眠剥夺会引起焦虑、易怒、慢性疲乏及执行任务困难。

● 衰老与睡眠能力下降的耐受性降低有关,但受试者可能低估或高估了他们所得到的睡眠质量。

引言

与其他医学领域一样,对老龄化人群的睡眠研究可能相当复杂。首先,必须有正常睡眠和睡眠障碍的背景。然后是理解正常老化对睡眠的影响。另一个面临的问题是需要分析许多影响老年人的医学问题并考虑这些问题与睡眠之间的联系。

尽管对睡眠的研究历史久远,但我们现有的知识和方法是源于基础神经生理学的描述。1875年,Caton首次记录了动物的脑电活动(Caton, 1875),但是直到1929年Berger才报道了人脑电图(EEG)(Berger, 1929)。随后,在1937年,Loomis描述了现在称为非快速眼动相睡眠(NREM)的脑电图特征(Loomis等, 1937)。他从不同角度对NREM睡眠进行了描述,顶波、睡眠轴、K复合波,以及深度减缓等。接下来在1953年又有一个重大突破,当时Kleitman和Aserinsky描述了快速眼动(REM)睡眠以及与梦的相关性(Aserinsky和Kleitman, 1953)。最后,Dement和Kleitman在1957年明确了睡眠周期的描述和睡眠阶段的分类系统,分为四个阶段的NREM和REM(Dement和Kleitman, 1957)。这个描述系统历经了时间考验,直到2007年美国睡眠医学会(AASM)进行了一些修改(Iber等, 2007a)。

睡眠的概述

睡眠对正常人体功能至关重要。在单调乏味的失眠夜之后,清醒(没有困倦)、警觉性以及执行单调任务的表现都会恶化。更严重的睡眠缺失将导致严重的注意力迟钝并且影响日常生活的行为能力。焦虑、兴奋以及注意力和记忆力下降都与REM睡眠的缺失相关。那些被剥夺了慢波睡眠(SWS)的人通常会抱怨慢性疲劳、疼痛、僵硬、不安和退缩。"睡眠需求"很难定义,但通常被认为是在清醒期间保持最佳功能所需的睡眠量。睡眠需求可能因人而异,通常24小时内睡眠需求在3到10小时不等(Williams等, 1970)。这些原则适用于不受特定睡眠障碍影响的情况,如睡眠呼吸暂停或周期性肢体运动。主观与客观睡眠指标之间的关系值得进一步讨论。在一般人群中,睡眠时间的自我报告经常有高估或低估的情况。高估可以部分归因于这样一个事实:如果觉醒的片段能被事后回忆起来,那么至少觉醒期要5~6分钟(短暂的生理性觉醒可能不会被回忆起)。因此,因反复而短暂的唤醒而被打断的睡眠(觉醒期小于5分钟)仍可被描述为"健全的睡眠"。高估睡眠时间很常见。随着老化,高估可能会更明显,因为健康的老年人把睡眠效率下降作为正常衰老的一部分已经习以为常。然而,衰老对失眠的耐受能力也会下降。考虑到这些影响,很显然,睡眠和嗜睡的客观测量对研究睡眠和酒精对睡眠的影响非常重要。

夜间多导睡眠检测(polysomnogram, PSG)是通过测定脑电图、肌电图(EMG)、眼电图(EOG)活动来监测睡眠及睡眠阶段的方法(Rechtschaffen

和 Kales，1968）。同样，多重睡眠潜伏期测试（multiple sleep latency test，MSLT）是白天嗜睡评定标准测量方法。它采用多导睡眠监测仪，病人可以在一天中分 5 次进行睡眠测试［美国睡眠障碍协会（ASDA），1992］。方法有平均觉醒试验（MWT）和主观 Epworth 嗜睡量表（ESS）。用 MSLT 等标准化工具评估平均睡眠潜伏期可以量化"睡眠"。睡眠需求通常被转化为"睡眠驱动"的概念。因此，相对睡眠剥夺导致睡眠驱动力增加，而小睡使睡眠驱动力相对减少。随着年龄的增长，睡眠需求的变化一直是很多研究的主题，但这样的研究经常会受不同的生活方式、饮食、药物使用、小睡模式等干扰。

睡眠结构

了解正常睡眠是了解睡眠障碍的重要先决条件。睡眠是一个动态过程，具有脑波活动、肌肉张力、眼球运动和自主神经活动的波动。它由两种不连续的状态组成：快速眼动相（REM）和非快速眼动相睡眠（nonrapid eye movement，NREM）。这两种状态可以通过夜间多导睡眠监测（PSG）所检测到的内容：脑电图、眼电图和心电图，从生理学角度对进行定义。正式标准在 AASM 制定的指南中已详细阐述（Rechtschaffen 和 Kales，1968）。

非快速眼动相睡眠

非快速眼动相睡眠（nonrapid eye movement sleep，NREM sleep）分为 3 个阶段（N1-N3）。以前分为 4 个阶段，但是 N3 接近于第 3、4 阶段的结合。N3 阶段常指慢波睡眠或者深度睡眠。简而言之，每个阶段的特点是脑电图背景逐渐变慢、肌肉紧张度降低、眼球运动减少。N1 阶段标是从清醒到昏昏欲睡的转变。节律性活动被混合电压取代，3.0~7.0Hz 的 θ 波，肌张力减少。可能存在眼球活动。N2 阶段具有类似但较慢的背景脑电图伴叠加纺锤波（低振幅，高频率，中心显著暴发）和 K- 复合波（高振幅，负或者上移的电势，紧接着是低振幅、正或者下移电势，伴一些快的、低振幅活动）。肌张力可进一步减低，眼求运动会全部消失。N1 和 N2 阶段常指的是非快速眼动相浅睡眠阶段，因为该时期有相对低的觉醒阈。N3 阶段（慢波睡眠）是以高振幅（75μV）、慢波（0.5~2.0Hz）活动为特征。在 N3，K- 复合波和纺锤波缺失，眼部运动消失，肌张力会进一步减弱。

快速动眼相睡眠

快速动眼相睡眠（rapid eye movement sleep，REM sleep），或者 R 阶段，并不适用于 NREM 睡眠一样的分段系统，因此有时被称为异相睡眠。尽管脑电图活动相对活跃，但肌张力达到 24 小时周期内的最低状态（相对肌肉弛缓）。REM 睡眠的特征是在每个快速眼动相周期的持续期间眼球呈快速的分散性运动。REM 睡眠可以进一步细分为"主相"（tonic）（背景 EEG、相对肌肉弛缓、海马 θ 节律）和阶段性（在动物中记录的快速眼动、短暂的肌肉抽搐、EEG 上的"锯齿"波、以及桥膝枕尖锐波（pontogeniculo-occipital spikes）。REM 睡眠与形成良好的梦境有关。从 REM 睡眠被唤醒的个体能回忆出梦境约 80% 的内容。从 NREM 相醒来可能只回忆起孤立的画面或者思考片段，但不是 REM 睡眠中结构良好的画面。梦魇是 REM 睡眠元素的反映。当个体最初从可怕的梦中苏醒并开始尖叫时声音并未形成，这是因为肌肉仍处于 REM 期的麻痹状态。值得注意的是 REM 睡眠的这些部分并非严格的同步出现。另一个这种松散同步的例子是一些正常个体从睡眠中醒来时暂时"瘫痪"，但这是良性情况。

睡眠节律

整个夜晚睡眠的不同成分并非随意出现。事实上，睡眠的超短节奏或短节奏会产生一个清晰的模式。首先观察到 NREM 的浅睡眠阶段。接下来过渡到慢波睡眠，接着又进入到 NREM 的浅睡眠阶段，随后是 REM 睡眠。通常有 3~4 个 NREM-REM 相循环，每个循环持续 90~120 分钟。随着夜晚时间推移，花费在 REM 的时间相对增加，慢波睡眠（SWS）时间减少。因此，REM 通常偏向睡眠周期的结束，SWS 偏向开始。更重要的是，睡眠 - 清醒节律遵循生理节奏或近似于 24 小时的生理模式。睡眠 - 清醒被看作是与核心体温生理节律同步的昼夜生理节律。动物下丘脑视交叉上核（suprachiasmatic nucleus）与人类结构类似、具有来自视网膜 - 下丘脑路径的输入信号，被认为是内源性节律器。

尽管不同个体的生物钟有不同的周期（如"百灵鸟"和"猫头鹰"），但许多因素参与维持或影响这些节律。尽管日常及社会活动、进食时间和其他外部行程安排等因素都起着一定的作用，但是，最有力的授时因子即给时者［zeitgeber，（lightgiver）］被证明是外源光照。据推测，光线通过视网膜下丘脑通路输入到视交叉上核发挥作用（Czeisler 等，1991）。从临床观点来看，从核心体温的变化模式来看睡眠 - 觉醒模式是有用的。当核心体温落在"基本睡眠允许"区域内时，常见的夜晚睡眠就开始了。随着核心体温持续下降并进入到"睡眠维持区"时，睡眠继续维持。睡眠和 REM 睡眠持续的时间遵循这样的昼夜节律周期，大多数 REM 睡眠发生在接近体温周期的最低点。然后体温开始上升，在中午达到峰值。第二个下降通常发生在午后，与第二次睡眠允许区有关，也即所谓的"午睡"区。这个小憩区之后是"重新振作"的相对稳定时期。相似地，第二次核心体温上升发生在凌晨，通常是凌晨三时，当第二个苏醒时间到达时，个体容易受到任何物理的或情绪因素（如焦虑、疼痛或者小便需求）的影响而苏醒。

正常老化的睡眠改变

老年人的睡眠改变与睡眠效率下降相关，N3阶段的减少，睡眠起效后唤醒（WASO）增加，进入睡眠的潜伏期和 REM 潜伏期变化较小。由于生物节律系统的改变，老年人难以适应时差、轮班工作制和环境的变化。

正常老化的睡眠结构

正常衰老与整个寿命期间逐渐发展的睡眠变化有关。大多数变化在 19~60 岁时可观察到，从 60 岁到 102 岁只能观察到细微的变化（Ohayon等，2004）。基于对健康老年人群的多导睡眠监测研究的 meta 分析发现，其主要特征似乎是总睡眠时间（TST）减少、睡眠效率下降、慢波睡眠减少和WASO 增加。其他的特征包括 N1/N2 增加、REM睡眠减少。另一方面，入睡延迟和快速眼动相起始延迟方面的变化极小。男性和女性的观察结果相似（Ohayon 等，2004）。但注意这些研究是以"正常"老化的分析为基础。如果研究随着老化伴随有其他疾病的情况，就会看到更大变化及性别差异，在男性，随年龄增加睡眠质量更差（Redline 等，2004）。

正常老化的昼夜节律

与正常睡眠结构一样，正常生理节奏也随年龄增加而改变。两个最为显著的变化是随年龄增长而带来的昼夜时相的逐渐提升和对快速相变化的不耐受性增加。这种节奏的加快表现为更趋向于早睡早起。快速相位转变的不断增加会导致更大的转换困难，比如更难以适应轮班工作制，或对时差影响更加敏感。其他对衰老问题的担忧，例如生物节律振幅减退和昼夜节律缩短，都是模棱两可的（Monk，2005）。

正常老化的小憩和白天过度嗜睡

尽管白天打盹和过度嗜睡似乎随着老化而增加（Metz 和 Bunnell，1990；Ohayon，2002；Young，2004），但这些观察到的现象似乎与慢性疼痛和抑郁症等并发症的存在有关（Foley 等，2007）。健康的老年人白天规律地打盹和过度嗜睡的可能性要小得多。此外，适度打盹似乎仅对夜间睡眠的影响并不大，甚至可能有助于改善白天的表现（Monk 等，2001；Campbell 等，2005）。

老年人睡眠障碍

睡眠障碍很常见，大多数睡眠障碍的患病率随年龄的增长而增加。在 65 岁以上人群中，50% 以上的人会抱怨睡眠困难（Foley 等，1995）。许多因素可导致睡眠障碍，包括身体 / 精神疾病和使用药物。此外，老年人更容易患上一般人群所遇到的许多特定疾病。我们将讨论在老年人群中最常遇到的疾病。

下肢不宁综合征

下肢不宁综合征（restless legs syndrome，RLS）是 Ekbom 在 1940s 首次描述的。虽然它一直被认为是不常见疾病，但是现在的流行病学认为它也许是最常见的睡眠相关疾病之一，发病率高达 10%（Phillips 等，2000）。药理学研究发现左旋多巴和多巴胺激动药治疗有效，提示该病可能与大脑多巴胺的功能下降有关。但是 18- 氟多巴正电子发射断层扫描（PET）看到的结果却不支持这一观点（Trenkwalder 等，1999）。RLS 患者的功能 MRI 扫描提示小脑和丘脑受累，如果有周期性肢体睡眠运动（periodic limb movements of sleep，PLMS），还会发现红核、脑桥和中脑的过度活跃（Bucher 等，1997）。生理学研究表明，抑制性皮质下通路，如网状脊髓束的紊乱使在正常情况下受到抑制的神经发生器在脊髓水平出现表达（Bara-Jimenez 等，2000）。

大约50% RLS患者有家族史（Winkelmann等，2000），家族史可能与染色体12q有关（Desautels等，2001）。有些研究已经观察到大脑的铁贮存低，认为这是RLS的重要发病机制（O'Keeffe等，1994；Sun等，1998；Earley等，2000；Allen等，2001）。

RLS有4个必要诊断标准（Allen等，2003）：

1. 有强烈的活动双腿的愿望，常伴有各种不适的感觉症状。

2. 休息时症状加重。

3. 活动后部分或完全缓解，例如走路。

4. 傍晚和夜间加重。

RLS经常伴有PLMS，多导睡眠图检查发现睡眠期间腿部以三重屈曲模式反复运动。

RLS可见于男性和女性的所有年龄段。感觉异常或感觉不适是导致不断运动的冲动的原因。疾病的严重程度可能相差很大。在某些情况下，可能会严重影响入睡，或不能坐下来长时间开车或看电影。这些感觉异常通常是双侧的，下肢症状经常比上肢更明显。典型的感觉异常被描述为灼烧、麻木、刺痛、酸痛或单纯的疼痛。一些患者主诉为蚂蚁爬行或者蠕虫挖洞的感觉。症状通常是主观的并在一天中会发生变化。当患者放松特别是当准备睡觉时，这些症状更为严重。在封闭空间比如飞机、汽车或者火车内患者更难受。症状是各种各样的，并随时间波动，有急性加重期和缓解期（Allen等，2003）。一些患者出现肌阵挛或突然抽搐。RLS与PLMS重叠并不少见。然而，PLMS发生在睡眠期间，最常见于N2阶段睡眠。而RLS通常发生在清醒时，并在清醒-睡眠过渡期干扰睡眠。尽管80%以上的RLS患者可出现PLMS，但PLMS也可独立发生。除了影响睡眠，RLS与健康相关的生活质量下降、情绪障碍及焦虑的比率增高，也与心血管疾病的风险增加有关（Yang等，2005）。

RLS的病理生理学机制尚不清楚。认为可能与中枢神经系统内铁代谢紊乱和多巴胺能功能障碍有关。许多医学问题会加重RLS的症状。在许多继发性病例中都涉及尿毒症、贫血和末梢神经病。使用多种药物可能会加剧或引发RLS，包括抗抑郁药、碳酸锂、抗精神病药和咖啡因等。

老年人下肢不宁综合征（RLS）的治疗

治疗的第一步是识别疾病。通常老年患者不会把这些症状告诉医生。患有痴呆症或其他认知障碍的患者也不能描述自己的症状，所以需要通过仔细观察来提出诊断。在做出临床诊断后，必须特别注意那些可治疗的原因或其他加重因素，例如铁缺乏症、尿毒症或使症状加重的药物。在某些病例中，锻炼会有一定帮助。通常有必要考虑药物治疗。最近一项基于循证的综述指出，有效的药物是多巴胺能药物［左旋多巴、罗匹尼罗（ropinirole）、普拉克索（pramipexole）和加巴喷丁（gabapentin）］。罗匹尼罗、普拉克索和长效加巴喷丁是仅有的获得FDA批准的治疗该疾病的药物。其他的有潜在疗效的药物包括阿片类药物、苯二氮䓬类和一些其他的抗惊厥药。可能有效的药物包括卡马西平、丙戊酸钠、羟考酮、溴隐亭和可乐定。此外，一些药物仍处于"实验"阶段，包括美沙酮、曲马朵、氯硝西泮、唑吡坦、托吡酯、金刚烷胺、镁剂、叶酸和二氢麦角碱（Trenkwalder等，2008）。必须注意的是老年人用药需考虑到这些药物的潜在副作用。

睡眠周期性肢体运动

睡眠周期性肢体运动（periodic limb movements of sleep，PLMS）是多导睡眠图在睡眠中发现的反复发生的刻板的腿部运动。PLMS的特征是在睡眠期间重复发生、刻板的肢体运动。其他用词还包括：周期性腿动（periodic leg movement）、夜间肌阵挛（nocturnal myoclonus）、睡眠周期运动（periodic movements of sleep）和腿抽动（leg jerks）。运动通常累及下肢（单侧、交替性或双侧），胳膊也可能受累。运动包括大脚趾的伸展、与脚踝、膝盖和（有时）臀部的部分屈曲。这些运动通常会导致部分唤醒或翻身，但通常太短暂而无法引起潜在的注意。这些肢体的动作次数每个夜晚的差异很大（Billiwise和Clarkson，1988；Mosso等，1988；Edinger等，1992）。在一些病例中，夜间周期性的唤醒可能占主导地位，而肢体运动的证据较少（如果有的话）。

PLMS在一般人群中的患病率是7.6%（Scoield等，2008），而在社区65岁以上人群中则大于40%（Ancoli-Israel等，1991）。但是，在RLS患者中，80%以上存在PLMS。然而，在没有RLS或主观睡眠不适的情况下，PLMS的临床相关性仍在争论中。在睡眠检测期间观察到的与唤醒相关的PLMS可能比实际睡眠中看到的肢体动作次数更重多和更严重。PLMD 通常被定义为在无法解释的失眠患者中出现的睡眠中的周期性肢体运动（Hornyak 等，2006），其重要性还不明确。关于治疗方面的临床试验很少，大部分临床医生用治疗 RLS 的药物进行治疗。

阻塞性睡眠呼吸暂停

阻塞性睡眠呼吸暂停（obstructive sleep apnea，OSA）是常见的综合征。它是可治性疾病，在大多数睡眠中心发现过度嗜睡和失眠患者中有相当比例患者存在 OSA。这是医疗上用多导睡眠图做诊断能得到保险公司报销的少数疾病之一。OSA 的特征是反复出现与睡眠有关的上呼吸道阻塞，这些阻塞通常与氧饱和度下降有关。其发病机制可能与睡眠状态下上气道软组织、肌肉的塌陷性增加、睡眠期间上气道肌肉对低氧和二氧化碳的刺激反应性降低有关。当软腭松弛，气流在上呼吸道软组织中形成振动，这样的振动会产生噪声或鼾声。OSA 的主要病理生理是上呼吸道肌肉松弛，这也意味着某些药物比如苯二氮䓬类或者酒精会使肌肉松弛程度加重而加重 OSA。在一些患者中，鼾声似乎是独立出现的，可应用原发性鼾声（primary snoring）这一术语。

有些病例有上呼吸道特别是鼻、咽部位狭窄的病理基础，当口咽部的上呼吸道扩张肌松弛时会引起气道进一步闭塞（Guilleminault 和 Stohs，1991）。对患者而言可能不会出现明显的睡眠干扰，因为正如早期所注意到的，短暂的生理学苏醒可能回想不起来。患者主诉经常是白天嗜睡，尽管有时可能会逐渐适应并使这些症状带来的影响最小化。白天没有休息或者小憩的患者可能也承认当坐在一张舒适的椅子或者面对高速路开车的单调行为过程中，会有难以抗拒的强烈瞌睡欲望。其他伴发焦虑的患者也许不容易入睡，但他们意识不到睡眠缺失。同样，患者主诉可能与记忆力或注意力困难有关，这与 REM 睡眠受到抑制相关（由于此期肌肉相对弛缓，REM 睡眠特别容易受影响）。慢波睡眠（SWS）也可能受到抑制，并可能与纤维肌痛的主诉有关。

OSA 除了干扰睡眠之外，还会导致心肺疾病。反馈反射（Feedback reflexes）可能不足以引起觉醒（呼吸暂停导致的觉醒使肌肉张力恢复）。临床上，在 OSA 患者中，可看到明显的氧饱和度下降、心律不齐、动脉高压、肺动脉高压和红细胞增多症。这些变化可能会变成慢性，最近的流行病学研究表明，

在普通人群无法识别的高血压发展过程中，OSA 是重要的原因之一（Nieto 等，2000；Peppard 等，2000）。

因此，OSA 的严重性可以从三个方面进行评估：打鼾，睡眠中断和心肺并发症。这几个方面常会相互联系，但也可独立存在。解剖结构或肌肉松弛程度会加重 OSA。体重增加或仰卧睡眠会增加解剖上的危险因素，而使用酒精、苯二氮䓬类、和其他镇静剂会加重肌肉松弛，从而增加 OSA 的严重性。

最近又提出了上呼吸道阻力综合症（其症状不能用呼吸暂停或呼吸不足的正式标准评定），另外由于 OSA 尚没有统一的评分标准，这些都使得评估 OSA 的严重程度变得很复杂。只有建立新的评分系统才可能很好地解决这些问题（Iber 等，2007b）。传统上认为，呼吸暂停定义为持续 10 秒的停顿，在此期间气流降至基线的 10% 以下。其实阻塞性事件提示仍需要继续"努力呼吸"（Gislason 等，1987），尽管对于在中枢性呼吸暂停类型中，这种敏感的"努力呼吸的标志物"是否缺失仍有争论。OSA 中的低通气（Hypopneas）常被定义为气流降至基础值的 50% 或更少并持续 10 秒的发作，伴氧饱和度相对下降或者短暂的苏醒。当呼吸暂停的发生频率 ≥5 次 / 小时，OSA 被认为是轻度的，≥15，则认为是中度的，如果 ≥30，则认为是严重的。在上呼吸道阻力综合症中，"呼吸暂停"的发作可能与睡眠中断或频繁的脑电图 alpha 有关。

流行病学研究提示 9%~24% 的中年男性和 4%~14% 的中年女性均有打鼾的现象（Koskenvu 等，1985；Lugaresi 和 Partinen，1994），这项研究显示低估了打鼾的患病率（Telakivi 等，1987）。OSA 在一般男性人群的患病率估计是 0.4%~5.9%（Lavie 等，1984；Gislason 等，1987；Gislasen 等，1988；Cingnotta 等，1989），男性患者的患病率明显高于女性。常见的危险因素包括肥胖、抽烟、饮酒、脑卒中和衰老。

老年阻塞性睡眠呼吸暂停的治疗

在某些方面，老年 OSA 的治疗与一般人群的常见治疗方法相同。然而有趣的是，从来没有证据表明治疗会对老年人的死亡率产生明显影响（Barbe 等，2001；Marin 等，2005）。但是，患者从睡眠质量和效率的改善中显著受益。所以，治疗的目的更在于改善症状。

诊断明确后,第一步是干预能使症状得到改善的因素。例如,身体的位置可能影响疾病的严重程度。严重的 OSA 可能与患者仰卧位睡眠有关。患者在睡眠实验室因为仰卧设备而需要更多时间仰卧睡眠,从而扭曲夸大了疾病的严重程度。鼓励侧卧睡姿,可能会明显减轻该病的严重程度。减少夜间的饮酒或者肌肉松弛药的应用,也可减轻疾病的严重程度。对肥胖患者而言减肥是一个有效的措施。

另外可以考虑气道正压通气(positive airway pressure, PAP)的应用。应该注意监测不符合 PAP 治疗的常见原因。PAP 使用失败的常见原因包括:对患者不正确的教育、不恰当的面具装配以及不适当的压力选择。患者的焦虑或者幽闭恐惧症可能是治疗失败的另一个原因。最后,也可能无法识别其他可能导致白天嗜睡的因素,例如抑郁症或药物作用,这可能会掩盖 PAP 治疗所带来的益处。其他选择还包括口腔矫治器,通常对轻度和不胖的患者可考虑使用,或者通过外科矫正进行治疗。尽管气管造口术是非常有效的,但很少使用。在其他的手术方式中,双颌前移术(MMA)可能是最有前景的手术方式(Aurora 等,2010a)。

神经退行性疾病的睡眠

老年人睡眠异常的特殊情况是神经退行性疾病。阿尔茨海默病(AD)、帕金森病伴痴呆(PDD)、路易体痴呆(DLB)、多系统萎缩(MSA)和朊蛋白病都对睡眠有不同的干扰和影响。

睡眠和 AD

AD 是痴呆最常见形式。现估计 510 万美国人患 AD。患病率随年龄而增加,那些 85 岁以上的老人有 60% 受该病影响。到 2050 年,估计 AD 患者人数将达到 1 100 万 ~1 600 万(Plassman 等,2007)。研究显示大约 25%~35% 的 AD 患者有睡眠问题(Dauvilliers, 2007)。AD 患者的睡眠障碍很复杂。这些患者容易出现与衰老相关的所有睡眠问题,另外,疾病导致的视交叉上核(SCN)神经元逐步退化和数量减少会进一步加重睡眠障碍,因为视交叉上核对于维持生物节律的自我平衡至关重要(Wu 和 Swaab,2007)。常见症状包括夜晚睡眠碎片化、睡眠潜伏期延长、SWS 降低和白天小睡增多。

AD 病理和睡眠联系

睡眠病理学与 AD 发病机理之间的关系可能更加复杂。大脑神经元外的淀粉样物质沉积被认为是 AD 的标志,但它在 AD 的发病机制中的确切机理还不太清楚。在转基因小鼠模型中,可以看到长期睡眠障碍显著增加,也观察到双重食欲素(dual orexin)受体拮抗药能减少 Aβ 斑块的形成。因此,睡眠 - 觉醒周期和食欲素可能在 AD 的发病机制中起作用(Kang 等,2009)。睡眠与 AD 的病理生理之间的这种关系也可以反映以下观察:睡眠障碍应该被视为轻度认知障碍(MCI)的核心的非认知症状之一,MCI 通常被认为是 AD 的前驱期(Beaulieu-Bonneau 和 Hudon,2009)。

AD 的某些睡眠变化似乎是代表正常衰老时出现的变化被夸大了。与年龄匹配的非 AD 对照组相比,AD 患者在 N1 期睡眠中花费的时间增加,觉醒的次数和持续时间增加(Prinz 等,1982b;Reynolds 等,1985)。随着疾病的进展,很难将 N2 期睡眠的脑电图特征与 N1 期睡眠的脑电图特征区分开。睡眠纺锤和 K 复合波形成不良。波的振幅也较低,持续时间较短,而且数量较少(Prinz 等,1982a;Montplaisir 等,1995)。随着慢波睡眠中 delta 波的消失,NREM 睡眠的比例增加(Prinz 等,1982a,1982b;Reynolds 等,1984;Reynolds 等,1985;Montplaisir 等,1995)。在正常老化中,REM 睡眠所占的百分比保持稳定,但在 AD 患者中则减少。在 AD 中,平均 REM 睡眠持续时间和 REM 睡眠百分比的减少可能是由于 Meynert 核基底变性所致。Meynert 核通常对丘脑的网状核起抑制作用,丘脑的网状核负责 NREM 睡眠(Buzsaki 等,1988)。REM 睡眠还取决于胆碱能系统的完整性。但是,在 AD 患者中,胆碱能系统功能受损并伴有 REM 睡眠障碍。此外,许多皮质下结构,比如前脑的基底部、远端和上部中缝核、脑桥和延髓的网状结构都与睡眠的起始、快速眼动相、非快速眼动相状态的转变有关。在 AD 中,这些结构都可能发生神经退行性病变。这种病理改变解释了许多 AD 患者中的睡眠结构和节律的异常(Weldemichael 和 Grossberg,2010)。虽然,在 AD 的 REM 睡眠中,不伴有肌张力降低的情况更常见,但是确很少发生 REM 睡眠行为障碍(REM sleep behavior disorder,RBD)(Gagnon 等,2006)。

随着老化,昼夜节律也逐渐衰退。这包括睡眠 / 觉醒周期的变化,表现为睡眠质量下降

（Oosterman et al., 2009；Yu et al., 2009）。睡眠 - 觉醒周期改变的主要原因与 SCN 和褪黑激素分泌的改变有关（Swaab 等，1984；Reynolds 等，1984）。尽管尚不清楚，但遗传风险因素（如 AD 患者中 APOE-4 等位基因阴性）也与睡眠问题的发展有关（Yesavage 等，2004；Craig 等 2006）。

对人类受试者的昼夜节律的核心体温节律的研究已显示，在临床诊断的 AD 患者中，内源性昼夜节律振幅降低，并且内源性昼夜节律阶段延迟了（Aschoff，1960；Mills 等，1978；Satlin 等，1995；Ancoli-Israel 等，1997）。然而，与正常衰老相比，AD 患者的内源性昼夜节律振幅仅略有下降，因此尚不清楚这是否仅仅是正常衰老的夸大（Czeisler 等，1992）。

AD 常用药物的影响

乙酰胆碱酯酶抑制药（ACHEIs）是一组被 FDA 批准用于治疗 AD 的药物。最常用的 ACHEIs 包括多奈哌齐（donepezil）、利斯的明（rivastigmine）和加兰他敏（galantamine）。由于担心中枢胆碱能作用将对睡眠，特别是 REM 睡眠产生影响，因此这些药物特别引起人们的兴趣。多奈哌齐治疗可增强 REM 睡眠并降低 REM 睡眠的 EEG 的慢频率，表明在 AD 中，此药可能作用于与 REM 睡眠相关的胆碱能神经元。此外，REM 睡眠的 alpha 波的力度可以预测对多奈哌齐的认知反应（Mizun 等，2004；Moraes 等，2006）。尽管一些文献提示加兰他敏对快速眼动相没有特殊影响（Stahl 等，2004），但是有报道认为加兰他敏引起异常噩梦（Iraqi 和 Hughes，2009），以及利斯的明引起 REM 睡眠行为混乱（Yeh 等，2010）。多奈哌齐对 REM 睡眠的影响并不总是很清楚（Cooke 等，2006），但研究表明，健康志愿者在单次剂量的多奈哌齐给药后快速眼动相睡眠增加（Kanbayashi 等，2002）。多奈哌齐还可以减少易受睡眠缺失影响的认知功能的下降（Chuah 等，2009）。需要注意的是胆碱能活动遵守生物节律的模式。因此，在白天可以见到功能改善，但是在夜晚可能会有增加睡眠障碍的风险（Davis 和 Sadik，2006）。

Tau 蛋白病和睡眠

Tau 蛋白病包括皮克病、原发性进行性失语（primary progressive aphasia）、语义性痴呆（semantic dementia）、染色体 -17 相关的额颞叶痴呆 - 帕金森综合征（FTD with parkinsonism linked to chromosome 17 FTDs），（此病与 17 号染色体上编码 Tau 基因的突变有关）；皮质基底节退行性病变（CBD）、进行性核上性麻痹（PSP）及嗜银颗粒疾病（argyrophilic grain disease）都属于 Tau 蛋白病。所有额颞叶痴呆（FTD）中均存在明显的睡眠紊乱，但针对这一问题的研究有限。FTD 可能发生夜间躁动和漫游，应该与 AD 一样接受治疗（Anderson 等，2009）。FTD 的神经病理所见可以解释某些睡眠障碍。在眶额叶、前脑基部（basal forebrain）、海马和颞叶中的退行性病变都直接或间接成为睡眠障碍的原因。

在 FTD 中出现 PLMS 的频率目前尚不清楚。在 FTD 中 RLS 也经常发生（Boeve，2008）。有关于 FTD 中的嗜睡症的报道。在多次睡眠潜伏期测试中，显示平均睡眠潜伏期和快速眼动期的时间减少。用于治疗 FTD 行为异常的药物也可能对 FTD 患者的睡眠障碍有效果。与 AD 一样，它们可能会有白天嗜睡，认知功能障碍加重或失眠。

突触核蛋白病和睡眠

突触核蛋白病包括 PDD、DLB 和 MSA。突触核蛋白病在早期有脑干和大脑功能紊乱，这可能与该类疾病中的睡眠障碍有关。

PDD 和 DLB 患者有昼夜节律障碍。在晚期阶段紊乱更常见，但尚没有系统性的研究。突触核蛋白病都可能会可发生嗜睡症（Hypersomnia），与没有痴呆症的 PD 相比，PDD 发生的频率更高（Boeve，2008；Compta 等，2009）。突触核蛋白病也可能发生失眠，通常与药物影响相关。

药物可能会导致 PDD 和 DLB 的睡眠 - 觉醒障碍。用于治疗 PDD 患者中的 PD 症状的多巴胺激动药可能会导致白天嗜睡，夜间兴奋和幻觉。抗胆碱能药物也可能引起夜间兴奋，并可能增加意识混乱。用于治疗 PDD 和 DLB 患者的认知障碍的乙酰胆碱酯酶抑制药可引起失眠。抗抑郁药物可能导致或加重 PLMS 和 REM 睡眠行为障碍（RBD）。

在这一人群中，PLMS 和 RLS 的发生频率还不清楚，但有报道认为其发生频率比普通人群高。在有症状期间，他们会接受较大剂量的多巴胺激动药的治疗。

RBD 是突触核蛋白病的一种常见特征。它在 PDD 或 DLB 发病之前的许多年就存在。当它导致自我伤害或者伤害同床伴侣时，或者当它引起睡眠碎片化时，则很有必要对其进行治疗。创建一个安全的睡眠环境很重要。褪黑素和氯硝西泮（clonazepam）可用作药物治疗。褪黑素对步态及认知影响小，所以是比氯硝西泮更合适的选择（Aurora 等，2010b）。就像在 PDD、DLB 和 MSA 中看到的一样，帕金森综合征患者也有与运动障碍有关的睡眠障碍。运动迟缓 / 运动不能、强直、震颤、肌张力障碍和肌肉僵硬都会造成入睡和维持睡眠的困难。另一方面，一些学者已经意识到好的睡眠对帕金森综合征的运动症状会带来益处。有研究认为，在整个睡眠过程中，使多巴胺储存逐渐增加，这样经过一夜睡眠后会看到症状的改善。MSA 患者的睡眠障碍通常与 PDD 和 DLB 患者相似。此外，睡眠障碍导致的呼吸异常更常见于 MSA 患者。声门水平的上呼吸道阻塞可引起阻塞性睡眠呼吸暂停，而脑桥延髓处的呼吸中枢的退行性变可导致中枢性睡眠呼吸暂停。当声带外展肌麻痹时可有临床喘鸣，更重要地是可能会有危及生命的呼吸问题。

朊蛋白病和睡眠

朊蛋白病比如致死性家族性失眠症（FFI）、克 - 雅脑病（CJD）、Gerstmann-Straussler-Scheinker 病等比较少见，睡眠紊乱的报道很少。在 CJD 患者中，研究显示睡眠障碍的程度可从极度嗜睡到失眠，失眠比过度嗜睡更常见。苯二氮䓬类的助眠药物对这些患者的失眠症有效（Wall 等，2005）。

FFI 是罕见的朊蛋白疾病，以失眠、家族性自主神经异常和运动功能紊乱为特征。Gistau 的个案报道显示 FFI 患者的生物节律激素失调，多导睡眠监测可见整体的睡眠 - 觉醒周期异常（Gistau 等，2006）。在 Krasnianski 等的一项研究显示，FFI 患者的多导睡眠监测出现快速眼动减少、睡眠效能下降、慢波睡眠、睡眠周期性肢体运动的减少和中枢性呼吸暂停（Krasnianski 等，2008）。临床上，这些患者表现出精神症状，从无症状到自主神经功能障碍都可发生。FFI 表现为快速认知衰退和精神症状，容易和 CJD 混淆。然而，FFI 疾病的进展通常会更长，其典型的 CJD 征象通常在疾病后期出现。

睡眠障碍的临床治疗方法

在老年睡眠障碍的临床治疗中，除了处理特定的睡眠障碍外，还带来某些问题。因此，系统的方法至关重要。

1. 首先要详细了解 24 小时内实际获得的睡眠量。可以用日记，但是详细的病史通常能提供必需信息。

2. 其次要了解睡眠时间问题并确定患者可能的昼夜节律。这一点可能会由于轮班日程安排和其他活动而复杂化。同样，病史是很有用的信息来源，睡眠日记会有所帮助。

3. 要考虑那些能干扰睡眠的身体或精神疾病的潜在因素。要进行仔细的身体和精神状态检查来发现可能的潜在疾病，还要询问目前药物、尼古丁、酒精等使用情况。对焦虑情绪、沮丧、噩梦和外伤后的应激等都要给予认真关注。

4. 询问固有睡眠障碍的可能特征。有没有阻塞性睡眠呼吸暂停综合征的症状 - 打鼾、肥胖、高血压和晨起头痛的证据？是否有 PLMS 或 RLS 的原因？是否有干扰睡眠的感觉异常或与睡眠有关的运动异常的病史？

5. 询问睡眠环境的问题。睡眠环境是否有利于放松，利于从清醒到睡眠的过渡？这是一个相对的概念；例如，电视对某些人有催眠作用但是对另外一些人是有刺激性作用。

有时，需要进行其他的诊断检查。有些检查是正确诊断所需要的。记睡眠日记也很有用。当怀疑阻塞性睡眠呼吸暂停或者发作性睡病时，要考虑做多导睡眠监测（PSG）来帮助诊断。PSG 还有助于评估异睡症（parasomnia）（与睡眠有关的异常行为）。最后，MSLT 有助于记录嗜睡症或早发性 REM 的存在。

评估完成后，临床医生要制定方案来解决睡眠问题。治疗方案必须要考虑药物成瘾的问题，一旦发现有成瘾的潜在危险，要和患者沟通并且处理存在的问题。

选择药物时必须小心。只要有可能，相关的身体或精神疾病都应得到治疗。只有这样，才能治疗"内在的"睡眠障碍。例如，可以使用不会成瘾的药物来治疗 RLS 和 PLMS。阻塞性睡眠呼吸暂停综合征可以使用持续 PAP 治疗。要特别注意睡眠卫生问题，包括以下内容：

- 改变睡眠环境以满足觉醒 - 到 - 睡眠的过渡所需要的放松需求。睡眠区应该和工作和玩耍区分开。要把噪音和灯光调整到最佳的放松效果。

- 应评估并调整咖啡因、尼古丁、酒精和其他药物的使用时间。

　　● 要建议定期运动,已经发现运动可以改善睡眠。

　　● 鼓励患者制定规律的睡眠 - 清醒时间表。允许午睡,但可能会减少夜间睡眠的需求。

　　● 最终,上床前患者需要一段放松的时期,有意识地将睡眠和其他压力源分开。告诉患者当不能入睡时,要离开卧室,避免产生更多焦虑。

　　当患者仍然有睡眠困难,需要寻找潜在的原因。通常可能存在某种焦虑症,需要治疗。学会放松技巧,它可能会和药物一样能改善睡眠。常用的助眠药可以用来暂时解决问题。但要注意成瘾问题,如果需要治疗与焦虑相关疾病,可选择镇静性的抗抑郁药物,或其他更有效的抗焦虑药,比如 5- 羟色胺再摄取抑制药(SSRI)会是很好的选择。

(王忠莉　译,杨春慧　校)

参考文献

Allen, R.P., Barker, P.B., Wehrl, F., et al. (2001) MRI measurement of brain iron in patients with restless legs syndrome. *Neurology*, 56: 263–265.

Allen, R.P., Picchietti, D., Hening, W.A., et al. (2003) Restless legs syndrome: diagnostic criteria, special considerations, and epidemiology. A report from the restless legs syndrome diagnosis and epidemiology workshop at the National Institutes of Health. *Sleep Med*, 4 (2): 101–119.

American Sleep Disorders Association (ASDA) (1992) The clinical use of the multiple sleep latency test. *Sleep*, 15: 265–278.

Ancoli-Israel, S., Kripke, D.F., Klauber, M.R., et al. (1991) Periodic limb movements in sleep in community dwelling elderly. *Sleep*, 14 (6): 496–500.

Ancoli-Israel, S., Klauber, M.R., Jones, D.W., et al. (1997) Variations in circadian rhythms of activity, sleep, and light exposure related to dementia in nursing-home patients. *Sleep*, 20 (1): 18–23.

Anderson, K.N., Hatfield, C., et al. (2009) Disrupted sleep and circadian patterns in frontotemporal dementia. *Eur J Neurol*, 16: 317–323.

Aschoff, J. (1960) Exogenous and endogenous components in circadian rhythms. *Cold Spring Harb Symp Quant Biol*, 25: 11–28.

Aserinsky, E. and Kleitman, N. (1953) Regularly occurring episodes of eye mobility and concomitant phenomena during sleep. *Science*, 118: 273–274.

Aurora, R.N., Casey, K.R., Kristo, D., et al. (2010a) Practice Parameters for the surgical modifications of the upper airway for obstructive sleep apnea in adults. *Sleep*, 33 (10): 1408–1413.

Aurora, R.N., Zak, R.S., Maganti, R.K., et al. (2010b) Best practice guide for the treatment of REM sleep behavior disorder (RBD). *J Clin Sleep Med*, 6 (1): 85–95. Erratum in *J Clin Sleep Med*, 2010. 6 (1): 95–95.

Bara-Jimenez, W., Aksu, M., Graham, B., et al. (2000) Periodic limb movements in sleep: state-dependent excitability of the spinal flexor reflex. *Neurology*, 54: 1609–1616.

Barbe, F., Mayoralas, L.R., Duran, J., et al. (2001) Treatment with continuous positive airway pressure is not effective in patients with sleep apnea but no daytime sleepiness. A randomized, controlled trial. *Ann Intern Med*, 134: 1015–1023.

Beaulieu-Bonneau, S. and Hudon, C. (2009) Sleep disturbances in older adults with mild cognitive impairment. *Int Psychogeriatr*, 21 (4): 654–666

Berger, H. (1929) Über das elektroenkephalogramm des menschen. *Arch Psychiatr Nervenkr*, 97: 6–26.

Billiwise, D.L. and Clarkson, M.A. (1988) Nightly variation of periodic leg movements in sleep in middle aged and elderly individuals. *Arch Gerontol Geriatr*, 7: 273–279.

Boeve, B.F. (2008) Update on the diagnosis and management of sleep disturbances in dementia. *Sleep Med Clin*, 3: 347–360.

Bucher, S.F., Seelos, K.C., Oertel, W.H., et al. (1997) Cerebral generators involved in the pathogenesis of the restless legs syndrome. *Ann Neurol*, 41: 639–645.

Buzsaki, G., Bickford, R.G., Ponomareff, G., et al. (1988) Nucleus basalis and thalamic control of neocortical activity in the freely moving rat. *J Neurosci*, 8 (11): 4007–4026.

Campbell, S.S., Murphy, P.J., and Stauble, T.N. (2005) Effects of a nap on nighttime sleep and waking function in older subjects. *J Am Geriatr Soc*, 53: 48–53.

Caton, R. (1875) The electric currents of the brain. *Br Med J*, 2: 278.

Chuah, L.Y.M., Chong, D.L., Chen, A.K., et al. (2009) Donepezil improves episodic memory in young individuals vulnerable to the effects of sleep deprivation. *Sleep*, 32 (8): 999–1010.

Cingnotta, F., D'Alessandro, R., Partinen, M., et al. (1989) Prevalence of every night snoring and obstructive sleep apnea among 30 to 69 year old men in Bologna, Italy. *Acta Neurol Scand*, 79: 366–372.

Compta, Y., Santamaria, J., et al. (2009) Cerebrospinal hypocretin, daytime sleepiness, and sleep architecture in Parkinson's disease dementia. *Brain*, 132: 3308–3317.

Cooke, J.R., et al. (2006) Acetylcholinesterase inhibitors and sleep architecture in patients with Alzheimer's disease. (original research article). *Drugs Aging*, 6: 503–511.

Craig, D., Hart, D.J., and Passmore, A.P. (2006) Genetically increased risk of sleep disruption in Alzheimer's disease. *Sleep*, 29 (8): 1003–1007.

Czeisler, C., Richardson, G., and Martin, J.B. (1991) Disorders of sleep and circadian rhythm. In: J.D. Wilson, E. Braumwald, and A. Fauci (eds), *Principles and Practice of Internal Medicine*. New York: McGraw-Hill.

Czeisler, C.A., Dumont, M., Duffy, J.F., et al. (1992) Association of sleep-wake habits in older people with changes in output of circadian pacemaker. *Lancet*, 340 (8825): 933–936.

Dauvilliers, Y. (2007) Insomnia in patients with neurodegenerative conditions. *Sleep Med*, 4 (Suppl. 4): S27–S34.

Davis, B. and Sadik, K. (2006) Circadian cholinergic rhythms: implications for cholinesterase inhibitor therapy. *Dement Geriatr Cogn Disord*, 21: 120–129.

Dement, W.C. and Kleitman, N. (1957) Cyclic variations in EEG during sleep and their relation to eye movements, body motility, and dreaming. *Electroencephalogr Clin Neurophysiol*, 9: 673–690.

Desautels, A., Turecki, G., Montplaisir, J., et al. (2001) Identification of a major susceptibility locus for restless legs syndrome on chromosome 12q. *Am J Hum Genet*, 69: 1266–1270.

Earley, C.J., Connor, J.R., Beard, J.L., et al. (2000) Abnormalities in CSF concentrations of ferritin and transferrin in restless legs syndrome. *Neurology*, 54: 1698–1700.

Edinger, J.D., McCall, W.V., Marsh, G.R., et al. (1992) Periodic limb movement variability in older patients across consecutive nights of home monitoring. *Sleep*, 15: 156–161.

Foley, D.J., Monjan, A.A., Brown, S.L., et al. (1995) Sleep complaints among elderly persons: an epidemiologic study of three communities. *Sleep*, 18: 425–432.

Foley, D.J., Vitiello, M.V., Bliwise, D.L., et al. (2007) Frequent napping is associated with excessive daytime sleepiness, depression, pain, and nocturia in older adults: findings from the National Sleep Foundation '2003 Sleep in America' poll. *Am J Geriatr Psychiatry*, 4: 344–350.

Gagnon, J.F., Petit, D., Fantini, M.L., et al. (2006) REM sleep behavior disorder and REM sleep without atonia in probable Alzheimer disease. *Sleep*, 29 (10): 1321–1325.

Gislasen, T., Almqvist, M., Erickssen, G., et al. (1988) Prevalence of sleep apnea among Swedish men. *J Clin Epidemiol*, 41: 571–576.

Gislason, T.H., Aberg, H., and Taube, A. (1987) Snoring and systemic hypertension: an epidemiological study. *Acta Med Scand*, 232: 415–421.

Gistau, V.S., Pintor, L., et al. (2006) Fatal familial insomnia. *Psychosomatics*, 47: 6.

Guilleminault, M.D. and Stohs, R. (1991) Upper airway resistance syndrome. *Sleep Res*, 20: 250–257.

Hornyak, M., Feige, B., Riemann, D., et al. (2006) Periodic leg movements in sleep and periodic limb movement disorder: prevalence, clinical significance, and treatment. *Sleep Med Rev*, 10 (3): 169–177.

Iber, C., Ancoli-Israel, S., Chesson, A., and Quan, S.F., for the American Academy of Sleep Medicine. (2007a) *The AASM Manual for the Scoring of Sleep and Associated Events: Rules, Terminology and Technical Specifications*, 1st edn. Westchester, Ill: American Academy of Sleep Medicine.

Iber, C., Ancoli-Israel, S., Chesson, A., and Quan, S.F., for the American Academy of Sleep Medicine. (2007b) *The AASM Manual for the Scoring of Sleep and Related Events*. Westchester, Ill: American Academy of Sleep Medicine.

Iraqi, A. and Hughes, T.L. (2009) An unusual case of nightmares with galantamine. *J Am Geriatr Soc*, 57(3): 565.

Issa, F.G. and Sullivan, C.E. (1982) Alcohol, snoring, and sleep apnea. *J Neurol Neurosurg Psychiatry*, 45: 353–358.

Kanbayashi, T., Sugiyama, T., Aizawa, R., et al. (2002) Effects of donepezil (Aricept) on the rapid eye movement sleep of normal subjects. *Psychiatry Clin Neurosci*, 56 (3): 307–308.

Kang, J., Lim, M.M., Bateman, R.J., et al. (2009) Amyloid-β dynamics are regulated by orexin and the sleep-wake cycle. *Science*, 326 (5955): 1005–1007.

Koskenvu, M., Kapiro, J., and Partinen, M. (1985) Snoring as a risk factor for hypertension and angina pectoris. *Lancet*, 1: 893–895.

Krasnianski, A., Bartl, M., et al. (2008) Fatal familial insomnia: clinical features and early identification. *Ann Neurol*, 63: 658–661.

Kripke, D.F., Ancoli-Israel, S., Klauber, M.R., et al. (1997) Prevalence of sleep-disordered breathing in ages 40–64 years: a population-based survey. *Sleep*, 20: 65–76.

Lavie, P., Ben-Yosef, R., and Rubin, A.E. (1984) Prevalence of sleep apnea among patients with essential hypertension. *Am Heart J*, 108: 373–376.

Loomis, A.L., Harvey, E.N., and Hobart, G.A. (1937) Cerebral states during sleep as studied by human brain potentials. *J Exper Psychol*, 21: 127–144.

Lugaresi, E. and Partinen, M. (1994) Prevalence of snoring in sleep and breathing. In: N. Saunders and C.E. Sullivan (eds), *Sleep and Breathing*. New York: Marcel Dekker.

Marin, J.M., Carrizo, S.J., Vicente, E., et al. (2005) Long-term cardiovascular outcomes in men with obstructive sleep apnoea-hypopnoea with or without treatment with continuous positive airway pressure: an observational study. *Lancet*, 365: 1046–1053.

Metz, M.E. and Bunnell, D.E. (1990) Napping and sleep disturbances in the elderly. *Fam Pract Res J*, 10: 47–56.

Mills, J.N., Minors, D.S., and Waterhouse, J.M. (1978) The effect of sleep upon human circadian rhythms. *Chronobiologia*, 5 (1): 14–27.

Mizun, S., Kameda, A., Inagaki, T., and Horiguchi, J. (2004) Effects of donepezil on Alzheimer's disease: the relationship between cognitive function and rapid eye movement sleep. *Psychiatry Clin Neurosci*, 58: 660–665.

Monk, T.H. (2005) Aging human circadian rhythms: conventional wisdom may not always be right. *J Biol Rhythms*, 20: 366–374.

Monk, T.H., Buysse, D.J., Carrier, J., et al. (2001) Effects of afternoon 'siesta' naps on sleep, alertness, performance, and circadian rhythms in the elderly. *Sleep*, 24: 680–687.

Montplaisir, J., Petit, D., Lorrain, D., et al. (1995) Sleep in Alzheimer's disease: further considerations on the role of brainstem and forebrain cholinergic populations in sleep-wake mechanisms. *Sleep*, 18 (3): 145–148.

Moraes, W.A., Poyares, D.R., Guilleminault, C., et al. (2006) The effect of donepezil on sleep and REM sleep EEG in patients with Alzheimer disease: a double-blind placebo-controlled study. *Sleep*, 29 (2): 199–205.

Mosso, S., Dickel, M.J., and Ashurst, J. (1988) Night to night variability in sleep apnea and sleep related periodic leg movements in the elderly. *Sleep*, 11: 340–348.

Nieto, F.J., Young, T.B., Lind, B.K., et al. (2000) Association of sleep-disordered breathing, sleep apnea, and hypertension in a large community-based study. Sleep Heart Health Study. *J Am Med Assoc*, 283: 1829–1836.

Norton, P.G. and Dunn, E.V. (1985) Snoring as a risk factor for disease: an epidemiological survey. *Br Med J*, 291: 630–632.

O'Keeffe, S.T., Gavin, K., and Lavan, J.N. (1994) Iron status and restless legs syndrome in the elderly. *Age Ageing*, 23: 200–203.

Ohayon, M.M. (2002) Epidemiology of insomnia: what we know and what we still need to learn. *Sleep Med Rev*, 6: 97–111.

Ohayon, M.M., Carskadon, M.A., Guilleminault, C., et al. (2004) Meta-analysis of quantitative sleep parameters from childhood to old age in healthy individuals: developing normative sleep values across the human lifespan. *Sleep*, 27: 1255–1273.

Oosterman, J.M., Van Someren, E.J.W., Vogels, R.L.C., et al. (2009) Fragmentation of the restactivity rhythm correlates with age-related cognitive deficits. *J Sleep Res*, 18 (1): 129–135.

Peppard, P.E., Young, T., Palta, M., et al. (2000) Prospective study of the association between sleep disordered breathing and hypertension. *N Engl J Med*, 342: 1378–1384.

Phillips, B. and Ancoli-Israel, S. (2001) Sleep disorders in the elderly. *Sleep Med*, 2: 99–114.

Phillips, B., Young, T., Finn, L., et al. (2000) Epidemiology of restless legs symptoms in adults. *Arch Intern Med*, 160: 2137–2141.

Plassman, B.L., Langa, K.M., Fisher, G.G., et al. (2007) Prevalence of dementia in the United States: the aging, demographics, and memory study. *Neuroepidemiology*, 29: 125–132.

Prinz, P.N., Peskind, E.R., Vitaliano, P.P., et al. (1982a) Changes in the sleep and waking EEGs of nondemented and demented elderly subjects. *J Am Geriatr Soc*, 30 (2): 86–93.

Prinz, P.N., Vitaliano, P.P., Vitiello, M.V., et al. (1982b) Sleep, EEG, and mental function changes in senile dementia of the Alzheimer's type. *Neurobiol Aging*, 3 (4): 361–370.

Rechtschaffen, A. and Kales, A. (1968) *A Method of Standardized Terminology, Techniques, and Scoring System for Sleep Stages of Human Subjects*. Los Angeles, CA: Brain Research Institute.

Redline, S., Kirchner, H.L., Quan, S.F., et al. (2004) The effects of age, sex, ethnicity, and sleep-disordered breathing on sleep architecture. *Arch Intern Med*, 164: 406–418.

Reynolds, C.F. III, Kupfer, D.J., and Taska, L.S. (1984) EEG sleep in elderly depressed, demented, and healthy subjects. *Biol Psychia-*

try, 20 (4): 431–442.

Reynolds, C.F. III, Kupfer, D.J., Taska, L.S., et al. (1985) EEG sleep in elderly depressed, demented, and healthy subjects. *Biol Psychiatry*, 20 (4): 431–442.

Satlin, A., Volicer, L., Stopa, E.G., and Harper, D. (1995) Circadian locomotor activity and core-body temperature rhythms in Alzheimer's disease. *Neurobiol Aging*, 16 (5): 765–771.

Scofield, H., Roth, T., and Drake, C. (2008) Periodic limb movements during sleep: population prevalence, clinical correlates, and racial differences. *Sleep*, 31 (9): 1221–1227.

Shahar, E., Whitney, C.W., Redline, S., et al. (2001) Sleep disordered breathing and cardiovascular disease: cross-sectional results of the Sleep Heart Health Study. *Am J Respir Crit Care Med*, 163: 19–25.

Stahl, S.M., Markowitz, J.S., Papadopoulos, G., and Sadik, K. (2004) Examination of nighttime sleep-related problems during double-blind, placebo-controlled trials of galantamine in patients with Alzheimer's disease. *Curr Med Res Opin*, 20 (4): 517–524.

Sun, E.R., Chen, C.A., Ho, G., et al. (1998) Iron and the restless legs syndrome. *Sleep*, 21: 371–377.

Swaab, D.F., Fliers, E., and Partiman, T.S. (1984) The suprachiasmatic nucleus of the human brain in relation to sex, age, and senile dementia. *Brain Res*, 342 (1): 37–44.

Telakivi, T., Partinen, M., Koskenvuo, M., et al. (1987) Periodic breathing and hypoxia in snorers and controls: validation of snoring history and association with blood pressure and obesity. *Acta Neurol Scand*, 76: 69–75.

Trenkwalder, C., Walters, A.S., Hening, W.A., et al. (1999) Positron emission tomographic studies in restless legs syndrome. *Mov Disord*, 14: 141–145.

Trenkwalder, C., et al. (2008) Treatment of restless legs syndrome: an evidence-based review and implications for clinical practice. *Mov Disord*, 23 (16): 2267–2302.

Wall, C.A., Rummins, T.A., et al. (2005) Psychiatric manifestations of Creutzfeldt-Jakob Disease: a 25-year analysis. *J Neuropsychiatry Clin Neurosci*, 17: 489–495.

Weldemichael, D.A. and Grossberg, G.T. (2010) Circadian rhythm disturbances in patients with Alzheimer's disease: a review. *Int J Alzheimer's Dis*, 2: 2010

Williams, R.L., Karacan, I., and Hursch, C.J. (1970) *Electroencephalography of Human Sleep: Clinical Applications*. New York: John Wiley & Sons.

Winkelman, J.W., Finn, L., and Young, T. (2006) Prevalence and correlates of restless legs syndrome symptoms in the Wisconsin Sleep Cohort. *Sleep Med*, 7 (7): 545–552.

Winkelmann, J., Wetter, T.C., Collado-Seidel, V., et al. (2000) Clinical characteristics and frequency of the hereditary restless legs syndrome in a population of 300 patients. *Sleep*, 23: 597–602.

Wu, Y.H. and Swaab, D.F. (2007) Disturbance and strategies for reactivation of the circadian rhythm system in aging and Alzheimer's disease. *Sleep Med*, 8: 623–636.

Yang, C., White, D.P., and Winkelman, J.W. (2005) Antidepressants and periodic leg movements of sleep. *Biol Psychiatry*, 58: 510–514.

Yeh, S.B., Yeh, P.Y., and Schenck, C.H. (2010) Rivastigmine-induced REM sleep behavior disorder (RBD) in an 88-year-old man with Alzheimer's disease. *J Clin Sleep Med*, 6 (2): 192–195.

Yesavage, J.A., Friedman, L., Kraemer, H., et al. (2004) Sleep/wake disruption in Alzheimer's disease: APOE status and longitudinal course. *J Geriatr Psychiatry Neurol*, 17 (1): 20–24.

Young, T., Peppard, P.E., and Gottlieb, D.J. (2002) Epidemiology of obstructive sleep apnea: a population health perspective. *Am J Respir Crit Care Med*, 165: 1217–1239.

Young, T.B. (2004) Epidemiology of daytime sleepiness: definitions, symptomatology, and prevalence. *J Clin Psychiatry*, 65 (Suppl. 16): 12–16.

Yu, J.M., Tseng, I.J., Yuan, R.Y., et al. (2009) Low sleep efficiency in patients with cognitive impairment. *Acta Neurologica Taiwanica*, 18 (2): 91–97.

第十四章
自主神经功能障碍和晕厥

Rohit R. Das

Indiana University School of Medicine, Indianapolis, IN, USA

概述

- 晕厥的三个主要类型包括神经介导性晕厥、心源性晕厥和直立性低血压相关的情境性晕厥。
- 晕厥发作可分为晕厥前期、晕厥期、恢复期。早期主要症状是眩晕和头晕。其他症状包括短暂的意识丧失（TLOC），之后有短暂的意识模糊、失去对自主运动的控制力、以及晕厥发作时双眼向上偏移。
- 心电图是评估晕厥的第一步。倾斜试验用于评估神经介导性晕厥。脑电图帮助鉴别癫痫和晕厥。
- 寻找最佳治疗方法的研究正在进行。

晕厥的定义和分类

晕厥常被定义为短暂性意识丧失（TLOC），这是由于收缩压突然下降导致的脑灌流不足及体位张力丧失，并且无需医疗干预即可恢复，具体来说，就是电或化学性的心脏复律（Kapoor，2002；Sorajja等，2009）。

从历史上看，晕厥已经得到了很好的认识和描述。Galen认为晕厥是没有呼吸改变的生命体征突然衰减；他猜想这是一个极度情绪化状态的迹象。他也将心源性晕厥描述为心脏对身体其他脏器极度不适的感应表现（如食道或胃口的极度不适）。从公元前4世纪的Hippocrates（希波克拉底）到公元5世纪的Caelius Aurelianus，都把心脏起源的晕厥归类为一种独立的疾病（Papavramidou和Tziakas，2010）。有意思的是在他的格言（aphorisms）中，希波克拉底写道，"遭受频繁和严重的昏厥发作，但没有明显突然死亡原因"（Mirchandani和Phoon，2003）。Heaton回顾了莎士比亚的作品，发现至少有18次描写了当一个角色在极度激动的情绪中时，会有短暂意识丧失；12次描写了近似晕厥事件。吟游诗人也使用类似的词语（晕厥6次、昏厥5次、恍惚2次）（Heaton，2006）。

根据致病机制晕厥主要分为三种类型：神经介导性晕厥、心源性晕厥和直立性低血压相关的情境性晕厥（Kapoor，2000；Hirsch等，2005；Parry和Tan，2010）。表14.1为晕厥相关情况的详细列表。

表 14.1　晕厥类型

神经介导性晕厥	血管迷走性
	瓦尔萨尔瓦晕厥
	颈动脉窦高灵敏性
	境遇性晕厥
	刺激或者血液引起的晕厥
	呼吸
	排尿
	排便
	大笑
	餐后
	锻炼后
心源性晕厥	心律失常
	器质性心脏病
体位性低血压性晕厥	原发性自主神经功能减退
	继发性自主神经功能减退
	脱水

数据源自 Kapoor（2000）and Parry and Tan（2010）

流行病学

Ashekhlee等调查了2000年至2005年间美国全国住院病例样本数据库，并根据人口普查数据进行相应调整，在2009年确定的发生率为每年0.83~0.91/1 000。虽然样本量超过30万人，但是在社区人群中没有晕厥的大样本队列研究。荷兰CRANS的研究，在阿姆斯特丹随机招募35~60岁的受试者，结果显示终生发生率为35%；重要的是，发病率的峰值年龄是 15 岁。最常见晕厥触发因素是疼痛、进食减少、炎热的外部环境、情绪激动和看到血液（Ganzeboom 等，2006）。Framingham 心脏研究项目对一个多代家族，中年及社区居住的人群进行了队列研究来确定晕厥的发病率及患病率。共有 822 名受试者在平均 17 年的随访期内发生至少 1 次晕厥事件。第一次晕厥的发生率 6.2/1 000，年龄矫正后是 7.2/1 000。第一次晕厥发生后有 21.6% 会复发（Soteriades 等，2002）。与从未有过晕厥史的受试者相比，有晕厥病史的、有冠脉疾病或脑血管疾病病史的受试者晕厥发生率更高，这些人群也可能与正在服用保护心脏的和抗高血压药物有关。

采用来自 Framingham 心脏研究项目的数据（Chen 等，2000），设计了一个对照试验来阐明晕厥的危险因素。研究发现，脑血管疾病的病史、服用心脏药物、高血压病史等因素可以用来预测晕厥事件的发生。但是 BMI 偏低、酒精摄入高或者糖尿病是否也可以预测晕厥发作还不清楚。

在各种不同的环境中均有晕厥的研究报道。在一项有关医疗紧急情况导致民航被迫改航的研究中，Sand 等发现迄今晕厥在飞行医疗紧急情况中处于首位，占所有飞机改道的一半以上（Sand 等，2009）。晕厥也是机动车驾驶的重要的临床问题，在一项超过 3 800 例晕厥患者的临床研究中（Moya 等，2009），发现约 10% 在开车时曾有过晕厥发作。有脑卒中和（或）心脏病病史的人更有可能在驾驶中出现晕厥，晕厥患者平均年龄为 56 岁。

在 Framingham 研究中，21.6% 患者会复发；心源性晕厥的复发风险最高。Dutch CR 在对自主神经系统的研究中，发现晕厥事件发生的中位数是 2；终身晕厥事件发作范围延伸至 5（Ganzeboom 等，2006）。Sheldon 等在 2006 年发现由于血管迷走神经性晕厥到心脏病门诊就诊的晕厥发作中位数是 8，范围的上限延伸至 20。

实际上，医生仅能看到一部分晕厥患者。一项荷兰的研究估计，看家庭医生时，主诉"晕倒发作"的比例为 2 到 9 次/1 000 次。从数据上来看仅占由于痫性发作或癫痫就诊的 1/10（Olde Nordkamp 等，2009）。晕厥是急诊科和急诊观察站的主要问题。晕倒发作占所有急诊患者的 1%~4%，占急诊入院的 4%~6%；不同国家的调查结果都是一致的。Nordkamp 等调查了一个荷兰急诊观察站的晕厥的发生率，发现晕厥占所有就诊患者近 1%，其中 2/3 均有明确病因（Olde Nordkamp 等，2009）。在爱尔兰，晕厥占 1% 以上的门诊患者和约 6% 的住院患者（McCarthy 等，2010），而在意大利分别为 2.3% 和 4.2%（Numeroso 等，2010）。

临床特征

晕厥和接近晕厥发作，在临床上可以简单分为晕厥前期、晕厥期和恢复期（Wieling 等，2009）。

晕厥前期特征

这些症状可能继发于大脑低灌注和自主神经系统（ANS）的激活。最主要的早期症状是眩晕和头晕的非特异性感觉（Hirsch 等，2005）。视网膜的低灌注导致两眼发黑伴色觉的丧失（van Dijk 等，2009）。由于自主神经系统的激活，外周血管收缩使皮肤变得苍白，晕厥发生前数分钟通常会有温暖和不舒服的、难以描述的感觉（Hirsch 等，2005）。较少见的特征包括固定凝视、瞳孔散大、流涎及其他更少见的症状如记忆丧失（Duvoisin，1961；Duvoisin，1962；Wieling 等，2009）。若患者大脑低灌注出现的速度慢，患者可以回想起他们晕厥的更多细节，会保存事件的记忆（van Dijk 等，2009；Wieling 等，2009）。在一个回归性分析中，569 例晕厥或晕厥前期患者晕厥前数分钟可能有诸如出汗、胸痛和心悸、恶心、眩晕、温暖的感觉和呼吸困难等症状（Sheldon 等，2002）。仅有前驱症状，尚未进展至意识丧失被认为是晕厥前期（Sheldon 等，2009）。

晕厥期症状

晕厥伴有短暂的意识丧失，之后会有短暂的意识模糊。这个阶段持续 5~22 秒，平均 12 秒（Wieling 等，2009）。真正的意识丧失不包括意识模糊，所以时间可能很短。研究发现在这个阶段，有 4/5 的患者会出现非自主的自动症，包括摸索、咂嘴、咀嚼（Wieling 等，2009）。

晕厥与失去对自主运动的控制有关。通常会出现短暂的弛缓性麻痹，此外，虽然报道很少，但是已经有报道称可见强直的角弓反张（Cotton 和 Lewis，1918；Gastaut 和 Fischer-Williams，1957；van Dijk 等，2009；Wieling 等，2009）。Lampert 等通过录像发现 90% 晕厥患者出现肌阵挛，以多灶和缺乏节律为特征。通常晕厥会触发肌阵挛（Lempert 等，1994）。晕厥中的肌阵挛的病理生理尚不清楚；一些人认为这可能是释放现象，即大脑控制下部（脑干）中心的释放导致肌阵挛（Gastaut，1974；Wieling 等，2009）。肌阵挛看起来很像痉挛，所以就使用了惊厥性晕厥一词（convulsive syncope）。

晕厥期间的眼球运动具有诊断意义，并已得到充分研究。最重要的特征是晕厥发作时双眼向上偏斜，在此之前可能会出现下视性眼球震颤（downbeating nystagmus）（Lempert 和 von Brevern，1996）。但是这个特征似乎和晕厥快速发病有关，因为在无症状志愿者中，眼球施压导致的缓慢脑灌注不足的试验只有 20% 出现眼向上偏移（Stephenson，1990）。一般情况下，呼吸不受影响，尽管在长时间持续性晕厥中，呼吸也会变得吃力。极少数情况下会有深叹息或者鼾声（Newman 和 Graves，2001）。值得注意的是短暂的脑灌流改变似乎不影响脑干呼吸中枢（Wieling 等，2009）。晕厥期间可发生尿失禁。不到 1/4 的患者发生尿失禁的主要原因是晕厥的快速起病（Stephenson，1990；Hoefnagels 等，1991；Newman 和 Graves，2001；Wieling 等，2009）。而与晕厥无关的特征为，包括咬舌和大便失禁（Wieling 等，2009）。

晕厥后症状

不同于癫痫的发作，晕厥患者意识恢复迅速。从开始发作到意识恢复的晕厥总持续时间为 20 到 30 秒（Wieling 等，2009）。在恢复期可能有意识模糊，并且这是心源性晕厥的典型表现（Calkins 等，1995）。比较少见的是脸发红（Stokes-Adams 现象更常见）、呼吸暂停、逆行性遗忘症（retrograde amnesia）和其他精神症状比如幻视和幻听（Formijne，1938；Sharpey-Schafer，1956；Karp 等，1961；Duvoisin，1962；Forster 和 Whinnery，1988；Stephenson，1990；Lempert 等，1994；Wieling 等，2009）。

鉴别诊断

晕厥可能会和那些引起短暂意识丧失的疾病相混淆。许多情况下，可通过仔细询问病史来鉴别。

癫痫和（或）痫性发作

癫痫发作和晕厥的鉴别是神经科医生面临的一个棘手问题。我们必须认识到如果患者被诊断为癫痫会给他的心理带来很大的阴影。另外，一旦做出了癫痫诊断就会开始抗癫痫药物的治疗，这些药物会带来明显副作用。对于短暂意识丧失患者，必须认真了解病史再做出诊断。在老年性癫痫中，部分复杂性痫性发作是最常见类型。一些病史特征有助于做出诊断。在颞叶癫痫发作前会有一些先兆（aura）诸如旧事如新（jamais vu）或者似曾相识感（Deja-vu）以及上腹部胃气上升感，在达到喉咙之前患者失去意识。颞叶癫痫的患者常常会有这样的先兆发生。视幻视和错觉（illusions）提示枕叶癫痫，但是很少见（McKeon 等，2006；Panayiotopoulos，2007）。

不幸的是，内科医师很难对短暂意识丧失的真正原因做出判断。回顾了 118 例意识丧失患者的病历，只有不到 1/3 的患者得到了适当的诊断。16% 的诊断是不合理的（Hoefnagels 等，1992）。Sheldon 等研究是否存在一个简单的评分方法，可以帮助临床医生鉴别癫痫和晕厥（Sheldon 等，2002）。作者研究了明确诊断为癫痫的患者，并从这些患者的医疗记录中提取了几个病史特征。认为诊断的黄金标准包括：癫痫脑电图（EEG）、倾斜台测试血管迷走性晕厥、以及做心电图来明确心源性晕厥。表 14.2 列出该研究使用的得分方法。计算总分后发现，得分 1 分可作为癫痫发作和晕厥的鉴别点，大于 1 分提示癫痫发作（Sheldon 等，2002）。

表 14.2　鉴别痫性发作和晕厥的得分点

标准	比分
典型发作后觉醒有舌咬伤	2
发作前有旧事如新或似曾相识感病史	1
发作相关的精神紧张	1
发作期间转头	1
无反应性 / 不寻常的四肢故作姿态或抽筋（在整个发作期间）/ 发作后无记忆（上述任何一个）	1
发作后意识模糊	1
头晕眼花史	−2
发作前发汗	−2
发作和长时间久坐和久站有关	−2

总分 1 表示晕厥发作，大于 1 表示痫性发作。

来源：Sheldon 等（2002）。在 Elsevier 允许下做出调整

可能把晕厥误诊为癫痫发作的最常见误导性特征是伴随晕厥的肌阵挛性抽搐（myoclonic jerks）。在之前讨论中认为，这种抽搐可能是脑干征象，然而癫痫发作时的肌阵挛性抽搐是一个皮质征（Berkovic 和 Crompton，2010；Forster 和 Whinnery，1988）。从分子水平上讲，在易患晕厥的家族性疾病中，影响心脏的遗传综合征具有与家族性癫痫相似的致病机制，因为这两种疾病都是由神经元的离子通道异常所致（Berkovic 和 Crompton，2010）。

如果病史怀疑癫痫发作，就要获得神经生理学证据和脑电图的支持。但是，脑电图检测癫痫样活动的敏感性有限；有证据表明，发作时的 EEG 可能具有更高的敏感性（King 等，1998；Neufeld 等，2000）。头部 MRI 可能会发现由于反复癫痫发作而导致的脑病理改变，特别是内侧颞叶硬化症（如海马硬化）（McKeon 等，2006）。

非癫痫性痫性发作

这种发作可以有不同的称谓，可以被称为假性癫痫、精神性非癫痫性发作、心因性事件和歇斯底里。30% 转诊到癫痫诊所的患者可能都是这种情况或与其他精神疾病并存。McKeon 建议通过仔细询问病史来鉴别癫痫发作和晕厥；内科医生要关注疾病的临床特征、患者既往有无精神病史、以及药物滥用史或创伤史等都非常重要（McKeon 等，2006）。患者在倾斜试验中可能出现类似晕厥的症状而没有血流动力学参数的任何改变，提示非生理性（McKeon 等，2006）。

心因性假性晕厥（Psychogenic pseudosyncope）

Benbedis 和 Chichkova 研究了称为"心因性假性晕厥"的现象（Benbadis 和 Chichkova，2006），在那些晕厥原因尚未明确的患者中，这可能占很大一部分。一项前瞻性研究，对 10 例患者进行了 18 个月的观察。患者以前都做过心电图、超声心动图、动态心电图和倾斜试验。症状持续时间大约为 4 年，这些患者中有 9 例有习惯性晕厥，甚至医生在做查体时就可能触发。在晕厥发作期间的脑电图显示有正常 α 波背景，这说明在晕厥发作时并没有意识丧失（Benbadis 和 Chichkova，2006）。

其他疾病

其他很少被误诊为晕厥的疾病包括短暂性脑缺血发作、偏头痛、锁骨下动脉盗血综合征和低血糖（Hirsch 等，2005）。低血糖的诊断可以通过监测血糖和询问既往病史来确立，尽管有时这可能很难诊断。短暂的脑缺血发作（症状持续时间少于 24 小时，更典型的仅持续几分钟），特别是椎基底动脉供血不足的患者可能伴有短暂意识丧失，但会伴有其他神经系统的局灶体征，包括眼球震颤和（或）不良共轭凝视、小脑受累及脑神经受累等（Brust，2005）。基底偏头痛是一种偏头痛，伴眩晕、构音障碍和复视。在这些患者中有一小部分可出现意识混乱，但是与晕厥不同，并没有明显的意识丧失（Raskin 和 Green，2005）。锁骨下动脉盗血综合征是由于锁骨下动脉粥样硬化引起椎基底动脉血流减少进而导致的假性晕厥综合征（Hirsch 等，2005）。

晕厥的类型

根据发病机制晕厥主要分为三型：神经介导性晕厥、心源性晕厥、直立性低血压相关的情境性晕厥。

神经介导性晕厥

神经介导性晕厥最准确的定义是，自主神经系统不能维持足够的脑灌注压，偶尔，心率太慢不足以维持脑灌注（Grubb 和 Karas，1999；Grubb，2005）。在病理生理上，这种晕厥可以定义为在绝对心动过缓的情况下的动脉血管舒张（Mosqueda-Garcia 等，2000）。这种晕厥的主要临床表现是由于自主神经系统过度激活而导致的恶心、流汗和面色苍白；在老年人中这些症状并不典型（van Dijk 等，2009）。

这种晕厥的最有意义的鉴别特征是有明确的触发因素（van Dijk 等，2009）。已经熟知的诱发因素有环境温度高、剧烈运动、疼痛、情绪失调和长期站立（Grubb，2005）。最常见的原因是恐惧和疼痛，其次是站立（Ganzeboom 等，2003）。触发性或者反射性晕厥是发作性的意识丧失，并与某一个触发因素有肯定的关联，在本节中会有更详细的讨论。

人类的直立行走也给循环系统维持脑的充足的灌注带来挑战。在这一点上，自主神经系统起着关键作用。站立时，大量的血容量滞留在下肢静脉,这可能会导致低血容量状态和低血压(Kapoor,2000)。心肺和动脉系统的压力感受器可监测血压的急性变化;并将信息传送到中枢神经系统进而调节自主神经系统。神经介导晕厥的模型可以用几种理论来解释。Sharpey-Schafer 推测,在交感神经激活的情况下左心室容积减少会导致抑制反应的产生,从而导致心动过缓和低血压(Sharpey-Schafer,1956;Mosqueda-Garcia 等,2000)。这被称为晕厥的心室理论。神经体液机制包括肾上腺素和 5- 羟色胺的作用增加(Mosqueda-Garcia 等,2000)。我们知道增加盐摄入量和使用氟氢可的松都可以有效地治疗反复发作的晕厥,所以认为血流量减少是这种晕厥的病理生理学基础。但是也涉及压力感受器功能障碍导致的自主神经的调节失误(Mosqueda-Garcia et al.,2000)。

颈动脉窦(carotid sinus)超敏反应是神经介导性晕厥的一种亚型,其特征是短暂的意识丧失及跌倒,最常见于的老年人,当有心脏停搏 3 秒钟,或有颈动脉窦按压会使收缩压下降 50mmHg 时。多达 50% 的跌倒和晕厥患者都被怀疑患有这种疾病(Huang 等,1988)。临床医生通过颈动脉窦按摩可以诊断这种情况,这个过程涉及 5~10 秒的颈动脉窦按摩,首先在右侧,然后在左侧,首先在仰卧位,然后在站立位置(Tan 等,2009)。进行颈动脉窦按摩的典型适应证包括衬衫领口过紧时、刮胡子、或突然转头时发生晕厥。老年人反复跌倒或反复发作晕厥时,如果不能进行其他检查,也可以考虑用颈动脉窦按摩方法诊断。颈动脉按摩的禁忌证包括最近的心肌梗死、脑卒中或者短暂的缺血发作(TIA)、颈动脉杂音、心室纤颤以及室性心动过速(Miller 和 Kruse,2005)。瓦尔萨尔瓦动作(Valsalva maneuver)可导致静脉回心脏血量减少,从而触发晕厥(Hirsch 等,2005)。颈静脉窦按摩和瓦尔萨尔瓦动作也可用于评估晕厥。

对于情景性晕厥综合征(situational syncope syndromes),其机理可能涉及神经介导的心动过缓和神经源性低血压性晕厥(Hirsch 等,2005)。最常见的是那些与排尿、咳嗽和排便相关的晕厥(Kapoor,2000)。不常见的反射性晕厥包括大笑、餐后、锻炼后晕厥(Nishida 等,2008)。针头 - 血液 - 相关的晕厥是看到针头及血液后引起的强烈的情绪反应触发了晕厥。12% 的英国医学生在观察外科手术过程中,至少有一次晕厥发作(Jamjoom 等,2009)。8% 的青少年献血时会出现晕厥(Reiss

等,2009)。年纪越大的献血者晕厥的风险越低(Tondon 等,2008)。

心源性晕厥

心源性晕厥更常见于老年人并且预后差。这种晕厥的特征是心输出量突然下降,导致脑灌注不足。一些证据提示这种情况是由自主神经系统的反应引起(van Dijk 等,2009)。在 Framingham 心脏研究中,与其他晕厥的受试者相比,心脏晕厥有明显的反复发作性,并且死亡风险增加了一倍(Soteriades 等,2002)。心源性晕厥可继发于心律失常或结构性心脏病。心律失常通常会突然减少心输出量导致晕厥,而结构性心脏疾病则限制了心脏增加心输出量来满足循环需求增加的能力(Brignole,2007)。

提示心律不齐的临床特征包括意识丧失且无明确前兆,及心脏病史和猝死家族史(Kapoor,2000)。导致晕厥的心律失常可以是心动过缓(窦房结疾病、二度或者三度房室传导阻滞阻、心脏起搏异常或者药物诱因)或者心动过速(室性心动过速、室上性心动过速或者尖端扭转型心动过速)。一个重要的特性是心律失常通常发生在一个表现正常的个体中(Kapoor,2002;van Dijk 等,2009)。

心律失常与结构性心脏疾病叠加可加重晕厥的发生。晕厥可继发于充血性心力衰竭(CHF)。在一项对 491 例心功能衰竭患者的研究中(纽约Ⅲ和Ⅳ级心脏联盟),12% 的患者至少有一次晕厥发作(Middlekauff 等,1993;Gopinathannair 等,2008)。充血性心力衰竭患者的晕厥和室性异位搏动、室性心动过速相关(Olshansky 等,1999)。和晕厥相关的器质性心脏疾病还包括,瓣膜性心脏疾病、缺血性心脏疾病和肥厚性心肌病、心包疾病和肺动脉高压(van Dijk 等,2009)。

继发于自主神经功能障碍的晕厥

直立性低血压的主要特征包括头晕、先兆晕厥和晕厥(Freeman,2008)。其他特征包括虚弱、疲乏、恶心和头痛。Freeman 描述了这些患者的一种不寻常的头痛现象,这种现象与颈部和肩背部的疼痛相关,故有"衣架头痛"之称(Freeman,2008)。尽管这些患者在站立时低血压,但常见特征是仰卧性高血压。晕厥或先兆晕厥通常是在从坐位或躺位快速站起来时发生,由急性动脉性低血压所致。补偿机制失败进而导致了脑灌注不足和随后发生的昏厥。另外一种病理生理机制是循环血量减少，这也是由于 ANS 受损所致（Brignole，2007）。

Freeman 将自主神经性低血压分为由中枢神经系统疾病引起的和由周围性神经功能障碍引起的。中枢神经系统疾病包括突触蛋白病、多系统萎缩、帕金森病和单纯性自主神经功能失功。周围神经系统的原因是小纤维神经病变，通常由糖尿病和淀粉样变性，遗传性感觉神经病和自主神经性神经病（Ⅲ型）引起，而维生素 B_{12} 缺乏、HIV 神经病变和卟却很少间（Freeman，2008）。Mussi 等在回顾 259 例 65 岁以上的急诊科住院患者时发现，直立性低血压的患病率为 12%，以帕金森病为主要病因。

帕金森病（PD）通常首先出现运动症状，但在疾病后期可有自主神经功能不全。用于治疗 PD 的药物可能会使这些症状恶化（Freeman，2008）。在一个前瞻性研究中，近 1/3 的 PD 患者有直立性低血压（Lipp 等，2009）。Neihaus 等发现与健康同龄对照组相比，即使没有自主神经功能不全的 PD 患者在对倾斜试验的反应中也会显示出自主神经的功能下降（Niehaus 等，2002）。相比之下，在路易氏体痴呆中，临床上的痴呆症状先于 PD 症状，而在疾病的早期就出现了自主神经功能障碍（Freeman，2008 年）。晕厥是该病的核心特征（Geldmacher，2004）。

多系统萎缩（MSA），比 PD 及 DLB 少见，成年起病且多为散发性，是进展性的神经退行性疾病；临床表现以帕金森综合征、小脑共济失调、自主神经失调以及泌尿生殖系统障碍和皮质脊髓功能障碍为特征（Gilman 等，2008）。与 MSA 相关的有四个综合征，包括黑质纹状体变性（striatonigral degeneration）、夏 - 德综合征（Shy-Drager syndrome）、橄榄体脑桥小脑萎缩（olivopontocerebellar atrophy）和肌萎缩 - 帕金森综合征（amyotrophy-parkinsonism）。夏 - 德综合征以自主神经功能不全为主，与脊髓中间外侧角的交感神经节前神经元的变性有关。交感神经节后神经元保留；当患者仰卧时，血浆去甲肾上腺素水平正常，当患者站立时其水平也不会升高（Louis，2005）。MSA 患者可以有症状或无症状的自主神经功能衰竭；作为 MSA 诊断标准的自主神经功能不全的定义是卧位 3 分钟然后起立，站立 3 分钟后，收缩压下降 30mmHg 或者舒张压下降 15mmHg（Gilman 等，2008）。Lipp 和同事前瞻性地研究了 MSA 和 PD 的自主神经功能衰竭的临床差异。因

为鉴于 MSA 的预后比 PD 更差，所以诊断的准确性很重要。研究还发现 MSA 几乎都会有直立性低血压。研究发现，MSA 中自主神经功能障碍（包括无汗症）的严重程度和类型可将这种情况与 PD 区别开来（Lipp 等，2009）。夏 - 德综合征患者在用左旋多巴治疗时常使直立性低血压恶化（Louis，2005）。

单纯的自主神经衰竭很少见，在 1925 年首次被描述。其特征为严重的自主神经性低血压，通常 50 岁以后发病，并且不伴其他神经系统疾病。在自主神经节中发现路易体（Weimer，2005）。Klein 等研究了 18 例患者（平均年龄是 63），所有患者均有抗自主神经节的自身免疫抗体。两个不同临床类型引起了我们的注意。抗体滴度高的患者比那些抗体滴度低的患者有更多的拟胆碱能症状。后面这组患者与单纯的自主神经功能不全患者临床表现一致（Klein 等，2003）。

糖尿病患者的周围神经病变导致自主神经功能不全和晕厥，已经有很多研究报道。尽管 2 型糖尿病的早期就有亚临床的自主神经功能不全的证据，但是糖尿病确诊以后，明显的自主神经病变数年后才会出现。与糖尿病自主神经病变发生率相关的因素包括血糖控制不佳、糖尿病病程增加、体重指数（BMI）增高和女性（Vinik 和 Erbas，2001）。一项大型的临床试验，即糖尿病并发症和对照试验证明血糖长期控制在低水平可以改善这种情况（1995）。

其他神经疾病也可能和晕厥相关。基于人群的 CAMERA 研究证实偏头痛患者中晕厥和直立性低血压的患病率增加。目前尚不能解释这个发现的病理生理学基础（Thijs 等，2006）。系列病例及个案报告均有晕厥和多发性硬化症中的直立性低血压相关的报道，有一些病例显示用类固醇冲击治疗有效（Sakakibara 等，1997；Funakawa 和 Terao，1998；Kanjwal 等，2010）。

调查研究

一些循证医学指南侧重于晕厥的诊断和治疗问题。评价晕厥的第一步是心电图检查（Strickberger 等，2006）。心电图会提供心律和传导异常的信息。如果怀疑是心脏疾病导致的晕厥，那么心电图对明确诊断很有必要。如果认为不是心源性晕厥，心电图也是很重要的排除诊断工具。美国

心脏协会（AHA）关于晕厥的共识声明指出，心电图能明确识别可能出现不良结局的两个高风险组：肥厚性心肌病（年轻运动员的猝死的原因）和肺栓塞（Strickberger 等，2006）。当晕厥频发时，建议做动态心电图。诊断的金标准是找到晕厥期间的心律失常的证明，从而建立因果关系。美国心脏协会建议将动态心电图监护仪放置 24 至 48 小时。监护仪可以使用 60 天，病人启动按键即可开始记录。然而，这些设备复杂，患者操作失误较多。植入式记录仪可以埋在皮下，可记录大约 14 个月的心电图节律（Strickberger 等，2006）。

对于晕厥和疑似晕厥或已知缺血性冠心病患者，建议进行运动负荷试验。电生理心脏研究涉及放置心脏静脉导管以评估窦房结和房室结功能，但他们在随机选择的患者中灵敏度较低（Strickberger 等，2006）。来自欧洲心脏病学协会循证医学的指南也提出心脏超声心动图能更好地评价器质性心脏疾病，正如当怀疑颈动脉窦高敏时采用颈动脉窦按摩一样。最后，欧洲指南也提示当怀疑功能性发作时，精神科医师会诊的重要性（Moya 等，2009）。

倾斜试验在评价神经介导性晕厥中十分重要的。纽卡斯尔协议已经给出了这个实验操作的具体纲要（Parry 等，2009）。该纲要限于那些不能从病史或检查确定是神经源性亦或心源性的晕厥的病例，或者患者有认知功能受损，或者开车时发生晕厥或者因受伤反复跌倒。该纲要的禁忌证很少且只限于左室流出道阻塞和二尖瓣狭窄，以及严重冠状动脉或者脑血管疾病（Parry 等，2009）。

这个测试不要求禁食或者中断服药。测试中使用的设备是一个带脚踏板支撑的倾斜桌，它可以从仰卧位倾斜到直立位置，角度为 70°。测试中需要持续心电图和血压监测（Parry 等，2009）。患者通常处于静息状态的仰卧位 20 分钟，然后快速直立（通过 70°）40 分钟（Kenny 等，2000）。可以用硝酸盐或者异丙肾上腺素药物来提高静息时的心率（Bartoletti 等，2000；Graham 等，2001；Moya 等，2009）。只有当患者的原始晕厥症状与低血压和（或）心动过缓一起再现时，倾斜测试才能提供合理的诊断支持。要求患者同时存在主观的症状和客观的体征（Kenny 等，2000）。倾斜试验的敏感性不是特别好，关于检验的有效性和可靠性仍存在问题（Sagrista-Sauleda 等，2001）。需注意倾斜试验的阴性结果不能排除晕厥是否是由血管迷走神经性病变所致（Moya 等，2009）。

脑电图常用于鉴别晕厥和癫痫发作。大部分患者晕厥发作期间的脑电图是正常的。当高度怀疑是癫痫性发作而不是晕厥时可使用脑电图进行鉴别（欧洲的晕厥指南）。脑电图也可应用于精神性假性晕厥患者，如果在发作期间捕捉到典型脑电图表现则很容易做出诊断（Moya 等，2009）。只有存在局灶神经系统体征时才做头颅 CT/MRI，颈动脉的双重图像或者经颅多普勒检查（Moya 等，2009）。

晕厥的预后和经济影响

Soteriaredes 等用来自 Framingham 研究中的医疗保险统计分析数据，发现晕厥与中年和老年人群死亡率增加有关。在有晕厥发作的患者中，死亡率增加到 31%。尤其是心源性晕厥的死亡风险增加 2 倍。血管迷走神经性晕厥（包括直立性低血压）死亡率的增加最小。在不明原因的晕厥发生之后，心肌梗死的发生率增加，并且死亡的风险也增加（Soteriades 等，2002）。Alshekhlee 等用美国国家住院抽样数据库来评估晕厥的预后，发现总死亡率是 0.28%；晕厥患者死亡的概率在 40 岁后明显增加，其中较大部分患者伴随其他疾病（Alshekhlee 等，2009）。晕厥后入院治疗似乎有利于短期（30 天）预后，但不影响事件发生后一年的预后（Costantino 等，2008）。

美国住院患者的抽样数据显示，晕厥患者住院的平均花费大约是 8 500 美元。如果需要安置起搏器，这个数字会显著增加，有时会增加超过 11 倍（Costantino 等，2008）。医疗保险系统的花费大约是 24 亿／年（Sun 等，2006）。

治疗

晕厥的治疗一定要首先找出短暂意识丧失的潜在原因。神经介导性晕厥在所有类型晕厥中预后最好。这种情况的治疗选择证据很少。β 受体阻断药阿替洛尔与安慰剂对比，在改善晕厥症状的随机对照试验中有效（Mahanonda 等，1995）。一个临床试验提示帕罗西汀（paroxetine）似乎可以改善难治性晕厥患者的症状（Di Girolamo 等，1999；Kapoor，2000）。目前已经开展经静脉起搏器植入的临床试验。大多数研究已经证明该方法有较好疗效（Brignole，2003）。心脏起搏器用于严重晕厥同时有心率慢的患者（Kapoor，2000）。其他用于晕厥治疗的药物包括丙吡胺、可乐定、茶碱、麻黄碱、双氢麦角碱和米多君（Brignole，2003）。

治疗神经介导性晕厥的重点是让患者知道这个类型的晕厥是良性的。必须建议患者避免晕厥的触发因素（Moya 等，2009）。

直立性低血压的治疗可以是药物治疗也可以是非药物治疗。对补充血容量和增加盐摄入量也不能达到血浆容量增加的患者，可以使用氟康地松（Freeman，2008）。因为直立性低血压的主要病理生理机制是去甲肾上腺素释放减少，可应用外周选择性 α 肾上腺素受体激动药——米多君。该药是唯一一个被美国食品药物监督局（FDA）批准用于直立性低血压的药物，它在临床试验中可改善直立位血压（Low 等，1997；Wright 等，1998；Freeman，2008）。乙酰胆碱酯酶抑制药—吡啶斯的明，已经成功地通过治疗该疾病的临床试验（Wright 等，1998；Singer 等，2006）。其他用于治疗直立性低血压的药物包括促红细胞生成素（Hoeldtke 和 Streeten，1993）、麻黄碱和伪麻黄碱（Jordan 等，1998）、可乐定和多巴胺激动药（Freeman，2008）。一般情况下，非药物干预必须先于药物治疗。最重要的是教育患者，从仰卧位到站立位时要缓慢移动，使直立位性低血压的症状最小化。在一天活动中，尝试采取物理手段来减少外周血集聚在中心静脉池中（即增加回心血量）：这些措施包括拉紧下肢肌肉和腿交叉／分开训练。下肢的弹力长袜有助于帮助下肢静脉回流。在休息和睡眠中，头部枕高 10°~20°减少仰卧性血压，减轻仰卧位高血压所导致的利尿和容积消耗。应避免使用诸如利尿药和一些降压药。最后，增加盐分摄入（超过 10g 钠／天）以及增加液体摄入（水）可改善直立性低血压（Freeman，2008）。

心源性晕厥的治疗是复杂的，并不在本章节的讨论范围之内。欧洲心脏病学会达成了关于心源性晕厥治疗指南的共识（Moya 等，2009）。窦房结功能不全和房室结病变均可用心脏起搏器进行治疗。室上性快速心律失常和心房扑动可经导管消融术治疗。引起晕厥的心脏装置可能需要重新编程或者进行替换。如晕厥的原因中有潜在的器质性心脏疾病，则相关的治疗极有必要。

晕厥风险预测评分

一些预测评分可帮助临床医生决定哪些患者需要（经常是住院患者）更多的检查以及哪些患者只需门诊就诊。这一点非常重要，因为住院费用昂贵（Alshekhlee 等，2009）。

有三个风险预测评分系统：旧金山晕厥规则（SFSR）、OESIL（急诊室成人晕厥的处理指南）以及欧洲晕厥得分指南（EGSYS），其中 SFSR 是最简单的（Parry 和 Tan，2010）。SFSR 的预测指标包括不正常的心电图、呼吸急促的病史、充血性心力衰竭、血细胞比容小于 30%，急诊时最初的收缩压检查小于 90mmHg 等（Quinn 等，2004）。在临床决策制定中考虑这些指标，对以后发病可能预测的敏感性为 92%，特异性为 62%（Quinn 等，2004；Birnbaum 等，2008）。OESIL 评分包含其他预测因素，有年龄大于 65 岁及前驱病史的缺失（Colivicchi 等，2003）。EGSYS 评分是最新的预测指标，包括晕厥前的心悸、休息或运动期间的晕厥、及晕厥的病因的缺失（Del Rosso 等，2008）。

老年人晕厥

晕厥占老年人跌倒原因的 1/3，该人群在各种环境中均有很高的跌倒风险（Tinetti 等，2000）。在老年人群中，晕厥发生率约为 6%；那些生活需要帮助的以及住在养老院的老人，这个数字上升至 23%（Ungar 等，2006）。需要住院治疗的晕厥随年龄增加而增加（Moya 等，2009）。Ungar 等在 70 岁或以上的人群中评估晕厥，发现在临床上，与年轻患者相比，晕厥更常发生在站立时。在 70% 以上患者中，晕厥发生前数分钟有前驱症状。神经介导（神经心源性和直立性）的晕厥占所有病例的 2/3（Ungar 等，2006）。由于认知障碍，在某些老年患者中可能难以获得有关晕厥发作的准确病史（Moya 等，2009）。有几种因素会增加老年人晕厥的易感性，包括经口摄入量的减少和导致的轻度脱水、直立性低血压的易感性以及心率变异性受损等（Kenny 等，2002；Strickberger 等，2006）。老年人中许多晕厥发作是多药合用的结果，最常见的是心血管药物（Strickberger 等，2006）。开车时晕厥则涉及社会安全问题，多见于 50 岁以上人群（Sorajja 等，2009）。

因此，在老年人群中，预防跌倒和快速识别威胁生命的情况很重要。一般来讲,在老年人中,晕厥是一个多因素过程(Strickberger 等,2006)。尽管晕厥的评估与年轻患者相似,但应特别注意步态检查和认知测试(Moya 等,2009)。

结论

晕厥是短暂意识丧失的一个重要原因,在老年人群中有特殊的重要性。未来的研究方向包括发展临床生物标志物来帮助发现晕厥后可能有并发症风险的患者。需更多的研究来完善预后危险评分系统,从而对晕厥患者进行快速的风险分层。同时,晕厥的最佳治疗的研究正在进行,特别是心源性晕厥(Parry 和 Tan,2010)。最后,诊断和处理晕厥的关键是认真询问和及时地安慰病人。

(王忠莉　译,杨春慧　校)

参考文献

Alshekhlee, A., Shen, W.K., et al. (2009) Incidence and mortality rates of syncope in the United States. *Am J Med*, 122 (2): 181–188.

Bartoletti, A., Alboni, P., et al. (2000) The Italian Protocol': a simplified head-up tilt testing potentiated with oral nitroglycerin to assess patients with unexplained syncope. *Europace*, 2 (4): 339–342.

Benbadis, S. (2006) Psychogenic nonepileptic seizures. In: E. Wyllie (ed), *Treatment of Epilepsy*. Philadelphia: Lippincott Williams and Wilkins.

Benbadis, S.R., and Chichkova, R. (2006) Psychogenic pseudosyncope: an underestimated and provable diagnosis. *Epilepsy Behav*, 9 (1): 106–110.

Berg, A.T., Berkovic, S.F., et al. (2010) Revised terminology and concepts for organization of seizures and epilepsies: report of the ILAE commission on classification and terminology, 2005–2009. *Epilepsia*, 51 (4): 676–685.

Berkovic, S.F., and Crompton, D.E. (2010) The borderland of epilepsy: a clinical and molecular view, 100 years on. *Epilepsia*, 51 (Suppl. 1): 3–4.

Birnbaum, A., Esses, D., et al. (2008) Failure to validate the San Francisco syncope rule in an independent emergency department population. *Ann Emerg Med*, 52 (2): 151–159.

Brignole, M. (2003) Randomized clinical trials of neurally mediated syncope. *J Cardiovasc Electrophysiol*, 14 (Suppl. 9): S64–S69.

Brignole, M. (2007) Diagnosis and treatment of syncope. *Heart*, 93 (1): 130–136.

Brust, J. (2005) Cerebral Infarction. In: L. Rowland (ed), *Merritt's Neurology*. Philadelphia: Lippincott Williams and Wilkins.

Calkins, H., Shyr, Y., et al. (1995) The value of the clinical history in the differentiation of syncope due to ventricular tachycardia, atrioventricular block, and neurocardiogenic syncope. *Am J Med*, 98 (4): 365–373.

Chen, L., Chen, M.H., et al. (2000) Risk factors for syncope in a community-based sample (the Framingham Heart Study). *Am J Cardiol*, 85 (10): 1189–1193.

Colivicchi, F., Ammirati, F., et al. (2003) Development and prospective validation of a risk stratification system for patients with syncope in the emergency department: the OESIL risk score. *Eur Heart J*, 24 (9): 811–819.

Costantino, G., Perego, F., et al. (2008) Short- and long-term prognosis of syncope, risk factors, and role of hospital admission: results from the STePS (Short-Term Prognosis of Syncope) study. *J Am Coll Cardiol*, 51 (3): 276–283.

Cotton, T., and Lewis, T. (1918) Observations upon fainting attacks due to inhibitory cardiac impulses. *Heart*, 7: 23–24.

Del Rosso, A., Ungar, A., et al. (2008) Clinical predictors of cardiac syncope at initial evaluation in patients referred urgently to a general hospital: the EGSYS score. *Heart*, 94 (12): 1620–1626.

Di Girolamo, E., Di Iorio, C., et al. (1999) Effects of paroxetine hydrochloride, a selective serotonin reuptake inhibitor, on refractory vasovagal syncope: a randomized, double-blind, placebo-controlled study. *J Am Coll Cardiol*, 33 (5): 1227–1230.

Duvoisin, R.C. (1961) The Valsalva maneuver in the study of syncope. *Electroencephalogr Clin Neurophysiol*, 13: 622–626.

Duvoisin, R.C. (1962) Covulsive syncope induced by the Weber maneuver. *Arch Neurol*, 7: 219–226.

Formijne, P. (1938) Apnea or convulsions following standstill of the heart. *Am Heart Journal*, 15: 129–145.

Forster, E.M., and Whinnery, J.E. (1988) Recovery from Gz-induced loss of consciousness: psychophysiologic considerations. *Aviat Space Environ Med*, 59 (6): 517–522.

Freeman, R. (2008) Clinical practice. Neurogenic orthostatic hypotension. *N Engl J Med*, 358 (6): 615–624.

Funakawa, I., and Terao, A. (1998) Intractable hiccups and syncope in multiple sclerosis. *Acta Neurol Scand*, 98 (2): 136–139.

Ganzeboom, K.S., Colman, N., et al. (2003) Prevalence and triggers of syncope in medical students. *Am J Cardiol*, 91 (8): 1006–1008, A1008.

Ganzeboom, K.S., Mairuhu, G., et al. (2006) Lifetime cumulative incidence of syncope in the general population: a study of 549 Dutch subjects aged 35–60 years. *J Cardiovasc Electrophysiol*, 17 (11): 1172–1176.

Gastaut, H. (1974) Syncopes: generalized anoxic cerebral seizures. In: O. Magnus and A. Haas (eds), *Handbook of Clinical Neurology*. Amsterdam: North Holland.

Gastaut, H., and Fischer-Williams, M. (1957) Electro-encephalographic study of syncope: its differentiation from epilepsy. *Lancet*, 273 (7004): 1018–1025.

Geldmacher, D.S. (2004) Dementia with Lewy bodies: diagnosis and clinical approach. *Cleve Clin J Med*, 71 (10): 789–790, 792–784, 797–788 passim.

Gilman, S., Wenning, G.K., et al. (2008) Second consensus statement on the diagnosis of multiple system atrophy. *Neurology*, 71 (9): 670–676.

Gopinathannair, R., Mazur, A., et al. (2008) Syncope in congestive heart failure. *Cardiol J*, 15 (4): 303–312.

Graham, L.A., Gray, J.C., et al. (2001) Comparison of provocative tests for unexplained syncope: isoprenaline and glyceryl trinitrate for diagnosing vasovagal syncope. *Eur Heart J*, 22 (6): 497–503.

Grubb, B.P. (2005) Clinical practice. Neurocardiogenic syncope. *N Engl J Med*, 352 (10): 1004–1010.

Grubb, B.P., and Karas, B.. (1999) Clinical disorders of the autonomic nervous system associated with orthostatic intolerance: an overview of classification, clinical evaluation, and management. *Pacing Clin Electrophysiol*, 22 (5): 798–810.

Heaton, K.W. (2006) Faints, fits, and fatalities from emotion in Shakespeare's characters: survey of the canon. *BMJ*, 333 (7582): 1335–1338.

Hirsch, L., Ziegler, D., et al. (2005) Syncope, seizures, and their mimics. In: L. Rowland (ed), *Merritt's Neurology*. Philadelphia:

Lippincott, Williams and Wilkins.

Hoefnagels, W.A., Padberg, G.W., et al. (1991) Transient loss of consciousness: the value of the history for distinguishing seizure from syncope. *J Neurol*, 238 (1): 39–43.

Hoefnagels, W.A., Padberg, G.W., et al. (1992) Syncope or seizure? A matter of opinion. *Clin Neurol Neurosurg*, 94 (2): 153–156.

Hoeldtke, R.D., and Streeten, D.H.. (1993) Treatment of orthostatic hypotension with erythropoietin. *N Engl J Med*, 329 (9): 611–615.

Huang, S.K., Ezri, M.D., et al. (1988) Carotid sinus hypersensitivity in patients with unexplained syncope: clinical, electrophysiologic, and long-term follow-up observations. *Am Heart J*, 116 (4): 989–996.

Jamjoom, A.A., Nikkar-Esfahani, A., et al. (2009) Operating theatre related syncope in medical students: a cross-sectional study. *BMC Med Educ*, 9: 14.

Jordan, J., Shannon, J.R., et al. (1998) Contrasting actions of pressor agents in severe autonomic failure. *Am J Med*, 105 (2): 116–124.

Kanjwal, K., Karabin, B., et al. (2010) Autonomic dysfunction presenting as postural orthostatic tachycardia syndrome in patients with multiple sclerosis. *Int J Med Sci*, 7: 62–67.

Kapoor, W.N. (2000) Syncope. *N Engl J Med*, 343 (25): 1856–1862.

Kapoor, W.N. (2002) Current evaluation and management of syncope. *Circulation*, 106 (13): 1606–1609.

Karp, H.R., Weissler, A.M., et al. (1961) Vasodepressor syncope: EEG and circulatory changes. *Arch Neurol*, 5: 94–101.

Kenny, R.A., O'Shea, D., et al. (2000) The Newcastle protocols for head-up tilt table testing in the diagnosis of vasovagal syncope, carotid sinus hypersensitivity, and related disorders. *Heart*, 83 (5): 564–569.

Kenny, R.A., Kalaria, R., et al. (2002) Neurocardiovascular instability in cognitive impairment and dementia. *Ann NY Acad Sci*, 977: 183–195.

King, M.A., Newton, M.R., et al. (1998) Epileptology of the first-seizure presentation: a clinical, electroencephalographic, and magnetic resonance imaging study of 300 consecutive patients. *Lancet*, 352 (9133): 1007–1011.

Klein, C.M., Vernino, S., et al. (2003) The spectrum of autoimmune autonomic neuropathies. *Ann Neurol*, 53 (6): 752–758.

Lempert, T., and von Brevern, M. (1996) The eye movements of syncope. *Neurology*, 46 (4): 1086–1088.

Lempert, T., Bauer, M., et al. (1994) Syncope: a videometric analysis of 56 episodes of transient cerebral hypoxia. *Ann Neurol*, 36 (2): 233–237.

Lipp, A., Sandroni, P., et al. (2009) Prospective differentiation of multiple system atrophy from Parkinson disease, with and without autonomic failure. *Arch Neurol*, 66 (6): 742–750.

Louis, E. (2005) Parkinsonism. In: L. Rowland (ed), *Merritt's Neurology*. Philadelphia: Lippincott Williams and Wilkins.

Low, P.A., Gilden, J.L., et al. (1997) Efficacy of midodrine vs placebo in neurogenic orthostatic hypotension. A randomized, double-blind multicenter study. Midodrine study group. *J Am Med Assoc*, 277 (13): 1046–1051.

Mahanonda, N., Bhuripanyo, K., et al. (1995) Randomized double-blind, placebo-controlled trial of oral atenolol in patients with unexplained syncope and positive upright tilt table test results. *Am Heart J*, 130 (6): 1250–1253.

McCarthy, F., De Bhladraithe, S., et al. (2010) Resource utilisation for syncope presenting to an acute hospital emergency department. *Ir J Med Sci*, 179 (4): 551–555.

McKeon, A., Vaughan, C., et al. (2006) Seizure versus syncope. *Lancet Neurol*, 5 (2): 171–180.

Middlekauff, H.R., Stevenson, W.G., et al. (1993) Prognosis after syncope: impact of left ventricular function. *Am Heart J*, 125 (1): 121–127.

Miller, T.H., and Kruse, J.E.. (2005) Evaluation of syncope. *Am Fam Physician*, 72 (8): 1492–1500.

Mirchandani, S., and Phoon, C.K.. (2003) Sudden cardiac death: a 2,400-year-old diagnosis? *Int J Cardiol*, 90 (1): 41–48.

Mosqueda-Garcia, R., Furlan, R., et al. (2000) The elusive pathophysiology of neurally mediated syncope. *Circulation*, 102 (23): 2898–2906.

Moya, A., Sutton, R., et al. (2009) Guidelines for the diagnosis and management of syncope (version 2009): the task force for the diagnosis and management of syncope of the European Society of Cardiology (ESC). *Eur Heart J*, 30 (21): 2631–2671.

Mussi, C., Ungar, A., et al. (2009) Orthostatic hypotension as cause of syncope in patients older than 65 years admitted to emergency departments for transient loss of consciousness. *J Gerontol A Biol Sci Med Sci*, 64 (7): 801–806.

Neufeld, M.Y., Chistik, V., et al. (2000) The diagnostic aid of routine EEG findings in patients presenting with a presumed first-ever unprovoked seizure. *Epilepsy Res*, 42 (2–3): 197–202.

Newman, B.H., and Graves, S.. (2001) A study of 178 consecutive vasovagal syncopal reactions from the perspective of safety. *Transfusion*, 41 (12): 1475–1479.

Niehaus, L., Bockeler, G.C., et al. (2002) Normal cerebral hemodynamic response to orthostasis in Parkinson's disease. *Parkinsonism Relat Disord*, 8 (4): 255–259.

Nishida, K., Hirota, S.K., et al. (2008) Laugh syncope as a rare sub-type of the situational syncopes: a case report. *J Med Case Reports*, 2: 197.

Numeroso, F., Mossini, G., et al. (2010) Syncope in the emergency department of a large northern Italian hospital: incidence, efficacy of a short-stay observation ward, and validation of the OESIL risk score. *Emerg Med J*, 279 (9): 653–658.

Olde Nordkamp, L.R., van Dijk, N., et al. (2009) Syncope prevalence in the ED compared to general practice and population: a strong selection process. *Am J Emerg Med*, 27 (3): 271–279.

Olshansky, B., Hahn, E.A., et al. (1999) Clinical significance of syncope in the electrophysiologic study versus electrocardiographic monitoring (ESVEM) trial. The ESVEM Investigators. *Am Heart J*, 137 (5): 878–886.

Panayiotopoulos, C. (2007) *A Clinical Guide to Epileptic Syndromes and their Treatment*. London: Springer-Verlag.

Papavramidou, N., and Tziakas, D. (2010) Galen on 'syncope.' *Int J Cardiol*, 142 (3): 242–244.

Parry, S.W., and Tan, M.P. (2010) An approach to the evaluation and management of syncope in adults. *BMJ*, 340: c880.

Parry, S.W., Reeve, P., et al. (2009) The Newcastle protocols 2008: an update on head-up tilt table testing and the management of vasovagal syncope and related disorders. *Heart*, 95 (5): 416–420.

Quinn, J.V., Stiell, I.G., et al. (2004) Derivation of the San Francisco Syncope Rule to predict patients with short-term serious outcomes. *Ann Emerg Med*, 43 (2): 224–232.

Raskin, N., and Green, M. (2005) Migraine and Other Headaches. In: L. Rowland (ed), *Merritt's Neurology*. Philadelphia: Lippincott Williams and Wilkins.

Reiss, R.F., Harkin, R., et al. (2009) Rates of vaso-vagal reactions among first time teenaged whole blood, double red cell, and plateletpheresis donors. *Ann Clin Lab Sci*, 39 (2): 138–143.

Sagrista-Sauleda, J., Romero-Ferrer, B., et al. (2001) Variations in diagnostic yield of head-up tilt test and electrophysiology in groups of patients with syncope of unknown origin. *Eur Heart J*, 22 (10): 857–865.

Sakakibara, R., Mori, M., et al. (1997) Orthostatic hypotension in a case with multiple sclerosis. *Clin Auton Res*, 7 (3): 163–165.

Sand, M., Bechara, F.G., et al. (2009) Surgical and medical emergencies on board European aircraft: a retrospective study of 10,189 cases. *Crit Care*, 13 (1): R3.

Sharpey-Schafer, E.P. (1956) Syncope. *Br Med J*, 1 (4965): 506–509.

Sheldon, R., Rose, S., et al. (2002) Historical criteria that distinguish syncope from seizures. *J Am Coll Cardiol*, 40 (1): 142–148.

Sheldon, R.S., Sheldon, A.G., et al. (2006) Age of first faint in patients with vasovagal syncope. *J Cardiovasc Electrophysiol*, 17 (1): 49–54.

Sheldon, R.S., Amuah, J.E., et al. (2009) Design and use of a quantitative scale for measuring presyncope. *J Cardiovasc Electrophysiol*, 20 (8): 888–893.

Singer, W., Sandroni, P., et al. (2006) Pyridostigmine treatment trial in neurogenic orthostatic hypotension. *Arch Neurol*, 63 (4): 513–518.

Sorajja, D., Nesbitt, G.C., et al. (2009) Syncope while driving: clinical characteristics, causes, and prognosis. *Circulation*, 120 (11): 928–934.

Soteriades, E.S., Evans, J.C., et al. (2002) Incidence and prognosis of syncope. *N Engl J Med*, 347 (12): 878–885.

Stephenson, J. (1990) *Fits and Faints.* London: Mac Keith Press.

Strickberger, S.A., Benson, D.W., et al. (2006) AHA/ACCF Scientific Statement on the evaluation of syncope: from the American heart association councils on clinical cardiology, Cardiovascular nursing, Cardiovascular disease in the young, and stroke, and the quality of care and outcomes research interdisciplinary working group; and the American college of cardiology foundation: in collaboration with the Heart Rhythm Society: endorsed by the American autonomic society. *Circulation*, 113 (2): 316–327.

Sun, B.C., Emond, J.A., et al. (2006) Direct medical costs of syncope-related hospitalizations in the United States. *Am J Cardiol*, 95 (5): 668–671.

Tan, M.P., Newton, J.L., et al. (2009) Results of carotid sinus massage in a tertiary referral unit—is carotid sinus syndrome still relevant? *Age Ageing*, 38 (6): 680–686.

The Diabetes Control and Complications Trial Research Group (1995) The effect of intensive diabetes therapy on the development and progression of neuropathy. The diabetes control and complications trial research group. *Ann Intern Med*, 122 (8): 561–568.

Thijs, R.D., Kruit, M.C., et al. (2006) Syncope in migraine: the population-based CAMERA study. *Neurology*, 66 (7): 1034–1037.

Tinetti, M.E., Williams, C.S., et al. (2000) Dizziness among older adults: a possible geriatric syndrome. *Ann Intern Med*, 132 (5): 337–344.

Tondon, R., Pandey, P., et al. (2008) Vasovagal reactions in 'at risk' donors: a univariate analysis of effect of age and weight on the grade of donor reactions. *Transfus Apher Sci*, 39 (2): 95–99.

Ungar, A., Mussi, C., et al. (2006) Diagnosis and characteristics of syncope in older patients referred to geriatric departments. *J Am Geriatr Soc*, 54 (10): 1531–1536.

van Dijk, J.G., Thijs, R.D., et al. (2009) A guide to disorders causing transient loss of consciousness: focus on syncope. *Nat Rev Neurol*, 5 (8): 438–448.

Vinik, A.I., and Erbas, T. (2001) Recognizing and treating diabetic autonomic neuropathy. *Cleve Clin J Med*, 68 (11): 928–930, 932, 934–944.

Weimer, L. (2005). Neurogenic Orthostatic Hypotension and Autonomic Failure. In: L. Rowland (ed), *Merritt's Neurology*. Philadelphia: Lippincott, Williams and Wilkins.

Wieling, W., Thijs, R.D., et al. (2009) Symptoms and signs of syncope: a review of the link between physiology and clinical clues. *Brain*, 132 (Pt. 10): 2630–2642.

Wright, R.A., Kaufmann, H.C., et al. (1998) A double-blind, dose-response study of midodrine in neurogenic orthostatic hypotension. *Neurology*, 51 (1): 120–124.

第十五章
老年性癫痫

David V. Lardizabal

Epilepsy Program and Intraoperative Monitoring, University of Missouri, Columbia, MO, USA

概述

- **流行病学**：研究表明，癫痫发病率随年龄增长而增加，与社区老年人相比，在养老院中的老年人发病率更高。
- **病因**：常见于脑血管疾病导致的卒中或神经退行性疾病，如 AD 和 MCI。闭合性颅脑损伤也可能是发病原因。
- **机制**：一种假设认为是由于兴奋性和抑制性神经递质的失衡，导致兴奋性增加。脑卒中引起的癫痫发作是由于卒中后立即引起的生化异常所致。在慢性过程中，有神经胶质细胞增生可以去除神经抑制性影响，和新的突触连接形成，这样也会导致卒中发生二周后癫痫发作。
- **临床诊断**：异常和过度的神经放电，临床表现为意识的改变，以及反复刻板方式发生的运动、感觉、或精神症状。
- **鉴别诊断**：晕厥、偏头痛、毒物 - 代谢性紊乱、短暂的脑缺血发作（TIAs）、短暂性全面遗忘症（TGA）、头晕 / 眩晕、精神错乱以及间歇的运动异常等，这些生理性非癫痫事件会被误认为癫痫发作。此外，癫痫发作也可能是由精神疾病引起。
- 可以选择头颅 MRI 和脑电图作为诊断手段。
- 大约 10% 的养老院居住者在服用抗癫痫药物或抗惊厥药物。现有超过 19 个抗惊厥药物可供使用，更多抗惊厥药物目前仍处于临床试验中。

引言

老年癫痫仅次于卒中和痴呆，是第三位最常见的神经功能障碍（Diamond 和 Blum，2008；Hommet 等，2008；Jetter 和 Cavazos，2008；Werhahn，2009）。癫痫的诊断要根据临床特征及病因学分析。临床和流行病学研究将 60 岁或 65 岁作为老年性癫痫的最低年龄。本章节主要阐述流行病学、病因学、临床特征或症状学、鉴别诊断及痫性发作机制和药物治疗。

老年性癫痫的流行病学

Hauser 对北美洲老年癫痫进行了流行病学研究，具有里程碑意义。这项研究是在明尼苏达州的 Rochester 进行的，确定了 1935—1984 年间癫痫和所有无前驱症状痫性发作患者的发病率。经年龄校正后，癫痫发病率是 44/10 万（人·年）。男性发病率明显高于女性，在出生后的第一年就显示出来，而 75 岁及以上人群发病率最高。估计到 2020 年一半的新发癫痫患者将来自老年群体（Pugh 等，2009）。40~59 岁人群任何类型的第一次发作的发生率为 50/10 万；老年人癫痫发病率在 55~64 岁年龄组似乎稳步上升，65 岁后急剧上升。最高的发病率是在 75~84 岁年龄组，大约 160/10 万（人·年）（Hauser 等，1993）。

Hussain 等（2006）调查了特定人群中特定年龄组的发病率和癫痫的累积发生率（n=1 919）。还通过性别、种族、卒中、痴呆、头部损伤和抑郁来分析癫痫的发生率。45 至 59 岁年龄组的发生率为 10.6/10 万（人·年），60 至 74 岁之间为 25.8，75 至 89 岁之间为 101.1。累计发病率 45 岁到 60 岁为 0.15%，70 岁为 0.38%，80 岁为 1.01%，90 岁为 1.47%。此外，非洲裔美国人的累计发病率差异接近统计学意义 [57.6/10 万（人·年）与高加索人 26.1/10 万（人·年），$P=0.10$]，有卒中病史的受试者发病率显著升高（$P=0.029$）。在男性，痴呆症、有头部外伤史、或有抑郁症病史的三组人群中，癫痫的发病率未见有统计学意义的升高。在没有已知原因（中风、外伤或痴呆）的健康老年人中，60 岁以后癫痫的累积风险约为 1.1%。在其他种族中,关于老年性癫痫发生率的信息还很少。

癫痫的患病率随年龄增长而增加,流行病调查显示,在 20 至 50 岁之间为 5/1 000、在 55 至 64 岁之间为 7/1 000、在 85 至 94 岁之间为 12/1 000 (Hauser 等人,1996)。在疗养院居住的老年人中,癫痫的患病率远高于社区的老年人群。

老年性癫痫的病因

老年性癫痫一般是大脑潜在疾病的表现。病因学很重要,因为它通常是疾病预后的决定因素。老年癫痫症状通常是由于脑血管或者神经退行性疾病引起。卒中和动脉粥样硬化分别占老年性癫痫的 34.9% 和 14.9%(Ramsay 等,2004)。出血性卒中、心源性脑栓塞及部分皮质性损伤都会引起癫痫发作。以人群为基础的研究显示,与一般人群的风险相比(Werhahn,2009),卒中使癫痫发作的风险增加 23 倍,并使卒中后第一年癫痫发作的风险增加 17 倍。早期癫痫发作(卒中后不到 2 周)是由于急性生化异常,如暴露于兴奋性神经递质谷氨酸。2%~8% 脑卒中患者会出现早发性癫痫,通常发生在卒中后的 24~48 小时内。大约 3%~6% 的患者可有孤立的癫痫发作。相反,晚期癫痫发作(中风后超过 2 周)是由于慢性过程引起的,例如消除了抑制性影响,神经胶质细胞增生和新的突触连接的形成。(Werhahn,2009)。大约一半的晚发型患者,在卒中后 3 年内发展为局灶性癫痫。卒中后癫痫的发生频率是 2%~4%,与同龄无卒中者相比,卒中患者的癫痫发生率要高出 2~4 倍。

神经退行性疾病导致的老年性癫痫占 12% (Hauser 等,1993)。在 65 岁以上人群中,痴呆的患病率约为 6%~8%,而 85 岁以上人群患病率可升至 20%~30%。在痴呆患者中,癫痫的发病率比对照组(无痴呆)高 5~10 倍(Hesdorffer 等,1996)。在 65 岁以上的老年人群中,痴呆和其他神经退行性疾病占据癫痫发病原因的 9%~17%(Hommet 等,2008)。预计至少 10%~22% 的阿尔茨海默病(AD)患者会有无前驱症状的癫痫发作(Romanelli 等,1990;Mendez 和 Lim,2003)。Amatniek 等(2006)用前瞻性队列研究调查了轻度 AD 患者中新发癫痫的累积发病率和预测因子,结果显示,7 年时无原因发作的累计发生率接近 8%。在所有年龄组中,与标准人群相比,风险均增加,最年轻组(50~59 岁)的风险增

加了 87 倍,而年龄最大组(85 岁以上)的风险增加了 3 倍以上。在多变量模型中,无原因癫痫发作的独立预测因素是年龄较小[相对危险度(RR)0.89 岁/年,95% 置信区间(CI)为 0.82~0.97]、非裔美国人种族背景(RR 为 7.35,95%CI,1.42~37.98)、更严重的痴呆(RR 4.15;95%CI,1.06~16.27)和脑电图(EEG)上呈现局灶性癫痫样表现(RR 73.36;95%CI,1.75~3 075.25)。以此推断,AD 患者从轻度进展到中度时癫痫发病率也在增加。年轻人群、非裔美国人、有更严重疾病或脑电图显示局灶性癫痫样表现的患者更可能有癫痫样发作。相反,Scarmeas 等。(2009 年)在一项前瞻性队列研究中显示,痴呆患者中,发生癫痫病的发生率并不高(1.5%)。

闭合性颅脑损伤约占老年性癫痫的 6.9%,并且很可能是先前摔倒或交通事故造成的。在 Lees 的一项回归性研究(Lees,2010)中,头部受伤占跌倒相关伤害的 10%。尽管脑部肿瘤只占老年性癫痫原因的很小一部分(占病例的 2.7%)(Hauser 等,1993),但它们对老年患者的预后和生活质量有重大影响。总体而言,60% 的原发性脑肿瘤伴有癫痫,另有 10%~20% 的患者在疾病的后期发展为癫痫(Moots 等,1995;Hildebrand 等,2005)。脑肿瘤患者出现癫痫发作的风险与肿瘤的类型有关。低级别的神经胶质瘤(例如 II 级星形细胞瘤和神经节神经胶质瘤)比高级别肿瘤更常出现癫痫发作。60%~85% 的低级别肿瘤患者有癫痫发作,而 15%~40% 的高级别脑肿瘤或脑转移瘤中有癫痫发作(Moots 等,1995)。在中年人和老年人群中,恶性神经胶质瘤相对更常见,当有癫痫发作时其他神经症状也会更明显。而且,肿瘤的位置与癫痫发作有关,皮质病变比白质病变更常见。当肿瘤位于颞叶皮层,在主要感觉运动皮层或运动辅助区皮层中时,发生癫痫的风险最高。

有 1/4~1/3 新发生的老年癫痫找不到确切原因(Scarmeas 等,2009)。在没有已知原因(脑卒中、外伤或痴呆)的健康老年人中,60 岁以后癫痫的累积风险约为 1.1%(Hussain 等,2006)。

老年性癫痫发作的可能的发病机制

癫痫发作的确切机制尚未完全阐明。目前认为癫痫发作是由于兴奋性和抑制性神经递质传递的不平衡,其中兴奋性高于抑制性。导致这种不平衡的原因仍有待进一步研究。本章将探讨对癫痫发作机制所做的推测。

在脑卒中相关的癫痫发作中,早期痫性发作（卒中后 2 周内）是由于生物化学的异常导致,例如兴奋性神经递质谷氨酸盐。通常在卒中发生后的 24~48 小时内,有 2%~8% 的患者会发生癫痫。大约 3%~6% 可能是孤立的癫痫发作。相反,脑卒中后 2 周以上的癫痫发作（晚期癫痫发作）是由于慢性过程引起的,如去抑制性影响、胶质细胞增生和形成新的突触连接（Werhahn,2009）。在神经退行性疾病中,癫痫的假设机制为海马神经元细胞丢失（CA1）、presenelin-1 突变、β 淀粉样物质及神经元纤维缠结的聚集等可能是导致癫痫发作的原因。

神经胶质细胞增多（星形胶质细胞增多）是头部外伤、神经退行性疾病、脑卒中、和中枢神经系统感染患者中常见的神经病理学发现（Tian 等,2005；Boison,2006）。现有证据提示星形胶质细胞功能障碍可能会导致癫痫发作。在神经胶质细胞功能障碍情况下,它不能缓冲细胞外的谷氨酸盐,或本身会释放谷氨酸,这都被证明有助于导致神经元的异常放电。此外,神经胶质细胞增多可引起腺苷的相对缺乏,腺苷是内生性的 CNS 的抗惊厥药物。实验证据也提示腺苷受体和腺苷激酶是癫痫发作病理机制的一部分（Boison,2008）。腺苷激酶可作用于腺苷的清除,这个酶的过度表达可使有胶质细胞增生的脑组织周围的腺苷水平降低。实验已经表明腺苷酶激酶活性提高会导致腺苷水平降低从而引起癫痫发作（Boison,2008）。

原发性神经胶质瘤引起癫痫的机制可能是多因素的,包括免疫介导的神经损伤、GABA 受体功能不全、5- 羟色胺转运基因多态性、肿瘤谷氨酸盐的兴奋毒性、脑源性神经营养因子在肿瘤生长中的作用以及细胞周期的改变及 DNA 修复等。癫痫发作的机制在高级别和低级别神经胶质瘤中可能不同（Beaumont 和 Whittle,2000；Brogna 等,2008；Berntsson 等,2009）。在快速生长的高级别胶质瘤中,由于肿瘤效应引起的局灶性瘤周缺血和皮质区域的传入可能是致病因素,而缓慢生长的胶质瘤周围区域的胶质增生和慢性炎性改变可能易于发生癫痫发作。由于血管少量出血引起的 Fe^{3+} 离子水平升高可能会促发癫痫发作,高级别神经胶质瘤更可能出现 Fe^{3+} 的水平增高。并且通常很难控制高级别神经胶质瘤的癫痫发作。

老年性癫痫的临床诊断

癫痫发作是由于神经元异常放电所致,临床表现为突然的、多样的短暂症状,包括意识和运动、感觉或精神状态的改变等（Hommet 等,2008）。遗憾的是,通常对老年性癫痫的诊断会延误一年以上（平均 1.7 年）,原因之一是老年性癫痫的临床表现与年轻人有所不同。癫痫发作通常难以诊断,因为临床表现不典型,特别是后遗症状时间长（数小时到数天）、记忆缺失、精神症状、意识模糊及注意力不集中等。不熟悉癫痫发作症状的看护人可能会对这些情况不以为然。此外,在老年性癫痫患者中,癫痫的预兆（aura）并不典型（Pugh 等,2009）。在癫痫的诊断中,患者的照料者对癫痫发作的特征和病史的描述起着至关重要的作用。癫痫发作的两个重要因素与病史有关,即发作是否有重复性和刻板性的特点。因此,仔细询问看护者会发现原因不明的意识模糊或刻板性动作发生。如前所述,癫痫发作的原因通常是脑卒中和痴呆。在老年痴呆症患者中,癫痫发作和癫痫的诊断尤为困难。这些患者可能不记得癫痫发作时的症状。一些作者指出,癫痫发作可能会发生在痴呆早期（3 个月）,或者在痴呆发病后 6 年或更长时间发生（Hommet 等,2008）。脑卒中患者中,语言功能障碍可能会使患者难以描述癫痫发作时的症状。

与癫痫发作相混淆的疾病（鉴别诊断）

准确和详细的病史是癫痫诊断和治疗的中心原则。要记住不是所有的抽搐都是由癫痫发作引起,老年人一些常见非癫痫性发作有时会被误认为癫痫（Ramsay 等,2004；Sirven 和 Ozuna,2005；Hommet 等,2007；Marasco 和 Ramsay,2009）。这些非癫痫性发作可以是生理性的或非生理性的。生理性的非癫痫发作通常因为系统性单器官或多器官功能障碍。生理性的包括晕厥、偏头痛、毒性 - 代谢紊乱、短暂性缺血发作（TIAs）、短暂性全面遗忘症（TGA）、头晕 / 眩晕、精神错乱和间歇性行动障碍。

晕厥是最常见的容易和癫痫混淆的生理性发作（发生率是 3 000/10 万）。大约占急诊患者的 3%。引起晕厥常见原因包括心律失常、低血容量、直立性血压的突然下降。抽搐性晕厥是最容易与癫痫发作混淆的情况。在抽搐性晕厥发作时,对突然和短暂的脑缺氧和局部缺血产生短暂的异常运动,包括强直性肌阵挛或阵挛性运动。然而,据报道在所有晕厥病例中有 40%~90% 发生异常运动。在晕厥期间,脑电图通常显示弥漫性 θ-δ 波减慢。晕厥在脑电图上没有癫痫样放电（Lin 等，1982；Kapoor 等，1983a，1983b；D，Maria 等，1984；Aminoff 等，1988；Lempert，1996）。

老年人偏头痛可有局灶性、全身性、短暂性或者刻板性的特征。这包括幻视、感官症状、言语障碍、困惑和虚弱。与癫痫发作相反，偏头痛的症状通常会超过数分钟。问诊可以发现偏头痛病史；脑电图正常但发病期间偶尔会有 EEG 改变。

TIAs 可被误诊为癫痫，但是这两个疾病可以通过病史鉴别。TIAs 是突然的神经功能丧失，持续数分钟到数小时，而癫痫发作时间短，持续数秒到几分钟，TIAs 通常不是发作性和刻板性的。极少情况下，突发的局灶缺血能可引起神经症状，比如局部肢体摇晃。脑卒中累及非优势半球的和优势半球的顶叶（经皮质感觉性失语症和感觉性失语症）也会被误诊为癫痫。

癫痫鉴别诊断中必须考虑毒理 - 代谢情况。不明原因的感染或早期系统性感染（败血症）可表现为急性或者发作性意识模糊 / 谵妄。老年人会发生代谢性紊乱比如低血糖、高血糖、甲状腺危象和高碳酸血症。患者有新发的意识模糊症状，应该检查 CNS 感染（尤其和 HIV、克 - 雅脑病、梅毒和脑炎）。药物不良反应也能引起短暂的神经症状，常见药物是苯二氮䓬类、巴比妥类、抗组胺药和抗胆碱能药物。

短暂性全面遗忘症（TGA）通常表现为突然的迷惑和意识模糊。患者经历顺行性健忘并趋向于重复同样的问题，通常持续 8~24 小时后患者才逐渐恢复到基线功能。最新的磁共振图像（MRI）数据显示海马 CA1 区选择性地检测到与 TGA 相关灶状扩散的病变，因为海马功能暂时紊乱与短暂性全面遗忘症的功能障碍相关。最新的磁共振成像（MRI）数据表明，海马功能的短暂丧失是导致 TGA 的原因，因为在海马角的 CA1 区域选择性地检测到了局灶性病变（Bartsch 和 Deuschl，2010）。最新数据表明，CA1 神经元对代谢应激的脆弱性在病理生理级联中起着关键作用，从而导致在 TGA 期间海马功能受损。TGA 的发生率是 5~10/10 万。大约 10%~25% 的患者可以复发。

一些运动障碍可能是短暂的。这可能包括运动性抽动、肢体或节段性肌阵挛、震颤、舞蹈症和面肌痉挛。在运动障碍中脑电图表现是正常的，一些运动疾病的专家采用 EEG 的反向平均技术来鉴别癫痫和非癫痫运动。

老年人常见的睡眠障碍包括迷惑觉醒（confusional arousals）、梦游、夜间遗尿症和快速眼动（REM）睡眠行为障碍。这些都可能与癫痫发作相混淆。迷惑觉醒的特征是人从深度睡眠中醒来，对命令的反应缓慢，并表现出困惑。与非癫痫发作相关的遗尿发生在非快速眼动（NREM）睡眠期间。梦游则有患者起床闲逛行为。REM 睡眠行为障碍（RBD）大多发生在 50 岁以上男性中。RBD 和路易体痴呆、帕金森病相关。正常情况下，在快速眼动相睡眠中有身体肌肉弛缓。在 RBD 中因为骨骼肌没有松弛，患者好像在表演梦境。患者可能会出现胳膊动作，并可能会踢、打或叫喊（Frenette，2010）。

非生理性癫痫发作是非器质性原因引起癫痫发作。通常提示精神性疾病，包括紧张 / 焦虑发作、转化症（conversion disorder）或者精神性非癫痫性发作（psychogenic nonepileptic seizures，NES）、解离型人格（dissociative identity disorder）、过度通气综合征、急性精神症状、诈病（malingering）。老年人精神性癫痫发作可表现为简单的运动行为、复杂的运动行为、感觉症状、反应能力缺失等（Lancman 等，1996；Drury 等，1999；Keraünen 等，2002；McBride 等，2002；Kellinghaus 等，2004a，2004b；Abubakr 和 Wambacq，2005；Kawai 等，2007；Kipervasser 和 Neufeld，2007）。

老年性癫痫的临床检查

首先是详尽的病史和体格检查，如果怀疑是癫痫发作，就要明确癫痫发作的病因学及危险因素。两个最重要的检查是头颅影像学和脑电图。头颅影像学通常选择 MRI，来帮助确定是否存在脑结构性病变（卒中、肿瘤、神经胶质细胞增生、血管畸形、寄生虫）。高分辨率的 MRI（伴和不伴对比）可供选择。癫痫发作间歇期，脑电图不作为诊断或支持癫痫的依据。Widdess-Walsh 等（2005）检查了 300 例因晕厥、脑病、短暂性无反应状态和临床痫性发作的老年患者的 EEG 记录。其中 9% 的脑电图记录显示有局灶性异常，而 30.7% 的脑电图记录为全面性异常。仅 13 个 EEG 记录显示局灶性尖锐波，只有一例显示全面性癫痫形式的放电。另外，当遇到颞叶慢波时要想到老年颞叶慢波是一个良性变异。怀疑癫痫发作的患者有时在头颅 MRI 上会发现病变。有一些 MRI 上的病灶可能是偶然发现的。

视频脑电图是老年痫性发作的一个重要的诊断工具（Lancman 等，1996；Abubakr 和 Wambacq，2005；

Kawai 等, 2007; Keraünen 等, 2002; McBride 等, 2002; Kellinghaus 等, 2004a, 2004b; Kipervasser 和 Neufeld, 2007）。但这一方法还没有完全在临床中应用。视频脑电图更有可能检测到局灶的或弥散的癫痫形式放电。电记录检测到痫性发作可支持癫痫的诊断。但是对阵发性非癫痫性发作（生理的或精神的）做出诊断也很重要。在住院的老年患者中进行的视频脑电图检查发现，约有 17~46% 的老年患者被诊断为癫痫发作。而非癫痫性发作的比例是 25%~55%（Lancman 等, 1996; Drury 等, 1999; Keraünen 等, 2002; McBride 等, 2002; Kellinghaus 等, 2004a, 2004b; Abubakr 和 Wambacq, 2005; Kawai 等, 2007; Kiper-vasser 和 Neufeld, 2007）。非癫痫性发作（nonepileptic seizures, NES）是老年人常见问题。生理性或精神性的 NES 在老年人中的发生频率基本相同。20% 的精神性 NES 伴有失去反应。尽管这些患者中大多数没有癫痫病的证据，但他们中三分之二以上已经在使用抗惊厥药了（Kellinghaus 等, 2004a）。

辅助检查用于鉴别引起癫痫的其他原因。这些检查包括全血细胞计数、完整的血生化检查、药物毒物筛选、血气分析、X 线、血或尿液培养、心电图、动态心电图、倾斜试验和睡眠研究等。这些辅助检查选择性地用于特定患者的鉴别诊断。

癫痫综合征和分类

国际抗癫痫联盟提出，根据老年性癫痫的症状分为四类（Van Cott, 2002）：

1. 有定位性症状的癫痫　体征或症状提示一个特殊的解剖学定位（局部顶叶痫性发作、脑电图或脑 CT 定位的标志）

2. 不能确定的癫痫　没有明确的全身性或局灶性发作，也没有任何病因。

3. 孤立的，没有明确原因的癫痫综合征　有部分或全身性癫痫发作的患者，但是脑电图或 CT 扫描没有异常。也没有明确病因。

4. 其他原因的癫痫发作（急性症状性癫痫发作）　与代谢性异常或中枢神经系统急性损伤相关。

复杂部分性发作（38.3%）是老年癫痫最常见的痫性发作类型（Ramsay 等, 2004），其次是全身性强直 - 阵挛性发作（27.1%）、简单性部分性发作（14.3%）、全身性强直 - 阵挛性发作和部分性发作（12.8%）以及混合性部分性发作（7.5%）。在癫痫发作的特征方面，Kellinghaus 等（2004）研究了

54 位 60 岁或以上的老年患者在入院时癫痫发作的特征，其中 21 人至少记录到了一次癫痫发作。19 例患者有局灶性癫痫（9 例颞叶、2 例额叶、2 例顶叶、8 例非局限性），2 例患者患有全身性癫痫。研究分析了老年组的 73 次癫痫发作和对照组 21 例的 85 次癫痫发作。在 9 名老年患者和 14 名对照患者中他们的癫痫样发作中至少 1 次有预兆。11 名老年患者和 19 名对照患者在癫痫发作期间失去反应。两组中均有大约 2/3 患者在癫痫发作期间有自动症。在老年人中，局灶性和全身性运动性癫痫发作（例如阵挛性或强直性癫痫发作）均较少见。

老年性癫痫的药物治疗

很多针对老年性癫痫的药物治疗的综述文章，但是很少有药物临床试验。目前，指南推荐是基于专家意见但缺乏普遍的指南 / 共识。最近的研究显示大约 10% 的养老院的患者在应用抗癫痫药物治疗（Leppik 等, 2004）。由于老年人生理改变和老年共病，使抗癫痫药的选择变得复杂。

药物动力学包括吸收、分布、生物转化和药物的肾脏排泄。这些因素涉及到基因背景、实际年龄、易患的脆弱性、饮食习惯、危险物质（酒精、吸烟）的应用、血清白蛋白水平、肾小球滤过率、肌酐清除率、合并症以及由共用药物引起的相互作用等（Perucca, 2007）。抗癫痫药的吸收会随着胃肠运动、血流及黏膜吸收改变而减少。药物分布可由于血清白蛋白和身体总体水分减少而减少。生物转化可由于肝脏体积、血流、cyp450 酶和阶段 II 期缀合酶减少而减少。肾脏清除也可由于肾脏重量、肾小球滤过率、肾血流、滤过分数和小管功能衰退而减少。

与年轻成人相比，老年人的抗癫痫药的清除率会降低 20%~40%。因此，这也延长了抗癫痫药清除半衰期（Diamond 和 Blum, 2008; Hommet 等, 2008; Jetter 和 Cavazos, 2008; Werhahn, 2009）。老年人药物动力学的特点提示起始药物剂量应该较低，并且要缓慢滴定，目标剂量是年轻患者推荐剂量的 50%。刚开始最好采用一种抗癫痫药物（单一疗法）治疗（St Louis 等, 2009）。最理想的计量即为能控制癫痫发作并副作用最小的剂量。由于抗癫痫药的不良反应发生风险较高，所以要避免多种抗癫痫药物联合治疗。不同年龄 - 相关的药物动力学会改变血清抗癫痫药浓度和药效之间的关系。通常推荐的药物剂量可能会对老年人产生"有毒性"。当

老年患者用药后,没有癫痫发作,此时药物达到的血清水平就是大致的"治疗水平",该剂量会低于或者位于正常水平以内。但在某些情况下,甚至可以比正常范围略高些。当药物血清水平高于正常范围时,首先考虑降低抗癫痫药剂量。最需要强调的是对患者的疗效(而不是药物剂量水平);只要没有显著的不良反应损害认知能力或身体功能,这个剂量可以维持。相反地,如果药物剂量比推荐剂量低而患者无癫痫发作,也不需要将药物剂量加大。

老年性癫痫药物治疗的临床研究

市场上有 19 种以上的抗惊厥药物可供选择,本章不能对每一种抗惊厥药物进行讨论。大约有 11 项关于老年性癫痫药物治疗的研究。其中 5 个研究是随机双盲对照试验(Brodie 等,1995,1999,2002;Rowan 等,2005;Saetre 等,2007)。 在 1995 年,Brodie 等进行了一项随机双盲对照研究,纳入了新发病的老年性癫痫患者,对比了拉莫三嗪(LTG)与卡马西平(CBZ)的治疗效果。260 例新诊断的老年癫痫患者中仅 151 例完成了 48 周试验。就疗效而言,二种药物控制癫痫的效果相似,LTG 组(39%)和 CBZ 组(38%);全身性癫痫比部分性癫痫效果更好;就耐受性而言,LTG 比 CBZ 耐受性好(15% vs.27%);最常见的不良反应是药疹(9% vs.13%);该研究的结果在一项多中心双盲对照研究中进行了验证,其中 LTG(100mg/d)比 CBZ(400mg/d)显示更好的有效性和耐受性。(Brodie 等,1999)。 在 2007 年发表的另一项研究中,Saetre 等(2007)比较了 LTG(100mg/d 维持剂量;500mg/d 最大剂量)与缓释 CBZ(400mg/d 维持剂量;2 000mg/d 最大剂量)。在 LTG 组中,完成 40 周治疗并在最近 20 周内无癫痫发作的受试者人数为 48(52%),在 CBZ 组中为 52(57%)。尽管在治疗效果上二者没有统计学差异,但 LTG 耐受性更好。 由于不良反应而中断的人数,LTG 组为 13(14%),CBZ 组为 23(25%)。

Brodie 等(2002)进行了一项随机双盲对照研究,在新诊断的癫痫患者中比较了加巴喷丁(GBP)和 LTG。GBP 的治疗剂量范围是 1 200~3 600mg/d,LTG 是 100~300mg/d。共有 309 例患者被随机分组,可评估的人群包括 291 例(148 例 GBP,143 例 LTG)。最后,GBP 治疗的 106 例(占可评估人群的 71.6%)和 LTG 治疗的 96 例(占 67.1%)完成了研究。服用 GBP 的 80 例(75.5%),服用 LTG 的 73 例(76.0%),在治疗的最后 12 周内仍无癫痫发作。由于药物相关的不良反应,有 14 例(8.9%)GBP 治疗的患者和 15 例(9.9%)LTG 治疗的患者退出治疗。本研究显示 GBP 和 LTG 具有相同的疗效和不良反应。在一个相似的研究中,Rowan 等(2005)研究了传统的抗癫痫药物 CBZ、LTG 和 GBP 的耐受性和效果。该研究纳入 593 例老年癫痫患者,随机分配到不同的治疗组:GBP(1 500mg/d)、LTG(150mg/d)、CBZ(600mg/d)。患者平均年龄 72 岁,主要为卒中引起的癫痫。治疗 12 个月后,三种抗癫痫药对痫性发作的缓解比例相似。总体来讲,LTG 和 GBP 比 CBZ 耐受性更好(Rowan 等,2005)。

小型研究或者案例分析已经对新型抗癫痫药物在老年癫痫患者中的作用进行了调查。Ramsay 等(2008)对托吡酯(topiramate)治疗老年患者的部分痫性发作进行了随机实验,38 名患者被随机分配到二个托吡酯治疗组(50mg/d 剂量组,或 200mg/d 剂量组)。当只用托吡酯进行单药治疗时,癫痫控制率两组相似;当加用其他药物联合治疗时,200mg/d 的剂量更有效。最常见的不良反应两组相似;症状是嗜睡、头晕和头痛;两组中共有 10 例出现认知减退的副作用(13%),其中 6 例在 50mg/d 组。共有 14 例(18%)由于不良反应中断了托吡酯治疗。在德国,Stefan 等人(2008)对 107 例老年癫痫患者进行了托吡酯剂量的研究(开放标签、灵活计量)。单一疗法和辅助疗法的平均剂量分别为 98mg/d 和 153mg/d。约 44% 的老年患者无癫痫发作,而 78% 的患者癫痫发作减少了 50% 以上。生活质量明显改善,并且托吡酯的耐受性良好。

Alsaadi 等(2004)报道了 14 例老年患者服用左乙拉西坦(levetiracetam)都取得了良好的治疗效果。单一疗法治疗 6 个月后,有 8 名患者无癫痫发作。当它被作为一线用药时 5 例患者中的 4 例无癫痫发作。在先前的抗癫痫药物治疗失败后转为左乙拉西坦单药治疗的 9 位患者中,有 4 例在 6 个月内没有癫痫发作。14 例患者中有 4 例癫痫发作减少率超过 50%,仅 1 位患者没有改善。

Dogan 等(2008)研究了 147 例新诊断的部分性癫痫老年患者,应用奥卡西平(oxcarbazepine)单药治疗。奥卡西平单药剂量 900mg/d,治疗 1 年后大约 62.6% 的患者痫性发作缓解;大约 37.4% 的患者即使服用奥卡西平的最大耐受剂量仍然无效。对老年隐源性部分性癫痫(cryptogenic partial epilepsy)有良好疗效(75% 缓解),而有症状组的老年患者缓解率较低

（缓解率为 51.9%）。在有症状组中，肿瘤相关性癫痫的老年患者的缓解率最低（缓解率为 36.7%）。奥卡西平耐受性良好，只有 1 例患者出现低钠血症。

总结

老年性癫痫是一种常见的神经系统疾病，通常由脑卒中和神经退行性疾病引起。生理的和非生理的痫样发作可能会与癫痫发作混淆。老年性癫痫患者对新一代的抗癫痫药有良好的反应和耐受性。此外，由于老年人药代动力学的变化使得老年患者要用较低剂量的抗癫痫药物。

（王忠莉　译，杨春慧　校）

参考文献

Abubakr, A., and Wambacq, I. (2005) Seizures in the elderly: video/EEG monitoring analysis. *Epilepsy Behav*, 7 (3): 447–450.

Alsaadi, T.M., Koopmans, S., Apperson, M., and Farias, S. (2004) Levetiracetam monotherapy for elderly patients with epilepsy. *Seizure*, 13 (1): 58–60.

Amatniek, J.C., Hauser, W.A., DelCastillo-Castaneda, C., et al. (2006) Incidence and predictors of seizures in patients with Alzheimer's disease. *Epilepsia*, 47 (5): 867–872.

Aminoff, M.J., Scheinman, M.M., Griffin, J.C., and Herre, J.M. (1988) Electrocerebral accompaniments of syncope associated with malignant ventricular arrhythmias. *Ann Intern Med*, 108 (6): 791–796.

Bartsch, T., and Deuschl, G. (2010) Transient global amnesia: functional anatomy and clinical implications. *Lancet Neurol*, 9 (2): 205–214.

Beaumont, A., and Whittle, I.R. (2000) The pathogenesis of tumour associated epilepsy. *Acta Neurochir (Wien)*, 142 (1): 1–15.

Belmin, J., Marquet, T., Oasi, C., and Pariel-Madjlessi, S. (2000) Anti-epilepsy drugs and their use in the elderly. *Presse Med*, 29 (39): 2143–2148.

Berntsson, S.G., Malmer, B., Bondy, M., et al. (2009) Tumor-associated epilepsy and glioma: are there common genetic pathways? *Acta Oncol*, 48 (7): 955–963.

Boison, D. (2006) Adenosine kinase, epilepsy, and stroke: mechanisms and therapies. *Trends Pharmacol Sci*, 27 (12): 652–658.

Boison, D. (2008) The adenosine kinase hypothesis of epileptogenesis. *Prog Neurobiol*, 84 (3): 249–262.

Brodie, M.J., Richens, A., and Yuen, A.W. (1995) Double-blind comparison of lamotrigine and carbamazepine in newly diagnosed epilepsy. UK Lamotrigine/Carbamazepine Monotherapy Trial Group. *Lancet*, 345 (8948): 476–479.

Brodie, M.J., Overstall, P.W., and Giorgi, L. (1999) Multicentre, double-blind, randomised comparison between lamotrigine and carbamazepine in elderly patients with newly diagnosed epilepsy. The UK Lamotrigine Elderly Study Group. *Epilepsy Res*, 37 (1): 81–87.

Brodie, M.J., Chadwick, D.W., Anhut, H., et al. (2002) Gabapentin versus lamotrigine monotherapy: a double-blind comparison in newly diagnosed epilepsy. *Epilepsia*, 43 (9): 993–1000.

Brogna, C., Gil Robles, S., and Duffau, H. (2008) Brain tumors and epilepsy. *Expert Rev Neurother*, 8 (6): 941–955.

DeMaria, A.A., Westmoreland, B.F., and Sharbrough, F.W. (1984) EEG in cough syncope. *Neurology*, 34 (3): 371–374.

Diamond, A.M., and Blum, A.S. (2008) Epilepsy in the elderly. *Med Health R I*, 91 (5): 138–139.

Dogan, E.A., Usta, B.E., Bilgen, R., et al. (2008) Efficacy, tolerability, and side effects of oxcarbazepine monotherapy: a prospective study in adult and elderly patients with newly diagnosed partial epilepsy. *Epilepsy Behav*, 13 (1): 156–161.

Drury, I., Selwa, L.M., Schuh, L.A., et al. (1999) Value of inpatient diagnostic CCTV-EEG monitoring in the elderly. *Epilepsia*, 40 (8): 1100–1102.

Ensrud, K.E., Walczak, T.S., Blackwell, T.L., et al. (2008) Antiepileptic drug use and rates of hip bone loss in older men: a prospective study. *Neurology*, 71 (10): 723–730.

Ezquerra, M., Carnero, C., Blesa, R., et al. (1999) A presenilin 1 mutation (Ser169Pro) associated with early-onset AD and myoclonic seizures. *Neurology*, 52 (3): 566–570.

Foürstl, H., Burns, A., Levy, R., et al. (1992) Neurologic signs in Alzheimer's disease. Results of a prospective clinical and neuropathologic study. *Arch Neurol*, 49 (10): 1038–1042.

Frenette, E. (2010) REM sleep behavior disorder. *Med Clin North Am*, 94 (3): 593–614.

Garrard, J., Cloyd, J., Gross, C., et al. (2000) Factors associated with antiepileptic drug use among elderly nursing home residents. *J Gerontol A Biol Sci Med Sci*, 55 (7): M384–M392.

Gidal, B.E. (2007) Antiepileptic drug formulation and treatment in the elderly: biopharmaceutical considerations. *Int Rev Neurobiol*, 81: 299–311.

Hauser, W.A., Annegers, J.F., and Kurland, L.T. (1993) Incidence of epilepsy and unprovoked seizures in Rochester, Minnesota: 1935–1984. *Epilepsia*, 34 (3): 453–468.

Hauser, W.A., Annegers, J.F., and Rocca, W.A. (1996) Descriptive epidemiology of epilepsy: contributions of population-based studies from Rochester, Minnesota. *Mayo Clin Proc*, 71 (6): 576–586.

Hesdorffer, D.C., Hauser, W.A., Annegers, J.F., et al. (1996) Dementia and adult-onset unprovoked seizures. *Neurology*, 46 (3): 727–730.

Hildebrand, J., Lecaille, C., Perennes, J., and Delattre, J. (2005) Epileptic seizures during follow-up of patients treated for primary brain tumors. *Neurology*, 65 (2): 212–215.

Hommet, C., Hureaux, R., Barré, J., et al. (2007) Epileptic seizures in clinically diagnosed Alzheimer's disease: report from a geriatric medicine population. *Aging Clin Exp Res*, 19 (5): 430–431.

Hommet, C., Mondon, K., Camus, V., et al. (2008) Epilepsy and dementia in the elderly. *Dement Geriatr Cogn Disord*, 25 (4): 293–300.

Hussain, S.A., Haut, S.R., Lipton, R.B., et al. (2006) Incidence of epilepsy in a racially diverse, community-dwelling, elderly cohort: results from the Einstein aging study. *Epilepsy Res*, 71 (2–3): 195–205.

Jetter, G.M., and Cavazos, J.E. (2008) Epilepsy in the elderly. *Semin Neurol*, 28 (3): 336–341.

Kapoor, W.N., Karpf, M., Wieand, S., et al. (1983a) A prospective evaluation and follow-up of patients with syncope. *N Engl J Med*, 309 (4): 197–204.

Kapoor, W.N., Martin, D., and Karpf, M. (1983b) Syncope in the elderly: a pragmatic approach. *Geriatrics*, 38 (5): 46–52.

Kawai, M., Hrachovy, R.A., Franklin, P.J., and Foreman, P.J. (2007) Video-EEG monitoring in a geriatric veteran population. *J Clin Neurophysiol*, 24 (6): 429–432.

Kellinghaus, C., Loddenkemper, T., Dinner, D.S., et al. (2004a)

Non-epileptic seizures of the elderly. *J Neurol*, 251 (6): 704–709.

Kellinghaus, C., Loddenkemper, T., Dinner, D.S., et al. (2004b) Seizure semiology in the elderly: a video analysis. *Epilepsia*, 45 (3): 263–267.

Keraünen, T., Rainesalo, S., and Peltola, J. (2002) The usefulness of video-EEG monitoring in elderly patients with seizure disorders. *Seizure*, 11 (4): 269–272.

Kipervasser, S., and Neufeld, M.Y. (2007) Video-EEG monitoring of paroxysmal events in the elderly. *Acta Neurol Scand*, 116 (4): 221–225.

Lackner, T.E. (2002) Strategies for optimizing antiepileptic drug therapy in elderly people. *Pharmacotherapy*, 22 (3): 329–364.

Lancman, M.E., O'Donovan, C., Dinner, D., et al. (1996) Usefulness of prolonged video-EEG monitoring in the elderly. *J Neurol Sci*, 142 (1–2): 54–58.

Lees, A. (2010) Retrospective study of seizure-related injuries in older people: a 10-year observation. *Epilepsy Behav*, 19(3): 441–444.

Lempert, T. (1996) Recognizing syncope: pitfalls and surprises. *J R Soc Med*, 89 (7): 372–375.

Leppik, I.E. (2005) Choosing an antiepileptic. Selecting drugs for older patients with epilepsy. *Geriatrics*, 60 (11): 42–47.

Leppik, I. (2006) Antiepileptic drug trials in the elderly. *Epilepsy Res*, 68 (1): 45–48.

Leppik, I.E., Bergey, G.K., Ramsay, R.E., et al. (2004) Advances in antiepileptic drug treatments. A rational basis for selecting drugs for older patients with epilepsy. *Geriatrics*, 59 (12): 14–18, 22–24.

Lin, J.T., Ziegler, D.K., Lai, C.W., and Bayer, W. (1982) Convulsive syncope in blood donors. *Ann Neurol*, 11 (5): 525–528.

Marasco, R.A., and Ramsay, R.E. (2009) Defining and diagnosing epilepsy in the elderly. *Consult Pharm*, 24 (Suppl. A): 5–9.

Mayes, B.N. (2006) Lamotrigine or gabapentin was better tolerated than carbamazepine in new-onset geriatric epilepsy. *ACP J Club*, 144 (1): 6.

McBride, A.E., Shih, T.T., and Hirsch, L.J. (2002) Video-EEG monitoring in the elderly: a review of 94 patients. *Epilepsia*, 43 (2): 165–169.

Mendez, M., and Lim, G. (2003) Seizures in elderly patients with dementia: epidemiology and management. *Drugs Aging*, 20 (11): 791–803.

Mikolaenko, I., Mikolaenko, I., Conner, M.G., and Jinnah, H.A. (2006) A 50-year-old man with acute-onset generalized seizure. Cerebral amyloid angiopathy and associated giant cell reaction. *Arch Pathol Lab Med*, 130 (1): e5–e7.

Moots, P.L., Maciunas, R.J., Eisert, D.R., et al. (1995) The Course of Seizure Disorders in Patients with Malignant Gliomas. *Arch Neurol*, 52 (7): 717–724.

Perucca, E. (2007) Age-related changes in pharmacokinetics: predictability and assessment methods. *Int Rev Neurobiol*, 81:183–199.

Pugh, M.J.V., Foreman, P.J., and Berlowitz, D.R. (2006) Prescribing antiepileptics for the elderly: differences between guideline recommendations and clinical practice. *Drugs Aging*, 23 (11): 861–875.

Pugh, M.J.V., Van Cott, A.C., Cramer, J.A., et al. (2008) Trends in antiepileptic drug prescribing for older patients with new-onset epilepsy: 2000–2004. *Neurology*, 70 (22, Pt. 2): 2171–2178.

Pugh, M.J.V., Knoefel, J.E., Mortensen, E.M., et al. (2009) New-onset epilepsy risk factors in older veterans. *J Am Geriatr Soc*, 57 (2): 237–242.

Pugh, M.J.V., Vancott, A.C., Steinman, M.A., et al. (2010) Choice of initial antiepileptic drug for older veterans: possible pharmacokinetic drug interactions with existing medications. *J Am Geriatr Soc*, 58 (3): 465–471.

Ramsay, R.E., Rowan, A.J., and Pryor, F.M. (2004) Special considerations in treating the elderly patient with epilepsy. *Neurology*, 62 (5 Suppl. 2): S24–S29.

Ramsay, R.E., Uthman, B., Pryor, F.M., et al. (2008) Topiramate in older patients with partial-onset seizures: a pilot double-blind, dose-comparison study. *Epilepsia*, 49 (7): 1180–1185.

Romanelli, M.F., Morris, J.C., Ashkin, K., and Coben, L.A. (1990) Advanced Alzheimer's disease is a risk factor for late-onset seizures. *Arch Neurol*, 47 (8): 847–850.

Rowan, A.J., Ramsay, R.E., Collins, J.F., et al. (2005) New onset geriatric epilepsy: a randomized study of gabapentin, lamotrigine, and carbamazepine. *Neurology*, 64 (11): 1868–1873.

Saetre, E., Perucca, E., Isojaürvi, J., and Gjerstad, L. (2007) An international multicenter randomized double-blind controlled trial of lamotrigine and sustained-release carbamazepine in the treatment of newly diagnosed epilepsy in the elderly. *Epilepsia*, 48 (7): 1292–1302.

Saetre, E., Abdelnoor, M., Perucca, E., et al. (2010) Antiepileptic drugs and quality of life in the elderly: results from a randomized double-blind trial of carbamazepine and lamotrigine in patients with onset of epilepsy in old age. *Epilepsy Behav*, 17 (3): 395–401.

Sajatovic, M., Ramsay, E., Nanry, K., and Thompson, T. (2007) Lamotrigine therapy in elderly patients with epilepsy, bipolar disorder, or dementia. *Int J Geriatr Psychiatry*, 22 (10): 945–950.

Scarmeas, N., Honig, L.S., Choi, H., et al. (2009) Seizures in Alzheimer disease: who, when, and how common? *Arch Neurol*, 66 (8): 992–997.

Sendrowski, K., and Sobaniec, W. (2005) New antiepileptic drugs—an overview. *Rocz Akad Med Bialymst*, 50 (Suppl. 1): 96–98.

Shrimpton, A.E., Schelper, R.L., Linke, R.P., et al. (2007) A presenilin 1 mutation (L420R) in a family with early onset Alzheimer disease, seizures, and cotton wool plaques, but not spastic paraparesis. *Neuropathology*, 27 (3): 228–232.

Sirven, J.I., and Ozuna, J. (2005) Diagnosing epilepsy in older adults: what does it mean for the primary care physician? *Geriatrics*, 60 (10): 30–35.

St Louis, E.K., Rosenfeld, W.E., and Bramley, T. (2009) Antiepileptic drug monotherapy: the initial approach in epilepsy management. *Curr Neuropharmacol*, 7 (2): 77.

Stefan, H., Hubbertz, L., Peglau, I., et al. (2008) Epilepsy outcomes in elderly treated with topiramate. *Acta Neurol Scand*, 118 (3): 164–174.

Takao, M., Ghetti, B., Murrell, J.R., et al. (2001) Ectopic white matter neurons, a developmental abnormality that may be caused by the PSEN1 S169L mutation in a case of familial AD with myoclonus and seizures. *J Neuropathol Exp Neurol*, 60 (12): 1137–1152.

Tian, G., Azmi, H., Takano, T., et al. (2005) An astrocytic basis of epilepsy. *Nat Med*, 11 (9): 973–981.

van Breemen, M.S.M., and Vecht, C.J. (2005) Optimal seizure management in brain tumor patients. *Curr Neurol Neurosci Rep*, 5 (3): 207–213.

Van Cott, A.C. (2002) Epilepsy and EEG in the elderly. *Epilepsia*, 43 (Suppl. 3): 94–102.

Werhahn, K.J. (2009) Epilepsy in the elderly. *Dtsch Arztebl Int*, 106 (9): 135–142.

Widdess-Walsh, P., Sweeney, B.J., Galvin, R., and McNamara, B. (2005) Utilization and yield of EEG in the elderly population. *J Clin Neurophysiol*, 22 (4): 253–255.

Willmore, L.J. (1995) The effect of age on pharmacokinetics of antiepileptic drugs. *Epilepsia*, 36 (Suppl. 5): S14–S21.

Willmore, L.J. (1998) Antiepileptic drug therapy in the elderly. *Pharmacol Ther*, 78 (1): 9–16.

第十六章
老年人眩晕和头晕

Terry D. Fife[1] , *Salih Demirhan[2]*

[1] Barrow Neurological Institute, and Department of Neurology, University of Arizona College of Medicine, Phoenix, AZ, USA

[2] Marmara University School of Medicine, Istanbul, Turkey

概述

- 良性阵发性位置性眩晕(BPPV)是反复发作性眩晕中最常见的类型,其特点为反复发作,症状持续10~30秒。
- 其他常见的头晕类型包括前庭神经炎,它是急性外周前庭病变,通常会导致单侧外周前庭功能障碍,但听力保留。梅尼埃病是内耳的病变,其特征是反复发作、自发性眩晕、听力减退、耳朵有阻塞感及耳鸣,大多数情况下为单侧耳受累,但可以有双侧前庭功能减退(BVL),其原因为两侧内耳的平衡部分受损。
- 中枢神经系统(CNS)的前庭通路的病变会导致眩晕和平衡障碍。
- 多发性硬化(MS)症状包括眩晕、因头部运动而加剧的头晕、持续恶心、共济失调和失衡,有时伴有眼球震颤或复视。
- 进一步描述了感觉性共济失调综合征、小脑共济失调综合征、发作性共济失调综合征、偏头痛相关性眩晕(MAV)、正常压力脑积水(NPH)和体位性高血压。

引言

头晕和失衡是老年人的常见症状,并且有很高的发病率。在美国大多数超过70岁的人主诉有头晕和平衡不稳的问题[National Institute on Deafness and Other Communication Disorders(NIDCD),1989]。头晕和失衡是导致行动不便和跌倒的主要原因。在65岁及以上老年人群中,约三分之一会遇到由于失衡而跌倒,这是与伤害有关的死亡的主要原因。

衰老对平衡的影响

衰老导致大多数调节平衡的神经结构发生功能性和形态改变。随着年龄增长,中枢神经系统(CNS)显示出在额叶、顶叶和海马皮质的星形胶质细胞、神经元及小脑浦肯野细胞的减少(Kemper,1994)。这会导致某种程度的中枢神经系统可塑性和神经递质浓度的改变,使末梢接收的信号(视觉、躯体感觉和前庭)在中枢神经的综合效率减低。此外,判断力、调节能力、肌肉力量、关节灵活性和运动控制能力都会随着老化而下降,这会影响老年人的平衡感觉(Sudarsky,1994)。外周的前庭终末器官也在一定程度上受年龄的影响。尤其是中频和高频的听力的下降和语言能力下降很常见。

外周前庭结构显示在壶腹嵴和囊斑中的毛细胞有所减少,但在光镜下这个损失通常不显著或不明显。这些结构中的毛细胞的损伤尽管不很严重也会导致前庭神经纤维减少。总的来说,老年人的前庭终末器官的功能下降远不如老年人的中枢神经系统衰退更严重,并且失衡的最终结果是感觉和中枢神经系统紊乱的叠加效应。

头晕的类型

头晕是一个常用术语,指的是对空间定向感知的错误。因此,头晕是非特异性词汇,意味着眩晕(运动的错觉,尤其是旋转)、失衡或失平衡、头晕眼花或者近似晕厥(表16.1)。失衡和失平衡表示站立或行走时平衡的下降,但是没有眩晕或晕动的感觉。

表 16.1　头晕的分类

类型	症状描述	例子
眩晕	转动、旋转、倾斜（天旋地转）	前庭神经元炎、梅尼埃病、良性阵发性眩晕、脑干 / 小脑病变、偏头痛眩晕
晕厥前期	头晕、近似晕厥、感觉虚弱	位置性低血压（血容量不足、神经介导、其他类型）、心源性
不伴眩晕的不平衡	站立或行走时失衡、不稳	感觉共济失调、小脑共济失调、双侧前庭功能减退及其他原因
精神性头晕	慢性漂浮感或者摇摆、疲乏	惊恐症、焦虑性头晕、恐惧性眩晕
生理性头晕	晕车、视觉眩晕、恶心或不适、疲乏	晕船、晕车、晕机、视觉眩晕

ª 视觉眩晕是在移动中看到物体引起（比如吊扇、移动的交通工具、电影中运动景色、食品杂货店通道和拥挤人群的运动）

本章回顾造成老年人眩晕、头晕、失衡的常见原因。首先与内耳平衡（前庭）疾病有关的耳科病因。接下来讨论与中枢神经疾病有关的"中枢性"原因，以及其他引起头晕、失衡的原因。

耳科头晕

良性阵发性位置性眩晕

良性阵发性位置性眩晕（BPPV）是发作性眩晕最常见的原因。BPPV 的患病率是 11~64/10 万。BPPV 在老年人群中是一个重要的健康问题，因为 BPPV 的患病率随年龄而增加（Bloom 和 Katsarkas，1989）。

BPPV 的特征是反复发作性眩晕，持续 10~30 秒。当头转向特定的方向时可能会引起眩晕发作，比如向上看或者在床上翻身。Dix-Hallpike 操作是一个简单的床边检查技术，可诱发出 BPPV 最常见的眩晕和眼球震颤（图 16.1）。大多数 BPPV 和后半规管相关，但偶尔也影响外侧或前半规管。眼球震颤的方向帮助确定病变侧和受到影响的半规管。

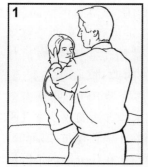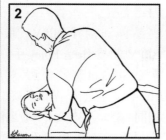

图 16.1　Dix-Hallpike 眩晕定位检查，检测大多数与后半规管型相关的良性阵发性位置性眩晕

机制

位于两侧内耳膜迷路中的半规管能探测到头的角度或转向。每个迷路有三个半规管：前、后和水平半规管。每个半规管感知不同的方向，它们共同来感受不同角度的运动。位于每个管的壶腹部的壶腹帽是一个运动传感器，它随着头的运动角度而弯曲并发出壶腹神经的活动信号，信号通过前庭神经传递到大脑。

每个迷路含有两个耳石结构，即球囊和囊状物，可探测线性或平移加速度。它们被称为耳石器是因为囊状的黄斑中含有碳酸钙晶体（耳石），并且嵌入凝胶状蛋白质基质中来响应水平和垂直（重力）加速度而产生移动。这些耳石器的黄斑中的毛细胞的偏转会引起神经活动，该活动的信号通过前庭神经传递到大脑。

当这些源自椭圆囊斑的碳酸钙晶体脱落并且不适当地掉进半规管内腔中就会引起 BPPV。由于碳酸钙晶体的比重（比重 2.7g/cm³）比内淋巴（比重 1.0g/cm³）高 2 倍以上，所以它们会在重力的影响下移动。

当碳酸钙晶体从囊状物的囊斑中移出并在半规管内运动时（管道内石症），它们引起内淋巴液流动并使管中的壶腹帽摆动，导致 BPPV。碳酸钙晶体由于外伤或者感染可从椭圆囊斑脱落，但大多数病例是自发的。当有壶腹嵴顶结石病时，某些头部运动会引起耳石移动刺激病变管的壶腹部引起眩晕的发作。

每一个管导致的阵发性位置性眼震都有它自己的形式：后管型是向上和旋转，顶柱打向向下的耳朵；前管型为下斜，有时有一个极小的旋转成分；外（水平）管型是水平的，当头位从仰卧位右侧转到仰卧左侧时，会看到方向改变的阵发性位置性眼球震颤（Fife，2009）。

良性阵发性位置性眩晕的分类

　　BPPV 可以根据受影响的半规管、管内耳石引起的症状（石头在重力作用下自由移动），或者是嵴帽沉石病（耳石附着在吸盘上，因此对小管复位的操作反应不佳）来进行分类。

　　某些情况下，可有 2~3 个管同时被影响。后管型 BPPV 是最常见的类型（85%~90%），因为在平躺（比如睡觉）时后管的开口在迷路的底部，这样致密的耳石由于重力而优先进入后部的管道。

诊断

　　病史对诊断 BPPV 非常重要，但查体观察到的特征性眼震对诊断也很有帮助。BPPV 最常见的描述是平躺在床上、在床上翻身、弯腰和直立以及某些头部的倾斜动作可触发天旋地转的眩晕发作。常伴恶心，但是 BPPV 不会有复视、言语不流畅、感觉异常、意识不清或意识模糊等。偶尔，症状强烈或有晕动倾向的患者在眩晕后数小时内有轻微恶心和浮动性眩晕，但大多数患者在发作间歇期感觉良好。应该考虑其他原因导致眩晕的情况是：眩晕的自发性发作，眩晕持续时间超过 1 或 2 分钟，以及从未在床上或头部位置改变时发生。

诊断检查

　　Dix-Hallpike 手法被用于诊断后管型 BPPV（参考图 16.1）。该操作是通过将头部从直立位置迅速移动到头悬挂位置（其中一只耳朵朝向侧面 45°）来进行的。后管型 BPPV 进行 Dix-Hallpike 手法时可能会导致暴发性旋转和向上的眼球震颤。因此，在左侧 BPPV 时，Dix-Hallpike 定位到左侧可观察到顺时针方向跳动并伴有向上的眼震；右侧 BPPV 时，眼震逆时针并向上跳动。依照惯例，眼震的方向是由它的快速相所确定。

　　Dix-Hallpike 手法有时可引出 BPPV 水平（外侧）管型。然而，最可靠的诱发水平管型 BPPV 的技术是仰卧转头方法，也称作 Pagnini-McClure 手法（图 16.2）。水平管型的 BPPV 的眼震是水平的且依赖于头部位置改变。也就是说，仰卧位头部转向右侧，通常眼震是阵发性水平向右跳动；当头转向另一边时，眼震的方向也随之改变，成为向左跳动。这种方向改变的水平眼震的类型是向地性的，意味着快速相的方向是指向地面。向地性的眼震是水平

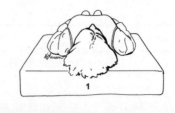
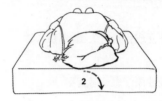
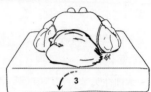

图 16.2　Pagnini-McClure 手法，用于引发仰卧位转头的水平管型良性阵发性位置性眩晕

管型 BPPV 眼球震颤最常见的类型，但是另一个较不常见和更困难处治的形式是离地性，意味着眼球震颤在每个头部位置都是远离地面的。各种各样特殊的手法会触发这种少见的 BPPV，但是基于现有的证据，尚没有更好的手法建立（Fife，2009）。

　　一项更为少见的前管型 BPPV 是阵发性向下的眼震，有时旋转的方向跟随 DixHallpike 的位置而改变。颅后窝的中枢神经系统病变可以观察到这种向下的位置性眼球震颤。因此，当有这种情况时，要考虑进行适当的评估以排除中枢神经系统病变。

鉴别诊断

　　典型的 BPPV 与中枢性眩晕的鉴别很重要，因为一些中枢性眩晕可能会危及生命。由于某些脑干和大脑的病变能产生向下的位置性眼球震颤，前管型 BPPV 诊断时要很谨慎。一般原则是，如果眼球震颤不能对手法定位治疗做出反应（当天）或眼球震颤的方向不典型，则应考虑中枢原因。

治疗

　　BPPV 治疗的主要目的是通过把半规管中错置的钙晶体移回到前庭来清除异位的钙结晶（管内结石）。一些管内石重新定位程序有助于移动钙晶体和治疗 BPPV。最常用也最有效的治疗 BPPV 的操作是 Epley 手法的改进（图 16.3）。其次是 Semont 释放手法，对后管型 BPPV 同样有效（图 16.4）。如果操作正确，这些方法的成功率几乎相同（85%~93%）。一般来讲，不需要用抗眩晕药物比如美克洛嗪，因为手法操作会在几分钟内消除所有症状。少数情况，BPPV 对复位操作没有效果，需要外科手术对病变的半规管进行封闭治疗。

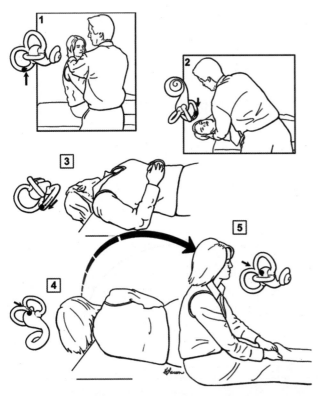

图 16.3　管内耳石复位手法；Epley 修正手法被用于治疗后管型良性阵发性位置性眩晕

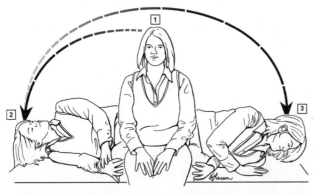

图 16.4　Semont 释放手法，对于后路型良性阵发性位置性眩晕的治疗效果与 Epley 修正手法相同

预后

成功治疗后，在 5 年随访中，BPPV 的复发率接近 50%。因为椭圆囊的耳石膜总是含有碳酸钙晶体，所以如果更多的钙晶体散落并且掉进半规管时，BPPV 就可能复发。

前庭神经炎（特发性前庭疾病）

前庭神经炎，也被称作前庭神经元炎症、迷路炎或神经迷路炎，是一种急性外周前庭病变，常常导致单侧外周前庭损伤。这种相对突然的前庭功能的损伤会导致急性眩晕发作，症状通常可以持续数天，并在几周或几个月内恢复。

前庭神经炎指的是无听力受损，单侧的前庭功能的急性丧失。迷路炎指的是由于病毒感染所致的急性单侧的听力和前庭功能受损。对前庭神经和迷路影响的定位可能会有所不同，从而导致一些人更喜欢术语神经迷路炎。

机制

前庭神经炎的病因认为是病毒感染，包括单纯疱疹病毒 1（HSV-1）等，但在人体仍缺少强有力的证据支持。组织病理学已经观察到末梢的前庭神经纤维及末梢神经受体的神经上皮的退行性变（Goebel 等，2001）。

在许多前庭神经炎的病例中可以看到病变只选择性地累及前庭神经的上部分支，这一段支配水平管、前半规管及椭圆囊。而支配后半规管和球囊的下段前庭神经却常幸免（Fetter 和 Dichgans，1996）。这种选择脆弱性可能是由于上部分支的较长的一段行走在颞骨更狭窄的通路，使得其易受肿胀和夹伤的影响。

症状

前庭神经炎和迷路炎的病程相似，通常会持续 30 分钟到几小时不等。眩晕出现在所有头部位置，但因头部运动而加剧；它在随后的几天和几周内逐渐减轻。

诊断

当眩晕急性起病且持续存在并且不是由头部位置变动所引起的（尽管患者头部运动后会感觉更差，但是最初甚至在休息时也存在），就应该怀疑前庭神经元炎。有反复发作的病史应该怀疑其他原因比如梅尼埃病。

查体显示眼震的快速相远离病侧，眼震的方向不随头部位置或注视的方向变化而改变。向快速相眼震方向凝视时快速相增加，而远离快速相凝视时眼震减弱。这被称为亚历山大定律，并且是急性外周前庭损伤的特征。大部分病例中，急性单侧前庭功能丧失的眼震在起病后的 12~36 小时内减弱，因此自发性眼震在起病后减弱相当快。当有显著的单侧前庭功能丧失，头部脉冲测试（head impulse test）所见的异常会持续一段时间。

鉴别诊断

重点是要排除中枢性原因导致的急性眩晕。轻微的小脑梗死或者出血也可引起类似前庭神经元炎的急性眩晕（Lee 和 Cho，2004）。小脑或脑干卒中经常会有其他的征象，比如单侧辨距不良、言语不畅、半身麻木、复视或随注视方向而改变的眼球震颤（注视引起的眼球震颤）。头部脉冲测试通常在外周病变不正常，而大多数的中枢原因却是正常的。如上所述，外周来源的眼震遵守亚历山大定律，并且仍然是单向的。中枢型眼震可能会改变方向，这取决于注视的方向，或者可能是纯粹的轻微震颤或扭转。首发的梅尼埃病很容易被误诊为前庭神经元炎。梅尼埃病的症状通常在 8 小时内缓解，而前庭神经炎遗留症状可持续数天至数周。梅尼埃病的眩晕会反复发作，然而前庭神经炎的复发并不常见（一生中复发率是 2%）。

诊断检查

Caloric 前庭测试（外耳道注入冷热水）的视频眼震图（videonystagmography，VNG）可以帮助确认单侧外周前庭损失的存在。Caloric 前庭测试诱发的前庭眼震超过 24% 的不对称表明前庭功能的病理损失。不必要在眩晕的第一天进行视频眼震图，因为前庭损伤在患者的余生中都可被检测到。

如果有局灶神经症状或者严重头痛的患者要做脑 MRI/CT 检查，因为前庭神经炎通常是无痛的。

治疗

在急性单侧前庭损伤的早期，前庭抑制药（表 16.2）可能有助于改善眩晕和恶心。在恶心缓解的数天后，前庭抑制药应该停用，因为这些药物可以延迟或者限制中枢神经系统对急性前庭损伤的适应（Hain 和 Yacovino，2005）。

表 16.2　前庭抑制药物

药物	商品名	使用剂量和方法	副作用
茶苯海明	晕车宁	50mg 口服 2/d	尿潴留，口干
美克洛嗪	镇吐药，敏克静	12.5~50mg 口服 3/d 或 4/d	尿潴留，口干
二氧丙嗪	异丙嗪	12.5~50mg 口服或肌内注射每 4~6 小时 1 次；50mg 经肛门直肠给药 4/d	痫性发作阈值轻微下降
地西泮（镇静催眠药）	安定	2~7.5mg 口服 3/d 或 4/d	剂量依赖性镇静作用
劳拉西泮	氯羟去甲安定	0.5~2mg 2/d 或 3/d	剂量依赖性镇静作用
氯硝西泮	克诺平	0.25~1mg 口服 2/d 或 3/d	剂量依赖性镇静作用
东莨菪碱	碱贴剂	每 3 天贴一次	尿潴留，口干
甲氧氯普胺	灭吐灵	10~20mg 口服每 4~6 小时 1 次；10~20mg 静脉注射 1 次 /6 小时	锥体外束征
丙氯拉嗪	奋乃静	10~20mg 口服每 4~6 小时 1 次；10mg 静脉注射 1 次 /6 小时；25mg（栓剂）经肛门直肠 1 次 /6 小时	锥体外束征
昂丹司琼	枢复宁	4~8mg 口服（水溶剂 S.L）或者静脉注射每 4~6 小时 1 次	疲乏，腹泻

此时，患者应该开始将头部左右移动，每天延长活动时间，直到能够进行更广泛的前庭运动（表 16.3）。前庭运动通过提高内在神经的可塑性和小脑的适应性来加速恢复（Gittis 和 du Lac，2006），使大脑适应单侧前庭损失，在几个月内完全康复或几乎完全康复。灵长类和人类研究表明前庭锻炼可加快单侧前庭损伤的恢复进而改善总体平衡功能（Sadeghi 等，2007）。

同治疗贝尔麻痹一样，在发病头几天服用泼尼松 60mg/ 天，连续一周，会有助于降低前庭神经炎的严重程度，这一经验还需要更多的随机对照试验来确定临床疗效。

带状疱疹耳炎和拉姆齐·亨特综合征（Ramsay Hunt syndrome）。两者都是水痘带状疱疹病毒的复发，可导致听力丧失或残留面部麻痹。如果怀疑是水痘带状疱疹（带状疱疹）[varicella zoster

表 16.3　前庭损伤恢复的自我惯锻炼

锻炼	描述
1. 头部转动时的固定	将头部快速地从一边转到另一边,然后上下移动,同时将拇指直接对准在你面前。当你移动头部时,移动你的拇指以便于它在你的正前方你可以聚焦在它上面。当你移动头部时,你的注意力应固定在拇指上。重复这些锻炼 30~60 秒至少 5 次 / 天。这个锻炼帮助改善头部从一边到另一边移动时集中注意力在某件事的能力
2. 头部运动习惯	坐着时练习缓慢将头部从一边转向另一边,然后双足部站立保持一定距离。逐渐增加头部移动的速度。转动头部从一边到另一边,然后上下动,快速重复地运动,同时眼睛睁开。当你仍能做这种站立,试图在头部从一边转到另一半时向前行走(睁开眼睛),逐渐增加头部转动的速度。这帮助你更加适应头部快速运动,而头部快速运动经常引起暂时的失衡
3. 快速头部运动习惯	练习尽可能地从躺卧位到站立(要小心)。可以在沙发或者床上操作。从左边起身和从右边起身交替进行。小心不要跌倒。这可帮助改善头部和身体快速运动的协调性。连续 5 次迅速弯腰然后直立。连续 2 次。为自己计时并试图逐渐加快速度;最终,试着在每次弯腰后增加大约 180° 转身
4. 一条拉紧的绳子的锻炼	踩着脚趾(walk heel to toe)行走,就像走钢丝一样。如果需要的话,可以在走廊或走廊上进行,这样可以保留一些东西。逐渐尝试达到 10 个步骤(脚跟触摸脚趾),而不必保持或不采取侧向步骤。这改善了内耳平衡和小脑平衡功能
5. 站立平衡测试	两脚并拢站立试着维持这个姿势 15 秒。完成后,试着闭眼,周围有人保护以防摔倒。努力达到两脚并拢站立并且闭眼维持 8 秒。这个训练可帮助你利用踝关节感觉和内耳信号维持平衡。如果你能够做这个达 8 秒,练习单腿站立(眼睛睁开)或者站在一个泡沫枕上。最后,试着站立在枕头上 10 秒同时闭眼,单腿站立 12 秒
6. 行走和快速转身	沿着门廊或者过道走 10 步然后向右转走回到起点。右转 5 次然后左转 5 次。记录时间并试着加快速度,小心摔倒。这有助于行走平衡和转身平衡

(shingles)]感染,应该用皮质类固醇和(或)阿昔洛韦(acyclovir)、泛昔洛韦及伐昔洛韦三者之一来治疗。带状疱疹耳炎可引起第七对脑神经感觉分布区的疼痛,通常会有一小片分布在外耳道深部或偶尔在耳后。当伴随同侧贝尔麻痹时即指拉姆齐·亨特综合征。

梅尼埃病

美尼尔氏病是一种内耳疾病,其特征是反复发作的自发性眩晕和听力损失,耳部充盈和耳鸣,通常会影响一侧耳。梅尼埃病的患病率约为 1∶150 000,男性和女性比例相当,并且在 40~60 岁之间发病率最高。

症状

在梅尼埃病的典型发作之前,会有单侧耳胀满,听力波动,耳鸣等。梅尼埃病的眩晕发作是随机的,通常程度严重,持续 1~6 小时。在大多数病例中,发作时患者由于显著的恶心和呕吐而不能行走或运动。在梅尼埃病的早期,波动性单侧低频听力损失明显。在一段时间(通常数年)后,听力损失进展并成为永久的。

也有患者可经历不伴意识丧失的突发的跌倒。这些跌倒发作指的是 "Tumarkin 耳石危象"(otolithic crises of Tumarkin),可导致严重损伤。突然跌倒的原因是椭圆囊(utricle)或球囊(saccular)的突然而剧烈的神经冲动,突然使患者垂直感失真而导致跌倒。

机制

梅尼埃病是特发性疾病。可能是由内淋巴积液引起。内淋巴积液是指外淋巴突然进入内淋巴腔,导致迷宫肿胀。骨迷路包绕着这些结构使得肿胀的伸展空间有限,以至于内淋巴空间的伸展导致了相关的前庭和听力功能的急性紊乱。这样内淋巴累积的趋势可造成部分内淋巴的机械阻塞,导致内淋巴和外淋巴之间电化学膜电势的失调。

如果知道内淋巴积水的潜在原因,如梅毒或自身免疫性内耳疾病,则称为梅尼埃综合征、或继发性内淋巴积水,可以与原发性梅尼埃病区分开。尽管如此,原发性(梅尼埃病)和继发性淋巴积水往往遵循类似的临床过程,尽管在继发性淋巴积水中双侧累及更常见。

诊断

梅尼埃病和内淋巴积水可以根据病史做出临

床诊断,病变侧低频听力损伤和前庭损伤可以支持诊断。伴或不伴听力损失的多次眩晕发作的病史还要考虑其他可能的原因,比如偏头痛相关性眩晕(MAV)或复发性前庭神经元炎。

鉴别诊断

需要与那些有与梅尼埃病类似症状的疾病鉴别,包括外淋巴瘘、复发性迷路炎、偏头痛相关性眩晕、梅毒性耳炎和自身免疫性内耳疾病等。

诊断性检查

视频眼震图和测听是对疑诊病例中最有帮助的辅助检查。梅尼埃病的头颅 MRI 正常。

治疗

梅尼埃病急性期药物治疗的目的是缓解眩晕和呕吐(表 16.2)。目前尚无有效的方法来恢复和阻止听力损失或耳鸣。但是,如果眩晕感、耳阻塞、听力波动和耳鸣都停止了,则可以防止进一步的听力损失。

预防再次发作可通过限制钠盐的摄入(<1 500mg/d)及同时使用噻嗪类利尿药,比如氢氯噻嗪 25mg/d 和氨苯蝶啶 37.5mg/d。倍他司汀(betahistine)可能在某些梅尼埃病中起作用(每日 3 次给药 8~16mg),但对职业驾驶员不能被批准使用。倍他司汀在美国可合法的复合化或者可从国外获得用于个体治疗。如果钠限制和药物治疗无法预防眩晕发作,可使用一些操作方法,包括鼓室庆大霉素或皮质类固醇注射、内淋巴乳突分流术、前庭神经切除术以及某些情况下的迷路切除术等。约 10%的患者出现双侧梅尼埃病。双侧梅尼埃病,必须仔细考虑手术治疗方案,因为不一定能确定是哪一个迷路是引起症状的主要原因;治疗有可能造成双侧前庭和听力损失。

双侧前庭功能障碍

称为丹迪综合征(Dandy's syndrome)的双侧前庭功能丧失(BVL)是由内耳平衡部分的损伤引起的。

BVL 有许多原因,包括耳毒性药物的应用、双侧梅尼埃病、结节病、双耳手术、一些先天性疾病和自身免疫性内耳疾病。这些原因中,获得性 BLV 的最常见原因是前庭毒性药物,通常来自庆大霉素。在一项研究中,25% 的不明原因的失平衡的老年患者以前未检测到 BVL 是造成失衡的原因(Fife 和

Baloh, 1993)。

机制

耳毒性药物比如氨基糖苷类抗生素、顺铂和一些有机溶剂可引起双侧前庭损伤。氨基糖苷类抗生素选择性地损伤前庭或者蜗细胞。链霉素和庆大霉素是前庭毒性最大的药物,因此损伤前庭功能而不是听力。另一方面,新霉素和卡那霉素对听力更有毒性,因此可引起听力损失而不是前庭功能损伤。妥布霉素介于两者之间。氨基糖苷类抗生素通过阻断毛细胞的膜通道和在毛细胞中的积聚而导致细胞凋亡。超氧阳离子的形成可部分地介导顺铂的耳毒性。人的线粒体 12S RNA 基因 A1555G 的突变可以造成不可逆的听力损伤,但与氨基糖苷类抗生素引起的前庭损伤的易感性无关。

症状

由于前庭功能下降,可能会出现一些眩晕。当双侧前庭损伤时,会导致行走稳定,特别是在黑暗中或不平的地面。然而,当患者用手摸着墙壁走路时,平衡会显著改善。振动幻视、感知跳跃、混乱或模糊的视力是双侧前庭损伤的另一个显著症状。由于前庭功能下降,前庭-眼反射(VOR)在头部运动期间不足以稳固视力,所以振动幻视在头部运动时更明显。

在近期接受氨基糖苷类抗生素治疗时新发生的平衡不稳或头晕的患者,应怀疑双侧前庭损伤。一般在用药后 5~20 天出现症状。例如,庆大霉素的峰值和谷值水平升高会增加毒性损害的可能性,但是一些患者甚至在密切监测和服用合适剂量时也会发生前庭功能下降。庆大霉素静脉注射、经鼓膜(注射)或者腹膜透析时可出现不良反应,但是庆大霉素滴眼剂或滴耳剂不发生毒性损害。

诊断

在双侧前庭功能受损的患者,Romberg 测试、双侧异常脉冲测试、和动态视力测试都可能出现异常。快速摇头时 Snellen 图表或者 Rosenbaum 卡测视力下降 3 行,后者被认为是异常的。可能有一些轻微的眼球震颤,但是当前庭功能呈对称性或者慢性损伤时,眼球震颤一般并不显著。

诊断性检查

在双耳的冷热试验中,VNG(视频眼震图)显

示双侧眼球震颤减少；在旋转椅测试中，看到在所有频率转动期间前庭 - 眼反射获得反应均减少，这些结果都可以证明双侧前庭功能损伤。

鉴别诊断

双侧前庭功能损伤的原因除了耳毒性药物外，其他原因还包括双侧前庭神经炎、特发性或遗传性 BLV、双侧梅尼埃病、自身免疫性内耳疾病、脑膜炎、梅毒性中耳炎、外伤和双侧听神经瘤等。

治疗

针对引起双侧前庭损伤的根本病因进行治疗。当明确了前庭损伤的病因，下一步的治疗是促进适应和替代，目标是改善平衡。前庭物理治疗有助于改善前庭功能（部分锻炼通过表 16.3 列出）。严重的双侧前庭病变，大脑必须依靠视觉和感觉来帮助

调整和改善平衡。研究表明，前庭康复可提高动态视力，减少振动幻视的主诉，并降低前庭 - 眼反射的不对称（Brown 等，2001）。

中枢神经系统病变导致的头晕和失衡

中枢神经系统的前庭通路的病变可导致眩晕和失衡。一般来说，大脑可适应和调整急性前庭病变导致的不平衡，急性眩晕通常意味着一次发作导致突然前庭不对称。例如，脑卒中可导致眩晕的突然发作，而听神经瘤（前庭神经鞘瘤）生长缓慢，尽管它会引起前庭损伤，通常不导致显著眩晕发作。听神经瘤患者眩晕不显著是因为前庭功能损伤发展缓慢以至于患者逐步适应。如果认为眩晕是由中枢神经系统病变导致的，那么就要确认这个病灶是在与前庭功能或平衡密切相关的解剖通路上，如表 16.4 中所示。

表 16.4　与眩晕、眼球震颤或共济失调相关的中枢神经系统区域

解剖位置	受累结构	体征或症状	病例
延髓背外侧	前庭核、第八对脑神经根入区	恶心、眼震、眩晕、共济失调	髓母细胞瘤、转移瘤、MS
第四脑室底	前庭核，特别是前庭上核	恶心、眼震、眩晕、共济失调	髓母细胞瘤、囊肿
前小脑蚓部	小脑连接部	共济失调	酒精相关的小脑共济失调
背侧小脑蚓部	绒球、小结节、小舌连接部；背侧蚓部；顶核	眼震、共济失调、可能眩晕、扫视辨距不良（saccadic dysmetria）	小脑退行性病变
上小脑脚	小脑传出神经	位置性眩晕	MS
中小脑脚	脑桥小脑纤维	共济失调、构音障碍、同侧肢体笨拙	脑桥梗死、空洞畸形
下小脑脚	前庭小脑传入神经		空洞畸形，AVM
前小脑	绒球、小结节、小舌	眩晕、共济失调、凝视 - 诱发眼球震颤	颅底脑膜炎
前庭皮质	颞上回	眩晕	部分癫痫
背侧中脑	riMLF、iCajal	不良共轭垂直性 / 旋转的眼震、垂直性凝视障碍	空洞畸形、松果体瘤、AVM

MS，多发性硬化；AVM，动静脉畸形；riMLF，内侧纵束的喙状突起组织间位核；iCajal：Cajal 细胞间位核

癫痫性眩晕

累及前庭皮质的癫痫发作是头晕或眩晕的一种不常见原因。眩晕很少作为一个孤立癫痫症状发生（Bladin，1998）。

机制

在处理前庭信号的颞叶皮质附近，如果有局灶

性癫痫发作，就会导致眩晕。奇怪的是，有一些观点认为前庭皮质更可能位于右侧（Fasold，2002）。

症状

在大多数情况下，患者知道自己有癫痫发作并且在发作前有先兆，或表现为头晕的部分发作，在大多数的病例，其他临床特征也提示癫痫发作，例如自动症、意识丧失和伴随眩晕光晕的抽搐。

诊断

当强烈提示该诊断时,要做头颅 MRI 检查。当脑成像中没有结构性病变时,需要进行脑电图检查以确认癫痫发作机制。

鉴别诊断

根据发作的持续时间,也要考虑短暂脑缺血发作、偏头痛的眩晕和发作性共济失调,这些都可引起相似的发作。

治疗

当基本原因不能被排除时,建议用控制局部癫痫的抗癫痫治疗。

颅颈连接综合征(craniocervical junction syndromes)

前庭小脑和后髓是位于颅颈的结合部的关键前庭结构,该区的病变可导致眩晕。这个位置的病变包括 Chiari 畸形、寰枢椎半脱位(atlantoaxial subluxation),更少见的是颅底扁平征(basilar impression)。Chiari 畸形是一种先天性病症,其中小脑扁桃体在发育过程中没有完全迁移,使得小脑最小的尾侧部分(小脑扁桃体)楔入了枕骨大孔。严重的病例会导致儿童早期眩晕、枕骨头痛、眼球震颤和共济失调。有一些病例,这些特征发展更隐匿,直到成人才表现出症状。中矢状位磁共振大脑影像显示小脑扁桃体位置向下(头状骨小孔下 >5mm)。在适当选择的病例中进行治疗需要枕下减压手术。

寰枢椎半脱位是一个严重的医学情况,通常是由于连接 C1 和 C2 的韧带侵蚀或畸形所致。它可能是由于创伤所致,但更常见于唐氏综合征和类风湿性关节炎患者。当这些患抱怨严重的头痛、颈部痛和眩晕时,应该用屈和伸的颈椎 X 光片进行评估。颈椎和脑 MRI 检查也许不能显示韧带的松弛,因此对于排除这些疾病无效。

另一个解剖异常,颅底扁平征,也能导致中心性眩晕(颈髓交界处的病变)。在这种情况下,头骨的底部变形或齿状突的顶端(齿状突 C2)被推上去,枕骨大孔缩小,压缩下部脑干的髓质或血管结构。在老年人中,最有可能导致这种情况的疾病包括佩吉特骨病(Paget's disease of the bone)和成骨不全(osteogenesis imperfecta)。

血管原因,脑干和小脑卒中及出血

脑卒中或 TIA 等血管性原因累及前庭皮质导致的眩晕并不常见。

机制

椎基底动脉供血不足指供应脑干和小脑的椎动脉和基底动脉供血不足导致短暂的症状发作。最常见的原因是动脉粥样硬化引起局灶性血管狭窄。少数情况可见于,锁骨下动脉闭塞或狭窄恰好位于椎动脉的起点附近,引起同侧椎动脉血流的逆转,因此,被称为锁骨下动脉盗血综合征,因为锁骨下动脉"窃取"了椎基底动脉的血流来供应上肢。当上肢运动时会导致眩晕和椎基底动脉供血不足等症状。血管造影可定位狭窄和血流逆转的部位。

症状

椎基底血管系统的短暂缺血发作(TIA)可引起眩晕、失衡和共济失调、言语不畅、眼球震颤、复视和跌倒发作、头痛和幻视或视野缺陷。眩晕是椎基底动脉供血不足的一个常见的初始症状(Fife 等,1994)或者伴随其他前面提及的脑干症状(Grad 和 Baloh, 1989)。在大多数情况下,椎基底动脉供血不足的治疗包括控制血管危险因素和使用抗血小板药物。表 16.5 详述一些和眩晕相关的脑干血管综合征的临床特征。

小脑卒中是由于小脑血供的血管闭塞所致,包括椎动脉、小脑后下动脉(PICA),小脑前下动脉(AICA)或小脑上动脉(SCA)的闭塞均可导致孤立性小脑梗死(Amarenco, 1991)。如果梗死影响到前庭输入路径的小脑部分,则可能会出现眩晕和共济失调。小脑中线或旁矢状病变或影响小球和小叶的病变比小脑半球梗死更容易引眩晕或严重共济失调。

原发性小脑实质病变可能是高血压性血管病变的晚期效应。初始症状可能包括眩晕、恶心、呕吐、头痛和不能站立或行走。小脑病变的眩晕通常要与外周前庭眩晕鉴别,小脑病变会有辨距不良和肢体麻木,而外周前庭病变不会出现这些病变。

诊断

如果患者有血管性疾病的危险因素,并且根据症状和体征定位在脑干或小脑,就要想到小脑病变的诊断。

表 16.5 与眩晕和共济失调相关的选择性血管综合征

血管综合征	血液供应	常见原因	特征
椎基底短暂性脑缺血发作	椎动脉,基底动脉,PICA或 AICA,SCA 少见	动脉粥样硬化	眩晕、行动笨拙、构音困难、复视、跌倒发作、共济失调
延髓外侧综合征(瓦伦贝格综合征)	PICA	动脉粥样硬化或椎动脉夹层	眩晕、同侧面部麻木、肢体辨距不良、霍纳综合征、复视、眼跳跃的外推、非对称性凝视眼震、言语不畅、向一边摔倒
脑桥外侧综合征	AICA	动脉粥样硬化	眩晕、同侧面部麻木、面神经无力、听力损伤、肢体辨距不良、霍纳综合征、复视、眼跳跃的外推、非对称性凝视眼震、言语不畅、向一边摔倒、对侧痛觉和温度觉的丧失

AICA,小脑前下动脉;PICA,小脑后下动脉;SCA,小脑上动脉

诊断检查

头颅 CT 对颅内出血是有效的检查手段。扩散加权图像的头颅 MRI 能证明急性或近期卒中。MR 血管图像和 CT 血管图像是最常用的检测脑动脉血流的图像。

鉴别诊断

有局灶性神经系统体征,但是没有发现血管阻塞的疾病,包括心源性血栓栓塞(包括矛盾栓塞)、高黏滞综合征、Bickerstaff's 基底偏头痛(Bickerstaff's basilar migraine)和线粒体细胞病。

治疗

治疗针对潜在的病因,通过寻找血管疾病的危险因素,例如降血脂和抗血小板聚集药物的应用等。各种各样的血管内途径治疗对急性卒中起一定作用,包括动脉内 tPA、血管重塑、支架放置及机械性血栓的治疗等(Nogueira 等,2009)。

对于完全梗死的病例,可以用同样的药物,但辅助物理治疗可加快和改善功能的恢复。

大面积的小脑梗死会产生广泛的水肿压迫第四脑室或背部脑干而危及生命,是神经外科急症。

多发性硬化

多发性硬化(MS)通常被看作 20~40 岁年轻患者的疾病,但是大约 10% 的病例是在 50 岁以后起病。MS 的病变通常见于脊髓、脑干和小脑,这些结构的病变可引起平衡失调。但是,外周性前庭疾病如 BPPV 在 MS 患者中也很常见(Frohman 等,2000),所以 MS 患者的症状不一定必须由中枢神经系统病变导致。

机制

多发性硬化是中枢神经系统炎性神经脱髓鞘疾病。在病理学上,它的特征是血管周围的炎症单核细胞和淋巴细胞以及少突胶质细胞形成的髓鞘缺失区域,称为斑块,其主要定位于 CNS 白质中。

与前庭系统相关的大脑部分脱髓鞘病变可以导致眩晕和眼球震颤(表 16.4)。脱髓鞘斑导致眩晕或共济失调的最常见区域是小脑的小结节、中线或矢状线旁小、中间小脑脚和在前庭听神经根进入区的延髓背外侧髓质。

症状

可能的症状包括眩晕、头晕(随头部运动加重)、持续恶心、共济失调和失衡等,有时可出现眼球震颤或复视。

诊断

持续性眼球震颤,特别是注视引起的眼球震颤或自发性垂直眼球震颤或其他中央型眼球震颤[如周期性交替眼球震颤或跷跷板眼球震颤(seesaw nystagmus)]都表明可能是发生在 CNS 的 MS。新的斑块可能会在 MRI 影像上没有显示,因此在某些情况下可能需要进一步的检查来排除周边前庭因素。

诊断性检查

对比加强的头颅 MRI 是检测 CNS 中新斑块的最敏感的手段之一。定量前庭检查会显示眼球运动的局部情况,并可以检查外周前庭系统的功能完整性。

鉴别诊断

主要鉴别诊断考虑因素是外周前庭障碍和偏头痛。

治疗

治疗应针对潜在的病因。如果确诊 MS，治疗药物是皮质类固醇或免疫抑制药（静脉给药）。如果是外周前庭病变导致的症状，前庭物理疗法或者表 16.2 描述的药物治疗会有帮助。

感觉共济失调综合征

许多患者都用"头晕"来描述平衡力差。这一类疾病可包括基于体感障碍或脊髓共济失调而导致的平衡障碍。

机制

这组疾病多种多样，但失衡的原因是由于脊髓或周围神经输入到大脑的感觉输入受到破坏。因此，可以表现下肢的关节位置觉和振动觉障碍。因此，这些疾病有时被称为感觉性共济失调综合征。这些疾病可能包括背根神经节病、大纤维脱髓鞘性外周神经病（共济失调的神经病）、严重的多神经病变、以及影响脊髓白质神经束（后索）病变，如梅毒引起的后索或维生素 B_{12} 缺乏引起的亚急性联合变性。这种情况的列表很长并超过该章节的范畴，但是当患者抱怨头晕但实际上意味着不稳定和失衡时，临床医师应该考虑这种类型疾病的可能。

症状

对于感觉性共济失调，远端关节位置和振动感觉会受损，这可能被描述为脚麻木或穿厚袜子走路的感觉。患者感到平衡有困难，特别是在黑暗环境中。

诊断

由于一些影响锥体束（皮质脊髓）的脊髓病变，导致出现下肢深腱反射亢进及巴宾斯基征阳性。而髓背根神经节的疾病会有背根或者外周神经反射的缺失。根据不同类型的感觉纤维受损，感觉缺失可以是关节位置觉或振动觉，有时也包括痛觉和温度觉。Romberg 试验经常呈阳性。

诊断检查

常用的检查有，运动和感觉神经传导速率测量和躯体感觉的诱发电势（SSEPs），它可以帮助定位是大纤维、小纤维、感觉或者运动、混合纤维受损；计量传导阻滞（gauge conduction block）；评估这个过程是否可能和脊髓功能障碍有关。另外，脑脊液（CSF）检查可显示某些脱髓鞘性神经病中 CSF 蛋白升高，神经活检也被用于评估脱髓鞘性神经病或血管性神经病。脊髓的 MR 成像可排除脊髓的结构性病变和压迫髓质的髓质外病变。当没有感觉水平或者其他更多定位线索时，颈部、胸部、腰骶部的 MR 成像也是必要的。

治疗

治疗方法依据病因而不同。脱髓鞘性神经病对血浆置换或者静脉给免疫球蛋白有效。血管性神经病对皮质类固醇、环孢素和各种免疫调节药有效。亚急性联合退行性病变可通过补充维生素 B_{12} 改善症状。梅毒所致的脊髓痨可静脉给水溶性青霉素治疗。HIV-1 相关的血管性脊髓病可用抗反转录病毒的强效治疗来改善症状。

小脑共济失调综合征

很多晚期的小脑综合征可引起失衡和头晕。

机制

大部分共济失调的潜在原因是小脑浦肯野细胞和颗粒细胞损伤的退行性病变。在一些显性遗传性共济失调中的原因与 CAG 三核苷酸重复有关。CAG 是氨基酸谷氨酸盐的密码子。因此，在某些蛋白质中形成过长的聚谷氨酰胺链。谷氨酰胺重复导致细胞死亡的机制是正在进行的研究重点。

其他的共济失调是由于隐性遗传的原因，或至少看起来是散发的，没有家族史。其中一些代表更纯粹的小脑退行性病症，一些表现出显著的小脑特征，但是更广泛的多系统萎缩的一部分，并被称为 MSA-C。但是确切机制尚未明了。

弗里德赖希共济失调（Friedreich's ataxia）是一种隐性遗传疾病，由扩大的 GAA 重复序列引起，导致 frataxin 转录不足量，frataxin 是一种线粒体调节脱硫酶功能中的蛋白质驱动剂。这种疾病通常在儿童或成人早期起病，但也可在成人晚期发病。亚急性小脑病是一种与肿瘤相关的副癌综合征（比如卵巢肿瘤），体内产生了抗 - 浦肯野细胞（anti-Yo）抗体而导致浦肯野细胞受损出现症状。

谷蛋白共济失调是一个有争议的疾病，并且与抗麦胶蛋白抗体相关，可避免饮食谷蛋白黏胶质来改善（Hadjivassiliou 等，2002；Lock 等，2005）。

脆性 X 共济失调震颤综合征（fragile X ataxia tremor syndrome，FXTAS）是与基因相关的神经退行性疾病，大部分影响男性。发病原因是 X 染色体上的"脆弱精神发育迟缓基因"（fragile X mental retardation Gene，FMR1）中 CGG 重复数量的增加所致。如果 CGG 重复的数量大（>200 个重复），可导致脆性 X 综合征（fragile X syndrome）。携带者可以传递给女儿，而她们有 50% 的机会将其传递给子女；某些情况下可以扩展到完全脆弱的 X 综合征。

最后，各种神经退行性疾病最初可能会出现头晕和平衡不良的感觉，然后才会出现明显表现。进行性核上性麻痹、皮质基底细胞变性、各种锥体束疾病和多系统退化的老年患者发病初期可能唯一的症状是轻度不平衡。随着疾病的进展，会出现眼运动异常或认知障碍，最终疾病得到确诊。

症状

大部分共济失调是缓慢进展的肢体和步态的共济失调，也会有头晕、构音障碍及眼部运动异常。患者常主诉平衡困难和肢体协调差，书写能力下降，疲乏时平衡感更差。构音障碍也会因疲劳而加重。这些共济失调可表现为头晕或只是平衡差并且可以在生命晚期才出现。FXTAS 通常在 60 岁左右起病，多见于男性，女性罕见。FXTAS 的症状包括新发生的焦虑、隐匿行为、认知下降以及记忆和执行功能受损、共济失调和意向性震颤，但很少出现痴呆（Jacquemont 等，2003）。

诊断

伴随躯干共济失调和肢体笨拙，水平凝视可诱发眼震和眼的匀速追踪异常很可能是最常见的临床症状。自发性向下的眼震和任何小脑共济失调都能被观察到，但在 SCA6 尤为常见。也可观察到中央位置性向下眼球震颤并有肢体辨距不良、轮替运动异常、及时步态加宽以及步态变得明显笨拙。

诊断检查

小脑共济失调患者要常规进行头颅 MRI 检查来排除器质性病变。基因检测对弗里德赖希共济失调、常染色体显性脊髓小脑共济失调以及 FXTAS（DNA 检查 FMR1 基因）均有意义。除此之外，在 FXTAS 的 MRI 的 T$_2$ 相可观察到中小脑脚和小脑白质有信号增强的特征性区域（Brunberg 等，2002）。

治疗

一般而言，共济失调的治疗方法很少。维生素 E 缺乏共济失调（AVED）可用维生素 E 治疗。谷蛋白黏胶质共济失调可避免饮食谷蛋白黏胶质来改善。在共济失调患者中，物理性治疗可帮助某些共济失调患者得到一些功能性改善（Ilg 等，2009）。

癫痫性共济失调综合征

癫痫性共济失调（类型 1~6）有散发及遗传性，以反复发作的眩晕和共济失调为特征。起病于儿童或者成人早期，症状可能会持续至成人晚期。

机制

阵发性共济失调 II 型（EA2），这些综合征是由于 P/Q 型电压敏感性钙通道（CACNA1A）中的各种突变引起的异常离子通道所致。1 型（EA1）的行为性共济失调是由于电压门控钾通道（KCNA1）。

症状

情景式共济失调类型 II（EA2）表现为复发性眩晕以及与其他征象和症状相关的共济失调，比如复视、垂直性眼球震颤和构音障碍。可在儿童时期起病并持续至成人期。发作常持续数分钟至数天并常呈周期性。针对眩晕发作的原因进行治疗很重要，乙酰唑胺（Diamox）可以有效地改善共济失调和眩晕的症状。而 EA1 和 EA2 不同，因为 EA1 眩晕和共济失调持续时间短，肌纤维颤搐甚至在发作期间存在，发作对乙酰唑胺治疗反应不佳。

诊断

无法解释的长期反复发作和言语不畅、共济失调步态相关的眩晕时，应高度怀疑此诊断。在发作间期，向下的自发性或者位置性眼球震颤提供支持诊断，但是并非存在于所有病例中。乙酰唑胺治疗效果好为诊断 EA2 提供更多的证明。

诊断性检查

针对该疾病的诊断没有特异性检查手段。头颅 MRI 可显示中线小脑蚓部萎缩,但是这个不常存在。目前对于情景式共济失调还没有商业性质的有效的基因研究,因此通过病史和对乙酰唑胺反应可作出诊断。

鉴别诊断

病因包括源自椎基底动脉供血不足的短暂性缺血发作、偏头痛相关性眩晕和某些病史初期没有听力损失的梅尼埃病。在 EA1 案例中,发作期间构音障碍或者发作间期肌纤维颤搐的存在可有助于除外眩晕的梅尼埃病和其他耳科原因。SCA6 在某些情况下可能表现为发作性眩晕和共济失调。

治疗

乙酰唑胺的治疗对 EA2 经常有效,但是对其他发作性共济失调亚型治疗效果尚未确定。

偏头痛相关的眩晕

偏头痛以严重头痛、恶心和身体知觉改变为特征。尽管偏头痛在年轻人中更为常见,但在老年人中也相当常见(Wijman 等, 1998; Haan 等, 2007)。偏头痛也可有前庭症状,比如与发作性眩晕和慢性晕动症相关。眩晕和晕动症不伴头痛,也可发生在偏头痛,一起被称作偏头痛眩晕、偏头痛相关性眩晕或者前庭性偏头痛。

机制

偏头痛相关性眩晕的病因还不明确。然而,证据显示可能为中枢神经系统起源,可能存在脑干核团对感觉信息的高敏感性,包括伤害性感受(头痛、触摸痛)、听力刺激(声音恐怖)、前庭刺激(眩晕、行动减弱、视力眩晕)、视力(畏光)和嗅觉(气味相关头痛和恶心)改变(Cuomo-Granston 和 Drummond, 2010)。环境和基因因素均与偏头痛相关性眩晕的发生机制相关。

症状

眩晕的特点为反复发作、对晕动敏感及晕动症,以及视觉晕动。视觉上的眩晕,也称为视觉晕动病,是一种观察运动中的物体引起头晕,恶心和许多症状的综合征,即使个体没有运动。(Guerraz 等,

2001)。偏头痛在偏头痛相关性眩晕中也相对常见,尽管他们暂时并未发现和眩晕发作相关。

诊断

偏头痛相关性眩晕(MAV)患者的眩晕有自己的特征。在 MAV 中,眩晕的持续时间变化很大(Neuhauser 等, 2001),而大多数耳源性前庭功能障碍具有特定时间:梅尼埃病持续数小时,良性位置性眩晕持续 10~30 秒,前庭神经炎持续数日至数周。MAV 的眩晕和头痛症状通常不同时发生;实际上,眩晕经常存在于偏头痛缺失时(Cutrer 和 Baloh, 1992; Neuhauser 等, 2001)。因此,诊断要结合临床并排除其他原因,并且要结合偏头痛家族史或者个人史。

诊断检查

前庭功能检测可显示轻度的位置性眼震,但也可以是正常的。听力在偏头痛相关性眩晕中不受影响。头颅 MRI 也是正常的。

鉴别诊断

波动性单侧听力损失要想到梅尼埃病的诊断。有血管危险因素的患者,应考虑短暂缺血发作。如果在床上翻转或者改变头部位置诱发的眩晕,应考虑良性位置性眩晕。

治疗

偏头痛相关性眩晕没有生命危险,因此轻度病例无需特殊治疗,可通过抗眩晕药物处理(表 16.2)。避免诱发因素如压力、某些食物、不规律睡眠或饥饿等。当症状频繁或严重干扰生活时,可以选择偏头痛预防性药物。这些包括维拉帕米(verapamil)、普萘洛尔(propranolol)或其他 β 肾上腺受体阻断药、三环胺(tricyclic amines)、双丙戊酸钠(sodium divalproex)或托吡酯(topiramate)的日常使用。已发现偏头痛相关性眩晕与梅尼埃病有关。在这些患者中,也应该同时限制钠盐和用利尿药进行治疗。

正常压力脑积水

正常压力脑积水(NPH)特征性的三联征是进行性步态障碍、认知障碍和尿失禁。在老年人中最常见的。

机制

当脑脊液吸收的比例减缓并小于其产生时,正常压力脑积水就会出现。先前的蛛网膜下腔出血、脑膜炎和创伤可能易于发生这一过程。脑积水通常是交通性的,轻度病例由于长期存在管腔狭窄和慢性失代偿也可以在晚些时候呈现明显的脑室扩大（long-standing overt ventriculomegaly of adulthood,LOVA）。在 NPH 中,脑室逐渐扩大直到超过脑组织弹性容量的极点,中枢神经系统功能受损。

症状

正常压力脑积水最常见的初始症状是步态障碍。正常压力脑积水患者的步态失衡严重程度从轻度失衡到不能行走。患者转身困难,可因此被误诊为帕金森病。典型病例有平衡差、不稳定和行动困难但没有旋转性眩晕。

认知障碍表现为轻度痴呆和对日常活动丧失兴趣、健忘、处理日常任务困难和思维能力迟缓。膀胱功能损伤程度从尿频到膀胱控制的完全丧失。

三联征的症状（步态障碍、认知障碍、尿失禁）在老年人中常见,诊断对临床医师而言具有挑战性。尽管如此,排除诊断很重要,因为诊断明确的患者进行脊液分流会有很好的效果。

诊断

NPH 的诊断方法包括病史及查体、CSF 分流的效果及脑部成像。诊断不一定要依据全部三联征都存在（步态紊乱、认知障碍和尿失禁）。如前所述,最早的特征是步态迟缓,步幅短而缓慢;步态失常;并普遍放缓。由于临床上鉴别早期锥体外系综合征可能比较困难,因此卡比多巴/左旋多巴试验有时是可取的。

诊断检查

头颅 MRI/CT 可显示脑室扩大,与皮质萎缩不成比例。因此,有脑室扩大伴随缓慢进展的步态异常的病史,应该高度怀疑正常压力脑积水。常见的鉴别诊断的步骤包括脑脊液检查、开放压力的测量,试验性地抽出 30~40ml 脑脊液后看症状是否会改善。3 天的腰脑脊液引流也是有用的,但因评估的费用和侵入性诊断的特征,仍存在争议。

鉴别诊断

在作出正常压力脑积水的诊断前,应该排除步态障碍的其他原因。步态相对正常的痴呆患者不可能诊断为正常压力脑积水。有凝视眼震的患者更可能是大脑退行性变的晚期,患者不能从分流手术获益。最常见的与正常压力脑积水混淆的疾病可能是黑质纹状体变性（striatonigral degeneration,MSA-P）或者多巴无效性的帕金森（dopa nonresponsive parkinsonism）。

治疗

正常压力脑积水最常见和被广泛接受的治疗方法是脑脊液分流。分流术通常是把 CSF 引流管植入于右侧脑室,导管连接到带有防虹吸阀装置的瓣膜调节器上,然后将其连接到置于皮下的另一根较长的导管,该导管排入腹膜。分流让脑脊液进入腹膜并被吸收。分流放置后,一些患者症状立即得到显著改善。

心因性头晕（psychological causes of dizziness）

很多头晕的症状是由心理因素导致的（Furman等,2001;Savastino 等,2007）。头晕和眩晕常常导致失控感,这可能比其他慢性疾病更易引起焦虑。来自前庭功能障碍的眩晕可能引起焦虑,或者可能加剧先前已经控制良好的精神状况（Staab 和 Ruckenstein,2003）。精神因素既是头晕的原因也是头晕的结果。此外,对跌倒恐惧是老年人常见的问题,头晕使这种恐惧加倍（Arfken 等,1994）。

慢性头晕患者有各种各样的常见症状,在某些病例中,可以是眩晕和头晕潜在原因的一部分或者是由于这些症状而产生焦虑的次要后果。所谓的头脑发懵（brain fog）和注意力很难集中都很常见。沮丧、挫折、易怒和对简单的任务（比如开车、公共场所说话和旅行）失去信心也很常见,但一定要明白这些可能是眩晕症状的结果,但患者也可以因为这样的不适而去看医生希望获得治疗,医生要帮助他们重拾信心并协助他们重返社会。

对精神导致的头晕患者,首先要建立一个良好的医患关系,解释焦虑和头晕之间的相互影响,并且治疗任何可治疗的原发性前庭功能障碍都可以解除患者的焦虑。在一些病例中,与前庭功能康复技师合作,能帮助患者恢复自信和改善其焦虑和恢复前庭功能（Meli 等,2007）。

许多精神疾病也会导致眩晕。这些可包括恐

慌症、焦虑症和一些恐惧症。在这些疾病中，头晕更常被描述为浮动、摇摆或即将失控；严重时可出现广场恐怖症。

治疗首选针对潜在的耳源性或其他引起眩晕的疾病，持续的症状会混淆对继发焦虑症的治疗。当有必要用药物来控制焦虑症状时，间断使用苯二氮䓬类比如地西泮、劳拉西泮、阿普唑仑或氯硝西泮是有帮助的。当症状每天都发生，可考虑用 5-羟色胺再摄取抑制药（SSRI）或者 5-羟色胺去甲肾上腺素再摄取抑制药（SNRI），而苯二氮䓬类在必要时再考虑使用。

直立性低血压

直立性低血压在老年人中常见（Hiitola 等，2009）。造成临床上血压明显下降的原因多种多样，但一般来说，如果直立位置与躺卧或坐位相比，收缩压下降 20mmHg 或更多，则认为是异常的。根据血压下降的程度和患者报告的症状来决定治疗。当血压下降到一定程度时，晕厥就会发生，但是一些患者有足够的预警并在他们感觉到要头晕时尽快坐下能避免晕厥发生。因此，并非所有直立性低血压患者都会发生晕厥。

机制

短暂降低全脑血流量的任何情况都可能导致直立性低血压。心源性原因包括心力衰竭、心脏瓣膜病、心动过缓和其他心律失常。神经介导的低血压也被称作血管迷走性晕厥（vasovagal near-syncope）和神经心源性晕厥（neurocardiogenic near-syncope），不是因为心功能不全导致而是暂时的自主神经功能失调所致。这可能会立刻发生也可能会延迟一段时间再发生（Gibbons 和 Freeman，2006），比如刚开始站立后的直立性生命体征是正常的，但是随着保持站立，血压随后下降。

症状

低血压会导致头晕、晕厥或头昏等症状，通常被描述为即将昏倒，很少有天旋地转的描述。当血压下降时，患者可诉说感觉温暖、出汗或冷和湿黏并感觉恶心。年龄较大的患者对低血压的自主反应可以很轻微，可以仅感觉到虚弱或者感觉要跌倒。

诊断

当站立时最初出现头晕或有晕厥或接近晕厥病史时，应怀疑直立性低血压。直立位测量生命体征可以证实诊断，但是直立性低血压延迟发生和许多血管迷走神经性低血压的情况可能会遗漏一些检查信息（Ward 和 Kenny，1996）。

诊断检查

倾斜台测试，对不明原因的晕厥或怀疑低血压但不易记录的病例均为首选测试。

治疗

治疗应该针对纠正潜在原因，比如减少用药剂量或者改变抗高血压药物。氟氢可的松或米多君可帮助提高血压，但必须谨慎使用避免仰卧位高血压。溴吡斯的明、吲哚美辛和甲吲洛尔可能适用于某些形式的直立性低血压。调整生活方式如避免长时间站立或者在准备起来时动作慢一点，可能足以使一些患者避免发生严重症状。

（王忠莉　译，彭巧玲　韩永平　杨春慧　校）

参考文献

Amarenco, P. (1991) The spectrum of cerebellar infarctions. *Neurology*, 41: 973–979.

Arfken, C.L., Lach, H.W., Birge, S.J., and Miller, J.P. (1994) The prevalence and correlates of fear of falling in elderly persons living in the community. *Am J Public Health*, 84: 565–570.

Bladin, P.F. (1998) History of 'epileptic vertigo': its medical, social, and forensic problems. *Epilepsia*, 39: 442–447.

Bloom, J. and Katsarkas, A. (1989) Paroxysmal positional vertigo in the elderly. *J Otolaryngol*, 18: 96–98.

Brown, K.E., Whitney, S.L., Wrisley, D.M., and Furman, J.M. (2001) Physical therapy outcomes for persons with bilateral vestibular loss. *Laryngoscope*, 111: 1812–1817.

Brunberg, J., Jacquemont, S., Hagerman, R.J., et al. (2002) Fragile X premutation carriers: characteristic MR imaging findings in adult male patients with progressive cerebellar and cognitive dysfunction. *Am J Neurol Radiol*, 23: 1757–1766.

Cuomo-Granston, A. and Drummond, P.D. (2010) Migraine and motion sickness: what is the link? *Prog Neurobiol*. 91: 300–312.

Cutrer, F.M. and Baloh, R.W. (1992) Migraine-associated dizziness. *Headache*, 32: 300–304.

Fasold, O., von Brevern, M., Kuhberg, M., et al. (2002) Human vestibular cortex as identified with caloric stimulation in functional magnetic resonance imaging. *Neuroimage*, 17: 1384–1393.

Fetter, M. and Dichgans, J. (1996) Vestibular neuritis spares the inferior division of the vestibular nerve. *Brain,* 119: 755–763.

Fife, T.D. (2009) Benign paroxysmal positional vertigo. *Semin Neurol,* 29: 500–508.

Fife, T.D. and Baloh, R.W. (1993) Disequilibrium of unknown cause in older people. *Ann Neurol,* 34: 694–702.

Fife, T.D., Baloh, R.W., and Duckwiler, G.R. (1994) Isolated dizziness in vertebrobasilar insufficiency: clinical features, angiography, and follow-up. *J Stroke Cerebrovasc Dis,* 4: 4–12.

Frohman, E.M., Zhang, H., Dewey, R.B., et al. (2000) Vertigo in MS: utility of positional and particle repositioning maneuvers. *Neurology,* 55: 1566–1568.

Furman, J.M., Balaban, C.D., and Jacob, R.G. (2001) Interface between vestibular dysfunction and anxiety: more than just psychogenicity. *Otol Neurotol,* 22: 426–427.

Gibbons, C.H. and Freeman, R. (2006) Delayed orthostatic hypotension. a frequent cause of orthostatic intolerance. *Neurology,* 67: 28–32.

Gittis, A.H. and du Lac, S. (2006) Intrinsic and synaptic plasticity in the vestibular system. *Curr Opin Neurobiol,* 16: 385–390.

Goebel, J.A., O'Mara, W., and Gianoli, G. (2001) Anatomic considerations in vestibular neuritis. *Otol Neurotol,* 22: 512–518.

Grad, A. and Baloh, R.W. (1989) Vertigo of vascular origin: clinical and electronystagmographic features in 84 cases. *Arch Neurol,* 46: 281–284.

Guerraz, M., Yardley, L., Bertholon, P., et al. (2001) Visual vertigo: symptom assessment, spatial orientation, and postural control. *Brain,* 124: 1646–1656.

Haan, J., Hollander, J., and Ferrari, M.D. (2007) Migraine in the elderly: a review. *Cephalalgia,* 27: 97–106.

Hadjivassiliou, M., Grünewald, R., Sharrack, B., et al. (2002) Gluten ataxia in perspective: epidemiology, genetic susceptibility, and clinical characteristics. *Brain,* 126: 685–691.

Hain, T.C. and Yacovino, D. (2005) Pharmacologic treatment of persons with dizziness. *Neurol Clin,* 23: 831–853.

Hiitola, P., Enlund, H., Kettunen, R., et al. (2009) Postural changes in blood pressure and the prevalence of orthostatic hypotension among home-dwelling elderly aged 75 years or older. *J Hum Hypertens,* 23: 33–39.

Ilg, W., Synofzik, M., Britz, D., et al. (2009) Intensive coordinative training improves motor performance in degenerative cerebellar disease. *Neurology,* 73: 1823–1830.

Jacquemont, S., Hagerman, R.J., Leehey, M., et al. (2003) Fragile X premutation tremor/ataxia syndrome: molecular, clinical, and neuroimaging correlates. *Am J Hum Genet,* 72: 869–878.

Kemper, T.L. (1994) Neuroanatomical and neuropathological changes during aging and dementia. In: M.L. Albert and J.E. Knoefel (eds), *Clinical Neurology of Aging,* 2nd edn. New York: Oxford University Press.

Lee, H. and Cho, Y.W. (2004) A case of isolated nodulus infarction presenting as a vestibular neuritis. *J Neurol Sci,* 221: 117–119.

Lock, R.J., Pengiran Tengah, D.S., Unsworth, D.J., et al. (2005) Ataxia, peripheral neuropathy, and anti-gliadin antibody. guilt by association? *J Neurol Neurosurg Psychiatry,* 76: 1601–1603.

Meli, A., Zimatore, G., Badaracco, C., et al. (2007) Effects of vestibular rehabilitation therapy on emotional aspects in chronic vestibular patients. *J Psychosom Res,* 63: 85–90.

Neuhauser, H., Leopold, M., von Brevern, M., et al. (2001) The interactions of migraine, vertigo, and migrainous vertigo. *Neurology,* 56: 436–441.

National Institute on Deafness and Other Communication Disorders (NIDCD). (1989) Prevalence and cost of vestibular disorders. In: *A Report of the Task Force on the National Strategic Research Plan.* Bethesda, MD: National Institute on Deafness and Other Communication Disorders and National Institutes of Health.

Nogueira, R.G., Schwamm, L.H., and Hirsch, J.A. (2009) Endovascular approaches to acute stroke, part 1: drugs, devices, and data. *Am J Neuroradiol,* 30: 649–661.

Sadeghi, S.G., Minor, L.B., and Cullen, K.E. (2007) Response of vestibular-nerve afferents to active and passive rotations under normal conditions and after unilateral labyrinthectomy. *J Neurophysiology,* 97: 1503–1514.

Savastino, M., Marioni, G., and Aita, M. (2007) Psychological characteristics of patients with meniere's disease compared with patients with vertigo, tinnitus, or hearing loss. *ENT Journal,* 86: 148–156.

Staab, J.P. and Ruckenstein, M.J. (2003) Which comes first? psychogenic dizziness versus otogenic anxiety. *Laryngoscope,* 113: 1714–1718.

Staab, J.P. and Ruckenstein, M.J. (2005) Chronic dizziness and anxiety: effect of course of illness on treatment outcome. *Arch Otolaryngol Head Neck Surg,* 131: 675–679.

Sudarsky, L. (1994) Gait Disturbances in the Elderly. In: M.L. Albert and J.E. Knoefel (eds), *Clinical Neurology of Aging,* 2nd edn, pp. 483–492. New York: Oxford University Press.

Tan, M.P., Duncan, G.W., and Parry, S.W. (2009) Head-up tilt table testing: a state-of-the-art review. *Minerva Med,* 100: 329–338.

Ward, C. and Kenny, R.A. (1996) Reproducibility of orthostatic hypotension in symptomatic elderly. *Am J Med,* 100: 418–422.

Wijman, C.A., Wolf, P.A., Kase, C.S., et al. (1998) Migrainous visual accompaniments are not rare in late life: the framingham study. *Stroke,* 291: 1539–1543.

Wuyts, F. (2008) Principle of the head impulse (thrust) test or Halmagyi head thrust test (HHTT). *B-ENT,* 4 (Suppl. 8): 23–25.

第十七章
老年人特殊感觉障碍

Douglas J. Lanska

Neurology Service, Veterans Affairs Medical Center, Great Lakes Health Care System, Tomah, WI, USA

概述

- 在视觉、听觉、嗅觉和味觉系统中,与年龄相关的变化通常被认为代表"正常"衰老,在老化过程中这些感觉系统功能的衰退通常相伴而行,是老化、毒性损伤的累积、药物作用和共病的影响相结合的结果。

- 老化改变了体内药物代谢或药物清除率并且使药物毒性作用增加。老年群体更经常地使用多种药物,更多地合并多个器官系统疾病,并且清除药物毒性对机体代谢干扰的能力以及维持机体平衡的能力都减弱。

- 特定的感知障碍有几种形式:感觉的敏感性降低(视力下降)、感知的异常或扭曲(幻想)、无刺激状态下的感知(幻觉)。

- 无论感觉形式如何,中老年人的特殊感觉障碍分为传导性、感觉神经性和中枢性。其中①传导性障碍涉及范围包括从感觉刺激到达感觉受体(可以通过传输的阻滞);②感觉神经性障碍包括传导信号的感觉受体或从受体将信号传导到大脑的功能障碍;③中枢性包括中枢神经系统内的感觉信息处理的功能障碍,特别是脑干和大脑内。通常情况下,治疗传导性病变比治疗感觉神经性病变有更显著的临床效果。

- 错误的感知在特定的感觉系统功能损害时很常见。临床上,老年人最常间的错觉或幻觉是与特异性视觉感受域相关的,其次是听觉,最少见的是嗅觉和味觉的化学感受域。

- 释放幻觉(release hallucinations)是在感觉丧失的情况下发生的自发感觉现象,应该尽可能地与"刺激性"机制的幻觉区分开。

- 许多老年人常见视力障碍主要是眼睛本身的病变,属于眼科医生或验光师的职责范围。这些包括老花眼、白内障、玻璃体分离、黄斑变性和青光眼。

- 听觉功能受损在老年人群中很常见(1/3 的 70 岁以上老人),它严重影响老年人生活质量及日常活动和社会交往,并使老年人由此产生社会疏离、沮丧、失望和抑郁。

- 虽然嗅觉和味觉障碍导致的致残程度低于其他特殊感觉障碍(视觉和听觉),但是嗅觉障碍会显著影响老年人感知能力,使老年人的生活质量低下。嗅觉障碍也是认知能力下降的一个显著预测指标。如果老年人的味觉障碍不是继发于嗅觉损害,就应该马上考虑全身系统因素,包括使用的药物、毒素暴露、自身免疫性疾病、营养失调、抑郁症、精神病、癌症和内分泌代谢紊乱。

与年轻人相比,老年人特殊感觉障碍的临床表现有所不同。部分原因与生理衰老相关并且经常发生多种合并症,但更常见的原因是药物的毒副作用。与年龄相关的视觉、听觉、嗅觉和味觉系统(如老视、老年性聋、老年性嗅觉障碍)被认为是代表"正常"老化。但是它们通常是老化的感觉系统与其他原因的合并变化,如正常老化与累积的毒性损伤、药物的毒副作用以及并存的疾病的影响。此外,许多病理情况更常见于老年人。比如常见的视觉障碍的原因是白内障、开角型青光眼和黄斑变性,所有这些情况都与年龄显著相关,并且在老年人中很常见。老年人也更可能正在服用药物治疗疾病,也更容易受到这些药物毒副作用的影响。年龄相关的药物代谢或药物清除功能下降会增加药物毒性风险(例如,由于肝脏和肾脏功能的变化);老年人会经常同时服用多种药物(药物相互作用导致不良反应的几率大大增加),老年人几种疾病并存的可能性也很大(通常涉及多器官系统),并且一旦出现药物毒副作用或代谢异常,体内平衡很难维持。此外,任何新的症状、功能障碍或残疾都会对现有病情雪上加霜,进一步导致体内平衡受损并加速身体功能衰退。虽然很多药物的毒副作用一旦早期发现往往可以纠正，但是老年人的药物毒副作用常常被忽视，而错误地认为是老化本身或伴发疾病的状态，结果导致不可逆转的残疾甚至死亡。

一般认识

在临床上，感觉系统的感知损害可以有以下几种形式：对感觉刺激的敏感度降低（敏锐度降低）、感觉刺激的异常或扭曲（错觉）、和没有刺激的感知（幻觉）。但是如果周遭的刺激过于模糊甚至正常个体也可能产生不正确的解读（视觉错觉）。

感觉缺陷

视力、听觉、嗅觉和味觉的减少（或缺失）分别称为视觉损失或损伤（失明）、听力丧失或损伤（耳聋或耳聋）、嗅觉缺乏（microsmia）或嗅觉丧失（anosmia）、味觉减退或味觉丧失（ageusia）。

每一种感觉缺陷都可能有"传导性"或感觉神经性为基础（有的作者会把"传导性"表达成"阻塞性"）。如果病变为视网膜光感障碍（如合并角膜混浊、白内障或眼内出血）则视敏度（visual acuity）的降低为传导性（阻塞性）。传导性听力障碍是声音通过外耳道和中耳到达耳蜗的过程受到损害（例如耵聍或中耳积液的影响），嗅觉传导性障碍则指气味传送到嗅觉神经上皮受到阻碍（如慢性鼻窦炎或鼻息肉），传导性味觉障碍则指味觉刺激味蕾出现阻碍（如合并鹅口疮、舌炎、辐射诱发的口干、干燥综合征或抗胆碱药物）。唾液在味觉传输中起很重要作用，所以传导性味觉障碍通常由于唾液产生受损而诱发。

感觉神经障碍可以是受体本身（"感觉"）或传入神经通路、涉及各自的颅神经、传导束或中枢。感觉神经障碍可以根据受累的受体类型、感受器官内受体受累的程度和位置、以及神经通路内受累的位置和程度而进一步细分。感觉神经性视力损害、听力损伤和嗅觉减退在老年人中作为独立的疾病很常见，而感觉性味觉减退或味觉丧失作为一个独立的疾病问题是极为罕见的，即使在高度选择性群体中也是如此（Pribitkin 等，2003）。

一般来说，治疗传导性的感觉障碍会有较显著的临床改善，而感应神经性功能丧失的治疗临床效果却较差（Seidel 等，1992）。例如，白内障手术、去除影响听力的耵聍、药物治疗慢性鼻窦炎和抗胆碱

药物停药可能都会有显著的治疗效果。尽管如此，许多情况下，适当地干预仍可以使感觉神经性功能丧失得到功能改善，比如配戴老花镜光和黄斑变性的对比度调整、以及配戴助听器治疗听力丧失。

扭曲的和错误的感知

如果异常感知没有明显的外部环境诱因，那么认为这个错误感知是从内在引发的（幻觉）；如果与外部关联的事物被错误感知，就认为这个感知是外部起源但被机体异常处理（错觉）。但是对于老年患者，当多个感觉障碍和认知障碍同时存在时，鉴别幻觉和错觉会比较困难。在许多情况下，错误感知是同一个疾病过程的一部分或者作为伴随疾病的结果。

错觉在相应的感觉功能障碍中特别常见。其中包括形式扭曲感，感知减退变形、视物显大症（macropsia）、视物显小症（micropsia）、感知距离的异常如视物体显远（teleopsia）、色盲、味觉异常（dysgeusia）、位置感觉异常以及多重幻想（如单眼复视、多焦或双焦复视）以及持续言语（Ffytche 和 Howard，1999）。幻觉可以伴随或不伴随感觉障碍发生，可以是简单形式[如光幻视、闪光感（photopsias）或主觉耳鸣]或复杂形式（复杂幻视或幻听）。

在临床上，影响老年人日常生活的错觉和幻觉最常见的是视觉性的，听觉的则较少见，而嗅觉和味觉化学感受域的幻觉则更少见。视觉的错误知觉通常表示眼和（或）视神经通路的功能障碍、医学合并症或神经系统疾病、酒精或镇静/催眠戒断和药物毒性（如抗胆碱能或多巴胺能药物）。视觉错觉在意识混乱、谵妄以及合并各种神经变性疾病[如帕金森病（PD）、路易体痴呆（DLB）、阿尔茨海默病（AD），以及其他各种痴呆病症]时发生率都明显增加。谵妄患者的特殊视觉感知不能用一般的感觉障碍来评估（Brown 等，2009）。

不管错觉是影响整体感觉形态还是仅限于部分感觉形态都对定位诊断有价值。例如，单眼的错觉（如视物变形和闪光感）提示病变在视交叉前，而双眼的错觉通常提示病变在视交叉后。双眼同相错觉提示单侧视交叉后病变，但需要进一步定位，这取决于错觉在所限制的视野内的程度以及相关的症状和体征。

在解释视觉没有障碍的患者中出现的视觉错觉时，Cogan 用了一个所谓的"释放"幻觉来与其他类型的幻觉，特别是那些与"刺激性"过程相关的幻觉鉴别（Cogan，1973）。释放幻觉发生在没有感觉缺失的自发性感觉现象。从视网膜到视觉中枢，这

条通路如果有严重损害或正常视觉传入信息被阻塞,那么视觉联合皮质(visual association cortex)会发生脱抑制,或"释放现象",即产生幻视。幻觉的释放机制得到以下支持:①与单峰幻觉(unimodal hallucinations)相同形式的感觉缺陷,伴随幻觉或与感觉缺陷一起发生幻觉;②可变内容;③对感知的幻觉性的认识;④没有证据表明有癫痫发作或其他刺激性现象(包括没有其他运动或感觉的现象、不是阵发性、无癫痫样脑电图表现、对抗惊厥药物无反应)(Cogan,1973;Lanska 等,1987a;Lanska 和 Lanska,1993;Braun 等,2003;Lanska,2005)。释放性幻觉可发生于正常人全感觉剥夺(pansensory deprivation)(Heron 等,1956;Heron,1957)。与此类似,特定形态的释放幻觉(modality-specific release hallucinations)可以在实验状态(Heron,1957)或病理状态下(Lanska 等,1987a;Lanska 和 Lanska,1993)与单峰感觉剥夺同时发生。

相反,以下任何一种都支持幻觉的"刺激性"机制:①刻板的内容;②缺乏对感知的幻觉性质的认识(称为幻觉症);③有潜在刺激性过程的证据(如偏头痛、肿瘤或癫痫)(Cogan,1973;Braun 等,2003)。然而,临床上的癫痫和释放性幻觉之间的区别不是很清楚,并且这两种类型可发生于同一患者(表 17.1)。自发性神经元放电,可以是癫痫发作和传入神经阻滞并存,可分别涉及两种机制(Levison 等,1951;Echlinand Battista,1963;Chattha 和 Lombroso,1972)。

表 17.1　发作性幻觉和释放性幻觉的比较

性质	癫痫	释放性幻觉
维持时间	短暂(数秒至数分钟)	通常持续(数分钟至小时)
变动性	通常形式固定	通常有变化,很少固定
内容	简单或复杂	简单或复杂
幻觉中的感觉缺陷	无(偶然除外)	是
环境触发因素	无	常见(暗光,闭眼或眯眼,扫视眼运动)
相关的发作行为,包括意识改变	常见	无
在 EEG 上表现为癫痫放电或癫痫发作	常见	无

在路易体 α- 突触核蛋白病(如 PD 和 DLB)、其他痴呆和谵妄的患者中发生的幻视将在下面的视觉部分阐述。这类幻视不能用 Cogan 的非精神症状幻视的简单二分法—释放型或刺激型来解释。

检查

老年科病或神经科医生在检查老年人的特殊感觉时一定要慎重,必要时要请专科会诊。通常需要眼科医生进一步评估眼部疾病、耳科医生检查听觉障碍、或耳鼻喉科医生检查听觉/嗅觉/味觉。

视力检查作为神经系统查体的一部分,不但要检查老年患者的视力还要进行每只眼睛的针孔测试(检查未修正屈光不正)、每只眼睛的 Amsler 方格测试【检查中央视觉病症(如暗点和视物变形)】、单眼和双眼周边视觉的对抗性评估、瞳孔反射测试、检眼镜检查等。

电笔阴影测试可以检查眼前房狭窄深度。从侧面切线照射眼睛可以照亮整个虹膜。但是当前房异常狭窄,虹膜会向前弯曲,鼻侧虹膜会有部分阴影(不能照亮)(Lanska,2006)。一般认为在电笔测试中,当鼻侧虹膜的阴影超过 50% 时,则在药物散瞳时会有中度到高度的前房角闭合风险(Townsend,1991)。如果没有青光眼的病史,并且电笔测试结果为阴性,扩瞳时潜在的房角闭合风险则小于 0.3%(Patel 等,1995)。由眼科医生或验光师进行的房角镜检查是确定前房深度的确定性测试。

有明显听力困难或认为自己有听力障碍的老年人应该进行耳镜检查和听力测试(Nondahl 等,1998;Bagai 等,2006)。没有症状的老年人也应该进行听力障碍的筛查,最好用耳语测试(Uhlmann 等,1980;Pirozzo 等,2003;Bagai 等,2006)、标准化的摩擦手指听力筛查(CALFRAST;Torres-Russotto 等,2009)、或手持听力计检查。耳语测试在鉴别痴呆症与非痴呆老年患者的床旁检测效果最好。耳语测试正常的老年人就不需要再做进一步检查,而在耳语测试中没有感知的患者需要进行听力检测(Bagai 等,2006)。音叉测试(林纳试验、韦伯试验和宾氏检查)一般不会用在床旁听力筛查(Bagai 等,2006);即使在诊断情况下,这些测试的结果也可能会产生误导(Stankiewicz 和 Mowry,1979;Miltenburg,1994;Pirozzo 等,2003;Vikram 和 Naseeruddin,2004;Bagai 等,2006;Boatman 等,2007)。

听力障碍评估标准是根据美国国家标准协会给出的信号强度参考进行分级:正常,10~26 分贝;

轻度损害,27~40分贝;中度损害,41~55分贝;中度到重度损害,56~70分贝;严重损害,71~90分贝;极其严重损害,91+分贝(Campbell,1998)。听力损失程度的分类通常基于语音范围内三个标准频率的纯音平均值(空气传导阈值的平均在500,1 000和2 000Hz),但是听力图上的低频、中频或高频的每个频率区域也有特异性(Campbell,1998)。

临床上嗅觉检查方法通常使用标准化的市面出售的测试盒(如宾夕法尼亚大学气味鉴别试验、或 UPSIT)或者只是识别一些简单气味(如冬青油或丁香油)(Doty等,1984a,1984b;Doty,2007a);更复杂的气味识别检查很少用于普通临床(Doty,2007a)。UPSIT 是一种强制选择性嗅觉鉴别测试,使用标准化的小册子里面的"刮开封条"来闻封装气味剂。UPSIT 分数的判断要根据性别和年龄的标准化,可用于识别嗅觉减退程度和一些诈病(malingerers)。刺激性物质,如氨的气味对检测心因性或油漆导致的嗅觉丧失效果比较好,因为这种气味的感知是通过三叉神经传入通路,而不是通过嗅觉系统。

临床上通常只对味觉功能进行粗略检查(Schuster等,2009)。味觉阈值测试并不准确,因为唾液功能和刺激舌头区域的大小都会影响评估结果,甚至在正常的识别区域下味道强度也可能被抑制,阈值检测的变化不一定与超阈值味道的强度相关。对四种主要口味(甜,酸,咸和苦味)中的每一种阈值进行全口评估是一个复杂且耗时的程序(Yamauchi等,2002a,2002b)。一些较新的技术正在开发中,比如香料浸渍的味条(类似于目前市售口气清新条)、或品尝片剂,并且这些新产品可以用于主要口味的阈值评估,其中包括鲜味(咸味)(Ahne等,2000;Smutzer等,2008;Landis等,2009)。

感觉障碍的分类—感觉类型和功能障碍程度的分类方法

无论哪种特殊感觉,老年人的特殊感觉障碍类型可以分为传导性、感觉神经性和中枢性,其中①传导性障碍是从感觉刺激到感受器受体的传输(通常是传输受阻);②感觉神经性障碍包括感受器受体功能障碍或从受体传导到大脑信号的障碍;以及③中枢性障碍是中枢神经系统内感觉信息处理的功能障碍,特别是在脑干和大脑中。这基本上是听觉障碍的经典分类方法,但它也可以应用于视觉和化学感觉障碍(表17.2)。特别是对视觉系统来说,中枢性病变可以进一步被分为神经传入通路、视觉皮质及视觉联合皮质,但这些考虑超出了本章的范围。

表 17.2　老年人特殊感觉异常相关疾病

感官	种类		
	传导性	感觉神经性	中枢性
视觉	**老视**	**年龄相关性黄斑变性**	**晚期偏头痛伴随症**
	皮肤色素沉着症	糖尿病性视网膜病变	逆行视野缺陷(MCA 或 PCA 区域卒中)
	散光	视网膜脱离	卒中单侧注意不能或忽视
	近视	**青光眼**	视觉不足
	远视	**一过性黑矇**	安东综合征
	白内障	视网膜动脉闭塞	**Heidenhain 变异型 CJD**
	单眼复视	视网膜静脉阻塞	**癫痫性幻视**
	玻璃体分离	**AION(非动脉性和动脉性)**	视觉幻觉与逆行视野缺陷
	玻璃体出血	进展性无痛视神经病变	神经变性疾病中的视觉幻觉和谵妄
		(副瘤综合征,肿瘤)	
		Bonnet 综合征	
听觉	**耵聍的影响**	**老年性聋**	纯词聋
	分泌性中耳炎	噪声引起的听力损失	听觉不足
	他觉性耳鸣	耳毒性药物	幻听
		突发性 SNHL	脑干听觉性幻觉
		耳带状疱疹	
		含铁血黄素沉积症	
		脑膜炎	
		致癌性脑膜炎	
		主觉性耳鸣	

续表

感官	种类		
	传导性	感觉神经性	中枢性
嗅觉	上呼吸道感染	**老年性嗅觉丧失**	癫痫嗅觉
	慢性鼻窦炎	药物毒性	**PD 和 DLB 嗅觉减退**
	鼻息肉	吸烟	**其他神经退行性疾病的嗅觉减退**
	义齿	头部受伤	
		甲状腺功能减退症	
		流感样感染	
		额下脑膜瘤	
味觉	口腔卫生差	**老年性味觉丧失**	抑郁症
	舌形斑块	药物毒性	卒中
	龋齿或牙周病	营养缺乏（如烟酸、钴胺素或锌）	**PD 和 DLB 中的味觉减退**
	GERD	甲状腺功能减退症	
	上呼吸道疾病	糖尿病	
	鹅口疮	贝尔麻痹	
	口腔癌	流感样感染	
	口干燥	**灼口综合征**	

AION, anterior ischemic optic neuropathy 前部缺血性视神经病；CJD, Creutzfeldt-Jakob disease 克 - 雅脑病；DLB, dementia with Lewy bodies 路易体痴呆；GERD, gastroesophageal reflux 胃食管反流；MCA, middle cerebral artery 大脑中动脉；PCA, posterior cerebral artery 大脑后动脉；PD, Parkinson's disease 帕金森病；SNHL, sensorineural hearing loss 感音神经性听力损失 .

注意：标为粗体字的疾病将在后面更详细地讨论。选择这些疾病是因为它们在老年医学中重要性（根据频率、及对生活质量和残疾的影响等）、与老龄化相关疾病的流行率或发病率、诊断关注度（例如误诊的频率）、概念因素（例如，对比不同病因）、治疗影响，以及对老年病学或老年神经病学家的特殊专长的需要。其他主题不再进一步讨论或仅简单提及

视觉

老年人常见的视力障碍主要是眼睛本身的病变，属于眼科医师或验光师的专业领域。与老化相关的疾病包括老视、白内障、玻璃体分离、黄斑变性和青光眼。然而，为了更精确地诊断及更好的老年保健，老年神经科和老年科医生也非常有必要熟悉这些疾病。此外，老年科和老年神经科医生也要能识别视觉障碍发生的风险因素，并及时给予处理并且在适当的时候进行一级预防和二级预防（包括使用抗氧化药和矿物质补充药对严重黄斑变性的二级预防），以及进行康复医疗来尽可能地保住剩余视觉功能（如使用低视力助视器）。最大限度地提高视力可以帮助患者更好地发挥身体功能，提高整体生活质量，并最大限度地减少多感官失衡、跌倒、受伤、抑郁和认知障碍等问题。

老年人视力障碍最重要的病变包括老年性白内障、年龄相关黄斑变性、原发性开角型青光眼和糖尿病视网膜病变。在 Framingham 的眼疾病研究中，年龄 75~85 岁的人群大约一半有白内障，1/4 以上有与年龄相关的黄斑变性，约 7%（1/14）有原发性开角型青光眼以及相同比例的糖尿病视网膜病变

（Kini 等，1978）。

大约 20% 的 70 岁以上老年人都有明显的功能性视力障碍，2% 有双眼失明（Campbell 等，1999）。对于老年人来说，视力严重下降是导致丧失生活自理能力的重要因素，也是各种并发症的危险因素，包括跌倒和髋部骨折（Lamoreux 等，2008；Kulmala 等，2009）。即使是正常老年人在低对比度和低亮度的条件下也普遍存在阅读困难。

传导性视觉障碍

如果视觉障碍是由光感到视网膜的传输过程损害导致，则称之为传导性障碍，可以是单侧也可以是双侧性，包括老年人常见的眼皮松弛（当眼睑冗余或开裂的皮肤部分越过了光线进入角膜的路径）、角膜异常（翼状胬肉延伸至角膜）、异常眼形、视网膜的聚焦异常（散光、近视或远视）、老年性晶状体改变、老花眼、透光干扰（白内障）、或破坏晶状体和视网膜之间的光线传输（后玻璃体脱离）等。眼睑松弛和翼状胬肉很容易检查出；典型的眼睑松弛导致患眼颞侧视野缺陷，翼状胬肉导致散光或视野缺陷。用电笔进行瞳孔反射测试如果看到红色反射缺失则为白内障的典型表现，当晶体密度很高时会干

扰眼底镜检查。

针孔试验是一个很有用的检查传导性视觉障碍的方法。通过一个"针孔"视物（在一张不透明的卡片中有一个 1~2mm 的孔），即通过狭窄视角观察。这最大限度地减少了现有的聚焦问题，例如散光不足、近视、远视、老花眼、或角膜或透镜状不规则的问题。如果使用"针孔"视物所测视力得到改善（"正"针孔试验）则支持眼部病变是传导性障碍。相同地，针孔也可以用于评估患者的单眼复视。单眼复视是在光线沿着多个不同轨迹投射在眼睛导致的光传导的像差（通常是角膜或晶状体）。单眼复视其眼部原因包括屈光问题（如散光）、不良拟合隐形眼、角膜异常（如干眼或前眼部手术所致）、虹膜异常（如虹膜切开术或虹膜切除术）、晶状体异常（如白内障或植入人工晶状体位置的问题）、或视网膜异常（如前膜）。在单眼复视的情况下，第二个图像是虚的，和第一个图像有部分重叠，呈现"幽灵"或"光环"。如果针孔实验消除了第二个图像就说明是传导性（眼部）的病变所致，这可能（取决于原因）是由于折射、人工泪液、或使用隐形眼镜的原因。

老年患者常可见多种传导性视觉障碍，包括老花眼、老年性白内障和玻璃体后脱离等，本章将会进一步详细讨论。

老视眼

老视眼（俗称老花眼）是一个与年龄相关的正常老化过程（字面意思"老人视力"或"老年视野"）。在老化过程中，晶状体的调节能力逐渐退化，视近物变得困难，总是眯眼使眼睛容易疲劳和头痛。调视是通过眼睛改变光强度而使影像变得清晰（聚焦）的过程。眼睛的聚焦能力取决于晶状体的弹性。随着年龄增长晶状体的弹性逐渐下降，部分原因是晶状体在整个生命过程中持续增长。视物老花通常 40 岁以后出现，这时需要把阅读材料放在更远的地方才能看清楚。此时，晶状体的调节幅度下降了 7 倍，从 15 岁时的 7 个屈光度下降到 40 岁时的 1 个屈光度。到 60 岁时，眼睛通常会失去聚焦所需的大部分晶状体弹性。症状包括阅读小字困难，特别是在低光照条件下、长时间阅读眼睛疲劳、近距离视物模糊、转换视物距离时的短暂模糊。患者通常会说手臂的长度已经不够把阅读材料放到一个清晰的距离。像其他聚焦缺陷一样，老视眼在明亮的阳光下并不显著，因为那时的瞳孔关闭到一个较小的直径（实际上与临床"针孔"视力测试道理类似）。

没有近视的老视眼可以用老花镜来矫正，而有近视的老视眼则可以用双光眼镜或隐形眼镜纠正。不需要验光的老花镜很便宜也很容易买到，它们使用的是覆盖范围大的放大镜片。有些人使用不同的隐形眼镜来矫正一只眼睛近视力而另一只眼睛远视的情况，称其为"单视觉"方法，优点是不需要老花镜或双焦点眼镜，但是它可能影响深度感，一些老年患者可能无法接受。较新的双焦或多焦点隐形眼镜也可以用相同的镜片校正近视和远视。此外，外科手术可以为那些不想佩戴镜片或隐形眼镜的患者提供解决方案。一些老年患者在进行白内障手术时可同时植入人工晶状体治疗老花眼。虽然眼保健操以及各种装置（如针孔阵列眼镜）已经上市，可以延迟或改善老视眼，但效果还没有得到证实。

老年性白内障

老年性白内障是由于老化导致的眼部晶状体混浊、渐进变性和晶状体蛋白聚集的结果。这种情况通常影响双眼，但一般呈不对称性。白内障产生缓慢渐进的视力丧失，如果不治疗有潜在致盲风险。白内障也可引起视力敏感度对比受损，使得轮廓、阴影和颜色的鲜艳度丧失。在白内障的早期，晶状体的负荷可能会增加（由于晶状体肿胀所致），导致或加剧近视。晶体的逐渐变黄和不透明可能会减少对蓝色的感知。当白内障的晶体将光线散射到眼睛中时，也可能出现眩光，偶尔也会发生单眼复视或多视。受影响的眼睛会出现红色反光缺失，并且不透明的晶体可能会影响眼底镜检查。

随着时间推移，晶状体皮质液化形成乳状白色液体（后囊下白内障），如果晶状体囊破裂可能会导致严重的炎症。未经治疗的白内障也可由于晶状体肿胀（肿大）引起继发性闭角型青光眼（白内障性青光眼）。在最后阶段，由于晶状体的萎缩使透明度完全丧失。

根据世界卫生组织的估计，与年龄相关的白内障导致 1 800 万人失明，约占全世界失明病例的一半。除了与增龄相关，白内障可能也与长期紫外线灯照射、吸烟、放射线、疾病（如糖尿病、高血压和青光眼）、药物（如皮质类固醇和喹硫平）和眼外伤等相关。中度核混浊危险因素包括女性、非白种人、吸烟（Age Related Eye Disease Study Research Group, 2001a）。

当白内障充分发展到需要手术时，最常见的

方法是晶状体囊切开术合并囊外白内障摘除术（ECCE），这种术式只取下晶体的前部，而晶状体囊的后面保持完整，可以为晶状体植入物提供支撑。有时用超声来打破白内障晶状体，同时结合冲洗和吸出（白内障超声乳化术）。可以用永久塑料晶状体植入来替换白内障晶状体。虽然传统的人工晶状体是单焦，较新的多焦点晶体可以最大限度地减少以后对眼镜的依赖。白内障手术通常在局部麻醉下门诊实施即可。白内障手术潜在并发症包括眼内炎、后囊混浊和视网膜脱离。

玻璃体后脱离

玻璃体后脱离（PVD）是一种常见的与年龄相关疾病，表现为玻璃体从视网膜分离。随着年龄的增长，玻璃质凝胶脆弱的胶原蛋白骨架会发生松散变弱，导致玻璃体收缩和形成液化口袋，并有可能突然从视网膜分离。当这种情况发生时，出现的症状包括单眼闪光感（photopsias）、浮子的数量突然明显增加、或浮子位于中央视野的颞侧。PVD通常不影响视力，但它可能会导致视网膜牵引和失真，以及视网膜撕裂或脱离。急性症状消退通常在数天至数月。

大约2/3的70岁以上的老年人发生过PVD。PVD风险因素包括年龄和近视（Akiba，1993；Morita等，1995；Yonemoto等，1996；Hayreh和Jonas，2004）。PVD在40岁以下的视力正常人群中很少见，但随着年龄的增长而逐步增加，90岁以上患病率达80%（Akiba，1993）。在所有年龄段中，屈光度6以上的近视眼都是PVD的高风险因素。随着年龄的增加，PVD的病理改变会呈对称性发展，所以在第一只眼睛病变后的数年内另一只眼睛也会受累（Hikichi，2007）。

随着PVD进展，玻璃体附着区可能会牵拉视网膜。玻璃体的牵拉可能会刺激视网膜出现像一个圆圈样的闪烁。如果牵拉力够大，可使视网膜在牵拉点撕裂。如果只有小点撕裂，这些可以让神经胶质细胞进入玻璃体并增殖，形成薄的视网膜前膜，扭曲视力。在更严重情况下，玻璃体中的液体从撕裂处渗漏，将视网膜从眼睛后部分离并产生视网膜脱离。视网膜撕裂有时可能会导致视网膜血管撕裂，甚至有时不伴视网膜撕裂。如果视网膜血管被撕裂，则血液渗漏到玻璃体腔中通常会看到漂浮的"雨"。与玻璃体分离相关的视网膜撕裂和分离的高风险因素包括老年人、有严重近视及近视性黄斑变性、有视网膜撕裂或脱落的家族或个人史。

视网膜脱离是神经感应层从底层的脉络膜视网膜层和视网膜色素上皮细胞层分离，并迅速产生光感受器缺血变性。病变的眼睛出现的症状包括突然发生的闪光感（photopsias）、新出现严重的飞蚊症（通常具有PVD）、视力下降和视物变形（视物呈波状变形）。突然的视力下降可形容成"像窗帘落下了"、薄膜状或阴天状。要快速诊断和及时治疗来最大限度地减少或防止永久性视力丧失。对出现飞蚊症的患者要立即进行检查，并对任何形式的视网膜撕裂进行联合治疗都是防止视网膜脱离的最有效手段（Byer，1994）。玻璃体脱离后的六周内视网膜脱离的风险最大，但它也可以在3个月以后发生。没有并发症的PVD患者在6周内发生视网膜撕裂的可能性大于3%，但如果在此期间新出现至少10个飞蚊征，或在此期间视力主观上降低，则风险会更大（Hollands等，2009）。

急性发作的单眼漂浮物或闪光的患者、已存在PVD并且症状有改变的患者，都应该由眼科医师紧急评估视网膜撕裂和分离的高风险特征。视网膜撕裂患病率约七分之一（Hollands等，2009）。主观视力下降是与视网膜撕裂相关的最重要症状，因此在这种情况下应始终评估视力（Hollands等，2009）。

现在视网膜复位手术成功率在90%以上。失败的主要原因是出现增殖性玻璃体视网膜病变（PVR），这是一种涉及视网膜前膜的炎症反应，主要是由色素上皮细胞和胶质细胞形成的瘢痕。视网膜前膜可以发挥牵引作用并重新打开先前闭合的视网膜撕裂、产生新的撕裂、凸起和扭曲黄斑（黄斑皱纹）、遮盖黄斑、或引起黄斑水肿（Machemer，1988；Asaria和Gregor，2002）。通常，当在Amsler网格或图表纸上看线条时，会出现视觉扭曲，如弓形、模糊或分段性的尺寸变化。眼科医生可以通过巩膜与玻璃体切除术一起去除或剥离视网膜前膜，术后用斯内伦测试图（the Snellen chart）进行的视力检查可以看到视力有两条线以上的提高。术后视力可以有80%~90%的改善。除非视物扭曲严重到损害了视觉功能，否则不建议手术，因为手术有潜在的并发症，包括眼内炎、视网膜脱离、青光眼、视网膜出血、及白内障进展和复发。

感应神经性视觉障碍

感应神经性视觉障碍涉及从视网膜到外侧膝状体的神经通路病变（视神经、视交叉、视束）。老年患者的感应神经性视觉障碍包括年龄相关的黄斑变性、青光眼、一过性黑矇、视网膜动脉分支阻塞、动脉炎性前部缺血性视神经病变（巨细胞动脉炎）、进行性无痛性视神经病变。对于感应神经性视觉障碍相关的幻视（如 Bonnet 幻觉），虽然幻觉本身是由中枢性产生的，但是真正的病变却是在视觉的感觉神经通路。

在诊断感应神经性视觉障碍时，首先要明确有无视网膜病变，测量眼内压（intraocular pressure（IOP））、评估青光眼、视力测量、视野测试（包括使用 Amsler 方格测试中央视野）、眼底镜检查。如果有病史或眼底镜看到了血管征象或栓塞现象时就要做双侧脑血管造影（例如，一过性黑矇病史或眼底视网膜分支处看到栓子或 Hollenhorst 斑块，这是在视网膜动脉分叉处的胆固醇栓子）。视网膜后神经（前视）通路病变导致的感应神经性视觉障碍通常进行的临床检查评估包括视野测试、视力测试、瞳孔光反射测试以及晃动手电筒来检查瞳孔传入的缺陷。中老年人突然发作的单侧的视神经病变常提示血管问题（如栓塞、动脉粥样硬化血管闭塞或动脉炎），而单侧无痛性进行性视神经病变提示恶性肿瘤的可能（如副癌综合征、转移瘤、癌性或淋巴瘤性脑膜炎）（Lanska 等，1987b）。

下面会详细讨论几个常见的老年人感应神经性视觉障碍，包括年龄相关的黄斑变性、青光眼，以及巨细胞动脉炎中见到的动脉炎性前部缺血性视神经病变，以及非动脉炎性前部缺血性视神经病变（NAION）。

与年龄相关的黄斑变性

与年龄相关的黄斑变性（缩写为 AMD 或 ARMD）通常影响六十岁以上的老年人群，并且视网膜黄斑病变而出现中央视力的进行性丧失。由 AMD 导致的视力损害通常是致残性的，对生活质量造成极其严重的影响，在程度上可与严重的心绞痛或髋骨骨折相似，甚至超过肾透析，达到与终末期前列腺癌或灾难性中风相当的程度（Brown 等，2005）。特别是，中心视力的丧失及整体视力的损害会不可逆转地失去阅读、面部识别和驾驶能力（Ehrlich 等，2008）。AMD 是 60 岁以上患者不可逆的严重视力丧失和法定失明的主要原因（Klein 等，1997b）。

在"干"（非渗出）型中，称为玻璃疣的细胞碎片的黄色沉积物在视网膜色素上皮和其下面的脉络膜之间累积，而在之后的更严重的"湿"（渗出）型，新生血管从视网膜后面的脉络膜发生。在干型 AMD，视力减退进展通常相对缓慢（数年），而湿型 AMD 的视力减退进展较为迅速（数周）。虽然湿型 AMD 患者只占约 10%~15%，但是它会导致广范的视力丧失；85% 的湿型 AMD 的中心视力会全部丧失，并且视力水平只在 20/200~20/400 范围（即只能看到大 E 或视力表的第二行）。

在干型 AMD 的早期病变，大多数患者的视力还有保存。但随着玻璃疣的增大和数量增加，黄斑下的视网膜色素上皮细胞越来越受到干扰并变得萎缩，引起上覆黄斑区的视网膜光感受器的继发性变性，这时候中心视力会变得模糊和出现暗点（中心暗点）。玻璃疣还可引起色素上皮脱离（医生会告诉患者说：视网膜有一个"泡"或"凸点"）。在干型 AMD 的晚期，整个黄斑都受到影响，会出现所谓的黄斑地理性萎缩。在湿型 AMD 中，脆弱的血管分解并在黄斑下长出新的脆弱血管（脉络膜新生血管从脉络膜毛细血管穿过布鲁赫（Bruch）膜进入视网膜下腔）。这些血管容易发生渗漏，而导致广泛的黄斑损伤，最终形成一个 discaform（圆盘状）灰色疤痕。通常认为"晚期" AMD 是包括了干型 AMD 和湿型 AMD 的晚期阶段。

AMD 影响大约 10% 的 66~74 岁患者，和 30% 的 75~85 岁患者。对于 AMD 或进展到晚期的风险因素包括年龄、女性性别、家族史、种族（白种人比非洲裔人高）、高血压、高胆固醇血症、高脂肪的摄入、肥胖、吸烟、和较低的膳食摄入长链多不饱和脂肪酸和鱼类（Age-Related Eye Disease Study Research Group，2000，2001a；Clemons 等，2005；Age-Related Eye Disease Study Research Group 等，2007；San Giovanni 等，2007，2008，2009）。最强和最一致的危险因素是吸烟和年龄（Hyman 和 Neborsky，2002）。一些基因也与 AMD 的发展有关，包括补体因子 H 内的主要风险变异基因（CFH）。关于阳光作用的证据目前还有争议。

干型 AMD 的最常见症状是视力模糊，其局限于视野的中心。视觉对象（视觉中心）经常看起来扭曲和暗淡，并且由于对比敏感度受损，颜色看起来褪色。阅读打印品和查看精细细节变得越来越困难，但患者行走和其他日常活动通常还很好。随着病情的发展，患者可能需要更充足的光线才能看书或执行日常任务。中央暗点也逐渐变得更大更暗，而在后期阶段，面部识别变得越来越困难，需要非常贴近才能识别。在湿型 AMD，当血管渗漏的液体聚集和顶起黄斑时,看直线可能会出现扭曲和波动(变形)。

　　尽管 AMD 的中心视力丧失严重影响了视功能,某些活动(如阅读和驾驶)明显受到影响,并且可能会有某种程度失明,但是 AMD 却不会导致完全失明。AMD 受累的黄斑区直径大约 0.5cm,仅占大约 2% 的视网膜表面,而剩余 98% 的视网膜表面(它负责外围的视觉)仍然未受到 AMD 的影响。虽然黄斑只占整个视野的一小部分,但是大脑视觉中枢皮层中至少一半是专门用来处理黄斑信息的(Horton 和 Hoyt,1991;McFadzean 等,1994)。

　　55 岁以上人群应该做散瞳检查来明确能发展为晚期 ADM 的风险。除一般眼科检查外,还要通过视力检查和使用阿姆斯勒方格表进行中央视力的评估。阿姆斯勒方格是一个简单的用来评估黄斑情况的临床检查手段。阿姆斯勒方格是由一些相交的、水平的和垂直的线构成类似于方格纸,在中央一个标记为黑点的固定点。在视力正常情况下,黑点周围的直线看起来是水平的、间隔均匀的,没有丢失或扭曲,而在 AMD 或其他黄斑病变,直线看起来弯曲或扭曲,并且还会有某些部分消失。进一步的眼科诊断检查还包括荧光素血管造影和光学断层扫描术(OCT)。

　　虽然没有公认的方法可以防止黄斑变性,但是改变生活方式可以调控某些风险因素,包括:烟草戒断、健康饮食包括摄入足够水果、绿叶蔬菜、坚果和鱼,以及减少红肉和动物脂肪摄入;适量运动、控制血压和保持正常体重。

　　目前,有足够的证据支持饮食抗氧化药的作用,包括膳食补充抗氧化药来进行早期 AMD 的一级预防(Chong 等,2007)。已出现 AMD 的患者也可以通过膳食补充手段进行二级预防来获得缓解,例如"年龄与眼部疾病研究"就给出了这样的结论(AREDS;Age-Related Eye Disease Study Research Group,2001b)。AREDS 的配方包括抗氧化药(维生素 C,500mg;维生素 E,400 国际单位;β- 胡萝卜素,15mg)、锌(80mg,氧化锌)和铜(2mg,氧化铜)。但是某些研究发现,β- 胡萝卜素可能增加吸烟者的肺癌风险、维生素 E 可能增加血管疾病或糖尿病人群的心脏衰竭风险、锌可能增加泌尿生殖系统疾病的住院率(Lonn 等,2005;Johnson 等,2007;Evans,2008;Gallicchio 等,2008;Tanvetyanon 和 Bepler,2008)。

　　由于 AMD 不影响周边视力,患者可以练习使用剩余视力进行大多数活动,尽管可能需要更充足的环境光线或更高的放大倍数才能达到最佳效果。无障碍出版社提供各种字体和格式的出版书籍使阅读变得更容易,这包括更大字体的印刷书籍、有声读物和带有文本和音频的书籍。适合低视力的辅助设备还可以帮助 AMD 患者更有效地使用剩余视力来改善生活质量。这种设备包括便宜的手持放大镜、安装在可调控支架上的放大镜、特殊的眼镜镜片、和阅读望远镜(安装在眼镜上的、或手持的)。比较贵的视频放大镜是把阅读材料投射到闭路电视(CCTV)的监视器上、电视机上、或计算机屏幕上,并能调整放大率、亮度和对比度。还有一种更便携的设备可以把各种放大的阅读材料的图像投射到眼镜上。2010 年,美国食品和药物管理局(FDA)批准了植入式(眼内)望远镜用于治疗 AMD。

　　虽然目前尚没有任何治疗干型 AMD 的有效方法,但是湿型 AMD 却可以使用抑制血管新生(抗血管内皮生长因子、或抗 VEGF 药)、激光光凝、和光动力学等方法进行治疗。抗 VEGF 药,包括兰尼单抗和哌加他尼,可促进异常血管回缩,每 4~6 周直接注入眼玻璃体;并发症包括眼内炎、眼压增高、外伤性白内障和视网膜脱离。激光光凝密封新生脉络膜血管以减轻该血管损坏黄斑的机会,但在这个过程中,会形成小的视网膜瘢痕和相关暗点;正因为如此,激光光凝正在被新的治疗手段替代,包括抗 VEGF 药和光动力学疗法。光动力疗法使用低能量激光来激活一个药物前体(维替泊芬),使它能穿过视网膜血管;这个光活化药物可以停止或逆转新生血管。

青光眼

　　青光眼代表一组伴有视网膜神经元和神经纤维层丧失的进行性视神经病变的眼疾病,由于房水排泄障碍而出现眼压(IOP)异常升高(大于 21mmHg 或 2.8kPa,正常值 16 ± 5mmHg),使视神经乳头形成"杯状"(视杯扩大使得视杯 / 视盘(cup-to-disc,或 C/D)比值 >0.5),并且有视神经损伤相关的视野缺陷。青光眼在老年人更普遍,甚至随着年龄增加,平均眼压会慢慢增高(Patel 等,1995)。

　　房水由睫状体产生后进入后房(后界是晶状体和睫状小带,前界则是虹膜),再通过虹膜的瞳孔流入前房(后界是瞳孔,前界是角膜),进入前房后通过小梁状网和施莱姆管(Schlemm's canal)进入巩膜静脉丛。眼压（IOP）代表睫状体产生房水并通过小梁网引流的功能。

青光眼有两类：闭角型和开角型。这两种类型通常都在50岁以后出现（Patel等，1995）。闭角型青光眼（也称为"窄角"或"闭角型"青光眼）比较少见，在美国约占10%病例，但在亚洲国家却多达50%。闭角型青光眼是医学急症，眼睛突然发生严重疼痛和发红。相关症状和体征还包括：头痛、全身乏力、恶心和呕吐、亮光周围出现光晕、视力模糊或视力下降、瞳孔固定且中度散大、角膜混浊（因水肿）、眼压显著增高（>30mmHg）（Lanska，2006）。闭角型青光眼可以在数小时内产生不可逆的视力减退（Lanska，2006）。这个疾病如此命名是因为眼前房的虹膜—角膜角（角膜和巩膜外部与虹膜内部的交界处）变得狭窄或闭塞，这样就阻止了房水通过Schlemm管的充分吸收。在原发性闭角型青光眼，这个角先天就狭窄。也可能随着增龄，由于粘连逐渐发展（通过裂隙灯检查可以看到虹膜和小梁之间长时间接触而出现"瘢痕"），而最终导致症状性疾病；而其他一些继发性青光眼也可能有相似的发病机理（比如，成熟的白内障或糖尿病新生血管形成导致同样得结果）。50岁以后任何新出现的头痛都应该把闭角型青光眼作为鉴别诊断考虑，特别是伴有急性红眼和视力下降的短暂头痛（4小时或更短），而不能用头痛综合征的标准来解释（Shindler等，2005；Lanska，2006）。青光眼最常见的类型是原发性开角型青光眼（POAG），这是由于流经小梁网的房水减少所致，常见的临床表现为进展性、无痛性、隐匿起病的视力丧失。不幸的是，许多患者直到发生显著的视力丧失时才被识别。多数患者并没有症状，甚至在有显著的视力丧失时也没有其他症状。开角型青光眼的症状包括眼压增高、视野受损和青光眼的视盘变化。如果不治疗，这两种类型的青光眼最终会导致完全失明。

查体所见提示青光眼的体征有眼压升高、C/D比值增加、和两眼的视杯不对称。眼压增高会出现眼球发硬，但临床上要求测眼压来正确评估这一点。青光眼加重的征象包括C/D比值增加、视盘的苍白增大、视盘出血、视盘血管向鼻侧移位和逐渐加重的视野损害。虽然眼压增高是青光眼最大危险因素，但是却不一定会导致视力丧失。不过，眼压和视野受损的风险之间存在一个暴露—反应关系。因为白天的眼压是在变化的，清晨读数最高，单个正常眼压测量读数不能排除青光眼。"高眼压"一词是

用于眼压持续升高且无明显相关的视神经损伤的情况。而"正常眼压（或低压）青光眼"一词是用来描述典型的青光眼视野受损但眼压正常或低眼压的情况。通过比较视杯和视盘的直径而得出的C/D比值可以作为轴突（神经纤维）丢失程度的量化指标。视杯或神经纤维丧失的增加表明青光眼控制不佳。在终末期青光眼，可能只能看到一个苍白而萎缩的"完全杯状"的视杯。即使使用最精确的技术来检查视野，对青光眼的早期诊断也没有帮助，因为视野缺损只有在相当数量的神经元丧失后才会出现。青光眼的视野缺损主要涉及中央30°视力。最早的变化是盲点的增大，鼻暗点（吕恩内氏鼻侧阶梯（Ronne's nasal step）），随后是从盲点延伸到水平中缝的外围弧形（Bjerrum）缺陷。随着病情的发展，视野进一步缩小，可能进展为"管状视野"和完全失明。

青光眼的风险因素包括眼压增高、年龄较大（50岁以上）、一级亲属有青光眼的家族史（特别是在兄弟姐妹）、近视、糖尿病、心血管疾病、非洲裔、西班牙裔、及有视盘出血。在非裔美国人和拉美裔美国人中青光眼是致盲的主要原因。不管种族或族群如何，60岁以上的老年人都有发生青光眼的"风险"，所以至少每两年应该进行一次眼部检查。虽然对青光眼没有治愈手段，早期诊断和治疗可在视力减退之前控制青光眼或防止进一步恶化，如果损害已经发生就要防止进一步恶化。

青光眼治疗通常包括处方滴眼剂和（或）手术来降低眼压。几种不同药物被用于治疗青光眼，药物的副作用可以是局部的也可以是全身的。前列腺素类拟是药（例如拉坦前列素、比马前列素和曲伏前列素）能增加房水从葡萄膜巩膜或小梁的流出。拟副交感神经药（如毛果芸香碱）可以使睫状肌收缩，打开小梁间空间，从而房水外流增加。β肾上腺素能受体拮抗药（如噻吗洛尔、左布诺洛尔和倍他洛尔）和碳酸酐酶抑制药（如多佐胺、派立明和乙酰唑胺）可以减少由睫状体产生的房水。α₂肾上腺素能受体激动药（如溴莫尼定和阿可乐定）有减少房水产生和增加房水外流的双重作用。不幸的是，对药物和随访的依从性差是导致青光眼患者视力丧失的主要原因。

急性闭角型青光眼是医学急症，首选治疗可以用局部缩瞳药（例如2%毛果芸香碱，每15~60分钟1滴，剂量总数可达2~4滴）、β受体阻滞药（例如，0.5%噻吗洛尔1滴）和α-肾上腺素受体激动

药（例如，1% 阿可乐定，1 滴），结合口服或静脉碳酸酐酶抑制药（例如，乙酰唑胺 500mg 口服或静脉注射）（American Optometric Association, 2001; Lanska, 2006）。

青光眼的手术指征有青光眼性视神经病变恶化（或预期恶化）和患者在使用最大耐受剂量的药物治疗。手术治疗闭角型青光眼的方式包括使用 Nd-YAG 激光器进行周边虹膜切开术或手术虹膜切除术。激光虹膜切开术是在虹膜做一个切口，让房水更容易地流到排泄位点。因为双眼闭角型青光眼的风险很高，所以即使只有一只眼睛出现症状也要进行双眼手术。激光虹膜切开术可以防止急性青光眼的进一步发作，但一些慢性闭角型患者仍然有较高的眼压，需要长期使用滴眼药水。有些患者需要周边虹膜切除术（手术切除部分周边虹膜），这样在前房和后房之间建一个开口，可以缓解两个房之间的压力差，这有助于打开房角。白内障手术也能预防急性闭角型青光眼发作，因为去除肿胀的白内障晶状体使虹膜向后移动，使房角打开。氩激光小梁成形术（ALT）是在小梁网上进行氩激光操作以促进房水的流出，可做为一种开角型青光眼的药物辅助治疗。过滤术是绕过正常的房水排泄机制，通过小梁切除术或插入硅胶引流管，使房水直接从前房到结膜下组织。

一过性黑矇

一过性黑矇（字面意思是"短暂的失明"）是由于缺血或血管功能不全而出现短暂性单眼视力丧失（Amaurosis Fugax Study Group, 1990）。患者往往自述一只眼睛视力减弱或丧失，症状可以持续几秒钟到几分钟，随后完全恢复（Amaurosis Fugax Study Group, 1990）。大约有 2/3 的患者症状持续小于 5 分钟，约 4/5 患者症状持续小于 15 分钟，而症状持续超过 1 小时的病例则比较少见（Goodwin 等, 1987）。虽然黑矇病发作通常是短时间的"减弱的"视觉现象（暗点），但是极少数患者有长期发作或"增高的"视觉现象，如闪烁、闪烁的灯光、闪闪发光等。因此，在短暂的单眼视力丧失患者中，单靠临床症状不足以鉴别是由于动脉粥样硬化还是所谓的"视网膜偏头痛"（更准确地说是视网膜血管痉挛）所致（Goodwin 等, 1987; Hill 等, 2007）。

如果视力丧失模式是垂直型（通常是阴影水平下降，而不是上升）或单眼一侧的短暂的视力丧失，则更有可能是颈动脉狭窄、溃疡型动脉斑块、心源性栓子或可见的视网膜栓子所致，而视力丧失模式为弥漫型、收缩型、斑片状或扇形，则不太考虑这些致病因素（Bruno 等, 1990）。显然，垂直型和短暂的单眼一侧的视力丧失通常由视网膜分支血管栓塞引起，而其他视觉丧失模式通常由非栓塞机制引起。反复发生的通常遵循相同的机理。短暂性中央暗点不属于一过性黑矇的临床范畴（Goodwin 等, 1987; Bruno 等, 1990）。

黑矇发作最常见的原因是从同侧颈总动脉及其分支进入眼循环的栓子导致的栓塞。查体可见同侧颈前部杂音，眼底镜检查可能会发现视网膜栓子的征象，比如看到一个或多个 Hollenhorst 斑（明亮的铜色或淡黄色闪闪发光的胆固醇栓子，常在视网膜小动脉的分支处出现）、或迁移的白色斑块、或与血小板 - 纤维蛋白和钙化栓子相关的固定的白色斑块（Fisher, 1959; Hollenhorst, 1961; David 等, 1963; Marshall 和 Meadows, 1968; Hooshmand 等, 1974; Ellenberger 和 Epstein, 1986）。这种微栓子通常与同侧的颈动脉动脉粥样硬化相关，但是栓子也可来自于主动脉弓或颈动脉虹吸管，或者偶尔也可以从心脏钙化瓣膜病起源。有时，眼底镜检查可能会漏掉引起一过性黑矇的微栓子，因为这样的栓子片段通常快速移动从视野消失（即使用荧光血管造影也不一定能显示栓子）（Muci Mendoza 等, 1980）。Hollenhorst 斑块不堵塞动脉，很少导致视觉症状（通常在无症状患者中发现），而血小板 - 纤维蛋白和钙化相关的白色栓子，有症状的患者在眼底镜检查时通常会看到栓子（David 等, 1963; Ellenbergerand Epstein, 1986）。

尤其是老年人，一过性黑矇是一个广义的动脉粥样硬化的重要标志。在老年患者中男性病例占主导地位，50 岁以上接近 90%（Parkin 等, 1982）。在老年人中，有 2/3 病例是由于显著的狭窄、溃疡，或同侧的颈动脉或颈总动脉闭塞所致（Parkin 等, 1982; Adams 等, 1983）。其余大部分病例没有显著的同侧颈内动脉或颈总动脉病变，但也有少数病例可见其他病理（如眼动脉狭窄、偏头痛或类似疾病、巨细胞动脉炎、NAION、心脏栓子、红细胞增多症、血小板增多症、其他高黏滞综合征、充血性心力衰竭或视盘水肿）（Marshall 和 Meadows, 1968; Adams 等, 1983）。在高加索人群中，引起一过性黑矇的颈动脉病变主要在颅外，而在亚洲人群中，则通常是由于来自颅内动脉粥样硬化病变的血栓栓塞（最常见的是病变导致颈内动脉虹吸处狭窄）（Terao 等,

2000）。其他可能的病因还包括心脏或主动脉微血栓、和血流动力学视网膜血管功能不全（Terao 等，2000）。当一过性黑矇是由于血流动力学机制，抗血小板治疗通常没有显著临床效果（Terao 等，2000）。

虽然黑矇是发生同侧脑梗塞的显著的危险因素（尤其是与同侧颈内动脉闭塞或严重狭窄相关），但是与既往有脑半球短暂性脑缺血发作（TIA）的患者相比，曾有过一过性黑矇发作的患者发生完全中风的风险较小（Marshall 和 Meadows，1968；Hurwitz 等，1985；Poole 和 RossRussell，1985）。与调整年龄的一般人群相比，黑矇病与心肌梗死、心肌梗死的死亡、及猝死相关的风险显着增加，（Pfaffenbach 和 Hollenhorst，1973；Hurwitz 等，1985；Poole 和 Ross Russell，1985），总体预期寿命显着降低（Poole 和 Ross Russell，1985）。最常见死亡原因仍是心肌梗死（Pfaffenbach 和 Hollenhorst，1973；Poole 和 Ross Russell，1985）。

虽然与动脉粥样硬化闭塞性疾病相关的黑矇病可能先于视网膜中央动脉阻塞、视网膜分支动脉阻塞、或 NAION，但视网膜梗死的视觉后遗症并不常见，每一种大约影响 6% 的患者（Parkin 等，1982），并且在很大程度上是不可预测的（Marshall 和 Meadows，1968）。

视网膜动脉阻塞

视网膜中央动脉是眼动脉的第一个分支动脉，为视网膜内部供血。视网膜中央动脉在视盘处进入眼睛后分叉成上、下分支，每个分支又分成鼻、颞支。

视网膜动脉闭塞最常见的是中央视网膜动脉，较少见的是视网膜分支动脉，而很少见于睫状视网膜动脉。视网膜中央动脉闭塞（CRAO）使整个视网膜内部血供中断，除非存在睫状视网膜动脉（约 15%~30% 的人群有这种解剖变异存在于，即短睫状后动脉的一个分支与视网膜中央动脉分开后，离开视盘，给黄斑后部供血）。视网膜动脉分支阻塞（BRAO）影响特定的视网膜动脉分支，最常见的是颞侧血管。视网膜中央动脉闭塞能快速导致视网膜梗死（眼卒中），典型临床表现为突然出现的、无痛性的单眼失明，通常为永久性失明。BRAO 也可以导致部分视野丧失，也可能有一过性黑矇病史。

CRAO 的查体显示视力一般是指动（finger counting）或更糟，只有在睫状视网膜动脉存在的情况下，中央视力可能会被保留。在 CRAO，瞳孔只能最低限度地扩大，并且光反应迟钝，眼底镜检查可见中央视网膜呈苍白水肿，在中央凹有一个"樱桃红点"（由于在该凹处的底层脉络膜血管床由睫状后动脉供血而保留），而周围的区域则因视网膜动脉血流中断而呈苍白色（所谓的"棚车"，因为它与火车车厢相似）。相比之下，对于 BRAO，眼底检查仅显示病变血管分布区的视网膜苍白和水肿。睫状视网膜动脉的闭塞会产生黄斑水肿，通常影响中心视力。

视网膜动脉阻塞的风险因素包括年龄 70 岁以上、动脉粥样硬化、糖尿病、高血压、巨细胞动脉炎、高凝血状态、偏头痛、青光眼和视神经乳头玻璃膜疣。CRAO 和 BRAO 最常与动脉粥样硬化有关，而 5%~10% 的病例则与巨细胞动脉炎相关。老年患者的睫状视网膜动脉阻塞被认为是巨细胞动脉炎的初步证据，虽然它也可以见于视网膜静脉阻塞或由于非动脉炎性疾病所致（Hayreh 等，2009）。

动物实验研究已经表明，完全 CRAO 发生后约 100 分钟会出现不可逆性缺血性损伤，如果时间较短则有恢复的可能性（Hayreh 和 Weingeist，1980；Hayreh 等，1980）。因为完全视网膜中央动脉阻塞在人类并不常见，所以在缺血后 2~3 天都会看到一定程度的恢复。

在任何情况下，因为在闭塞的数小时内可能会发生不可逆转的损害，患者应立即转诊给眼科医生进行急诊治疗。在眼科会诊之前可能有益的急诊处置包括眼球的手指按摩和增加视网膜灌注压的各种技术。指导患者闭合眼睑用手指按摩受影响的眼球 15~30 分钟，这项工作患者自己就可完成。眼球按摩会产生眼压波动，可以促进栓子的解体和栓子碎片运动进入视网膜血管远端分支，从而使视网膜梗死的面积最小化和帮助保留视力。急诊室内由非眼科医师采用的提高视网膜灌注压力的方法包括让病人仰卧位和乙酰唑胺静脉给药（500mg），虽然这些方法的相对效用和边际效应并不明确（Beatty 和 Au Eong，2000）。

虽然基于一些小样本的临床研究推广了积极的治疗方案，但这些方法的作用目前还不清楚，这些方法包括控制机体渗透压（如静脉给予甘露醇或口服甘油）、前房穿刺（Rumelt 等，1999）。一些临床效果有争议或有一些并发症的技术不再被推崇，包括混合氧（95% 氧气和 5% 二氧化碳）吸入、球后注射扩血管药物、全身用药或应用溶栓药（Beatty 和 Au Eong，2000）。

已有报道称用尿激酶或组织型纤溶酶原激活

药（TPA）进行的选择性动脉内注射纤维蛋白溶解疗法可以直接进行眼动脉注射，研究结果显示视力有轻微改善（视力 20/40 或更好），但这一技术并没有得到普遍应用，并且可能造成严重并发症（Beatty 和 Au Eong，2000）。

长期管理包括饮食咨询、推广戒烟、危险因素的调控（包括高血压、糖尿病和高脂血症），抗血小板药物治疗（一般给予阿司匹林）以及对共存性疾病、风险因素或诱发疾病（如冠状动脉疾病、颈动脉狭窄、巨细胞动脉炎、高凝血状态、心脏瓣膜疾病和复杂性心律失常）进行治疗。和一过性黑矇一样，视网膜动脉闭塞患者死亡的最常见原因是心血管疾病。

视力预后取决于闭塞程度、视力、及视觉障碍的持续时间（Beatty 和 Au Eong，2000；Mason 等，2008；Hayreh 等，2009）。CRAO 后的视力预后通常较差（如果黄斑没有睫状视网膜动脉供血），有 2/3 的患者最终只能有指动或更差视力，不到 1/5 的患者最终视力能达到 20/40 或更好（Beatty 和 AuEong，2000）。相比之下，在 BRAO 中，视力预后相对较好，60%~90% 的永久性 BRAO 患者，在随访中可以看到视力达到 20/40 或更好（Mason 等，2008；Hayreh 等，2009）。

视神经前部缺血性病变

视神经前部缺血性病变（anterior ischemic optic neuropathy，AION）是视神经头部和前部的卒中综合征，其临床特征为急性发作、无痛性、（一般）单侧视力丧失伴有视盘水肿或其他视神经功能障碍。查体可见中央视力丧失、色盲（通常与视力的丧失成比例）、神经纤维层视觉异常（常见水平性缺陷，但可能还有中央或中心盲点暗点，或弧形图案）、传入性瞳孔缺陷，发病原因通常与视盘和视盘周围神经纤维层出血相关（Hayreh，1974a）。视盘水肿在 7~10 天后逐渐缓解，之后大约 1~3 个月可见视盘萎缩（Hayreh，1974b；Hayreh 和 Zimmerman，2008b）。水肿和萎缩可涉及整个视盘或局限在一个扇区（Hayreh，1974b）。

AION 可以是动脉炎性（如 AAION，由巨细胞动脉炎）或非动脉炎性（如 NAION，由巨细胞动脉炎之外的原因等）。NAION 是老年人最常见和最普遍的视觉致残疾病之一（Hayreh，2009）。尽管不太常见，动脉炎性 AION 是眼科急症，需要早期诊断并立即用全身性高剂量皮质类固醇治疗，以减少受影响眼睛的残余视力丧失，也防止对侧眼不可逆的视力丧失（Lueck，2010）。

非动脉炎性视神经前部缺血性病变

非动脉炎性视神经前部缺血性病变（NAION）是最常见的急性视神经病变和中老年人突然视觉丧失的最常见原因（Hattenhauer 等，1997）。NAION 的典型表现是突然单眼视力丧失，常常在醒来时发现。病变眼睛常被描述为“被一个黑影遮住了”，往往涉及只是上部或者下半部的视野。大多数 NAION 病例涉及上半部或下半部的视野缺损（半视野），只有一小部分病例几乎完全丧失视力或视力暗点。正常视力也不排除 NAION 的可能性，约一半 NAION 病例在首次随访时视力几乎正常（20/30 或更好）（Hayreh 和 Zimmerman，2008b）。一般无疼痛，约 10% 患者的症状只表现疼痛。与 CRAO 或动脉炎性 AION 不同，在 NAION 中无前驱症状，如一过性黑矇。在急性 NAION，视盘水肿是淡粉色的，甚至频繁充血相关的火焰状出血；在动脉炎性 AION，一半显示垩白的视盘水肿，罕见出血（Hayreh，1974b）。节段性或弥漫性苍白而“视杯”消失是典型的 NAION 发生后终末期视盘表现（Danesh-Meyer 等，2001）。

与经典 NAION 相对比，初期的 NAION 特点是无症状性视盘水肿而没有视力的丧失。当患者出现单侧的无症状性视盘水肿，特别是对那些另一只眼睛已经有典型 NAION，或者有其他 NAION 危险因素特别是糖尿病的人群，应考虑早期 NAION 的诊断（Hayreh 和 Zimmerman，2007a）。

NAION 的视觉障碍可能在数日内进展，但随后逐渐稳定。大约 40% 的 NAION 患者的眼睛出现中重度损害后在最初的 3~6 个月内视力可以有自发性恢复（Hayreh 和 Zimmerman，2008b；Hayreh，2009）。3~6 个月后视力和视野的改变一般不显著（Hayreh 和 Zimmerman，2008b）。约一半的病变眼最终视力是 20/40 或更差，约 1/4 的视力在 20/70 或更差，而 1/8 的患眼视力只为手动或更差（Hayreh 和 Zimmerman，2008b）。

鼻侧睫状后短动脉和视网膜中央动脉的血流速度在急性 NAION 患者与对照组相比明显减少（Kaup 等，2006）。睫状后动脉是视神经后部和前部的主要血供来源，软脑膜丛是筛板后视神经的主要血供（血流来自睫状后动脉、神经外视网膜中央动脉分支、小的穿透动脉分支）来源。

对 NAION 诱发因素包括先天"拥挤"小视盘，即 C/D 比值小（<0.2）和升高的眼压（Katz 等，1990）。眼底镜检查可以看到"拥挤"的视盘，这被称为"有风险的视盘"。由于受到眼压的影响，该层和层前血管又有较高的外来压力，任何原因导致的血压下降或眼压升高都会减少视盘的视神经头部的灌注压力和这个区域的血流代偿而造成梗死，而出现的水肿会导致压缩和进一步缺血（Eagling 等，1974）。AION 发展的决定因素是视神经前部的灌注压（后睫状动脉和 IOP 之间的血压差）。后睫状后动脉不需要出现闭塞就可以产生 AION（Hayreh，1974a）。

如所预期的卒中综合征一样，所述的非动脉炎性 AION 通常与血管性疾病危险因素相关，包括高血压、糖尿病、吸烟、高胆固醇血症、缺血性心脏疾病和同型半胱氨酸血症，以及低维生素 B_6（吡哆素）的水平（假设通过吡哆素对高半胱氨酸代谢的影响作用）（Salomon 等，1999a；Pianka 等，2000；Weger 等，2001；Giambene 等，2009）。此外，高比例（>2/3）的 NAION 患者有睡眠呼吸暂停，这可能部分解释为什么约 3/4 的 NAION 患者会在睡醒后或在睁眼看东西时发现视力的丧失（Mojon 等，2002）。实际上，阻塞性睡眠呼吸暂停是 NAION 最常见的相关疾病，受影响的患者应接受夜间血氧饱和度或首选多导睡眠图检查（Palombi 等，2006；Li 等，2007）。虽然白内障摘除术后的 NAION 风险低，但大约每 2 000 例中有 1 例（McCulley 等，2001），单侧 NAION 患者的对侧眼在白内障摘除术后有较高发生 NAION 的风险（McCulley 等，2001，2003；Lam 等，2007）。

虽然 NAION 被报道在使用 5 型磷酸酶抑制药（phosphodiesterase type 5 inhibitors，PDE5i）的男性勃起功能障碍（ED）中有发生（Pomeranz 等，2002；Pomeranz 和 Bhavsar，2005；Danesh-Meyer 和 Levin，2007），特别是那些有 C/D 比值小的患者（Pomeranz 等，2002），但 PDE5i 与 NAION 之间的因果关系一直没有成立。因为 ED 与 NAION 有一些共同风险因素，有些 ED 的男性预测可能会发展为 NAION。尽管世界卫生组织和美国 FDA 已经明确标记使用 PDE5i 与 NAION 的风险之间有"可能的"因果关系（Danesh-Meyer 和 Levin，2007），目前的数据没有提示因为 ED 而使用了西地那非（sildenafil）的男子其 NAION 的发生率升高（Gorkin 等，2006）。在有勃起功能障碍的老年男

性，通常西地那非较好的耐受剂量为 50 或 100mg（Giuliano 等，2010）。从全球临床试验和欧洲观察研究汇集的安全性数据评估了使用西地那非治疗 ED 的男性的 NAION 的发生率（Gorkin 等，2006）。根据 13 000 多名男性和 35 000 多例患者每年进行的流行病学研究显示，在使用西地那非的人群中，NAION 的发生率估计为每 100 000 例患者中每年发病约 2.8 例，这一结论与普通美国人口样本的调查结果相似（≥50 岁的人群每 10 万人有 2.52 和 11.8 例）。同样，基于 67 个双盲、安慰剂对照的荟萃分析以及一个临床四期的安全性研究数据也没有提示与 NAION 相关的任何新的安全风险（Giuliano 等，2010）。然而，一个或两个眼睛突然出现的视力减退即为警示需要立即停止 PDE5i 的使用和进行紧急评估（Hatzimouratidis，2007）。

NAION 很少在同一只眼睛反复发生，可能是因为梗死的神经轴突在拥挤的巩膜管道中可以缓解巩膜的紧张程度和随后的 NAION 的攻击机会（Quigley 等，1985）。然而，在已经有 NAION 的患者中，5 年内另一只眼睛发生 NAION 的风险是 15%。对侧眼的 NAION 的发生风险增加与患眼的基线视力水平较差和糖尿病相关（Newman 等，2002）。虽然现有的证据有矛盾之处（Newman 等，2002），但阿司匹林（每天 325mg）可以减少第二只眼发生 NAION 的可能性（Salomon 等，1999b）。为了尽量减少对侧眼或同一眼球视力丧失的风险，调控危险因素是必不可少的。

由于动脉炎性 AION 的表现类似于 NAION，如果怀疑 NAION 的老年患者必须评估以排除动脉炎性 AION。应该立即做红细胞沉降率（ESR）和 C- 反应蛋白（CRP）水平的检查，并且如果任何临床特征提示巨细胞动脉炎，则需要进颞动脉活检（Lueck，1996）（无论 ESR 水平如何）。如果没有巨细胞动脉炎的临床特征、没有血沉增快、不是双侧同时发生的 AION，则颞动脉活检阳性的可能性不大，则被认为是不必要的侵入性检查（Lueck，1996）。在任何情况下，对待这样的病例都需要谨慎，请眼科会诊十分必要。NAION 的鉴别诊断要进行完整的血细胞计数、空腹血糖、糖化血红蛋白、纤维蛋白原、血清蛋白电泳、空腹血脂和荧光血管造影（Lueck，1996，2010）。

尽管一直有学者建议用大剂量口服糖皮质激素治疗（Hayreh，1974c），但一些证据不支持这一建议。最近临床试验已经提供了更有说服力的证据，

支持在 NAION 的早期阶段系统使用类固醇治疗[非动脉炎性后部缺血性视神经病变（PION）]，对视力预后有显著疗效（Hayreh，2009）。与对照组相比，在 NAION 急性期应用系统性类固醇治疗会使视力和视野均有明显改善（Hayreh 和 Zimmerman，2008a）。视力和视视野均可在发病 6 个月后持续得到改善，而其后效应会不明显（Hayreh 和 Zimmerman，2008a）。显而易见，立即使用类固醇治疗是必要的，以达到最大的改进并尽量减少轴索损伤和永久性损坏（Hayreh 和 Zimmerman，2008a）。据推测，应用皮质类固醇会迅速缓解视盘水肿（Hayreh 和 Zimmerman，2007b）减少压力，从而改善视神经乳头的毛细血管血流。这样做能改善神经功能，有助于保留幸存的轴突（Hayreh 和 Zimmerman，2008a）。

几个其他治疗方法也被建议用于 NAION，但现有证据不足以支持它们的疗效。例如，玻璃体高剂量曲安奈德注射的治疗结果有限且研究结果相互矛盾。虽然这种治疗已被报道可以改善 NAION 患者的视力和视盘水肿（但不改善视野）（Kaderli 等，2007），特别是 NAION 发病后视力丧失病程相对较短的患者（Yaman 等，2008），其他情况提示它在急性 NAION 后并不能有效地改善视力（Jonas 等，2007）。此外，至少理论上，玻璃体腔注射在 NAION 的眼睛可能是有害的，因为这增加了眼球的体积，造成 IOP 上升，并有可能进一步增加缺血的视神经乳头的灌注压力（Hayreh 和 Zimmerman，2008a）。还有人提出在新近发生的 NAION 患者中建议使用左旋多巴（Johnson 等，1996，2000），但是未经证实（Simsek 等，2005），只是基于几个小试验但没有得到一致结果。左旋多巴的副作用（如头晕、直立性低血压、呕吐、心律失常）也在最近的研究中被提出来（Simsek 等，2005）。

巨细胞动脉炎性导致的视力丧失（动脉炎性 AION 或 AAION）

巨细胞动脉炎（GCA）（也称为颞动脉炎、颅内动脉炎或肉芽肿性动脉炎）是一种全身性坏死性大血管炎。通常见于 50 岁以上人群，随着年龄的增长发病率逐渐升高；在 70 岁以上的高加索人中最常见（González-Gay 和 García-Porrúa，2001；González-Gay，2005；Watts 等，2005）。GCA 是一种医学急症，如果不恰当治疗或诊断延误会导致一侧或双侧眼睛的永久性失明；幸运的是，如果 GCA 迅速诊断并立即使用大剂量皮质类固醇系统治疗，失明几乎完全

可以预防的。因此，特别是在年龄超过 60 岁的白种人，有必要在临床中高度警惕 GCA（González-Gay，2005）。

风湿性多肌痛（polymyalgia rheumatica，PMR）是一种更常见且与老年人密切相关的炎症性疾病。它包括肩部和骨盆的疼痛和僵硬，常有发热、体重下降、非特异性躯体主诉（如全身乏力）和升高的 ESR；它通常对以小剂量泼尼松反应完全和迅速（通常剂量远小于 GCA 的应用剂量）。GCA 和 PMR 可能有同样的基础疾病，常常共存：GCA 大概在 20% 的 PMR 患者中发生。

当老年患者突然出现视力丧失、新发生的头痛、咀嚼肌疼痛致咀嚼暂停（下颌跛行）、或有 PMR 的肌肉骨骼表现时应当考虑 GCA。GCA 的临床表现包括急性视力下降、头痛、头皮压痛及灵敏度增高、发热、下颌跛行、舌头的使用后疼痛（tongue claudication）和坏死、复视、耳鸣。最强烈提示 GCA 的临床标准按照顺序为下颌跛行、C 反应蛋白（CRP）大于 2.45mg/dl、颈痛、ESR47mm/h 以上、年龄超过 75 岁以上（Hayreh 等，1997）。在检测 GCA 时 CRP（98%~100%）比 ESR（76%~92%）更敏感，但 ESR 与 CRP 相结合，可以使检测的灵敏度和特异度都提高（这两个指数都接近 100%）（Hayreh 等，1997；Parikh 等，2006）。身体检查可以显示颞动脉异常（如胀痛、硬结或没有搏动）或其他颅动脉异常（例如面动脉，因为它穿过下颌骨）。GCA 患者也常有血液系统异常，包括血小板增多症（急性期反应）、白细胞增多、贫血；但是 CRP 和 ESR 是最好的 GCA 的诊断及治疗效果指标，而血小板计数、白细胞计数、血红蛋白和血细胞比容并不能单独或二者结合来作为 GCA 的诊断指标（Costello 等，2004）。

大约有一半的患者活检证实 GCA 的眼部受累的原因是因为缺血（（Hayreh 等，1998b）。眼部的症状几乎总是包括不同程度的视力丧失，但也可以包括一过性黑矇的病史（约 1/3 的病例），并且不寻常的，短暂复视或眼痛（Hayreh，1991；Hayreh 等，1998b）。约一半的病人有双眼症状（一种罕见的 NAION 的情况）。

GCA 的失明通常是由 AION 所致（约 80%），但偶尔，也会有比较少见的眼部缺血情况，如睫状视网膜动脉闭塞、后部缺血性视神经病变（Hayreh，1991；Hayreh 等，1998b）。在几乎所有 GCA 患者都可在荧光素眼底血管造影上显示一个或多个睫状后动脉闭塞性病变，有时会合并 CRAO（视网膜

中央动脉和睫状动脉往往起源于同一个主干动脉，主干动脉的病变会导致这两个远端血管出现阻塞）（Hayreh 等，1998b）。

GCA 的动脉炎性 AION（AAION）与非动脉炎性 AION（NAION）不同之处是在早期会有比较严重的视力丧失，急性垩白色的的视盘肿胀（大约一半的病例存在）、经常会有相关的睫状视网膜动脉闭塞、ESR 和 CRP 水平增高、荧光素脉络膜眼底血管造影可见脉络膜不显影，以及活检呈特征性的颞动脉炎病理表现（Hayreh1974b；Hayreh，1990）。与 NAION 患者相比，AAION 患者通常具有更严重的视力丧失——虽然只有少数 NAION 病例能导致视力完全丧失，但是大多数 AAION 的病例几乎完全丧失视力。此外，与对侧未受累的眼睛相比，受 AAION 影响的眼睛显示出视杯明显的凹陷和扩大（Danesh-Meyer et al.，2005b）。在 AAION 的末期，视盘出现视杯化，相比之下，NAION 的晚期的眼底镜检查可见全部或部分视盘萎缩而没有视杯化（Danesh-Meyer et al.，2001；Hayreh and Jonas，2001）。

约 20% 的 GCA 和视力丧失的患者没有任何 GCA 的全身症状（Hayreh 等，1998a）。因此，在老年人，黑矇或急性视力丧失伴有急性眼缺血性病变（特别是 AION），结合升高的 CRP 水平，应高度怀疑 GCA，无论 ESR 的水平如何或是否存在全身症状。

显著升高的 CRP 或 ESR 水平与其他的临床特征并存强烈提示 GCA。如果 ESR 正常会使 GCA 的诊断不太可能（Smetana 和 Shmerling，2002）。只有一小部分 GCA 患者（≤5%）ESR 较低（小于 50mm/h）（Wise 等，1991；Salvarani 和 Hunder，2001）并且之中大多数病人有 PMR 病史或皮质类固醇治疗史（Wise 等，1991）。ESR 轻度升高的 GCA 患者不太可能出现视觉症状或发展为失明（Salvarani 和 Hunder，2001）。

应进行活检来确诊 GCA 的诊断，特别是因为可能需要长期使用皮质类固醇治疗，通常该药有相关的毒性和显著的继发性疾病的可能（Elliot 等，1983；Hall 等，1983；González-Gay 等，2001a；González-Gay，2005）。由于失明的高成本，决策分析表明只有少数怀疑疾病（低于 1.4%）不能进行活检（Elliot 等，1983）。双侧活检是最便宜的首选诊断方法（虽然在临床实践中却这很少这样做），但是如果一侧活检是阴性的，再做另一侧总是要付额外花费（Elliot 等，1983）。应该在局部麻醉下，在症状

最明显的区域进行颞动脉活检。虽然建议 2 至 5 厘米长度的颞动脉活检标本为最佳标本长度来确认疑似 GCA 的诊断，但是关于最佳标本长度并没有共识标准（部分原因是因为 GCA 的血管有点状的炎症，被称为"跳跃病灶"）（Klein 等，1976；Kent 和 Thomas，1990），颞动脉活检的长度需要至少 0.5cm 才足以诊断 GCA（Mahr 等，2006）；其他学者发现如果考虑到组织收缩的问题，最小的必要长度是 1.5cm（González-Gay，2005；Taylor-Gjevre 等，2005），还有一些报道说，需要至少 2.5cm 的血管（González-Gay 等，2001a，2001b；González-Gay，2005）。在一般情况下，约 40%~65% 做颞动脉活检的患者有阳性结果（Allison 和 Gallagher，1984；Smetana 和 Shmerling，2002）。典型 GCA 的颞动脉活检会看到显著内膜增厚，单核细胞浸润主要见于动脉内膜与中膜交界处。动脉中膜可以见到与巨细胞和组织炎症细胞相关的弹性组织破坏（Allison 和 Gallagher，1984；Mahr 等，2006）。虽然巨细胞和炎性肉芽肿不是诊断的必要条件，但是如果没有出现则被认为是非典型 GCA（Allison 和 Gallagher，1984；Mahr 等，2006）。

颞动脉活检的阳性率与取活检时糖皮质激素治疗时间长短有很大关系。在一项根据临床所见确诊的病例研究中，在皮质类固醇治疗之前，82% 病例的 ESR 和血浆黏度、颞动脉活检均为阳性，皮质类固醇治疗 1 周内 60% 病例的活检为阳性，而那些激素治疗 1 周以上的病例，活检阳性率只有不到 10%（Allisonand Gallagher，1984）。但是其他临床观察却发现开始皮质类固醇治疗后仍然有较高的活检阳性率，即使糖皮质激素治疗几周后，颞动脉活检仍然有诊断价值（Achkar 等，1994；Ray-Chaudhuri 等，2002）。在任何情况下，通常应在患者进行长期皮质类固醇治疗之前进行颞动脉活检（Hall 等，1983；González-Gay，2005）。

活检证实的 GCA 患者，与活检阴性患者相比，其病情更严重，并且严重缺血性并发症和永久性视力丧失的风险更高（González-Gay 等，2001a）。少数临床特征有助于预测临床怀疑患者的颞动脉活检阳性的可能性。在临床诊断中，最具诊断价值并且高度建议活检的是下颌跛行和复视（Smetana 和 Shmerling，2002）。没有任何颞动脉异常（如珠状突起，突出和压痛）是不支持诊断的唯一临床因素（Smetana 和 Shmerling，2002）。

在有视觉症状的患者中，早期诊断和立即开

始糖皮质类固醇治疗能显著改善临床症状。所有患者必须接受长程的足量的全身糖皮质激素治疗以预防视力丧失和控制 GCA 的系统性表现。不幸的是，GCA 患者的视力丧失都很严重（平均视力 20/400），接下来的视力恢复很难——只有约 4%~5% 的视力丧失的 GCA 患者通过高剂量类固醇治疗，视力和中心视野评估显示视力有所改善，而 4%~27% 的患者尽管应用大剂量激素治疗，视力丧失仍然会进一步加重（Hayreh 等，2002；Hayreh 和 Zimmerman，2003a，2003b；Danesh-Meyer 等，2005a；Loddenkemper 等，2007）。如果在开始适当的糖皮质激素治疗后发生视力恶化，这种情况通常在治疗后的第一个 5 或 6 天发生（Hayreh 和 Zimmerman，2003a，2003b；Danesh-Meyer 等，2005a）。早期视力恶化的危险因素包括高龄、CRP 升高和视盘肿胀（Loddenkemper 等，2007）。永久性视力丧失的危险因素包括短暂的视觉缺血症状、下颌跛行和升高的血小板计数（González-Gay 等，1998；Liozon 等，2001）。

虽然有些人主张静点大剂量类固醇治疗（强的松，1g/d，静脉给药，用 3 天）（González-Gay，2005），但没有令人信服的证据表明该方法比大剂量强的松（60~80mg/d）口服对改善 GCA 的视力或预防视力的进一步恶化更有效（Hayreh 和 Zimmerman，2003a，2003b）。其他免疫抑制剂药物，如甲氨蝶呤，在 GCA 患者中疗效不一，通常是在不能耐受糖皮质激素的副作用的患者中使用（Pipitone 等，2005）。观察性研究的证据表明，在传统皮质类固醇治疗加入低剂量阿司匹林可能会降低 GCA 患者的视力丧失和卒中的风险（Nesher 等，2004a，2004b）；随机对照试验的数据将有利于这项方法的应用（Hellmann，2004）。

激素开始减量的最可靠和最敏感的指标是 ESR 和 CRP 的水平，而不是全身症状的存在与否（Hayreh 和 Zimmerman，2003a）。采用 ESR 和 CRP 的水平作为减量指标，在 ESR 和 CRP 都稳定在低水平之前（通常几周之后），患者都要坚持大剂量的强的松治疗，之后，强的松可以非常缓慢地逐渐减量。虽然有争议，但一般至少需要 2~3 年（在少数情况下要 5~7 年或更长）才能达到强的松的最低维持剂量（应用该剂量时，ESR 和 CRP 能稳定维持在低水平）（Kyle 和 Hazelman，1990；Hayreh 和 Zimmerman，2003a）。大多数患者需要维持低剂量强的松（16mg/d 或更少）（Hayreh 和 Zimmerman，

2003a）。不到 10% 的患者最终能够完全停止强的松而保持稳定的 ESR 和 CRP 水平（Hayreh 和 Zimmerman，2003a）。监控糖皮质激素相关的副作用（如骨质疏松症和糖尿病）以及与 GCA 复发相关的长期保健是必不可少的项目。

失明相关的自发性幻视（Bonnet 综合征）

在 18 世纪后期，Charles Bonnet 报道了在认知正常的老年人中发生的幻视（VH）（包括 Bonnet 的 89 岁的祖父，CharlesLullin，后来是 Bonnet 本人）（Berrios 和 Brook，1982；Eperjesi 和 Akbarali，2004；Jacob 等，2004；Lanska，2005）。在 1936 年，de Morsier 回顾了 Bonnet 的报道，并把这一现象命名为 Bonnet 综合征，认为是在有眼部损伤但认知正常的老年人中出现的一种幻视综合征（de Morsier，1936；Ffytche 和 Howard，1999）。30 年以后，de Morsier 发现眼部疾病以外的任何与视觉通路相关的病变也可引起类似的幻视；以前认为 Bonnet 幻觉是在认知正常的老年人中发生的幻视，无论其病因如何（de Morsier，1967）。

Bonnet 综合征（有时称作 Charles Bonnet 综合征）现在通常指视觉受损但没有认知障碍的个体产生的幻视（Lanska，2005）。因为也有其他定义，所以会导致混淆一事实上，由于定义不同，许多作者认为该命名不再有用（Cole，2001；Burke，2002；Lanska，2005）。有些学者把那些无形状的幻视（闪光幻视）的病例、没有视力障碍的幻视、痴呆或其他认知障碍的幻视才认为是 Bonnet 幻觉，而其他人则将病例限制于老年患者、复杂形式的幻视、或视交叉前病变导致视觉障碍的病例。但是，把 Bonnet 幻觉的定义限制在复杂幻视可能没有定位价值或病因特异性（Lepore，1990；Santhouse 等，2000；Burke，2002；Wilkinson，2004）。因此，现在多数人认为"Bonnet 幻视"的定义是能接受的，他表述的既清晰又详尽，幻视有两种类型：简单幻视和复杂幻视；简单幻视包括几何形状、光线等，而复杂幻视包括动物（zoopsias）、人的形状、建筑物或风景场景。

Bonnet 幻视的图像通常逼真而细节清晰，并且没有相关的嗅觉、味觉、听觉或触觉的幻觉。他们可能会突然出现，不能被自主控制，虽然通常间歇性发作但是呈持续存在。幻视可以是静止的或运动的、尺寸改变（"小人国样"的图像）、有时怪异或扭曲，并经常有色彩（彩色）。病人的洞察力一般有完全

或部分保留，没有妄想或精神病，并且没有相关的中毒或药物戒断症状。幻觉一般是中性的或愉快的而非威胁性的，但患者可能会因此而被困扰，特别是因患者能意识到视觉图像不是"真实的"。

Bonnet幻视的发生频率可从每天至每周不等，但每次幻视的持续时间通常在几分钟，但也可更短或更长，从数秒到一整天。Bonnet幻视的触发因素包括暗光、疲劳或情绪刺激。Bonnet幻视经常发生在眼睛闭上时，但睁眼也可发生。有些患者可以通过睁眼或闭眼来使视觉固定开放来终止幻觉，或向一侧扫视来减轻幻觉。

虽然有人提出Bonnet综合征可能是痴呆的早期标志，但是很多研究表明大多数的Bonnet综合征患者不存在任何认知障碍。但是，一些患者害怕向医师报告这种幻觉，因为他们害怕这些是心理疾病或痴呆症的早期症状，因此担心报告这种现象会影响他们的自主活动。许多患者表示当他们被告知这种幻觉是相对良性的、与精神错乱或痴呆无关时会感觉心情放松了。

许多作者认为这种现象的机制是与情绪特异性感觉剥夺相关的"释放"机制为基础，另外有些人将这种现象称为"幻影视觉"，类似于患者截肢后而产生的幻影肢体。支持Bonnet幻觉释理论的认为，在感觉剥夺和低兴奋水平时有利于幻觉的发展，但并不是必需的（Teunisse等，1996）。传入神经阻滞导致去传入的神经元兴奋性增加并且自发性活动增加（Levison等，1951；Echlin等，1952；Lance，1976；Eysel等，1999；Burke，2002）。虽然同步的高频放电是非癫痫性的，但是对于这些幻觉的产生，在去传入皮质区域的神经活动是幻觉形成所必要的（Burke，2002）。

用单光子发射计算机断层扫描（SPECT）的研究显示Bonnet综合征患者在颞叶皮质、纹状体和丘脑等区域呈高血流灌流，可能代表中枢神经系统的可塑性和代偿性（Adachi等，2000）。功能磁共振成像（fMRI）显示Bonnet幻觉与外侧纹状体的腹侧活动增强相关，甚至在幻觉间歇期仍然存在（Ffytche等，1998）。活动增强的区域与幻觉的类型相关，彩色的幻视与后梭形区域（posterior fusiform area）活动相关、面孔与左侧中间梭形区域的活动相关、物体与右中间梭形区域的活动相关、纹理与附属沟区相关（Ffytche等，1998）。特定复杂形式（如面孔）出现的相对频率反映了相对应的视觉联合皮层活动及对应的神经网络处理这些形式的幅度

（Lance，1976；Wilkinson，2004）。

当视觉障碍缓解、或改善光感、或情绪悲伤和孤独及社会隔离的情况得到改善后，Bonnet幻觉可以自发终止（Sonnenblick等，1995；Razavi等，2004）。有报道认为多种治疗方法可缓解Bonnet幻觉，但是多为个案报道。Bonnet幻觉通常不能用抗惊厥药、非典型抗精神病药物、抗抑郁药或苯二氮䓬类药物治疗来得到改善，虽然有个别报道认为这些药物可能有效。在有数的几例颞动脉炎导致的永久性视力丧失相关Bonnet综合征的个案报道中，认为类固醇治疗可使幻视迅速缓解（Sonnenblick等，1995；Razavi等，2004）；这一点的意义还不完全清楚，但可能表明除了简单的"释放"机制之外，其会涉及其他机制。

中枢性视觉障碍

晚发型偏头痛及并发症

在20世纪80年代，Fisher把"晚发型偏头痛伴随症状"（late-life migrainous accompaniments）和TIA做了鉴别，这两者均伴有头痛（Fisher，1980，1986）。与其他先兆性偏头痛一样，晚发型偏头痛伴随症状（偏向于称为"晚发型偏头痛等同症"）根据定义，是发生在40岁以上的人群中，特别是在老年人中。由于血管硬化和动脉粥样硬化，患有短暂性偏头痛的老年患者可能不会出现头部疼痛部位的血管扩张（感觉为头痛）（Aring，1972；Meyer等，1998）。晚发型偏头痛伴随症或等同症更常见于男性（Fisher，1986）。

晚发型偏头痛伴随症的患者会经历一个"累积"或"进展"性症状，伴随的症状通常会从身体的一个区域移向另一个区域，表现与急性中风或TIA的典型症状不一样（Fisher，1986）：TIA和感觉卒中会突然发生，通常不可逆（Fisher，1982；Dennis和Warlow，1992）。典型的晚发型偏头痛伴随症或等同症（15~60分钟，一般为15~25分钟）的症状持续时间比癫痫（通常1~2分钟）长，但是约1/3的病例持续时间较短（4~15分钟），与TIAs的发作时间类似（Martí-Vilalta等，1979；Levy，1988；Bots等，1997；Wijman等，1998；Kidwell等，1999；Weimar等，2002）。晚发型偏头痛伴随症或等同症偶尔会持续更长时间（超过1小时），在这种情况下，它们被归类为长期先兆性偏头痛。视觉症状是晚发型偏头痛伴随症或等同症最常见的症状类别，包括闪

烁性黑矇、一过性失明、同型偏盲、视力模糊和视觉聚焦困难（Fisher，1980，1986）。包含视觉光环的闪烁性黑矇是偏头痛的高度特异性症状，特别是当它们的发作呈现渐进性的特点时（Aring，1972）。更少见的症状包括失语、耳鸣、耳聋、构音困难、感觉异常、共济失调 / 不协调和晕厥。

支持晚发型偏头痛伴随症或等同症诊断的临床特征包括以下：

- 逐渐扩张和迁移的闪烁性黑矇。
- 感觉异常、黑矇或其他症状的移行。
- 与脑血管疾病不符的发病过程（例如从视觉症状到感觉异常，感觉异常到失语症）。
- 至少有两次相同的发作（因为固定形式的发作在偏头痛伴随症或等同症很常见，而脑栓塞的可能性则很小），特别是如果这样的发作持续了数年时间（因为任何类型的脑血管疾病都不太可能持续地以一种固定的形式发病）。
- 相关的头痛（在约 50% 的病例）。
- 持续时间 15~60 分钟，通常是 15~25 分钟（比典型的癫痫持续时间长，但是比大多数的 TIAs 时间短）。
- 没有永久性后遗症的良性病程。
- 血管影像正常（如果做的话）。

偏头痛以前的理论认为偏头痛特征仅为脑血管收缩和随后由于脑血管舒张而产生的头痛，这种古老理论现在则认为不足以解释偏头痛的根本特征。在典型的偏头痛中虽然有脑血流的改变，在发作期有相对低灌注，实际上头痛在低灌注期间就开始了（Olesen 等，1990）。较新的理论认为神经源性和电化学过程是触发和传播偏头痛先兆（auras）继而产生头痛的关键，也许通过刺激局部血管的疼痛感受器（local vascular nociceptors）发挥作用（Olesen 等，1990）。现在认为先兆性偏头痛代表所谓的"Leão 所描述的皮质扩散性抑郁"的临床表现，一种电皮质活动过度之后出现的抑制波，通常从视觉皮质开始，以大约 2~5mm/min 的速度穿过皮质，并可能涉及感觉皮质、运动皮质和语言区域（Leao，1944；Lauritzen，1994；Porooshani 等，2004；Tfelt-Hansen，2010）。皮质传播抑制的起始和扩散部分决定于增加的细胞外钾离子浓度和兴奋性谷氨酸。

晚发型偏头痛伴随症或等同症是典型的良性事件，通常不需要精细的诊断评估。即使发作持续多年也很少有持续性神经系统损伤。典型偏头痛的治疗方法对晚发型偏头痛也有帮助。在老年人中最好避免使用血管收缩药（如麦角胺和曲坦类），特别是要避免在有明显的心血管或脑血管合并症或血管危险因素的患者中使用。不需要用治疗偏头痛的止痛药来治疗晚发型偏头痛的等同症（sans headache），因为这种现象是短暂的且不伴头痛。

克 - 雅脑病的 Heidenhain 变异型

Heidenhain 在 1929 年 描 述 了 克 - 雅 脑 病（Creutzfeldt-Jakob，CJD）的一种变型，表现为疾病早期出现视觉症状并快速进展（Heidenhain，1929；Meyer 等，1954；Foundas 等，2008）。Heidenhain 变 异 型 见 于 10%~20% 的 CJD 病 例（Kroppet al.，1999；Lueck 等，2000）。视觉障碍包括视力模糊、视野限制、色觉障碍（dyschromatopsia）、视物变形（metamorphopsia）、幻视、视觉失认（visual agnosias）、皮质盲和安东综合征等（Kropp 等，1999）。由于视觉困难，患者通常在明显的痴呆发生之前就不能阅读和看电视了（Kropp 等，1999）。眼科检查可能没有明显异常，并且新配眼镜也不能显著改善视力情况。绝大多数的 Heidenhain 变体病例是朊病毒蛋白基因（PRNP）的 129 位密码子甲硫氨酸纯合子变异（Kropp 等，1999）。这是与肌阵挛（myoclonic）变体 PcP^{CJD}1 型或 CJDM/M1 型相同的 PRNP 基因型（Parchi 等，1996）。EEG 发现枕叶有很明显变化，大多数病例的脑电图可以有周期性尖峰复合波（Kropp 等，1999；Foundas 等，2008）。脑脊液通常显示 14-3-3 蛋白质并且可以显示升高的神经元特异性烯醇化酶（Kropp 等，1999）。当怀疑 Heidenhain 变异型时，需要进行 MRI 质子加权成像、流体反演恢复（FLAIR）和扩散加权成像（DWI）来确定诊断（Kropp 等，1999；Shiga 等，2004）。MRI 的 T$_2$ 和质子加权序列经常会看到基底节对称性高信号，并可能显示枕叶皮质的视中枢（calcarine）和纹外皮质（extra-calcarine）信号显著增强，以及视觉皮质的局灶性萎缩（Kropp 等，1999）。病理学上，Heidenhain 变异型的病变可以发生在视觉通路的任何部位，表现为神经节细胞和视网膜双极细胞丧失、视神经脱髓鞘、外侧膝状体神经元丢失等，尤其是枕叶皮质有 显 著 变 性（Foundas 等，2008）。Heidenhain 变异型的枕叶病理改变比其他类型 CJD 更明显，而 Heidenhain 变异型的扣带回和基底节的损伤更轻微（Kropp 等，1999）。

中枢病变导致的幻视

药物诱导的幻视

可以导致老年人幻视的药物包括抗胆碱能类（阿托品、苯海拉明和阿米替林）、多巴胺能（左旋多巴和多巴胺激动药）和各种精神科类的药物（安非他酮、多塞平和锂剂）。多数情况下，这些药物可以影响中枢神经系统的神经递质的传递，特别是胆碱能、多巴胺能或 5-羟色胺。因此，他们可影响脑干涉及唤醒和睡眠的功能，特别是可影响脑干网状中心结构涉及产生快速眼动（REM）睡眠。

癫痫性幻视

癫痫性幻视通常是简短的、刻板的和碎片化的。简单的幻视可与其他癫痫发作形式关联；也可以发生癫痫复合型幻视但很罕见（Manford 和 Andermann, 1998）。在脑电图和直接皮质刺激的研究中，癫痫性幻视是由于视觉皮质区的病理性刺激所激发。电刺激枕叶皮质产生简单的幻视并出现在对侧半视野，而电刺激颞—枕叶或顶—枕叶皮质产生复杂的幻视（例如，涉及人、动物或场景），并出现在双侧半视野（Penfield 和 Perot, 1963）。局灶性皮质切除术可以使癫痫性复杂性幻视完全缓解，这表明视觉相关皮质的受损可以产生癫痫性幻视（Manford 和 Andermann, 1998）。

视交叉后的视野损害的幻视（Bonnet 综合征）

Bonnet 幻觉（Bonnet hallucinations）在双侧视力损害的老年人中最常见，但类似的幻视也发生在视野损害患者中，甚至偶尔在视野缺陷但中央视力正常患者（Lance, 1976; Kolmel, 1985; Wender, 1987; Cole, 1999, 2001）。幻视可以分为简单幻视和复杂幻视，简单幻视表现为没有形状的光线（例如闪光、"之"字形的闪光等，称为光幻象）、简单的图像（例如几何图形），而复杂幻视表现为人、动物、风景等在脑中成像（Vaphiades 等, 1996），这提示每种类型的自发性幻视现象在大脑没有独特的解剖区域。虽然有些人把这些都称为 Bonnet "幻觉"，但这个名称的恰当性已被提出质疑（Cole, 2001）。在有视野缺陷的幻视，幻视通常出现在异常视野中。伴随幻觉的视交叉后病变通常比导致偏盲而不伴随 Bonnet 幻觉的病变小，并且视觉联合皮质通常不受损。前视觉相关皮质的较大病变，可以阻止这种幻觉的发展，这提示完整的视觉联合皮质对复杂性幻视发生的必要性（Vaphiades 等, 1996）。复杂性幻视的性质可能表明它们是在视觉联合皮质生成的。在一些完全皮质盲（例如安东综合征）的病例中，患者可能没有意识到他们的缺陷。

帕金森综合征的中枢性视觉障碍

视觉症状在 PD 中很常见，包括干眼、阅读困难、估计空间关系困难和复杂性幻视（Biousse 等, 2004; Archibald 等, 2009）。然而，PD 中的视觉异常通常是隐匿的，在常规神经系统检查或普通视力检查中不太可能被发现（Rodnitzky, 1998）。使用特殊检查技术，如视觉空间定位、视觉对象和面部识别、视力、色觉、视力和辨别力、眨眼反射、瞳孔反应性、瞳孔收缩、眼跳和平行追踪运动和视觉诱发电位等可以发现视觉缺陷（Rodnitzky, 1998; Biousse 等, 2004; Armstrong, 2008）。减少眨眼率和使用抗胆碱能药物可能会导致眼表刺激、改变了泪膜产生及干燥症等相关症状（Biousse 等, 2004）。

在帕金森综合征以及其他神经退行性疾病为突出特征的病例中，幻视的发生主要与路易体病理相关，比如在 PD 和 DLB 中。相比之下，幻视很少发生在进行性核上性麻痹（PSP，一种 Tau 蛋白病）和多系统萎缩（MSA，是一种 α-突触核蛋白病，但没有路易体）（Williams 和 Lees, 2005; Williams 等, 2008）。在一项研究中，幻视发生在 50% 的 PD 患者中，73% 的 DLB 患者中，只有 7% 非路易体帕金森综合征患者（Williams 和 Lees, 2005）。因此，在未分类或不确定形式的帕金森综合征患者中，幻视是潜在的路易体病理的强指标（PD 或 DLB）（Williams 和 Lees, 2005; Williams 等, 2008）。路易体在 PD 或 DLB 患者的颞叶分布与幻视的存在和持续时间的关联性，比与痴呆的存在、严重性或持续时间的关联性更强。看到清晰图像的幻视的病例在杏仁核和海马旁回都可见高密度的路易体，疾病早期就出现幻视的病例在海马旁回和下颞缘皮质的路易体密度都很高（Harding 等, 2002）。

帕金森病的幻视

帕金森病（PD）的幻视报道很常见，从 8% 到 60%，多数报道认为在 PD 的某一时点有 40% 的病例可以有幻视发生（Fénelon 等, 2000; Barnes 等, 2003; de Maindreville 等, 2005; Diederich 等, 2005; Meral 等, 2007; Papapetropouloset al., 2008）。PD 患者的幻视常伴随行为异常，这也是患者被送养

老院安置和死亡的风险因素（Goetz 和 Stebbins，1993，1995）。PD 的虚幻视觉通常在幻视之前出现（Diederich 等，2005）。典型的 PD 幻视通常是复杂性视觉图像，在觉醒期间眼睛睁开时发生，没有清晰的影像，但是不太频繁，它们可涉及其他感觉模式（偶尔听觉，很少嗅觉或触觉）（Goetz 等，1998；Inzelberg 等，1998；Fénelon 等，2000；Barnes 和 David，2001；Fénelon 等，2002；deMaindreville 等，2005；Papapetropoulos 等，2008）。幻视通常是移动的，持续时间为数秒到数分。幻视内容在同一个体或不同个体中都是变化的，可以是人、动物、建筑物或风景。

在 20 世纪 60 年代左旋多巴开始应用，人们已经认识到多巴胺能药物（以及抗胆碱能药物）可以触发幻视的发作。这导致了相关药物对 PD 的治疗效果以及潜在的副作用如幻视发生的各种讨论。幻视甚至在没有谵妄、痴呆或重度抑郁症时也可以发生，提示幻视可能是疾病过程的一部分（Biousse 等，2004）。幻视更常见于 PD 伴发谵妄、痴呆或抑郁症的患者，并且在多巴胺能或抗胆碱能药物治疗的 PD 患者中发作也更为频繁。

PD 的幻视的风险因素包括年龄较大、病程长、更严重的运动障碍、轴性僵直、疾病早期嗅觉障碍、眼部疾病（视力较差）、认知衰退或痴呆、抑郁症、睡眠障碍、自主神经功能障碍、以及服用各种药　物（Sanchez-Ramos 等，1996；Klein 等，1997a；Kraft 等，1999；Fénelon 等，2000；Barnes 和 David，2001；Holroyd 等，2001；Onofrj 等，2002；Barnes 等，2003；Kulisevsky 和 Roldan，2004；de Maindreville 等，2005；Pacchetti 等，2005；Papapetropoulos 等，2005；Williams 和 Lees，2005；Matsui 等，2006b；Onofrj 等，2006；Oka 等，2007；Barnes 等，2010；Stephenson 等，2010）。

PD 患者在多巴胺能药物治疗的早期可诱发幻视（在开始多巴胺能治疗 3 个月内），幻视特点为经常在白天或夜间出现幻视、可怕的带有妄想的幻视、及伴随非视觉的幻觉；在五年内，这种患者通常被发现有潜在的精神疾病或另一种神经变性疾病（Goetz 等，1998）。所以，当多巴胺能药物治疗时很快就有幻视发生实时，就要立即考虑其他诊断的可能性，或者是共患精神疾病，或者是帕金森综合征 - 叠加综合征、DLB 或 AD 与锥体外系（Goetz 等，1998）。

PD 的幻视不能用 Cogan 的非精神症状性幻视的简单二分法来分成释放和刺激类型。Cogan 的幻视是由于注意力或视觉感知障碍所致，以及外部感知中的多个过程的相互作用，而不是简单地激活或释放特定的视觉区域（Collerton 等，2005）。事实上，有些学说认为 PD 的幻视可能是由于环境刺激产生的感知处理错误、不能生成足够的经验回忆细节、额叶执行功能障碍、脑干睡眠中心活动增强、注意力受损和唤醒水平改变，以及完整图像生成组合过程的错误等因素造成（Manford 和 Andermann，1998；Barnes 等，2003；Barnes 和 David，2001；Stebbins 等，2004；Collerton 等，2005；Diederich 等，2005；Ozer 等，2007；Barnes 和 Boubert，2008；Barnes 等，2010；Goetz 等，2010；Koerts 等，2010；Bronnick 等，2011）。在有幻视的 PD 患者中可以见到视觉联合皮质的活动增强和视觉中枢的活动缺陷（Holroyd 和 Wooten，2006）。PD 的幻视机理认为是与视力障碍相关或所看到的影像通往枕叶及颞叶的外侧纹状体的视觉皮层传输过程受损，即 PD 的幻视是"从下到上"（"bottom-up"）过程，即信息从视网膜开始向一个方向传播并进入视觉皮层的过程出现问题所致（Meppelink 等，2009）。广泛的神经心理缺陷可能导致 PD 的幻视的出现，包括语言表达、语言学习、语义功能和视觉感知功能较差（Ramírez-Ruiz 等，2006）。与非幻觉患者相比，伴幻视的 PD 患者睡眠较少，睡眠效率降低和日间嗜睡增加；一些 PD 伴发幻视的患者有夜间睡眠障碍，而白天嗜睡（Barnes 等，2010）；或者幻视的产生直接或间接地与睡眠的通路相关。然而，尽管具有幻视的 PD 患者常常有并发的睡眠障碍，但在没有幻视的患者中，睡眠障碍似乎不是以后幻视发生的因素（Goetz 等，2010）。胆碱能和 5- 羟色胺通路既与 PD 相关也与幻视相关（Manford 和 Andermann，1998；Manganelli 等，2009）。病变累及乙酰胆碱能和 5- 羟色胺能的脑干中枢（如乙酰胆碱能性的大脑脚 - 桥脑运动核和 5- 羟色胺能的中缝核）可能导致 PD 和 REM 行为障碍之间的重叠紊乱，以及 PD 的幻视与迷幻药（LSD）、大脑脚性幻觉症（peduncular hallucinosis）和发作性睡病所见的幻视之间的重叠。REM 睡眠的梦的影像侵入到清醒后意识可能使一些 PD 患者出现幻视，这可以是快速眼动睡眠行为障碍的一个临床表现，其他表现还包括白天小睡时就能进入 REM 睡眠期、夜间的 REM 期间通常发生的麻痹不完全或不存在、以及 REM 期之后的妄想（Arnulf 等，2000；Nomura 等，

2003；Kulisevsky 和 Roldan，2004）。与注意力相关的额叶区域的功能障碍可以通过相关及不相关的视觉刺激的异常处理来触发幻视（Ramírez-Ruiz 等，2008）。

在 PD 中发生幻视的模型已经建立（Collerton 等，2005；Diederich 等，2005；Papapetropoulos，2006）。其中一个模型显示，PD 患者的幻视可能是外部信息的进入及内部图像滤过加工过程的失调所致（Diederich 等，2005）。影响幻视发病的因素包括视觉中枢受损、视觉联合皮层和额叶皮质异常活动、内部生成图像缺乏抑制或自发出现（脑桥 - 外侧膝状体 - 枕叶系统（ponto-geniculo-occipital system））、REM 期的梦境图像侵入觉醒期、患者觉醒意识水平的改变导致感知过滤功能改变、以及药物相关的中脑边缘系统的过度激活（Diederich 等，2005）。

具有幻视的 PD 患者有舌侧回和上顶叶的灰质减少（Ramírez-Ruiz 等，2006）。视觉通路低灌注与 PD 的幻视密切相关—伴有幻视的 PD 患者其双侧下壁小叶、下颞回、前臂回和和枕叶皮质与非幻觉患者相比有明显的灌注减少（Matsui 等，2006a）。伴幻视的 PD 患者的前额区有相对区域性大脑葡萄糖代谢率增高，特别是在左上额叶回（Nagano-Saito 等，2004）。有清晰构像的幻视的患者在杏仁核和额叶、颞叶和顶叶皮质区具有高密度的路易体，早期幻视与海马旁回和下颞叶皮质的高密度的路易体相关（Harding 等，2002；Papapetropoulos 等，2006，2008）。杏仁核和前扣带回的 α- 突触核蛋白负荷（可能作为路易体病理学指标）与 PD 的痴呆有很强的关联，也与伴有痴呆的幻视相关（Papapetropoulos 等，2006；Kalaitzakis 等，2009）。

PD 的幻视认为是表现出病态的重要原因，并且是认知衰退、机构护理安置和死亡率的重要预测因子（Goetz 和 Stebbins，1993；Klein 等，1997a；Goetz 等，1998；Aarsland 等，2000；Archibald 等，2009）。在 PD 患者和所谓的"良性幻觉"（洞察力完好）病例中，幻觉很少能让人放心地认为无所谓（Goetz 等，2006），大多数病例会在二年内病情发展致失去洞察力或出现妄想，并且大多数需要减少帕金森病治疗药物来解决幻觉问题，较少见的情况要用神经安定类药物治疗。因此，良性幻觉的概念是预后的误导，因为这些幻觉在较短的数年内就会产生严重后果。

在 PD 和痴呆的患者中出现的幻视应该用乙酰胆碱酯酶抑制药（多奈哌齐）、双乙酰胆碱酯酶和丁基胆碱酯酶的抑制药（例如利伐斯的明）和非典型抗精神病药物（例如氯氮平或喹硫平）治疗（Diederich 等，2000；Bullock 和 Cameron，2002；Fernandez 等，2009）。这些并不是通过构建正常睡眠结构来起作用（Kurita 等，2003；Sobow，2007；Fernandez 等，2009）。

路易体痴呆的幻视

在临床上，帕金森综合征、幻视、结合痴呆和认知水平是诊断 DLB 的关键因素。反复发作的复杂性幻视事实上是 DLB 的核心临床特征，发生在大约 2/3~3/4 的患者（McKeith 等，1996；Del Ser 等，2000；Olichney 等，2005；Williams 和 Lees，2005）。对于诊断疑似 DLB 病例，共识标准要求有进行性认知衰退足够严重，以至于影响了社会或职业能力，至少包括以下两项：反复发作幻视；认知波动与警觉性和注意力的变化和自发的帕金森综合征的运动表现（McKeith 等，1996）。其他支持特征可能包括反复跌倒、晕厥、神经敏感性、系统性妄想、其他感觉模式的幻觉、以及严重认知功能障碍之前的尿失禁和快速进展的过程（Hansen 等，1990；Perry 等，1990；Del-Ser 等，1996；McKeith 等，1996，2000）。一些在早期报道中诊断为 PD 的病例可能现在被诊断为 DLB。

典型的幻视通常在 DLB 过程的早期发生，相反，它们通常仅在 PD 病程的后半阶段出现（Williams 和 Lees，2005）。因为幻视常见于 PD 和 DLB，幻视本身不是 DLB 的良好病理预测因子；然而，疾病早期缺乏幻视表明患者没有 DLB，而是高度预测 PD 会发生痴呆症（Harding 等，2002）。

DLB 中的幻视在意识减弱期间最常见，但是比其他痴呆或谵妄中发生的短暂感知障碍更持久（McKeith 等，1996）。DLB 中的幻视也通过视觉障碍或弱光环境加剧，可以通过增加环境刺激而暂时缓解，包括增加社会互动（McKeith 等，1996）。幻视内容通常很详细，图像可以是正常大小或"小人国"样。通常地，幻视可以是面孔、人或动物，但也可以是三维的无生命物体（如建筑物、树木或花卉）。幻觉中看到的通常是陌生人，但看到目前尚在或已故的朋友或亲戚的形象也很常见。DLB 患者也可能发生其他形式的幻觉，但非视觉的幻觉不常见。这些幻觉可以引起不同的情绪反应（从冷漠到娱乐，但恐惧较少见），但通常会保持对其不真实性的某种程度的洞察力（McKeith 等，1996）。

除了幻视，DLB 患者常具有视觉空间和视觉结构受损、视觉厌食或妄想错误识别综合症（Mori 等，2000）。视觉空间和视觉构造能力的损害在 DLB 比在 AD 有更严重，与枕叶的视觉中枢和视觉联合皮质的血流量和葡萄糖代谢减少相关（Mori 等，2000）。

中枢神经系统的结构和功能改变与 DLB 的幻视相关。与没有幻觉的患者相比，DLB 和 PD 伴幻视的患者的额叶灰质萎缩更显著，而 DLB 患者的病变更严重（Sanchez-Castaneda 等，2010）。DLB 的幻视与顶叶和枕叶的功能障碍有关，而错误识别与边缘旁缘结构的功能障碍有关（Nagahama 等，2010）。在 DLB 患者中有胆碱能系统缺陷，合并幻视的患者更严重（Satoh 等，2010）。DLB 中的幻视与内侧枕叶皮质葡萄糖代谢受损相关联（Satoh 等，2010）。多奈哌齐对治疗伴有内侧枕叶皮质葡萄糖代谢减少的 DLB 幻视有效果（Satoh 等，2010）。

阿尔茨海默病的幻视

幻视在各种非路易体神经变性中也很常见，包括 AD。单独认知障碍（任何原因）可以与幻视相关联，甚至在没有视觉障碍的情况下也可发生。幻视和其他神经精神症状（如兴奋、攻击性、妄想和持续的言语或运动行为）在痴呆患者中非常常见，也很难控制，并增加了护理负担和不良的预后，以及导致住院天数延长（Sink 等，2005）。

当环境改变无效时，可以考虑用各种药物治疗幻觉、妄想、偏执和有危险的攻击性行为。然而，可用药物的效率—包括典型和非典型抗精神病药、抗抑郁药、各种"情绪稳定剂"、胆碱酯酶抑制药和美金刚—最多只是对幻视和其他神经精神症状有轻度治疗作用（Sink 等，2005）。这些药物可以导致许多副作用，其中有一些严重的副作用。痴呆症的药理治疗要很谨慎地用最小剂量，密切监测副作用和效果，并在症状稳定的 6 个月内进行评估是否减量或停用，并在之后的每 6 个月进行评估。

谵妄的幻视

异常感知在急性意识混乱的患者中很常见，包括幻觉和错觉（illusions）。错觉是对实际的物理刺激的扭曲或曲解的反应，幻觉是在没有外部物理刺激的情况下在脑海中发生的无端的感知体验。特别是在谵妄状态下，任何类型的幻觉都可能会令人恐惧，并与偏执妄想相关。精神病性幻觉的妄想行为有时可能会掩盖注意力的缺陷，而注意力损害是急性意识混乱（如谵妄）状态的基本临床特征。事实上，在意识混乱状态的患者出现明显的继发性精神病症状可能会误诊为功能性精神病。意识混乱的患者表现为急性注意力受损、并经常伴随唤醒水平下降、记忆障碍和定向力障碍，但是功能性精神病患者比如精神分裂症和躁狂—抑郁性精神病则有以前就存在的行为异常，而警觉性和注意力均正常（除非注意力被主动幻觉干扰）及记忆力和定向力完好。一般来说，精神疾病不会导致严重的意识混乱、定向力障碍或意识水平的改变。此外，幻觉在意识混乱状态通常是视觉性的或混合性的，一天当中会有变化，一般夜间严重。另一方面，功能性精神病的幻觉通常是听觉的，并且不易受昼夜变化的影响。此外，谵妄患者的妄想通常为偏执性，但通常与眼前的情况有关并且内容迅速变化；偏执型精神分裂症的妄想是稳定和系统化的，通常涉及广泛的全球性想法，例如全球性阴谋或联邦调查局等。谵妄中的幻视病因可能有所不同，具体判断要取决于谵妄的类型（激动、冷漠）和潜在病因。

听力

听力障碍常见于老年人，约 1/3 的 70 岁以上老人都会受到影响（Campbell 等，1999），严重影响老年人的生活能力及生活质量，阻碍其正常社会交往，并由此产生孤立、沮丧、失望和抑郁症（Mulrow 等，1990）。通常我们把语言理解能力作为认知能力的指标之一，当听力障碍时老人与别人的互动出现问题，有时也会导致临床医师做出痴呆的不恰当诊断。此外，听力障碍也是老年人姿势不平衡和跌倒的显著预测因素（Viljanen 等，2009）。

传导性听力障碍

老年人传导性听力障碍最常见原因是受耵聍的影响。他觉性耳鸣也可以被认为是"传导性"听力问题，不是"阴性"症状（由于损伤或传导阻抗），而是"阳性"症状是由血管和其他持续或有节奏的颅内噪声到耳蜗所引起。

耵聍的影响

耵聍是见于外耳道外软骨部分的一种黄色蜡

状物质,它是由皮肤脱落层和来自皮脂腺和顶分泌汗腺的黏性分泌物组合而成。耵聍对外耳道皮肤提供保护作用,可以帮助清洁和润滑并防水和防感染。但是耵聍过多则会阻塞外耳道,妨碍声音传导或干扰鼓膜的运动造成听力下降,造成传导性听力障碍。

外耳道的生理性清洁是在下颌运动的辅助下,通过上皮移行发挥"输送带"作用,使外耳道的耵聍被向外运载并携带聚集在外耳道中的污垢、灰尘和颗粒物。下颌运动通过去除附着在外耳道壁上的碎片来帮助这个过程。

几种方法可以有效地消除外耳道过多的耵聍,包括蜡质溶解(使用软化剂或耵聍融化剂(cerumenolytics))、注射温水(有时用"洗耳"装置)、以及用刮匙手动移除。虽然软化剂会有效,但不清楚哪一种软化剂是最有效的(Burton和Doree,2009;Clegg等,2010)。经常使用的蜡质溶解剂包括各种油(如橄榄油和婴儿油)、甘油、含甘油的脲过氧化物(6.5%)、尿素、有甘油的过氧化氢、碳酸氢钠水溶液、碳酸氢钠甘油制剂等。一般来说,软化剂应每天使用2~3次,治疗3~5天然后再取耵聍。即使过多的耵聍不能通过软化剂直接解决,但也对之后进行注射或刮除术去除有帮助。目前认为冲洗与机械去除这两种方法有相似的临床效果(Clegg等,2010)。医护人员专业操作技术是必要的—注射冲洗的潜在并发症包括鼓膜穿孔(最常见的损伤导致显著残疾)、医源性外耳炎和医源性生理性眩晕(因为使用了非体温温度的冲洗液)(Wilson和Roeser,1997;Ernst等,1999)。用于冲洗外耳道的液体通常为水、生理盐水、碳酸氢钠溶液或水和醋的溶液。为了避免伤害外耳道和鼓膜,水流要以感觉舒服的速率或压力进行滴注—缓慢地长时间冲洗不过大压力地冲洗要好,因为冲洗压力过大有造成损伤风险。当外耳道只是部分闭塞,耵聍没有附着在外耳道皮肤上时适合用滴耳治疗。耳镜只能在去除耵聍后并确保外耳道清洁没有耳道或其他损伤时才使用。

不鼓励使用棉签,因为他们往往把大部分耵聍推进外耳道。如果不小心,它们有可能刺激或磨损外耳道,导致外耳及中耳炎,或产生鼓膜穿孔。

他觉性耳鸣

他觉性耳鸣是一种在没有外部声音刺激时也能感觉到的声音,但是检查人员也可以听到(例如,通过放置在患者的外耳道上、眼眶、颅骨和颈部听诊器)。他觉性耳鸣由耳朵附近的声音传播产生,如呼吸、血管噪声或肌肉收缩。他觉性耳鸣比主觉性耳鸣弱很多,但它通常有一个可识别的原因且可以治愈,而主觉性耳鸣通常是特发性的并且很少可以治愈(Lanska,2013a)。他觉性耳鸣有各种起因包括血管狭窄(特别是颈动脉的狭窄)、颈内静脉或颈静脉球、动静脉畸形或瘘、海绵状血管瘤、动脉瘤和血管肿瘤的血管噪声相关(Lanska,2013a)。脉动性耳鸣的听力测量一般是正常的,但偶尔会有相关的传导性或感音神经性听力损失。

单侧脉动性耳鸣是目前最常见的他觉性耳鸣,但它也可能是主观的(Lanska,2013a)。一般是由于正常血管声音引起的良性症状,可能会因焦虑、失眠、咖啡因或运动而加重。但是脉动性耳鸣也可能是更严重问题的症状。脉动性耳鸣由心脏或动脉产生的噪声引起,通常是刻板并且与脉冲同步。它可能由于附近区域的动脉变窄而发生的血液湍流(如颈动脉狭窄)、附近区域异常血液流动(如动静脉畸形、颈动脉海绵状血管或血管肿瘤)、血流量增加(如贫血、甲状腺毒症或用降低外周的药物治疗的高血压血管阻力)、通过心音的传播(例如,作为主动脉瓣狭窄或机械性心脏瓣膜)、或颅内高血压所导致(Sismanis,1998,Jun等,2003;Sismanis,2003)。脉动性耳鸣可能发生于佩吉特病,这是因为新生血管形成并在颞骨内形成动静脉瘘(Sismanis,1998)。头部创伤后的搏动性耳鸣可能提示创伤性动静脉畸形,颈动脉海绵状血管或颈动脉夹层。虽然血管环与第八对脑神经接触一般被认为是正常变异,但具有单侧听力损失的个体在有症状的耳朵中存在这样连接的可能性是无症状耳朵的二倍,搏动性耳鸣的个体有这样连接血管环的可能性比与非脉动性耳鸣个体大80倍(Chadha和Weiner,2008)。

脑积水患者通常会发生搏动性耳鸣。颅内压增高导致的脉动性耳鸣的原因可能是:①血液从高压颅内血管流到低压时的湍流;②增加的静脉和脑脊髓流体脉动因伴随小动脉扩张而允许动脉更大的传输脉冲;和③收缩性脑脊液脉动的传递到静脉窦壁,进而产生窦内湍流。噪声出现在单侧可能是因为颈静脉血流的不对称性,血管扩张发生在最大的颈静脉血流一侧。颈静脉血流的减少可降低噪声(如压缩耳鸣同侧颈静脉、Valsalva动作、或转动头部)。它也可以通过腰椎穿刺获得暂时缓解,或通过治疗颅内高压获得永久缓解(如分流)。

对脉动性耳鸣患者,临床评价应包括血管危险因素的评估、检眼镜检查排除视盘水肿、耳镜排除鼓膜后异物、评价颈静脉球压力对耳鸣的影响、听诊颅动脉和颈动脉扩张、以及检查身体其他地方动脉闭塞的证据。应该对原因不明的单侧耳鸣患者(无论是否合并听力损失)和怀疑耳蜗病变导致的听力丧失患者进行头部增强 MRI 检查。怀疑颈动脉狭窄可用双相超声检查、磁共振血管造影、计算机断层扫描(CT)血管造影、或现在不经常使用的常规血管造影。对有颅内压增高的证据(如头痛和视盘水肿)的患者,应该进行 CT 或 MRI 扫描以排除大面积病变;此外,有交通性脑积水但在脑成像中没有见到肿块的患者应该进行腰椎穿刺检查。如果怀疑硬膜窦血栓形成时,血管造影或磁共振静脉造影可能有帮助。对于有鼓膜后病变的患者行耳镜检查,重要的是鉴别异常的颈动脉、颈静脉球和球囊瘤;推荐颞骨 CT(Sismanis, 1998),但其他结构和血管成像检查也可能是有帮助的。

与血管病理相关的脉动性耳鸣可用手术或血管内手术治愈(Shah 等, 1999;Zenteno 等, 2004)。例如,颈动脉内膜切除术、颈动脉结扎(Carlin 等, 1997)或血管成形术和支架术(Emery 等, 1998)可治愈由颈动脉狭窄引起的脉动性耳鸣(Louwrens 等, 1989;Carlin 等, 1997;Norman 等, 1999;Kirkby-Bott 和 Gibbs, 2004)。腰椎穿刺可暂时缓解脉动性耳鸣,用治疗颅内高血压的手术可永久治愈它。

颈静脉痉挛是另一个外在耳鸣的常见原因,是由颈内静脉内的湍流引起的,这导致血管壁振动。它是无害的杂音,但常常被误认为是更有害的声音。大多数静脉窦的患者是无症状,但偶尔有静脉嗡嗡声成为外在耳鸣的来源。与他觉性耳鸣相关的静脉痉挛是连续性杂音,与脉搏同步(舒张),性质多变(嗡嗡声、音乐口哨、吼声),可以在前颈部听到,有时可以在上胸部听到。临床上,最好用钟形听诊器听诊,并且它通常在胸骨的胸锁乳突肌附着点外缘下声音最明显,其次是锁骨的内侧末端。它可以是单侧或双侧,但是当单侧时,它通常存在于右侧。当头转向听诊侧的另一边时,声音有可能加重,因为颈内静脉会被拉伸,对抗寰椎横突,拉伸同侧胸锁乳突肌的收缩肌肉去除了静脉上的压力,因此,增加了那一侧的血流量。临床上,它可以通过指压高于锁骨上方几英寸甲状腺软骨的侧面的颈内静脉(不足以干扰颈动脉脉冲),声音消失和通常随着该压力的释放或按压对侧颈内静脉加重而证实。

静脉杂音见于绝大多数病例,通过适当的检查,在 25%~50% 的老年人中都存在(Jones, 1962;Fowler 和 Gause, 1964;Lanska, 2008, 2011a)。在较少见的情况下,在各种疾病状态(如贫血;主动脉缺乏;甲状腺毒症;颅内动静脉产生增加的脑血液的畸形流动;高心输出量状态,如发热;有贫血和动静脉瘘的透析患者;或有肺动脉或其他动静脉瘘),它可能发生或加重(至有症状的程度)。在高动力性的心脏状况下可能会出现双侧的静脉杂音,与颅骨和眼眶血管扩张相关的静脉杂音可能是继发于颅内动静脉畸形。有症状的继发性静脉杂音可能会通过治疗原发病而治愈,或者在一些病例中,由外部装置压缩颈内静脉,乳突切除术或颈内静脉结扎而有治疗效果。颈内静脉结扎通常在与静脉窦相关的脉动性耳鸣中起到立即和永久的治疗效果,虽然由于术后增加了对侧血流理论上有增加静脉杂音的风险。建议在之前进行血管造影术颈内静脉结扎,排除对侧的其他血管病理,确保正常静脉引流。

他觉性耳鸣与腭或中耳肌的异常肌肉收缩相关,可以表现为间歇性连续的、尖锐的、规律的喀哒声,或与软腭阵挛具有同样的规律,连续喀哒声。点击发生在宽频率范围内(10~300Hz)。几个不同的实体可以产生这种类型的他觉性耳鸣:①有症状的软腭阵挛(与脑干和小脑功能障碍相关);②原发性腭肌阵挛(无关神经功能障碍或神经病理学);和③镫骨肌腱(限于镫骨肌)(Deuschl 等, 1990)。在诊断与软腭阵挛相关的节律性耳鸣的患者中,诊断的关键是识别腭肌收缩。用戴手套的手指向咽鼓管的方向按压受影响一侧的腭部,可以导致耳鸣暂时停止,甚至当肌肉继续收缩时也可以停止。镫骨肌阵挛可能被大声的声音终止并且经常与面神经病理学相关(例如半面痉挛,有时是贝尔麻痹)。

与软腭阵挛相关的点击声已经被定位到咽鼓管的开口,也许是因为维持管口闭合的表面张力突然断裂,释放出声音的能量。作为一个结果,鼓室导抗可以显示中耳依从性的节律性变化(Slack 等, 1986)。有症状的软腭阵挛通常是由 Guillain-Mollaret 三角病变引起的(齿状核、下橄榄和红核);通常是血管性的原因造成的,特别是在老年人中,较不常见的如脱髓鞘、头部创伤、梅毒、电击和其他原因。这些病变产生下橄榄的肥大性变性,以及继发性节律,同步放电作用于各种脑干运动核,引起眼球震颤、腭收缩、腭外震颤(下颌和胸锁乳突肌),有时有耳部敲击声。原发性软腭阵挛原因不太明确，但被认为是直接的脑干振荡器产生，刺激三叉神经运动核，引起节律性腭帆张肌收缩，咽鼓管张开和耳部敲击声（Deuschl 等，1990）。

　　将肉毒杆菌毒素注射到腭帆张肌中是抑制与软腭阵挛相关耳鸣的最有用的方法（Saeed 和 Brookes，1993，1996；Bryce 和 Morrison，1998）。最常见的肉毒杆菌治疗的副作用是麻痹导致的咽鼓管阻塞和腭咽乏力、鼻反流和吞咽困难（Saeed 和 Brookes，1993；Bryce 和 Morrison，1998）；鼓膜造孔置管可以缓解与咽鼓管功能障碍相关的不适，治疗剂量的仔细滴定可将副作用最小化（Bryce 和 Morrison，1998）。患者也可从耳鸣屏蔽中获益（Saeed 和 Brookes，1993）。据报道，软腭阵挛对各种口服药物有反应，但口服药物的效果不一致，（Deuschl 等，1990）。几个外科手术治疗相关耳鸣也已经报道结果可变；在一些情况下，手术可能使病人状况更糟。人们也应用过心理治疗，鼻咽部应用可卡因，应用麻醉药阻断耳部神经节，刺激角膜反射，针灸，催眠，放松练习和其他方法，但没有多少明显成功的案例。

　　与扩张的咽鼓管相关的他觉性耳鸣，可被描述为风吹声、海啸声、低调的声音、嗡嗡声或喀哒声。它与呼吸同步，通常在直立位更明显。它是更多常见于妇女并且与体重下降和黏膜萎缩（由于萎缩性鼻炎或放射治疗）相关（Peifer 等，1999；Ng 和 van Hasselt，2005）。体检和听力测试通常正常，在偶尔的情况下，可以观察到鼓膜与呼吸同步移动，或鼓室测压可以显示与呼吸同步振荡（Ng 和 van Hasselt，2005；Takasaki 等，2008）。如怀疑与咽鼓管病变相关则可以通过平卧、或吸鼻子、用鼻子喷气、或瓦尔萨尔瓦动作，如果获得暂时性缓解则可以获得正确诊断（McCurdy，1985；Ciocon 等，1995）。

神经性耳聋

　　耳聋患者可以通过观察面部和嘴唇的运动来与医护人员及家人进行交流。所以面对这样的患者我们说话要更简短、用简单易懂的句子、消除外来背景声音。装助听器是对神经性耳聋（SNHL）的基本治疗方法，这样可以显著改善沟通（Working Group on CommunicationAids，1991；Gates 和 Rees，1997）。助听器能有效治疗轻度至中度的听力受损。鼓励患者装助听器并且要仔细测试选择最合适的。痴呆患者也能很好地适应助听器，所以要给他

们进行听力治疗评估尽可能地减少由于听力原因造成的生活功能受损。但是助听器不能减少认知功能障碍、行为问题，或痴呆合并的精神症状（Allen 等，2003）。此外，辅助装置（例如内置的电话放大器、低频门铃、放大器铃声、特写电视解码器、闪光闹钟、闪光烟雾探测器和报警床振动器）和"语音阅读"培训（使用视觉提示帮助确定正在说什么）也能帮助老年性聋及神经性耳聋的老年人（Gates 和 Rees，1997；Working Group on Communication Aids for the Hearing-Impaired，1991）。对严重听力丧失并且助听器也无法矫正的患者要进行手语教学。那些重度听力障碍并且简单助听器没有疗效的患者，要考虑耳蜗植入装置来改善听力功能；这种治疗方式没有年龄限制。耳蜗植入可以改善老年患者的听力和生活质量，甚至对 80 岁以上的患者依然有效（Kunimoto 等，1999；Eshraghi 等，2009；Sprinzl 和 Riechelmann，2010）。疼痛和短暂眩晕是老年患者耳蜗植入后最常见的并发症（Eshraghi 等，2009）。

　　老年人神经性耳聋常见原因包括衰老（老年性聋）、长期噪音刺激和血管闭塞疾病（Gates 等，1993）。通过了解病史（噪声或毒素暴露、创伤等）、听力丧失的过程、听力损失为单侧还是双侧、听力损失的频率分布、相关联的症状（如眩晕）及家族史等来确定病因。神经性耳聋经常会伴有主觉耳鸣，认为这种主观感觉到的异常声音来自中枢，并且其发生机制很可能与 Bonnet 视幻视的"释放"机制相似。

老年性聋

　　老年性聋（字面意思是"老年听力"）多数是伴随老龄化而发生的听力逐渐丧失。老年性聋术语包括所有老龄化过程中能引起听力损失的原因，包括外在干扰（噪声、耳毒性药物和疾病）和年龄相关生理性变性。老年性聋影响 1/3 的 65 岁以上人群、一半以上的 75 岁以上人群，有些报道的比例会更高（Sprinzl 和 Riechelmann，2010）。老年性聋相关的听力受损通常是对称高频的神经性耳聋，主要由内耳的累积性损伤所致，特别是耳蜗的感觉毛细胞丧失所致（感音性老年性聋）。有些人也可能由其他原因导致，包括中枢（脑干）、神经（神经节细胞损失）、原发性或"代谢性"（原发性萎缩）和可能的耳蜗传导性或机械性（基底膜僵化）（Working Group on SpeechUnderstanding 和 Aging，1988；Gates 和 Rees，1997；Bao 和 Ohlemiller，2010）。

长期暴露于环境噪声是老年性感音性聋的主要原因之一,也是老年性聋的最常见的类型。神经和中枢型老年性聋并不常见,这种类型往往受损严重,助听器也不能由显著效果(而感音性老年性聋却效果明显)。低频听力损失被认为是典型的原发性或"代谢性"老年性聋,这种类型的老年性聋与心血管疾病共患病有关,特别是在女性(Gates 等,1993)。用于老年性聋的术语代谢性老年性聋与萎缩相关,因为纹状血管是产生内皮细胞电位的代谢泵(Gates 和 Rees,1997)。

老年性聋患者发现其他人说话的声音变得模糊混沌,并且他们特别难以察觉或区分高音调辅音(ch,f,k,s,t 或 th),而低音调的元音却相对好些。他们在听女性和儿童高音调的说话声音时会非常困难,而听男性说话时却好很多,在有背景噪声时,他们通常理解对话有困难。一些声音可能被扭曲或被认为过于响亮——当以正常的音高和音量说话时,患者可能难以识别和辨别语音,而说话者放慢速度并提高声音努力让患者听清时反而会激惹对方("你不必大喊!")。老年性耳聋经常与主观性耳鸣有关。此外,这也会加重老年人的隔离孤独和抑郁症。

老年性聋的危险因素包括长期接触噪声、吸烟、某些药物(如癌症化疗药,特别是顺铂;一些抗生素,特别是氨基糖苷类、袢利尿药和阿司匹林等抗炎药)、几种共患病情况(如心血管疾病、高血压、糖尿病和肾衰竭)以及家族性老年聋。

叶酸可能有助于减缓语言频率(0.5~2.0kHz)的听力下降,因为老年性耳聋更常见于没有叶酸强化食物的人群(Durga 等,2007)。而在叶酸饮食足够的国家中,又额外补充叶酸的效果还不明确(如美国、英国和匈牙利)。

噪声引起的听力损伤

全世界约有 1/6(16%)的成人是由于职业噪声暴露造成听力丧失,在不同地区听力丧失比例有显著不同(Nelson 等,2005)。因为更多的男性劳动力参与和职业种类的差异,所以暴露于职业噪声对男性的影响高于女性。随着人体的老化,先前噪声诱导的耳蜗损伤和由此产生的感应神经性听力丧失与其他因素共同作用造成听力障碍(如耳毒性和年龄相关器官损害)(Lanska,2013b)。这种残疾多数是可以通过适当的工程预防减少噪音的产生或传播并适当使用听力保护器而得到有效控制(Lanska,2013b)。

职业噪音暴露在美国是听力丧失最重要的可预防因素,但它占听力丧失的比例还不到10%(剩下大部分是年龄相关的)(Dobie,2008)。噪音诱导的听力损失(Noise-induced hearing loss(NIHL))一般是由于未受保护的暴露于 95 分贝以上的噪声所致。在临床上噪音导致的损害通常使中年或老年个体的听力丧失出现的年龄提前了。而其他因素的存在会进一步增强噪声对耳蜗毛细胞的损伤,包括遗传倾向和某些环境暴露,如吸烟和暴露于汽车涂料中的有毒溶剂。

NIHL 临床表现为逐渐出现的双侧听力下降,高频的感应神经性听力丧失(Fransen 等,2008)。患者通常有娱乐或职业的噪声暴露历史、通常无听力保护、常年累及。持续噪声暴露导致听力损失是渐进的。虽然 NIHL 通常是双侧的,但一侧耳可能会更严重。在使用过猎枪或步枪的患者,NIHL 通常在优势手的另一侧更糟糕,而手枪患者可能在优势手的同侧更差。

NIHL 对生活质量产生不利的影响(Muluk 和 Oguztürk,2008)。患者听元音优于辅音,因为元音主要是低频内容,而辅音主要是高频内容。患者可能更难于理解高频声音(如儿童的声音),特别是在有背景噪声时。大喊并不能帮助患者理解,因为它主要增加元音的强度水平而不是辅音的强度水平;另外,由于毛细胞的变性丢失而存在的毛细胞招募现象(recruitment),大声说话通常也会造成患者的不适。听到的声音经常会扭曲,一种单纯的声音听起来可能是嗡嗡声、宽带噪声或复杂的音调的混合。一些患者可能出现复听(单个声音作为两个单独的声音,可以在音调或时间上不同)。

他觉性耳鸣是一种常见的与 NIHL 相伴随情况,对于一些患者,可能是最麻烦的症状。耳鸣的强度与听力丧失的程度相匹配,这符合听力能力与声音大小的匹配原理(Man 和 Naggan,1981)。然而,听力正常情况下,耳鸣不应该被认为是噪声暴露,因为在具有正常听力的那些人中,耳鸣与当前噪声水平、噪声暴露的持续时间或累积噪声暴露无关(Rubak 等,2008)。

NIHL 由于耳蜗损伤特别是接近耳蜗的基部损伤所致。短时间暴露于很大的噪音(小时到天)可能只产生暂时性阈移(Osguthorpe 和 Klein,1991)。而更长时间置身于很大的噪音环境,即使噪音强度只是让你感到不舒服,也会导致永久性损伤和损失的耳蜗毛细胞（Osguthorpe 和 Klein，1991）。耳蜗毛细胞的损伤通常最初被定义为距离耳蜗底部 5~10mm 的小面积，面积涉及的感知频率约 4 000Hz。4 000Hz 的听力对在噪声环境中的语音识别很重要（Osguthorpe 和 Klein，1991）。毛细胞在噪声损伤时会经历凋亡，但是支持细胞不能再生（Cotanche，2008）。相当程度的耳蜗毛细胞损伤可能发生于听力阈值受到影响之前。基底耳蜗的选择性损伤机制不清楚，但人们已提出机械、血管和毒物代谢理论—机械理论假设来自于该部位的"喷射效应"，而血管理论认为该区域容易缺血，因为它在耳蜗和耳蜗主要分支动脉的连接处，而毒物代谢理论提示了兴奋性神经肿胀之后，线粒体中出现自由基，随后诱导了 Corti 器中的凋亡细胞死亡（Lim 和 Melnick，1971；Yamane 等，1995；Henderson 等，2006；Le Prell 等，2007）。噪声敏感有家族性特点，并且孪生研究提示与 NIHL 的遗传组分相关联（Heinonen-Guzejev 等，2005）。

与 NIHL 相关的不可调控风险因素包括增龄、男性性别和遗传素质；可调控风险因素包括自愿暴露在噪声、缺乏听力保护、吸烟、缺乏定期运动、饮食不良、牙齿欠佳、糖尿病和心血管疾病（Wild 等，2005；Daniel，2007；Lanska，2013b）。其中一些危险因素可能只是简单的非因果关联（如缺乏定期运动、饮食不良和牙齿疾患）。

急性噪声暴露的阈移可以是暂时的，听力可以在一天内逐渐恢复到基线水平（Osguthorpe 和 Klein，1991）。在反复的噪声暴露时，听觉只有部分返回到基线水平，而阈移会持续发展。NIHL 的独立危险因素包括年龄、男性和更大的噪声暴露（Bauer 等，1991；Neuberger 等，1992）。常见的相关症状包括耳鸣、声音失真和复听。

听力图显示双侧的感应神经性聋，通常具有在 4 000Hz 切迹的特征（Bauer 等，1991；Osguthorpe 和 Klein，1991；Neuberger 等，1992；Griest 和 Bishop，1998；McBride 和 Williams，2001）。6 000Hz 切迹是可变的，重要性有限（McBride 和 Williams，2001）。随着 SNHL 的进展，这种"噪声切迹"在 4 000Hz 处加深，听力损失延伸到较低频率。直到疾病进程的晚期语言能力才会受影响。耳声发射比单纯的阈值检测能更早识别噪声诱发的损伤，也可以识别耳蜗功能障碍，耳声发射比听力图覆盖更大的频率范围（Balatsouras，2004）。

虽然文献中已经提出了各种定义，但如果纯音阈值的耳间差异在两个频率下至少为 10 分贝或在一个频率下至少为 15 分贝，则可以认为 SNHL 是不对称的（Urben 等，1999）。由于噪声暴露导致或特发性的不对称的感应神经性听力丧失（SNHL）相当普遍（Chung 等，1983；Pirila，1991；Pirila 等，1992；Urben 等，1999）。但是不对称性的 SNHL 却很少是耳蜗后病变（Urben 等，1999；Baker 等，2003）或三期梅毒的指征。不对称性的 SNHL 的患者，如果有明确的单侧噪声暴露史、或在听力或词语识别方面近期没有变化、没有梅毒危险因素（荧光密螺旋体抗体试验阴性）、没有相关症状（如眩晕），则可以做间断听力图监测（每 6 个月做一次）（Urben 等，1999）。没有明显单侧噪声暴露史或其他已知原因造成非对称性的 SNHL，以及那些病情不断进展的非对称性的 SNHL 患者，都应该接受脑干听觉诱发电位（BAER）检查（Urben 等，1999）。对于所有非对称性的 SNHL 的患者来说，MRI 不能有效地判别耳蜗损伤；MRI 用于临床怀疑耳蜗后病变或 BAER 检查不确定的病例（Urben 等，1999）。"规则 3000"是一种临床决策规则，可以帮助指导对那些不对称性的 SNHL 患者更有效地使用 MRI 检查的方法 - 如果在 3 000Hz 处存在至少 15 分贝的不对称 SNHL，则应该进行 MRI；如果在这个频率下不对称性不到 15 分贝，患者可以每半年进行一次听力测定（Saliba 等，2009）。

SNHI 患者可以安装助听器，但是听力也不能完全恢复正常，并且声音也会扭曲失真。所以预防是势在必行的。高风险人群要常规在噪声环境中使用听力保护措施。进行这方面的教育也非常重要，因为许多受噪音影响的个体并不愿意佩戴听力保护装置，有时即使戴听力保护装置的人也不愿意坚持，或在某些情况下不能正确使用它。另外还要尽可能地减少环境噪声。

美国的职业环境与职业安全及健康管理局（OSHA）要求每年的听力纯阈值及空气传导阈值测试中将双耳噪音暴露阈值规定在小于 50% 的噪声暴露水平。如果平均声音暴露水平为 85 分贝则建议使用听力保护；如果高于 90 分贝则必须使用听力保护。如果工人有显著的阈值偏移时，即使职业暴露小于平均 90 分贝也必须使用听力保护。听力保护必须将员工的噪声暴露减少到小于 85 分贝时间加权平均值。但是，即使在较低的噪声水平有些员工也可能发展为永久性噪音诱导的听力丧失（NIHL）（Osguthorpe 和 Klein，1991）。但是 OSHA

法规并没有涵盖一些其他的暴露于过度噪声的工人,如农民、建筑工人和小企业的雇员。

休闲噪声虽然比职业噪声暴露少见,但它也可以造成职业噪声损害,比如许多电动工具、割草机、枪支和声音扬声器均超过了安全声音暴露水平。例如割草机的噪声约90分贝、链锯近似100分贝、猎枪爆炸近似140分贝。

当在某个环境中我们需要提高声音才能进行谈话则说明需要使用听力保护了。助听器(大多数是排气的)不足以保护听力。常用的听力保护装置包括耳罩或耳塞。耳罩比耳塞的降噪能力更好,但人们往往认为耳罩散热不好、麻烦、或外观不好看,这些因素导致人们不愿意使用耳罩(Arezes和Miguel,2002)。有些人的外耳道结构特殊,则可从耳模定制耳塞。特殊的耳塞也可用于特殊需要(美观性好、狩猎、唱歌或特定工作环境)。质量不好的耳塞或耳罩隔音效力较差,不能达到充分保护听力的作用。在极高噪声环境中,耳塞可以结合耳罩佩戴共同阻隔声音(Simpson等,2005),这样大多数的声音只能通过骨传导,可以使噪声减小50分贝(Osguthorpe和Klein,1991)。

突发性聋

“突发性”耳聋定义为症状出现在3天之内,测试时至少3个连续的30分贝或以上频率(标准听力图)受损。可以是首次发作,也可以是复发。根据病因及病变结构的不同,临床表现包括耳胀满感或耳部受压感、耳鸣、眩晕、恶心和呕吐,以及脑干和小脑受损表现。突聋患者的耳鸣与高频率听力受损有关,而耳胀满感或耳部受压感通常与低频听力损失有关(Sakata等,2008)当听力改善时,耳鸣和耳胀感也得到改善(Ishida等,2008)。这种情况最常见于50~60岁人群,但是老年人也常见,特别是在双侧耳受累或者在血管病因情况下(Oh等,2007)。

突聋由听觉的感应性神经结构病变导致,在脑干或大脑损伤时却很少发生。耳蜗或第Ⅷ对脑神经的梗塞可以孤立地发生或伴随迷路、脑干、和(或)小脑损伤发生。急性双侧听力损伤考虑椎基底动脉闭塞性疾病,但椎基底供血不足相关的听力损失通常为单侧。病毒感染、炎症、或造成突发听力丧失的自身免疫性疾病通常涉及迷路或第Ⅷ对脑神经。梅尼埃综合征累及迷路。肿瘤和有突然听力丧失的脑膜炎也累及第Ⅷ对脑神经。听力丧失反复发生又能自行恢复或用类固醇治疗有效,都提示不是直接的毛细胞退变,而是内耳可逆代谢过程干扰了蜗管内电位所致(Sismanis,2005)。

突发性听力丧失病因有多种,包括内耳或第Ⅷ对脑神经缺血、迷路或耳蜗神经的病毒感染、梅尼埃病、内淋巴膜破裂和自身免疫或炎症原因(Lanska,2013c)。不常见病因包括耳蜗占位性病变、脱髓鞘疾病、梅毒、莱姆病、脑膜炎、癌性脑膜炎、动脉炎、外淋巴瘘、毒素、气压伤、头部损伤(特别是颞骨骨折,还有内耳震荡)和耳科手术(Lanska,2013c)。

只有15%的病例可以确定原因,大多数单侧突聋不能确定原因被认为是特发性突聋(Rauch,2008)。只有少数(约1%)被确定是后蜗膜原因(例如明显的脱髓鞘疾病或卒中)(Rauch,2008)。不常见的双侧突聋可能由于诈病(malingering)、转化障碍(conversion disorders)和神经病变原因(如椎基底动脉闭塞性疾病、癌性脑膜炎、副肿瘤综合征、脑炎或脑膜炎)(Koda等,2008;Rauch,2008)。二尖瓣脱垂、二尖瓣增厚、二尖瓣反流和左心房增大是“特发性”的感应性神经性听力丧失(SNHL)的危险因素,并且这些情况会使耳蜗或第Ⅷ对脑神经缺血的风险增加(Vazquez等,2008)。

针对突聋已经提出了各种发病机制,包括血管损伤、传染性(特别是病毒)致病物、自身免疫或炎症机制、或迷路的膜破坏。在非自发性病例中,血管和感染性病因是最常见的,对这些机制的病理生理学方面也有较好的理解。

内听动脉(也称为迷路动脉)的血供,通常源自小脑下前动脉(AICA)。内听动脉和其分支是终末动脉,所以甚至短暂性缺血都可引起永久性内耳损伤(Lanska,2013c,2013d)。耳蜗内的Corti器对缺血特别敏感。内听动脉或耳蜗下静脉阻塞可使功能快速丧失;血流中断60秒就会使内耳毛细胞的电活动恶化。如果血流阻断能在8分钟内恢复,耳蜗功能还可能恢复正常,但如果血流中断超过30分钟则功能不能恢复。外部毛细胞和耳蜗的神经节细胞易受动脉阻塞的影响,而前庭端器官抵抗性相对好一些。动脉阻塞30分钟就会看到耳蜗毛细胞有明显病理组织学变化,如果持续几个小时就会有广泛坏死,之后6个月会看到严重纤维化和骨化。内耳缺血最常见于AICA或基底动脉的血栓栓塞性疾病,也可见于偏头痛、脂肪栓塞、血栓闭塞性脉管炎、严重高脂血症、巨球蛋白血症、白血病和其他高凝血状态。

AICA 梗塞导致的突发性聋通常是由于缺血导致的耳蜗功能障碍所致，但也会混合中枢和外周功能障碍，有时很难鉴别。AICA 血供于内耳以及脑桥外侧、小脑中脚、小脑和小脑的前部小叶。因此，AICA 区域梗死可导致同侧听力损失伴或不伴有耳鸣，以及一系列迷路、脑干和小脑症状。其他临床表现还有眼球震颤、同侧面部麻木、同侧面部麻痹、眩晕、构音困难、呕吐、不稳、偏侧共济失调、四肢及躯干对侧痛温觉丧失。有时 AICA 的 TIA 也可以出现单独眩晕或单独听觉障碍（Amarenco 等，1993；Lee 和 Cho，2004）。在严重椎基底动脉闭塞时，双侧突发性聋可能是 AICA 供血区梗死的前兆。有时 AICA 域梗死会很难与小脑下后动脉（PICA）区域梗死（瓦伦贝格综合征）鉴别，因为它们有相同的临床表现（如霍纳综合征、面部感觉损伤、前庭征兆、辨距障碍和对侧的痛和温觉障碍），而严重的面神经麻痹、听力受损和耳鸣在 PICA 区域梗死时却不常见，所以这些症状的出现要警惕 AICA 域梗死的可能。

上小脑动脉综合征包括同侧霍纳综合征、同侧肢体共济失调、对侧的感应神经性听力丧失（由于上行听觉信息的外侧隆起萎缩）、对侧浅感觉丧失、眩晕、眼球震颤、恶心和呕吐（Murakami 等，2005）。

听力丧失可见于约 1/5 的椎基底动脉供血不足和眩晕的患者中（Yamasoba 等，2001）。与椎基底动脉供血不足相关的耳聋主要涉及耳蜗而不是中枢听觉通路（Yamasoba 等，2001；Lee 和 Baloh，2005）。并且经常会有脑干和小脑的症状和体征，比如耳鸣和眩晕（Lee 等，2003；Sauvaget 等人，2004）。

缺血也可能伴随供应内耳的小静脉和毛细血管阻塞。静脉阻塞产生早期上皮水肿，接着出血进入上皮和外淋巴和内淋巴间隙，导致毛细胞损伤及继发神经节细胞变性，以及后来的纤维化和骨化。引起突聋的静脉阻塞最常见原因是血液黏度增加。"高黏滞综合征"有各种临床表现，包括突发或进行性听力损害、头痛、疲劳、眩晕、眼球震颤、视觉障碍和黏膜出血（Nomura 等，1982；Andrews 等，1988）。眼科检查可见明显膨胀和曲折（"香肠形"）视网膜静脉和视网膜出血，与在视网膜静脉阻塞所见类似。

病毒性神经性迷路炎（Viral neurolabyrinthitis）可以是全身性病毒感染的一部分，也可以是迷路或第Ⅷ对脑神经的独立感染。许多患者报告在症状发生前 1~2 周内有上呼吸道感染病史。临床症状可以表现为单侧出现的明显的听觉或前庭症状，或两者都有。如果是不完全听力障碍，通常为高频区域最严重。一些病例可能出现后半规管良性阵发性位置性眩晕，而侧半规管功能保留（Karlberg 等，2000）。带状疱疹感染则多发生在外耳道，表现为耳烧灼痛、单侧耳痛、单侧听力损失、耳鸣、眩晕和瞬时自发性眼球震颤。病毒性神经性迷路炎和突发性耳聋的病理学研究已经表明病毒可以对耳蜗和听神经造成损伤，与其他病毒感染性疾病类似（如腮腺炎）。但是单纯疱疹病毒Ⅰ型和耳部带状疱疹（herpes zoster oticus）与突发耳聋特别相关（Wilson，1986；Rabinstein 等，2001）。虽然有些病毒感染导致的突聋在病因学上很难有足够的证据，但带状疱疹感染病例的临床特征通常非常明显且具有特征性。

老年人的突发性耳聋也可能来自药物，包括非甾体类抗炎药（McKinnon 和 Lassen，1998）或氨基糖苷类。快速耳毒性听力丧失在肾功能不全患者中更常见。

初步评估应包括仔细的病史和检查，以确定可能的毒性，耳科或系统性原因，包括评估莱姆滴度和梅毒血清学。根据听力检查记录明确听力损失的模式和严重性，这对评估预后有帮助。听力图应该在治疗开始前和开始后 24~48 小时内获得，之后的一年中要连续监测（例如，在发病后 2、6 和 12 个月）（Rauch，2008）。无论用类固醇治疗后听力明显改善或完全恢复，都要进行 MRI 或脑干诱发电位（the brainstem auditory evoked response（BAER））检查来排除单侧突聋病例的耳蜗后病变的可能。颅脑成像也是排除脑干或小脑损伤的重要方式，MRI 可识别许多其他病理状态（例如血管异常和脱髓鞘），但 MRI 不能很好地显示内耳来可靠地识别梗塞并且对耳蜗炎、迷路炎相关的异常表现（例如增强）也不敏感。对于不能进行 MRI 检查的患者，应考虑进行 CT 和 BAER 检查，尽管这些方法与 MRI 相比对耳蜗后病变的敏感性较低。

由于突聋自行恢复听力的比率很高，并且即使有足够临床检查评估，很大一部分病例最终被认为是特发性的，所以有些医疗机构主张采用分阶段诊断检测方法。当有明确的全身医病或有明显局灶神经系统症状和体征的患者应该立即进行诊断性检查。在没有其他临床表现的患者，进一步诊断评价可能会一个月后才能看到是否有自发性恢复。这里要注意，用类固醇治疗后症状得到改善，如果没有做

MRI 或 BAER 检查,可能会导致遗漏重要的临床信息,包括耳蜗后占位病变。如果症状没有改善或症状反而加重了,则要进行更广泛的检查,包括颅脑成像。

其他检查还包括脑血管成像、BAER、双耳冷热试验眼震电图描记、前庭肌源性诱发电位、腰椎穿刺和各种血液研究。BAER 检查可能会看到 I 型波或所有波形的缺失,但如果是耳蜗后的第Ⅷ对脑神经和脑干听觉核和通路的功能障碍,也可以出现 I 型波的缺失和Ⅲ型波及 V 型波的延迟(Verghese 和 Morocz,1999)。双耳冷热试验眼震电图描记可能展示同侧水平运动障碍。临床怀疑由于高血黏度而造成的突然听力丧失,可考虑以下血液检查:血清黏度测定、全血计数、梅毒血清学、ESR、血清蛋白、血清蛋白电泳和脂质研究。

预后取决于潜在的病因,但突聋自发恢复病例较高(约 2/3 的病例)(Eisenman and Arts,2000;Yimtae 等,2001;Penido Nde 等,2005;Stahl 和 Cohen,2006)。大多数患者在发病早期即开始快速恢复或逐渐缓慢恢复(Harada,1996),自发恢复通常在发病后的前二周(Mattox 和 Simmons,1977)。听力水平的改善往往主要发生在低频到中频,并且在保留耳声发射(otoacoustic emissions)的情况下更好(Ishida 等,2008)。初始快速恢复的患者预后最佳,首次检查时听力损失程度越小,则听力改善程度也越大,一旦稳定,残余听力损失程度也越小(Harada,1996)。表现为上升或低频或中频听力损失的患者通常具有更好的预后(Eisenman 和 Arts,2000;Zadeh 等,2003)。影响预后的因素包括老年、症状出现后没有及时治疗、更严重的听力损失、平坦或下降型听力图、耳鸣、眩晕、血沉高和糖尿病。听力后遗症或晚期效应包括耳鸣、良性阵发性位置眩晕和梅尼埃综合征。

单独内耳血管梗塞时,眩晕、眼球震颤和自主症状可以在几天到几周缓解,但耳聋和半规管轻瘫通常持续存在(Millikanand Futrell,1990;Watanabe 等,1994;Kim 等,1999;Lanska,2013d)。如果没有脑干症状出现并且脑成像正常,则复发或随后中风的风险很少(Millikan 和 Futrell,1990;Kim 等,1999)。椎基底动脉供血不足造成的迷路缺血患者可以用抗凝血或抗血小板治疗并且预后良好(Fife 等,1994),则很少通过手术或血管内矫正(Strupp 等,2000)。但是,内耳梗塞患者如果合并脑干或小脑梗死则预后较差(Gomez 等,1996),特别是合并基底动脉的闭塞性疾病时预后更差(Ferbert 等,1990;Huang 等,1993)。

突发的感应神经性耳聋(SNHL)与五年内卒中风险增加相关;在一项队列研究中,13% 的 SNHL 患者组在 5 年内发生卒中,而对照组为 8%。调整其他危险因素后,有 SNHL 的患者发生卒中的风险是对照的 1.6 倍(Lin 等,2008)。

诊治突聋很复杂,部分原因是大多数患者不知道潜在病因。几项观察性研究和小型随机对照试验显示,口服皮质类固醇(泼尼松或甲泼尼龙)被认为是突聋的"当前标准治疗"(Rauch,2008)。但系统评价和荟萃分析则表明类固醇的价值仍然不清楚,因为有很多混淆因素并且研究技术所限。大多数报告提示在发病后前二周用类固醇是有益的(虽然这是典型的自行恢复时间框架),如果在发病后 4 周或更长时间才开始用,则治疗效果有限(Rauch,2008)。对近期有病毒感染、自身免疫疾病或脑膜炎的突聋患者,也可考虑使用类固醇。对类固醇禁忌的患者可以考虑鼓室内注射类固醇,治疗效果与口服类固醇相似,但是鼓室内注射类固醇不方便并有不适感并且价格更昂贵(Rauch 等,2011)。伴随的眩晕、恶心和呕吐应给予对症治疗。前庭康复应该提早开始(Lanska,2009)。

在特发性突聋的治疗中,抗病毒药、抗凝血药、血管扩张药、改善血流变药物、自由基清除药、高压氧、银杏产品等药物的治疗效果尚未确定(Kanzaki 等,2003;Conlin 和 Parnes,2007a,2007b;Rauch,2008)。因为大多数研究都是不受控制的试验,所以突聋的药物治疗与突聋的自行恢复没有显著统计学差异。除了耳带状疱疹(herpes zoster oticus),应该用阿昔洛韦治疗,但是可供利用的研究数据也没有表明抗病毒药物对治疗病毒性神经炎性迷路炎有显著的临床效果(Stokroos 等,1998)。

中枢神经性表面血铁质沉积症

中枢神经性表面血铁质沉积症并不常见(虽然报道越来越多)但却是有潜在破坏性的综合征,是由反复发生的蛛网膜下腔出血导致的含铁血黄素和其他含铁色素沉积在蛛网膜、脑皮质浅表层、脑干、小脑、脑神经和脊髓(Lanska,2013e)。常见临床表现有进行性感应神经性听力丧失(Sensorineural hearing loss(SNHL))、小脑共济失调、锥体征(如痉挛性轻瘫和四肢麻痹)、共济失调和头痛(Lanska,2013e)。感应性神经性听力丧失可呈进行性发展也可以是主要症状,疾病可进展多年,并可能合并耳蜗后或耳蜗损伤(Lanska,2013e)。在所有出现进行性 SNHL 和共济失调的患者中都应当考虑中枢神经性表面血铁质沉积症。与听力丧失相伴随,一些患者还会有外周前庭病障碍,表现为半规管冷热实验显示半规管轻瘫、不平衡、头晕和眩晕(Lanska,2013e)。相关脑神经异常可包括嗅觉丧失或嗅觉减退、瞳孔不等、视神经病变、视觉障碍、第Ⅳ脑神经麻痹、复视、眼球震颤、三叉神经病、半面痉挛、SNHL、间歇性眩晕和构音障碍(Lanska,2013e)。其他少数患者还可能出现的临床表现还有癫痫、脑神经异常、脊髓性肌阵挛、多发性神经病变、坐骨神经痛、颈部或背痛、尿失禁、躯体感觉障碍、慢性颅内高血压出现急性颅内高压危象。神经心理学测试已经证明了语音产生、视觉回忆、记忆、和执行功能的缺陷(van Harskamp 等,2005)。相当多的病人没有症状,这可能只是疾病的轻型或症状前状态。很多情况都能引起中枢神经性表面血铁质沉积症,包括大脑淀粉样血管病(Alafuzoff,2008;Feldman 等,2008)、大脑或脊髓动静脉畸形、海绵状畸形、颅内动脉瘤、小脑肿瘤、脑血肿和脊柱手术并发硬脑膜撕裂和假性脑膜膨出形成(Cohen-Gadol 等,2005)。

中枢神经性表面血铁质沉积症是由于反复发生的蛛网膜下腔出血导致出血中的血红素渗透到脑脊液循环,随后含铁血黄素和其他含铁色素在脑表面、脑干、小脑、脑神经和脊髓沉积(Koeppen 和 Dentinger,1988;Koeppen 等,2008;Lanska,2013e)。病理学可看到大单核吞噬细胞吞噬的含铁血黄素颗粒。组织学上显示第Ⅷ对脑神经和小脑病变最严重,可能是因为这些结构中的胶质细胞对铁蛋白的分解代谢优先促进血红素在这些位置的沉积。

当怀疑是表面铁沉积症时,需要进行全面检查来找出血源。MRI 是最重要的检查手段,还要结合腰椎穿刺或进行血管造影(Lanska,2013e)。MRI 研究证明血铁黄素沉积沿着大脑、脑干、小脑和脊髓表面分布(Pelak 等,1999;Kumar,2007)。常见为 T_2 加权图像上显示中枢神经系统低信号,而 T_1 加权图像上显示为高信号。CT 可显示广泛的脑膜增强或小脑萎缩。虽然 CT 可能提示表面铁沉积症的诊断,而 MRI 的敏感性和特异性则更高。当中枢神经性表面血铁质沉积症的诊断只是基于脑成像,而出血的来源没有被确定时,需要进行脊柱成像。通常情况下,脊髓造影或 CT 脊髓造影能最好地显示

硬脑膜憩室、假性脑膜膨出和其他硬膜缺损(包括硬脑膜渗漏)。血管造影可能显示各种血管畸形。在一些情况下,MRI 或骨髓造影不能识别的血管畸形可以在血管造影术上识别。在许多情况下,血管造影也不能识别出血的原因,可能是因为持续的少量出血、间歇性血液渗漏。腰椎穿刺可表现为复发性或持续性黄色,有红细胞、稍高的白色细胞计数、增加的蛋白质、脑脊液中增加的铁和铁蛋白水平和噬铁细胞。如果是间断小量出血,脊液可能显示正常(Kumar,2007)。虽然过去曾经用脑活检进行诊断(Willeit 等,1992),但目前很少用。即使做了全面的诊断,出血的来源有时仍很难确定(Miliaras 等,2006;Kumar,2006,2007)。

预后通常很差—病情逐渐进展可能致残或致命(Lanska,2013e)。主要治疗措施为切除出血源。对症治疗有助于缓解继发性表现,包括头痛和癫痫发作。即使手术成功地切除了病源(当被识别时),仍然不能预测听力功能是否能恢复(Lanska,2013e)。有一些短期临床随访报道,认为手术可以减轻或阻止疾病的进展(Schievink 等,1998)。中枢神经性表面血铁质沉积症导致的双侧听力严重丧失可以做耳蜗植入,但临床报道的治疗结果不甚满意。(Lanska,2013e)。

带状疱疹

带状疱疹[有时在与面部轻瘫有关时称为拉姆齐·亨特(Ramsay Hunt)综合征]是由于水痘—带状疱疹病毒(varicella-zoster virus,VZV)在先前感染导致水痘(chicken pox)后病毒在第Ⅶ和第Ⅷ脑神经节中休眠而再复燃引起的(Lanska,2013f)。VZV 为疱疹病毒科的 α 亚家族的成员,是一种有包膜的 DNA 病毒,其基因组由线性双链 DNA 组成。VZV 的原发感染引起水痘,它是一种急性的,在儿童多为轻度的感染性疾病。水痘之后,VZV 在感觉神经节中仍保持潜伏状态,约有 15% 的感染者在其一生中可以复燃,导致带状疱疹(Wigdahl 等,1986)。约有 2/3 的带状疱疹患者在 65 岁以后发病(Lin 和 Hadler,2000)。带状疱疹的发病率和严重程度随年龄增加而急剧增加(Hope-Simpson,1965;Edmunds 等,2001)。第一次带状疱疹不好预防,并且显著增加了后续感染的风险(Hope-Simpson,1965)。

成人带状疱疹的危险因素包括年龄增加、骨髓和器官移植、淋巴瘤、HIV 感染、蛋白酶抑制药治疗

AIDS、及系统性红斑狼疮（Lanska, 2013f）。在患带状疱疹之后，随后诊断恶性肿瘤的风险没有显著增加；因此，几乎没有证据支持要在带状疱疹的患者中积极寻找恶性肿瘤，尽管一些数据表明原发性肿瘤或局部放射治疗的部位可能比较容易在该特定位置发生带状疱疹（Lanska, 2013f）。

带状疱疹通常表现为前期（疱疹前）疼痛、异常性疼痛、灼痛或瘙痒，通常定位于耳和乳突区。红斑斑丘疹在炎症基础上进展为清晰的囊泡簇；这样的皮肤损伤可以不同程度地影响鼓膜、外耳道、偶见于外耳、乳突的邻近皮肤、软腭黏膜（可能通过岩浅大脑神经）、舌前 2/3（可能通过鼓索神经）（Shapiro 等, 1994）。囊泡液迅速从清亮变至脓性。3~5 天后囊泡结痂。相关的症状包括淋巴结病、头痛、不适和发热。最终，皮肤病变在 2~4 周愈合，常常留下残留瘢痕和色素变化。

耳部并发症包括耳鸣、SNHL、听觉过敏、眩晕、眼球震颤和反向偏斜（skew deviation）。听力异常和耳痛与疱疹有关，但与面部麻痹的严重程度无关（Wayman 等, 1990）。听力检查显示为感应性（耳蜗）和神经性（耳蜗后）听力损害（Abramovich 和 Prasher, 1986；Wayman 等, 1990）。听觉过敏（hyperacusis）的原因不能简单归因于第 VII 脑神经功能障碍导致的镫骨肌反射（stapedial reflex）消失（McCandless 和 Schumacher, 1979）因为听觉过敏在镫骨肌反射正常时也可出现（Citronand Adour, 1978；Wayman 等, 1990）；在某些情况下，听觉过敏可能是由于第 VII 脑神经中抑制性传出纤维的损伤所致（Citron 和 Adour, 1978）。

面神经麻痹可以先于、同时发生、或在 Ramsay Hunt 综合征中的皮疹之后发生（Aizawa 等, 2004；Kim 和 Bhimani, 2008）。在大多数情况下，成人皮疹发生在面部麻痹稍前或差不多同时发生（DeVriese 和 Moesker, 1988；Kim 和 Bhimani, 2008）。面部麻痹可以导致流泪减少和舌前 2/3 的味觉减退。面部麻痹通常在发病一周内达高峰，随着年龄的增加，轻瘫的严重程度增加。与贝尔麻痹相比，Ramsay Hunt 综合征更可能与完全临床面瘫有关（Robillard 等, 1986；Adour, 1994）。

带状疱疹也可能发生脑神经的多发神经病。在较少情况下，可能涉及其他的中枢神经系统结构，其表现包括小脑异常、多灶性血管病变和后循环脑卒中、偏瘫、脑炎和无菌性脑膜炎。这些症状的原因可能包括脑膜受累、脱髓鞘及血管炎等（Ortiz 等,

2008）。细胞介导的免疫受损是 VZV 复燃和临床带状疱疹发展的重要因素，而体液免疫在预防病毒复燃和引发临床带状疱疹方面几乎没有作用（Ikeda 等, 1996；Arvin, 2005）。VZV 特异性 T 细胞被认为对维持病毒—宿主平衡和预防带状疱疹至关重要。这与已知的带状疱疹风险因素一致，包括白血病和淋巴瘤、骨髓移植和 HIV 感染。随着年龄增长，对 VZV 的细胞介导的免疫应答的减弱可能有助于解释带状疱疹伴随年龄增加而显著增加。

病理检查发现血管周围、神经周围、和第 VII 和第 VIII 对脑神经的神经内淋巴细胞浸润，在某些情况下，耳蜗的耳蜗轴和 Corti 器，以及外耳道皮肤也可见淋巴细胞浸润（Guldberg-Moller 等, 1959；Blackley 等, 1967；Zajtchuk 等, 1972）。虽然膝神经节可能显示散在的淋巴细胞浸润，神经节中的大多数神经元都保存很好（Guldberg-Moller 等, 1959；Blackley 等, 1967；Zajtchuk 等, 1972）。

感染后，VZV 的 DNA 仍存在于患者的膝神经节的神经元和神经元周围的卫星细胞中（Furuta 等, 1992；Wackym 等, 1993；Furuta 等, 1997；Wackym, 1997；Thiel 等, 2002）（Gilden 等, 2000）。VZV 的 DNA 也可以存在于听神经和前庭神经的初级传入神经节中，并且在面神经鞘、CSF、中耳黏膜和耳蜗或口腔囊泡中（Wackym 等, 1993；Wackym, 1997；Murakami 等, 1998；Ohtani 等, 2006）。潜在的 VZV 不整合到人体染色体中，但可以圆形或端对端形式存在（Clarke 等, 1995）。

减毒活水痘疫苗（Varivax）于 1995 年获得 FDA 批准。VZV 疫苗可预防或减少水痘、带状疱疹以及免疫接种者中的相关并发症（Oxman, 1995；Anonymous, 1996；Seward 等, 2002；Goldman, 2005；Vázquez 和 Shapiro, 2005；Yih 等, 2005）。由于引入这种疫苗，在疫苗接种区域的水痘发病率显著下降（Seward 等, 2002；Goldman, 2005；Yih 等, 2005）。然而，随着儿童水痘疫苗覆盖率的增加，水痘的发病率急剧下降，而带状疱疹的发病率却增加（Yih 等, 2005）。有几种解释认为，这是由于之前感染过水痘的带状疱疹携带者中"免疫增强"的丧失（包括丧失暴露于野生型 VZV）（Goldman, 2005）。这种免疫增强的损失导致细胞介导的免疫减少，并使人群中的带状疱疹发病率相对增加。

对于以前感染过水痘的老年人来说，带状疱疹的二次预防是可行的。在 2005 年，Oxman 等报道了一个针对高效力、减毒活 VZV 疫苗进行的大型

随机、双盲的临床对照研究（Arvin，2005；Gilden，2005；Oxman 等，2005）。在这项研究中募集了 60 岁以上的 38 000 多名受试者。研究结果显示 VZV 疫苗可以显著降低老年人群带状疱疹以及带状疱疹后神经痛的发病率。经过 3 年随访，VZV 疫苗降低带状疱疹发病率约 51%、带状疱疹感染所致负担约 61%、以及带状疱疹的神经痛发病率约 67%。在接种部位的局部反应一般比较温和，疫苗的严重不良事件及住院和死亡比率均较低。FDA 在 2006 年针对 60 岁及以上的人群授权使用这种疫苗（Zostavax）。活 VZV 疫苗的最低效力至少比预防水痘疫苗的最低效价高 14 倍，因为需要更高的效力才能显著增加老年人对 VZV 的细胞免疫（Oxman 等，2005）。使用的疫苗的最佳方法为单次皮下注射，优选在上臂。

带状疱疹通常为临床诊断，在没有皮疹或其他神经系统表现（例如偏瘫或脑神经多发性神经病）时诊断难度会增加。在高风险环境中（如医院和疗养院），要能迅速诊断并且要预防易感的高风险人群发病（如免疫功能低下或妊娠个体）从而避免发生 VZV 感染的严重并发症。

试验室检测 VZV 不是常规检查，但是有些病例需要用来确诊（Gilden 等，1998；Gilden 等，2000；Sweeney 和 Gilden，2001）。实验室诊断 VZV 感染可包括①血液或 CSF 水痘带状疱疹 IgM 抗体，或血清 IgG 抗体显著升高；②从免疫功能低下患者的囊泡、血液或 CSF 中分离水痘带状疱疹病毒，虽然 VZV 不稳定并难以从皮肤损伤的拭子中恢复；③在新鲜未被液体填充的囊泡基底或结痂的病损处取材进行直接荧光抗体检测证明 VZV 抗原的存在；④来自皮肤损伤、眼泪、唾液或血液单核细胞的样本进行聚合酶链反应检测 VZV 的 DNA（PCR）。因为在病毒不再复制后，病毒蛋白仍持续存在，所以当病毒培养为阴性时，直接荧光抗体检测可能是阳性。在严重疾病的情况下，应进行病毒隔离，特别是在免疫受损病例。疱疹组织进行病毒培养一般需要 7 天或更长时间，培养出来后一般会在 2~3 天内报告结果。

CSF 检查可能正常或显示淋巴细胞增多，也可能有蛋白浓度轻度升高。2/3 的患者可见轻度的 CSF 细胞增多（<250cells/mm³）。在 CSF 中可以检测到 VZV 的 IgM 抗体和 VZV 的 DNA（通过 PCR 技术）（Gilden 等，1998；Gilden 等，2000），这个检查适用于没有疹子的带状疱疹病例来帮助诊断。实时定量 PCR（real-time PCR）可以提高诊断的敏感性。

膜迷路通常在 T1 加权 MRI 图像上观察清晰，表现为非增强的中间信号强度结构，周围被低信号强度的颞骨包围（Downie 等，1994）。大约有 50%~70% 的面神经麻痹是由 VZV 导致的，在第Ⅶ和第Ⅷ脑神经、迷路、膝神经节和内耳道及外耳道均可见不同程度的钆（gadolinium）造影增强影像。在极少数情况下，也可见脑桥的面神经核增强影像。VZV 感染后内耳结构和脑神经的钆造影增强通常持续不到 6 周，但在少数患者可持续至少 6 年（Zammit-Maempel 和 Campbell，1995）。然而，这种持续的钆造影增强需要考虑迷路炎或管内肿块病变的其他原因。一些研究没有发现明确的基于 MRI 图像的预后指标。但是也有人认为，仅依靠膝神经节和面神经迷路段的增强影像就可以预测面神经功能恢复良好，而广泛面神经的增强则与预后不良相关（Berrettini 等，1998）。

带状疱疹感染后的听力障碍的预后一般比较好，虽然一些患者的症状不能完全改善（Wayman 等，1990；Adour，1994）。预后差的因素包括高龄、耳蜗后性聋、影响语言频率的听力损失（250~8 000Hz）、眩晕和男性（Wayman 等，1990）。特别是老年患者，可以有严重而持续的身体不平衡而导致生活能力受到严重影响（Adour，1994）。带状疱疹比贝尔麻痹更可能导致完全面部麻痹并且预后差。在带状疱疹完全康复后，约 1/2~2/3 的患者出现面部功能障碍并在 2 个月内开始逐渐恢复；在面神经功能完全丧失的患者中，仅有大约 10% 的患者获得完全康复。其余的多数病例会留有轻微的后遗症，约 10% 的患者残留"不满意"的结果（Heathfield 和 Mee，1978）。预后差的因素包括年龄较大、眩晕、糖尿病和高血压（Yeo 等，2007）。

阿昔洛韦能促进 VZV 感染后的恢复，此药毒性低，并有助于防止带状疱疹的神经痛。特别是免疫受损的患者出现 VZV 感染后，应该及时应用大剂量阿昔洛韦治疗（800mg，每日 5 次，口服，或 10mg/kg，每天 3 次静脉注射）。疗程通常为 7~10 天。临床显示长时间治疗或辅助用类固醇不会明显改善临床症状（Wood 等，1994），还没有临床试验证明皮质类固醇对带状疱疹治疗有显著临床效果（Uscategui 等，2008）。阿昔洛韦的替代品是泛昔洛韦（成人 500mg，每日 3 次），但后者毒性更大。在发病后几天内，前庭镇静药（如氟桂利嗪）有助于缓解第Ⅷ对脑神经受损而出现的急性眩晕。

当有严重的外周面神经麻痹时,要确保同侧眼睛的护理,特别是睡眠期间眼睑不能完全关闭时。这类患者眼睛的反应很差并可能没有足够的流泪;因此,他们易于出现角膜擦伤和感染。受影响的眼睛需要用眼部润滑药(首选黏稠的制剂,特别是在夜晚)。眼睑可以用胶带保持关闭,或者用膨胀凸出的眼罩放在眼睛上。亲水性柔软隐形眼镜也可用于保护角膜防止损伤(Yamane,1980)。但是,使用柔性眼贴、或者试图在眼睛上方施加压力和胶带敷料来使眼睑闭合,这两种方法都有潜在危险,因为眼睛经常在遮盖下睁开会被贴片或敷料磨损。

耳毒性

许多药物都有耳毒性,包括氨基糖苷类抗生素、阿司匹林、呋塞米和癌症化疗所用的烷化剂。氨基糖苷类抗生素可引起听觉和前庭毒性(Keene等,1982;Bath等,1999;Lanska,2013g)—庆大霉素、链霉素和妥布霉素是相对特异的前庭系统毒素,而卡那霉素、新霉素、奈替米星和阿米卡星具有耳蜗毒性(Bath等,1999)。阿司匹林和袢利尿药通常引起可逆的耳蜗毒性,烷化剂较少见引起混合性耳毒性(Keene和Hawke,1981)。

不像其他常见的抗生素,氨基糖苷类抗生素主要集中在内淋巴和外淋巴,所以有很高的耳毒性。氨基糖苷类毒性机理是抑制线粒体蛋白质合成,这是因为人体线粒体核糖体和细菌核糖体之间有相似性(氨基糖苷类的作用机理是在翻译过程中误读mRNA从而抑制蛋白质合成)。核糖体RNA的高度保守区域结合氨基糖苷类,在这个区域的突变可能导致氨基糖苷类抗生素诱导的人类耳毒易感性增加(Prezant等,1993;Hutchin和Cortopassi,1994;Smith,2000)。其他潜在的毒性因素包括自由基通过铁的结合和随后形成的氧化性化合物、通过阻断钙敏感性钾转导通道的感觉传导的可逆性损伤、N-甲基-D-天冬氨酸(NMDA)受体活性增加、氨基糖苷激动剂活化了谷氨酸受体的NMDA亚型而导致的兴奋性神经毒(Basile等,1996;Ernfors等,1996;Schacht,1998;Smith,2000)。

氨基糖苷类抗生素诱导的耳毒性的危险因素包括年龄较大、耳毒性家族史、高血清浓度、用药总剂量大、用药持续时间长(超过7~10天)、鞘内注射、以前暴露于耳毒药物、与其他肾毒性或耳毒性药物合用(如万古霉素、袢利尿药、顺铂或甲硝唑)、肾损伤和发热等(Fee,1980;Keene和Hawke,1981;Prezant等,1993;Fischel-Ghodsian等,1997;Triggs和Charles,1999;Peloquin等,2004;Lanska,2013f)。

尽可能采取以下预防措施减小耳毒性(Campbell和Durrant,1993;Matz,1993;Triggs和Charles,1999;Lanska,2013g):在给患者前庭毒性或耳毒性药物之前,要详细询问是否存在听力或前庭功能障碍;使用氨基糖苷类抗生素不超过1周;肌酐清除率小于1.2L/h的患者应该避免使用氨基糖苷类药物;监测氨基糖苷类抗生素的最高和最低血浓度,并相应地调整给药;延长给药间隔(如每日一次,而不是每日多次给药);避免氨基糖苷类抗生素与其他肾毒性或耳毒性药物的联合应用;当检测到临床前庭毒性或耳毒性时要立即停药。当听觉或前庭耳毒性出现时应尽快停止氨基糖苷类药物治疗,以避免永久性损伤(Halmagyi等,1994)。如果早期发现,许多毒性症状性是可逆的(Wallner,1949;Fee,1980;Black等,1987)。

在氨基糖苷类诱导的耳毒性患者中已经检测出有很高比例(17%)的线粒体12S rRNA基因的高度保守区域的突变,特别是在氨基糖苷类抗生素诱发的耳聋的家庭中。其中许多病例有氨基糖苷类药物诱导耳毒性的家族史,这表明耳毒性是可以通过适当的临床问诊来有效预防(Fischel-Ghodsian等,1997)。因此,在患者应用氨基糖苷类药物前,必须详细了解患者的药物诱导耳毒性的家族史。为防止家族中增加新病例,应该对散发的氨基糖苷类抗生素耳毒性病例进行分子测试来寻找已知的基因突变(Casano等,1999)。在确定的家族中,耳毒性易感性的遗传模式与线粒体遗传模式相匹配(母系遗传)(Prezant等,1993)。因此,在已知的氨基糖苷诱导的耳聋或前庭功能障碍家族中,应该避免在母系亲属中用氨基糖苷类的药物(Prezant等,1993)。并且大多数家族性病例接受氨基糖苷类抗生素治疗的时间要尽可能地短,总剂量要低于散发病例。

氨基糖苷类药物一旦造成耳毒性,毛细胞就不会再生长了。此外,由于药物与内耳膜结合,在停药后数月内耳毒性可能会有进展。通常氨基糖苷类药物停药后的6个月内,损伤可能才会完全停止。

主觉性耳鸣

主觉性耳鸣(Subjective tinnitus)是在没有外

部声刺激时感觉到的一种声音,检查者不能听到(Lanska,2013h)。主觉性耳鸣通常被描述为铃声、嗡嗡声、轰鸣声或咔哒声。主觉性耳鸣是主观听觉现象最常见的形式,与他觉性耳鸣(检查者能听到的耳鸣)和更复杂的声音特征听觉幻觉(声音和音乐)不同。主觉性耳鸣的发病率随年龄而增长。到70岁,至少25%的患者经历过长期耳鸣(Schwaber,2003)。男性比女性更经常受到影响,部分因为是男性经历更多的职业和娱乐噪声暴露。

主觉性耳鸣的主要临床特点包括发作(潜伏的或突然的)、持续时间、时间模式(情景性或连续性、随时间进展)、位置(单侧、双侧或不可定位)、音高(高或低)、振幅(声音大或是柔软)、节奏(稳定、逐渐发展或节奏性)、相关症状(听力损失、耳胀满感、耳痛、眩晕、失眠、焦虑、抑郁、头痛和神经功能障碍)、家族史、以前的头部损伤、噪声暴露、药物使用,以前的耳部感染和以前的耳部手术(Ciocon等,1995;Peifer等,1999;Rubak等,2008;Lanska,2013h)。主觉性耳鸣一般在消除了环境噪声时会减小,这种变化在夜间最明显。

严重的耳鸣几乎总是与听力丧失有关;耳鸣的强度可以通过响度-匹配技术来检测,这个强度应该与最严重的听力丧失的频率对应的听力水平相关(Man和Naggan,1981;Ochi等,2003)。如果病人能区别耳鸣和环境中的可识别声音则对诊断有帮助。高音耳鸣会被描述为铃声、冒蒸汽声或风声、咔哒声,而低音调耳鸣经常被描述为轰鸣声、磨擦声或像耳朵贴在贝壳上的声音。耳鸣与梅尼埃综合征相关的通常为较低频率的耳鸣(低于1 000Hz,通常为125~500Hz)。当与中耳疾病相关时,它通常是低或中等频率(250~2 000Hz)。当与声音创伤或噪声暴露相关联时,通常约4 000Hz。当与老年性聋、耳毒性和其他感音神经性相关时,它通常是高音调的(2 000Hz以及更高)。当听力正常个体出现时,主觉性耳鸣可出现在任何频率(Man和Naggan,1981;Chung等,1984;Campbell,1998)。

主觉性耳鸣常与抑郁(多达半数的患者)、焦虑、烦恼、愤怒、沮丧和失眠有关(Nondahl等,2002;Dobie,2003;Zoger等,2006;Belli等,2008;Heinecke等,2008)。虽然因果关系并不是很清楚,但认为耳鸣可能产生显著的心理压力、焦虑和抑郁。患者可能过度专注于他们的耳鸣,对工作、生活和社会活动均有不利影响;这些患者比那些没有无压力的患者对耳鸣的评级要高,但是客观的检查评估结果与耳鸣程度并不一致(Schleuning等,1980)。睡眠障碍使主观性耳鸣的严重程度显著升高,并且比使用与耳鸣音高相匹配的外部声音进行的平衡程序测量得到的耳鸣响度要高。

对任何形式耳鸣患者的临床检查应该包括眼底检查、耳镜检查、听力检查、神经系统检查、听诊来寻找客观因素(如来自动脉杂音或静脉嗡嗡声)、观察腭肌阵挛、触诊颈部或口腔肿块、颞下颌关节的检查和听力测定。耳镜可以识别盯眝堵塞、鼓膜穿孔、中耳液体和各种病变肿块。血液检查应包括全血细胞计数、血脂、血糖、甲状腺刺激激素、ESR莱姆病滴度和梅毒血清学(Ciocon等,1995;Peifer等,1999;Hannan等,2005)。

听力测量对主觉性耳鸣评价至关重要。特别是最少纯音听力图应与言语接收阈和词语识别的评估一起执行。如果存在听力损失,它的模式有助于识别可能的原因。几个常见的SNHL的模式包括:带切迹模式(与NIHL一样);一个对称的双侧向下倾斜的模式(如老年性聋)和低频下降模式(如美尼尔综合征)。在双侧主觉性耳鸣的老年患者中,噪音导致的耳聋和老年性聋是最常见的原因。如果主觉性耳鸣患者出现单词识别能力不对称,或者与听力阈值相比有不成比例的降低时,需要考虑耳蜗后病变。有人建议使用鼓室压测量法和声学反射法(Ciocon等,1995),但对评价主觉性耳鸣或耳蜗后性听力丧失意义不大。BAER或MRI对于识别耳蜗后肿物的敏感性及特异性更高(Campbell,1998)。耳声发射可以有助于区分蜗性和蜗后性SNHL(Campbell,1998)。它们一般可以反映耳蜗病理学(假设没有显著传导异常)并且对神经系统异常相对不敏感。特别是耳声发射可以有助于解释BAER测试无响应的病例(Campbell,1998)。如果听力诱发反应缺失,耳声发射正常,则认为病变在神经系统,而不是外周听力损失;如果两者都不存在,听力损失可能在外周。

上述检查有助于确定主觉性耳鸣是单侧或双侧,明确是否有局灶性神经系统异常,进行听力图分析鉴别传导性耳聋与神经性耳聋。主觉性耳鸣可以由各种外耳或中耳的损伤所致,也可以由耳蜗或听神经或中枢神经系统引起,但大部分病例是"特发性"的(Lechtenberg和Shulman,1984)。最常见的识别因素是噪音导致的听力丧失(Noise-Induced Hearing Loss(NIHL))。

不管是传导性还是神经性听力障碍,主觉性耳鸣可以是双侧也可以是单侧。传导性听力障碍造成的主觉性耳鸣的原因包括耵聍、骨瘤或分泌性中耳炎。而双侧的神经性耳聋的主觉性耳鸣可能由耳毒性药物、噪声暴露或老年性聋引起（Miller 和 Jakimetz, 1984; Campbell, 1998; Rubak 等, 2008）。主觉性性耳鸣在神经性耳聋患者中更常见，可能是最困扰这些患者的症状。与进行性神经性耳聋相关的单侧主觉性耳鸣提示听神经瘤的可能或第Ⅷ对脑神经损伤的可能。与神经性耳聋相关的单侧主觉性耳鸣的其他原因还包括梅尼埃综合征、脑外伤导致的耳蜗迷路挫伤（迷路震荡）、神经性迷路炎、自身免疫性听力障碍和外淋巴瘘。在桥小脑角的耳蜗和前庭神经的微血管压力也被认为是各种听觉症状的潜在原因，包括波动性、搏动性或持续性耳鸣（通常为单侧），以及听力损伤、听觉过敏、复听、眩晕和不平衡。但是这种情况是否存在尚有争议。微血管压迫的具体临床表现（如果有的话）尚未明确定义，尽管支持者已将相关的短暂性眩晕和面肌痉挛视为支持证据。急性发作的主观性耳鸣伴发突发性聋通常是由于病毒性神经性迷路炎、迷路缺血或迷路震荡。散发的主觉性耳鸣可能伴有梅尼埃综合征、外淋巴或小脑小叶病变（Espir 等, 1997）。

中枢神经系统病变引起的主觉性耳鸣在老年人中常与中枢神经系统病变有关：头部创伤、脑干卒中、血管异常（例如动静脉畸形）、软腭阵挛、脱髓鞘、耳蜗后肿物、脑膜癌和脑膜炎（Lechtenberg 和 Shulman, 1984; Espir 等, 1997）。有主觉性耳鸣的患者无论是否合并局灶性神经系统病变或进行性 SNHL 都应该进行静脉注射钆造影之前和之后的 MRI 来排除肿物和脑干卒中。脑干听力诱发电位（BAER）检查对那些病程或症状持续时间不明确的主觉性耳鸣不管是否听力正常或合并有单侧 SNHL 均有帮助。电位图上如果波Ⅰ到波Ⅴ间隔增加则提示要进行 MRI 扫描来排除内耳道或桥小脑角的占位病变。

即使进行了全面检查，但许多患者耳鸣的原因仍不能明确，特别是那些持续耳鸣但听力正常也没有局灶神经系统病变患者。建议那些有主觉性耳鸣和①传导听力损失（除外了耵聍或中耳炎）；②混合听力损失；或③鼓膜后肿物的患者去耳鼻咽喉科医师处就诊。

主觉性耳鸣的病理生理尚不完全明确，认为多种不同机制可能参与（Lanska, 2013h）。在传导性耳聋，周围环境声音减小后，内部听觉信号（血管噪声和耳声排放）可能更明显。耳蜗损伤（来自噪音或耳毒素）或第Ⅷ对脑神经损伤可能导致异常传入信号（速率或节律改变），大脑将其解释为耳鸣。压迫第Ⅷ对脑神经可造成髓鞘损伤，导致假突触传播或神经轴索间的"交叉谈话"（"crosstalk"）（Espir 等, 1997）；这种机制通常被认为是颅后窝肿瘤，但是血管异常（如扭曲的 AICA 或 PICA）也可压缩第Ⅷ对脑神经引起耳鸣。传入神经冲动的缺失或显著减少可能也"释放"中枢听觉通路，类似于失明时的幻视，以及截肢后的"幻肢"（Cogan, 1973; Ross 等, 1975; McNamara 等, 1982; Hammeke 等, 1983; Lanska 等, 1987a; Arnold 等, 1996; Giraud 等, 1999; Cacace 等, 2003; Moller, 2003; Weiss 等, 2004, 2005; Saunders, 2007）。此外，大多数成年人在无声环境中经历的耳鸣正是由于这种释放机制，或由于感知的耳蜗的耳声发射通常在正常情况下被环境噪声所掩蔽（Pulec 等, 1978; DelBo 等, 2008）。各种证据均支持中枢听觉通路参与了耳鸣的病理生理：①耳蜗功能恢复后、迷走神经切除术、或第Ⅷ对脑神经神经切除术后耳鸣仍持续存在；②单侧耳鸣可以通过同侧或对侧噪声抑制；③内耳的损伤会在脑干和大脑的听觉通路中产生大量的结构、神经化学和生理神经变化，包括增强的声音驱动活动、增加自发神经活动、改变神经网络（例如爆发放电和神经同步）、重新组织脑干和大脑皮层的电频率，并将与耳鸣相关的皮质的自发电活动扩展到非感觉区域（Saunders, 2007）。使用正电子发射断层扫描和脑磁图都提示耳鸣与部分听觉相关皮质的可塑性变化有关（Arnold 等, 1996; Lockwood 等, 1998; Muhlnickel 等, 1998; Giraud 等, 1999; Mirz 等, 1999; Cacace 等, 2003; Moller, 2003）。

有 2/3 的患者有严重困扰生活的耳鸣，但是只有约 1/3 患者去就医，不到 10% 的患者接受治疗（Sindhusake 等, 2003）。预后很大程度上取决于病因。大多数情况下主觉性耳鸣不能治愈，许多是难治的，特别是那些双侧或不能定位的。耳鸣可以对症治疗并且要积极治疗相关的抑郁症、焦虑症和失眠症，这对缓解症状有很大帮助（Dobie, 2003）。主觉性耳鸣的对症治疗包括安抚、各种心理治疗（如支持性心理治疗、生物反馈、催眠或适应性治疗）、噪音屏蔽技术、药物、电刺激，少数情况下采用手术治疗（Andersson 和 Lyttkens, 1999; Berry 等, 2002）。最广泛使用的治疗包括安抚、噪音掩蔽技术和各种药物,但是治疗效果并不很明显。生物反馈技术虽然不能减少耳鸣程度,但它可以减轻肌肉紧张和焦虑,可以提高患者对耳鸣的适应性,比心理咨询更好地被患者接受。去除耵聍可能有助于部分主观性耳鸣患者,部分原因是因为增加了环境声音并协助掩蔽,部分是因为鼓膜上的耳垢可以通过对传导通路的局部作用产生耳鸣。

对于在晚上特别受耳鸣困扰的患者,床头收音机(可能带有枕头扬声器)在不同台之间调谐通常可以有效掩蔽来帮助入睡。白噪声发生器、白色噪声磁带和“海浪”磁带有类似结果。助听器不但可以改善听力和沟通,也可以通过放大环境声音和提供一些掩蔽减少耳鸣。可佩戴耳鸣屏蔽装置类似于助听器,“耳鸣乐器”和助听器的组合是一个掩蔽装置。但是,一些临床试验表明长期耳鸣屏蔽装置的效果并不比安慰剂好(Erlandsson 等,1987)。有些患者需要高水平的掩蔽(高于10dB),并且患者通常会觉得屏蔽信号过于分心(Campbell,1998)。还有些患者要么是双侧耳鸣不能用掩蔽装置改善,要么因为使用双侧掩蔽装置使得听环境声音变得困难(Campbell,1998)。

多种药物的临床研究都希望能找到主觉性耳鸣的有效治疗方法(Murai 等,1992)。但目前还没有能缓解长期耳鸣的有效药物(Murai 等,1992;Campbell,1998;Hannan 等,2005)。药物制剂的临床试验仍有许多不足之处(Murai 等,1992)。外科治疗主觉性耳鸣也总体令人失望。然而,各种手术治疗已被提出,包括耳蜗植入、耳蜗神经断离和微血管减压术。据报道手术结果并不一致,有许多主觉性耳鸣病例并没有从手术获益使耳鸣减轻;有些反而恶化了。甚至耳蜗或第Ⅷ对脑神经部分切除基本上没能改变有这些结构功能障碍的患者的耳鸣,提示即使耳鸣起源于外周听觉结构功能障碍而耳鸣在中枢听觉通路中长期存在。手术前或手术诱发的听力损失可能使患者最可能发展为术后耳鸣。

因为没有高效的内科或外科治疗手段用于与耳毒性或 NIHL 相关的主觉性耳鸣,预防是必不可少的。应该对患者的处方和非处方药物、各种物质的使用、以及毒素暴露等进行审查,以确定可能的耳毒性来源(如水杨酸盐、非类固醇抗炎药、氨基糖苷类抗生素、呋塞米和其他袢利尿药、抗癌药和奎宁)和可能加重耳鸣的因素(例如氨茶碱、尼古丁、咖啡因、酒精和大麻)(Campbell,1998)。应该利用听力保护和环境控制来控制噪声暴露。

中枢性听觉障碍

皮质性聋、纯词聋和听觉失认症

听觉皮质位于双侧颞叶的后上方,初级听觉皮质位于颞叶横回的横断面。极少数情况下,突发性耳聋的病例可能是由于双侧颞叶梗死引起的皮质性耳聋(Kneebone 和 Burns,1981;Buchman 等,1986;Bahls 等,1988;Murray 和 Fields,2001;Leussink 等,2005)。病例报道的皮质性聋(由于初级感觉听力缺陷)在临床上重叠了“纯词聋”(即为听觉言语失认,就是说即使患者可以听到语言的声音,但是理解听到的语言的能力却受损了)和广义听觉失认症的情况(即使患者可以听到它们,但是解释语言和非语言的声音的能力受损)(Buchman 等,1986;Kaga 等,2004)。此外,纯词聋患者在语言和非语言声音的理解以及对音乐理解的测试中都表现出更普遍的听觉失认症的证据(Buchman 等,1986)。一些病例报道显示出临床特征可以从一个类别演变到另一个类别(Bahls 等,1988;Murray 和 Fields,2001)。因为案例报道的纯词聋、听觉失认症和皮质性聋有共同的特点,所以 Buchman 和同事建议这些疾病是一个连续体而不是三个不同的综合征(Buchman 等,1986)。虽然在所有报道的纯词聋的病例中都有额外的听觉损害,但是纯词聋在临床检查中是最具特征的;因此,患有这种疾病的患者被归类为“单词耳聋”的标题(Buchman 等,1986)。纯词聋最常见的原因是源自心脏栓子的双侧颞叶皮质 - 皮质下的卒中(Buchman 等,1986)。神经变性疾病(如额颞痴呆和 CJD)也可以产生皮质性聋和相关综合征(Tobias 等,1994;Otsuki 等,1998;Kaga 等,2004;Jörgens 等,2008)。

中枢神经系统病变相关的幻听

在人类,初级听觉皮质位于颞叶横回后侧裂的深部,在脑岛皮质颞叶岛盖的表面,而外侧颞上回参与加工复杂的声学信号,包括语音。损伤后幻听(“释放”)可以是从耳蜗到听觉皮质的听觉通路的任何地方病变引起,包括脑干,类似于伴有视力丧失的 Bonnet 视幻觉(Ross 等,1975;Hammeke 等,1983;Cascino 和 Adams,1986;Lanska 等,1987a;Lanska 和 Lanska,1993;Griffiths,2000)。耳聋的音乐性幻觉症也可能涉及广泛分布的网络,不同于初级听觉皮质负责感知和意象分段声音的模式（Griffiths，2000）。损伤后听觉幻觉可以很简单（如同主觉性耳鸣）也可以复杂（语音或音乐）。这样的病人可能是老人或可能原本就具有听力障碍如畸形、定位不良、听觉迟钝或耳聋。与幻视一样，幻听可能也是由刺激引发。电刺激颞皮质（在任一半球）可能产生幻听的报道（Penfield 和 Perot，1963）。发作性幻听在颞叶癫痫的患者中最常见（但其他脑叶的病灶却不常见）。复杂幻听（声音或音乐）通常与颞叶皮质的刺激相关，而简单的幻听（耳鸣、嘶嘶声、嗡嗡声或振铃声）则与皮质、皮质下或脑岛刺激相关。

PD 患者的幻视比幻听更常见（Inzelberg 等，1998；Fénelon 等，2000；de Maindreville 等，2005）。PD 的幻听通常发生在已经有幻视并且有认知障碍或抑郁的 PD 患者（Inzelberg 等，1998）。听觉幻觉可以反复发生，内容通常是人的声音，这些声音是非命令性的、非偏执的、并且通常是不可理解的（Inzelberg 等，1998）。

化学感觉：气味和味道

化学感觉、嗅觉和味觉障碍通常比其他特殊感官障碍更少致残（比如视觉和听觉）。

嗅觉

嗅觉障碍是老年人常见的导致残疾和较低的生活质量的显著原因，并且是随后认知衰退的重要预测因子（Miwa 等，2001；Murphy 等，2002；Wilson 等，2007b；Schubert 等，2008）。患者的嗅觉症状通常报告嗅觉丧失（hyposmia 或 anosmia），只有很少报告嗅觉倒错（dysosmia 或 parosmia）。当报告嗅觉障碍时，一般令人不愉快的感觉多见，称为嗅觉异常病症（实际令人愉快的气味而被感知成令人不愉快的气味）；它可能涉及感觉粪便或腐烂气味（cacosmia）或化学或燃烧的气味（torquosmia）。此外，对"味道"受损的主诉通常是由于嗅觉障碍所致，因为大部分的膳食的气味来自嗅觉刺激。事实上，对食物和饮料的"味道"的复杂感官体验，不能仅由基本味道的组合构成（甜、咸、酸、苦和鲜味/咸味）。

能改变老年人嗅觉功能的药物有很多，包括左旋多巴、溴隐亭、锂、阿片制剂、各种降脂药、钙通道阻断药、β 阻断药、抗菌药和抗肿瘤药（Rollin，1978；Schiffman，1997；Spielman，1998）。一些药物会干扰感觉传导的过程（例如，通过干扰与受体或受体成分的结合，如 G 蛋白、腺苷酸环化酶或受体激酶）；还有一些药物会干扰参与嗅觉的神经递质；而另一些药物则通过作用于神经上皮或神经本身产生直接的毒性。例如，化疗药通过抑制黏膜细胞生长和替换从而对黏膜和神经具有直接的毒性。此外，锌诱导的嗅觉减退是由于商业制冷剂中的葡萄糖酸锌凝胶导致的嗅神经上皮坏死的结果，该制剂已被撤销（Alexander 和 Davidson，2006；Smith 等，2009）。

传导性嗅觉障碍

气味达到嗅觉中的感觉受体神经上皮通过两个途径：通过鼻孔-口鼻的方式或通过鼻咽-鼻后的方式（Duffy 等，1999）。在鼻后嗅觉中，气味是在进食或饮用期间以液体或半液体的方式传递、挥发，然后结合味觉和体感感觉形成复合气味的感觉。这个过程需要足够的咀嚼来释放挥发性气味剂，并足够口腔和吞咽运动有效地泵送气味。

传导性（或"运输"）病变阻碍了嗅觉通路涉及口鼻或鼻后通道，并且通常引起嗅觉减退（而不是嗅觉缺失）因为阻塞通常是不完全的。一些产生传导性嗅觉紊乱的常见问题包括上呼吸道感染、慢性鼻窦炎和鼻息肉病。此外，老年人完全或腭覆盖义齿的患者比那些有牙齿或者戴了义齿但是没有覆盖到腭部的人嗅觉敏感度更差，显然部分由于咀嚼及口腔运动受损，以及对鼻后气味运动的受损（传导性缺陷）（Duffy 等，1999）。

感觉神经性嗅觉障碍

嗅觉受体位于鼻中隔上部和鼻腔侧壁上的嗅神经上皮中。这些双极感觉细胞的树突末端突出到上覆的鼻粘膜中，而无髓鞘的轴突则穿过筛骨的筛状板，形成束状的、短的嗅神经纤维，之后在嗅球中形成突触并跨突触传播。

在感觉神经性嗅觉障碍时，当气味剂接触到嗅神经上皮中双极神经元的嗅觉受体，由于这些受体的功能障碍而阻止了信息的处理。导致感觉神经性嗅觉问题的情况有头部创伤、吸烟、其他毒素、药物、营养障碍（包括锌缺乏症、维生素 A 缺乏、钴胺素缺乏），类似流感样病毒感染，各种并发的临床情况（甲状腺功能减退症、糖尿病、干燥综合征、肾衰竭和肝病包括肝硬化）和涉及筛板的结构病变（如眶额部的脑膜瘤）。创伤后嗅觉功能障碍的机制包括直接损伤嗅上皮（引起感觉嗅觉缺陷）、纤维板上脆弱的嗅觉纤维的剪切效应（导致神经缺陷），或潜在的脑挫伤或脑实质内出血（引起中枢性嗅觉障碍）。吸烟者的嗅觉障碍很常见并且与吸烟的量有关。公认的机理是吸烟使嗅觉的感觉神经元死亡数量明显增加并超过了嗅神经上皮的再生能力（Collins等，1999；Vent等，2004；Hummel 和 Lötsch，2010）。甲状腺功能减退患者的嗅觉障碍很常见（约见于20% 病例），此外厌食和对饮食缺乏兴趣也很常见，激素替代治疗可有显著疗效（McConnell 等，1975）。在没有鼻局部病变的情况下，单侧嗅觉障碍表明嗅神经纤维、嗅球、嗅束或嗅纹结构的病变。例如嗅沟脑膜瘤可能引起同侧感觉神经性嗅觉障碍，并且有同侧眼睛的视神经萎缩（由于压迫视神经）和对侧眼的视盘水肿（由于增加的颅内压），这一系列的表现即为福 - 肯（Foster Kennedy）综合征。

老年性嗅觉

老年性嗅觉（字面意思是"老年性嗅觉"或"老年嗅觉"）是指大多数人的嗅觉能力随着年龄的增长而逐渐衰退。年龄相关的嗅觉（老年性嗅觉）和味觉（老年性味觉）障碍常见于老年人，功能衰退的原因可以是正常老化、某些疾病（特别是PD，DLB）、药物、手术干预和以前的环境暴露造成（Doty 等，1984c；Doty，1989；Schiffman，1997；Elsner，2001a，2001b；Murphy 等，2002；Mackay-Sim 等，2006；Rawson，2006）。化学感觉障碍在老人中非常普遍，很多老年人抱怨食物没有诱人的香味，并且老年人煤气中毒的意外事件也不成比例地多（Doty 等，1984c）。化学感觉障碍一小部分原因是与衰老相关（但显著），而更多的原因是感觉系统的累积损害，比如吸烟、药物和共患病的累积损伤（Murphy 等，2002；Mackay-Sim 等，2006）。

嗅觉衰退从 50 岁就开始了，之后会加速进展，最先受累的是令人愉悦的气味（Doty 等，1984c；Hawkes，2006；Doty，2008）。几乎 2/3 的 80 岁以上的老年人有嗅觉障碍（Murphy 等，2002）。显著的嗅觉障碍在老年人中很常见但通常不易识别，部分原因是嗅觉的下降通常在几十年间逐渐积累——事实上，嗅觉检查发现的嗅觉障碍患病率远远高于患者主述的嗅觉病变（Murphy 等，2002）。老年人的嗅觉阈值比较高，对于超阈值气味的感知较不明显，并

且气味辨别或识别共同的气味的能力均较差（Cain 和 Stevens，1989；Schiffman，1997；Doty，2008）。70 岁以后，气味辨别能力显著下降——65~80 岁人群中约有 1/3~1/2 有嗅觉障碍，而 2/3~4/5 的 80 岁以上人群有嗅觉障碍（Doty 等，1984c；Murphy 等，2002；Doty，2008；Lafreniere 和 Mann，2009）。嗅觉能力随增龄而下降的部分原因是由于嗅球的退化——嗅球中的僧帽细胞和嗅裂的数量随年龄明显下降，大约每 10 年下降 10%，90 岁到 100 岁时约 30% 残留（Meisami 等，1998）。功能成像显示老年人的大脑中接受初级嗅觉突起的区域的活动（梨状皮质、内嗅皮质和杏仁核）显著降低（Cerf-Ducastel 和 Murphy，2003）。

男性、当前吸烟、药物、累积暴露于有毒烟雾、先前的头部创伤和共病情况（如鼻充血、上呼吸道感染、鼻窦炎、全身性病毒性疾病、癫痫、脑血管疾病和神经变性疾病）都会增加老年人嗅觉障碍的患病率（Schiffman，1997；Elsner，2001b；Murphy 等，2002；Nguyen-Khoa 等，2007）。慢性反应性鼻炎、鼻息肉病和慢性鼻窦炎导致的嗅觉障碍可能对糖皮质激素治疗有效，特别是全身给药效果好。硫酸锌的疗效不确定。

对于有嗅觉功能障碍的患者，良好的预后主要取决于病因和功能的残留程度，其次取决于性别、嗅觉倒错、吸烟习惯和年龄（Hummel 和 Lötsch，2010）。男性、病程早期就有嗅觉倒错、吸烟和高龄是都是预后差的因素（Hummel 和 Lötsch，2010）。

中枢性嗅觉障碍

嗅球属于"嗅丘脑"（也有人建议嗅球可以作为嗅觉皮质）（Haberly，2001；Kay 和 Sherman，2007；Benarroch，2010）。从嗅球发出的嗅束作为二级神经元将信息传到眶额叶的嗅沟中。嗅束分为内侧嗅纹和外侧嗅纹，内侧嗅纹的纤维在前连合处断开，终止于对侧大脑半球，而外侧嗅纹的纤维投射至同侧初级嗅皮质、杏仁核、中隔核和下丘脑。因为梨状皮质的嗅觉是受双侧大脑皮层支配，所以当一侧额叶或颞叶有严重损伤时尽管可能检测到轻微的嗅觉辨别异常，但是一侧嗅觉纤维交叉远端的病变通常不会导致明显的嗅觉功能障碍。导致中枢嗅觉障碍的病变包括癫痫、头部损伤（特别是颅中窝前部的颞侧挫伤）和各种神经变性病症（例如 PD、DLB 和 AD）。

路易体 α- 突触核蛋白病

巴金森病（PD）属于 α- 突触核蛋白病，路易体是其病理学标志物。路易体是神经细胞胞质内的 α- 突触核蛋白和泛素聚集组成，存在于黑质中的色素神经元、迷走神经背侧运动核和无名质中。90% 以上的早期 PD 患者可以有嗅觉异常（Hudry 等，2003；Doty，2007b；Boesveldt 等，2008；Duda，2010）。PD 患者也可偶尔出现愉快的幻嗅（幻觉）（Landis 和 Burkhard，2008）。

PD 的嗅觉异常比 PD 的运动症状提前四年出现（Ross 等，2008）。PD 患者的一级亲属的特发性嗅觉功能障碍也与 2~5 年间进展为 PD 的风险增加有关（Ponsen 等，2010）。除了自主神经缺陷（Goldstein 等，2010）和认知功能障碍（包括记忆损害）（Baba 等，2011），PD 的嗅觉缺陷不随运动障碍的发展而进展（Doty，2007b），并且与 PD 的大多数其他表现不相关（Verbaan 等，2008）。PD 中的嗅觉缺失与自主神经功能衰竭有关，包括压力反射衰竭和心脏去甲肾上腺素去神经支配，而与帕金森征候群或纹状体多巴胺能去神经支配无相关性（Goldstein 等，2010）。左旋多巴治疗不能改善 PD 的嗅觉异常（Huisman 等，2004；Rösser 等，2008），公认的原因是多巴胺抑制嗅球中的嗅觉传递，但让人意外的是 PD 患者的嗅球的球旁多巴胺能神经元的数目却增多（Huisman 等，2004）。

DLB 与 PD 和 AD 密切相关，其病理学特征为大脑皮质及皮质下结构出现路易体，也可以有与 PD 相似的黑质的多巴胺能神经元的丢失，以及与 AD 相似的 Meynert 基底神经核区（basal nucleus of Meynert）的乙酰胆碱能神经元的丢失。DLB 与 PD 相似，嗅觉异常几乎普遍存在并且严重，可出现于疾病早期（在运动或认知障碍发生之前）（Hawkes，2006）。可是把嗅觉异常添加到 DLB 的共识标准中并没有显著改善总体诊断性能（McShane 等，2001；Olichney 等，2005；Williams 等，2009）。

嗅觉异常也可见于 REM 睡眠行为障碍（RBD）。RBD 在路易体 α- 突触核蛋白病中很常见并且是该病的早期特征（Stiasny-Kolster 等，2005；Fantini 等，2006；Miyamoto 等，2009；Postuma 等，2009；Miyamoto 等，2010）。

巴金森征候群如果存在明显的嗅觉减退则支持 PD 或 DLB 的诊断（Wenning 等，1995），而气味识别正常则很少见于 PD 或 DLB，并应迅速审查诊断（除非是以震颤为主的女性患者）（Hawkes，2006）。如果临床诊断为 PD 的患者嗅觉功能正常或轻度受损，则常提示非典型帕金森综合征的可能性更大，如血管相关帕金森综合征、多系统萎缩（MSA）、进行性核上性麻痹（PSP）或皮质基底节变性（CBD）（Katzenschlager 等，2004；Hawkes，2006）。但是这些临床规则也不是绝对的，例如一些 CBD 病例也会有中到重度的嗅觉损害（Pardini 等，2009）。

PD 和 DLB 中的嗅觉异常不是由于嗅上皮损伤，而是中枢神经系统异常（Hubbard 等，2007；Witt 等，2009；Baba 等，2011）。嗅球和嗅觉通路的病理学改变发生在 PD 的运动症状之前（Hubbard 等，2007）。在 α- 突触核蛋白病中，嗅觉功能障碍具体涉及特异性的路易体病理改变并与心脏交感神经去神经相关，而与纹状体多巴胺效应或帕金森综合征不相关（Goldstein 和 Sewell，2009）。PD 的嗅觉损害是由于嗅球和嗅觉通路的路易体病理改变，并由此导致的神经元丧失所致，并且和疾病持续时间密切相关（Pearce 等，1995）。在 PD 中嗅球可见大量路易体，并且在前嗅核中存在严重的神经元缺失（Kovács 等，2003）。在 DLB 中，在出现帕金森综合征的临床症状之前，嗅球和嗅束中就可见 α- 突触核蛋白免疫组化阳性的病理改变。从嗅球中存在的 α- 突触核蛋白的路易体就可以精确推测其他脑区域的路易体病理改变（Beach 等，2009）。

路易体 α- 突触核蛋白病中嗅觉障碍的病理生理学尚不清楚，可能有多种因素，包括嗅球和原发嗅觉皮质退行性改变，以及边缘系统功能障碍和可能的前额叶功能障碍（Hudry 等，2003；Bohnen 等，2008；Westermann 等，2008；Bohnen 等，2010；Baba 等，2011）。功能成像表明杏仁核、海马和梨状皮质（核团）中神经元活性降低导致 PD 中的嗅觉功能障碍（Westermann 等，2008；Baba 等，2011）。与黑质纹状体多巴胺能去神经支配相比，PD 中的嗅觉缺失与边缘系统（海马和杏仁核）的胆碱能去神经支配更相关。但是，由于 PD 中的嗅觉阈值和气味识别与疾病持续时间、与左旋多巴或抗胆碱能药物、或与"开"和"关"状态都无关，所以认为 PD 中的嗅觉损害的机理很有可能不是由于多巴胺能或胆碱能的去神经支配，也不受多巴胺能或胆碱能类药理学控制（Quinn 等，1987）。

其他年龄相关的神经退行性疾病

虽然嗅觉障碍在 PD 和 DLB 中很常见并且在

疾病早期就出现,但其他形式的帕金森综合征(包括 MSA、血管性帕金森病、PSP 或 CBD)却并非如此,嗅觉障碍也不见于特发性震颤(Wenning 等,1995;Katzenschlager 和 Lees,2004;Shah 等,2008;Pardini 等,2009)。大多数研究报道了 CBD 中有相对较轻的嗅觉缺陷,但嗅觉功能障碍在这种疾病中可以是中度或重度(Pardini 等,2009)。在 MSA 过程中会发生轻微的嗅觉丧失(Katzenschlager 和 Lees,2004),嗅觉障碍的病理基础是嗅球的胶质细胞胞浆中出现包涵体和前嗅核的神经元丢失(Kovács 等,2003)。嗅觉缺陷也可能与运动神经元疾病(MND)发生相关,但是在这种疾病中进行气味测试并没有临床价值(Elian,1991;Hawkes,2006)。

还有一些报道提示了在其他痴呆性疾病中存在一定程度的嗅觉丧失,包括 AD 和额颞痴呆(Doty 等,1987;Westervelt 等,2007;Wilson 等,2007a;Williams 等,2009)。嗅觉障碍在 DLB 患者比 AD 或额颞痴呆发生更早(Williams 等,2009)。但是 AD 的嗅觉损害(Doty 等,1987;Solomon 等,1998;McCaffrey 等,2000;Li 等,2010)在明显的记忆障碍出现之前可能就会被检测到(Li 等,2010),并随痴呆严重程度而增加(Murphy 等,1990;Serby 等,1991;Wilson 等,2009),认为与大脑嗅皮质和海马的神经原纤维缠结的(neurofibrillary tangles)密度相关(Wilson 等,2007a)也和皮质型路易体病理有关(McShane 等,2001)。目前仍不清楚在没有路易体病理的情况下,AD 是否也存在有临床意义的嗅觉减退(McShane 等,2001)。AD 的显著嗅觉障碍可以做为与抑郁症的鉴别诊断(Solomon 等,1998;McCaffrey 等,2000)。额颞痴呆也可以有轻度嗅觉缺陷,并与 AD 的表现相似(McLaughlin 和 Westervelt,2008)。

味觉

有味觉减退或味觉异常的患者,非常有必要了解用药史、毒物暴露史、自身免疫性疾病(特别是 Sjögren's 综合征)、局部损伤(例如烧伤)、营养障碍(如恶病质、维生素缺乏相关舌炎和锌缺乏症)、抑郁症、精神病、已知的癌症、以及内分泌和代谢紊乱(特别是甲状腺功能减退,还有糖尿病、慢性肾脏疾病和肝硬化)等情况(McConnell 等,1975;Catalanotto,1978;Frank 等,1992;Heckmann 和 Lang,2006;Reiter 等,2006;Doty 等,2008)。口腔检查应排除明显的局部病理,例如念珠菌病(鹅口疮)、牙龈炎、口干燥症、舌炎、烧伤(热、化学或辐射诱导)和口腔癌等。

很多药物都可以使老年人的味觉改变,这包括阿米替林、巴氯芬、卡马西平、苯妥英、左旋多巴和普萘洛尔、以及各种降脂药、抗组胺药、抗菌药、抗肿瘤药、抗炎药、别嘌醇、支气管扩张药等哮喘药物、抗高血压药和心脏药物、锂剂、抗抑郁和抗精神病药等(Rollin,1978;Frank 等,1992;Schiffman,1997;Spielman,1998)。药物相关的味觉异常机制包括锌代谢的破坏(例如,通过削弱吸收或促进螯合)、改变离子通道、第二信使系统和涉及味觉感知的神经递质。许多药物产生金属性味觉异常(味觉改变,或者说舌味觉改变),包括甲巯咪唑、卡托普利、碳酸锂等,其机理是通过改变嗅觉的机制产生的(Hettinger 等,1990;Frank 等,1992)。不幸的是,停止可能导致味觉异常的药物有时候并不太容易,特别是当一个人正在治疗严重的或危及生命的疾病如癫痫、癌症、感染、糖尿病和控制不良的高血压。此外,虽然药物相关的味觉异常在终止有关药物(比如卡托普利)后,味觉异常也可能持续几个月(Frank 等,1992)。

除了明显的口腔病理、药物诱导的味觉异常(金属味道)、甲状腺功能减退和抑郁或精神病相关的味觉障碍之外,大多数老年人抱怨的"味道"异常通常是嗅觉功能障碍造成的。味觉阈值改变见于多种全身性疾病(特别是内分泌、肾脏、肝病),但作为诊断规则,单凭味觉的主诉很少对这些疾病做单独评价。味觉异常在癌症患者中很常见,但化疗或放疗引起的毒性或营养不良(如锌)通常很容易识别。

传导性味觉障碍

阻碍或改变促味剂与味觉受体接触的条件可产生传导性(或"转运性")味觉减退或味觉异常。这样的条件包括不良的口腔卫生、龋齿、牙周病、义齿、胃食管反流、上呼吸道感染、口腔念珠菌病(鹅口疮)和口腔癌等。口腔念珠菌病,例如酵母的生长产生阻止味道剂接触味觉受体的屏障。同样,老年患者有时会出现厚的、发白的黏液样的在舌头上的涂层("舌板"),这会干扰味觉敏锐度。处理方法是用软毛刷、干燥的纱布垫或通过食品(硬面包、干谷物、未煮过的蔬菜或肉末等)来除去。应鼓励每天刷两次舌头,在起床后和睡前,特别是使用义齿的老年人。

干扰咀嚼或唾液分泌的条件也可能产生传导性味觉减退。在咀嚼中，食物被牙齿粉碎和磨碎（咀嚼）、温热、并与液体唾液混合。这些动作会促使食物释放促味剂并且促进将液体或半液体状态的促味剂输送至味觉受体（和其他作用一起，如促进食物组分降解的酶）。因此，干扰咀嚼或食物块的运动（例如缺少牙齿，不合适的固定义齿，颞下颌关节功能障碍，咀嚼暂停和吞咽困难）可以减轻对味道的体验。

因为唾液对帮助软化咀嚼的食品和把液体状的促味剂传送到味觉受体非常重要，干扰唾液产生的疾病会导致味觉减退和（或）味觉异常。此外，唾液有助于防止致病的细菌和真菌的生长并维持口服pH值和离子组成在适当水平；这些条件的任何破坏都可以改变味觉（Spielman，1998）。最近的研究表明，唾液还有另一个作用，即味道，唾液可通过捕获一些由口腔厌氧细菌产生的游离硫醇而调控一些存在时间较长的气味（Starkenmann等，2008）。在吞咽食物后，细菌可以把一些水果和蔬菜（葡萄、洋葱和甜椒）无臭的硫化合物转换成有味硫醇（所谓的"后芳香效应"）。有气味的硫醇可在20~30秒后被感知并持续数分钟。

口腔干燥（由于缺乏唾液导致的口干，有时口语称为"棉花口"或"面团口"）是老年人传导性味觉减退的常见原因。口腔干燥可由服用各种药物引起（如抗胆碱能药物和利尿药）、吸烟、糖尿病、头颈部癌的放射治疗以及Sjögren综合征（Spielman，1998）。薄荷糖、无糖口香糖或喉片、人工唾液产品、柠檬酸漱口剂和全身性毛果芸香碱等对改善口腔干燥会有一些效果。

感觉神经性和中枢性味觉障碍

舌表面的味蕾有很多神经上皮细胞聚集，另外在软腭、咽、会厌、喉和食管的前1/3处也会见到，味觉就是由这些极化的神经上皮细胞介导的。面神经（通过鼓索）、舌咽和迷走神经把味觉信号从味觉感受器传到延髓被侧部的孤束核头端部分（rostral portion of the nucleus of the solitary tract）。口腔中的化学感觉（辛辣感觉）是单独通过三叉神经介导的，并且还有鼓索、舌咽和迷走神经中的游离神经末梢参与。这种感觉被认为是不同于味觉的独特形式（Schiffman，1997）。从孤束核开始，味觉反应性轴突通过同侧脑桥的中央被盖束，在较高位置（可能在中脑）进行交叉，并投射到丘脑的腹后内侧核（the ventroposteromedial nucleus of the thalamus）及其他部位包括下丘脑侧面及杏仁核。（Lee等，1998；Sánchez-Juan和Combarros，2001）。对于老年人，脑干中枢味觉通路的受损最常见的是累及外侧脑桥的脑卒中（Sánchez-Juan和Combarros，2001；Landis等，2006）。丘脑中的味觉神经元投射到大脑的味觉皮质，在人类已初步定位于岛叶后部（the posterior insula）和顶叶鳃盖（parietal operculum）与中央沟（central sulcus）之间的过渡区域（Kobayakawa等，2005）。涉及信息呈递的皮质区味觉刺激位于岛叶、额叶和顶叶鳃盖及眶额叶皮质（Small等，1999）。右利手的人，左脑半球接受左右两侧舌头的味觉投射，而右侧半球只接受来自右侧舌头的味觉投射（Sánchez-Juan and Combarros，2001；Mathy等，2003）。

症状严重的神经性或中枢性味觉减退很少作为独立的临床疾病发生，特别是独立性的味觉减退。然而，感觉神经性或中枢性味觉障碍可能是由于味觉感觉从味蕾到脑神经（面部、舌咽、和迷走神经）再到脑干的孤束核，然后经脑干和丘脑到达大脑皮质的味觉中枢，这条神经通路的任何部分的损害都会出现味觉障碍（Heckmann 和 Lang，2006）。老年人感觉神经性和中枢性味觉障碍可能是由药物、毒素和身体的原因造成；损伤脑神经味觉传递（例如，孤立的颅骨单神经病如贝尔麻痹或脑神经多发性神经病）；占位性病变（特别是涉及小脑脑桥角或颈静脉孔的肿瘤）；退行性疾病（例如 PD 或 AD）；癫痫和抑郁等。

老年性味觉迟钝

老年性味觉迟钝（presbygeusia）（字面意思为"老年人味觉"）是指随着增龄大多数老年人都出现味觉逐渐变得迟钝。与年轻人相比，老年人的味觉检测和识别阈值都很高，并且老年人的味觉敏感性进一步受到药物和合并疾病的影响（Schiffman，1997；Spielman，1998）。健康老年人对每种味道都有较高的阈值（甜、酸、咸、苦味和鲜味），特别是对苦味，老年人的平均阈值上升了 4 倍（Frank 等，1992；Schiffman，1997；Spielman，1998）。味觉敏感性的变化使食物似乎相对无味，并且导致老年人不遵从饮食方案的医嘱（如低盐饮食用于管理高血压）（Schiffman，1997）。

化学感觉缺陷降低了老年人从饮食中获得的快感，并导致在营养调配方面不遵医嘱（Duffy 等，

1995；Schiffman，1997）。老年女性嗅觉下降导致与食物相关活动的兴趣减低（如烹饪和吃多样的饮食），尤其是对酸味、苦味（如柑橘类水果）或辛辣（如辣根）兴趣减低，但摄入甜食量较高以及低脂奶制品摄入量较低（Duffy 等，1995）。对于有"难以感知气味或味道"主诉的老年女性要进行营养状态评估（Duffy 等，1995）。增强味道的食物可以增强老年人的食欲，并且可以对食物的感受变得愉悦，会提高味觉迟钝的老年人的生活质量（Schiffman，1997）。模拟气味增强剂可以放大气味强度、改善饮食乐趣、并促进有嗅觉不良的老年人的营养（但不是嗅觉丧失）（Schiffman，1997）。模拟香料是从天然中提取的物质（如浓缩橙汁或香草）或人工合成（如在香草中的香草醛）的有气味的混合物。

灼口综合征（burning mouth syndrome）

灼口综合征是主要发生于绝经后妇女的一种罕见的口内疼痛障碍（Spielman，1998）。疼痛被描述为在口中特别是舌前、腭和嘴唇的不舒服的持续灼热感。也可能伴有口中或舌尖的感觉异常或麻木感，以及与黏膜病变无关的严重口干和口渴感觉。约 2/3 患者报告味觉异常或持续存在的异常味道［可以称为"腭味觉"（palingeusia）］（Spielman，1998）。多数为咸味的异常味道，也有的患者是甜、酸或苦味的异常味道（Spielman，1998）。长期的味觉异常最多见的是被描述为苦味或金属味（Spielman，1998）。风险因素包括年龄较大、女性、绝经状态、"supertaster"（舌乳头高密度）、上呼吸道感染、以前的牙科手术、药物、创伤性生活事件和压力（Brailo 等，2006）。灼口综合征的病因学是多因素的，包括更年期、内分泌疾病（如糖尿病和甲状腺功能减退）、营养障碍（例如铁、锌、硫胺素、核糖核酸、吡哆醇、叶酸和钴胺素）、干燥综合征（Sjögren's综合征或其他原因）、药物（特别是抗惊厥药和血管紧张素转化酶抑制药）、胃食管反流、后鼻滴涕（postnasal drip）、口腔念珠菌病、舌匾（tongue plaque）、活动性义齿、口臭和口腔刺激（如过度冲刷舌头、漱口、或酸性饮料）（Spielman，1998；Salort-Llorca 等，2008）。然而，许多病例是特发性的。灼口综合征可以致残和可引起多种并发症，包括厌食、体重减轻、失眠、易激惹、抑郁、焦虑和社会化受损。治疗取决于病因学（如果可以鉴定）。对于原发性（特发性）灼口综合征，唾液替代产品、漱口水、氯硝西泮（局部应用或口服）、加巴喷丁、抗抑郁的选择

性 5- 羟色胺再摄取抑制（SSRI）药、α- 硫辛酸、B族维生素和辣椒素据报道有一定治疗效果（尽管有待临床研究进一步证实）（Mínguez Serra 等，2007；Buchanan 和 Zakrzewska，2008）。

脑血管疾病

急性脑卒中导致味觉障碍很常见，可见于约 30% 的病例，这一点似乎还没引起广泛注意（Heckmann 等，2005）。脑卒中相关的味觉减退通常见于脑干缺血性梗死并且味觉障碍为单侧（Landis 等，2006），但仅在少数脑梗死患者见到显著单侧味觉障碍（Heckmann 等，2005）。脑卒中相关味觉减退的危险因素为男性、卒中相关功能障碍、吞咽困难和前循环区域病变，特别是涉及眶额叶（Heckmann 等，2005）。单侧脑桥缺血梗死能导致脑干的味觉通路中断（Landis 等，2006）。丘脑性味觉减退可能与手 - 口综合征（cheiro-oral syndrome）相关（Sánchez-Juan 和 Combarros，2001）。脑卒中造成左侧岛叶损伤可以引起对侧的口味强度变化和双侧的口味识别变化，提示左侧岛叶是味觉识别中枢（Pritchard 等，1999；Mathy 等，2003）。与脑卒中相关的味觉障碍和味觉减退通常在其他症状缓解后持续存在，并可导致脑卒中后体重减轻（Mathy 等，2003；Finsterer 等，2004）。

路易体 α- 突触核蛋白病

味觉障碍虽然没有嗅觉障碍常见，但仍可见于约 1/4 临床 PD 病例，并且与年龄、疾病严重程度和嗅觉障碍无关（Shah 等，2009）。鉴于 PD 中一级和二级味觉神经元受损的可能性很小，所以认为味觉障碍主要由一级或二级味觉皮层区域病变所致，但是要注意与一些药物作用（如抗胆碱能药物）和唾液成分变化而引起的味觉异常鉴别（Shah 等，2009）。

致谢：

The author thanks Phyllis Goetz, MLS; Erin McGinnis, BSIR; Debra Alexander-Friet, MLIS; and Tammy Elsing, Tomah VA Medical Center Library, for assistance inobtaining reference materials, as well as Anjela K. Krome, OD, for reading sections of the chapter and for providingconstructive suggestions.

（代喆　译，范静怡　杨春慧　校）

参考文献

Aarsland, D., Larsen, J.P., and Tandbert, E. (2000) Predictors of nursing home placement in PD: a population-based prospective study. *J Am Geriatr Soc*, 48: 938–942.

Abramovich, S. and Prasher, D.K. (1986) Electrocochleography and brain-stem potentials in Ramsay Hunt syndrome. *Arch Otolaryngol Head Neck Surg*, 112: 925–928.

Achkar, A.A., Lie, J.T., Hunder, G.G., et al. (1994) How does previous corticosteroid treatment affect the biopsy findings in giant cell (temporal) arteritis? *Ann Intern Med*, 120: 987–992.

Adachi, N., Watanabe, T., Matsuda, H., and Onuma, T. (2000) Hyperperfusion in the lateral temporal cortex, the striatum, and the thalamus during complex visual hallucinations: single photon emission–computed tomography findings in patients with Charles Bonnet syndrome. *Psychiatry Clin Neurosci*, 54: 157–162.

Adams H.P., Jr., Putman, S.F., Corbett, J.J., et al. (1983) Amaurosis fugax: the results of arteriography in 59 patients. *Stroke*, 14: 742–744.

Adour, K.K. (1994) Otological complications of herpes zoster. *Ann Neurol*, 35 (Suppl.): S62–S64.

Age-Related Eye Disease Study Research Group. (2000) Risk factors associated with age-related macular degeneration: a case-control study in the age-related eye disease study. Age-Related Eye Disease Study Report Number 3. *Ophthalmology*, 107: 2224–2232.

Age-Related Eye Disease Study Research Group. (2001a) Risk factors associated with age-related nuclear and cortical cataract : a case-control study in the Age-Related Eye Disease Study. AREDS Report No. 5. *Ophthalmology*, 108: 1400–1408.

Age-Related Eye Disease Study Research Group. (2001b) A randomized, placebo-controlled, clinical trial of high-dose supplementation with vitamins C and E, beta carotene, and zinc for age-related macular degeneration and vision loss. AREDS Report No. 8. *Arch Ophthalmol*, 119: 1417–1436 [Erratum in: *Arch Ophthalmol*, 2008; 126: 1251].

Age-Related Eye Disease Study Research Group; SanGiovanni, J.P., Chew, E.Y., Clemons, T.E., et al. (2007) The relationship of dietary carotenoid and vitamin A, E, and C intake with age-related macular degeneration in a case-control study. AREDS Report No. 22. *Arch Ophthalmol*, 125: 1225–1232.

Ahne, G., Erras, A., Hummel, T., and Kobal, G. (2000) Assessment of gustatory function by means of tasting tablets. *Laryngoscope*, 110: 1396–1401.

Aizawa, H., Ohtani, F., Furuta, Y., et al. (2004) Variable patterns of varicella-zoster virus reactivation in Ramsay Hunt syndrome. *J Med Virol*, 74: 355–360.

Akiba, J. (1993) Prevalence of posterior vitreous detachment in high myopia. *Ophthalmology*, 100: 1384–1388.

Alafuzoff, I. (2008) Cerebral amyloid angiopathy, hemorrhages and superficial siderosis. *Stroke*, 39: 2699–2700.

Alexander, T.H. and Davidson, T.M. (2006) Intranasal zinc and anosmia: the zinc-induced anosmia syndrome. *Laryngoscope*, 116: 217–220.

Allen, N.H., Burns, A., Newton, V., et al. (2003) The effects of improving hearing in dementia. *Age Ageing*, 32: 189–193.

Allison, M.C. and Gallagher, P.J. (1984) Temporal artery biopsy and corticosteroid treatment. *Ann Rheum Dis*, 43: 416–417.

Amarenco, P., Rosengart, A., DeWitt, L.D., et al. (1993) Anterior inferior cerebellar artery territory infarcts: mechanisms and clinical features. *Arch Neurol*, 50: 154–161.

Amaurosis Fugax Study Group. (1990) Current management of amaurosis fugax. *Stroke*, 21: 201–208.

American Optometric Association. (2001) *Quick Reference Guide: Care of the Patient with Primary Angle Closure Glaucoma*. St. Louis, MO: American Optometric Association.

Andersson, G. and Lyttkens, L. (1999) A meta-analytic review of psychological treatments for tinnitus. *Br J Audiol*, 33: 201–210.

Andrews, J.C., Hoover, L.A., Lee, R.S., and Honrubia, V. (1988) Vertigo in the hyperviscosity syndrome. *Otolaryngol Head Neck Surg*, 98: 144–149.

Anonymous. (1996) Prevention of varicella: recommendations of the advisory committee on immunization practices (ACIP). centers for disease control and prevention. *Morb Mortal Wkly Rep Recomm Rep*, 45 (RR-11): 1–36.

Archibald, N.K., Clarke, M.P., Mosimann, U.P., and Burn, D.J. (2009) The retina in Parkinson's disease. *Brain*, 132: 1128–1145.

Arezes, P.M. and Miguel, A.S. (2002) Hearing protectors acceptability in noisy environments. *Ann Occup Hyg*, 46: 531–536.

Aring, C.D. (1972) The migrainous scintillating scotoma. *J Am Med Assoc*, 220: 519–522.

Armstrong, R.A. (2008) Visual signs and symptoms of Parkinson's disease. *Clin Exp Optom*, 91: 129–138.

Arnold, W., Bartenstein, P., Oestriecher, E., et al. (1996) Focal metabolic activation in the predominant left auditory cortex in patients suffering from tinnitus: a PET study with [18F] deoxyglucose. *ORL J Otorhinolaryngol Relat Spec*, 58: 195–199.

Arnulf, I., Bonnet, A.M., Damier, P., et al. (2000) Hallucinations, REM sleep, and Parkinson's disease: a medical hypothesis. *Neurology*, 55: 281–288.

Arvin, A. (2005) Aging, immunity, and the varicella-zoster virus. *N Engl J Med*, 352: 2266–2267.

Asaria, R.H. and Gregor, Z.J. (2002) Simple retinal detachments: identifying the at-risk case. *Eye (Lond)*, 16: 404–410.

Baba, T., Takeda, A., Kikuchi, A., et al. (2011) Association of olfactory dysfunction and brain: metabolism in Parkinson's disease. *Mov Disord*, 26: 621–628.

Bagai, A., Thavendiranathan, P., and Detsky, A.S. (2006) The rational clinical examination: does this patient have hearing impairment? *J Am Med Assoc*, 295: 416–428.

Bahls, F.H., Chatrian, G.E., Mesher, R.A., et al. (1988) A case of persistent cortical deafness: clinical, neurophysiologic, and neuropathologic observations. *Neurology*, 38: 1490–1493.

Baker, R., Stevens-King, A., Bhat, N., and Leong, P. (2003) Should patients with asymmetrical noise-induced hearing loss be screened for vestibular schwannomas? *Clin Otolaryngol*, 28: 346–351.

Balatsouras, D.G. (2004) The evaluation of noise-induced hearing loss with distortion product otoacoustic emissions. *Med Sci Monit*, 10: CR218–CR222.

Bao. J. and Ohlemiller, K.K. (2010) Age-related loss of spiral ganglion neurons. *Hear Res*, 264: 93–97.

Barnes, J. and Boubert, L. (2008) Executive functions are impaired in patients with Parkinson's disease with visual hallucinations. *J Neurol Neurosurg Psychiatry*, 79: 190–192.

Barnes, J. and David, A.S. (2001) Visual hallucinations in Parkinson's disease: a review and phenomenological survey. *J Neurol Neurosurg Psychiatry*, 70: 727–733.

Barnes, J., Boubert, L., Harris, J., et al. (2003) Reality monitoring and visual hallucinations in Parkinson's disease. *Neuropsychologia*, 41: 565–574.

Barnes, J., Connelly, V., Wiggs, L., et al. (2010) Sleep patterns in Parkinson's disease patients with visual hallucinations. *Int J Neurosci*, 120: 564–569.

Basile, A., Huang, J.M., Xie, C., et al. (1996) N-methyl-D-aspartate antagonists limit aminoglycoside antibiotic-induced hearing loss. *Nature Med*, 2: 1338–1343.

Bath, A.P., Walsh, R.M., Bance, M.L., and Rutka, J.A. (1999) Ototoxicity of topical gentamicin preparations. *Laryngoscope*, 109: 1088–1093.

Bauer, P., Korpert, K., Neuberger, M., et al. (1991) Risk factors for hearing loss at different frequencies in a population of 47,388 noise-exposed workers. *J Acoust Soc Am*, 90: 3086–3098.

Beach, T.G., White, C.L., III, Hladik, C.L., et al. (2009) Olfactory bulb alpha-synucleinopathy has high specificity and sensitivity for Lewy body disorders. *Acta Neuropathol*, 117: 169–174.

Beatty, S. and Au Eong, K.G. (2000) Acute occlusion of the retinal arteries: current concepts and recent advances in diagnosis and management. *J Accid Emerg Med*, 17: 324–329.

Belli, S., Belli, H., Bahcebasi, T., et al. (2008) Assessment of psychopathological aspects and psychiatric comorbidities in patients affected by tinnitus. *Eur Arch Otorhinolaryngol*, 265: 279–285.

Benarroch, E.E. (2010) Olfactory system: functional organization and involvement in neurodegenerative disease. *Neurology*, 75: 1104–1109.

Berrettini, S., Bianchi, M.C., Segnini, G., et al. (1998) Herpes zoster oticus: correlations between clinical and MRI findings. *Eur Neurol*, 39: 26–31.

Berrios, G.E. and Brook, P. (1982) The Charles Bonnet syndrome and the problem of visual perceptual disorders in the elderly. *Age Ageing*, 11: 17–23.

Berry, J.A., Gold, S.L., Frederick, E.A., et al. (2002) Patient-based outcomes in patients with primary tinnitus undergoing tinnitus retraining therapy. *Arch Otolaryngol Head Neck Surg*, 128: 1153–1157.

Biousse, V., Skibell, B.C., Watts, R.L., et al. (2004) Ophthalmologic features of Parkinson's disease. *Neurology*, 62: 177–180.

Black, F.O., Peterka, R.J., and Elardo, S.M. (1987) Vestibular reflex changes following aminoglycoside-induced ototoxicity. *Laryngoscope*, 97: 582–586.

Blackley, D., Friedman, I., and Wright, I. (1967) Herpes zoster auris associated with facial nerve palsy and auditory nerve symptoms: a case report with histopathological findings. *Acta Otolaryngol*, 63: 533–550.

Boatman, D.F., Miglioretti, D.L., Eberwein, C., et al. (2007) How accurate are bedside hearing tests? *Nerology*, 68: 1311–1314.

Boesveldt, S., Verbaan, D., Knol, D.L., et al. (2008) A comparative study of odor identification and odor discrimination deficits in Parkinson's disease. *Mov Disord*, 23: 1984–1990.

Bohnen, N.I., Gedela, S., Herath, P., et al. (2008) Selective hyposmia in Parkinson's disease: association with hippocampal dopamine activity. *Neurosci Lett*, 447: 12–16.

Bohnen, N.I., Müller, M.L., Kotagal, V., et al. (2010) Olfactory dysfunction, central cholinergic integrity, and cognitive impairment in Parkinson's disease. *Brain*, 133: 1747–1754.

Bots, M.L., van der Wilk, E.C., Koudstaal, P.J., et al. (1997) Transient neurological attacks in the general population: prevalence, risk factors, and clinical relevance. *Stroke*, 28: 768–773.

Brailo, V., Vuéiaeeviae-Boras, V., Alajbeg, I.Z., et al. (2006) Oral burning symptoms and burning mouth syndrome-significance of different variables in 150 patients. *Med Oral Patol Oral Cir Bucal*, 11: E252–E255.

Braun, C.M., Dumont, M., Duval, J., et al. (2003) Brain modules of hallucination: an analysis of multiple patients with brain lesions. *J Psychiatry Neurosci*, 28: 432–449.

Bronnick, K., Emre, M., Tekin, S., et al. (2011) Cognitive correlates of visual hallucinations in dementia associated with Parkinson's disease. *Mov Disord*, 26: 824–829.

Brown, G.C., Brown, M.M., Sharma, S., et al. (2005) The burden of age-related macular degeneration: a value-based medicine analysis. *Trans Am Ophthalmol Soc*, 103: 173–186.

Brown, L.J., McGrory, S., McLaren, L., et al. (2009) Cognitive visual perceptual deficits in patients with delirium. *J Neurol Neurosurg Psychiatry*, 80: 594–599.

Bruno, A., Corbett, J.J., Biller, J., et al. (1990) Transient monocular visual loss patterns and associated vascular abnormalities. *Stroke*, 21: 34–39.

Bryce, G.E. and Morrison, M.D. (1998) Botulinum toxin treatment of essential palatal myoclonus tinnitus. *J Otolaryngol*, 27: 213–216.

Buchanan, J. and Zakrzewska, J. (2008) Burning mouth syndrome. *Clin Evid (Online)*, pii: 1301.

Buchman, A.S., Garron, D.C., Trost-Cardamone, J.E., et al. (1986) Word deafness: one hundred years later. *J Neurol Neurosurg Psychiatry*, 49: 489–499.

Bullock, R. and Cameron, A. (2002) Rivastigmine for the treatment of dementia and visual hallucinations associated with Parkinson's disease: a case series. *Curr Med Res Opin*, 18: 258–264.

Burke, W. (2002) The neural basis of Charles Bonnet hallucinations: a hypothesis. *J Neurol Neurosurg Psychiatry*, 73: 535–541.

Burton, M.J. and Doree, C. (2009) Ear drops for the removal of ear wax. *Cochrane Database Syst Rev*, (1): CD004326. doi:10.1002/14651858.CD004326.pub2

Byer, N.E. (1994) Natural history of posterior vitreous detachment with early management as the premier line of defense against retinal detachment. *Ophthalmology*, 101: 1503–1513.

Cacace, A.T., Silver, S.M., and Farber, M. (2003) Rapid recovery from acoustic trauma: chicken soup, potato knish, or drug interaction? *Am J Otolaryngol*, 24: 198–203.

Cain, W.S. and Stevens, J.C. (1989) Uniformity of olfactory loss in aging. *Ann NY Acad Sci*, 561: 29–38.

Campbell, K. (1998) *Essential Audiology for Physicians*. San Diego, London: Singular Publishing Group.

Campbell, K.C. and Durrant, J. (1993) Audiologic monitoring for ototoxicity. *Otolaryngol Clin North Am*, 26: 903–914.

Campbell, V.A., Crews, J.E., Moriarity, D.G., et al. (1999) Surveillance for sensory impairment, activity limitation, and health-related quality of life among older adults. Surveillance for selected public health indicators affecting older adults—United States, 1993–1997. *Morb Mortal Wkly Rep CDC Surveill Summ*, 48(8): 131–156.

Carlin, R.E., McGraw, D.J., and Anderson, C.B. (1997) Objective tinnitus resulting from internal carotid artery stenosis. *J Vasc Surg*, 25: 581–583.

Casano, R.A., Johnson, D.F., Bykhovskaya, Y., et al. (1999) Inherited susceptibility to aminoglycoside ototoxicity: genetic heterogeneity and clinical implications. *Am J Otolaryngol*, 20: 151–156.

Cascino, G.D. and Adams, R.D. (1986) Brainstem auditory hallucinosis. *Neurology*, 36: 1042–1047.

Catalanotto, F.A. (1978) The trace metal zinc and taste. *Am J Clin Nutr*, 31: 1098–1103.

Cerf-Ducastel, B. and Murphy, C. (2003) FMRI brain activation in response to odors is reduced in primary olfactory areas of elderly subjects. *Brain Res*, 986: 39–53.

Chadha, N.K. and Weiner, G.M. (2008) Vascular loops causing otological symptoms: a systematic review and meta-analysis. *Clin Otolaryngol*, 33: 5–11.

Chattha, A.S. and Lombroso, C.T. (1972) Electroencephalographic changes in childhood optic neuritis. *Electroencephalogr Clin Neurophysiol*, 33: 81–88.

Chong, E.W., Wong, T.Y., Kreis, A.J., et al. (2007) Dietary antioxidants and primary prevention of age-related macular degeneration: systematic review and meta-analysis. *Br Med J*, 335: 755.

Chung, D.Y., Mason, K., Gannon, R.P., and Willson, G.N. (1983) The ear effect as a function of age and hearing loss. *J Acoust Soc Am*, 73: 1277–1282.

Chung, D.Y., Gannon, R.P., and Mason, K. (1984) Factors affecting the prevalence of tinnitus. *Audiology*, 23: 441–452.

Ciocon, J.O., Amede, F., Lechtenberg, C., and Astor, F. (1995) Tinnitus: a stepwise workup to quiet the noise within. *Geriatrics*, 50: 18–25.

Citron, D. and Adour, K.K. (1978) Acoustic reflex and loudness discomfort in acute facial paralysis. *Arch Otolaryngol*, 104: 303–306.

Clarke, P., Beer, T., Cohrs, R., and Gilden, D.H. (1995) Configuration of latent varicella-zoster virus DNA. *J Virol*, 69: 8151–8154.

Clegg, A.J., Loveman, E., Gospodarevskaya, E., et al. (2010) The safety and effectiveness of different methods of earwax removal: a systematic review and economic evaluation. *Health Technol Assess*, 14: 1–192.

Clemons, T.E., Milton, R.C., Klein, R., et al.; Age-Related Eye Disease Study Research Group. (2005) Risk factors for the incidence of advanced age-related macular degeneration in the Age-Related Eye Disease Study (AREDS). AREDS Report No. 19. *Ophthalmology*, 112: 533–539.

Cogan, D. (1973) Visual hallucinations as release phenomena. *Albrecht Von Graefes Arch Klin Exp Ophthalmol*, 188: 139–150.

Cohen-Gadol, A.A., Atkinson, P.P., and Krauss, W.E. (2005) Central nervous system superficial siderosis following spinal surgery. *J Neurosurg Spine*, 2: 206–208.

Cole, M. (1999) When the left brain is not right the right brain may be left: report of personal experience of occipital hemianopsia. *J Neurol Neurosurg Psychiatry*, 67: 169–173.

Cole, M. (2001) Charles Bonnet syndrome: an example of cortical dissociation syndrome affecting vision? *J Neurol Neurosurg Psychiatry*, 71: 134.

Collerton, D., Perry, E., and McKeith, I. (2005) Why people see things that are not there: a novel perception and attention deficit model for recurrent complex visual hallucinations [with associated commentaries and response]. *Behav Brain Sci*, 28: 737–794.

Collins, M.M., Hawthorne, M., el-Hmd, K., and Gray, J. (1999) The subjective effects of smoking on nasal symptoms. *Clin Otolaryngol Allied Sci*, 24: 324–327.

Conlin, A.E. and Parnes, L.S. (2007a) Treatment of sudden sensorineural hearing loss: I. A systematic review. *Arch Otolaryngol Head Neck Surg*, 133: 573–581.

Conlin, A.E. and Parnes, L.S. (2007b) Treatment of sudden sensorineural hearing loss: II. A meta-analysis. *Arch Otolaryngol Head Neck Surg*, 133: 582–586.

Costello, F., Zimmerman, M.B., Podhajsky, P.A., and Hayreh, S.S. (2004) Role of thrombocytosis in diagnosis of giant cell arteritis and differentiation of arteritic from nonarteritic anterior ischemic optic neuropathy. *Eur J Ophthalmol*, 14: 245–257.

Cotanche, D.A. (2008) Genetic and pharmacological intervention for treatment/prevention of hearing loss. *J Commun Disord*, 41: 421–443.

Danesh-Meyer, H.V. and Levin, L.A. (2007) Erectile dysfunction drugs and risk of anterior ischaemic optic neuropathy: casual or causal association? *Br J Ophthalmol*, 91: 1551–1555.

Danesh-Meyer, H.V., Savino, P.J., and Sergott, R.C. (2001) The prevalence of cupping in end-stage arteritic and nonarteritic anterior ischemic optic neuropathy. *Ophthalmology*, 108: 593–598.

Danesh-Meyer, H., Savino, P.J., and Gamble, G.G. (2005a) Poor prognosis of visual outcome after visual loss from giant cell arteritis. *Ophthalmology*, 112: 1098–1103.

Danesh-Meyer, H., Savino, P.J., Spaeth, G.L., and Gamble, G.D. (2005b) Comparison of arteritis and nonarteritic anterior ischemic optic neuropathies with the Heidelberg Retina Tomograph. *Ophthalmology*, 112: 1104–1112.

Daniel, E. (2007) Noise 和 hearing loss: a review. *J Sch Health*, 77: 225–231.

David, N.J., Klintworth, G.K., Friedberg, S.J., and Dillon, M. (1963) Fatal atheromatous cerebral embolism associated with bright plaques in the retinal arterioles: report of a case. *Neurology*, 13: 708–713.

de Maindreville, A.D., Fénelon, G., and Mahieux, F. (2005) Hallucinations in Parkinson's disease: a follow-up study. *Mov Disord*, 20: 212–217.

de Morsier, G. (1936) Les automatisms visuals (hallucinations visuelles rétrochiasmatiques). *Schweiz Med Wschr*, 66: 700–703.

de Morsier, G. (1967) Le syndrome de Charles Bonnet: hallucinations visuelles des vieillards sans déficience mentale. *Ann Med Psychol*, 125: 677–702.

Del Bo, L., Forti, S., Ambrosetti, U., et al. (2008) Tinnitus aurium in persons with normal hearing: 55 years later. *Otolaryngol Head Neck Surg*, 139: 391–394.

Del-Ser, T., Munoz, D.G., and Hachinski, V. (1996) Temporal pattern of cognitive decline and incontinence is different in Alzheimer's disease and diffuse Lewy body disease. *Neurology*, 46: 682–686.

Del Ser, T., McKeith, I., Anand, R., et al. (2000) Dementia with lewy bodies: findings from an international multicenter study. *Int J Geriatr Psychiatry*, 15: 1034–1045.

Dennis, M. and Warlow, C. (1992) Migraine aura without headache: transient ischemic attack or not? *J Neurol Neurosurg Psychiatry*, 55: 437–440.

Deuschl, G., Mishke, G., Schenck, E., et al. (1990) Symptomatic and essential rhythmic palatal myoclonus. *Brain*, 113: 1645–1672.

DeVriese, P.P. and Moesker, W.H. (1988) The natural history of facial paralysis in herpes zoster. *Clin Otolaryngol*, 13: 289–298.

Diederich, N.J., Alesch, F., and Goetz, C.G. (2000) Visual hallucinations induced by deep brain stimulation in Parkinson's disease. *Clin Neuropharmacol*, 23: 287–289.

Diederich, N.J., Goetz, C.G., Stebbins, G.T. (2005) Repeated visual hallucinations in Parkinson's disease as disturbed external/internal perceptions: focused review and a new integrative model. *Mov Disord*, 20: 130–140.

Dobie, R.A. (2003) Depression and tinnitus. *Otolaryngol Clin North Am*, 36: 383–388.

Dobie, R.A. (2008) The burdens of age-related and occupational noise-induced hearing loss in the United States. *Ear Hear*, 29: 565–577.

Doty, R.L. (1989) Influence of age and age-related diseases on olfactory function. *Ann NY Acad Sci*, 561: 76–86.

Doty, R.L. (2007a) Office procedures for quantitative assessment of olfactory function. *Am J Rhinol*, 21: 460–473.

Doty, R.L. (2007b) Olfaction in Parkinson's disease. *Parkinsonism Relat Disord*, 13 (Suppl. 3): S225–S228.

Doty, R.L. (2008) *The Smell Identification Test Administration Manual*. Haddon Heights, NJ: Sensonics.

Doty, R.L., Shaman, P., and Dann, M. (1984a) Development of the University of Pennsylvania Smell Identification Test: a standardized microencapsulated test of olfactory function. *Physiol Behav*, 32: 489–502.

Doty, R.L., Shaman, P., Kimmelman, C.P., and Dann, M.S. (1984b) University of Pennsylvania Smell Identification Test: a rapid quantitative olfactory function test for the clinic. *Laryngoscope*, 94: 176–178.

Doty, R.L., Shaman, P., Applebaum, S.L., et al. (1984c) Smell identification ability: changes with age. *Science*, 226: 1441–1443.

Doty, R.L., Reyes, P.F., and Gregor, T. (1987) Presence of both odor identification and detection deficits in Alzheimer's disease. *Brain Res Bull*, 18: 597–600.

Doty, R.L., Shah, M., and Bromley, S.M. (2008) Drug-induced taste disorders. *Drug Saf*, 31: 199–215.

Downie, A.C., Howlett, D.C., Koefman, R.J., et al. (1994) Case report:

prolonged contrast enhancement of the inner ear on magnetic resonance imaging in Ramsay Hunt syndrome. *Br J Radiol*, 67: 819–821.

Duda, J.E. (2010) Olfactory system pathology as a model of Lewy neurodegenerative disease. *J Neurol Sci*, 289: 49–54.

Duffy, V.B., Backstrand, J.R., and Ferris, A.M. (1995) Olfactory dysfunction and related nutritional risk in free-living, elderly women. *J Am Diet Assoc*, 95: 879–884.

Duffy, V.B., Cain, W.S., and Ferris, A.M. (1999) Measurement of sensitivity to olfactory flavor: application in a study of aging and dentures. *Chem Senses*, 24: 671–677.

Durga, J., Verhoef, P., Aneunis, L.J.C., et al. (2007) Effects of folic acid supplementation on hearing in older adults: a randomized, controlled trial. *Ann Intern Med*, 146: 1–9.

Eagling, E.M., Sanders, M.D., and Miller, S.J.H. (1974) Ischaemic papilopathy. *Br J Ophthalmol*, 58: 990–1008.

Echlin, F.A. and Battista, A. (1963) Epileptiform seizures from chronic isolated cortex. *Arch Neurol*, 9: 154–170.

Echlin, F.A., Arnett, V., and Zoll, P. (1952) Paroxysmal high-voltage discharges from isolated and partially isolated human and animal cerebral cortex. *Electroencephalogr Clin Neurophysiol Suppl*, 4: 147–164.

Edmunds, W.J., Brisson, M., and Rose, J.D. (2001) The epidemiology of herpes zoster and potential cost-effectiveness of vaccination in England and Wales. *Vaccine*, 19: 3076–3090.

Ehrlich, R., Harris, A., Kheradiya, N.S., et al. (2008) Age-related macular degeneration and the aging eye. *Clin Interventions Aging*, 3: 473–482.

Eisenman, D.J. and Arts, H.A. (2000) Effectiveness of treatment for sudden sensorineural hearing loss. *Arch Otolaryngol Head Neck Surg*, 126: 1161–1164.

Elian, M. (1991) Olfactory impairment in motor neuron disease: a pilot study. *J Neurol Neurosurg Psychiatry*, 54: 927–928.

Ellenberger, C., Jr. and Epstein, A.D. (1986) Ocular complications of atherosclerosis: what do they mean? *Semin Neurol*, 6: 185–193.

Elliot, D.L., Watts, W.J., and Reuler, J.B. (1983) Management of suspected temporal arteritis: a decision analysis. *Med Decis Making*, 3: 63–68.

Elsner, R.J. (2001a) Odor threshold, recognition, discrimination, and identification in centenarians. *Arch Gerontol Geriatr*, 33: 81–94.

Elsner, R.J. (2001b) Environment and medication use influence olfactory abilities of older adults. *J Nutr Health Aging*, 5: 5–10.

Emery, D.J., Ferguson, R.D., and Williams, J.S. (1998) Pulsatile tinnitus cured by angioplasty and stenting of petrous carotid artery stenosis. *Arch Otolaryngol Head Neck Surg*, 124: 460–461.

Eperjesi, F. and Akbarali, N. (2004) Rehabilitation in Charles Bonnet syndrome: a review of treatment options. *Clin Exp Optom*, 87: 149–152.

Erlandsson, S., Ringdahl, A., Hutchins, T., and Carlsson, S.G. (1987) Treatment of tinnitus: a controlled comparison of masking and placebo. *Br J Audiol*, 21: 37–44.

Ernfors, P., Duan, M.L., ElShamy, W.M., and Canlon, B. (1996) Protection of auditory neurons from aminoglycoside toxicity by neurotrophin-2. *Nature Med*, 2: 463–467.

Ernst, A.A., Takakuwa, K.M., Letner, C., and Weiss, S.J. (1999) Warmed versus room temperature saline solution for ear irrigation: a randomized clinical trial. *Ann Emerg Med*, 34: 347–350.

Eshraghi, A.A., Rodriguez, M., Balkany, T.J., et al. (2009) Cochlear implant surgery in patients more than seventy-nine years old. *Laryngoscope*, 119: 1180–1183.

Espir, M., Illingworth, R., Ceranic, B., and Luxon, L. (1997) Paroxysmal tinnitus due to a meningioma in the cerebellopontine angle. *J Neurol Neurosurg Psychiatry*, 62: 401–403.

Evans, J. (2008) Antioxidant supplements to prevent or slow down the progression of AMD: a systematic review and meta-analysis. *Eye (Lond)*, 22: 751–760.

Eysel, U.T., Schweigart, G., Mittmann, T., et al. (1999) Reorganization in the visual cortex after retinal and cortical damage. *Restor Neurol Neurosci*, 15: 153–164.

Fantini, M.L., Postuma, R.B., Montplaisir, J., and Ferini-Strambi, L. (2006) Olfactory deficit in idiopathic rapid eye movements sleep behavior disorder. *Brain Res Bull*, 70: 386–390.

Fee, W.E., Jr. (1980) Aminoglycoside ototoxicity in the human. *Laryngoscope*, 90: 1–19.

Feldman, H.H., Maia, L.F., Mackenzie, I.R., et al. (2008) Superficial siderosis: a potential diagnostic marker of cerebral amyloid angiopathy in Alzheimer's disease. *Stroke*, 39: 2894–2897.

Fénelon, G., Mahieux, F., Huon, R., and Ziégler, M. (2000) Hallucinations in Parkinson's disease: prevalence, phenomenology, and risk factors. *Brain*, 123: 733–745.

Fénelon, G., Thobois, S., Bonnet, A.M., et al. (2002) Tactile hallucinations in Parkinson's disease. *J Neurol*, 249: 1699–1703.

Ferbert, A., Bruckman, H., and Drummen, R. (1990) Clinical features of proven basilar artery occlusion. *Stroke*, 21: 1135–1142.

Fernandez, H.H., Okun, M.S., Rodriguez, R.L., et al. (2009) Quetiapine improves visual hallucinations in Parkinson's disease but not through normalization of sleep architecture: results from a double-blind clinical-polysomnography study. *Int J Neurosci*, 119: 2196–2205.

Ffytche, D.H. and Howard, R.J. (1999) The perceptual consequences of visual loss: 'positive' pathologies of vision. *Brain*, 122: 1247–1260.

Ffytche, D.H., Howard, R.J., Brammer, M.J., et al. (1998) The anatomy of conscious vision: an fMRI study of visual hallucinations. *Nat Neurosci*, 1: 738–742.

Fife, T.D., Baloh, R.W., and Duckwiler, G.R. (1994) Isolated dizziness in vertebrobasilar insufficiency: clinical features, angiography, and follow-up. *J Stroke Cerebrovasc Dis*, 4: 4–12.

Finsterer, J., Stöllberger, C., and Kopsa, W. (2004) Weight reduction due to stroke-induced dysgeusia. *Eur Neurol*, 51: 47–49.

Fischel-Ghodsian, N., Prezant, T.R., Chaltraw, W.E., et al. (1997) Mitochondrial gene mutation is a significant predisposing factor in aminoglycoside ototoxicity. *Am J Otolaryngol*, 18: 173–178.

Fisher, C.M. (1959) Observations of the fundus oculi in transient monocular blindness. *Neurology*, 9: 333–347.

Fisher, C.M. (1980) Late-life migraine accompaniments as a cause of unexplained transient ischemic attacks. *Can J Neurol Sci*, 7: 9–17.

Fisher, C.M. (1982) Pure sensory stroke and allied conditions. *Stroke*, 13: 434–447.

Fisher, C.M. (1986) Late-life migraine accompaniments—further experience. *Stroke*, 17: 1033–1042.

Foundas, M., Donaldson, M.D., McAllister, I.L., and Bridges, L.R. (2008) Vision loss due to coincident ocular and central causes in a patient with Heidenhain variant Creutzfeldt–Jakob disease. *Age Aging*, 37: 231–232.

Fowler, N.O. and Gause, R. (1964) The cervical venous hum. *Am Heart J*, 67: 135–136.

Frank, M.E., Hettinger, T.P., and Mott, A.E. (1992) The sense of taste: neurobiology, aging, and medication effects. *Crit Rev Oral Biol Med*, 3: 371–393.

Fransen, E., Topsakal, V., Hendrickx, J.J., et al. (2008) Occupational noise, smoking, and a high body mass index are risk factors for age-related hearing impairment and moderate alcohol consumption is protective: a European population-based multicenter study. *J Assoc Res Otolaryngol*, 9: 264–276.

Furuta, Y., Takasu, T., Fukuda, S., et al. (1992) Detection of varicella-zoster virus DNA in human geniculate ganglia by polymerase chain reaction. *J Infect Dis*, 166: 1157–1159.

Furuta, Y., Takasu, T., Suzuki, S., et al. (1997) Detection of latent varicella-zoster virus infection in human vestibular and spiral ganglia. *J Med Virol*, 51: 214–216.

Gallicchio, L., Boyd, K., Matanoski, G., et al. (2008) Carotenoids and the risk of developing lung cancer: a systematic review. *Am J Clin Nutr*, 88: 372–383.

Gates, G.A. and Rees, T.S. (1997) Hear ye? Hear ye! Successful auditory aging. *West J Med*, 167: 247–252.

Gates, G.A., Cobb, J.L., D'Agostino, R.B., and Wolf, P.A. (1993) The relation of hearing in the elderly to the presence of cardiovascular disease and cardiovascular risk factors. *Arch Otolaryngol Head Neck Surg*, 119: 156–161.

Giambene, B., Sodi, A., Sofi, F., et al. (2009) Evaluation of traditional and emerging cardiovascular risk factors in patients with nonarteritic anterior ischemic optic neuropathy: a case-control study. *Graefes Arch Clin Exp Ophthalmol*, 247: 693–697.

Gilden, D.H. (2005) Varicella-zoster virus vaccine—grown-ups need it, too. *N Engl J Med*, 352: 2344–2346.

Gilden, D.H., Bennett, J.L., Kleinschmidt-DeMasters, B.K., et al. (1998) The value of cerebrospinal fluid antiviral antibody in the diagnosis of neurologic disease produced by varicella zoster virus. *J Neurol Sci*, 159: 140–114.

Gilden, D.H., Kleinschmidt-DeMasters, B.K., LaGuardia, J.J., et al. (2000) Neurologic complications of the reactivation of varicella-zoster virus. *N Engl J Med*, 342: 635–645.

Giraud, A.L., Chery-Croze, S., Fischer, G., et al. (1999) A selective imaging of tinnitus. *Neuroreport*, 10: 1–5.

Giuliano, F., Jackson, G., Montorsi, F., et al. (2010) Safety of sildenafil citrate: review of 67 double-blind placebo-controlled trials and the postmarketing safety database. *Int J Clin Pract*, 64: 240–255.

Goetz, C.G. and Stebbins, G.T. (1993) Risk factors for nursing home placement in advanced Parkinson's disease. *Neurology*, 43: 2227–2229.

Goetz, C.G. and Stebbins, G.T. (1995) Mortality and hallucinations in nursing home patients with advanced Parkinson's disease. *Neurology*, 45: 669–671.

Goetz, C.G., Vogel, C., Tanner, C.M., and Stebbins, G.T. (1998) Early dopaminergic drug-induced hallucinations in parkinsonian patients. *Neurology*, 51: 811–814.

Goetz, C.G., Fan, W., Leurgans, S., et al. (2006) The malignant course of 'benign hallucinations' in Parkinson's disease. *Arch Neurol*, 63: 713–716.

Goetz, C.G., Ouyang, B., Negron, A., and Stebbins, G.T. (2010) Hallucinations and sleep disorders in PD: ten-year prospective longitudinal study. *Neurology*, 75: 1773–1779.

Goldman, G.S. (2005) Universal varicella vaccination: efficacy trends and effect on herpes zoster. *Int J Toxicol*, 24: 205–213.

Goldstein, D.S. and Sewell, L. (2009) Olfactory dysfunction in pure autonomic failure: implications for the pathogenesis of Lewy body diseases. *Parkinsonism Relat Disord*, 15: 516–520.

Goldstein, D.S., Sewell, L., and Holmes, C. (2010) Association of anosmia with autonomic failure in Parkinson's disease. *Neurology*, 74: 245–251.

Gomez, C.R., Cruz-Flores, S., Malkoff, M.D., et al. (1996) Isolated vertigo as a manifestation of vertebrobasilar ischemia. *Neurology*, 47: 94–97.

González-Gay, M.A. (2005) The diagnosis and management of patients with giant cell arteritis. *J Rheumatol*, 32: 1186–1188.

González-Gay, M.A. and García-Porrúa, C. (2001) Epidemiology of the vasculitides. *Rheum Dis Clin North Am*, 27: 729–749.

González-Gay, M.A., Blanco, R., Rodríguez-Valverde, V., et al. (1998) Permanent visual loss and cerebrovascular accidents in giant cell arteritis: predictors and response to treatment. *Arthritis Rheum*, 41: 1497–1504.

González-Gay, M.A., García-Porrúa, C., Llorca, J., et al. (2001a) Biopsy-negative giant cell arteritis: clinical spectrum and predictive factors for positive temporal artery biopsy. *Semin Arthritis Rheum*, 30: 249–256.

González-Gay, M.A., García-Porrúa, C., Rivas, M.J., et al. (2001b) Epidemiology of biopsy proven giant cell arteritis in northwestern Spain: trend over an 18 year period. *Ann Rheum Dis*, 60: 367–371.

Goodwin, J.A., Gorelick, P.B., and Helgason, C.M. (1987) Symptoms of amaurosis fugax in atherosclerotic carotid artery disease. *Neurology*, 37: 829–832.

Gorkin, L., Hvidsten, K., Sobel, R.E., and Siegel, R. (2006) Sildenafil citrate use and the incidence of nonarteritic anterior ischemic optic neuropathy. *Int J Clin Pract*, 60: 500–503.

Griest, S.E. and Bishop, P.M. (1998) Tinnitus as an early indicator of permanent hearing loss: a 15-year longitudinal study of noise-exposed workers. *AAOHN J*, 46: 325–329.

Griffiths, T.D. (2000) Musical hallucinosis in acquired deafness: phenomenology and brain substrate. *Brain*, 123: 2065–2076.

Guldberg-Moller, J., Olsen, S., and Kettel, K. (1959) Histopathology of the facial nerve in herpes zoster oticus. *Arch Otolaryngol*, 69: 266–275.

Haberly, L.B. (2001) Parallel-distributed processing in olfactory cortex: new insights from morphological and physiological analysis of neuronal circuitry. *Chem Senses*, 26: 551–576.

Hall, S., Persellin, S., Lie, J.T., et al. (1983) The therapeutic impact of temporal artery biopsy. *Lancet*, 2: 1217–1220.

Halmagyi, G.M., Fattore, C.M., Curthoys, I.S., and Wade, S. (1994) Gentamicin vestibulotoxicity. *Otolaryngol Head Neck Surg*, 111: 571–574.

Hammeke, T.A., McQuillen, M.P., and Cohen, B. (1983) Musical hallucinations associated with acquired deafness. *J Neurol Neurosurg Psychiatry*, 46: 570–572.

Hannan, S.A., Sami, F., and Wareing, M.J. (2005) Tinnitus. *Br Med J*, 330: 237.

Hansen, L., Salmon, D., Galasko, D., et al. (1990) The Lewy body variant of Alzheimer's disease: a clinical and pathologic entity. *Neurology*, 40: 1–8.

Harada, T. (1996) Patterns of hearing recovery in idiopathic sudden sensorineural hearing loss. *Br J Audiol*, 30: 363–367.

Harding, A.J., Broe, G.A., and Halliday, G.M. (2002) Visual hallucinations in Lewy body disease relate to Lewy bodies in the temporal lobe. *Brain*, 125: 391–403.

Hattenhauer, M.G., Leavitt, J.A., Hodge, D.O., et al. (1997) Incidence of nonarteritic anterior ischemic optic neuropathy. *Am J Ophthalmol*, 123: 103–107.

Hatzimouratidis, K. (2007) Phosphodiesterase type 5 inhibitors, visual changes, and nonarteritic anterior ischemic optic neuropathy: is there a link? *Curr Urol Rep*, 8: 482–490.

Hawkes, C. (2006) Olfaction in neurodegenerative disorder. *Adv Otorhinolaryngol*, 63: 133–151.

Hayreh, S.S. (1974a) Anterior ischaemic optic neuropathy. I. Terminology and pathogenesis. *Br J Ophthalmol*, 58: 955–963.

Hayreh, S.S. (1974b) Anterior ischaemic optic neuropathy. II. Fundus on ophthalmoscopy and fluorescein angiography. *Br J Ophthalmol*, 58: 964–980.

Hayreh, S.S. (1974c) Anterior ischaemic optic neuropathy. III. Treatment, prophylaxis, and differential diagnosis. *Br J Ophthalmol*, 58: 981–989.

Hayreh, S.S. (1990) Anterior ischaemic optic neuropathy. Differentiation of arteritic from nonarteritic type and its management. *Eye (Lond)*, 4: 25–41.

Hayreh, S.S. (1991) Ophthalmic features of giant cell arteritis. *Baillieres Clin Rheumatol*, 5: 431–459.

Hayreh, S.S. (2009) Ischemic optic neuropathy. *Prog Retin Eye Res*, 28: 34–62.

Hayreh, S.S. and Jonas, J.B. (2001) Optic disc morphology after arteritic anterior ischemic optic neuropathy. *Ophthalmology*, 108: 1586–1594.

Hayreh, S.S. and Jonas, J.B. (2004) Posterior vitreous detachment: clinical correlations. *Ophthalmologica*, 218: 333–343.

Hayreh, S.S. and Weingeist, T.A. (1980) Experimental occlusion of the central artery of the retina. IV: retinal tolerance time to acute ischaemia. *Br J Ophthalmol*, 64: 818–825.

Hayreh, S.S. and Zimmerman, B. (2003a) Visual deterioration in giant cell arteritis patients while on high doses of corticosteroid therapy. *Ophthalmology*, 110: 1204–1215.

Hayreh, S.S. and Zimmerman, B. (2003b) Management of giant cell arteritis. Our 27-year clinical study: new light on old controversies. *Ophthalmologica*, 217: 239–259.

Hayreh, S.S. and Zimmerman, M.B. (2007a) Incipient nonarteritic anterior ischemic optic neuropathy. *Ophthalmology*, 114: 1763–1772.

Hayreh, S.S. and Zimmerman, M.B. (2007b) Optic disc edema in nonarteritic anterior ischemic optic neuropathy. *Graefes Arch Clin Exp Ophthalmol*, 245: 1107–1121.

Hayreh, S.S. and Zimmerman, M.B. (2008a) Nonarteritic anterior ischemic optic neuropathy: role of systemic corticosteroid therapy. *Graefes Arch Clin Exp Ophthalmol*, 246: 1029–1046.

Hayreh, S.S. and Zimmerman, M.B. (2008b) Nonarteritic anterior ischemic optic neuropathy: natural history of visual outcome. *Ophthalmology*, 115: 298–305.

Hayreh, S.S., Kolder, H.E., and Weingeist, T.A. (1980) Central retinal artery occlusion and retinal tolerance time. *Ophthalmology*, 87: 75–78.

Hayreh, S.S., Podhajsky, P.A., Raman, R., and Zimmerman, B. (1997) Giant cell arteritis: validity and reliability of various diagnostic criteria. *Am J Ophthalmol*, 123: 285–296.

Hayreh, S.S., Podhajsky, P.A., and Zimmerman, B. (1998a) Occult giant cell arteritis: ocular manifestations. *Am J Ophthalmol*, 125: 521–526 [Erratum in: *Am J Ophthalmol*, 1998; 125: 893].

Hayreh, S.S., Podhajsky, P.A., and Zimmerman, B. (1998b) Ocular manifestations of giant cell arteritis. *Am J Ophthalmol*, 125: 509–520.

Hayreh, S.S., Zimmerman, B., and Kardon, R.H. (2002) Visual improvement with corticosteroid therapy in giant cell arteritis: report of a large study and review of literature. *Acta Ophthalmol Scand*, 80: 355–367 [Erratum in: *Acta Ophthalmol Scand*, 2002; 80: 688].

Hayreh, S.S., Podhajsky, P.A., and Zimmerman, M.B. (2009) Branch retinal artery occlusion: natural history of visual outcome. *Ophthalmology*, 116: 1188–1194.

Heathfield, K.W. and Mee, A.S. (1978) Prognosis of the Ramsay Hunt syndrome. *Br Med J*, 1(6109): 343–344.

Heckmann, J.G. and Lang, C.J. (2006) Neurological causes of taste disorders. *Adv Otorhinolaryngol*, 63: 255–264.

Heckmann, J.G., Stössel, C., Lang, C.J., et al. (2005) Taste disorders in acute stroke: a prospective observational study on taste disorders in 102 stroke patients. *Stroke*, 36: 1690–1694.

Heidenhain, A. (1929) Klinische und anatomische Untersuchungen über eine eigenartige organische Erkrankung des Zentralnervensystems in Praesenium. *Z Ges Neurol Psychiatr*, 118: 49–114.

Heinecke, K., Weise, C., Schwarz, K., and Rief, W. (2008) Physi-ological and psychological stress reactivity in chronic tinnitus. *J Behav Med*, 31: 179–188.

Heinonen-Guzejev, M., Vuorinen, H.S., Mussalo-Rauhamaa, H., et al. (2005) Genetic component of noise sensitivity. *Twin Res Hum Genet*, 8: 245–249.

Hellmann, D.B. (2004) Low-dose aspirin in the treatment of giant cell arteritis. *Arthritis Rheum*, 50: 1026–1027.

Henderson, D., Belefeld, E.C., Harris, K.C., and Hu, B.H. (2006) The role of oxidative stress in noise-induced hearing loss. *Ear Hear*, 27: 1–19.

Heron, W. (1957) The pathology of boredom. *Sci Am*, 196: 52–56.

Heron, W., Doane, B.K., and Scott, T.H. (1956) Visual disturbances after prolonged perceptual isolation. *Can J Psychol*, 10: 13–18.

Hettinger, T.P., Myers, W.E., and Frank, M.E. (1990) Role of olfaction in perception of nontraditional 'taste' stimuli. *Chem Senses*, 15: 755–760.

Hikichi, T. (2007) Time course of posterior vitreous detachment in the second eye. *Curr Opin Ophthalmol*, 18: 224–227.

Hill, D.L., Daroff, R.B., Ducros, A., et al. (2007) Most cases labeled as 'retinal migraine' are not migraine. *J Neuroophthalmol*, 27: 3–8.

Hollands, H., Johnson, D., Brox, A.C., et al. (2009) Acute-onset floaters and flashes: is this patient at risk for retinal detachment? *J Am Med Assoc*, 302: 2243–2249.

Hollenhorst, R.W. (1961) Significance of bright plaques in the retinal arterioles. *J Am Med Assoc*, 178: 23–29.

Holroyd, S. and Wooten, G.F. (2006) Preliminary FMRI evidence of visual system dysfunction in Parkinson's disease patients with visual hallucinations. *J Neuropsychiatry Clin Neurosci*, 18: 402–404.

Holroyd, S., Currie, L., and Wooten, G.F. (2001) Prospective study of hallucinations and delusions in Parkinson's disease. *J Neurol Neurosurg Psychiatry*, 70: 734–738.

Hooshmand, H., Vines, F.S., Lee, H.M., and Grindal, A. (1974) Amaurosis fugax: diagnostic and therapeutic aspects. *Stroke*, 5: 643–647.

Hope-Simpson, R.E. (1965) The nature of herpes zoster: a long-term study and a new hypothesis. *Proc R Soc Med*, 58: 9–20.

Horton, J.C. and Hoyt, W.F. (1991) The representation of the visual field in human striate cortex: a revision of the classic Holmes map. *Arch Ophthalmol*, 109: 816–824.

Huang, M.H., Huang, C.C., Ryu, S.J., and Chu, N.S. (1993) Sudden bilateral hearing impairment in vertebrobasilar occlusive disease. *Stroke*, 24: 132–137.

Hubbard, P.S., Esiri, M.M., Reading, M., et al. (2007) Alpha-synuclein pathology in the olfactory pathways of dementia patients. *J Anat*, 211: 117–124.

Hudry, J., Thobois, S., Broussolle, E., et al. (2003) Evidence for deficiencies in perceptual and semantic olfactory processes in Parkinson's disease. *Chem Senses*, 28: 537–543.

Huisman, E., Uylings, H.B., and Hoogland, P.V. (2004) A 100% increase of dopaminergic cells in the olfactory bulb may explain hyposmia in Parkinson's disease. *Mov Disord*, 19: 687–692.

Hummel, T. and Lötsch, J. (2010) Prognostic factors of olfactory dysfunction. *Arch Otolaryngol Head Neck Surg*, 136: 347–351.

Hurwitz, B.J., Heyman, A., Wilkinson, W.E., et al. (1985) Comparison of amaurosis fugax and transient cerebral ischemia: a prospective clinical and arteriographic study. *Ann Neurol*, 18: 698–704.

Hutchin, T. and Cortopassi, G. (1994) Proposed molecular and cellular mechanism for aminoglycoside ototoxicity. *Antimicrob Agents Chemother*, 38: 2517–2520.

Hyman, L. and Neborsky, R. (2002) Risk factors for age-related macular degeneration: an update. *Curr Opin Ophthalmol*, 13: 171–175.

Ikeda, M., Hiroshige, K., Abiko, Y., and Onoda, K. (1996) Impaired specific cellular immunity to the varicella-zoster virus in patients with herpes zoster oticus. *J Laryngol Otol*, 110: 918–921.

Inzelberg, R., Kipervasser, S., and Korczyn, A.D. (1998) Auditory hallucinations in Parkinson's disease. *J Neurol Neurosurg Psychiatry*, 64: 533–535.

Ishida, I.M., Sugiura, M., Teranishi, M., et al. (2008) Otoacoustic emissions, ear fullness, and tinnitus in the recovery course of sudden deafness. *Auris Nasus Larynx*, 35: 41–46.

Jacob, A., Prasad, S., Boggild, M., and Chandratre, S. (2004) Charles Bonnet syndrome—elderly people and visual hallucinations. *Br Med J*, 328: 1552–1554.

Johnson, L.N., Gould, T.J., and Krohel, G.B. (1996) Effect of levodopa and carbidopa on recovery of visual function in patients with nonarteritic anterior ischemic optic neuropathy of longer than six months' duration. *Am J Ophthalmol*, 121: 77–83.

Johnson, L.N., Guy, M.E., Krohel, G.B., and Madsen, R.W. (2000) Levodopa may improve vision loss in recent-onset, nonarteritic anterior ischemic optic neuropathy. *Ophthalmology*, 107: 521–526.

Johnson, A.R., Munoz, A., Gottlieb, J.L., and Jarrard, D.F. (2007) High dose zinc increases hospital admissions due to genitourinary complications. *J Urol*, 177: 639–643.

Jonas, J.B., Spandau, U.H., Harder, B., and Sauder, G. (2007) Intravitreal triamcinolone acetonide for treatment of acute nonarteritic anterior ischemic optic neuropathy. *Graefes Arch Clin Exp Ophthalmol*, 245: 749–750.

Jones, F.L., Jr. (1962) Frequency, characteristics, and importance of the cervical venous hum in adults. *N Engl J Med*, 267: 658–660.

Jörgens, S., Biermann-Ruben, K., Kurz, M.W., et al. (2008) Word deafness as a cortical auditory processing deficit: a case report with MEG. *Neurocase*, 14: 307–316.

Jun, B.H., Choi, I.S., and Lee, G.J. (2003) Pulsatile tinnitus alleviated by contralateral neck compression: a case report. *Auris Nasus Larynx*, 30: 89–91.

Kaderli, B., Avci, R., Yucel, A., et al. (2007) Intravitreal triamcinolone improves recovery of visual acuity in nonarteritic anterior ischemic optic neuropathy. *J Neuroophthalmol*, 27: 164–168.

Kaga, K., Nakamura, M., Takayama, Y., and Momose, H. (2004) A case of cortical deafness and anarthria. *Acta Otolaryngol*, 124: 202–205.

Kalaitzakis, M.E., Christian, L.M., Moran, L.B., et al. (2009) Dementia and visual hallucinations associated with limbic pathology in Parkinson's disease. *Parkinsonism Relat Disord*, 15: 196–204.

Kanzaki, J., Inoue, Y., Ogawa, K., et al. (2003) Effect of single-drug treatment on idiopathic sudden sensorineural hearing loss. *Auris Nasus Larynx*, 30: 123–127.

Karlberg, M., Halmagyi, G.M., Buttner, U., and Yavor, R.A. (2000) Sudden unilateral hearing loss with simultaneous ipsilateral posterior semicircular canal benign paroxysmal positional vertigo: a variant of vestibulo-cochlear neurolabyrinthitis? *Arch Otolaryngol Head Neck Surg*, 126: 1024–1029.

Katz, B., Weinreb, R.N., Wheeler, D.T., and Klauber, M.R. (1990) Anterior ischaemic optic neuropathy and intraocular pressure. *Br J Ophthalmol*, 74: 99–102.

Katzenschlager, R. and Lees, A.J. (2004) Olfaction and Parkinson's syndromes: its role in differential diagnosis. *Curr Opin Neurol*, 17: 417–423.

Katzenschlager, R., Zijlmans, J., Evans, A., et al. (2004) Olfactory function distinguishes vascular parkinsonism from Parkinson's disease. *J Neurol Neurosurg Psychiatry*, 75: 1749–1752.

Kaup, M., Plange, N., Arend, K.O., and Remky, A. (2006) Retrobulbar haemodynamics in non-arteritic anterior ischaemic optic neuropathy. *Br J Ophthalmol*, 90: 1350–1353.

Kay, L.M. and Sherman, S.M. (2007) An argument for an olfactory thalamus. *Trends Neurosci*, 30: 47–53.

Keene, M. and Hawke, M. (1981) Pathogenesis and detection of aminoglycoside ototoxicity. *J Otolaryngol*, 10: 228–236.

Keene, M., Hawke, M., Barber, H.O., and Farkashidy, J. (1982) Histopathological findings in clinical gentamicin ototoxicity. *Arch Otolaryngol*, 108: 65–70.

Kent, R.B., III and Thomas, L. (1990) Temporal artery biopsy. *Am Surg*, 56: 16–21.

Kidwell, C.S., Alger, J.R., Di Salle, F., et al. (1999) Diffusion MRI in patients with transient ischemic attacks. *Stroke*, 30: 1174–1180.

Kim, D. and Bhimani, M. (2008) Ramsay Hunt syndrome presenting as simple otitis externa. *Can J Emergency Med*, 10 (3): 247–250.

Kim, J.S., Lopez, I., DiPatre, P.L., et al. (1999) Internal auditory artery infarction: clinicopathologic correlation. *Neurology*, 52: 40–44.

Kini, M.M., Leibowitz, H.M., Colton, T., et al. (1978) Prevalence of senile cataract, diabetic retinopathy, senile macular degeneration, and open-angle glaucoma in the Framingham eye study. *Am J Ophthalmol*, 85: 28–34.

Kirkby-Bott, J. and Gibbs, H.H. (2004) Carotid endarterectomy relieves pulsatile tinnitus associated with severe ipsilateral carotid stenosis. *Eur J Vasc Endovasc Surg*, 27: 651–653.

Klein, R.G., Campbell, R.J., Hunder, G.G., and Carney, J.A. (1976) Skip lesions in temporal arteritis. *Mayo Clin Proc*, 51: 504–510.

Klein, C., Kömpf, D., Pulkowski, U., et al. (1997a) A study of visual hallucinations in patients with Parkinson's disease. *J Neurol*, 244: 371–377.

Klein, R., Klein, B.E., Jensen, S.C., et al. (1997b) The five-year incidence and progression of age-related maculopathy: the Beaver Dam Eye Study. *Ophthlamology*, 104: 7–21.

Kneebone, C.S. and Burns, R.J. (1981) A case of cortical deafness. *Clin Exp Neurol*, 18: 91–97.

Kobayakawa, T., Wakita, M., Saito, S., et al. (2005) Location of the primary gustatory area in humans and its properties, studied by magnetoencephalography. *Chem Senses*, 30 (Suppl. 1): i226–i227.

Koda, H., Kimura, Y., Iino, Y., et al. (2008) Bilateral sudden deafness caused by diffuse metastatic leptomeningeal carcinomatosis. *Otol Neurotol*, 29: 727–729.

Koeppen, A.H. and Dentinger, M.P. (1988) Brain hemosiderin and superficial siderosis of the central nervous system. *J Neuropathol Exp Neurol*, 47: 249–270.

Koeppen, A.H., Michael, S.C., Li, D., et al. (2008) The pathology of superficial siderosis of the central nervous system. *Acta Neuropathol*, 116: 371–382.

Koerts, J., Borg, M.A., Meppelink, A.M., et al. (2010) Attentional and perceptual impairments in Parkinson's disease with visual hallucinations. *Parkinsonism Relat Disord*, 16: 270–274.

Kolmel, H.W. (1985) Complex visual hallucinations in the hemianopic field. *J Neurol Neurosurg Psychiatry*, 48: 29–38.

Kovács, T., Papp, M.I., Cairns, N.J., et al. (2003) Olfactory bulb in multiple system atrophy. *Mov Disord*, 18: 938–942.

Kraft, E., Winkelmann, J., Trenkwalder, C., and Auer, D.P. (1999) Visual hallucinations, white matter lesions, and disease severity in Parkinson's disease. *Acta Neurol Scand*, 99: 362–367.

Kropp, S., Schulz-Schaeffer, W.J., Finkenstaedt, M., et al. (1999) The Heidenhain variant of Creutzfeldt–Jakob disease. *Arch Neurol*, 56: 55–61.

Kulisevsky, J. and Roldan, E. (2004) Hallucinations and sleep disturbances in Parkinson's disease. *Neurology*, 63 (Suppl. 3): S28–S30.

Kulmala, J., Viljanen, A., Sipilä, S., et al. (2009) Poor vision accompanied with other sensory impairments as a predictor of falls in older women. *Age Aging*, 38: 162–167.

Kumar, N. (2007) Superficial siderosis: associations and therapeutic implications. *Arch Neurol*, 64: 491–496.

Kumar, N., Cohen-Gadol, A.A., Wright, R.A., et al. (2006) Superficial siderosis. *Neurology*, 66: 1144–1152. Erratum in: 67:

1528.

Kunimoto, M., Yamanaka, N., Kimura, T., et al. (1999) The benefit of cochlear implantation in the Japanese elderly. *Auris Nasus Larynx*, 26: 131–137.

Kurita, A., Ochiai, Y., Kono, Y., et al. (2003) The beneficial effect of donepezil on visual hallucinations in three patients with Parkinson's disease. *J Geriatr Psychiatry Neurol*, 16: 184–188.

Kyle, V. and Hazelman, B.L. (1990) Stopping steroids in polymyalgia rheumatica and giant cell arteritis. *Br Med J*, 300: 344–345.

Lafreniere, D. and Mann, N. (2009) Anosmia: loss of smell in the elderly. *Otolaryngol Clin North Am*, 42: 123–131 [Erratum in: *Otolaryngol Clin North Am*, 2010; 43: 691].

Lam, B.L., Jabaly-Habib, H., Al-Sheikh, N., et al. (2007) Risk of non-arteritic anterior ischaemic optic neuropathy (NAION) after cataract extraction in the fellow eye of patients with prior unilateral NAION. *Br J Ophthalmol*, 91: 585–587 [Erratum in: *Br J Ophthalmol*, 2010; 94: 1695].

Lamoreux, E.L., Chong, E., Wang, J.J., et al. (2008) Visual impairment, causes of vision loss, and falls: the Singapore Malay Eye Study. *Invest Ophthalmol Vis Sci*, 49: 528–533.

Lance, J.W. (1976) Simple formed hallucinations confined to the area of a specific visual field defect. *Brain*, 99: 719–734.

Landis, B.S. and Burkhard, P.R. (2008) Phantosmias and Parkinson disease. *Arch Neurol*, 65: 1237–1239.

Landis, B.N., Leuchter, I., San Millán Ruíz, D., et al. (2006) Transient hemiageusia in cerebrovascular lateral pontine lesions. *J Neurol Neurosurg Psychiatry*, 77: 680–683.

Landis, B.N., Welge-Luessen, A., Brämerson, A., et al. (2009) 'Taste Strips'—a rapid, lateralized, gustatory bedside identification test based on impregnated filter papers. *J Neurol*, 256: 242–248.

Lanska, D.J. (2005) Grand rounds: Charles Bonnet syndrome. In: S. Gilman (ed), *MedLink Neurology*. Available at www.medlink.com [accessed on September 30, 2013].

Lanska, D.J. (2006) Grand rounds: headaches in angle-closure glaucoma. In: S. Gilman (ed), *MedLink Neurology*. Available at www.medlink.com [accessed on September 30, 2013].

Lanska, D.J. (2008) Grand rounds: the venous hum. In: S. Gilman (ed), *MedLink Neurology*. Available at www.medlink.com [accessed on September 30, 2013].

Lanska, D.J. (2009) Vertigo and other forms of dizziness. In: J. Corey-Bloom and R.B. David (eds), *Clinical Adult Neurology*, 3rd edn. New York: Demos Medical Publishing.

Lanska, D.J. (2013a) Objective tinnitus. In: T. Greenamyre (ed), *MedLink Neurology*. Available at www.medlink.com [accessed on September 30, 2013].

Lanska, D.J. (2013b) Noise-induced hearing loss. In: T. Greenamyre (ed), *MedLink Neurology*. Available at www.medlink.com [accessed on September 30, 2013].

Lanska, D.J. (2013c) Sudden deafness. In: T. Greenamyre (ed), *MedLink Neurology*. Available at www.medlink.com [accessed on September 30, 2013].

Lanska, D.J. (2013d) Labyrinthine infarction. In: T. Greenamyre (ed), *MedLink Neurology*. Available at www.medlink.com [accessed on September 30, 2013].

Lanska, D.J. (2013e) Superficial siderosis. In: T. Greenamyre (ed), *MedLink Neurology*. Available at www.medlink.com [accessed on September 30, 2013].

Lanska, D.J. (2013f) Ramsay Hunt syndrome. In: T. Greenamyre (ed), *MedLink Neurology*. Available at www.medlink.com [accessed on September 30, 2013].

Lanska, D.J. (2013g) Bilateral vestibulopathy. In: T. Greenamyre (ed), *MedLink Neurology*. Available at www.medlink.com

[accessed on September 30, 2013].

Lanska, D.J. (2013h) Subjective tinnitus. In: T. Greenamyre (ed), *MedLink Neurology*. Available at www.medlink.com [accessed on September 30, 2013].

Lanska, D. J and Lanska, M.J. (1993) Visual 'release' hallucinations in juvenile neuronal ceroid lipofuscinosis. *Pediatr Neurol*, 9: 316–317.

Lanska, D. J, Lanska, M.J., and Mendez, M.F. (1987a) Brainstem auditory hallucinosis. *Neurology*, 37: 1685.

Lanska, D. J, Lanska, M.J., and Tomsak, R.L. (1987b) Unilateral optic neuropathy in non-Hodgkin's lymphoma. *Neurology, 37*: 1563–1564.

Lauritzen, M. (1994) Pathophysiology of the migraine aura. The spreading depression theory. *Brain*, 117: 199–210.

Le Prell, C.G., Yamashita, D., Minami, S.B., et al. (2007) Mechanisms of noise-induced hearing loss indicate multiple methods of prevention. *Hear Res*, 226: 22–43.

Leao, A.A. (1944) Spreading depression of activity in the cerebral cortex. *J Neurophysiol*, 7: 359–390.

Lechtenberg, R. and Shulman, A. (1984) The neurologic implications of tinnitus. *Arch Neurol*, 41: 718–721.

Lee, H. and Baloh, R.W. (2005) Sudden deafness in vertebrobasilar ischemia: clinical features, vascular topographical patterns, and long-term outcome. *J Neurol Sci*, 228: 99–104.

Lee, H. and Cho, Y.W. (2004) Auditory disturbance as a prodrome of anterior inferior cerebellar artery infarction. *J Neurol Neurosurg Psychiatry*, 74: 1644–1648.

Lee, B.C., Hwang, S.H., Rison, R., and Chang, G.Y. (1998) Central pathway of taste: clinical and MRI study. *Eur Neurol*, 39: 200–203.

Lee, H., Yi, H.A., and Baloh, R.W. (2003) Sudden bilateral simultaneous deafness with vertigo as a sole manifestation of vertebrobasilar insufficiency. *J Neurol Neurosurg Psychiatry*, 74: 539–541.

Lepore, F.E. (1990) Spontaneous visual phenomena with visual loss: 104 patients with lesions of retinal and neural afferent pathways. *Neurology*, 40: 444–447.

Leussink, V., Andermann, P., Reiners, K., et al. (2005) Sudden deafness from stroke. *Neurology*, 64: 1817–1818.

Levison, J.D., Gibbs, E.L., Stillerman, M.L., and Perlstein, M.A. (1951) Electroencephalogram and eye disorders. Clinical correlation. *Pediatrics*, 7: 422–427.

Levy, D.E. (1988) How transient are transient ischemic attacks? *Neurology*, 38: 674–677.

Li, J., McGwin, G., Jr., Vaphiades, M.S., and Owsley, C. (2007) Non-arteritic anterior ischaemic optic neuropathy and presumed sleep apnoea syndrome screened by the Sleep Apnea scale of the Sleep Disorders Questionnaire (SA-SDQ). *Br J Ophthalmol*, 91: 1524–1527.

Li, W., Howard, J.D., and Gottfried, J.A. (2010) Disruption of odour quality coding in piriform cortex mediates olfactory deficits in Alzheimer's disease. *Brain*, 133: 2714–2726.

Lim, D.J. and Melnick, W. (1971) Acoustic damage of the cochlea. A scanning and transmission electron microscopic observation. *Arch Otolaryngol*, 94: 294–305.

Lin, F. and Hadler, J.L. (2000) Epidemiology of primary varicella and herpes zoster hospitalizations: the pre-varicella vaccine era. *J Infect Dis*, 181: 1897–1905.

Lin, H.C., Chao, P.Z., and Lee, H.C. (2008) Sudden sensorineural hearing loss increases the risk of stroke: a 5-year follow-up study. *Stroke*, 39: 2744–2748.

Liozon, E., Herrmann, F., Ly, K., et al. (2001) Risk factors for visual loss in giant cell (temporal) arteritis: a prospective study of 174 patients. *Am J Med*, 111: 211–217.

Lockwood, A.H., Salvi, R.J., Coad, M.L., et al. (1998) The functional neuroanatomy of tinnitus: evidence for limbic system links and neural plasticity. *Neurology*, 50: 114–120.

Loddenkemper, T., Sharma, P., Katzan, I., and Plant, G.T. (2007) Risk factors for early visual deterioration in temporal arteritis. *J Neurol Neurosurg Psychiatry*, 78: 1255–1259.

Lonn, E., Bosch, J., Yusuf, S., et al. (2005) Effects of long-term vitamin E supplementation on cardiovascular events and cancer: a randomized controlled trial. *J Am Med Assoc*, 293: 1338–1347.

Louwrens, H.D., Botha, J., and Van Der Merwe, D.M. (1989) Subjective pulsatile tinnitus cured by carotid endarterectomy: a case report. *S Afr Med J*, 75: 496–497.

Lueck, C.J. (1996) Investigation of visual loss: neuro-ophthalmology from a neurologist's perspective. *J Neurol Neurosurg Psychiatry*, 60: 275–280.

Lueck, C.J. (2010) Loss of vision. *Pract Neurol*, 10: 315–325.

Lueck, G., McIlwaine, G.G., and Zeidler, M. (2000) Creutzfeldt–Jakob disease and the eye: II. Ophthalmic and neuro-ophthalmic features. *Eye*, 14: 291–301.

Machemer, R. (1988) Proliferative vitreoretinopathy (PVR): a personal account of its pathogenesis and treatment. Proctor lecture. *Invest Ophthalmol Vis Sci*, 29: 1771–1783.

Mackay-Sim, A., Johnston, A.N., Owen, C., and Burne, T.H. (2006) Olfactory ability in the healthy population: reassessing presbyosmia. *Chem Senses*, 31: 763–771.

Mahr, A., Saba, M., Kambouchner, M., et al. (2006) Temporal artery biopsy for diagnosing giant cell arteritis: the longer, the better? *Ann Rheum Dis*, 65: 826–828.

Man, A. and Naggan, L. (1981) Characteristics of tinnitus in acoustic trauma. *Audiology*, 20: 72–78.

Manford, M. and Andermann, F. (1998) Complex visual hallucinations. Clinical and neurobiological insights. *Brain*, 121: 1819–1840.

Manganelli, F., Vitale, C., Santangelo, G., et al. (2009) Functional involvement of central cholinergic circuits and visual hallucinations in Parkinson's disease. *Brain*, 132: 2350–2355.

Marshall, J. and Meadows, S. (1968) The natural history of amaurosis fugax. *Brain*, 91: 419–434.

Martí-Vilalta, J.L., Lopez-Pousa, S., Grau, J.M., and Barraquer, L. (1979) Transient ischemic attacks. Retrospective study of 150 cases of ischemic infarct in the territory of the middle cerebral artery. *Stroke*, 10: 259–262.

Mason, J.O., III, Shah, A.A., Vail, R.S., et al. (2008) Branch retinal artery occlusion: visual prognosis. *Am J Ophthalmol*, 146: 455–457.

Mathy, I., Dupuis, M.J., Pigeolet, Y., and Jacquerye, P. (2003) Bilateral ageusia after left insular and opercular ischemic stroke. *Rev Neurol (Paris)*, 159: 563–567.

Matsui, H., Nishinaka, K., Oda, M., et al. (2006a) Hypoperfusion of the visual pathway in parkinsonian patients with visual hallucinations. *Mov Disord*, 21: 2140–2144.

Matsui, H., Udaka, F., Tamura, A., et al. (2006b) Impaired visual acuity as a risk factor for visual hallucinations in Parkinson's disease. *J Geriatr Psychiatry Neurol*, 19: 36–40.

Mattox, D.E. and Simmons, F.B. (1977) Natural history of sudden sensorineural hearing loss. *Ann Otol Rhinol Laryngol*, 86: 463–480.

Matz, G. (1993) Aminoglycoside cochlear ototoxicity. *Otolaryngol Clin North Am*, 26: 705–712.

McBride, D.I. and Williams, S. (2001) Audiometric notch as a sign of noise induced hearing loss. *Occup Environ Med*, 58: 46–51.

McCaffrey, R.K., Duff, K., and Solomon, G.S. (2000) Olfactory dysfunction discriminates probable Alzheimer's dementia from major depression: a cross-validation and extension. *J Neuropsych Clin Neurosci*, 12: 29–33.

McCandless, G.A. and Schumacher, M.H. (1979) Auditory dysfunction with facial paralysis. *Arch Otolaryngol*, 105: 271–274.

McConnell, R.J., Menendez, C.E., Smith, F.R., et al. (1975) Defects of taste and smell in patients with hypothyroidism. *Am J Med*, 59: 354–364.

McCulley, T.J., Lam, B.L., and Feuer, W.J. (2001) Incidence of non-arteritic anterior ischemic optic neuropathy associated with cataract extraction. *Ophthalmology*, 108: 1275–1278.

McCulley, T.J., Lam, B.L., and Feuer, W.J. (2003) Nonarteritic anterior ischemic optic neuropathy and surgery of the anterior segment: temporal relationship analysis. *Am J Ophthalmol*, 136: 1171–1172.

McFadzean, R., Brosnahan, D., Hadley, D., and Mutlukan, E. (1994) Representation of the visual field in the occipital striate cortex. *Br J Ophthalmol*, 78: 185–190.

McKeith, I.G., Galasko, D., Kosaka, K., et al. (1996) Consensus guidelines for the clinical and pathologic diagnosis of dementia with Lewy bodies (DLB): report of the consortium on DLB international workshop. *Neurology*, 47: 1113–1124.

McKeith, I.G., Ballard, C.G., Perry, R.H., et al. (2000) Prospective validation of consensus criteria for the diagnosis of dementia with Lewy bodies. *Neurology*, 54: 1050–1058.

McKinnon, B.J. and Lassen, L.F. (1998) Naproxen-associated sudden sensorineural hearing loss. *Mil Med*, 163: 792–793.

McLaughlin, N.C. and Westervelt, H.J. (2008) Odor identification deficits in frontotemporal dementia: a preliminary study. *Arch Clin Neuropsychol*, 23: 119–123.

McNamara, M.E., Heros, R.C., and Boller, F. (1982) Visual hallucinations in blindness: the Charles Bonnet syndrome. *Intern J Neuroscience*, 17: 13–15.

McShane, R.H., Nagy, Z., Esiri, M.M., et al. (2001) Anosmia in dementia is associated with Lewy bodies rather than Alzheimer's pathology. *J Neurol Neurosurg Psychiatry*, 70: 739–743.

Meisami, E., Mikhail, L., Baim, D., and Bhatnagar, K.P. (1998) Human olfactory bulb: aging of glomeruli and mitral cells and a search for the accessory olfactory bulb. *Ann NY Acad Sci*, 855: 708–715.

Meppelink, A.M., de Jong, B.M., Renken, R., et al. (2009) Impaired visual processing preceding image recognition in Parkinson's disease patients with visual hallucinations. *Brain*, 132: 2980–2993.

Meral, H., Aydemir, T., Ozer, F., et al. (2007) Relationship between visual hallucinations and REM sleep behavior disorder in patients with Parkinson's disease. *Clin Neurol Neurosurg*, 109: 862–867.

Meyer, A., Leigh, D., and Bagg, C.E. (1954) A rare presenile dementia associated with cortical blindness (Heidenhain's syndrome). *J Neurol Neurosurg Psychiatry*, 17: 129–133.

Meyer, J.S., Terayama, Y., Konno, S., et al. (1998) Age-related cerebrovascular disease alters the symptomatic course of migraine. *Cephalalgia*, 18: 202–208.

Miliaras, G., Bostantjopoulou, S., Argyropoulou, M., et al. (2006) Superficial siderosis of the CNS: report of three cases and review of the literature. *Clin Neurol Neurosurg*, 108: 499–502.

Miller, T.C. and Crosby, T.W. (1979) Musical hallucinations in a deaf elderly patient. *Ann Neurol*, 5: 301–302.

Miller, M.H. and Jakimetz, J.R. (1984) Noise exposure, hearing loss, speech discrimination, and tinnitus. *J Laryngol Otol*, (Suppl. 9): 74–76.

Millikan, C. and Futrell, N. (1990) Occlusion of the internal auditory artery. *Ann Neurol*, 28: 258.

Miltenburg, D.M. (1994) The validity of tuning fork tests in diagnosing hearing loss. *J Otolaryngol*, 23: 254–259.

Mínguez Serra, M.P., Salort Llorca, C., and Silvestre Donat, F.J. (2007) Pharmacological treatment of burning mouth syndrome: a review and update. *Med Oral Patol Oral Cir Bucal*, 12: E299–E304.

Mirz, F., Pederson, C.B., Ishizu, K., et al. (1999) Positron emission tomography of cortical centers of tinnitus. *Hearing Res*, 134: 133–144.

Miwa, T., Furukawa, M., Tsukatani, T., et al. (2001) Impact of olfactory impairment on quality of life and disability. *Arch Otolaryngol Head Neck Surg*, 127: 497–503.

Miyamoto, T., Miyamoto, M., Iwanami, M., et al. (2009) Odor identification test as an indicator of idiopathic REM sleep behavior disorder. *Mov Disord*, 24: 268–273.

Miyamoto, T., Miyamoto, M., Iwanami, M., et al. (2010) Olfactory dysfunction in idiopathic REM sleep behavior disorder. *Sleep Med*, 11: 458–461.

Mojon, D.S., Hedges, T.R., III, Ehrenberg B., et al. (2002) Association between sleep apnea syndrome and nonarteritic anterior ischemic optic neuropathy. *Arch Ophthalmol*, 120: 601–605.

Moller, A.R. (2003) Pathophysiology of tinnitus. *Otolaryngol Clin North Am*, 36: 249–266.

Mori, E., Shimomura, T., Fujimori, M., et al. (2000) Visuoperceptual impairment in dementia with Lewy bodies. *Arch Neurol*, 57: 489–493.

Morita, H., Funata, M., and Tokoro, T. (1995) A clinical study of the development of posterior vitreous detachment in high myopia. *Retina*, 15: 117–124.

Muci-Mendoza, R., Arruga, J., Edward, W.O., and Hoyt, W.F. (1980) Retinal fluorescein angiographic evidence for atheromatous microembolism. Demonstration of ophthalmoscopically occult emboli and post-embolic endothelial damage after attacks of amaurosis fugax. *Stroke*, 11: 154–158.

Muhlnickel, W., Elbert, T., Taub, E., and Flor, H. (1998) Reorganization of auditory cortex in tinnitus. *Proc Natl Acad Sci USA*, 95: 10340–10343.

Mulrow, C.D., Aguilar, C., Edicott, J.E., et al. (1990) Association between hearing impairment and the quality of life of elderly individuals. *J Am Geriat Soc*, 38: 45–50.

Muluk, N.B. and Oguztürk, O. (2008) Occupational noise-induced tinnitus: does it affect workers' quality of life? *J Otolaryngol Head Neck Surg*, 37: 65–71.

Murai, K., Tyler, R.S., Harker, L.A., and Stouffer, J.L. (1992) Review of pharmacologic treatment of tinnitus. *Am J Otol*, 13: 454–464.

Murakami, S., Nakashiro, Y., Mizobuchi, M., et al. (1998) Varicellazoster virus distribution in Ramsay Hunt syndrome revealed by polymerase chain reaction. *Acta Otolaryngol*, 118: 145–149.

Murakami, T., Ono, Y., Akagi, N., et al. (2005) A case of superior cerebellar artery syndrome with contralateral hearing loss at onset. *J Neurol Neurosurg Psychiatry*, 76: 1744–1745.

Murphy, C., Gilmore, M.M., Seery, C.S., et al. (1990) Olfactory thresholds are associated with degree of dementia in Alzheimer's disease. *Neurobiol Aging*, 11: 465–469.

Murphy, C., Schubert, C.R., Cruickshanks, K.J., et al. (2002) Prevalence of olfactory impairment in older adults. *J Am Med Assoc*, 288: 2307–2312.

Murray, A. and Fields, M.J. (2001) Word deafness presenting as a sudden hearing loss. *Int J Clin Pract*, 55: 420–421.

Nagahama, Y., Okina, T., Suzuki, N., and Matsuda, M. (2010) Neural correlates of psychotic symptoms in dementia with Lewy bodies. *Brain*, 133: 557–567.

Nagano-Saito, A., Washimi, Y., Arahata, Y., et al. (2004) Visual hallucination in Parkinson's disease with FDG PET. *Mov Disord*, 19: 801–806.

Nelson, D.I., Nelson, R.Y., Concha-Barrientos, M., and Fingerhut, M. (2005) The global burden of occupational noise-induced hearing loss. *Am J Ind Med*, 48: 446–458.

Nesher, G., Berkun, Y., Mates, M., et al. (2004a) Risk factors for cranial ischemic complications in giant cell arteritis. *Medicine (Baltimore)*, 83: 114–122.

Nesher, G., Berkun, T, MatesM., et al. (2004b) Low-dose aspirin and prevention of cranial ischemic complications in giant cell arteritis. *Arthritis Rheum*, 50: 1332–1337.

Neuberger, M., Korpert, K., Raber, A., et al. (1992) Hearing loss from industrial noise, head injury, and ear disease. A multivariate analysis on audiometric examinations of 110,647 workers. *Audiology*, 31: 45–57.

Newman, N.J., Scherer, R., Langenberg, P., et al. (2002) Ischemic Optic Neuropathy Decompression Trial Research Group. The fellow eye in NAION: report from the ischemic optic neuropathy decompression trial follow-up study. *Am J Ophthalmol*, 134: 317–328.

Ng, S.K. and van Hasselt, C.A. (2005) Images in clinical medicine. Patulous eustachian tube. *N Engl J Med*, 353 (6): e5.

Nguyen-Khoa, B.A., Goehring, E.L., Jr., Vendiola R.M., et al. (2007) Epidemiologic study of smell disturbance in 2 medical insurance claim populations. *Arch Otolaryngol Head Neck Surg*, 133: 748–757.

Nomura, Y., Mori, S., Tsuchida, M., and Sakurai, T. (1982) Deafness in cryoglobulinemia. *Ann Otol Rhinol Laryngol*, 91: 250–255.

Nomura, T., Inoue, Y., Mitani, H., et al. (2003) Visual hallucinations as REM sleep behavior disorders in patients with Parkinson's disease. *Mov Disord*, 18: 812–817.

Nondahl, D.M., Cruickshanks, K.J., Wiley, T.L., et al. (1998) Accuracy of self-reported hearing loss. *Audiology*, 37: 295–301.

Nondahl, D.M., Cruickshanks, K.J., Wiley, T.L., et al. (2002) Prevalence and 5-year incidence of tinnitus among older adults: the epidemiology of hearing loss study. *J Am Acad Audiol*, 13: 323–331.

Norman, L.V., West, P.B., and Perry, P.M. (1999) Unilateral pulsatile tinnitus relieved by contralateral carotid endarterectomy. *J R Soc Med*, 92: 406–407.

Ochi, K., Ohashi, T., and Kenmochi, M. (2003) Hearing impairment and tinnitus pitch in patients with unilateral tinnitus: comparison of sudden hearing loss and chronic tinnitus. *Laryngoscope*, 113: 427–431.

Oh, J., Park, K., Lee, S., et al. (2007) Bilateral versus unilateral sudden sensorineural hearing loss. *Otolayngol Head Neck Surg*, 136: 87–91.

Ohtani, F., Furuta, Y., Aizawa, H., and Fukuda, S. (2006) Varicellazoster virus load and cochleovestibular symptoms in Ramsay Hunt syndrome. *Ann Otol Rhinol Laryngol*, 115: 233–238.

Oka, H., Yoshioka, M., Onouchi, K., et al. (2007) Impaired cardiovascular autonomic function in Parkinson's disease with visual hallucinations. *Mov Disord*, 22: 1510–1514 [Erratum in: *Mov Disord*, 2008; 23: 629].

Olesen, J., Friberg, L., Olsen, T.S., et al. (1990) Timing and topography of cerebral blood flow, aura, and headache during migraine attacks. *Ann Neurol*, 28: 791–798.

Olichney, J.M., Murphy, C., Hofstetter, C.R., et al. (2005) Anosmia is very common in the Lewy body variant of Alzheimer's disease. *J Neurol Neurosurg Psychiatry*, 76: 1342–1347.

Onofrj, M., Thomas, A., D'Andreamatteo, G., et al. (2002) Incidence of RBD and hallucination in patients affected by Parkinson's disease: 8-year follow-up. *Neurol Sci*, 23 (Suppl. 2): S91–S94.

Onofrj, M., Bonanni, L., Albani, G., et al. (2006) Visual hallucinations in Parkinson's disease: clues to separate origins. *J Neurol Sci*, 248: 143–150.

Ortiz, G.A., Koch, S., Forteza, A., and Romano, J. (2008) Ramsay Hunt syndrome followed by multifocal vasculopathy and posterior circulation strokes. *Neurology*, 70: 1049–1051.

Osguthorpe, J.D. and Klein, A.J. (1991) Occupational hearing conservation. *Otolaryngol Clin North Am*, 24: 403–414.

Otsuki, M, Soma, Y., Sato, M., et al. (1998) Slowly progressive pure word deafness. *Eur Neurol*, 39: 135–140.

Oxman, M.N. (1995) Immunization to reduce the frequency and severity of herpes zoster and its complications. *Neurology*, 45 (12 Suppl. 8): S41–S46.

Oxman, M.N., Levin, M.J., Johnson, G.R., et al. (2005) A vaccine to prevent herpes zoster and postherpetic neuralgia in older adults. *N Engl J Med*, 352: 2271–2284.

Ozer, F., Meral, H., Hanoglu, L., et al. (2007) Cognitive impairment patterns in Parkinson's disease with visual hallucinations. *J Clin Neurosci*, 14: 742–746.

Pacchetti, C., Manni, R., Zangaglia, R., et al. (2005) Relationship between hallucinations, delusions, and rapid eye movement sleep behavior disorder in Parkinson's disease. *Mov Disord*, 20: 1439–1448.

Palombi, K., Renard, E., Levy, P., et al. (2006) Non-arteritic anterior ischaemic optic neuropathy is nearly systematically associated with obstructive sleep apnoea. *Br J Ophthalmol*, 90: 879–882.

Papapetropoulos, S. (2006) Regional alpha-synuclein aggregation, dopaminergic dysregulation, and the development of drug-related visual hallucinations in Parkinson's disease. *J Neuropsychiatry Clin Neurosci*, 18: 149–157.

Papapetropoulos, S., Argyriou, A.A., and Ellul, J. (2005) Factors associated with drug-induced visual hallucinations in Parkinson's disease. *J Neurol*, 252: 1223–1228.

Papapetropoulos, S., McCorquodale, D.S., Gonzalez, J., et al. (2006) Cortical and amygdalar Lewy body burden in Parkinson's disease patients with visual hallucinations. *Parkinsonism Relat Disord*, 12: 253–256.

Papapetropoulos, S., Katzen, H., Schrag, A., et al. (2008) A questionnaire-based (UM-PDHQ) study of hallucinations in Parkinson's disease. *BMC Neurol*, 8: 21.

Parchi, P., Castellani, R., Capellari, S., et al. (1996) Molecular basis of phenotypic variability in sporadic Creutzfeldt–Jakob disease. *Ann Neurol*, 39: 767–778.

Pardini, M., Huey, E.D., Cavanaugh, A.L., and Grafman, J. (2009) Olfactory function in corticobasal syndrome and frontotemporal dementia. *Arch Neurol*, 66: 92–96.

Parikh, M., Miller, N.R., Lee, A.G., et al. (2006) Prevalence of a normal C-reactive protein with an elevated erythrocyte sedimentation rate in biopsy-proven giant cell arteritis. *Ophthalmology*, 113: 1842–1845.

Parkin, P.J., Kendall, B.E., Marshall, J., and McDonald, W.I. (1982) Amaurosis fugax: some aspects of management. *J Neurol Neurosurg Psychiatry*, 45: 1–6.

Patel, K.H., Javitt, J.C., Tielsch, J.M., et al. (1995) Incidence of acute angle-closure glaucoma after pharmacologic mydriasis. *Am J Ophthalmol*, 120: 709–717.

Pearce, R.K., Hawkes, C.H., and Daniel, S.E. (1995) The anterior olfactory nucleus in Parkinson's disease. *Mov Disord*, 10: 283–287.

Peifer, K.J., Rosen, G.P., and Rubin, A.M. (1999) Tinnitus: etiology and management. *Clin Geriatric Med*, 15: 193–204.

Pelak, V.S., Galetta, S.L., Grossman, R.I., et al. (1999) Evidence for preganglionic pupillary involvement in superficial siderosis. *Neurology*, 53: 1130–1132.

Peloquin, C.A., Berning, S.E., Nitta, A.T., et al. (2004) Aminoglycoside toxicity: daily versus thrice-weekly dosing for treatment of mycobacterial diseases. *Clin Infect Dis*, 38: 1538–1544.

Penfield, W. and Perot, P. (1963) The brain's record of auditory and visual experiences: a final summary and discussion. *Brain*, 86: 595–696.

Penido Nde, O., Ramos, H.V., Barros, F.A., et al. (2005) Clinical,

etiological, and progression factors of hearing in sudden deafness. *Rev Bras Otorrinolaringol (Engl Ed)*, 71: 633–638.

Perry, R.H., Irving, D., Blessed, G., et al. (1990) Senile dementia of Lewy body type: a clinically and neuropathologically distinct form of Lewy body dementia in the elderly. *J Neurol Sci*, 95: 119–139.

Pfaffenbach, D.D. and Hollenhorst, R.W. (1973) Morbidity and survivorship of patients with embolic cholesterol crystals in the ocular fundus. *Am J Ophthalmol*, 75: 66–72.

Pianka, P., Almog, Y., Man, O., et al. (2000) Hyperhomocystinemia in patients with nonarteritic anterior ischemic optic neuropathy, central retinal artery occlusion, and central retinal vein occlusion. *Ophthalmology*, 107: 1588–1592.

Pipitone, N., Boiardi, L., and Salvarani, C. (2005) Are steroids alone sufficient for the treatment of giant cell arteritis? *Best Pract Res Clin Rheumatol*, 19: 277–292.

Pirila, T. (1991) Left–right asymmetry in the human response to experimental noise exposure. *Acta Otolaryngol*, 111: 861–866.

Pirila, T., Jounio-Ervasti, K., and Sorri, M. (1992) Left–right asymmetries in hearing threshold levels in three age groups of a random population. *Audiology*, 31: 150–161.

Pirozzo, S., Papinczak, T., and Glasziou, P. (2003) Whispered voice test for screening for hearing impairment in adults and children: systematic review. *Br Med J*, 327: 967.

Pomeranz, H.D. and Bhavsar, A.R. (2005) Nonarteritic ischemic optic neuropathy developing soon after use of sildenafil (viagra): a report of seven new cases. *J Neuroophthalmol*, 25: 9–13.

Pomeranz, H.D., Smith, K.H., Hart, W.M., Jr., and Egan, R.A. (2002) Sildenafil-associated nonarteritic anterior ischemic optic neuropathy. *Ophthalmology*, 109: 584–587.

Ponsen, M.M., Stoffers, D., Wolters, E.C., et al. (2010) Olfactory testing combined with dopamine transporter imaging as a method to detect prodromal Parkinson's disease. *J Neurol Neurosurg Psychiatry*, 81: 396–399.

Poole, C.J. and Ross Russell, R.W. (1985) Mortality and stroke after amaurosis fugax. *J Neurol Neurosurg Psychiatry*, 48: 902–905.

Porooshani, H., Porooshani, A.H., Gannon, L., and Kyle, G.M. (2004) Speed of progression of migrainous visual aura measured by sequential field assessment. *Neuro-Ophthalmology*, 28: 101–105.

Postuma, R.B., Gagnon, J.F., Vendette, M., and Montplaisir, J.Y. (2009) Idiopathic REM sleep behavior disorder in the transition to degenerative disease. *Mov Disord*, 24: 2225–2232.

Prezant, T.R., Agapia, J.V., Bohlman, M.C., et al. (1993) Mitochondrial ribosomal RNA mutation associated with both antibiotic-induced and non-syndromic deafness. *Nat Genet*, 4: 289–294.

Pribitkin, E., Rosenthal, M.D., and Cowart, B.J. (2003) Prevalence and causes of severe taste loss in a chemosensory clinic population. *Ann Otol Rhinol Laryngol*, 112: 971–978.

Pritchard, T.C., Macaluso, D.A., and Eslinger, P.J. (1999) Taste perception in patients with insular cortex lesions. *Behav Neurosci*, 113: 663–671.

Pulec, J.L., Hodell, S., and Anthony, P. (1978) Tinnitus: diagnosis and treatment. *Ann Otol Rhinol Laryngol*, 87: 821–833.

Quigley, H.A., Miller, N.R., and Green, W.R. (1985) The pattern of optic nerve fiber loss in anterior ischemic optic neuropathy. *Am J Ophthalmol*, 100: 769–776.

Quinn, N.P., Rossor, M.N., and Marsden, C.D. (1987) Olfactory threshold in Parkinson's disease. *J Neurol Neurosurg Psychiatry*, 50: 88–89.

Rabinstein, A., Jerry, J., Saraf-Lavi, E., et al. (2001) Sudden sensorineural hearing loss associated with Herpes simplex virus type 1 infection. *Neurology*, 56: 571–572.

Ramírez-Ruiz, B., Junqué, C., Martí, M.J., et al. (2006) Neuropsychological deficits in Parkinson's disease patients with visual hallucinations. *Mov Disord*, 21: 1483–1487.

Ramírez-Ruiz, B., Martí, M.J., Tolosa, E., et al. (2008) Brain response to complex visual stimuli in Parkinson's patients with hallucinations: a functional magnetic resonance imaging study. *Mov Disord*, 23: 2335–2343.

Rauch, S.D. (2008) Idiopathic sudden sensorineural hearing loss. *N Engl J Med*, 359: 833–840.

Rauch, S.D., Halpin, C.F., Antonelli, P.J., et al. (2011) Oral vs intratympanic corticosteroid therapy for idiopathic sudden sensorineural hearing loss: a randomized trial. *J Am Med Assoc*, 305: 2071–2079.

Rawson, N.E. (2006) Olfactory loss in aging. *Sci Aging Knowledge Environ*, 2006 (5): pe6.

Ray-Chaudhuri, N., Kiné, D.A., Tijani, S.O., et al. (2002) Effect of prior steroid treatment on temporal artery biopsy findings in giant cell arteritis. *Br J Ophthalmol*, 86: 530–532.

Razavi, M., Jones, R.D., Manzel, K., et al. (2004) Steroid-responsive Charles Bonnet syndrome in temporal arteritis. *J Neuropsychiatry Clin Neurosci*, 16: 505–508.

Reiter, E.R., DiNardo, L.J., and Costanzo, R.M. (2006) Toxic effects on gustatory function. *Adv Otorhinolaryngol*, 63: 265–277.

Robillard, R.B., Hilsinger, R.L., Jr., and Adour, K.K. (1986) Ramsay Hunt facial paralysis: clinical analyses of 185 patients. *Otolaryngol Head Neck Surg*, 95: 292–297.

Rodnitzky, R.L. (1998) Visual dysfunction in Parkinson's disease. *Clin Neurosci*, 5: 102–106.

Rollin, H. (1978) Drug-related gustatory disorders. *Ann Otol Rhinol Laryngol*, 87: 37–42.

Ross, E.D., Jossman, P.B., Bell, B., et al. (1975) Musical hallucinations in deafness. *J Am Med Assoc*, 231: 620–621.

Ross, G.W., Petrovitch, H., Abbott, R.D., et al. (2008) Association of olfactory dysfunction with risk for future Parkinson's disease. *Ann Neurol*, 63: 167–173.

Rösser, N., Berger, K., Vomhof, P., et al. (2008) Lack of improvement in odor identification by levodopa in humans. *Physiol Behav*, 93: 1024–1029.

Rubak, T., Kock, S., Koefoed-Nielsen, B., et al. (2008) The risk of tinnitus following occupational noise exposure in workers with hearing loss or normal hearing. *Int J Audiol*, 47: 109–114.

Rumelt, S., Dorenboim, Y., and Rehany, U. (1999) Aggressive systematic treatment for central retinal artery occlusion. *Am J Ophthalmol*, 128: 733–738 [Erratum in: *Am J Ophthalmol*, 2000; 130: 908].

Saeed, S.R. and Brookes, G.B. (1993) The use of clostridium botulinum toxin in palatal myoclonus. A preliminary report. *J Laryngol Otol*, 107: 208–210.

Saeed, S.R. and Brookes, G.B. (1996) Palatal myoclonus affected by neck posture. *J Laryngol Otol*, 110: 207.

Sakata, T., Esaki, Y., Yamano, T., et al. (2008) A comparison between the feeling of ear fullness and tinnitus in acute sensorineural hearing loss. *Int J Audiol*, 47: 134–140.

Saliba, I., Martineau, G., and Chagnon, M. (2009) Asymmetric hearing loss: rule 3,000 for screening vestibular schwannoma. *Otol Neurotol*, 30: 515–521.

Salomon, O., Huna-Baron, R., Kurtz, S., et al. (1999a) Analysis of prothrombotic and vascular risk factors in patients with nonarteritic anterior ischemic optic neuropathy. *Ophthalmology*, 106: 739–742.

Salomon, O., Huna-Baron, R., Steinberg, D.M., et al. (1999b) Role of aspirin in reducing the frequency of second eye involvement in patients with non-arteritic anterior ischaemic optic neuropathy. *Eye (Lond)*, 13: 357–359.

Salort-Llorca, C., Mínguez-Serra, M.P., and Silvestre, F.J. (2008)

Drug-induced burning mouth syndrome: a new etiological diagnosis. *Med Oral Patol Oral Cir Bucal*, 13: E167–E170.

Salvarani, C. and Hunder, G.G. (2001) Giant cell arteritis with low erythrocyte sedimentation rate: frequency of occurrence in a population-based study. *Arthritis Rheum*, 45: 140–145.

Sanchez-Castaneda, C., Rene, R., Ramirez-Ruiz, B., et al. (2010) Frontal and associative visual areas related to visual hallucinations in dementia with Lewy bodies and Parkinson's disease with dementia. *Mov Disord*, 25: 615–622.

Sánchez-Juan, P. and Combarros, O. (2001) Gustatory nervous pathway syndromes. *Neurologia*, 16: 262–271.

Sanchez-Ramos, J.R., Ortoll, R., and Paulson, G.W. (1996) Visual hallucinations associated with Parkinson's disease. *Arch Neurol*, 53: 1265–1268.

SanGiovanni, J.P., Chew, E.Y., Clemons, T.E., et al. (2007) The relationship of dietary lipid intake and age-related macular degeneration in a case-control study: AREDS Report No. 20. *Arch Ophthalmol*, 125: 671–679.

SanGiovanni, J.P., Chew, E.Y., Agrón, E., et al. (2008) The relationship of dietary omega-3 long-chain polyunsaturated fatty acid intake with incident age-related macular degeneration: AREDS Report No. 23. *Arch Ophthalmol*, 126: 1274–1279.

Sangiovanni, J.P., Agrón, E., Meleth, A.D., et al. (2009) Omega-3 long-chain polyunsaturated fatty acid intake and 12-y incidence of neovascular age-related macular degeneration and central geographic atrophy: AREDS Report 30, a prospective cohort study from the Age-Related Eye Disease Study. *Am J Clin Nutr*, 90: 1601–1607.

Santhouse, A.M., Howard, R.J., and Ffytche, D.H. (2000) Visual hallucinatory syndromes and the anatomy of the visual brain. *Brain*, 123: 2055–2064.

Satoh, M., Ishikawa, H., Meguro, K., et al. (2010) Improved visual hallucination by donepezil and occipital glucose metabolism in dementia with Lewy bodies: the Osaki-Tajiri project. *Eur Neurol*, 64: 337–344.

Saunders, J.C. (2007) The role of central nervous system plasticity in tinnitus. *J Commun Disord*, 40: 313–334.

Sauvaget, E., Kici, S., Petelle, B., et al. (2004) Vertebrobasilar occlusive disorders presenting as sudden sensorineural hearing loss. *Laryngoscope*, 114: 327–332.

Schacht, J. (1998) Aminoglycoside ototoxicity: prevention in sight? *Otolaryngol Head Neck Surg*, 118: 674–677.

Schievink, W.I., Apostolides, P.J., and Spetzler, R.F. (1998) Surgical treatment of superficial siderosis associated with a spinal arteriovenous malformation. Case report. *J Neurosurg*, 89: 1029–1031.

Schiffman, S.S. (1997) Taste and smell losses in normal aging and disease. *J Am Med Assoc*, 278: 1357–1362.

Schleuning, A.J., Johnson, R.M., and Vernon, J.A. (1980) Evaluation of a tinnitus masking program: a follow-up study of 598 patients. *Ear Hear*, 1: 71–74.

Schubert, C.R., Carmichael, L.L., Murphy, C., et al. (2008) Olfaction and the 5-year incidence of cognitive impairment in an epidemiologic study of older adults. *J Am Geriat Soc*, 56: 1517–1521.

Schuster, B., Iannilli E., Gudziol, V., and Landis, B.N. (2009) Gustatory testing for clinicians. *B-ENT*, 5 (Suppl. 13): 109–113.

Schwaber, M.K. (2003) Medical evaluation of tinnitus. *Otolaryngol Clin North Am*, 36: 287–292.

Seiden, A.M., Duncan, H.J., and Smith, D.V. (1992) Office management of taste and smell disorders. *Otolaryngol Clin North Am*, 25: 817–835.

Serby, M., Larson, P., and Kalkstein, D. (1991) The nature and course of olfactory deficits in Alzheimer's disease. *Am J Psychia-*

try, 148: 357–360.

Seward, J.F., Watson, B.M., Peterson, C.L., et al. (2002) Varicella disease after introduction of varicella vaccine in the United States, 1995–2000. *J Am Med Assoc*, 287: 606–611.

Shah, M., Muhammed, N., Findley, L.J., and Hawkes, C.H. (2008) Olfactory tests in the diagnosis of essential tremor. *Parkinsonism Relat Disord*, 14: 563–556.

Shah, M., Deeb, J., Fernando, M., et al. (2009) Abnormality of taste and smell in Parkinson's disease. *Parkinsonism Relat Disord*, 15: 232–237.

Shah, S.B., Lalwani, A.K., and Dowd, C.F. (1999) Transverse/sigmoid sinus dural arteriovenous fistulas presenting as pulsatile tinnitus. *Laryngoscope*, 109: 54–58.

Shapiro, B.E., Slattery, M., and Pessin, M.S. (1994) Absence of auricular lesions in Ramsay Hunt syndrome. *Neurology*, 44: 773–774.

Shiga, Y., Miyazawa, K., Sato, S., et al. (2004) Diffusion-weighted MRI abnormalities as an early diagnosis marker for Creutzfeldt–Jakob disease. *Neurology*, 63: 442–449.

Shindler, K.S., Sankar, P.S., Volpe, N.J., and Piltz-Seymour, J.R. (2005) Intermittent headaches as the presenting sign of subacute angle-closure glaucoma. *Neurology*, 65: 757–758.

Simpson, B.D., Bolia, R.S., McKinley, R.L., and Brungart, D.S. (2005) The impact of hearing protection on sound localization and orienting behavior. *Hum Factors*, 47: 188–198.

Simsek, T., Eryilmaz, T., and Acaroglu, G. (2005) Efficacy of levodopa and carbidopa on visual function in patients with non-arteritic anterior ischaemic optic neuropathy. *Int J Clin Pract*, 59: 287–290.

Sindhusake, D., Mitchell, P., Newall, P., et al. (2003) Prevalence and characteristics of tinnitus in older adults: the Blue Mountains Hearing Study. *Int J Audiol*, 42: 289–294.

Sink, K.M., Holden, K.F., and Yaffe, K. (2005) Pharmacological treatment of neuropsychiatric symptoms of dementia: a review of the evidence. *J Am Med Assoc*, 293: 596–608.

Sismanis, A. (1998) Pulsatile tinnitus: a 15-year experience. *Am J Otol*, 19: 472–477.

Sismanis, A. (2003) Pulsatile tinnitus. *Otolaryngol Clin North Am*, 36: 389–402.

Sismanis, A. (2005) Diagnostic and management dilemma of sudden hearing loss. *Arch Otolaryngol Head Neck Surg*, 131: 733–734.

Slack, R.W., Soucek, S.O., and Wong, K. (1986) Sonotubometry in the investigation of objective tinnitus and palatal myoclonus: a demonstration of Eustachian tube opening. *J Laryngol Otol*, 100: 529–531.

Small, D.M., Zald, D.H., Jones-Gotman, M., et al. (1999) Human cortical gustatory areas: a review of functional neuroimaging data. *Neuroreport*, 10: 7–14.

Smetana, G.W. and Shmerling, R.H. (2002) Does this patient have temporal arteritis? *J Am Med Assoc*, 287: 92–101.

Smith, P.F. (2000) Are vestibular hair cells excited to death by aminoglycoside antibiotics? *J Vestibular Res*, 10: 1–5.

Smith, W.M., Davidson, T.M., and Murphy, C. (2009) Toxin-induced chemosensory dysfunction: a case series and review. *Am J Rhinol Allergy*, 23: 578–581.

Smutzer, G., Lam, S., Hastings, L., et al. (2008) A test for measuring gustatory function. *Laryngoscope*, 118: 1411–1416.

Sobow, T. (2007) Parkinson's disease–related visual hallucinations unresponsive to atypical antipsychotics treated with cholinesterase inhibitors: a case series. *Neurol Neurochir Pol*, 41: 276–279.

Solomon, G.S., Petrie, W.M., Hart, J.R., and Brackin, H.B., Jr. (1998) Olfactory dysfunction discriminates Alzheimer's disease from major depression. *J Neuropsych Clin Neurosci*, 10: 64–67.

Sonnenblick, M., Nesher, R., Rozenman, Y., and Nesher, G. (1995) Charles Bonnet syndrome in temporal arteritis. *J Rheumatol*, 22: 1596–1597.

Spielman, A.I. (1998) Chemosensory function and dysfunction. *Crit Rev Oral Biol Med*, 9: 267–291.

Sprinzl, G.M. and Riechelmann, H. (2010) Current trends in treating hearing loss in elderly people: a review of the technology and treatment options—a mini-review. *Gerontology*, 56: 351–358.

Stahl, N. and Cohen, D. (2006) Idiopathic sudden sensorineural hearing loss in the only hearing ear: patient characteristics and hearing outcome. *Arch Otolaryngol Head Neck Surg*, 132: 193–195.

Stankiewicz, J.A. and Mowry, H.J. (1979) Clinical accuracy of tuning fork tests. *Laryngoscope*, 89: 1956–1963.

Starkenmann, C., Le Calvé, B., Niclass, Y., et al. (2008) Olfactory perception of cysteine-S-conjugates from fruits and vegetables. *J Agric Food Chem*, 56: 9575–9580.

Stebbins, G.T., Goetz, C.G., Carrillo, M.C., et al. (2004) Altered cortical visual processing in PD with hallucinations: an fMRI study. *Neurology*, 63: 1409–1416.

Stephenson, R., Houghton, D., Sundarararjan, S., et al. (2010) Odor identification deficits are associated with increased risk of neuropsychiatric complications in patients with Parkinson's disease. *Mov Disord*, 25: 2099–2104.

Stiasny-Kolster, K., Doerr, Y., Möller, J.C., et al. (2005) Combination of 'idiopathic' REM sleep behaviour disorder and olfactory dysfunction as possible indicator for alpha-synucleinopathy demonstrated by dopamine transporter FP-CIT-SPECT. *Brain*, 128: 126–137.

Stokroos, R.J., Albers, F.W., and Tenvergert, E.M. (1998) Antiviral treatment of idiopathic sudden sensorineural hearing loss: a prospective, randomized, double-blind clinical trial. *Acta Otolaryngol*, 118: 488–495.

Strupp, M., Planck, J.H., Arbusow, V., et al. (2000) Rotational vertebral artery occlusion syndrome with vertigo due to 'labyrinthine excitation'. *Neurology*, 54: 1376–1379.

Sweeney, C.J. and Gilden, D.H. (2001) Ramsay Hunt syndrome. *J Neurol Neurosurg Psychiatry*, 71: 149–154.

Takasaki, K., Kumagami, H., Umeki, H., et al. (2008) The patulous Eustachian tube complicated with amyotrophic lateral sclerosis: a video clip demonstration. *Laryngoscope*, 118: 2057–2058.

Tanvetyanon, T. and Bepler, G. (2008) Beta-carotene in multivitamins and the possible risk of lung cancer among smokers versus former smokers: a meta-analysis and evaluation of national brands. *Cancer*, 113: 150–157.

Taylor-Gjevre, R., Vo, M., Shukla, D., and Resch, L. (2005) Temporal artery biopsy for giant cell arteritis. *J Rheumatol*, 32: 1279–1282.

Terao, S., Takeda, A., Miura, N., et al. (2000) Clinical and pathophysiological features of amaurosis fugax in Japanese stroke patients. *Intern Med*, 39: 118–122.

Teunisse, R.J., Cruysberg, J.R., Hoefnagels, W.H., et al. (1996) Visual hallucinations in psychologically normal people: Charles Bonnet's syndrome. *Lancet*, 347: 794–797.

Tfelt-Hansen, P.C. (2010) History of migraine with aura and cortical spreading depression from 1941 and onwards. *Cephalalgia*, 30: 780–792.

Thiel, D., Derfuss, T., Strupp, M., et al. (2002) Cranial nerve palsies: herpes simplex virus type 1 and varicella-zoster virus latency. *Ann Neurol*, 51: 273–274.

Tobias, E., Mann, C., Bone, I., et al. (1994) A case of Creutzfeldt–Jakob disease presenting with cortical deafness. *J Neurol Neurosurg Psychiatry*, 57: 872–873.

Torres-Russotto, D., Landau, W.M., Harding, G.W., et al. (2009) Calibrated finger rub auditory screening test (CALFRAST). *Neurology*, 72: 1595–1600 [Erratum in: *Neurology*, 2010; 74: 440].

Townsend, J.C. (1991) *Clinical Procedures in Optometry*. Philadelphia, PA: J.B. Lippincott.

Triggs, E. and Charles, B. (1999) Pharmacokinetics and therapeutic drug monitoring of gentamicin in the elderly. *Clin Pharmacokinet*, 37: 331–341.

Uhlmann, R.F., Rees, T.S., Psaty, B.M., and Duckert, L.G. (1980) Validity and reliability of auditory screening tests in demented and non-demented older adults. *J Gen Intern Med*, 4: 90–96.

Urben, S.L., Benninger, M.S., and Gibbens, N.D. (1999) Asymmetric sensorineural hearing loss in a community-based population. *Otolaryngol Head Neck Surg*, 120: 809–814.

Uscategui, T., Doree, C., Chamberlain, I.J., and Burton, M.J. (2008) Corticosteroids as adjuvant to antiviral treatment in Ramsay Hunt syndrome (herpes zoster oticus with facial palsy) in adults. *Cochrane Database Syst Rev*, 3: CD006852. doi:10.1002/14651858. CD006852.pub2

van Harskamp, N.J., Rudge, P., Cipolotti, L. (2005) Cognitive and social impairments in patients with superficial siderosis. *Brain*, 128: 1082–1092.

Vaphiades, M.S., Celesia, C.G., and Brigell, M.G. (1996) Positive spontaneous visual phenomena limited to the hemianopic field in lesions of central visual pathways. *Neurology*, 47: 408–417.

Vázquez, M. and Shapiro, E.D. (2005) Varicella vaccine and infection with varicella-zoster virus. *N Engl J Med*, 352: 439–440.

Vazquez, R., Solanellas, J., Alfageme, I., et al. (2008) Mitral valve prolapse and sudden deafness. *Int J Cardiol*, 124: 370–371.

Vent, J., Robinson, A.M., Gentry-Nielsen, M.J., et al. (2004) Pathology of the olfactory epithelium: smoking and ethanol exposure. *Laryngoscope*, 114: 1383–1388.

Verbaan, D., Boesveldt, S., van Rooden, S.M., et al. (2008) Is olfactory impairment in Parkinson's disease related to phenotypic or genotypic characteristics? *Neurology*, 71: 1877–1882.

Verghese, J. and Morocz, I.A. (1999) Acute unilateral deafness. *J Otolaryngol*, 28: 362–364.

Vikram, K.B. and Naseeruddin, K. (2004) Combined tuning fork tests in hearing loss: explorative clinical study of the patterns. *J Otolaryngol*, 33: 227–234.

Viljanen, A., Kaprio, J., Pyykkö, I., et al. (2009) Hearing as a predictor of falls and postural balance in older female twins. *J Gerontol A Biol Sci Med Sci*, 64A: 312–317.

Wackym, P.A. (1997) Molecular temporal bone pathology: II. Ramsay Hunt syndrome (herpes zoster oticus). *Laryngoscope*, 107: 1165–1175.

Wackym, P.A., Popper, P., Kerner, M.M., and Grody, W.W. (1993) Varicella-zoster DNA in temporal bones of patients with Ramsay Hunt syndrome. *Lancet*, 342: 1555.

Wallner, L.J. (1949) The otologic effects of streptomycin therapy. *Ann Otol Rhinol Laryngol*, 58: 111–116.

Watanabe, Y., Ohi, H., Shojaku, H., and Mizukoshi, K. (1994) Sudden deafness from vertebrobasilar artery disorder. *Am J Otol*, 15: 423–426.

Watts, R.A., Lane, S., and Scott, D.G. (2005) What is known about the epidemiology of the vasculitides? *Best Pract Res Clin Rheumatol*, 19: 191–207.

Wayman, D.M., Pham, H.N., Byl, F.M., and Adour, K.K. (1990) Audiological manifestations of Ramsay Hunt syndrome. *J Laryngol Otol*, 104: 104–108.

Weger, M., Stanger, O., Deutschmann, H., et al. (2001) Hyperhomocyst(e)inaemia, but not MTHFR C677T mutation, as a risk factor for non-arteritic ischaemic optic neuropathy. *Br J Ophthalmol*, 85: 803–806.

Weimar, C., Kraywinkel, K., Rödl, J., et al. (2002) Etiology, duration, and prognosis of transient ischemic attacks: an analysis from the German Stroke Data Bank. *Arch Neurol*, 59: 1584–1588.

Weiss, N., Voss, S., Berg, P., and Elbert, T. (2004) Abnormal auditory mismatch response in tinnitus sufferers with high-frequency hearing loss is associated with subjective distress level. *BMC Neurosci*, 5: 8.

Weiss, N., Moratti, S., Meinzer, M., et al. (2005) Tinnitus perception and distress is related to abnormal spontaneous brain activity as measured by magnetoencephalography. *PLoS Med*, 2 (6): e153.

Wender, D. (1987) 'Craziness' and 'visions': experiences after a stroke. *Br Med J*, 295: 1595–1597.

Wenning, G.K., Shephard, B., Hawkes, C., et al. (1995) Olfactory function in atypical parkinsonian syndromes. *Acta Neurol Scand*, 91: 247–250.

Westermann, B., Wattendorf, E., Schwerdtfeger, U., et al. (2008) Functional imaging of the cerebral olfactory system in patients with Parkinson's disease. *J Neurol Neurosurg Psychiatry*, 79: 19–24.

Westervelt, H.J., Carvalho, J., and Duff, K. (2007) Presentation of Alzheimer's disease in patients with and without olfactory deficits. *Arch Clin Neuropsychol*, 22: 117–122.

Wigdahl, B., Rong, B.L., and Kinney-Thomas, E. (1986) Varicella-zoster virus infection of human sensory neurons. *Virology*, 152: 384–399.

Wijman, C.A., Wolf, P.A., Kase, C.S., et al. (1998) Migrainous visual accompaniments are not rare in late life: the Framingham Study. *Stroke*, 29: 1539–1543.

Wild, D.C., Brewster, M.J., and Banerjee, A.R. (2005) Noise-induced hearing loss is exacerbated by long-term smoking. *Clin Otolaryngol*, 30: 517–520.

Wilkinson, F. (2004) Auras and other hallucinations: windows on the visual brain. *Prog Brain Res*, 144: 305–320.

Willeit, J., Aichner, F., Fleber, S., et al. (1992) Superficial siderosis of the central nervous system: report of three cases and review of the literature. *J Neurol Sci*, 111: 20–25.

Williams, D.R. and Lees, A.J. (2005) Visual hallucinations in the diagnosis of idiopathic Parkinson's disease: a retrospective autopsy study. *Lancet Neurol*, 4: 605–610.

Williams, D.R., Warren, J.D., and Lees, A.J. (2008) Using the presence of visual hallucinations to differentiate Parkinson's disease from atypical parkinsonism. *J Neurol Neurosurg Psychiatry*, 79: 652–655.

Williams, S.S., Williams, J., Combrinck, M., et al. (2009) Olfactory impairment is more marked in patients with mild dementia with Lewy bodies than those with mild Alzheimer disease. *J Neurol Neurosurg Psychiatry*, 80: 667–670.

Wilson, W.R. (1986) The relationship of the Herpesvirus family to sudden hearing loss: a prospective clinical study and literature review. *Laryngoscope*, 96: 870–877.

Wilson, P.L. and Roeser, R.J. (1997) Cerumen management: professional issues and techniques. *J Am Acad Audiol*, 8: 421–430.

Wilson, R.S., Arnold, S.E., Schneider, J.A., et al. (2007a) The relationship between cerebral Alzheimer's disease pathology and odour identification in old age. *J Neurol Neurosurg Psychiatry*, 78: 30–35.

Wilson, R.S., Schneider, J.A., Arnold, S.E., et al. (2007b) Olfactory identification and incidence of mild cognitive impairment in older age. *Arch Gen Psychiatry*, 64: 802–808.

Wilson, R.S., Arnold, S.E., Schneider, J.A., et al. (2009) Olfactory impairment in presymptomatic Alzheimer's disease. *Ann NY Acad Sci*, 1,170: 730–735.

Wise, C.M., Agudelo, C.A., Chmelewski, W.L., and McKnight, K.M. (1991) Temporal arteritis with low erythrocyte sedimentation rate: a review of five cases. *Arthritis Rheum*, 34: 1571–1574.

Witt, M., Bormann, K., Gudziol, V., et al. (2009) Biopsies of olfactory epithelium in patients with Parkinson's disease. *Mov Disord*, 24: 906–914.

Wood, M.J., Johnson, R.W., McKendrick, M.W., et al. (1994) A randomized trial of acyclovir for 7 days or 21 days with and without prednisolone for treatment of acute herpes zoster. *N Engl J Med*, 330: 896–900.

Working Group on Communication Aids for the Hearing-Impaired. (1991) Speech-perception aids for hearing-impaired people: current status and needed research. *J Acoust Soc Am*, 90: 637–683.

Working Group on Speech Understanding and Aging; Committee on Hearing, Bioacoustics, and Biomechanics; Commission on Behavioral and Social Sciences and Education; and National Research Council. (1988) Speech understanding and aging. *J Acoust Soc Am*, 83: 859–895.

Yaman, A., Selver, O.B., Saatci, A.O., and Soylev, M.F. (2008) Intravitreal triamcinolone acetonide injection for acute non-arteritic anterior ischaemic optic neuropathy. *Clin Exp Optom*, 91: 561–564.

Yamane, S.J. (1980) Soft contact lens bandage for Ramsay Hunt syndrome with facial palsy. *J Am Optom Assoc*, 51: 296–297.

Yamane, H., Nakai, Y., Takayama, M., et al. (1995) Appearance of free radicals in the guinea pig inner ear after noise-induced acoustic trauma. *Eur Arch Otorhinolaryngol*, 252: 504–508.

Yamasoba, T., Kikuchi, S., and Higo, R. (2001) Deafness associated with vertebrobasilar insufficiency. *J Neurol Sci*, 187: 69–75.

Yamauchi, Y., Endo, S., Sakai, F., and Yoshimura, I. (2002a) A new whole-mouth gustatory test procedure. 1. Thresholds and principal components analysis in healthy men and women. *Acta Otolaryngol Suppl*, 546: 39–48.

Yamauchi, Y., Endo, S., and Yoshimura, I. (2002b) A new whole-mouth gustatory test procedure. II. Effects of aging, gender, and smoking. *Acta Otolaryngol Suppl*, 546: 49–59.

Yeo, S.W., Lee, D.H., Jun, B.C., et al. (2007) Analysis of prognostic factors in Bell's palsy and Ramsay Hunt syndrome. *Auris Nasus Larynx*, 34: 159–164.

Yih, W.K., Brooks, D.R., Lett, S.M., et al. (2005) The incidence of varicella and herpes zoster in Massachusetts as measured by the Behavioral Risk Factor Surveillance System (BRFSS) during a period of increasing varicella vaccine coverage, 1998–2003. *BMC Public Health*, 5: 68.

Yimtae, K., Srirompotong, S., and Kraitrakul, S. (2001) Idiopathic sudden sensorineural hearing loss. *J Med Assoc Thai*, 84: 113–119.

Yonemoto, J., Noda, Y., Masuhara, N., and Ohno, S. (1996) Age of onset of posterior vitreous detachment. *Curr Opin Ophthalmol*, 7: 73–76.

Zadeh, M.H., Storper, I.S., and Spitzer, J.B. (2003) Diagnosis and treatment of sudden-onset sensorineural hearing loss: a study of 51 patients. *Otolaryngol Head Neck Surg*, 128: 92–98.

Zajtchuk, J.T., Matz, G.J., and Lindsay, J.R. (1972) Temporal bone pathology in herpes oticus. *Ann Otol*, 31: 331–338.

Zammit-Maempel, I. and Campbell, R.S. (1995) Prolonged contrast enhancement of the inner ear on MRI in Ramsay Hunt syndrome. *Br J Radiol*, 68: 334–335.

Zenteno M, Murillo-Bonilla L, Martínez S, et al. (2004) Endovascular treatment of a transverse-sigmoid sinus aneurysm presenting as pulsatile tinnitus. *J Neurosurg*, 100: 120–122.

Zoger, S., Svedlund, J., and Holgers, K.M. (2006) Relationship between tinnitus severity and psychiatric disorders. *Psychosomatics*, 47: 282–288.

第十八章
神经系统感染性疾病

Ronald Ellis[1], *David Croteau*[1], *Suzi Hong*[2]

[1] Department of Neurosciences and HIV Neurobehavioural Research Center, University of California, San Diego, CA, USA

[2] Department of Psychiatry, School of Medicine, University of California, San Diego, CA, USA

概述

- 急性细菌性脑膜炎是最重要的神经系统急症之一,诊断需要通过血培养和腰椎穿刺(lumbar punctures, LPs)进行脑脊液(cerebrospinal fluid, CSF)分析。病毒性脑膜炎是自限性疾病,比细菌性脑膜炎程度轻。结核分枝杆菌脑膜炎和真菌性脑膜炎属于慢性感染性脑膜炎。
- 急性病毒性脑炎主要由病毒如疱疹病毒、虫媒病毒和肠道病毒引起。脑脊液分析是诊断所必需的。
- 颅内脓肿的临床表现有发热、颅内压(intracranial pressure, ICP)增高和局灶性神经功能缺损。脑部影像,特别是 MRI 和 CT,对于诊断至关重要。
- 脊髓炎的脊髓 MRI 和脑脊液分析也很重要。脊髓 MRI 可见 T_2 异常高信号,而脑脊液通常表现为淋巴细胞增多,伴或不伴蛋白含量增高,而葡萄糖含量正常。
- 老年人的水痘带状疱疹病毒(VZV)感染、脓毒性脑病、人类免疫缺陷病毒(HIV)感染以及免疫衰老效需要进一步讨论。

引言

尽管现在有先进的抗菌药物可供治疗,感染性疾病仍然是导致老年人死亡的一个主要原因。有几个原因使老年人群中的神经系统感染性疾病需要特别引起注意,首先,与年龄相关的免疫改变特别地影响中枢神经系统,其次,血脑屏障和血液 - 脑脊液屏障(blood-cerebrospinal fluid barriers, BCB)随着衰老而发生变化,特别是作为细菌受体的糖复合物的改变,可以解释中枢神经系统对特定病原体感染的易感性增加(Tuomanen, 1994; Shah 和 Mooradian, 1997)。再次,如表 18.1 所示,老年人中枢神经系统感染性疾病的临床特点与年轻人有所不同。最后,老年人的全身疾病也可以表现为类似中枢神经系统感染,例如,肺炎或尿路感染时的发热会"暴露出"先前存在的局灶性神经功能缺损,导致局灶性中枢神经系统感染的假象。

表 18.1　老年人特有的感染性解剖病理综合征和临床表现

感染综合征	老年人特有的临床表现
急性细菌性脑膜炎	较少急性发作(例如,发作以天计而不是小时) 主要表现为脑病,伴不同的(有时缺乏)脑膜刺激征和发热
急性病毒性脑膜炎	脑病表现
慢性感染性脑膜炎	主要表现为人格或认知改变,发热症状较轻或者无发热
急性病毒性脑炎	意识改变,与总体的疾病严重程度不相关。发热症状较轻或无发热
颅内脓肿	脑病表现比局灶症状更明显
其他椎管感染	发热症状较轻或无发热

本章将讨论常见的细菌、分枝杆菌、真菌、病毒包括人类免疫缺陷病毒(HIV)的感染相关的神经系统疾病。朊蛋白病将在独立的章节讨论。对特定病原体详尽的综述超出了本章的范围。我们将叙述老年人常见的神经系统感染疾病以及老年人群特异

性鉴别诊断的注意事项。此外,本章还将讨论老年神经系统感染疾病的治疗及老年人易出现的毒性反应。本章尽量采用一种解剖病理的方法来阐述,这样有利于理解综合征的识别和做出鉴别诊断。因为神经系统感染的临床表现反映了特定病原体和免疫系统之间复杂的相互作用,我们将在整个章节讨论病原体特异性的免疫反应。最后,在本章结尾,我们回顾了全身系统和中枢神经系统的特异性的免疫衰老(年龄相关的免疫功能变化)。

感染性脑膜炎

急性细菌性脑膜炎是最重要的神经系统急症之一,早期识别、及时诊断和尽快治疗可以挽救生命、防止永久性残疾。脑膜炎是指任何累及到脑膜的炎症过程,包括软脑膜、蛛网膜和硬脑膜。细菌到达中枢神经系统可通过血行播散(如鼻咽部定植和血流侵袭,或者任何来源的菌血症)、从颅周结构扩散(如鼻窦炎、颅骨骨髓炎和乳突炎,但在老年人中罕见)、通过颅内手术、脑室腹腔分流术、颅内植入体(例如脑深部电刺激装置或颅内电极)以及少数情况可以通过腰椎穿刺而直接种植。

老年细菌性脑膜炎的临床表现在某些方面不同于年轻人。年轻人的症状通常快速出现,而老年的症状可能会逐渐发展数天以上。同样,年轻人的主要临床表现包括头痛、发热和颈项强直,而老年患者常常表现为脑病(意识、行为和认知改变),不常伴有发热和脑膜刺激征。事实上,老年人的脑病伴发热必须通过脑脊液(CSF)检查排除细菌性脑膜炎,才能归因于其他原因。脑病也可能是颅内压(ICP)增高或者持续性非惊厥癫痫发作所致,两者均由原发的感染引起。发生急性细菌性脑膜炎的年轻患者表现为颈部前屈受限(颈项强直),主要是脑膜受刺激的特异表现,而伴或不伴脑膜炎的老年患者常有退行性颈椎病,也导致颈部伸展、侧屈和旋转的限制。

其他老年人不常见的临床表现包括:恶心和呕吐、畏光、布鲁津斯基征(Brudzinski)(仰卧位被动屈颈时膝关节和髋关节屈曲)、凯尔尼格征(Kernig)(仰卧位髋关节屈曲时,膝关节伸直引起背部和腿部疼痛,反映了脊神经根炎症和反射性肌肉痉挛和疼痛)、癫痫发作、局灶性功能缺损(通常是由炎症或者血管并发症导致,例如动脉炎、感染性静脉血栓形成、脑炎或者硬脑膜下积脓)、脑神经病变(特别是见于单核细胞增生性李斯特菌脑膜炎)

及脑膜炎奈瑟菌引起的皮疹。急性细菌性脑膜炎的鉴别诊断包括病毒性脑膜炎、病毒性脑炎、颅内脓肿和蛛网膜下腔出血。在脑膜炎表现不那么急时,病因学的考虑包括分枝杆菌脑膜炎和真菌性脑膜炎,以及癌性脑膜炎或者淋巴瘤性脑膜炎。细菌性脑膜炎的症状部分取决于特定的病原体及其免疫反应。细胞外细菌在细胞外进行复制,例如葡萄球菌和链球菌属、脑膜炎奈瑟球菌和大肠埃希菌(革兰阴性杆菌)。这些病原体产生的毒素可以诱导强烈的自然免疫反应(例如,嗜中性粒细胞和单核/巨噬细胞的吞噬作用和细胞因子的产生),以及获得性免疫反应(例如抗体的产生),以中和细菌毒素和消除病原体。这些炎症反应常常造成发热、水肿和感染部位组织破坏,严重病例可以出现感染性休克。

脑脊液多形核(polymorphonuclear, PMN)细胞增多反映了吞噬细胞在感染部位的募集,这种反应在免疫功能低下的个体可受到限制,例如HIV感染患者或者器官移植接受者。另一方面,细胞内的细菌如分枝杆菌和李斯特菌能够在吞噬细胞内存活和复制,表现为更为慢性或持续性感染的特性。在细胞内病原体的病例,细胞介导的获得性免疫反应(例如T和B淋巴细胞)在消除感染中起主要的作用。此类由细胞内细菌引起的慢性感染导致免疫系统的持续激活,并且可以引起永久性的严重的组织损伤。矛盾的是,老年人表现出更强和更持久的炎症反应,但是对细菌感染的免疫清除能力却降低。因此,早期诊断和治疗是获得最佳结果的关键。

急性细菌性脑膜炎的诊断需要血培养和紧急的腰椎穿刺脑脊液分析。抗生素治疗必须立即开始,因为治疗延迟可能导致脓性分泌物在蛛网膜下腔和脑室的形成或者发展,随之出现弥漫性脑水肿。在有颅内压(ICP)增高临床证据或者局灶性表现时(如视盘水肿),需在腰椎穿刺前进行脑部计算机断层扫描(CT)(Kastenbauer等,2002)。新发生的癫痫或者免疫功能低下状态也是脑部影像学检查的指征,以排除可能在腰椎穿刺后诱发脑疝的脑部占位病变。然而,由于疑似细菌性脑膜炎是神经系统急症,在没有这些危险因素的情况下应该立即进行腰椎穿刺,因为一个明确的微生物诊断对于指导抗生素的合理选择很重要。当CT检查显著延迟腰椎穿刺时,应获取血液培养,并且根据临床条件予以经验性的抗生素治疗。虽然抗生素治疗需要几个小时对脑脊液进行灭菌,并且在抗生素使用后的前几个小时培养结果往往是阳性的,仍应尽一切努力在抗生素治疗前或者起始后 1~2 小时内获得脑脊液。

　　脑脊液分析对于细菌性脑膜炎与其他类型脑膜炎的鉴别是有用的（表 18.2）。对于细菌性脑膜炎，腰椎穿刺和脑脊液分析可以发现初压增高、脑脊液蛋白含量增高（通常 100~150mg/dl）以及糖含量降低（通常定义为脑脊液与血清的葡萄糖比值小于0.5）。然而，临床医师应该牢记，这一比值假定血清葡萄糖是正常的。在糖尿病人，这一规则可被打破，而糖尿病是老年患者常见的伴发疾病。因此，在高血糖状态下，脑脊液与血清的葡萄糖比值即使明显低于 0.5 也可能是正常的，应该使用列线图进行适当的调整（Skipper 和 Davis，1997）。细菌性脑膜炎通常会引起脑脊液多形核细胞增多，大于 1 000 个 /mm³，但是如果细胞增多低于 1 000 个 /mm³ 时，应该想到可能是部分治疗的细菌性脑膜炎、免疫抑制或者非细菌性病因，例如早期的病毒性脑膜炎。作为脑脊液多形核细胞增多规则的例外，链球菌属脑膜炎可偶尔表现为淋巴细胞占优势。最后，可以进行鼻窦X 线平片（或者 CT，如果进行脑部 CT 检查）和胸部 X 线检查，以记录原发性感染病灶。

　　表 18.3 总结了目前针对老年人细菌性脑膜炎，选择抗菌药物的原则。抗生素的选择取决于具体临床情况，重点考虑因素是药物过敏反应、合并的疾病、当地抗生素耐药的模式和实验室检查结果，包括脑脊液分析结果。当不能及时行腰椎穿刺或者革兰染色未能确定诊断时，应马上开始经验性治疗（Fitch 和 van de Beek，2007）。老年患者最常见的致病菌是肺炎链球菌、单核细胞增生性李斯特菌和革兰阴性杆菌（例如大肠埃希菌、肺炎克雷伯菌和铜绿假单胞菌）等，需经验性加以覆盖。近来常用的经验性治疗为：氨苄西林（覆盖大多数肺炎链球菌和单核细胞增生性李斯特菌），加上一种三代头孢菌素如头孢噻肟、头孢曲松或头孢他啶（覆盖革兰阴性杆菌）。然而，当地的耐药模式影响了对老年社区获得性脑膜炎的经验性抗生素治疗。例如，在某些地区出现氨苄西林耐药的肺炎链球菌，就应该经验性地应用万古霉素，直到氨苄西林的敏感性被确定。

　　虽然流感嗜血杆菌在老年人不常见，但是如果患者存在免疫抑制情况，也应该考虑选择针对这一细菌的抗生素。在头部外伤、颅脑手术或脑室腹腔分流术的情况下，应该用万古霉素对抗葡萄球菌（包括金黄色葡萄球菌），并使用三代头孢菌素例如头孢噻肟、头孢曲松或者头孢他啶抗革兰阴性杆菌。因为头孢他啶不同于其他三代头孢菌素，可以抗假单胞菌，所以当怀疑或者证实为是假单胞菌感染时可以作为首选。

表 18.2　急性和慢性脑膜炎的脑脊液鉴别诊断 [a]

细胞增多	蛋白质	葡萄糖	脑膜炎类型	选择性的检查
多形核细胞 >1 000/mm³	↑	↓	细菌性	细菌培养，抗原检测
多形核细胞 <1 000/mm³	↑	正常	早期病毒性	选择性病毒 PCR
淋巴细胞 <1 000/mm³	↑	正常	无菌性（病毒或者药物诱导性）	选择性病毒 PCR
淋巴细胞 <1 000/mm³	↑	↓	部分治疗的细菌性、真菌性、结核性、肿瘤性、肉芽肿性（结节病）	细菌抗原检测、印度墨汁染色、真菌培养和抗原、耐酸性杆菌、细胞学、血管紧张素转换酶

[a] 请注意，这些范围只是一般性指导方针。在某些情况下可能会有例外

表 18.3　老年人细菌性脑膜炎的特定治疗

微生物	抗生素	注释
流感嗜血杆菌	第三代头孢菌素	覆盖耐氨苄西林流感嗜血杆菌；持续时间 7~10 天
肺炎链球菌	第三代头孢菌素 + 万古霉素（用于青霉素耐药菌株）	一般对青霉素和氨苄西林敏感；持续时间 10~14 天
单核细胞增生性李斯特菌	氨苄西林 + 庆大霉素	氨苄西林仅仅抑菌；头孢菌素无效；庆大霉素持续时间 14~21 天，用于脑炎时持续 6 周
革兰阴性杆菌	第三代头孢菌素	头孢他啶或氨基糖苷类抗生素用于铜绿假单胞菌；持续时间为 21 天
金黄色葡萄球菌	万古霉素	覆盖耐甲氧西林金黄色葡萄球菌

当颅内压增高或者脑脊液中细菌浓度非常高时,强烈建议使用地塞米松作为辅助治疗,以减少死亡率。最近荷兰的一项研究显示,在2006—2009年间的肺炎链球菌脑膜炎病例(84%使用地塞米松做辅助治疗),比在1998—2002年间的同样病例的死亡率明显降低(仅3%的患者使用地塞米松)(Brouwer等,2010)。但是,肺炎链球菌或流感嗜血杆菌之外的细菌感染却不用地塞米松(对于其他微生物的益处尚未得到证实)(de Gans和van de Beek,2002;Tunkel和Scheld,2002)。在给抗生素的同时或者稍前就应该开始地塞米松治疗(剂量0.15mg/kg,每6小时1次,持续2~4天)。在抗生素治疗之前给予地塞米松的原理是,在巨噬细胞和小胶质细胞被细菌细胞壁成分激活之前抑制肿瘤坏死因子α(TNF-α)mRNA的产生。有些学者建议联合使用利福平和地塞米松,因为用皮质类固醇后炎症反应的减轻可降低万古霉素进入脑脊液的穿透性。在治疗青霉素耐药的肺炎链球菌性脑膜炎时,建议在24~48小时后进行第二次脑脊液检查以观察抗菌素的疗效。地塞米松的辅助治疗可能会掩盖抗生素反应差的临床症状(Quagliarello和Scheld,1997)。没有任何指征提示要预防性用抗惊厥药物,临床证明抗惊厥药并不能减少癫痫的发生,反而可以导致显著的毒性反应,并且可以通过肝脏酶系统的诱导而改变抗生素代谢。但是如果有癫痫发作,要使用适当的药物治疗,包括苯二氮䓬类和磷苯妥英。

下列情况预示着预后差:高龄、意识水平改变、颅内压升高、癫痫发作和局灶性神经功能缺损,以及肺炎链球菌的感染,因其有引起动脉炎的倾向。老年人脑膜炎的后遗症可能包括行为和认知障碍、局灶性神经功能缺损和癫痫发作。

病毒脑膜炎,也称为无菌性脑膜炎,是自限性疾病,没有细菌脑膜炎那么严重。可是它们具有相似的临床表现,包括发热、头痛、恶心、畏光以及颈部强直。没有局灶性神经功能缺损、颅内压增高和癫痫发作,但可能出现一些脑病表现,特别是在老年患者。与急性细菌性脑膜炎一样,病毒性脑膜炎通过脑脊液检查进行诊断。典型表现有脑脊液蛋白含量增高、葡萄糖含量正常以及淋巴细胞增多但小于1 000/mm³(表18.2)。然而,多达1/3的病毒性脑膜炎病例会出现显著而短暂的脑脊液多形核细胞增多现象。脑脊液革兰染色无细菌存在,细菌培养和抗原分析为阴性,也检测不到脑膜旁的感染灶(例如脓肿)。

肠道病毒(例如柯萨奇病毒和埃可病毒)是病毒脑膜炎最常见的病因,其次是单纯疱疹病毒、艾滋病病毒、节肢动物传播的病毒和不太常见的淋巴细胞性脉络丛脑膜炎病毒(LCMV);其中节肢动物传播的病毒也称为虫媒病毒(例如西尼罗河病毒),更常见引起脑炎。具体的病毒学诊断可以通过脑脊液的聚合酶链反应(PCR)(用于DNA病毒)和逆转录PCR(用于RNA病毒)以及其他方法(例如急性期和恢复期特异性血清IgG)来进行,针对特定病原体的PCR的敏感性和特异性各不相同(Debiasi和Tyler,2004)。病毒培养很困难,并且已经在很大程度上被PCR取代。

对于疑似病毒性脑膜炎的患者,除急性细菌性脑膜炎外,还应考虑以下鉴别诊断:病毒性脑炎(尤其是单纯疱疹病毒);慢性脑膜炎(例如源于分枝杆菌、真菌、转移性肿瘤(癌或淋巴瘤)及结节病);药物引起的脑膜炎。感染性和肿瘤性的慢性脑膜炎与病毒性脑膜炎相似,因为它们都表现为脑脊液淋巴细胞增多;但不同的是,感染性脑膜炎的脑脊液葡萄糖水平往往是下降的(表18.2)。在老年患者中药物引起的脑膜炎可能是由非甾体抗炎药(例如布洛芬)或者含磺胺的抗生素(例如复方磺胺甲噁唑)。他们常用于治疗老年人常见的问题,例如关节痛和泌尿道感染(Wambulwa等,2005;Periard等,2006)。

不明原因的病毒性脑膜炎,在PCR没有排除单纯疱疹病毒感染时,可以谨慎地开始经验性阿昔洛韦治疗。除此之外,由于大多数病毒性脑膜炎是自限性的,治疗主要是对症治疗可使用解热镇痛药。有一个例外是HIV血清转化脑膜炎(HIV seroconversion meningitis),需要予以联合抗反转录病毒治疗(cART)。如果确定或怀疑为特定的微生物,其他的抗病毒药物也可以使用。

在病毒性脑膜炎的早期阶段先天免疫(Innate immune)反应包括由病毒感染的细胞立即产生干扰素(IFN)和自然杀伤(NK)细胞杀死被感染的细胞。接下来,获得性的体液免疫((adaptive humoral immunity)产生抗体,抑制病毒进入宿主细胞,限制病毒传播,并且病毒特异的细胞毒T淋巴细胞杀死被感染的细胞。许多病毒(例如HIV和鼻病毒)存在抗原变异性,以逃脱病毒特异性T淋巴细胞的免疫监视,并且不同血清型的出现导致对某些病毒菌株的无效免疫。由于老年人存在免疫衰老,这对病毒感染做出有效反应和清除病毒感染的能力下降,导致慢性感染以及免疫系统的持续激活和炎症反应。

慢性感染性脑膜炎包括分枝杆菌脑膜炎（例如结核杆菌）和真菌脑膜炎（例如新型隐球菌和球孢子菌）。像分枝杆菌那样，许多真菌可以驻留在吞噬细胞和其他细胞内，这是导致它们倾向于产生慢性和持续性感染的原因。虽然临床医师常常将其与免疫受抑制的宿主或者伴有合并症如糖尿病的患者联系起来，这些疾病也可以发生在具有免疫活性的老年患者。由于临床表现进展过于缓慢，在老年人中这些疾病的诊断可能被延误，但对其应高度警惕，因为这些疾病如果不进行治疗会带来严重后果。慢性脑膜炎表现为亚急性或者慢性头痛和脑病，包括人格改变和认知功能障碍。脑神经单神经病（Ⅳ，Ⅴ，Ⅵ，Ⅶ，Ⅷ）是一个重要线索，表明在大脑底部的蛛网膜下腔存在脑神经炎症。慢性脑膜炎与急性脑膜炎的不同之处在于发热和颈项强直可以缺如或者很轻微。在老年人，脑病可以是主要的或者是唯一表现出的临床特征，并且可能被错误地归因于抑郁性心境或者变性性痴呆。如果慢性脑膜炎不及时治疗，晚期的神经并发症可能包括癫痫发作、源于动脉炎和梗死的局灶性神经功能缺损（结核分枝杆菌）、占位病变导致的颅内压增高（例如结核瘤或者隐球菌肉芽肿），或者因蛛网膜颗粒重吸收脑脊液的障碍而导致的脑积水。

在许多情况下，发现有全身感染性病灶如肺结核或者真菌感染，或者已知患有癌症，均强烈提示病因为特定的病原体或者非感染性病因（例如癌性脑膜炎）。结核分枝杆菌常常通过血行播散到达浅表皮质或室管膜下区——有时在所谓的粟粒性疾病的情况下——形成可在脑脊液中破裂的微小结节。偶尔地，结核分枝杆菌脑膜炎来源于脑膜旁脓肿或骨髓炎。真菌微生物如新型隐球菌和球孢子菌属通常从原发部位，例如肺部、胃肠道或鼻咽部黏膜，或者皮肤，通过血行播散进入中枢神经系统。

慢性脑膜炎的确诊需要脑脊液分析。脑脊液检查通常显示淋巴细胞增多，伴蛋白质含量增高和葡萄糖含量降低。偶尔也可在疾病早期或在浅表脓肿/肉芽肿形成的病例看到多形核细胞增多，这可能代表了对微生物抗原的超敏反应，尤其是结核分枝杆菌。具体的微生物诊断可以通过以下方法获得：特异性涂片和染色，包括抗酸杆菌（acid fast bacilli，AFB）、墨汁染色（使隐球菌多糖囊膜易于识别）和隐球菌抗原；培养；PCR。此外，结核菌素试验或 IFN-γ 释放试验可能在低流行地区有用。采用磁共振成像（MRI）进行神经影像学检查可以显示

软脑膜强化，交通性或非交通性脑积水，以及罕见的占位性病变。脑膜强化往往位于基底脑膜。随着时间的推移，新型隐球菌可以在基底节的 Virchow-Robin 血管周围间隙形成小的凝胶样假性囊肿，产生一种瑞士奶酪或肥皂泡样现象，在 T_2 加权成像上观察最佳。慢性脑膜炎的系统性评估应至少包括胸部 X 线检查。

慢性感染性脑膜炎的鉴别诊断包括治疗不彻底的细菌性脑膜炎、由梅毒螺旋体（二期梅毒）和伯氏疏螺旋体（莱姆病）等导致的螺旋体性脑膜炎，以及淋巴瘤性或者癌性软脑膜转移。如果存在危险因素或者在流行地区，应该进行快速血浆反应素和莱姆病螺旋体抗体的检测，并且应该获得脑脊液做梅毒的 VDRL 测定。所有患者都需要收集脑脊液做细胞分析。

结核性脑膜炎的治疗很复杂并且需要考虑全身性疾病，比如肺部及肺外其他组织的感染。必要时要听取传染病专家的意见。通常，在临床分离菌株的药物敏感性检测结果出来之前的初始治疗方案应该包括三到四种药物（Small 和 Fujiwara，2001）。在这些药物中，推荐使用异烟肼和吡嗪酰胺，因为异烟肼和吡嗪酰胺在脑脊液中可以达到与血浆类似的浓度。化学治疗持续至少 6 个月。需要密切监测抗结核治疗的副作用，因为异烟肼、乙胺丁醇和链霉素可引起神经毒性。为防止异烟肼导致的感觉运动性周围神经病变，应该给予补充维生素 B_6。在某些患者，乙胺丁醇导致视神经炎和感觉周围神经病，而链霉素可以产生耳毒性。

目前，隐球菌性脑膜炎（cryptococcal meningitis）的最佳治疗方法仍然是单独使用两性霉素 B，或者与氟胞嘧啶联合使已达到对脑脊液的灭菌作用。免疫功能低下患者使用两性霉素 B 后如果临床症状明显改善，可以在 2 周后用氟康唑替代两性霉素 B。氟康唑要继续使用 8~10 周来巩固治疗（van der Horst 等，1997）。在免疫功能正常的患者，如果症状缓解了，脑脊液葡萄糖恢复正常，并且至少连续两次脑脊液新型隐球菌培养阴性，氟康唑可以在 6~10 周后停用。其他治疗方面需考虑的包括治疗原发病灶（最常见的是肺部）、提高免疫力及治疗出现的神经系统并发症（例如脑积水和癫痫发作）。

急性病毒性脑炎

病毒性脑炎是医疗急症，需要高度警惕，以确

保能尽早开始治疗和获得最佳预后。"脑炎"一词表示脑实质的炎症，但是由于几乎不可避免地会出现某种程度的软脑膜炎症，因此脑膜脑炎通常是最恰当的描述术语。许多病毒感染对大多数被感染者来说是无症状的一种被称为"冰山一角"特征的现象——表达神经系统疾病的个体可能年龄较大。在一项研究中，老年人（60~79岁）患致命性的西尼罗河病毒（West Nile virus（WNV））感染疾病的概率是年轻人（30~49岁）的4~5倍（Campbell等，2002）。

病毒性脑炎通常会引起发热和快速进展性脑病，出现弥漫性脑功能障碍从而使意识水平和认知功能受损。与病毒性脑膜炎相似的症状包括头痛、脑膜刺激征和畏光。但老年人这些特征可以很轻微甚或不存在。另外，年轻患者脑病的程度常与脑炎的严重性相关，但是这种关系在老年人却不那么明确。在老年人神经精神症状常占主导地位，包括知觉障碍（错觉和幻觉）以及行为和人格的改变。由于皮质受累，局灶性和全身性的癫痫发作是常见的。局灶性神经功能缺损也可以出现，例如1-型单纯疱疹病毒（HSV-1）累及颞叶可以导致感觉性失语。

伴有全身感染的老年患者常出现谵妄，使急性病毒性脑炎的诊断具有挑战性。在老年人需要特别关注的一项重要鉴别诊断是脓毒性脑病（将在后面的独立章节讨论）—其谵妄可以在没有脑实质受累的情况下发生。表18.4列出了其他需要考虑的鉴别诊断。

表 18.4　老年人急性病毒性脑炎的鉴别诊断

发热和脑病	脑病不伴发热
脓毒性脑病	代谢紊乱
病毒性或细菌性脑膜炎	营养缺乏
细菌性或真菌性脑脓肿	中毒
中暑	非惊厥性癫痫持续状态
药物：抗胆碱能药物中毒、抗精神病药恶性综合征、5-羟色胺综合征和恶性高热	脑血管事件：某些关键部位的缺血性卒中，蛛网膜下腔出血、中枢神经系统血管炎、高血压脑病
	肿瘤（例如高级别幕上肿瘤）
	副肿瘤综合征或自身免疫性脑炎（例如边缘叶脑炎）
	脱髓鞘疾病（例如急性播散性脑脊髓炎）

在免疫功能正常人，大多数急性病毒性脑炎的致病因子是疱疹病毒、虫媒病毒和肠道病毒（Redington和Tyler，2002）。疱疹病毒中的Ⅰ型单

纯疱疹病毒（HSV-1）是成年人重症散发性病毒性脑炎最常见的病因，其次是EB病毒（EBV）和人疱疹病毒6和7（HHV-6和HHV-7）。成年人脑炎中由Ⅱ型单纯疱疹病毒（HSV-2）致病的不常见。免疫功能低下的个体更容易被巨细胞病毒（CMV）和水痘带状疱疹病毒（VZV）感染而导致脑炎。虫媒病毒是节肢动物传播的病毒；其中西尼罗河病毒自1999年夏季在美国暴发以来已经成为流行性病毒性脑炎的典型代表。肠道病毒如柯萨奇病毒更常引起流行性无菌性脑膜炎，但也可导致病毒性脑炎。

有一些检查有助于急性病毒性脑炎的确诊。全血细胞计数显示以淋巴细胞为主的白细胞增多，但在某些病毒感染时可以看到淋巴细胞减少。尽管脑电图（EEG）常被视为非特异性检查，但是它有助于局灶性脑炎（例如HSV-1）、全脑性脑炎及非感染性脑病进行鉴别。高达50%的HSV-1脑炎病例可以见到周期性单侧癫痫样放电（periodic lateralized epileptiform discharges，PLEDs），但是通常在疾病的晚期才出现，所以临床应用有限。头颅MRI对急性脑炎是具有诊断价值的影像学检查（例如在HSV-1脑炎可见额颞叶异常信号；参见图18.1）。但是，头颅CT更方便易行，可以用于排除其他原因导致的脑病，包括腰椎穿刺相对禁忌的脑的占位病变。

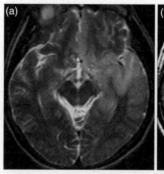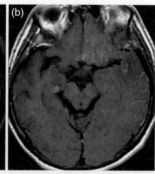

图18.1　单纯疱疹病毒性脑炎。轴位 T_2 加权像显示左侧颞叶内侧和额叶基底部异常高信号（a）。轴位 T_1 加权像增强扫描在同一脑区显示异常低信号，伴轻微强化（b）。经圣地亚哥加利福尼亚大学放射科 John Hesselink 医师允许

脑脊液分析是必不可少的。脑脊液的特征与急性病毒性脑膜炎的没有区别，包括淋巴细胞增多（通常少于500个/mm³）、蛋白质含量正常或增高、葡萄糖含量正常。PCR是最敏感的病毒学检测，并且可用于大多数常见病毒（Debiasi和Tyler，2004）。对于某些病毒（例如HSV-1），PCR可以在几个小时之内提供结果，因此可以用于指导治疗，或者决

定是否继续抗病毒治疗。急性期和恢复期（4周）特异性血清 IgG 增加（增加 4 倍以上）对诊断有帮助，但并不常用。脑脊液病毒特异性 IgM 是急性期指标，也可能是有用的。病毒培养很困难，几乎被 PCR 取代。目前，脑组织活检只用于 HSV-1 脑炎诊断不明确或需要外科手术减压来治疗颅内压增高的病例。

病毒性脑炎的特异性治疗仅限于一些特定的病原体。目前还没有被批准用于治疗肠道病毒或西尼罗河病毒感染的特异性药物（Diamond, 2009）。治疗西尼罗河病毒感染的药物正在进行在体动物实验。如果怀疑 HSV-1 脑炎，就要尽快启动经验性治疗，阿昔洛韦（10mg/kg，每 8 小时静脉注射），并且应该根据临床进展和特异性病毒学检测结果重新评估是否继续治疗（Steiner 等，2005）。在确诊的 HSV-1 脑炎病例，阿昔洛韦应持续至少 14 天。虽然阿昔洛韦是相对安全的，但对于肾功能异常的患者需要调整剂量，而肾功能异常在老年人是一个常见问题。阿昔洛韦需要用病毒的胸苷激酶进行磷酸化成为阿昔洛韦三磷酸，这样才能与脱氧鸟苷三磷酸竞争而抑制病毒 DNA 聚合酶。由于阿昔洛韦依赖病毒的胸苷激酶，而这种酶对阿昔洛韦具有高度亲和性，因此该药有很高的疗效。未治疗的 HSV-1 脑炎死亡率大约为 70%，不到 3% 的幸存者能够恢复到基线的神经功能水平。而阿昔洛韦的应用已经将死亡率降低至 20%~30%，但是仍然有近一半的幸存者遗留显著的神经功能障碍。高龄和发病时意识水平改变是预后不良的因素。

CMV、HHV-6 和 HHV-7 对更昔洛韦治疗有效而对阿昔洛韦治疗无效。更昔洛韦（用法是 5.0mg/kg 静脉注射，每 12 小时 1 次）是一种鸟苷类似物，需要通过三种不同的激酶进行三磷酸化，可选择性抑制病毒 DNA 聚合酶，可以单独也可以与膦甲酸联合应用。膦甲酸（60mg/kg，每 8 小时 1 次）是一种焦磷酸类似物，不需要任何磷酸化就可以直接抑制病毒 DNA 聚合酶（Enting 等，1992）。

除 HIV 感染外（在后面的章节"老年人群的艾滋病与神经系统"中讨论），慢性感染性脑炎在老年人中不常见。这些疾病包括亚急性硬化性全脑炎（麻疹病毒）、进行性风疹全脑炎（风疹病毒）和进行性多灶性白质脑病（JC 病毒）。虽然朊蛋白病包括克 - 雅脑病常常在本文中列出，在这种情况下使用脑炎这一术语在严格意义上讲是不适当的，因为这些疾病与脑的炎症并不相关。

颅内脓肿

颅内脓肿是局灶性化脓过程，累及脑实质和周围的硬脑膜。重点是要确定可能的来源或者侵入点来缩小可能的病原体范围，以便于选择合适的抗菌素治疗（Lu 等，2006）。颅内脓肿有三个主要来源：由脑膜旁病灶向邻近播散、直接污染或者通过血行播散。邻近播散是由邻近感染的颅旁结构为感染源，如鼻旁窦（导致额叶脓肿）、中耳（导致颞叶或小脑脓肿）、牙齿、口咽、或颅面骨（导致颅面骨髓炎伴硬膜外脓肿或者硬膜下积脓），这些感染通过无瓣膜的导静脉（valveless emissary veins）播散而发生。直接污染的危险因素包括开放型颅脑损伤和神经外科手术。临近播散或者直接污染导致的脓肿通常是孤立病灶。相反，血行播散性脑脓肿通常是多发的，见于灰 / 白质交界处，起源于远隔部位的感染灶如化脓性肺部疾病、细菌性心内膜炎、腹内脓肿或者尿路感染。除了脑脓肿，细菌性心内膜炎还可以导致细菌性动脉瘤，源于感染性栓子植入 Willis 环远端脑血管的滋养血管，导致血管壁薄弱和动脉瘤形成。有 20% 的脑脓肿找不到确切的来源。很多微生物都可以导致脑脓肿，混合感染见于 30%~60% 的病例。表 18.5 概括了老年人的特异性病因。

表 18.5　脑脓肿的微生物和侵入途径

侵入途径	特异性微生物
邻近播散	
鼻窦感染	链球菌、大肠埃希菌 [a]、厌氧菌 [b]
牙源性（口腔）感染	链球菌、厌氧菌 [b]
直接污染	
开放性颅脑创伤	葡萄球菌、肠杆菌 [a]、厌氧菌 [b]、梭状芽孢杆菌
神经外科手术	葡萄球菌、肠杆菌 [a]、假单胞菌属
血行播散	
肺源性	链球菌属、诺卡菌属、放线菌、厌氧菌 [b]
感染性心内膜炎	草绿色链球菌、金黄色葡萄球菌
尿路来源	肠杆菌科细菌 [a]、假单胞菌属
腹腔内来源	肠杆菌科细菌 [a]、链球菌属
邻近播散或者血行播散的特殊情况	
相对免疫抑制，包括糖尿病和高龄	结核分枝杆菌、单核细胞增生李斯特菌、诺卡氏菌属
	弓形虫
	曲霉菌、毛霉菌，念珠菌

[a] 包括革兰阴性杆菌如大肠埃希菌、肺炎克雷伯菌和其他细菌
[b] 包括微生物如类杆菌属、黑色消化球菌属、痤疮丙酸杆菌、梭杆菌属

脑脓肿的临床表现,包括经典的发热、颅内压增高和局灶性神经功能缺损三联征。局灶性神经功能缺损取决于脓肿的位置,可以从失语(左侧颞叶或顶叶)到偏瘫(额叶或下行的皮质脊髓束)、偏侧共济失调(小脑半球)、偏盲(枕叶或颞叶峡部)、偏侧舞蹈症或偏侧投掷症(基底节区)。颅内压增高的表现包括头痛、呕吐、意识水平改变和视盘水肿,可见于70%的患者。然而,发热在老年人并不一定会出现,只有30%~50%的患者体温高于38.5℃。除了局灶性神经功能缺损和颅内压增高外,老年患者的脑病表现较为突出。局灶性或者全身性癫痫发作见于多达50%的患者。

当怀疑脑脓肿时,神经影像学是关键的诊断性检查。使用造影剂是很重要的,因为伴随的炎症过程常常导致血脑屏障破坏。MRI是最敏感和特异性的手段,而CT常常可以更加快速地获得,并提供有用的诊断信息。如表18.6所列出的,影像学特征取决于成像时细菌性脓肿所处的阶段(Britt等,1981;Erdogan和Cansever,2008)。虽然对比增强环是典型的,这种现象在脓肿演变的早期可不出现,偶尔也可以见到多房性增强。厚而不规则以及结节状的对比增强环提示瘤性病变或者为非细菌性感染病因(例如真菌或者寄生虫)。

除了T$_1$、T$_2$及FLAIR(液体衰减反转恢复序列),弥散加权成像(DWI)也有助于鉴别脑脓肿和其他坏死性或囊性病变,例如肿瘤(Chang等,2002)。DWI是评估水分子在脑实质中的扩散。如果DWI上显示为高密度,就表明弥散受限,对应的散系数(ADC)图上也是低质,这提示病灶是细菌脓肿性腔(图18.2)。但是真菌、结核和弓形虫的脓肿却例外,在这些疾病弥散受限可以不出现。反之,弥散受限也可见于某些坏死性肿瘤和囊性转移瘤,

从而限制了DWI的敏感性和特异性。

确定感染来源的临床检查包括详细询问病史、查体、基于临床怀疑而做的特殊培养、神经影像学(包括颅周结构)、血培养、胸部X光。明确的微生物学诊断需要对脓肿进行活检,并通过革兰氏和AFB染色以及需氧、厌氧及真菌培养来评估脓性物质。

脑脓肿的鉴别诊断依赖于临床情况和影像学表现,包括病变阶段、单个或者多个病灶等因素。病因的考虑包括恶性胶质瘤、脑转移瘤、原发性中枢神经淋巴瘤、脑梗死、正在愈合的脑挫裂伤或血肿、脑放射性坏死和脱髓鞘疾病。脑脓肿的处理是抽吸脓腔或者切除整个脓肿后口服抗生素治疗6~8周。只有当存在全身感染症状,或者病情严重而无法接受任何手术干预的情况,一般不用经验性抗生素治疗(Moorthy和Rajshekhar,2008)。小的脓肿和处在大脑炎阶段的病灶对于单独药物治疗反应良好。多发性脓肿最好是对最大的病灶进行抽吸治疗,之后用抗生素治疗。如果在抽吸和(或)药物治疗之后影像学显示没有改善,以及为了缓解占位效应,考虑采用切除术。如果需要的话,典型的经验性治疗应该包括甲硝唑(来杀灭厌氧菌)、一种三代头孢菌素(针对肠杆菌和链球菌属)、使用或者不使用万古霉素(针对葡萄球菌属)(在创伤后或者神经外科手术的情况下)。皮质类固醇可临时用于缓解占位效应。虽然有50%的患者在急性期会出现癫痫发作,并且急性期后可高达70%,使用预防性抗惊厥药物可以考虑(Lu等,2006),但是,没有随机对照的临床研究数据支持。当考虑用药预防癫痫发作时,还必须想到抗惊厥药物的毒副作用及肝酶系统诱导导致的对抗菌药物的干扰作用。

表18.6　细菌性脑脓肿影像与病理的对照

阶段	组织病理学	影像学
早期脑炎(1~4 天)	脑实质软化、早期坏死、水肿、血管充血和血管周围炎症	CT上密度减低区;MRI上T$_1$异常低信号和T$_2$异常高信号;没有强化或片状强化
晚期脑炎(4~10 天)	液化,伴坏死碎片(死亡的中性粒细胞、蛋白)转化为脓液	与早期脑炎相似,伴更明显的占位效应和强化
包膜形成早期(10~14 天)	来自新生血管的成纤维细胞产生网状蛋白,网状蛋白被转化为包膜中的胶原蛋白,包膜高度血管化,血脑屏障发育差	与脑炎相同,但伴有新的空腔形成,环绕以薄(靠近皮质处略厚)而光滑的增强环
包膜形成晚期(>14 天)	脓肿被血管化的纤维状包膜和胶质细胞增生包绕	强化环更容易区分

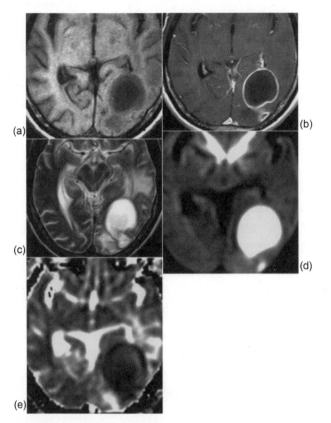

图 18.2 细菌性脑脓肿。轴位 T_1 加权像不伴（a）和伴（b）钆增强影像显示左侧顶枕区环状强化病灶，伴有周边低信号和占位效应。T_2 加权像显示更加广泛的周边异常高信号，反映有水肿（c）。弥散加权成像（d）显示高信号，ADC 图（e）显示低信号，表明弥散受限。经 Elsevier 出版社允许，从 Bradley 等（2008）处转载

脑实质外的脓肿在这里只做简要讨论。硬膜下积脓（Subdural empyema），定义为潜在的硬膜下腔（硬脑膜和蛛网膜之间）的化脓性过程，常常是颅周结构感染伴邻近扩散，以及开放性颅脑创伤和神经外科手术的结果。致病微生物与导致脑实质

内脓肿的类似，但是较少为混合性的。临床表现一般包括发热、相应位置的局灶性神经功能缺损和脑膜刺激征。治疗可以包括钻孔抽吸或者开颅手术去除，同时使用适当的抗生素。颅内硬膜外脓肿（Intracranial epidural abscess）的化脓性过程发生在硬脑膜和颅骨之间，在发病机制、微生物（金黄色葡萄球菌更常见）、临床表现、及治疗等与硬膜下积脓类似。实质内脓肿、硬膜下积脓和硬膜外脓肿也可以在同一个患者身上同时发生。

脊髓炎和椎管内感染

感染性脊髓炎虽然少见，但必须与其他严重疾病进行鉴别。脊髓炎被定义为累及脊髓白质、灰质或者两者均受累的任何炎症过程。感染性脊髓炎通常是亚急性，临床表现在几个小时或几天内发展演变，除了 HIV 空泡性脊髓病和人类嗜 T 淋巴细胞病毒（HTLV-1）表现为慢性脊髓病。尽管最常见的致病因子是病毒，但各种微生物都可以导致脊髓炎。一些病毒具有特定的取向或者优先累及某些解剖结构，这可以帮助缩小微生物的诊断（如表 18.7 所概括）。急性病毒性脊髓炎可表现为急性弛缓性瘫痪（也称为脊髓灰质炎样灰质综合征），特别见于是肠道病毒感染；或者表现为源于下行和上行白质传导束受累的神经功能障碍（也称为部分或完全白质综合征），特别见于疱疹病毒感染。后者通常仅影响脊髓横断面的一部分，表现为不对称性运动和感觉症状。当脊髓的两半均受累时，这种情况被称为急性横贯性脊髓炎，患者表现为均匀的对称的无力、感觉丧失和括约肌障碍。如果有背痛要怀疑脊髓

表 18.7 脊髓炎微生物和临床表现

微生物	解剖结构趋向	可资鉴别的临床表现
水痘-带状疱疹病毒	背根神经节	根性疼痛，皮节性皮疹
单纯疱疹病毒 II 型	感觉根	根性疼痛，生殖器疱疹
梅毒螺旋体（脑膜血管梅毒）	无特定的趋向	无（孤立的横贯性脊髓炎）
脊髓灰质炎病毒、柯萨奇病毒、肠病毒 70、71、西尼罗病毒	前角细胞	孤立的弛缓性瘫痪
EB 病毒	无特定的趋向	单核细胞增多症的症状或无（孤立的横贯性脊髓炎）
巨细胞病毒	运动和感觉根	多发性神经根病，马尾综合征
艾滋病病毒 I 型	皮质脊髓束和背柱	痉挛性瘫痪伴括约肌障碍和感觉症状
人类嗜 T 淋巴细胞病毒 I 型	皮质脊髓束	痉挛性瘫痪伴括约肌障碍

压迫性占位性病变,另外,感染后髓鞘炎也可以导致背痛。

感染性脊髓炎的诊断需要进行脊髓 MRI 和脑脊液分析。通常脊髓 MRI 显示 T_2 异常高信号,并延伸 2~3 个节段或者更广泛的纵向受累,因水肿而伴有一定程度的占位效应,增强扫描可以看到强化。在急性病毒性脊髓炎的疑似病例,MRI 在起病时可以是正常的,因此应该重复检查。要获取脑脊液来确定致病微生物。脑脊液通常显示淋巴细胞增多,伴或不伴蛋白质含量增高,葡萄糖含量正常。多形核细胞增多可见于巨细胞病毒和西尼罗河病毒的神经侵袭性感染。脑脊液各种病毒(已在前面概述)的实时 PCR(用于 DNA 病毒)、逆转录酶 PCR(用于 RNA 病毒)、以及脑脊液的性病检查应该根据临床特征来决定。病毒培养是困难的,并已在很大程度上被 PCR 取代。不幸的是,大多数孤立性横贯性脊髓炎病例的具体的致病病毒从未能确定(Kincaid 和 Lipton,2006)。急性感染性脊髓炎的鉴别诊断包括脊髓压迫症,要做急诊脊髓影像来排除以下病变:脱髓鞘病变,不论是原发性(例如多发性硬化)还是感染后;副肿瘤性脊髓炎;血管疾病(例如缺血性梗死、脊髓出血、硬脊膜血管畸形、椎管出血和结缔组织疾病)。慢性感染性脊髓炎的鉴别诊断更加广泛,包括变性疾病(例如遗传性痉挛性截瘫、脊髓小脑性共济失调和原发性侧索硬化症)、营养缺乏疾病(例如维生素 B_{12} 缺乏)和渐进性压迫性脊髓病(例如颈椎病和低级别恶性肿瘤)。除非临床怀疑(例如有生殖器或皮肤的皮疹)或者微生物诊断疱疹病毒感染或脑膜血管梅毒,除此之外,急性感染性脊髓炎的治疗主要是支持性的对症治疗。慢性脊髓炎的治疗使用特异性抗反转录病毒药物或免疫疗法。预后差别很大,但是急性感染性脊髓炎后通常会有一定程度的恢复。

椎管的感染限于硬膜外脓肿。脊髓硬膜外脓肿倾向于发生在椎管的后部,并且大多数病例发生在胸椎部位,但也可以发生在腰椎和颈椎部位。在 1/3 的病例,其脓肿来源于骨髓炎或临近软组织感染(例如腹膜后、纵隔或椎旁组织)的播散、穿透性外伤、及少数来源于外科手术、腰椎穿刺或硬膜外麻醉。另有 1/3 的病例,皮肤感染或胃肠外用药导致的血行播散是脓肿的发病机制。还有 1/3 的病例其脓肿的确切起源不清楚。金黄色葡萄球菌是最常见的病原体,其次是链球菌属和革兰阴性肠杆菌。其他的病原体如结核分枝杆菌和真菌可以导致更加慢

性的脓肿。主要的临床表现包括发热、局部背痛和压痛、根性疼痛和脊髓病的症状与体征,包括莱尔米(Lhermitte)现象(一种感觉异常,通常被描述为屈颈后出现向背部和肢体放射的电击感)。此外,菌血症的症状也经常出现。血培养通常是阳性的,可以出现外周血多形核白细胞增多。诊断通过 MRI 神经影像学建立,或者在无法接受 MRI 检查的患者通过脊髓造影结合 CT 建立。脊髓造影时不要在疑似脓肿的平面进行操作,因为存在感染播散到脑脊液和脊髓疝的风险(虽然不常见)。紧急手术减压连同抗菌药物是治疗的关键。致病微生物常可以通过手术中的活检组织证实,但是经验性抗生素治疗可以在手术前即开始,选用三代头孢菌素和万古霉素来杀灭金黄色葡萄球菌、链球菌属以及革兰阴性肠道杆菌。如果存在脊髓病(myelopathy)的征象,应考虑使用糖皮质激素,但必须事先或同时开始经验性抗生素治疗,并且要立即安排手术减压。

皮肤带状疱疹与复杂带状疱疹综合征

水痘带状疱疹病毒(VZV)是一种人类独有的嗜神经病毒。原发感染通常见于童年期的水痘,之后病毒潜伏在感觉性脑神经神经节、背根神经节和整个神经轴的自主神经节。由于针对 VZV 的特异性的细胞介导的免疫会随着年龄增长而被抑制或消失,所以,在老年人,VZV 可能被重新激活沿着神经向远处传播,引起带状疱疹感染。尽管在重新激活期间 VZV 如何逃避天然和获得性免疫反应的确切机制仍不明确,但在老年人可以观察到 VZV 特异性 T 淋巴细胞反应(例如在对第二次接触 VZV 做出反应时的 T 细胞增殖和干扰素的产生)的减弱现象(Oxman,2009)。在患有带状疱疹的老年患者当中,多达半数出现带状疱疹后神经痛(postherpetic neuralgia,PHN),以受感染的皮节分布区的持续性(超过 3 个月)的神经痛为特征,尽管皮肤损害已经缓解。由于目前实施儿童期水痘疫苗接种,在接下来的数十年,晚年期的带状疱疹综合征的发病率可能会下降。

单纯的带状疱疹以受累神经分布区的疼痛以及红斑基础上的皮肤水疱疹为特征。可以出现前驱感觉迟钝和感觉异常,被描述为瘙痒、烧灼或者刺痛感。带状疱疹可以发生于身体的任何部位,但是常常局限于一个皮节,出现在两个或者两个以上的皮节很少见。最常见的皮节是 T5 至 T10,以及三叉

神经的 V1 分支（眼带状疱疹）。后者可能伴发角膜炎，可以导致失明，因此需要予以积极治疗和密切监测。在大多数患者，皮疹通常在 2 或 3 周内缓解，同时疼痛减轻，并最终在 4~6 周内缓解。

大多数患者的诊断根据典型的临床综合征，包括皮肤疼痛和水疱疹。Tzanck 涂片可以显示多核巨细胞—反映病毒感染的皮肤细胞，从而支持带状疱疹的诊断。脑脊液分析通常是不必要的，但是如果做了脑脊液分析，将会显示轻度的淋巴细胞增多、蛋白质含量增高以及 VZV PCR 阳性。偶尔地，如果主诉有典型皮节区疼痛而没有皮疹，临床上需要怀疑隐匿性带状疱疹———一种被称为无疹性带状疱疹的疾病。确诊这种病例需要脑脊液分析。复杂带状疱疹综合征包括：非感觉性脑神经病（例如视神经病和动眼神经病），由于脑膜炎性反应或者直接由神经周围播散而发病；带状疱疹神经根炎，由于混合的脊神经受累，导致肢体或者腹部肌肉的节段性力弱（见于 5% 的病例）；脊髓炎（前面已有讨论）；脑炎（前面已有讨论）；以及血栓性脑血管病变，表现为缺血性脑梗死，发生于眼部带状疱疹后 2~10 周，病毒直接侵袭受 V1 神经支配的动脉壁或者通过一种免疫介导过程而发病（Gilden 等，2000）。特异性抗病毒治疗包括口服阿昔洛韦、泛昔洛韦或伐昔洛韦。在免疫抑制的患者和复杂性带状疱疹综合征患者，应该静脉给阿昔洛韦。在皮疹出现 72 小时内的早期治疗可以减少急性疼痛，并且加速愈合，但是对于疱疹后神经痛（PHN）的效果还不太清楚（Wood 等，1994）。使用糖皮质激素辅助治疗可能有助于减少 PHN 的发生，但这一问题还没有经临床对照试验研究验证。糖皮质激素禁用于免疫功能低下患者（Gilden 等，2000）。

60 岁以上患者的 VZV 的预防可以给减毒水痘病毒活疫苗而获得，这可以减少皮肤带状疱疹和 PHN 的发病率（Oxman 等，2005）。任何部位的带状疱疹感染后均可以发生 PHN（postherpetic neuralgia），但是更常见于眼部带状疱疹。它的特点是持续的疼痛，叠加有撕裂样疼痛发作，有时伴随皮疹部位的其他感觉障碍，包括感觉减退和感觉过敏。PHN 似乎起源于中枢，可能通过损害节段性抑制而引起三叉神经核尾部的一些神经元过度兴奋。因此，对疼痛的控制应该用中枢作用的药物，例如三环类抗抑郁药（去甲替林或阿米替林）、加巴喷丁或普瑞巴林（Dubinsky 等，2004）。有时需要临时应用阿片类药物。利多卡因贴片和局部高浓度辣椒素贴片也是有效的。由于疼痛是中枢起源的，因此手术去神经支配无效。

败血症性脑病（Septic encephalopathy）

败血症性脑病是老年人中一种相对常见和重要的一种疾病，与意识模糊和行为障碍（例如激越和幻觉）相关。在患有败血症的危重患者当中，大约 25% 出现脑病，即使排除因严重并存的肝或肾功能不全、心内膜炎、肺功能衰竭、镇静剂或阿片类药物或其他原因导致的脑病患者。与包括心脏，肾脏和肺部在内的其他器官系统的衰竭类似，所谓的"脑衰竭"可以独立地预测重症监护病房的患者预后较差（Knaus 等，1991）。对病症的认识不足是因为除了抗生素没有其他特异性治疗方法，也因为只能用排除法来诊断。败血症性脑病的临床表现反映了弥散性脑功能障碍，包括意识水平的改变，可以从嗜睡、昏睡和昏迷到警觉过度和精神运动亢进；认知功能障碍和行为障碍，可以从激越到紧张症；知觉障碍（例如幻觉）。患者的临床症状的严重程度和类型可能在数分钟到数小时内发生波动。如果已经存在中枢神经系统病变，特别是痴呆症的患者，更容易发生败血症性脑病。对称性反射增强或对被动运动的非自主抗拒可以在一些患者中观察到，但没有局灶性神经功能缺损（Young 等，1990）。

脓毒性脑病的诊断需要排除其他能引起脑病的疾病，如某些 CNS 感染、脑结构损害（例如缺血性卒中或出血）、共存的严重系统性器官功能障碍、低血压伴脑灌注降低、低氧血症或高碳酸血症、或其他代谢、内分泌或毒性紊乱。在鉴别诊断中需要考虑的其他因素包括癫痫发作后状态或者正在发作的非惊厥性癫痫持续状态。检查包括脑部成像，增强或者不增强，以排除脑结构损害。如前文所述，因为老年人中脑膜炎和脑炎的临床特征可以很轻微或者不典型，临床医师应该放宽腰穿做脑脊液检查的指征。脑电图除了能排除正在发作的非惊厥性癫痫持续状态或者发作间期癫痫样活动外，也可以用于识别符合中毒-代谢性障碍的脑电模式，例如弥漫性慢波或者三相波。要进行全面的代谢、内分泌和毒理学检查，还要评估败血症引起的肝或肾功能衰竭、高血糖或低血糖或者低渗状态，例如抗利尿激素异常分泌综合征（syndrome of inappropriate antidiuretic hormone，SIADH）。可能有负面作用的药物应该停用，要记住由于败血症患者和老年人肾脏和肝脏的清除速度减慢,即使是短效药物也可能产生累积。败血症性脑病的处理需要对全身感染进行识别和特异性治疗。

败血症性脑病的病理生理机制仍然存在争议。短暂的内毒素血症本身不能解释脓毒性脑病的发生,因为给正常人短期全身输注细菌脂多糖(LPS)后只导致了炎症介导的皮质醇的轻度增加(van den Boogaard 等,2010)。另一方面,在动物模型中,注射 LPS 后增加了脑静脉的血容量和颅内压,这反过来降低了脑灌注压和氧的摄取(Desai 等,1995)。其他提出的败血症导致脑功能障碍的机制有肝脏氨基酸代谢改变、5-羟色胺代谢改变、内源性苯二氮草样复合物的形成、炎性细胞因子的产生和微小脓肿的形成(Streck 等,2008;Pytel 和 Alexander,2009)。

人类免疫缺陷病毒与老年人的神经系统

HIV 给人类带来的灾难以及它对神经系统的易感性使它已经成为人类神经系统感染疾病中最大的单一感染源之一。在全球范围内,大约 3 600 万人感染 HIV-1。最大的负担是在非洲撒哈拉沙漠以南地区,那里有 2 200 万受感染的个体,占全球疾病负担的 2/3(联合国艾滋病规划署,2008 年)。在美国,大约 100 万人感染 HIV。这种感染在妇女、静脉注射毒品者、和少数族裔中的流行增长最快。虽然 HIV 感染不是与老化相关的疾病,但是到 2015 年,疾病预防控制中心的统计认为美国所有 HIV 感染者超过半数的人的年龄在 50 及 50 岁以上(www.cdc.gov/hiv/topics/over50)。

HIV 是具有引起 CNS 疾病倾向的逆转录病毒家族的一员。该病毒通过一种"特洛伊木马"机制进入中枢神经系统,借助于巨噬细胞的转运,从外周循环透过血脑屏障进入 CNS。这种转运发生在初始感染的数天之内,并且在整个疾病过程中持续存在。该病毒不直接感染神经元,而是通过"旁观者"机制对神经元产生损伤,这种机制分成三类:病毒因素、宿主因素和辅助因素。病毒因素包括毒性蛋白,例如 gp120 和 Tat。宿主因素包括对病毒感染做出反应而产生的细胞改变,并继而损伤神经元。细胞因子是炎症和免疫的化学调控剂,通过神经元、小胶质细胞、星形胶质细胞和少突胶质细胞上的细胞表面受体介导损伤。辅助因素包括共存的状况,例如吸毒和丙型肝炎病毒感染,或者有助于 HIV 扩散

的社会因素、营养或行为因素。

这三种机制相互作用,在树突和突触水平的病变会损伤神经网络。树突和突触的损伤导致涉及信息处理的高级神经系统损害,最终导致 HIV 相关的神经认知障碍。损伤是弥漫性的,但往往特别广泛地影响基底神经节、海马和额叶 - 纹状体 - 丘脑皮质环路(Langford 等,2003)。与其他原因造成的 CNS 损伤一样,HIV 感染时神经保护和再生途径上调。成功的保护和修复机制可以解释为什么一些 HIV 感染者幸免 CNS 损伤和神经认知障碍。

尽管从 20 世纪 90 年代中期以来,cART 疗法的广泛使用已经导致 HIV 最严重的神经系统并发症下降,包括痴呆症,但 HIV 感染者仍然会出现轻度和中度神经系统疾病。老化和 HIV 之间的相互作用很重要,因为某些年龄相关的神经系统疾病和(或)这些疾病的危险因素在 cART 治疗的患者有更高的发生频率,并且 HIV 相关神经系统疾病的症状和体征可能与年龄相关的神经系统疾病相重叠。此外,HIV 和 cART 疗法导致了早发的代谢性和动脉粥样硬化改变,这可能引起老年人中常见的神经系统疾病。

最近公布的国际专家共识文件,是由美国国立心理卫生研究所和美国国立神经疾病与中风研究所委托撰写,也被称作 Frascati 标准(Antinori 等,2007)。这是目前 HIV 相关神经认知障碍(HIV associated neurocognitive disorders,HAND)诊断的金标准。这些标准整合了客观的神经心理表现与功能状态改变和共存疾病的信息,正如表 18.8 所显示的。只有在排除了其他共存疾病导致神经认知功能障碍时,HAND 才能被诊断。在使用适当的标准对照,并校正年龄、教育和其他人口学因素后,神经心理测试必须记录到至少 2 个认知功能领域(例如学习和信息处理速度)的功能受损。

表 18.8　HIV 相关神经认知障碍(HAND)诊断标准总结

	无症状性神经心理损害	轻度神经认知障碍	HIV 相关痴呆
神经心理学测试的损害	≥轻度	≥轻度	≥中度
功能残疾	无	≥轻度	≥中度

在那些符合总体认知功能障碍标准的病人当中,其严重程度分三种。HIV 相关痴呆(HIV-associated dementia,HAD)是指在两个个或者两个

以上认知领域存在中度到重度损害,并且在日常功能方面存在实质性损害,致使患者不能就业且常常不能独立生活。当在至少 2 个认知领域存在轻度至中度损害,并且至少轻度干扰日常功能时,诊断为轻度神经认知障碍(mild neurocognitive disorder, MND)。无症状性神经心理损害(ANI)是指患者符合至少二个认知领域受损的标准,但是日常功能没有受到任何明显影响。符合功能障碍的标准是:感染 HIV 后导致在日常生活中对生活工具的依赖;HIV 相关认知障碍导致无法工作或者工作效率显著降低;临床上没有显著抑郁症的患者在日常生活中认知困难不断加重。受损的功能可以通过客观的日常功能性任务证实,比如完成普通的日常生活任务或者每日是否能记住自己服药。

最近,一项研究采用 Frascati 标准对美国 6 所医学中心门诊的 1 555 名 HIV 感染者进行了分类研究(CNS HIV 抗反转录病毒治疗效果研究)(Heaton 等,2009)。大多数受试者为中年(平均 43 岁)非白人(61%)男性(77%),大部分(63%)已经通过 CD4 阳性细胞计数低于 200 个细胞 /ml 而诊断为 AIDS。其中大多数(71%)在进行 cART 治疗,并且已经出现较大幅度的免疫功能重建。受试者中 52% 的人至少出现了轻度的神经心理损害,并且最常受影响的领域是学习、执行功能、回忆和工作记忆。在排除 HAND 的诊断被严重的共存神经系统疾病影响外(例如创伤性脑损伤或原有 CNS 机会感染的残存缺损),余下的 1 316 名患者中 46% 有认知功能受损。具体的 HAND 诊断比率如下:ANI(32.7%)、MND(11.7%)、HAD(2.4%)。将这些数字推算到 HIV 感染者的更大人群,全国的 HAND 患病率估计与多发性硬化相当。

晚期的 HIV 相关痴呆目前已很少见,主要原因是 HIV 诊断较晚而导致的免疫功能严重受损、对抗反转录病毒药物耐药、依从性差而导致免疫功能严重抑制的患者。这种致残性痴呆在数周或数月的时间内发展。更快速的痴呆进展应怀疑其他诊断的可能。在更晚期的阶段,病人对自身的残疾可能已无自知力,需要知情者提供有关其功能状态的病史。典型的主诉包括思维缓慢;自发性和主动性丧失;缓慢或者不能完成多步骤、有顺序的任务,例如做饭;行动缓慢或者平衡困难。认知功能检查显示额叶 / 皮层下认知障碍而没有失用症、失任症或失语症。神经系统检查常常显示额叶释放征象、广泛性反射亢进和步态缓慢、不稳。有趣的是,抗反转录病毒治疗能够让某些患者在数星期至数月后使认知和功能出现显著改善。

轻度神经认知障碍(MND)比 HIV 相关痴呆(HAD)的认知障碍程度轻,MND 患者通常对自身的情况有自知力,能够准确说出自己在完成现在的工作或者以前擅长的其他活动时变得缓慢或者困难了。传统的床边认知测试,例如简易精神状态检查(MMSE),是没有用的。即使是设计用于 HIV 的筛查工具,例如 HIV 痴呆量表(HIV Dementia Scale, HDS),也不够敏感,尽管通过使用适当的标准修正方法可以获得更好的敏感性和特异性(Morgan 等,2008)。在这些患者中,用神经心理测试来评估认知损害仍是必要的。神经系统检查一般正常,或者可以显示偶发的远端感觉神经病。

HAND 的诊断方法仍然是排除性的,在一个老年 HIV 感染者身上表现出的认知障碍是一个真正的临床难题。潜在的致病因素包括内分泌紊乱(可逆性)、营养缺乏和感染性疾病。要排除这些病因需要进行的检查包括,甲状腺功能检查、血清维生素 B_{12} 水平、RPR 滴度、脑脊液分析(包括分枝杆菌和真菌培养、AFB 染色、墨汁染色和隐球菌抗原,以排除亚急性和慢性感染如结核分枝杆菌、隐球菌和梅毒螺旋体)。不幸的是,脑脊液的定量 HIV RNA 聚合酶链反应(PCR)的敏感性和特异性都不够作为指导标准。详细的神经心理学测试对于将 HAND 与常见的神经变性痴呆如阿尔茨海默病(AD)或者老年人常见的共病 - 抑郁性心境障碍相关的假性痴呆进行鉴别是最有用的。影像学对于排除与神经认知障碍相关的其他疾病是十分有用的。但是,结构 MRI 在 HAND 诊断中没有特异性,通常只是显示皮层和皮层下萎缩,伴散在点状的 T_2 异常高信号。但是人们对磁共振波谱、弥散张量成像和功能磁共振成像有极大的兴趣,目前这些技术也只是作为研究工具,需要验证以供临床使用(Gongvatana 等,2009)。

美国和欧洲进行的研究都显示出抗逆转录病毒治疗能显著改善 HAND 患者的神经认知功能。但是,Cysique 等的意见却是这种认知改善仅存在 40% 的治疗长达 1 年的患者中,而许多患者在 6~12 个月的治疗中表现为缓慢的改善(Cysique 等,2009)。这种神经认知功能恢复受限的原因认为是在严重的免疫抑制期间出现的不可逆神经损伤、免疫重建时的持续性神经功能损伤(immune recovery disease)、抗反转录病毒药物进入中枢神经系统的渗透力降低,以及共存疾病导致的神经认知损害(例如机会性感染)。但如前所述,即使排除了主要共存疾病,所表现出的神经认知障碍仍然无法解释。

临床研究已经证实,在用 CNS 渗透力更强的抗反转录病毒药物治疗时显示神经认知功能的恢复会更显著,但不是所有的研究结论都一致(Letendre 等,2004;Marra 等,2009;Tozzi 等,2009)。渗透力更强与脑脊液中病毒载量更低相关。Letendre 等开发出一种临床量表,可用于将可供使用的抗反转录病毒药物预期的相对 CNS 渗透效果进行排名(Letendre 等,2008)。一项临床对照试验正在把这个量表用于有神经认知下降的 HIV 感染者来观察用药后神经认知改善(参见 www.clinicaltrials.gov)。辅助治疗如胆碱酯酶抑制药、美金刚、单胺氧化酶抑制药和安非他明类的兴奋剂还没有在随机临床研究中进行评估,或者还没有显示出明显的获益。

在 HAND 中免疫系统参与脑功能障碍的确切机制仍不清楚。但是可以预见今后将有大量出现老化和 HIV 叠加的不利影响,因为随着对 HIV 认识逐渐成熟,而且接受 cART 治疗的患者可存活数十年。老化本身可导致免疫力抑制而出现炎症反应加速并增强,但病毒诱导的免疫衰老可以显著加剧这一情况。免疫衰老以免疫细胞群的组成发生改变为特征,特别是幼稚的和中枢的记忆细胞的减少,伴终末分化的效应细胞的增加。CD28 是幼稚或中枢记忆细胞的标志物,在细胞中的表达水平较低,尤其是在 HIV 感染个体的 CD8 细胞上表达很低(Kalayjian 等,2003;Cao 等,2009)。随着 cART 疗法的使用,人们观察到幼稚的 CD4 和 CD8 T 细胞计数增加,但是在老年人中幼稚细胞恢复的程度要小得多,并且老年人的 CD8 细胞上的 CD28 的表达也比年轻人低(来自 ACTG A5015 研究未发表的数据)。在 HIV,由于促炎性因子的作用而使 CD8 T 淋巴细胞停止分化成效应型(effector)CD8,这样缺失效应型的 CD8 细胞大量增生,再加上幼稚的和中枢的记忆细胞的缺乏可能对老化过程中的 HIV 相关的 CNS 病理改变起重要作用。

在接受 cART 治疗的 HIV 患者会提前出现与老化相关的代谢性疾病,例如高血压、血脂异常(甘油三酯升高和高密度脂蛋白降低)、向心型肥胖、葡萄糖不耐受/胰岛素抵抗和促凝血/炎症状态(Grinspoon 和 Carr,2005;Aboud 等,2007;Ances

等,2009)。在 HIV 感染者中的缺血性卒中与代谢综合征相关(Ances 等,2009)。即使在没有卒中的情况下,这些危险因素也与老年人的认知障碍相关(Kuusisto 等,1997;Valcour 等,2005;Valcour 等,2006;Cukierman-Yaffe 等,2009;McCutchan 等,2009)。

在没有其他危险因素的情况下,早发的动脉粥样硬化改变也可在仅有 HIV 的患者中观察到(Grunfeld 等,2009;Hsue 等,2009)。动脉粥样硬化的病变常见于颈总动脉分叉和球部、颈内动脉虹吸段和大脑中动脉主干等部位,这些部位的血流模式复杂可以产生低剪切应力和反向血流,容易导致单核细胞与内皮细胞的结合,所以在这些部位经常可以看到内皮细胞迁移的单核细胞增加,导致血管内膜和中层的改变,由此可促进脂质沉积和血小板聚集(Cunningham 和 Gotlieb,2005;Bui 等,2009)。这些发现都说明,对 HIV 感染的有效控制,包括有效调控动脉粥样硬化的危险因素、更早和更积极的病毒抑制,以及采用能最小引起代谢综合征的 cART 方案。

感觉神经病在 HIV 中仍然是一种常见的疾病,在一项研究中 38% 的 HIV 患者报告了神经性疼痛干扰日常生活和工作使生活质量下降(Ellis 等,2010)。其患病率随着年龄的增长而大为增加。多发性神经病是一种对称性、轴突型、长度依赖的综合征(length-dependent syndrome:最长神经的末端出现症状,如疼痛和麻木在下肢和脚出现),主要是感觉症状,影响大小不一的纤维,通常伴有疼痛和感觉异常。它与双脱氧核苷类似物类的药(dideoxynucleoside analog drugs 是治疗 HIV 的药,比如 didanosine(ddI))诱导的感觉神经病的鉴别只能根据症状与用药时间的关系(用药三个月后出现)及停药后症状消失。其他疾病的鉴别包括副蛋白血症(如单克隆丙种球蛋白病)、维生素 B_{12} 缺乏、糖尿病、毒素(如酒精、铂化合物、长春新碱、紫杉烷、沙利度胺和吡哆醇)和遗传性感觉和自主神经病。检查包括血清蛋白电泳和免疫固定电泳、血清维生素 B_{12} 和糖化血红蛋白。当出现显著的运动受累时需要更广泛的检查,包括脑脊液分析、神经传导检查和肌电图。HIV 相关神经病的治疗包括减少神经毒性药物的使用和优化疼痛控制〔使用三环类抗抑郁药(例如阿米替林或去甲替林)、5-羟色胺-去甲肾上腺素再摄取抑制药(例如度洛西汀或文拉法辛)、抗惊厥药物(例如加巴喷丁或普瑞巴林)或者

局部用辣椒素]。抗惊厥药物对于神经性的刺痛或串痛特别有用。

年龄相关的免疫改变

"免疫衰老"一词是描述老年人的免疫功能逐渐下降和失调。免疫衰老是一把双刃剑，在于虽然总体的免疫力下降，但炎症反应却反而增强。对于免疫系统的所有组成部分，免疫衰老的本质还没有被彻底地搞清楚，但是有几个理论已经很好地建立了。首先，抗反转录病毒显示吞噬活性降低，特别与慢性并发症如糖尿病相关。单核细胞和巨噬细胞显示受到抗原刺激后细胞因子的产生减少了。T细胞的克隆扩增降低，可能是因为胸腺退化。效应记忆T细胞相应增加，而NK细胞杀伤作用和数量均下降（Castle，2000；Agarwal和Busse，2010）。B细胞的幼稚细胞亚群减少，但是多样性有限的存储单元增加了。最后，老化的个体表现出对疫苗抗体的反应减弱，使对特定病原体的易感性增加（如流感嗜血杆菌和肺炎链球菌的感染）。但是免疫系统各部分的这些明显的与年龄有关的改变与疾病的发病率和死亡率之间的关系仍然有待充分阐明。

- **免疫衰老的标志物**：免疫衰老标志物包括幼稚CD4+和CD8+T细胞的数量减少和终末分化T淋巴细胞的数量增加，例如效应记忆细胞。胸腺输出幼稚T细胞的减少降低了对新近遭遇病原体的反应（例如西尼罗河病毒）。与此同时，终末分化细胞没有增殖力或免疫活性，但还能抵抗程随着衰老而累积的程序性细胞死亡（凋亡）。这种细胞表现有短的端粒和端粒酶活性降低，而这是衰老的另一种细胞标志。这些终末分化记忆T细胞的功能降低与持续性感染相关（Derhovanessian等，2009）。某些潜在的病毒感染，例如巨细胞病毒，通过增加这些细胞的数量而加速免疫衰老。其他慢性病毒感染，例如EB病毒和水痘带状疱疹病毒，似乎对这种效应的影响较小（Pawelec等，2005）。

- **老化和血脑屏障改变**：大量文献指出，在伴随或者不伴随多种CNS疾病（例如AD和多发梗死性痴呆）的老化个体，存在血脑屏障功能和通透性的损害。即使是健康的无症状个体，在对脑脊液/血浆的白蛋白比率或影像学的评估中也发现老化与血脑屏障通透性增加相关（Farrall和Wardlaw，2009）。在老化的啮齿动物模型中发现，血脑屏障通透性的增加与学习或记忆障碍以及小胶质细胞激活有关

（Popescu等，2009）。血脑屏障的功能损害可能促使补体在脑实质内沉积，导致促炎症的免疫细胞募集进入中枢神经系统。

- **脑-免疫相互作用和老化**：传统上脑部曾被视为"免疫赦免"之地，现在很清楚，脑-免疫相互作用是正常免疫监视的必要部分（Schwartz和Shechter，2010）。通过基因操作或其他手段产生免疫缺陷的小鼠，其损伤的学习和记忆可以通过注射具有免疫活性的T细胞而得以修复（Kipnis等，2004；Kipnis和Derecki，2008）。因此，正常的T细胞免疫有助于健康的大脑功能，而衰老期间的T细胞功能障碍可以损害认知。

老化相关的神经炎症表现出大脑的IFN-γ表达增加、小胶质细胞和星形胶质细胞被激活、以及胶质细胞产生的促炎细胞因子（例如白细胞介素-1β、肿瘤坏死因子α和IL-6）增加等等的特征（Lynch，2010）。随着老化的小胶质细胞与T细胞之间的相互作用增加，并且T细胞浸润进入中枢神经系统的增加而导致主要组织相容性复合体II（MHCII）表达的增加。在动物模型中，这些变化参与学习和记忆的损害。无论是外周（腹腔内）或中枢（海马内）注射炎性细胞因子IL-1β，还是病毒或细菌感染，都可以导致实验动物在完成学习和记忆任务时的表现不良。大脑中促炎细胞因子水平的升高也导致啮齿动物突触可塑性的降低。

老化的神经胶质细胞表达较高水平的激活标记，例如MHCII、CD80和神经胶质原纤维酸性蛋白。当对全身性感染做出反应而出现外周免疫被激活和炎症反应时，就可以导致大脑微环境的改变而损伤CNS的功能。因此，在啮齿类动物模型中的败血症或注射一种内毒素（例如细菌脂多糖）可以激活小胶质细胞。这种被激活的小胶质细胞可以下调神经营养介质的表达并上调神经毒性介质的表达。老化本身就可以对外周炎症的这些有害反应产生放大效应（Dilger和Johnson，2008）。因此，与幼年的小鼠相比，在给老年的小鼠注射脂多糖后会出现社会探索行为和自发活动时间的减少（Godbout等，2005）。这些行为缺陷伴随有炎性细胞因子如IL-6和IL-1β的表达的显著增多。与年轻患者相比，得败血症的老年患者的感觉和认知功能的下降更为明显且更为持久，与这些动物模型是一致的（Murray等，2012）。未来的研究将有望提出新的治疗策略，以解决这些病理生理改变。

（刘汉兴 译，吴智平 杨春慧 校）

参考文献

Aboud, M., Elgalib, A., Kulasegaram, R., and Peters, B. (2007) Insulin resistance and HIV infection: a review. *Int J Clin Pract*, 61: 463–472.

Agarwal, S. and Busse, P.J. (2010) Innate and adaptive immunosenescence. *Ann Allergy Asthma Immunol*, 104: 183–190.

Ances, B.M., Bhatt, A., Vaida, F., et al. (2009) Role of metabolic syndrome components in human immunodeficiency virus-associated stroke. *J Neurovirol*, 15: 249–256.

Antinori, A., Arendt, G., Becker, J.T., et al. (2007) Updated research nosology for HIV-associated neurocognitive disorders. *Neurology*, 69: 1789–1799.

Bradley, W.G., Daroff, R.B., Fenichel, G., and Jankovic, J. (2008) Neuroimaging: structural neuroimaging. In: *Neurology in Clinical Practice*, 5th edn, p. 527. Elsevier.

Britt, R.H., Enzmann, D.R., and Yeager, A.S.. (1981) Neuropathological and computerized tomographic findings in experimental brain abscess. *J Neurosurg*, 55: 590–603.

Brouwer, M.C., Heckenberg, S.G., de Gans, J., et al. (2010) Nationwide implementation of adjunctive dexamethasone therapy for pneumococcal meningitis. *Neurology*, 75 (17): 1533–1539.

Bui, Q.T., Prempeh, M., and Wilensky, R.L. (2009) Atherosclerotic plaque development. *Int J Biochem Cell Biol*, 41: 2109–2113.

Campbell, G., Marfin, A., Lanciotti, R., and Gubler, D. (2002) West Nile virus. *Lancet Infect Dis*, 2: 519–529.

Cao, W., Jamieson, B., et al. (2009) Premature aging of cells is associated with faster HIV-1 disease progression. *J Acquir Immune Defic Syndr*, 50 (2): 137–147.

Castle, S.C. (2000) Clinical relevance of age-related immune dysfunction. *Clin Infect Dis*, 31: 578–585.

Chang, S.C., Lai, P.H., Chen, W.L., et al. (2002) Diffusion-weighted MRI features of brain abscess and cystic or necrotic brain tumors: comparison with conventional MRI. *Clin Imaging*, 26: 227–236.

Chaudhuri, A. and Kennedy, P.G.E. (2002) Diagnosis and treatment of viral encephalitis. *Postgrad Med*, 78: 575–583.

Cukierman-Yaffe, T., Gerstein, H.C., Williamson, J.D., et al. (2009) Relationship between baseline glycemic control and cognitive function in individuals with type 2 diabetes and other cardiovascular risk factors: the action to control cardiovascular risk in diabetes-memory in diabetes (ACCORD-MIND) trial. *Diabetes Care*, 32: 221–226.

Cunningham, K.S. and Gotlieb, A.I. (2005) The role of shear stress in the pathogenesis of atherosclerosis. *Lab Invest*, 85: 9–23.

Cysique, L.A., Vaida, F., Letendre, S., et al. (2009) Dynamics of cognitive change in impaired HIV-positive patients initiating antiretroviral therapy. *Neurology*, 73: 342–348.

de Gans, J. and van de Beek, D. (2002) Dexamethasone in adults with bacterial meningitis. *N Engl J Med*, 347: 1549–1556.

Debiasi, R.L. and Tyler, K.L. (2004) Molecular methods for diagnosis of viral encephalitis. *Clin Microbiol Rev*, 17 (4): 903–925.

Derhovanessian, E., Larbi, A., and Pawelec, G. (2009) Biomarkers of human immunosenescence: impact of cytomegalovirus infection. *Curr Opin Immunol*, 21: 440–445.

Desai, V.S., Weil, M.H., Tang, W., et al. (1995) Hepatic, renal, and cerebral tissue hypercarbia during sepsis and shock in rats. *J Lab Clin Med*, 125: 456–461.

Diamond, M.S. (2009) Progress on the development of therapeutics against West Nile virus. *Antiviral Res*, 83: 214–227.

Dilger, R.N. and Johnson, R.W. (2008) Aging, microglial cell priming, and the discordant central inflammatory response to signals from the peripheral immune system. *J Leukocyte Biol*, 84: 932–939.

Dubinsky, R.M., Kabbani, H., El-Chami, Z., et al. (2004) Practice parameter: treatment of postherpetic neuralgia: an evidence-based report of the Quality Standards Subcommittee of the American Academy of Neurology. *Neurology*, 63: 959–965.

Ellis, R.J., Rosario, D., Clifford, D.B., et al. (2010) Continued high prevalence and adverse clinical impact of human immunodeficiency virus-associated neuropathy in the era of combination antiretroviral therapy: the CHARTER study. *Arch Neurol*, 67: 552–558.

Enting, R., de Gans, J., and Reiss, P. (1992) Ganciclovir/foscarnet for cytomegalovirus meningoencephalitis in AIDS. *Lancet*, 340: 559–560.

Erdogan, E. and Cansever, T. (2008) Pyogenic brain abscess. *Neurosurg Focus*, 24 (6): E2.

Farrall, A.J. and Wardlaw, J.M. (2009) Blood–brain barrier: ageing and microvascular disease—systematic review and meta-analysis. *Neurobiol Aging*, 30: 337–352.

Fitch, M.T. and van de Beek, D. (2007) Emergency diagnosis and treatment of adult meningitis. *Lancet Infect Dis*, 7: 191–200.

Gilden, D.H., Kleinschmidt DeMasters, B.K., Laguardia, J.J., et al. (2000) Neurologic complications of the reactivation of varicella-zoster virus. *N Engl J Med*, 343: 635–645.

Godbout, J.P., Chen, J., Abraham, J., et al. (2005) Exaggerated neuroinflammation and sickness behavior in aged mice after activation of the peripheral innate immune system. *FASEB J*, 19 (10): 1329–1331.

Gongvatana, A., Schweinsburg, B.C., Taylor, M.J., et al. (2009) White matter tract injury and cognitive impairment in human immunodeficiency virus-infected individuals. *J Neurovirol*, 15 (2): 187–195.

Grinspoon, S. and Carr, A. (2005) Cardiovascular risk and body-fat abnormalities in HIV-infected adults. *N Engl J Med*, 352: 48–62.

Grunfeld, C., Delaney, J.A.C., Wanke, C., et al. (2009) Preclinical atherosclerosis due to HIV infection: carotid intima-medial thickness measurements from the FRAM study. *AIDS*, 23: 1841–1849.

Heaton, R., Franklin, D., Clifford, D., et al. (2009) HIV-associated neurocognitive impairment remains prevalent in the era of combination ART: the CHARTER study. Presented at the 16th Conference on Retroviruses and Opportunistic Infections, Montreal, Canada.

Hsue, P.Y., Hunt, P.W., Schnell, A., et al. (2009) Role of viral replication, antiretroviral therapy, and immunodeficiency in HIV-associated atherosclerosis. *AIDS*, 9: 1059–1067.

Kalayjian, R., Landay, A., Pollard, R.B., et al. (2003) Age-related immune dysfunction in health and in human immunodeficiency virus (HIV) disease: association of age and HIV infection with naïve CD8+ cell depletion, reduced expression of CD28 on CD8+ cells, and reduced thymic volumes. *J Infect Dis*, 187: 1924–1933.

Kastenbauer, S., Winkler, F., Pfister, H.W., et al. (2002) Cranial CT before lumbar puncture in suspected meningitis. *N Engl J Med*, 346: 1248–1251.

Kincaid, O. and Lipton, H.L. (2006) Viral myelitis: an update. *Curr Neurol and Neurosci Rep*, 6: 469–474.

Kipnis, J. and Derecki, N.C. (2008) Immunity and cognition: what do age-related dementia, HIV-dementia, and 'chemo-brain' have in common? *Trend Immunol*, 29 (10): 455–463.

Kipnis, J., Cohen, H., Cardon, M., et al. (2004) T cell deficiency leads to cognitive dysfunction: implications for therapeutic vaccination for schizophrenia and other psychiatric conditions. *Proc Natl Acad Sci USA*, 101 (21): 8180–8185.

Knaus, W.A., Wagner, D.P., Draper, E.A., et al. (1991) The APACHE III prognostic system. Risk prediction of hospital mortality for critically ill patients. *Chest*, 100: 1619–1636.

Kuusisto, J., Koivisto, K., Mykkanen, L., et al. (1997) Association between features of the insulin resistance syndrome and Alzheimer's disease independently of apolipoprotein E4 phenotype: cross-sectional population based study. *BMJ*, 315: 1045–1049.

Langford, T.D., Letendre, S.L., Larrea, G.J., and Masliah, E. (2003) Changing patterns in the neuropathogenesis of HIV during the HAART era. *Brain Pathol*, 13 (2): 195–210.

Letendre, S.L., McCutchan, J.A., Childers, M.E., et al. (2004) Enhancing antiretroviral therapy for human immunodeficiency virus cognitive disorders. *Ann Neurol*, 56 (3): 416–423.

Letendre, S., Marquie-Beck, J., Capparelli, E., et al. (2008) Validation of the CNS penetration-effectiveness rank for quantifying antiretroviral penetration into the central nervous system. *Arch Neurol*, 65 (1): 65–70.

Lu, C.H., Chang, W.N., and Lui, C.C. (2006) Strategies for the management of bacterial brain abscess. *J Clin Neuroscience*, 13: 979–985.

Lynch, M.A. (2010) Age-related neuroinflammatory changes negatively impact on neuronal function. *Front Aging Neurosci*, 1: 1–8.

Marra, C.M., Zhao, Y., Clifford, D.B., et al. (2009) Impact of combination antiretroviral therapy on cerebrospinal fluid HIV RNA and neurocognitive performance. *AIDS*, 23 (11): 1359–1366.

McCutchan, A.J., Marquie-Beck, J.A., Letendre, S.L., et al. (2009) Contributions of metabolic syndrome to neurocognitive impairment. Presented at the 16th Conference on Retroviruses and Opportunistic Infections, Montreal, Canada.

Moorthy, R.K. and Rajshekhar, V. (2008) Management of brain abscess: an overview. *Neurosurg Focus*, 24 (6): E3.

Morgan, E.E., Woods, S.P., Scott, J.C., et al. (2008) Predictive validity of demographically adjusted normative standards for the HIV dementia scale. *J Clin Exp Neuropsychol*, 30 (1): 83–90.

Murray, C., Sanderson, D.J., Barkus, C., et al. (2012) Systemic inflammation induces acute working memory deficits in the primed brain: relevance for delirium. *Neurobiol Aging*, 33(3): 603–616.

Oxman, M.N. (2009) Herpes zoster pathogenesis and cell-mediated immunity and immunosenescence. *J Am Osteopath Assoc*, 109 (6 Suppl. 2): S13–S17.

Oxman, M.N., Levin, M.J., Johnson, G.R., et al. (2005) A vaccine to prevent herpes zoster and postherpetic neuralgia in older adults. *N Engl J Med*, 352: 2271–2284.

Pawelec, G., Akbar, A., Caruso, C., et al. (2005) Human immunosenescence: is it infectious? *Immunol Rev*, 205: 257–268.

Periard, D., Mayor, C., Aubert, V., et al. (2006) Recurrent ibuprofen-induced aseptic meningitis: evidence against an antigen-specific immune response. *Neurology*, 67: 539–540.

Popescu, B.O., Toescu, E.C., Popescu, L.M., et al. (2009) Blood–brain barrier alterations in ageing and dementia. *J Neurol Sci*, 283: 99–106.

Pytel, P. and Alexander, J.J. (2009) Pathogenesis of septic encephalopathy. *Curr Opin Neurol*, 22: 283–287.

Quagliarello, V.J. and Scheld, W.M. (1997) Treatment of bacterial meningitis. *N Engl J Med*, 336: 708–716.

Redington, J.J. and Tyler, K.L. (2002) Viral infections of the nervous system, 2002: update on diagnosis and treatment. *Arch Neurol*, 59: 712–718.

Schwartz, M. and Shechter, R. (2010) Protective autoimmunity functions by intracranial immunosurveillance to support the mind: the missing link between health and disease. *Mol Psychiatry*, 15: 342–354.

Shah, G.N. and Mooradian, A.D. (1997) Age-related changes in the blood–brain barrier. *Exp Gerontol*, 32: 501–519.

Skipper, B. and Davis, L. (1997) Ascertaining hypoglycorrhachia in an acute patient. *Am J Emerg Med*, 15 (4): 378–380.

Small, P.M. and Fujiwara, P. (2001) Medical progress: management of tuberculosis in the United States. *N Engl J Med*, 345: 189–200.

Steiner, I., Bubka, H., Chaudhuri, A., et al. (2005) Viral encephalitis: a review of diagnostic methods and guidelines for management. *Europ J Neurol*, 12: 331–343.

Streck, E.L., Comim, C.M., Barichello, T., and Quevedo, J. (2008) The septic brain. *Neurochem Res*, 33: 2171–2177.

Tozzi, V., Balestra, P., Salvatori, M.F., et al. (2009) Changes in cognition during antiretroviral therapy: comparison of 2 different ranking systems to measure antiretroviral drug efficacy on HIV-associated neurocognitive disorders. *J Acquir Immune Defic Syndr*, 52 (1): 56–63.

Tunkel, A.R. and Scheld, W.M. (2002) Corticosteroids for everyone with meningitis? *N Engl J Med*, 347: 1613–1615.

Tuomanen, E. (1994) Susceptibility to infection and age-related changes in the blood–brain barrier. *Neurobiol Aging*, 15: 757–758.

UNAIDS (2008) *Report on the Global AIDS Epidemic*. Geneva, Switzerland: UNAIDS, The Joint United Nations Programme on HIV/AIDS.

Valcour, V.G., Shikuma, C.M., Shiramizu, B.T., et al. (2005) Diabetes, insulin resistance, and dementia among HIV-1-infected patients. *J Acquir Immune Defic Syndr*, 38: 31–36.

Valcour, V.G., Sacktor, N.C., Paul, R.H., et al. (2006) Insulin resistance is associated with cognition among HIV-1-infected patients: the Hawaii aging with HIV cohort. *J Acquir Immune Defic Syndr*, 43: 405–410.

van den Boogaard, M., Ramakers, B.P., van Alfen, N., et al. (2010) Endotoxemia-induced inflammation and the effect on the human brain. *Crit Care*, 14 (3): R81.

van der Horst, C., Saag, M.S., Cloud, G.A., et al. (1997) Treatment of cryptococcal meningitis associated with the acquired immunodeficiency syndrome. *N Engl J Med*, 337: 15–21.

Wambulwa, C., Bwayo, S., Laiyema, A.O., et al. (2005) Trimethoprim-sulfamethoxazole-induced aseptic meningitis. *J Natl Med Assoc*, 97: 1725–1728.

Wood, M.J., Johnson, R.W., McKendrick, M.W., et al. (1994) A randomized trial of acyclovir for 7 days or 21 days with and without prednisolone for treatment of acute herpes zoster. *N Engl J Med*, 330 (13): 896–900.

Young, G.B., Bolton, C.F., Austin, T.W., et al. (1990) The encephalopathy associated with septic illness. *Clin Investigatives Med*, 13: 297–304.

第十九章
谵　妄

Alan Lerner[1], *Stefani Parrisbalogun*[2], *Joseph Locala*[3]

[1] Department of Neurology, Case Western Reserve University School of Medicine, Cleveland, OH, USA

[2] Rawson-Neal Psychiatric Hospital, Las Vegas, NV, USA

[3] Department of Psychiatry, Case Western Reserve University School of Medicine, Cleveland, OH, USA

概述

- 在医院和专科护理病房中谵妄的患病率较高。
- 谵妄与多种病因有关,认为是由于大脑皮质的功能受到干扰所致。相关病理生理学假说包括急性胆碱能缺乏、多巴胺能功能改变和 GABA 的变化。
- 常见的危险因素包括潜在的脑部疾病、年龄和痴呆症。慢性疾病、共病、疾病的严重程度、功能障碍、药物尤其是同时多种用药也可引起谵妄。
- 病因可以是单个或多个因素。许多实验室检查可以帮助确定病因。
- 意识混乱评估法可用于确定谵妄是否存在。
- 谵妄的临床症状差异很大,包括不同亚型,其中运动亚型表现为活动减少或增多。
- 谵妄被认为是可预防和可逆的。预防策略包括避免使用抗胆碱能药物和抑制酒精戒断。非药物治疗是谵妄的首选治疗。药物治疗可导致镇静。氟哌啶醇常作为选择。

引言

谵妄也称为急性思维混乱(acute confusional state, ACS),恰当的定义是总体认知下降和思维混乱(Lipowski, 1987, 1989)。这种症状很常见,并且可能以戏剧性的方式出现,例如术后极度的思维混乱和意识改变,或者在几天和几周内表现为更隐蔽的过程。

ACS 具有临床重要性,因为从定义上说,它是由于可以治疗的潜在医学问题引起的,所以通常认为它是可逆的。如本章所述,各种原因的痴呆是主要的危险因素。因此,对于潜在的不可逆转疾病(例如阿尔茨海默氏病(AD)和其他类型的痴呆症)的存在,可能需要降低对恢复的期望。

预防谵妄可以降低老年住院患者的死亡率。根据 1994 年的统计数据,谵妄使得每年超过 230 万老年人的住院情况变得复杂,每年与谵妄相关的总住院天数为 1 750 万天,并花去 40 多亿美元的联邦医疗保险支出。还需要大量的额外支出来应对谵妄急性期及以后的护理和治疗。高龄是谵妄的独立危险因素。鉴于老龄化人口比率增加,谵妄发生率也会随着时间推移而增加。本章将回顾与谵妄相关的流行病学、病理生理学、诊断标准、治疗手段及治疗结果。

流行病学

谵妄在不同年龄组均可发生,从儿童到老年人,并且可以发生在不同的医疗环境,包括医院病房和长期老人护理机构。其临床表现也呈多样性,所以很难概括谵妄的流行病学情况。

在社区人群中,谵妄的患病率为 1%~2%,但是在医院住院的任何时间点总体患病率高达 24%(Inouye, 1998)。在内科病房的老年患者,在住院期间谵妄患病率高达 56%。可以想象在姑息治疗、临终关怀、术后或重症监护室等专科护理部门的患病率更高。重症监护病房的谵妄发生率估计值已高达 87%(Pisani 等, 2003)。

年龄是谵妄的一个主要危险因素,因此在所有环境中的发生率随着年龄而上升。随着总体人口的老龄化,尤其是在发达国家,这个问题的绝对数量很可能继续增长。

病理生理学

谵妄的原因既可以是单因素也可以是不同因素共同导致。例如在 DSM-Ⅳ中,谵妄根据原因分为不同类别,例如一般医学情况、物质滥用或药物戒断或者其他的情况(美国精神病学协会,2000)。然而,诊断性命名不能涵盖复杂的病因或其潜在病理生理。许多研究表明,即使对某一个病例,也可能找到多达 6 个可能的病因(Trzepacz 等,1985;Breitbart 等,1996;Lang 等,2006)。

研究认为,潜在的病理生理途径可能最终影响大脑皮层的加工整合,这表现为对行为和认知、知觉和睡眠以及对 EEG 的减慢的广泛影响(Jacobson 和 Jerrier,2000)。有一种假说认为谵妄发生时大脑的神经化学发生改变,出现急性胆碱能缺乏状态,并可能伴有多巴胺能活性过高(Blass 和 Gibson,1999;Hshieh 等,2008)。在许多谵妄病例也观察到其他神经递质系统的异常,这包括氨基丁酸能系统、5-羟色胺能系统和谷氨酸能系统的改变(Trzepacz,2000;Hshieh 等,2008;Furuse 和 Hashimoto,2010)。

胆碱能缺乏假说的一部分证据来自很多药物及其代谢产物具有抗胆碱能活性并且导致谵妄。用阿托品建立的谵妄动物模型也支持这一假说。这种胆碱能低下可能与 AD 和血管性痴呆患者的谵妄风险增加有关。路易体痴呆有时与谵妄表现很像,可能与胆碱能神经支配的严重丧失有关(Blass 和 Gibson,1999;McKeith 等,2003;Jicha 等,2010)。

多巴胺能功能的改变也与谵妄有关。许多用于治疗帕金森病(PD)和相关疾病的药物可以引起谵妄,包括左旋多巴和多巴胺激动药。同样,安非他酮(bupropion)和可卡因也可以导致谵妄,这两种药物都增加多巴胺能活性。另外,也发现多巴胺转运蛋白基因和 5-羟色胺转运蛋白基因的基因多态性也与谵妄相关,并且阿片类药物可能介导多巴胺释放增加(Murray 等,2007;Karpyak 等,2010;van Munster 等,2010)。多巴胺受体激动药可能导致脑电波减慢,许多抗精神病药和一些 D1 和 D2 受体激动药也有同样的作用。而非特异性的多巴胺受体阻滞药常用于急性谵妄的治疗,例如氟哌啶醇。

其他神经递质的改变也导致谵妄,例如 γ-氨基丁酸和普瑞巴林(pregabalin)与多发性硬化患者的谵妄相关(Solaro 和 Tanganelli,2009)。尤其是苯二氮䓬类和其他氨基丁酸能药物,包括与毒品相关的几种药物,如"液体摇头丸"均与谵妄有关(Supady 等,2009;Galldiks 等,2011)。GABA 活性减少可能继发于酒精和镇静药的戒断,可以表现为紧张症(Hauser 等,1989;Rosebush 和 Mazurek,1996)。5-羟色胺水平的增高和减低都与谵妄相关。肝性脑病可能导致 5-羟色胺活性增加,这可能与脑中色氨酸的摄取增加有关,但是肝性脑病中会发生多种神经递质变化,这使人们对临床症状与神经递质变化之间的简单直接联系产生了疑问(Lozeva-Thomas,2004;Palomero-Gallagher 等,2009)。多巴胺转运蛋白基因 A9 等位基因的多态性可能影响女性酒精依赖症患者的谵妄过程。

其他神经递质的改变,包括组胺、谷氨酸和阿片也与谵妄有关。但是,这些神经递质的变化与谵妄的病理生理之间的确切关系目前尚不清楚。

危险因素

谵妄可以由多种病因引起,因此可以认为是多因素疾病(Inouye 和 Charpentier,1996)。认为谵妄的危险因素是由于患者对系统性疾病的脆弱性增加,或者疾病直接导致(Elie 等,1998)。患者入院时的基线脆弱性可能与住院之前的认知能力下降/障碍、认知储备不足或其他疾病史有关。通常,系统性疾病的因素在临床上更重要,因为它们可以治疗,因此可以预防。有研究表明,如果患者的功能状况好,或大脑储备更多,在入院后对可能的系统性疾病的抵抗力就会更强,发生谵妄的可能性就很减少。相反地,基础脆弱性增加则更有可能出现谵妄或急性意识错乱。

能增加基线脆弱性的最常见的危险因素是痴呆、脑卒中、PD 或中枢神经系统的病变(包括外伤)所致的潜在大脑功能下降,这些可能存在于近一半的有系统性病患的老年患者中。其他可以增加基线脆弱性的 CNS 病理改变包括高血压脑病、颅内出血、占位病变、感染、血管炎和癫痫(表 19.1 和表 19.2)。24%~48% 的脑血管疾病患者容易出现谵妄(Henon 等,1999;Caeiro 等,2004)。由于在 60 岁以上的人群中,认知障碍会增加,年龄就成为发生谵妄的最重要危险因素。老化的大脑对代谢的应激反应能力减弱,这一点在老化大脑皮质显示的代谢

表 19.1　谵妄的医学原因

心脏疾病 　心力衰竭	四氯化碳
肝性脑病	短暂性全面遗忘
肾衰竭 　肾功能衰竭（急性）	脑水肿
内分泌疾病 　垂体卒中 　库欣综合征 　甲状腺功能亢进症 　甲状腺功能减退症	感染 　尿路感染 　外科伤口感染 　军团病 　疟疾 　脑脓肿 　脑膜炎 　脑炎 　病毒性出血热 　瘟疫
营养缺乏症 　维生素 B_{12} 缺乏 　叶酸缺乏 　烟酸缺乏 　硫胺素缺乏	抗精神病药恶性综合征
呼吸衰竭 　缺氧	
低温 　电解质失衡 　低钠血症 　高钙血症	

表 19.2　谵妄的 DSM-Ⅳ诊断标准

A. 对外界刺激维持注意的能力和恰当地转移注意至新的外界刺激的能力减弱

B. 至少存在下列之一：
　由于注意力不集中，问题必须重复
　重复对前面问题的回答
　思维混乱

C. 在短时间内发展的意识模糊

D. 意识模糊的水平波动

E. 以下 6 项中至少 2 项：
　意识水平降低
　感知觉紊乱
　睡眠 - 觉醒周期紊乱
　精神运动活动增加或减少
　时间、地点或人物定向障碍
　记忆障碍

F. 下列任一项：
　器质性因素引发和维持这种意识模糊的证据
　意识模糊不能被任何非器质性精神障碍解释

来源：经 APA（American Psychiatric Association）许可改编自美国精神病学协会（2000）

标志物降低如低葡萄糖、血流量和氧就能很好地理解。如上所述，谵妄患者的脑电活动减慢，神经递质也发生改变或不平衡（Obrecht 等，1979）。谵妄通常与痴呆伴发（Lerner 等，1997）。文献记载的痴呆并发谵妄的患病率从 22%~89% 不等（Fick 等，2002）。一般来说，患有痴呆的病人叠加出现谵妄或急性意识混乱的风险会增加 5 倍。近 2/3 的谵妄病例发生在具有某种形式的潜在痴呆的患者中，这与其大脑的基线脆弱性增加或大脑储备降低有关（Trzepacz 和 van der Mast，2002；Cole，2004；Inouye，2006a）。

在伴或不伴 CNS 病理改变的严重全身疾病，谵妄的发生率也会增加，例如癌症（副肿瘤综合征或边缘叶脑炎）、人类免疫缺陷病毒（HIV）、其他非神经系统的有症状的或隐匿性感染；还有严重危及生命的疾病如肾脏、肝脏、呼吸和心脏的器官衰竭或功能不全。在临床上，必须始终高度警惕感染的存在，尤其高龄患者可能不能产生足够的免疫反应，所以可能没有发热或白细胞增多的临床所见。心血管事件例如急性心肌梗死、充血性心力衰竭、心搏骤停和心源性休克常出现谵妄。低灌注状态、缺氧、代谢紊乱如脱水、低血糖或高血糖、高钠血症或低钠血症、高钙血症，以及中毒性意识混乱状态如酒精或药物中毒或戒断，也都能导致谵妄的出现（Kolbeinsson 和 Jónsson，1993；Fick 等，2002）。

慢性内科疾病、并发症、疾病的严重程度和功能损害也成为谵妄的诱发因素。甲状腺或肾上腺皮质功能减退、酒精依赖、糖尿病、烧伤、癌症、伴血浆结合率降低的营养不良、维生素 B_1 缺乏、维生素 B_{12} 缺乏和糙皮病（pellagra）也可能有助于谵妄的发生。导致感知改变的环境因素，包括感觉障碍（例如光线不足、噪声水平增加、失明或听力差、睡眠剥夺、应激或重大环境因素），有助于谵妄的发生或者使谵妄的行为症状进一步恶化。一些外科手术或操作（如急诊处置髋部骨折、胃肠道手术、冠状动脉搭桥术和肺移植）、麻醉、药物、ECT、输血反应和过敏反应等也可能导致急性意识混乱（Gleason，2003）。功能障碍，如运动障碍，包括身体活动受限和留置膀胱导管，都会显著增加谵妄的风险。心理状态如抑郁、焦虑和疼痛也容易导致急性意识混乱（Inouye 等，2003；Inouye，2006b）。

即使大脑功能储备充足的患者，在一次或多次暴露于多个危险因素时也可能发生谵妄。

谵妄另一个常见的医源性触发因素是处方药物和多重用药（表 19.3）。虽然已经注意到多种药

表 19.3　与谵妄相关的药物

抗精神病药	心血管	抗生素	抗惊厥药
苯乙肼	抗高血压药	喹诺酮类药物	巴比妥类药物
氟哌啶醇	可乐定	异烟肼	乙琥胺
喹硫平	胍乙啶		苯妥英
奥氮平	甲基多巴		扑米酮
	普萘洛尔		氨己烯酸
	利舍平		溴化物
			左乙拉西坦
	地高辛		卡马西平
	阿米洛利		奥卡西平
镇静催眠药	抗胆碱能药物	麻醉药	抗痴呆药物
巴比妥类药物	阿托品	丁哌卡因	盐酸多奈哌齐
苯二氮卓类	氯苯那敏	全身麻醉药	加兰他敏
唑吡坦	苯海拉明	氯胺酮	美金刚
	羟嗪	利多卡因	利凡斯的明
	东莨菪碱	普鲁卡因	
兴奋剂	化疗药物和免疫抑制剂	阿片类药物和镇痛药	解痉药
苯丙胺盐	门冬酰胺酶	丁丙诺啡	巴氯芬
哌甲酯	泼尼松龙	可待因	替扎尼定
阿托莫西汀	他克莫司	芬太尼	
		海洛因	
		氢可酮	
		氢吗啡酮	
		羟考酮	
		曲马朵	
		齐考诺肽	
抗抑郁药和情绪稳定剂	其他药物	抗帕金森药物	非法和滥用药物
锂剂	阿司匹林	金刚烷胺	可卡因
三环类抗抑郁药	铁化合物	溴隐亭	苯环己哌啶
	奎宁	左旋多巴	墨斯卡灵
	氯喹	普拉克索	麦角酸二乙基酰胺
	氨茶碱	罗匹尼罗	四氢大麻酚
		托卡朋	γ- 羟基丁
		培高利特	
		阿扑吗啡	

物能促使谵妄发生,常用的精神药物例如苯二氮草类、镇静催眠药、麻醉药、组胺 H_2 受体阻滞药和抗胆碱能药物都已经被证明增加急性意识混乱状态的风险 (Brown 和 Stoudemire,1998;Han 等,2001;Pandharipande 等,2006)。

病因

　　谵妄的特征之一是需要对很多能导致谵妄的临床疾病进行鉴别诊断 (参考表 19.1)。虽然脑部疾病占的比例最大,许多其他对 CNS 产生继发性影响的全身性疾病,以及多种药物和其他外源性物质,都可以导致谵妄。

　　因为病因众多而临床亚型却很少,所以最好是把注意力集中在谵妄的识别上 (参考表 19.2 的诊断标准)。

　　单个病因导致谵妄的只见于不到 50% 的病例,而其余的病例均是由多种因素导致,最多的可高达 6 种因素。多种病因特别容易见于老年人,因为老年人可能患有全身性疾病,如癌症或脑卒中,也可能正在服用影响全身器官功能的药物或精神药物。因此,有经验的临床医生通常能找到主要病因,但是也应该意识到对一个特定患者而言,致病原因可能是多因素的。

多重用药的危险性怎么强调也不过分,特别是对有潜在痴呆的患者。做鉴别诊断时要考虑到痴呆的发展过程,因为不同疾病阶段可以提示最常见的病因,例如尿路感染或药物相关的中毒。

其他病因,包括 HIV 和非法使用毒品,在老年人中较少发生,但在有些情况下也应当加以考虑(Perry, 1990)。对原因不明的谵妄,选择适当的筛查性检测时应该考虑到这些病因。

评估

掌握谵妄鉴别诊断所涉及的知识对临床医生正确评估病因很有帮助。通常,要做全面的代谢评估、全血细胞计数、尿液分析,或胸片或心电图,以及根据临床症状进行相应的影像检查。结合病史,查体及实验室检查来鉴别谵妄的单个或多个病因。根据病人的具体情况,有时要找到不常见的谵妄致病原因,可能需要更广泛的检查。

诊断标准

在过去的 30 年里,有若干个谵妄诊断标准,虽然针对不同人群进行了优化(住院病人和门诊病人,广泛的调查和确定的人群),但是敏感性和特异性仍没有统一。对普通病房住院患者的统计学调查曾经认为谵妄的患病率和发病率高达 56%(Inouye, 1998)。显然,这是由于针对研究人群使用的谵妄诊断标准的不确定性导致的。

有一些研究比较了 DSM-Ⅲ、DSM-Ⅳ 和 ICD-10 诊断标准的敏感性和特异性。Cole 等(2003 年)报道了一项研究,把 322 例内科住院患者根据是否存在谵妄和痴呆(或两者都没有)而进行详细分组,分组使用的标准是只有意识混乱、意识混乱加注意力障碍、意识混乱或注意力障碍。当用意识混乱或注意力障碍作为标准时,DSM-Ⅳ、DSM-Ⅲ和 ICD-10 标准的敏感性分别为 100%、71%、96%,而特异性分别 91%、61% 和 91%,而有无痴呆存在对结果没有影响。DSM-Ⅳ 的特异性较低被认为是由于包含的患者均没有思维混乱。然而,DSM-Ⅳ 具有极高的敏感性,这对识别谵妄并开展治疗非常关键。

意识混乱评估方法

意识混乱评估量表(confusion assessment method, CAM)最初由 Inouye 等开发(1990 年),是一个使用广泛、结果可靠并且简单易用的用于确定谵妄存在的方法。经过有效性验证,认为谵妄评估量表的敏感性为 94%~100%,特异性为 90%~95%,阳性预测值为 94%~100%,阴性预测值为 90%~100%。谵妄评估量表的间信度很高(Kappa 值 =0.81~1.0)。因为谵妄是一个自然波动的疾病,重测信度不能被有效地评估。重要的是,意识混乱评估量表(the CAM)与简易精神状态检查(MMSE)(Folstein等, 1975)、视觉模拟量表(the Visual Analog Scale for Confusion)和数字广度测试(the digit span test)高度相关。

意识混乱评估量表 5 分钟就可以完成评估,并且与 DSM-Ⅳ 的谵妄诊断标准吻合,但是因为其假阳性率为 10%,所以还没有广泛被护士用在谵妄患者的床边评定。这个量表可以确定谵妄是否存在,但是并不能确定严重程度,所以在评定临床治疗效果方面作用不大。这个量表也不能提示谵妄的病因,谵妄病因诊断只能依靠完整的病史、体格检查、广泛的实验室检查和影像学结果。

临床表现

由于导致谵妄的病因很多并且不同年龄组均可发生,所以临床症状差异也很大。但是,不管病因如何,最终可能汇聚到一个最终的共同途径,即干扰了大脑结构的功能和神经化学系统而产生临床症状(Trzepacz, 1996, 2000)。

谵妄的症状包括记忆障碍、注意力缺陷、睡眠/觉醒周期紊乱、思维过程变化、运动系统改变和语言障碍等,哪一个才是“核心症状”还没有达成共识。其他相关症状包括知觉障碍,如错觉、幻觉、妄想和情绪变化。

一些研究者把不同形式的运动异常作为鉴别不同亚型谵妄的生物学基础。虽然不是所有谵妄患者都会出现运动系统受累,但活动减少或活动过度等运动异常都可以见到。事实上,谵妄一词似乎意味着某种程度的活动过度。

Lipowski(1989 年)根据运动系统的不同表现,如活动过度、活动减少和混合型,来把谵妄分为三种亚型。可是并没有明确每种亚型应该包含哪些症状,也没有标准定义。

Meagher 和 Trzepacz(2000 年)发现妄想、幻觉、情绪变化、言语错乱和睡眠障碍在活动过渡型谵妄患者中更容易出现。由于症状起伏不定和睡眠/觉醒周期的紊乱,使得理解谵妄亚型变得更复杂。所以,在某些研究中大多数病例多认为是混合型。运动亚型是否有特定的结构或神经化学基础也不清楚。

然而许多研究表明,活动过度亚型的患者住院时间更短、死亡率更低和恢复更好。在这些研究中也可能存在病例选择误差。活动减少型的谵妄患者可能在许多调查中被忽略了。

治疗

虽然治疗潜在的病因相对比较直截了当,并且有助于谵妄发作的解决,但谵妄多因素的性质和需要应用可能带来副作用的药物也应该加以考虑。例如,之前因痴呆而有躁动症状的患者可能在使用苯二氮䓬类或抗精神病药后发展为谵妄。如果停药,则可能使病人又回到基线的神经精神状态,在过去,则坚持认为这种药物治疗是首选的和必要的。

谵妄的治疗可以大致分为预防和对症治疗。Fong 等(2009 年)估计,多达 40% 的谵妄病例是可以预防的,预防是为了尽量减少谵妄发生以及减少谵妄带来的不利后果。预防谵妄的一个例子是对那些对抗胆碱能药物敏感,但有潜在痴呆的患者应避免使用抗胆碱能药物。另一个例子是酒精戒断的预防策略,这种谵妄的常见原因在住院环境下可以很容易地进行预防。

许多研究检验了药物在谵妄预防中的作用。认为氟哌啶醇可减少接受手术患者的谵妄的发生率,但是,在一项大样本研究中,并没有显示统计学意义。在一项随机对照研究中,用胆碱酯酶抑制药预防术后谵妄,也没有显示出疗效,但认为这项研究的病例样本量还不够大(Gleason, 2003;Overshott 等,2008)。

治疗策略

在所有患者,谵妄的一线治疗都应该考虑非药物干预。通过多种医疗保健措施干预患者的行为异常,改善定向力。要尽可能地把感觉障碍降到最低,如视觉、听觉丧失、单侧忽略症或触觉丧失等。

应该尽可能地避免身体上的限制,因为这会导致身体活动减少,增加躁动和受伤风险,有时会导致死亡。医院病房人员配置要充足并提供最佳的病人护理设施,要经常与患者互动,适当的照明和充足的营养等均有帮助。尽量减小夜间噪音,保证患者夜间睡眠不被打断,这一点对谵妄的处理至关重要。

最近对治疗谵妄药理学研究的综述发现高质量的随机对照研究很少;因此,我们目前用于治疗谵妄的证据基础只是相对局限于病例系列和回顾性报告的推荐。

大多数使躁动患者平静的药物也可导致镇静,像苯二氮䓬类、许多三环类抗抑郁药和许多抗精神病药,特别是非典型抗精神病药物等(Sipahimalani 和 Masand, 1997)。

作为老年医学规范的一部分,药物的起始剂量要从最低开始,并且要考虑"开始低、加量慢"的试探性治疗方法。还要防止谵妄病人自伤或伤害工作人员或家庭成员,具体的防御方法因人而异。

氟哌啶醇经常被用于治疗谵妄,这种药物的有效性已经在随机对照临床试验中得到验证。氟哌啶醇有注射剂型可供使用。氟哌啶醇的锥体外系副作用和急性肌张力障碍的发生率较高,尽管它比许多新的非典型抗精神病药的镇静作用小。并且氟哌啶醇的半衰期经常会被低估,尤其是在老年人中。特别是对有心脏病的患者,要注意使用任何抗精神病药都可以导致 QT 间期延长。临床医生经常会使用非典型抗精神病药物,但由于缺乏胃肠外的剂型限制了非典型抗精神病药物在 ICU 和严重躁动病人中的使用。

将来大型数据库(例如那些由医院、其他医疗机构或保险公司提供的数据库)可能会提供新方法来找出治疗谵妄更有效的药物,这样就会缩短住院时间、降低死亡率和有更好的预后。

未来的方向和研究

治疗急性意识混乱的方法有很多,需要更多的研究来阐明大脑中的"最终的共同途径"是否存在于急性意识模糊状态。也就是说,尽管病因千差万别,是否有共同的分子机制(例如急性胆碱能衰竭)存在于大多数急性意识混乱病例,并且代表认知和行为改变的治疗靶标？我们需要更多的远期疗效的数据。虽然大部分病人可以完全恢复，但谵妄患者对治疗反应不甚理想以及大脑严重受损以至于不能完全恢复等情况比通常医学专业人员假设的更常见（Maclullich 等，2009）。

比培训能独立评估的专职业人员还重要的是要研究出一个有效的工具能快速识别谵妄。目前根据所用的评估方法，谵妄可能出现在多达 70% 的急诊住院患者中。大型综合医疗设施需要一个有效的工具能及时做出诊断并评定病情的严重程度，并及时进行治疗以获得最佳预后。

（刘汉兴 译，吴智平 杨春慧 校）

参考文献

American Psychiatric Association (2000) *Diagnostic and Statistical Manual of Mental Disorders (DSM-IV-TR)*, 4th edn. Washington, DC: American Psychiatric Association.

Blass, J.P. and Gibson, G.E. (1999) Cerebrometabolic aspects of delirium in relationship to dementia. *Dement Geriatr Cogn Disord*, 10 (5): 335–338.

Breitbart, W., Marotta, R., Platt, M.M., et al. (1996) A double-blind trial of haloperidol, chlorpromazine, and lorazepam in the treatment of delirium in hospitalized AIDS patients. *Am J Psychiatry*, 153 (2): 231–237.

Brown, T.M. and Stoudemire, A. (1998) *Psychiatric Side Effects of Prescription and Over-the-Counter Medications*. Washington, DC: American Psychiatric Press.

Caeiro, L., Ferro, J.M., Albuquerque, R., and Figueira, M.L. (2004) Delirium in the first days of acute stroke. *J Neurol*, 251 (2): 171–178.

Cole, M.G. (2004) Delirium in elderly patients. *Am J Geriatr Psychiatry*, 12 (1): 7–21.

Cole, M., McCusker, J., Dendukuri, N., and Han, L. (2003) The prognostic significance of subsyndromal delirium in elderly medical inpatients. *J Am Geriatr Soc*, 51 (6): 754–760.

Elie, M., Cole, M.G., Primeau, F.J., and Bellavance, F. (1998) Delirium risk factors in elderly hospitalized patients. *J Gen Intern Med*, 13 (3): 204–212.

Fick, D.M., Agostini, J.V., and Inouye, S.K. (2002) Delirium superimposed on dementia: a systematic review [Review]. *J Am Geriatr Soc*, 50 (10): 1723–1732.

Folstein, M.F., Folstein, S.E., and McGugh, P.R. (1975) Mini-Mental State. A practical method for grading the cognitive state of patients for the clinician. *J Psychiatr Res*, 12 (3): 189–198.

Fong, T.G., Tulebaev, S.R., and Inouye, S.K. (2009) Delirium in older adults: diagnosis, prevention, and treatment. *Nat Rev Neurol*, 5: 210–220.

Furuse, T. and Hashimoto, K. (2010) Sigma-1 receptor agonist fluvoxamine for postoperative delirium in older adults: report of three cases. *Ann Gen Psychiatry*, 24: 9–28.

Galldiks, N., Kadow, I., Bechdolf, A., et al. (2011) Variety of symptoms after drug use of gamma-hydroxybutyric acid (GHB) [in German]. *Fortschr Neurol Psychiatr*, 79 (1): 21–25.

Gleason, O.C. (2003) Donepezil for postoperative delirium. *Psychosomatics*, 44 (5): 437–438.

Han, L., McCusker, J., Cole, M., et al. (2001) Use of medications with anticholinergic effect predicts clinical severity of delirium symptoms in older medical inpatients. *Arch Intern Med*, 161 (8): 1099–1105.

Hauser, P., Devinsky, O., De Bellis, M., et al. (1989) Benzodiazepine withdrawal delirium with catatonic features. Occurrence in patients with partial seizure disorders. *Arch Neurol*, 46 (6): 696–699.

Henon, H., Lebert, F., Durieu, I., et al. (1999) Confusional state in stroke: relation to preexisting dementia, patient characteristics, and outcome. *Stroke*, 30 (4): 773–779.

Hshieh, T.T., Fong, T.G., Marcantonio, E.R., and Inouye, S.K. (2008) Cholinergic deficiency hypothesis in delirium: a synthesis of current evidence. *J Gerontol A Biol Sci Med Sci*, 63 (7): 764–772.

Inouye, S.K. (1998) Delirium in hospitalized older patients. *Clinical Geriatric Medicine*, 14: 745–764.

Inouye, S.K. (2006a) Current concepts: delirium in older persons. *N Engl J Med*, 354: 1157–1165.

Inouye, S.K. (2006b) Elucidating the pathophysiology of delirium and the interrelationship of delirium and dementia. *J Gerontol A Biol Sci Med Sci*, 61 (12): 1277–1280.

Inouye, S.K. and Charpentier, P.A. (1996) Precipitating factors for delirium in hospitalized elderly persons. Predictive model and interrelationship with baseline vulnerability. *J Am Med Assoc*, 275 (11): 852–857.

Inouye, S.K., van Dyck, C.H., and Alessi, C.A. (1990) Clarifying confusion: the confusion assessment method. A new method for detection of delirium. *Ann Intern Med*, 113 (12): 941–948.

Inouye, S.K., Bogardus, S.T., Jr., Williams, C.S., et al. (2003) The role of adherence on the effectiveness of nonpharmacologic interventions: evidence from the delirium prevention trial. *Arch Intern Med*, 163 (8): 958–964.

Jacobson, S. and Jerrier, H. (2000) EEG in delirium. *Semin Clin Neuropsychiatry*, 5 (2): 86–92.

Jicha, G.A., Schmitt, F.A., Abner, E., et al. (2010) Prodromal clinical manifestations of neuropathologically confirmed Lewy body disease. *Neurobiol Aging*, 31 (10): 1805–1813.

Karpyak, V.M., Biernacka, J.M., Weg, M.W., et al. (2010) Interaction of SLC6A4 and DRD2 polymorphisms is associated with a history of delirium tremens. *Addict Biol*, 15 (1): 23–34.

Kolbeinsson, H. and Jónsson, A. (1993) Delirium and dementia in acute medical admissions of elderly patients in Iceland. *Acta Psychiatr Scand*, 87 (2): 123–127.

Lang, P.O., Heitz, D., Hédelin, G., et al. (2006) Early markers of prolonged hospital stays in older people: a prospective, multicenter study of 908 inpatients in French acute hospitals. *J Am Geriatr Soc*, 54 (7): 1031–1039.

Lerner, A.J., Hedera, P., Koss, E., et al. (1997) Delirium in Alzheimer's disease. *Alzheimer's Dis Assoc Disord*, 11 (1): 16–20.

Limosin, F., Loze, J.Y., Boni, C., et al. (2004) The A9 allele of the dopamine transporter gene increases the risk of visual hallucinations during alcohol withdrawal in alcohol-dependent women. *Neurosci Lett*, 362 (2): 91–94.

Lipowski, Z.J. (1987) Delirium (acute confusional states). *J Am Med Assoc*, 258 (13): 1789–1792.

Lipowski, Z.J. (1989) Delirium in the elderly patient. *N Engl J Med*, 320 (9): 578–582.

Lozeva-Thomas, V. (2004) Serotonin brain circuits with a focus on hepatic encephalopathy. *Metab Brain Dis*, 19 (3–4): 413–420.

Maclullich, A.M.J., Beaglehole, A., Hall, R.A., and Meagher, D.J. (2009) Delirium and long-term cognitive impairment. *Int Rev Psychiatry*, 21 (1): 30–42.

McKeith, I.G., Burn, D.J., Ballard, C.G., et al. (2003) Dementia with Lewy bodies. *Semin Clin Neuropsychiatry*, 8 (1): 46–57.

Meagher, D.J. and Trzepacz, P.T. (2000) Motoric subtypes of delirium. *Semin Clin Neuropsychiatry*, 5(2): 75–85.

Murray, F., Harrison, N.J., Grimwood, S., et al. (2007) Nucleus accumbens NMDA receptor subunit expression and function is enhanced in morphine-dependent rats. *Eur J Pharmacol*, 562 (3): 191–197.

Obrecht, R., Okhomina, F.O., and Scott, D.F. (1979) Value of EEG in acute confusional states. *J Neurol Neurosurg Psychiatry*, 42 (1): 75–77.

Overshott, R., Karim, S., and Burns, A. (2008) Cholinesterase inhibitors for delirium [Review]. *Cochrane Database Syst Rev*, (1): CD005317. doi:10.1002/14651858.CD005317.pub2

Palomero-Gallagher, N., Bidmon, H.J., Cremer, M., et al. (2009) Neurotransmitter receptor imbalances in motor cortex and basal ganglia in hepatic encephalopathy. *Cell Physiol Biochem*, 24 (3–4): 291–306.

Pandharipande, P., Shintani, A., Peterson, J., et al. (2006) Lorazepam is an independent risk factor for transitioning to delirium in intensive care unit patients. *Anesthesiology*, 104: 21–26.

Perry, S.W. (1990) Organic mental disorders caused by HIV: update on early diagnosis and treatment. *Am J Psychiatry*, 147 (6): 696–710.

Pisani, M.A., McNicoll, L., and Inouye, S.K. (2003) Cognitive impairment in the intensive care unit. *Clin Chest Med*, 24: 727–737.

Rosebush, P.I. and Mazurek, M.F. (1996) Catatonia after benzodiazepine withdrawal. *J Clin Psychopharmacol*, 16 (4): 315–319.

Sipahimalani, A. and Masand, P.S. (1997) Use of risperidone in delirium: case reports. *Ann Clin Psychiatry*, 9 (2): 105–107.

Solaro, C. and Tanganelli, P. (2009) Acute delirium in patients with multiple sclerosis treated with pregabalin. *Clin Neuropharmacol*, 32 (4): 236–237.

Supady, A., Schwab, T., and Busch, H.J. (2009) 'Liquid ecstasy': gamma-butyrolactone withdrawal delirium with rhabdomyolysis and dialysis dependent renal failure. *Dtsch Med Wochenschr*, 134 (18): 935–937.

Trzepacz, P.T. (1996) Delirium. Advances in diagnosis, pathophysiology, and treatment. *Psychiatr Clin North Am*, 19 (3): 429–448.

Trzepacz, P.T. (2000) Is there a final common neural pathway in delirium? Focus on acetylcholine and dopamine. *Semin Clin Neuropsychiatry*, 5 (2): 132–148.

Trzepacz, P.T. and van der Mast, R. (2002) The neuropathophysiology of delirium. In: J. Lindesay, K. Rockwood, and A.J. MacDonald (eds), *Delirium in Old Age*. New York: Oxford University Press.

Trzepacz, P.T., Teague, G.B., and Lipowski, Z.J. (1985) Delirium and other organic mental disorders in a general hospital. *Gen Hosp Psychiatry*, 7 (2): 101–106.

van Munster, B.C., de Rooij, S.E., Yazdanpanah, M., et al. (2010) The association of the dopamine transporter gene and the dopamine receptor 2 gene with delirium, a meta-analysis. *Am J Med Genet B Neuropsychiatr Genet*, 153B (2): 648–655.

第二十章
老年人的头痛

Brian McGeeney

Department of Neurology, Boston University School of Medicine, Boston, MA, USA

概述

- 头痛是临床上最常见的疼痛主诉之一,在老年人群中也是如此。
- 紧张型头痛依然普遍,但在老年人中略少。
- 继发性头痛的比例要高得多,但老年人头痛的比例仍然很小。
- 在70岁以上人群中偏头痛不常见,而且很少发作,但偏头痛型视觉先兆可能是个例外。
- 老年人头痛的治疗更具挑战性。

引言

- 多达20%的老年人头痛可能是继发性头痛,这一比例高于普通人群。

原发性头痛

- 偏头痛在70岁以上的人群中不常见,在老年人中很少发作,但偏头痛型视觉先兆可能是个例外。曲坦类(triptans)是大多数执业医师治疗偏头痛时选用的药物,但在给予患者对乙酰氨基酚(acetaminophen)、非甾体抗炎药(nonsteroidal anti-inflamatory drugs, NSAID)、β受体阻断药和抗抑郁药时需谨慎。

- 紧张型头痛依然普遍,虽然在老年人中略少。应避免每日使用镇痛药,尤其是对于轻度头痛患者。

- 丛集性头痛在男性更常见(4~10:1),以阵发性单侧短暂性头痛为特征,通常在睡眠早期出现,伴有流泪和流涕。高流量氧和类固醇可以中止头痛,而不用曲坦类药物。维拉帕米和锂剂可用于预防丛集性头痛。

- 睡眠性头痛或"闹钟"头痛的发病年龄多在50岁以后,其中大部分是女性,在入睡后发作。

- 其他不常见的头痛包括发作性偏侧头痛、持续性偏侧头痛和伴结膜充血和流泪的短暂性偏侧神经痛样头痛发作(short-lasting unilateral neuralgias with conjunctival tearing, SUNCT)。

继发性头痛

- 药物过度使用性头痛(medication overuse headache, MOH)或反弹性头痛多见于有原发性头痛并服用镇痛药的患者,也可见于其他原因服用镇痛药的情况。但是,简单地纠正药物过度使用并不能解决头痛问题。

- 其他与头痛相关的药物包括双嘧达莫、硝酸盐、西地那非、溴隐亭、咖啡因和酒精,这些药物可以让已经有的偏头痛的发生更频繁。

- 巨细胞(颞)动脉炎(giant cell arteritis, GCA)或霍顿病(Horton's disease)是老年人最常见的系统性血管炎。累及睫后动脉(posterior ciliary artery)可导致失明。需要活检确诊和类固醇治疗。

- 头痛的其他血管原因包括缺血性卒中和出血性卒中,出血性卒中更常见。这些血管原因需要与静脉窦血栓、可逆性脑血管收缩综合征、低颅压、恶性高血压、咳嗽性头痛以及蝶窦炎的扩散等进行鉴别。

- 颈源性头痛发生在有关节炎或颈椎外伤的病人。对受疼痛累及的颈椎感觉神经进行麻醉封闭既是诊断也是治疗方法。

- 三叉神经痛(trigeminal neuralgia, TN)的典型表现为发作性单侧的面部剧烈刺痛,触摸、活动或冷空气可触发。如果可能,同时进行头颅MRI和磁共振血管成像(MRA)的检查来排除颅内病变。药物治疗为首选,可根据情况行神经减压术或手术切除相比。

● 其他病因还包括急性青光眼、原发性脑肿瘤和转移瘤，以及阻塞性睡眠呼吸暂停。

概述

头痛是临床最常见的主诉之一，在老年人群中也是如此。一项有关老年人症状的流行病学调查显示头痛在老年女性最常见的症状中排名第十，而在老年男性中排名第十四（Hale 等，1986）。老年人中的头痛人群与年轻人的相比，不同之处是老年人的继发性头痛的患病率比年轻人的高。也就是说，由其他疾病导致的头痛症状在老年人中更常见，但是在老年人的头痛中继发性的仍然只占一小部分。发表的研究结果显示 2.2%~20% 的老年头痛是继发性头痛（Edmeads 和 Wang，2006）。原则上讲，在临床上，老年人新出现的头痛都要首先认为是继发性头痛直到确诊为止，这一点与对待年轻人头痛的思路不一样。一项人群调查显示 16.9% 的头痛患者在 65 岁或以上发病（Prencipe 等，2001）。老年人中大多数头痛仍然是原发性的；这意味着头痛只是源于头部疼痛系统的紊乱，并且包括紧张型头痛、偏头痛和丛集性头痛（cluster headache）。由于大部分原发性头痛是由遗传决定的，所以大部分患者在年轻时就已经发病了，因此很少在老年期首次被诊断为原发性头痛。虽然大部分老年人头痛是由几种常见原因引起，但仍然需要跟多种疾病进行鉴别，因为许多疾病都表现出头痛的症状（请参见下面的列表）。

老年人头痛的几种病因，其中大多数可以表现为阵发性或慢性每日头痛

原发性头痛
 偏头痛
 紧张型
 丛集性
 睡眠性
继发性头痛
 常见病因
 药物导致
 药物过度使用
 酒精导致
 颈源性
 严重高血压
 脑卒中（包括蛛网膜下腔出血）
 颅内占位病变
 呼吸衰竭
 抑郁症
 少见病因
 颞动脉炎
 脑膜炎
 急性眼综合征，如虹膜炎
 椎动脉/颈动脉夹层

自 20 世纪 30 年代（1930s）以来，对清醒个体进行的研究已经认识了头部对疼痛最敏感的结构（Ray 和 Wolff，1940），这包括静脉窦、大动脉（特别是脑底部）和部分硬脑膜，而脑实质、室管膜脑室的内层和软脑膜对疼痛不敏感。这些敏感结构受到牵拉时，会出现头痛，但是三叉神经感觉支的末梢受到局部刺激时也引起头痛。脑神经直接受压也可引起头部疼痛。总的来说，头痛的部位在诊断中的作用不大。本文介绍了原发性头痛以及一些导致继发性头痛的常见原因。

头痛分类

由于缺少原发性头痛的诊断标志物和特征，临床医师面临极大的挑战。因此，临床所采用的诊断和分类只是对头痛的描述。现在的国际头痛疾病分类（International Classification of Headache Disorders，ICHD）是基于共识意见，所以随着时间的推移可能会发生改变［国际头痛学会（IHS）的头痛分类专门小组，2013 年］。能够区分不同头痛的证据很少，因而这一分类并非基于良好的科学证据。鼓励临床医师访问该网站 www.i-h-s.org 并在"指南"栏目下载大约有 160 页的 ICHD-3。该指南最适合用于研究目的，而在临床实践中医师不一定要严格遵循指南。在研究中出于需要，诊断的特异性比敏感性更重要，因为其主要目的是排除假阳性患者。这个分类能够帮助临床医师对头痛做出诊断，并且是一个极好的参照点。

头痛的临床诊疗方法

头痛的诊断需要详细的病史和查体。由于不同的患者之间可能存在相当大的差异，除了疼痛的严重程度之外，病史中关于疼痛的范围也是要考虑的一个重要因素。病人既往有头痛病史可能会改变医师对患者的关注程度或诊断，例如明显的头痛家

族史就提示可能是不太紧急的情况。有两个检查需要特别注意：测量血压和眼底检查。严重的疾病可能在其他方面没有显示出体征，而这两项检查必须通过测量才能知道结果。神经系统疾病，即使是短暂性的，也常导致脑成像方面的异常。神经系统检查的体征包括视野异常、眼球震颤以及新出现或恶化的步态问题，同时伴有一些其他的异常体征。大关节或小关节的关节炎可能会增加严重颈椎病的可能性，同时降低颈椎的活动度。检查眼睛以发现青光眼急性发作的征象。老年人新发生的头痛更需要接受头颅 CT 或者 MRI 的影像学检查。如果需要鉴别感染情况时，某些头痛病例还需要做脑脊液检查。以枕部为主的头痛有时会做颈椎影像学检查，老年人的正常退行性颈椎疾病使头痛的病因诊断具有挑战性。老年人的脑膜脑炎并不一定伴随脑膜刺激征或发热，因此，对于新发生的头痛，更需要做腰椎穿刺和脑脊液检查。在进行脑部影像学检查的同时，其他检查也很重要。鼻咽癌可表现为头痛，因此建议在进行头部影像学检查时应仔细检查鼻咽部的异常。当头痛的病因尚不清楚时，老年人头痛的处理方法通常包括减少或停止不必要的药物，至少要等到头痛问题得到控制后再使用。最后，头痛这样的躯体症状常见于抑郁症患者，所以医师要特别注意患者情绪低落的情况（Mazzotta 等，2003）。

原发性头痛

偏头痛

偏头痛很大程度上由遗传因素决定，在老年人中影响不大。临床医生不应该把老年患者新出现的头痛诊断为偏头痛，但偏头痛型视觉先兆可能是个例外。偏头痛型视觉先兆可以仅表现视觉症状，而没有明显的头痛，被称为晚年偏头痛伴随症状（late-life migraine accompaniments）（Fischer，1980）。一小部分偏头痛在 70 岁以后仍然有发作，但与年轻时偏头痛发作相比，程度较轻并且更容易治疗。偏头痛患者在老年时已经学会如何用最小的剂量控制头痛，这可能是较小剂量即有疗效，也可能是因为随着年龄增加而更担心药物的副作用或耐受性的问题。随着年龄增长，这些偏头痛患者已经深谙自己头痛的症状，并且不再像年轻时那样面对偏头痛发作时恼怒、沮丧和无助。

偏头痛是一种发作性疾病，有时出现严重的头痛和伴随症状，包括恶心、畏光和畏声（Goadsby

等，2002）。偏头痛可以每天或几乎每天发作，称为慢性偏头痛的类型，这种情况在老年人中仍然存在，尽管远比年轻人少。许多情况能恶化或诱发偏头痛/偏头痛型头痛，包括药物和严重的高血压等。轻度高血压是否能够加重偏头痛仍有争议。如前所述，先兆可能会在年龄较大个体首次出现。这种先兆通常是视觉先兆，如闪光暗点或"眼冒金星"，但是先兆也可伴随感觉症状。这种视觉先兆常被当作短暂性脑缺血发作（TIA）而进行相关检查。Fischer 用"晚年偏头痛伴随症状"来描述这样的视觉体验（Fischer，1980）。尽管如此，只有一小部分老年偏头痛患者出现先兆，先兆的发生率比年轻时更少。

老年偏头痛的治疗

老年人常伴有其他疾病，从而使偏头痛的治疗更具挑战性。另外，要根据个体情况进行治疗，并要考虑头痛的程度和发作频率以及患者的期望值和各种药物的适宜性。使用非甾体类抗炎药（NSAIDs）是头痛治疗的一个金标准，但有消化性溃疡、肾功能衰竭、使用抗凝血药或者耐受性差的患者却不建议用。由于老年人对麦角胺具有明显的血管作用，因此通常避免使用，出于类似的原因，曲坦类（triptans）更少用于老年患者。自 20 世纪 90 年代初，舒马曲坦（sumatriptan）（第一个曲坦类药物）问世以来，许多人一直在服用它（或其他曲坦类）来治疗偏头痛，尽管年龄大了仍然继续服用。如果没有新的血管问题出现，虽然理论上认为不适合老年人，但临床医师仍然会给年龄较大患者用曲坦类药物治疗偏头痛。典型的偏头痛预防药物，如 β 受体阻滞药和三环类抗抑郁药（tricyclic antidepressants，TCAS）在老年人经常会发生令人棘手的副作用。特别是三环类抗抑郁药应避免在这个年龄组使用。像托吡酯和加巴喷丁这样的也可以用来预防偏头痛的药物，会使老年人特别容易受到药物认知损害副作用的影响。在肾功能不全的患者加巴喷丁也需要减少剂量。含有乙酰氨基酚或布他比妥的化合物在老年人中可以继续使用。含有异美汀的化合物也可以用，尽管这种药物最近在美国已经不销售了。在老年人中虽然像多巴胺拮抗药（例如异丙嗪）要谨慎使用。

紧张型头痛

紧张型头痛仍然很常见，尽管在老年人群发生率略低。这种"常见"的头痛类型,缺乏偏头痛的特征,通常是轻度的最严重也不会超过中度的头痛,通常累及整个头部并伴随环绕头部的紧缩感。紧张型头痛有一种慢性形式,几乎每天发生,这就是普通人群常见的良性的慢性头痛(IHS,2013)。一般而言,老年头痛需要排除其他疾病,然后才能做出这一诊断。要根据疼痛程度决定是否需要药物治疗,并考虑是否已经给患者足够的安慰和解释。由于这种类型的头痛可能发作频繁,医生不应鼓励患者每日使用镇痛药物,尤其对于轻度和不产生损害的头痛。

丛集性头痛

丛集性头痛是一种原发性头痛,患病率大约是2~6/10 000人,以严格的单侧短暂性头痛发作为特征,大多伴随自主神经功能症状例如流泪和单侧流涕。在大多数患者,以周期(丛集发作期)发作为特征,在发作期内患者一天之内可以一次或数次发作,随后进入更长时间的稳定期。丛集性头痛是一个独立的疾病实体,表现为短暂的、严格单侧的疼痛。当临床医师熟悉丛集性头痛的症状和体征时,通常不难诊断。在春季和秋季,丛集周期更有可能出现。根据现有数据,丛集性头痛的男女比例为4~10∶1,因此在男性更常见。病人可以处于静止期10年或更久,然后年纪大时再次发作。Seidler和他的同事描述了一位91岁新发丛集性头痛患者,这是年纪最大的新发丛集性头痛(Seidler等,2006)病例。虽然不少患者的丛集性头痛随年纪增长而消失,但其疼痛的程度让人难以忍受,并且在部分老年患者仍会持续存在。丛集性头痛通常持续20~150分钟,因此,如果持续一整天的头痛就不是丛集性头痛。10%以上的新发丛集性头痛可能出现在60岁以上的患者(Silberstein and Young,1998)。这些发作最常出现在晚上入睡后的1~2小时。治疗包括终止头痛发作,及每日服药预防及延长缓解期。舒马普坦,可以皮下给药终止丛集性头痛的发作,但对于有血管危险因素的老年患者要避免使用。在避免使用血管活性药物的情况下,可以采用非循环呼吸式面罩高流量(10L)吸氧约20分钟或者鼻腔内滴入利多卡因来终止发作。终止短时间头痛发作的口服药物通常起效很慢。诱导丛集性头痛缓解的最快方法是使用类固醇,如每日60~80mg泼尼松,在10天到3周逐渐减量(Shapiro,2005)。通常患者对类固醇耐受性较好,可能存在较低的骨坏死风

险。可供选择的预防药物是维拉帕米,并且已经在长期预防服药中显示出较好的预防效果,耐受性和安全性(Leone等,2000)。起始剂量是每天240mg缓释片,或者80mg每日3次。每日用量也可达到720mg。由于维拉帕米减慢房室结的传导,当每天剂量高于240mg时应建议患者做心电图检查。其他的副作用包括便秘、低血压和头晕。有些文献支持锂剂用于预防(Stiener等,1997)。锂剂可以与维拉帕米联合使用。但用药过程中必须监测锂剂的血药浓度以及评估肾脏、肝脏和甲状腺的功能状态。每日口服3次锂剂,或者每日口服1次缓释制剂。起始剂量是300mg每日2次,维持剂量为每天600~1 200mg,分次服用。其他预防性药物包括松果体褪黑素、丙戊酸、托吡酯和巴氯芬。

发作性偏侧头痛、伴结膜充血和流泪的短暂单侧神经痛和持续偏头痛

阵发性偏头痛(paroxysmal hemicranias)与丛集性发作的鉴别仅在于持续时间更短,发作更频繁,持续2~30分钟,每天发作10~30次。此外,阵发性偏头痛比丛集性头痛更少见。阵发性偏头痛在有至少1个月的缓解期时称为发作性,当1年没有缓解,就成为慢性的。持续短暂的单侧神经痛并伴有结膜充血及流泪的(the short-lasting unilateral neuralgias with conjunctival tearing,SUNCT)综合征是一种少见疾病,发作持续5~240秒,但在其他方面与丛集性头痛类似。发作频率可高达一天200次。持续性偏头痛是一种持续性的头痛,类似于丛集性头痛,但其症状严格地局限于单侧并且通常伴有单侧自主神经症状。这种头痛类型尚未被充分认识,并且是人群中难治性头痛、单侧头痛及慢性每日头痛的重要原因。但要注意,尽管这种疼痛是持续性的,但仍有持续不等的间断加重。这些疾病都具有单侧头痛和自主神经症状的共同特征。自主神经症状包括单侧流泪、流鼻涕和鼻塞。目前尚无研究可用于指导临床医师如何治疗这种罕见的头痛。正如目前国际头痛分类所定义的那样,阵发性偏头痛可以用吲哚美辛预防。在实践中,有些病人完全符合阵发性偏头痛的诊断标准,但对吲哚美辛无效。对这些病人,应该考虑用维拉帕米、塞来昔布、乙酰水杨酸和托吡酯。SUNCT综合征可选用拉莫三嗪、加巴喷丁或丙戊酸。持续性偏头痛对吲哚美辛应该有效,但如果患者对吲哚美辛没有反应,可以考虑维拉帕米、丙戊酸或β受体阻断药。只有在进行了头部影像学检

查排除头痛的继发性病因后,我们才能考虑所有这些罕见的头痛综合征。

睡眠性头痛

睡眠性头痛(hypnic headache),有时也称为"闹钟"头痛,是一种罕见的头痛综合征,1988年首次在文献中报道,发病年龄在50岁以后,症状为睡眠中醒来时出现头痛,可以是单侧或双侧(Raskin,1988)。睡眠性头痛是一种钝性痛,持续15~180分钟不等。大约2/3的病例是女性。多数病例疼痛为轻度到中度。诊断之前必须排除继发性病因。典型的发作是患者在凌晨1点至凌晨3点之间疼醒,并且通常没有畏光或恶心等伴随症状。睡眠性头痛的病理生理学尚不清楚。有人认为这是一种快速动眼(REM)睡眠相关障碍,但最近的证据表明睡眠性头痛的发作与睡眠周期无关(Holle等,2011)。目前对于睡眠性头痛的治疗尚未达成共识。治疗首选晚间服用阿司匹林或咖啡因,也可以用锂剂(300~600mg)、褪黑素(3mg)、或吲哚美辛(25~75mg)等,均在夜间服用(Holle等,2010)。

继发性头痛疾病

药物相关头痛

过度使用镇痛药在原发性头痛患者中较为常见,这本身也可以诱发头痛。这种类型的头痛通常被称为药物过度使用性头痛(MOH),有时也被称为反弹性头痛。其病理生理还不清楚,不管是什么原因使用镇痛药,都有可能出现MOH。这种继发性头痛常见于年轻和中年的偏头痛患者,但老年人患病率比50岁以下的要少很多,但也可以见到。值得注意的是,这种头痛常见于有原发性头痛人群,特别是头痛频发的患者,而不会出现在没有头痛病史但每天服用镇痛药的人群。有时尽管停止使用镇痛药足够长时间,仍然不能改善头痛问题。

除了MOH,有些药物的副作用就可以导致头痛(图20.1)。有偏头痛病史的患者更容易因为这些药物而出现头痛。在年轻时就有偏头痛的老年人更有可能出现药物导致的头痛。咖啡因和酒精是老年人头痛的常见病因,并且如果病史询问不仔细就很容易漏掉每晚的酒精摄入量。其他能引起头痛的药物包括双嘧达莫、环孢素、血管扩张药如

硝酸盐和西地那非。多巴胺拮抗药例如溴隐亭和肿瘤坏死因子(TNF)抑制药例如依那西普也可以引起头痛。因而对于头痛患者,应该考虑尽量少用药物。

药物相关性头痛

- ► **血管扩张药**
  西地那非、他达拉非、异山梨酯、硝酸甘油、双嘧达莫

- ► **5-羟色胺能药物**
  SSRIs类药物、安非他酮、度洛西汀

- ► **激素**
  雌激素、孕激素、达那唑、促性腺激素释放激素激动药(醋酸亮丙瑞林等)

- ► **颅内压升高**
  维生素A、四环素类

- ► **组胺释放药**
  吗啡、其他阿片类

- ► **多巴胺拮抗药**
  溴隐亭、卡麦角林

- ► **TNF抑制药**
  依那西普、英夫利昔单抗、阿达木单抗

- ► **免疫调节药**
  干扰素、环磷酰胺、利妥昔

- ► **其他**
  维甲酸、大剂量奥美拉唑

图20.1　能够诱发头痛的药物,与镇痛药过度使用无关

巨细胞动脉炎

巨细胞动脉炎(giant cell arteritis, GCA),又称颞动脉炎或霍顿病,是老年人中最常见的系统性血管炎(Ward和Levin, 2005)。(请参阅下列诊断标准)

国际头痛学会关于巨细胞动脉炎的诊断标准

A. 任何符合标准C和D的新发生的持续性头痛

B. 至少符合下列条件之一:

红肿、头皮动脉有压痛,伴红细胞沉降率(erythrocyte sedimentation rate, ESR)增高和(或)C反应蛋白(C-reactive protein, CRP)增高

颞动脉活检显示GCA

C. 头痛的发展与GCA的其他症状和体征存在密切的时间关系

D. 在使用高剂量的类固醇治疗3天之内,头痛缓解或大大改善

GCA的患者一般每天都有头痛症状;还可伴有其他症状,包括颌跛行(jaw claudication)(显著增加了GCA头痛的可能性)、肢体近端肌肉疼痛为特征的风湿性多肌痛、脑神经病变包括视神经缺血和少见的动眼神经麻痹。体检可以发现颞动脉压痛和硬结(Ward和Levin, 2005)。这种头痛没有什么明显的特征,严重的并发症是累及睫后动脉的不可逆性的视神经缺血导致的失明。诊断的金标准是颞动脉活检,有一些临床医师建议进行双侧活检以增加发现病理学改变的可能性。治疗用类固醇激素,

少数情况下也可以进行几个月疗程的免疫抑制。泼尼松（prednisone）起始剂量为每天 60mg，在接下来的 4 周内逐渐减量，然后每天用 40mg 维持，之后更加缓慢地减量，用几个月的时间减完。开始类固醇治疗后，头痛通常在几天之内就会消失（有助于诊断）；但是要继续服用类固醇数个月。97% 的 GCA 的 ESR 增高，通常 ESR>100，CRP 也增高，血小板计数 >375 000/L，有时伴小细胞正色素性贫血。GCA 也可能影响椎动脉和颈动脉，但是与颈动脉循环导致的缺血相比，GCA 的椎基底动脉梗死和 TIA 比例更高（Caselli et al., 1988）

其他血管疾病

缺血性和出血性中风都可能伴有头痛，并且通常其他症状和体征也可诊断为中风。有一种突发的剧烈的"雷击样"头痛，并在起病时已经达到高峰，这种头痛要考虑脑动脉瘤破裂导致的蛛网膜下腔出血。临床医师需要详细询问病史，严重头痛也可能在 5~10 分钟内从更良性的病因学发病，但不是真正的雷击样痛。雷击样头痛的诊断首先考虑头痛是原发性还是继发性。有些患者有明显的原发性头痛病史，也可以出现雷击样头痛，但要先排除其他疾病之后才可有这样的诊断。雷击样头痛可以继发于颅内出血、中央静脉/静脉窦血栓形成、可逆性脑血管收缩综合征、低颅压、急性高血压以及蝶窦炎伴扩散。突然发作的头痛也可以见于原发性咳嗽性头痛，这是一种由咳嗽或瓦尔萨尔瓦动作诱发的原发性头痛综合征，头痛持续 30 分钟或更长。无创性影像学检查技术如磁共振血管成像（magnetic resonance angiography，MRA）偶尔可能发现未破裂的脑动脉瘤，并且大多数患者并没有相应的临床症状。因此，这些影像学发现只是头痛病因检查中的偶然发现。硬膜下血肿的临床表现可能更不容易识别，而且不总是伴有外伤史，所以诊断更加困难。由于血肿挤压脑组织，部分患者可能有一些轻微的症状。除此之外，累及脑神经的小血管疾病可以导致神经系统功能障碍，例如缺血性视神经病变或动眼神经病变，尤其有糖尿病的患者。这些综合征也可以有头痛表现。

虽然一致认为严重或"恶性"高血压总是伴随头痛，但大多数研究表明，轻度高血压与头痛无关（Gus 等，2001；Hagen 等，2002）。许多降压药的副作用就可以导致头痛，因而使诊断更加困难。有人认为伴有原发性高血压或血压控制不良的偏头痛患者的头痛可能更为频繁。

颈源性头痛

众所周知颈部疼痛会导致头痛。颈源性头痛可见于颈部受伤，例如挥鞭样损伤，或者颈部与头部的联合损伤（Packard，2002；Bogduk，2004）。许多颈部的结构可以导致头部的牵涉痛，包括寰枕关节、寰枢关节、关节突关节、颈椎和脊柱韧带、脊椎间盘和颈部肌肉。来自颈部结构的疼痛常常牵涉到枕区，因为枕区也受颈神经根的感觉神经支配。颈部痛引起的头痛应该与偏头痛/头痛导致的颈部疼痛区别开来，因为三叉神经活动往往会使上颈部感觉系统敏感。偏头痛患者常有明显的颈部疼痛，但不是颈源性头痛。不可否认的是，这种颈部疼痛也可以反过来诱发头痛。患有关节炎的老年人和那些外伤后头痛（post-traumatic headache，PTH）的病人易出现颈源性头痛。年轻的头痛患者只有在受到外伤，例如屈伸损伤，才应该考虑颈源性头痛。类风湿关节炎患者常常有头痛，可能与关节炎广泛累及上颈椎有关。

阻滞颈部结构的神经支配后可以终止头痛，这是支持颈源性头痛的重要依据。目前临床已经采用各种外周手术来治疗颈源性头痛和外伤后头痛。这些治疗方法大多数是麻醉那些能导致头痛和颈部疼痛的结构。认为挥鞭相关损伤（whiplash-associated injury）造成的慢性关节突关节（zygapophyseal）疼痛导致了慢性颈部疼痛，目前已特别成为介入治疗的焦点。枕神经阻滞可以改变感觉神经的输入，这是通过中枢调节作用来改善症状，但可能只是暂时性。麻醉颈部结构的介入手术可能也是以类似的方式发挥作用。长期有效的治疗依赖于找到并消除伤害性刺激源。

颈部压痛点不能作为可靠的证据来确定头痛是来源于颈部或头部，因为头部和颈部疼痛的都可以见到。如前所述，原发性头痛是通过外周和中枢机制导致的异常疼痛或痛觉过敏状态，并且有异常压痛。颈源性头痛解释中最有说服力的是疼痛来自上颈椎关节。因为脊髓传入神经和枕部传入神经有融合点，这就很容易解释从脊柱到枕部的牵扯痛，但颈部系统和三叉神经系统之间也存在解剖学上的衔接。因此脊柱的疼痛不仅牵涉到枕部区域，而且还可以牵涉到头部的所有区域。

颈源性头痛这一词经常会被使用，标准定义完全依赖于临床标准。有争议的是,这些特征并不特异,类似的表现可能与偏头痛有关。对颈椎神经或结构进行诊断性阻滞导致疼痛完全缓解,这是诊断颈源性头痛最有力的证据。创伤后颈部疼痛伴头痛被认为是由上颈椎关节,特别是 C2~3 关节突关节的刺激引起。这一关节由第三枕神经支配,对其进行麻醉阻滞可以缓解头痛。射频神经切断术可以获得更长期的治疗。

继发性头痛的其他原因

如前所述,老年人常见的任何颅内占位病变都可以通过增加颅内压和牵引血管和脑膜而产生头痛。原发性和继发性脑肿瘤在老年人中很常见,并且经常(但并非总是)以头痛作为主诉。急性闭角型青光眼也常见与老年人,表现为头痛、眼痛、患眼视力模糊和恶心。胸腔的疾病及功能障碍,包括心肌缺血和肺癌(通过迷走神经),也可以偶尔表现为面部或头部疼痛。尽管文献报道不一,一些证据表明患有阻塞性睡眠呼吸暂停的病人可能有晨起头痛。

三叉神经痛

三叉神经痛(trigeminal neuralgia,TN)虽然不是头痛,但在头痛章节中讲述很有意义的。三叉神经痛是一种严重的单侧神经性疼痛综合征,导致短暂(秒)、反复发作的单侧面部疼痛,常被描述为尖锐痛和从面部后面向前的电击样疼痛(Rozen,2004)。三叉神经痛主要影响老年人群,大多数是特发性的。发作往往是自发的,但可能通过触摸面部的某些区域甚至讲话而触发。冷风吹向面部是一种常见的触发因素。在检查时患者通常没有感觉丧失或神经系统体征。如果患者出现了神经功能缺损,此时应该在三叉神经分布区寻找神经痛的继发性病因。严重的三叉神经痛可能是继发于颅内病变,因此所有患者需要进行 MRI 成像。此外,有时侯还需要做 MRA,因为有一部分三叉神经痛是由于动脉血管环压迫了三叉神经(微血管压迫)造成的。尽管手术可以作为治疗选择方案之一,但大部分病人还是通过药物进行治疗。传统的治疗药物例如卡马西平、氯硝西泮和巴氯芬对大多数患者有效,但临床上仍有不少难治性患者。其中,卡马西平最为常用(已应用 40 年以上),其他药物包括奥卡西平、丙戊酸钠、拉莫三嗪和加巴喷丁。目前已有各种去神经支配手术,但在医疗界的接受程度不一。手术副作用包括麻木 - 感觉缺失区域的疼痛。三叉神经射频热凝术(radiofrequency thermocoagulation of thetrigeminal nerve)是最常用的三叉神经痛手术治疗方法。这个手术需要训练有素的外科医师,并且患者可能会出现去神经支配相关的并发症,比如疼痛,并且疼痛会复发。詹尼塔(Jannetta 和 Bissonette,1985)提出了微血管减压术。这需要进行开颅手术,在三叉神经和毗邻的动脉血管之间放置合成材料。术后初期效果很好,但有些病人疼痛会复发。手术减压的主要优点就是不破坏神经组织。

(刘汉兴 译,熊丽 杨春慧 校)

参考文献

Bogduk, N. (2004) The neck and headaches. *Neurol Clin N Am*, 22: 151–171.

Caselli, R.J., Hunder, G.G., and Whisnant, J.P. (1988) Neurologic disease in giant cell (temporal) arteritis. *Neurology*, 38: 352–359.

Edmeads, J.G. and Wang, S.J. (2006) Headaches in the elderly. In: J. Olesen, P.J. Goadsby, and N.M. Ramadan (eds), *The Headaches*, 3rd edn. Philadelphia: Lippincott Williams & Wilkins.

Fischer, C.M. (1980) Late-life migraine accompaniments as a cause of unexplained transient ischemic attacks. *Can J Neurol Sci*, 7: 9–17.

Goadsby, P., Lipton, R.B., and Ferrari, M.F. (2002) Migraine-current understanding and treatment. *N Engl J Med*, 346 (4): 257–270.

Gus, M., Fuchs, F.D., Pimentel, M., et al. (2001) Behavior of ambulatory blood pressure surrounding episodes of headache in mildly hypertensive patients. *Arch Int Med*, 161: 252–255.

Hagen, K., et al. (2002) Blood pressure and risk of headache: a prospective study of 22 685 adults in Norway. *J Neurol Neurosurg Psychiatry*, 72: 463–466.

Hale, W.E., Perkins, L.L., May, F.E., et al. (1986) Symptom prevalence in the elderly. An evaluation of age, sex, disease, and medication use. *J Am Geriatr Soc*, 34: 333–340.

Holle, D., Naegel, S., Krebs, S., et al. (2010) Clinical characteristics and therapeutic options in hypnic headache. *Cephalalgia*, 30 (12): 1435–1442.

Holle, D., Wessendorf, T.E., Zaremba, S., et al. (2011) Serial polysomnography in hypnic headache. *Cephalalgia*, 31(3): 286–290.

Headache Classification Committee of the International Headache Society (IHS). (2013) The Internatiional Classification of Headache Disorders, 3rd edition (beta version). *Cephalalgia*, 33: 629–808.

Jannetta, P.J. and Bissonette, D.J. (1985) Management of the failed patient with trigeminal neuralgia. *Clin Neurosurg*, 32: 334–347.

Leone, M., D'Amico, D., Fredian, F., et al. (2000) Verapamil in the prophylaxis of episodic cluster headache: a double blind study versus placebo. *Neurology*, 54: 1382–1385.

Mazzotta, G., Gallai, V., Alberti, A., et al. (2003) Characteristics of migraine in an outpatient population over 60 years of age. *Cephalalgia*, 23: 953–960.

Packard, R.C. (2002) The relationship of neck injury and post-traumatic headache. *Curr Pain Headache Rep*, 6: 301–307.

Prencipe, M., Casini, A.R., Ferrentti, C., et al. (2001) Prevalence of headache in an elderly population: attack frequency, disability, and use of medications. *J Neurol Neurosurg Psychiatr*, 70: 377–381.

Raskin, N.H. (1988) The hypnic headache syndrome. *Headache*, 28: 534–536.

Ray, B.S. and Wolff, H.G. (1940) Experimental studies on headache: pain-sensitive structures of the head and their significance. *Arch Surg*, 41: 813–856.

Rozen, T.D. (2004) Trigeminal neuralgia and glossopharyngeal neuralgia. *Neurol Clin N Am*, 22: 185–206.

Seidler, S., Marthol, H., Pawlowski, M., et al. (2006) Cluster headache in a ninety-one-year-old woman. *Headache*, 46: 179–180.

Shapiro, R.E. (2005) Corticosteroid treatment in cluster headache: evidence, rationale, and practice. *Curr Pain Headache Rep*, 9: 126–131.

Silberstein, S.D. and Young, W.B. (1998) Headache. In: M.S.J. Pathy (ed.), *Principles and Practice of Geriatric Medicine*, 3rd edn. New York: John Wiley & Sons, Inc.

Stiener, T.J., Hering, R., and Couturier, E.C.M. (1997) Double-blind placebo-controlled trial of lithium in episodic cluster headache. *Cephalalgia*, 17: 673–675.

Ward, T. and Levin, M. (2005) Headache in giant cell arteritis and other arteritides. *Neurol Sci*, 26 (Suppl. 2): 134–137.

第二十一章
神经肌肉疾病

Heber Varela, *Clifton Gooch*

Department of Neurology, University of South Florida College of Medicine, Tampa, FL, USA

概述

- 运动神经元病是脊髓前脚细胞、脑干的运动神经元、以及运动皮质变性的结果。运动神经元损伤的机制可以是散发或者是遗传的。
- 肌萎缩侧索硬化症（ALS）是运动神经元病中最常见的类型，是无法治愈的瘫痪性疾病。诊断是排除性的临床诊断。需要检查是否有上位与下位运动神经元受损的症状和体征。
- 治疗主要是支持疗法。另外的一些运动神经元病包括原发性的侧索硬化（primary lateral sclerosis，PLS）、进行性肌萎缩（progressive muscular atrophy，PMA）、局灶型运动神经元病以及脊髓灰质炎后综合征。
- 神经根疾病影响周围神经系统，包括神经根痛、皮肤感觉丧失、深部肌腱反射减低。
- 腰骶部的神经根病较颈部的常见。神经根的检查包括 MRI 和 CT 脊髓成像。颈部神经根病的保守治疗可以减轻疼痛，如果病人对其他干预无反应，可外科手术治疗。
- 臂丛、腰骶丛疾病很少见，会有神经丛损伤或肿瘤转移，或放射治疗的后遗症。病人会经历严重的手臂疼痛，肌肉萎缩。MRI 和 EMG/NCS 为诊断方法。放射性神经丛病的治疗方法为对症治疗、药物治疗或者是理疗。有时也可以行神经松解术，或者是瘢痕组织的清除。
- 神经病（Neuropathy）影响末梢的感觉、运动或者是自主神经。病变可以对称或不对称分布。自身免疫性神经病主要诊断手段是腰椎穿刺。
- 吉兰 - 巴雷综合征是主要针对周围神经的获得性的神经病。最常见的类型是急性炎症性脱髓鞘多发性神经根炎（acute inflammatory demyelinating polyradiculoneuropathy（AIDP））
- 神经肌肉疾病包括慢性炎症性脱髓鞘多发性神经根炎（CIDP）、副蛋白多发神经炎、多神经炎、副肿瘤神经病、中毒性神经病、糖尿病神经病、特发性多发神经炎、遗传性运动与感觉神经病（HMSN）、神经肌肉接头病以及肌肉病。

引言

大多数神经肌肉病的患病率（prevalence）随年龄增长而增加，这类疾病更常见于老年人。周围神经的每个阶段都可能受累，包括前角、神经根、神经丛、末梢神经、神经肌肉接头处及肌肉。本章讨论此类疾病中临床最常见的，包括病史、体检、诊断评估及治疗。

运动神经元病

运动神经元病（MND），包括一组慢性进行性退化疾病主要影响脊髓前角细胞，脑干的运动神经元，以及运动皮质。临床表现为肌肉萎缩、无力、肌束颤动以及皮质脊髓束受损的症状和体征（肌肉无力、痉挛）。肌萎缩侧索硬化（ALS）是运动神经元病最常见类型，因为病变累及双侧皮质脊髓束及脊髓前角运动神经元，所以可以看到与上、下运动神经元同时受累相一致的进行性肌肉无力，如肌萎缩、肌痉挛。其他形式的 MND 包括原发性侧索硬化（PLS）和渐进性肌肉萎缩（PMA），分别选择性影响皮质脊髓束和下运动神经元。

病理生理

MNDs 以运动神经元的病理性丢失为特征，病变可位于上运动神经元通路（运动皮质到脊髓的皮质脊髓束），或下位运动神经元通路（脊髓前角细胞），或二者都受累。运动神经元损伤的机制可以是散发性或遗传性，包括兴奋性毒性和氧化性损伤、炎性介质、细胞转运障碍、线粒体功能损伤、支持细胞功能退化（例如神经胶质细胞病变）、神经丝功能障碍等。大多数的肌萎缩侧索硬化症是散发的，尽管在病理生理学方面对疾病的进展进行了大量研究，但是至今没有发现任何明确的疾病触发因素。约有10%~20%的病例是遗传性的，通常是常染色体显性遗传（家族性 ALS）方式，发病年龄比散发的年轻。在某些情况下，超氧化物歧化酶（SOD）的无序加工会导致功能性毒性增加，从而导致运动神经元受损。

肌萎缩侧索硬化（ amyotrophic lateral sclerosis ）

肌萎缩侧索硬化是运动神经元病的最常见形式，表现为进行性肌肉无力；临床特征与上、下运动神经元受损一致，既有上运动神经元受损导致的肌痉挛，也有脊髓前角细胞损伤导致的下运动神经症状。

流行病学与临床表现

肌萎缩侧索硬化是致死性致瘫痪性疾病，发病率为 1/50 000~1/100 000，常见于 50~70 岁人群，但青少年及高龄人群也可发病。男女发病率为 2∶1。ALS 最常以远端肢体无力、萎缩起病，常伴有肌肉痉挛、肌束颤动，进而影响到全身的自主肌肉，最终影响到呼吸肌。延髓性麻痹，如构音障碍与吞咽困难，在疾病进展期逐渐出现，也是主要的症状。以延髓性麻痹为发病形式的 ALS 预后较差，常有早期的呼吸肌受累。影响到皮质脊髓束则有典型的肌张力增强，腱反射亢进，巴宾斯基征阳性。临床上，ALS是相对选择性的运动神经元综合征，没有感觉神经的症状，但是近 1/3 病例有轻度的额颞叶痴呆。

诊断

ALS 是一种临床诊断和排除诊断，没有特异性实验室诊断标准。详细询问病史及体格检查非常重要，并且要注意上位与下位运动神经元所有的症状与体征。系列的血清学检查有利于排除其他与 ALS 相似的神经肌肉疾病。电生理检查、肌电图检查、神经传导速度检查（EMG/NCS）是重要的诊断性检查，可以提供运动神经元受损的详细而敏感的信息，也可排除其他类似疾病。神经传导速度（NCS）可以显示运动神经元的轴突受损，但感觉反应正常；肌电图（EMG）可以显示全身肌肉的广泛去神经支配，最终包括所有肢体、颈、胸和腰椎旁肌、颅骨肌肉以及脑神经支配的肌肉。肌电图（EMG）/ 神经传导速度（NCS）也可以作为疾病发展不同阶段的诊断与评估（疑诊、可能、大概、确诊 ALS。Hammad 等，2007）。脑与脊髓的影像学检查也是排除其他导致上位运动神经元病变的重要诊断方法。因为 ALS 是致死性疾病，因此排除其他可以治疗的类似疾病是至关重要的，特别是合并的脊髓型颈椎及腰骶椎病、多发性神经根病、运动神经病如多灶性运动神经病伴传导阻滞（ multifocal motor neuropathy with conduction block, MMNCB ）、延髓重症肌无力（ bulbar myasthenia gravis ）、包涵体肌炎（ inclusion body myositis ）等。

治疗

ALS 无法治愈，治疗基本上是支持治疗。利鲁唑（Riluzole），一种抗谷氨酸能药（antiglutamatergic agent）（口服 50mg，一日两次），有较肯定的治疗效果，能使生存期延长 10%~30%（平均 2~3 个月）（Miller 等，2009）。其他药物，如加巴喷丁并未显示持续的疗效，并且未被 FDA 批准用于治疗 ALS。在物理治疗师的指导下进行的伸展运动和运动练习，可通过适当使用运动辅助工具和矫形器来帮助改善运动能力并避免肌肉挛缩。保持营养至为重要，并且已经证明可以明显延长生命。从一开始就应强调这一点，并由营养师进行早期评估。由于病人最终将演变为进行性的吞咽困难，所以要早一点考虑做经皮内镜胃造瘘术（percutaneous endoscopic gastrostomy, PEG）放置胃管来维持营养，防止体重减轻，以及分解代谢性肌肉退化（Miller 等，2009）。大部分病人最终发展为构音障碍，为严重构音障碍患者准备辅助交流工具也很必要。

需要仔细评估呼吸功能，可定期监测用力肺活量（ forced vital capacity ）。在呼吸衰竭发生之前，应提供无创伤性辅助呼吸。还应该与患者讨论气管切开术和上呼吸机的问题，让病人理解，虽然这会延长生命，但不能阻止肌肉无力的进展，最终会导致四肢完全瘫痪和脑神经功能丧失。ALS 患者在大型综合医疗设施治疗对延缓疾病进展有帮助，每一次在这样的设施就诊都会得到来自不同专业医师的综合评估，包括神经科医师、体疗师、物理治疗师、呼吸和言语辅助治疗师以及社会保障人员等。

ALS 平均生存期 3~5 年，1/3 的病例会在 3 年内死亡,只有 1/3 的病例生存期超过 5 年。约 10% 的病例生存期超过 10 年。发病年龄小及以四肢无力起病预示疾病发展缓慢(Magnus,2002)。而以延髓性麻痹起病的 ALS 预后最差。

原发性侧索硬化(primary lateral sclerosis,PLS)

流行病学与临床特征

PLS 是以皮质脊髓束变性为特征的运动神经元病,脑干与脊髓的前角细胞不受累。PLS 与 ALS 是两个不同的疾病,还是同一个疾病谱的不同部分,仍有不同的意见;有些病人一开始诊断是 PLS,最后进展为 ALS。也有一种仅仅以上位运动神经元起病的 ALS,但是病人 1 年内表现出下位运动神经元的症状体征,而 PLS 一般局限于上位运动神经元受累。Gordon 及其同事提出 PLS 的定义应包括起病后至少 4 年内表现单纯上运动神经元受损的症状。PLS 的临床综合征很少见,约占所有 MND 患者的 1%~3%,推断患病率为 1/500 000~1/1 000 000。(Mitsumoto 等,1998)。PLS 的发病年龄通常在 50~55 岁,常以单纯痉挛麻痹性瘫痪起病,典型表现为由于痉挛麻痹造成的步伐减慢,而肌肉无力不常见。疾病进展数年后,出现上肢和球肌受累,导致假性延髓性麻痹(情感不能自制)、构音障碍和吞咽困难。约有一半的病人会出现膀胱痉挛麻痹。感觉症状很罕见,如有出现应当怀疑其他疾病的可能。

诊断

和 ALS 一样,PLS 也是临床排除性诊断,诊断流程和评估方法也和 ALS 相似。鉴别诊断包括任何可以引起上运动神经元障碍的疾病以及各种能导致进行性麻痹的原因。

治疗

和其他的运动神经元疾病一样,PLS 无法治愈,治疗手段是支持性的,包括行走活动锻炼和痉挛麻痹管理的物理疗法。和 ALS 不同的是,真正的 PLS 症状进展缓慢,可以长时间保持功能生存达数十年。

进行性肌萎缩(progressive muscular atrophy,PMA)

流行病学和临床特征

PMA 是一种单纯下运动神经元受损疾病,男性发病大于女性。PMA 占运动神经元病的 1%~19%,

估计发病率为 1/250 000~1/100 000 之间。发病最先累及上肢远端,常表现为不对称的手部肌肉萎缩,最后进展累及上肢近端和下肢肌肉。束带感、痉挛和延髓性麻痹都有不同程度的表现,深反射减弱或消失。可在任何年龄发病但最常见于 50 岁和 60 岁阶段。

也有 ALS 样的下运动神经元障碍的表现,尤其当其上运动神经元障碍出现较晚时,可能会与 PMA 混淆。一项 962 病例的研究发现,22% 的 PMA 患者在明确诊断后的 61 个月里可出现上运动神经元症状。一些有 PMA 临床特征的病人,经尸检证实有上运动神经元病理表现,通常可见典型 ALS 的泛素化包涵体(ubiquitinated inclusions)(Ince 等,2003),因此有学者将 PMA 归为 ALS 的一种变体。

诊断

与其他运动神经元疾病一样,PMA 是临床诊断,其诊断手段也同 ALS 相似,即通过肌电图/神经传导速度检查,血清学检查,以及影像学检查来排除其他疾病。很多新兴的影像学手段,包括扩散张量成像、正电子发射 X 射线层析照相术(PET)及经颅磁刺激,都可用于检测 PMA 病人是否存在上运动神经元病变。但是并没有哪一种方法被证实对诊断有足够的灵敏性或特异性。

治疗

治疗方法是支持性的,着重于通过物理疗法和矫形器维持功能。PMA 被认为比 ALS 进展更缓慢并且生存期更长,生存时间为 3~30 年不等,平均为 13 年(Norris,1992)。

局灶性运动神经元疾病(focal motor neuron disease)

流行病学和临床特征

尽管大多数的 MND 最初都表现为局灶病变,但其中很多都会不可逆地发展为全身广泛受累。但是,少数 MND 会在局部发病和进展,不会累及身体其他部位。真正的局灶性运动神经元病只累及下运动神经元,不会有上运动神经元受损的症状。局灶性发病的运动神经元病若存在上运动神经元症状则强烈提示将来症状会累及全身。局灶性运动神经元病可在任何年龄发病,但平均发病年龄和 ALS 相似,在 50~60 岁。

局灶性 MND 的某些形式已视为特定的综

合征,例如臂肌萎缩性瘫(brachial amyotrophic diplegia),这种综合征最初表现为双侧上肢末端的无力,但和 ALS 不同的是,双上肢的活动虽然受限,但却没有上运动神经元的症状。发病年龄和 ALS 相似,但是双臂肌肉萎缩瘫痪的男女比例却是 9∶1,而 ALS 为 1.5∶1。5%~10% 的 ALS 的患者有双上肢无力的症状表现(Mulder,1957;Katz 等,1999),但随着病程进展这些病人会出现上运动神经元障碍和泛及全身无力症状。

诊断

和其他运动神经元疾病一样,局灶性运动神经病是一个临床诊断,需排除很多其病变导致的局部去神经支配病变(比如神经根病、神经丛病和局灶性神经病损)虽然有肌电图表现为仅限于局部的神经损伤和神经再生的临床证据作支持,但诊断只能通过时间来证实,即在 1~2 年内没有显著的广泛肌肉受损表现和上运动神经元受损症状。

治疗

为支持性治疗。通常这比典型 ALS 患者生存期长,有些还可达正常寿命期限。但是,在少数伴有局灶性 MND 的患者中,可能会出现呼吸受累。双臂肌萎缩性瘫痪综合征的患者平均生存期为 57 个月,而 ALS 为 39 个月。

脊髓灰质炎后综合征(post-polio syndrome)

流行病学与临床特征

脊髓灰质炎病毒是一种可以引起脊髓和脊髓前角细胞损伤的肠病毒,病变通常呈节段性。临床表现为突然发病的无力或瘫痪,肌力通常需要 1~2 年才能缓慢恢复,感染严重病例会遗留轻度或完全瘫痪的程度不等的永久性肌肉无力。1955 年美国开始使用脊髓灰质炎疫苗,使得脊髓灰质炎(小儿麻痹)的流行告终。但是一些幸存者在 60 岁以后会有肌肉无力的复发;这种初次感染几十年后出现的症状可能是因为一个独特的疾病,即"脊髓灰质炎后综合征"(post-polio syndrome)所导致。这个疾病主要见于老年患者。

脊髓灰质炎后遗症最突出的临床表现为新出现的缓慢进行的肌肉无力,有时出现以前脊髓灰质炎影响的区域的肌萎缩。可是脊髓灰质炎后综合征也可以影响以前没有症状的肌肉,包括呼吸肌和

眼球肌。Mulder 等在 1972 年对脊髓灰质炎后综合征的诊断提出了 4 条主要标准:①首先是麻痹型脊髓灰质炎伴随残存运动神经元的丢失;②一段时间的症状恢复期,之后为功能稳定期(通常 15 年或以上);③逐渐或突然出现的新的肌肉无力或异常的肌肉疲劳、忍耐力下降、肌肉萎缩或全身疲乏;④排除其他内科的、骨科的及神经内科的可能引起这些症状的疾病。全身性疲劳也很常见,由关节不稳定造成的疼痛也很普遍,有时这些症状会不伴随其他新出现肌肉无力。有几种机制可以解释脊髓灰质炎后综合征。

在不同研究中,脊髓灰质炎后综合征的患病率从 22%(Codd 等,1985)到 64%(Windebank 等,1991)不等。

病理生理

在脊髓灰质炎急性损伤后,剩余的运动神经元发送信号来接管退化的肌肉纤维,产生比正常大 5~10 倍的运动单元。一些新形成的突触可能无法达到完全的稳定,最终导致轴索的退化,使这个运动神经元无法正常履行功能,不能充分地刺激肌肉运动。然而,大多数的脊髓灰质炎后综合征的病例很可能是随着年龄增大,运动神经元的正常丢失造成的。在没有脊髓灰质炎病史的健康人群中,运动神经元的正常丢失并不能引起明显的功能减弱(尽管可以用电生理学和强度的测试来定量),但是在脊髓灰质炎患者中,运动神经元有着实质的减少,这部分额外的丢失可能导致功能阈值的下降,并且随着年纪的增长继续下降。

诊断

脊髓灰质炎后综合征为临床诊断,虽然电生理检查不能鉴别脊髓灰质炎后综合征患者和没有症状的脊髓灰质炎患者,但是对于排除其他神经肌肉疾病很重要,如肌萎缩侧索硬化、神经根病、肌肉疾病。圆针肌电图检查可以看到神经损伤之后的运动单位获得潜在的神经再支配,但没有证据显示去神经的活动(这一点有助于排除严重的及进行性的疾病如 ALS)。脊髓灰质炎幸存者在发病后受损肌肉发生神经再支配的过程,表现为先前受影响的肌节(myotomes)会出现极大("巨大")的运动单位,有时幅度大至 10~20mV,比大多数其他神经源性肌病大得多并且数量也会更多。这种情况有必要做脊髓 MRI 来排除脊柱的问题,比如颈椎病和椎管狭窄。

治疗

大部分患者除了轻微的肌肉无力以外还有明显全身不适,但不需要特别处理。对于那些程度较重的肌肉无力,需要支持治疗,包括加强锻炼,避免过度使用衰弱的肌肉。吞咽困难可以训练吞咽技术;如果有呼吸功能障碍,可以用正压通气改善。大多数患者不会出现呼吸系统症状,并且出现呼吸系统症状时也极少需要用有创伤性的方法如气管插管和呼吸机。肌肉骨骼疼痛和关节不稳定主要是保守治疗,包括物理治疗、改变生活方式及用矫正的辅助装置。

脊髓灰质炎后综合征的病程为缓慢发展,大部分患者不会最终发展成残疾。一项研究报道认为在 12 年的随访期间可以看到肌肉无力持续进展(Mulder 等,1972)。最新的一项研究表明随访 15 年仍能看到病情进展(Sorenson 等,2005)。关节炎导致的并发症很常见,此外延髓球肌无力,虽然少见,也可能会导致吸入性肺炎。

神经根病

流行病学及临床特征

神经根病是影响周围神经系统的最常见疾病之一。随着年龄增长,脊柱退行性病变成为颈椎和腰椎神经根病的最为常见的原因。脊椎病(Spondylosis)是脊椎的骨关节炎改变和骨赘形成导致的神经根受压。在颈部区域,50 岁以上患者的神经根受压通常是由于椎间盘突出症叠加在慢性脊椎病变上引起的。硬膜外脊髓肿瘤,特别是转移瘤也可以损害任何水平的神经根,但在胸椎中更为常见。神经根病的其他不太常见的原因包括感染,如带状疱疹、巨细胞病毒(CMV)、艾滋病毒、莱姆病、肺结核、梅毒等。多个神经根受累可见于炎症情况,如吉兰-巴雷综合征、慢性炎症性多神经根病及癌性脑膜炎(carcinomatous meningitis)等。

神经根性疼痛通常被形容为"刀割样"(knifelike)或"疼痛"(aching),咳嗽、打喷嚏及紧张情况下可使疼痛加重。临床特征为特定皮节区的感觉丧失或感觉异常、受损肌节的肌力减弱、病变神经根对应的深腱反射的减弱或消失,根据病变严重程度,可以有不同组合形式出现。

腰骶神经根病比颈神经根病更常见。发生在 L4~L5 或 L5~S1 水平的椎间盘突出症占腰椎神经根病的 95%,通常是由于压迫了 L5/S1 的神经根。

在颈椎,C7 神经根病最常见,其次是 C6(Yoss 等,1957)。在 S1 神经根病中,疼痛向臀部和腿的后面放射,并且可能在踝和脚的外侧部有感觉异常。足踝反射经常减弱或消失,并会有臀大肌(髋关节伸展)、膝屈肌和足背屈肌无力。在 L5 神经根病,疼痛的分布是相似的,但感觉异常存在于脚背和小腿外侧面。肌无力可发生在 L5 神经根支配的肌肉,包括臀中肌(髋外展)、胫骨前肌(背屈)、拇长伸肌(第一趾伸)、胫骨后肌(内翻),及腓骨长肌(外翻)。踝反射在 L5 神经根病中正常。直腿抬高试验是诊断 L5 或 S1 神经根病的敏感性很高的检查方法,检查时让患者仰卧,然后让膝关节保持平直并把腿轻轻抬起来引发疼痛、感觉异常或麻木的症状(Bradley 等,2003)。

腰椎管狭窄症要特别引起注意,因为它在老年人群中比较常见。椎管狭窄是由于脊柱的退行性病变导致神经根所通过的椎间孔和脊柱本身的内径缩小所致。在 21% 的病例中,这种椎管狭窄没有症状(Boden 等,1990),但常伴有下腰痛(lowback pain),并可引起局部神经根损伤的症状和体征。此外,它能导致神经性跛行综合征(syndrome of neurogenic claudication),即长时间行走出现腿部疼痛和痉挛,与周围性血管疾病类似。病人可能改变他们的步态来防止症状出现,一项研究发现下腰痛患者的宽基步态对腰椎管狭窄有 90% 以上的特异性(Katz 等,1995)。

颈神经根病的典型症状见于手臂和手。在 C7 神经根病中,疼痛向肩部、胸部、前臂和手部放射,并且感觉异常涉及中指。肱三头肌反射通常减少或消失。肌肉无力可见于三头肌(肘关节伸展)、桡侧腕伸肌(手腕伸展),及指总伸肌(手指伸展)。在 C6 神经根病变中,疼痛会放射到肩部、前臂外侧和拇指。拇指和示指会有感觉异常。肌无力可能发生在肱二头肌(屈肘和旋后)、旋前肌圆肌(前臂旋转)和桡侧屈腕肌(手腕弯曲)。肱二头肌和肱桡肌反射消失。

神经根病很少发生在胸椎。但是,诸如带状疱疹感染及其后遗症、带状疱疹感染治疗后神经痛等通常影响胸部区域,并且糖尿病也可涉及胸部神经根。与颈椎和腰骶部位相比,胸椎中的椎间盘源性疼痛相对较少。胸神经根病的症状可能包括慢性间歇性前胸痛,急性非创伤性胸神经根痛和肩胛内侧区的压痛。在糖尿病患者中,胸神经根病的疼痛通常是剧烈的、烧灼样的,疼痛从胸神经根向胸部或腹部一侧放射。胸神经根病的症状有时可能与心脏疼痛混淆，需要时可进行心脏检查。带状疱疹神经根炎伴有灼痛、瘙痒、感觉过敏或感觉异常。受影响的胸部皮肤疼痛从轻微到极度，通常被描述为刺痛、跳痛，并可以有快速电刺般难以忍受的疼痛。大多数情况下，在发病几天后就可看到特征性的皮肤红斑疹和水疱，局限于 1 个或 2 个胸部皮节区，不越过中线。

病因和病理生理学

脊椎病的特点是脊椎的骨关节炎和骨赘形成导致神经根受压。在颈椎，50 岁以上的患者颈椎神经根的压迫多是因为颈椎慢性增生导致的颈部椎间盘突出（Bradley 等，2003）。椎管内硬膜外瘤，尤其是转移瘤，也会损害脊椎不同阶段的神经根，但是多发生在胸椎。引起神经根病的其他不常见病因包括感染，例如带状疱疹、巨细胞病毒、HIV、莱姆病、结核病和梅毒等。有些炎症会导致多发性的神经根损害，例如吉兰 - 巴雷综合征、慢性炎症性多发性神经病和癌性脑膜炎。如前所述，椎管狭窄症是由于脊椎的退行性变，这种病变导致椎间孔及椎管直径变窄。

诊断

评估神经根和周围结构是否受压的最佳方法是 MRI 和 CT 脊髓造影。MRI 是最佳方法，因为它具有与 CT 椎管内造影相当的诊断能力，具有很高的分辨率，并且没有离子辐射。但是，如果影像学检查没有发现神经根受压的特定的结构原因，则 EMG 和 NCS 可能会检测到损伤（如糖尿病的神经根病、多发性神经根炎、及仰卧位无法观察到的间断性位置性压迫）。另外，EMG/NCS 也可以定位神经根病变，可以显示疾病的严重程度和病变进展，也能帮助排除其他病变。感觉神经传导检查（NCS）在神经根病通常是正常的，因为大部分的神经根病变都发生在椎间孔水平，靠近背部的神经节，使得细胞体和感觉轴突之间的完整性得以维持并很难探测到远端退化。圆针状肌电图检查是诊断疑似神经根型肌病最重要的工具。在某个受损神经根支配的 2 个或更多肌肉中看到主动去神经（active denervation）的表现，比如纤颤电位、正尖波（自发活动）等均视为活动性神经根病。因为神经根损伤后 2~3 周才会出现典型的束颤。所以肌电图检查也会提供损伤时间的信息。慢性去神经 - 再获得神经支配过

程在圆针肌电图上显示当再次获得神经支配后肌肉运动单位的重塑：长周期、高振幅、多相运动电位（long duration, high amplitude, polyphasic motor unit potentials），这一典型表现通常在损伤 2 个月才会出现。

治疗

神经根型颈椎病的治疗分为保守性（非手术性）和手术方式。传统上，保守措施都是为了缓解疼痛、改善神经功能及防止复发（Wolff 和 Levine，2002）。这些包括镇痛药，如阿片类药物和非甾体类抗炎药物（非甾体消炎药）、短程泼尼松、硬膜外注射皮质类固醇、硬或软颈圈固定及颈椎牵引和运动疗法。但是通常推荐的非手术疗法并没有经过随机安慰剂对照试验的验证（Wolff 和 Levine，2002）。这些建议主要来自病例报道和治疗经验。治疗决策应充分考虑患者的喜好。

由于绝大多数颈椎病患者经保守治疗后，症状会在几个月内逐渐改善，所以保守治疗被视为大多数患者的首选方法。但是如果出现肌肉无力、严重及顽固性疼痛经保守治疗无效或者并发脊髓病等，这些都是需要手术的指征，在手术中如果明确了神经根受压的原因并采用适当的技术解除压迫就能达到治疗效果。与颈神经根病的手术效果和手术时间点相关的第一类数据（Category 1 data）非常有限（Sampath 等，1999；Heckmann 等，1999）。腰椎神经根病的处理是相似的。在没有马尾综合征或进行性神经损伤的情况下，急性腰椎神经根病首选非手术的保守治疗，如镇痛药、理疗、电刺激。长期卧床休息是无效的，还可能使症状恶化。部分患者硬膜外注射皮质类固醇可能会暂时缓解症状。椎管狭窄的非手术治疗推荐的方法，包括自行车运动或步行，出现疼痛可以短暂休息（Hilibrand 和 Rand，1999）。镇痛药、非甾体消炎药、理疗和硬膜外皮质类固醇注射可能有用。椎板切除减压术适用于部分有严重的顽固性疼痛或进行性运动障碍的患者。

臂丛神经及腰骶丛神经病变

臂丛神经病

流行病学和临床特征

影响臂丛神经（brachial plexus）或腰骶丛神经（lumbosacral plexopathy）的病变比周围神经病和

神经根病少见得多。在较年轻患者中,外伤是最常见的原因。在老年人中,当转移肿瘤(如肺癌、乳腺癌、结肠癌和前列腺)累及神经丛可能会是肿瘤的首发症状;创伤也可以导致,特别是外科手术,如需要开胸的心脏搭桥术。臂神经丛病经常由外伤引起,如牵引、压缩或拉伸。其他病因包括缺血、炎症(自发或遗传性)、肿瘤炎性渗出和辐射诱导和结构问题(如神经性胸廓出口综合征)。

病变累及臂丛通常会导致严重的手臂疼痛、无力、深腱反射和感觉丧失、受累肌肉的萎缩等。肌肉无力和感觉丧失的模式并没有遵循特定的神经或根区域,临床表现不能仅仅由一个特定的神经根或神经病变来解释的时候就应该怀疑神经丛病变。臂丛干的上部,除了肿瘤会经常转移到这个部位外,还特别容易因拉伸和其他外伤而受损。臂丛神经上干损伤可能会导致上臂外展无力、肩部不能外旋、不能屈肘曲和旋后,并伴有肱二头肌和臂丛反射消失。另外,还会出现上臂和前臂外侧面的感觉丧失。臂丛神经下干损伤导致手腕和手指屈肌以及手内肌群的无力,伴有手指屈肌反射消失。而感觉障碍主要影响上臂和前臂的内侧面及手的尺侧面。当交感神经纤维受损出现霍纳综合征(眼睑下垂,瞳孔缩小,并且无汗)时,应该高度怀疑肺尖肿瘤。

病理生理

臂丛神经的周围结构,如肺尖、淋巴结、骨(锁骨和肋)和大血管关系使得其非常脆弱。另外,由于邻近的肩关节和颈部的活动性,使臂丛神经很容易受到牵拉。

诊断

要详细询问病史和仔细地体格检查,必要时可进行影像学检查(通常做对比增强 MRI),最重要的是,做全面的 EMG/NCS 检查。因为臂丛神经的电生理评估非常复杂,最好是在该领域经验丰富且技术先进的(如能够进行 Erb 点刺激)、学术型的肌电实验室中进行。

特定的综合征和治疗

原发臂丛神经炎(idiopathic brachial plexitis)(神经性肌萎缩或 Parsonage-Turner 综合征)是一种特发性的侵犯臂丛神经的炎症,并呈多灶分布。这可能是一种自身免疫机制。患者通常表现为急性肩痛,并在几小时或几天内出现手和上肢的麻木和

肌肉无力。这些症状很快达到平稳状态,通常几个月后逐渐恢复。大多数病人完全康复,并很少会复发,但有些病人可能会遗留永久性损害。电生理检查很重要,但神经传导在发病后几天之内不会出现异常,肌电图可能在 2~3 周内会显示正常。颈部和肩部的影像学检查可能会有帮助,并且需要血清学检查来评估更广泛的自身免疫疾病。鉴别诊断包括卒中、急性神经根病、肩部和臂神经丛的外伤,如肩关节脱位或肩部回旋肌群(rotator cuff injury)损伤。大多数病人不需治疗可痊愈。物理治疗有助于恢复和预防并发症。在发病的头几天,可给予逐渐减量的糖皮质激素,尽管这种干预的有效性仍不确定。

乳腺癌和淋巴瘤等肿瘤通常可通过腋窝和锁骨上淋巴结直接蔓延到臂丛,而肺上沟瘤(Pancoast tumor)直接传播到邻近的神经丛。患者通常先有进行性疼痛,在不同程度的间歇期后出现多个神经根受累区域的肌肉无力和感觉丧失(Kori 等,1981;Lederman 和 Wilmeasures bourn,1984)。肌肉无力主要见于臂丛神经下干支配的肌肉,并且可能出现霍纳综合征。臂丛神经瘤患者的电生理检查通常显示出严重的轴突丢失的证据,可呈弥漫性损害或主要影响神经丛的下干(Lederman 和 Wilbourn,1984)。MRI 比 CT 扫描能更敏感地检测到臂丛神经内或其附近的肿瘤(Thyagarajan 等,1995)。

40%~70% 的肺癌或乳腺癌臂丛神经转移的患者经放射治疗可以显著缓解疼痛。不到 1/3 的患者在放疗后运动和感觉缺失症状会改善。在先前接受过臂丛神经放射线照射并且后来发生转移的患者中,手术进行神经松解可能会改善疼痛,但不能缓解神经功能障碍(Lusk 等,1987)。患有颈部和胸部癌症的患者接受放射治疗后,可能会因为放射性损伤而出现臂丛病,这种损伤可以是急性的(少见),而更常见的是延迟数月或数年才出现。放射性神经丛病最常见的症状是手和手指的麻木和感觉异常,在病程后期会出现肌肉无力症状。大多数放射性神经丛病在起病时没有疼痛,大约 1/3 患者在整个病程中只有轻微的或者没有疼痛(Thomas 和 Colby,1972;Kori 等,1981)。Kori 等(1981)回顾了 100 例癌症患者的臂丛神经病变,发现 80% 的肿瘤患者发生了严重疼痛,但只有 19% 的放射损伤患者出现疼痛。在大多数情况下,放射性损伤影响了上臂丛(C5~C6 神经根),与放射治疗的范围一致。鉴别放射损伤与原发性肿瘤性臂丛神经病变最好的方法是

电生理检查看到肌纤维颤搐（myokymia），这一现象是在圆针肌电刺激下记录到特定放电，包括自发性、半节律性运动单位电位组及不规则脉冲串放电。

放射性神经病通常为对症治理，可以用药物控制神经性疼痛，而物理治疗可以提高肌肉强度和改善运动功能，并可以减少肌肉挛缩。有时也可通过神经外鞘减压术和瘢痕组织切除术减轻顽固性疼痛。

腰骶丛神经病

流行病学及临床特征

腰骶丛神经病比臂丛神经病较少，主要是因为创伤性病变在这个部位很少见。腹部和盆腔的外科手术，如卵巢、子宫、睾丸、结肠和腹膜后淋巴瘤，可累及腰骶丛各部分。与臂丛神经的情况一样，有时难以区分肿瘤浸润和放射损伤。糖尿病、腹膜后血肿及主动脉瘤延伸到骨盆是腰骶丛神经病变的其他原因。

临床特点是隐性发作的盆腔或腿部的神经根痛，几周到几个月之后出现感觉和肌肉无力的症状。上腰丛病变主要影响大腿屈曲和内收及腿部伸展无力，大腿前部和腿部感觉丧失。大腿内收无力可以与股神经病变鉴别。下腰丛病变使大腿后部肌肉（髋部伸展）、腿部和脚部肌肉无力，并导致大腿后部和腿部以及整个足部的踝反射和感觉丧失。髋关节延伸无力可以鉴别下腰丛和坐骨神经病变。

诊断

与臂丛神经病一样，诊断依赖于病史、体格检查、影像学检查和电生理评估。

特定综合征及治疗

一般治疗腰骶丛病取决于能否成功去除潜在的病因，因为周围神经丛损伤中恢复的自然机制尚无法促进神经再生。

糖尿病腰骶丛病也称为糖尿病性肌萎缩症（diabetic amyotrophy），是一种亚急性疼痛性单侧或不对称多发性单神经病变（multiple mononeuropathies）综合征，通常会影响老年患有轻度或临床未识别的糖尿病的患者。症状起始于腰部或髋部，放射至大腿和膝部，为深部酸痛，夜间更严重。首先局部受累，可看到明显的骨盆带肌和大腿肌肉无力及萎缩，随着疾病的进展，会看到更广泛的肌群受累。病变

侧髋反射消失。感觉可保存完好或轻度受损。肌电图显示多灶性轴索性神经病变，在 L2 和 L3 神经节区域可见失神经支配。病变机制为神经滋养血管的缺血性病变。可以完全恢复，但它通常需要数月或数年，并且可能会再次发生。治疗主要为镇痛，可以用抗炎药物、三环类抗抑郁药、抗惊厥药，严重病例可用麻醉药及物理治疗和辅助器械等控制疼痛。免疫调节治疗，如静脉给丙种球蛋白（IVIG）及类固醇，在临床实验中已经有成功案例报道，但仍需要进行临床对照试验（Dyck 等，2005）。控制血糖非常重要，物理治疗可以改善功能恢复。

周围神经病

流行病学及临床特征

神经病（neuropathy）是指周围感觉神经、运动神经或自主神经的疾病。神经病可以是纯运动、纯感觉或是混合运动和感觉。它可以在全身对称发生（多发性神经病），在单个神经中单独发生（单性神经病），或不规则分布（多灶性神经病）累及多个散在神经。自主神经病可单独发生，或伴随较大的神经病。多发性神经病有数百种潜在的病因。糖尿病是多发性神经病最常见的原因，至少 1%~2% 的人口受其影响。多发性神经病的患病率逐渐增加，在 60 岁以上人群中尤为常见，在门诊就诊的老年患者中约占 3.5%。在老年患者中，原发性远端对称性多神经病的发病率很高，约占 25%~30% 的病例。

诊断

神经病的诊断首先要详细询问病史，来得到神经病变的症状、分布、和病程的信息。患者的现病史、过去史及社会史等可以给医师提供可能的全身性原因，如糖尿病、炎症、癌症、或中毒及营养吸收不良等。阳性家族史提示遗传性神经病。需要详细的神经系统检查来确定神经病变的存在并提供有关疾病功能损害、分布和严重程度的信息。潜在的可治疗情况包括，维生素 B_{12} 缺乏症、葡萄糖耐受不良、肝肾疾病、血管炎和副蛋白血症（paraproteinemias）等。还可能需要进行其他血液检查，包括针对特定神经或髓鞘成分的抗体的测定，其中一些可能与特定的临床综合征相关，例如抗 GM1 抗体 [急性运动轴索神经病（AMAN）]、抗 GQ1b（吉兰 - 巴雷综合征的 Miller Fisher 变体）、抗 Hu 抗体（副肿瘤感觉神经元病）和抗髓鞘相关糖蛋白（MAG）抗体（多

发性骨髓瘤)等。寻找其他感染性疾病,特别是艾滋病和肝炎。更少见的情况是,可能需要血清冷球蛋白和血清和尿液重金属筛查。

腰椎穿刺对自身免疫性神经病变的诊断尤为重要,如急性炎性脱髓鞘性多发性神经病、慢性炎性脱髓鞘性多发性神经病,并可能提供有关传染性和肿瘤疾病的其他信息;然而,这些并不是大多数神经病变评估所需要的。肌电图和神经传导检查是最重要的诊断检查。神经活检的适应证非常有限,应谨慎使用,要在脚踝处的腓肠神经(最常用的部位)取活检,在活检部位可能有 10%~15% 的慢性神经痛的风险。

获得性神经病变

吉兰 - 巴雷综合征

流行病学及临床特征

吉兰 - 巴雷综合征(Guillain-Barré syndrome,GBS)是指针对周围神经的一组免疫介导的疾病,年发病率为每 10 万人 1~2 例,可以影响所有年龄段。GBS 最常见的形式是急性炎症性脱髓鞘性多发性神经根神经病(acuteinflammatory demyelinating polyradiculoneuropathy,AIDP),占病例的 85%~90%。GBS 不常见的变体包括急性运动轴索性神经病(acute motor axonal neuropathy,AMAN),也与空肠弯曲杆菌感染有关,以及急性运动感觉轴索性神经病(AMSAN),它们共占吉兰 - 巴雷综合征病例约 10%。

AIDP 通常在感染,或像手术这样的应激之后 1~3 周开始发病。70% 的患者最初手、脚出现感觉异常或麻木。几天之后出现对称性肌肉无力,并在几天到几周内呈进展。超过 50% 的患者会在大约 2 周出现麻痹,而 90% 以上的患者在 1 个月左右出现。如果疾病进展较长,则认为是亚急性或慢性 AIDP。从腿部开始的上升性的肌肉无力是典型的症状,以近端肌肉无力的下行麻痹却很少见到。一半 AIDP 患者会发生面部肌肉无力和眼肌麻痹,延髓的脑神经病变可以导致构音障碍和吞咽困难。

危及生命的呼吸麻痹可能随着疾病的进展而迅速出现,需要立即气管插管和上呼吸机。所有 AIPD 的患者必须尽快发现可能出现的呼吸麻痹,并且仔细监测直至疾病处于稳定状态。近 1/4 的 AIDP 患者需要用呼吸机。另一个严重并发症是

自主神经系统受累,多见于重度四肢瘫痪的患者并且通常很难控制,表现为血压波动及心律失常等。AIDP 患者中显著的自主神经功能丧失有很高的死亡率。

查体可见对称性的肌力减弱,轻度或重度的迟缓性瘫痪。尽管可以有感觉症状,但感觉功能通常是正常的,可能存在轻度的远端振动觉缺失。反射减弱或消失,但括约肌张力是正常的。床边肺功能检测可能会显示呼吸衰竭。自主神经受累的患者可表现为心律失常、血压波动、大汗淋漓和胃肠功能异常等。

病因及病理生理

约 60% 的 GBS 患者在神经系统症出现前 1~3 周,有呼吸道和胃肠道感染或非特异性发热。认为 GBS 的病因可能是自身免疫介导的脱髓鞘反应。巨细胞病毒(CMV)、EB 病毒、肺炎支原体、HIV、甲型或乙型病毒性肝炎都与 AIDP 相关。其他病因还包括外科手术、癌症、妊娠、自身免疫性疾病和疫苗接种(如 1976 年的猪流感疫苗)等。GBS 的病理显示神经根和近端神经节有不同程度的脱髓鞘改变。认为 AIDP 的神经损伤是体液免疫和细胞免疫介导的机制。病理学上,脱髓鞘是从近端神经开始向远端蔓延发展。而 AMAN 和 AMSAN 则是原发性免疫介导的轴索损伤,而不是髓鞘受损,病变导致轴索迅速变性并且预后不良。虽然呼吸道感染是 AIDP 最常见原因,但是空肠弯曲杆菌(引起胃肠炎)也是导致 GBS(AMAN)的常见致病微生物。越来越多的证据表明,空肠弯曲杆菌抗原表位区和周围神经神经节苷脂的交叉反应造成了自身免疫性轴突损伤,这是 AMAN 的主要发病机制。

诊断

需要脊髓成像以排除脊髓病变。以急性或亚急性起病,表现为对称性肌肉无力和反射消失的患者,在排除了脊髓病变以后,都应该进行腰椎穿刺。脑脊液蛋白在症状出现后几天就开始升高,并在 4~6 周达到高峰。细胞计数通常正常或仅显示轻微的淋巴细胞细胞增多(多见于 HIV 感染)。还应进行适当的感染评估,也要做心电图、拍胸部 X 光片。在 AIDP 中,症状出现 3~5 天之内,神经传导就可以看到脱髓鞘导致的运动传导速度减慢和远端运动潜伏期延长,但是在症状刚出现的 1~2 天内检查会是正常的。评估近端脱髓鞘的检查(F 波反应)是

GBS 的早期特征,当临床症状出现时可呈弥漫性异常。感觉传导是正常的,可能只是减缓。GBS 早期,圆针肌电图(EMG)可显示运动单位募集减少。轴突损伤(去神经的纤颤电位)的证据,如果有的话,通常在发病 2~3 周之内 EMG 上不会出现。圆针 EMG 显示明显的轴索改变就支持显著性轴索损伤,预示着完全恢复的预后很差(AMAN 或 AMSAN)。

治疗

在发病之后的 2 周内静脉注射免疫球蛋白(IVIG;每日 0.4g/kg,连续 5 天)和血浆置换(1~2 周后行 5~6 次置换)同样有效。两者的结合似乎不会增强效果。血流动力学不稳定的患者血浆置换是禁忌的。这些措施通常会增加恢复的速度,尽管它们对疾病严重程度、呼吸系统和自主神经功能障碍的风险及最终残疾的影响还不太清楚。口服和静脉给糖皮质激素(甲泼尼龙)已经证明对 GBS 患者无效。

预后

大多数 GBS 患者能够恢复正常功能。病情缓解后,症状通常在 2~4 周后稳定并逐渐恢复。20%~25% 的患者需要上呼吸机,死亡率为 5%,通常死于呼吸衰竭或自主神经功能丧失的并发症。25% 的患者 1 年后出现残留的肌肉无力。年龄较大的(60 岁以上)、需要辅助呼吸、病情进展快(<7 天)以及早期神经传导显示低运动幅度(提示轴突损伤),这些都是预后差的因素,6 个月能独立步行的概率不到 20%。

慢性炎症性脱髓鞘性多发性神经根病(chronic inflammatory demyelinating polyradiculoneuropathy,CIDP)

流行病学和临床特征

CIDP 的患病率约为每 10 万人 1.0~7.7。CIDP 常见于男性及 50 岁以上人群。CIDP 病程为逐步加重后进入平稳期,之后会缓慢恢复,或呈反复发作的过程。大多数患者最初主要是运动症状,但检查表现为典型的运动和感觉障碍。肌肉无力开始可为局灶性,在发病几个月之内发展为双侧或多发性。与吉兰-巴雷综合征类似,CIDP 也通常为对称性发病,近端和远端肌肉都会受到影响。有些学者认为查体所见的近端髋屈肌力弱(经常会被患者忽略)是该病的基本特征。脑神经病变和呼吸肌障碍少见。

病理生理

CIDP 病因不明,是否与先前的疫苗接种、感染、外科手术及其他处理相关,仍没有定论。一项纳入 92 例 CIDP 的临床研究发现,32% 的病人具有感染史或其他病因,与对照组相比,CIPD 组的血清 CMV 抗体滴度(McCombe 等,1987)明显增高。外周神经炎性浸润和其他一些实验数据支持自身免疫的病因。神经外膜和神经内膜的炎性浸润主要为表达 MHC Ⅱ类分子和趋化因子受体的 T 淋巴细胞和巨噬细胞。

诊断

神经传导检查会看到显著的传导速度减慢的脱髓鞘现象,远端潜伏期延长,传导阻滞和异常迟发反应(如 F 波)。运动神经和感觉神经都受影响。在严重病例,可出现继发性的轴索损伤。腰椎穿刺显示蛋白含量升高,但细胞计数不变或脑脊液淋巴细胞轻度增高。由于神经活检会有导致永久神经痛的危险(10%~15%),现在不作为常规推荐检查。

治疗

大多数患者在免疫调节治疗后得到改善。这类病人需要长期治疗,很难完全缓解。治疗目标是在把副作用降至最低的情况下使患者恢复日常生活能力。尽管积极的联合治疗,一些患者仍有持续症状。

口服泼尼松对大多数患者有效,剂量为 1~1.5mg/(kg·d),几周后根据临床情况进行调整。在 2~3 个月后,如果症状改善可以改为隔天疗法(每周剂量相同),随后可每 2~4 周减量 5~10mg。在老年患者中,由于糖皮质激素的副作用限制其长期使用。一些患者对糖皮质激素不敏感,需要进行附加治疗或更换治疗方法。注射免疫球蛋白和血浆置换有效,但需持续进行。有证据显示注射免疫球蛋白、使用糖皮质激素及血浆置换,三者具有相近的效用。疾病的严重程度、长期治疗的副反应、并发疾病、治疗费用、静脉通道的好坏以及年龄都应该作为选择合适治疗方法的指标。一项大规模的 CIDP 治疗的临床试验显示免疫球蛋白治疗 CIDP,短期和长期用药均有显著疗效,并且副作用小,认为免疫球蛋白是有效的 CIDP 的治疗方法（Hughes 等，2008）。如果免疫球蛋白和激素治疗均无效，就该考虑血浆置换疗法。双盲随机对照试验显示血浆置换疗法对于 2/3 的 CIPD 病人有显著疗效（Dyck 等，1986；Hahn 等，1996）。其他附加免疫抑制药治疗，如硫唑嘌呤或麦考酚酯，常用于难治病例，尽管仅有部分证据认为其对 CIDP 有效。对于其他治疗无效的患者，常用环磷酰胺（口服或静脉注射）治疗。

副蛋白血症性多发神经病（paraproteinemic polyneuropathy）

流行病学及临床特征

血清免疫球蛋白水平的异常升高可以导致副蛋白血症性神经病，有时是因为产生的抗体直接对抗髓鞘成分。副蛋白血症常发生在 50 岁以上的男性，且年龄每增大 10 岁发病率也随着增高。副蛋白血症神经病也与淋巴瘤、白血病、淀粉样变、多发性骨髓瘤、POEMS 综合征［多发性神经病、脏器肿大、内分泌病、单克隆蛋白（M- 蛋白）和皮肤改变］和瓦尔登斯特伦巨球蛋白血症（Waldenström macroglobulinemia）相关。

在 2/3 的病例中，没有潜在的肿瘤或其他原因导致单克隆峰的出现（比如 MGUS）。然而，20% 的 MGUS 病人最终会发展为恶性浆细胞疾病。在 MGUS 病人中，IgG 是最常见的副蛋白，但在神经病患者中 IgM 是最常见的，IgG 次之，IgA 少见。IgM 丙种球蛋白病患者常表现为大纤维性感觉缺失、显著的震颤、感觉性共济失调。随着疾病的进展会出现远端肌肉无力和萎缩。IgM 丙种球蛋白病主要是一种脱髓鞘性神经病，虽然可能会有轴突减少。50% 的 IgM 神经病患者有抗髓鞘相关糖蛋白（myelin-associated glycoprotein，MAG）抗体，这种糖蛋白存在于轴索周围的施万细胞（Schwann cell）膜上。抗 MAG 抗体与一种离散的临床综合征相关，该综合征包括缓慢进行性大纤维性神经病和晚期远端无力。IgG 丙种球蛋白病既可以是轴索损害也可以是脱髓鞘，其临床表现与 IgM 丙种球蛋白病相似。

病理生理

这些疾病中过多的血清蛋白（副蛋白或 M- 峰）通常是单克隆免疫球蛋白。这可能只是个别的异常情况或者是浆细胞恶性肿瘤的副产物。认为 M 蛋白是通过自身免疫性脱髓鞘和抗轴索而引起神经病，这与自身抗体的抗原特异性相对应。在病变的髓鞘中发现有抗 MAG M- 蛋白和补体的沉积（Latov，1995）。

诊断

血清和尿蛋白电泳可检测 M- 蛋白，在神经病初始评估中可作为常规的筛选工具。在某些情况下，无法进行蛋白质电泳时，免疫固定是检测 M 蛋白的一种更灵敏的技术。因此，免疫固定已成为疑似单克隆性丙种球蛋白病的首选的筛选检查。EMG 通常能看到脱髓鞘和轴突缺失的表现。

治疗

1/3 的 MGUS 神经病患者经过静脉注射免疫球蛋白（IVIG therapy）［0.4g/（kg·d），共 5 天］、血浆置换（4~5 次治疗，共 220ml/kg）、口服糖皮质激素或者与其他免疫抑制药联合应用，在治疗几天到数周内就可以看到改善。IgG 或 IgA 单克隆丙种球蛋白相关神经病比 IgM 单克隆丙种球蛋白相关神经病的治疗效果更好。在骨硬化性骨髓瘤（包括 POEMS 综合征）中，切孤立的骨病变、局部放射治疗、或应用美法仑（melphalan）、环磷酰胺（cyclophosphamide）及强的松（prednisone）的化疗，就可以使神经病的症状得到改善。原发性系统性淀粉样神经病（非家族性）对美法仑和强的松的治疗反应性较差，尽管这些药物可以改善生存率。

副肿瘤性神经病

流行病学和临床特征

副肿瘤神经病（paraneoplastic neuropathy）可能是某种隐匿性肿瘤的首发症状，或者直到肿瘤诊断后才出现。随着年龄增长，肿瘤的发病率也随之升高，在 60 岁以上人群中这种神经病很常见。有几种不同类型的副肿瘤神经病综合征。副肿瘤感觉神经症是最常见的，而且常和抗 Hu 抗体相关（1 型抗神经核抗体，或 ANNA-1）。它与小细胞肺癌显著相关，但是也可见于肝癌、膀胱癌和胰腺癌，淋巴瘤和肉瘤也可见。抗双载蛋白抗体（Antiamphiphysin antibody）也可见于副肿瘤感觉神经病，虽然特异性不如抗 Hu 抗体。抗双载蛋白抗体也与兰伯特 - 伊顿肌无力综合征（Lambert-Eaton myasthenic syndrome（LEMS））和僵人综合征（stiff-person syndrome）相关。有时还会出现自主神经病变,伴有抗 Hu 相关的感觉神经病变,可能引起胃轻瘫、门失弛缓、吞咽困难和假性梗阻。其他副肿瘤综合征包括亚急性感觉神经元病、脱髓鞘病变(常是副蛋白血症恶性肿瘤的一个特征;见前述副蛋白血症多发神经病讨论)、多发性单神经病、MND 和运动神经病。

副肿瘤感觉神经病的特征是麻木,疼痛,感觉异常和刺痛(lancinating pain)。它可能始于一个肢体,然后扩散到其余肢体,但通常在出现时病变就很广泛了。所有的感觉形式都会受损,而本体感觉受影响最严重。肌力正常或轻度降低,腱反射减弱或消失,通常情况下,有肌间神经丛、自主神经节、脊髓、脑干、小脑或边缘皮质同时受累。

亚急性感觉神经元病(Subacute sensory neuronopathy)(Denny-Brown 综合征或背根神经节炎(dorsal root ganglionitis))似乎与副肿瘤感觉神经病不同;背根神经节是主要的损伤部位。女性发病是男性的 2 倍,小细胞肺癌又是最常见的潜在肿瘤。乳腺癌、卵巢癌和淋巴瘤也常与这种神经元病相关。副肿瘤脱髓鞘神经病可以与吉兰 - 巴雷综合征(常与霍奇金病相关)或 CIDP(非霍奇金淋巴瘤)表现相似。多发性骨髓瘤也与脱髓鞘神经病和 POEMS 综合征相关。血管炎性神经病与血液系统恶性肿瘤相关,而且这些病人常表现出多发性的单神经病。MND 的一种形式被描述为副肿瘤性脑脊髓炎的一部分,治疗潜在的肿瘤后症状可以得到改善。亚急性运动神经员病也与恶性肿瘤相关。最后,亚急性副肿瘤自主神经病可能与抗神经元的烟碱乙酰胆碱受体(AChR)的抗体相关。

病理生理

癌症患者中周围神经病可以从以下三个不同致病过程中的一个或多个发展:①肿瘤细胞直接侵入神经根;②癌症对周围神经系统的远隔效应—即副肿瘤过程;③化疗的毒副作用。伴有自身抗体的副肿瘤感觉神经病可能是与癌症有关的最明确的周围神经疾病。自身抗体在神经病变的发病机制尚不清楚。一个假设认为,直接针对肿瘤细胞抗原的抗体可以与相同的神经元核蛋白交叉反应,导致细胞和神经元死亡。另一种可能性是自身抗体可能仅在神经病变的发展过程中产生,而与临床综合征在病因学上不相关。一些证据表明 T 细胞介导的免疫反应可能在介导神经系统损伤中很重要(Dalmau 等,1991)。

诊断

抗 Hu 抗体常与副肿瘤感觉神经病相关,但是阴性结果并不能排除诊断。神经传导检查可见低振幅、或感觉神经动作电位缺失、或运动幅度保持不变。通常不需要神经活检,除非怀疑淀粉样变性病,否则无法确认。脑脊液分析可能提示蛋白增高和轻度细胞增多,尤其是在淋巴瘤患者中。没有发现潜在病因的亚急性感觉神经病患者应该筛查是否存在恶性肿瘤。根据患者的年龄、病史和风险因素等,对“原发性”神经病的其他情况有时也需要进行肿瘤筛查。真正的副肿瘤性神经病必须与癌症及其治疗相关的其他形式的神经损伤区别开来,特别是要鉴别肿瘤浸润外周神经、化疗和放疗的毒性作用。

治疗

治疗潜在的肿瘤是主要的治疗方法并且会让症状得到最大的改善,但如果神经损伤已确立,神经病的症状可能会持续存在。尽管有报道说 IVIG 对某些患者有效,但使用皮质类固醇、免疫抑制剂和血浆置换治疗的效果仍然没有定论。

毒性神经病(Toxic neuropathies)

很多毒素能引起神经病变。工业和环境毒素(如芳香族碳氢化合物)、重金属(如铅、砷)和一些药物都可能使神经受到损伤。抗肿瘤药物是常见的毒素之一,能导致长度依赖性感觉运动轴索神经病(a length-dependent sensorimotor axonal neuropathy)、纯感觉神经病、或神经节病。最常见的是对称性的“袜子 - 手套”式分布的神经病变,伴随远端无力及反射减弱。治疗包括停药及终止有毒物质的接触。

糖尿病神经病

流行病学与临床特点

糖尿病是神经病最常见的原因,2/3 的糖尿病患者,仔细检查可以发现神经病变。与癌症一样,40 岁以后,糖尿病患病率每 10 年都会增加,在 60 岁以上人群尤为常见。糖尿病神经损伤会导致很多临床综合征。

远端对称性神经病起始于脚部,出现麻木、感觉异常或感觉迟钝(单独或组合)。数月或数年后,症状会加重,向腿上部发展,最终影响上肢。在早期,可能会出现疼痛性糖尿病性神经病。糖尿病患者脚部感觉丧失,增加了无法识别的皮肤溃疡的机会,当伴随皮肤愈合受损,就会导致坏疽和肢体截肢。轻触觉、痛觉、和温度觉的丧失在早期就可以发生,其次是本体感觉的丧失,这可能会导致步态共济失调。随着病症的逐渐加重,会出现远端肌肉无力和肌萎缩。单纯小纤维性糖尿病神经病相对常见。糖尿病损伤了感知痛觉和温度觉的皮肤小神经纤维,导致远端针刺和温度感觉丧失,有时伴有烧灼、电击、疼痛及针刺样的感觉异常,可致残。患者可有触摸痛(非疼痛刺激就可以引发疼痛),尤其是在晚上,脚和床单的接触可能会干扰睡眠。在一些患者中,经过数月至数年,疼痛性神经病变能自发地改善,而另外一些则发展为慢性症状。如果能良好地控制血糖,单纯小纤维神经病变是可逆的,但是如果糖尿病没有得到充分治疗,那么接下来就会有大纤维的损伤。

自主神经病变影响近 50% 的糖尿病患者,常引起泌尿生殖功能障碍(勃起功能障碍和神经源性膀胱)、直立性低血压与胃肠动力障碍。自主神经紊乱可导致无症状心肌缺血和心律失常,这是糖尿病患者死亡的最常见原因。

除这些神经病外,糖尿病患者还容易因糖尿病小血管病变导致个别神经滋养血管(vasa nervorum)的闭塞,从而导致许多单神经病。这些单神经病可以发生在脑神经(特别是第六和第七脑神经)或任何外周神经,造成剧烈疼痛、肌肉无力、麻木等症状。这些症状通常被认为是由缺血导致的,通常需要进行全面的急性评估。症状可能会出现一定程度的恢复,但是轻度到严重不等的永久障碍可能会持续存在。

病理生理

糖尿病神经病的病理生理很复杂,包括多种致病因素。在糖尿病患者及动物模型中,疾病导致的周围神经的滋养血管的缺血性损伤是糖尿病神经病的主要原因。但是氧化损伤、神经生长因子缺乏、由于胰岛素不足导致的有害的替代性代谢途径的激活(如多元醇假说)、一氧化氮缺乏以及胰岛素本身缺陷(如胰岛素具有重要的神经生长因子的特性)都是发病的因素之一。胰岛素和降糖药物的治疗可以使大多数患者和动物模型的症状得到改善。

诊断

糖尿病神经病是临床诊断,没有单一的检测方法可以证明神经损伤是由糖尿病引起。详细的病史和体格检查可以确定单一的或组合的糖尿病综合征。糖尿病患者也可能会由其他原因造成神经病变,至少对一个或其他潜在原因仔细评估是必要的。有神经病,但之前没有糖尿病病史的患者,如果空腹血糖或糖化血红蛋白正常,就要进行 3 小时的葡萄糖耐量检查。

肌电图和神经传导检查用于神经损伤类型的评估,也可用于识别其他特殊情况,如腕管综合征、腰骶神经根病等,这些在糖尿病患者中比一般人群更容易出现。远端对称性糖尿病性神经病起始的病变是轴索受损,伴随感觉和运动幅度降低。继发的脱髓鞘改变引起神经传导减慢,并且在电生理检查上,经常可以看到患者既有轴索损害也有脱髓鞘病变的特征。因为单纯的小纤维性神经病不会有神经传导异常,肌电图检查也为正常,所以可以通过定量感觉测试,及通过皮肤活检来进行小纤维密度的定量测试来评估单纯小纤维神经病。当自主神经症状出现时,自主功能的特异性检测是必要的。心脏症状则需要更详细的心源性评价。

治疗

控制血糖是预防糖尿病神经病并限制其发展的最有效方法。强化控制不太可能扭转现有的神经病变。糖尿病足护理是非常重要的,患者应接受糖尿病足护理教育。如果存在其他足畸形(如骨性畸形、指甲嵌入或鸡眼),则有必要转诊到足病医师。自主神经功能紊乱可能需要以下专科医师帮助:泌尿科、胃肠科,特别是心脏专科等。物理疗法、步态训练、职业治疗、矫形器也很重要,并应适当地利用。

特发性多神经病

25% 的远端多发性神经病患者属于特发性多发性神经病(idiopathic polyneuropathy),通常在足够的诊断评估后未发现原因。特发性多神经病症状一般在 60 岁以后出现,呈缓慢进展。远端感觉或感觉运动障碍最常见,下肢症状比上肢更显著。电生理检查显示轴索性的神经病,神经活检显示没有炎症浸润的轴索变性及神经再生。特发性多神经病的活检很少看到血管的改变。皮质类固醇、免疫球蛋白或血浆置换等治疗没有明显疗效(Vrancken 等,2004)。

遗传性运动和感觉神经病

流行病学和临床特征

遗传性运动和感觉神经病（hereditary motor and sensory neuropathy，HMSN）或进行性腓骨肌萎缩综合征（Charcot-Marie-Tooth，CMT）是最常见的神经遗传性疾病，患病率为 30 例 /10 万。遗传学上，有常染色体显性、常染色体隐性和 X- 连锁的遗传类型。表现型上，通常分为神经传导速度非常缓慢的类型（如 CMT1 和脱髓鞘型）以及具有正常或接近正常的传导速度但是低振幅的类型（如 CMT2 和轴索型）。所有类型的发病通常在儿童期、青春期或年轻人。虽然 40 岁以后发病少见，但 CMT2 的症状可能出现在中 - 晚年，甚至在 70 岁以后（Bennett 等，2008）。疾病特征为典型的远端肌肉萎缩无力好发于腓骨肌，远端肌肉牵张反射丧失以及大纤维型的感觉显著丧失。弓形足和锤状趾常见，足溃疡和溃疡愈合不良也很常见。

病理生理

不同种类的 HMSNs 的病理生理根据导致变异的特定基因突变而有所不同。最常见类型（如 CMT1）是与髓鞘形成和维持正常的功能缺陷有关，但是，对于大多数这些疾病的具体分子机制尚未阐明。

诊断

疾病史、家族史和体检是非常重要的。电生理检查会看到 CMT2 的轴索损伤及 CMT1 显著脱髓鞘。基因检测可用于许多 HMSNs，阳性有助于确定诊断。

治疗

支持疗法及康复措施是被认可的。很多足下垂病人使用踝足矫形器后症状能得到改善。避免使用能导致外周神经病变的药物。基于疾病的遗传模式可以考虑遗传咨询。康复治疗可以帮助训练不同的日常活动，如写字和吃饭。

神经肌肉接头疾病

重症肌无力（myasthenia gravis）

重症肌无力的特征为波动性的肌肉无力和疲劳，它是自身免疫性的突触后的神经肌接头处病变的疾病。大多数情况下是由于自身抗体直对抗了对骨骼肌表面烟碱乙酰胆碱受体。干扰了乙酰胆碱受体（AchR）的功能而阻碍神经肌肉信息传导以致产生相应临床症状。

流行病学和临床特征

该疾病的发病有两个高峰期，分别出现在 15~30 岁和 60~75 岁。在年轻患者中女性占多数，而老年患者中则男性更多。虽然自 20 世纪 70 年代以来肌无力一直是可以治疗的，但有效治疗前数年的自然史数据表明由于呼吸衰竭导致死亡率为 20%~30%（Oosterhuis，1981）。

重症肌无力的主要临床表现是肌肉无力和容易疲劳，影响眼部肌肉、延髓和外周肌肉。具有明显的疲劳性的复视和上睑下垂，有持续凝视会使症状恶化，而休息会使症状改善的特征。伴随全身症状，上、下肢的近端肌群无力、颈的曲和伸无力等都很常见，并且活动后症状加重，特别是接近黄昏时症状会加重。长时间说话会出现鼻音构音障碍。吞咽肌和呼吸功能障碍是非常危险的，有导致循环和呼吸衰竭的风险。50%~60% 病人以复视和上睑下垂为首发症状，孤立的眼睑肌无力只在少数病人中为首发症状（眼型重症肌无力）。85%~90% 有眼部症状的病人最终病变会变得广泛（Oosterhuis，1988；Beekman 等，1991）。但是那些至少 2 年只有眼部症状的患者仅有 10% 会进展为全身性疾病（Grob 等，1987）。这一类型在 40 岁以上的男性中患病率较高（Grob 等，1987）。

重症肌无力最严重的并发症是呼吸肌无力，可能导致低通气和呼吸衰竭。活动时呼吸困难可能是首发症状，其次为静息时呼吸困难。致命的呼吸功能障碍可能在几个小时内进展迅速。重症肌无力与其他多种疾病相关。最有名的是胸腺瘤，10%~15% 的重症肌无力患者伴有胸腺瘤。胸腺瘤病人的平均年龄为 50 岁。90% 的胸腺瘤为良性，容易根治性切除，而 10% 的为恶性，容易局部、淋巴系统和血液转移。重症肌无力中自身免疫性疾病的频率也在上升。甲状腺功能亢进最常见。结缔组织疾病，如风湿性关节炎、系统性红斑狼疮和结节病也可见。

病理生理

重症肌无力是研究最透彻的自身免疫性疾病之一。它是由自身抗体直接对抗了神经肌接头处的突触后膜的 AChR 上的或其周围的抗原决定簇而导致疾病的。这些抗体可以阻断 ACh 和其受体的结合或通过其他机制导致受体功能障碍,可能启动免疫介导的受体降解,减少受体数量和损伤突触后膜。ACh受体数量的减少和功能障碍导致少小终板电位(MEPPs)和低终板电位(EPP),降低了达到肌肉收缩所必需的去极化阈值的可能性。

诊断

三种ACh抗体测定可用于疾病诊断:AChR结合、调节、及阻断抗体。结合抗体测定应用最广泛,敏感度为60%~70%,在没有结合抗体重症肌无力患者中,仅有1%可检测到阻断抗体。尽管调节抗体测定法在早期、轻度或纯眼病患者中也可能更敏感,但它特异性不高,而且技术复杂,容易出现假阳性结果。一些有症状的病人用这些检测方法不能检测到AChR抗体,通常称之为血清阴性的重症肌无力。然而,40%~70%的抗AChR抗体阴性的病人有抗肌肉特异性酪氨酸激酶抗体(muscle-specific tyrosine kinase, MuSK)。抗MuSK型的重症肌无力主要发生在女性,累及颈部、肩部和呼吸肌,较少有肢体无力和眼部症状。重症肌无力中潜在的抗MuSK抗体相互作用的分子机制还不十分清楚。抗横纹肌抗体(antistriated muscle antibodies)是另外一类的抗体并且在重症肌无力合并胸腺瘤的患者中90%都可检测到该抗体(Limburg等,1983)。抗横纹肌抗体滴度逐渐上升是胸腺肿瘤切除后复发的第一个征象。

两项主要的电生理检查可用于评估神经肌接头的功能。外周神经的重复电刺激被广泛应用,显示肌无力的CMAP波幅显著下降,但是敏感度可达到60%~70%。神经肌肉接头功能的第二个更复杂的测试是单纤维肌电描记术,这是一种测量单肌纤维水平神经肌肉传输所需时间变化的技术。尽管技术复杂和不普及,但单纤维肌电图对广泛型重症肌无力的敏感性可达95%以上,而眼型重症肌无力的敏感性可达90%以上(Howard等,1994)。由于其敏感性高,单纤维肌电图主要用于诊断不明确或其他检测方式,如AChR抗体和RNS为阴性的病例。这项检查在轻度的、眼部或血清反应阴性的重症肌无力患者中尤其有用。

疑似重症肌无力的患者静脉注射依酚氯铵(腾喜龙,tensilon),乙酰胆碱酯酶抑制药可能暂时性改善某些症状,为诊断提供支持证据。这个测试,称为腾喜龙试验,如果测试适当的肌肉其敏感性可达90%。然而,它在技术上具有挑战性,并有危及生命的心律失常的风险,这种方法现在已经很少用了。

治疗

重症肌无力绝大多数患者可以经过适当的免疫调节治疗得到充分控制,大多数患者可以过上正常的生活。控制良好的重症肌无力不应该减少寿命。然而,如果没有适当的治疗,它可能致残或死亡。

乙酰胆碱酯酶抑制药可以抑制代谢乙酰胆碱的酶,因此增加了神经肌肉接点处的可利用的Ach。乙酰胆碱酯酶抑制药完全是对症治疗,不能抑制原发性疾病的进展。这个药物最适合用于单纯眼部症状,或轻度全身症状,或在一个疗程的免疫抑制药治疗之后病情稳定但仍需要控制症状的患者。溴吡斯的明是在美国最常用的药物,起始剂量为每4~6小时30mg口服,根据临床反应调整滴定。20~30分钟内生效,大多数病人大约2个小时达到峰值。主要副作用是腹部绞痛和腹泻,但大多数患者耐受良好。

因为重症肌无力的胸腺表现是成熟的T淋巴细胞和胸腺B细胞的比例增加,产生大量的AchR的抗体,切除胸腺(胸腺切除术)会使症状得到改善。胸腺切除术的指征为,多数新发生的严重的重症肌无力、所有胸腺瘤患者、或60岁以下的全身型重症肌无力。而单纯的眼部症状患者通常不考虑传统的胸腺切除术治疗,因为其疗效在这组疾病中仍没有定论。60岁以上患者手术风险会增加,另外胸腺随着增龄明显萎缩,所以也不会考虑手术治疗。

对于全身的和眼部肌无力症状用乙酰胆碱酯酶抑制药治疗无效时糖皮质激素会显示良好的效果。重症患者以高剂量(60~80mg)起始,在特定的临床情况下可以低剂量开始,然后逐渐增加剂量。高剂量治疗时的第一周有些患者可能会经历一个短暂的类固醇诱导的恶化阶段,持续1~2天之后开始改善。开始大剂量治疗后的2周内大多数病人症状会持续改善,在4~12周内会看到实质性疗效;之后,每日给药就可以改为隔日给药。大多数患者在6个月出现最大改善,之后可以进一步缓慢减量,直到达到最小有效剂量。

如果由于症状恶化,类固醇不能降低到一个可接受的水平,应考虑其他替代的免疫抑制药治疗。类固醇治疗的并发症包括体重增加、库欣样特征(Cushingoid features)、骨质疏松、白内障、胃肠道症状、高血压、糖尿病和感染的易感性的增加。其他免疫抑制疗法通常是在类固醇治疗失败或有禁忌证时,或者需要大剂量类固醇维持和非类固醇药物作为附加疗法时使用。这些药物包括硫唑嘌呤、环孢素、环磷酰胺、霉酚酸吗啉乙酯。环磷酰胺虽然疗效好,但同样具有化疗的风险,不能作为长期维持治疗,环孢素(cyclosporine)也是这样。在这种情况下,硫唑嘌呤(azathioprine)和霉酚酸吗啉乙酯(mycophenolate)是首选药物,但是起效慢,可能需要3~12个月才开始起效,需要1~2年才可见最大疗效。因此,对于严重病例需要快速缓解症状时,它们不能作为单用药物来治疗。

血浆交换(plasmaexchange,PE)和静脉注射免疫球蛋白(IVIG)是过渡疗法,起效快并作用持续4~6周。他们尤其适用于急性加重的病例、对其他免疫抑制药抵抗的重症患者、或作为胸腺切除术前的加强疗法。肌无力的危象定义是快速和严重的恶化伴有口咽肌无力和呼吸窘迫。迅速恶化患者应住院治疗并密切检测用力肺活量等系列措施。如果有明显的呼吸衰竭征象,需要气管插管和上呼吸机。在这些情况下,血浆交换和IVIG可加速改善症状及帮助撤呼吸机。

兰伯特 - 伊顿肌无力综合征(Lambert-Eaton myasthenic syndrome,LEMS)

流行病学和临床特征

LEMS是自身免疫疾病,抗体直接作用于神经肌肉接头处的突触前膜的钙离子通道的电压门(VGCCs),从而抑制了突触前终端释放乙酰胆碱,导致神经肌肉信号传递失败,出现肌肉无力的临床表现。LEMS是一种少见疾病,患病率为1/50万~1/100万。近60%的LEMS是癌前病变,大多数与小细胞肺癌相关(Gutmann等,1992;Tim等,2000);有时,LEMS可能是恶性肿瘤的首发症状。由于LEMS与肺癌的关系密切,它在60岁以上的患者中更为常见。

临床特征为间歇性的近端肢体无力,通常起始于腿部并向手臂发展。交感神经或副交感神经的功能丧失很常见,包括口干、阳痿、视力模糊、便秘、排尿困难、出汗减少。如果并发副癌性感觉神经病(paraneoplastic sensory neuropathy),可能会出现感觉障碍。通常肌腱反射减弱,但可能在短暂的(15秒)附属肌肉运动(反射促进或反射增强)后暂时恢复正常。查体可见轻度近端肢体无力,髋关节屈肌最常受累。LEMS的特征是运动后肌肉力量轻度提高(热身现象),再继续活动后会看到肌力减弱。尽管眼外肌及延髓球肌症状可能很轻微,仔细进行脑神经检查会看到轻度的上睑下垂和(或)复

视,会在25%的患者中见到。如果一个癌症病人由于手术中用了神经肌肉的阻滞药导致术后出现严重瘫痪,就要高度怀疑LEMS的可能,要请神经科会诊和进行适当的诊断检查。

病理生理

Lambert-Eaton综合征(LEMS)的主要病理生理异常是神经冲动触发的钙依赖性乙酰胆碱释放减少。对于副癌性LEMS,认为最初针对肿瘤细胞抗原的自身免疫应答产生的抗体,随后抗体却对抗了神经肌肉接头处的突触前端的抗原相关蛋白。85%到95%的LEMS患者中针对突触前膜的P/Q型的钙离子通道电门(voltage-gated calcium channels,VGCC)抗体的血清反应阳性。抗-VGCC抗体降低了运动神经终端的VGCC数量。通过减少每个动作电位引发的钙内流,抗-VGCC抗体最终损害了钙离子依赖性的乙酰胆碱释放到神经肌肉突触间隙,导致肌肉无力。副交感神经、交感神经和肠壁神经元都会受到影响。

诊断

病史和查体都很重要的,查体要特别注意腱反射、反射促进测试及近端肌力情况。常规的神经传导检查可以看到,LEMS由于神经肌肉阻滞而导致的低运动幅度,而重症肌无力的运动幅度通常是正常的。当使用低频刺激时,重复电刺激可以引发类似于重症肌无力的幅度递减。当LEMS患者进行简短的运动,通常会使复合肌肉动作电位(compound muscle action potential,CMAP)的幅度急剧增加(运动后促进),通常超过100%。但是,在重复刺激一块肌肉时,灵敏度约为70%。感觉神经传导是正常的。肌电图检查可显示运动单元不稳定和近端肌肉轻度的改变。单纤维肌电图检查看到神经肌肉接头处的功能通常不正常,这项检查针对LEMS的敏感度可达到90%。P/Q型VGCC抗体也是诊断LEMS的一个敏感指标,85%~95%的患者都为阳性。

在已经确诊的LEMS中,肿瘤筛查要把注意力特别放在小细胞肺癌上。胸部CT或MR扫描应进行对比,并且在某些情况下,尽管胸部CT或MR正常,FDG-PET扫描仍可检测到肿瘤(Linke等,2004;Younes-Mhenni等,2004)。50岁以上有吸烟史的LEMS的患者,查出肺癌的概率很高,如果胸部CT或MRI检查为正常还应进行支气管镜检查。

隐匿性肺癌早期的检查可能不会发现；在这些情况下要定期复查。LEMS 可能是癌症存在的特征，往往先于癌症确诊 2 年或更早出现。LEMS 也可能与其他肿瘤相关，因此患者要进行所有常规的癌症筛查，并且依据特定的病史也可考虑一些特殊检查。

治疗

当潜在的癌症成功治疗后，副癌性 LEMS 的症状也会改善，但当肿瘤复发时，症状又会出现。在小细胞肺癌中，化疗是第一选择，它还具有额外的免疫抑制作用。小细胞肺癌伴有 LEMS 的患者的生存期会相对较长，可能与能早期发现癌症有关。3，4- 二氨基吡啶（DAP）可阻断神经末梢的钾通道流出，从而增加动作电位的持续时间，导致 Ca^{2+} 通道开放时间增加，从而促进更多的乙酰胆碱释放并可部分克服 VGCC 阻断作用。DAP（5mg 一天 3 次到 25mg 一天 4 次），在几乎所有伴有或不伴有肿瘤的 Lambert-Eaton 综合征患者中都会产生一定程度的症状改善。副癌性 LEMS 患者如果潜在的肿瘤没有成功治疗，免疫疗法效果会不显著。在没有癌症的 LEMS 的患者中，积极的免疫治疗可以尝试但通常效果甚微。一些病例报告显示血浆交换和静脉给免疫抑制药（IVIG）会有暂时的效果，但没有得到临床对照试验的验证，一些临床经验表明这些方法并没有看到疗效。

不伴肿瘤的 LEMS 是一种慢性疾病，有些患者可能出现临床缓解。约 40% 的 LEMS 不会进展为癌症。

皮肌炎

流行病学与临床症状

皮肌炎是一种常见的自身免疫性疾病，能够影响横纹肌（自主性的）、皮肤及结缔组织。皮肌炎的确切发病率不明，但炎症性肌病在成年人中发病率约 1/10 万。通常，皮肤的变化先于肌肉无力，包括上眼睑水肿及蓝紫色的皮疹（heliotrope rash）（蓝色 - 紫色）、脸上和躯干扁平红疹、指关节红斑伴有凸起的紫红色鳞屑疹（Gottron's papules）和皮下钙沉积（皮下钙化），特别是在肘部。红斑皮疹也可以在其他部位出现，包括伸肌表面如膝、肘和踝关节，颈部和前胸（通常呈 V 形），或沿背部和肩膀。指甲毛细血管扩张是血管皮肌炎的一个主要的早期病理生理学特征。可能会出现不规则的，扭曲的角质层增厚以及手指掌侧变得粗糙、开裂、不规则，呈现

"脏" 的水平线，类似于机械手。肌肉无力会在发病后几周到几个月内进展，以肌病的形式侵及上下肢的近端肌群。

皮肌炎还可与结缔组织疾病相关，如系统性红斑狼疮、类风湿性关节炎、干燥综合征和混合性结缔组织病。皮肌炎患者还会伴有心律失常和肺间质病，特别是肺纤维化。

另外，其恶性肿瘤的发病率也会增加。卵巢癌是最常见的，其次是肠癌、乳腺癌、肺癌和肝癌。每年进行一次完整的体格检查非常有必要，体检包括乳腺、盆腔、直肠检查（包括高危患者的结肠镜检查）、尿常规、血细胞计数、血液生化检查以及胸片检查等，尤其是在诊断后的第一个 3 年。

病因与病理生理

皮肌炎至今没有找到明确致病因子。皮肌炎与其他自身免疫性疾病（如狼疮和全身性硬化症）的相关性可支持自身免疫机制。在患有炎症性肌病的患者中发现了多种针对细胞核和细胞质抗原的自身抗体（dalakas，2001）。此外，抗肌浆抗体抗Jo-1 阳性的皮肌炎患者中有 80% 患间质性肺疾病。皮肌炎的主要抗原靶点是肌内膜血管的内皮。抗体激活补体来攻击肌内膜的微小血管，导致肌纤维的破坏和炎症。病理检查，镜下会看到远端的肌束内（endofascicular）血流灌注不足造成的肌束周围（perifascicular）萎缩。皮肌炎（Dermatomyositis，DM）皮肤病变的组织学特征是显著的 CD4+ 淋巴细胞及巨噬细胞在皮肤血管周围的浸润。

诊断

病史和体格检查可提示皮肌炎的可能性，确诊需要进行血清肌肉酶，电生理检查和肌肉活检。肌酸激酶（CK）的水平通常会升高，有时高达正常水平的 50 倍，并经常与疾病活动平行。肌电图显示出丰富的自发活动，有纤颤、正尖波和复杂的重复放电，这反映了疾病与炎症相关的肌膜不稳定性。肌病性运动单位电位也异常，反映了肌纤维的丧失（以短时，低振幅和多相性为特征），在近端肌肉中最明显。肌电图和神经传导研究也可用于排除神经肌肉疾病。肌肉活检可以确定诊断。皮肌炎的典型组织学特征包括血管周围炎性浸润以及束周萎缩；这一点可以与坏死性单纤维肌病（necrosis of single fibers）及多发性肌炎（polymyositis）的肌内膜炎症浸润鉴别。在特征性皮疹附近进行的皮肤活检也可以确诊。

治疗

强的松（Prednisone）一线治疗药物。起始治疗的最佳方案是，80~100mg/天，一次晨服，持续3~4周为一个疗程。在严重病例，首选治疗为3天疗程的1g/天的甲基泼尼松龙（methylprednisolone），静脉给药，3天之后改为口服。强的松的减量一定要小心，通常必须持续2~3个月的高剂量，之后逐渐减量，要用几个月的时间减量达到最低剂量。如果病人出现了严重的副作用，或在激素减量过程中疾病复发，就要加用非激素类药物。硫唑嘌呤［1.5~3mg/（kg·d）］在治疗3~6个月后通常是有效的。甲氨蝶呤也可单独用于皮肌炎的治疗。前三周为每周口服7.5毫克，然后逐渐增加，每周增加2.5毫克，直至每周达到25毫克。一个重要的副作用是甲氨蝶呤肺炎。环磷酰胺是一种烷化剂，单药治疗也有效，静脉给药，剂量为0.5~1gm/m²；环磷酰胺的毒副作用较明显，尤其是长时间使用。环孢素疗效不显著。一些病例报道认为麦考酚酯（mycophenolate）能有效控制皮肤病变，从而减少类固醇的用量（Gelber等，2000）。血浆置换无效，但静脉注射免疫球蛋白（IVIG）已在一个双盲临床试验中被证明是有效的，能提高肌力，改善皮肤病变和缓解潜在的免疫病理（Dalakas等，1993）。

皮肌炎的疾病历史不明确，因为在类固醇激素治疗之前并没有对这个疾病的自然历史进行研究。皮肌炎的典型症状比多发性肌炎更容易治疗，但合并间质性肺疾病患者（通常是晚期并发症）有很高的死亡率，需要积极的治疗。一些患者对治疗没有显著疗效，可能会致残。

多发性肌炎

流行病学与临床症状

多发性肌炎是肌肉的炎症性疾病，病因不明，主要表现为进行性近端对称的手臂、腿和颈部的肌肉无力并且症状可持续几周到几个月。通常情况下，病人的主诉是与近端肌无力相关，包括梳头、爬楼梯及从低位起身困难。但深腱反射通及感觉不受损。这种疾病，眼部肌肉不受影响并且面部肌肉也很少受到影响。患者经常抱怨肌痛、肌肉压痛及疲劳，但少数患者可以没有疼痛。吞咽困难也可发生，全身性并发症可包括扩张性心肌病与间质性肺病。它可以与其他结缔组织疾病有关，如系统性红斑狼疮、类风湿性关节炎与干燥综合征。如前所述，炎症性肌病是一组疾病，成人发病率是1/10万，发病高峰在50~60岁。

病理生理

多发性肌炎的病因仍不清楚，但有充分病理的证据认为是自身免疫调节导致的肌纤维的损害。它可以单独发生，也可以与其他全身性自身免疫疾病相关，积极的免疫调节治疗会有非常好的疗效。

诊断检查

多发性肌炎的诊断基于既往史、查体、血清学检查、电生理测试和肌肉活检。鉴别诊断包括：肌肉萎缩症；皮肌炎；代谢性肌病；内分泌病；电解质紊乱；线粒体疾病以及全身性疾病，例如吸收障碍综合征、癌症、血管炎、全身性感染、结节病和肉芽肿病；或者中毒性肌病。血清肌酸激酶（CK）可升至正常上限的50倍。ALK、AST和LDH等酶也可升高，常会误诊为原发性肝病，尤其CK水平正常时。与皮肌炎相似，肌电图显示大量自发性的电活动，其中包括纤颤电位、正相锐波以及复杂的重复性放电，均反映了疾病与炎症相关的肌膜的不稳定性。肌病的运动单位电位也是异常的，反映肌纤维的丧失，异常的电活动以短时程，低振幅和多相位为特征，也可见于邻近的肌组织。肌电图和神经传导测试也有助于排除神经源性肌病。活检取材于未受影响的肌组织（多为股外侧肌），可以显示单个肌纤维的坏死和肌内膜的炎症浸润。然而，活检正常也不能除外本病的诊断，因为炎症和坏死可能呈小片状分布，在小的样本取样中可能会漏掉。因此，肌电图才是多发性肌炎更为敏感的检查方法，因为它可以分析大面积的、多条肌肉，也是由于在这种疾病中，肌膜的不稳定性通常会引起广泛的变化。

治疗

多发性肌炎对免疫调节治疗反应良好，大多数病人治疗1~2个月可获显著疗效。治疗方式的选择与皮肌炎大致相同。与皮肌炎相似的是，多发性肌炎的自然史是不明确的，在应用糖皮质激素治疗前，并没有针对疾病自然史的研究。通常高龄、间质性肺病及食管功能障碍引起的肺炎提示预后不佳。少数病人对免疫治疗反应不良，从而让治疗变得非常棘手。如果积极的免疫治疗效果不佳，需要重新考虑诊断的正确性；对病史、神经系统检查，电生理和活检等需要重新评价。

包涵体肌炎（inclusion body myositis，IBM）

流行病学和临床特征

包涵体肌炎是 50 岁以上最常见的肌病，患病率为 50/100 万。男性多于女性（3∶1 的比例），在非洲裔人中很少见。有一种很少见的遗传性，在二三十岁发病。

散发的 IBM 会有无痛性肌无力和萎缩，缓慢进展。发病时受累肌肉不对称，典型病例为手腕和手指屈肌受累最严重，继而发展为股四头肌和足背屈肌。手部肌肉无力在疾病早期即出现，表现为精细动作困难，如抓、捏、系纽扣困难，接着会由于下肢无力导致绊倒和跌倒。严重吞咽困难在一些患者中较晚出现，但某种程度的吞咽困难可见于 40% 以上的患者（（Lotz 等，1989）。轻度面肌无力和颈部伸肌无力也可看到，但眼外肌不受影响。腱反射可正常，膝反射、踝反射一般在病程早期消失。感觉检查通常正常。病程进展非常缓慢。没有肌束震颤、反射亢进和上运动神经元受损表现，这些可作为与 ALS 的鉴别点。

诊断

CK 通常轻度升高（2~3 倍），或显著升高（10 倍），但部分患者也可能正常。肌电图可以排除其他相似疾病。经典 IBM 的肌电图主要是肌源性肌病的病变模式，在临床症状出现之前肌电图就会显示病变肌肉的表现（主要前臂屈肌和远侧腿部，而不像其他继发性肌病主要在近端分布）。自发活动有时可能存在，但通常程度轻（Joy 等，1990）。肌肉活检可确定诊断。IBM 的特征性变化是活检显示镶边空泡，肌内膜炎症细胞浸润和细胞浆嗜酸性包涵体。电镜下，这些嗜酸性包涵体是核内或细胞质中 12~18nm 大小的丝状集聚物。但是在肌肉活检看到的是淀粉样物质的沉积，可以用刚果红染色在偏光显微镜下呈苹果绿双折光现象。

病理生理

是什么触发了这一缓慢进展的疾病还不完全清楚，但病理及其他证据显示合并线粒体病变，退行性病变及自身免疫障碍导致了肌纤维损害和变性。然而，这个疾病特征性的淀粉样物质的沉积似乎是退行病变的标志，而不是中毒造成的包涵体形成（与系统性淀粉沉积病中见到的肌病类型不一样）。

治疗

目前，IBM 没有有效的治疗。IBM 用类固醇治疗无效；其他免疫抑制药，如硫唑嘌呤、甲氨蝶呤、环磷酰胺和全淋巴照射等已经证明无效。肌肉无力进展缓慢，与渐进的肌肉萎缩有关。如果 60 岁以后发病会很快进展到不能行走。支持疗法和对症治疗对 IBM 患者都很重要，包括物理治疗、康复训练和辅助器具的使用。密切监测吞咽困难是非常重要的。

毒性肌病（toxic myopathies）

流行病学和临床特征

大量药物和一些化学品是有毒的，可以通过多种机制产生肌肉损伤，包括局部创伤（肌内注射）、电解质紊乱（低钾血症）、代谢需求增加（恶性高热）及对肌膜和细胞器的毒性作用。一些临床特征可以表明肌病可能是潜在的毒性病因，比如，接触毒素和症状发作之间的时间联系、缺乏先前存在的肌肉症状、没有其他可确定的原因并且在停药后症状完全或部分缓解。毒性肌病可以出现在任何年龄，但是随着年龄的增长，毒素的累积和药物诱导的损伤会更常见。

许多药物与肌病有关，但只有少数被明确地证明是有因果关系的，包括酒精、胺碘酮、氯喹、降胆固醇药、秋水仙碱、皮质类固醇、青霉胺和齐多夫定。每种药物都通过不同的机制起作用。在氯喹诱导的肌病中看到肌肉中的自噬变性和磷脂累积，而秋水仙碱引起微管依赖性细胞骨架网络的破坏。

齐多夫定抑制肌肉中线粒体功能，青霉胺可以产生的临床症状与多肌炎病理难以区分。他汀类药物的副作用可以导致横纹肌溶解，并且至少两种其他药物也可以诱导横纹肌溶解：抗精神病药物恶性症候群（neuroleptic malignant syndrome）和恶性高热（malignant hyperthermia）（通常由麻醉药诱发）。

诊断

既往史和查体对中毒性肌病的诊断很重要，特别要注意那些已经知道的和潜在的风险，包括详细的职业史、娱乐史和居住史、当前和既往的用药史及毒品的使用情况等，并了解同事、邻居或家庭成员中有无类似疾病的情况。

血清 CK 是急性肌肉损伤最敏感的指标之一。肌电图可能显示出肌病性改变，在中度至重度、急性或亚急性病例中更可能异常。但是一些毒素，如类固醇只产生很小的电生理改变。肌肉活检在某些情况下确定肌肉损伤的存在和损伤程度可能有帮助，但不能鉴别特定的毒素。

特定的毒素

他汀类的降血脂药

流行病学和临床特征

所有降脂药物的肌病发生率均相似，单药治疗时为 0.1%~0.5%，联合用药时会增至 0.5%~2.5%（Hode，2002）。但是，当他汀类药物与非诺贝特类（fibrates）药物，如吉非罗齐（gemfibrozil）合用时，肌病的发生率会显著升高，大约在每 10 万治疗病例中就会有一例横纹肌溶解病例的报告。第一代他汀类药物（洛伐他汀、普伐他汀、和辛伐他汀）很少与肌病有关，但新合成药物（阿托伐他汀、氟伐他汀和西伐他汀）的毒性很常见。在他汀类药物中，吉西他滨（cerivastatin）是最常见导致肌病的，并已经从市场撤下。

症状的范围从轻度肌痛到严重的肌肉无力或致命的横纹肌溶解症。这种肌病经常表现为肌肉痉挛和近端无力。肌强直（Myotonia）常见。他汀类药相关的坏死性肌病，是另一种新近发现的疾病，可能是免疫介导的，其特点是在他汀类药治疗期间或结束后出现近端肌肉无力，尽管他汀类药停用后这种情况仍持续存在，免疫抑制药治疗可改善。肌肉活检显示坏死性肌病而没有显著的炎症细胞浸润。

除了这些明确识别的疾病外，我们还发现，在接受长期他汀类药物治疗的多达 50% 的患者中，至少有轻度的近端小腿无力，多为亚临床的，通常经过多年治疗后才出现，找不到其他明显原因。虽然这种情况通常没有显著的临床意义，也不会进行性地发展，但是对已经有其他原因而近端肌无力的患者来说可能会雪上加霜。

病理生理

他汀类药物导致肌肉损伤的机制仍不是很清楚。"细胞膜的流动性"增加、血乳酸与丙酮酸比值增高（提示线粒体功能障碍）、香叶基焦磷酸盐（geranylgeranyl pyrophosphate）的代谢产物的耗竭可能是潜在的原因。

诊断检查

他汀类药相关肌病的诊断是排除性诊断，并根据病史、体检、CK 测量以及肌电图和组织学评估。确定诊断可以通过试验性给药 / 停药和再次给药的观察来获得。肌电图和神经传导检查显示经典的肌病所见，包括纤颤电位（fibrillation potentials）、早募集（early recruitment）和短时、低振幅多相运动单位电位。肌肉活检会看到萎缩，严重病例会看到 I 型和 II 纤维坏死。

治疗

老人和女性患者，以及那些已经在使用其他潜在毒性药物或代谢受损的情况，如果使用他汀类药会使肌病风险增高，所以在用降血脂药物之前要格外慎重。基因突变分析可以找出他汀类药相关肌病的危险因素，可作为易感性检查，并正在应用于商业上。因为高剂量更容易发生肌毒性，所以他汀类药应该尽可能使用最低的有效量。如果出现症状，立即停药，通常几天到几周症状消失。辅酶 Q 治疗他汀类药物性肌病在临床对照试验中没有得到显著结果。如果只是血 CK 升高，但没有临床症状（高 CK 血症），可以继续用药，只要血 CK 控制在低水平（小于正常上限的 2 倍）并且不再继续增加。

类固醇肌病（Steroid myopathy）

流行病学和临床特征

在慢性疾病需要长期服用类固醇激素治疗的患者中，多达 60% 的病例会有至少轻度的肌病（查体可见某种程度的近端肌无力）（Batchelor 等，1997）。但是这个数字可能并不准确，肌肉损伤可能是由于许多慢性疾病导致的，而类固醇是治疗的选择，包括系统性红斑狼疮、类风湿性关节炎、支气管哮喘、慢性阻塞性肺疾病（COPD）和多发性肌炎。

长期使用糖皮质激素可诱发无痛性肌病，表现为缓慢进展的下肢近端肌肉无力。虽然通常由口服糖皮质激素导致，但其他给药途径，包括吸入类固醇在内的某些情况也可以引起肌病。急性肌病损伤和长期瘫痪的特定综合征可发生在大剂量激素治疗的危重病人，特别是那些上呼吸机的患者用了神经肌肉阻滞药。

病理生理

皮质类固醇抑制信使 RNA 的合成，进而影响肌肉特异性蛋白的翻译和合成。在类固醇诱导的肌病中，快动糖酵解（2b 型）纤维更容易受损。

诊断

临床诊断为排除性诊断，病史和体格检查很重要，因为病理检查没有异常所见。

CK 可能是正常的，肌电图往往是正常的。肌肉活检可显示 2b 型纤维的萎缩（但也可能正常）。伴有严重疾病的类固醇肌病的肌电图可以显示纤颤及肌源性的肌病特征。在这些情况下，肌肉活检通常有肌纤维坏死、空泡化和肌球蛋白丝（myosin filaments）的显著丢失。

治疗

皮质类固醇肌病通常是可逆的，停药或减量可以使症状缓解。体育锻炼可以在一定程度上预防或逆转类固醇导致的肌肉萎缩和无力。类固醇肌病的预后一般良好，停药后症状消退。在严重的坏死性肌病中，遗留的肌肉无力，或受累肌肉的麻痹可能会持续。

晚发性遗传性肌病（late-onset hereditary myopathies）

大多数遗传性肌病通常年轻时发病。但是，一些遗传性肌病也可发病较晚。Welander 远端肌病（迟发性远端肌病）为常染色体显性遗传形式，主要影响手的长伸肌（long extensors），然后是脚。通常四、五十岁时发病。CK 值正常或轻度升高。肌电图显示肌源性及神经源性的肌病模式。肌肉活检可以见到肌源性病变，通常为镶边空泡。Makesbery 及同事报道的晚发性远端肌病，表现为肌肉无力从远端肌肉开始（胫骨前肌），后来扩展到手，晚期心肌受累。胫骨肌营养不良症是一种类似的疾病，但没有心脏受累，从 40~80 岁都可发病。少见病例，如迟发性麦卡德尔病（late-onset McArdle's disease），临床表现为运动诱发肌痉挛及运动不耐受（exercise intolerance），有个案报道患者 60 岁才发病（Felice 等，1992）。

（范静怡　译，管锦群　杨春慧　校）

参考文献

Batchelor, T.T., Taylor, L.P., Thaler, H.T., et al. (1997) Steroid myopathy in cancer patients. *Neurology*, 48 (5): 1234–1238.

Beekman, R., Ehling, T., Kuks, J.B., and Oosterhuis, H.J. (1991) Epidemiological data of 100 recent myasthenia patients. *J Autoimmin*, 4: XXIII.

Bennett, C.L., Lawson, V.H., Brickell, K.L., et al. (2008) Late-onset hereditary axonal neuropathies. *Neurology*, 71: 14–20.

Boden, S.D., Davis, D.O., Dina, T.S., et al. (1990) Abnormal magnetic resonance scans of the lumbar spine in asymptomatic subjects. A prospective investigation. *J Bone Joint Surg Am*, 72: 403–408.

Bradley, W.G., Daroff, R.B., Fenichel, G.M., et al. (2003) *Neurology in Clinical Practice*. Oxford: Butterworth-Heinemann.

Buckbinder, R., Forbes, A., Hall, S., et al. (2001) Incidence of malignant disease in biopsy-proven inflammatory myopathy. A population-based cohort study. *Ann Intern Med*, 134: 1087–1095.

Carette, S., Leclaire, R., Marcoux, S., et al. (1997) Epidural corticosteroid injections for sciatica due to herniated nucleus pulposus. *N Engl J Med*, 336: 1634–1640.

Codd, M.B., Mulder, D.W., Kurland, L.T., Beard, C.M., and O'Fallon, W.M. (1985) Poliomyelitis in Rochester, Minnesota, 1935-1955: epidemiology and long-term sequelae. A preliminary report. In: L.S. Halstead and D.O. Wiechers (eds), *Late effects of poliomyelitis*, pp. 121-134. Miami: Symposia Foundation.

Dalakas, M.C. (2001) The molecular and cellular pathology of inflammatory muscle diseases. *Curr Opin Pharmacology*, 1: 300–306.

Dalakas, M.C., Illa, I., Dambrosia, J.M,, et al. (1993) A controlled trial of high-dose intravenous immunoglobulin infusions as treatment for dermatomyositis. *N Engl J Med*, 329: 1993–2000.

Dalmau, J., Forneaux, H.M., Gralla, R.J., et al. (1991) Detection of the anti-Hu antibody in the serum of patients with small cell lung cancer—a quantitative Western blot analysis. *Ann Neurol*, 27: 544–552.

Dau, P.C. and Denys, E.H. (1982) Plasmapheresis and immunosuppressive drug therapy in the Eaton–Lambert syndrome. *Ann Neurol*, 11: 570–575.

Dyck PJ, Daube J, O'Brien P, et al. (1986) Plasma exchane in chronic inflammatory demyelinating polyradiculoneuropathy. *N Engl J Med*, 314: 461–465.

Dyck, P.J., O'Brien, P.C., Bosch, E.P., et al. (2005) Results of a controlled trial of IV methyprednisolone in diabetic lumbosacral radiculplexus neuropathy (DLRPN): A preliminary indication of efficacy. *J Periph Nerv Syst*, 10 (Suppl. 1): 21.

Felice, K.J., Schneebaum, A.B., and Jones Jr., H.R. (1992) McArdle's disease with late-onset symptoms: Case report and review of the literature. *J Neurol Neurosurg Psychiatry*, 55: 407–408.

Gelber, A.C., Nousari, H.C., and Wigley, F.M. (2000) Mycophenolate mofetil in the treatment of severe skin manifestations of dermatomyositis: A series of 4 cases. *J Rheumatol*, 27: 1542–1545.

Gordon, P.H., Cheng, B., Katz, I.B., et al. (2006) The natural history of primary lateral sclerosis. *Neurology*, 66: 647–653.

Grob, D., Arsura, E.L., Brunner, N.G., and Namba, T. (1987) The course of myasthenia gravis and therapies affecting outcome. *Ann NY Acad Sci*, 505: 472–499.

Gutmann, L., Phillips, L.H., and Gutmann, L. (1992) Trends in the association of Lambert–Eaton myasthenic syndrome with carcinoma. *Neurology*, 42: 848–850.

Hahn, A.F., Bolton, C.F., Pillay. N., et al. (1996) Plasma-exchange therapy in chronic inflammatory demyelinating polyneuropathy. A double blind, sham-controlled, crossover study. *Brain*, 119: 1055–1066.

Hammad, M., Silva, A., Glass, J., et al. (2007) Clinical, electrophysiologic, and pathologic evidence for sensory abnormalities in ALS. *Neurology*, 69 (24): 2236–2242.

Hausmann, G., Herrero, C., Cid, M.C., et al. (1991) Immunopathologic study of skin lesions in dermatomyositis. *J Am Acad Dermatol*, 25: 225–230.

Heckmann, J.G., Lang, C.J.G., Zobelein, I., et al. (1999) Herniated cervical intervertebral discs with radiculopathy: An outcome study of conservatively or surgically treated patients. *J Spinal Disord*, 12: 396–401.

Hilibrand, A.S. and Rand, N. (1999) Degenerative lumbar stenosis: Diagnosis and management. *J Am Acad Orthop Surg*, 7: 239–249.

Hill, C. L., Zhang, Y., Sigurgeirsson, B., et al. (2001) Frequency of specific cancer types in dermatomyositis and polymyositis: A population-based study. *Lancet*, 357: 96–100.

Hodel, C. (2002) Myopathy and rhabdomyolysis with lipid-lowering drugs. *Toxicol Lett*, 128 (1–3): 159–168.

Howard, J.F., Sanders, D.B., and Massey, J.M. (1994) The electrodiagnosis of myasthenia gravis and the Lambert–Eaton myasthenic syndrome. In: D. B. Sanders (ed.), *Myasthenia Gravis and Myasthenic Syndromes. Neurologic Clinics of North America*. Vol. 12, no. 2. Philadelphia: WB Saunders Company.

Hughes, R.A., Donofrio, P., Bril, V., et al. (2008) Intravenous immune globulin (10% caprylate chromatography purified) for the treatment of chronic inflammatory demyelinating polyradiculoneuropathy (ICE study): A randomized placebo-controlled trial. *Lancet Neurol*, 7: 136–144.

Ince, P.G., Evans, J., Knopp, M., et al. (2003) Corticospinal tract degeneration in the progressive muscular atrophy variant of ALS. *Neurology*, 60: 1252–1258.

Joy, J.L., Oh, S.J., and Baysal, A.I. (1990) Electrophysiological spectrum of inclusion body myositis. *Muscle Nerve*, 13: 949–951.

Katz, J.N., Dalgas, M., Stucki, G., et al. (1995) Degenerative lumbar spinal stenosis: Diagnostic value of the history and physical examination. *Arthritis Rheum*, 38: 1,236–1,241.

Katz, J.S., Wolfe, G.I., Andersson, P.B., et al. (1999) Brachial amyotrophic diplegia. A slowly progressive motor neuron disorder. *Neurology*, 53: 1071.

Kim, W.K., Liu, X., Sandner, J., et al. (2009) Study of 962 patients indicates progressive muscular atrophy is a form of ALS. *Neurology*, 73 (20): 1686–1692.

Kori, S.H., Foley, K.M., and Posner, J.B. (1981) Brachial plexus lesions in patients with cancer: 100 cases. *Neurology*, 31: 45–50.

Latov, N. (1995) Pathogenesis and therapy of neuropathies associated with monoclonal gammopathies. *Ann Neurol*, 37 (SI): S32–S42.

Lederman, R.J. and Wilbourn, A.J. (1984) Brachial plexopathy: Recurrent cancer or radiation? *Neurology*, 34: 1331–1335.

Limburg, P.C., The, T.H., Hummel-Tappel, E., and Oosterhuis, H.J. (1983) Anti-acetylcholine receptor antibodies in myasthenia gravis. Part I: Their relation to the clinical state and the effect of therapy. *J Neurol Sci*, 58 (3): 357–370.

Linke, R., Schroeder, M., Helmberger, T., and Voltz, R. (2004) Antibody-positive paraneoplastic neurologic syndromes: Value of CT and PET for tumor diagnosis. *Neurology*, 63: 282–286.

Lotz, B.P., Engel, A.G., Nishino, H., et al. (1989) Inclusion body myositis: Observations in 40 patients. *Brain*, 112: 727–747.

Lusk, M.D., Kline, D.G., and Garcia, C.A. (1987) Tumors of the brachial plexus. *Neurosurgery*, 21: 439–453.

Magnus, T., Beck, M., Giess, R., et al. (2002) Disease progression in amyotrophic lateral sclerosis: Predictors of survival. *Muscle Nerve*, 25: 709–714.

Mastaglia, F.L., Needham, M., Scott, A., et al. (2009) Sporadic inclusion body myositis: HLA-DRB1 allele interactions influence disease risk and clinical phenotype. *Neuromuscul Disord*, 19 (11): 763–765.

McCombe, P.A., Pollard, J.D., and McLeod, J.G. (1987) Chronic inflammatory demyelinating polyradiculoneuropathy. A clinical and electrophysiological study of 92 cases. *Brain*, 110: 1617–1630.

Miller, R.G., Jackson, C.E., Kasarskis, E.J., et al. (2009) Practice Parameter update: The care of the patient with amyotrophic lateral sclerosis: Multidisciplinary care, symptom management, and cognitive/behavioral impairment (an evidence-based

review). *Neurology*, 73: 1227–1233.

Mitsumoto, H., Chad, D., and Pioro, E.P. (1998) History, terminology, and classification of ALS. In: H. Mitsumoto, D. Chad, and E.P. Pioro (eds), *Amyotrophic Lateral Sclerosis*. Philadelphia: FA Davis.

Mulder, D.W. (1957) The clinical syndrome of amyotrophic lateral sclerosis. *Proc Staff Meet Mayo Clin*, 32: 427–436.

Mulder, D.W., Rosenbaum, R.A., and Layton, D.D. (1972) Late progression of poliomyelitis or forme fruste amyotrophic lateral sclerosis? *Mayo Clin Proc*, 47: 756–761.

Needham, M., Corbett, A., Day, T., et al. (2008) Prevalence of sporadic inclusion body myositis and factors contributing to delayed diagnosis. *J Clin Neurosci*, 15 (12): 1350–1353.

Norris, F. (1992) Adult progressive muscular atrophy. In: P. Vinkens (ed.), *Handbook of Clinical Neurology*, Vol. 59, *Diseases of the Motor System*. Amsterdam: Elsevier.

Oosterhuis, H.J. (1981) Myasthenia gravis. A survey. *Clin Neurol Neurosurg*, 83: 105–135.

Oosterhuis, H.J. (1988) Long-term effects of treatment in 374 patients with myasthenia gravis. *Monogr Allergy*, 25: 75–85.

Peng, A., Koffman, B.M., Malley, J.D., and Dalakas, M.C. (2000) Disease progression in sporadic inclusion body myositis: Observations in 78 patients. *Neurology*, 55: 296–298.

Rich, M.M., et al. (1997) Treatment of Lambert–Eaton syndrome with intravenous immunoglobulin. *Muscle Nerve*, 20: 614–615.

Sampath, P., Bendebba, M., Davis, J.D., and Ducker, T. (1999) Outcome in patients with cervical radiculopathy: Prospective, multicenter study with independent clinical review. *Spine*, 24: 591–597.

Schmidt, B., Toyka, K.V., Kiefer, R., et al. (1996) Inflammatory infiltrates in sural nerve biopsies in Guillain–Barré syndrome and chronic inflammatory demyelinating polyneuropathy. *Muscle Nerve*, 19: 474–487.

Sorenson, E.J., Daube, J.R., and Windebank, A.J. (2005) A 15-year follow-up of neuromuscular function in patients with prior poliomyelitis. *Neurology*, 64: 1070–1072.

Thomas, J.E., and Colby, M.Y. (1972) Radiation-induced or metastatic brachial plexopathy? A diagnostic dilemma. *JAMA*, 222: 1392–1395.

Thyagarajan, D., Cascino, T., and Harms, G. (1995) Magnetic resonance imaging in brachial plexopathy of cancer. *Neurology*, 45: 421–427.

Tim, R.W., Massey, J.M., and Sanders, D.B. (2000) Lambert–Eaton myasthenic syndrome: Electrodiagnostic findings and response to treatment. *Neurology*, 54: 2176–2178.

Vrancken, A.F., Notermans, N.C., Jansen, G.H., et al. (2004) Progressive idiopathic axonal neuropathy: A comparative clinical and histopathological study with vasculitic neuropathy. *J Neurol*, 251: 269–278.

Wiechers, D.O., and Hubbell, S.L. (1981) Late changes in the motor unit after acute poliomyelitis. *Muscle Nerve*, 4: 524–528.

Windebank, A.J., Litchy, W.J., Daube, J.R., et al. (1991) Late effects of paralytic poliomyelitis in Olmsted County, Minnesota. *Neurology*, 41: 501–507.

Wolff, M.W., and Levine, L.A. (2002) Cervical radiculopathies: Conservative approaches to management. *Phys Med Rehabil Clin N Am*, 13: 589–608.

Yoss, R.E., Corbin, K.B., Maccarty, C.S., et al. (1957) Significance of symptoms and signs in localization of involved root in cervical disk protrusion. *Neurology*, 7: 673–683.

Younes-Mhenni, S., Janier, M.F., Cinotti, L., et al. (2004) FDG-PET improves tumour detection in patients with paraneoplastic neurological syndromes. *Brain*, 127: 2331–2338.

第四部分
老年神经疾病的治疗

第二十二章
老年神经系统疾病的神经外科治疗

David Fusco, *Rasha Germain*, *Peter Nakaji*

Division of Neurological Surgery, Barrow Neurological Institute, St. Joseph's Hospital and Medical Center, Phoenix, AZ, USA

概述

- 慢性硬脑膜下血肿
  - 由于脑外伤和脑萎缩,血液集聚于硬脑膜与脑组织之间。
  - 巨大的硬脑膜下血肿可能导致痴呆等脑部功能障碍。
  - 一部分慢性硬脑膜下血肿可以自愈,但是一旦出血量增加,就必须进行血肿引流手术。液化的慢性硬脑膜下血肿可以通过钻孔引流手术(颅骨钻孔,一孔或两孔,放置硬脑膜下引流系统)治疗。
- 动脉瘤
  - 由于结构发育缺陷、疾病或损伤导致的动脉血管壁的异常扩张。
  - 决定动脉瘤是否应该治疗和如何治疗时必须考虑到年龄因素。
  - 计算机体层(CT)血管成像、磁共振血管成像(MRA)和基于导管的数字减影血管造影(DSA)常常被用来确定动脉瘤的大小、位置和形态。
  - 治疗方法包括观察、开颅夹闭动脉瘤(有或无旁路搭桥供血),血管内线圈栓塞(有或无支架辅助)。
- 脑卒中
  - 脑组织局部区域突然的血供障碍导致的神经功能的丧失。
  - 非增强颅脑 CT 可以判断缺血性和出血性脑梗死,MRI 的弥散加权成像(DWI)可提高诊断敏感性。
- 神经肿瘤
  - 脑肿瘤需要根据临床表现、神经影像学和组织学进行诊断。
  - 首选治疗是手术切除肿瘤并组织病检。放射治疗(RT)和化学治疗也可作为综合治疗方案的重要部分。
- 齿突骨折
  - 第二颈椎骨折可导致颈部疼痛。损伤程度可通过 CT 和 MRI 进行评估,要根据骨折分级(Ⅰ,Ⅱ,Ⅲ级)决定治疗方案。
  - 非手术治疗(nonOP)包括颈椎矫正法或头环背心(Halo Vest)加强固定;然而,长期固定可能增加水肿风险和影响其他物理康复。
  - 手术治疗包括前路或后路开放固定术。
- 压缩性骨折
  - 通常与骨质疏松有关,但也可由肿瘤浸润生长或感染引起。
  - 保守治疗包括疼痛的处理,支具固定和功能康复。
  - 手术方法包括经皮椎体成形术和椎体后凸成形术。
- 疼痛:三叉神经痛(trigeminal neuralgia, TGN)
  - 三叉神经分布区的面部疼痛。最常用的镇痛方法是卡马西平药物治疗。
  - 外科治疗选择包括经皮半月神经节毁损、立体定向放射治疗和微血管减压术(microvascular decompression, MVD)。
- 帕金森病(Parkinson's disease, PD)
  - 左旋多巴和卡比多巴通过补充大脑中多巴胺的水平而缓解症状。
  - 脑深部电刺激(deep brain stimulation, DBS)治疗运动障碍是一个相对安全的选择。DBS 的最佳靶点是丘脑底核(subthalamic nucleus, STN)。苍白球也可作为治疗靶点。

作为一个器官系统,中枢神经系统(CNS)受年龄影响明显。只有少数神经外科疾病,特异性发生于老年人群,也在年轻人群中很少发生。然而,这些疾病对患者的影响随着患者年龄的增长而变化。此外,随着衰老,决定如何治疗和是否需要治疗变得重要,因为随着患者年龄的增长,相关风险也增加了。在神经外科疾病方面,我们必须考虑患者的绝对年龄和预期寿命。例如,未破裂脑动脉瘤破裂的风险为每年1%,这对于手术风险为5%的20岁患者和手术风险为15%的75岁患者的意义是完全不同的。前者距预期寿命的年限较长,如果不治疗,则可能冒60年动脉瘤破裂的风险,与后者的生存状态完全不同,后者距预期寿命只有13年。最佳的治疗建议常常需要实际的分析。

仅靠本章节来解决所有涉及老年患者神经外科疾病的治疗问题是不切实际的。因此,我们将重点放在那些在老年患者中最常见和最易被忽视的问题上。

慢性硬脑膜下血肿

慢性硬脑膜下血肿(SDHs)多发于老年人。顾名思义,SDH是积聚于硬脑膜与脑组织之间的血肿,液化的血肿通常发生在60岁及以上的患者,这些患者往往存在由于年龄或疾病引起的脑萎缩和脑实质体积的减少。随着时间的推移,脑组织萎缩,形成了脑组织和硬脑膜之间的一个潜在的腔隙。轻微头部外伤会导致脑部皮层血管撕裂,从而血肿会在几天到几周时间内缓慢增长。由于脑萎缩之后产生的腔隙,在症状出现之前,液化血肿会变得相当大。

相比于由直接颅脑损伤导致的相似部位急性出血,SDH的产生具有完全不同的机制。前者的症状绝大部分是由颅内压(ICP)增高和脑组织剪应力损伤造成的,而慢性硬脑膜下血肿患者往往不能回想受伤经过,症状也与血肿的占位效应有关,而非颅内压(ICP)增高。事实上,只有不到一半的慢性硬脑膜下血肿患者记得受伤经过,因为创伤可能很小,如头部的轻微碰撞就可以缓慢形成血肿。其他风险因素包括酗酒、癫痫、分流术后过度引流脑脊液(CSF),以及由于肝功能异常或血小板功能障碍、口服抗凝血药物如华法林等导致的易出血体质。

头痛是慢性硬脑膜下血肿患者最常见的主述,约80%以上患者罹患头痛。其他症状可能包括嗜睡、记忆障碍、精神混乱、乏力、平衡失调、恶心、呕吐、视力下降和癫痫发作。巨大血肿患者可能出现不同程度的偏瘫和昏迷。SDH可与其他一些脑部疾病相混淆,包括痴呆、卒中、短暂性脑缺血发作(transient ischemic attack, TIA)、脑炎和大脑病变如肿瘤或脓肿。尤其在全脑功能呈现缓慢下降状态的老年患者中,最初误诊为痴呆是很常见的。入院时这种误诊可达40%。慢性硬脑膜下血肿的最终诊断依赖于计算机断层扫描(CT)和磁共振成像(MRI)。根据不同时期的血液成分,慢性硬脑膜下血肿在CT上表现为混杂密度,MRI表现为混杂信号,可在脑组织表面延展很大范围,并伴多个隔膜和小腔(图22.1)。亚急性期血肿可与脑组织等密度而难以分辨。

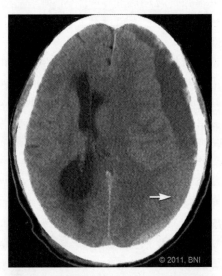

图22.1 轴位CT扫描显示颅内混杂密度的慢性硬脑膜下血肿(SDH)。分层的含铁血黄素(箭头),侧脑室受压变窄,脑沟回消失,中线结构显著移位。© Barrow Neurological Institute

慢性硬脑膜下血肿产生时可以看作是硬脑膜下水囊瘤,一个充满脑脊液的硬脑膜-蛛网膜分界。硬脑膜侧的细胞在这个脑脊液水囊周围增殖形成假膜。脆弱的新生血管在这层假膜中生长,因为微小创伤这些血管可以再次出血,导致慢性硬脑膜下血肿逐渐增加(Kawakami等,1989)。慢性硬脑膜下血肿也可以由急性硬脑膜下血肿液化演变而来,尤其是无明显症状的病例。血肿液化通常出现在发病1~3周后,此时CT扫描血肿可呈现为低密度影像(图22.2)。

有症状的慢性硬脑膜下血肿患者可以采取多种有效安全的治疗。对于影像学上没有明显占位效

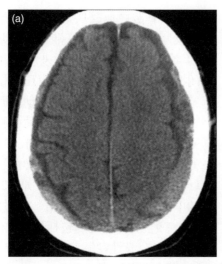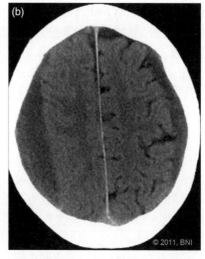

图 22.2　轴位颅脑CT扫描显示原发损伤后1周（a）和3周（b），由急性硬脑膜下血肿演变和液化的慢性硬脑膜下血肿。© Barrow Neurological Institute

应和除轻微头痛之外无明显神经症状和体征的患者，可以采取定期复查CT，比较血肿变化，观察血肿是相对稳定还是逐渐吸收。然而在一些病例中，一旦血肿增大，则必须进行引流手术。急性硬脑膜下血肿由于更强的液体性而呈现较薄的不定型的占位。此外，虽然自发性出血能很好地解决，但仍不能很好地预防。在急性或者慢性硬脑膜下血肿的治疗中，药物治疗并不能加快治疗进程。因此，动态影像学监测所有的慢性硬脑膜下血肿至关重要。一般来说，结合患者神经系统症状，或者影像学血肿厚度大于1cm和（或）中线结构偏移大于5mm，都应该考虑行血肿引流手术。

很多外科手术技术都可用于慢性硬脑膜下血肿的治疗。液化后的硬脑膜下血肿可以进行钻孔引流术，在血肿区域的颅骨上钻1~2个孔。钻孔引流术也可便于之后可能需要的开颅手术（Mori和Maeda，2001）。封闭的引流装置有时需要在术后留置硬脑膜下腔24~72小时。床边行锥颅置管引流至闭合引流袋中也是经常应用的方案（Horn等）。近来，美国明尼苏达美敦力公司（Medtronic, Inc.）开发了一种新型的硬脑膜下引流系统，达到满意的手术效果。该系统包括将空心螺栓穿刺到血肿腔，然后拧紧到血肿区颅骨上，放置螺栓球状的吸引管（bolt-to-bulb suction）进行抽吸（Lollis等，2006）。

在某些情况下，如复发、血肿密度较高以及血肿包膜分隔形成，可建议开颅手术清除血肿。双侧的慢性硬脑膜下血肿则通常建议同时行双侧钻孔置管引流。

治疗的预后差异较大。总体而言，80%~90%

慢性SDH患者在血肿引流术后脑功能得到改善，但有些患者的治疗过程并不顺利。尽管慢性硬脑膜下血肿貌似简单，但对于神经外科医师而言，慢性SDH仍是复杂棘手的。治疗并发症包括癫痫、急性硬脑膜下血肿形成，感染、颅内脓肿和颅内积气等。并发症的发生率随着患者年龄和医源性并发症的增加而增加。据文献报道，术后因积血残留而再次手术的机率为10%~25%（Stroobandt等，1995）。重要的是，如果症状缓解，积血不必完全被清除，最终这些残余的积血会被吸收。

动脉瘤

相比于年轻患者，动脉瘤一样会影响老年患者。随着患者年龄的增长，治疗的风险也会增加，是否治疗需要仔细考虑。对于低风险的未破裂动脉瘤，常推荐观察。这并不是因为没有破裂风险，而是因为治疗的风险会更大。尽管如此，因为高发病率和致死率，依赖目前医疗技术，未破裂动脉瘤还是常常会被治疗处理。而破裂的动脉瘤，尽管治疗有风险，但不处理的风险明显高于治疗风险。下面我们讨论颅内动脉瘤的特性和年龄在决定动脉瘤是否处理中的角色。

动脉瘤是一种由于发育缺陷、疾病或损伤引起的血管壁（通常是动脉）局部的异常扩张。囊状、梭形和夹层是颅内动脉瘤（IC）的三种主要形状。颅内动脉瘤的常见原因包括血流动力学导致的血管损伤，退行性血管损伤（例如高血压、吸烟或动脉粥样硬化），潜在的血管病变（如肌纤维发育不良），血管高张状态,例如动静脉畸形(AVM)或动静脉瘘。不常见原因包括创伤、真菌感染的动脉瘤、药物滥用、原发性或转移性肿瘤。

常见的脑动脉瘤呈囊状或浆果样。囊状动脉瘤呈圆形或气球状,往往发生于动脉分叉处,在Willis动脉环最多见。颅内囊状动脉瘤的产生、增大、血栓形成甚至破裂通常由于动脉分叉处的异常血流动力学剪切应力所致。血液流动方向的快速变化(收缩和舒张的结果)产生的剪切应力可引起动脉瘤颈处内膜的不断损伤,这种血流动力学压力与前所述导致动脉瘤退行性变协同作用,最终导致动脉瘤的破裂。

先天性和发育等因素如常染色体显性遗传性多囊肾病(ADPKD)、结缔组织疾病、肌纤维发育不良均可导致动脉瘤的形成。确切的颅内动脉瘤发病率是未知的,但估计占全人口总数的1%~6%,而ADPKD患者的发病率可达5%~40%(Wiebers等,2003;Yanaka等,2004)。其中有10%~30%患者存在多发颅内动脉瘤,女性高发(5:1~11:1之间,Brisman等,2006)。

40~60岁的动脉瘤患者可有典型症状,而蛛网膜下腔出血(SAH)发生的高发年龄段为55~60岁(Greenberg,2011)。对于大部分60岁以上的老年动脉瘤患者的处理比较棘手,无论动脉瘤是破裂还是未破裂,年龄在脑动脉瘤的评估和治疗中都是一个重要的考虑因素。是否治疗取决于预期寿命和老化的大脑对适用的手术治疗反应变化。因为对治疗的耐久性不同,以及老化的大脑对开放性手术导致的神经功能影响的耐受性降低,采取何种治疗措施也在很大程度上受年龄影响。

约86%的脑动脉瘤存在于前循环系统(颈动脉系统)。好发部位包括前交通动脉(30%)、颈内动脉(internal carotid artery, ICA)-后交通动脉(25%)、大脑中动脉(middle cerebral artery, MCA)分叉部(20%)。其余分别是颈内动脉分叉部(7.5%)和胼周动脉/胼胝体缘动脉分叉部(4%)。约14%的脑动脉瘤起源于后循环(椎-基底动脉系统)。7%存在于基底动脉分叉部,3%起源于小脑下后动脉(posterior inferior cerebellar artery, PICA),其余则起源于椎动脉。

梭形动脉瘤是因为严重和异常的动脉粥样硬化引起的血管扩张所致。因为这类动脉瘤通常是动脉粥样硬化的结果,所以梭形动脉瘤多发生在中老年。这些扩张的血管可能有更多梭状甚至囊状扩张

区域。管腔内血凝块常见,穿支血管往往发至于全段受累及的载瘤动脉,椎-基地动脉系统高发。梭形动脉瘤可以形成血栓,来源于动脉瘤的穿支血管闭塞,导致脑干梗死,还可以压迫相邻脑组织或导致脑神经麻痹。夹层动脉瘤是动脉血流分离动脉壁和血管外膜下层引起的。夹层动脉瘤并不代表血肿局限,必须与假性动脉瘤相鉴别。夹层动脉瘤最常见的病因是明显的头部外伤或潜在的血管病变例如肌纤维发育不良,颅外血管段如V2、V3和颈内动脉的中段和末段都是高发部位。另外动脉瘤亚型可以分为三个主要的类别包括创伤性假性动脉瘤、真菌性动脉瘤、囊性动脉瘤、流量依赖性动脉瘤、脉管炎性(真性)动脉瘤。这些动脉瘤类型并不常见,老年和非老年人群的治疗方案类似。

大多数动脉瘤在破裂前并不引起症状,动脉瘤破裂最常见的是引起SAH,明显增加了发病率和死亡率。在北美,80%~90%非外伤性SAHs由颈内动脉动脉瘤破裂引起,5%是由于动静脉畸形或者肿瘤引起,剩余的5%~15%是自发性的。然而,SAH最主要的病因仍旧是外伤,所以详细询问病史至关重要。值得注意的是,非外伤性SAH患者常主述曾经历过自己感觉最严重的头痛,因此合并有脑膜刺激症者应该高度怀疑。最广泛用于评估SAH严重程度的临床分级标准是Hunt-Hess分级(Hunt和Hess,1968),这一分级方法旨在衡量患者入院时的出血严重程度及相关预后。

0级:未破裂动脉瘤

1级:无症状或最轻微头痛和轻微的颈项强直

2级:严重头痛,颈项强直,除了脑神经麻痹外无神经功能缺损表现

3级:嗜睡,精神混乱,或轻微的局灶性神经功能缺损

4级:麻木,中重度偏瘫,早期去大脑强直和自主神经功能失调

5级:深度昏迷,去大脑强直,濒死状态

Fisher分级标准,通过描述非增强颅脑CT影像中出血量的多少,对于评估出血后脑血管痉挛的产生及严重程度提供帮助,而脑血管痉挛是SAH致死残疾的最常见原因。从Fisher 3级开始,脑血管痉挛就极其常见,而CT片未显示出血的患者很少出现脑血管痉挛。(Fisher等,1980)

Fisher 1级:无出血

Fisher 2级:弥散的或垂直层厚小于1mm的出血

Fisher 3 级：局部血肿或垂直层厚大于或等于 1mm 的出血

Fisher 4 级：颅内或脑室内血肿，无论有无 SAH 或者扩散

SAH 的患者，10% 在到达医院就诊前死亡，另外 50% 在出血后 1 个月死亡。50% 的存活患者具有不同程度的神经功能障碍。破裂动脉瘤在出血后第一天内再破裂出血的概率为 2%~4%，如果没有处理，2 周内再破裂出血概率非常高，可达 20%~25%。血管痉挛是动脉瘤破裂致残致死的主要原因，被认为与蛛网膜下腔出血产生有毒物质引起的血管壁病变有关。脑血管痉挛通常发生于动脉瘤破裂后的 3~14 天，如果不进行处理则可导致脑缺血和卒中，进而导致神经功能退变，与 Fisher 分级的严重程度相关。尽早到有治疗颅内动脉瘤经验的医师的医院就诊，早期治疗（开放手术夹闭或血管内治疗栓塞），积极处理血管痉挛是在过去的 20 年 SAH 预后明显改善的三个重要因素。

除了 SAH 以外，颅内动脉瘤的其他症状相对少见。某些颅内动脉瘤可导致脑神经病变。常见的例子是与后交通动脉瘤有关的第三对脑神经动眼神经麻痹，这是典型的瞳孔受影响的非痛性动眼神经麻痹。其他不太常见的症状包括眼动脉动脉瘤压迫视神经造成视力丧失，巨大海绵窦段动脉瘤导致的眼肌麻痹，以及巨大含有血栓的大脑中动脉动脉瘤因栓子脱落引起脑梗死而导致癫痫、头痛、TIA 等等。巨大动脉瘤（直径 >2.5cm）因为占位效应而导致相应症状。

没有出过血的动脉瘤的破裂风险未知，多年来一直被认为是每年 1%~2%。未破裂颅内动脉瘤的国际研究（the International Study of Unruptured Intracranial Aneurysms, ISUIA）出版于 1998 年的回顾性研究和 2003 年的前瞻性研究中，分别收集了 2 621 个和 1 692 个有颅内动脉瘤但没有干预的病例（未破裂颅内动脉瘤的国际研究人员，1998）。该研究目的旨在了解颅内动脉瘤的自然病史，以及针对我们业已形成对动脉瘤破裂风险的理解提出挑战。令人惊讶的是，这项研究发现，对于动脉瘤小于 7mm、位于之前未出现 SAH 的特定部位的前循环动脉瘤患者，随后破裂的风险非常小（回顾性研究每年 0.05%，前瞻性研究 5 年累积破裂的风险为 0%）。其他部位的动脉瘤（例如基底动脉顶端和后交通动脉），大于 10mm 和之前已经有动脉瘤出血史的有较高风险（大约每年 0.5%）。大于 7mm 的

动脉瘤的累积破裂风险为 0.8%（1998）。

但是 ISUIA 研究的批评者强调该研究中患者的选择存在偏差，因为外科医师将部分出血可能性较小的动脉瘤患者纳入到研究中。事实上，美国每年有大约 15 000 例小于或等于 7mm 的动脉瘤破裂出血。特别是从未破裂的小动脉瘤，但是表现为其他症状，例如最近诊断为第Ⅲ对脑神经麻痹或视觉损失（眼动脉动脉瘤所致），这种动脉瘤需要积极治疗，因为其动脉瘤破裂的自然病史风险（每年 6%）是明显高于偶然发现者的。

主要有三种检查方法用于了解颅内动脉瘤的大小、部位和形态：CT 血管造影（CT angiography, CTA）、磁共振血管造影（magnetic resonance angiography, MRA）和介入数字减影血管造影（catheter-based digital subtraction angiography, DSA）。常规 CT 上典型的非血栓性动脉瘤表现为位于鞍上池或外侧裂等密度稍微高密度肿块。通过快速注入造影剂和薄层动态 CT 扫描可以获得脑血管的增强 CT 图像。各种三维成像技术可以显示动脉瘤隐蔽的表面，测定体积大小，最大密度投影法补充了传统轴位断层 CT 扫描成像上的不足。此类研究对解剖学上复杂的血管病变提供了多种显像，同时也描述它们与相邻结构之间的关系。高分辨率的横断 CTA 扫描对于直径大于 3mm 的动脉瘤诊断准确率可达 97%。由动脉瘤破裂导致 SAH 急性期，CT 诊断率约为 95%。随着时间的推移这种诊断敏感性逐步降低，因为急性 SAH 会在蛛网膜下腔和脑池逐渐扩散吸收。

动脉瘤在 MRI 上的表现有高度变异性，可能相当复杂。信号取决于动脉瘤的部位、朝向、血流流量以及出现动脉瘤本身的血栓、纤维化及钙化等因素。幸运的是 MRA 技术可以克服许多成像困难而准确地呈现病变。MRA 依赖于血液流动中的物质的大量运动，加上背景抑制固定组织来创建的大脑血管图像。被称为源图像的图片是被单个记录下来，再通过流向图的形式进行重建。

DSA 被认为是描述颅内动脉瘤特征的金标准。随着现代科学技术的进步，尤其是最新的 3D 旋转血管造影术的应用，能更好地使导管介入血管造影术显现动脉瘤解剖关系。通过这项技术已经很好地将漏斗和血管环与动脉瘤相鉴别。尽管有意见认为 CTA 可以作为在治疗前唯一诊断方法，但是在技术条件允许的情况下，血管造影术仍被认为是一种重要的评估非外伤性 SAH 的检测手段。血管

造影术对于使整个颅内血管环包括前、后交通动脉及双侧的小脑后下动脉显影是非常重要的。多方位（斜面、上下、前后、左右）以及减影技术都是完整的血管造影评估不可分离的部分。如果发现动脉瘤且条件合适，血管内介入技术同时可处理治疗动脉瘤。

破裂动脉瘤和未破裂动脉瘤的处理原则是完全不同的。破裂动脉瘤应该急诊处理（出血后的72小时内，最好在24小时内），以防止再出血和便于进一步治疗血管痉挛。未破裂动脉瘤在首次出血后，再破裂出血的风险会明显增高。在出血后的头2周内，这种风险超过20%，而在出血后的头6个月内，风险高达50%。而动脉瘤一旦再破裂出血，致死率接近85%。所以未破裂动脉瘤应该择期治疗。

处理颅内动脉瘤有三种主要方案：观察，开颅手术夹闭动脉瘤和／无搭桥手术，血管内介入弹簧圈栓塞和／无支架辅助。在早些时候，动脉瘤手术往往需要延迟到出血后2或3周，以避免脑肿胀造成的手术困难。尽管这个策略可以降低外科发病率和死亡率，但是因为再出血和血管痉挛的高发生率，整体治疗结果并不好。使用尼莫地平和"3H"疗法［高血压（hypertensive）、高灌注（hypervolemic）、血液稀释（hemodilution）］来预防和治疗血管痉挛，以及脑室引流术或腰穿引流治疗SAH、脑室内出血、脑积水已成为标准化治疗方案（Barker和Ogilvy，1996；Elliott等，1998）。

开颅手术的目的是通常在动脉瘤颈处通过放置动脉瘤夹来阻断血流供应，而不闭塞正常血管（图22.3）。显微手术的技巧是在不导致动脉瘤破裂的前提下从载瘤血管上分离动脉瘤颈。如果不能完全夹闭动脉瘤，也可选用棉花、棉丝或合成补丁材料进行包裹，也可以采取将动脉瘤载瘤血管近端闭塞

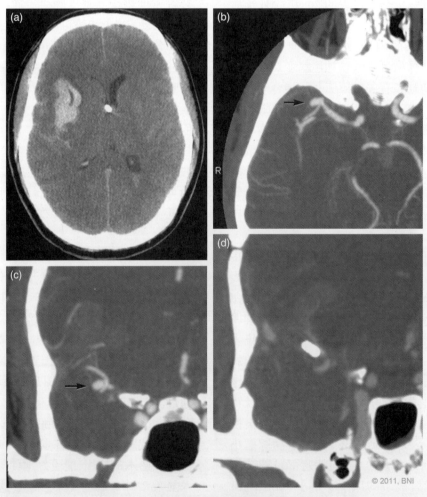

图22.3 多排CT扫描，57岁女性患者，Fisher 3级蛛网膜下腔出血（SAH）继发于大小6mm的右侧大脑中动脉（MCA）动脉瘤破裂出血。（a）轴位CT扫描显示蛛网膜下腔出血和右大脑侧裂急性血肿，中线左移，左侧脑室外引流。轴位（b）和冠状位（c）CT血管造影扫描显示大脑中动脉分叉动脉瘤（箭头所指）。冠状位（d）CT血管造影扫描展示通过开颅手术夹闭动脉瘤。©Barrow Neurological Institute

和旁路吻合的手术方案。术中血管造影现在常用于检查动脉瘤是否夹闭完全及周围的血管是否通畅。近来一种叫作近红外吲哚菁绿（indocyanine green，ICG）的血管造影影像新技术已经成为在动脉瘤手术术中广泛用于评估动脉瘤及血管通畅的微创技术。通过静脉注射 ICG 后，一台配备配套软件的手术显微镜可以使用近红外视频技术在几秒内检测血管内血流量（Raabe 等，2005）。

动脉瘤夹闭手术的致死致残率主要依赖于术前动脉瘤是否破裂，破裂的动脉瘤手术比未破裂的更危险，也具有更高的致残率。未破裂动脉瘤的手术风险为 4%~10.9% 的致残率和 1%~3% 的致死率（Solomon 等，1994）。许多因素影响致残率，特殊部位的较大动脉瘤、老年患者、术前健康情况越差的患者术后预后差。外科医师的经验似乎也起重要作用，在有大量病源医疗机构中经验丰富的外科医师完成的手术致残率更低。一般来说，预期寿命在很大程度影响最终决定。年长的患者预期寿命比较短，可能就不是未破裂动脉瘤合适的手术对象，因为余生的风险本身就很低。相反，由于破裂动脉瘤的高致死率，如果患者神经功能良好，在任何年龄都有必要进行手术。

成功的夹闭破裂动脉瘤后，病人仍有很大风险，例如血管痉挛、脑积水和其他并发症（包括低钠血症、静脉血栓、感染、心肌顿抑），仍需重症监护至少 7~10 天（Zaroff 等，1999）。术后并发症导致的与破裂动脉瘤相关的致残致死率只占一小部分。致残致死的主要原因包括脑积水、癫痫、感染、血管痉挛。如前所述，血管痉挛是指 SAH 导致的颅内脉管系统的狭窄。血管痉挛的处理原则包括每日应用尼莫地平，经颅多普勒（TCD）超声动态检测，球囊成形术并血管内应用钙离子通道阻滞药。

在过去 15 年间，颅内动脉瘤血管内治疗方法已经得到了发展并重新定义。使用可拆式铂金线圈（弹簧圈）栓塞动脉瘤在一些医疗中心已成为处理动脉瘤的主要方式。栓塞线圈的目的是在放置的部位诱发血栓形成。早期的治疗局限性包括栓塞弹簧圈无法治疗宽颈和复杂形态的动脉瘤和弹簧圈压缩后的高复发率，现在这些问题随着复杂形态的弹簧圈，球囊支架技术和生物涂层弹簧圈问世已逐步被解决（图 22.4）。特别是支架辅助弹簧圈栓塞宽颈动脉瘤的治疗越来越多，虽然与该技术有关的并发症发生率仍然很高。两种专门用于颅内的自膨胀支架（Neuroform 和 Enterprise）已经被美国食品和药物管理局批准用于美国。

最近，实验和临床证据表明支架放置在动脉瘤颈部会引起血流动力学分流，有时会引起动脉瘤闭塞/血栓形成而不需要应用弹簧圈。一种新的支架采用密网构造，称为 Pipeline Embolization Device，与 Neuroform 和 Enterprise 不同，它旨在引导血流动力学改变，目前正在进行试验研究阶段（Fiorella 等，2006）。应用支架技术时需应用阿司匹林（aspirin）和氯吡格雷（clopidogrel）抗血小板治疗 6~12 周以防止支架内形成栓塞狭窄（发生率约 6%）。这些附加药物的应用也有风险（Lylyk 等，2009）。

是应用弹簧圈栓塞还是开颅夹闭处理动脉瘤（无论破裂还是未破裂）存在很大争议。现有数据显示在急性围手术期内，无论破裂还是未破裂的动脉瘤，介入弹簧圈栓塞相对于手术夹闭更安全，手术夹闭则更有效持久及完全。众所周知的国际蛛网膜下腔动脉瘤临床研究（International Subarachnoid Aneurysm Trial（ISAT））证明，对于两种方法都适合的动脉瘤，弹簧圈栓塞比开颅夹闭具有更高的安全性（Molyneux 等，2002）。在这项研究中，2 143 位蛛网膜下腔出血且认为只有一个动脉瘤的患者被随机分配采用两种方法中的一种进行治疗。由于中期分析显示弹簧圈组有 23.7% 的致死致残率，而手术夹闭组该率达到 30.6%，该研究提前终止。该研究的主要缺点在于大多数的动脉瘤被认为更适合于两种方法中的一种，所以只有 22.4% 的动脉瘤病例筛查是随机的。而且绝大多数动脉瘤比较小，且都位于前循环。因此，尽管这项研究很重要，但结果不适合推广应用到所有破裂的动脉瘤。最终决定哪种治疗方法还是应基于个体，也经常可能涉及难以量化的变数，如患者对其中一种技术的兴趣以及操作医生的经验和能力。

非侵入性神经影像技术的应用使更多的脑动脉瘤在破裂前即被发现。随着发现动脉瘤手段的增加，相应地应明确哪种偶然发现的动脉瘤需要治疗，选用何种方法治疗。治疗方案的制定应个性化，由能够提供两种治疗方法（包括手术夹闭或者介入栓塞治疗）的没有偏见的一名或一组医师来决定。任何建议治疗的风险一定要放在比自然破裂或不治疗的风险更高的位置来考虑。治疗和不治疗的风险取决于患者自身的因素和动脉瘤本身的因素，包括动脉瘤大小、位置、形态和病人的年龄和医疗并发症。

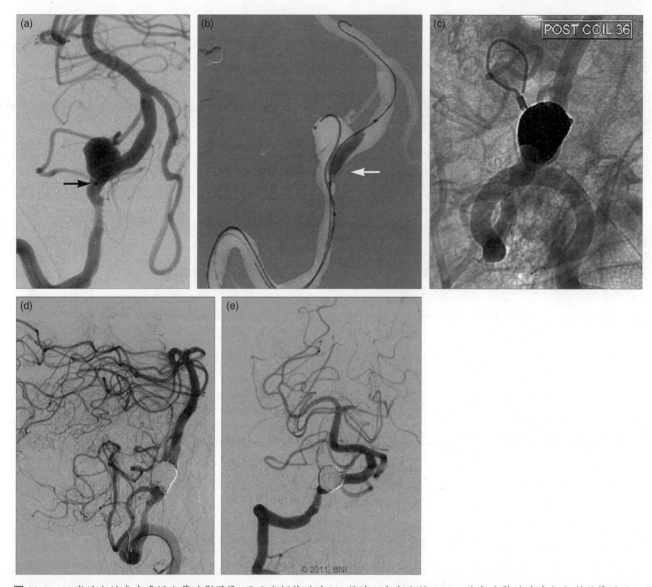

图 22.4　65 岁的女性患者多幅血管造影图像，显示右侧椎动脉 V4 段的一个大小约 11mm 的未破裂动脉瘤（a）斜位像显示一个宽颈、不规则的动脉瘤。动脉瘤直接发自 V4 段，出口水平位于同侧小脑后下动脉（PICA）（箭头处）。同侧 V4 近段也存在动脉粥样硬化。（b）术中"路图"显示双微导管技术，一根导管将充气的球囊（箭头处）覆盖动脉瘤颈，另一根导管将栓塞线圈放入动脉瘤腔内。（c）未减影的侧面观展示线圈部分闭塞动脉瘤与动脉瘤颈残留。侧面观（d）和汤氏位（e）显示动脉瘤栓塞完全，同侧的 PICA 通畅，血供良好©Barrow Neurological Institute.

一般而言，预期生存期大于等于 12 年的，除老年患者患有非常小的动脉瘤外，即使是偶然发现的动脉瘤也应保证得到治疗。有些病人会在了解未来破裂风险的情况下选择保守观察和放弃手术及其风险（死亡和残疾）。另一方面，一些患者在知道他们患有脑动脉瘤且在治疗前不能运动后而感到害怕。一部分患者的心理负担可以通过良好的咨询而缓解，其他患者的心理负担只有在动脉瘤得到明确处理后方能缓解。最后，医师应该向其罗列所有相关的试验数据和自然病程研究结果，有助于患者做出决定。最终的决定需要时间、耐心和经验，以及向患者的反复说明。

神经外科对脑卒中治疗的观点

脑卒中的是大脑特定区域血液循环突然减少而导致相应神经功能的缺失。以前也称为脑血管意外（cerebrovascular accident，CVA）或卒中综合征，卒中是一非特异性的术语，由血栓形成、栓塞、出血等多种病理生理原因导致的一组疾病。卒中患者的神经外科治疗选择差异很大，取决于卒中的病因以及其严重程度。虽然大多数患者不会从手术中获益，但是许多情况下仍需要神经外科评估。颈动脉内膜切除术（CEA）、颈动脉支架植入、颅内血肿清除、血管内血管再生、脑室外引流和开路减压术都是一些可能有益于患者的神经外科干预手段。

卒中广义上分为出血性和缺血性。急性缺血性卒中由血栓形成或栓塞引起，比出血性卒中更为常见。最近的一项回顾性研究发现，757 例脑卒中病例中有 40.9% 为出血性卒中。出血性卒中百分比的增加可能是由于目前 CT 的可用性和适用性的提高，这也是之前低估实际百分比原因；或可能由于抗血小板药物和华法林的使用增加而导致出血发生率的增加（Shiber 等，2010）。近年来，在预防卒中、非手术支持性护理和康复等方面取得了明显的进步。尽管如此，但将卒中的直接消耗（护理和治疗）和间接消耗（生产力损失）算在一起时，美国每年的花费是 433 亿美元（Roger 等，2011）。

缺血性卒中在广义上通常是由颅外（extracranial，EC）栓塞或颅内（IC）血栓形成引起，也可能是由脑血流量减少造成的。这两种类型卒中的风险随着年龄的增加而增加。除存在血管内再通术或大骨瓣减压术的可能性外，神经外科很少关注栓塞性卒中。血栓形成性卒中可堵塞包括颈动脉系统在内的大血管，也可以堵塞包括 Willis 动脉环分支及后循环血管等小血管。最常见的血栓闭塞部位都是脑动脉血管分叉处，尤其是颈内动脉的分支。动脉狭窄可导致血液湍流，从而增加血栓形成、动脉粥样硬化（例如溃烂斑块）和血小板黏附的风险，以上原因导致血凝块形成进而栓塞或闭塞动脉。接下来的两个部分将讨论针对血栓栓塞导致大血管狭窄或闭塞的显微手术以及血管内处理措施。

血栓形成的不太常见的原因包括红细胞增多症、镰状细胞贫血、蛋白 C 或 S 缺乏、凝血因子 V 的 Leiden 点突变（Factor V Leiden）、脑动脉肌纤维发育不良、烟雾病、长期偏头痛引起的血管收缩障碍。任何导致脑动脉夹层的原因（例如外伤或胸主动脉夹层）也可引起血栓性卒中。有时动脉远端狭窄或闭塞引起的低灌注以及两支脑动脉之间易受累的分水岭区域灌注不足均可能导致缺血性卒中。一些病因（如动脉炎、夹层和高凝血状态等）多首发于老年患者，其他一些病因（如烟雾病和镰状细胞贫血）可能在年轻患者中更多见。这些病因中神经外科干预通常局限于颞动脉活检（巨细胞动脉炎）或颞浅动脉-大脑中动脉吻合术治疗烟雾病。

急性发作的可能的卒中属于医疗急诊。急诊非增强颅脑 CT 可快速区分缺血性和出血性梗死，明确卒中的病变解剖部位。颅脑 CT 是评估脑卒中的基本方法，因为急性缺血性卒中患者可在筛选后接受溶栓治疗，而出血性卒中患者的诊疗途径则完全不同。CT 也可以排除其他致命性疾病，如其他形式的血肿、肿瘤和脑脓肿。

必须掌握急性脑梗死病程的 CT 变化特点。非增强颅脑 CT 的诊断敏感度在缺血事件发生 24 小时后增加（Adams 等，2007）。在病后 6~12 小时，脑缺血区域产生明显水肿，在 CT 上显示为低密度区（Wardlaw 和 Mielke，2005）。若出现症状 3 小时内在 CT 上发现大面积低密度灶，应仔细了解症状出现的时间（例如确定见到病人正常状态的最后时间点）。在 CT 上早期出现脑梗塞改变被认为预后不良，溶栓后出血风险会增加（Hacke 等，1995；美国国立神经疾病及脑卒中溶栓 1995 年研究组（The National Institute of Neurological Disorders and Stroke rt-PA Stroke Study Group 1995）；Von 等，1997）。其他急性缺血性梗塞影像学证据包括岛带征、高密度大脑中动脉征（MCA 闭塞）、豆状核征、脑沟回不对称以及灰白质分界的损失（Adams 等，2007）。在某些医疗中心，拍颅脑 CT 后可以立即进行 CTA 检查。CTA 可判定脑动脉充盈缺损，从而定位致病血管损伤的特定部位。此外，CTA 可以评估脑灌注量，因为脑组织灌注差表现为低密度灶。相比于单一成像模式，颅脑 CT 结合 CTA 和 CT 灌注成像可以更敏感地检测缺血性小病灶。CT 灌注成像是一种用于鉴别缺血早期病灶的新方法。在静脉注射造影剂后进行持续扫描，可测量大脑不同区域的灌注状态。脑 CT 灌注成像上的低衰减区为缺血区，有助于确定缺血半暗区及判定半暗区是否可能好转（Klotz 和 Konig，1999；Wintermark 等，2002）。

磁共振成像对于急性脑卒中也是有效的。相对于传统非增强 CT 而言，标准的 T_1 加权和 T_2 加权磁共振序列结合其他的一些磁共振影像方法，如弥散加权成像（DWI）和灌注加权成像（PWI），可以提高对急性缺血性和出血性卒中的诊断敏感性。此外，对于那些难以通过普通 CT 诊断的亚急性脑内血肿，磁共振检查可靠性接近 100%。DWI 发现脑缺血比普通 CT 或 MRI 序列早很多，并为脑卒中和 TIA 的早期治疗时间窗提供有用数据（Sorensen 等，1996；Gonzalez 等，1999；Adams 等，2007）。DWI 可发现小的缺血灶，特别是普通 CT 难以确认的部位，如小脑和脑干（Adams 等，2007）。DWI 也可以测量急性脑卒中的体积，与最终的损伤范围和临床卒中严重等级评分有很好的一致性，对患者预后起到指导作用（Lovblad 等，1997；Barber 等，1999）。对于急性缺血性卒中特别是那些颈动脉狭窄或可疑闭塞的患者推荐应用颈动脉双超声扫描。TCD 超声有助于评估近端血管解剖，包括 MCA、ICA 颅内段和椎 - 基底动脉（Camerlingo 等，1993）。

治疗急性缺血性卒中的主要目标是保护血流量减少的缺血半暗区（Roger 等，2011）。通过降低缺血性损伤的严重程度（神经保护）或减少缺血持续时间（恢复受损区域的血流量）均可保护半暗区。这种缺血级联反应为我们提供了许多可以尝试的治疗关键点，目前也在研究探讨阻止这种级联反应的策略和干预措施。一些神经外科治疗措施在卒中急性、亚急性、甚至慢性期的脑血流恢复中起相应作用。

颈动脉闭塞性疾病的神经外科治疗

如前所述，颈动脉分叉处动脉粥样硬化性狭窄是卒中的常见病因。除大多数是由于栓塞外，引发急性缺血的比例相对较少。典型的斑块常见于颈动脉及颈内动脉、颈外动脉的 Y 形结合处。随着狭窄的程度越来越严重，斑块脱落和随后栓塞和卒中的风险都相应增加。无症状情况下往往是通过体检或影像学来诊断。如果症状轻微，通常采取药物治疗。如果症状严重，往往是通过 CEA 手术治疗（carotid bifurcation plaque removal；图 22.5）。有症状时表现为卒中、视力丧失或 TIA 发作。颈动脉狭窄的程度决定是否需要或应用最好的药物治疗。在选择何种治疗上，患者年龄也是值得考虑的重要因素。一旦确认患者有狭窄，不论何种程度，应每日顿服最小剂量的阿司匹林。狭窄更严重的患者如不考虑手术，则需应用更强的抗血小板药物，如氯吡格雷。

许多高质量的前瞻性随机试验对 CEA 手术和应用最好的药物治疗进行对比。北美症状性颈动脉内膜剥脱手术试验（the North American Symptomatic Carotid Endarterectomy Trials，NASCET）的 Ⅰ 期和 Ⅱ 期临床实验将有症状的患者进行对比，结果显示动脉内膜剥脱术能起到明显的改善作用，且常规和围手术期并发症发生率很低。另有结论认为颈动脉狭窄程度低于 50% 的有症状的患者可受益于 CEA 手术（北美颈动脉内膜剥脱术联合临床研究（North American Symptomatic Carotid Endarterectomy Trial Collaborators），1991）。其他一些试验如退伍军人事物合作研究（VA Cooperative Trial）和欧洲颈动脉外科临床研究（European Carotid Surgery Trial

（ECST））也证实了同样的结果（欧洲颈动脉外壳临床联合研究组（European Carotid Surgery Trialists' Collaborative Group），1991；Hobson 等，1993）。除此之外，对于无症状患者也有类似研究，如无症状颈动脉动脉粥样硬化研究（Asymptomatic Carotid Atherosclerosis Study，ACAS），统计结果表明颈动脉狭窄大于 60% 的患者采用手术治疗有显著疗效。因为动脉内膜剥脱术对于有症状患者比无症状者更有效，狭窄程度重者比轻者更有效，所以对无症状颈动脉轻度狭窄患者应该推荐何种强度的治疗存在争议。因此，无症状但狭窄超过 60% 患者，可以建议手术治疗，但当狭窄程度从 60% 上升至 99% 时，应该强烈建议手术治疗。虽然有悖常理，但无论何种性别，年龄越大，患者越有可能受益于 CEA，因为卒中风险的增长速度比手术风险要快。

颈动脉血管成形和支架植入术（CAS）是近来出现的血管内治疗，并作为颈动脉狭窄治疗的一种选择。颈动脉支架植入是股动脉置换治疗颈动脉狭窄的替代治疗，手术中将一根导管放置到颈动脉，球囊膨胀扩开狭窄部位，放置金属支架。尽管 CAS 作为微创手术受到推崇，但是并没有数据显示它的优势超过 CEA。非劣效性设计 SAPPHIRE 试验，对比研究发现对于心肺风险高的患者，CAS 和 CEA 的预后没有差异（Yadav 等，2004；Gurm 等，2008）。这个结果意味着高医疗（心肺相关的）手术风险的患者可将 CAS 作为治疗的第一选择。还有重要的一点是，年龄并不意味着高医疗风险，对于年龄超过 70 岁的老年患者，CEA 比 CAS 有更好的风险预测（Bonati 等，2010）。此外，由于医疗风险和年龄之间的相关性不高，在进行病人的全球医疗风险预测时，独立于年龄之外进行风险评估至关重要。

近来有研究比较支架植入术和动脉内膜剥脱术。所有研究都表明 CEA 的手术风险更小。包括欧洲的 SPACE 和 EVA-3S、最近北美开展的“颈动脉血管再生动脉内膜切除术和支架植入试验”（Carotid Revascularization Endarterectomy versus Stenting Trial，CREST）在内的大型试验中并没有显示出 CES 的优势（Mas 等，2006；Ringleb 等，2006；Mas 等，2008；Mantese 等，2010；Silver 等，2011）。部分研究受到一些从事血管内治疗的团体的批评，包括没有将远端血管抗栓保护治疗设备应用至足够多的患者，以及纳入实验组的从事血管内治疗的医生经验不足等。尽管如此，目前没有试验表明 CAS 在防止卒中和心肌梗死终点事件中有更多优势。因

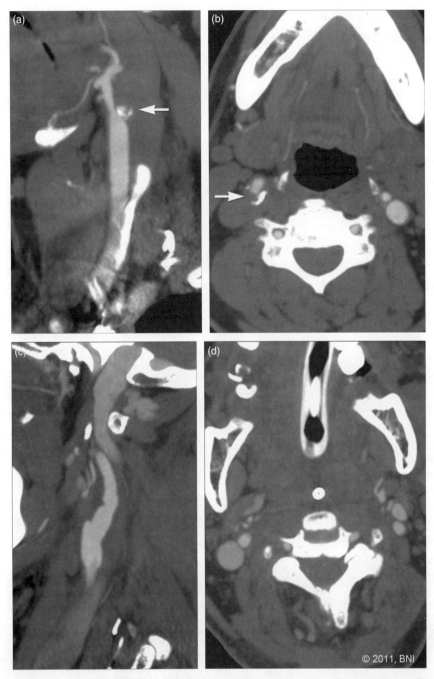

图 22.5　无症状的患者的颈部血管的 CT 血管成像，(a) 矢状位箭头和 (b) 轴位箭头显示右侧 ICA 分叉部存在严重的钙化狭窄。右侧 CEA 术后再次 CT 血管成像，(c) 矢状位和 (d) 轴位显示血流恢复通畅。©Barrow Neurological Institute

此对有轻度和中度心肺风险的患者，应该将动脉内膜剥脱术作为第一选择。存在更高心肺风险者应根据各自风险程度高低来选择 CAS 或者 CEA。表 22.1 总结了一些决定治疗方案的适应证和其他可能影响决策的一些因素。

颈动脉的完全闭塞（阻塞）者需要谨慎处理。对于任何慢性颈动脉完全关闭，重新开通颈动脉手术没有任何好处。这可能是因为卒中的风险主要是在血管闭塞的时候，因此外科血管再通并不能降

低卒中风险。然而对于正值卒中或 TIA 患者，如果在血管闭塞后短时间内确诊和治疗，可能考虑血栓动脉内膜剥脱术。有以下两种情况的患者可考虑：①MR 或 CT 灌注成像显示的低灌注区面积大于 MRI 弥散成像所示；②血管内血栓在颈动脉硬化处不能延伸。作为一种颞浅动脉-大脑中动脉（STA-MCA）吻合术，EC-IC 搭桥术在 20 世纪 80 年代就在国际 EC-IC 搭桥试验中被评估效果（EC/IC Bypass Study Group, 1985），在最近的"颈动脉闭

表 22.1 颈动脉内膜剥脱术（CEA）和颈动脉支架植入术（CAS）

有症状性颈动脉狭窄 >60%——高度受益
　低度或者中度医疗风险——CEA
　高风险——CAS

无症状性颈动脉狭窄 >60%——中度受益
　低度或者中度医疗风险——CEA
　高风险——CAS

CEA 优势人群
　年龄 >80 岁
　钙化斑块

CAS 优势人群
　颈动脉内膜剥脱术后复发狭窄
　颈部放射治疗后
　对侧颈动脉闭塞
　对侧喉神经麻痹
　高至 C1 水平的颈动脉狭窄

塞手术研究"（the Carotid Occlusion Surgery Study, COSS）中又再次被评估治疗颈动脉狭窄的效果。两项研究认为，手术治疗比应用最好的药物治疗效果差。尽管 STA-MCA 吻合术在治疗烟雾病和复杂动脉瘤中占有一席之地，但对脑缺血的治疗效果值得怀疑。

急性颅内血栓性卒中的血管内治疗

　　急性颈内动脉血栓的血管内治疗进展很快。在这个领域成功的主要障碍似乎集中在确定实施治疗方案时间窗上。血管内治疗包括直接应用溶栓酶进行血管内溶栓［链激酶、尿激酶、组织型纤溶酶原激活物（rt-PA）］和直接机械取栓术。许多新的取栓设备也正在试验中。一般来说，对于卒中发病后 3 小时内且无出血迹象的患者，最好应该尝试血管内溶栓或取栓术。有可疑证据表明该时间窗可以延长至发病 6 小时内。超出这个时间窗，这些治疗只能作为临床试验的一部分。

自发性颅内血肿的神经外科处理

　　如前所述，急性脑卒中的患者当中很大一部分是颅内出血。这类患者，不宜采取溶栓治疗，除非出血主要在脑室内。大多数患者可保守治疗。但是对于一些出血量较大的患者，可以手术清除血肿。通常情况下，那些手术清除血肿效果较好的患者，其出血位置往往在非语言区且较表浅。

　　脑室大量积血的患者的病情发展比单纯脑出血者要严重，主要是因为继发脑积水所致。采用脑室外引流结合脑室血肿溶栓治疗有比较肯定的疗效（Torres 等，2008；Staykov 等，2009）。

去骨瓣减压

　　在脑卒中的患者治疗方案中，去骨瓣减压术一直都有争议。去骨瓣减压术是去除缺血侧或出血侧部分颅骨以缓解脑组织肿胀。可减轻脑肿胀对周围脑组织的挤压，从而减轻了脑组织移位进而避免颅内压升高（图 22.6）。去骨瓣减压术对年轻患者的效果优于老年患者，但其原因尚不十分清楚。尽量在脑疝发生之前行该手术，并仅作为挽救生命的手段。

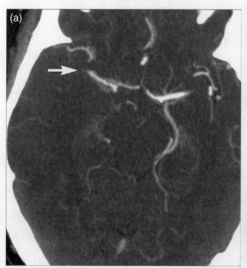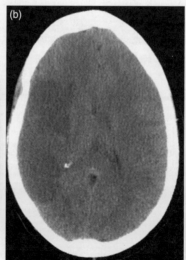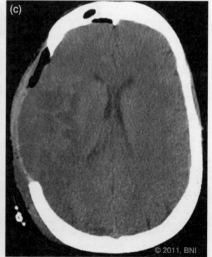

图 22.6 （a）急性左侧肢体无力的患者，头部 CTA 提示右侧 M1 段远侧阻塞变细。（b）数小时后头部 CT 平扫提示右侧大脑中动脉供血区梗死水肿，中线移位，脑室受压变小。（c）行去骨瓣减压术后，中线恢复，防止脑疝形成。© Barrow Neurological Institute

正常压力脑积水

正常压力脑积水（NPH）是一组以步态异常、尿失禁、痴呆等为主要症状的临床综合征。在第二十章中对其有详细介绍。这是一个重要的临床诊断，因为它是痴呆病因中的潜在可逆性因素。1965年由Hakim首先描述，NPH指在无视盘水肿和腰穿测脑脊液压力正常的情况下出现的脑积水（Hakim和Adams，1965年）。临床症状由脑室扩张变形所导致。核素显像显示，脑室扩张也可能导致白质间质水肿及血流障碍。Hakim首先阐述发病机制，指出在相同的脑脊液压力（不管正常或者高于正常压力）作用下，扩大的脑室壁所受到的影响比正常大小的脑室壁所受的影响要大。他认为，NPH可能始于短暂高颅压导致的脑室扩张，最后虽然颅内压逐渐下降至正常，但脑室仍保持扩张状态。

NPH在老年患者中发病率较高，病人表现为渐进性功能障碍。虽然其有典型的三联症，但步态异常通常是最早的症状，也是最需要予以治疗的。这种步态异常的特点是运动迟缓、起步困难（磁步，双脚像被吸住一样）和拖步，而不是无力或者共济失调等表现。NPH的痴呆特点主要是记忆力减退和智力下降。额叶及皮质下功能障碍尤为明显，包括健忘、注意力降低、乏力以及继发性认知功能减退。皮质病变相关症状，如失语或失认等应与阿尔茨海默病（AD）或血管性痴呆等相鉴别（Bech-Azeddine等，2007）。但是，随着年龄增长，与上述病理变化同时存在也并不少见。但是首先应考虑到是由NPH引起的，相对于其他类型的老年痴呆，此型痴呆症应给予更积极的治疗。

NPH可能会继发于多种原因，但约50%患者可以是原发性的。NPH的继发原因包括头部外伤、蛛网膜下腔出血、脑膜炎和中枢神经系统肿瘤。另一个潜在病因可能是先天代偿性脑积水。其他疾病包括阿尔茨海默病、皮克病、路易体痴呆、威尔逊病和血管性痴呆，可以呈现出NPH类似的症状，应注意鉴别诊断。值得一提的是，帕金森病（PD）和NPH的临床表现非常相似，但是有细微差别。NPH患者起步犹像和动作僵硬，与PD患者的步态相似，但是与PD患者相比，很少出现肌肉强直和静止性震颤。

NPH患者的CT和MRI表现包括以下内容：脑室扩大与脑萎缩不成比例；脑室周围高信号与脑脊液经室管膜的信号及在导水管和第三脑室中高亮流空相信号一致。后者就是所谓的"喷气征"，在T$_2$加权像中，一个黑色的导水管和第三脑室，其余部分的CSF是高亮的。MRI技术可通过导水管评估脑脊液的流速流量。每个心动周期>100μl可考虑行分流，但相关性不强。若导水管内观察不到脑脊液流动，特别是侧脑室和第三脑室扩大和四脑室变小时，应考虑导水管病理性狭窄的诊断，这种情况适用神经内镜行第三脑室造瘘术。以颞叶皮质萎缩为主的脑积水通常是代偿性脑积水，与AD或血管性痴呆相关。

放射性核素脑池成像已用于诊断NPH。通过腰椎穿刺术将放射性核素如99-锝（technicium diethylene）三胺五乙酸（^{99}Tm-DTPA）注入脑脊液中，在第一个24~48小时的时间间隔内拍摄神经轴索。正常情况下显示脑脊液流过脑组织的凸面，在24小时内，大部分放射性核素会被吸收。而NPH患者的结果显示核素蓄积于脑室系统，提示脑脊液回流入脑室。目前这项检查尚有争议，因为有些患者无积水，也出现类似的结果。然而，放射性核素脑池图像强阳性显示在一些研究中有高达75%的患者需要分流。

所有怀疑是NPH的患者均应接受诊断性脑脊液释放治疗［大容量的腰椎穿刺和（或）腰大池外引流（ELD）］，对诊断和预后均有较高价值（Williams等，1998）。如脑脊液压力明显增高，则应考虑其他原因引起的脑积水，同时需注意NPH患者脑脊液压力可能短暂升高。手术行脑室分流术仍然是目前主要的治疗方式（图22.7）。

脑脊液分流术之前需进行详细的测试。首先，患者都必须接受基本的神经心理学评估（如Folstein试验或更正式的神经心理测试）和一个定时步行试验/跌倒风险评估，如Tinetti步态和平衡量表（Tinetti等，1986）。然后，患者行腰椎穿刺，释放25~50ml CSF，3个小时后重复上述测试。精神状态和（或）步态显著改善预示分流手术效果较好。腰椎穿刺术的效果不会超过48小时。大容量腰椎穿刺是最早预测分流手术效果的侵入性诊断测试，但是目前ELD的使用率在增加。该方法使用留置导管代替重复腰椎穿刺，分次释放脑脊液（Hebb和Cusimano，2001）。

术前测试评估效果较好的患者应考虑行脑室腹腔分流。有报道认为，对于没有不利的手术风险因素、腰穿放脑脊液效果明显、以步态障碍为主要症状伴轻度痴呆、CT或MRI未见其他病变、脑脊液生化细胞学检查正常的患者，手术效果最好。虽然

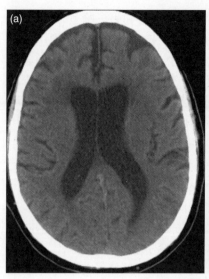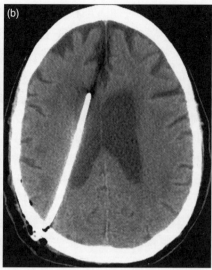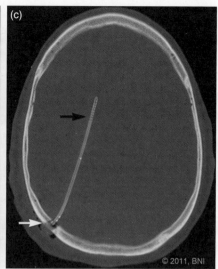

图 22.7　头部 CT 平扫显示典型的正常压力脑积水患者,脑室非对称性扩大。脑室腹腔分流可以选择右侧额角或者颞角入路。骨窗显示分流管(黑色箭头)及流量调节阀(白色箭头)。© Barrow Neurological Institute

一部分患者从分流手术获益,功能有所恢复,但某些病人术后功能改善差,合并手术并发症,NPH 的总体预后仍然较差(Pujari 等,2008)。对于术后初期症状改善但又复发的病人,应考虑是否出现分流障碍并检查是否出现分流管机械故障。分流术后不同程度并发症的发病率在 30%~40% 之间。(Vanneste 等,1992),包括麻醉相关并发症,导管置入导致颅内出血、感染、低颅压头痛、蛛网膜下腔出血、分流阻塞、导管破损。脑脊液分流使脑室急剧变小容易出现硬脑膜下血肿,其发生率在 2%~17%。分流阀可防止出现脑脊液虹吸现象,而可编程分流阀可调节出口处压力,减少类似并发症。

神经肿瘤学

无论良性还是恶性,脑肿瘤在老年人中发病率较高,病情也较重。无论是原发性还是转移性,恶性脑肿瘤的发病率和死亡率均较高。脑肿瘤的总体发病率在持续增长,尤其在 60 岁以上涨幅最高。医学界对于老年恶性脑肿瘤患者的治疗观念正在发生变化,越来越多的老年患者接受了积极的干预和治疗。随着对脑肿瘤的分子生物学和遗传学理解的加深,针对这个年龄组患者治疗方案有很大的改进,变得更有效和更易耐受(Nayak 和 Iwamoto,2010)。恶性肿瘤总体预后仍然较差,仍在寻找更有效的治疗方法。

恶性脑瘤可以原发也可以是转移性的。转移性脑肿瘤最常见,占老年人所有脑肿瘤的 50% 以上。肺癌和乳腺腺癌最容易转移到脑,其次是黑色素瘤、肾癌和甲状腺癌。在原发性恶性脑肿瘤中,恶性神经胶质瘤最常见,特别是多形性胶质细胞瘤(GBM)在老年人中是最常见的。对所有脑肿瘤患者而言,年龄是影响预后及生存率最重要的影响因素(Davis 等,1999)。对 GBM 患者来说,35 岁以下者 5 年生存率约 20%,在 35~54 岁之间约 10%,55 岁及以上者只有 1%。在肿瘤生物学方面部分反映了基本差异(Burger 和 Green,1987;Roa 等,2009)。年龄相关的生存数据与基于 Karnofsky 临床评价量表得出的生存率基本一致,提示该术前变量的重要性。

老年患者中常见的其他类型的肿瘤包括脑膜瘤、听神经瘤和中枢神经系统淋巴瘤。脑膜瘤是最常见的良性肿瘤,常见于老年人(平均 59 岁),以女性居多。45~74 岁患者的 5 年存活率为 92%,70% 的患者在 75 岁及以上(Nayak 和 Iwamoto,2010)。听神经瘤主要是起源于第八对脑神经中前庭神经部分的良性肿瘤。对于单侧听力损失或眩晕,对症治疗效果不佳的患者,应考虑到此病。根据病人年龄、症状的严重程度、肿瘤的大小,脑膜瘤和听神经瘤的治疗方案可以分为保守治疗(对症治疗并且随访复查)和积极干预(手术切除或立体定向放疗)。中枢神经系统淋巴瘤是一种原发于中枢神经系统的恶性肿瘤,总体预后较差。平均生存期为 1 年左右。这些肿瘤可多发,与免疫功能减退相关,常常采用静脉内和鞘内化疗相结合的治疗方法。

脑肿瘤的诊断主要基于临床表现、影像学检查和组织学检查。在老年人中,智力下降持续一段时间,步态异常和短期记忆障碍是提示脑肿瘤的临床表现,但必须与"正常"的老年衰退表现和脑血管疾病相鉴别。患者的症状和体征取决于肿瘤的位置。大多数中老年人恶性胶质瘤和转移性恶性肿瘤发生在大脑半球。头痛和癫痫发作是最常见的症状。局灶性神经功能缺损有利于对病变进行定位(Mahaley Jr等,1989)。生长前额叶、颞前叶或颅底的肿瘤可以生长到很大都无症状或仅有轻微症状,或出现一些与增龄相关的非特异性症状(诸如记忆丧失、人格改变或者步态困难等)。如果症状在一段时间(少于6个月)内进展较快,则应考虑脑肿瘤的诊断。如果有任何癌症病史,即便是时间较为久远,必须高度怀疑颅内转移的可能。

神经影像学对肿瘤的定位意义重大,而且有助于确诊及判定良恶性程度。MRI增强扫描是现在使用最多的成像方式,可通过轴位、冠状位和矢状位观察肿瘤,从而获得肿瘤及其与周围结构的三维图像。磁共振波谱和MR灌注成像可以帮助区分是肿瘤复发还是放射治疗(RT)后的效应。MRI立体定向扫描与高清显微镜进行配合,可以进行肿瘤切除术中导航,在MRI图像中看到肿瘤及其周围的结构。当病灶与血管分布不一致时,DWI序列可以协助区分肿瘤和脑卒中。它还可以帮助区分高血压脑出血和肿瘤出血。病灶周环形强化往往提示原发性恶性肿瘤、转移瘤或脓肿。如果胸片正常,最有效的诊断方法是病变部分活检并送组织学诊断。老龄患者的感染或血管性病变较年轻患者少见。

肿瘤标本冰冻切片是明确肿瘤类型和组织学分级的重要证据。对原发性脑肿瘤的分类依据是世界卫生组织(WHO)的组织学分类标准。肿瘤的恶性程度分级主要取决于细胞类型,细胞分裂的情况,血管内皮细胞增殖和坏死的情况等。为了获得准确的分级,病理医师应知道患者术前是否接受过放射治疗或化学治疗。放射治疗和化学治疗可引起组织坏死,而一些恶性肿瘤特别是胶质母细胞瘤也可出现组织坏死(Roa等,2009)。在亚细胞水平,最近的研究集中在基因突变和抑癌基因、原癌基因及其产物、生长因子、酶系统等之间的相互作用。这些研究的目的是为了明确肿瘤形成、细胞耐受、免疫修复的机制,并基于分子生物学数据开发新的治疗方式。如身体其他部位的癌症一样,17号染色体上发现的 *p53* 抑癌基因,往往在神经胶质瘤中也会出现突变。位于10q23上的 *PTEN* 的基因也被认为是一个假定的抑癌基因,而且常在胶质瘤中出现突变。

脑肿瘤的治疗取决于肿瘤类型、在颅内的位置以及病人的全身状况、神经系统状况、年龄、合并症和预期寿命等因素。在老年人脑肿瘤的治疗面临特殊挑战。良性肿瘤如脑膜瘤,听神经瘤或垂体腺瘤往往采取保守治疗,除非症状较重、体积较大需要采取更积极的手术治疗。胶质瘤和转移性瘤,传统疗法包括外科手术、放射治疗和化学治疗。大多数原发性脑肿瘤和转移性肿瘤都存在周围血管性水肿,这会加重神经系统症状(图22.8)。糖皮质激素对血管性水肿效果较好,较常用的是地塞米松,肿瘤切除后,剂量须缓慢递减,防止持久性水肿。长期使用皮质类固醇可产生副作用,包括胃刺激、皮质类固醇肌病、库欣样外观,一些患者还可能出现骨质疏松症、抑郁症和皮质类固醇症等。所以在临床条件允许的情况下,尽快逐渐减少皮质激素的用量。

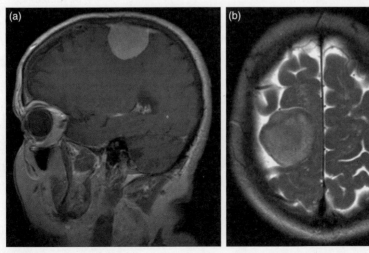

图22.8 (a)MRI T_1 冠状位及(b) T_2 轴位像显示右额叶大脑膜瘤。T_2 像还显示瘤周白质血管性水肿,呈高亮信号。© Barrow Neurological Institute

手术是绝大部分脑肿瘤治疗的最主要方式,可获取用于病理诊断的组织,而且可快速减轻脑肿瘤的占位效应,快速减轻临床症状。对老年人来说,外科手术的发病率和死亡率高于年轻患者。条件允许的情况,恶性胶质瘤(WHO Ⅲ级和Ⅳ级)应尽可能完全切除,减积手术可显著增加成活率,也为在后续治疗中有好的反应性提供可能。研究结果表明,与只接受活检的患者相比,接受手术的患者有更好的生活质量,也较少出现抑郁症(Pietila 等,1999)。对于肿瘤无法切除(大部分是由于解剖位置或者术后神经功能缺损风险较大等原因)或存在严重的合并症,只能行立体定向活检用于组织学诊断。目前,影响生存的最主要的预后因素是患者的术前状态和低级别胶质瘤手术切除的程度(WHO Ⅱ级;Nayak 和 Iwamoto,2010 年)。对于有1~3 个转移病灶的患者,手术切除仍是改善临床症状和总体生存期的重要手段,大多数患者最终死于全身性疾病,而不是中枢神经系统转移病灶(Suh,2010)。

所有恶性脑肿瘤,无论是原发或转移性,单个或多个,放射治疗都是标准治疗方案的一部分,对预后有利。对于合并有其他疾病的低级别胶质瘤患者,放射治疗也可以作为手术的替代治疗方案。大多数调强放射治疗(IMRT)的总辐射剂量一般在几周时间内完成。超分割放射治疗 2~3 天完成总剂量,而低分割放射治疗每周一次(Roa 等,2009)。超分割可以在更大的总辐射剂量情况下对正常脑组织产生较小的毒副作用,低分割有助于减少急性放疗副作用。立体定向放射外科学是一种非侵入性技术,它辐射小,可对体积小、边界清楚的肿瘤进行单束高剂量的放射;它通常用于脑膜瘤、听神经瘤和某些脑转移瘤如非小细胞肺癌。它偶尔用于原发性肿瘤的治疗或用于手术切除后防止局部复发的补充治疗。立体定向放射外科是低风险并且有效的,它可以单剂量或分剂量多次在门诊施行,方便且节约患者治疗费用。其主要并发症是肿瘤周围水肿,可以用皮质固醇类激素控制(Patil 等,2010)。

无论使用何种放射治疗模式,都会出现副作用,对于老年患者尤应注意,并严密监测。当对大部分脑组织都受到放射时,反应会更加明显。该反应可以是急性或延迟出现。急性反应是指在治疗期间或 RT 结束后不久发生。有些患者出现头痛或神经功能障碍加重,可能都与脑水肿有关,还有患者感到容易疲劳。根据肿瘤的部位,患者可能出现恶心、咽喉痛、听力下降或视力模糊。这些症状一般是暂时的可恢复的,可用糖皮质激素来控制。早期的延迟

效应出现在放疗完成后的 3 个月之内,包括嗜睡、食欲缺乏和淡漠等。这些效应是自限性,似乎在老年患者更严重(Roa 等,2009)。慢性辐射损伤可发生在放射治疗完成后数月甚至数年。患者出现短期的记忆丧失和认知功能下降。CT 或 MRI 检查显示双侧白质改变或局灶放射性坏死表现(图 22.9)。

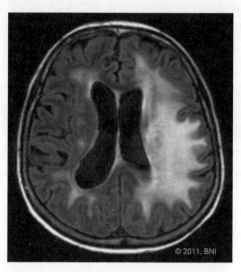

图 22.9　乳腺癌脑转移患者,接受了 IMRT 和立体定向放射治疗,治疗后头部轴位 MRI Flair 像显示明显的放射治疗后改变。© Barrow Neurological Institute

对于恶性原发性脑肿瘤,化学治疗作为辅助治疗已被广泛接受。放射治疗结束后,一般都会常规使用化学治疗药物。研究显示,化学治疗联合放射治疗可延长生存期长达 6 个月。替莫唑胺(temozolomide)烷基化剂(temodar),是目前用于治疗恶性胶质瘤最有效的化学治疗药物。其他化学治疗药物如贝伐单抗 bevacizumab(阿瓦斯丁 Avastin)也已经进入临床试验阶段,但其疗效尚不明确。原发性中枢神经系统淋巴瘤的治疗方案就包括全身和鞘内化疗结合放射治疗,其中甲氨蝶呤较常用。在一些病例中,Ommaya 药囊也有效果。临床研究表明,虽然老年患者预后仍然较差,平均生存期只有 1 年(Nayak 和 Iwamoto,2010),但是他们对大剂量化学治疗的耐受性较好。也可考虑使用化学治疗药物控制肿瘤在中枢神经系统和全身转移性病灶的生长。

在开始制定老年脑肿瘤患者治疗方案时,不仅仅要考虑年龄,而且要考虑预期寿命、临床表现、是否存在神经功能障碍、全身性疾病的情况、是否合并慢性疾病。这些因素决定了手术风险从而决定是活检还是手术,以及是否在常规放射治疗时增加放射外科治疗。脑肿瘤和治疗本身都会对患者的认知和身体功

能造成影响,治疗的目标是为了改善患者的临床表现,最大限度地降低治疗的副作用。老年恶性胶质瘤患者长期预后差,常规分割或低分割放射治疗可缓解症状、短期内改善生活质量。此外,理疗也可帮助提高患者日常生活能力。在所有治疗过程中,都应该向患者和家属适当地交代肿瘤的性质和预后,既不使其过于悲观,也不能夸大治疗效果。在治疗决策过程中患者及家属的参与会给患者重要的支持。在进行充分的讨论之后,应告知患者各种选择及可能性。

齿突骨折

齿突骨折是老年人中最常见的颈椎骨折。行走不稳以及骨质疏松等问题,都使老年患者易患这类骨折。齿突骨折是属于第二颈椎(也称为C2或枢椎)骨折。年轻患者通常在机动车事故中或其他强烈外力作用下发生此类型的损伤。但是对于老年人,一个常见的跌倒、额头被撞或躯干过伸都可能会发生这种类型的骨折。患者通常会出现颈部疼痛,而没有其他损伤,神经系统功能一般完好。齿突骨折分为三种类型,Ⅰ型指齿突顶部骨折,Ⅱ型指齿突基底部骨折,Ⅲ型指骨折发生在枢椎椎体部(图22.10)(Anderson和D'Alonzo,1974)。ⅡA型骨折,由Hadley和他的同事(1988)描述,包括齿突根部粉碎性骨折。Ⅱ型骨折是所有颈椎骨折中最常见,占8%~15%。ⅡA型骨折占所有Ⅱ型骨折的5%,高度不稳定,通常需要早期行外科后固定。

CT和X线平片是诊断骨折的常规手段(图22.11a),但是为了完善诊断并制定好治疗方案,还需要进行脊髓MRI检查,评估脊髓和韧带结构,如寰椎横韧带(TAL)(图22.11b)。TAL损伤在齿突骨折的患者中发生率约10%左右,该结构的完整性对于治疗方案的选择有重要意义(Greene等,1994)。例如,如果TAL被破坏,前齿突螺钉固定就不能起到稳定颈椎的作用。此外,齿突骨折有可能与寰枕关节错位有关,需要MRI协助评估诊断此类损伤。最后要说明的是,如果出现C2骨折,需要鉴别是否合并枢椎下脊髓的损伤,发生率约16%。

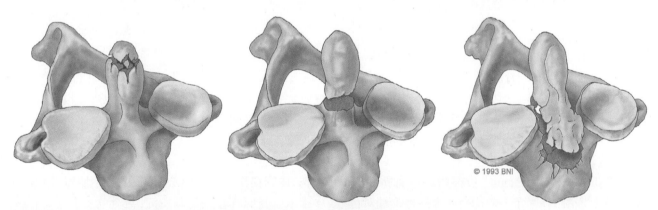

图 22.10 Anderson 和 D'Alonzo 分型。Ⅰ型:寰椎横韧带以上,齿突尖端骨折,较少见,约占5%;Ⅱ型:齿突颈部骨折,最常见,约占60%以上;Ⅲ型:C2椎体骨折,约占30%左右。© Barrow Neurological Institute

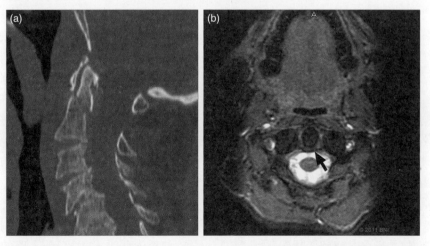

图 22.11 (a)颈椎CT矢状位观,显示Ⅱ型骨折通过齿突后移位。(b)颈椎MRI梯度回波序列轴位像显示寰椎横韧带,表现为同质的厚的低信号强化结构(箭头所指)。它延伸至C1侧突的内侧区域。© Barrow Neurological Institute

Ⅰ型和Ⅲ型齿突骨折相对稳定,可以应用硬套环。Ⅱ型骨折治疗仍存在争议。非手术治疗(nonOP)包括颈托固定或者颈胸支具固定。但研究发现有35%Ⅱ型骨折患者nonOP出现骨折不愈合。不愈合的危险因素包括增龄、半脱位大于5mm以及严重的后半脱位。

老年患者容易出现与保守治疗相关的并发症,主要与长时间佩戴支具以及骨折损伤本身有关。包括上颈部区域的水肿,随后导致吞咽困难,气道受压引起肺不张或呼吸困难。发生并发症的风险因素还包括卧床、床上护理、个人卫生、压疮、平衡和行走障碍以及摔倒可能性增多等(Tashjian 等, 2006)。另外,颈胸支具的应用会减少总肺活量从而显著限制呼吸功能(Lind 等, 1987)。最近的研究显示,与佩戴颈托或者手术固定治疗的患者相比,颈胸支具固定的患者发生肺炎、心搏骤停和死亡的比例较高(Tashjian 等, 2006)。佩戴颈胸支具患者的发病率和死亡率分别是66%和42%,非颈胸支具治疗患者的发病率和死亡率是36%和20%(Tashjian 等, 2006)。

所有类型齿突骨折的早期都应使用外固定。然后考虑是否行手术治疗。高龄和显著的合并症使病人认为手术风险过高而选择保守治疗。患者出院后继续在门诊复诊,评估骨折愈合情况,并决定是否继续配套颈托或颈胸支具,直到骨折愈合。数月之后(3~4个月),如果影像学检查显示骨折仍未愈合,则建议行手术固定治疗。

若齿突移位大于5mm、齿突粉碎性骨折(Ⅱa型)、TAL断裂、外固定不能达到或维持骨折端对位良好患者,保守治疗一般不会成功,必须考虑手术治疗(Greene 等, 1997)。

手术内固定有前入路和后入路两种方式。后固定包括C1~2金属线固定,C1~2经关节固定,或寰椎侧突-枢椎椎弓根螺钉固定。虽然后固定效果很好,但同时导致C1~2轴向旋转功能的损失。出于这个原因,许多外科医师只在前入路是禁忌的时候才使用后入路固定。

前入路齿突螺钉内固定较后入路固定有几个优点。植入单个螺钉就可实现齿突的稳定性(图22.12),无需骨移植,也不需术后支具固定。禁忌证包括骨质疏松或骨质减少、严重的慢性阻塞性肺疾病或肺气肿、颈胸驼背等,不推荐骨折不能复位、骨不连时间超过3个月、骨折合并横韧带断裂、骨折需要复位以及骨折线从前下向后上的患者使用。

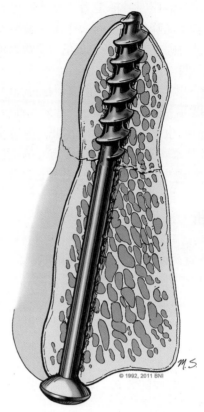

图22.12 前入路螺钉植入治疗Ⅱ型齿突骨折。© Barrow Neurological Institute

出院后,患者需定期门诊复诊,并行影像学检查评估骨折愈合情况。最近的一项研究报告显示,采用前螺钉固定的老年患者骨折愈合率是77%,平均愈合时间17.1周(Collins 和 Min, 2008)。齿突前入路螺钉内固定的手术并发症包括气管或食管损伤、血管损伤、出血、感染、严重的吞咽困难,以及与手术全身麻醉相关的并发症,甚至危及生命。有研究显示,高达25%患者需要鼻胃管进食,19%的患者术后早期即出现吸入性肺炎(Dailey 等, 2010)。此外,还有骨折不愈合,螺钉位置不理想,骨折复位不良,远端骨折块难以触及,或者螺钉造成骨裂(由于骨密度差,螺钉可能会使齿突骨皮质断裂)。在这些情况下,需要考虑采用后入路融合术。

在一篇系统综述中显示,老年人齿突骨折手术最常见的并发症包括心脏衰竭(6.8%)、深静脉血栓形成(3.2%)、卒中(3.2%)、肺炎(9.9%)、呼吸衰竭(7.7%)、肝功能衰竭(6.7%)和严重感染(3.2%)(White 等, 2010)。手术后总死亡率为10.1%(在院6.2%,出院后3.8%)。据报道,前、后入路手术后的死亡率和呼吸道并发症发生率接近。值得注意的是,与后入路手术相比,前入路的特异性并发症,包括不连、技术故障和需要再次手术的发生率更高。

对于后入路固定术,根据患者骨折的情况,可以采用几种不同的手术方式。如前所述,这些手术方式包括 C1~2 金属线固定,C1~2 经关节固定,或寰椎侧突 - 枢椎椎弓根螺钉固定(图 22.13)。

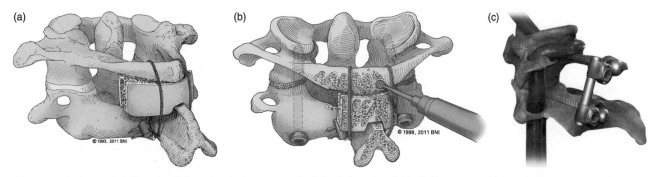

图 22.13　(a)C1~2 棘突间金属线固定。(b)C1~2 经关节金属线固定。(c)寰椎侧突 - 枢椎椎弓根螺钉固定。© Barrow Neurological Institute

这些手术方式都需要骨移植,移植骨可从髂嵴或后肋获取,但都会导致 C1~2 轴向旋转功能的丧失。在考虑后入路内固定之前,术前需要评估是否有异常或扩张的椎动脉、C1~2 解剖变异或椎动脉损伤或闭塞的病史。报道显示,65 岁及以上行后入路 C1~2 融合术的老年患者中,融合成功率约 86%(Campanelli 等,1999;Andersson 等,2000)。

后入路内固定术的并发症包括排列不齐、螺钉位置不佳、椎动脉损伤、脊髓或神经根损伤、感染、出血,以及与手术、全身麻醉相关的并发症,甚至危及生命。

一些研究分析了手术内固定与保守治疗之间的不同特点及效果,并总结归纳了老年齿突骨折的治疗规范。最近的一项研究回顾了 108 例老年齿突骨折患者的治疗(Fagin 等,2010),将患者分为“早期手术治疗”(<3 天,早期 OP),“晚期手术治疗”(>3 天,后期 OP),或者“nonOP”(非手术治疗)。nonOP 患者主要采用佩戴颈椎矫形器的方法治疗(64 例,非手术治疗共 68 例)。nonOP 组患者比 OP 组的患者年龄明显偏大(平均 82.4 年∶77 年),且住院时间及呼吸机使用天数明显缩短。这可能与以下几个因素有关:①气道周围水肿或术后需要进一步行食管手术,从而延长了呼吸机使用时间,并出现拔管后吞咽困难问题;②身体活动受限的时间偏长。此外,两种手术需要气管切开和经皮内镜下胃造口术的比例比 nonOP 组高 2 倍以上,而且深静脉血栓(DVT)的风险也更高。但是尿路感染或肺炎发生率,以及出院后需要专业护理的比例,手术组与非手术组间无显著差异。

由于各研究机构的研究结果差异很大,对于老年齿突骨折患者的规范治疗较难统一。有些研究显示 nonOP 治疗的死亡率更高(Muller 等,1999;Smith 等,2008;Pal 等,2010)。但往往这些研究的样本量较小,而且缺少高质量的治疗后随访。比如其中一项研究,其门诊及影像学随访率仅有 50%(Fagin 等,2010)。虽然 nonOP 组患者出现的并发症较 OP 组更轻且发生率更低,nonOP 组患者的治疗效果并不理想(Fagin 等,2010)。在 Fagin 等的研究中显示,2 名(2.9%)nonOP 患者因骨折不稳定需要后路内固定,16 名(23.5%)患者骨折成角增加、椎管狭窄,4 名(5.9%)患者持续骨不愈合。与之相比,3 名(7.5%)OP 患者手术没有完成继续 nonOP 措施,1 名(2.5%)OP 患者术后仍需颈胸支具固定。

因此,对老年齿突骨折治疗方案的选择仍无统一定论,应在以下情况考虑合理的治疗方法:①对于身体状况较差且合并症较多的患者手术风险较高;②骨折端对齐情况和韧带是否完整。如果骨折不稳定或对齐不良导致愈合困难,手术治疗是首选。老年患者采用颈胸支具时应谨慎,其风险如上文所述。

压缩性骨折

与齿突骨折一样,脊椎椎体压缩性骨折在老年人中极为常见。因为绝大多数老年人存在骨质疏松,很小的外力就可造成这类疼痛性骨折。椎体压缩可导致椎体高度下降,进行性脊柱后凸畸形,而且如果骨折片段向后脱落,可引起脊髓或神经根受压。进行性后突畸形,可导致患者驼背和肺活量下降,从而出现呼吸功能障碍。

压缩性骨折最常累及下段胸椎或上段腰椎。有时可以无症状,只在常规检查时被偶然发现。有的可能已经存在多年疼痛伴运动受限。但大多数患者主述在胸腰区中线附近出现急性局部疼痛,在站、坐或行走疼痛加剧,躺下后疼痛缓解。疼痛性质是剧烈的锐痛或刺痛。体检沿棘突触诊时,患者会感觉中度压痛。

除了骨质疏松症外,肿瘤浸润也可以引起老年人椎体压缩性骨折。最常见的是乳房、肺、肾、或前列腺转移性肿瘤。黑色素瘤、多发性骨髓瘤或淋巴瘤也可引起脊椎病理性骨折。在原发肿瘤未知的情况下,需要先进行组织活检,再考虑最终的治疗方案。

最后,椎体压缩性骨折可导致感染。全身性感染可以扩散至椎间盘,然后蔓延至骨导致骨髓炎,剧烈的疼痛是其典型症状。而脊柱结核或波特病的首发表现往往是椎间隙增大和椎体压缩性骨折。

大多数胸腰痛的患者开始都会行脊柱 X 线平片或 CT 检查(图 22.14a)。CT 可以发现骨皮质破坏和畸形的程度,对治疗方案的选择很有价值。很多患者影像学显示多发性压缩性骨折,重要的是要鉴别到底是哪处骨折引起的疼痛,或者说,哪处骨折"最急性"。对此,MRI 是非常有价值的,T_2 加权或短时反转恢复序列(STIR)都可协助诊断(图 22.14b)。在这些序列中,骨折不愈或急性骨折表现为高信号。此外,MRI 是目前显示神经和韧带结构最清晰的检查方法。对于疑似的病理性骨折(包括肿瘤)或感染,增强扫描对诊断非常重要。对于起搏器植入不能接受 MRI 检查的患者,可考虑骨扫描。与陈旧性骨折愈合相比,急性骨折示踪剂的摄取量增加。

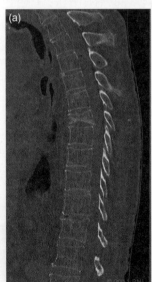
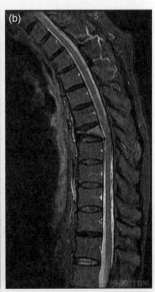

图 22.14 (a)胸椎 CT 扫描,冠状位,T7 压缩性骨折,椎体高度下降。(b)MRI,STIR 序列,冠状位,T7 压缩性骨折,STIR 显示椎体水肿,提示急性骨折

体检对于治疗计划的制定非常重要,它可以评估骨折导致的残疾程度以及对患者日常活动能力的影响。初次问诊体检时应着重关注这些问题,并评估病人疼痛的程度。然后必须全面评估患者的下肢、肠道和膀胱功能。最后,如果是骨质疏松性骨折,应确认该患者是否接受过相应的治疗。治疗骨质疏松的药物包括二膦酸盐、选择性雌激素调节药、抗骨质疏松药如降钙素和重组甲状旁腺激素。

对于急性压缩性骨折的处理有多种选择。合并神经损伤、脊椎不稳或严重畸形的情况下,必须选择手术治疗。如果保守治疗失败,持续疼痛,出现功能受限或进行性后突畸形,则必须行手术治疗。治疗的目标是控制疼痛和恢复脊椎的稳定性。

非手术治疗包括疼痛的管理、辅助身体支撑和康复。疼痛的处理主要是使用各种镇痛药。虽然控制疼痛是必要的,但老年人需避免用药过度导致镇静、呼吸抑制、严重定向障碍和便秘等不良反应。患者一般采用胸腰骶矫形器(TLSO)帮助身体活动时减轻疼痛。如果疼痛控制效果较好,有些患者可减少胸腹部的约束限制。最后也是最重要一点,患者应尽早开始身体活动。与专业理疗康复治疗师应积极合作,共同参与治疗;如果需要的话,患者在从住院康复中心过渡至门诊治疗前应学习一定的康复治疗相关的专业知识。负重练习是主要的身体锻炼方式,可以减缓骨质疏松的发展。一个重要的治疗原则是在情况允许的情况下尽早开始身体活动和自主运动,以避免长期不动引起的并发症。这些并发症包括肺炎、深静脉血栓形成、肺栓塞、皮肤破裂以及胃溃疡等。辅助身体支撑支架一般穿 1~3 个月,期间应定期门诊复诊,行影像学检查。如果与前面的影像学检查相比,后凸畸形持续加重,或者患者疼痛不能有效缓解,生活质量下降,则提示应考虑手术治疗。

椎体成形术和后凸成形术是一种微创手术,通过将一种生物水泥注射到损伤的椎体中,撑起压缩的椎体,以减轻疼痛、改善活动受限的状况。椎体成形术于 1984 年由法国医师首次采用,用以治疗有症状的椎体血管瘤患者(Galibert 等,1987)。人们发现,通过注射硬化聚甲基丙烯酸甲酯(polymethylmethacrylate,PMMA)支撑其塌陷的椎体,可大大缓解患者的疼痛。随后外科医师们扩大应用了这项技术,用以治疗骨髓瘤和脊椎转移性肿瘤患者的疼痛。如今在美国,椎体成形术主要用于骨质疏松引起的压缩性骨折疼痛的治疗。椎体后凸成形术是由 Kyphon 公司于 1999 年推出的技术,先将充气气囊置入到塌陷的椎体里,该气囊充气后,水泥被直接注射到气球,从而恢复椎体高度和脊柱正常形态。

无论哪一种手术方式,其手术指征主要是疼痛、未治愈的压缩性骨折。手术禁忌证包括全身或脊髓感染、未纠正的出血性疾病、不能耐受镇静或全身麻醉、不能耐受俯卧位及不稳定骨折。由于骨折导致椎管空间变小也是手术禁忌。即使没有证据表明骨水泥可引起神经根或脊髓病变,但在注射过程中即使只有很少量的骨水泥泄漏都会增加神经损伤的风险。

无论采取哪种手术方式,术前评估都非常重要,以确保病人能耐受镇静和(或)全身麻醉。病人躺在软垫手术床上,取俯卧位,确定骨折脊椎节段,用针穿刺皮肤并通过椎弓根进入椎体。接下来将聚甲基丙烯酸甲酯(PMMA)骨水泥与无菌硫酸钡粉末混合,使其不透射线,以便在可视的情况下注射(图 22.15)。要避免骨水泥的后部泄漏,如椎间盘内或静脉泄漏。注射点要求①骨水泥漏出骨髓空间以外;②骨水泥要到达椎体的后部四分之一;③在中线进行水泥填充使椎体恢复垂直高度。术后病人在恢复室监测 2~3 小时后令其尝试行走。如果没有出现疼痛加剧或活动受限,可让患者出院回家,指导其出院后注意事项,并限制活动3 天。

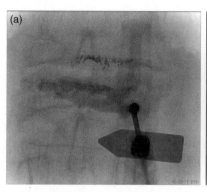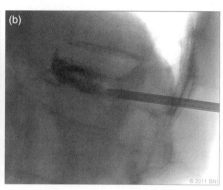

图 22.15 (a)AP 位和(b)横向位透视显示 L1 椎体成形术,通过右侧椎弓根进入椎体用于注射水泥。© Barrow Neurological Institute

在椎体后凸成形术过程类似,但由于手术时间较长,基本都需要在全身麻醉下进行。首先置入一根较大的管道至椎弓根,然后用一个小型手动钻头钻入椎体。将放瘪的球囊置入磨出的空腔,再充入用碘化造影使其缓慢膨胀。通常手术是双侧进行的,并且两个气囊同时持续充气,直到①后突畸形得到校正;②气囊到达皮质边缘;③系统最大压力达到 300psi 或达到气囊最大容积。然后气囊放气,在荧光透视成像下小心注入骨水泥。

两种手术方式的预后都很好,许多患者称在恢复室时疼痛就已大大缓解(Gill 等,2007;Tang 等,2010)。两种手术方式的死亡率和发病率都非常低。因为操作区域离脊髓和主动脉很近,术中仔细辨认骨性标志非常重要。骨水泥渗漏很常见,必须严格控制(图 22.16)。如果骨水泥渗漏导致神经根受压,可以立即短期使用类固醇激素或神经根阻滞。如果症状无缓解,则需考虑手术减压。如果骨水泥泄漏导致脊髓受压,必须立即行椎管减压术。如果骨水泥泄漏到椎旁静脉,有很小一部分患者会发生

肺栓塞(Radcliff 等,2010)。其他手术风险包括感染、血肿、椎弓根骨折。

通过研究分析椎体压缩性骨折的自然病程发现,经保守治疗患者一般在 6~12 个月内可治愈。Klazen 等发现,通过辅助身体支撑和控制疼痛,分

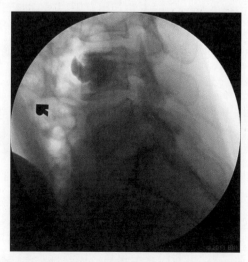

图 22.16 腰椎侧位荧光透视成像显示,L4 椎体成形术后,椎体前面出现骨水泥渗漏。© Barrow Neurological Institute

别有 63% 和 69% 的患者在 6 个月和 23 个月以内疼痛得以大大缓解。但是仍然有近 1/3 的患者到第 23 个月时仍感到剧烈疼痛。与保守治疗相比，椎体成形术可以显著减轻疼痛，减少了镇痛药的使用，患者迅速恢复了正常的功能，并降低了住院率（Diamond 等，2006；Klazen 等，2010；Wang 等，2010），但是没有两个治疗组 12 个月后的随访数据。

以上研究发现都是基于压缩性骨折的自然病史。尽管如此，但是许多医师仍然不太愿意采用治疗指南推荐的首先采取保守治疗 3~6 周的方法。对于疼痛剧烈、活动严重受限的患者，椎体成形术和后凸成形术可立即减轻疼痛，有助于早期身体活动，并降低因骨折老年人活动减少所引的并发症的风险，是安全有效的治疗方式。

疼痛：三叉神经痛

面部疼痛的诊断和治疗都比较困难。其中最常见的和可治的是三叉神经痛（TGN）。虽然面部疼痛及相关综合征在年轻人和老年人都普遍存在，但是老年患者往往有合并症，导致老年患者往往会在所有的保守治疗都无效的情况下，才考虑选择手术治疗。

自然历史

面部疼痛综合征在历史上早有描述，最早是在 11 世纪由一位阿拉伯医生 Jurjani 描述的（Ameli，1965 年）。1829 年，贝尔确定了第五对脑神经的解剖学结构，并确认其负责面部感觉和咀嚼肌的运动。但是治疗面部疼痛的方法却很有限，从各种药膏到胃肠道的清洗，都曾用于治疗面部疼痛。1853 年，Trousseau 注意到有一种特殊的面部阵发性疼痛，他将其比作三叉神经癫痫样发作。此后的一段时间内，这种病被称为神经痛癫痫。在 20 世纪 90 年代中期推出的抗癫痫药物为 TGN 的治疗提供了第一个有效疗法。

患者 TGN 一般会出现下列症状：①阵发性，在一侧脸部三叉神经分布区域出现"电"击样疼痛；②面部有"触发点"，刺激该处可引发这种类型的疼痛；③有明显的缓解期和发作期；④疼痛发作在早晨最重，睡眠时一般不发作；⑤当服用足够剂量的卡马西平后，可暂时缓解疼痛。风吹到脸上、聊天、吃东西、刷牙或者剃须都可以引发三叉神经分布的

一个或多区域出现疼痛。

TGN 主要发生在 50 岁以上的人群，但是年轻人群也会患此病。一些报道女性发病率明显较高，女性患者与男性患者的比例高达 2∶1。任何一侧脸部，三叉神经分布的任何一个区域都可以发病，但是主要涉及 V2（上颌支）或 V3（下颌支），或者两支同时受累（图 22.17）。神经系统检查和影像学检查结果往往没有明显异常表现。但是血管畸形、多发性硬化症以及小脑脑桥角肿瘤也可以引发 TGN。因此，脑的 MRI 平扫和增强扫描，对于面部疼痛的诊断都非常重要。

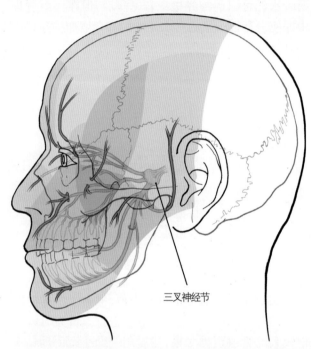

三叉神经节

图 22.17   三叉神经 3 个分支及其大致分布范围。眼支（蓝色 V1）；上颌支（红色 V2）；下颌支（粉色 V3）。© Barrow Neurological Institute

TGN 的确切机制尚不清楚。尸检研究显示在第五脑神经进脑干之前的根部，直径较大 A 类神经纤维出现脱髓鞘病变。一种假设认为脱髓鞘导致信号错误传导至髓鞘化不全的 A 类神经纤维和无髓鞘的 C 类神经纤维，从而导致阵发性面部疼痛。有人认为脱髓鞘可能与第五脑神经进入脑干之前的根部受到附近血管结构的挤压所造成的，可能是动脉，也可能是静脉。尽管如此，尸检发现有的患者有明显的 TGN 表现，神经的确存在受血管压迫的情况；而有的患者同样有典型 TGN 表现，却没有发现神经受压的情况。

TGN 确诊有时可能很困难，特别是症状不典型的时候更难以判断。面部疼痛的鉴别诊断包

括带状疱疹后神经痛、多发性硬化症、头部和颈部癌症以及巨细胞性动脉炎等。因此,在开始任何形式的治疗前明确疼痛的来源非常重要。明确 TGN 的诊断后,有以下几种治疗方案可供参考选择。

药物治疗

卡马西平,是与抗抑郁药丙咪嗪相关的一类三环类药物,是目前用于治疗 TGN 的主要选择。TGN 患者对卡马西平有反应相当普遍,如对该药物没有任何反应,则应重新考虑 TGN 的诊断。多数病人最初对卡马西平的反应较好,但是有些患者不能耐受其副作用,包括嗜睡、头晕、恶心、记忆减退、周围神经病变以及眼球震颤等。这些副作用发生最常见于老年患者和剂量增加后出现。5%~10%的患者会发生皮肤病变,包括皮疹、多形性红斑和 Stevens-Johnson 综合征等。卡马西平对血液系统的副作用比较罕见,包括再生障碍性贫血等。因此服药期间建议常规行血液检查。非常罕见的副作用包括低钠血症、肝功能衰竭和充血性心脏衰竭。

长期随访研究显示随时间推移卡马西平效力逐渐下降。初期应用的有效率近 80%,治疗 10 年以后,只有约 50% 的患者有不同程度的缓解。服用卡马西平后,2~8 小时内达到血药峰值。剂量与血药浓度之间开始治疗时存在线性关系,但随着治疗时间增长,肝脏代谢系统会出现自动消除效应,消除半衰期也从 20~40 小时缩短至 11 小时。这导致血药浓度出现波动,反过来又影响了药物的疗效和副作用。

如果卡马西平治疗无效,还可考虑苯妥英、巴氯芬、氯硝西泮、丙戊酸钠、奥卡西平、普瑞巴林及这些药物的组合。药物的剂量根据疼痛是否缓解或副作用是否无法忍受来确定。如果药物治疗无效或耐受性差,应考虑到神经外科就诊。

手术治疗

手术的选择必须根据患者的具体情况来定。手术方式包括直接经皮半月神经节损毁(如热切断术、甘油射频神经切断术及气囊挤压术等),放射外科立体定向手术和微血管减压术(MVD)。对于药物治疗无效的老年患者来说,经皮射频神经切断术和立体定向放射治疗是最常见的选择。但是,对于预期寿命较长、手术风险低的患者,经乙状窦后入路

行开颅 MVD 手术仍是首选方案。

经皮手术

1965 年,第一种经皮治疗 TGN 的手术方式得以发展。它利用探针选择性损毁三叉神经根痛觉纤维。这样所有传入到脱髓鞘感觉根区域的信号减弱,从而使疼痛减轻。

该手术中,病人仰卧躺在手术台上,仅给以镇静麻醉,以便在手术过程中可快速苏醒。当时使用的是腰穿针,根据解剖标记,穿过脸部皮肤,到达卵圆孔(图 22.18)。一旦达到预定位置,神经纤维受到刺激,病人马上清醒,可以确定是否到达目标手术位置。然后病人再次被镇静麻醉后开始进行多次探针热凝损毁。该手术的目标不是的完全镇痛,而是形成高密度痛敏。当皮肤受到锐利的刺痛时,患者仍然能够感觉到并做出反应以保证安全,但感觉会变迟钝。在手术过程中,应反复评估直接和间接角膜反射是否存在。角膜反射消失会增加角膜溃疡的风险。

手术过程中的并发症或问题包括意识错乱,与手术中或被镇静的老年人交流障碍,以及呼吸道的通气量减少。此外,手术风险还包括面部感觉完全

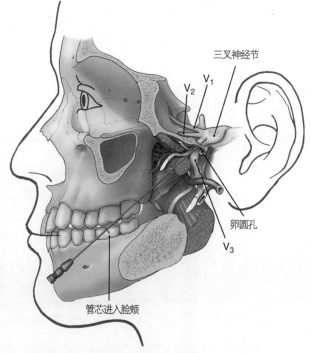

图 22.18 手术采用腰穿针或者类似管道,根据解剖学标志:唇角以外 2.5cm,外耳道前方 3cm,瞳孔内面正下方通过面部皮肤穿入。针尖到达卵圆孔时患者往往会出现一个躲避的动作,此时医师可感觉到针管进入卵圆孔。© Barrow Neurological Institute

丧失、角膜反射减退、角膜炎、以及发生率很低的视力损伤等。一般情况下该手术可以达到镇痛的效果,术后疼痛立即缓解的比例高达99%。但一些大样本研究表明手术效果的持久性表现各异,5年随访术后保持好的效果在40%~90%(Broggi 等,1990;Taha 和 Tew Jr. 等,1996;Kanpolat 等,2001;Tatli 等,2008)。现在许多人将甘油注射治疗作为老年人药物治疗无效后首选的经皮手术方式。该手术开始同样是将一个腰穿针穿过面部皮肤到卵圆孔,再注入无菌的甘油和钽的混合物(钽合物可作为永久标记)。病人保持直立坐位,头稍微侧偏1小时。然后将甘油完全抽空。

早期疼痛缓解率较高,接近90%。其中50%感到疼痛立刻缓解,另外50%在2周内感觉疼痛缓解。但是疼痛复发时间平均是16~36个月。

如果药物治疗或者其他两种经皮手术方式均无效,球囊挤压可作为备选的经皮手术方式。该手术一般需气管插管,行全身麻醉,很少静脉注射麻醉或者局部神经节麻醉。同样将插管通过面部皮肤推向卵圆孔,然后将插管针心拔出,再置入球囊导管。气囊充气至1.3~1.5个大气压并维持60~120秒。然后将气囊放气,针头和导管一同拔出。整个过程不到20分钟,通常在门诊进行。

术后必须提醒患者暴发疱疹的风险,并进行眼部护理的宣教,逐渐减少抗TGN药物。据报道,手术成功率达78%~100%,复发时间平均为3.5年(Lichtor 和 Mullan,1990;Skirving 和 Dan,2001)。

对于老年患者,还需考虑心房颤动患者使用抗凝血药物以及预防冠心病和卒中长期服药的情况。

这些经皮手术出血风险很低,因此患者无需长时间停药,但具体时间及服药方案需同相关内科医师一起决定。

放射外科立体定向治疗

立体定向放射治疗是一种非侵入性的治疗,对老年患者特别那些因心血管疾病必须持续服用抗凝药物的患者来说是一个很好的选择。早在1951年就由 Lars Leksell 首先描述,放射外科现在已成为治疗 TGN 的主要手段之一。它可以定向对准第五脑神经根进入脑干前的区域,使脑干受到的照射降到最低。目前最成熟的是伽玛刀治疗,用多放射性钴源产生的交叉束,可提供精准放射。市场上还有一些基于线性加速器系统的设备可以采用。治疗计划由放射肿瘤科医师、神经外科医师和医学物理学家共同制定。

手术过程中病人的头部被置于立体定向头框中行 MRI 扫描,选择 T_1 平扫增强和 T_2 加权像。需在 MRI 图像上直接观察到三叉神经进入脑桥前的根部区域,一般在距进入脑桥前2~4mm 的地方置一4mm 等中心点(图22.19)。中位处方剂量为75Gy(在70~85Gy 之间,50% 等剂量线为35~42.5Gy),然后发送至神经根进入脑干前区。脑干受到的放射剂量必须小于总剂量20%。病人当天即可出院,但需告知其疼痛缓解可能需要长达10周。一旦疼痛开始有所缓解,镇痛药即可逐渐减量。对于长期服用药物的患者来说,立体定向放射外科手术是最好的选择,但对于不能耐受药物治疗的患者来说可能不是最佳选择。对于接受伽玛刀治疗的 TGN 患者长期随访(平均5年)的报道很少。Urgosik 等

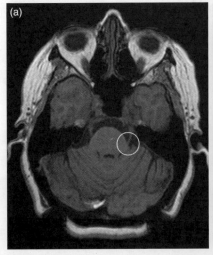
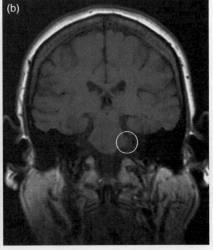

图22.19 头部 MRI 轴位(a)和冠状位(b),定位三叉神经进入脑干前的区域(圆圈)。© Barrow Neurological Institute

报道了 107 例患者的治疗结果（Urgosik 等，2005）。80% 的患者平均在 3 个月内的疼痛得以缓解，但是 3 年内平均有 25% 的患者疼痛复发。2009 年，Dhople 等分析了接受伽玛刀手术治疗的 TGN 患者的长期效果（Dhople 等，2009）。95 例患者中，平均 2 周（0~12 周）内有 81% 的患者初次感到疼痛缓解。术前未接受过侵入性手术与接受过侵入性手术患者的首次有效率相同，无统计学差异（81% 对 77%，P=0.42）。但作者指出，经过长期随访，1、3、5、7 年后治疗无效的比率分别为 60%、41%、34% 和 22%。此外，术前未接受过侵入性手术的患者较术前接受过侵入性手术的患者手术效果持续的时间明显更长，有显著差异（32 个月：21 个月，P<0.02）。

手术主要并发症是令患者十分痛苦的面部麻木，发生率为 6%~20%。复发患者可再次行伽玛刀或者行 MVD、经皮手术治疗。

微血管减压

对于身体状况较好的 TGN 患者，颅后窝开颅暴露三叉神经行 MVD 术是最佳的手术选择。MVD 的优点包括较高的长期成功率和较低的面部感觉迟钝发生率。术前检查包括听力和耳科检查以及 MRI 检查。

大概手术过程是选择乙状窦后入路，在横窦和乙状窦交界区小范围开颅（图 22.20）。切开硬膜后，直接在显微镜下观察，暴露并探查小脑脑桥角区（图 22.21）。探查三叉神经，确认其是否被挤压。分离粘连在神经上的蛛网膜，然后用聚四氟乙烯片将挤压三叉神经的血管结构抬起，从而使两者分离。最常见的责任血管是小脑上动脉。

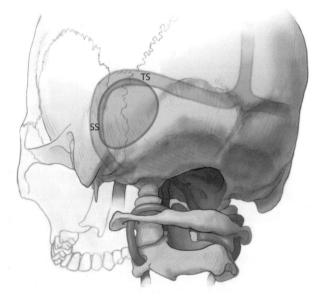

图 22.20　在左侧横窦与乙状窦交界处，乙状窦后行颅骨切除。© Barrow Neurological Institute

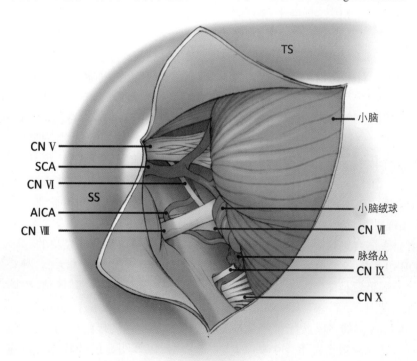

图 22.21　左侧乙状窦后入路。硬脑膜切开后，观察神经血管结构。一旦确认受血管挤压，用 Teflon 片隔开神经和责任血管，即达到减压目的。TS，transverse sinus 横窦；SS，sigmoid sinus 乙状窦；SCA，superior cerebellar artery 小脑上动脉；AICA，anterior inferior cerebellar artery 小脑下前动脉。© Barrow Neurological Institute

MVD 的并发症包括大脑或小脑梗死、听力下降、面瘫、面部感觉迟钝、脑脊液漏以及形成假性脑膜膨出等。并发症发生率一般在个位数。成功率较高，90% 的患者 1 年左右感觉疼痛明显缓解，随访10 年后仍有 70% 的患者没有感觉到明显的疼痛。对于术前接受过其他治疗的患者其成功率似乎更高（Barker 等，1996；McLaughlin 等，1999；Sindou 等，2006）。

非典型疼痛

有些患者的疼痛逐渐发展成持续性疼痛，而不是阵发性"休克样"疼痛，有烧灼感，并出现与之相关的感觉变化，这一般称为非典型面部疼痛。有些患者一开始就是这种类型的疼痛。无论是慢性发展或开始即如此，此种类型的疼痛药物或手术治疗效果都不理想。一小部分需要多点治疗的持续 TGN 患者最终可发展为非典型面部疼痛。TGN 最后有可能合并出现痛性感觉缺失，病人既麻木，又感到持续疼痛。这种情况下，任何一种治疗的效果都不理想。针对这种类型的疼痛，目前正在探索的运动皮层刺激疗法已进入试验阶段；前期结果显示最好的效果是好坏参半。

在治疗老年 TGN 患者时需考虑很多因素。最重要的是，应选择风险最小成功率最高的治疗方案。在没有显著合并症的情况下，MVD 是一个很好的选择，其治疗效果维持最久。而替代治疗方案中，经皮手术治疗疼痛缓解率高、风险相对较低、住院时间最短，显著降低治疗费用。对于药物单独治疗效果不佳的患者，应考虑神经外科手术或其他有效的手术方案。

帕金森氏病的神经外科治疗

对于包括帕金森氏病（PD）和震颤之类的运动障碍性疾病，其病理生理机制越来越清楚，这些机制往往决定了老年患者是否适合进行手术治疗。损毁术或深部脑刺激（DBS）术的各种手术靶点可以帮助改善或消除症状。根据患者具体情况正确选择手术方式是治疗成功的关键因素。

PD 是一种由于黑质致密部多巴胺能神经元减少导致的运动障碍性疾病。一般情况下，50 岁以上的人群多发，临床的症状开始比较轻微，然后逐渐进展。多数人表现为逐渐加重的震颤，并开始影响日常活动。PD 的四个主要症状包括：①手、臂、腿、下颌和（或）面部的震颤；②四肢和躯干的僵直或僵硬；③动作迟缓或动作减少；④姿势不稳，或平衡协调能力受损。随着病情进展，患者可出现吞咽、咀嚼和说话困难；排尿障碍或便秘；皮肤问题；睡眠障碍；抑郁或情绪变化。

目前的各种治疗药物要么是直接补充多巴胺，要么是模仿多巴胺功能，大部分患者症状可得到显著改善。75% 的患者服用左旋多巴和卡比多巴有效，但不是所有症状对药物的反应都一样好。一般情况下，动作迟缓和强直症状药物控制效果较好；另一方面，震颤往往仅有轻微改善，而针对平衡障碍则可能完全无效。其他常见的药物包括抗胆碱能药、溴隐亭、普拉克索、罗匹尼罗、金刚烷胺和雷沙吉兰等。

随着多巴胺能神经元越来越少，PD 患者的症状会逐渐恶化。药物治疗往往开始有效，但是后期需要增加剂量来控制症状，药物相关不良反应也增加，包括运动障碍或不随意运动过度、嗜睡、恶心、幻觉、混乱、认识问题、头昏目眩、行为 / 性格改变等。当药物剂量不能再增加时，应该考虑手术治疗。

对神经外科手术治疗运动障碍性疾病研究的关注及努力已经历了一个多世纪。早期尝试取得一些成果，在一定程度上可控制症状，但终生致残率和死亡率较高。

在过去的几十年中，外科治疗运动障碍性的技术得以持续发展。外科医师已发现：①双侧丘脑病变与严重并发症有关；②用于定位的电刺激本身就可控制震颤，治疗运动迟缓和强直等症状。随着 CT 和 MRI 的介入，目标定位已经非常精确。最后，随着研究深入和微电极记录仪的不断发展，电刺激目标已变得更为精准。虽然关于 DBS 帮助控制运动障碍的很多机制仍然未知，但目前对于药物治疗无效的患者而言，DBS 仍然是有效且相对安全的治疗手段。

保证 DBS 手术成功的一个最重要的因素是正确选择合适的患者。为此，神经外科、神经内科、神经心理学家必须共同评估，以确保患者满足所有条件。左旋多巴反应性原发性 PD 患者最适合这种手术。患者应该有典型的症状，包括运动徐缓、强直、震颤，以及明显的药物不良反应，如运动障碍和开 / 关现象。

在疾病的早期阶段，药物很容易较好地控制症状，运动功能也能维持较好的状态（即"开"期）。

然而随着病情的进展,患者必须增加药物剂量以控制症状,或者联用其他药物。在某种程度上出现以下并发症,变得难以处理。如"关闭"期增长(指症状控制较差的一段时间)、出现运动障碍,严重药物副作用如嗜睡、恶心、幻觉、意识模糊、头晕和行为或性格改变。有经验的神经内科医师在治疗运动障碍性疾病的患者时,在选择手术治疗之前,必须保证患者已经经过合适的药物治疗。应要求患者白天记录出现"开/关"期的时间,并用图表记录症状与服药时间的关系。下面是大多数运动障碍疾病治疗中心选择手术病人的一般标准:

- 尽管药物治疗已经达到最大剂量,患者仍有明显的运动功能障碍症状。
- 患者一般健康状况较好,没有严重的心脏、肺或肾脏疾病。此外,一些治疗中心还将70岁设为是否手术治疗的界限。
- 患者不能合并有狂躁型精神障碍或明显的认知障碍,也不能合并有控制不佳的其他精神疾病、焦虑或情绪障碍。
- 患者必须能够理解手术的风险,对手术效果有合理的预期。
- 术前影像没有显示严重脑萎缩或脑白质病变,这些病变提示脑出血或术后出现认知功能障碍的风险增加。
- 左旋多巴无效或是患帕金森叠加综合征(进行性核上性麻痹、多系统萎缩)的患者手术效果较差。

另外即使不伴随震颤的患者,如果左旋多巴无效,行DBS手术后症状改善也不明显。

如果患者符合手术标准,术前需接受体检。一旦通过体检,即可安排手术。在许多治疗机构里,神经外科医师、神经电生理医师和神经麻醉科医师共同参与整个手术过程。

在手术当天,在局部麻醉下将立体定位头框和底环定位装置固定在病人头部(图22.22)。然后行MRI扫描,使用立体定向定位的系统和相关软件进行定位。在轴向图像上确定前连合(AC)、后连合(PC)以及其他几个中线结构。通过计算与这些结构的关系,确定目标坐标。然后用软件将目标坐标分别导入轴位、矢状位和冠状位图像中。如果目标离关键部位太近,例如内囊,则需要做一定的修正。

完成目标定位后,即可开始手术。刺激电极的植入在局麻下进行,并由麻醉师给予轻度镇静(图22.23)。头部手术后,患者留院过夜,第二天如果符合出院指征可办理出院。手术死亡率小于1%;并发症的总发生率是30%,但大多数较轻。并发症包括颅内出血、感染、器械断裂或故障,器械遗留,或通过骨瓣或皮肤的器械腐蚀。颅内出血的

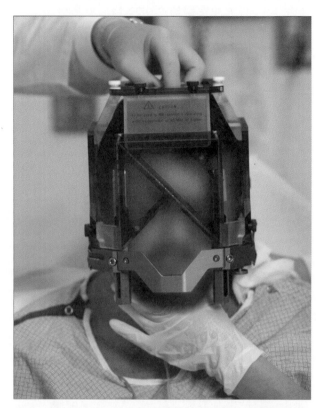

图22.22　将患者的头部安全的放入Leksell立体头框及定位仪中。© Barrow Neurological Institute

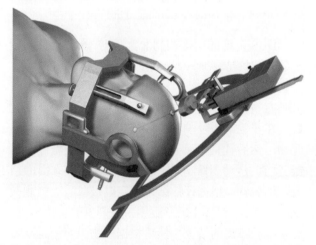

图22.23　利用Leksell立体定向头框以及术前计算的坐标,将脑深部刺激(DBS)电极置入指定位置,并在术中用微电极进行刺激记录、评估,以确认最后的位置。© Barrow Neurological Institute

发生率在1%~5%,但大多数出血量都很小,临床症状较轻。感染发生率大概在3%~13%之间。浅表性感染通常可以用抗生素治疗。但是涉及深部感染和器械问题,必须考虑清创术,取出遗留的器械。还有些罕见的并发症包括死亡,昏迷,瘫痪,累及心脏、呼吸系统、循环系统等。

接下来的一个单独的手术操作是在全身麻醉下植入内部脉冲发生器(图22.24),大多数患者手术完成后的几个小时内可以直接从恢复室出院。患者术后两周在门诊由神经外科医师复诊,检查手术伤口,并调制DBS系统。

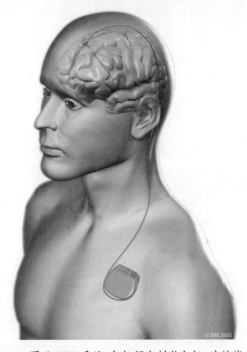

图22.24　图示DBS系统,包括颅内刺激电极,连接线,体内脉冲发生器。© Barrow Neurological Institute

DBS系统的精确调制非常耗时,既要调整刺激参数,同时也要调整药物剂量。因此,在大多数治疗机构,调制都由神经内科医师专门负责,这让主治医师有精力掌握所有的数据,降低了患者的就诊次数。在开始调制阶段,患者需在12小时内继续服用药物。然后评估运动功能的基本状态,还需评估震颤、强直、运动迟缓、步态和姿势稳定性等方面的情况。然后就能根据评估结果设定电极参数。当刺激仪的设置完成后,让患者服用一定剂量的左旋多巴,观察运动障碍的情况。然后根据药物引起的运动障碍的情况,进一步调整参数。参数调制的目标是在取得最佳疗效的同时最大限度地减少副作用,并尽可能减少电池的消耗。刺激参数调整范围可能非常广泛,而且该设备在体外可编程。一般电池的寿命

范围是3~5年。考虑电池的寿命也是很重要的,因为更换脉冲发生器的需要再次手术,每次手术均会增加感染风险。

DBS手术的靶点是在不断变化改进的(图22.25)。丘脑腹外侧核(VIM)损毁术作为特发性震颤和帕金森病震颤的治疗方法已超过50年。由于在相同的位置进行高频刺激(>100Hz)也能有效地抑制震颤,而不引起许多与丘脑相关的功能受损,VIM区已经成为DBS手术治疗震颤的首选靶点。对于原发性震颤VIM-DBS手术的长期结果显示80%的患者震颤得以改善,近70%患者的书写能力得以改善(平均随访56.9个月)(Zhang等,2010)。有研究则显示治疗效果随时间延长略有下降(Blomstedt等,2007),为了维持治疗效果刺激强度也逐渐增加(Zhang等,2010)。一般情况下,DBS手术治疗静止性震颤比活动性震颤效果好,远端比近端效果好,上肢比下肢效果好。VIM-DBS对PD患者的强直和运动迟缓的症状改善不甚理想。

对于PD患者选择的靶点是丘脑底核(STN)。STN刺激可能改善PD患者的所有运动相关症状,包括强直、运动迟缓、姿势不稳、步态异常。许多研究显示震颤减少了70%~80%,即使在"关"的状态下也一样。在断药状态下运动功能改善整体为50%~74%,但在服药期间症状几乎没有明显改善(0%~26%;Rodriguez-Oroz等,2000;深部脑刺激治疗帕金森氏病研究组(Deep Brain Stimulation for Parkinson's Disease Study Group),2001)。因此,应该告知病人STN-DBS手术的最佳效果可能与服药期间"开"时的效果接近,其优势是减少了"关"期的时间以及降低了"开/关"的症状波动。STN-DBS手术显著增加了"开"期的时间,在此期间无明显运动障碍,这可能是因为STN刺激后左旋多巴用量减少的缘故。研究显示DBS植入后左旋多巴每日剂量减少40%~60%。(Rodriguez的-Oroz等,2000;Deep Brain Stimulation for Parkinson's Disease Study Group,2001;Liang等,2006)。

Parent等最近评估了PD患者的年龄和疾病病程与STN-DBS手术疗效的关系(Parent等,2010)。对46例患者进行了术前和术后1年的随访评估。短病程组和长病程组运动障碍在1年后都得以显著改善:有效率分别为64%和70%。但是病程较短的患者(<10年)肌强直改善明显,而病程较长者(>10岁)肌强直的改善则没有那么明显(有效率分

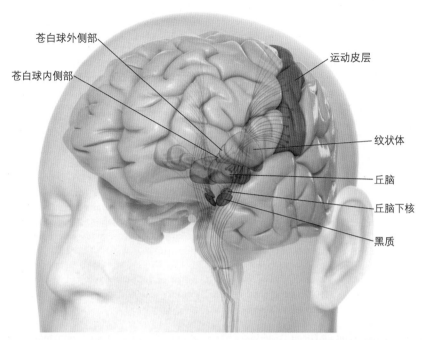

图22.25 示DBS术常用的靶点，包括内苍白球、丘脑底核和丘脑腹内侧核及邻近结构。© Barrow Neurological Institute（如想看彩色版本，请看彩页部分（For a color version, see the color plate section））

别为45%和31%）。年轻患者和老年患者的运动障碍症状都得到显著改善，但那些超过70岁的患者在随访1年后发现，其肌强直的症状没有得到有效改善。因此，考虑到肌强直的情况，年轻患者应尽早施行DBS术可在最大程度上获益。

针对PD患者，另一个DBS常用的靶点是内苍白球（GPI），用于治疗肌张力障碍。刺激该区，在"关"期症状改善的比例为33%~50%（Ghika等，1998；Deep Brain Stimulation for Parkinson's Disease Study Group，2001）。无运动障碍的"开"期时间延长，并且开/关状态的波动减少。震颤、强直、运动迟缓、步态和姿势不稳等症状显著改善。许多研究显示，针对PD患者，STN-DBS与GPI-DBS两种方式都能有效改善运动功能，但是STN组降低抗PD药物剂量的幅度更大（Anderson等，2005；Moro等，2010）。仅在STN刺激组观察到认知功能障碍和行为学改变方面的并发症。

对于PD患者来说，DBS是一种易于被患者接受且安全有效的手术方式，可以治疗特发性震颤和某些形式的肌张力障碍。要确定患者是否适合这种手术，必须由治疗运动障碍方面的神经内科医师、神经外科医生师和神经心理学家共同进行全面评估。如果所有条件都满足，通过该手术，患者可在很长一段时间运动功能得以改善，从而获得更好的生活质量。

（马超 译，聂永慧 张俊义 校）

参考文献

Adams, H.P. Jr., Del, Z.G., Alberts, M.J., et al. (2007) Guidelines for the early management of adults with ischemic stroke: a guideline from the American heart association/American stroke association stroke council, clinical cardiology council, cardiovascular radiology and intervention council, and the atherosclerotic peripheral vascular disease and quality of care outcomes in research interdisciplinary working groups: the american academy of neurology affirms the value of this guideline as an educational tool for neurologists. *Stroke*, 38: 1655–1711.

Ameli, N.O. (1965) Avicenna and trigeminal neuralgia. *J Neurol Sci*, 2: 105–107.

Anderson, L.D. and D'Alonzo, R.T. (1974) Fractures of the odontoid process of the axis. *J Bone Joint Surg Am*, 56: 1663–1674.

Anderson, V.C., Burchiel, K.J., Hogarth, P., et al. (2005) Pallidal vs. subthalamic nucleus deep brain stimulation in parkinson disease. *Arch Neurol*, 62: 554–560.

Andersson, S., Rodrigues, M., and Olerud, C. (2000) Odontoid fractures: high complication rate associated with anterior screw fixation in the elderly. *Eur Spine J*, 9: 56–59.

Barber, P.A., Darby, D.G., Desmond, P.M., et al. (1999) Identification of major ischemic change. diffusion-weighted imaging versus computed tomography. *Stroke*, 30: 2059–2065.

Barker, F.G. and Ogilvy, C.S. (1996) Efficacy of prophylactic nimodipine for delayed ischemic deficit after subarachnoid hemorrhage: a meta-analysis. *J Neurosurg*, 84: 405–414.

Barker, F.G., Jannetta, P.J., Bissonette, D.J., et al. (1996) The long-term outcome of microvascular decompression for trigeminal neuralgia. *N Engl J Med*, 334: 1077–1083.

Bech-Azeddine, R., Hogh, P., Juhler, M., et al. (2007) Idiopathic normal-pressure hydrocephalus: clinical comorbidity correlated with cerebral biopsy findings and outcome of cerebrospinal fluid shunting. *J Neurol Neurosurg Psychiatry*, 78: 157–161.

Blomstedt, P., Hariz, G.M., Hariz, M.I., and Koskinen, L.O. (2007) Thalamic deep brain stimulation in the treatment of essential tremor: a long-term follow-up. *Br J Neurosurg*, 21: 504–509.

Bonati, L.H., Dobson, J., Algra, A., et al. (2010) Short-term outcome after stenting versus endarterectomy for symptomatic carotid stenosis: a preplanned meta-analysis of individual patient data. *Lancet* 376: 1062–1073.

Brisman, J.L., Song, J.K., and Newell, D.W. (2006) Cerebral aneurysms. *N Engl J Med*, 355: 928–939.

Broggi, G., Franzini, A., Lasio, G., et al. (1990) Long-term results of percutaneous retrogasserian thermorhizotomy for 'essential' trigeminal neuralgia: considerations in 1,000 consecutive patients. *Neurosurgery*, 26: 783–786.

Burger, P.C. and Green, S.B. (1987) Patient age, histologic features, and length of survival in patients with glioblastoma multiforme. *Cancer*, 59: 1617–1625.

Camerlingo, M., Casto, L., Censori, B., et al. (1993) Transcranial doppler in acute ischemic stroke of the middle cerebral artery territories. *Acta Neurol Scand*, 88: 108–111.

Campanelli, M., Kattner, K.A., Stroink, A., et al. (1999) Posterior C1-C2 transarticular screw fixation in the treatment of displaced type II odontoid fractures in the geriatric population—review of seven cases. *Surg Neurol*, 51: 596–600.

Cloft, H.J. and Kallmes, D.F. (2004) Aneurysm packing with hydrocoil embolic system versus platinum coils: initial clinical experience. *Am J Neuroradiol*, 25: 60–62.

Collins, I. and Min, W.K. (2008) Anterior screw fixation of type II odontoid fractures in the elderly. *J Trauma*, 65: 1083–1087.

Dailey, A.T., Hart, D., Finn, M.A., et al. (2010) Anterior fixation of odontoid fractures in an elderly population. *J Neurosurg Spine*, 12: 1–8.

Davis, F.G., McCarthy, B.J., Freels, S., et al. (1999) The conditional probability of survival of patients with primary malignant brain tumors: surveillance, epidemiology, and end results (SEER) data. *Cancer*, 85: 485–491.

Deep Brain Stimulation for Parkinson's Disease Study Group. (2001) Deep brain stimulation of the subthalamic nucleus or the pars interna of the globus pallidus in Parkinson's disease. *N Engl J Med*, 345: 956–963.

Dhople, A.A., Adams, J.R., Maggio, W.W., et al. (2009) Long-term outcomes of gamma knife radiosurgery for classic trigeminal neuralgia: implications of treatment and critical review of the literature. *J Neurosurg*, 111: 351–358.

Diamond, T.H., Bryant, C., Browne, L., and Clark, W.A. (2006) Clinical outcomes after acute osteoporotic vertebral fractures: a 2-year non-randomised trial comparing percutaneous vertebroplasty with conservative therapy. *Med J Aust*, 184: 113–117.

EC/IC Bypass Study Group. (1985) Failure of extracranial-intracranial arterial bypass to reduce the risk of ischemic stroke. results of an international randomized trial. *N Engl J Med*, 313: 1191–1200.

Elliott, J.P., Newell, D.W., Lam, D.J., et al. (1998) Comparison of balloon angioplasty and papaverine infusion for the treatment of vasospasm following aneurysmal subarachnoid hemorrhage. *J Neurosurg*, 88: 277–284.

European Carotid Surgery Trialists' Collaborative Group. (1991) MRC european carotid surgery trial: interim results for symptomatic patients with severe (70–99%) or with mild (0–29%) carotid stenosis. *Lancet*, 337: 1235–1243.

Executive Committee for the Asymptomatic Carotid Atherosclerosis. (1995) Endarterectomy for asymptomatic carotid artery stenosis. *J Am Med Assoc*, 273: 1421–1428.

Fagin, A.M., Cipolle, M.D., Barraco, R.D., et al. (2010) Odontoid fractures in the elderly: should we operate? *J Trauma*, 68: 583–586.

Fiorella, D., Albuquerque, F.C., Woo, H., et al. (2006) Neuroform in-stent stenosis: incidence, natural history, and treatment strategies. *Neurosurgery*, 59: 34–42.

Fisher, C.M., Kistler, J.P., and Davis, J.M. (1980) Relation of cerebral vasospasm to subarachnoid hemorrhage visualized by computerized tomographic scanning. *Neurosurgery*, 6: 1–9.

Galilbert, P., Deramond, H., Rosat, P., and Le, G.D. (1987) Preliminary note on the treatment of vertebral angioma by percutaneous acrylic vertebroplasty. *Neurochirurgie*, 33: 166–168.

Ghika, J., Villemure, J.G., Fankhauser, H., et al. (1998) Efficiency and safety of bilateral contemporaneous pallidal stimulation (deep brain stimulation) in levodopa-responsive patients with Parkinson's disease with severe motor fluctuations: A 2-year follow-up review. *J Neurosurg*, 89: 713–718.

Gill, J.B., Kuper, M., Chin, P.C., et al. (2007) Comparing pain reduction following kyphoplasty and vertebroplasty for osteoporotic vertebral compression fractures. *Pain Physician*, 10: 583–590.

Golomb, J., Wisoff, J., Miller, D.C., et al. (2000) Alzheimer's disease comorbidity in normal pressure hydrocephalus: prevalence and shunt response. *J Neurol Neurosurg Psychiatry*, 68: 778–781.

Gonzalez, R.G., Schaefer, P.W., Buonanno, F.S., et al. (1999) Diffusion-weighted MR imaging: diagnostic accuracy in patients imaged within 6 hours of stroke symptom onset. *Radiology*, 210: 155–162.

Greenberg, M.S. (2011) SAH and Aneurysms. In: M.S. Greenberg (ed.), *Handbook of Neurosurgery*, pp. 754–803. New York: Thieme Medical Publishers.

Greene, K.A., Dickman, C.A., Marciano, F.F., et al. (1994) Transverse atlantal ligament disruption associated with odontoid fractures. *Spine*, 19: 2307–2314.

Greene, K.A., Dickman, C.A., Marciano, F.F., et al. (1997) Acute axis fractures. analysis of management and outcome in 340 consecutive cases. *Spine*, 22: 1843–1852.

Gurm, H.S., Yadav, J.S., Fayad, P., et al. (2008) Long-term results of carotid stenting versus endarterectomy in high-risk patients. *N Engl J Med*, 358: 1572–1579.

Hacke, W., Kaste, M., Fieschi, C., et al. (1995) Intravenous thrombolysis with recombinant tissue plasminogen activator for acute hemispheric stroke. The european cooperative acute stroke study (ECASS). *J Am Med Assoc*, 274: 1017–1025.

Hadley, M.N., Browner, C.M., Liu, S.S., and Sonntag, V.K. (1988) New subtype of acute odontoid fractures (type IIA). *Neurosurgery*, 22: 67–71.

Hakim, S. and Adams, R.D. (1965) The special clinical problem of symptomatic hydrocephalus with normal cerebrospinal fluid pressure. observations on cerebrospinal fluid hydrodynamics. *J Neurol Sci*, 2: 307–327.

Hebb, A.O. and Cusimano, M.D. (2001) Idiopathic normal pressure hydrocephalus: a systematic review of diagnosis and outcome. *Neurosurgery*, 49: 1166–1184.

Hobson, R.W., Weiss, D.G., Fields, W.S., et al. (1993) Efficacy of carotid endarterectomy for asymptomatic carotid stenosis. the veterans affairs cooperative study group. *N Engl J Med*, 328: 221–227.

Horn, E.M., Feiz-Erfan, I., Bristol, R.E., et al. (2006) Bedside twist drill craniostomy for chronic subdural hematoma: a comparative study. *Surg Neurol*, 65: 150–153.

Hunt, W.E. and Hess, R.M.. (1968) Surgical risk as related to time of intervention in the repair of intracranial aneurysms. *J Neurosurg*,

28: 14–20.

Kanpolat, Y., Savas, A., Bekar, A., and Berk, C. (2001) Percutaneous controlled radiofrequency trigeminal rhizotomy for the treatment of idiopathic trigeminal neuralgia: 25-year experience with 1,600 patients. *Neurosurgery*, 48: 524–532.

Kawakami, Y., Chikama, M., Tamiya, T., and Shimamura, Y. (1989) Coagulation and fibrinolysis in chronic subdural hematoma. *Neurosurgery*, 25: 25–29.

Klazen, C.A., Verhaar, H.J., Lohle, P.N., et al. (2010) Clinical course of pain in acute osteoporotic vertebral compression fractures. *J Vasc Interv Radiol*, 21: 1405–1409.

Klotz, E. and Konig, M. (1999) Perfusion measurements of the brain: using dynamic CT for the quantitative assessment of cerebral ischemia in acute stroke. *Eur J Radiol*, 30: 170–184.

Liang, G.S., Chou, K.L., Baltuch, G.H., et al. (2006) Long-term outcomes of bilateral subthalamic nucleus stimulation in patients with advanced Parkinson's disease. *Stereotact Funct Neurosurg*, 84: 221–227.

Lichtor, T. and Mullan, J.F. (1990) A 10-year follow-up review of percutaneous microcompression of the trigeminal ganglion. *J Neurosurg*, 72: 49–54.

Lind, B., Bake, B., Lundqvist, C., and Nordwall, A. (1987) Influence of halo vest treatment on vital capacity. *Spine*, 12: 449–452.

Lollis, S.S., Wolak, M.L., and Mamourian, A.C. (2006) Imaging characteristics of the subdural evacuating port system, a new bedside therapy for subacute/chronic subdural hematoma. *AJNR Am J Neuroradiol*, 27: 74–75.

Lovblad, K.O., Baird, A.E., Schlaug, G., et al. (1997) Ischemic lesion volumes in acute stroke by diffusion-weighted magnetic resonance imaging correlate with clinical outcome. *Ann Neurol*, 42: 164–170.

Lylyk, P., Miranda, C., Ceratto, R., et al. (2009) Curative endovascular reconstruction of cerebral aneurysms with the pipeline embolization device: the Buenos Aires experience. *Neurosurgery*, 64: 632–642.

Mahaley, M.S. Jr., Mettlin, C., Natarajan, N., et al. (1989) National survey of patterns of care for brain-tumor patients. *J Neurosurg*, 71: 826–836.

Mantese, V.A., Timaran, C.H., Chiu, D., et al. (2010) The carotid revascularization endarterectomy versus stenting trial (CREST): stenting versus carotid endarterectomy for carotid disease. *Stroke*, 41: S31–S34.

Mas, J.L., Chatellier, G., Beyssen, B., et al. (2006) Endarterectomy versus stenting in patients with symptomatic severe carotid stenosis. *N Engl J Med*, 355: 1660–1671.

Mas, J.L., Trinquart, L., Leys, D., et al. (2008) Endarterectomy versus angioplasty in patients with symptomatic severe carotid stenosis (EVA-3S) trial: results up to 4 years from a randomised, multicentre trial. *Lancet Neurol*, 7: 885–892.

McLaughlin, M.R., Jannetta, P.J., Clyde, B.L., et al. (1999) Microvascular decompression of cranial nerves: lessons learned after 4400 operations. *J Neurosurg*, 90: 1–8.

Molyneux, A., Kerr, R., Stratton, I., et al. (2002) International subarachnoid aneurysm trial (ISAT) of neurosurgical clipping versus endovascular coiling in 2,143 patients with ruptured intracranial aneurysms: a randomised trial. *Lancet*, 360: 1267–1274.

Mori, K. and Maeda, M. (2001) Surgical treatment of chronic subdural hematoma in 500 consecutive cases: clinical characteristics, surgical outcome, complications, and recurrence rate. *Neurol Med Chir*, 41: 371–381.

Moro, E., Lozano, A.M., Pollak, P., et al. (2010) Long-term results of a multicenter study on subthalamic and pallidal stimulation in parkinson's disease. *Mov Disord*, 25: 578–586.

Muller, E.J., Wick, M., Russe, O., and Muhr, G. (1999) Management of odontoid fractures in the elderly. *Eur Spine J*, 8: 360–365.

Nayak, L. and Iwamoto, F.M. (2010) Primary brain tumors in the elderly. *Curr Neurol Neurosci Rep*, 10: 252–258.

North American Symptomatic Carotid Endarterectomy Trial Collaborators. (1991) Beneficial effect of carotid endarterectomy in symptomatic patients with high-grade carotid stenosis. *N Engl J Med*, 325: 445–453.

Pal, D., Sell, P., and Grevitt, M. (2010) Type II odontoid fractures in the elderly: an evidence-based narrative review of management. *Eur Spine J*, 20(2): 195–204.

Parent, B., Awan, N., Berman, S.B., et al. (2010) The relevance of age and disease duration for intervention with subthalamic nucleus deep brain stimulation surgery in Parkinson disease. *J Neurosurg*, 114(4): 927–931.

Patil, C.G., Pricola, K., Garg, S.K., et al. (2010) Whole brain radiation therapy (WBRT) alone versus WBRT and radiosurgery for the treatment of brain metastases. *Cochrane Database Syst Rev*, 16(6): CD006121.

Pietila, T.A., Stendel, R., Hassler, W.E., et al. (1999) Brain tumor surgery in geriatric patients: a critical analysis in 44 patients over 80 years. *Surg Neurol*, 52: 259–263.

Pujari, S., Kharkar, S., Metellus, P., et al. (2008) Normal pressure hydrocephalus: long-term outcome after shunt surgery. *J Neurol Neurosurg Psychiatry*, 79: 1282–1286.

Raabe, A., Nakaji, P., Beck, J., et al. (2005) Prospective evaluation of surgical microscope-integrated intraoperative near-infrared indocyanine green videoangiography during aneurysm surgery. *J Neurosurg*, 103: 982–989.

Radcliaff, K.E., Reitman, C.A., Delasotta, L.A., et al. (2010) Pulmonary cement embolization after kyphoplasty: a case report and review of the literature. *Spine J*, 10: e1–e5.

Ringleb, P.A., Allenberg, J., Bruckmann, H., et al. (2006) 30 day results from the SPACE trial of stent-protected angioplasty versus carotid endarterectomy in symptomatic patients: A randomised non-inferiority trial. *Lancet*, 368: 1239–1247.

Roa, W., Xing, J.Z., Small, C., et al. (2009) Current developments in the radiotherapy approach to elderly and frail patients with glioblastoma multiforme. *Expert Rev Anticancer Ther*, 9: 1643–1650.

Rodriguez-Oroz, M.C., Gorospe, A., Guridi, J., et al. (2000) Bilateral deep brain stimulation of the subthalamic nucleus in parkinson's disease. *Neurology*, 55: S45–S51.

Roger, V.L., Go, A.S., Lloyd-Jones, D.M., et al. (2011) Heart disease and stroke statistics–2011 update: a report from the American Heart Association. *Circulation*, 123(4):e18–e209.

Shiber, J.R., Fontane, E., and Adewale, A. (2010) Stroke registry: hemorrhagic vs. ischemic strokes. *Am J Emerg Med*, 28: 331–333.

Silver, F.L., Mackey, A., Clark, W.M., et al. (2011) Safety of stenting and endarterectomy by symptomatic status in the carotid revascularization endarterectomy versus stenting trial (CREST). *Stroke*, 42: 675–680.

Sindou, M., Leston, J., Howeidy, T., et al. (2006) Micro-vascular decompression for primary trigeminal neuralgia (typical or atypical). long-term effectiveness on pain: prospective study with survival analysis in a consecutive series of 362 patients. *Acta Neurochir*, 148: 1235–1245.

Skirving, D.J. and Dan, N.G. (2001) A 20-year review of percutaneous balloon compression of the trigeminal ganglion. *J Neurosurg*, 94: 913–917.

Smith, H.E., Kerr, S.M., Maltenfort, M., et al. (2008) Early complications of surgical versus conservative treatment of isolated type II odontoid fractures in octogenarians: a retrospective cohort study. *J Spinal Disord Tech*, 21: 535–539.

Solomon, R.A., Fink, M.E., and Pile-Spellman, J. (1994) Surgical management of unruptured intracranial aneurysms. *J Neurosurg*, 80: 440–446.

Sorensen, A.G., Buonanno, F.S., Gonzalez, R.G., et al. (1996) Hyperacute stroke: evaluation with combined multisection diffusion-weighted and hemodynamically weighted echo-planar MR imaging. *Radiology*, 199: 391–401.

Staykov, D., Huttner, H.B., Struffert, T., et al. (2009) Intraventricular fibrinolysis and lumbar drainage for ventricular hemorrhage. *Stroke*, 40: 3275–3280.

Stroobandt, G., Fransen, P., Thauvoy, C., and Menard, E. (1995) Pathogenetic factors in chronic subdural haematoma and causes of recurrence after drainage. *Acta Neurochir*, 137: 6–14.

Suh, J.H. (2010) Stereotactic radiosurgery for the management of brain metastases. *N Engl J Med*, 362: 1119–1127.

Taha, J.M. and Tew, J.M. Jr. (1996) Comparison of surgical treatments for trigeminal neuralgia: reevaluation of radiofrequency rhizotomy. *Neurosurgery*, 38: 865–871.

Tang, H., Zhao, J.D., Li, Y., et al. (2010) Efficacy of percutaneous kyphoplasty in treating osteoporotic multithoracolumbar vertebral compression fractures. *Orthopedics*, 33: 885.

Tashjian, R.Z., Majercik, S., Biffl, W.L., et al. (2006) Halo-vest immobilization increases early morbidity and mortality in elderly odontoid fractures. *J Trauma*, 60: 199–203.

Tatli, J.M, Satici, O., Kanpolat, Y., and Sindou, M. (2008) Various surgical modalities for trigeminal neuralgia: literature study of retrospective long-term outcomes. *Acta Neurochir*, 150: 243–255.

The International Study of Unruptured Intracranial Aneurysms Investigators (1998) Unruptured intracranial aneurysms—risk of rupture and risks of surgical intervention. International Study of Unruptured Intracranial Aneurysms Investigators. *N Engl J Med*, 339: 1725–1733.

The National Institute of Neurological Disorders and Stroke RT-PA Stroke Study Group. (1995) Tissue plasminogen activator for acute ischemic stroke. *N Engl J Med*, 333: 1581–1587.

Tinetti, M.E., Williams, T.F., and Mayewski, R. (1986) Fall risk index for elderly patients based on number of chronic disabilities. *Am J Med*, 80: 429–434.

Torres, A., Plans, G., Martino, J., et al. (2008) Fibrinolytic therapy in spontaneous intraventricular haemorrhage: efficacy and safety of the treatment. *Br J Neurosurg*, 22: 269–274.

Urgosik, D., Liscak, R., Novotny, J. Jr., et al. (2005) Treatment of essential trigeminal neuralgia with gamma knife surgery. *J Neurosurg*, 102: 29–33.

Vanneste, J., Augustijn, P., Dirven, C., et al. (1992) Shunting normal-pressure hydrocephalus: do the benefits outweigh the risks? a multicenter study and literature review. *Neurology*, 42: 54–59.

Von, K.R., Allen, K.L., Holle, R., et al. (1997) Acute stroke: usefulness of early CT findings before thrombolytic therapy. *Radiology*, 205: 327–333.

Wang, H.K., Lu, K., Liang, C.L., et al. (2010) Comparing clinical outcomes following percutaneous vertebroplasty with conservative therapy for acute osteoporotic vertebral compression fractures. *Pain Med*, 11: 1659–1665.

Wardlaw, J.M. and Mielke, O. (2005) Early signs of brain infarction at CT: observer reliability and outcome after thrombolytic treatment—systematic review. *Radiology*, 235: 444–453.

White, A.P., Hashimoto, R., Norvell, D.C., and Vaccaro, A.R. (2010) Morbidity and mortality related to odontoid fracture surgery in the elderly population. *Spine*, 35: S146–S157.

Wiebers, D.O., Whisnant, J.P., Huston, J. III, et al. (2003) Unruptured intracranial aneurysms: natural history, clinical outcome, and risks of surgical and endovascular treatment. *Lancet*, 362: 103–110.

Williams, M.A., Razumovsky, A.Y., and Hanley, D.F. (1998) Comparison of Pcsf monitoring and controlled CSF drainage diagnose normal pressure hydrocephalus. *Acta Neurochir Suppl*, 71: 328–330.

Wintermark, M., Reichhart, M., Thiran, J.P., et al. (2002) Prognostic accuracy of cerebral blood flow measurement by perfusion computed tomography, at the time of emergency room admission, in acute stroke patients. *Ann Neurol*, 51: 417–432.

Yadav, J.S., Wholey, M.H., Kuntz, R.E., et al. (2004) Stenting and angioplasty with protection in patients at high risk for endarterectomy investigators. protected carotid-artery stenting versus endarterectomy in high-risk patients. *N Engl J Med*, 351: 1493–1501.

Yanaka, K., Nagase, S., Asakawa, H., et al. (2004) Management of unruptured cerebral aneurysms in patients with polycystic kidney disease. *Surg Neurol*, 62: 538–545.

Zaroff, J.G., Rordorf, G.A., Newell, J.B., et al. (1999) Cardiac outcome in patients with subarachnoid hemorrhage and electrocardiographic abnormalities. *Neurosurgery*, 44: 34–39.

Zhang, K., Bhatia, S., Oh, M.Y., et al. (2010) Long-term results of thalamic deep brain stimulation for essential tremor. *J Neurosurg*, 112: 1271–1276.

第二十三章
痴呆的治疗

第一节　痴呆的循证药物治疗

Jasmeet Singh[1] , Marwan N. Sabbagh[2] , Anil K. Nair[1]

第二节　阿尔茨海默病的免疫治疗

Michael Grundman[3] , Gene G. Kinney[4] , Eric Yuen[5] , Ronald Black[6]

[1] Alzheimer's Disease Center, Quincy Medical Center, Quincy, MA, USA

[2] Banner Sun Health Research Institute, Sun City, AZ, USA

[3] Global R&D Partners, LLC, San Diego, CA, USA

[4] Prothena Biosciences, Inc., South San Francisco, CA, USA

[5] Janssen Alzheimer Immunotherapy Research & Development, South San Francisco, CA, USA

[6] Probiodrug AG, Halle, Germany

概述

痴呆症的循证药物治疗

- 由于缺乏个体特异性的预计痴呆风险和发病时间的有效办法,因此也没有很好的预防性措施。
- 对症治疗方案通常只能有几年的效果。
- 痴呆症的药物治疗:
  - 阿尔茨海默病:特可林、多奈哌齐、利凡斯的明、加兰他敏和美金刚。
  - 额颞叶痴呆:目前 FDA 尚未批准任何有效药物。患者可能会服用抗精神病、抗抑郁及镇静/抗焦虑药物治疗。
  - 路易体痴呆:目前 FDA 尚未批准任何有效药物。临床上的治疗主要是控制患者的幻觉和激惹症状。
  - 血管性痴呆:目前 FDA 尚未批准任何有效药物。重点在于控制危险因素,如高血压。
  - 帕金森病痴呆:通常采用利凡斯的明和多奈哌齐治疗此类痴呆症。
  - 假性延髓情绪:Nuedexta。

阿尔茨海默病的免疫治疗

- 阿尔茨海默病可能是 β 样淀粉蛋白的产生和清除不平衡所致。抗 β 样淀粉蛋白的免疫治疗可能通过主动或被动免疫反应来促进其清除。
- 研究显示与对照小鼠相比,抗 β 样淀粉蛋白抗体治疗的阿尔茨海默病小鼠的认知功能表现更好。目前已合成了针对可溶性和不可溶性的 β 样淀粉蛋白抗体,已有研究采用此类抗体。
- AN1792,一种全长度 β 样淀粉蛋白,已作为主动预防免疫用于临床试验(I 期和 II 期临床试验)。能产生大量抗体的被试验个体表现出认知功能下降延迟,但这些患者也出现了脑膜脑炎。随访发现,尽管有些受试者死后尸检的 β 样淀粉蛋白清除率很高,但治疗后其痴呆仍在进展。同时也有证据提示持续低水平的抗 β 样淀粉蛋白抗体可能对人有益。
- 免疫治疗包括主动和被动免疫治疗,各有利弊。
- 抗 β 样淀粉蛋白免疫治疗的可能原理包括小胶质细胞活化,催化解聚和周边渗透。

- 目前关于巴匹珠单抗（Bapineuzumab）这种被动免疫的临床试验已经完成。其他免疫治疗药物正在研发和临床试验阶段。
- 血管源性水肿（VE）是免疫治疗的副作用。在阿尔茨海默病早期，如临床前和症状前阶段，给予免疫治疗可能更为有效。

第一节　痴呆的循证药物治疗

Jasmeet Singh, Marwan N. Sabbagh, Anil K. Nair

引言

由于缺乏对老年神经系统疾病的有效治疗，如阿尔茨海默病（Alzheimer's disease, AD），使美国的医疗保健系统不负重荷。年龄是痴呆的主要危险因素，65 岁以上的老人，年龄每增加 5 岁，痴呆的患病风险增加 1 倍左右。到 85 岁时，因阿尔茨海默病而出现痴呆的概率是 25%~50%（阿尔茨海默症协会，2010 年）。由于平均预期寿命的增加，AD 的患病率可能每 20 年增加 1 倍。目前全世界已经有大约 3 500 万人患有 AD，预计到 2050 年 AD 的患病人数将超过 1 亿。

在临床上只能采用临床标准来诊断 AD（Dekosky 等，1992），因为病理学标准不能在活体内证实，并且由于缺乏 FDA 批准的生物标记物，脑活检以实现诊断是不切实际的。另外，在 2011 年提出的临床前 AD 诊断标准目前尚未应用于临床治疗。DSM 临床诊断标准侧重于患者存在多个认知域缺陷，包括记忆力减退、失语、失用、失认和执行功能受损（Cummings 和 Benson, 1983）。此外，日常功能障碍是诊断"可能的 AD 型痴呆"的必要条件。根据尸检结果对临床诊断进行验证时，美国国立神经病语言障碍卒中研究所和 AD 及相关疾病学会（NINCDS-ADRDA）"很可能的 AD 痴呆"诊断标准的阳性预测率和通过 DSM-Ⅲ-R 诊断 AD 的阳性预测率都非常高，为 89%~100%（Nagy 等，1998 年）。因此可以将这些诊断标准应用于研究领域。NINCDS-ADRDA 可能的 AD 痴呆和很可能的 AD 痴呆诊断标准结合在一起的敏感性很高（91%~98%），但是特异性较低（40%~61%；Knopman, 2002）。NINCDS-ADRDA 和 DSM 诊断标准包含一些鉴别诊断，从而排除表现类似临床

症状的其他疾病。电子计算机断层扫描（CT）或磁共振成像（MRI）扫描可用于帮助医师评估患者血管疾病的风险或是否存在血管疾病（Richter 和 Richter, 2002）。在重要的痴呆相关临床试验中，采用 Hachinsky 缺血量表（hachinsky ischemic scale, HIS）和老年抑郁量表（geriatric depression scale, GDS）以分别排除血管损害和抑郁所致痴呆或者合并有血管损害和抑郁的痴呆（Rosen 等，1980）。医师从患者（如果有可能时）和照料者那里获得病史、实验室检查（化学、血液学和尿液分析）和体格检查，做出诊断和鉴别诊断。较简洁的筛选工具，例如简易精神状态检查（Mini-Mental Status Exam, MMSE）和蒙特利尔认知评估量表（Montreal Cognitive Assessment, MOCA），可用于痴呆的临床诊断，但用于研究时可能缺乏严谨性（Olson 等，2011）。

尽管目前研究尚未阐明 AD 的主要发病机制，但基于过去 25 年的研究进展，我们已经发现了可能有效的针对可疑病理特征的疾病修饰治疗。FDA 已经批准了多个胆碱能激动药和 N-甲基-D-天冬氨酸（N-methyl-d-aspartate, NMDA）受体拮抗药用于 AD 治疗。一些新颖的治疗策略目前正处于临床试验阶段，包括针对 β 淀粉样蛋白（amyloid β-protein, Aβ）聚集体形成、tau 蛋白修饰、拮抗组胺受体和激动烟碱样受体等。目前的临床试验主要纳入有临床症状的患者，但实际上这些患者已经处于疾病的晚期病理状态，因此更有可能显示治疗无效。此外，在过去的 10 年中，药物治疗、临床前测试和人体临床试验的理论基础尚不明确，也阻碍了有效的新药开发。

治疗的类型

治疗可分为一级（出现临床症状前或在临床前阶段使用的预防性治疗）、二级（在临床症状出现后，又细分为对症治疗、疾病修正治疗和根治性治疗）和三级（姑息治疗，用于控制疾病的肆虐和改善

生活质量）。通常在老年神经病学特别是痴呆症,很少有根治性和疾病修正治疗,大多数二级治疗是对症治疗。

临床前状态的一级预防或治疗

　　老年神经病学中有效的预防治疗措施很少。此外,目前也没有有效办法能够根据临床信息来准确判断患者的发病时间,这也阻碍了预防性药物的开发。例如,对临床诊断为 AD 的患者使用抗 Aβ 治疗可能与使用他汀类药物治疗心肌梗死和心力衰竭的患者降低胆固醇并期望当前的心脏功能会有显著改善是一样的。如果患者已经到了临床晚期阶段,终末器官已经受损,此时针对疾病起始过程的药物就难以凑效。这样的实验设计类似于将死亡率作为他汀类药物的疗效评估终点。他汀类药物虽然能明显地降低胆固醇,但目前难以证明他汀类能改善心血管疾病发病率和死亡

率。在老年神经病学中,一级治疗面临着类似的问题。

　　例如,在 AD 中,尽管诊断临床前 AD 的能力有所提高(Natrini,2010),但是一级预防措施的推进还要求我们提高预测 AD 高发病风险人群的能力,以及他们可能在什么时间框架下出现可以识别的病理改变以及相应的临床症状。年龄、心血管危险因素、糖尿病、非洲裔美国人、头外伤史、APOE E4 基因型、脑脊液(CSF)$Aβ42$ 降低和大脑正电子发射断层扫描(PET)淀粉样蛋白示踪物结合增加,这些可能增加临床前 AD 进展为轻度认知障碍(mild cognitive impairment, MCI)和 MCI 进展为 AD 的风险(Romas 等,1999;Blennow,2004;Storandt 等,2009;De Meyer 等,2010)。但是,这些疾病风险标志物并不能提示 AD 病理出现的时间,也就无法提供预防性治疗时间。因此,多个关于 AD 预防措施的实验都未能成功(表 23.1)。

表 23.1　阿尔茨海默病预防研究

研究	纳入标准	年龄（岁）	样本量	时间（年）	结局	状态
ADAPT/ 萘普生,塞来考昔（Meinert 等,2009）	AD 的一级亲属	≥70	2 528	5~7	AD,认知功能下降	提前终止
GEM/ 银杏叶（Snitz 等,2009）	60% 无临床症状,40% 为 MCI	≥75	3 072	5	AD,认知功能下降,心血管	没有明显影响
GUIDAGE/ 银杏叶（Vellas 等,2006）	记忆为主诉	>70	2 854	4	AD	没有明显影响
医生健康研究 Ⅱ / 维生素 E、叶酸、β 胡萝卜素（Christen 等,2000）	无临床症状	>65	10 000	9	电话认知测试	正在进行
心脏保护研究 / 维生素 E、维生素 C、β- 胡萝卜素、辛伐他汀（心脏保护研究协作组,2002）	无临床症状,有心血管危险因素	40~80	20 536		AD,电话访谈认知状态	没有差异
提前建议（PreAdvise）/ 硒、维生素 E（Kryscio 等,2004）	无临床症状,仅男性	≥60	10 400	9~12	痴呆发病,认知测试	已经终止
HERS/ 雌激素醋酸甲羟孕酮（MPA）（Grady 等,2002）	无临床症状,女性	平均年龄 67	1 060	4.2	认知测试	有一项测试改善
WHIMS/ 雌激素和 MPA（Craig 等,2005）	无临床症状,女性	65~80	4 532	4~5	AD 和 MCI,认知评分（附加）	MCI/AD 风险增加,使用激素替代治疗（HRT）后认知评分恶化
WHIMS/ 单用雌激素（Craig 等,2005）	无临床症状,女性	65~80	2 497	4~5	AD 和 MCI,认知评分（附加）	MCI/AD 风险增加,使用激素替代治疗（HRT）后认知评分恶化

老年神经病学的二期和三期临床试验很复杂，并且成本高而成功率低。这一部分支出通常占药物研发费用的 48%（Paul 等，2010）。预防性试验甚至更加昂贵。由于 AD 预防性试验成本过高，所以仅有一个这样的药物试验得到赞助——法国的一项关于银杏叶提取物的研究，纳入约 2800 例患者，随访超过 5 年时间（Vellas 等，2006）。大部分的预防性临床研究（表 23.1）都是由美国国立卫生研究院（NIH）或类似的政府机构赞助，所以规模通常相当大，如 AD 抗炎预防试验（Alzheimer's Disease Anti-Inflammatory Prevention Trial，ADAPT）（Leoutsakos 等，2012；Breitner，2007）和银杏叶提取物（ginkgo biloba extract，GEM）研究（DeKosky 等，2008），它们分别获得了约 4400 万美元和 2800 万美元的总经费。

尽管成本很高，但是开发老年神经系统疾病（包括痴呆症）的一级预防药物是一个很有前景的领域。淀粉样蛋白成像的最新进展使更小的临床试验得以开展，这样成本也随之降低。阿尔茨海默病神经影像倡议（Alzheimer's Disease Neuroimaging Initiative，ADNI）允许研究者来确定哪些标记物随时间变化最好，从而开发出低成本高效率、临床研究周期短、需要样本量小的更有效的临床试验。

不断积累的对神经损伤机制的认识、神经保护最佳靶点的确立，以及动物模型的改进（例如表现出更多的神经变性和整个 AD 病理谱的转基因小鼠）都可能会在不远的将来使神经保护药物从临床前阶段转化到临床治疗阶段。第二代的预防性试验正在进行或正在发展中。阿尔茨海默预防倡议（API）的目标是在 PS1 携带者中使用单克隆抗体 crenezumab（Reiman 等，2011）。显性遗传性 AD（Dominantly Inherited Alzheimer's Network，DIAN）研究将探讨多种药物对存在常染色体显性遗传 AD 风险受试者二级预防的效果（Morris，2012）。其他预防研究将在有风险的人群中使用基于代谢的靶点（如 TOMM40），或根据 PET 成像的淀粉样蛋白存在情况选择受试者进行免疫治疗。

在临床症状出现之后的二级预防或治疗

目前每年全球用于治疗 AD 患者的费用占总 GDP 的 1%，即 6400 亿美元。然而，全球监管机构并不能满足日益增长的早期治疗需求。例如，美国食品和药物管理局（FDA）的指南要求药物"能够改进痴呆患者的认知功能和临床功能，而且这种临床功能的改善必须通过综合或阶段性评估，或者日常生活能力（activities of daily living，ADL）来证实。"几乎所有轻度或者轻度到中度 AD 患者的临床试验都需要采用 AD 评定量表认知分量表 [（Alzheimer's Disease Assessment Scale-cognitive subscale，ADAS-COG）认知测量] 和临床痴呆评定量表或 ADL 量表（临床获益）（Schneider 和 Sano，2009）来评估。MCI 的临床试验则使用 AD 发病作为主要结果（Raschetti 等，2007）。这些评估方法的限制导致临床试验费昂贵并且耗时长，消减了试验的效力和增加了支出。监管部门如果认识到这些局限性，并批准以患病风险或生物标志物作为有效评估方法，就有可能以"延缓 AD 临床发病或认知功能障碍的进展"作为 AD 治疗的目标。如果监管部门不能认识到这些问题，大多数老年神经系统疾病就只剩下对症治疗了。

对症治疗

目前在老年神经病学中，持续数年有效的对症治疗仍是常态。目前，典型 AD 的对症治疗（乙酰胆碱酯酶抑制药和美金刚）使症状改善仅持续 6 个月到几年时间。此外，没有明确证据表明这些治疗显著改变了疾病的进展（Schneider 等，2011）。虽然人们一直努力试图研发作用于不同信号通路来改善认知的新药，但只有几个药物进入了三期临床疗效研究，例如作用于线粒体的药物 Dimebon（Doody 等，2008）和组胺受体拮抗剂。不幸的是，几个有关 Dimebon 的三期研究都显示相互矛盾的结果（Jones，2010）。联合应用多奈哌齐的 Dimebon 的研究正在进行当中。

目前的疗效评估包括两个领域：认知测量的恶化（例如 ADAS-cog）和临床（或总体）测量 [例如临床痴呆评定量表（CDR）、临床以上评估印象变化（CIBIC），或 CIBIC 加上照料者提供的信息（CIBICplus）]。对轻度到中度 AD 并能够走动的病人的纵向研究表明，ADAS-cog 分数每年增加（恶化）6~12 分。然而，由于 ADAS-cog 对不同病程阶段的测量敏感性不均一，导致病情非常轻微或非常严重的患者的 ADAS-cog 变化较小。在多奈哌齐临床试验中的安慰剂组病人，ADAS-cog 每年下降约 2~4 分。总体临床疗效使用 CIBIC 或 CIBIC-plus 进行测量。CIBIC-plus 不是一个单独的工具，也不像 ADAS-cog 是一个标准化的工具，因此 CIBIC-plus 能够反映患者的临床变化。药物研究的临床试验已经使用了各种版本的 CIBIC,每一种在深度和结构方面都存在差异。美国食品和药品管理局目前批准 AD 药物时要求药物对两个领域(认知和功能改善)同时有效。在一项采用 ADAS-cog 的荟萃分析中,ADAS-cog 诊断试验的比值比(DAR)为 0.56%(95% CI 0.42~0.74),但是这些研究存在显著的异质性。观察到的 89.6% 的治疗效果是因为 ADAS-cog 在每个研究中的差异性所致。通过把药物分类(胆碱酯酶抑制药与其他药物比较)或

疾病状态(MCI 与 AD 比较)并不能消除 ADAS-cog 治疗效果的异质性。使用 CIBIC 可以得到相似的诊断试验的比值比(DAR),但没有显著的异质性(图 23.1 和图 23.2)。

在过去的 20 年中,FDA 已经批准 5 种用于痴呆症治疗的药物,而且都是针对 AD,包括特克林、多奈哌齐、利凡斯的明、加兰他敏和美金刚。特克林、多奈哌齐、利凡斯的明和加兰他敏都被批准用于轻度至中度 AD 型痴呆治疗。美金刚被批准用于中度至重度 AD 型痴呆治疗(MMSE<14)。

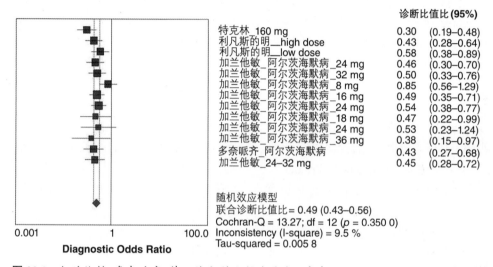

图 23.1　加兰他敏、多奈哌齐、特可林和利凡斯的明的研究中,ADAS-cog 评分的变化(与基线比较)。与基线比较 MMSE 评分变化,正的改变表明改善,负的改变表明恶化。数据源于 CONSORT 质量标准后 2004—2010 年期间完成的多个随机临床试验的结果

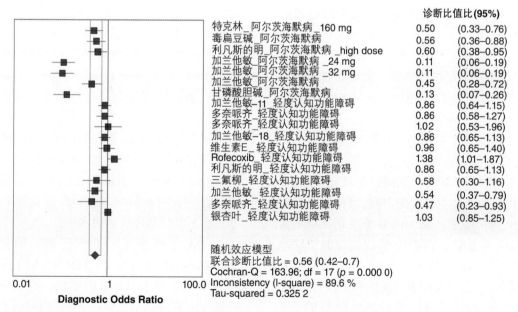

图 23.2　多个轻度认知障碍和阿尔茨海默病治疗的一项荟萃分析显示现有的痴呆治疗有效。荟萃分析包括了符合 CONSORT2010 治疗标准的临床试验(CIBIC)

特可林

特可林,也称四羟基吖啶氨(tetrahydroaminoacridine,THA),一种中枢活性抗胆碱酯酶(Summers等,1986),它是第一个经FDA批准用于治疗AD的药物。在6项研究中,共有994例轻度至中度AD患者,其中最大样本的特克林试验有显著临床改善。另外两项试验没有双盲设计,并有425名受试者。在接受药物治疗组显示显著性改善,包括总体评估($P=0.003$)、定向测试($P=0.004$)、AD缺陷量表($P=0.003$)和命名学习测验($P=0.001$)。人们观察到特可林可以改善痴呆症状,虽然没有严重不良反应(serious adverse effects,SAE),但是它显著的副作用(adverse effects,AE)(高达55%的退出率)限制了它的使用。大约25%的患者出现了胃肠道反应和肝脏转氨酶升高。

多奈哌齐(donepezil)

第二个批准(1993年)用于治疗AD的药物是盐酸多奈哌齐(安理申)(Rogers和Friedhoff,1996),一种乙酰胆碱酯酶的可逆性抑制药,它没有特可林的肝毒性。盐酸多奈哌齐有薄膜衣片可口服,分别有5、10或23mg剂型。它还提供口腔溶解片(orally dissolving tablet,ODT)制剂,含有5或10mg多奈哌齐,每天晚上口服1次(如果病人晨起能回忆梦境,可以改到早上服药)。该药是通过可逆性抑制胆碱酯酶水解,从而增加乙酰胆碱的浓度。没有证据表明多奈哌齐改变潜在病理过程的进展。

每日一次给药时,多奈哌齐的药代动力学在1~10mg剂量范围内呈线性关系。多奈哌齐片剂的吸收率和吸收程度不受食物影响,半衰期约为70小时,并在15日内达到稳定状态。96%的药物结合于人血浆蛋白,主要是白蛋白。其他蛋白结合剂,如呋塞米、地高辛和华法林不影响多奈哌齐与白蛋白的结合。多奈哌齐的降解产物通过尿液完全排出,并且完全代谢为四种主要代谢产物,其中两个是通过CYP 450同工酶2D6和3A4醛糖酸化反应而活化。*CYP2D6*基因型影响排泄,慢代谢型的清除率减慢31.5%,快代谢型清除率加快24%。肝脏损害可以减少排泄,但是肾脏损害对清除几乎没有影响。此外,随着年龄增长清除率会降低。与65岁的受试者相比,90岁的受试者清除率降低17%。

3239名AD患者参与的10项随机、双盲、安慰剂对照的临床试验证实多奈哌齐能有效治疗轻度到中度AD(根据NINCDS和DSM Ⅲ-R标准诊断;Farlow等,2010)。参与多奈哌齐临床试验的患者平均年龄为73岁,62%为女性。种族分布是95%白种人、3%黑种人和2%其他种族。治疗24周后,与安慰剂组比较,多奈哌齐5mg/d和10mg/d治疗组患者ADAS-cog的平均得分差异分别是2.8和3.2。治疗终止6周后,会看到治疗效果消失。突然停药不会导致症状反弹。同样的,与安慰剂组相比,多奈哌齐5mg/d和10mg/d治疗组患者的CIBIC平均差异分别是0.35和0.39,差异存在显著性。在两项量表的检测中,两种剂量的多奈哌齐都显示与安慰剂相比存在显著差异,但是两种剂量之间无差异。多奈哌齐对中度到重度AD同样有效。

由于不良反应而停药的比例安慰剂组为0%~11%,多奈哌齐组为0%~18%。多奈哌齐最常见的副作用是腹泻、恶心、呕吐、失眠、肌肉痉挛、疲劳和厌食。少见情况下,多奈哌齐增加溃疡和消化道出血的可能性。有心脏疾病的患者可以引起心动过缓和昏厥,特别是与β-受体阻断药同时使用时,但不常见。非常罕见的副作用包括尿潴留、哮喘恶化和癫痫发作。

加兰他敏(galantamine)

氢溴酸加兰他敏(商品名Razadyne),一种三级生物碱,是乙酰胆碱酯酶的竞争性和可逆性抑制药,美国FDA在2000年批准其用于治疗轻度到中度AD。与多奈哌齐一样,加兰他敏改善痴呆患者记忆的确切机制尚不明确。

据推测,加兰他敏通过增强胆碱能功能发挥其治疗作用。口服生物利用度为90%,清除半衰期为7小时,并且呈线性药代动力学。它也是由肝细胞色素P450酶2D6和3A4进行葡糖醛酸化,并以原形从尿中排出(Ago等,2011)。与多奈哌齐不同,这种药物在肾功能不全的患者会累积。累积也可随年龄增长和使用2D6抑制药而发生,例如帕罗西汀、红霉素、阿米替林、氟西汀、氟伏沙明和奎尼丁等。它不影响其他药物的水平。

FDA在审查了6项涉及3530例很可能AD(NINCDS-ADRDA标准,MMSE10-24分,参与者的平均年龄75岁)患者的随机、双盲、安慰剂对照的临床试验后批准了该药,剂量为每天8~32mg,分两次给药(速释片)。在治疗的第21周,加兰他敏8mg/d组、16mg/d组和24mg/d组的患者的ADAS-cog评分都优于其对照组1.7、3.3和3.6单位。与安慰剂组比较,加兰他敏的 8mg/d、16mg/d 和 24mg/d 治疗组的 CIBIC-plus 平均差异分别是 0.15、0.41 和 0.44 单位。在 ADAS-cog 和 CIBIC-plus 这两个结果评价上,16mg/d 和 24mg/d 治疗组在统计学上显著优于安慰剂组和 8mg/d 治疗组。

加兰他敏的不良反应与多奈哌齐相似,但有更多胃肠道副作用(表 23.2)。最常见的副作用是腹泻、恶心、呕吐、失眠、肌肉痉挛、疲劳和食欲缺乏。

表 23.2　多个用于治疗阿尔茨海默病的药物的不良事件总结

不良反应 (比例 / 范围)	安慰剂 (N=3 819) (%)	多奈哌齐 ((Aricept)安理申) (N=2 682) (%)	加兰他敏 (Razadyne) (N=1 040) (%)	利凡斯的明 (Exelon) (N=2 439) (%)	美金刚 (Namenda) (N=940) (%)
心动过缓	0~1		2		
疲劳	0.6~3	0~1	5	0.8~2	2
晕厥	0.2~1	0~1	2	0~1	
意识模糊	0.3~5			0~1	6
头晕	0.3~6	0.4~1	9	1.7~7	7
头痛	0.8~5	0.6~1	8	1.1~6	6
震颤	0.1~2		3	0.4~2.8	
便秘	0.5~3			0~1	5
恶心	0.5~9	0.6~1.5	24	4~23	
呕吐	0.7~4	0.6~1.6	13	2.6~19	3
腹泻	0.4~7	0.8~2	9	1.6~10	
腹痛	0.6~4		5	1~4	
消化不良	0.5~2		5	0~1	
体重下降	0.3~2	0~1	7	0.3~8	
厌食症	0.4~5	0.4~1.6	9	1.4~9	
抑郁	0.4~5	0~1	7	0.5~4	
失眠	0.8~4	0.3~1.2	5	0.8~4	
嗜睡	0~3	0~1	4	0.4~1.1	3
贫血	0~2		3		
鼻炎	0~3		4	0~1	
泌尿系感染	0~7		8	0~2	
血尿	0~2		3		

维吖啶(velnacrine)

三项研究共有 774 例 AD 受试者使用这种药物,其中两项显示维吖啶有效。然而,血液和肝脏的不良反应(高达 40%)使 FDA 没有批准这个药物(Birks 和 Wilcock,2004)应用于临床。

利凡斯的明(rivastigmine)

FDA 在 2000 年批准利凡斯的明投入使用之前,有 6 项研究评估了 2071 例使用利凡斯的明受试者(其中 3 项研究限于 AD)。利凡斯的明的剂量从 1~12mg,治疗周期为 14~26 周。结果表明,使用 12mg 利凡斯的明能够改善认知功能,但是在较低剂量时其疗效结果不一致。在两项临床试验中,

虽然认知评估结果不同,但总体功能都有改善,而且在这两项试验中达到改善疗效的剂量也不相同。这些试验没有评估照料者负担。安慰剂组的停药率为 4%~11%,利凡斯的明组的停药率为 11%~27%,其副作用包括头晕、恶心、呕吐、厌食和头痛等(Birks 等,2000)。

美金刚(memantine)

1982 年美金刚在德国上市(最初批准用于治疗器质性脑综合征),并且在 2003 年 FDA 批准前已经在美国以外的 42 个国家使用。在 2013 年,FDA 批准了一种美金刚延迟释放剂,允许使用每天 28mg。虽然治疗 AD 的确切机制尚未明确,但认为

美金刚是具有低到中等亲和力、非竞争性 NMDA 受体拮抗药、具有强电压依赖性和快速阻断／解除阻断动力学。这些药理学特征"似乎允许美金刚阻断可能在病理条件下发生的谷氨酸对受体的持续活化并在正常生理活化期间快速离开 NMDA 受体通道"（McKeage，2009）。

在人体中，美金刚在口服给药后具有 100% 的生物可利用性，经历最少的代谢，并且表现出 60~80 小时的终末消除半衰期（75% 或更多的剂量在尿中完全消除）。美金刚能快速透过血脑屏障，其脑脊液／血清比率为 0.52。美金刚在体外不抑制细胞色素 P450（CYP450）同工酶，并且其药代动力学不受食物、性别或者年龄影响（Micuda 等，2004）。

两个为期 6 周的双盲、安慰剂对照临床试验，结果表明每天 20mg 美金刚治疗中度到重度 AD（MMSE 3~14 分）有效。由于患者的病情更严重，采用严重损害量表（Severe Impairment Battery，SIB）和 19 项版本的 AD 协作研究-日常生活能力量表（Alzheimer's Disease Cooperative Study-Activities of Daily Living Inventory，ADCSADL19）来评估认知和功能改变，同时还修改了这些量表以便更适合晚期的 AD 患者。临床医师使用 CIBIC-plus 来评估患者的总体功能改变。

常见的不良反应（>5%，美金刚多于安慰剂）包括头晕、意识模糊、头痛和便秘。由于对认知和总体功能的疗效不一致，FDA 没有批准这种药物用于轻度痴呆或血管性痴呆。

医用食品

医用食品的审批程序不同于药物。由于这些制剂源于广泛使用的食物或食物的一部分，因此预期他们对人体无害。目前，这些制剂可以进入市场，FDA 对其监管较少。2012 年 FDA 批准用于治疗 AD 的第一个医疗食品是 Axona，它是来自椰奶中的甘油三酯部分。由于椰奶被广泛食用，因此预期其副作用较低。

额颞叶痴呆

目前 FDA 没有批准任何治疗额颞叶痴呆（frontotemporal dementia，FTD）的药物。FTD 的对症治疗主要基于医师的临床判断。目前还没有大规模、有安慰剂对照的临床试验来评估临床疗效。与 AD 相比，FTD 的治疗中更常用精神科药物。表 23.3 总结了所有的研究结果。参见章节第九章第五节可获得其他详细信息。

表 23.3　截至 2009 年已经发表的额颞叶痴呆（FTD）的开放性临床试验、随机临床试验和病例报告的总结

研究	药物	研究周期	受试者例数	主要发现
Kertesz 等,（2008）	加兰他敏	18 周	36	FTD 组没有改善
Lebert 等,（2004）	曲唑酮	12 周	26	神经精神症状改善。对认知状态没有效果
Mendez 等,（2007）	多奈哌齐	6 个月	24	治疗组和非治疗组在认知功能方面没有差异。神经精神障碍恶化，33% 的治疗组受试者在撤药后症状恢复
Moretti 等,（2004）	利凡斯的明	12 个月	20	神经精神症状和照料者负担改善,然而认知功能下降
Mendez（2009）	舍曲林	6 个月	18	刻板动作减少
Moretti 等,（2003b）	奥氮平	24 个月	17	焦躁不安、不当行为和妄想症状改善,照料者困扰减少
Ikeda 等,（2004）	氟伏沙明	12 周	16	刻板等行为改善
Moretti 等,（2003a）	帕罗西汀	14 个月	16	神经精神障碍和照料者压力改善。有少数不良事件
Diehl-Schmid 等,（2008）	美金刚	6 个月	16	在行为方面没有改善。认知障碍恶化
Swartz 等,（1997）	选择性 5- 羟色胺再摄取抑制药	3 个月	11	在超过半数的病人有神经精神障碍的改善
Deakin 等,（2004）	帕罗西汀	6 周	10	在神经精神障碍方面没有改善。治疗组认知功能轻度恶化
Rahman 等,（2006）	盐酸哌甲酯	单次给药	8	在赌博任务中冒险行为减少

研究	药物	研究周期	受试者例数	主要发现
Swanberg（2007）	美金刚	3个月	3	所有的3个病人NPI评分改善,特别是冷漠、躁动不安和焦虑症状
Ishikawa 等,（2006）	氟伏沙明	不适用	2	刻板行为改善,疼痛主诉减少
Goforth 等,（2004）	盐酸哌甲酯	不适用	1	定量脑电图（EEG）模式的部分正常化
Anneser 等,（2007）	舍曲林	不适用	1	在FTD-肌萎缩侧索硬化患者,不适当的性行为和身体攻击减少
Cruz 等,（2008）	托吡酯	6个月	1	酒精滥用减少,但其他强迫行为没有改变
Curtis 和 Resch（2000）	利培酮	不适用	1	行为改善
Fellgiebel 等,（2007）	阿立哌唑	1个月	1	临床症状稳定。在PET检查中额叶葡萄糖代谢改善

与 AD 相比,FTD 患者一般较年轻,MMSE 及神经精神量表（neuropsychiatric inventory,NPI）的评分较高（$P<0.001$）。医师很少给 FTD 患者用治疗痴呆的药物,多奈哌齐处方率在 FTD 和 AD 分别是 27% 和 53%,美金刚处方率在 FTD 和 AD 分别是 35% 和 42%（$P<0.001$）。在调整患者年龄、发病年龄、MMSE、教育程度和 CDR 之后,看出 FTD 患者更有可能使用抗精神病药（10% 比 5%,$P=0.013$）、抗抑郁药（59% 比 39%,$P<0.001$）和镇静 / 抗焦虑药（17% 对 8%,$P<0.001$）。抗精神病药物的使用与异常运动评分［比值比（odds ratio,OR）为 1.6,$P=0.009$］和食欲评分（OR 值为 1.6,$P=0.011$）增加呈正相关,而与抑郁（OR 值为 0.482,$P=0.016$）和脱抑制（OR 值为 0.635,$P=0.025$）增

加呈负相关。抗抑郁药的使用随着激惹（OR 值为 1.3,$P=0.048$）和抑郁（OR 值为 1.6,$P=0.003$）症状的增加而增加,但随着兴奋性（OR 值为 0.76,$P=0.040$）症状的增加而降低。

路易体痴呆

目前,FDA 批准用于治疗帕金森相关痴呆（例如路易体痴呆）的药物只有利凡斯的明。

治疗 AD 的药物在路易体痴呆的临床试验中没有显示出明显的疗效（Ferman 等,2004）（表 23.4）。但是使用这些药物时可以观察到患者的运动功能、总体临床状态和行为症状 NPI 评分有一定改善。路易体痴呆（DLB）治疗的重点是改善幻觉和激惹。

表 23.4 已经发表的路易体痴呆的开放性临床试验、随机临床试验和病例报告的总结

研究	药物	研究周期	受试者例数	主要发现
McKeith 等,（2000a）	利凡斯的明	20周	120	路易体痴呆患者临床上显著的行为效果
Wesnes 等,（2002）	利凡斯的明	20周	92	认知功能获益,同时NPI评分改善
Grace 等,（follow-up of McKeith 等,2000a）	利凡斯的明	96周以上	29	MMSE在12周和24周改善,而36周没有改变。NPI评分在12周和24周降低,基线在36周和96周
Levin 等,（2009）	美金刚	16周	23	精神状态波动的严重性、攻击性、缺乏自主性和去抑制方面减少
Lebert 等,（1998）	特克林	14周	19	在11个病例中Mattis痴呆评定量表（MDRS）认知评分增加
Mori 等,（2006）	多奈哌齐	12周	12	NPI量表11项评分显著改善。ADAS-J-cog量表到第4周出现显著改善。统一帕金森残疾评定量表（Unified Parkinson's Disability Rating Scale, UPDRS）评分恶化
McKeith 等,2000b（followupof McKeith 等,2000a）	利凡斯的明	12周	11	在认知方面MMSE评分无改变。NPI评分降低47%

续表

研究	药物	研究周期	受试者例数	主要发现
Shea 等,（1998）	多奈哌齐	8~24 周	9	日常生活能力（ADL）和认知方面 MMSE 评分改善。波动减少
Maclean 等,（2001）	利凡斯的明	3~24 周	8	NPI 评分降低。ADL 改善。报告的睡眠改善
Lanctôt 和 Herrmann（2000）	多奈哌齐	8 周	7	MMSE 评分改善（3 个病例中的 2 个）。NPI 评分在 4 周减少。7 个病例中 3 个退出
Grace 等,（2001）	利凡斯的明	12 周	6	认知改善。MMSE 在 12 周从 18.5/30 增加到 23/30。睡眠减少
Querfurth 等,（2000）	特克林	24 周	6	在路易体痴呆应答者认知改善：MDRS 记忆分量表和功能评估量表（FAS）流畅性任务
Samuel 等,（2000）	多奈哌齐	6 个月	4	认知改善
Coulson 等,（2002）	多奈哌齐	6 个月	1	认知改善。MMSE 在基线期为 23/30,在基线期后 6 个月为 27/30
Rojas-Fernandez 等,（2001）	多奈哌齐	3 个月	1	认知改善。日常生活能力改善。波动减少
Aarsland 等,（1999）	多奈哌齐	7 周	1	认知改善。MMSE 在基线期为 23/30,在基线后 3 周和 7 周为 30/30
Skjerve 和 Nygaard（2001）	多奈哌齐	14 周	1	认知改善。MMSE 在基线期为 11/30,在 6 周为 20/30,在 14 周为 21/30
Geizer 和 Ancill（1998）	多奈哌齐	10 周	1	认知改善。MMSE 在基线期为 25/30,在基线期后 2 周和 10 周为 27/30

乙酰胆碱酯酶抑制药被认为最有效。利凡斯的明可以缓解情感淡漠、焦虑、幻觉和妄想（McKeith 等,2000a; Fernandez 等, 2003）。美金刚也可能有助于改善认知和行为症状（Emre 等, 2010）。临床也用到非典型抗精神病药,但临床试验结果不显著。选择性 5- 羟色胺再摄取抑制药（SSRIs）是针对抑郁症状的一种治疗选择。左旋多巴 / 卡比多巴（息宁）可以改善运动功能,但临床试验结果受到样本量的限制（Lucetti 等, 2010）。低剂量的唑尼沙胺对行为症状如淡漠和攻击性时可能有效（Odawara 等, 2010; Sato 等, 2010）。参见章节第九章第三节可获得其他详细信息。

痴呆症药物治疗的综合治疗

除 AD 外其他痴呆的治疗药物很难总结,但临床试验表明用于 AD 的药物可以不限于说明书范围而用于其他痴呆,甚至 FTD。经 FDA 批准的药物对于快速进展性痴呆症的作用很有限。

在治疗痴呆症时,建议先从乙酰胆碱酯酶抑制药（ACHEIs）开始,并基于个体化方法滴定药物到可耐受的剂量。为了安全起见,要请老年神经科会诊并且药物滴定要小心谨慎。并不断进行神经系统评估（每 2 周或每个月 1 次）,直到剂量达到可耐受程度。一旦病人达到稳定药物剂量,为了保证安全,强烈建议老年神经科医师每 3~6 个月进行连续随访。此外,推荐使用一种简短的神经心理测试（例如 MOCA 测试, 可在 http://mocatest.org 下载）记录患者的认知衰退,每年 2~3 次。

表 23.5 总结了目前的药物以及药物的剂量、注意事项和相互作用。

血管性痴呆

目前, FDA 还没有批准用于治疗血管性痴呆（VaD）的药物。

预防增加痴呆风险相关的血管危险因素是很重要的,这些危险因素包括高血压、高胆固醇血症、糖尿病、吸烟、肥胖和缺乏体育锻炼（中年及老年）。用抗血小板药物预防脑卒中是治疗的重点。表 23.6 显示了 VaD 的一些常用的治疗方法。无症状性梗死和白质病变增加未来发生痴呆的风险。已证明服用阿司匹林及其他抗血小板的药物,并调控血管危险因素,可减缓 VaD 的发展。参见章节第九章第四节了解其他详细信息。

表 23.5　痴呆症的药物治疗

药物	起始剂量	禁忌证	注意事项	相互作用
多奈哌齐（安理申）	5mg 口服，1/d（晚上服用；如果多梦，可以换到早上服用）。每 30 天增加 5mg，直到腹泻限制进一步的剂量增加	超敏反应和慢性阻塞性肺疾病（COPD）	癫痫、哮喘、病窦综合征或其他室上性传导异常。消化性溃疡病	增加琥珀酰胆碱、胆碱酯酶抑制药或胆碱能受体激动药的疗效。抵消抗胆碱能药用于膀胱控制的作用
利凡斯的明（艾斯能）	1.5mg 口服，2/d。每 30 天增加 1.5mg，如果患者出现腹泻，即停止进一步加量	超敏反应的病史	明显的恶心、呕吐、厌食和消瘦，消化性溃疡病史，病窦综合征，尿路梗阻，慢性阻塞性肺疾病，心动过缓或室上性传导疾病。有一些帕金森病运动功能恶化或心动过缓加重的病例报道，但是尚未被临床证实	减少抗胆碱能药物的疗效。增加胆碱能受体激动药和神经肌肉阻滞药的作用。当与没有内源性拟交感活性的 β 受体阻滞药合用时可以导致心动过缓
加兰他敏（razadyne）	8mg 口服，1/d。每 30 天增加 5mg，如果患者出现腹泻，即停止进一步加量	超敏反应的病史。不能用于严重肾功能不全患者（即 10ml/min 肌酐清除率）	在中度肾功能不全或中度至重度肝功能损害时减少剂量。哮喘患者需谨慎使用；可以引起心动过缓或房室传导阻滞，剂量大于 24mg/d 时可能发生晕厥。病窦综合征或其他室上性传导的患者也需要谨慎使用。有一些帕金森病运动功能恶化或心动过缓加重的病例报道，但是尚未被临床证实	当与其他胆碱酯酶抑制药同时给药，可以增加毒性。CYP2D6 或 CYP3A4 抑制剂可以减少药物清除，增加血清浓度
氯氮平（clozaril）	12.5mg，1/d	超敏反应的病史。治疗前或治疗期间白细胞计数 <3 500 个细胞/μl	可能会导致严重的粒细胞缺乏症。可以导致意识模糊和锥体外系症状恶化。可能增加嗜睡，引起心动过缓、头晕和多汗。禁忌突然停药。在治疗期间必须每 2 周检测白细胞	肾上腺素和苯妥英可能降低疗效。三环类抗抑郁药（TCAs）、抗精神病药、中枢神经系统抑制药、胍那苄和抗胆碱药可能增加疗效
喹硫平（思瑞康）	25mg 口服，2/d	超敏反应的病史	可能引起直立性低血压相关的头晕、心动过速和晕厥。抗精神病药恶性综合征和迟发性运动障碍与治疗相关。可能发生高血糖	可以拮抗左旋多巴和多巴胺激动药。苯妥英钠、硫利达嗪和其他肝酶诱导药可降低药物浓度。细胞色素 P450 3A 抑制药（如酮康唑和氟康唑）可能增加血清浓度。（也在第二十四章中讨论）
阿立哌唑（abilify）	10~15mg 口服，1/d	超敏反应的病史	常见的不良反应包括头痛、焦虑、嗜睡或失眠。迟发性运动障碍、恶性综合征有罕见的报告。可引起体位性低血压、抽搐、吞咽困难或自杀倾向	细胞色素 P450 3A4 和 2D6 同工酶底物抑制药（如酮康唑、奎尼丁、氟西汀和帕罗西汀）或诱导药（如卡马西平）可能会增加或降低血清浓度。（也在第二十四章中讨论）
文拉法新（怡诺思）	每日 75mg 口服	14 天内对单胺氧化酶抑制药（MAOIs）有超敏反应的病史	患者可能出现血压增高。如果与单胺氧化酶抑制剂同时服用可能发生致命反应。心血管疾病的患者应谨慎使用	西咪替丁、单胺氧化酶抑制药、舍曲林、氟西汀，IC 类抗心律失常药、三环类抗抑郁药和吩噻嗪可能增加疗效。（也在第二十四章中讨论）

药物	起始剂量	禁忌证	注意事项	相互作用
帕罗西汀（赛乐特）	每日 10mg 口服	14 天内对单胺氧化酶抑制药（MAOIs）有超敏反应的病史	对有癫痫、躁狂症、肾脏病、心脏病或肝功能损害病史的患者需谨慎使用。在开始治疗前必须停用 MAOIs 至少 14 天	苯巴比妥和苯妥英钠导致疗效降低。乙醇、西咪替丁、舍曲林、吩噻嗪类药物和华法林增加药物毒性。（也在第二十四章中讨论）
舍曲林（左洛复）	起始剂量 12.5mg 口服，1/d。每 3~7 天增加 12.5~25mg	当与单胺氧化酶抑制药（MAOIs）同时使用时有超敏反应的病史	可能增加意识模糊和躁动。可能增加嗜睡或引起失眠。可能与体重增加或体重下降有关。在开始治疗前必须停用 MAOIs 至少 14 天	增加 MAOIs、地西泮、甲苯磺丁脲和华法林的毒性。（也在第二十四章中讨论）
氟西汀（fluzac）	每日口服 20mg，早上一次服用	当与单胺氧化酶抑制药（MAOIs）同时或过去 2 周使用，以及与硫利达嗪合用，有超敏反应的病史	已知或怀疑躁狂症或轻躁狂的病史。在肝功能损害和癫痫发作病史的患者谨慎使用。在起始氟西汀治疗前应停用 MAOIs 至少 14 天	抑制细胞色素 P450 同共酶 CYP2C9、2C19、2D6 和 3A4。通过减少清除而增加地西泮和曲唑酮的毒性。增加 MAOIs 和高度蛋白结合药物的毒性。可能引起 5- 羟色胺综合征，即肌阵挛、肌肉强直、意识模糊、恶心、高热、自主神经失调、昏迷，最终死亡。同时使用 5- 羟色胺能药物（例如曲马朵或丁螺环酮）可以发生 5- 羟色胺综合征。（也在第二十四章中讨论）
氯硝西泮（clonopin）	0.25mg 口服，每晚 1 次。每晚增加 0.25mg，不超过 1mg	超敏反应的病史、严重肝脏疾病和急性窄角型青光眼	在慢性呼吸系统疾病或肾功能受损时谨慎使用。突然停药可导致戒断症状	苯妥英钠和苯巴比妥可以导致疗效降低。与中枢神经系统抑制药合用可增加药物毒性。（也在第二十四章中讨论）
左旋多巴/卡比多巴（息宁）	25/100mg 片剂。起始剂量为口服半片，2/d。每周增加半片至 1 片进行滴定，直到耐受或者起效	超敏反应的病史、窄角型青光眼、恶性黑色素瘤，或未确诊的皮肤病变	可能增加躁动、嗜睡、运动障碍、直立性低血压、幻觉和意识模糊。精神症状（例如幻觉）可能加剧	乙内酰脲类、吡哆醇、吩噻嗪和降压药物可以降低药物疗效。与制酸药或 MAOIs 同时服用会增加药物毒性。（也在第十二章中讨论）
Nuedexta	奎尼丁 10mg/右美沙芬 20mg 的组合制剂。开始每天口服 1 次，1 次 1 片。1 周后增加至每日 2 次	同时服用奎尼丁、奎宁或甲氟喹是禁忌的。血小板减少症、肝炎、对右美沙芬超敏反应，在停用 MAOI 的 14 天之内	先天性长 QT 综合征、QT 间期延长、室性心动过速、心力衰竭、没有植入起搏器的完全性房室（AV）阻滞	延长 QT 间期和由 CYP 2D6 代谢的药物（如硫利达嗪）。单胺氧化酶抑制药
美金刚（namenda）	延长释放制剂起始剂量为 7mg 口服，1/d。每周增加 7mg，直到 28mg，1/d。（速释剂型没有批准使用 20mg 以上剂量）	超敏反应的病史	不能处方用于严重肾功能不全患者（即 10ml/min 肌酐清除率）。中度肾功能不全、头晕或中度至重度肝功能损害时应减少剂量。在癫痫发作和任何情况导致碱性尿（高 pH 值）时谨慎使用	未系统研究药物相互作用。推荐与胆碱酯酶抑制药合用

表 23.6　血管性痴呆（VaD）常用的治疗、副作用、相互作用和禁忌证

药物	剂量	禁忌证	注意事项	相互作用
阿司匹林 （anacin, ascriptin）	325mg 口服，1/d	有超敏反应的病史、肝功能损害、低凝血酶原血症、维生素 K 缺乏症、出血性疾病、哮喘和在患流感儿童（<16 岁）使用（与瑞氏综合征有关）	可引起短暂的肾功能下降，加重慢性肾病。避免用于严重贫血患者，有凝血障碍病史的患者，或使用抗凝血药的患者	与制酸药和尿液碱化剂合用时药效下降。糖皮质激素降低血清中水杨酸的水平。与抗凝血药合用可以导致出血时间增加。可拮抗丙磺舒促进尿酸排泄的作用和增加苯妥英钠和丙戊酸的毒性。剂量大于 2g/d 可增强磺脲类药物降糖作用
噻氯匹啶（抵克立得） ticlopidine（ticlid）	250mg 口服，2/d	有超敏反应的病史、中性粒细胞减少或血小板减少、肝损害和活动性出血性疾病	如果绝对中性粒细胞计数下降至<1 200/μl 或血小板计数降至 80 000/μl，终止治疗	与糖皮质激素及抗酸药合用时疗效可能降低。与茶碱、西咪替丁、阿司匹林和非甾体抗炎药同时服用时毒性增加
氯吡格雷（波立维） clopidogrel（plavix）	75mg 口服，1/d	有超敏反应的病史、活动性出血（如消化性溃疡）和颅内出血	外伤、手术或其他病理条件下出血风险增加的患者，需谨慎使用。在患有出血倾向疾病（如溃疡）的病人也需谨慎	同时服用萘普生与隐匿性胃肠道失血增加相关。延长出血时间。与华法林同时服用的安全性尚未建立
己酮可可碱（巡能泰） pentoxyfylline（trental）	400mg，2/d	有超敏反应的病史、大脑或视网膜出血	肾功能损害	与西咪替丁或茶碱同时服用时疗效和潜在的毒性增加。增加抗高血压药物的疗效

现有的大多数随机对照临床试验的证据来自心血管疾病研究，这些研究使用卒中、冠心病或者死亡作为主要疗效评价，并且将评价认知功能或痴呆作为次要目标。高血压是 VaD 最强的危险因素（Sharp 等，2011）。只有 Syst-Euro 的试验报道了使用抗高血压治疗超过 3.9 年后，患者的 VaD 绝对风险降低 55%（Staessen 等，2004）。一项包含 4 项随机临床试验的荟萃分析揭示降压治疗的痴呆发病风险比为 0.87（95% CI 0.76~1.00）。

两项针对他汀类的随机对照试验没有显示降低血胆固醇水平对认知的影响。另一个针对糖尿病的随机对照试验显示严格控制血糖与对照组相比没有显示出认知方面的改善和痴呆的发生。在另外一项随机对照试验中，比较了多种方法联合干预与常规治疗 MRI 上有脑血管损害的 AD 人群的血管危险因素，结果发现两种治疗对认知下降无显著影响，但治疗组与对照组相比，白质损伤的进展减少（Staessen 等，2004）。

脑卒中后认知功能下降比卒中复发更为常见（Alvarez-Sabín 和 Román，2011）。脑卒中后认知功能下降的风险加倍。脑卒中后 30% 的脑卒中幸存者出现血管性痴呆，并且新发痴呆的发生率从脑卒中后 1 年的 7% 增加到脑卒中后 25 年的 48%。

已有多个随机对照试验观察了胞二磷胆碱（CDP-choline）和甘磷酸胆碱的疗效，发现甘磷酸胆碱与记忆力和注意力的改善相关，而胞二磷胆碱与记忆力、行为和临床总体印象改善相关。胞二磷胆碱增强认知、神经症状和功能的恢复。与安慰剂组比较，NIHSS 评分大于 8 的急性缺血性卒中的患者使用胞二磷胆碱治疗更可能获得完全恢复（García-Cobos 等，2010；Alvarez-Sabín and Román，2011）。

一项双盲、安慰剂对照的多中心研究发现己酮可可碱（欧洲已有可可碱治疗多发脑梗死性痴呆的研究，1996年）对多发脑梗死性痴呆有效。患者的智力和认知功能方面得到显著改善（Black等，1992）。此外，目前研究正在探讨神经保护药物如尼莫地平、丙戊茶碱和泊替瑞林的适用范围，这些药物可能对VaD有效。初步研究显示，尼卡地平（二氢吡啶类钙通道阻滞药）能够减少脑血管疾病患者认知恶化。

脑活素，一种以前用于治疗AD痴呆的神经肽，显示治疗血管性痴呆也有疗效。一项多中心、随机、双盲的24周临床试验报道使用脑活素（每日剂量20ml）联合用阿司匹林治疗可以改善ADAS-cog和CIBIC评分（主要结果），以及MMSE和ADAS-ADL评分（次要有效评估）。75.3%的治疗组患者的CIBIC评分改善，安慰剂组只有37.4%患者的CIBIC评分改善。

帕金森病痴呆

认知损害和痴呆也是帕金森病（Parkinson's disease，PD）的特征。在PD人群（通常是具有更严重锥体外系体征的老年人）中痴呆的患病率约为30%（Aarsland和Kurz，2010）。帕金森病痴呆（Parkinson's disease dementia，PDD）首先表现为执行功能和注意力损害，而在晚期才出现记忆力和视空间能力损害。参见章节第十二章第一节了解关于如何治疗PD运动症状的详细情况。

PDD患者，伴随认知功能下降，同时还会有神经精神症状，并表现为注意力呈波动性。从开始发病到发展为痴呆的平均时间大约为10年。各种随机对照试验已经证实48%的PDD患者在疾病的第一年会出现视幻觉。

帕金森病的主要神经化学损害是多巴胺能不足，但这些病人也有胆碱能缺乏。这种缺乏主要在基底前脑（basal forebrain）和脑干的胆碱能系统，而AD患者的胆碱能缺乏主要见于海马。PDD患者的胆碱能缺乏可能比相同程度认知障碍的AD患者更加突出（Poewe等，2008）。由于没有获得FDA批准的药物可以阻止或逆转疾病进展，目前主要是对症治疗（Emre，2007）。

PPD患者有显著的胆碱能缺乏，因此，使用抗胆碱酯酶抑制药可能是恰当的治疗策略。胆碱酯酶抑制药（ChEIs）可以改善PDD患者胆碱能介导的认知和神经精神症状。各种随机对照研究已经显示PPD患者的胆碱酯酶抑制药治疗和功能影像的改变之间的相关性（Kramberger等，2010）。ChEIs治疗后PDD患者局部大脑葡萄糖代谢和血流量增加，说明治疗有效。对PPD的治疗研究中最常用利凡斯的明、多奈哌齐和加兰他敏，另外有几个小型的研究也使用了特克林。虽然文献中也提及美金刚，但利凡斯的明和多奈哌齐是目前最广泛接受和用于PDD治疗的药物。各种研究（大多数是随机对照研究）表明，抗胆碱酯酶抑制剂可以改善患者的行为和精神症状（幻觉）（已经发表的PDD患者的开放试验、随机对照试验和病例报告的总结见表23.7）。

表23.7　已经发表的帕金森病痴呆开放性临床试验、随机临床试验和病例报告总结

研究	药物	研究周期（周）	受试者数量	主要发现
Dubois 等，（2007）	多奈哌齐	24	550	MMSE和CIBIC-plus改善。ADAS-cog、NPI或者运动症状无显著改变
Emre 等，（2004）	利凡斯的明	24	541	ADAS-cog、MMSE、ADCS-ADL、NPI和CDR有改善
Poewe 等，（2006）	利凡斯的明	24	334	ADAS-cog、MMSE和NPI有改善。运动症状没有改变
Thomas 等，（2005）	多奈哌齐	20	40	MMSE和NPI有改善。运动症状没有改变
Dujardin 等，（2006）	利凡斯的明	24	28	总的MDRS评分改善
Giladi 等，（2003）	利凡斯的明	26	28	ASAS-cog和MMSE的注意部分改善
Müller 等，（2006）	多奈哌齐	12	24	MMSE评分改善。临床医师总体印象（CGI）评分和运动症状无改变

研究	药物	研究周期（周）	受试者数量	主要发现
Rowan 等,（2007）	多奈哌齐	20	23	注意力和反应时间有改善。注意力的连续性或者认知反应时间没有显著改善
Ravina 等,（2005）	多奈哌齐	10	22	MMSE 和 CGI 评分改善。ADAS-cog 和 MDRS 评分没有改变
Leroi 等,（2004）	多奈哌齐	18	16	MDRS 的记忆部分有改善。MMSE 没有改变
Reading 等,（2001）	利凡斯的明	14	15	MMSE 和 NPI 评分改善
Minett 等,（2003）	多奈哌齐	20	15	在 20 周后 MMSE 评分改善。行为症状改善。
Aarsland 等,（2002）	多奈哌齐	20	14	MMSE 和 CIBIC-plus 评分改善
Werber 和 Rabey（2001）	多奈哌齐和特克林	26	11（7 例用特克林,4 例用多奈哌齐）	ADAS-cog 评分改善。MMSE 和运动症状无显著改变
Fabbrini 等,（2002）	多奈哌齐	6	8	PPRS 评分改善。MMSE 无改变
Bergman 和 Lerner（2002）	多奈哌齐	6	6	CGI 和 NPI 评分改善。MMSE 无改变
Bullock 和 Cameron（2002）	利凡斯的明	20~52	5	认知和视幻觉改善
Kurita 等,（2003）	多奈哌齐	2~56	3	幻觉症状改善。认知有一定程度改善

利凡斯的明

利凡斯的明是经 FDA 批准,最广泛用于治疗 PDD 相关认知障碍的药物。多项随机对照研究显示出这种药物治疗 PDD 的安全性和有效性。

用利凡斯的明治疗 PPD 患者时,可以观察到治疗对 ADAS-cog 和 MMSE 评分的显著改善。其中,Emre 及同事进行了一项大规模随机对照试验显示利凡斯的明治疗组的 ADAS-cog 评分改善 2.1 分,而对照组恶化 0.7 分,治疗组的其他认知功能评估工具（ADCS-ADL、CDR、MMSE 和 NPI）也有类似的改善。有些患者出现了恶心、呕吐、震颤恶化和死亡。目前多个研究正在比较胶囊制剂与皮肤贴剂之间效果差异。

多奈哌齐

多奈哌齐是另一个广泛用于临床试验治疗 PDD 相关认知功能缺陷的药物,但是 FDA 尚未批准它的使用。治疗效果通过各种认知测验量表（ADAS-cog、CIBIC 和 NPI）进行评估,并且已经报

道了显著改善效果。有几项临床试验正在进行,以确定多奈哌齐治疗 PDD 的安全性和有效性。特别值得关注的是由 Dubois 等正在进行的一个大规模临床试验,目前正在拭目以待试验结果。

美金刚

研究认为美金刚能够调节谷氨酸能神经元传递,因而有可能防止谷氨酸浓度升高引起的毒性作用。美金刚已被证实对 AD 和血管性痴呆有效。多项小型和大型随机对照试验已经完成或者正在进行中。小型随机对照试验的结果表明美金刚治疗 PDD 的耐受性良好;然而,由于样本量小局限了结果的有效性（Aarsland 等,2009）。我们仍在等待大规模的随机对照试验结果,而且关于美金刚联合胆碱酯酶抑制药治疗的争议很大。其中一项研究显示二者的联合使用对大鼠脑组织神经毒性增强,因此需要进一步研究来明确这种治疗方案的可行性。

还有其他治疗 PDD 的药物正在进行 2 期和 3 期临床试验,包括匹莫范色林（pimavanserin）,一种

5-HT 2A 反向激动药／拮抗药也正在确认其疗效。

假性延髓情绪

在老年神经系统疾病中，人们对假性延髓情绪（pseudobulbar affect, PBA）的认识日益增多，并且能更清楚地诊断这种疾病。目前 Nuedexta 是 FDA 批准的第一个可以用于治疗 PBA 的药物。典型的 PBA 发作大约 45 秒，突然发作和突然停止。它以"笑而没有欢乐"或者"没有悲伤的哭泣"为特征。曾有几个术语用于描述 PBA，例如病理性的欢笑与哭泣、情绪不稳、情绪失控、情绪失禁、过度情绪、脑卒中后情绪等等。患者通常在情感方面没有变化或哭泣时也不会流泪，但 PBA 会对患者家人和专业护理人员产生负面影响。患者没有情感障碍，这一点不同于抑郁症患者。临床容易把 PBA 误诊为抑郁症，但精神类药物治疗可能会有潜在副作用，最好避免使用。神经病学研究中心 - 情绪不稳定性量表（Center for Neurologic Study-Lability Scale, CNS-LS）是一个包含 7 个问题的经过验证的量表（Moore 等，1997；Smith 等，2004；Phuong 等，2009），这个量表能够提供总的 PBA 发生频率和严重度的评分，并且可能有助于鉴别抑郁症。

Nuedexta

2010 年，FDA 批准了 Nuedexta，一种含有氢溴酸右美沙芬 20mg（一种非竞争性 NMDA 受体拮抗剂和 sigma-1 受体激动药）和硫酸奎尼丁 10mg［一种细胞色素 P450（CYP）2D6 抑制药］的复合品，它的治疗适应证是 PBA。已经完成的肌萎缩侧索硬化症（ALS）或多发性硬化（MS）患者的临床试验，研究结果支持 Nuedexta 对 PBA 有效。常用的起始剂量是每日口服 1 粒胶囊，持续 7 天，之后如果能耐受，每 12 小时口服 1 粒胶囊。由于 Nuedexta 中的奎尼丁含量仅为奎尼丁片最低剂量的 1/10，因此禁忌联合使用奎尼丁、奎宁或者美尔奎宁。下列患者应避免使用这种药物：奎尼丁、奎宁、美尔奎宁导致的血小板减少症、肝炎、对右美沙芬的超敏反应、停用 MAIO 后 14 天以内、QT 间期延长、先天性长 QT 综合征、有尖端扭转型室性心动过速或心力衰竭病史，无植入起搏器的完全性房室传导阻滞、存在完全性房室传导阻滞高风险的患者、联合使用既延长 QT 间期又经 CYP2D6 代谢药物（例如硫利达嗪）的患者。这种药物要谨慎用于左心室肥厚（left ventricular hypertrophy，LVH）或左心室功能不全（left ventricular dysfunction，LVD）的患者。头晕患者应采取预防措施以减少跌倒。Nuedexta 会增加 SSRIs 类药物或三环类抗抑郁药的 5- 羟色胺综合征的风险，如果发生这种情况，应停用 SSRI。奎尼丁的抗胆碱能作用可加重重症肌无力和其他对胆碱能敏感疾病。Nuedexta 最常见的不良反应（发生率 ≥3% 并且多于安慰剂 2 倍）是腹泻、头晕、咳嗽、呕吐、乏力、外周水肿、尿路感染、流感、γ- 谷氨酰转移酶增高和胀气等。

结论

老年神经系统疾病的发病率逐年增加，如 AD，可以使美国的医疗保健系统不堪重负。人口老龄化是痴呆症的一个主要危险因素，到 2050 年，预计超过 1 亿人将患 AD（国际阿尔茨海默病协会，2010）。目前仅有 5 种药物被 FDA 批准用于治疗 AD，除了 PBA 以外，FDA 尚未批准任何药物用于治疗其他类型的痴呆。现在迫切需要更多的临床试验和有效的药物来解决这些问题。

（刘汉兴　译，熊丽　杨春慧　校）

参考文献

Aarsland, D. and Kurz, M.W. (2010) The epidemiology of dementia associated with Parkinson disease. *J Neurol Sci*, 289 (1–2): 18–22.

Aarsland, D., Brønnick, K., and Karlsen, K. (1999) Donepezil for dementia with Lewy bodies: a case study. *Int J Geriatr Psychiatry*, 14 (1): 69–72.

Aarsland, D., Laake, K., Larsen, J.P., and Janvin, C. (2002) Donepezil for cognitive impairment in Parkinson's disease: a randomised controlled study. *J Neurol Neurosurg Psychiatry*, 72 (6): 708–712.

Aarsland, D., Ballard, C., Walker, Z., et al. (2009) Memantine in patients with Parkinson's disease dementia or dementia with Lewy bodies: a double-blind, placebo-controlled, multicentre trial. *Lancet Neurol*, 8 (7): 613–618.

Ago, Y., Koda, K., Takuma, K., and Matsuda, T. (2011) Pharmacological aspects of the acetylcholinesterase inhibitor galantamine. *J Pharmacol Sci*, 116 (1): 6–17.

Alvarez-Sabín, J. and Román, G.C. (2011) Citicoline in vascular cognitive impairment and vascular dementia after stroke. *Stroke*, 42 (Suppl. 1): S40–S43.

Alzheimer's Association. (2010) 2010 Alzheimer's disease facts and figures. *Alzheimers Dement*, 6: 158–194.

Alzheimer's Disease International. (2010) World Alzheimer Report. www.alz.org/documents/national/World_Alzheimer_Report_2010_Summary(1).pdf.

Anneser, J.M., Jox, R.J., and Borasio, G.D. (2007) Inappropriate sexual behaviour in a case of ALS and FTD: successful treatment with sertraline. *Amyotroph Lateral Scler*, 8 (3): 189–190.

Bergman, J. and Lerner, V. (2002) Successful use of donepezil for the treatment of psychotic symptoms in patients with Parkinson's disease. *Clin Neuropharmacol*, 25 (2): 107–110.

Birks, J. and Wilcock, C.G. (2004) Velnacrine for Alzheimer's disease. *Cochrane Database Syst Rev*, 2: CD004748.

Birks, J., Grimley Evans, J., Iakovidou, V., and Tsolaki, M. (2000) Rivastigmine for Alzheimer's disease. *Cochrane Database Syst Rev*, 4: CD001191.

Black, R.S., Barclay, L.L., Nolan, K.A., et al. (1992) Pentoxifylline in cerebrovascular dementia. *J Am Geriatr Soc*, 40 (3): 237–244.

Blennow, K. (2004) CSF biomarkers for mild cognitive impairment. *J Intern Med*, 256 (3): 224–234.

Boxer, A.L. and Boeve, B.F. (2007) Frontotemporal dementia treatment: current symptomatic therapies and implications of recent genetic, biochemical, and neuroimaging studies. *Alzheimer Dis Assoc Disord*, 21 (4): S79–S87.

Breitner, J., Evans, D., Lyketsos, C., et al. (2007) ADAPT trial data. *Am J Med*, 120 (3): e3, e5, e7.

Bullock, R. and Cameron, A. (2002) Rivastigmine for the treatment of dementia and visual hallucinations associated with Parkinson's disease: a case series. *Curr Med Res Opin*, 18 (5): 258–264.

Christen, W.G., Gaziano, J.M., and Hennekens, C.H. (2000) Design of Physicians' Health Study II—a randomized trial of beta-carotene, vitamins E and C, and multivitamins, in prevention of cancer, cardiovascular disease, and eye disease, and review of results of completed trials. *Ann Epidemiol*, 10: 125–134.

Coulson, B.S., Fenner, S.G., and Almeida, O.P. (2002) Successful treatment of behavioural problems in dementia using a cholinesterase inhibitor: the ethical questions. *Aust N Z J Psychiatry*, 36 (2): 259–262.

Craig, M.C., Maki, P.M., and Murphy, D.G. (2005) The women's health initiative memory study: findings and implications for treatment. *Lancet Neurol*, 4: 190–194.

Cruz, M., Marinho, V., Fontenelle, L.F., et al. (2008) Topiramate may modulate alcohol abuse but not other compulsive behaviors in frontotemporal dementia: case report. *Cogn Behav Neurol*, 21 (2): 104–106.

Cummings, J.L. and Benson, D.F. (1983) *Dementia: A Clinical Approach*. Stoneham, MA: Butterworth Publishers.

Curtis, R.C. and Resch, D.S. (2000) Case of Pick's central lobar atrophy with apparent stabilization of cognitive decline after treatment with risperidone. *J Clin Psychopharmacol*, 20 (3): 384–385.

Deakin, J.B., Rahman, S., Nestor, P.J., et al. (2004) Paroxetine does not improve symptoms and impairs cognition in frontotemporal dementia: a double-blind randomized controlled trial. *Psychopharmacology*, 172 (4): 400–408.

DeKosky, S.T., Harbaugh, R.E., Schmitt, F.A., et al. (1992) Cortical biopsy in Alzheimer's disease: diagnostic accuracy and neurochemical, neuropathological, and cognitive correlations. *Ann Neurol*, 32: 625–632.

DeKosky, S.T., Williamson, J.D., Fitzpatrick, A.L., et al. (2008) Ginkgo biloba for prevention of dementia: a randomized controlled trial. *J Am Med Assoc*, 300 (19): 2253–2262.

Devine, M.E. and Rands, G. (2003) Does aspirin affect outcome in vascular dementia? A retrospective case-notes analysis. *Int J Geriatr Psychiatry*, 18 (5): 425–431.

De Meyer, G., Shapiro, F., Vanderstichele, H., et al. (2010) Diagnosis-independent Alzheimer disease biomarker signature in cognitively normal elderly people. *Arch Neurol*, 67 (8): 949–956.

Diehl-Schmid J., Förstl, H., Perneczky, R., et al. (2008) A 6-month, open-label study of memantine in patients with frontotemporal dementia. *Int J Geriatr Psychiatry*, 23 (7): 754–759.

Doody, R.S., Gavrilova, S.I., Sano, M., et al. (2008) Effect of dimebon on cognition, activities of daily living, behavior, and global function in patients with mild-to-moderate Alzheimer's disease: a randomised, double-blind, placebo-controlled study. *Lancet*, 372 (9634): 207–215.

Dubois, B., Feldman, H.H., Jacova, C., et al. (2007) Research criteria for the diagnosis of Alzheimer's disease: revising the NINCDS-ADRDA criteria. *Lancet Neurol*, 6 (8): 734–746.

Dujardin, K., Devos, D., Duhem, S., et al. (2006) Utility of the Mattis dementia rating scale to assess the efficacy of rivastigmine in dementia associated with Parkinson's disease. *J Neurol*, 253 (9): 1154–1159.

Emre, M. (2007) Treatment of dementia associated with Parkinson's disease. *Parkinsonism Relat Disord*, 13 (Suppl. 3): S457–S461.

Emre, M., Aarsland, D., Albanese, A., et al. (2004) Rivastigmine for dementia associated with Parkinson's disease. *N Engl J Med*, 351 (24): 2509–2518.

Emre, M., Tsolaki, M., Bonuccelli, U., et al.; 11018 Study Investigators. (2010) Memantine for patients with Parkinson's disease dementia or dementia with Lewy bodies: a randomised, double-blind, placebo-controlled trial. *Lancet Neurol*, 9 (10): 969–977.

European Pentoxifylline Multi-Infarct Dementia Study. (1996) *Eur Neurol*, 36 (5): 315–321.

Fabbrini, G., Barbanti, P., Aurilia, C., et al. (2002) Donepezil in the treatment of hallucinations and delusions in Parkinson's disease. *Neurol Sci*, 23 (1): 41–43.

Farlow, M.R., Salloway, S., Tariot, P.N., et al. (2010) Effectiveness and tolerability of high-dose (23 mg/d) versus standard-dose (10 mg/d) donepezil in moderate to severe Alzheimer's disease: a 24-week, randomized, double-blind study. *Clin Ther*, 32 (7): 1234–1251.

Fellgiebel, A., Müller, M.J., Hiemke, C., et al. (2007) Clinical improvement in a case of frontotemporal dementia under aripiprazole treatment corresponds to partial recovery of disturbed frontal glucose metabolism. *World J Biol Psychiatry*, 8 (2): 123–126.

Ferman, T.J., Smith, G.E., Boeve, B.F., et al. (2004) DLB fluctuations: specific features that reliably differentiate DLB from AD and normal aging. *Neurology*, 62 (2): 181–187.

Fernandez, H.H., Wu, C.K., and Ott, B.R. (2003) Pharmacotherapy of dementia with Lewy bodies. *Expert Opin Pharmacother*, 4 (11): 2027–2037.

García-Cobos, R., Frank-García, A., Gutiérrez-Fernández, M., and Díez-Tejedor, E. (2010) Citicoline, use in cognitive decline: vascular and degenerative. *J Neurol Sci*, 299 (1–2): 188–192.

Geizer, M. and Ancill, R.J. (1998) Combination of risperidone and donepezil in Lewy body dementia. *Can J Psychiatry*, 43 (4): 421–422.

Giladi, N., Shabtai, H., Gurevich, T., et al. (2003) Rivastigmine (Exelon) for dementia in patients with Parkinson's disease. *Acta Neurol Scand*, 108 (5): 368–373.

Goforth, H.W., Konopka, L., Primeau, M., et al. (2004) Quantitative electroencephalography in frontotemporal dementia with methylphenidate response: a case study. *Clin EEG Neurosci*, 35 (2): 108–111.

Golde T.E., Schneider, L.S., and Koo, E.H. (2011) Anti-aβ therapeutics in Alzheimer's disease: the need for a paradigm shift. *Neuron*, 69: 203–213.

Grace, J., Daniel, S., Stevens, T., et al. (2001) Long-term use of rivastigmine in patients with dementia with Lewy bodies: an open-label trial. *Int Psychogeriatr*, 13 (2): 199–205.

Grady, D., Yaffe, K., Kristof, M., et al. (2002) Effect of postmenopausal hormone therapy on cognitive function: the heart and estrogen/progestin replacement study. *Am J Med*, 113: 543–548.

Guekht, A.B., Moessler, H., Novak, P.H., and Gusev, E.I.. (2010)

Cerebrolysin in vascular dementia: improvement of clinical outcome in a randomized, double-blind, placebo-controlled multicenter trial. *J Stroke Cerebrovasc Dis*, 20 (4): 310–318.

Heart Protection Study Collaborative Group. (2002) MRC/BHF heart protection study of cholesterol lowering with simvastatin in 20,536 high-risk individuals: a randomised placebo-controlled trial. *Lancet*, 360: 7–22.

Ikeda, M., Shigenobu, K., Fukuhara, R., et al. (2004) Efficacy of fluvoxamine as a treatment for behavioral symptoms in frontotemporal lobar degeneration patients. *Dement Geriatr Cogn Disord*, 17 (3): 117–121.

Ishikawa, H., Shimomura, T., and Shimizu, T. (2006) Stereotyped behaviors and compulsive complaints of pain improved by fluvoxamine in two cases of frontotemporal dementia. *Seishin Shinkeigaku Zasshi*, 108 (10): 1029–1035.

Jones, R.W. (2010) Dimebon disappointment. *Alzheimers Res Ther*, 2 (5): 25.

Kertesz, A., Morlog, D., Light, M., et al. (2008) Galantamine in frontotemporal dementia and primary progressive aphasia. *Dement Geriatr Cogn Disord*, 25 (2): 178–185.

Knopman, D. (2002) Diagnostic considerations. In: N. Qizilbash (ed.), *Evidence-Based Dementia Practice*. Oxford: Blackwell Publishing.

Kramberger, M.G., Stukovnik, V., Cus, A., et al. (2010) Parkinson's disease dementia: clinical correlates of brain spect perfusion and treatment. *Psychiatr Danub*, 22 (3): 446–449.

Kryscio, R.J., Mendiondo, M.S., Schmitt, F.A., and Markesbery, W.R. (2004) Designing a large prevention trial: statistical issues. *Stat Med*, 23: 285–296.

Kurita, A., Ochiai, Y., Kono, Y., et al. (2003) The beneficial effect of donepezil on visual hallucinations in three patients with Parkinson's disease. *J Geriatr Psychiatry Neurol*, 16 (3): 184–188.

Lanctôt, K.L. and Herrmann, N. (2000) Donepezil for behavioural disorders associated with Lewy bodies: a case series. *Int J Geriatr Psychiatry*, 15 (4): 338–345

Lebert, F., Pasquier, F., Souliez, L., and Petit, H. (1998) Tacrine efficacy in Lewy body dementia. *Int J Geriatr Psychiatry*, 13 (8): 516–519.

Lebert, F., Stekke, W., Hasenbroekx, C., and Pasquier, F. (2004) Frontotemporal dementia: a randomised, controlled trial with trazodone. *Dement Geriatr Cogn Disord*, 17 (4): 355–359.

Leoutsakos, J.M., Muthen, B.O., Breitner, J.C., et al. (2012) Effects of non-steroidal anti inflammatory drug treatments on cognitive decline vary by phase of pre-clinical Alzheimer disease: findings from the randomized controlled Alzheimer's Disease Anti-inflammatory Prevention Trial. *Int J Geriatr Psychiatry*, 27 (4): 364–374.

Leroi, I., Brandt, J., Reich, S.G., et al. (2004) Randomized placebo-controlled trial of donepezil in cognitive impairment in Parkinson's disease. *Int J Geriatr Psychiatry*, 19 (1): 1–8.

Levin, O.S., Batukaeva, L.A., Smolentseva, I.G., and Amosova, N.A. (2009) Efficacy and safety of memantine in Lewy body dementia. *Neurosci Behav Physiol*, 39 (6): 597–604.

Lucetti, C., Logi, C., Del Dotto, P., et al. (2010) Levodopa response in dementia with Lewy bodies: a 1-year follow-up study. *Parkinsonism Relat Disord*, 16 (8): 522–526.

Maclean, L.E., Collins, C.C., and Byrne, E.J. (2001) Dementia with Lewy bodies treated with rivastigmine: effects on cognition, neuropsychiatric symptoms, and sleep. *Int Psychogeriatr*, 13 (3): 277–288.

McKeage, K. (2009) Memantine: a review of its use in moderate to severe Alzheimer's disease. *CNS Drugs*, 23 (10): 881–897.

McKeith, I., Del Ser, T., Spano, P., et al. (2000a) Efficacy of rivastigmine in dementia with Lewy bodies: a randomised, double-blind, placebo-controlled international study. *Lancet*, 356 (9247): 2031–2036.

McKeith, I.G., Grace, J.B., Walker, Z., et al. (2000b) Rivastigmine in the treatment of dementia with Lewy bodies: preliminary findings from an open trial. *Int J Geriatr Psychiatry*, 15 (5): 387–392.

Meinert, C.L., McCaffrey, L.D., Breitner, J.C., and ADAPT Research Group. (2009) Alzheimer's disease anti-inflammatory prevention trial: design, methods, and baseline results. *Alzheimers Dement*, 5 (2): 93–104.

Mendez, M.F. (2009) Frontotemporal dementia: therapeutic interventions. *Front Neurol Neurosci*, 24: 168–178.

Mendez, M.F., Shapira, J.S., McMurtray, A., and Licht, E. (2007) Preliminary findings: behavioral worsening on donepezil in patients with frontotemporal dementia. *Am J Geriatr Psychiatry*, 15 (1): 84–87.

Micuda, S., Mundlova, L., Anzenbacherova, E., et al. (2004) Inhibitory effects of memantine on human cytochrome P450 activities: prediction of in vivo drug interactions. *Eur J Clin Pharmacol*, 60 (8): 583–589.

Minett, T.S., Thomas, A., Wilkinson, L.M., et al. (2003) What happens when donepezil is suddenly withdrawn? An open label trial in dementia with Lewy bodies and Parkinson's disease with dementia. *Int J Geriatr Psychiatry*, 18 (11): 988–993.

Moore, S.R., Gresham, L.S., Bromberg, M.B., et al. (1997) A self report measure of affective lability. *J Neurol Neurosurg Psychol*, 63: 89–93.

Moretti, R., Torre, P., Antonello, R.M., et al. (2003a) Frontotemporal dementia: paroxetine as a possible treatment of behavior symptoms. A randomized, controlled, open 14-month study. *Eur Neurol*, 49 (1): 13–19.

Moretti, R., Torre, P., Antonello, R.M., et al. (2003b) Olanzapine as a treatment of neuropsychiatric disorders of Alzheimer's disease and other dementias: a 24-month follow-up of 68 patients. *Am J Alzheimers Dis Other Demen*, 18 (4): 205–214.

Moretti, R., Torre, P., Antonello, R.M., et al. (2004) Rivastigmine in frontotemporal dementia: an open-label study. *Drugs Aging*, 21 (14): 931–937.

Mori, S., Mori, E., Iseki, E., and Kosaka, K. (2006) Efficacy and safety of donepezil in patients with dementia with Lewy bodies: preliminary findings from an open-label study. *Psychiatry Clin Neurosci*, 60 (2): 190–195.

Morris, J.C., Aisen, P.S., Bateman, R.J., et al. (2012) Developing an international network for Alzheimer research: The Dominantly Inherited Alzheimer Network. *Clin Investig (Lond)*, 2 (10): 975–984.

Müller, T., Welnic, J., Fuchs, G., et al. (2006) The DONPAD study—treatment of dementia in patients with Parkinson's disease with donepezil. *J Neural Transm Suppl*, 71: 27–30.

Nagy, Z., Esiri, M.M., Hindley, N.J., et al. (1998) Accuracy of clinical operational diagnostic criteria for Alzheimer's disease in relation to different pathological diagnostic protocols. *Dement Geriatr Cogn Disord*, 9 (4): 219–226.

Natrini, R. (2010) Preclinical diagnosis of Alzheimer's disease: prevention or prediction? *Dement Neuropsychol*, 4 (4): 259–261.

Nitrini, R. (2010) Preclinical diagnosis of Alzheimer's disease. *Dement Neuropsychol*, 4 (4): 259–261.

Odawara, T., Shiozaki, K., Togo, T., and Hirayasu, Y. (2010) Administration of zonisamide in three cases of dementia with Lewy bodies. *Psychiatry Clin Neurosci*, 64 (3): 327–329.

Olson, R.A., Iverson, G.L., Carolan, H., et al. (2011) Prospective comparison of two cognitive screening tests: diagnostic accuracy and correlation with community integration and quality of life. *J Neurooncol*, 105 (2): 337–344.

Orgogozo, J.M., Rigaud, A.S., Stöffler, A., et al. (2002) Efficacy and safety of memantine in patients with mild to moderate vascular dementia: a randomized, placebo-controlled trial (MMM 300).

Stroke, 33: 1834–1939.

Paul, S.M., Mytelka, D.S., Dunwiddie, C.T., et al. (2010) How to improve R&D productivity: the pharmaceutical industry's grand challenge. *Nat Rev Drug Discov*, 9(3): 203–214.

Phuong, L., Garg, S., Duda, J.E., et al. (2009) Involuntary emotional expression disorder (IEED) in Parkinson's disease. *Parkinsonism Relat Disord*, 15 (7): 511–515.

Poewe, W., Wolters, E., Emre, M., et al.; EXPRESS Investigators. (2006) Long-term benefits of rivastigmine in dementia associated with Parkinson's disease: an active treatment extension study. *Mov Disord*, 21 (4): 456–461.

Poewe, W., Gauthier, S., Aarsland, D., et al. (2008) Diagnosis and management of Parkinson's disease dementia. *Int J Clin Pract*, 62 (10): 1581–1587.

Querfurth, H.W., Allam, G.J., Geffroy, M.A., et al. (2000) Acetylcholinesterase inhibition in dementia with Lewy bodies: results of a prospective pilot trial. *Dement Geriatr Cogn Disord*, 11 (6): 314–321.

Rahman, S., Robbins, T.W., Hodges, J.R., et al. (2006) Methylphenidate ('Ritalin') can ameliorate abnormal risk-taking behavior in the frontal variant of frontotemporal dementia. *Neuropsychopharmacology*, 31 (3): 651–658.

Raschetti, R., Albanese, E., Vanacore, N., and Maggini, M. (2007) Cholinesterase inhibitors in mild cognitive impairment: a systematic review of randomised trials. *PLoS Med*, 4 (11): e338.

Ravina, B., Putt, M., Siderowf, A., et al. (2005) Donepezil for dementia in Parkinson's disease: a randomised, double blind, placebo controlled, crossover study. *J Neurol Neurosurg Psychiatry*, 76 (7): 934–939.

Reading, P.J., Luce, A.K., and McKeith, I.G. (2001) Rivastigmine in the treatment of parkinsonian psychosis and cognitive impairment: preliminary findings from an open trial. *Mov Disord*, 16 (6): 1171–1174.

Reiman, E.M., Langbaum, J.B., Fleisher, A.S., et al. (2011) Alzheimer's Prevention Initiative: a plan to accelerate the evaluation of presymptomatic treatments. *J Alzheimers Dis*, 26 (Suppl. 3): 321–329.

Reisberg, B., Doody, R., Stöffler, A., et al. (2003) Memantine in moderate-to-severe Alzheimer's disease. *N Engl J Med*, 348: 1333–1341.

Richter, R.W. and Richter, B.Z. (2002) *Alzheimer's Disease. Rapid Reference*. London: Harcourt Publishers.

Rogers, S.L. and Friedhoff, L.T. (1996) The efficacy and safety of donepezil in patients with Alzheimer's disease: results of a U.S. multicentre, randomized, double-blind, placebo-controlled trial. The Donepezil Study Group. *Dementia*, 7 (6): 293–303.

Rojas-Fernandez, C.H. (2001) Successful use of donepezil for the treatment of dementia with Lewy bodies. *Ann Pharmacother*, 35 (2): 202–205.

Romas, S.N., Tang, M.X., Berglund, L., and Mayeux, R. (1999) APOE genotype, plasma lipids, lipoproteins, and AD in community elderly. *Neurology*, 53 (3): 517–521.

Rosen, W.G., Terry, R.D., Fuld, P.A., et al. (1980) Pathological verification of ischemic score in differentiation of dementias. *Ann Neurol*, 7: 486–487.

Rowan, E., McKeith, I.G., Saxby, B.K., et al. (2007) Effects of donepezil on central processing speed and attentional measures in Parkinson's disease with dementia and dementia with Lewy bodies. *Dement Geriatr Cogn Disord*, 23 (3): 161–167.

Samuel, W., Caligiuri, M., Galasko, D., et al. (2000) Better cognitive and psychopathologic response to donepezil in patients prospectively diagnosed as dementia with Lewy bodies: a preliminary study. *Int J Geriatr Psychiatry*, 15 (9): 794–802.

Sato, S., Mizukami, K., and Asada, T. (2010) Successful treatment of extrapyramidal and psychotic symptoms with zonisamide in a patient with dementia with Lewy bodies. *Prog Neuropsychopharmacol Biol Psychiatry*, 34 (6): 1130–1131.

Schmitt, F.A., Ashford, W., Ernesto, C., et al. (1997) The severe impairment battery: concurrent validity and the assessment of longitudinal change in Alzheimer's disease. The Alzheimer's Disease Cooperative Study. *Alzheimer Dis Assoc Disord*, 11 (Suppl. 2): S51–S56.

Schneider, L.S. and Sano, M. (2009) Current Alzheimer's disease clinical trials: methods and placebo outcomes. *Alzheimers Dement*, 5 (5): 388–397.

Schneider, L.S., Insel, P.S., Weiner, M.W., and Alzheimer's Disease Neuroimaging Initiative. (2011) Treatment with cholinesterase inhibitors and memantine of patients in the Alzheimer's disease neuroimaging initiative. *Arch Neurol*, 68 (1): 58–66.

Sharp, S.I., Aarsland, D., Day, S., et al.; Alzheimer's Society Vascular Dementia Systematic Review Group. (2011) Hypertension is a potential risk factor for vascular dementia: systematic review. *Int J Geriatr Psychiatry*, 26 (7): 661–669.

Shea, C., MacKnight, C., and Rockwood, K. (1998) Donepezil for treatment of dementia with Lewy bodies: a case series of nine patients. *Int Psychogeriatr*, 10 (3): 229–238.

Skjerve, A. and Nygaard, H.A. (2000) Improvement in sundowning in dementia with Lewy bodies after treatment with donepezil. *Int J Geriatr Psychiatry*, 15 (12): 1147–1151.

Smith, R.A., Berg, J.A., Pope, L.E., et al. (2004) Validation of the CNS emotional lability scale for pseudobulbar affect (pathological laughing and crying) in multiple sclerosis patients. *Mult Scler*, 10: 679–685.

Snitz, B.E., O'Meara, E.S., Carlson, M.C., et al.; Ginkgo Evaluation of Memory (GEM) Study Investigators. (2009) Ginkgo biloba for preventing cognitive decline in older adults: a randomized trial. *J Am Med Assoc*, 302: 2663–2670.

Staessen, J.A., Thijisq, L., Fagard, R., et al.; Systolic Hypertension in Europe (Syst-Eur) Trial Investigators. (2004) Effects of immediate versus delayed antihypertensive therapy on outcome in the Systolic Hypertension in Europe Trial. *J Hypertens*, 22 (4): 847–857.

Storandt, M., Mintun, M.A., Head, D., and Morris, J.C. (2009) Cognitive decline and brain volume loss as signatures of cerebral amyloid-beta peptide deposition identified with Pittsburgh compound B: congnitive decline associated with $A\beta$ deposition. *Arch Neurol*, 66 (12): 1476–1481.

Summers, W.K., Majovski, L.V., Marsh, G.M., et al. (1986) Oral tetrahydroaminoacridine in long-term treatment of senile dementia, Alzheimer type. *N Engl J Med*, 315 (20): 1241–1245.

Swanberg, M.M. (2007) Memantine for behavioral disturbances in frontotemporal dementia: a case series. *Alzheimer Dis Assoc Disord*, 21 (2): 164–166.

Swartz, J.R., Miller, B.L., Lesser, I.M., and Darby, A.L. (1997) Frontotemporal dementia: treatment response to serotonin selective reuptake inhibitors. *J Clin Psychiatry*, 58 (5): 212–216.

Thomas, A.J., Burn, D.J., Rowan, E.N., et al. (2005) A comparison of the efficacy of donepezil in Parkinson's disease with dementia with Lewy bodies. *Int J Geriatr Psychiatry*, 20 (10): 938–944.

Vellas, B., Andrieu, S., Ousset, P.J., et al.; GuidAge Study Group. (2006) The GuidAge study: methodological issues. A 5-year double-blind randomized trial of the efficacy of EGb 761 for prevention of Alzheimer disease in patients over 70 with a memory complaint. *Neurology*, 67 (9 Suppl. 3): S6–S11.

Vossel K.A. and Miller, B.L. (2008) New approaches to the treatment of frontotemporal lobar degeneration. *Curr Opin Neurol*, 21 (6): 708–716.

Werber, E.A. and Rabey, J.M. (2001) The beneficial effect of cho-linesterase inhibitors on patients suffering from Parkinson's dis-ease and dementia. *J Neural Transm*, 108 (11): 1319–1325.

Wesnes, K.A., McKeith, I.G., Ferrara, R., et al. (2002) Effects of riv-astigmine on cognitive function in dementia with Lewy bod-ies: a randomised placebo-controlled international study using the cognitive drug research computerised assessment system. *Dement Geriatr Cogn Disord*, 13 (3): 183–192.

第二节　阿尔茨海默病的免疫治疗

Michael Grundman, *Gene G. Kinney*,
EricYuen, *Ronald Black*

引言

阿尔茨海默病（AD）及其他痴呆性疾病在全世界有 3600 万患者。除非出现有效的治疗或预防措施，预计到 2030 年，将有 6600 万痴呆病人；到 2030 年，这个数字将增加到 1 亿 3000 万（Wimo 和 Prince, 2010）。对于个体而言，年龄每增加 5~6 岁，患阿尔茨海默病的风险加倍（Ziegler-Graham 等，2008），85 岁之后，患病率预计达 40%（Hebert 等，2003）。一旦患病，阿尔茨海默病病人将持续受到认知减退的困扰，伴行为异常，最终导致机能丧失及死亡。现在迫切需要找到治疗及预防阿尔茨海默病的策略，以减少阿尔茨海默病当前的患病率以及可预期的在全球老年人群中逐渐增高的患病率。

AD 的病理学标志包括突触及神经元的丢失，细胞外淀粉样蛋白沉积以及神经原纤维缠结。细胞外淀粉样蛋白的沉积可能存在于：①老年斑——位于变性神经突起附近的淀粉样蛋白斑块，可见激活小胶质细胞（microglia）以及胶质增生。②弥漫性斑块——细胞外淀粉样蛋白沉积，不伴有变性神经元及胶质增生。③位于大脑血管内（大脑淀粉样血管病，CAA）。淀粉样沉积的主要成分是 Aβ，一个由 40~42 个氨基酸组成的多肽，由淀粉样前蛋白（APP）水解生成。可溶性淀粉样蛋白及淀粉样蛋白沉积可能在阿尔茨海默病的发展过程中起着关键作用。该假说的依据是有观察发现常染色体显性突变导致 Aβ 的过量产生、淀粉样蛋白沉积，最终导致早发性痴呆。另外一个显示 Aβ 的重要作用的基因方面的证据来自对载脂蛋白 E（APOE）的研究，APOE 是胆固醇的载体，它有 3 个互不同的等位基因，这 3 个等位基因导致几个氨基酸的差别。携带 *APOEε4* 等位基因的个体比非携带者更早发生淀粉

样蛋白沉积、大脑淀粉样血管病及由此引发的痴呆症状，但比常染色体突变的病人发病晚。

AD 的淀粉样物沉积假说认为 Aβ 的形成及清除平衡被打破，导致了对神经元有毒的 Aβ 在大脑过量沉积，导致 Tau 蛋白高度磷酸化及 Tau 蛋白变性，进而导致神经退行性病变、认知异常及功能损伤（Hardy 和 Selkoe, 2002；De Felice 等，2008）。如果这个假说是正确的，潜在的治疗方法就是消除 Aβ 的形成及清除间的不平衡，把 Aβ 调节到合理水平。截至目前，许多治疗方法已经进入临床前期及临床试验，包括减少 Aβ 的 β 及 γ 酶抑制药，及抗 Aβ 的免疫疗法以减轻 Aβ 的影响。

抗 Aβ 免疫疗法的临床前期研究

有研究通过构建 AD 病理转基因小鼠模型来了解 AD 的进展及免疫治疗的潜在作用，并发现其病理过程与人类相似（Wilcock 和 Colton, 2009）。Aβ 是通过 β 和 γ 分泌酶裂解 APP 而来。在人类，家族性常染色体显性 AD 是由于 APP 或早老素基因突变引起，其中后者所翻译表达的蛋白是构成 γ 分泌酶的主要成分。

这些突变导致 Aβ 表达过量。通过基因工程使阿尔茨海默病病理转基因小鼠模型过度表达 APP，早老素基因 1 或 / 及素基因 2 的人源性突变，以产生类淀粉样蛋白相关的病症，包括类淀粉样蛋白沉积、突触损失和变性的神经突触。PDAPP 小鼠是一种过表达突变 APP 的转基因小鼠模型，是首次呈现阿尔茨海默病病理改变的转基因小鼠模型（Games 等，1995）。相同的小鼠模型后来又被 Schenk 等采用（1999）并且发现用全长 Aβ 去免疫 PDAPP 小鼠可以减少 Aβ 斑块、胶质细胞增生和变形的神经突触。Bard 等（2000）后来发现，在转基因小鼠模型中被动给予单克隆抗体处理也可以得到类似的降低 Aβ 的病理过程。针对 Aβ N 末端的抗体产生后发现其对斑块清除特别有效。进一步研究证实抗体 Fc 段介导激活的小胶质细胞促进了这一进程。

转基因小鼠经常出现与年龄和 Aβ 相关的行为缺陷，表现类似于人类的痴呆症。这种行为缺陷可能先于 Aβ 沉积和老年斑的出现（Comery 等，2005）。后者表明可溶性 Aβ 在导致和促进这些行为缺失方面起着重要的作用。非斑块型 Aβ 的重要性也受到重视，这是因为通过抗体结合可溶性 Aβ 及非纤维化的 Aβ 可以快速逆转行为障碍（Dodart

等，2002；Kotilinek 等，2002）。然而，去除 Aβ 斑块的潜在重要性也不能被忽略。一些研究者发现在斑块移除的区域变形的神经突触有所改善（Brendza 等，2005；Serrano-Pozo 等，2010）。可能是由于不同种类的 Aβ 处于平衡状态，因此仅仅有针对性的去除可溶性 Aβ 可能导致由斑块的 Aβ 重新补充。免疫过 Aβ 或者应用过抗 Aβ 抗体的转基因小鼠认知行为优于对照组转基因小鼠（Janus 等，2000；Morgan 等，2000）。在非斑块型转基因小鼠中，抗 Aβ 抗体抑制行为障碍的作用可能取决于该抗体所结合 Aβ 的种类，抗体所直接针对的 Aβ 表位，抗体的序列及结构（Basi 等，2010）。由于斑块形成、结合可溶性 Aβ 或者其他因素与临床疗效的关系仍然未知，一系列能够与不同种类 Aβ 相互作用的抗体被生产出来并且投入到临床研究中。

一些通过抗 Aβ 抗体治疗的转基因小鼠会产生脑内微出血，特别是在高剂量治疗情况下（Wilcock 和 Colton，2009）。这些微出血可能与类淀粉样变性的血管中 Aβ 的清除有关。然而一些证据表明，清除血管类淀粉样蛋白和微出血是一个自限性过程，最终可恢复血管完整性（Schroeter 等，2008）。

Aβ 免疫治疗的临床经验

一些治疗方法目前正在接受临床试验的评估。Aβ 免疫疗法可以被分成主动和被动两种形式。主动免疫是指通过 Aβ 多肽或者片段来免疫，被动免疫是指通过胃肠外给予抗 Aβ 抗体。第一个被应用于主动免疫的抗原是 AN1792。

AN1792

由于 Aβ 免疫治疗在转基因小鼠中取得了重大发现，在 2000 年开展了采用全长 Aβ（AN1792）主动免疫的临床疫苗接种试验。在一期研究中，为期 84 周的研究给予多个阶梯增量的剂量，80 个研究对象被随机区组以验证 AN1792 的作用。大约有 60% 的研究对象产生阳性抗体反应。通过痴呆的残疾评估量表（DAD）证实患者取得临床收益，到第 84 周为止，治疗组的衰退速度降低了。一例患者出现脑膜脑炎（meningoencephalitis，ME）（在该患者治疗后 12 个月的尸检中获得确诊）。这位患者的表现与 Aβ 免疫治疗转基因小鼠的发现类似（Nicoll 等，2003），包括皮质广泛区域淀粉样蛋白斑块的密度低于预期，变性神经炎及星形胶质细胞增多的现象减少。

在二期研究中（Gilman 等，2005），300 例患者被随机分配到 AN1792 治疗组和安慰剂治疗组（72 例）。在治疗组中由于 6% 的受试者出现 ME 导致试验被迫终止。但是在试验终止后，患者仍然被随访长达 12 个月。在这次试验中大部分患者接受了 1 次或 2 次给药。大约 20% 患者产生足够的抗体来介导抗体反应。在为期 12 个月的临床研究终点，没有在治疗组与对照组间发现显著差异。然而，神经心理测验（neuropsychological test battery，NTB）发现存在抗体应答的被试者获得了明显的治疗收益（图 23.3a）。另外，收集研究对象中部分对象治疗前后的脑脊液标本发现，抗体应答组脑脊液中的 Tau 蛋白含量较安慰剂组减少。出乎意料的是在 NTB 测验中显示获得收益的抗体应答组，与安慰剂组对比，在脑容量方面却表现出显著的减少。目前还不清楚这种容积的减少是否与淀粉样蛋白斑被清除或其他机制有关，从而导致流体从脑实质转移到 CSF 间隙。

在这些接受 AN1792 治疗并产生抗 Aβ 抗体的患者中，大部分产生针对 N 末端或者 Aβ 氨基酸末端的抗体（Lee 等，2005）。通过脑膜脑炎病因学的比较研究发现这种副作用可能是由于一种针对 Aβ 羧基末端的促炎 T 细胞应答所致。此外，在加入聚山梨酯 80 作为研究药物配方之前（为了增加 Aβ 在溶液中的可溶性），治疗组的被试者一直没有发现 ME，这似乎是由于附加配方导致全长 Aβ 抗原信息发生改变，从而诱导了这种 T 细胞介导的免疫应答反应（Schenk 等，2005；Pride 等，2008）。

AN1792 后续研究

Holmes 等报道了一个关于一期 AN1792 研究患者的远期后续研究（2008）。他们发现在最初研究中产生滴度升高的研究对象中，尸检发现斑块均被显著清除，但在死亡前痴呆症状仍然持续进展。这一发现表明，如果治疗始于 AD 后期，减少 Aβ 可能不足以终止神经变性的进展。作者推测虽然 Aβ 有可能是促进神经变性过程的一个初始因素，相比其他下游损伤因素（如神经纤维病变），在促进神经退行性病变过程中它就显得没有那么重要。有趣的是，在所有的解剖对象中，存活最久的患者大脑中 Aβ 含量最低。这一结果支持减少脑内 Aβ 可能降低患者不良免疫应答的设想，由此推测，如果能够在更早的阶段开始治疗，比如在患者还没有临床症状或轻度认知功能损伤的阶段开始治疗，并延长治疗时间，也许可以提高疗效。

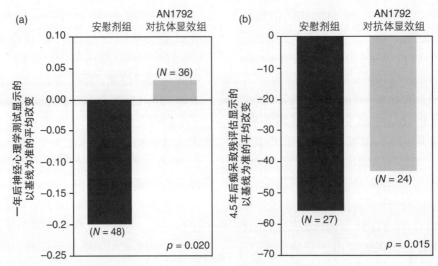

图23.3 （a）与安慰剂组相比，AN1792第2阶段研究，神经心理成套检测（NTB）结果显示抗体应答者1年后对9种成分的NTB复合物的改善。来自Gilman等的数据（2005年）。（b）大约4.5年后的AN1792随访研究发现，在AN1792 2期临床试验中最初分类为抗体应答者的患者日常生活活动下降较少，由痴呆症残疾评估（Disability Assessment for Dementia, DAD），并与安慰剂治疗的患者相比。来自Vellas等的数据（2009年）

Vellas等报道（2009）一个AN17922后续研究，该研究比较了AN1792治疗组与安慰剂组大约4.5年后患者抗体免疫应答的情况。大多数的来自治疗组的受试者（17/19）4.5年后仍可检测到抗体反应，虽然抗体水平比初次免疫后的第一年低很多。与最初的AN1792结果一致，通过NTB测试证实抗体免疫组存在潜在的治疗获益，DAD、独立性量表（Dependence Scale）、Rey听觉语言学习试验（Rey Auditory Verbal learning test）也可以发现与安慰剂组比较，抗体免疫组衰退趋势减缓（图23.3b）。数据表明持续、低水平的抗Aβ抗体治疗对保护远期的认知功能有益，并支持了及早开始长期的治疗是避免或延缓存在AD样病理基础的患者进一步衰退的有效手段。

第二代免疫疗法

由于在AN1792主动免疫并出现脑膜脑炎的大多数病人产生针对N末端的抗体。因此，有设想应用T细胞免疫新的羧基端替代免疫治疗途径，目前已经开始接受测试。有研究者采用由Aβ片段与载体蛋白组成的Aβ抗原进行主动免疫。这种方法使用的Aβ片段不足以引起的T细胞特异性免疫应答，但可以诱导B细胞产生针对抗原片段的抗体。载体蛋白的作用是诱导T辅助细胞反应从而促进抗体的生成。另一种方法是被动免疫治疗，其中Aβ抗体在人体外的生物反应器生产和并经非肠道途径给药。这些方法的设计思路都是基于在获得抗Aβ抗体健康收益的同时避免由Aβ诱导的潜在的毒性T细胞反应，后者常见于Aβ全长抗原诱导的免疫反应（Schenk等，2005；Pride等，2008）。

被动与主动免疫疗法

主动和被动免疫各有相对的优点和缺点（表23.8）。这两种方法都应该规避T细胞活化，从而减少在AN1792治疗过程中观察到得ME的发生风险。在被动免疫中，注射抗体可以选择性的与可溶性Aβ特异性表位、Aβ斑块或其他具有相同构象的特异性肽片段结合。依据患者自身特点个性化选择用药剂量。如果出现不良反应，立即停药，抗体将随着生物半衰期逐渐从患者体内清除。在主动免疫中，并不是每个人都会产生最佳的抗体反应、充分的抗体反应以及恰当的多克隆抗体反应。因此，抗体反应的质量存在明显的个体差异。这就需要一种佐剂诱导产生足够的抗体反应，但是佐剂本身可能与不良事件相关。当不良事件发生时，佐剂可能为中断免疫反应带来困难，甚至无法中断不良免疫反应，即使没有后续免疫治疗，也可能需要很长时间来降低抗体滴度。主动免疫的主要优点是它不需要静脉输液（他们通常是肌内注射），并且具有低成本、免疫次数少等优点，而且如果安全的话，它会更适合早期预防以及临床AD的早期治疗。在AD人群中，

表 23.8　被动免疫治疗与主动免疫治疗的比较

	被动免疫治疗	主动免疫治疗
药物制剂	外周静脉给予抗 Aβ 抗体,随时间均匀给药。它具有 Aβ 抗原表位特异性	Aβ 抗原通过患者的被动免疫系统引起抗 Aβ 滴度升高,往往包括载体和辅助蛋白的增加。患者体内多克隆抗体反应随时间而变化,且患者之间的差异很大
治疗频率	部分依赖于抗体的半衰期;可能从几天到几个月不等	相对较少需要管理,主要依赖于诱导和维持抗 -Aβ 的滴度
给药途径	通常静脉注射或皮下注射	通常静脉注射或皮下注射
抗体滴度控制	由于强烈的剂量依赖性,抗体浓度更容易控制	抗体浓度差异大,主要依赖于患者的免疫反应
不良事件发生时降低抗体暴露的能力	当抗体反应停止,抗体水平的下降与抗体半衰期的下降; 血浆交换是一种选择	抗 Aβ 抗体免疫反应持续更长时间,可能维持高滴度达数年

在 5~15 年或更长时间内提高抗体浓度可能是最有效的。如果需要长期的给药方案以确保疗效,则通过皮下给药被动免疫是一种不错的选择。皮下给药途径在其他慢性病中有成功使用的先例,如醋酸格拉默(copaxone)、干扰素 β-1b(betaseron)用于治疗多发性硬化以及奥马珠单抗(xolair)用于治疗哮喘。许多公司现在正在致力于 AD 以及 AD 前期抗 Aβ 单抗皮下给药制剂的研究。

抗 Aβ 免疫治疗的机制

提出许多假设来解释抗 Aβ 免疫治疗在大脑中清除 Aβ 的机制。一种可能是,小部分外周给药的抗 Aβ 抗体穿过血脑屏障,诱导了 Aβ 聚集物的免疫调理作用。据此推测活化的小胶质细胞与抗 Aβ 抗体的 Fc 区结合并吞噬 Aβ 和 Aβ 抗体复合物。而小胶质细胞的激活可能对某些抗体反应起着重要的作用,当然也存在小胶质细胞独立发挥作用的可能。抗 Aβ 抗体片段(Fab)即使缺少 Fc 段,对活化的小胶质细胞清除斑块的作用也是必需的(Bacskai 等,2002),正如去糖基化酶抑制了抗 Aβ 抗体的 Fc 功能区一样(Wilcock 等,2006)。对存在 Fc 受体功能缺陷的转基因鼠进行的主动免疫,其清除斑块的能力没有显著变化(Das 等,2003)。

这些发现表明,Aβ 的催化分解是抗 Aβ 免疫治疗的潜在机制。该机制认为 Aβ 抗体结合类淀粉样纤维和破坏他们的三级结构。这将导致 Aβ 沉积物可溶性增高,可溶性 Aβ 通过血管周围通路离开大脑(Weller 等,2009)最近的一项研究发现,注射 AN1792 免疫后,部分被试者脑血管中的 Aβ42 浓度显著增加,Aβ42 作为 Aβ 的一种形式,主要见于 AD 病人的老年斑中(Boche 等,2008)。因为在 AN1792 长期治疗的被试者中没有观察到显著的增长,提示这种升高可能是一过性的,推测随着治疗时间的延长,Aβ 已经从脑实质和脑血管中清除了。研究数据也支持如下假说:抗 Aβ 免疫溶解了 Aβ42 斑块,后者至少部分存在于通过血管外周部分的大脑中。

"边缘向斜(peripheral sink)"的假设是另一个用以解释 anti-Aβ 免疫治疗是如何从大脑中清除 Aβ 沉积的假说。在这种模型中,外周 anti-Aβ 抗体结合位于循环中的 Aβ,这就形成了大脑和血液中 Aβ 浓度梯度,从而促进了中枢 Aβ 的外流。

被动免疫的临床经验

Aβ 免疫治疗可以被分成主动免疫和被动免疫。被动免疫是相对于主动免疫而言的,该方法经由肠外途径给予由 Aβ 肽段或片段免疫所得的 anti-Aβ 抗体。还有大量正在处于临床试验中的免疫治疗,其中关于巴匹珠单抗(bapineuzumab)的数据发表最多,见表 23.9 和表 23.10。

巴匹珠单抗(Bapineuzumab)

巴匹珠单抗是人源化的作用于 Aβ-N 端的单克隆抗体。N 端抗体结合析出的和可溶解的 Aβ 从而减少淀粉样蛋白负荷、减少斑块、改善变性的神经元、及突触功能,并最终改善转基因小鼠的行为(Bard 等,2000;Bussiere 等,2004;Buttini 等,2005;Games 等,2006;Shankar 等,2008;Basi 等,2010)。因此,就有假设 bapineuzumab 会同样结合于大脑中的 Aβ,促进 Aβ 的清除,产生临床疗效。

表 23.9　被动抗 Aβ 免疫治疗临床试验

公司	药物	临床阶段	Aβ 抗原决定基	NCT 编号
Janssen Alzheimer Immunotherapy/Pfizer	Bapineuzumab IV（AAB-001）	3	N 端	NCT00575055；NCT00574132 NCT00667810；NCT00676143
Janssen Alzheimer Immunotherapy/Pfizer	Bapineuzumab SC	2	N 端	NCT00663026；NCT01254773
Janssen Alzheimer Immunotherapy/Pfizer	AAB-003	1	N 端	NCT01193608
Lilly	Solanezumab（LY2062430）IV	3	中心域	NCT00905372；NCT00904683
Pfizer	PF-04360365IV Ponezumab	2	C 端	NCT00722046
Roche/Morphosys	RG1450 IV gantenerumab	2	N 端及中心域；	NCT00531804
Genentech/AC Immune	Anti-Aβ（MABT5102A）IV	1	构象	NCT00736775；NCT00997919
Glaxo/SmithKline	GSK933776 IV	1	未揭露	NCT00459550
Baxter	静脉注射免疫球蛋白（IVIG）gammaguard	3	混合的	NCT00299988；NCT00818662
Octapharma	IVIG（Octagam）	2	混合的	NCT00812565

表 23.10　被动抗 Aβ 免疫治疗临床试验

公司	药物	临床阶段	Aβ 抗原决定基	NCT 编号
Janssen Alzheimer Immunotherapy/Pfizer	ACC-001	2	N 端	NCT00498602；NCT00479557；NCT00752232；NCT01284387；NCT01227564
Novartis/cytos AG	CAD106	2	N 端 Ab1-6	NCT00795418；NCT00956410；NCT01023685
Glaxo-SmithKline/Affiris	Affitope AD1/AD2	1	N 端 Ab1-6	NCT00495417；NCT00633841；NCT01117818；NCT01093664；NCT00711321；NCT00711139
Merck	V950	1	多抗原	NCT00464334
Unite Biomedical	UB311	1	N 端 1-14	NCT00965588
AC Immune	ACI-24	1	N 端 1-15	NCT01189084

　　第 1 期研究发现巴匹珠单抗半衰期是 24 天（Black 等，2010），治疗计划以每 13 周给药 4 次为宜。第 2 期巴匹珠单抗阶梯剂量研究招募了 234 名受试者（124 名治疗组，110 名安慰剂对照组），在 78 周时分析发现各个剂量队列没有显著性差异，但是一些探索性的分析给出了希望：把所有剂量的治疗组队列结合起来分析，AD 评价量表—认知子量表（ADAS-cog）（Alzheimer's Disease Assessment Scale-Cognitive subscale）（图 23.4）和 NTB 均显示存在治疗效果（Salloway 等，2009）。研究者采用 ADAS-cog 和 DAD 在不同研究队列之间也观察到显著临床差异（在整个研究过程中接受了全部剂量阶梯的受试者）。分析 *APOEε4* 非携带者发现该组人群于研究终点，在认知、行为功能方面获得了潜在收益。与 AN1792 研究相比，巴匹珠单抗治疗 *APOEε4* 非携带者所引起的 MRI 脑容积丢失更加轻微。在治疗前和治疗后获得脑脊液样本的患者的亚组分析中，发现用巴匹珠单抗治疗的受试其脑脊液中的磷酸化 Tau 蛋白的含量较安慰剂组减少（$P=0.056$）（图 23.5）。

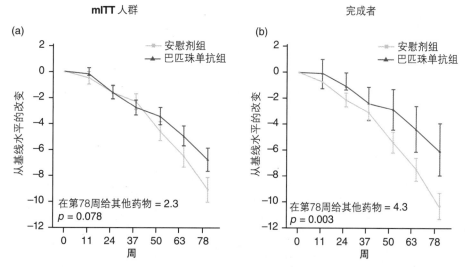

图 23.4　巴匹珠单抗第 2 阶段探索性分析 4 个联合剂量队列（a）调整意向治疗（mITT）和（b）完成者人群。图显示了 AD 评估量表 - 认知分量表（Alzheimer's Disease Assessment Scale-Cognitive subscale，ADAS-cog）随时间推移的基线估计平均变化。错误条（Error bars）代表一个标准差。从基线开始的阳性变化代表了改善。对于多重比较，P 值不作调整。来源：经 Lippincott Williams & Wilkins 许可，改编自 Salloway 等（2009）

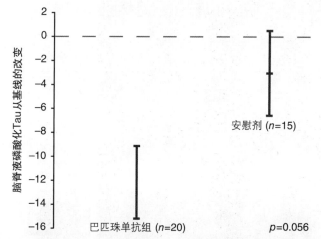

图 23.5　显示了巴匹珠单抗和安慰剂治疗组的 CSF 磷酸化 τ（pg/ml）从基线开始的一年变化，来自 bapineuzumab 2 期临床试验 201。图显示了来自协方差模型分析的平均变化（+/-SE）和 P 值。来源：经 Lippincott Williams & Wilkins 许可，改编自 Salloway 等（2009）

在一个小规模的巴匹珠单抗的二期临床试验中（n=28），受试者在治疗过程中接受了 PIB PET 检查。这项检查用于检测皮质 β- 类淀粉样蛋白沉积量。

在为期 78 周的临床试验，通过 PIB PET 检测发现，与安慰剂组相比，用巴匹珠单抗治疗的实验组其类淀粉样物质的含量出现了大约有 25% 的下降（图 23.6）。在全部 6 个大脑分区中都可以看到淀粉样物质的减少（图 23.7），而且在整个研究过程中，巴匹珠单抗治疗组和安慰剂组的差异增加了。在该研究中获取了部分患者治疗前 / 后的脑脊液样本。Post hoc 的研究联合分析了 bapineuzumab 临床二期实验脑脊液磷酸 Tau 蛋白和总 Tau 的数据，表明治疗组脑脊液磷酸化 Tau 蛋白较安慰剂组减少（P<0.05）（Blennow 等，2010）。

除了类淀粉样蛋白的减少，磷酸化 Tau 蛋白减少似乎支持巴匹珠单抗潜在的下游生理效应和符合淀粉样蛋白级联效应假说中 Tau 蛋白的下游效应。这在前期临床试验模型和用 AN1792 免疫治疗的患者尸检上也可以看到。总结上述 2 期研究，包括可能的治疗获益，ApoEε4 非携带者其 MRI 显示更缓慢的脑萎缩进程，脑脊液中磷酸 Tau 蛋白的减少，用 PIB PET 检测所见脑内类淀粉样物质降低，上述结果支持继续开展巴匹珠单抗三期临床试验。

目前巴匹珠单抗三期试验设计目标包括评价临床疗效、安全性、从临床和生物标记物两个方面评价对疾病的治疗作用（Liu 等，2010）。目前，Bapineuzumab 正在接受 4 次为期 18 个月的 3 期临床试验。超过 4 000 名来自世界各地的试验者参加了此项研究。APOEε4 携带者和非携带者在试验中被分别评价，以确定巴匹珠单抗的临床效益是否持续超过 18 个月，采用认知功能测评评价能否减缓疾病进展，AD- 相关的生物标记（例如脑脊液磷酸化 Tua 和 PIB-PET）的变化是否得到证实［注意：巴匹珠单抗三期试验项目总结了本章节提交当时的观点。在北美的 ApoE4 携带者和非携带者三期临床研究中，最初的临床终点结果未显示出显著性差异。在携带者中，0.5mg/kg 剂量与淀粉样蛋白斑聚集物和脑脊液 p-tau 的减少相关。在非携带者中，1.0mg/kg

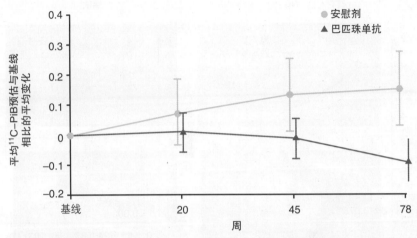

图 23.6 对于巴匹珠单抗和安慰剂治疗组,平均 ^{11}C-PIB PET 随时间从基线开始的估计变化。显示的数据是最小二乘平均值和95%*CI*。安慰剂组与患者在78周时的巴匹珠单抗组之间的差异 =-0.24(*P*=0.003)。PiB= 匹兹堡化合物B。来源:经 Elsevier 许可,改编自 Rinne 等(2010)

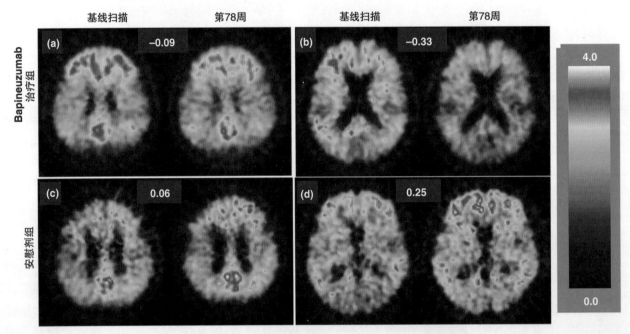

图 23.7 两个 bapineuzumab 治疗组(a,b)和两个安慰剂治疗组(c,d)患者的 ^{11}C-PIB PET 图像。平均 ^{11}C-PIB PET 从基线到第78周的 PET 变化显示在每个病人的顶部中心(a-d)。比例尺显示相对于小脑的 PiB 摄取比率。来源:经 Elsevier 许可,改编自 Rinne 等(2010)(如需要彩色版本,请看彩页(For a color version, see the color plate section))

剂量和脑脊液 p-Tau 减少有关。没有发现脑容积变化存在显著差异。类淀粉样蛋白相关影像学异常(amyloid-related imaging abnormalities, ARIA)与巴匹珠单抗剂量和 *ApoEε4* 等位基因数量正相关。调查小组总结道:在轻到中度 AD 患者中没有发现临床效果,尽管有证据显示有目标指标和下游生物标志物的改变。使用包括巴匹珠单抗在内的免疫治疗干预更早期的 AD 患者也许可以获得临床收益(Salloway 等, in press)。

除 bapineuzumab Ⅳ 实验外,一项在轻中度 AD病人中每月皮下注射的 bapineuzumab 的实验也正在开展中(NCT01254773)。

抗 -Aβ 免疫治疗的血管源性水肿

在二期临床实验中,受试者头颅 MRI 发现了一个有趣的副作用。大约 10% 的患者在给药后的 FLAIR MRI 扫描中发现脑白质高信号,停药物后消失(Salloway 等,2009)(图 23.8)。部分患者在 MRI 所示的异常消失后,重新开始从更低剂量给药,没有复发。X 线检查提示这种变化类似血管性

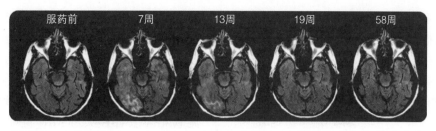

图 23.8 在使用 bapineuzumab 1.0mg/kg IV 治疗后,69 岁女性患有血管源性水肿(VE)的 MRI 扫描。尽管在 MRI 上出现了多个 VE 区域,但她仍然无症状。在第一次输注 7 周后,VE 在 MRI 上明显,并在 19 周内解决。患者以 0.5mg/kg bapineuzumab IV 再次给药并随访超过 2 年而未再发生 VE。来源:经 Lippincott Williams & Wilkins 许可,改编自 Salloway 等(2009)

水肿(VE)或者大脑组织水肿。部分患者的 VE 没有症状,而仅仅表现为 MRI 异常;另外一些患者,会出现短暂的头痛、模糊。携带 APOEε4 和使用高剂量 bapineuzumab 的患者中更容易出现血管源性水肿。

免疫治疗的患者血管源性水肿的发生机制还不太清楚,有待进一步研究。一种可能的解释是 VE 与 Aβ 的快速清除和转化有关。高剂量服用 bapineuzumab 患者和 VE 之间的关联,支持这一可能性。另外一种可能的解释是淀粉样物质从细胞内高速转移至外周血管超过了系统的负荷,从而导致过度水肿。第三种可能的解释为,将 Aβ 直接从脑组织血管中移除将增加血管的通透性。这种机制可以解释在一些 VE 患者中,MRI 扫描 T_2 序列发现有微出血的发生。假设,Aβ 的清除很快,血管渗透性增加的同时会使红细胞连同水分一起溢出。已知 APOEε4 携带者 CAA 显著高于非携带者。bapineuzumab 的 2 期临床试验中 APOEε4 携带者更易出现 VE,支持血管高负荷淀粉蛋白是 VE(vasogenic edema, VE)的致病因素之一。高淀粉蛋白负荷的 APOEε4 携带者当血管淀粉物质被清除时会增加血管的通透性。病灶周围炎症因子也可能促使 VE 的发生。在 CAA 自发性 VE 的患者中,发现了炎症因子的改变支持之一假说。最后,如果血管性 Aβ、淀粉样蛋白斑块、可溶性 Aβ 保持动态平衡,免疫治疗中所产生的 VE 也许由于 Aβ 生成和加速清除的调控变化所引起的。如果是这样,在免疫治疗之外的其他降淀粉样蛋白的治疗,比如抑制 Aβ 产生、沉积,也可能产生 VE,这是因为上述治疗也会打破 Aβ 沉积和清除的平衡,使得平衡向清除的方向倾斜。

其他临床研究的被动免疫治疗

尽管有一大批免疫治疗临床试验,但是迄今为止在 bapineuzumab 之外,几乎没有发表长期的免疫治疗临床试验。表 23.9 和表 23.10 对此进行了总结。

茹尼醇单抗(solanezumab)是鼠抗体 266 的人类的类似物(Siemers 等,2010)。这是一种结合 Aβ 中间结构域的单抗,认为可以选择性结合可溶性 Aβ,对沉淀的 Aβ 没有作用。与 N 段的抗体不同,此类抗体,在某种程度上被认为可通过小胶质细胞的吞噬作用清除 Aβ,茹尼醇单抗可能是通过调节中枢神经与外周系统中可溶性 Aβ 的平衡来促进大脑中 Aβ 的清除。一个中度阿尔茨海默症患者的二期研究结果显示血清中的 Aβ 对治疗药有明显的剂量依赖性,并且随着茹尼醇单抗的剂量脑脊液 Aβ 相应升高。如研究最初预想的一样,在认知功能方面并没有显著的改变(Siemers 等,2010)。两个关于茹尼醇单抗在中度阿尔茨海默症患者中的有效性的三期临床实验正在进行中(NCT00905372,NCT00904683)。这些研究主要采用 ADAS-cog 和 ADCS-ADL 测评认知功能。每 4 周静脉注射茹尼醇单抗一次,共 80 周。每个试验入组约 1000 例病人。(注:至本章截稿为止,茹尼醇单抗的三期临床试验已经完成总结)比较 ADAS 和 ADCS-ADL 的结果,经过 18 个月的治疗,两组试验中茹尼醇单抗在治疗组和安慰剂中没有出现显著的统计学差异。荟萃这两个研究,与安慰剂组相比,茹尼醇单抗在轻度痴呆被试者中的衰退速度降低了,结果有统计学差异。另外一些研究正在计划当中。

人源性单克隆抗体 ponezumab(PF-04360365)结合于 Aβ 的 C 末端 33-40 氨基酸位点(Bednar,2009)。这是一种 IgG2 型抗体,在 Fc 区域有两个点突变位点,用于抑制单核细胞激活、补体反应及 Aβ 依赖的细胞介导的细胞毒性作用。单剂量四期试验研究的初步结果显示在用量 10mg/kg 时,血清及脑脊液中的 Aβ 有剂量依赖性的上升趋势。

Ponezumab 的脑脊液浓度在最高剂量(10mg/kg)

的 8 名患者中只有 2 名可测量,表明脑脊液渗透有限(Zhao et al.,2010)。不同给药方案的 ponezumab 的多次递增剂量研究正在进行中,给药频率从每月到每 90 天不等(NCT00722046,NCT00945672)。

Gantenerumab(R-1450)是一种单克隆抗体,已经完成了在 AD 病人中的多重剂量递增试验(NCT00531804)。两种皮下使用 gantenerumab 的临床研究正在前驱阶段的 AD 患者中进行,为期两年(NCT01224106)。纳入标准包括主诉记忆丧失、MMSE>24。在亚组实验中将采用 PET 影像评价大脑淀粉样蛋白变化。给药方案是每 4 周给药一次,为期 104 周。该研究主要结果评估是 CDR 总分变化,次要结果包括 ADAS-cog 及 FAQ(Functional Activities Questionnaire)分数。

MABT-5102A 也是一种针对 Aβ 的单抗,近期完成了在 AD 病人中的临床一期研究(NCT00736775),以及在年轻健康志愿者中进行皮下注射的 1 期研究(NCT00997919)。GSK-933776 也是抗 Aβ 的抗体,它最近完成了单一、多冲剂量 1 期研究(NCT00459550)。

除单克隆抗体之外,利用静脉注射免疫球蛋白(IVIG)的被动免疫疗法正在实验中(Dodel 等,2010)。在多抗方法背后的主要假设是,IVIG 含有天然针对 Aβ 特异的抗体。IVIG 可以通过调节免疫系统来影响 AD,这与抗体介导的 Aβ 特异性免疫反应无关。一项关于 IVIG 的小型研究的结果已经公布。这是一项囊括了 360 名 AD 患者的为期 18 个月的临床三期实验。在这次试验中,受试者被随机分配到两种剂量 IGIV 治疗组或安慰剂组进行静脉注射治疗,每 2 周给药一次共 70 周(36 次注射)。主要观测指标是认知功能和全面功能。像 bapineuzamab 和茄尼醇单抗一样,在经过 18 个月治疗后,与安慰剂组相比,在认知功能方面,IVIG 治疗也没有出现有统计学意义的差异。

主动免疫的临床进展

ACC-001 是第二代主动免疫治疗,将 Aβ 的 N 末端片段与载体蛋白相连(Pride 等,2008)。构建这种疫苗背后的概念是,它应该能够生成抗 Aβ 的抗体,而不会诱导抗 Aβ 的特异性 T 细胞反应,后者被认为与 AN1792 的 ME 有关。Aβ 片段较短的 N 端因长度不足,无法与 MHC 1 类或 2 类分子结合并产生抗 Aβ 的 T 细胞反应。ACC-001 在轻 - 中度 AD 和早期 AD 患者中的二期试验正在进行中(NCT00479557,NCT01284387,NCT01227564)。

ACC-001 采用肌内注射。在一个 2 年的研究中,早期 AD 的纳入标准包括认知的改变,整体 CDR 评级 0.5,MMSE>25,PET 扫描上检测到淀粉样蛋白的存在。主要观测指标是 PET 发现类淀粉样蛋白降低。

另一个主动免疫采用 affitopes,该疫苗的短肽类似天然的 Aβ1-42 片段,但是又不完全一样,可被用作抗原成分。Affitopes AD-02 目前已进入二期临床,在早期 AD 中(MMSE>20)进行为期一年的临床试验纳入标准包括记忆受损及海马萎缩。主要观测指标是在修订版 ADAS 和日常生活活动量表(ADCS-ADL)的变化(NCT01117818)。

CAD-106 是一种疫苗,该疫苗将 Aβ1-6 肽结合在 Qβ 病毒样颗粒上。目前在中度 AD 患者中进行 2 期实验(NCT01097096)。在为期 90 周以上的试验周期中,反复肌内注射给药。为了评估抗 Aβ- 特异性抗体反应,这项研究采用两个不同的剂量和两个不同佐剂。

V-950 是一种多表位的抗 Aβ 片段的疫苗。在一项剂量递增的实验中,多重 Aβ 片段被结合到脑膜炎双球菌外膜(OMPC)上作为载体。他们使用一种含铝的佐剂含有或者不含有 ISCOMATRIX,这种佐剂含有皂甙(saponin)、胆固醇、磷脂(NCT00464334)。ACI-24 是一种将 Aβ1-15 嵌入脂质体表面的疫苗。ACI-24 旨在刺激患者的免疫系统产生 β 构象的特异性抗体,防止斑块沉积或增加斑块的间隙。2009 年 ACI-24 进入 1 期临床试验(AC 免疫网站)。

UB-311 疫苗采用与 UBITh 肽相关的 Aβ1-14 免疫原(Wang 等,2007)。一项小型的一期研究正在进行中,旨在评估 UB-311 安全性和免疫原性(NCT01189084;NCT00965588)。

未来方向

由于临床症状的出现滞后于 AD 淀粉样蛋白沉积,对早期 AD 进行长期治疗比现有的方式可能更加有利。一些科学家和临床医师认为淀粉样变性只是 AD 的一个启动因子,对于已经出现了神经纤维和突触病理改变的轻至中度 AD 患者进行干预可能已经太晚了。很多神经病理学和淀粉样蛋白影像证据表明:在临床诊断之前 15 年,淀粉样蛋白的沉积就开始了(Rowe 等,2010)。假设这是对的,在发病更早期的过程中开始免疫治疗可能是有利的。早期 MCI 临床实验的失败部分归因于受试者人群的异质性(Grundman 等,2006),例如,最近一些 MCI

研究队列中,相当比例的受试者在淀粉样物质影像检查中没有发现淀粉样蛋白的沉积(Jack 等, 2009; Rowe 等, 2010)。多奈哌齐在 *APOEε4* 携带者 MCI 个体的治疗中取得了积极的成果,这一发现表明如果能够更好的明确 MCI 阶段的 AD 亚群,一些治疗就可能取得成功(Petersen 等, 2005)。目前 PET 的配体可以检测到脑部淀粉样蛋白的沉积,Aβ 检测可以测量前驱期或亚临床阶段 AD 患者脑脊液中的 Aβ (Shaw 等, 2009),这为将来的研究提供了很重要的机遇。如果更早介入,在前驱期或疾病潜伏期(在这个阶段下游病理学改变、突触减少、临床症状还不突出)就清除了 Aβ,免疫治疗可能是最有效的。

尽管早期治疗理论上可以获得更大优势,但是在 AD 极早期的临床阶段是很难被诊断的,而且临床量表在这方面的发展更加缓慢。与现有的关注轻 - 中度 AD 的研究不同,着眼于 AD 前驱期的临床试验,毫无疑问需要不同的入选标准、更长的随访时间、可能还需要不同的结果评价手段。尽管如此,一些免疫治疗的临床试验正在用于评估处于前驱期的 AD 患者。依靠诊断学的进步和第二代免疫治疗的技术,采用及早的有效治疗,使得我们对 AD 诊疗的未来持谨慎的乐观态度。

(范静怡 译,管锦群 校)

参考文献

Aisen, P.S., Andrieu, S., et al. (2011) Report of the task force on designing clinical trials in early (predementia) AD. *Neurology*, 76 (3): 280–286.

Bacskai, B.J., Kajdasz, S.T., et al. (2002) Non-Fc-mediated mechanisms are involved in clearance of amyloid-beta in vivo by immunotherapy. *J Neurosci*, 22 (18): 7873–7878.

Bard, F., Cannon, C., et al. (2000) Peripherally administered antibodies against amyloid beta-peptide enter the central nervous system and reduce pathology in a mouse model of Alzheimer disease. *Nat Med*, 6 (8): 916–919.

Basi, G.S., Feinberg, H., et al. (2010) Structural correlates of antibodies associated with acute reversal of amyloid beta-related behavioral deficits in a mouse model of Alzheimer disease. *J Biol Chem*, 285 (5): 3417–3427.

Bednar, M.M. (2009) Anti-amyloid antibody drugs in clinical testing for Alzheimer's disease. *IDrugs*, 12 (9): 566–575.

Black, R.S., Sperling, R.A., et al. (2010) A single ascending dose study of bapineuzumab in patients with Alzheimer disease. *Alzheimer Dis Assoc Disord*, 24 (2): 198–203.

Blennow, K., Zetterberg, H., et al. (2010) Immunotherapy with bapineuzumab lowers CSF tau protein levels in patients with Alzheimer's disease. *Alzheimers Dement*, 6 (4): S134–S135.

Boche, D., Zotova, E., et al. (2008) Consequence of Aβ immunization on the vasculature of human Alzheimer's disease brain. *Brain*, 131 (Part 12): 3299–3310.

Boche, D., Denham, N., et al. (2010a) Neuropathology after active Abeta42 immunotherapy: implications for Alzheimer's disease pathogenesis. *Acta Neuropathol*, 120 (3): 369–384.

Boche, D., Donald, J., et al. (2010b) Reduction of aggregated tau in neuronal processes but not in the cell bodies after Abeta42 immunisation in Alzheimer's disease. *Acta Neuropathol*, 120 (1): 13–20.

Brendza, R.P., Bacskai, B.J., et al. (2005) Anti-Abeta antibody treatment promotes the rapid recovery of amyloid-associated neuritic dystrophy in PDAPP transgenic mice. *J Clin Invest*, 115 (2): 428–433.

Bussiere, T., Bard, F., et al. (2004) Morphological characterization of Thioflavin-S-positive amyloid plaques in transgenic Alzheimer mice and effect of passive Abeta immunotherapy on their clearance. *Am J Pathol*, 165 (3): 987–995.

Buttini, M., Masliah, E., et al. (2005) Beta-amyloid immunotherapy prevents synaptic degeneration in a mouse model of Alzheimer's disease. *J Neurosci*, 25 (40): 9096–9101.

Clark, C.M., Schneider, J.A., et al. (2011) Use of florbetapir-PET for imaging beta-amyloid pathology. *J Am Med Assoc*, 305 (3): 275–283.

Comery, T.A., Martone, R.L., et al. (2005) Acute gamma-secretase inhibition improves contextual fear conditioning in the Tg2576 mouse model of Alzheimer's disease. *J Neurosci*, 25 (39): 8898–8902.

Das, P., Howard, V., et al. (2003) Amyloid-beta immunization effectively reduces amyloid deposition in FcRγ−/− knock-out mice. *J Neurosci*, 23 (24): 8532–8538.

De Felice, F.G., Wu, D., et al. (2008) Alzheimer's disease-type neuronal tau hyperphosphorylation induced by A beta oligomers. *Neurobiol Aging*, 29 (9): 1334–1347.

DeMattos, R.B., Bales, K.R., et al. (2001) Peripheral anti-A beta antibody alters CNS and plasma A beta clearance and decreases brain A beta burden in a mouse model of Alzheimer's disease. *Proc Natl Acad Sci USA*, 98 (15): 8850–8855.

Dodart, J.C., Bales, K.R., et al. (2002) Immunization reverses memory deficits without reducing brain Abeta burden in Alzheimer's disease model. *Nat Neurosci*, 5 (5): 452–457.

Dodel, R., Neff, F., et al. (2010) Intravenous immunoglobulins as a treatment for Alzheimer's disease: rationale and current evidence. *Drugs*, 70 (5): 513–528.

Fox, N.C., Black, R.S., et al. (2005) Effects of Abeta immunization (AN1792) on MRI measures of cerebral volume in Alzheimer disease. *Neurology*, 64 (9): 1563–1572.

Games, D., Adams, D., et al. (1995) Alzheimer-type neuropathology in transgenic mice overexpressing V717F beta-amyloid precursor protein. *Nature*, 373 (6514): 523–527.

Games, D., Buttini, M., et al. (2006) Mice as models: transgenic approaches and Alzheimer's disease. *J Alzheimers Dis*, 9 (3 Suppl.): 133–149.

Gilman, S., Koller, M., et al. (2005) Clinical effects of Abeta immunization (AN1792) in patients with AD in an interrupted trial. *Neurology*, 64 (9): 1553–1562.

Greenberg, S.M., Rebeck, G.W., et al. (1995) Apolipoprotein E epsilon 4 and cerebral hemorrhage associated with amyloid angiopathy. *Ann Neurol*, 38 (2): 254–259.

Grundman, M., Petersen, R.C., et al. (2006) Alzheimer's association research roundtable meeting on mild cognitive impairment: what have we learned? *Alzheimers Dement*, 2 (3): 220–233.

Hardy, J. and Selkoe, D.J. (2002) The amyloid hypothesis of Alzheimer's disease: progress and problems on the road to therapeutics. *Science*, 297 (5580): 353–356.

Hebert, L.E., Scherr, P.A., et al. (2003) Alzheimer disease in the U.S. population: prevalence estimates using the 2000 census. *Arch Neurol*, 60 (8): 1119–1122.

Holmes, C., Boche, D., et al. (2008) Long-term effects of Abeta42 immunisation in Alzheimer's disease: follow-up of a randomised, placebo-controlled phase I trial. *Lancet*, 372 (9634):

216–223.

Jack, C.R., Jr, Lowe, V.J., et al. (2009) Serial PIB and MRI in normal, mild cognitive impairment and Alzheimer's disease: implications for sequence of pathological events in Alzheimer's disease. *Brain*, 132 (Part 5): 1355–1365.

Janus, C., Pearson, J., et al. (2000) A beta peptide immunization reduces behavioural impairment and plaques in a model of Alzheimer's disease. *Nature*, 408 (6815): 979–982.

Kinnecom, C., Lev, M.H., et al. (2007) Course of cerebral amyloid angiopathy-related inflammation. *Neurology*, 68 (17): 1411–1416.

Klunk, W.E., Engler, H., et al. (2004) Imaging brain amyloid in Alzheimer's disease with Pittsburgh Compound-B. *Ann Neurol*, 55 (3): 306–319.

Kotilinek, L.A., Bacskai, B., et al. (2002) Reversible memory loss in a mouse transgenic model of Alzheimer's disease. *J Neurosci*, 22 (15): 6331–6335.

Lee, M., Bard, F., et al. (2005) Abeta42 immunization in Alzheimer's disease generates Abeta N-terminal antibodies. *Ann Neurol*, 58 (3): 430–435.

Lim, S.Y., Wesley Thevathasan, A., et al. (2008) Vasogenic oedema with no mass lesion. *J Clin Neurosci*, 15 (9): 1048, 1075–1076.

Liu, E., Black, R., et al. (2010) Bapineuzumab phase 3 trials in mild-to-moderate Alzheimer's disease: trial design for a potential disease modifying therapy. *J Nutr Health Aging*, 14 (2): S18.

Morgan, D., Diamond, D.M., et al. (2000) A beta peptide vaccination prevents memory loss in an animal model of Alzheimer's disease. *Nature*, 408 (6815): 982–985.

Muhs, A., Hickman, D.T., et al. (2007) Liposomal vaccines with conformation-specific amyloid peptide antigens define immune response and efficacy in APP transgenic mice. *Proc Natl Acad Sci USA*, 104 (23): 9810–9815.

Nicoll, J.A., Wilkinson, D., et al. (2003) Neuropathology of human Alzheimer disease after immunization with amyloid-beta peptide: a case report. *Nat Med*, 9 (4): 448–452.

Oddo, S., Billings, L., et al. (2004) Abeta immunotherapy leads to clearance of early, but not late, hyperphosphorylated tau aggregates via the proteasome. *Neuron*, 43 (3): 321–332.

Oddo, S., Vasilevko, V., et al. (2006) Reduction of soluble Abeta and tau, but not soluble Abeta alone, ameliorates cognitive decline in transgenic mice with plaques and tangles. *J Biol Chem*, 281 (51): 39413–39423.

Oh, U., Gupta, R., et al. (2004) Reversible leukoencephalopathy associated with cerebral amyloid angiopathy. *Neurology*, 62 (3): 494–497.

Petersen, R.C., Thomas, R.G., et al. (2005) Vitamin E and donepezil for the treatment of mild cognitive impairment. *N Engl J Med*, 352 (23): 2379–2388.

Pride, M., Seubert, P., et al. (2008) Progress in the active immunotherapeutic approach to Alzheimer's disease: clinical investigations into AN1792-associated meningoencephalitis. *Neurodegener Dis*, 5 (3–4): 194–196.

Relkin, N.R. (2008) Current state of immunotherapy for Alzheimer's disease. *CNS Spectr*, 13 (10 Suppl. 16): 39–41.

Rinne, J.O., Brooks, D.J., et al. (2010) 11C-PiB PET assessment of change in fibrillar amyloid-beta load in patients with Alzheimer's disease treated with bapineuzumab: a phase 2, double-blind, placebo-controlled, ascending-dose study. *Lancet Neurol*, 9 (4): 363–372.

Rowe, C.C., Ellis, K.A., et al. (2010) Amyloid imaging results from the Australian imaging, biomarkers and lifestyle (AIBL) study of aging. *Neurobiol Aging*, 31 (8): 1275–1283.

Salloway, S., Sperling, R., et al. (2009) A phase 2 multiple ascending dose trial of bapineuzumab in mild to moderate Alzheimer disease. *Neurology*, 73 (24): 2061–2070.

Salloway, S., Sperling, R., et al. Bapineuzumab phase 3 trial results in mild to moderate Alzheimer's disease. *NEJM*, (In press.)

Savage, M.J., Wu, G., et al. (2010) A novel multivalent Abeta peptide vaccine with preclinical evidence of a central immune response that generates antisera recognizing a wide range of Abeta peptide species. *Alzheimers Dement*, 6 (4): S142.

Schenk, D., Barbour, R., et al. (1999) Immunization with amyloid-beta attenuates Alzheimer-disease-like pathology in the PDAPP mouse. *Nature*, 400 (6740): 173–177.

Schenk, D.B., Seubert, P., et al. (2005) A beta immunotherapy: lessons learned for potential treatment of Alzheimer's disease. *Neurodegener Dis*, 2 (5): 255–260.

Schneeberger, A., Mandler, M., et al. (2009) Development of AFFITOPE vaccines for Alzheimer's disease (AD)—from concept to clinical testing. *J Nutr Health Aging*, 13 (3): 264–267.

Schroeter, S., Khan, K., et al. (2008) Immunotherapy reduces vascular amyloid-beta in PDAPP mice. *J Neurosci*, 28 (27): 6787–6793.

Serrano-Pozo, A., William, C.M., et al. (2010) Beneficial effect of human anti-amyloid-beta active immunization on neurite morphology and tau pathology. *Brain*, 133 (Part 5): 1312–1327.

Shankar, G.M., Li, S., et al. (2008) Amyloid-beta protein dimers isolated directly from Alzheimer's brains impair synaptic plasticity and memory. *Nat Med*, 14 (8): 837–842.

Shaw, L.M., Vanderstichele, H., et al. (2009) Cerebrospinal fluid biomarker signature in Alzheimer's disease neuroimaging initiative subjects. *Ann Neurol*, 65 (4): 403–413.

Siemers, E.R., Friedrich, S., et al. (2010) Safety and changes in plasma and cerebrospinal fluid amyloid beta after a single administration of an amyloid beta monoclonal antibody in subjects with Alzheimer disease. *Clin Neuropharmacol*, 33 (2): 67–73.

Sperling, R., Salloway, S., et al. (2009) Risk factors and clinical course associated with vasogenic edema in a phase II trial of bapineuzumab. American Academy of Neurology Presentation, Seattle, WA, April–May 2009.

Vellas, B., Black, R., et al. (2009) Long-term follow-up of patients immunized with AN1792: reduced functional decline in antibody responders. *Curr Alzheimer Res*, 6 (2): 144–151.

Vellas, B., Carrilo, M.C., Sampaio, C., et al. (2013) Designing drug trials for Alzheimer's disease: what we have learned from the release of the phase III antibody trials: a report from the EU/US/CTAD Task Force. *Alzheimers Dement*, 9(4): 438–44.

Wang, C.Y., Finstad, C.L., et al. (2007) Site-specific UBITh amyloid-beta vaccine for immunotherapy of Alzheimer's disease. *Vaccine*, 25 (16): 3041–3052.

Weller, R.O., Boche, D., et al. (2009) Microvasculature changes and cerebral amyloid angiopathy in Alzheimer's disease and their potential impact on therapy. *Acta Neuropathol*, 118 (1): 87–102.

Wilcock, D.M. and Colton, C.A. (2009) Immunotherapy, vascular pathology, and microhemorrhages in transgenic mice. *CNS Neurol Disord Drug Targets*, 8 (1): 50–64.

Wilcock, D.M., Alamed, J., et al. (2006) Deglycosylated anti-amyloid-beta antibodies eliminate cognitive deficits and reduce parenchymal amyloid with minimal vascular consequences in aged amyloid precursor protein transgenic mice. *J Neurosci*, 26 (20): 5340–5346.

Wimo, A. and Prince, M. (2010) *Alzheimer's Disease International World Alzheimer Report 2010: The Global Economic Impact of Dementia*. London: Alzheimer's Disease International.

Zhao, Q., Landen, J., et al. (2010) Pharmacokinetics and pharmacodynamics of ponezumab (PF-04360365) following a single-dose intravenous infusion in patients with mild to moderate Alzheimer's disease. *Alzheimers Dement*, 6 (4): S143.

Ziegler-Graham, K., Brookmeyer, R., et al. (2008) Worldwide variation in the doubling time of Alzheimer's disease incidence rates. *Alzheimers Dement*, 4 (5): 316–323.

第二十四章
老年精神药理学

Sandra A. Jacobson

University of Arizona College of Medicine-Phoenix, Banner Sun Health Research Institute and Cleo Roberts Center for Clinical Research, Sun City, AZ, USA

概述

- 治疗的有效性取决于正确的诊断、使用有效的药物、并坚持治疗来到达到预期效果。
- 在同龄人之间也存在着药代动力学和药效学差异。
- 药代动力学：药物在体内的方式。它取决于吸收、分布、代谢和排泄以及药物半衰期。
- 药效学：药物对受体的作用。变量包括受体数量和亲和力、信号转导、细胞反应和衡态调节。
- 本章综述了抗精神病药、抗抑郁药、抗焦虑药及镇静药及情绪稳定药的药效学、药物相互作用、不良反应、适应证和临床应用等。
- 本章回顾了焦虑症和药物滥用的定义和治疗。对于这两种情况的初始治疗均应该是非药物治疗。

引言：精神药理学和衰老

衰老、疾病和多药物之间的相互作用使老年精神药理学的实践非常复杂。对疾病治疗取得部分疗效很容易做到，但通常也会导致其他令人不快的副作用。尽管患者的保健医生非常小心地定期评估患者所用药物，但是经常会发现患者会有由精神类药物引起的神经系统症状（如认知障碍或行走障碍）。这种情况下，神经科医师、家庭医师及精神科医师之间的沟通是非常必要的。

最佳治疗效果

治疗有效的三个主要决定因素是正确的诊断、使用有效药物及坚持治疗方案，直到取得所希望的效果。*精神科药物治疗失败的一个常见原因是错误的诊断*。在执业医生中仍然普遍存在对精神疾病的误解。当今北美洲多数精神科医生和心理医生使用《精神障碍的诊断和统计手册》（DSM）作为他们诊断的依据。DSM 在过去几十年中使精神病诊断得到很大程度的标准化。当前版本 DSM-V于 2013 年发布。DSM 的一个问题是，这个手册并不是针对老年人写的，所以它不能完全清晰描述老年精神疾病患者的特征。更重要的是人类的精神疾病

非常复杂，它植根于遗传和幼年发展，又与个性、经验和伴发的其他疾病因素相互作用。尽管有一部分精神疾病的症状经药物治疗后可以改善（如抑郁症、焦虑症或精神分裂症），但不是所有精神疾病都是如此。对于个别患者，可能需要更完整的诊断方案，为此，需要转诊精神科。

治疗有效的三个因素中，*有效的药物*可能是最容易解决的。在目前老年精神药理学中可以应用的治疗方案，足以治疗在家庭保健和神经科诊疗过程中大多数老年患者的精神疾病。这在很大程度上取决于处方医生的知识和技能。在本章结尾的"参考文献"部分可以给予临床医生以帮助（Jacobson 等，2007；AHFS，2011）。

只有获得希望看到的效果，一次临床治疗才算彻底完成，一定要确保药物治疗的彻底完成，否则就是精神治疗无效的最常见原因。精神科会诊中的一个常见现象是药物治疗"失败"了，比如用选择性5-羟色胺再摄取抑制药（SSRI）来治疗抑郁症而疗效不满意，事实上，患者没有得到充分治疗，用药剂量数月或数年仅停留在较低的初始剂量。考虑患者个体的肾和肝功能，了解目标剂量的知识是必需的。此外，老年患者常常出现药物的不良反应，所以提前充分讨论治疗过程中可能出现的不良反应可以帮助患者和医生坚持疗程，至少可以很好地面对那些

"干扰性"的不良反应。

精神药物的选择

　　是否要使用精神药物,首先取决于症状是原发性的还是继发于医学情况(例如,对于患有潜在嗜铬细胞瘤的患者的惊恐发作)或继发于药物(例如,使用他汀类药物后出现明显的抑郁症状)。当病情是继发的,就要先治疗原因。只有当症状持续存在时,才考虑用适当的精神类药物或其他方法治疗,例如电惊厥疗法(electroconvulsive therapy)或重复经颅核磁波刺激(transcranial magnetic stimulation(TMS))。选择合适的精神药物要根据患者的诊断、合并的疾病、当前用药情况、该药物或同类药的用药史、该药物或同类药的家族史、体检结果以及实验室检查结果。重症抑郁或惊恐症可能对药物治疗反应良好,而人格障碍或躯体性疾病对药物治疗不太敏感。合并内科疾病可能要求避免选择某些药物,例如三环类抗抑郁药应避免使用于冠状动脉性心脏疾病或心脏传导阻滞的患者。此外,当前用药也可以指导某些药物治疗,例如对于许多正在使用奥氮平的患者,米氮平应该尽量避免,因为两者合用会显著增加体重。如果患者过去对特定药物有良好反应,会预测未来对此类药物仍会有良好反应。在一定程度上,这同样适用于患者的一级亲属。表24.1总结了筛查评估中的具体因素。

表 24.1　老年患者使用精神药物策略

病史

症状是否由内科疾病引起?

症状是否由药物引起?

患者的情况是否对精神治疗有反应?

患者过去对此疾病已经使用过哪些药物?

患者一级亲属使用过哪些治疗药物?

查体

生命体征(包括直立位血压和脉搏)

是否有心肺疾病的证据

是否有肝脏疾病的证据

是否有原发性神经系统疾病的证据

实验室检查

白蛋白

肝功能检查

血肌酐、尿素氮(BUN)

全血细胞计数(CBC)、血小板

血生化(葡萄糖、电解质,包括钙)

促甲状腺释放激素

血脂

心电图

来源:经美国精神病学出版社许可,改编自 Jacobson 等(2007)

减少不良反应和药物相互作用

　　为了减少药物对老年患者的总体影响,建议避免某些药物在老年人群中使用(Beers, 1997; Fick 等, 2003)。

　　对于神经科医生有特别意义的药物包括,抗胆碱能类(阿米替林、双环维林、苯海拉明、多塞平、羟嗪、奥昔布宁以及硫利达嗪)、苯二氮䓬类(特别是氟西泮)、巴比妥类、肌肉松弛药和解痉药(美索巴莫、卡立普多、氯唑沙宗、美他沙酮、环苯扎林)、某些阿片类药物(右丙氧芬、哌替啶)以及安非他明类(表24.2)。

表 24.2　对老年人可能不适合的药物

阿米替林等三环类抗抑郁药

安非他明

巴比妥类药物

苯二氮䓬类药物

双环氨

苯海拉明

多塞平

氟西汀(如果每天使用)

氟西泮

羟嗪等抗胆碱能药物

哌替啶

肌肉松弛剂和止痉剂(美索巴莫、卡立普多、氯唑沙宗、美他沙酮、环苯扎林)

奥昔布宁(尤其是缓释制剂)

异丙嗪

右丙氧芬

硫利达嗪

来源:经美国医学会许可,改编自 Fick 等(2003 年)

　　我们也应该告知患者和家属药物可能的不良反应,特别是那些严重的情况,例如心律失常。药物之间的反应可以从出版物资源和网络资源得到,例如美国退休人员协会(AARP)(http://healthtools.aarp.org/drug-interactions)。

开始治疗

　　在治疗启动时,实际治疗计划应与患者和所涉及的家庭商讨一起决定。随访的频率也要事先确定。在以后的医生随访中,要重点确定药物疗效是部分有效还是没有效果。在部分有效的情况下,原治疗计划应继续进行。在没有效果的情况下,该药物应逐渐减量,并向患者及家属介绍其他可选择药物。

提高治疗的依从性

在非住院的 60 岁以上人群中不能坚持用药者为 26%~59%（van Eijken 等，2003）。当患者不能够负担该药物时，不能坚持用药预期可达到 100%。这是近年的常见问题，许多老年人都会遇到医疗保险支付问题。表 24.3 提供了指南中有助于帮助提高老年人精神药物依从性的方法。

表 24.3　指南总结：老年精神药理学的临床实践

必要时请专科会诊，进一步明确诊断
需要时进行用精神类药物之前的基线评估
确定目标症状
用客观的效果评判
避免不适合老年人的药物
在选择药物之前与患者讨论药物的费用
使用老年患者剂量和药物滴定时间表
一次只更换一种药物
尽可能使用单一疗法
尽可能使用最简单的方案（例如，每日 1 次给药优于每日 2 次）
以书面形式写明给药方案
鼓励患者使用提醒药盒和其他有助于按时服药的手段
每次就诊时，都要详细询问药物的不良反应相关症状
定期评估患者是否还需要继续服药
若有可能，检查药物浓度
对于每个药物试验，准备充分的文件（剂量和持续时间）

来源：经美国精神病学出版社许可，改编自 Jacobson 等（2007）

药理学与衰老

众所周知，每个个体的老化是不同的，并且老化速度也不一样。参照药理学，一个"典型的" 80 岁的老人更像同龄人而不是像"典型"的 30 岁人。同龄人之间的差异同时涉及药代动力学即药物在体内的运动，以及药效学即药物与受体结合后的效应。老年人之间更深层的异质性涉及基因的遗传差异，包括编码药物代谢的酶、编码药物转运体和目标受体。这些遗传差异在老年期也持续存在，并且在用药种类增加时更显其重要性。

药代动力学与衰老

药物在体内经历四个过程，包括吸收、分布、代谢和排泄。吸收是受老化影响最小的一步。它受遗传的影响，不仅影响 CYP3A4 代谢，也影响 P 糖蛋白泵（ABCB1 转运）在肠壁的活性。P 糖蛋白泵作为肠道的门户，决定了进入肠道系统药物的量。它作为一个外排泵，将药物分子通过扩散或主动转运然后重吸收回肠道。泵抑制剂通过减少外排来提高药物生物利用度，而泵的诱导剂则通过增加外排使得药物生物利用度下降。诱导 P 糖蛋白泵和 CYP3A4 活性的药物，如圣约翰草（St John's wort），被称为双诱导剂。这些药物大大降低底物的生物利用度，因为 CYP3A4 酶主要是使药物外排至肠道，并迅速代谢。表 24.4 列表中是神经科医生感兴趣的药物、底物、诱导剂和 P- 糖蛋白泵的抑制剂。

表 24.4　选择的底物药物，抑制剂和 P 糖蛋白泵的诱导剂

底物	抑制剂	诱导剂
阿米替林	阿米替林	地塞米松
卡马西平	阿托伐他汀	苯巴比妥
环丙沙星	溴隐亭	圣约翰草
皮质类固醇	氯丙嗪	曲唑酮
红霉素	赛庚啶	
雌二醇	地昔帕明	
非索非那定	地尔硫䓬	
左旋多巴	红霉素	
洛哌丁胺	芬太尼	
洛伐他汀	氟奋乃静	
吗啡	大蒜、葡萄柚汁、绿茶	
昂丹司琼	氟哌啶醇	
苯妥英钠	羟嗪	
蛋白酶抑制剂	丙咪嗪	
喹硫平	酮康唑	
	洛伐他汀	
	美沙酮	
	咪达唑仑	
	奈法唑酮	
	橙汁	
	吩噻嗪	
	匹莫齐特	
	普萘洛尔	
	蛋白酶抑制剂	
	辛伐他汀	
	睾酮	
	三氟拉嗪	
	维生素 E	

来源：经美国精神病学出版社许可，改编自 Jacobson 等（2007）

在没有疾病时,尽管当肠道动力下降时吸收速率也会降低,但药物吸收的程度是不受老化影响的。此外,补充膳食纤维或使用包含铝、镁或钙的抗酸药都可以减慢吸收。对于许多药物而言,吸收缓慢是不会损害药物的主要作用,甚至可以减少不良反应的发生率。

许多精神药物都有可替代剂型,例如口服崩解片剂或长效肌内(IM)注射剂。药物进入循环的速度依次是静脉内注射(最快)、短效肌内注射剂、口服液体、口服胶囊或口服片剂和长效肌内注射剂或长效剂(最慢)。

口服液体的起效时间和短效肌内注射剂一样。类似低张力不良反应的发生与起效速度有关,越快越可能出现,因此需考虑药物起效时间这个因素。

分布

一旦被吸收,药物便会从小肠穿过肝门系统到达肝脏,在肝脏中进行首过代谢。胆小管内皮细胞中的 *ABCB1* 转运体(*p*- 糖蛋白泵)活性影响首过代谢的程度。转运蛋白活性的诱导剂和抑制剂在这里发挥作用,就像在肠道内皮和血脑屏障中一样。离开肝脏的代谢产物进入全身循环。那些已经变成水溶性的(例如通过结合)可以被肾脏直接排泄。

药物进入血液循环后分布于靶器官,如大脑、心脏、肝脏、肾脏以及外周的储存器官脂肪和肌肉。在外围存储中吸收药物的程度取决于身体组成,这一点明显受老化所影响。随着年龄的增长,瘦组织群(肌肉)会下降,即使是瘦体型的个体,脂肪储存也相对增加。高度脂溶性药物(例如地西泮)会被脂肪组织迅速吸收(这样可以缩短初始疗效的时间),但随后会在脂肪存储部位长期保留,会不规则释放和产生难以预料的影响。这是地西泮等药在老年人中要谨慎使用的一个原因。

代谢

药物代谢分两个阶段:阶段Ⅰ(氧化反应)和阶段Ⅱ(也是最重要的,葡萄糖醛酸反应)。通常,随着老化,第Ⅰ阶段的过程效率较低,而阶段Ⅱ的 *UGT*(UDP- 葡萄糖醛酸转移酶)过程几乎不受影响。虽然两个阶段的酶在身体各个部位都有,但最重要的代谢过程发生在肝脏。主要的药物代谢酶包括阶段Ⅰ的细胞色素 *P450*(*CYP450*)酶和阶段Ⅱ的 *UGT* 酶。*CYP450* 和 *UGT* 存在的同工酶,每个都有自己特殊的底物、抑制剂和诱导剂。抑制性药物或食物的存在使得底物药物的代谢降低。诱导剂药物使得底物药物代谢变得更容易。由于大多数药物代谢产物为非活性代谢物,因此酶抑制剂会导致药物活性增加,而酶诱导剂则降低了药物的活性。

最显著的药物相互作用涉及 *CYP450* 系统。*CYP450* 家族成员:*CYP1*、*CYP2* 和 *CYP3* 都是精神药物感兴趣的靶点。*CYP* 同工酶存在多态性,个体间这些酶存在活性差异,这也部分解释了为什么在药物剂量相同时患者间血药浓度不同。表 24.5 显示了部分神经科医生感兴趣的 *CYP* 代谢的药物。印第安纳大学医学院临床药理学系 David Flockhart 博士的网站上提供了完整且最新的列表,网址为(http://medicine.iupui.edu/clinpharm/ddis/)。注意,诸如卡马西平这样的药物以单一同工酶的底物和诱导物或抑制剂或涉及不同同工酶出现在几个不同的列表中。

UGT 参与众多化学品和致癌物质的代谢以及药理作用。两个 *UGT* 亚科 *UGT1A* 和 *UGT2B* 是精神药物的感兴趣靶点。通过 *UGT* 酶(通过 *UGT1A*)代谢的药物包括对乙酰氨基酚、丁丙诺啡、氯丙嗪、氯氮平、赛庚啶、苯海拉明、多塞平、恩他卡朋、布洛芬、拉莫三嗪、劳拉西泮、洛沙平、哌替啶、吗啡、烯丙吗啡、纳洛酮、奥氮平、奥沙西泮、异丙嗪、丙泊酚、普萘洛尔、他卡朋和三氟拉嗪,通过 UGT2B 代谢的是可待因、双氯芬酸、氢吗啡酮、劳拉西泮、吗啡、烯丙吗啡、纳洛酮、纳曲酮、萘普生、奥沙西泮、羟考酮、替马西泮、丙戊酸钠、尼古丁。大部分苯二氮䓬类先由 CYP450 系统代谢,再由 UGT 酶代谢。除了劳拉西泮、奥沙西泮和替马西泮是直接被葡萄糖醛基化。因为葡萄糖醛基化受肝脏影响不大,所以这些药物可用于治疗有肝脏疾病患者。

一个长期被讨论问题是,血清蛋白水平会随着老化和 / 或蛋白结合的药物被其他对蛋白有更高亲和力的药物置换而改变,从而导致药物作用增加或药物相互作用的风险增加。尽管在老年患者中,蛋白水平的降低和药物对蛋白质的置换反应都没有产生显著的药理学作用。药物从蛋白质中置换确实会导致未结合药物浓度的瞬时增加,药物与靶受体结合同样参与代谢和排泄过程。蛋白质结合的变化可影响药物浓度,但是实验室报告的是总药物浓度而不是游离药物浓度。如果人血白蛋白水平低,使得药物的未结合百分比增高,则将低估药物作用于靶器官的量(或被排泄)。

表 24.5　选择 CYP450 的底物药物,抑制剂和诱导剂

底物					
1A2	2B6	2C9	2C19	2D6	3A4,5,7
阿米替林	安非他酮	阿米替林	阿米替林	阿米替林	芬太尼
咖啡因	依法韦仑	塞来昔布	卡立普多	安非他明	阿普唑仑
氯米帕明	美沙酮	双氯芬酸钠	西酞普兰	阿立哌唑	阿立哌唑
氯氮平		氟西汀	氯米帕明	阿托西汀	阿托伐他汀
环苯扎林		氟伐他汀	地西泮	卡维地洛	丁螺环酮
雌二醇		格列吡嗪	环己烯巴比妥	氯苯那敏	加非葛
氟伏沙明		格列本脲	丙咪嗪	氯丙嗪	咖啡因
氟哌啶醇		布洛芬	吲哚美辛	氯米帕明	钙通道阻滞药
丙咪嗪		美洛昔康(S)	美芬妥英(S)	可待因	氯苯那敏
萘普生		萘普生	甲苯比妥(R)	地昔帕明	克拉霉素
奥氮平		苯妥英	吗氯贝胺	右美沙芬	可卡因
昂丹司琼			奈非那韦	多奈齐尔	可待因
普萘洛尔			奥美拉唑	度洛西汀	地塞米松
利鲁唑			泮托拉唑	氟西汀	地西泮
雷美替胺			苯巴比妥	氟伏沙明	红霉素
特克林			苯妥英钠	氟哌啶醇	芬太尼
茶碱			扑米酮	丙咪嗪	性腺类固醇
维拉帕米			黄体酮	甲氧氯普胺	氟哌啶醇
华法林(R)			普萘洛尔	美托洛尔(S)	茚地那韦
佐米曲普坦			华法林(R)	去甲替林	美沙酮
				昂丹司琼	咪达唑仑
				羟考酮	奈非那韦
				帕罗西汀	昂丹司琼
				奋乃静	匹莫齐特
				异丙嗪	普萘洛尔
				普萘洛尔	喹硫平
				普罗帕酮	奎宁
				利培酮	利培酮
				他莫昔芬	利托那韦
				硫利达嗪	沙奎那韦
				噻吗洛尔	西地那非
				曲马朵	他汀类药物
				文拉法辛	曲唑酮
					三唑仑
					扎来普隆
					齐拉西酮
					唑吡坦

续表

抑制剂					
1A2	2B6	2C9	2C19	2D6	3A4,5,7
胺碘酮	噻氯匹定	**胺碘酮**	氯霉素	胺碘酮	胺碘酮
西咪替丁		**氟康唑**	西咪替丁	**安非他酮**	**阿瑞吡坦**
环丙沙星		氟伐他汀	非氨酯	塞来昔布	氯霉素
氟喹诺酮		氟伏沙明	氟西汀	氯苯那敏	西咪替丁
氟伏沙明		异烟肼	氟伏沙明	氯丙嗪	环丙沙星
干扰素		洛伐他汀	吲哚美辛	西咪替丁	**克拉霉素**
噻氯匹定		利托那韦	酮康唑	西酞普兰	地拉夫定
		舍曲林	兰索拉唑和其他 PPIs	氯马斯汀	**地尔硫草**
		磺胺甲噁唑	莫达非尼	氯米帕明	依法韦仑
		扎鲁司特	奥美拉唑	可卡因	**红霉素**
			奥卡西平	苯海拉明	**氟康唑**
			噻氯匹定	多塞平	氟伏沙明
			托吡酯	**度洛西汀**	葡萄柚汁
				艾司西酞普兰	**茚地那韦**
				氟西汀	伊曲康唑
				氟哌啶醇	**酮康唑**
				H_1 受体拮抗剂	米非司酮
				羟嗪	**奈法唑酮**
				美沙酮	**奈非那韦**
				甲氧氯普胺	诺氟西汀
				米多君	**沙奎那韦**
				吗氯贝胺	**利托那韦**
				帕罗西汀	星果
				奋乃静	**泰利霉素**
				奎尼丁	维拉帕米
				雷尼替丁	
				利托那韦	
				舍曲林	
				特比萘芬	
				噻氯匹定	

诱导剂					
1A2	2B6	2C9	2C19	2D6	3A4,5,7
西蓝花	苯巴比妥	利福平	卡马西平	地塞米松	巴比妥
球芽甘蓝	苯妥英	司可巴比妥	泼尼松	利福平	卡马西平
炭烤肉	利福平	–	利福平	–	依法韦仑
胰岛素	–	–	–		糖皮质激素
莫达非尼					莫达非尼
萘夫西林					奥卡西平
奥美拉唑					苯巴比妥
烟草					苯妥英
					利福平
					圣约翰草

来源：经美国精神病学出版社许可，改编自 Jacobson 等（2007）
高等强度和中等强度的抑制剂以粗体显示

排泄

清除率是药物通过肝脏代谢和肾脏排泄从循环中排出的速率。清除率与稳定状态下的药物浓度呈负相关。更确切地说,药物浓度 = 剂量 / 清除率。在胆管细胞和肾脏近曲小管腔侧面的细胞中 *P*- 糖蛋白泵促进药物的清除。衰老与许多药物的清除率降低有关,这是因为老化导致肾小球滤过率(GFR)和肝血流量降低。当清除率降低时,稳态浓度会增加,除非以较小的单位剂量或更长的给药间隔来降低剂量率。这就是为什么在为老年患者确定处方剂量时遵照“低剂量开始及缓慢滴定”的原则。

通过肾脏排泄完全清除的药物(如锂剂)显示清除率随年龄增长而下降,与 GFR 下降成正比。70 岁男性的平均 GFR 为 70ml/min。GFR<60ml/min 定义Ⅲ期肾脏疾病。血清肌酐的清除率通常可以作为衡量 GFR 的指标。如果条件有限,可以把患者的数据(年龄、种族、性别和血清肌酐值)输入肾脏疾病膳食研究(MDRD)的方程自动计算系统来估计 GFR,方程可在 NIH 网站上找到(www.nkdep.nih.gov/professionals/gfr_calculators/idms_con.htm)。

肝脏代谢减少主要是与老化伴随的肝脏血流量减少相关,在无疾病状态下其减少可达 45%(Greenblatt 等,1982)。目前没有办法计算肝脏代谢减少的程度,临床上使用的肝功能检查与肝脏的药物代谢能力没有很好的相关性。

药物半衰期

药物的半衰期与清除率呈负相关,与药物分布的量直接相关,而这两者都受年龄的影响。药物半衰期有助于预测达到稳定状态的时间(当体内药物量保持不变时)和药物洗脱时间。一般的经验法则是稳定状态或洗脱时间是药物半衰期的 4~5 倍。由于清除率降低,在老年人中,许多精神药物的半衰期都有所增加。当不知道目标剂量进行给药时,要谨慎加量来达到稳定状态,以避免药物过量引发的毒性。对于治疗指数范围狭窄的药物,如锂剂,这一点尤其需要注意。半衰期很短的药物当漏服时可能出现症状反跳或戒断症状。在老年人口中,特别要注意的是,半衰期很长的药物(在老年人中甚至更长)会随着反复给药而积聚并引起毒性。

药效学与衰老

关于衰老的药效学变化的研究较少,总体来说其特征描述不足。影响药效学的因素包括受体数量和亲和力、信号转导、细胞反应和稳态调节。老化过程中伴随着毒蕈碱、μ- 阿片样物质和多巴胺 D_2 受体的密度降低。

精神类药物

抗精神病药

到 2005 年 FDA 才发布了关于老年患者(特别是老年痴呆者)使用非典型抗精神病药物的警告,因为以前医生随便就可以给病人开这些药,即使对一些小问题,比如焦虑和失眠。在 FDA 警告的同一年,CATIE-AD 试验结果显示老年痴呆症患者的死亡风险增加。关于这些药物的不良反应也逐渐被发现,包括卒中和代谢综合征风险增加等(Schneider 等,2005)。现在使用这些药物需要详细知情同意,并且不鼓励把这些药物作为一线药物来治疗老年人的非精神病症状。这给医生开处方带来了困难,毕竟这些药物在治疗各种行为异常,特别对痴呆患者非常有效。

抗精神病药物的药代动力学

虽然抗酸药和抗胆碱能药物会减慢吸收速率,但是典型和非典型抗精神病药物在口服时吸收良好。在低效力药物(如氯丙嗪和喹硫平)中,生物利用度变化很大,使用剂量范围较广。对于高效力药物(如氟哌啶醇和利培酮),剂量范围较窄,需要提出更具体的推荐剂量。除了氯氮平以外,在老年患者中,尚未建立抗精神病药物有效血药浓度范围。

抗精神病药物是高度脂溶性的。由于前文提到的原因,这导致了相对较大的分布容积和消除速率缓慢。这些药物相对于血浆在大脑浓度更高。药物从脂质储存部位如脂肪组织缓慢释放,导致在某些情况下持久的毒性和持久的尿代谢物。抗精神病药通常在肝中代谢,首先通过 *CYP450* 同工酶氧化然后再葡萄苷酸化。随着年龄的增长 *CYP1A2* 活性降低,像氯氮平和奥氮平这样的药物代谢减低。氯氮平代谢受到甲基化影响,这一过程也受到老化的影响。

随着年龄增长,典型和非典型抗精神病药物的清除率逐渐下降。非典型药物似乎在男性中清除更快。吸烟增加 *CYP1A2* 清除率,*CYP1A2* 是一种药物清除的同工酶,参与如氯氮平和奥氮平的清除。

抗精神病药的药效学和作用机制

对于所有抗精神病药物，多巴胺 D_2 受体结合主要治疗阳性症状（例如妄想和幻觉）并且有严重的锥体外系效应。非典型药物的有效剂量是由 5-羟色胺受体的结合率界定的，而不是与 D_2 受体的结合率。氯氮平和其他第二代药物对治疗阴性症状非常有效。随着年龄增长的药效学变化与多巴胺能系统的敏感性增加有关。在老年人中，较低血药浓度中的治疗效应和毒性效应均较年轻患者更常见。老年痴呆症患者尤其如此。以氟哌啶醇为例，老年痴呆患者的有效血清浓度（0.32~1.44ng/ml；Lacro 等，1996）远低于年轻精神分裂症患者（2~15ng/ml；Van Putten 等，1992）。"PET"研究已经证实，对于许多老年人来说，仅以非常小的剂量就能充分结合 D_2 受体，例如每天 2mg 氟哌啶醇（Kapur 等，1996）。

抗精神病药：药物相互作用

抗精神病药物中最重要的相互作用药物就是氯氮平。氯氮平和苯二氮䓬类药物联合应用可引起呼吸抑制和猝死（Grohmann 等，1989）。苯二氮䓬类药物通常应在氯氮平使用前停用。如果确实有治疗的需要，苯二氮䓬类药物可以慎重地加入稳定的氯氮平治疗中。氯氮平如果和卡马西平联合使用会进一步提高氯氮平对骨髓抑制的风险。几种一代抗精神病药物都可以有效地抑制 CYP2D6 酶功能，包括以下药物：氯丙嗪、氟奋乃静、氟哌啶醇、奋乃静、匹莫齐特和硫利达嗪。非典型抗精神病药一般不干扰其他药物的代谢。所有抗精神病药都是 CYP 酶的底物［主要是 CYP2D6 和（或）CYP3A4］，有些是 UGT 酶的底物，所以其他共同代谢酶的药物可以影响抗精神病药物的代谢。

抗精神病药物的不良反应

抗精神病药物对运动不良反应与基底神经节区的 D_2 受体拮抗作用有关。镇静和体重增加与 H_1 受体拮抗作用相关，对外周 α_1 受体阻滞与低血压相关，抗胆碱能作用与毒蕈碱 M_1 受体拮抗作用相关。一些药物的不良反应程度取决于药物对不同受体的亲和力大小。表 24.6 显示了各种抗精神病药物的受体结合谱。在老年患者中，抗精神病药物最重要的不良反应包括 QTc 间期延长、直立性低血压、镇静、抗胆碱能效应和代谢效应。代谢效应的问题在长期治疗中尤其常见，包括体重增加、葡萄糖异常和血脂异常。

抗精神病药物的适应证

在老年人群，抗精神病药物适用于精神分裂症、躁狂型精神症状、痴呆伴妄想和进攻或激越、抑郁型精神症状、妄想性障碍、谵妄、继发于药物的精神病症状。专家共识指南还列举了老年患者不适合用抗精神病药物的情况，包括：广泛性焦虑症（GAD）、

表 24.6　不同抗精神病药的受体结合谱

药物	肾上腺素能		多巴胺能				H_1	M_1	NRI	5 羟色胺能							
	α_1	α_2	D_1	D_2	D_3	D_4				SRI	1_A	1_D	2_A	2_C	3	6	7
传统抗精神病药物	×			×			×	×									
氟哌啶醇	×			×													
阿立哌唑				×	×		×				×		×	×			
阿塞那平		×		×			×						×	×		×	×
氯氮平	×	×	×	×	×	×	×	×			×		×	×			×
伊潘立酮				×									×				
奥氮平				×			×	×					×	×			
喹硫平	×	×		×			×						×				×
利培酮	×	×		×									×				×
齐拉西酮	×			×			×		×	×	×		×	×			×

来源：经美国精神病学出版社许可，改编自 Jacobson 等（2007）
NRI，去甲肾上腺素再摄取抑制药；SRI，5-羟色胺再摄取抑制药

惊恐症、疑病症、非精神病性重度抑郁症、失眠或其他睡眠障碍、严重的激惹或愤怒、晕动病、神经性疼痛或因化疗引起的恶心和呕吐等（Alexopoulos 等，2004）。

抗精神病药物的临床使用

在抗精神病药物治疗之前应评估以下内容：不自主运动（最好使用标准化量表如 AIMS）、直立位血压和脉搏、空腹血糖、血脂分析、白细胞计数、肝功能检查［丙氨酸氨基转移酶（ALT）、天冬氨酸转氨酶（AST）、碱性磷酸酶和胆红素］，并计算心电图的 QTc 间期。此外，如果表 24.1 中列出的实验室检查很有必要去做。

当用抗精神病药物来控制激越或攻击行为时，可以使用计划性或需要时给药（prn）的方式。

当用抗精神病药物治疗精神病时（包括由精神病样思维或幻觉引起的激越 / 攻击行为），应该使用计划性剂量给药。需要维持持续的药物水平来控制症状。

老年患者抗精神病药物滴定应缓慢进行，每周增加 1~2 个剂量（对于体弱的老年人应更缓慢）。即使治疗老年患者的精神分裂症，也应该"低剂量起步，缓慢滴定给药"的原则；没有证据表明快速给抗精神病的药会带来任何好处，而快速滴定给药确实会对老年人造成伤害。

特定的患者人群应避免使用特定的抗精神病药物。糖尿病患者，血脂异常或肥胖患者应避免使用氯氮平。低血压或直立性低血压患者应避免使用低效力药物（如硫利达嗪、喹硫平和氯氮平）和利培酮。帕金森病（PD）患者应避免使用氟哌啶醇和利培酮。癫痫患者应避免使用氯氮平。迟发性运动障碍患者应避免使用第一代抗精神病药物。患有明显干眼症或口干症的患者应避免使用硫利达嗪和氯氮平。

对于谵妄的治疗，与年轻患者一样，氟哌啶醇仍然是老年人的药物选择之一。目前使用的氟哌啶醇的剂量比传统使用的低几个数量级，这与严重的不良反应相关，特别是显著的 QTc 间期延长。目前推荐的用于治疗老年人谵妄的给药剂量是氟哌啶醇 0.25~0.5mg IV q8h（和 q6h prn）或 0.5~1mg PO q12h（和 q8h prn）（Liptzin 和 Jacobson，2009）。每日总剂量应保持在 2mg 以下（Meyer-Massetti 等，2010）。

除谵妄外，许多精神科医师认为非典型抗精神

病药物可作为老年人的治疗选择，尽管存在明显的卒中风险和老年痴呆患者相关死亡率的增加。关于代谢综合征和血脂异常，氯氮平和奥氮平似乎具有最大的风险。当其他治疗药物无效时，才考虑用氯氮平来治疗难治性病症。治疗 PD 的精神症状，一线用药是喹硫平，起始剂量为每日 12.5~25mg。平均有效剂量为每日 75mg，剂量范围为每日 25~300mg（Weintraub 和 Hurtig，2007）。实际上，氯氮平是唯一证明治疗 PD 精神病有很好疗效的药物，但仍不作为首选，而是当喹硫平由于严重副作用而不能使用时再考虑使用，并且在氯氮平治疗期间要经常查血常规监测白细胞水平。理想情况下，氯氮平的剂量保持在每天 50mg 或更低的水平，每天有效剂量为 25mg。剂量应以每日 6.25mg 起始并缓慢滴定。PD 的精神症状治疗的剂量范围为每日 6.25~150mg。

路易体痴呆（DLB）的精神症状的治疗，最好避免使用抗精神病药物。一些证据和大量临床经验表明，要首选胆碱酯酶抑制药来治疗 DLB 的精神、认知及运动症状（Weintraub 和 Hurtig，2007）。

对于 DLB 或 PDD 之外痴呆的精神症状的治疗，可以使用第一代或第二代抗精神病药物。这些药物应该按照预定的低剂量进行治疗。对于日落综合征的痴呆患者，药物应在常见的行为症状之前 1~2 小时给药。适应证的最佳剂量如下：利培酮每日 1mg（Katz 等，1999），氟哌啶醇每日 2mg（Devanand 等，1998），喹硫平每日 50~200mg（Alexopoulos 等，2004）和奥氮平每天 5~20mg（Alexopoulos 等，2004）。

给予有效剂量和足够的治疗时间，所有抗精神病药物都可以治疗阳性症状，如妄想和幻觉。第二代药物（非典型）也可以治疗消极症状和社会功能减退。抗精神病药物的选择是根据成本和不良反应曲线进行的。第一代药物价格便宜，但有锥体外系反应的比例较高。第二代药物会看到一些其他的不良反应，包括葡萄糖代谢异常、高脂血症、代谢综合征和直立性低血压。表 24.7 显示选定的抗精神病药物的老年剂量和滴定时间表。

在服用抗精神病药的老年患者通常比神经科门诊服用同样药物的普通患者要有更频繁的随访。建议使用以下指导原则：

● 抗精神病药物开始使用后，应在 1~2 周内复诊。

表 24.7　老年人抗精神病剂量和滴定方案

药物	起始剂量	滴定速率	药物范围
阿立哌唑	每日 5mg（qhs，每天临睡前）	2 周后增加 5mg	每日 2.5~15mg（典型剂量为 10mg qhs）
阿塞那平	每日 5mg	可耐受速率下增加到 5mg bid（注意直立性低血压）	每天 5mg qd~bid
氯氮平	6.25~12.5mg（qhs）	每周增加 6.25~12.5mg	每日 6.25~150mg（理想剂量≤50mg）
氟奋乃静	0.25~0.5mg qd~bid	每 4~7 天增加 0.25~0.5mg	每日 0.25~4mg（更高剂量需要分次给药）
氟哌啶醇	0.25~0.5mg qd~tid	可耐受速率下每次 0.25~0.5mg	0.25~0.5mg（更高剂量需要分次给药）
吗茚酮	5mg bid	每 4~7 天增加 5~10mg	每日 10~100mg（典型剂量为 20mg qhs）
奥氮平	2.5mg（qhs）	每 3~4 天后增加 2.5mg	每日 2.5~15mg（典型剂量为 5mg qhs）
喹硫平	25mg（qhs）	每 2~4 天后增加 25mg	50~400mg（分成每日 2~3 次）
利培酮	0.25~0.5mg（qhs）	2~3 天剂量加倍，往后，每 7 天增加 0.25~0.5mg	每日 0.25~3mg（典型剂量为 0.5mg bid）
齐拉西酮	20mg bid	每 4~7 天增加 20mg bid	20~80mg bid

- 剂量改变后，应在 10 天至 1 个月内复诊。
- 当患者在特定剂量下稳定 1 个月时，应每 2~3 个月复诊一次。
- 在维持治疗期间，稳定剂量治疗 6 个月后（例如精神分裂症患者），应每 3~6 个月检查一次。

抗抑郁药

老年患者抗抑郁药使用适应证包括原发性抑郁症（严重抑郁和精神抑郁症）、痴呆抑郁症、精神衰竭（failure to thrive）、双相情感障碍中的抑郁（bipolar depression）、继发性心境障碍、惊恐症、社交恐惧症、强迫症（OCD）、创伤后应激障碍（PTSD）、焦虑症（GAD）、疼痛障碍包括纤维肌痛（fibromyalgia）、慢性疲劳综合征、肠易激综合征、失眠和压力性尿失禁（stress urinary incontinence）。

抗抑郁药的药代动力学

抗抑郁药在小肠中迅速而完全地被吸收，尽管食物可以显著延缓吸收，但对临床效果不会产生影响。在常用剂量范围内，可以观察到线性动力学，所以任何剂量增加都会导致血药浓度成比例增加。抗抑郁药具有高亲脂性，因此老年人的分布容量和半衰期均会显著增加。一般来说抗抑郁药代谢主要是通过 *CYP2D6*、*CYP3A4* 和 *CYP2C9/19* 途径完成的。氟伏沙明和三环类抗抑郁药（TCA）也可以通过 *CYP1A2* 代谢。老年人肾功能降低

也会影响水溶性抗抑郁药如 10- 羟基去甲替林的代谢。

抗抑郁药的药效学和机制

一般而言，抗抑郁药可增加突触间隙特异性神经递质的浓度，并增强突触前和突触后受体对这些神经递质的敏感性。抗抑郁药也会影响 REM 睡眠和神经内分泌和神经免疫功能。具体而言，SSRI 抗抑郁药抑制 5- 羟色胺转运蛋白将 5- 羟色胺从突触间隙转运入突触前神经元。转运抑制的相对效力如下：帕罗西汀＞西酞普兰＞舍曲林＞氟伏沙明＞氟西汀。在较高剂量（例如氟西汀，≥60mg/d）时，一些 SSRIs 也抑制去甲肾上腺素和多巴胺的重摄取，舍曲林具有最大的多巴胺再摄取抑制效应（Tulloch 和 Johnson，1992）。帕罗西汀阻断毒蕈碱受体的作用很小，那些可能存在胆碱能缺陷的患者（例如阿尔茨海默病患者）除外，不用担心它的这一作用。安非他酮（Bupropion）是一种能增加去甲肾上腺素能和多巴胺能的药物，但没有增加 5- 羟色胺能效应。米氮平具有去甲肾上腺素能和特异性 5- 羟色胺能抗抑郁药（NaSSA）的独特机制，其作用主要是通过拮抗 α$_2$ 作用，增强 5- 羟色胺和去甲肾上腺素的释放。文拉法辛和度洛西汀是 5- 羟色胺和去甲肾上腺素再摄取抑制药。使用文拉法辛时，其 5- 羟色胺能效应在较低剂量时占优势，而在较高剂量（>150mg/d）时则具有去甲肾上腺素作用。表 24.8 显示了抗抑郁药的受体结合谱。

表 24.8　不同抗抑郁药的受体结合谱

药物	转运体			受体		
	去甲肾上腺素	血清素	多巴胺	H1	M1	α1 肾上腺素
阿米替林	+++	++++	−	+++++	+++	+++
氯米帕明	+++	++++++	−	+++	+++	+++
地昔帕明	+++++	+++	−	++	++	++
去甲文拉法辛	++	+++	−	−	−	−
多塞平	+++	+++	−	++++++	++	+++
去甲替林	++++	+++	−	++	++	++
西酞普兰和艾司西酞普兰	−	+++++	−	+	−	+
氟西汀	++	+++++	−	−	−	−
帕罗西汀	+++	++++++	+	−	++	−
舍曲林	+	++++++	+++	−	+	++
安非他酮	+	-	+	−	−	−
度洛西汀	++++	++++++	+	−	−	−
米氮平	−	−	−	++++++	+	+
奈法唑酮	++	++	+	+++	−	+++
文拉法辛	+	++++	−	−	−	−

来源：经美国精神病学出版社许可，改编自 Jacobson 等（2007）

抗抑郁药物相互作用

使用抗抑郁药，可以看到药代动力学和药效学药物之间的相互作用。药代动力学相互作用是可直接预测的，而药效学相互作用是复杂的并且取决于联合药物以及共病条件。氟西汀、氟伏沙明、帕罗西汀、安非他酮和奈法唑酮对 CYP450 存在显著的抑制作用。除了氟伏沙明，抑制作用主要涉及 CYP2D6，如表 24.5 所示。氟伏沙明是 SSRIs 中的"重要诱导剂"，因为它强烈抑制 CYP1A2 和 CYP2C19，并适度抑制 CYP3A4 和 CYP2C9。奈法唑酮是一种有效的 CYP3A4 抑制药，几种抗抑郁药是这种同工酶的底物。帕罗西汀是唯一由单一 CYP（CYP2D6）途径代谢的 SSRI。当 CYP2D6 被抑制时，可观察到对帕罗西汀代谢的显著影响。西酞普兰和艾司西酞普兰通常具有较低的药代动力学相互作用。

一个实际问题是，CYP 诱导作用通常比 CYP 抑制作用多。当 CYP450 底物药物与该同工酶的抑制药一起使用时，特别是当底物药物的治疗指数范围很窄时，要特别谨慎使用。可能更麻烦的是底物药物和诱导药物同时用。一个典型的例子是使用圣约翰草，它是一种 CYP3A4 的诱导药。这种药物可能会降低环孢霉素（cyclosporine）的效力，从而导致心脏移植排斥反应或抗反转录病毒药物的血药浓度降低。

药效学相互作用可能更重要。已知动态相互作用的例子包括 NSAIDs 与 SSRI 同时用药容易引起上消化道（GI）出血，以及 SSRI 与利奈唑胺联合使用易产生 5- 羟色胺综合征。通常认为与药物结合的受体数量越多，动态相互作用的可能性越大。因此，较老的三环类抗抑郁药和 MAOI 容易产生显著的药物相互作用。

抗抑郁药的不良反应

老年患者存在的抗抑郁药不良反应包括：窦性心律失常、心脏传导障碍、出血、便秘、尿道阻塞、视力模糊、镇静、头晕、谵妄、认知障碍、低钠血症、ADH 分泌异常综合征（SIADH）、性功能障碍、体重增加。大多数不良反应发生在治疗的早期，对许多人来说，无论起始剂量有多低以及滴定速度如何缓慢，药物耐受性都不会随着时间的推移而发展。具体而言，对直立性低血压、心律失常或谵妄不产生耐受性（Glassman 等，1993）。另一方面，通常会产生对镇静、头晕和胃肠道不适的耐受性。一般来说，SSRI 抗抑郁药的不良反应比其他类型的抗抑郁药更少和更轻微，这就是为什么这些药物通常被用作老年病人的一线药物。

SSRI 与性功能障碍、体重增加、睡眠障碍和白天嗜睡有关。众所周知三环类抗抑郁药（TCA）具有心脏、抗胆碱能和神经精神方面的副作用。所有 TCA 都会影响心脏传导，在缺血性心脏病，既有束支传导阻滞或心室传导延迟的患者中相对禁忌（Roose 和 Glassman，1994）。双效 DNRI 的抗抑郁药可能导致高血压。米氮平与嗜睡和体重增加有关。在老年人中限制使用单胺氧化酶抑制剂（MAOIs），由于它们与直立性低血压相关并需要限制饮食。

抗抑郁药的适应证

除抑郁症以外，抗抑郁药还有一系列适应证，以下是神经科医生特别感兴趣的：痴呆伴行为异常、惊恐症、强迫症（OCD）、创伤后应激障碍（PTSD）、焦虑症（GAD）、疼痛综合征、慢性疲劳综合征、精神衰竭（failure to thrive）和原发性失眠症。对于继发于一般医学情况的情绪疾病和焦虑症，当病程很长或病情难以控制时可以使用抗抑郁药。如果是继发于药物滥用时，抗抑郁药可有助于戒断；需要注意的是这些药物是由肝脏代谢的，所以需要谨慎的给药和缓慢滴定。

抗抑郁药的临床使用

抗抑郁药使用前的评估如下：

- 过去史：饮酒史、用药史、咖啡因及吸烟史（对患者的焦虑症状影响）、高血压、缺血性心脏病、心脏传导疾病、前列腺肥大、青光眼、癫痫发作、直立性低血压、性功能障碍、目前使用药物（包括草药）和药物过敏史等。

- 体格检查：卧立位的生命体征、心脏和肺部检查、神经和心理状态检查。心理状态检查包括自杀的想法或计划、精神症状（妄想或幻觉）、轻度躁狂或躁狂症状、以及认知筛查。抑郁和焦虑评定量表可用于记录症状随时间的变化而确定治疗效果。

- 实验室检查：全血细胞计数（CBC）、电解质包括钙和镁、肌酐、肝功能测试（AST、ALT、碱性磷酸酶、胆红素）、维生素 B_{12} 水平、叶酸水平、TSH（有或没有 FT4）和心电图。

在抗抑郁药物的继续和维持治疗过程中进行安全监测应至少包括以下内容：服用 SSRI 抗抑郁药物期间每 6 个月要检查脉搏、电解质和肝功能，以及定期体重检查；对于三环类抗抑郁药：每 6 个月进行生命体征、电解质、肌酐和肝功能检查，并定期检查体重。每次改变剂量或加用其他药物时都会影响 TCA 的代谢，所以要查 TCA 的血药浓度。对于任何体重明显增加的患者，都要做代谢综合征检查。

没有明显身体疾病但合并人格障碍或生活压力持续不缓解的老年患者，最终他们将对抗抑郁药的治疗产生反应，尽管通常他们的反应比年轻患者慢。该人群的治疗不足风险很高，主要是因为临床医生对其康复潜力的期望不高。通常，尽管有关抗抑郁药的相对疗效证据不足，但经验丰富的精神药理学家认为 TCAs，MAOIs 和新型双效药物比 SSRIs 更有效。另一方面，由于优先考虑不良反应的原则，SSRI 抗抑郁药被广泛视为治疗老年患者的一线药物。新型双效药如文拉法辛和度洛西汀由于高血压的副作用使它们受到了限制。安非他酮（Bupropion）对于失去活力（anergia）的高龄老人是有效的。早晨给低剂量安非他酮并在晚上给 SSRI，对于老年痴呆症和抑郁症患者而言，是一种有效且耐受性良好的治疗方法。米氮平在治疗食欲缺乏和失眠的老年人方面具有特殊的优势。由于 TCA 相关的心血管风险已将此类降级为三线使用；选择这些药物可能是因为其他药物的费用高，也可能因为患者的偏好。非选择性 MAOI 也是用于治疗难治性疾病的三线药物。

比较了各种因素后，老年患者优先选择的抗抑郁药包括西酞普兰、艾司西酞普兰和舍曲林。对于一部分患者（先前讨论过），米氮平是首选药物。二线药物包括氟西汀、帕罗西汀和文拉法辛。如前所述，小剂量安非他酮可以与 SSRI 结合使用，效果良好。当使用 SSRI 抗抑郁药来治疗惊恐症时，以非常低的初始剂量并且非常缓慢滴定给药是非常必要的，以避免急性惊恐恶化。表 24.9 显示了抗抑郁药物的建议剂量和滴定时间表。在接受抑郁症治疗的老年人中，2 周内就可以观察到症状改善，但症状缓解需要 6~12 周的治疗。（Flint，1997）。达到缓解后，患者进入继续治疗阶段，在该阶段可以继续改善并必须维持治疗。老年人抗抑郁症的治疗时间（缓解期加持续期）取决于先前抑郁的发作次数。第一次发病，建议治疗时间为 1 年；第二次治疗时间 2 年以上；超过 3 次发病的治疗时间为 3 年（Alexopoulos 等，2001）。对于多次发作或症状较重的患者，应考虑维持治疗（无限期）。为了继续治疗和维持治疗，使用与急性治疗相同剂量的抗抑郁药。很少有数据可以指导老年患者焦虑症的治疗时间。

表 24.9　老年人的抗抑郁药剂量和滴定方案

药物	起始剂量	滴定速率	常用剂量和剂量范围
安非他酮缓释片	100mg	每 3~4 天增加 50~100mg	100mg bid 范围：100mg qd 到 150mg bid
安非他酮长效片	150mg qam	如果需要和耐受,增加到 300mg qam	150mg qam 范围：150~300mg qam
西酞普兰	10~20mg qd	7 天后增加 10mg,保持在 20mg,持续 3~4 周,如果需要和可耐受并进一步滴定给药	20mg qd 范围：10~40mg qd
去甲文拉法辛	50mg qd	一般无需滴定	50mg qd 范围：50~100mg qd
度洛西汀	20mg qd	每天 7 天增加 20mg	20mg qd 范围：20mg qd~30mg bid
氟西汀	10mg qd（抑郁症和强迫症） 5mg qd（惊恐症）	抑郁症和强迫症：1~2 周增加到 20mg。在进一步增加计量前维持在 20mg,持续 3~4 周。只有当有部分效果方可加量 惊恐症：1~2 周增加到 10mg,若可耐受在 1~2 周后增加到 20mg	20mg qd 抑郁症 范围： 抑郁症 5~40mg qd 惊恐症 5~30mg qd 强迫症 20~60mg qd
米氮平	睡眠辅助和食欲促进：3.75~7.5mg qhs 抗抑郁：7.5mg qn	抑郁症：每 1~2 周增加 7.5~15mg	30mg qn 范围：抑郁症 7.5~45mg qd
去甲替林	10~25mg qd	每 7 天增加 10 或 25mg	50mg qd 范围：10~100mg qd
帕罗西汀	10mg qd	1~2 周后增加到 20mg。在进一步增加计量前维持在 20mg,持续 3~4 周。只有当有部分效果方可加量	20mg 范围：5~40mg qd（强迫症到 60mg）
帕罗西汀控释片	12.5mg qd	1~2 周增加到 25mg	25mg qd 范围：12.5~50mg qd
舍曲林	12.5~25mg qd	若能耐受每 2~3 天增加 12.5~25mg	100mg qd 范围：25~200mg qd（强迫症剂量更高）
曲唑酮	催眠：12.5~25mg qhs	若能耐受且有睡眠需求：每 3~5 天增加 12.5~25mg	25~50mg qhs 范围：12.5~300mg qhs
文拉法辛缓释胶囊	37.5mg qd	4~7 天后增加到 75mg qd;若效果不足可以增加到 150~225mg qd	75~150mg qd 范围：37.5~225mg qd

　　老年人强迫症的治疗可以选择 SSRIs。每天 60 毫克的氟西汀可能会控制症状。对于老年人抑郁症的治疗,SSRI 滴定给药若超过适应证推荐值(参见表 24.9),通常会导致不良反应恶化,并且不能提高改善抗抑郁药的效果。对于用标准剂量的抗抑郁药而症状没有改善的患者,治疗策略包括,换药、安非他酮增加剂量、锂剂、甲状腺激素和(或)认知行为疗法等。对于双相抑郁症,拉莫三嗪可用作单一疗法或作为心境稳定剂的辅助药物。此外,也可以使用非典型抗精神病药。有精神症状的抑郁症(psychotic depression)应该用抗抑郁药和抗精神病药一起治疗;

当有精神症状的患者,单独使用抗抑郁药可能会使精神症状被激活,这样单独使用抗抑郁药会产生危险的后果。此外,电惊厥疗法(ECT)可用于治疗有精神症状的抑郁症,并且是 ECT 最重要的适应证。老年痴呆伴抑郁症的治疗起始剂量要低,并且比其他老年人的滴定速度更慢。有些患者的反应剂量低于常用剂量,而其他患者需要滴定到全剂量后才能看到症状改善。对于血管性抑郁和脑卒中后抑郁的治疗,SSRIs、去甲替林、文拉法辛和度洛西汀都可以选用。在 SSRIs 中,选择出血风险相对较低的那些来治疗脑卒中后抑郁,首选西酞普兰和依他普仑风。

抗焦虑和镇静 - 催眠药物

苯二氮䓬类药物、非苯二氮䓬类催眠药和相关药物如丁螺环酮（buspirone）在老年患者的治疗中都有一定的作用，但这些药物在老年人中经常被滥用，甚至合理使用也受到质疑。一般来说，老年患者的原发性或慢性焦虑症通常用抗抑郁药治疗，而失眠症最好采用积极的睡眠卫生干预。

抗焦虑药和镇静药的药代动力学

苯二氮䓬类药物的药代动力学受到老化、联合用药、共病和吸烟的影响。一般而言，苯二氮䓬类药物吸收良好，尽管食物和抗酸药可能会延缓吸收。为治疗初期失眠症而设计的非苯二氮䓬类安眠药可迅速起效，所以只有当已经上床准备睡觉时服用才安全。对于肌内注射给药，优先选择劳拉西泮（lorazepam），而不是地西泮（diazepam）或利眠宁（chlordiazepoxide），因为劳拉西泮能更迅速并完全被吸收。

除阿普唑仑（alprazolam）外，所有苯二氮䓬类药物的分布体积都随年龄增加而增加。这些高度亲脂性的药物（包括地西泮）由于在脂肪组织中的快速分布，使得单次给药的作用时间短（Greenblatt，1991）。通过重复给药，减少了重新分配并延长了作用时间。亲水性更高的药物（如劳拉西泮）在单次给药时作用时间较长，由于组织分布有限，多次给药时作用时间变化小（Greenblatt 等，1977；Greenblatt 和 Shader，1978）。

在苯二氮䓬类的药物之间的重要区别是代谢途径，是氧化代谢还是共轭（葡萄糖醛酸化）代谢，氧化代谢的包括阿普唑仑、氯氮䓬、氯草酸钾、地西泮、氟西泮、哈拉西泮、夸西泮和普拉西泮，而由共轭（葡萄糖醛酸化）代谢的包括劳拉西泮、奥沙西泮和替马西泮。通过氧化代谢的药物通常具有活性代谢物，其中很多具有很长的半衰期。这些药物不建议老年患者使用。通过共轭代谢的药物通常没有活性代谢物。劳拉西泮和奥沙西泮（oxazepam）的半衰期小于 24 小时，而替马西泮的半衰期长达 40 小时。当苯二氮䓬类药物用于老年患者时，劳拉西泮和奥沙西泮是很好的选择。

通过共轭代谢的苯二氮䓬类药物的清除率几乎不受老化的影响，而氧化代谢的苯二氮䓬类药物的清除率会随着年龄的增长而降低。清除率降低导致半衰期延长，需要进行剂量和 / 或给药时间的调整以避免日间镇静和精神运动障碍。表 24.10 显示了苯二氮䓬类药物和相关药物的药代动力学数据和代谢途径。

表 24.10　苯二氮䓬类药物和非苯二氮䓬类安眠药：药代动力学和代谢途径

药物	起效速率	达峰时间（小时）	母代半衰期（小时）	代谢半衰期（小时）	代谢途径
苯二氮䓬类					
阿普唑仑	中速	1~2	12~15	–	**CYP3A4**,糖脂化
氯氮䓬	中速	2~4	5~30	**24~96**	CYP2C19, 3A4
氯硝西泮	中速	1~2	18~50		CYP3A4,乙酰化
地西泮	快速	0.5~2	20~80	**50~100**	**CYP2C19, 3A4**, 2B6, 2C9,糖脂化
劳拉西泮	中速	1~6	10~20		**UGT2B7**
咪达唑仑	快速	0.4~0.7（仅静脉注射）	2~5		**CYP3A4**,糖脂化
奥沙西泮	慢	2~4	5~20		各种 UGTs
替马西泮	慢	2~3	10~40		**UGT2B7**, CYP2C19, 3A4
非苯二氮䓬安眠药					
右佐匹克隆	中	1	9		CYP2C8, 3A4
雷美替胺	中	0.5~1.5	1~2.6		**CYP1A2**, 3A4, 2C 家族
扎来普隆	中	1	1~2		**醛氧化酶**, CYP3A4
唑吡坦	中	2.2	2~2.6（老年人更持久）		CYP3A4, 1A2, 2C9

来源：经美国精神病学出版社许可，改编自 Jacobson 等（2007）

加粗类型表示主要途径。

抗焦虑药和镇静药的药效学和机制

苯二氮䓬与位于大脑皮质、小脑皮质和边缘区域中的神经元突触后膜上的GABA_A（苯二氮䓬）受体复合物结合。该受体复合物还包含有巴比妥类、神经类固醇和几种非苯二氮类催眠药（包括唑吡坦、扎来普隆、佐匹克隆和右佐匹克隆）的结合位点。这些药物至少可以作为GABA受体部分激动剂起作用，使带负电的氯离子进入神经元，导致神经元超极化并降低放电速率。

GABA_A受体由5个亚基组成玫瑰花样结构，通常包含2个α亚基，2个β亚基和1个γ亚基。亚基具有不同的表型，例如α-1、α-2等。GABA自身与GABA_A受体的β亚基结合。苯二氮䓬与α亚基的受体（1，2或3）相结合。唑吡坦和扎来普隆也与GABA_A受体上的苯二氮䓬位点结合，但这些药物仅与含有α-1亚基的受体有高亲和力。右佐匹克隆也与GABA_A受体上的苯二氮䓬位点相互作用，可能与γ亚基内特定的"微区"结合。因为不同的α亚基在不同的脑区域（皮质、脑干等）有不同程度的表达，在临床效应上这些药物可会有所不同，如遗忘、镇静及助眠上的差异（Davies等，2000）。

丁螺环酮不是通过与苯二氮䓬受体复合物相互作用，而是五羟色胺受体的激动药、半激动药，它作用于突触前膜5HT-1A受体（激动药）和突触后膜5HT-1A受体（半激动药）。丁螺环酮的结合引起5HT-2受体的下调，类似于抗抑郁药的作用。这种药物常规剂量时有抗焦虑作用，而较高剂量时有抗抑郁作用。丁螺环酮也具有复杂得多巴胺能效应，但尚未完全了解。非苯二氮䓬的助眠药，如雷美替胺（ramelteon）通过完全不同的机制起作用，它选择性结合与褪黑激素1型（MT1）和2型（MT2）受体，它们作用于视交叉上核以调节昼夜节律。与年轻人相比，老年人对苯二氮䓬类药物的药理敏感性高于年轻人。一些医学情况，如创伤性脑损伤（traumatic brain injury, TBI）、卒中和痴呆等会进一步增加这种敏感性。

抗焦虑药和镇静药：副作用

通常，苯二氮䓬类药可有效治疗焦虑症，耐受性良好，并且在过量时也较安全，除非与酒精或其他镇静药一起服用。然而，在老年人群中，这些药物具有剂量依赖性的镇静及认知和运动的不良反应，这导致其使用受限。在老年人中，镇静作用包括虚弱、注意力不集中、思维缓慢、共济失调和平衡问题

（Shader和Greenblatt，1993）。在治疗的最初几周内可能会产生镇静作用的耐受性，但在某些情况下将持续存在。可以达到痴呆标准的苯二氮䓬类相关认知障碍可以通过停药来逆转。对运动影响包括反应时间减慢、追踪能力下降、手眼协调性降低及判断能力下降。半衰期超过24小时的药物在使用后的前7天会导致机动车事故并造成伤害的风险增加45%（Hemmelgarn等，1997）。在服用这些药物期间都会增加跌倒和事故的风险。另一方面，苯二氮䓬类药物使用剂量不足与持续焦虑症状或中途撤药有关。阿普唑仑是特别容易产生这样问题的，因为此药的半衰期存在很大的个体间差异。尽管一些个体在阿普唑仑上维持良好，但是许多人经历了用药间隔时间内的焦虑症状的反弹，这是因为半衰期太短而没有及时给药。另一方面，苯二氮䓬类半衰期较长的药物如地西泮在脂肪组织中累积，重复给药后容易导致毒性作用（如前文所述）。

临床上已经观察到，患有脑病或智力低下的老年患者可能会出现不依赖苯二氮䓬剂量的"反常反应"，如激越、攻击行为和多动症状等。这种现象背后的机制仍然无法解释（Shader和Greenblatt，1993）。在ICU中，苯二氮䓬类药物的血流动力学改变和呼吸抑制常见于大剂量药物静脉注射的情况（本章不涉及这些情况）。门诊用药唯一警告是在睡眠呼吸暂停的患者中，无论是阻塞性的还是中枢性的都要避免使用苯二氮䓬类药物。

非苯二氮䓬类的安眠药最常见的副作用包括头痛、嗜睡、头晕、遗忘和胃肠功能紊乱（恶心、腹泻和便秘）。扎来普隆和唑吡坦可能会出现幻觉和意识混乱状态，这可能是因为与其他药物合用时通过CYP3A4抑制了代谢引起血药浓度增高相关（Terzano等，2003）。这些症状在老年患者中比在年轻患者中更常见。

没有证据表明，苯二氮䓬类药物的抗焦虑作用或助眠作用会因为长期使用而产生耐受性（Dubovsky，1990；Farnsworth，1990；Hollister等，1993；van Stevenrick等，1997）。另一方面，对这些药物的多数不良反应（包括白天嗜睡）的耐受性确实有所提高，但对健忘却不会（Hollister等，1993）。耐受性的产生需要多长时间取决于不同苯二氮䓬类药物的半衰期以及特定效应（Byrneset等，1993）。

在老年人中，苯二氮䓬类药物滥用的可能性很低，除了那些既往有酒精或镇静药滥用史的人（Shader and Greenblatt，1993；Ciraulo et al.，1997）。

对于有此病史的患者,苯二氮䓬类药物的使用可以让成瘾复燃,与酒同时摄入时会增加机动车事故风险(Gericke 和 Ludolph,1994)。由于与摄入相关的快速起效作用("Kick"),起效更快的苯二氮䓬类药物(阿普唑仑、地西泮和劳拉西泮)具有更大的成瘾潜力(更大的"街头价值")(Griffths 和 Wolf,1990)。

与滥用和成瘾不同,身体依赖是一种普遍现象,在药物停药后出现客观戒断综合征。当服用足够量的药物并且服用时间足够长,身体会出现依赖性(Kruse,1990;Shader 和 Greenblatt,1993)。对于老年人,服用常规治疗剂量,并且用药时间大于 2 周后,就会出现身体依赖(Shader 和 Greenblatt,1993,Ayd,1994)也会出现身体依赖。所有苯二氮䓬类药物都可能产生身体依赖。

停用苯二氮䓬可导致症状复发、症状反弹(症状比开始时更剧烈)或戒断症状(其中可见 GABA 神经传递减少的物理作用)。有时很难鉴别这些现象。一般来说,停用治疗计量与反跳症状相关,而高剂量中断与戒断症状有关(Pourmotabbed 等,1996)。反弹症状包括焦虑、坐立不安、烦躁不安、厌食和失眠;在老年人中,定向障碍和意识混乱可能很突出。戒断症状包括发热、心动过速、直立性低血压、头痛、出汗、光敏感、感觉失实、谵妄、震颤、肌阵挛和癫痫发作;紧张症(catatonia)也在老年患者中有报道(Rosebush 和 Mazurek,1996)。严重苯二氮䓬戒断可能与严重的酒精戒断反应一样;在有慢性疾病的老人中,严重戒断可能会危及生命。戒断症状出现的时间取决于药物的半衰期。在任何年龄人群,对于半衰期短(<6 小时)的药物,停药反应在 2 天达到峰值,对于半衰期较长的药物,在 4~7 天最严重(Rickels 等,1990)。

苯二氮䓬类药物要逐渐减量,尤其是短效药物,这样可以缓解戒断症状。大多数患者每周可耐受总剂量的 10% 至 25% 的减量速度,尽管最后几次减量通常需要更长的间隔时间才能使患者感到舒适(Schweizer 等,1990;Shader 和 Greenblatt,1993)。无法耐受减量的患者可能会从以下其中一项获益:卡马西平每天 200~800mg(血浆水平约为 6μg/ml)、加巴喷丁每日 300~900 毫克、普萘洛尔用于自主神经症状;或改用长效剂,然后逐渐减少该剂的用量。

抗焦虑和镇静药:药物相互作用

主要通过 CYP3A4 代谢的苯二氮䓬类药物包括阿普唑仑、氯硝西泮、咪达唑仑和三唑仑。与 CYP3A4 抑制药,如抗真菌药、抗生素、奈法唑酮、氟伏沙明或葡萄柚汁同时使用时可能会引起这些苯二氮䓬类药物的血药浓度升高,而与 CYP3A4 诱导剂物质同时使用时,如圣约翰草、卡马西平、长期饮酒或吸烟可降低这些药物的血药浓度。

推荐老年人使用的苯二氮䓬类药物是劳拉西泮和奥沙西泮,而不是 CYP3A4 底物药物。除 CYP450 的效应外,苯二氮䓬类和其他镇静药/催眠药、酒精联用时也会明显增加镇静效应。苯二氮䓬类药物可能与低血压和心率减慢有关,特别是与其他药物如阿片类药物联用时。苯二氮䓬类药物与氯氮平的潜在严重相互作用在前面的"抗焦虑药和镇静剂:不良反应"部分中进行了讨论。

抗焦虑药和镇静药的适应证

在老年患者中很少存在原发性精神疾病,所以苯二氮䓬类药物可以作为选择用药。这些药物最常用于老年患者的镇静(如在手术或上呼吸机时),预计生命期有限的症状性焦虑(如 ICU 入院期间),或用于某些特殊情况,例如下肢不宁综合征。这些药物还可以用来治疗精神疾病如躁狂症和精神症状的辅助治疗,但总的来说,它们只是短时间使用。在治疗失眠时,当非药物疗法无效时可考虑用非苯二氮䓬类催眠药或其他药物。

抗焦虑药和镇静药的临床应用

当老年人使用苯二氮䓬类药物时,推荐使用小剂量的短效或中效药物。如前面在"抗焦虑药和镇静药的药效学和作用机理"一节中提到的,短半衰期的阿普唑仑,因为其动力学之间存在广泛的个体差异,所以是一种例外。下面这些苯二氮䓬类药物因为长期的镇静和对运动的影响,所以不推荐用于老年人,包括氟嗪西泮、地西泮、氯氮䓬、夸西泮、哈拉西泮和氯䓬酸钾(Fick 等,2003)。

在老年病学领域,由于肌容积低和不稳定的吸收(对于某些药物而言),所以应避免肌内注射(IM)。对于口服用药,一线药物包括劳拉西泮和奥沙西泮。如果服用氯硝西泮等半衰期较长的药物($t_{1/2}$=18~50 小时),应为每日 1 次或隔日 1 次。对于非口服使用,推荐劳拉西泮。静脉注射使用时,要用更小的剂量和严密监测不良反应,比如呼吸抑制等。对于有吞咽障碍的患者,苯二氮䓬类药物可用其他途径/方式给药,包括直肠、舌下含服和口腔崩解形式等。

对于失眠的老人,首选睡眠卫生教育。当需要药物治疗时,有几种选择:曲唑酮和加巴喷丁(两者都是药品标签外使用)、褪黑激素、雷美替胺以及非苯二氮䓬类,这一类包括右佐匹克隆、扎来普隆和唑吡坦,可减少睡眠潜伏期,但不会减少慢波睡眠,据报道它们优于苯二氮䓬类(Hemmeter 等,2000;Uchimura 等,2006)。多塞平最近以 3mg 剂量用于失眠,其在没有阿尔茨海默病的情况下可能对一小部分年轻患者有效,但可能对其他患者具有抗胆碱能作用。老年人失眠不建议使用的药物有苯海拉明,水合氯醛,抗精神病药物如喹硫平、巴比妥类、甲丙氨酯、乙氯维诺、格鲁米特和甲乙哌酮等(the Medical Letter, 2000)。

在开始使用苯二氮䓬类药物之前,要先获得有关物质滥用的确凿历史记录(原因如前所述)。因为酒精与苯二氮䓬类药物同时用很危险,目前正在讨论饮酒者的苯二氮䓬类药物的替代治疗。要仔细审阅患者正在服用药物清单,找出有镇静作用的药,因为可能导致叠加效应,从而导致跌倒或事故发生。首先应获得知情同意,详细说明剂量和使用的时间计划以及药物使用风险。特别是,开车的老人需要被告知服用这些药物开车很危险,就像醉酒驾车一样危险;在某些情况下,这种风险可以延长到用药后的第二天。

在首次出现单纯的 GAD、惊恐症、失眠或严重焦虑症的老年患者中,如果第一次给予苯二氮䓬类或相关药物治疗,一定要寻求可能的病因。GAD 的常规检查包括 CBC、空腹血糖、钙,维生素 B_{12}、RBC、叶酸、TSH 和 ECG(Flint, 2005)。惊恐症常规检查包括 CBC、空腹血糖、钙、甲状腺检查和心电图(Flint 和 Gagnon, 2003)。根据惊恐发作的描述,脑电图可以评估复杂部分癫痫发作。用兴奋剂如茶碱治疗的患者,应排除其毒性影响。

抗焦虑药和镇静药的监测

疗效的临床评估包括希望看到的体征和症状的改变和(或)不良反应的出现。唯一可以得出有意义血清水平的药物是阿普唑仑,并且仅用于治疗惊恐症。通常治疗惊恐症时,当血药浓度为 20~40ng/ml 时,即达到阿普唑仑的治疗水平(Greenblatt 等,1993)。但老年患者的治疗水平尚未确定。

需要长期服用苯二氮䓬类或非苯二氮䓬类药物治疗失眠的老年患者,应至少每 3~6 个月评估一次,评估认知和精神运动功能,并根据情况可以减小剂量。长期接受苯二氮䓬类药物治疗的老年患者可能会随着年龄的增长而出现中毒迹象,这可能是药物清除率逐渐改变导致的。随着加龄,苯二氮䓬剂量的增加,或伴随的过度饮酒应被理解为药物滥用的证据。

老年患者用药时间长短取决于所治疗的疾病情况、取决于是否合并抑郁症或继发于可治疗疾病,以及所用药物种类。早发性 GAD 可能需要终身治疗,而伴发抑郁症的晚发性 GAD 可根据治疗抑郁症指南进行治疗(Flint, 2005)。对于没有抑郁症的晚发性 GAD,一些专家建议在症状缓解后再持续治疗 1 年(Flint, 2005)。对于甲状腺功能亢进等症状性焦虑症,可持续用苯二氮䓬类药物进行治疗,直到内科症状被治愈,然后逐渐停药。

对于惊恐症,初始治疗可能同时包括 SSRI 或双效抗抑郁药和苯二氮䓬类药物,后者在抗抑郁药加量过程中仅持续 1~2 周。然后 SSRI 应持续 6 个月至 1 年,在联合心理治疗或其他非药物治疗时,可能仅需要更短的时间。

对于失眠症,应使用苯二氮䓬类药物或相关药物 1~2 周,然后重新评估是否需要继续用药。如果失眠在 2 周后仍然存在,则应考虑合并精神疾病或其他疾病的情况。有些患者会从延长治疗中受益,但最好是间歇性服用药物(如每周少于 4 次)。间断性长期服用非苯二氮䓬类助眠药已经证实有很好疗效(Perlis 等,2004)。

老年患者特殊焦虑症的治疗

在痴呆情况下的焦虑可能表现为激越行为、焦虑情绪或焦虑症。在许多情况下,它与抑郁症相关。对于痴呆患者的急性焦虑,首先尝试行为干预和环境疗法。如果焦虑持续或恶化,药物选择包括 SSRIs、劳拉西泮、奥沙西泮、曲唑酮、丁螺环酮和加巴喷丁。推荐非苯二氮䓬类药物,因为苯二氮䓬类药物一般会损害认知功能。对于该适应证,SSRI 保持较低剂量(例如,舍曲林 12.5~25mg 或氟西汀 5~10mg 可溶片或胶囊)。丁螺环酮的剂量范围可以从 5mg 每天二次至 20mg 每天三次。加巴喷丁使用剂量范围为 300~2 400mg 每日 3 次使用。对于这些药物中的任何一种,需要至少 12 周的尝试来确定药效。当没有疗效时,更换另一种药物。表 24.11 显示了镇静药物的剂量和滴定。

表 24.11　老年人焦虑症的药物剂量和滴定方案

指征 / 药物	初始剂量	滴定方案	常规使用剂量	剂量范围
伴有孤独症状的焦虑症				
丁螺环酮	5mg bid	每 2~3 天增加 5mg	10mg tid	5mg bid~20mg tid
劳拉西泮	0.5mg qd~0.5mg bid	每 4~5 天增加 0.5mg	0.5~1mg bid~tid	0.5~3mg qd
奥沙西泮	10mg bid~tid	每 4~5 增加 5~15mg	10mg tid	10mg qd~15mg tid
曲唑酮	12.5mg bid~tid	每 3~5 天增加 12.5mg	20mg tid	25~50mg tid
痴呆患者的焦虑症				
舍曲林	12.5mg qd	每 3~7 天增加 12.5mg	12.5~25mg qd	12.5~100mg qd
氟西汀	5~10mg qd	每 7 天增加 5mg	5~10mg qd	5~20mg qd
丁螺环酮	5mg bid	每 2~3 天增加 5mg	5~10mg tid	5mg bid~20mg tid
加巴喷丁	100mg bid~tid	每 3~5 天增加 100mg	100mg tid	100mg tid~800mg tid
广泛性焦虑障碍				
西酞普兰	10mg qd	7 天后增加 10mg	20mg qd	10~40mg qd
艾司西酞普兰	5~10mg qd	7 天后增加 5mg	10mg qd	5~20mg qd
文拉法辛缓释胶囊	37.5~75mg qd	1~2 周后增加到 75mg；以相同的间隔进一步增加	37.5~75mg qd	≤150mg qd
丁螺环酮	5mg bid	每 2~3 天增加 5mg	10mg tid	5~20mg tid
普瑞巴林	50mg qd	3 天后增加到 100mg，2 天后增加到 150mg（分成 2 到 3 次服用）	150~200mg qd	150~600mg qd（分为 2~3 次服用）
惊恐症				
西酞普兰	5~10mg qd	7 天后增加	20mg qd	5~40mg qd
舍曲林	12.5~25mg qd	7 天后增加	50~100mg qd	12.5~200mg qd
缓释型文拉法辛	37.5mg qd	1~2 周后增加 37.5mg	37.5~75mg qd	≤150mg qd

剂量需要依据需求和耐受性

在老年人口中,焦虑症通常与抑郁症有关,尤其是**重度**抑郁症。抗抑郁药物也能有效地治疗焦虑症以及其他症状。SSRIs 和双效药物是有效的抗焦虑药。单独用抗焦虑药来治疗伴有焦虑的抑郁症效果会很差（Flint, 2005）。在抑郁症背景下伴有显著焦虑症的患者可在治疗最初的第 1~2 周使用苯二氮䓬类药物。正如前文简要讨论的,当抑郁症和惊恐发作患者开始使用抗抑郁药时,需要非常缓慢地滴定抗抑郁药。

焦虑可能继发于其他疾病,特别是危及呼吸的疾病,如哮喘、COPD、睡眠呼吸暂停和头颈部癌症。对于 COPD 或睡眠呼吸暂停患者的焦虑,SSRIs 或丁螺环酮可能会有效,因为这些药物不会抑制呼吸或导致镇静或损害认知障碍。对于老年人群的惊恐焦虑,可以使用 SSRI 抗抑郁药。对于终末期肺病

患者,改善呼吸困难是治疗的重点,包括纠正呼吸困难的生理原因（缺氧、贫血、支气管痉挛）、应用阿片类药物控制症状,然后使用抗抑郁药（舍曲林、文拉法辛）和 / 或苯二氮䓬类进行焦虑治疗（Periyakoil 等, 2005）。

在 PD 患者中,焦虑可能在 "关闭" 期尤为突出,似乎左侧症状为主的 PD 患者焦虑与抑郁症状更显著（Walsh 和 Bennett, 2001）。最佳药物治疗尚未建立。治疗策略包括用最低有效剂量来治疗 PD 并增加抗抑郁药物,如 SSRI。苯二氮䓬类药物可以使用,但可能会加重 PD 症状。苯二氮䓬类药物的 GABA 激动作用可降低基底节区的多巴胺能外流,但理论上可干扰左旋多巴的作用（Yosselson-Superstine 和 Lipman, 1982）。

紧张症（catatonia）是一组精神运动和意志的

质的紊乱的综合征,可发生在一般疾病或神经疾病,或严重精神疾病如严重抑郁症或精神分裂症中。当前医疗实践中,这种综合征很大程度上被误诊,并且在医院环境中经常被误认为谵妄或抑郁症。鉴别诊断很重要,因为紧张症的初始治疗与其他综合征的治疗明显不同。像谵妄一样,紧张症的诊断需要及时的医疗检查和准确诊断。并且这种情况,需要对患者进行对症治疗。紧张症的主要特征包括刻板、作态、自动服从症、僵硬、模仿动作、缄默症、违拗症、自动症和冲动行为等。这些现象可在运动过多、过少或运动不能的背景下出现。最好使用标准化量表进行诊断,如紧张症评分量表(Bush 等,1996)。紧张症分为迟发型、兴奋型和恶性型,后者包括神经阻滞恶性综合征和 5- 羟色胺综合征。

除了明确病因进行治疗外,需要对紧张症进行对症治疗以维持基本身体功能(水分和营养),并降低不动症的发病率。可以用苯二氮䓬类药物和(或)电休克疗法治疗紧张症。在老年人群中可以进行电休克疗法,尽管缺乏临床对照研究,但丰富的临床实践支持其使用。临床经验还表明,老年患者对苯二氮䓬类药物的反应可能不如年轻人的紧张症患者。可以静脉注射和肌内注射已达到快速起效,根据不同苯二氮䓬类药物的药代动力学特点,认为劳拉西泮最适合用于治疗紧张症。劳拉西泮治疗紧张症的使用方法建议如下(Fink 和 Taylor,2003):

- 紧张症评分量表。
- 给劳拉西泮 1~2mg 的试验性剂量注射。
- 紧张症评分量表。
- 间隔 20~30 分钟,重复给予静脉注射劳拉西泮,并在几小时内进行紧张症评分量表,直至总剂量劳拉西泮 10mg。
- 如果显著改善,计算给予多少剂量的劳拉西泮。
- 每天分次静脉注射该剂量的劳拉西泮,直到确定潜在的问题得到纠正和 / 或综合征消失为止。
- 预测对 ECT 的需求。

当 GAD 作为原发性疾病发生时,有几种不同的治疗选择。无论抑郁症是否存在,抗抑郁药是大多数老年人 GAD 一线治疗方案。在老年人中,首选药物包括艾司西酞普兰、西酞普兰和文拉法辛。苯二氮䓬类药物治疗老年人 GAD 的作用通常有限,但如果要用,推荐劳拉西泮和奥沙西泮。其他选择包括在未使用苯二氮䓬类的患者中用丁螺环酮和普瑞巴林(Montgomery 等,2006)。

老年人原发性强迫症通常代表了生命早期发生的持续性疾病。在老年人,囤积行为不太可能是强迫症的一种表现,而更可能与精神疾病或痴呆症相关。治疗包括暴露和缓解反应治疗以及大剂量 SSRI 治疗。老年人原发强迫症是精神科转诊的指征。

老年人的惊恐症或惊恐发作可能是原发的,或是继发于其他疾病或药物。对于原发性惊恐症,推荐的治疗是 SSRI,如西酞普兰或舍曲林。文拉法辛也可以选择。如果 SSRI 起始剂量过高,会使惊恐加重(剂量和滴定的建议见表 24.11)。当使用文拉法辛时,最佳剂量通常≤150mg/d,因为较高剂量时去甲肾上腺素效应会更显著。苯二氮䓬类如劳拉西泮可能是在治疗的最初几周内需要作为辅助治疗。丁螺环酮对治疗惊恐症无效。当症状控制 6~12 个月时,应该尝试缓慢减量并停止用药。接受认知行为疗法的患者通常停药效果非常好。由于惊恐的复发,有些人可能需要多次尝试停药。少数将需要终身治疗。在一小部分老年患者中,尽管存在依赖性问题和不良反应,但可能需要苯二氮䓬类药物来控制惊恐与焦虑。惊恐症伴随酒精依赖的患者将使这种治疗策略更复杂。劳拉西泮或奥沙西泮可用于此适应证。

在成年人中,广场恐惧症被认为是惊恐的并发症,但这种现象在老人中并不常见。在老年人群中,广场恐惧症更多的是由痴呆症,抑郁症或淡漠症(apathy)的发作引起的,或者是由于严重的疾病或创伤引起的。没有证据表明药物治疗对广场恐惧症有帮助。

PTSD 在年轻时发病可能在晚年会再次出现。PTSD 诊断因为合并的认知障碍和及其他并发症在老年人中变得非常困难。PTSD 的推荐治疗方法是认知行为疗法,PTSD 需要转诊到精神科或心理科进行治疗。选择药物治疗是 SSRI 抗抑郁药,治疗剂量,氟西汀 60mg/ 天。SSRI 抗抑郁药、曲唑酮和拉莫三嗪也可能有效。所需的治疗时间尚未确定。苯二氮䓬类药物在 PTSD 治疗中几乎没有作用,特别对那些有精神药物滥用的患者更是如此。对于 PTSD 相关的噩梦,一个系列病例研究发现肾上腺素能拮抗药哌唑嗪 5mg 静脉滴注有很好疗效(Raskind 等,2000)。可乐定、胍法辛和赛庚啶也有报道是有效的(Horrigan,1996)。

对于社交恐惧症(社交焦虑症),认知行为疗法为首选。推荐药物包括 SSRI 抗抑郁药、文拉法辛、普瑞巴林和加巴喷丁。丁螺环酮对此病效果不佳。

失眠治疗策略为首选睡眠卫生干预。如果这些干预措施无效，可以尝试药物治疗。第一步停止目前无效用药，包括抗组胺镇静药（特别是苯海拉明），然后给病人开催眠药。如果2周以后失眠仍没有改善，并且没有证据表明潜在的疾病是失眠的原因，则应考虑使用另一种催眠药。失眠小于3周的老年失眠患者，可以使用以下任何药物：唑吡坦、扎来普隆、右佐匹克隆、加巴喷丁、米氮平、曲唑酮、去甲替林或替马西泮。治疗失眠不建议用药包括苯海拉明、水合氯醛、巴比妥类和相关镇静药（the Medical Letter，2000）。对于慢性失眠患者，可以使用相同的药物，但去甲替林和替马西泮应谨慎使用。表24.12显示剂量信息。

表24.12 安眠药在老年人中的剂量

药物	剂量（mg）
多塞平	3
右佐匹克隆	1~2
加巴喷丁	100~300
米氮平	3.75~7.5
去甲替林	10
雷美替胺	8
替马西泮	15
曲唑酮	25~50
扎来普隆	10
唑吡坦	5

心境稳定药

原发性双相情感精神障碍可以发生在不同年龄段人群，其临床表现也可以根据个体是否有其他精神病遗传因素、发病年龄、发作次数和极性、治疗情况、有无药物滥用史和共患疾病等情况而不同。除了一些个例，总体来说躁狂症、抑郁症和混合状态的症状和体征在老年及年轻患者表现相似。而且对治疗的反应多种多样，对于治疗失败的报道也很常见（Young，2005）。在老年人群高血压、糖尿病和脑血管疾病常常作为合并症存在。一半以上的双相情感障碍的老年患者都在MMSE（简易智力状态检查量表；Gildengers等，2004）等认知障碍筛查上显示异常。一般来说老年人第一次出现躁狂症，应考虑为继发性躁狂症。继发性躁狂症可能与药物、代谢紊乱、内分泌疾病或癌症有关。

继发性躁狂症治疗原则是首先治疗导致躁狂的潜在疾病。对于双相躁狂的药物治疗，一线药物包括锂剂和丙戊酸钠。卡马西平由于不良反应和药物相互作用而降级为二线治疗。对于双相情感障碍的抑郁症的治疗，锂剂和拉莫三嗪是首选药物。拉莫三嗪也可用于治疗快速交替型精神障碍（rapid cyclic illness）。可用于双相精神障碍的非典型抗精神病药包括阿立哌唑、奥氮平、喹硫平、利培酮和齐拉西酮。虽然这些药物有疗效，但是使用时要谨慎，因为老年患者可以增加死亡风险。

心境稳定药：药代动力学

老化明显改变锂剂药代动力学。锂剂的分布量随着年龄的增长而减少，这是因为体内总水分相对减少，而体内总脂肪相对增加。锂不能被代谢。锂的清除率与GFR的降低成正比。锂在老年人中的半衰期为28~36小时，而非老年患者为24小时。诸如充血性心力衰竭和肾功能不全等疾病进一步减少了锂的清除率。

口服丙戊酸钠将被迅速吸收，新型的肠溶衣制剂可以减缓吸收速度并使消化道反应最小。肠溶包衣形式不同于持续释放形式，适合每天一次给药。丙戊酸钠具有高度蛋白质结合性，因此白蛋白水平低的老年人的药物游离比例增加。正如前面所讨论的，如果使用总药物浓度来指导剂量变化，这可能导致药物过量。一旦被吸收，所有形式的丙戊酸钠迅速分布；药物在几分钟内到达中枢神经系统。丙戊酸广泛参与多种途径代谢，主要通过葡萄糖醛酸化和线粒体β-氧化达成的，也可以通过CYP450酶作为次要代谢途径，并产生活性代谢物产物。在老年患者中，丙戊酸清除率将降低超过1/3，因此需要较低的初始剂量和较慢的滴定速率。

口服拉莫三嗪可以迅速且完全吸收，这一过程不受进食影响。该药物通过葡萄糖醛酸化代谢成无活性代谢物，并且大部分通过肾脏排泄。因为肾脏清除率随着老化而降低，老年患者的药物暴露增加了50%以上。

卡马西平吸收缓慢，4~8小时达到峰值。这种药物是P-糖蛋白泵的底物。它通过CYP3A4被肝脏代谢为活性环氧化物代谢物，在高浓度时可能有毒性。卡马西平的自我诱导将缩短重复给药的半衰期，可能需要在2至4周后提高剂量。在老年患中,卡马西平的清除率降低约 1/4。卡马西平显著诱导 CYP3A4 和 CYP2C19 酶,因此将降低精神和心脏药物以及其他药物的浓度。

心境稳定药:药效学和机制

锂剂的作用机制尚不清楚,尽管一些假设已被提出。在其他效应中,锂剂可下调 AMPA GluR1 突触表达,这是与丙戊酸钠共有的作用。丙戊酸钠也增加 GABA 的有效性。拉莫三嗪被认为通过电压门控钠通道起作用以抑制兴奋性氨基酸如谷氨酸和天冬氨酸的释放。卡马西平的药效学效应与苯妥英类似,主要与抑制突触传递相关。

心境稳定药:药物相互作用

锂剂具有潜在的与 ACE 抑制药、钙通道阻滞药、噻嗪类利尿药、NSAIDs、COX-2 抑制药、及几乎所有精神药物等的相互作用。这些药物与锂剂联合使用时需要密切监测锂的血药水平。此外,任何涉及盐摄入量(特别是氯化钠)变化的饮食都会对锂浓度产生显著影响。卡马西平通过 CYP3A4 和 CYP2C19 影响其他药物的代谢(如前所述),但也容易受其他药物的代谢抑制,因为它被单一同工酶 CYP3A4 代谢。这种同工酶可以被葡萄柚汁或抗真菌药物以及其他药物抑制。卡马西平与丙戊酸钠的联合应用具有肝毒性,需要仔细监测肝功能。拉莫三嗪与其他抗惊厥药联合使用也可能会产生问题。卡马西平与大多数联合使用的药物相互作用,因此,只能作为老年患者的二线选择。

心境稳定药的不良反应

在老年患者中,锂剂与许多不良反应有关,包括认知功能障碍、困倦、疲劳、共济失调、震颤、小脑功能障碍、构音障碍、自发性肌肉收缩、多尿、尿频、尿失禁、便秘、空腹高血糖、体重增加、皮肤病加重如牛皮癣、关节炎恶化、外周水肿和甲状腺功能减退症。锂剂的中毒发作以及每日多次服用都可能有肾脏结构性损伤的风险,要努力避免。锂剂的心脏影响包括心电图改变、传导异常和心律失常。在 1/4~1/3 的治疗患者中会发生 T 波抑制。即使锂剂水平处于正常治疗范围内,也可能出现前述的神经精神症状。但在安全范围内是不会产生神经精神症状,药物减量或停药后,症状可能会改善。长期服用锂剂会导致明显的体重增加。与锂剂治疗相关的异常实验室指标包括 TSH 升高(慢性治疗中临床甲状腺功能减退约 6%)和白细胞增多包含成熟 WBCs(无左移)。

心境稳定药的适应证

心境稳定药用于治疗原发性双相情感障碍(双相Ⅰ和双相Ⅱ)、交替型(cyclothymia)、某些次要情绪障碍(例如物质诱导精神障碍)、情感分裂障碍、痴呆的行为和心理症状、疼痛综合征、精神运动障碍、焦虑症、和酒精/镇静药戒断等。

心境稳定药的临床应用

原发性双相情感障碍是精神科转诊的指征。在照料老年抑郁患者中的一个重要问题就是,在使用抗抑郁药物治疗前需要发现诱发躁狂症或轻度躁狂症的病史。因此,许多非精神科医生也认为抑郁症是精神科转诊的指征。对于第一次出现躁狂症的老年患者,继发性躁狂症的怀疑指数很高,并且应调查其病因。躁狂症或双相情感障碍的诊断评估通常在精神科医生指导下完成。它应该包括生命体征(卧立位)、全身(包括神经系统)查体、认知筛查、血小板和 CBC、血生化 14 项、甲状腺筛查和心电图。头颅 MRI 也可能是需要的。

继发性躁狂症患者的治疗包括停止任何不适当药物(如类固醇)或其他治疗方案。对于原发性躁狂或轻度躁狂症,应停止抗抑郁药治疗,而开始锂剂、丙戊酸或非典型抗精神病药的初始单药治疗。对于混合状态(具有抑郁症状的躁狂症),继发性躁狂或快速交替型精神障碍,推荐丙戊酸钠。在决定是否需要更换药物或增加剂量之前,应该先对患者进行几周初始治疗的观察。对于双相抑郁症(bipolar depression),应开始使用拉莫三嗪或锂剂进行初始单药治疗。如果用这些药物之一进行初始治疗而没有效果,则尝试换另一种药物。如果两者都无效,考虑用非典型抗精神病药物单药或作为附加治疗。如果这都无效,应与精神科医生协商,考虑联合使用抗抑郁药或情绪稳定药或 ECT。在 4~6 次 ECT 治疗后症状可以迅速缓解,并且疗程结束后应用心境稳定剂维持治疗。

老年患者在用心境稳定药治疗时,要进行身体和精神状态检查,以及监测血药浓度和不良反应(Jacobson,2012)。建议对这些患者进行精神科随访。表 24.13 显示了心境稳定药的建议剂量和滴定方案。

表 24.13　老年人中心境稳定药的剂量和滴定方案

指征 / 药物	初始剂量	滴定方案	常规使用剂量	剂量范围
锂	75~150mg qd	每 4~7 天增加 75~150mg	300~900mg	150~1 800mg qd
丙戊酸钠	125~250mg qd-bid	每 3~5 天增加 125~250mg	500~1 000mg（分成 2 次给药）	250~1 500mg（分成 2 次给药）
卡马西平	100mg bid	每 3~5 天增加 100~200mg	300mg bid	200~800mg（分成 2 次给药）
拉莫三嗪	12.5mg qd	每 2 周增加 12.5~25mg	50mg bid	100~300mg（分成 2 次给药）

非典型抗精神病药也可治疗双相性障碍。这些药物的剂量见表 24.7

药物滥用的治疗

药物滥用在当前的老年人群中并不常见，但如果存在，则与严重的发病率相关。在老年人群中，最可能被滥用的物质是烟酒。在处方药中，苯二氮䓬类是最常被滥用的；阿片类药物滥用确有发生，但不太常见。一般来说，与物质相关疾病分为物质使用障碍（滥用和依赖）或物质诱发的障碍（中毒、戒断、认知障碍、心境障碍等）。

药物滥用是反复使用酒精，药物或可导致有害后果的药物的不良行为模式。老年酒精滥用有以下标准：无法保持自身卫生、反复摔倒、无法寻求必要医疗照料、或通过不断争论中毒后果而使孩子疏远。物质依赖是一种适应不良的行为模式，包括耐受性、停药后的戒断症状、强迫性使用、活动的限制和（或）尽管有不利的身体或心理影响而继续使用。在酒精方面，酒精依赖通常被称为酗酒。一般来说，酒精滥用比酒精依赖更普遍，"饮酒问题"（这不是 DSM 术语）比酒精滥用更普遍。饮酒问题存在不同定义；对于老年饮酒者，可以是男性每天摄入超过 2 杯或女性每天饮用超过 1 杯或经常饮酒。

在服用苯二氮䓬类药物时，正常的临床使用也会产生生理依赖性，并且在突然停药后会出现戒断综合征，因此身体依赖是可以预期的。此外，一些焦虑症患者根据症状的严重程度自行增加或减少苯二氮䓬类药物的剂量。这样做的患者不需要被诊断为成瘾。

药物滥用的诊断

药物滥用 / 依赖通常是隐蔽的，因此检测需要很高的怀疑指数。诊断需要仔细询问病史，详细的身体和精神状态检查以及实验室检查。在急诊室，药物筛查需要尽快完成，可能的话，在发病后 1 小时内送检。酒精只能在短时间内（7~12 小时内）在尿液中检测到（Moeller 等，2008）。应该同时获得血清和尿液样本。通常对乙醇、对乙酰氨基酚和水杨酸酯进行血清药物筛选，后者需排除剂量过量。通常对阿片类药物、海洛因、美沙酮、苯二氮䓬类药物、可卡因、安非他明、甲苯丙胺和巴比妥类药物进行尿液筛查。特异性的筛查因实验室而异。实验室通常不区分单个阿片类药物或代谢物，但可根据要求进行更多特异性分析。多种药物联合使用时可能会导致假阳性结果（Moeller 等，2008）

与酒精相关疾病

酒精依赖

尽管可以看到各种各样的饮酒方式，但大多数长者每天可能会少量饮酒。衰老、药物治疗和合并疾病都会对酒精的动力学产生影响，这使少量饮酒就可能产生很大的影响。酒精依赖式的饮酒模式可以长期持续到老年，也可以 60 岁以后才出现。那些早发型的往往很容易被发现，是因为往往伴有严重的合并症（如 COPD、肝硬化或 TBI 病史）以及法律和家庭问题。较晚发生的情况可能更难以发现。老年人酗酒者通常会出现一系列症状、体征和问题，如表 24.14 所示。这份名单可以用作酗酒的"系统综述"。在完成密西根酒精依赖筛选量表（老年人版本）（MAST-G）以后，对患者的饮酒量和频率给予建议是很有帮助，因为有助于降低饮酒。

在男性中，GGT 和 CDT 一体提供了一个可靠的指标；在女性中，GGT 单独具有更好的预测价值。GGT 和 CDT 在饮酒停止后几天内开始恢复正常，并在 2 周内恢复正常水平。

虽然医生对饮酒过量的咨询和建议会给患者带来短期的戒酒效果，但是坚持戒酒还要多方面的手段，包括定期参加如匿名戒酒或理性康复等组织活动，建立一对一的家庭 / 朋友关系（通常是赞助人或辅导员）的支持体系，定期进行内科和精神科医生随访，以及反复强化戒酒。老年人的酒精依赖患者在一起进行群体治疗后表现良好，最后能重新回归社会。家庭疗法有助于减少酗酒的可能性，处

表 24.14　酗酒：症状，体征和相关状况

腹型肥胖	敌意
激越	卫生问题
失忆	高皮质醇血症
贫血	高同型半胱氨酸血症
焦虑	高血压
冷漠	感染
共济失调	失眠
挫伤	易怒
心肌病	法律问题
小脑变性	恶性肿瘤
肝硬化	营养不良
脱水	不遵医嘱
谵妄	恶心 / 呕吐
妄想	神经病变
痴呆	骨质疏松症
龋齿	胰腺炎
抑郁症	惊恐发作
电解质紊乱	肺炎
食管静脉曲张	癫痫发作
摔倒	性功能障碍
骨折	社会隔离
胃炎	自杀意念
消化道出血	外伤
幻觉	溃疡
肝炎	韦尼克脑病
杀人的意念	

来源：美国精神病学出版社的许可，改编自 Jacobson 等（2007）

理家庭冲突，并提请贫困家庭状况的援助。对于回家居住的老年人，找出给老人提供酒的人并且给予教育是关键的一步。帮助患者和家人找到合适的诊所、牙医和家庭健康服务可能也会有帮助，可以安排上门活动或参加高级中心活动。

目前 FDA 批准用于治疗酒精依赖的药物包括纳曲酮（Naltrexone）（口服和长效注射剂）、阿坎酸（acamprosate）和戒酒硫（disulfiram）。虽然可以用在老年人群，但在老年人中的大样本研究还没有进行。

纳曲酮是一种非特异性的阿片受体拮抗药，可减少酒精的增强作用，使患者在停止饮酒后不会继续饮酒。有限的数据表明，纳曲酮在老年患者中安全有效（Oslin 等，1997）。该药要与前面列出的非药物干预一同使用。纳曲酮应该等到患者完全戒掉了阿片类毒瘾之后才能开始使用，并通过尿液检测或用纳洛酮激发试验来进行戒酒验证。在老年患者中，口服纳曲酮（revia）应该从 25mg/d 开始，并在治疗期间维持或增加到 50mg/d（Oslin 等，1997）。长效注射型纳曲酮（vivitrol）的药代动力学在老年人群中的研究正在进行中。任何年龄的 vivitrol 初始剂量为每 4 周肌内注射 380mg。

阿坎酸是 GABA 受体激动药和谷氨酸受体拮抗药，不仅可用于治疗酒精依赖，还可用于戒断期的神经保护。这种药物在老年医学领域有待研究；其效率和安全性尚未在老年人群中得到证实。如果使用这个药物，要在开始戒酒后马上开始，并持续 12 个月或更长时间（在治疗过程中可能存在复发）。老年人的起始剂量为 333mg，每日 3 次，1 周后增加至 666mg，每日 3 次。该药可促进戒酒的持续性并降低复发的严重程度。在非老年人中，该药物已经成功地与其他药物如纳曲酮或戒酒硫类药物联合使用。

由于严重的不良反应，戒酒硫已经很少在老年人戒酒中使用。戒酒硫抑制醛脱氢酶，会导致摄入的乙醇的毒性代谢物累积。这种影响因人而异，并且与剂量有关。症状包括脸红、恶心、心动过速或心动过缓、低血压、心肌梗死、心血管衰竭及癫痫发作。高剂量的戒酒硫、大量的酒精摄入、或有心血管疾病的患者会出现更严重的反应。没有特定的解毒剂。"戒酒硫反应"（antabuse reaction）可与任何含酒精的物质发生，包括一些非处方止咳糖浆和漱口水，以及甲硝唑、甲苯磺丁酰胺和甲氧苄啶 / 磺胺甲噁唑（Bactrim）等处方药。

戒酒硫在使用中存在许多医学禁忌。给老年患者开戒酒硫时，剂量应该维持在每日 125~250mg。问题核心是如果患者喝酒，这个剂量是否会产生足够的血药浓度而出现酒精 - 戒酒硫反应。在常规使用中，戒酒硫的顺应性可以通过测试尿液中的二乙胺（一种代谢物）来确定。当应用戒酒硫时，应在检查基线肝功能，然后在前 2 个月，每 2~3 周检查一次，然后每 3 个月检查一次。

用于治疗酒精依赖的其他药物包括 SSRI 抗抑郁药和抗惊厥药。在非老年患者中，SSRI 的使用后的最初几周内可以减少饮酒欲望，但这些效果可能无法在所有患者中保持。与其他所有戒酒疗法一样，SSRIs 治疗期间也要有密切随访。尽管托吡酯每日 300mg 在非老年人群中被发现可有效治疗酒精依赖,但这种药物可能导致老年患者的严重副作用。其他抗痉挛药物对治疗酒精依赖也有一定效果,包括丙戊酸钠、卡马西平和拉莫三嗪,但这些药物均未在老年人群中进行过系统研究。

酒精戒断症候群

老年患者酒精戒断症候群的症状和体征与年轻人相同,但可能更严重,持续时间更长(Brower 等,1994)。症状包括发热、心动过速、呼吸急促、高血压、血压不稳定、出汗、震颤、反射亢进、惊吓反射显著、瞳孔散大、癫痫发作、头痛、定向障碍、焦虑、激动、失眠、妄想(通常被迫害妄想)、幻觉和恶心 / 呕吐。较早出现轻微的戒断症状,如震颤和焦虑,通常是在最后一次喝酒后 6~12 小时。幻觉发生于 8~24 小时后,癫痫发作发生于 24 小时后,而谵妄震颤(delirium tremens,DT)发生于 72 小时后(Rubino,1992)。有谵妄史的患者可能会更早发生 DT。精神疾病诊断及统计手册第四版(DSM-Ⅳ-TR)指出酒精戒断后的谵妄都是 DT,这种情况也意味着严重谵妄状态,通常伴有癫痫发作。老年谵妄患者由于心律失常、低血容量性休克、吸入性肺炎、肝功能衰竭、跌倒或其他事故而导致很高的死亡率(Feuerlein 和 Reiser,1986)。戒断综合征的严重程度可以用量表来评估,例如修订后的临床戒断反应评估量表(CIWA-Ar,Clinical Institute Withdrawal Assessment for Alcohol)(Sullivan 等,1989)。

对酒精戒断症的最初支持措施包括补液、营养支持和在安静的环境中休息。先给硫胺素(thiamine)100mg 静脉或肌内注射,然后再给任何含有葡萄糖的静脉注射溶液,因为葡萄糖代谢需要硫胺素,如果硫胺素缺乏可能会导致韦尼克脑病。叶酸和多种维生素也应该给予,并且电解质紊乱应该纠正。镁的补充特别重要。如果患者有任何神经或心血管征象表明韦尼克脑病的存在,则应每天静脉给予硫胺素至少持续 3 天(Mayo-Smith 等,2004)。每日给一次拉力包("香蕉袋")[Rally Pack("banana bag")]会对韦尼克脑病有很好的治疗效果,并且还要给 1L 的 5% 葡萄糖 / 水或生理盐水中加入叶酸 1mg,多种维生素 10ml 和硫酸镁 2g。苯二氮䓬类药物能快速控制戒断症状,有固定剂量疗法(fixed-dose regimen)或症状诱发疗法(symptom-triggered therapy)。一般来说,只有当 CIWA-Ar 评分高于 8~10 分(症状触发疗法)阈值

时才应该使用药物,使用的药物越少,解毒持续时间越短(Daeppen 等,2002)。与固定剂量疗法相比,症状触发疗法需要更长时间和更高的平均 CIWA-Ar 评分(Daeppen 等,2002),并且这可能使体弱老人处于不利的医疗情况的风险中。因此,一些临床医生更喜欢将症状触发疗法用于非老年患者,而低剂量的固定剂量疗法可能更适合于防止老年人的症状进展。

任何苯二氮䓬类药物均可用于控制戒断症候群,但药代动力学差异使一些药物是老年患者更好的选择。劳拉西泮是老年人戒酒的一线药物,因为它可以口服或静脉给药(以及肌内注射,尽管老年患者的肌肉体积减小容易导致问题),它具有相对快速的起效速度和中等程度的持续作用时间,并不会参加氧化代谢,因此可以用于肝功能不良患者,并且由于不具备亲脂性,因此不会在体内累积。

除了不能静脉给药外,奥沙西泮具有相同的优点。氯氮䓬可用于年龄很大的肝功能完好的戒酒患者;在老年患者和中度肝功能不全患者中,应避免使用该药。氯氮䓬具有较长半衰期的优点,这有助于更顺利地戒酒,并且可以更有效地防止戒断性癫痫(withdrawal seizures)的发作。老年人半衰期较长的缺点增加了用药过量的风险。地西泮不是一个好的选择,因为它倾向于快速从血液循环进入脂肪组织。

对于固定剂量治疗,劳拉西泮每 6 小时服用 2mg 共 4 次,然后每 6 小时服用 1mg 共 8 次,之后在需要时每 1~2 小时服用 2~4mg(Mayo-Smith,1997)。对于症状触发疗法的治疗,当 CIWA-Ar 评分 ≥8 时,劳拉西泮每 1~2 小时给药 2~4mg。如果患者有严重的戒断症状,呕吐,或出现胃肠道出血或胰腺炎,劳拉西泮应该静脉给药。使用静脉注射途径时,初始剂量应是推荐剂量的一半,在可耐受的情况下根据需要可以加快滴定速度及滴定量。苯二氮䓬药物可能对治疗幻觉有效,但对严重或持续性精神症状应该加用抗精神病药。通常此时会选择氟哌啶醇,但其他抗精神病药也可使用。应该指出的是,所有抗精神病药都能降低癫痫发作阈值。

抗惊厥药如丙戊酸钠、卡马西平和加巴喷丁已被用作酒精戒断综合征的辅助治疗,在缓解症状和降低苯二氮䓬类药物总剂量方面有一些优势。β阻滞药如阿替洛尔已用于治疗戒断时伴有持续性高血压和(或)心动过速的患者。酒精戒断痫性发作通常是全面强直 - 阵挛型,伴有短暂的发作间期。苯

并二氮䓬类药物可以预防癫痫发作。当酒精戒断痫性发作时,静脉注射劳拉西泮 2mg 可降低复发的可能性(D'Onofrio 等,1999)。

尼古丁相关疾病

尼古丁使用障碍(烟草依赖)

吸烟是目前美国老年人中最常见的物质成瘾相关疾病,尤其是在老年吸烟者中,发病率和死亡率显著增加。无论年龄大小,戒烟会给健康带来益处(LaCroix 等,1991)。戒烟 5 年的老年人心血管疾病的死亡率会降低至与不吸烟者相同的死亡率,并降低其患肺癌的风险。

医学戒烟项目是老年人群中特别重要的干预措施。药物治疗包括尼古丁替代疗法和安非他酮。要注意的是,按照规定使用这些疗法,对于老年人来说是安全的。

与安慰剂组相比,尼古丁替代疗法(口香糖、锭剂、贴剂、喷雾剂和吸入器)的戒烟率提高了一倍。随着时间的推移,戒烟的效果会持续存在。患者的选择可能是必要的,因为对有冠状动脉疾病、严重或恶化心绞痛、近期心肌梗死、难治性高血压或严重的心律失常的患者,应该谨慎使用尼古丁替代品。此外,应谨慎使用只能通过处方获得的两种形式的尼古丁替代品—鼻内喷雾剂和口服吸入剂。当启动尼古丁替代疗法时,患者必须戒烟以避免尼古丁中毒。

表 24.15 显示了口香糖、锭剂和贴剂释放的尼古丁剂量。虽然一支香烟的尼古丁含量在 6~11mg,但每支香烟吸入的尼古丁的实际含量可能只有 1~3mg。替代产品给予的尼古丁量根据使用的剂量变化而变化。替代治疗的种类的选择主要取决于患者的喜好,尽管贴剂似乎特别适合于老年人,因为它提供了稳定的尼古丁暴露速率。

16 和 24 小时型贴剂都可用;应在睡前取下 16 小时型贴剂。并在使用下一贴剂之前的早晨取下 24 小时型贴剂。如果患者出现失眠,可以在就寝前取下 24 小时贴剂。老年人应使用小剂量尼古丁贴剂(7,14 或 15mg)。年轻患者和每天吸烟超过十支的人可能需要接受更高的剂量。使用贴剂时一定不能继续抽烟,否则高含量的尼古丁会产生毒性。贴剂的建议治疗期为 8 周。现在没有证据表明停用时有撤药症状。

使用抗抑郁药长效型安非他酮(bupropion SR)可使戒烟率增加 1 倍。当与行为干预一起使用时,该药物还可以减少与戒断相关的烦躁不安和体重增加。在急性戒断中,安非他酮与尼古丁替代疗法相同,安非他酮与尼古丁替代疗法的联合使用可能优于单一疗法,尽管这种联合疗法的安全性尚未在老年人中进行过研究。为了戒烟,在患者仍在吸烟时开始使用安非他酮,并选择"戒烟日期",通常在

表 24.15　部分尼古丁替代疗法

尼古丁的形式	商品名称	强度	给予尼古丁剂量	达到峰值的时间	使用说明	减药梯度时间
口香糖	尼古胶,各种仿制药	2mg 4mg	达到 0.8mg 达到 1.5mg	20~30 分钟	咀嚼然后在口腔内保持 20 分钟,每 1~2 小时 1 片或需要时服用,最多可 24 片 / 天	6 周
锭剂	Commit,各种仿制药	2mg(老年剂型) 4mg	比口香糖多 25%	20~30 分钟	1~6 周:q1-2h 7~9 周:q2-4h 10~12 周:q4-8h (不应咀嚼或咽)	6 周
透皮贴剂	Nicoderm CQ,Habitrol,其他	16 小时型:5,10,15mg 24 小时型:7,14,21mg	可变的	8~9 小时	每 24 小时给上身或手臂皮肤(无毛、干燥、干净)涂上新的贴剂。"青年 - 老年"的剂量取决于吸烟史:每天 ≥10 支香烟:前 4~6 周 21mg,然后 2 周 14mg,再之后的 2 周为 7mg。对于虚弱或体重过轻的老年人或患有心血管疾病的患者,前 4~6 周 14mg,之后的 2~4 周为 7mg	4~6 周

来源:经美国精神病学出版社的许可,改编自 Jacobson 等(2007)

未来 1~2 周内。长效型安非他酮在大多数老年人中的起始剂量应为每天 100mg；如果可耐受应该在 4~7 天后增加至 100mg 一天两次。长效型服用应该相隔 8 小时。从年轻人到老年人年都可以耐受长效型安非他酮的初始剂量 150mg/ 天，4~7 天后剂量增加至 150mg bid。安非他酮 SR 应持续 7~12 周，在第 7 周，如果患者在戒烟方面没有进展，则应停止用药。治疗的目标是完全停止吸烟。理想情况下，如果戒烟长达 12 周，就可以停药；尽管应监测患者是否出现抑郁症状，但并不需要逐渐减量。

苯二氮草依赖

对苯二氮草类药物（"成瘾"）的心理依赖可能表现为剂量随着时间的推移的增长，与专业保健人员对使用产生分歧，有时还存在反社会行为［例如从多个途径和（或）药房获得药物］。苯二氮草类成瘾更可能发生于目前或既往有药物滥用史的患者，通常涉及烟草或酒精。最有可能诱发心理依赖的苯二氮草类药物是那些起效快（高亲脂性）和作用时间短的药物（如阿普唑仑）（Ciraulo 等，2005）。

相反，生理依赖性是在足够长的时间使用足量的苯二氮草类药物后总是期望预期的结果。身体上的依赖不能定义成瘾。长期服用苯二氮草类药物治疗焦虑症的许多患者，随着时间的推移并不需要增加剂量，因为其抗焦虑作用的耐受性并不会进展。另一方面，即使在没有心理依赖的情况下，一些老年患者长期使用苯二氮草类药物也与抑郁、焦虑残余、认知功能障碍、白天嗜睡、共济失调、跌倒以及身体健康不佳有关。苯二氮草类药物的认知障碍可能表现为遗忘综合征或痴呆症，其特征是注意力不集中、记忆力下降、精神运动迟缓和不协调。当这些药物逐渐减量并停药时，认知症状通常会消失。

对于用治疗剂量的苯二氮草类药物进行慢性治疗的老年患者，可能需要尝试减药。对于这些患者，通常可以接受缓慢的减量（每周减少10%~25%）。当使用非常短效的药物如阿普唑仑时，可能需要改用长效药物；在改药时，等效剂量的药物应该减少 10%~25% 以避免过量使用（Ciraulo 等，2005）。即使缓慢停药，一部分患者也会表现不佳。这些患者可能患有潜在的疾病，例如 GAD，而长期治疗的获益可能超过（也可能不超过）风险。不建议使用氟马西尼以加快老年患者的戒断反应。

长期接受高剂量苯二氮草治疗的患者的撤药应在住院条件下完成。患者应该在心电监护条件下减药，并且应该按照时间表（例如，每 4 小时）检查生命体征。然后应该以每天 10%~25% 的速率逐渐减量。如果患者出现发热、颤抖或出汗，则应再次增加药物剂量，并且要补充液体，细致观察直至状态稳定。新症状或新的感觉障碍（如耳鸣）的出现可以帮助识别减量是否过快，并且可以将其与焦虑症鉴别（Ciraulo 等，2005）。普萘洛尔（每日 30~60mg，每日两次）可减轻肾上腺素能症状和体征，抗惊厥药可预防或治疗癫痫发作。排毒期后，有些药物可以帮助促进戒断，这包括丁螺环酮、SSRI 抗抑郁药和文拉法辛（Ciraulo 等，2005）。

（范元腾　译，杨春慧　校）

参考文献

AHFS. (2011) *AHFS Drug Information*. Bethesda, Md: American Society of Health-System Pharmacists.

Alexopoulos, G.S., Katz, I.R., Reynolds, C.F., III, et al. (2001) Pharmacotherapy of depression in older patients: a summary of the expert consensus guidelines. *J Psychiatr Pract*, 7: 361–376.

Alexopoulos, G.S., Streim, J., Carpenter, D., and Docherty, J.P. (2004) Using antipsychotic agents in older patients. *J Clin Psychiatry*, 65 (Suppl. 2): 5–99, 100–102, 103–104.

Ayd, F.J. (1994) Prescribing anxiolytics and hypnotics for the elderly. *Psychiatr Ann*, 24: 91–97.

Beers, M.H. (1997) Explicit criteria for determining potentially inappropriate medication use by the elderly. An update. *Arch Intern Med*, 157: 1531–1536.

Brower, K.J., Mudd, S., Blow, F.C., et al. (1994) Severity and treatment of alcohol withdrawal in elderly versus younger patients. *Alcohol Clin Exp Res*, 18: 196–201.

Bush, G., Fink, M., Petrides, G., et al. (1996) Catatonia. I. Rating scale and standardized examination. *Acta Psychiatr Scand*, 93: 129–136.

Byrnes, J.J., Miller, L.G., Greenblatt, D.J., and Shader, R.I. (1993) Chronic benzodiazepine administration: XII. Anticonvulsant cross-tolerance but distinct neurochemical effects of alprazolam and lorazepam. *Psychopharmacology*, 111: 91–95.

Ciraulo, D.A., Barnhill, J.G., Ciraulo, A.M., et al. (1997) Alterations in pharmacodynamics of anxiolytics in abstinent alcoholic men: subjective responses, abuse liability, and electroencephalographic effects of alprazolam, diazepam, and buspirone. *J Clin Pharmacol*, 37: 64–73.

Ciraulo, D.A., Ciraulo, J.A., and Sands, B.F. (2005) Sedative-hypnotics. In: H.R. Kranzler and D.A. Ciraulo (eds), *Clinical Manual of Addiction Psychopharmacology*. Washington, DC: American Psychiatric Publishing.

D'Onofrio, G., Rathlev, N.K., Ulrich, A.S., et al. (1999) Lorazepam for the prevention of recurrent seizures related to alcohol. *N Engl J Med*, 340: 915–919.

Daeppen, J.B., Gache, P., Landry, U., et al. (2002) Symptom-triggered vs. fixed-schedule doses of benzodiazepine for alcohol withdrawal: a randomized treatment trial. *Arch Intern Med*, 162: 1117–1121.

Davies, M., Newell, J.G., Derry, J.M., et al. (2000) Characterization of the interaction of zopiclone with gamma-aminobutyric acid type A receptors. *Mol Pharmacol*, 58: 756–762.

Devanand, D.P., Marder, K., Michaels, K.S., et al. (1998) A randomized, placebo-controlled dose-comparison trial of haloperidol for psychosis and disruptive behaviors in Alzheimer's disease. *Am J Psychiatry*, 155: 1512–1520.

Dubovsky, S.L. (1990) Generalized anxiety disorder: new concepts and psychopharmacologic therapies. *J Clin Psychiatry*, 51 (Suppl. 1): 3–10.

Farnsworth, M.G. (1990) Benzodiazepine abuse and dependence: misconceptions and facts. *J Fam Pract*, 31: 393–400.

Feuerlein, W., and Reiser, E. (1986) Parameters affecting the course and results of delirium tremens treatment. *Acta Psychiatr Scand*, 73: 120–123.

Fick, D.M., Cooper, J.W., Wade, W.E., et al. (2003) Updating the Beers criteria for potentially inappropriate medication use in older adults: results of a U.S. consensus panel of experts. *Arch Intern Med*, 163: 2716–2724.

Fink, M., and Taylor, M.A. (2003) *Catatonia: A Clinician's Guide to Diagnosis and Treatment*. Cambridge, MA: Cambridge University Press.

Flint, A.J. (1997) Pharmacologic treatment of depression in late life. *Can Med Assoc J*, 157: 1061–1067.

Flint, A.J. (2005) Generalised anxiety disorder in elderly patients: epidemiology, diagnosis, and treatment options. *Drugs Aging*, 22: 101–114.

Flint, A.J., and Gagnon, N. (2003) Diagnosis and management of panic disorder in older patients. *Drugs Aging*, 20: 881–891.

Gericke, C.A., and Ludolph, A.C. (1994) Chronic abuse of zolpidem [Letter]. *J Am Med Assoc*, 272: 1721–1722.

Gildengers, A.G., Butters, M.A., Seligman, K., et al. (2004) Cognitive functioning in late-life bipolar disorder. *Am J Psychiatry*, 161: 736–738.

Glassman, A.H., Roose, S.P., and Bigger, J.T., Jr. (1993) The safety of tricyclic antidepressants in cardiac patients. Risk–benefit reconsidered. *J Am Med Assoc*, 269: 2673–2675.

Greenblatt, D.J. (1991) Benzodiazepine hypnotics: sorting the pharmacokinetic facts. *J Clin Psychiatry*, 52 (Suppl. 9): 4–10.

Greenblatt, D.J., and Shader R.I. (1978) Prazepam and lorazepam, two new benzodiazepines. *N Engl J Med*, 299: 1342–1344.

Greenblatt, D.J., Comer, W.H., Elliott, H.W., et al. (1977) Clinical pharmacokinetics of lorazepam. III. Intravenous injection: preliminary results. *J Clin Pharmacol*, 17: 490–494.

Greenblatt, D.J., Sellers, E.M., and Shader, R.I. (1982) Drug disposition in old age. *New Eng J Med*, 306: 1081–1088.

Greenblatt, D.J., Harmatz, J.S., and Shader, R.I. (1993) Plasma alprazolam concentrations. *Arch Gen Psychiatry*, 50: 715–722.

Griffiths, R.R., and Wolf, B. (1990) Relative abuse liability of different benzodiazepines in drug abusers. *J Clin Psychopharmacol*, 10: 237–243.

Grohmann, R., Ruther, E., Sassim, N., and Schmidt, L.G. (1989) Adverse effects of clozapine. *Psychopharmacology*, 99 (Suppl.): S101–S104.

Hemmelgarn, B., Suissa, S., Huang, A., et al. (1997) Benzodiazepine use and the risk of motor vehicle crash in the elderly. *J Am Med Assoc*, 278: 27–31.

Hemmeter, U., Muller, M., Bischof, R., et al. (2000) Effect of zopiclone and temazepam on sleep EEG parameters, psychomotor, and memory functions in healthy elderly volunteers. *Psychopharmacology*, 147: 384–396.

Hollister, L.E., Muller-Oerlinghausen, B., Rickels, K., and Shader, R.I. (1993) Clinical uses of benzodiazepines. *J Clin Psychopharmacol*, 13: 1S–169S.

Horrigan, J.P. (1996) Guanfacine for PTSD nightmares. *J Am Acad Child Adolesc Psychiatry*, 35: 975–976.

Jacobson, S.A. (2012) *Laboratory Medicine in Psychiatry and Behavioral Science*. Washington, DC: American Psychiatric Publishing.

Jacobson, S.A., Pies, R.W., and Katz, I.R. (2007) *Clinical Manual of Geriatric Psychopharmacology*, Washington, DC: American Psychiatric Publishing.

Kapur, S., Remington, G., Jones, C., et al. (1996) High levels of dopamine D_2 receptor occupancy with low dose haloperidol treatment: a PET study. *Am J Psychiatry*, 153: 948–950.

Katz, I.R., Jeste, D.V., Mintzer, J.E., et al. (1999) Comparison of risperidone and placebo for psychosis and behavioral disturbances associated with dementia: a randomized, double-blind trial. *J Clin Psychiatry*, 60: 107–115.

Kruse, W.H.H. (1990) Problems and pitfalls in the use of benzodiazepines in the elderly. *Drug Safety*, 5: 328–344.

Lacro, J.P., Kuczenski, R., Roznoski, M., et al. (1996) Serum haloperidol levels in older psychotic patients. *Am J Geriatric Psychiatry*, 4: 229–236.

LaCroix, A.Z., Lang, J., Scherr, P., et al. (1991) Smoking and mortality among older men and women in three communities. *New Eng J Med*, 324: 1619–1625.

Liptzin, B., and Jacobson, S.A. (2009) Geriatrics: delirium. In: B.J. Sadock, V.A. Sadock and P. Ruiz (eds), *Kaplan & Sadock's Comprehensive Textbook of Psychiatry*, Philadelphia, PA: Lippincott Williams & Wilkins.

Mayo-Smith, M.F. (1997) Pharmacological management of alcohol withdrawal. A meta-analysis and evidence-based practice guideline. American Society of Addiction Medicine Working Group on pharmacological management of alcohol withdrawal. *J Am Med Assoc*, 278: 144–151.

Mayo-Smith, M.F., Beecher, L.H., Fischer, T.L., et al. (2004) Management of alcohol withdrawal delirium. An evidence-based practice guideline. *Arch Intern Med*, 164: 1405–1412.

Meyer-Massetti, C., Cheng, C.M., Sharpe, B.A., et al. (2010) The FDA extended warning for intravenous haloperidol and torsades de pointes: how should institutions respond? *J Hosp Med*, 5: E8–E16.

Moeller, K.E., Lee, K.C., and Kissack, J.C. (2008) Urine drug screening: practical guide for clinicians. *Mayo Clinic Proc*, 83: 66–76.

Montgomery, S.A., Tobias, K., Zornberg, G.L., et al. (2006) Efficacy and safety of pregabalin in the treatment of generalized anxiety disorder: a 6-week, multicenter, randomized, double-blind, placebo-controlled comparison of pregabalin and venlafaxine. *J Clin Psychiatry*, 67: 771–782.

Oslin, D., Liberto, J.G., O'Brien, J., et al. (1997) Naltrexone as an adjunctive treatment for older patients with alcohol dependence. *Am J Geriatr Psychiatry*, 5: 324–332.

Periyakoil, V.S., Skultety, K., and Sheikh, J. (2005) Panic, anxiety, and chronic dyspnea. *J Palliative Medicine*, 8: 453–459.

Perlis, M.L., McCall, W.V., Krystal, A.D., and Walsh, J.K. (2004) Long-term, non-nightly administration of zolpidem in the treatment of patients with primary insomnia. *J Clin Psychiatry*, 65: 1128–1137.

Pourmotabbed, T., McLeod, D.R., Hoehn-Saric, R., et al. (1996) Treatment, discontinuation, and psychomotor effects of diazepam in women with generalized anxiety disorder. *J Clin Psychopharmacol*, 16: 202–207.

Raskind, M.A., Dobie, D.J., Kanter, E.D., et al. (2000) The alpha1-adrenergic antagonist prazosin ameliorates combat trauma nightmares in veterans with posttraumatic stress disorder: a report of 4 cases. *J Clin Psychiatry*, 61: 129–133.

Rickels, K., Schweizer, E., Case, W.G., and Greenblatt, D.J. (1990) Long-term therapeutic use of benzodiazepines. I. Effects of abrupt discontinuation. *Arch Gen Psychiatry*, 47: 899–907.

Roose, S.P., and Glassman, A.H. (1994) Antidepressant choice in the patient with cardiac disease: lessons from the Cardiac

Arrhythmia Suppression Trial (CAST) studies. *J Clin Psychiatry*, 55 (9, Suppl. A): 83–87.

Rosebush, P.I., and Mazurek, M.F. (1996) Catatonia after benzodiazepine withdrawal. *J Clin Psychopharmacol*, 16: 315–319.

Rubino, F.A. (1992) Neurologic complications of alcoholism. *Psychiatr Clin N Am*, 15: 359–372.

Schneider, L.S., Dagerman, K.S., and Insel, P. (2005) Risk of death with atypical antipsychotic drug treatment for dementia: meta-analysis of randomized placebo-controlled trials. *J Am Med Assoc*, 294: 1934–1943.

Schweizer, E., Rickels, K., Case, W.G., and Greenblatt, D.J. (1990) Long-term therapeutic use of benzodiazepines. *Arch Gen Psychiatry*, 47: 908–915.

Shader, R.I., and Greenblatt, D.J. (1993) Use of benzodiazepines in anxiety disorders. *N Engl J Med*, 328: 1398–1405.

Sullivan, J.T., Sykora, K., Schneiderman, J., et al. (1989) Assessment of alcohol withdrawal: the revised clinical institute withdrawal assessment for alcohol scale (CIWA-Ar). *Br J Addiction*, 84: 1353–1357.

Terzano, M.G., Rossi, M., Palomba, V., et al. (2003) New drugs for insomnia: comparative tolerability of zopiclone, zolpidem, and zaleplon. *Drug Safety*, 26: 261–282.

The Medical Letter. (2000) Hypnotic Drugs. *The Medical Letter Online*, August 7, 2000.

Tulloch, I.F., and Johnson, A.M. (1992) The pharmacologic profile of paroxetine, a new selective serotonin reuptake inhibitor. *J Clin Psychiatry*, 53 (Suppl. 2): 7–12.

Uchimura, N., Nakajima, T., Hayash, K., et al. (2006) Effect of zolpidem on sleep architecture and its next-morning residual effect in insomniac patients: a randomized crossover comparative study with brotizolam. *Prog Neuropsychopharmacol Biol Psychiatry*, 30: 22–29.

van Eijken, M., Tsang, S., Wensing, M., et al. (2003) Interventions to improve medication compliance in older patients living in the community: a systematic review of the literature. *Drugs Aging*, 20: 229–240.

Van Putten, T., Marder, S.R., Mintz, J., and Poland, R.E. (1992) Haloperidol plasma levels and clinical response: a therapeutic window relationship. *Am J Psychiatry*, 149: 500–505.

van Steveninck, A.L., Wallnofer, A.E., Schoemaker, R.C., et al. (1997) A study of the effects of long-term use on individual sensitivity to temazepam and lorazepam in a clinical population. *Br J Clin Pharmacol*, 44: 267–275.

Walsh, K., and Bennett, G. (2001) Parkinson's disease and anxiety. *Postgrad Med J*, 77: 89–93.

Weintraub, D., and Hurtig, H.I. (2007) Presentation and management of psychosis in Parkinson's disease and dementia with Lewy bodies. *Am J Psychiatry*, 164: 1491–1498.

Yosselson-Superstine, S., and Lipman, A.G. (1982) Chlordiazepoxide interaction with levodopa. *Ann Int Med*, 96: 259–260.

Young, R.C. (2005) Bipolar disorder in older persons: perspectives and new findings. *Am J Geriatr Psychiatry*, 13 (4): 265–267.

第二十五章
痴呆患者行为异常的非药物治疗

Gary A. Martin[1], *John Ranseen[2]*

[1] Integrated Geriatric Behavioral Health Associates, Scottsdale, AZ, USA

[2] Department of Psychiatry, University of Kentucky College of Medicine, Lexington, KY, USA

概述

- 痴呆症患者通常会有精神和行为异常,例如身体和非身体的攻击性、焦虑、易激惹、心境恶劣、异常运动行为、脱抑制、妄想和幻觉等。
- 行为异常与预后不良相关,降低了患者和照料者的生活质量,并且是长期住院治疗的主要原因之一。
- 多数痴呆患者的行为异常与意识混乱、谵妄、药物相关谵妄、疼痛、环境因素和粗暴的护理有关。
- 非药物治疗包括优质护理/舒适护理、满足需求、环境干预、前期控制策略、教育和培训家人和照料者以及心理和个体化治疗。
- 针对不同类型痴呆患者的治疗
  - AD:前期控制策略比从结果吸取教训更加有效,特别是在晚期阶段。
  - VD:临床表现和病情严重程度的差异使得难以制定规范化治疗。那些具有较高认知能力的病人可能会从社会学习方法中受益。
  - LBD:环境和前因控制技术可能最有效。给看护者提供教育和培训有助于 LBD 患者的行为管理。身体不安状态的患者可以提供"on the run"护理(提供护理时允许患者自由走动)
  - FTDs:推荐环境和行为治疗,包括不停地跟随("on the run")护理。
  - PD:环境、心理教育、以咨询为导向的干预最值得推荐。建议照料者说话和动作要缓慢,并经常重复,避免复杂命令,用适合患者的方法来解决日常生活问题。

引言

老年医学已经公认痴呆症患者常伴有精神和行为异常。针对这些问题的处理,一直以来都把精力集中在如何选择药物上。但是近 10 年来,人们对使用非药物方法来解决痴呆症的行为问题越来越感兴趣。本章将概述用非药物干预来处理常见痴呆类型的行为问题。

患病率

60% 以上的非住院的痴呆患者都存在某种程度的神经精神症状或行为异常。他/她们出现攻击性行为的比例为 34%~64%(Lyketsos 等,2000;McNeese 等,2009)。在医疗环境下,例如老人护理院和辅助生活中心,这一比例会更高,有 80% 以上的患者表现出神经精神症状或行为异常。出现这种问题的终生风险接近 100%(Lyketsos 等,2000;Jeste 等,2008)。据报道,在老人护理院中非身体攻击或激越行为的发生率是 48%~82%,身体攻击行为在 11%~44%(Zuidema 等,2007)。在痴呆症患者中其他常见的是焦虑(48%)、易激惹(43%)、心境恶劣(38%)、异常运动行为(38%)、脱抑制(36%)、妄想(22%)和幻觉(10%)。精神病的患病率在横断面研究中为 25%,而在纵向研究中为 50%~70%(Mega 等,1996)。

常见的行为异常

痴呆症患者会表现出很多异常行为,包括好斗、攻击同伴和照料者、不合时宜的性行为、说粗话、身体躁动、游荡、翻箱倒柜、囤积行为、私自出走

（elopement）、不适当的排尿、睡眠紊乱、进食障碍、重复 / 破坏性的发声（哭泣、呻吟和叫喊）、当众脱衣服和"日落综合征"等。相关的精神疾病例如抑郁、焦虑和精神病性思维也有报道，包括淡漠相关症状、社交退缩、强迫症行为、妄想和幻觉等（Zuidema 等，2007）。

　　文献中使用的与行为异常相关名词较为笼统和模糊，比如激惹、攻击性和破坏性。行为异常和神经精神症状这些术语常常互相替换，而没有更具体和准确定义。目前还没有关于痴呆患者异常行为的统一定义，因此很难比较这一领域的研究结果。例如，激越（agitation）是一个在文献中广泛使用的名词，但它包括许多与其相关的其他行为，比如易怒（irritability）、烦躁不安（restlessness）、身体和言语攻击（physical and verbal aggression）、对抗照料者（resisting caregivers）、来回踱步（pacing）和游荡（wandering）。"攻击性行为"通常是指针对他人的暴力行为，但也包括口头威胁 / 虐待行为、甚至是破坏财产及其他破坏行为（Turner，2005；Pulsford 和 Duxbury，2006）。虽然命名的不一致给研究者带来不便，但它并没有掩盖一个事实，即痴呆患者，特别是当痴呆进展时常出现的行为异常，而且非常普遍。

临床影响

　　这种行为异常在临床上可能会带来严重影响。那些有神经精神症状和行为异常的痴呆患者的预后比对照组更差。并且认知功能、日常生活能力会快速下降、死亡率高、生活质量也更差（Jeste 等，2008）。此外，他们的照料者也会显示出更多悲伤、负面情绪、情绪耗竭和职业倦怠等（Pulsford 和 Duxbury，2006）。这无形中增加了照料者对患者在身体及精神虐待的可能性（Gates 等，2003）。此外，对于非住院患者，神经精神和行为异常往往导致家人不得不把患者送到护理院和其他医疗保健机构（Buhr 等，2006）。

非药物治疗的理论基础

　　行为异常痴呆患者，药物是最常见的治疗方式。2005 年一项针对护理院有医疗保险的 250 万人群的综述发现，当痴呆症出现行为障碍时使用抗精神病药物达到了 10 多年来最高水平（Briesacher 等，2005）。最近的一项对护理院患者的研究发现，住院后最初的 3 个月，新入院患者中有 71% 接受了

至少一种精神药物治疗，其中有 15% 接受了 4 种或者更多的抗精神药物治疗。在入院前 6 个月，这些新入院患者中将近 2/3 并没有服用过任何精神药物。但是，他们中只有 12% 接受过某种非药物治疗（Molinari 等，2010）。

　　使用抗精神药物本身也存在一些问题。首先，许多行为问题是由于环境压力和照料者行为不当所致，而不是任何神经精神功能异常的表现（Kitwood，1997；Cohen-Mansfield 和 Mintzer，2005；Pulsford 和 Duxbury，2006）。例如，当患者身体和情感需求得不到满足时，患者就会变得激越（Algase 等，1996；Cohen-Mansfield，2000）。虽然药物可以减少神经精神和行为症状，但不能解决这种异常的原因，不解除病因就不能真正解决问题（Cohen-Mansfield 和 Mintzer，2005）。

　　其次，许多治疗神经精神症状和行为异常的药物都可以引起嗜睡、认知缓慢、增加意识模糊，并且大大增加跌倒、不能行动、发展为帕金森综合征及其他并发症的风险。这些药物可以使已有的神经认知功能障碍进一步加重，可能会让他 / 她们丧失仅存的一些能力（Cohen-Mansfield 和 Mintzer，2005）。

　　第三，研究表明使用药物控制精神症状（如激越）的效果可能并非想象的那么有效（Sink 等，2005）。尽管一些临床试验已经显示药物可以在一定程度上减轻症状，但也有一些研究结果显示这些药物的效果非常有限或者无效（Schneider 等，2006）。此外，在使用抗精神药物治疗痴呆患者的临床试验中，安慰剂组的反应率也高达 30%~50%，这一结果也对抗精神病药物的疗效提出质疑，特别是还需要考虑这些药物的副作用（Jeste 等，2008）。

　　第四，老年痴呆患者使用抗精神病药物很容易出现副作用。常见的包括抗胆碱能、锥体外系和帕金森病样的副作用。到目前为止，美国 FDA（食品和药品管理局）还没有批准任何药物用于治疗痴呆患者的行为异常，因此，所有此类治疗都是"非适应证"使用。人们越来越关注某些抗精神病药物潜在的脑血管疾病风险和更高的死亡率，这就使得 FDA 在 2003 年和 2005 年发出"黑框"警告（美国 FDA，2005 年）。

　　因此，美国老年医学会和美国老年精神病学会在一项共识声明中推荐（美国老年病学会和美国老年精神病学会，2003 年），"在评估和治疗痴呆患者时，如果患者没有精神病特征以及对周围人没有直接危险时，首先应该采用非药物方法治疗患者的行为异常"（1295 页）。美国神经精神药理学会的白

皮书再次强调了这项推荐（Jeste 等, 2008），美国神经精神药理学会也推荐"非药物治疗中良好的临床护理的重要性，因为通过改善护理方法可能有助于缓解痴呆患者的精神症状和 / 或激越行为。非特定干预措施包括与患者的感情相融、关注患者人际间的和社会问题等（这些措施会有意想不到效果），而特定干预包括环境的、社会心理的、行为的及医疗上的等"（指南第 965 页）。指南进一步指出，"不是所有的精神症状和 / 或激越行为都需要药物治疗。只有当症状持续存在或复发或导致明显功能丧失时才考虑持续药物治疗"（指南第 966 页）。总体而言，这些结论都明确指出痴呆患者的行为异常的药物治疗应该是最后选择而绝不是首选治疗措施。

痴呆类型：大脑、认知和行为

虽然临床痴呆类型有多种，但痴呆的非药物治疗主要关注的仍然是那些患病率高的痴呆症，包括阿尔茨海默病（AD）、路易体痴呆（LBD）、额颞叶痴呆（FTD）、帕金森病痴呆（PDD）和血管性痴呆（VD）。虽然目前研究认为 AD、LBD、FTD 和 PD 是不同类型的疾病，但它们在病因、神经病理、症状表现及疾病病程方面存在很多重叠之处（Holmes 等, 1999；Barker 等, 2002），包括退行性的神经元改变及脑萎缩。此外，VD 也常并存于其他类型的痴呆，特别是与 AD 并存（Roman, 2001；Karlaria, 2002）。所有类型痴呆症都表现为渐进性加重的认知障碍，影响注意力、记忆力、语言、视觉空间能力和执行功能等。所有类型痴呆都可以直接影响调节情绪控制的大脑结构，例如杏仁核、扣带回、岛叶和下额叶皮质。痴呆症患者的行为异常可以呈波动性、或情绪不稳和容易冲动等。此外还可以有其他异常行为表现，包括情感淡漠或不活动、精神症状、失去自我意识，不适当的社会行为及抗拒照料，这些症状可出现在任何类型的痴呆患者。然而，由于潜在神经病理学不同导致不同类型痴呆症的认知和行为异常的表现有所不同，尤其是在病程早期阶段。理解这些异常行为和认知障碍的特点是临床鉴别诊断及制定行为治疗策略的关键。

阿尔茨海默病（AD）

AD 是目前最常见的痴呆类型，其特征是大脑皮质神经元丢失，通常始于内侧颞叶，包括海马、海马旁回和海马下托。在 Meynert 基底核和蓝斑有胆碱能神经元丧失；皮质神经元丢失主要影响大的锥体神经元。神经元丢失迅速扩展到顶叶和额叶。显微镜下的神经元改变包括神经元内的纤维样缠结，称为神经原纤维"缠结"，以及神经元外部的异常结构称为神经炎性斑块，由淀粉样蛋白核心和环绕的变性树突和轴突组成。胆碱能投射系统的早期改变导致患者出现典型早期临床表现，包括记忆和学习新事物的障碍。

由于边缘系统的病变，患者通常会有情绪改变。但是，额叶功能在疾病早期会相对保持完好，所以社交和人格的完整性通常在疾病的晚期才会出现明显改变，这一特征与 FTD 患者明显不同。

由于皮质进行性萎缩使 AD 患者出现多个认知领域功能障碍，并有各种行为异常，随着疾病进展，对患者护理的难度也越来越大。痴呆患者各种能力不断下降，许多安全相关问题（驾驶、烹饪、迷路）必须考虑。AD 早期的典型行为障碍通常与抑郁和焦虑有关，包括社交退缩、个人忽视、脾气暴发、重复语言和行动。在 AD 中期，行为异常表现多样，通常与患者不完全了解周围环境和他人（尤其是看护者）的行为而表现出的困惑和主观困扰有关。因此，患者的行为问题经常被归类为"激越""攻击"或"破坏"。晚期 AD 患者对身体及环境的舒适问题最敏感，通常会对身体、环境和社会心理的不适做出反应而表现为行为异常。

血管性痴呆

血管性痴呆（VD）指一组由于脑血管功能不全导致痴呆的异质性疾病。VD 是第二常位痴呆类型，其病因有多种，包括大血管疾病或小血管疾病、血栓栓塞、关键部位脑卒中、小的皮层和（或）皮质下卒中、皮质低灌注、脑出血，或混合的 VD-AD 病理改变。事实上，研究认为一半临床痴呆患者其病理是 VD-AD 混合型（Mendez 和 Cummings, 2003）。临床诊断 VD 基于血管危险因素病史、局灶性神经系统体征及影像学特征。大多数 VD 是多发腔隙性梗死和脑白质病变所致。VD 的异质性导致临床表现多样性。通常认为 VD 由多发脑梗死所致，新出现的脑梗死灶可以使患者认知功能呈阶梯状恶化，而非持续性降低。局灶性神经系统体征可能包括肌肉无力、偏瘫、感觉障碍、构音障碍、尿失禁和步态异常。突发的神经心理症状可能包括短暂意识模糊、语言障碍、记忆障碍或情绪和个性的改变。然而，与 AD 相比，VD 患者记忆障碍通常不太严重，并且自知力较好。与其他痴呆类型相比,VD 的临床病程多变,包括呈阶梯状下降、长期静止或者一定程度的缓解。

由于多变的临床特征,VD 患者通常会有特殊行为模式,而且个体差异很大。和 AD、FTD 一样,VD 患者也常见情感淡漠、易激惹和易怒。与其他痴呆症相比,VD 患者有更明显的抑郁和情绪不稳。与 AD 及 LBD 相同,VD 患者也会有脱抑制相关的行为异常。研究发现 VD 和 AD 的神经精神症状没有显著差异(Srikanth 等, 2005)。

路易体痴呆

路易体痴呆(LBD)为同时具有 AD 和 PD 临床特征的痴呆疾病。神经病理可见广泛分布的皮质路易体包涵体,但较少或者没有 AD 特征性的神经元纤维缠结和老年斑。与 PD 的神经病理类似,LBD 存在黑质多巴胺神经元丢失;与 AD 类似,LBD 也有 Meynert 基底核和其他大脑区域的胆碱能神经元丢失。LBD 表现多种临床症状和行为异常,但核心特征为进展性痴呆、波动性认知障碍伴注意力和警觉性变化、反复发作幻视以及与 PD 相似的运动症状(McKeith 等, 2005)。LBD 可能会对药物反应很大,特别是抗精神病药物及左旋多巴。接受抗精神病药物治疗的 LBD 患者中多达 50% 经历过严重的抗精神药物高敏反应,包括认知能力下降、镇静过度、帕金森症状加重、或抗精神病药恶性综合征(路易体痴呆协会, 2010)。

神经精神症状通常表现为冷漠,其特征是自发性、动力、和努力行为的减少。个性和情绪的变化也很常见,可能包括抑郁和焦虑症状。大约 80% 的 LBD 患者存在视幻觉(Keister, 2006)。其他症状还包括偏执妄想和白天过度嗜睡。妄想可能包括重复性妄想症。在痴呆出现前数年,患者即可以出现 REM 睡眠行为障碍和帕金森综合征的症状。

额颞叶痴呆

额颞叶痴呆(FTDs)包括一组退行性脑部疾病,它们彼此之间以及与 AD 之间都有许多共同的神经病理学特征。然而,FTDs 的神经变性主要见于额叶和颞叶,而不像 AD 以颞叶和顶叶为主。皮克病是一种 FTD 亚型,也称为行为变异型 FTD(behavioral variant FTD, bvFTD)或者额叶变异型 FTD(frontal variant FTD, fvFTD),诊断皮克病需要根据神经病理学标准而不是临床表现。与 AD 比较,皮克病的萎缩通常更加局限和不对称。组织学

检查可以看到神经元肿胀,在细胞质内有特征性的嗜银性的 "皮克小体"。目前尚不清楚没有皮克小体的 FTDs 是否为不同疾病类型,但其临床表现与皮克病十分相似。与 AD 相比,FTD 发病年纪更轻,因为患者存在与额叶病变相关的执行功能障碍,通常以人格和情感异常为首发症状(Mendez 等, 1993)。

原发性进行性失语和语义性痴呆是 FTD 的变异型,由颞叶萎缩导致。患者有明显的语言障碍,表现为语言流畅性降低、找词困难、语言贫乏、及最终丧失语言的理解和缄默。这些 FTD 变异型通常没有明显行为异常。

bvFTD/fvFTD 的症状表现为缺乏社交技巧、社交能力下降、自我意识差、及缺乏判断力,通常会引起严重的社会和家庭问题。早期,患者可能会失去安全感、表现很差的财务判断、强迫性购买和其他强迫性行为(例如洗手)。随着 FTD 的进展,情感淡漠和社会退缩会越来越严重。患者也表现出更明显的脱抑制症状,包括性欲亢进(对他人的性接触、当众自慰、露阴癖)和(或)不能满足的食欲和寻找食物(Srikanth 等, 2005;Weiss, 2010)。患者的记忆可能相对保留,所以常误诊为精神病并开始治疗,之后才被诊断为痴呆(McKhann 等, 2001)。在疾病早期,需要对患者的行为异常和家庭问题进行干预。随着疾病进展,FTD 的患者通常会逐渐减少日常活动,并在情感上远离他人。其他行为问题包括冲动、重复刻板行为和个人卫生欠佳。

帕金森病

帕金森病(PD)是一种影响运动系统的疾病,临床特征为运动迟缓、静止性震颤、姿势不稳和肌强直。PD 的中脑黑质含色素的神经元丢失,影响了多巴胺能投射系统。在残存的神经元中可以看到嗜酸性包涵体,其周围有晕圈环绕,称之为路易体。在临床诊断之前,患者可以表现出不易察觉的运动问题,起初通常不对称,例如轻度运动减少、强直和眨眼减少。随着疾病进展,患者可以发展为随意运动缓慢、面无表情(有时称为 "面具样")、静止性震颤、步态拖拽呈小步伐以避免跌倒("慌张步态")和明显的肌肉强直。虽然大部分患者的临床症状多局限于运动系统,但有部分病例(大约 30%)也表现出类似 AD 的进展性痴呆(PDD)(Aarsland 等, 2005)。这种情况有时涉及多系统萎缩,认为是 "帕金森叠加" 综合征之中的一种疾病(LBD 也是如此)。PDD 患者的细微认知变化包括明显的智力下降、记忆回忆

障碍（比典型 AD 轻）、难以完成记忆任务、视觉空间障碍、及执行功能减弱。随着疾病进展，解决问题的能力及认知的灵活性变差，以及主动性下降，可能反映了额叶执行控制系统的相对萎缩。

抑郁、淡漠、焦虑和其他神经精神症状在 PDD 中很常见。PDD 的运动缓慢和面部僵硬有时也可能被误诊为情绪障碍的征兆。用于治疗 PD 的多巴胺能药物可以导致额外的神经精神症状，包括视幻觉、妄想和睡眠障碍，也可以有冲动控制和重复性行为障碍的问题，例如强迫性购买、赌博、从事性行为和性骚扰等（Lee 等，2010；Sohtaoğlu 等，2010）。

加重因素

临床及科研人员建立了许多医学模型来解释痴呆症患者的神经精神症状和行为异常的潜在原因。医学模型侧重于生物学和遗传原因，认为行为异常是由于精神或神经疾病的综合征所致。该模型强调药物治疗方法，并努力开发出能更有效地改善及减轻精神症状的药物。相反，各种社会心理模型强调社会和环境因素对痴呆患者的影响。这些模型之间并不相互排斥，大多数专家都承认，在考虑痴呆症患者表现出行为问题的原因时，生物医学、遗传、环境和社会因素都会发挥作用。无论痴呆的病因、症状及是否有行为异常，在评估和治疗有行为异常的痴呆患者时，都要考虑能加重精神和行为异常的突发因素，包括意识混乱、瞻忘、疼痛、药物相互作用和环境压力等。

意识混乱

痴呆与意识混乱（confusion）之间的联系显而易见，但仍值得探讨。痴呆严重程度与意识混乱及神经精神症状的严重程度之间有明显的联系。意识错乱越严重，出现行为异常的可能性就越大（Teri 等，1988）。

意识混乱是大多数痴呆症行为问题的核心。在早期阶段，痴呆患者处理金钱、驾驶、及生活管理的能力受损，导致差错、失误、事故，并出现挫折感和抑郁。中期阶段，痴呆患者很难理解周围环境和他人行为，尤其是照料者，此时意识错乱会导致行为异常（游荡、干扰、防御/反应性攻击、出走、偏执行为等）。在痴呆症的晚期阶段，意识混乱会非常严重，以至任何类型的刺激，包括善意的亲人照顾，都会导致患者情感上的痛苦，而且简单的感官刺激可以让患者受到惊吓并无法忍受（Martin 和 McCarthy，2011）。

当意识混乱的痴呆患者不理解周围发生的事或别人的行为时，他们可能变得沮丧、害怕和被动。患者试图在陌生环境中寻找熟悉的东西。患者可能报复那些被视为陌生的人、侵犯他/她们的照料者。此外，他们可能有识别、理解和控制最基本感觉的问题，比如疼痛、不适、孤独和无聊，因此，对主观不适和痛苦的表达常局限为基本反射性的情绪和行为反应（或战或逃、坐立不安、痛苦发声等）。虽然精神药物可能有助于减轻痛苦的感觉，但这些药物也可能加重意识错乱，或者加重行为异常。相反地，努力改善患者的环境和社会交往并减少困惑，可能会改善情景混乱并且减轻患者行为的症状，而且没有副作用。

谵妄

老年人，包括痴呆症患者，发生谵妄的风险增加。痴呆患者尤其容易出现谵妄，即使是看似轻微的应激，比如尿路感染、轻度损伤或者轻微的疼痛都可能导致谵妄。据估计，痴呆患者谵妄的患病率很高，范围从非住院患者的 22% 到住院患者的 89%（Fick 等，2002）。从统计学上讲，痴呆症的谵妄与增加死亡率以及更多的资源使用相关（Fick 等，2002）。由于患者的认知功能减退以及生活能力受损，很难区分痴呆和谵妄，或者识别叠加在痴呆之上的谵妄。因此，临床上有时候可能漏诊痴呆患者存在的谵妄，也会漏诊和未治疗潜在的急性疾病例如感染、电解质紊乱、脱水、代谢紊乱以及药物不良反应（Fick 和 Foreman，2002）。

痴呆患者的谵妄通常表现为突然行为改变。这些行为改变通常伴随意识水平和注意力变化。在几乎所有中度到重度的痴呆患者中，谵妄都会导致认知、行为和生活能力的显著下降。相关的行为可能包括激越、躁动不安、极度嗜睡、哭泣/呻吟、重复性发声（包括大喊大叫）、失语改变、和（或）睡眠模式改变。此外，谵妄患者还有神经精神症状，包括幻觉、妄想和错觉。谵妄是一个预后不良的标志，只要卫生保健人员、照料者和家庭成员观察到痴呆患者出现突然的行为改变，一定要怀疑谵妄的可能。

药物

实际上，任何药物或药物的相互作用都可能对痴呆症患者的行为产生不利影响，就像许多急性医学情况触发谵妄一样。由于老年人的衰老过程改变了药物的药代动力学和药效学,老年人比其他年龄组更容易出现不良反应。此外,市场上大多数药物对老年人没有明确的推荐剂量,并且老年人联合使用多种药物的情况很常见。因此,医源性药物相关性谵妄在老年人中很常见,并且在痴呆患者更常见,这是因为痴呆患者更可能使用精神类药物,其潜在不良反应也加重谵妄(Whitehouse 和 George,2008)。

与此类似,药物的不良反应常导致痴呆患者出现精神症状,包括激越、躁动不安、极度嗜睡、食欲改变、睡眠模式改变和精神病。急性发作的行为异常,或者目前行为状态快速变化和不寻常的表现,都是药物导致谵妄的标志,特别是当症状与药物治疗方案变化相一致时。在药物导致谵妄的病例中,有时行为变化是唯一的症状表现,所以,需要照料者仔细观察并及时报告医护人员观察到的患者的行为改变。

疼痛

任何形式的疼痛都可能改变并且加重痴呆患者的行为异常。痴呆患者经常会通过行为来表达疼痛。与痴呆相关的常见行为异常可能是对疼痛最基本的反应,这些也是疼痛的诊断指标。这些基本的反应包括呻吟、哭泣、叫喊、重复发声、谩骂、心烦意乱、踱步、摇摆、坐立不安、抵抗护理、身体攻击以及易激惹(Buffman, Hutt, Chang, Craine 和 Snow,2007)。不幸的是,这些患者往往不能识别、描述、定位或者以其他方式表达他们的疼痛;因此,患者的疼痛得不到有效的评估和治疗(Fries 等,2001)。相反,照料者和医护人员可能将患者的行为症状解释为"激越",并且给予精神药物而不是镇痛药。因此,患者的疼痛可能无法得到识别和治疗,而且给予的精神药物会掩盖疼痛,使得疼痛更加难以识别和治疗(Dougherty, Sgrillo,和 Swan,2011)。

目前,在 200 多万住在护理院的老年人中,有 65% 患者有某种形式的持续性疼痛(Brown,2001)。但只有不到一半的疼痛患者有常规的镇痛药(Hutt 等,2006)。认知障碍患者出现疼痛的比例比认知正常的人更高,但是患者得到疼痛评估和治疗却很少(Fries 等,2001)。实际上,随着痴呆进展,患者更有可能会出现疼痛,但可能更难得到疼痛治疗。痴呆的严重程度和神经精神症状的严重程度之间存在显著相关性(Cohen-Mansfield 和 Libin,

2005)。

环境应激源

痴呆患者的行为通常反映他们所处环境。如果环境过度刺激或刺激不足,或者环境是有害的、令人不安的,那么痴呆症患者通常会表现出痛苦或者激越行为。在长期护理机构中,环境应激源很多,包括诸如电视或高音量的音响、过暗或过于明亮的灯光、同伴或照料者沉重的脚步、喧闹嘈杂的进食环境、过于需要体能的活动项目和照料者之间大声说笑之类的事情。此外,每个人都是独特的,并且有自己特殊的环境应激源。然而,患者通常无法清晰地表达出来令他烦恼的事情,因此,不明真相的照料者可能不会意识到这些情形的因果关系,并且可能忽略患者的行为改变,或者寻求进一步的药物治疗,而不是解决环境中的问题。

作为一般规则,环境应该尽可能温暖、优雅、舒适和温馨。大量的文献论述了痴呆患者的环境设计(Fazio,1999;Brawley,2001;Calkins,2001;Werezak 和 Morgan,2003;Chalfont,2007;Cutler,2007;Rabig 等,2007;Dewing,2009;Geboy,2009;Martin 等,2011)。这些建议往往涵盖空间的使用、家具的摆放、座位的安排、个性化的空间、可用的活动道具和用餐安排等问题。他们也提出了关于装饰、颜色、地板材料、窗户处理的建议,以及能够影响主观舒适性和行为的物理环境的其他建议。

护理院和其他护理机构对任何人来说可能都不是愉快的地方。护理院的居住者必须与明亮的灯光、坚硬的地面、冰冷的走廊、嘈杂的声音以及难闻的气味做斗争。当照料者完成他们的工作、居住者参与活动、访客来来往往、房屋管理员进行清洁和维修工人进行维修时,通常会有持续的喧闹。电视、呼叫铃、头顶上的对讲机、电话、警报和清洁设备的声音与吵嚷的活动、员工及护理院居民之间的对话混合在一起;各种消毒剂、洗涤剂和尿的混杂气味;用餐时间和交接班时间的一片混乱。在这种环境中,就很容易理解为什么痴呆患者表现出激越和攻击性行为。

看护

随着痴呆患者功能的下降,他们需要不断增加身旁护理。他们在生活的各个方面越来越依赖他人帮助,包括个人清洁和卫生等这样的基本问题。最终,他们需要全面护理,依靠他人来处理日常生活中的所有活动,包括移动、失禁护理和喂养。

照顾痴呆患者需要照料者提供高度个人化的、私密的照料。但是照料者经常使痴呆患者在身体和情绪上不舒服和烦恼,特别是患者日益加重的意识模糊使他/她们无法理解自己对护理的需求或者照料者的行动。看护的侵入性和身体接触可以引发意识混乱的患者反射性的情绪和行为反应,包括抵抗、打斗、叫喊、哭泣和其他情感上的痛苦。痴呆症患者表现出的攻击性行为最经常发生在私密护理(例如失禁处理和洗澡)时(Keene 等,1999)。此外,当看护者的处理方式以消极的沟通或不尊重或者仓促行事而不给予口头提示时,患者更容易出现攻击行为(Skovdahl 等,2003;Somboontanont 等,2004)。看护者通常的做法是专注于快速地完成任务,而不是在护理过程中与患者相互交流,这就显著增加了患者出现攻击行为的可能性。

非药物治疗

从大量的非药物治疗的临床研究结果来看,这种治疗方法在减少痴呆相关行为异常是有效的(Cohen-Mansfield,2001;Livingston 等,2005;Spira 和 Edelstein,2006;O'Connor 等,2009)。痴呆患者的行为异常治理方案通的步骤为,首先评估可能的谵妄,包括药物反应问题和可能漏诊的疼痛问题。在开始精神药物治疗前应该先尝试非药物治疗,特别是,当患者没有精神病特征并且对患者及看护者不存在直接危险时(美国老年医学学会和美国老年精神病学会,2003;Cohen-Mansfield 和 Mintzer,2005;Pulsford 和 Duxbury,2006;Salzman 等,2008;Kalapatapu 和 Neugroschl,2009)。

然而,目前的非药物治疗研究存在弊端。大多数研究是单病例设计,或者样本量较少。此外,大多数研究是在家庭护理环境中进行的,在这种环境中很难实现研究方案的标准化。因此,这些研究得出的结论需要谨慎对待(Ayalon 等,2006;Pulsford 和 Duxbury,2006;Jeste 等,2008)。此外,大多数研究不符合循证治疗的严格要求。这其中的原因包括以下几方面:

- 经费资助不足(Cohen-Mansfield,2001;Cohen-Mansfield,2003;O'Connor 等,2009)
- 研究对象的虚弱、认知功能恶化以及高损耗(生病、死亡)(Cohen-Mansfield,2001;Logsdon 等,2007)

- 研究设置的控制性差(Cohen-Mansfield,2001)
- 照料者的更换和不一致性(Logsdon 等,2007)
- 抗拒改变的护理文化(O'Connor 等,2009)
- 同时给多种抗精神病药物(Cohen-Mansfield,2001)
- 研究设计缺乏方法上的严谨性(Spira 和 Edelstein,2006;Logsdon 等,2007)

非药物治疗模式

优质护理/舒适护理

治疗行为异常要从提供优质护理开始。对痴呆患者护理不当更可能使他们体验到疼痛和不适,导致行为异常加重。在 2005 年 Cohen-Mansfield 和 Mintzer 报道,很大一部分痴呆相关的行为异常发生在照料者没有认识到或者没有充分解决痴呆患者的需求时。这类需求包括饥饿和口渴、清洁和卫生以及疼痛治疗。但是这里面也包括更加复杂的社会和情感需求,例如如何处理患者的无聊和寂寞。优质护理要求照料者与患者一起度过高质量的时间,因此,照料者将更有可能识别并解决导致患者行为问题的原因,而不需要精神药物。卫生保健专业人员应该认识到这种优质护理不仅仅只是一种规范,或者只能提供给个别的患者,而是应该提供给每位痴呆患者。

根据同样的思路,2001 年 Martin 和 McCarthy 探讨了主观舒适度的重要性,将痴呆护理称作"舒适护理"。在这方面,使痴呆患者身心都舒适,是照顾所有痴呆症患者(包括行为问题患者)的主要考虑因素之一。真正舒适的痴呆症患者可能不那么困惑,比身体或情绪上不舒服的患者相比功能更强,行为问题也更少。感到舒适的患者很少击打、尖叫、呻吟或者哭泣,他们出现激越或不安行为的可能性要小得多。

未满足的需求

痴呆症患者的未满足需求模型(the unmet needs model)是把患者在需求未得到满足时表现出来的行为作为评估指标。在此模型中,患者的行为异常源于正常的人类需求(身体、情感和社会需求)—而看护者不能识别、理解或解决这些需求。有效的干预措施要求看护者对患者非常熟悉和了解,这样才能够预见、预防和(或)解决患者需求,从而减少或消除那些与需求相关的行为异常,这包括饥饿、口渴、卫生和梳理以及如厕程序等相关的基本护理问题,以及足够的照明、更好的沟通和对疼痛的适当治疗。同样重要的是,不那么显而易见的需求必须得到解决,包括社会交流的质量、充分性和适当的感官刺激以及参与有意义的活动。

未满足需求模型涵盖很多方法,与一般医疗保健方法和几乎所有其他非药物治疗方法都有很多重叠。有关文献涉及环境方法、诱因控制、感觉刺激和心理干预等。此外,所有护理人员培训都应包括如何识别、预测和解决痴呆症患者需求。循证治疗研究强烈支持这些治理手段的有效性(Cohen-Mansfield 和 Mintzer,2005;Kovach 等,2005;Turner,2005)。

环境干预

大量文献强调了环境干预对减少痴呆症的行为异常的重要性。环境干预容易达到而且易于管理,对看护者来说也有利。比如只需要去除引起患者烦躁或行为异常的物体或其他刺激,就可以减少许多行为异常。这可以很简单,例如把门锁上或者打开、改善照明、消除有害声音或更改出口门的地板图案。其他干预措施,例如改变墙壁和家具颜色、使用提示来帮助定向及有效地使用光线、音乐、甚至电视等,都可以安慰或愉悦患者。

几乎所有研究都注意到构建良好的环境干预能有效减少痴呆患者的行为问题,这些问题包括游荡、身体攻击和言语攻击、以及各种形式的激越行为(Spira 和 Edelstein,2006)。此外,芳香疗法和个性化的音乐可以安抚激越的痴呆患者(O'Connor 等,2009),另外明亮光线疗法也有效(Lovell 等,1995)。

学习理论模型

学习理论(learning theory)包括确定触发、强化和控制有问题的行为的先行条件和后果,以便可以修改学习情况以改善行为异常。结果可以鼓励或阻止新的行为,并且结果可以从策略上给予增加积极的行为并减少有问题的行为。

对痴呆患者经常使用的学习理论是行为分析的 ABC 法。这个法则中,A 代表前因,B 代表行为,C 代表结果,重点在于 B 和 C 之间的关系,以及行为结果如何影响这些行为。干预措施通常包括,在患者表现积极行为后立即把强化积极结果的信息传递给病人,这是促使行为重复并且鼓励患者学习这些积极行为的方法。

学习理论模型的研究结果不一致,一些研究显示患者行为问题显著减少(Ayalon 等,2006;Logsdon 等,2007),而其他研究报告无效(Cohen-Mansfield,2001;Spira 和 Edelstein,2006)。有些学者指出,应该谨慎看待以结果为导向的方法,因为痴呆患者学习新技能方面存在缺陷(Weiner 和 Teri,2003)。而另一些学者则认为痴呆症患者也有潜在学习新行为的能力,因此基于学习理论的干预措施应该进一步探索(Spira 和 Edelstein,2006)。

前因控制

前因控制模型主要关注前因和行为结果之间关系("A-B-C"三合会中的 A-B 连接),以及前因如何能够改变和控制其行为。与学习理论不同的是,前因控制不要求患者为了改变行为而记住或者学习任何新东西。这种形式的行为治疗首先识别触发一种行为问题的情况(环境特征、照料者的做法等等),然后改变前因以使者出现合适的行为。

研究人员注意到,使用前因控制干预措施对痴呆患者特别有用,因为只是利用个体已经熟识的行为,不需尝试建立新的行为方式。许多研究综述都报道这种处理方法有显著疗效,特别是对游荡、身体攻击、言语攻击及各种"激越"行为均有良好效果(Spira 和 Edelstein,2006)。

家人/看护者的教育和培训

处理痴呆行为异常另一种方法是教育和培训家人和专业人员如何有效地处理这些行为。到目前为止,大量文献讨论了在识别、评估、治疗和监测行为问题方面教育和培训家人和护理人员的重要性和有效性。用于培训的模型和方法有很大不同,从简单实用的(例如,"3Rs"即重复、重新确认和重定向)到更复杂的行为方式,例如 A-B-C 法。还有一些更加系统化、标准化的培训项目,包括成为训练有素的照料者、老人设施照料者培训、提高 AD 照料者健康资讯、以活动为基础的 AD 护理等 CarePro(Salzman 等,2008;阿尔茨海默病联盟(Alzheimer's Association),n.d. Coon 等,2010)。

研究结果有力支持把看护者的教育和培训也作为处理痴呆行为问题的有效方法。研究表明,看护者可以学习如何处理痴呆患者的行为异常,以减少患者服用抗精神病药物,并且使痴呆患者能更长时间在家里居住（Ray 等，1993；Doody 等，2001；Burgio 等，2002；Teri 等，2005；Livingston 等，2005；Logsdon 等，2007）。

社会心理

社会心理干预是指那些强调社会接触作为预期治疗效果的干预。治疗策略包括音乐治疗、宠物治疗、感官刺激、增强治疗活动、社会互动、一对一互动及模拟互动，这些都属于这个通用模型。这方面的研究发现，只要家庭成员和看护者肯在患者身上花额外时间倾注关怀和情感时，就会对患者的行为有积极影响。起初这并不是实验设计的主要目的，但发现这种干预在各种治疗模式中的有效性（Doody 等，2001；Pulsford 和 Duxbury，2006；O'Connor 等，2009）。

个体化治疗方法

许多研究人员认为，在非药物治疗方法中，可能最关键的因素是如何利用可以获得的资源定制个体化的干预措施，适应患者的独特行为和生活状况（Maslow，1996；Cohen-Mansfield 等，2007）。此外，针对需要干预的行为问题选择相应的干预措施，这就需要首先对患者进行功能评估（Spira 和 Edelstein，2006；Zec 和 Burkett，2008）。当治疗手段与患者的行为特征吻合时，大多数治疗策略都非常有效。

循证治疗研究

非药物治疗干预的少量但有意义的研究符合美国心理学会制定的严格标准（APA 循证实践特别工作组，2006；Yon 和 Scogin，2007），因此可以达到 EBT（evidence-based treatment，EBT）地位。这些研究帮助我们更深入了解痴呆非药物治疗方法的有效性和潜力，并且对目前依赖这种方法获得疗效的大批专业人员和照料者提供很大支持。

与 EBT 标准进行比较，有些综述文章评论了非药物治疗。最近一篇综述文章（O'Connor 等，2009 年）发现在 118 个社会心理疗法的研究中有 25 个符合方法学标准。综合这 25 项研究得出的结论，与对照组比较，芳香疗法（Ballard 等，2002；Holmes 等，2002）、使用喜欢的音乐（Burgio 等，1996；Ragneskog 等，1996）、以个人为中心的洗浴技术（Sloane 等，2004）、模拟家庭（Garland 等，2007）以及肌肉松弛疗法（Suhr 等，1999）都显著减少行为异常。

另一篇类似综述（Logsdon 等，2007）回顾了 57 项临床试验，发现其中只有 14 项研究符合 EBT 方法学标准。这 14 项研究均发现两种综合心理干预对于治疗痴呆行为异常有效：①基于行为和社会学习理论的行为方法（Teri 等，1997，2003，2005）；②个性化咨询或协商的干预措施，侧重于通过改进生活环境而减少行为问题（Gerdner 等，2002）。其他综述也有类似结论。一项大型综述（Livingston 等，2005 年）回顾了 1 632 项研究，发现其中 162 项（10%）符合方法学纳入标准，结果为看护者教育、个性化行为管理技术、认知刺激（Teri 等，1997）的干预措施可导致积极效果，而音乐治疗（Remington，2002）、Snoezelen 治疗（Baker 等，1997）和感官刺激（Burgio 等，1996）干预措施只有较小程度疗效。在行为干预治疗激惹的研究中（Spira 和 Edelstein，2006）综述了 23 篇符合方法学标准的文章。他们发现前因干预措施可以很好改善游荡和身体攻击行为，而及时奖赏积极行为的干预也能够改善身体攻击。看护者培训也能有效减少护理院的患者的激越行为。虽然研究的结果对非药物治疗痴呆症行为异常无疑是一道亮丽曙光，然而我们也注意到，除了符合 EBT 标准的研究外，这一领域的大多数研究太过局限、设计松散、报道不充分，因而无法得出哪种治疗更有效的明确结论。

特定痴呆类型的处理方法

阿尔茨海默病

与其他痴呆类型相比，有关 AD 的文献最多，这就使得针对 AD 行为异常处理方法的文献随处可见。此外，当没有特指"痴呆症"类型时，研究中纳入的主要都是 AD 患者。因此，本章所讨论的大部分治疗问题都与 AD 患者相关，适用于 AD 患者。

当谈到 AD 患者的非药物治疗方法时，需要考虑患者的认知障碍程度。社会学习模型强调结果对行为的影响，但是，当 AD 的学习能力和记忆恶化到一定程度，就无法预测可能出现的行为。这种治疗方法可能导致患者更为沮丧并使行为异常恶化，这种情况很常见。因此，当治疗中度或重度痴呆患者时，往往不推荐以结果为导向的行为方法。另一方面，强调前因控制策略的行为异常处理方法仍然有效，并且同样适用于 AD 晚期（Martin 和 McCarthy，2011）。

血管性痴呆

对血管性痴呆（VD）的非药物治疗的研究报道较少。迄今为止，还没有专门探讨对 VD 进行非药物治疗的方法。原因可能是 VD 临床变异性较高，患者的行为问题类型和严重程度的个体差异大。因此，很难总结 VD 共同的行为特征，这使得治疗手段必须非常个性化，且需要动态调整。

根据推测，如果 VD 患者的意识混乱程度和行为异常与 AD 相似，那么大部分对 AD 有效的非药物治疗也可能对 VD 患者有效。但是，需要谨慎对待这一推测，VD 患者的认知和情感模式与 AD 不同。在居家环境中，VD 的认知功能通常比 AD 好，表现出更好的学习和记忆能力以及认知表现更具波动性。因此，与 AD 患者比较，以社会学习为基础的治疗方法对 VD 患者可能更适用并且也更有效。相反，分散注意力的方法可能对 VD 患者不太有效。

VD 患者通常比 AD 患者表现出更明显的抑郁和焦虑症状，而且情绪更加不稳定。VD 患者更容易表现出持续性的问题，比如哭泣、呻吟和破坏性地发声，对治疗有很大挑战。当照料者试图分散 VD 患者的注意力，陪他参与一些有意义的活动（例如一对一的关注、洗漱、喜欢的零食和多感官参与的活动），而不是让患者自己直接干这些事情时，患者的行为异常可能会消失。VD 患者经常表现出思想和行为上的执拗，在要求给予食物／饮料或者香烟，或要求上厕所或上床时，表现出重复性和破坏性。给患者安排一个合理的、互动良好的和高度个性化的护理／照料的计划（例如每小时协助如厕），可以帮助缓解这些问题。

路易体痴呆

关于 LBD 的研究报道越来越多，但目前仍然没有针对 LBD 的非药物治疗方法的研究。这可能是因为 LBD 的行为异常没有 AD 和 FTDs 那么严重。但是，由于高达 50% 的 LBD 患者对精神类药物有高敏性反应，特别是对抗精神病药物，因此更有必要针对 LBD 的精神和行为异常进行非药物替代治疗。

看护者经常描述 LBD 患者"活在他／她们自己的世界里"，与周围的自然环境和社会环境相比，患者对内在的刺激反应更为强烈。因此，有效的非药物治疗策略可能包括环境因素（例如使生活环境安全、舒适和清晰），对环境和照料的控制，以及对看护者进行对 LBD 的行为异常进行最佳护理的实践教育和培训。通过提供安慰和支持、分散患者的注意力、并使注意力放在以现实为基础的活动中；避免与患者讨论关于思想和行为方面的话题；最有效地解决患者的精神症状，包括幻视、幻听和妄想。治疗患者躁动不安和静坐不能的症状具有挑战性，可能的方法是提供"on the run"护理（提供护理时允许患者自由走动）和允许患者边走动边吃手上拿着的食物等相关的照料策略。

额颞叶痴呆

关于 FTD 患者护理的研究报道比 VD 和 LBD 多，其中包括一些非药物治疗行为异常的研究（Merrilees，2007；Wittenberg 等，2008；Arvanitakis，2010；Lough 和 Hodges，2002）。这些研究的重点主要是针对 bvFTD。

两个最常推荐的非药物治疗方法是环境和行为方法。环境方法着重于改进环境，以确保患者的安全和舒适，从而能直接减少患者的行为问题。具体措施包括关闭房屋出口、食物储存在安全地方和按照表格严格安排每天同样的日常活动。和 LBD 一样，可以让患者边走动边进食或接受护理，来改善 bvFTD 患者的躁动不安和静坐不能的症状。

行为治疗策略是把治疗重点放在病因控制，其次是根据社会学模式来干预患者行为。FTD 患者的记忆功能比 AD 患者保存更好，因此可以考虑采用以结果为导向的干预措施来治疗 FTD 患者的行为问题（McKhann 等，2001）。实施方法是对患者的积极行为不断给予奖励，例如患者展现的自助技能、与照料者的合作和参与治疗活动等。有效的奖励可以是患者喜欢的零食，特别是对表现出攻击性觅食行为的患者更为有效。

帕金森病痴呆

虽然有很多关于 PD 的研究，但多数关于 PDD 治疗的研究都集中在药物治疗上，偶尔有文献提到非药物治疗策略（Rongve 和 Aarsland，2006）。关于非药物治疗方法的研究非常少（Rongve 和 Aarsland，2006；Rosner 和 Henchcliffe，2010）。

有效的非药物治疗方法包括环境、教育心理和咨询干预。2010 年帕金森病基金会在其网站上推荐了许多此类干预措施。例如，要求看护者不要让患者同时完成多个任务、让患者的活动和任务简单化，让患者在同一时间内只专注于一个目标。建议看护者放慢行动和说话速度、对患者反复重复，并找到适合患者的方式（例如，使用时钟、定时器、日程表、笔记和录音机等来解决问题）。推荐中特别提到要帮助 PD 患者控制冲动行为（例如病理性赌博、性欲亢进、药物滥用和过度购物），环境干预是处理此类问题最佳方法。

结论

在成年人群中，痴呆症患者的数量正在快速增长，这一人群的认知能力、各种技能和独立生活能力都在减退。由于痴呆患者无法完全理解自己的病情，有时候不愿意接受护理、不能很好地表达疼痛、不适或情绪困扰，因而很容易出现行为问题。我们需要通过人性化护理等一系列措施来减少患者的行为障碍。这些措施包括改善环境让患者感到更安全和舒适，社会心理层面满足患者的情感需求，针对诸如激越和攻击行为而采用个性化的行为管理策略。必须承认，虽然医疗界普遍认可的非药物治疗方法应该是针对痴呆患者的首选方法，诚然，非药物治疗研究相对缺乏精心设计，这与普遍认为的非药物方法应该是主要治疗方法之间存在差距。尽管如此，迄今为止的研究仍支持使用这些技术。为进一步阐明这些技术在不同痴呆类型、疾病的不同阶段、不同人群的疗效，还需要开展更多的研究项目。

（刘汉兴 译，熊丽 杨春慧 校）

参考文献

Aarsland, D., Zaccai, J., and Brayne, C. (2005) A systematic review of prevalence studies of dementia in Parking's disease. *Mov Disord*, 20: 1255–1263.

Algase, D.L., Beck, C., Kolanowski, A., et al. (1996) Need-driven dementia-compromised behavior: an alternative view of disruptive behavior. *Am J Alzheimer's Disease*, 11 (6): 10–19.

Alzheimer's Association. Activity-based Alzheimer care: Building a therapeutic program. www.alz.org/professionals_and_researchers_activity_based_care.asp (accessed on July 26, 2010).

American Geriatrics Society and the American Association for Geriatric Psychiatry. (2003) Consensus statement on improving the quality of mental health care in U.S. nursing homes: management of depression and behavioral symptoms associated with dementia. *J Am Geriatr Soc*, 51 (9): 1287–1289.

American Psychological Association Presidential Task Force on Evidence-Based Practice. (2006) Evidence-based practice in psychology. *Am Psychol*, 61: 271–285.

Arvanitakis, Z. (2010) Update on frontotemporal dementia. *The Neurologist*, 16 (1): 16–22.

Ayalon, L., Gum, A.M., Feliciano, L., and Arean, P.A. (2006) Effectiveness of nonpharmacological interventions for the management of neuropsychiatric symptoms in patients with dementia. *Arch Intern Med*, 166 (20): 2182–2188.

Baker, R., Dowling, Z., Wareing, L.A., et al. (1997) Snoezelen: its long-term and short-term effects on older people with dementia. *Br J Occupational Therapy*, 60: 213–218.

Ballard, C.G., O'Brien, J.T., Reichelt, K., and Perry, E.K. (2002) Aromatherapy as a safe and effective treatment for the management of agitation in severe dementia: the results of a double-blind, placebo-controlled trial with Melissa. *J Clin Psychiatry*, 63: 553–558.

Barker, W., Luis, C.A., Kashuba, A., et al. (2002) Relative frequencies of Alzheimer's disease, Lewy body, vascular and frontotemporal dementia, and hippocampal sclerosis in the state of Florida brain bank. *Alzheimer Dis Assoc Disord*, 16: 203–212.

Brawley, E.C. (2001) Environmental design for Alzheimer's disease: a quality of life issue. *Aging Ment Health*, 5 (Suppl. 1): S79–S83.

Briesacher, B.A., Limcangco, M.R., Simoni-Wastila, L., et al. (2005) The quality of antipsychotic drug prescribing in nursing homes. *Arch Intern Med*, 165 (11): 1280–1285.

Brown, R.C. (2001) Persistent pain in nursing home residents. *J Am Med Assoc*, 286 (7): 788.

Buffman, M.D., Hutt, E., Chang, V.T., Craine, M.H., and Snow, A.L. (2007) Cognitive impairment and pain management: review of issues and challenges. *J Rehabil Res Dev*, 44 (2), 315–330.

Buhr, G.T., Kuchibhatla, M., Clipp, E.C. (2006) Caregivers' reasons for nursing home placement: clues for improving discussions with families prior to the transition. *Gerontol*, 46: 52–61.

Burgio, L.D., Scilley, K., Hardin, J.M., et al. (1996) Environment 'white noise': an intervention for verbally agitated nursing home residents. *J Gerontol*, 51: 364–373.

Burgio, L.D., Stevens, A., Burgio, K.L., et al. (2002) Teaching and maintaining behavior management skills in the nursing home. *Gerontologist*, 42 (4): 487–496.

Calkins, M.P. (2001) The physical and social environment of the person with Alzheimer's disease. *Aging Ment Health*, 5 (Suppl. 1): S74–S78.

Chalfont, G. (2007) *Design for Nature in Dementia Care*. Philadelphia: Jessica Kingsley Publishers.

Cohen-Mansfield, J. (2000) Nonpharmacological management of behavioral problems in persons with dementia: the TREA model. *Alzheimers Care Q*, 1 (4): 22–34.

Cohen-Mansfield, J. (2001) Nonpharmacologic interventions for inappropriate behaviors in dementia: a review, summary, and critique. *Am J Geriatr Psychiatry*, 9 (4): 361–381.

Cohen-Mansfield, J. (2003) Nonpharmacologic interventions for psychotic symptoms in dementia. *J Geriatr Psychiatry Neurol*, 16 (4): 219–224.

Cohen-Mansfield, J., and Libin, A. (2005) Verbal and physical non-aggressive agitated behaviors in elderly persons with dementia: robustness of syndromes. *J Psychiatr Res*, 39: 325–332.

Cohen-Mansfield, J., and Mintzer, J.E. (2005) Time for change: the role of nonpharmacological interventions in treating behavior problems in nursing home residents with dementia. *Alzheimer Dis Assoc Disord*, 19 (1): 37–40.

Cohen-Mansfield, J., Libin, A., and Marx, M.S. (2007) Nonpharmacological treatment of agitation: a controlled trial of systemic individualized intervention. *J Gerontol*, 62 (8): 908–916.

Coon, D.W., Keaveny, M., Felix, V., and Walker, T. (2010) Care-PRO: translating an EBT for family caregivers into the community. Paper presented in D. Gallagher-Thompson, *Dementia Caregiver Well-Being: Family and Individual Interventions, Diversity, and Self-efficacy*. Symposium presented at the annual American Psychological Association Convention, San Diego, California.

Cutler, L.J. (2007) Physical environments of assisted living: research needs and challenges. *Gerontologist*, 47 (S12): 68–82.

Dewing, J. (2009) Caring for people with dementia: noise and light. *Nurs Older People*, 21 (5): 34–38.

Doody, R.S., Stevens, J.C., Beck, C., et al. (2001) Practice parameter: management of dementia (an evidence-based review): report of the quality standards subcommittee of the American Academy of Neurology. *Neurol*, 56: 1154–1166.

Dougherty, J., Sgrillo, J., and Swan, A.E. (2011) Assessing and addressing pain. In: G. Martin and M. Sabbagh (eds), *Palliative Care in Advanced Alzheimer's and Dementia: Guidelines and Standards for Evidence Based Care*. New York: Springer.

Fazio, S. (1999) Physical and social environments that recognize the self. In: S. Fazio (ed), *The Enduring Self in People with Alzheimer's: Getting to the Heart of Individual Care*. Baltimore, MD: Health Professions Press.

Fick, D.M., and Foreman, M. (2002) Consequences of not recognizing delirium superimposed on dementia in hospitalized elderly individuals. *J Gerontol Nurs*, 26 (1): 30–40.

Fick, D.M., Agostini, J.V., and Inouye, S.K. (2002) Delirium superimposed on dementia: a systematic review. *J Am Geriatr Soc*, 50 (10): 1723–1732.

Fries, B.E., Simon, S.E., Morris, J.N., et al. (2001) Pain in U.S. nursing homes: validating a pain scale for the minimum data set. *Gerontologist*, 41 (2): 173–179.

Galvin, J.E., Boeve, B.F., Duda, J.E., et al. Current issues in Lewy body dementia: diagnosis, treatment, and research. www337. pair.com/lbda2007/sites/default/files/2008_current-issues-in-lbd_1.pdf (accessed on November 20, 2013).

Garland, K., Beer, E., Eppingstall, B., and O'Connor, D.W. (2007) A comparison of two treatments of agitated behavior in nursing home residents with dementia: simulated presence and preferred music. *Am J Geriatr Psychiatry*, 15: 514–521.

Gates, D., Fitzwater, E., and Succop, P. (2003) Relationships of stressors, strain, and anger to caregiver assaults. *Issues Ment Health Nurs*, 24: 775–793.

Geboy, L. (2009) Linking person-centered care and the physical environment: 10 design principles for elder and dementia care staff. *Alzheimer's Care Today*, 10 (4): 228–231.

Gerdner, L.A., Buckwalter, K.C., and Reed, D. (2002) Impact of a psychoeducation intervention on caregiver response to behavioral problems. *Nurs Res*, 51: 363–374.

Holmes, C., Cairns, N., Lantos, P., and Mann, A. (1999) Validity of current clinical criteria for Alzheimer's disease, vascular dementia, and dementia with Lewy bodies. *Br J Psychiatry*, 174: 45–50.

Holmes, C., Hopkins, V., Hensford, C., et al. (2002) Lavender oil as a treatment for agitated behaviour in severe dementia: a placebo controlled study. *Int J Geriatr Psychiatry*, 17: 305–308.

Hutt, E., Pepper, G.A., Vojir, C., et al. (2006) Assessing the appropriateness of pain medication prescribing practices in nursing homes. *J Am Geriatr Soc*, 54 (2): 213–239.

Jeste, D.V., Blazer, D., Casey, D., et al. (2008) ACNP White Paper: update on use of antipsychotic drugs in elderly persons with dementia. *Neuropsychopharmacol*, 33: 957–970.

Kalapatapu, R.K. and Neugroschl, J.A. (2009) Update on neuropsychiatric symptoms of dementia: evaluation and management. *Geriatr*, 64 (4): 20–26.

Karlaria, R. (2002) Similarities between Alzheimer's disease and vascular dementia. *J Neurol Sci*, 203: 29–34.

Keene, J., Hope, T., Fairburn, C., et al. (1999) Natural history of aggressive behaviour in dementia. *Int J Geriatr Psychiatry*, 14: 541–548.

Keister, G.W. (2006) Critical issues in the differential diagnosis and management of Lewy body dementia. *Applied Neurology*, 2: 12–19.

Kitwood, T. (1997) *Dementia Reconsidered*. London: Open University Press.

Kovach, C.R., Noonan, P.E., Schlidt, D.M., and Wells, T. (2005) A model of consequences of need-driven, dementia-compromised behavior. *J Nurs Sch*, 37 (2): 134–140.

Lee, J.Y., Kim, J.M., Kim, J.W., et al. (2010) Association between dopaminergic medication and the behavioral disturbances in Parkinson disease. *Parkinsonism Relat Disord*, 16 (3): 202–207.

Lewy Body Dementia Association. Treatment options. www.lbda. org/category/4132/treatment-options.html (accessed on July 26, 2010).

Livingston, G., Johnston, K., Katona, C., et al. (2005) Systematic review of psychological approaches to the management of neuropsychiatric symptoms of dementia. *Am J Psychiatry*, 161 (11): 196–221.

Logsdon, R.G., McCurry, S.M., and Teri, L. (2007) Evidence-based psychological treatments for disruptive behaviors in individuals with dementia. *Psychol Aging*, 22 (1): 28–36.

Lough, S. and Hodges, J.R. (2002) Measuring and modifying abnormal social cognition in frontal variant frontotemporal dementia. *J Psychosom Res*, 553: 639–646.

Lovell, B.B., Ancoli-Israel, S., and Gevirtz, R. (1995) Effect of bright light treatment on agitated behavior in institutionalized elderly subjects. *Psychiatry Res*, 57: 7–12.

Lyketsos, C.G., Steinberg, M., Tschanz, J.T., et al. (2000) Mental and behavioral disturbances in dementia: findings from the Cache County Study on memory in aging. *Am J Psychiatry*, 157: 708–714.

Marsh, L., Parkinson's Disease Foundation. Gambling, sex, and [el] Parkinson's disease? www.pdf.org/pdf/gambling%20sex%20and%20pd.pdf.

Martin, G.A. and McCarthy, M. (2011) Managing behavior problems associated with advanced dementia. In: G. Martin and M. Sabbagh (eds), *Palliative Care in Advanced Alzheimer's and Dementia: Guidelines and Standards for Evidence Based Care*, New York: Springer.

Martin, G.A., Sgrillo, J. and Horton, A. (2011) Creating the optimal milieu for care. In: G. Martin and M. Sabbagh, *Palliative Care in Advanced Alzheimer's and Dementia: Guidelines and Standards for Evidence Based Care*. New York: Springer.

Maslow, K. (1996) Relationship between patient characteristics and the effectiveness of nonpharmacologic approaches to prevent or treat behavioral symptoms. *Int Psychogeriatr*, 8 (Suppl. 1): 73–76.

McKeith, I.G., Dickson, D.W., Lowe, J., et al. (2005) Diagnosis and management of dementia with Lewy bodies: third report of the LBD consortium. *Neurol*, 65 (12): 1863–1872.

McKhann, G.M., Albert, M.S., Grossman, M., et al. (2001) Clinical and pathological diagnosis of frontotemporal dementia: report of the work group on frontotemporal dementia and Pick's disease. *Arch Neurol*, 58: 1803–1809.

McNeese, T.D., Snow, A.L., Lynn, P.R. et al. (2009). Type, frequency, and disruptiveness of aggressive behavior in persons with dementia. *Alzheimer's Care Today*, 10, 204–211.

Mega, M.S., Cummings, J.L., Fiorello, T., and Gornbein, J. (1996) The spectrum of behavior changes in Alzheimer's disease. *Neurol*, 46 (1): 130–135.

Mendez, M.F., and Cummings, J.L. (2003) *Dementia: A Clinical Approach*. Philadelphia: Butterworth/Heinemann.

Mendez, M.F., Selwood, A., Mastri, A.R., and Frey, W.H. (1993) Pick's disease versus Alzheimer's disease: a comparison of clinical characteristics. *Neurol*, 43: 289–292.

Merrilees, J. (2007) A model for management of behavioral symptoms in frontotemporal lobar degeneration. *Alzheimer Dis Assoc Disord*, 21 (4): S64–S69.

Molinari, V., Chiriboga, D., Branch, L.G., et al. (2010) Provision of psychopharmacological services in nursing homes. *J Gerontol*, 65B (1): 57–60.

O'Connor, D.W., Ames, D., Gardner, B., and King, M. (2009) Psychosocial treatments of behavior symptoms in dementia: a systematic review of reports meeting quality standards. *Int Psychogeriatr*, 21 (2): 224–240.

Pelletier, I.C. and Landreville, P. (2007) Discomfort and agitation in older adults with dementia. *BMC Geriatr*, 7:27.

Pulsford, D. and Duxbury, J. (2006) Aggressive behaviour by people with dementia in residential care settings: a review. *J Psychiatr Ment Health Nurs*, 13: 611–618.

Rabig, J., Thomas, W., Kane, R.A., et al. (2007) Radical redesign of nursing homes: applying the green house concept in Tupelo, Mississippi. *Gerontologist*, 46 (4): 533–539.

Ragneskog, H., Brane, G., Karlsson, I., and Kihlgren, M. (1996) Influence of dinner music on food intake and symptoms common in dementia. *Scand J Caring Sci*, 10: 11–17.

Ray, W., Taylor, J., Meador, K., et al. (1993) Reducing antipsychotic drug use in nursing homes: a controlled trial of provider education. *Arch Intern Med*, 153 (6): 713–721.

Remington, R. (2002) Calming music and hand massage with agitated elders. *Nurs Res*, 51: 317–325.

Roman, G. (2001) Diagnosis of vascular dementia and Alzheimer's disease. *Int J Clin Pract*, 120 (Suppl.): 9–13.

Rongve, A. and Aarsland, D. (2006) Management of Parkinson's disease dementia. *Drugs Aging*, 23 (10): 807–822.

Rosner, J., Henchcliff, M.D., and Parkinson's Disease Foundation. Coping with dementia: advice for caregivers. www.pdf.org/pdf/coping%20with%20dementia.pdf (accessed on October 8, 2013).

Salzman, C., Jeste, D.V., Meyer, R.E., et al. (2008) Elderly patients with dementia-related symptoms of severe agitation and aggression: consensus statement on treatment options, clinical trials methodology, and policy. *J Clin Psychiatry*, 69 (6): 889–898.

Schneider, L.S., Tariot, P.N., Dagerman, K.S., et al. (2006) Effectiveness of atypical antipsychotic drugs in patients with Alzheimer's disease. *N Engl J Med*, 355 (15): 1525–1538.

Sink, K.M., Holden, K.F., and Yaffe, K. (2005) Pharmacological treatment of neuropsychiatric symptoms of dementia: a review of the evidence. *J Am Med Assoc*, 293 (5): 596–608.

Skovdahl, K., Kihlgren, A., and Kihlgren, M. (2003) Different attitudes when handling aggressive behaviour in dementia—narratives from two caregiver groups. *Aging Ment Health*, 7: 277–286.

Sloane, P.D., Hoeffer, B., Mitchell, C.M., et al. (2004) Effect of person-centered showering and the towel bath on bathing-associated aggression, agitation, and discomfort in nursing home residents with dementia: a randomized, controlled trial. *J Am Geriatr Soc*, 52 (11): 1795–1804.

Sohtaoğlu, M., Demiray, D.Y., Kenangil, G., and Ozekmekci, S. (2010) Long term follow-up of Parkinson's disease patients with impulse control disorder. *Parkinsonism Relat Disord*, 16 (5): 334–447.

Somboontanont, W., Sloane, P., Floyd, F., et al. (2004) Assaultive behaviour in Alzheimer's disease: identifying immediate antecedents during bathing. *J Gerontol Nurs*, 30 (9): 22–29.

Spira, A.P. and Edelstein, B.A. (2006) Behavioral interventions for agitation in older adults with dementia: an evaluative review. *Int Psychogeriat*, 18 (2): 195–225.

Srikanth, S., Nagaraja, A.V., and Ratnavalli, E. (2005) Neuropsychiatric symptoms in dementia frequency, relationship to dementia severity, and comparison in Alzheimer's disease, vascular dementia, and frontotemporal dementia. *J Neurol Sci*, 236: 43–48.

Suhr, J., Anderson, S., and Tranel, D. (1999) Progressive muscle relaxation in the management of behavioural disturbance in Alzheimer's disease. *Neuropsychol Rehabil*, 9: 31–44.

Teri, L., Larson, E.B., and Reifler, B.V. (1988) Behavioral disturbance in dementia of the Alzheimer's type. *J Am Geriatr Soc*, 36 (1): 1–6.

Teri, L., Logsdon, R.G., Uomoto, J., and McCurry, S. (1997) Behavioral treatment of depression in dementia patients: a controlled clinical trial. *J Gerontol Series B: Psychol Sci*, 52: 159–166.

Teri, L., Logsdon, R.G., Whall, A.L., Members of the Alzheimer's Disease Cooperative Study, et al. (1998) Treatment of agitation in dementia patients: a behavioral management approach. *Psychother: Theor, Res, Pract, Train*, 35 (4): 436–443.

Teri, L., Gibbons, L.E., McCurry, S.M., et al. (2003) Exercise plus behavior management in patients with Alzheimer disease: a randomized controlled trial. *J Am Med Assoc*, 290 (15): 2015–2022.

Teri, L., McCurry, S.M., Logsdon, R.G., and Gibbons, L.E. (2005) Training community consultants to help family members improve dementia care: a randomized controlled trial. *Gerontologist*, 45: 802–811.

Turner, S. (2005) Behavioural symptoms of dementia in residential settings: a selective review of non-pharmacological interventions. *Aging Ment Health*, 9: 93–104.

U.S. Food and Drug Administration. (2005) Death with antipsychotics in elderly patients with behavioral disturbance. www.fda.gov.cder/Drugs/DrugSafety/PublicHealthAdvisories/UCM053171.

Weiner, M.F. and Teri, L. (2003) Psychological and behavioral management. In: M. Weiner and A. Lipton (eds), *The Dementias: Diagnosis, Treatment, and Research*. Washington, DC: American Psychiatric Publishing.

Weiss, B.D. (2010) Frontotemporal dementia. *Arizona Geriatr Soc J*, 15 (1): 17–18.

Werezak, L.J., and Morgan, D.G. (2003) Creating a therapeutic psychosocial environment in dementia care: a preliminary framework. *J Gerontol Nurs*, 29 (12): 18–25.

Whitehouse, P.J., and George, D. (2008) *The Myth of Alzheimer's*. New York: St. Martin's Press.

Wittenberg, D., Possin, K.L., Rascovsky, K., et al. (2008) The early neuropsychological and behavioral characteristics of frontotemporal dementia. *Neuropsychol Rev*, 18 (1): 21–102.

Yon, A. and Scogin, F. (2007) Procedures for identifying evidence-based psychological treatments for older adults. *Psychol Aging*, 22 (1): 4–7.

Zec, R.F. and Burkett, N.R. (2008). Non-pharmacological and pharmacological treatment of the cognitive and behavioral symptoms of Alzheimer's disease. *NeuroRehabilitation*, 23, 425–438.

Zuidema, S.U., Derksen, E., Verhey, F.R., and Koopman, R.T. (2007) Prevalence of neuropsychiatric symptoms in a large sample of Dutch nursing home patients with dementia. *Int J Geriatr Psychiatry*, 22: 632–638.

第二十六章
老年神经疾病的表达性艺术疗法

Daniel C. Potts[1], Bruce L. Miller[2], Carol A. Prickett[3], Andrea M. Cevasco[3], Angel C. Duncan[1]

[1] Cognitive Dynamics Foundation, Veterans Affairs Medical Center, The University of Alabama, Tuscaloosa, Alabama

[2] Memory and Aging Center, University of California, San Francisco, CA, USA

[3] School of Music, College of Arts and Sciences, University of Alabama, Tuscaloosa, AL, USA

概述

- 表达艺术疗法（expressive art therapies）是用来提高生命质量、维护自尊及尊严，让人活出更健康的生命。
- 音乐和绘画疗法已经显示能提高社交、加强沟通和调节情绪，如减轻抑郁、焦虑和激惹。
- 舞蹈、运动与康复指导及理疗结合来减缓压力和提高动作的敏捷性。
- 电视剧、诗歌、书法能通过自我表达和反思来改善身体和心理的症状。
- 追忆往事和讲故事疗法是通过病人用言行记录、照片和讲述其生活历史，来改善人际的沟通和交流。

引言

我们正处在一个科技飞速发展、医疗保健也日趋完善的时代。遗传和生物学家及医学工作者正在努力揭开一个又一个疾病机理的神秘面纱。这些不断发展的理论为这个时代很多慢性疾病提供靶向进行预防和有效治疗（甚至可能治愈）。在很多发达国家，科学进步伴随着寿命增加，这样，老龄化将面临更多神经系统疾病的挑战，如排第一位的阿尔茨海默病（AD）和其他原因的老年痴呆症、帕金森病（PD）及卒中等。

虽然科学进步会带来更有效的治疗手段，但是老年神经科的担子仍然很重。不是所有的治疗都有效果，也不是所有疾病都有治疗方法，医护工作者正艰难奋力前行。我们追求的是要不断地维护患者良好的心理、情绪和精神状态、陪护他们的尊严和自尊。

我们知道没有人文关怀的医疗等同于提高医疗价格和缺少治疗手段。大多数现代医疗模式没有强调以人为"核心"的理念，也没有把注意力转向患者表达出来的需求，没有思考当一个人生病和失去健康的时候他最需要的是什么，没有对患者提供治疗以外的手段来恢复身心的完整性，也没有对护理者提供帮助。相反地，现代医疗提供者乐此不疲地追求尽可能多地完成"工作指标"，而花尽可能少的时间在病人身上。这些经历了丧失（失去了创造力、独立性、认知和身体的能力）的老年患者成为这种医疗模式最大受害者。并且老年人群在社会中正快速增长。

这些凸显的事实说明表达性艺术疗法可以用来提高生活质量，帮助患者保持自尊和尊严。这些疗法包括音乐、绘画、戏剧、舞蹈、诗歌和书法；同时把回忆往事、讲故事及认知／行为疗法也可以加到治疗计划中。创造性是很重要的人类特质。哲学家Erich Fromm曾说，"人类创造意味着，一出生，人生就是一个整体的生命过程而不是生命最后阶段的一个单独片段（Hannemann, 2006）"。Gene Cohen是国立健康老化中心（the National Center for Creative Aging）的创始人，根据他的理论，创作活动会强化神经元连接，有助于情绪平缓、增强生活幸福感、以及提高记忆力。美学形式的表达，如音乐、绘画及文学都会给老年个体提供一个新的方式看待他们自己和这个世界，以此缓解老年人面对老化带来的负面形象。这种艺术形式表达给老年人提供一个渠道来交流和减缓孤独感，并让他们有置身于社团的感觉。

所有艺术形式都是最纯碎的人类连接纽带,能促进人与人之间的亲密交融。艺术固有的力量在于,它能够把倾注了心与灵创作的艺术家与欣赏其艺术品的个体融合在一起,在欣赏艺术家创作的同时唤醒了心灵深处的情绪及人生经历的情感体验(Potts,个体的交流,2010)。虽然认知障碍使创造力受到重创,但是对痴呆患者而言创造力仍然是健康而富有成果的生活的必需品。通过艺术创作来表达思想有助于绕过思维不通畅之处,也可以维护自尊和尊严(Hannemann,2006)。把生活元素融合到个人认知的故事里面也是人类固有的特质。许多老年神经系统疾病妨碍患者去创作和分享生活故事,也妨碍了他去让别人倾听和赞赏(他的精彩)。例如 AD 就剥夺了病人通过语言表达自己的能力。表达艺术疗法能提高个体讲述自己故事的能力,也能刺激记忆力,促进社团融合及建立患者与护理者之间良好关系,以及改善行为异常,提高认知能力及稳定情绪。最终形成一种充满活力的自我价值感并保持尊严,这是任何健康保健手段都希望看到的结果。

世界卫生组织把健康定义为"一种身体、精神和社会健康的完整状态,而不仅仅是没有疾病"(Cohen,2009)。在"创造力与老龄化研究"项目中,研究员 Cohen 从研究数据中得出结论,使用表达艺术干预的老年人具有更好的健康状况,他们较少看医生,也很少服药,更有活力和更多地参与社会活动(Cohen,2007)。其他显而易见的效果还有大大节省了卫生保健成本。在住院设施中使用艺术和音乐可以减少患者住院时间,也可以减少危重病人对疼痛药物的需求(Stuckey 和 Nobel,2010)。科学证据还表明,让老年人处在富于刺激的环境中(包括参加艺术创作)可以增加神经元突起的长度和数量及神经元之间的连接(Hanna 和 Perlstein,2008)。研究表明老年人的大脑活动比年轻人更少呈现一侧化,而是左右半球功能更好地结合(Cohen,2009)。据推测,能促进整合右/左脑半球功能的活动对大脑来说都乐此不疲。实际上几乎每种形式的艺术活动都提供了绝佳机会让左右脑半球同时参与。此外,老年病学研究显示那些有积极心态的健康老年个体能体验到一种不受环境控制的感觉。艺术创作可以提供这种感觉(Cohen,2009)。

创意老化(creative aging)包含了艺术、老龄化、教育、健康和人文关怀,并已经发展出不同类别的艺术形式,以满足老年人需要。教育计划包括通过艺术和高等教育来推广社区学校终身学习。社区建设计划通过提供艺术活动来促使公民参与。卫生保健计划为在家照顾其他人的体弱老人、或长期在护理保健机构中疾病缠身的老年人提供专业艺术治疗机会。全球艺术与健康联盟是一个先进的国家组织,它支持在医疗机构内开发和维持艺术计划,包括长期护理设施(Hanna 和 Perlstein,2008)。此外,随着医学专业人员开始认识到表达艺术在愈合过程中的作用,艺术开始出现在医学课程中,例如像佛罗里达大学的医学艺术课程(Stuckey 和 Nobel,2010)。佛罗里达的研究表明,艺术疗法不仅能改善健康老年人生活质量,也能改善老年抑郁症的情况,甚至改善某些老年患者的实验室指标(Stuckey,2010)。以下概述了表达艺术疗法的益处、回顾相关文献、并呼吁将这些疗法投入到研究、医疗保险和医疗实践中。

音乐疗法

音乐可以促进身体和情感健康,不言而喻,音乐是与人类一样古老的存在。随着人类学和民族音乐学在 20 世纪的发展,这些领域的学者指出,在每一个文明中,即使是早期文明,音乐和节奏不仅是文化氛围的一部分,而且被认为是疗伤、神灵等仪式不可或缺的,因为音乐就是人性本质的表达(Nettl,1956;Merriam,1964;Sachs,1965)。无论是阅读圣经故事中大卫弹奏竖琴来驱散扫罗王带来的精神折磨,还是阅读 William Congreve 的 17 世纪诗歌,"音乐有能力让最野蛮人的心也为之柔软而着迷",音乐和精神之间的强大联系会让人发挥最大潜能,这一直是人类发展的持续主题。在过去的 60~75 年间,一个崭新学科诞生了,即一个把音乐作为治疗手段的专业。

现代行为科学两个方面的发展使音乐疗法应用到临床成为可能:①用于社会/行为研究的标准化模式可以进行定量和定性比较,以及②新的技术可以监测与情绪现象有关的微妙行为和生理变化。未来几年神经影像学将提供信息来确定为什么大脑和身体会以某种方式对音乐做出反应。音乐与行为研究已经进行了 50 年并积累了足够信息和经验使有执照的音乐治疗师[board certified music therapists(MT-BC)]能把音乐有效地运用于临床(Solomon,1993;Heller,2000)。

对所有人群而言,音乐疗法"最佳实践"取决于三项基本原则。音乐疗法将标准治疗策略与音乐（或节奏）格式相结合，以解决客户特定的非音乐治疗需求。音乐疗法是互动的，客户可以参与任何音乐级别。音乐治疗可以选则客户最喜欢的音乐，不限定哪一种音乐类型。音乐治疗师会根据客户个性化需求和治疗效果来进行评估并制定治疗计划。

在 1991 年，音乐疗法对老年人的特别作用引起公众注意，当时美国参议院老龄化委员会举行听证会，支持将音乐治疗列入老年人服务名单（美国参议院老龄问题特别委员会，1991）。随后，"美国年长者法案"（The Older Americans Act）重新授权将音乐疗法作为适合老年人群的服务。虽然一直在累积音乐疗法与痴呆症之间疗效的研究证据，但直到 1988 年还没有基于数据的研究文章来支持治疗方案。但是在世纪之交，关于这方面的研究，综述文献已经有 60 多篇，这样就有足够研究数据对 AD 及相关痴呆患者进行有效治疗的程序设计（Prickett，2000）。由于国家日益关注对痴呆症的治疗，使相关的研究量也继续保持同步增长。研究的严谨性、每个项目中包括的人数、以及结果的可复制性在过去 10 年中有了很大改善。Brotons 等在 19 世纪 90 年代末期根据所提供的研究做出总结：

1. 被诊断 AD 或相关痴呆症的患者在疾病晚期也可以继续参与结构化音乐活动（Clair，1996）。

2. 演奏乐器和跳舞可能在疾病后期也非常有效，并且受到参与者欢迎（Brotons 和 Pickett-Cooper，1996）。

3. 治疗师或护理者所具备的治疗模式方面的技能会吸引更多的参与者（Clair 和 Ebberts，1997）。

4. 客户更愿意参加个人或小组模式，而不愿意参加更多人在一起的大组（Clair 等，1995）。

5. 社交 / 情感技能方面包括互动和沟通的改善会在音乐治疗结束后一段时间内显示出来（Sambandham 和 Schirm，1995）。

6. 认知回忆可以被增强，当那些与记忆相关联的音乐被演唱或演奏时，能特别勾起对往事的回忆（Prickett 和 Moore，1991）

7. 音乐干预可能会作为药物或理疗的替代疗法，来治疗和控制精神激惹和焦虑（Brotons 和 Pickett-Cooper，1996；Thomas 等，1997；Clark 等，1998）。

8. 19 世纪 90 年代的研究为后来的临床工作奠定了基础，创立了歌唱、节律和音乐活动来进行辅助治疗的步骤和方法（Clair 和 Bernstein，1990）。

在这一基础上，21 世纪的音乐疗法研究人员对以下两方面不断探索及完善技术：增加所期待行为的改善如交流或与他人互动，及减少不良行为如激惹、焦虑和抑郁。此外，虽然专业治疗师提供的现场音乐被证明是最有效的，但也尝试通过背景音乐获得某种可能治疗效果。

近期研究的重点是让越来越多的老年患者和其照顾者一起参与治疗和社团活动。Cevasco 和 Grant 在 2003 年评估了在音乐背景下做运动的效果，首先观察用单纯声音歌唱和器乐来做背景音乐的情况，发现在器乐声中有更多的人加入运动；其次，在第二部分的研究中，他发现当一边听着音乐一边运动时，有更多的人表现出色，而让一边弹奏乐器一边做动作时，大多数人表现很差。在这两种情况下，研究者推断排除竞争刺激（纯歌声伴奏下，大脑会有语言的刺激；拿着或弹奏乐器的动作与肢体运动冲突）才更有可能出色地完成任务。在后来研究中，又探索了在不同的演唱及乐器演奏下的效果，以及比较了不同乐器以及无伴奏合唱的效果。他们所发现的点点滴滴都为临床音乐治疗师提供指导，改进治疗方案以吸引更多的病人前来治疗。

初步调查结果显示，在音乐治疗期间及之后患者语言交流能力都有明显改进，特别是与护理人员之间的交流。另外，言语内容和自发言语的流畅性都得到显著改善（Brotons 和 Koger，2000；Brotons 和 Marti，2003）。在非言语方面，临床医师则使用触摸方法让病人增加感知的灵敏性。Belgrave 在 2009 年，探索了表达性触摸（如关心及关爱）与乐器触摸（协助完成诸如抚摸风铃等任务），以及没有触摸的不同效果。两种触摸情况都增加病人 / 治疗师之间关系的评分，对于晚期痴呆患者表达性触摸在治疗初始阶段就显示警觉性增加。

使用小组音乐疗法，特别是那些能勾起往事回忆的方式，已被证明在减轻患者抑郁和焦虑症状方面有效，也能改善患者在用餐时的激惹行为（Liao 等，2004）。特别重要的是，每次研究最后一个疗程结束以后，都会看到患者的症状仍然持续改善。

很难确认治疗之外患者是否也听音乐。如果音乐治疗方式是唱歌并且患者和着音乐伴奏一起唱，那么测量方式就是数一下唱出来的单词量（由嘴唇运动判断），在一定程度上，唱歌的人也在听他自己的歌声；对痴呆患者的研究已经看出来音乐与言语刺激之间的差别（Prickett 和 Moore，1991）。后来的一项研究（Groene，2001）证明，当一个引领人在唱歌时，不论是现场伴奏还是录音伴奏，旋律简单还是复杂，老年痴呆患者都会同样参与。然而，当听到复杂音乐伴奏（更多和声或更复杂的节奏）时，会看到歌还没唱完就有人离开了这样的现象。患者对伴奏的不同反应表明他们正在听音乐。Gregory（2002）测量了一组 AD 患者听觉注意力，观察他们在听音乐和安静状态下不同的反应，同时用连续数码拨号仪来记录感知的信息。与大学生或没有痴呆的同龄人相比，有轻度认知障碍的老年人执行的准确度稍差。但是，与健康老年人和大学生相比在区别不同的音乐摘录或沉默的基本模式相同。对老年痴呆患者而言，即使有意义的语言交流能力已经受损，但他们仍然对音乐能进行响应，这是大脑处理音乐与言语交流的重要区别。有两项研究探讨了不同背景音乐产生的影响，特别是针对那些客户喜欢的音乐（Park 和 Specht，2009；Ziv 等，2007），这两项研究结果都发现激惹行为有显著减低，同时积极的社会行为明显地增强，即使那些在音乐播放期间没有做任何活动只是静静地倾听的患者也有这样的结果。

音乐治疗的研究者从来没有说要"治愈"或扭转痴呆症状。音乐治疗目的在于最大限度地提高生活质量，并促进患者与护理者的互动。音乐认知与 MMSE 评估的不同之处是它有"独特的旋律、歌唱和节奏等音乐认知特点"（Lipe 等，2007）。在音乐治疗之后马上对患者进行 MMSE 测试会看到评分提高，第二天的评分会更高，一周之后 MMSE 评分的提高才会逐渐消退，但是已经证实，经常进行音乐疗法可以让认知功能维持在一个较高水平（Bruer 等，2007）。对每周接受音乐治疗的受试者进行二年随访调查，发现受试者组的收缩压明显低于对照组。此外，其他精神和身体状态指标也明显优于对照组（Takahashi 和 Matsushita，2006）。总之，临床和研究证据都支持这一假说，即音乐疗法让 AD 和其他痴呆患者总体情况有明显改善，即使造成这种改善的神经机制尚不清楚。

音乐疗法对脑卒中的康复原理是利用了音乐的物理属性（比如节拍以及一定节律节拍的可预测性）、歌唱中固有的物理要求（对发声的控制）以及音乐参与的强化效果。以下的研究实例探讨了音乐治疗的各种有用的临床技术。

对许多脑卒中患者来说重要的是要重新建立稳定步态。在一项早期研究中利用音乐和打击乐的节律作为治疗模式来治疗运动障碍病人。随着疗程进展会看到病人的脚步越来越与节奏合拍，并且随着时间推移，会看到即使在诊所之外，没有音乐刺激的情况下，病人的步态也变得轻快和有节律。康复医疗一直沿袭并扩展了这项技术，并且使用更先进的仪器来记录结果，把患者极其精细的变化都记录下来。根据研究结果，Thaut 为神经康复开发了一个系统培训计划—听觉的节律刺激（Schauer 和 Mauritz，2003；Jeong 和 Kim，2007）；培训课程颁发 MT-BC 证书，在培训毕业生的名字后面会加上 MT-BC、NMT 字母标识。研究成果在学术期刊上发表之后，Thaut 将听觉的节律刺激的主要内容编辑成一本书，书名为《节奏、音乐和大脑：科学基础和临床应用》。下面的一些研究项目表明音乐治疗在脑卒中的应用显示了对语言康复非常有效，它表现在：

1. 迟滞性失语　语言治疗师几十年都在使用旋律音调治疗版本，最近又结合影像学对治疗效果进行评估，其结果与临床观察的结果是一致的，二者的结合又使针对语言流畅性的音乐疗法得到进一步改善（Kim 和 Tomaino，2008）。

2. 抓力　使用管弦乐及打击乐器（例如手鼓、铙、鼓或琴弦），患者沉浸在音乐环境中演奏乐器时手部肌肉握力明显提高（Cofrancesco，1985）。

3. 吞咽运动　在 30 分钟内做交替唱歌、呼吸和喉部抬高运动的训练，仅 6 次训练后就显示疗效有显著性，12 次训练后会看到效果明显增强（Kim，2010）。

4. 情绪和社交能力　音乐疗法与标准康复技术配合使用，患者及患者家属对治疗的反馈意见都认为有显著改善（Nayak 等，2000）。

除了上面提到的听觉的节律刺激正式培训外，已经获得 MT-BC 证书的 Elizabeth Wong 又根据研究结果，为整个音乐治疗专业提供了针对所有类型脑卒中人群的音乐疗法。她的书《物理康复计划中的音乐疗法临床指南》（Wong，2004）已经成为大学音乐疗法学位课程的标准教科书。

绘画疗法

韦氏词典将美术（Art）定义为"通过经验、学习或观察获得技能及运用技巧和创造性想象力来表达意识,意味着一种无法分析的个人创造力:创造出美丽的或令人神往的事物"。也许绘画可以被认为是一种自我表达形式、一种与自我交流的手段、一种形式和意义被赋予了某种未被制定的东西的过程。从美学角度来看,美术创作会让人感到满足,从而丰富了生活。美术表现可以允许个体以个性化方式运作以得到心灵的满足(Allan 和 Killick,2000)。在人类史上,当还没有文字阅读时期,绘画被用来作为将宗教和文化意识传递给大众的手段(Allan 和 Killick,2000)。沟通能力是人类特征中最具有定义性的一种。不幸的是,患有退行性脑病的人会逐渐丧失通过语言进行交流的能力。例如,AD 患者人生过往的点点滴滴都从记忆中被带走了。然而,语言丢失了,图像仍可以保留。视觉艺术提供了一种交流手段来绕过路障与传统的表达方式。此外,对于那些生命终点即在眼前的人来说,绘画为他们提供机会能在生命结束之前塑造内心体验。神经病学家奥利弗·萨克斯(Oliver Sacks)描述了"通过艺术交流来触动人类精神从而保持内心的完整性"。

在 Carl Jung 和 Sigmund Freud 开创的人类发展理论和心理学理论的基础上,在 20 世纪 30 年代出现了绘画治疗(Pratt,2004)。美国艺术疗法协会将艺术治疗定义为"一个利用艺术创作过程来改善和提高不同年龄个体的身心及情绪状况的心理健康专业。它基于这样的信念:绘画自我表达的创造过程有助于人们解决冲突和争论、发展人际关系技能、管理行为、减少压力、增强自尊和自我意识,并获得洞察力"(美国艺术疗法协会,2010)。医学上的艺术疗法可以帮助患者解决一些问题,诸如疼痛、失去所爱和死亡等(Pratt,2004)。它还提供了一个独特的机会,帮助老年客户参与创意过程,以促进沟通、管理情绪、控制他们的心境、并参与审视生命过程。此外,绘画治疗提供了不用语言来评估认知和发育缺陷,而是通过对客户的艺术作品进行分析来诊断及评估疗效的方法。美国艺术疗法协会成立于 1969 年,它积极培训治疗师并颁发合格认证。

绘画治疗模式有分组进行也可以单独与病人接触,让病人创造具有表达性的艺术形象。受过专门训练的治疗师会使用高品质的材料来让病人进行一些成熟的、有尊严的美术活动来表达自我。需要帮助时会给病人提供指导,让艺术表达过程更顺畅。治疗效果的评估从两方面进行,一是患者给治疗师提供具有诊断性、能洞察他内心自省力的作品,另外是治疗师评价患者的疗效。

通过对艺术作品中图像所描绘的故事进行评估,往往可以发现被认为缺乏自我意识的患者残存的沟通能力。创作的艺术品成为个体向全世界说"我还在这里"的强有力方式,并且绘画疗法为那些已经处在疾病晚期的患者提供了强有力的人文关怀。绘画疗法也是心灵创伤之后使破碎心灵重新完整的治疗工具,也是绝佳手段让那些即使已经处在重度认知障碍的患者尽可能保住残留的认知能力。例如,Potts 描述了他父亲在 AD 晚期时所创作水彩画中出现的抽象表达的家族成员,那个时候他父亲的语言表达能力已经基本丧失(Potts,个人通信,2011)。绘画疗法为患者提供在被护理的人际环境中获得安全感的重要方式,尽管有认知障碍,患者仍然可以拥有感知幸福的能力,无论多么短暂哪怕只有一小时(Rentz,2002)。这种治疗系统将随着人口老龄化,AD 及其他痴呆发生率的提高而变得越来越普及。

对于艺术家来说,艺术创作提供了改善生活质量和提高自我价值的有力工具,它通过在完成艺术创作时所体验到的自豪感和满足感来达成这一目(Duncan 和 Potts,个人通信,2010)。绘画疗法给那些此刻孤立无助,但过往的人生却充满成就和冒险的人们重新找回尊严和自尊。图 26.1 和图 26.2 显示了一些 Lester Potts 在他被诊断 AD 之后创作的美术作品。

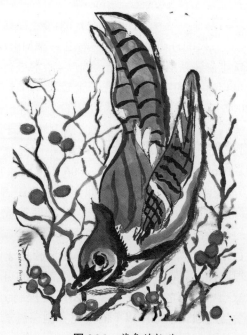

图 26.1　蓝色的松鸦

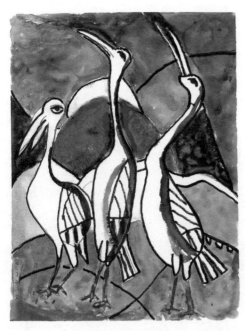

图 26.2 三个鸟

对于那些有认知障碍的人来说,创造视觉艺术成为彰显活力和与世人沟通的手段,否则真实世界会让他们的脑海一片混乱、隔离和模糊不清。正如 Gibson 所说,"痴呆症剥夺了他们存在的本质,并使他们更直接地接触他们的情绪。他们用一种更具有真实性的方式来交流,这比我们所习惯的习以为常的情感表达更真实"(Gibson,1998)。

在医学领域,绘画疗法的干预还可用于临床表现相似疾病的鉴别,并且已经显示了它的作用。例如,具有精神病特征的重度抑郁症可能与 AD 表象类似,而与双相情感障碍症状相似的可能实际上是额颞叶痴呆(FTD)。

通过评估患者对空间、线条和形状的使用,艺术治疗师能够帮助鉴别及划分疾病的不同阶段。许多临床研究显示,绘画治疗在对脑外伤、脑卒中、抑郁症、失去亲人、癌症、疼痛控制、性虐待和 HIV 的治疗均卓有成效(Pratt,2004)。

对癌症患者的案例研究表明,绘画治疗有助于个人探索过去、现在和未来的意义,从而将患癌症也融入其生活故事来赋予其意义。艺术自我表达被认为有助于维持或重建积极的自我认同(Stuckey 和 Nobel,2010)。艺术可以是与疾病相关的激烈情绪的避难所(Stuckey 和 Nobel,2010)。有人建议,把绘画治疗纳入老年人治疗计划,绘画疗法可以帮助应对老龄化带来的挑战(Johnson 和 Sullivan-Marx,2006)。虽然针对老年人群的绘画治疗参与方面的研究还相对较少,但是一些关键性的研究已经证明

绘画疗法为认知障碍患者所带来的益处。研究记录的一些积极效果包括增加幸福感、加强沟通和社交、促进决策、改善情绪、维持功能和改善情绪表达等。

在 2003 年,北加利福尼亚州 AD 协会、北内华达州、弗吉尼亚州 Palo Alto 的卫生保健系统和斯坦福大学精神病及行为科学机构进行了一项协作研究。研究人员把 AD 患者分为绘画治疗组与非治疗组并比较治疗效果。35 位年龄 65~100 岁的男性和女性痴呆患者参与了研究。由于认知和沟通缺陷以及无法完成传统的心理测量评估,研究人员使用视觉影响评定量表(AARS;Lawton 等,1996)作为直接观察测量评估。专业评分者指示受试者在 5~10 分钟内显示 5 种情绪(愤怒、焦虑/恐惧、悲伤、快乐和警觉)并测量这些情绪持续时间。绘画治疗组的受试者表现出更加警觉、更加注意他们的环境以及更具社交互动性,但在对照组很少见到这种积极的影响。家庭成员报告说,这些影响在治疗结束后仍持续存在。有一些经历了绘画治疗的患者对他们的体验记忆犹新,并且表达说他们是多么喜欢这种治疗活动。

加利福尼亚州奥兰治郡 AD 协会创立的记忆再生模式是为那些早期与中期痴呆患者设计的绘画治疗方案(Rentz,2002)。这些痴呆患者尽管语言和技巧有所减弱,但他们通过使用水彩和其他绘画工具在纸上或画布上创建视觉图像来表达自己(由受过培训的辅导员指导)。大辛辛那提地区的 AD 协会附属的研究机构针对这个为身心健康设计的治疗方案进行结果分析表明,经过治疗的客户能更长久地把注意力专注在所做的事情上,并具有愉快的感觉经验,从活动中获得的快乐表现在笑声和轻松的肢体语言上,以及对自己及他人的成就能很好地用言语表达出赞美。超过 2/3 的客户总是微笑,超过 80% 的创作"艺术家"们从未在治疗期间表现出激惹或不适。他们给出的评论是:"这个活动让我的手得到这样的乐趣"和"在这里,我才又感觉自己像一个人了",这样的评论让绘画疗法的效果显而易见(Rentz,2002)。具有轻度认知障碍和早期 AD 的患者需要在安全和信任的环境中表达其想法和情绪,特别是在诊断后的初期,患者的情绪还处在不稳定时期。绘画治疗的团体提供了这个"安全的地方",患者的情绪可以尽情地宣泄在纸上(Duncan,个人沟通(个人通信,2010)。

审视这些凝结心智的作品就能看出绘画疗法带来的效果,作品也常常可以激发患者写诗歌和讲

故事的灵感,这些都显示这一疗法的效果(Johnson 和 Sullivan-Marx,2006)。在"现代艺术博物馆的 AD 项目:使艺术对痴呆症患者有用"计划中(纽约大都会现代艺术博物馆),受过专门训练的博物馆教育者参与了轻度至中度痴呆患者以及他们照料者的现场研讨会,针对现代艺术博物馆收藏的标志性艺术作品进行了讨论。纽约大学研究人员对该项目的评估结果表明,教员的温暖和互动的方法重新激发了患者对自我价值的认同。参与者感觉到有机会学习并让智力得到激发,并且大家一起体验艺术的伟大,这是一件多么让人受益的事情。家庭成员非常感谢能与患痴呆症的亲人一道体验这奇妙经历,同样地,痴呆患者有机会能与其照顾者一起分享这个经历而表现出快乐。大家一起享受活动所带来的安全感至少能让家人及 AD 患者暂时忘掉了痴呆症带来的忧虑,大家都能心情愉悦地享受这一时刻。痴呆症患者及其护理人员在活动结束之后的几天中都能感觉到情绪的积极改变。照顾者报告说患者的情绪问题明显比以前减少了,除一人之外,其他所有痴呆症患者的心情都明显好转。这个活动还像兴奋剂一样,让患者在接下来的日子不断地谈论着(在现代博物馆见面,2009)。

米勒在神经疾病的背景下撰写了大量关于创造力的文章,包括艺术作品的神经病学和在痴呆中发现艺术天赋的现象(Cummings 等,2008;Miller 等,1998;Miller 和 Hou,2004)痴呆症视觉创造力的出现和演变为艺术创作过程提供了一个窗口,同时告诉人们即使经历着进行性皮质神经元丧失的患者仍然拥有非凡的认知可塑性(Miller 和 Hou,2004)。这幅画视觉上有两个部分,位于背侧(图的右上象限)的部分的画面能很清楚地被感知,而位于腹侧(图的左下象限)的部分正是非常重要的视觉艺术作品要来阐述其蕴藏含义的部分(Miller 和 Hou,2004)。

腹侧视觉场景在脑内被枕叶和颞叶皮层所感知。这种内部意象为视觉艺术创作提供了创造性土壤。画面上的背侧部分的河流给这幅画增添了精确度,而腹侧部分的河流能让人感知到场景,并有助于将它们放置在画布上(Miller 和 Hou,2004),如图 26.3 和图 26.4 所示。大脑非主导半球在视觉艺术中占主导地位,右顶叶受损伴随忽视和失去视觉空间能力,这对美术创作具有毁灭性的影响(Miller 和 Hou,2004)。其他大脑区域也可能参与视觉艺术创作,包括背外侧前额叶皮质(dorsolateral prefrontal

cortex)(艺术规划和组织)、扣带回皮层(驱动和情感)、额叶的运动和前运动皮质、基底神经节和小脑(精确运动控制)。此外,语言半球支配许多视觉艺术中的符号和语言概念(Miller 和 Hou,2004)。

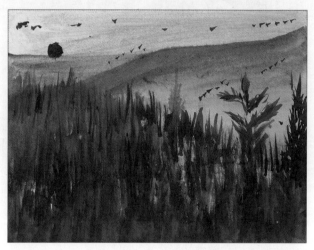

图 26.3 Kauai 岛的日落

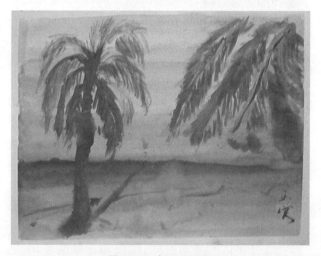

图 26.4 吉田的棕榈

AD 的特征是由顶后叶和颞叶的退化引起的视觉空间功能的逐渐丧失。有人可能会推测,这会使视觉艺术创作变得困难,这是很有可能的。但也会有例外。AD 患者创作的艺术品确实会失去现实的精确度,尽管保留了吸引眼球的颜色和形式(Miller 和 Hou,2004)。这种现象在荷兰籍美国人,抽象派大师,Willem de Kooning 的艺术作品中显而易见,他患了 AD 并且还有其他影响认知的合并症(酒精中毒、动脉粥样硬化、抑郁症等;Espinel,1996)。不仅 De Kooning 的后期艺术作品耐人寻味和具有美学吸引力,而且我们能明显地看出来绘画治疗给这位艺术家带来的疗效(Espinel,1996)。Potts 描述了他的父亲,老 Potts(Lester Potts)以前不被人知的艺术才能，老 Potts 在一个阿拉巴马锯木厂做工，其艺术天分在他处在 AD 早期的时候才被发现（Potts，2006）。当他失去了空间精确定位能力之后，会看到他作品里使用了鲜艳而有活力的色彩（特别是蓝色和绿色），并创作出许多从他孩提时代就熟悉的图像（锯、栅栏、树木等）。在老 Potts 的疾病晚期，当语言能力丧失之后，他用抽象的方式画了他的父亲和他孩童时的家，并且很容易认出他画里的家庭成员（图 26.5）（Potts，个人通信，2011）。

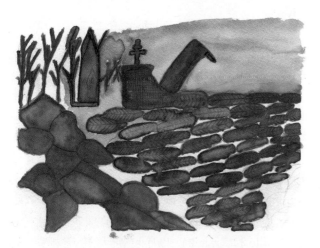

图 26.5　蓝色大学，Lester Potts 是一位晚期 AD 患者，他的水彩画描述了他父亲的帽子、鞋和锯

额颞叶痴呆（FTD）的视觉艺术有不同的表达方式。FTD 患者，特别是在语义型痴呆这一亚型，当失语存在时，疾病似乎能让艺术创作爆发出来。这一型疾病的左前颞叶会有局灶性变性。值得注意的是，一些患者开始对绘画产生兴趣，并逐渐创作出更成功的绘画（Miller 和 Hou，2004）。但是这些作品通常要花点力气才能解释，作品具有现实或超现实主义的内容，往往缺乏符号或主题抽象（Miller 和 Hou，2004）。

关于这种视觉创造性理论的解释包括，保留了非优势半球的顶颞后叶功能、创作活动的强制性、由于低代谢及左前颞叶的主导性造成非优势半球去抑制等（Miller 和 Hou，2004）。在 AD 和 FTD 中，痴呆艺术的目的在于识别患者所具有的优势，而不仅仅是要找病人的弱点。因此，对痴呆患者使用绘画疗法有助于克服功能不全和退化（Cummings 等，2008），并且在人文关怀护理中起重要作用。

绘画治疗的前提之一是因为美术可以作为一种统一的语言，甚至跨越不同文化和社会经济体。在艺术治疗环境中，来自不同文化背景的艺术家坐在一起作画及分享他们的生活故事。艺术是他们共同的话题。对每位参与活动的个体而言，绘画治疗

的目标不是创作出美丽的艺术作品，而是艺术能给孤独的、痴呆的或者是身心分离的生命培育出尊严。美术创作的自我表达会给人一种让世界知道自己的满足感，就像图 26.6，图 26.7 和图 26.8 所示（Potts 和 Duncan，个人通信，2010）。

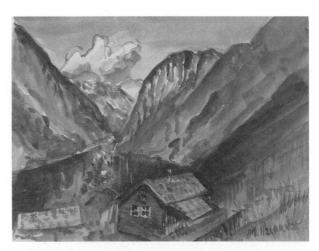

图 26.6　湖边的小木屋

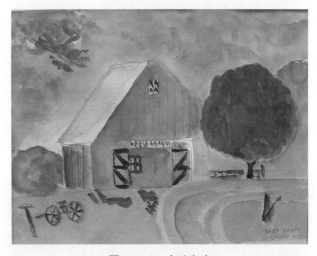

图 26.7　父亲的仓库

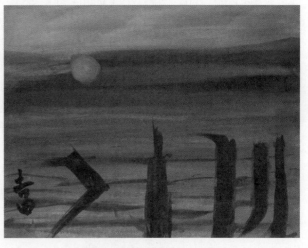

图 26.8　吉田海边的日落

舞蹈 / 运动和戏剧疗法

虽然几千年来舞蹈一直作为情感表达的一种模式,但是舞蹈治疗起源于 20 世纪 40 年代的精神病学领域(Pratt, 2004)。舞蹈家及编舞者 Marian Chace 在精神病学家 Carl Jung 的影响下,在华盛顿特区的伊丽莎白医院创立了舞蹈教室,学员是第二次世界大战期间受过精神创伤的病人。作为语言治疗的替代(Westbrook 和 McKibben, 1989),这种早期的舞蹈疗法使许多病人的病情得到了改善。在接下来的几十年中,舞蹈疗法在精神动力学心理疗法的影响下继续发展(Pratt, 2004)。美国舞蹈疗法协会成立于 1966 年,将舞蹈 / 运动治疗定义为“使用运动的精神疗法来提高个人的情感、认知、身体和社会融合的完整性”(Pratt, 2004)。该组织拥有 1 200 多名专业和非专业成员。根据它出版的教材,可以看出执业的舞蹈 / 运动治疗师都具有很高水平的教育和培训(美国舞蹈疗法协会, 2010 年)。

随着大众对舞蹈和运动疗法兴趣的日益增长,人们看到了运动给人精神和身体带来的益处(Stuckey 和 Nobel, 2010)。这种疗法将身体运动与心理治疗、咨询和康复技能(Pratt, 2004)相结合以改善情绪压力和焦虑、改善运动范围和身体形象及生活质量和自我概念,以及提高认知功能和改善心理状态。以运动为基础的创造性表达侧重于非语言、主要是物理形式的表达来作为心理治疗工具(Killick 和 Allan, 1999)。

虽然大多数关于舞蹈和运动疗法效果的评价是在精神科住院患者中进行的,但是越来越多的文献显示这种疗法对癌症(Killick 和 Allan, 1999)、帕金森病(PD)(Westbrook 和 McKibben, 1989)、脑卒中(Pratt, 2004)、痴呆(O'Maille 和 Kasayka, 2005)以及认知正常老年人群均有益处(Stuckey 和 Nobel, 2010)。研究已经证明参与休闲活动会对有 AD 风险的人群延迟发病。在这种疗法中舞蹈是最受推崇的活动(Cohen, 2009)。对康涅狄格州的乳腺癌幸存者进行了一项小型随机对照试验,经过 12 周的舞蹈 / 运动治疗后,在生活质量测量、身体形象和肩部运动范围方面都有显著改善(Stuckey 和 Nobel, 2010)。在 PD 治疗方面,把传统门诊运动治疗与舞蹈 / 运动治疗进行了比较,后者对运动启动及运动时间延长均有显著改善(Westbrook 和 McKibben, 1989);也观察到患者主观心情的改善。脑卒中患者每周 2 次,每次 45 分钟舞蹈 / 运动疗

程, 5 个月之后发现身体、心理和认知功能方面的测量均有显著改善。1996 年发表的统计分析表明,舞蹈 / 运动疗法可以帮助有焦虑症的老年人改善症状(Ritter 和 Low, 1996)。不活动是老年人发病和死亡的主要原因之一。老年人的专业治疗计划通常包括舞蹈 / 运动治疗干预。已有文献报道这种方式治疗可以改善关节活动范围(Ritter 和 Low, 1996)。此外,对于那些变得内向而孤僻的痴呆症患者,舞蹈 / 运动治疗可以帮助重新建立与他人沟通(Zeisel, 2009)。

太极,一种从武术中获得的半冥想运动疗法,已用于帮助减少老年人跌倒和改善健康状况。一项为期 48 周随机对照分组老年女性的队列研究把太极与健康教育进行了比较。太极组表现出身体功能和运动能力均显著改善,以及对疾病抵抗能力和运动种类上也有不同程度改善(Stuckey 和 Nobel, 2010)。

由 O'Maille 创立的正念情感感知舞蹈 / 运动疗法(mindful affective timalation dance/movement therapy),是一个针对晚期痴呆患者的精神疗法,它是基于 Kitwood 以人为本的护理理念创立的(O'Maille 和 Kasayka, 2005)。它将传统舞蹈 / 运动治疗的技术与感官的运用相结合,把精神元素和肉体以及舞蹈 / 运动理论柔和在一起,有点类似于 Lamaze 分娩法的技巧(O'Maille 和 Kasayka, 2005)。这一技术是为了帮助终末期痴呆患者如何面对他们死亡那一刻,与 Naomi Feil 创立的验证治疗相似(Feil, 1993)。验证法是帮助有认知障碍的老年痴呆患者进行交流和帮助定向,这种方法已证明可以减轻患者压力,以及增强尊严和幸福感。这个理论表明,老年痴呆患者想在死亡之前努力解决未完成的生活问题,这样才能安静地死去,但是由于认知和身体的病损使这一愿望不能实现。他们最后的挣扎对他们来说非常重要,而我们作为护理者能够给予帮助。这个理论根据患者的行为分为四个阶段,在所谓的“重复运动阶段”中,运动取代语言并被用来完成没有解决的冲突。受过技能和验证理论培训的治疗师可以在这个阶段通过舞蹈 / 运动治疗帮助病人(Feil, 1993)。

心理剧是精神疗法的一种,这种疗法是让患者表演自己来达到洞察内心世界的一种方法,它与舞蹈 / 运动治疗密切相关。在精神科也称为心理剧的精神疗法,心理剧由受训的专业人员指导角色扮演,引导病人察觉自己心理冲突并试图找到解决方案(Stuckey 和 Nobel, 2010)。全国戏剧治疗协会成立

于 1979 年,将戏剧治疗定义为"有意识地用戏剧 /
或舞台来达到治疗目标"(北美戏剧治疗,2012)。
研究报道了短期戏剧治疗的效果以及戏剧能增强
60~86 岁年龄组人群的认知和情感功能。在这项研
究中,给参与者事先设计好练习,使他们能够体验到
表演的本质(全身心地进入角色)。在 4 周的教学
后,治疗组对认知和心理健康的指标均有显著改善;
特别是在言语和听力回忆方面的能力、解决问题的
能力、自尊和心理健康等方面均有提高(Noice 和
Noice,2006)。类似地,电影也作为一种疗法,把看
电影作为长期疗程来促进心理成长和愈合(Stuckey
和 Nobel,2010)。戏剧通常与舞蹈 / 运动治疗结合
以获得更好的治疗效果(Zeisel,2009)。

诗歌 / 书籍,讲故事和回忆

中国晚唐女诗人鱼玄机(公元 843—868)的
诗"闲乘画舫吟明月,信任轻风吹却回"(Reciting
poems in the moonlight/riding a painted boat (el) /
Every place the wind carries me is home)。这样的诗
就被认为有治疗效果。

术语疗法包括书目疗法(文献的交互式使用)
和日记疗法(使用基于生活的反思写作),以及讲故
事疗法,在治疗中使用电影以及其他基于语言形式
的治疗方式。国家诗歌治疗协会大约在 30 年前成
立,并为该疗程制定了标准。现在可以获得诗歌治
疗的证书(国家诗歌治疗协会,2011)。

自古以来,诗歌一直用于治疗和个人成长。据
信萨满人为了部落或个人的福祉而高唱诗歌。在古
埃及,纸莎草纸上写着文字,然后溶解成病人可以摄
取的溶液,迅速生效。有记载的第一位"诗歌治疗
师",是公园一世纪的一位罗马医师,他为躁狂患者
安排观看悲剧,而让抑郁症患者看喜剧。阿波罗被
奉为诗歌和医学的神,这是不奇怪的,因为医学和艺
术在历史上是交织在一起的(国家诗歌治疗协会,
2011)。

诗歌和疗伤之间的联系几个世纪以来一直处
于混沌不清的状态,在美国殖民时期有了一些发展。
由本杰明·富兰克林在 1751 年创立的宾夕法尼亚
医院,是美国第一所医院采用阅读、写作以及发表患
者作品的方法来辅助治疗精神疾病。本杰明·拉什
医师(Dr. Benjamin Rush),美国精神病学之父,他把
音乐和文学引入成为有效的治疗手段,并且他的病
人在报纸上发表自己创作的诗歌。

阅读治疗作为一个术语在 1916 年形成,它是
指用阅读书籍来作为医学疗法。它首先被图书馆员
接纳,他们为病人选择适合病人情况的书,使之唤
起个体与书中人物的连接,并且传递他人如何面对
与解决问题的信息,从而来帮助精神病患者。随着
20 世纪 60 年代群体疗法的普及,阅读治疗开始包
含读者对所呈现材料的个人反思及有组织的讨论。
像弗洛伊德这样的开拓者曾感叹说,"不是我,是诗
人发现了无意识",诗歌疗法被精神病学专业人员所
接受并作为集体精神疗法的一部分。Eli Greifer,是
诗人,也是药剂师和律师,他努力向人们证明一首
诗传达出的信息具有治愈的力量。20 世纪 50 年代
和 60 年 代 (Lenkowsky,1987),Eli Greifer 与 纽 约
Cumberland 医院的精神病学家 Jack J.Leedy 和 Sam
Spector 一起为现代诗歌疗法的应用与发展起了关
键作用。

虽然诗歌疗法文献中很少有对照研究,但是
它在姑息治疗中的作用,使患者及其照顾者却对它
越来越感兴趣(Coulehan 和 Clary,2005)。一些文
献坚持认为写作对健康的好处。研究表明,对精神
创伤患者进行表达性写作或写日记训练,可以看到
躯体健康、减少看医师的次数和免疫系统功能等
方面的各项指标均有显著改善(Stuckey 和 Nobel,
2010)。把沮丧的经历用文字写出来会使心情和健
康得到长期改善(Stuckey 和 Noble,2010)。很多
研究表明,情绪写作可以影响看医师的频率、免疫功
能、压力激素、血压,以及一些社会、医学和认知指标
的改善。这些效果在不同文化,不同年龄组和不同
的样本中均有显示。表达性写作还可以缓解疼痛及
抑郁情绪(Stuckey 和 Nobel,2010)。一些研究者
描述使用诗歌来帮助患者找到他们的声音,由此获
得他们因在普通语言里找不到词汇来表达的智慧
(Stuckey 和 Nobel,2010)。诗歌是日常生活的辞藻
不能做到的一种特殊的自我表达,通过诗歌抒发自
己,可以成为疗伤过程。写日记也与创造力、精神意
识和自我成长相关(Stuckey 和 Nobel,2010)。"活
的话"(Living Words)是由南卡罗来纳州沃福德学
院的心理学家与 AD 协会合作开发的针对痴呆症患
者的创意写作计划,鼓励参与者在研讨会现场探索
情感及省察内心(Bopp,个人通信,2010)。我们所
说的好处包括认知激活、回忆和反思个人的生活和
释放压力(Bopp,个人通信,2010 年)。

如前所述,个体获得的与他或她的生活故事相
关联的能力会受到认知障碍干扰,例如 AD 的不利

影响。疾病给患者造成的隔离感是由于病人越来越感觉到融不进家庭和朋友之中,这让他们感到不舒服,从而互动就更减少了。结果,患者察觉到自己的生命和存在感正在一点一点地减少。讲故事和回忆可以单独进行或与其他表达性艺术疗法结合,是一种有效的方法来引导患者讲出自己生命中的故事,进而增强沟通和推理验证。1975 年,罗伯特·巴特勒(Robert Butler)医师,出版了《为什么活着?:在美国变老》一书,这本书把老化过程和精神分析学家 Erik Erikson 的生命周期理论相结合。Erik Erikson 的生命周期理论认为,从出生到死亡有 8 个生命阶段,生命的最后阶段,他称之为"完整与绝望",这一阶段的关键任务是审视一个人的过往,没有得到或失去的或妥协的,而成功得到的也要庆祝,从而感到完整地度过了此生。巴特勒把回忆视为整合人生的核心—生命就是不断地去解决悬而未决的问题,从生命的过去,现在到将来(Hanna 和 Perlstein,2008)。在这种情况下,视频传记(治疗/恢复性传记)已经被开发作为一种手段,使病人的生活史可以被他人看到,从而在患者和照顾者、家庭和朋友之间互相访问沟通和互动(Cohen,2002)。这些传记通过使用老照片和其他纪念品的录像及快照而创建,由家庭成员和朋友提供讲述(Cohen,2002)。已经发现这样的干预在痴呆患者中可以增强短时记忆并且对患者及其家人来说也是有意义的活动经验(Cohen,2001)。此外,当年轻的家庭成员参与视频传记创作时,使这个活动被赋予更高意义。这种方法除了能为患者带来好处之外,视频传记还向家庭成员提供他们可能没有见过面的亲人的传记(Cohen,2002)。

在密尔沃基的威斯康星大学(University of Wisconsin Milwaukee)的老龄社区中心有一个叫 Time Slips 的全国性保健计划艺术项目,此项目由 Anne Basting 博士开发。这种方法用在痴呆中期人群,让患者讲故事(Hanna 和 Perlstein 2008)。使用图像帮助创意及回应,这样做可以延缓记忆力下降。她或他开放式地问问题,并将所有的答案,从诗意的描写到无意义的记录,都编织成故事。其他表达艺术疗法也经常融在其中。这个项目使我们看到了与 AD 和其他痴呆症患者并肩战斗的人们的创造力以及重新点燃痴呆症患者与人类及社会连接的希望(Hanna 和 Perlstein,2008)。这一章的主要作者目前正在阿拉巴马州农村地区指导一个类似 AD 患者生活故事的合作项目,这个机构利用表达艺术疗法来引发病人讲述自己的故事并同时将故事录音下来。(艺术生活,由认知动力基金会与阿拉巴马荣誉学院共同赞助;Potts,个人通讯,2011)。

小结

表达艺术疗法(音乐、绘画、戏剧和舞蹈、诗歌和阅读、回忆和讲故事)给老年神经病患者及其护理者带来许多有益效果。最终的结果是培护尊严、保持自我价值感、提高生活质量。虽然治愈对许多老年神经疾病是不可能的,但是表达艺术疗法是康复治疗方案的重要组成部分,应当越来越多地用于当前和未来的健康护理实践中。这种疗法还需要进一步研究,通过科学而严格地记录治疗效果来阐明人类创造力恢复潜能的科学基础。

(杨春慧　译)

参考文献

Allan, K. and Killick, J. (2000) Undiminished possibility: the arts in dementia care. *J Dement Care*, 8 (3): 16–18

American Art Therapy Association (2010). http://www.arttherapy.org/ (accessed on August 2012)

American Dance Therapy Association (2010). http://www.adta.org/ (accessed on August 2012)

Ashida, S. (2000) The effect of reminiscence music therapy sessions on changes in depressive symptoms in elderly persons with dementia. *J Music Ther*, 37 (3): 170–182.

Belgrave, M. (2009) The effect of expressive and instrumental touch on the behavior states of older adults with late-stage dementia of the Alzheimer's type and on music therapist's perceived rapport. *J Music Ther*, 46 (2): 132–146.

Brotons, M. and Koger, S.M. (2000) The impact of music therapy on language functioning in dementia. *J Music Ther*, 37 (3): 183–195.

Brotons, M. and Marti, P. (2003) Music therapy with Alzheimer's patients and their family caregivers: a pilot project. *J Music Ther*, 40 (2): 138–150.

Brotons, M. and Pickett-Cooper, P. (1996) The effects of music therapy intervention on agitation behaviors of Alzheimer's disease patients. *J Music Ther*, 33 (1): 2–18.

Brotons, M., Koger, S.M., and Pickett-Cooper, P. (1997) Music and dementias: a review of literature. *J Music Ther*, 34: 204–245.

Bruer, R.A., Spitznagel, E., and Cloninger, C.R. (2007) The temporal limits of cognitive change from music therapy in elderly persons with dementia or dementia-like cognitive impairment: a randomized controlled trial. *J Music Ther*, 44 (4): 308.

Cevasco, A.M. and Grant, R.E. (2003) Comparison of different methods for eliciting exercise-to-music for clients with Alzheimer's disease. *J Music Ther*, 40 (1): 41–56.

Cevasco, A.M. and Grant, R.E. (2006) Value of musical instruments used by the therapist to elicit responses from individuals in various stages of Alzheimer's disease. *J Music Ther*, 43 (3): 226–246.

Chavin, M. (2002) Music as communication. *Alzheimer's Care Q*, 3 (2): 145–156.

Clair, A.A. (1996) The effect of singing on alert responses in persons with late stage dementia. *J Music Ther*, 33 (4): 234–247.

Clair, A.A. and Bernstein, B. (1990) A comparison of singing, vibro-tactile, and nonvibrotactile instrumental playing responses in severely regressed persons with dementia of the Alzheimer's type. *J Music Ther*, 27 (3): 119–125.

Clair, A.A. and Ebberts, A. (1997) The effects of music therapy on interactions between family caregivers and their care receivers with late stage dementia. *J Music Ther*, 34 (3): 148–164.

Clair, A.A., Bernstein, B., and Johnson, G. (1995) Rhythm playing characteristics in persons with severe dementia including those with probable Alzheimer's type. *J Music Ther*, 32 (2): 113–131.

Clark, M.E., Lipe, A.W., and Bilbrey, M. (1998) Use of music to decrease aggressive behavior in people with dementia. *J Gerontol Nurs*, 24 (7): 10–17.

Cofrancesco, E.M. (1985) The effect of music therapy on hand grasp strength and functional task performance in stroke patients. *J Music Ther*, 22 (3): 129–145.

Cohen, G. (2001) Creativity with aging: four phases of potential in the second half of life. *Geriatrics*, 56 (4): 51–57.

Cohen, G. (2007). *The Creativity and Aging Study: The Impact of Professionally Conducted Cultural Programs on Older Adults*, Retrieved from https://cahh.gwu.edu/sites/cahh.gwu.edu/files/downloads/TG-Creativity%26Aging_0.pdf (accessed on August 2012).

Cohen, G. (2009) New theories and research findings on the positive influence of music and art of health with aging. *Arts and Health*, 1: 48–63.

Coulehan, J. and Clary, P. (2005) Healing the healer: poetry in palliative care. *J Palliat Med*, 8 (2): 382–389.

Cummings, J., Miller, B., Christensen, D., et al. (2008) Creativity and dementia: emerging diagnostic and treatment methods for Alzheimer's Disease. *Prim Psychiatry*, 15 (2 Suppl. 1): 1–24.

Espinel, C. (1996) DeKooning's late colours and forms: dementia, creativity, and the healing power of art. *Lancet*, 347 (9008): 1096–1098.

Feil, N. (1993) Validation therapy with late-onset dementia populations. In: Gamma and Miesan (eds), *Care-giving in Dementia: Research and Applications*. New York: Tavis/Routledge.

Gibson, F. (1998) Unmasking dementia. *Community Care*, supplement, 'Inside Dementia', 29 Oct-4 Nov. 1999.

Gregory, D. (2002) Music listening for maintaining attention of older adults with cognitive impairments. *J Music Ther*, 39 (4): 244–264.

Groene, R. (2001) The effect of presentation and accompaniment styles on attentional and responsive behaviors of participants with dementia diagnoses. *J Music Ther*, 38 (1): 36–50.

Guétin, S., Portet, F., Picot, M., et al. (2009) Effect of music therapy on anxiety and depression in patients with Alzheimer's type dementia: randomized, controlled study. *Dement Geriatr Cogn Disord*, 28 (1): 36–46.

Hanna, G. and Perlstein, S. (2008) Creativity matters: arts and aging in America. *Monograph*, 1–15.

Hannemann, B. (2006) Creativity with dementia patients: can creativity and art stimulate dementia patients positively? *Gerontology*, 52: 59–65.

Heller, G.N. (2000) History, celebrations, and the transmission of hope: the American Music Therapy Association, 1950–2000. *J Music Ther*, 37 (4): 238–249.

Janata, P. (2004) When music tells a story. *Nat Neurosci*, 7 (3): 203–204.

Jeong, S., and Kim, M.T. (2007). Effects of a theory-driven music and movement program for stroke survivors in a community setting. *Appl Nurs Res*, 20: 125–131.

Johnson, C. and Sullivan-Marx, E. (2006) Art therapy: using the creative process for healing and hope among African American older adults. *Geriatr Nurs*, 27 (5): 309–316.

Killick, J. and Allan, K. (1999) The arts in dementia care: tapping a rich resource. *J Dementia Care*, 7 (4): 35–38.

Kim, S.J. (2010) Music therapy protocol development to enhance swallowing training for stroke patients with dysphagia. *J Music Ther*, 42 (2): 102–119.

Kim, M., and Tomaino, C.M. (2008) Protocol evaluation for effective music therapy for persons with nonfluent aphasia. *Top Stroke Rehabil*, 15 (6): 555–569.

Lawton, M.P., Van Hatisma, K., and Klapper, J. (1996) Observed affect in nursing home residents with Alzheimer's disease. *J Gerontol B: Psychol Sci*, 51 (1): 3–14.

Lenkowsky, R.S. (1987) Bibliotherapy: a review and analysis of the literature. *J Spec Educ*, 2 (2): 123–132.

Liao, Y., Hwang, Y., Huang, C., and Yang, S. (2004) The effect of music therapy on the behavior problems of meal-time in demented elders. *Gerontologist*, 44 (1): 656.

Lipe, A.W., York, E., and Jensen, E. (2007) Construct validation of two music-based assessments for people with dementia. *J Music Ther*, 44 (4): 369–387.

Merriam, A.P. (1964) *The Anthropology of Music*. Evanston: Northwestern University.

Miller, B. and Hou, C. (2004) Portrait of artists: emergence of visual creativity in dementia. *Arch Neurol*, 61: 842–844.

Miller, B.L., Cummings, J., Mishkin, F., et al. (1998) Emergence of artistic talent in frontotemporal dementia. *Neurology*, 51: 4978–4982. doi:10.1212/WNL.51.4.978

National Association for Poetry Therapy (2011). http://www.poetrytherapy.org/ (accessed on August 2012)

Nayak, S., Wheeler, B.L., Shiflett, S.C., and Agostinelli, S. (2000) Effect of music therapy on mood and social interaction among individuals with acute traumatic brain injury and stroke. *Rehabil Psychol*, 45 (3): 274–283.

Nettl, B. (1956) Aspects of primitive and folk music relevant to music therapy. In: E. T. Gaston (ed), *Music Therapy 1955*. Lawrence: Allen Press.

Noice, H. and Noice, T. (2006) What studies of actors and acting can tell us about memory and cognitive functioning. *Curr Dir Psychol Sci*, 15: 14–18.

North American Drama Therapy Association (2012) http://www.nadta.org/ (accessed on August 2012)

O'Maille, T. and Kasayka, R. (2005) Touching the spirit at the end of life. *Alzheimer's Care Q*, 6 (1): 62–70.

Park, H. and Specht, J.K.P. (2009) Effect of individualized music on agitation in individuals with dementia who live at home. *J Gerontol Nurs*, 35 (8): 47–55.

Potts, D. (2006) *The Broken Jar*. Tuscaloosa, AL: Wordway Press.

Pratt, R. (2004) Art, dance, and music therapy. *Phys Med Rehabil Clin N Am*, 15: 827–841.

Prickett, C.A. (2000) Music therapy for older people: research comes of age across two decades. In: M. S. Adamek and P. A. Codding (eds), *Effectiveness of Music Therapy Procedures: Documentation of Research and Clinical Practice*, 3rd edn, Silver Spring: American Music Therapy Association.

Prickett, C.A. and Moore, R.S. (1991) The use of music to aid memory of Alzheimer's patients. *J Music Ther*, 28 (2): 101–110.

Rentz, C. (2002) Memories in the making: outcomes-based evaluation of an art program for individuals with dementing illnesses. *Am J Alzheimer Dis and Other Dementias*, 17 (3): 175–181.

Ritter, M. and Low, K. (1996) Effects of dance/movement therapy: a meta-analysis. *Arts in Psychother*, 23 (3): 249–260.

Sachs, C. (1965) *The Wellsprings of Music*. New York: McGraw-Hill.

Sambandham, M. and Schirm, V. (1995) Music as a nursing intervention for residents with Alzheimer's disease in long-term care. *Geriatr Nurs*, 16 (2): 79–83.

Sandrick, K. (1995) Passage into their pasts. *Hosp and Health Netw*, 69: 55.

Schauer, M., and Mauritz, K.H. (2003) Musical motor feedback (MMF) in walking hemiparetic stroke patients: randomized trials of gait improvement. *Clin Rehabil*, 17, 713–722.

Solomon, A.L. (1993) A history of the *journal of music therapy*: the first decade (1964–1973). *J Music Ther*, 30 (1): 3–33.

Special Committee on Aging, United States Senate. (August 1, 1991) *Forever Young: Music And Aging: Hearing Before the Special Committee on Aging, United States Senate*. Serial No. 102-9.

Staum, M.J. (1983) Music and rhythmic stimuli in the rehabilitation of gait disorders. *J Music Ther*, 20 (2): 69–87.

Stuckey, H. L. and Nobel, J. (2010) The connection between art, healing, and public health: A review of current literature. *Am J Public Health*, 100: 254–263.

Sung, H., Chang, A.M., and Lee, W. (2010) A preferred music listening intervention to reduce anxiety in older adults with dementia in nursing homes. *J Clin Nurs*, 19 (7–8): 1056–1064.

Takahashi, T. and Matsushita, H. (2006) Long-term effects of music therapy on elderly with moderate/severe dementia. *J Music Ther*, 43 (4): 317–333.

Thaut, M.H., Leins, A.K., Rice, R.R., et al. (2007). Rhythmic auditory stimulation improves gait more than NDT/Bobath training in near-ambulatory patients early poststroke: a single-blind, randomized trial. *Neurorehabil Neural Repair*, 21: 455–459. doi:10.1177/1545968307300523

Thomas, D.W., Heitman, R.J., and Alexander, T. (1997) The effects of music on bathing cooperation for residents with dementia. *J Music Ther*, 34 (4): 246–259.

Westbrook, B. and McKibben, H. (1989) Dance/movement therapy with groups of outpatients with Parkinson's disease. *Am J Dance Ther*, 11 (1): 27–38.

Wong, E. (2004) *Clinical guide to music therapy in physical rehabilitation settings*. Silver Spring, MD: American Music Therapy Association.

Zeisel, J. (2009) *I'm Still Here: A Breakthrough Approach to Understanding Living with Alzheimer's*. New York: Penguin/Avery.

Ziv, N., Granot, A., Hai, S., et al. (2007) The effect of background stimulative music on behavior in Alzheimer's patients. *J Music Ther*, 44 (4): 329–343.

第五部分
老年神经系统疾病治疗之外的五个重要管理问题

第二十七章
老年神经系统疾病及相关饮食因素

Yian Gu, *Nikolaos Scarmeas*

Taub Institute for Research on Alzheimer's Disease and the Aging Brain, Columbia University Medical Center, New York, NY, USA

概述

- 某些饮食因素可能会影响阿尔茨海默病（AD）、帕金森病（PD）和卒中的发病风险以及疾病进展。但是相关研究结果并不一致，仍有待进一步研究。
- 维生素 E、蔬菜、维生素 B、n-3 多不饱和脂肪酸（polyunsaturated fatty acids（PUFAs n-3 PUFA）和鱼的高摄入可以减低 AD 风险。
- 维生素 E 和咖啡因的高摄入、辅酶 Q 的适度摄入、乳制品的低摄入可以减低 PD 风险。
- 维生素 C、叶酸、茶、全谷类的高摄入，以及低钠盐饮食可以降低卒中风险。
- 适量饮酒和坚持健康饮食可以降低 AD、PD 和卒中风险。

引言

在未来 50 年里，65 岁以上人群将占 30%。神经系统常见疾病的发生率也会随着年龄增加而增加。主要老年神经系统疾病包括阿尔茨海默病（AD）、帕金森氏病（PD）和脑卒中。AD 是老年痴呆最常见病因（Alzheimer's Association, 2010）。据估计现在有约 510 万 65 岁以上的美国人被 AD 所困挠，在 65 岁以上的美国人中几乎每 8 个人就有一个患有 AD（13%）。PD 是紧随 AD 之后排在第二位的最常见神经退行性疾病，2% 的 65 岁以上的人群患有 PD（de Lau 和 Breteler, 2006）。脑卒中是导致 65 岁以上美国成人死亡的第三大病因，接近 3/4 的脑卒中患者年龄都集中在 65 岁以上（Weir 和 Dennis, 1997）。这些条件加在一起导致了老年患者的残疾、认知和生理功能下降，以及生活独立性的丧失。

尽管高血压、高胆固醇、吸烟、糖尿病等血管危险因素已被确认为是脑卒中危险因素，但 AD 和 PD 的病因仍未确定。此外尚无治疗方法能够终止、减慢或逆转 AD 和 PD 的发生发展。目前针对 PD 的治疗只能控制症状，而药物最终会失效。因此，探索和开发基本预防措施就变得尤为重要，以求得更长久的健康生活。这种策略把目光落在生活方式上，将其作为研究点，其中饮食因素是最受关注的。

本章的主要目的是回顾研究证据，把饮食因素作为潜在的调整生活方式因素，防止认知障碍、AD、PD 和脑卒中。从不同方向进行研究，以期待找到与这些疾病相关的假设和饮食支持证据，这些研究包括体外研究、动物实验、流行病学研究（队列研究、回顾性和前瞻性研究）、随机临床试验。尽管临床和动物研究可以指明方向并在流行病学研究方面提供帮助，以期待最终将动物实验的结果直接用在人类临床试验。通过队列研究和回顾性病例对照研究（从以前患病和未患病的病人的饮食对比中获得信息），有效和快速的收集信息，进而生成一种假设（Willett, 1998）。然而，由于疾病预后不能作为膳食暴露的结果或作为改变饮食的原因，队列研究和回顾性病例对照研究也不能作为因果推论，因此本章试图寻求一个合适方法来进行饮食和疾病的因果关系研究（Haynes 等，2005）。本章重点回顾了前瞻性研究和随机临床试验的数据。在未来研究中，关于饮食的信息要遵循从无病受试者中获得，这样才能确定基于饮食因素的发病率（Willett, 1998）。通常随机临床试验参与者随机分配到治疗组（饮食干预）或安慰剂组，根据最终结果又将受试者分成以下几组：可能成功治疗组、可能控制进展组、可能减少发生组，并比较了这些受试组的预后。为了研究饮食在老年神经系统疾病中的作用而设计的这些研究,为饮食对疾病的预防和控制提供了有价值的信息。

认知障碍和阿尔茨海默病的饮食因素

关于膳食干预 AD 认知功能的研究结果并不一致。虽然病例系列研究和群组研究指出几种饮食干预对认知有保护作用,但是针对个体的随机对照临床试验中,饮食干预并没有在早期 AD 患者中表现出显著效果(第三十六章)。设计临床试验来准确地检测多个饮食及药物的联合效果(同时使用),其成本也非常昂贵。这是由于每个个体都要参与到组合试验设计中,导致了样本量和成本的增加。因为成本的原因,超过 8 个处理因素的临床试验设计都会受到明显限制。

抗氧化药

抗氧化药可以降低由氧化所致的神经损伤,所以假定食物中的抗氧化成分可以降低 AD 的患病风险。一系列从食物中提取的抗氧化药,包括维生素 E(生育酚)、维生素 C(抗坏血酸)、其他类胡萝卜素(包括 α 胡萝卜素、β 胡萝卜素、γ 胡萝卜素、番茄红素、叶黄素、β 隐黄素、玉米黄质和虾青素)以及黄酮素(包括异黄酮和儿茶素)等,都被用来研究抗氧化剂对 AD 患病风险的影响。维生素 E 主要来源于谷物、坚果、牛奶和蛋黄。维生素 C 则主要存在于柑橘类水果、猕猴桃、甘蓝、花椰菜和卷心菜。β 胡萝卜素来源于甘蓝、胡萝卜、西蓝花、菠菜。而黄酮素在蔓越莓、绿茶和红茶、大豆食品和豆类中含量丰富。

有一些研究发现维生素 E 的饮食摄入量(Engelhart 等,2002a;Morris 等,2002;Devore 等,2010)和总摄入量(饮食摄入外加其他补充方式)(Corrada 等,2005)对预防 AD 患病风险呈现负相关。一项法国的[The French Personnes Agees QUID(PAQUID)]研究发现如果受试者血浆维生素 E 浓度较低,随后几年出现痴呆的风险会增高。但是其他研究并没有发现通过膳食摄入维生素 E 与 AD 患病风险有显著关系。

有 7 项研究均检测了维生素 C 摄入量和 AD 患病风险之间的关系,仅有一项鹿特丹市的研究发现维生素 C 的高摄入能明显降低 AD 患病风险(Engelhart 等,2002a);而其他研究(Morris 等,2002;Luchsinger 等,2003;Laurin 等,2004;Corrada

等,2005;Dai 等,2006;Vercambre 等,2009)并未发现这种关系。最近,鹿特丹市的一份再次研究的更新报告通过长时间(近 10 年)随访,也未能证实膳食维生素 C 的摄入量和 AD 患病风险之间的负相关性(Devore 等,2010)。

一些研究也分析了额外添加维生素 C 和 E 的作用,但是研究结果不一致。凯彻郡研究(Cache County Study)发现联合应用维生素 C 和维生素 E 可以降低 AD 患病率和发病率(Zandi 等,2004)。而在檀香山-亚洲老龄化研究[Honolulu-Asia Aging Study(HAAS)]中联合应用维生素 C 和维生素 E 发现可以降低血管性痴呆风险和改善认知功能,但并不能改善 AD 症状(Masaki 等,2000)。然而,这两项研究均未发现单独使用维生素 E 和维生素 C 补充剂对预防 AD 有保护作用(Masaki 等,2000;Zandi 等,2004)。此外,另外两项研究指出,维生素 E 和维生素 C 补充剂对 AD 患病风险没有影响(Morris 等,1998,2002;Luchsinger 等,2003)。 还有几个仍在进行中的临床试验显示出抗氧化剂与认知能力下降或者 AD 进展之间的联系存在相互矛盾的结果。有一个随机试验显示中晚期 AD 患者,用维生素 E 治疗(每天应用 α-生育酚 2 000IU)可以延迟患者死亡或进入临终照顾设施的时间、延缓基本日常生活及活动能力的丧失、减轻痴呆症状,但是并不能减缓认知能力的衰退速度(Sano 等,1997)。然而,在随后的临床试验中,无论是健康老年人群(Yaffe 等,2004;Kang 等,2006),还是患有心血管疾病或有心血管疾病危险因素的人群(Kang 等,2009),维生素 E 与其他小剂量抗氧化剂联合服用时,维生素 E 的好处仍然缺乏证据。

PAQUID 队列研究发现,大剂量摄入抗氧化药类黄酮可以降低痴呆发生风险(Commenges 等,2000),与服用前相比,服用后表现出更好的认知能力(Letenneur 等,2007),且随着服用时间延长,效果更显著(Letenneur 等,2007)。而鹿特丹的另一个大型前瞻性研究却发现,摄入类黄酮与 AD 患病风险无相关性(Engelhart 等,2002a)。一项短期(6 个月)的针对绝经后妇女的随机双盲安慰剂对照实验,发现补充异黄酮对认知功能有良好作用,特别是对语言记忆能力有改善(Kritz-Silverstein 等,2003)。

β 胡萝卜素由于强大的抗氧化功能,一直被认为与降低 AD 患病风险有关。然而,6 项前瞻性研究均未发现二者有明显相关性(Engelhart 等,2002a;Morris 等,2002;Luchsinger 等,2003;Laurin

等，2004；Dai 等，2006；Vercambre 等，2009）。卫生保健者健康研究Ⅱ（The Physicians' Health Study Ⅱ（PHS-Ⅱ））是一项研究 β- 胡萝卜素和其他维生素补充剂对慢性疾病预防作用的随机试验，这项研究发现，长期（平均治疗时间 18 年）而不是短期（1 年）服用 β 胡萝卜素可以使总体认知能力和言语记忆评分都明显高于安慰剂组（Grodstein 等，2007）。所以胡萝卜素长期服用才可能有防止 AD 作用。

水果、蔬菜和膳食纤维

三项临床观察研究没有发现水果摄入量和认知衰退速度之间存在联系（Kang 等，2005；Morris 等，2006b；Vercambre 等，2009）。但却发现进食更多的蔬菜能减慢认知功能下降（Kang 等，2005；Morris 等，2006b）及减少受试者功能障碍（Vercambre 等，2009）。在 AD 发病率方面，法国的三市研究（Three-City Study）发现，经常食用水果和蔬菜的受试者，各种原因痴呆及 AD 患病风险都要低 30%（Barberger-Gateau 等，2007）。卡迈项目（Kame Project）研究发现，食用水果和蔬菜汁亦可降低 AD 患病风险，尤其对于携带 APOEε4 等位基因或久坐不动的人群，这种作用更加明显（Dai 等，2006）。

B 族维生素

研究表明，在痴呆出现之前血同型半胱氨酸会短暂升高，血浆同型半胱氨酸的浓度和老年人认知能力呈负相关（Seshadri，2006）。同型半胱氨酸是参与蛋氨酸代谢的氨基酸，它与膳食摄入叶酸和维生素 B_{12} 相关。弗雷明汉研究（The Framingham Study）发现，叶酸、维生素 B_{12}、磷酸吡哆醛摄入不足可以导致血同型半胱氨酸增高（Selhub 等，1993）。因此，B 族维生素也可能与 AD 患病风险有关。几项纵向研究针对 B 族维生素（维生素 B_2、维生素 B_6、维生素 B_{12}、叶酸）降低 AD 患病风险或改善认知功能进行观察。在退伍军人老龄化研究（Veterans Affairs Normative Aging（VANA））发现，空间构象（constructional praxis）能力降低与血浆同型半胱氨酸浓度、叶酸、维生素 B_6 和维生素 B_{12} 以及每种维生素的摄入量有显著关系。膳食摄入叶酸也可以防止言语流畅性下降（Tucker 等，2005）。在芝加哥健康和衰老项目（Chicago Health and Aging Project，CHAP）研究却出人意料地显示，从食物中摄取和（或）额外补充高剂量叶酸都会加速认知能力的减退，同时从食物中摄取和额外补充维生素 B_{12} 也与认知能力的改变没有关系（Morris 等，2005a）。法国 E3N 研究发现维生素 B_2、维生素 B_6、维生素 B_{12} 摄入减少会显著增加功能损害可能性，但与叶酸的摄入无关；B 族维生素与认知能力下降没有关系（Vercambre 等，2009）。

四项队列分析研究了 B 族维生素与 AD 发病率之间的关系（Corrada 等，2005；Morris 等，2006a；Luchsinger 等，2007；Nelson 等，2009）。其中两项研究发现叶酸摄入量（总摄入量或饮食摄入量）与 AD 的发病率存在负相关（Corrada 等，2005；Luchsinger 等，2007）；另外两项研究指出维生素 B_6 与 AD 的发病率存在负相关（Corrada 等，2005；Morris 等 2006a）；没有研究表明维生素 B_{12} 与 AD 的发病率之间存在联系。

至少有六项随机临床试验验证了在受试者的认知功能正常或受损情况下，单独用或联合应用维生素 B_6、维生素 B_{12} 和叶酸的效果。荷兰的"叶酸和颈动脉内膜中层厚度"（The Folic Acid and Carotid Intima-media Thickness，FACIT）研究发现，健康老年人每天摄入叶酸 800μg，连续三年，可显著提高记忆力、信息处理速度和感觉速度（Durga 等，2007）。相比之下，没有研究说明单独用或联合补充维生素 B_6 和维生素 B_{12} 和叶酸对防止认知能力下降有显著作用。

鱼类和不饱和脂肪酸

不饱和脂肪酸（UFA）包括多不饱和脂肪酸（polyunsaturated fatty acids（PUFAs））和单不饱和脂肪酸（MUFAs），鱼是主要饮食来源的长链 ω-3 多不饱和脂肪酸（（n-3）PUFAs），特别是二十碳五烯酸（eicosapentaenoic acid（EPA））和二十二碳六烯酸（docosahexaenoic acid（DHA）），它们对大脑结构和功能有至关重要的作用（Salem 等，2001）。富含单不饱和脂肪酸（MUFA）的食物包括坚果、橄榄油及种子和蔬菜中提取的油。不过，现有的流行病学数据显示，鱼或不饱和脂肪酸对认知障碍或痴呆风险的预防不是单一作用。

只有少量的研究调查了鱼和长链多不饱和脂肪酸的摄入量与认知能力下降之间的关系。早期的聚特芬老年研究（Zutphen Elderly Study）结果并未显示鱼类、亚油酸（一种 n-6 PUFA）、EPA 及 DHA 的摄入量与 3 年间的认知衰退之间存在负相关（Kalmijn 等，1997a），但是更长时间（5 年）的随访却发现鱼类、EPA、DHA 摄入量和认知衰退之间有明显负相关（van Gelder 等，2007a）。CHAP 研究发现，鱼类饮食可以减少认知能力下降，但是从饮食中摄入 n-3 PUFA 则没有这个作用（Morris 等，2005b）。VANA 研究发现进食多脂鱼类或 n-3 PUFA 长达 6 年的受试者，其认知能力并无明显改变（van de Rest 等，2009）。长达 13 年的 E3N 研究发现进食更多鱼类或者 n-3 PUFA 可以减低近期（过去的一年里内）的认知障碍发生率（Vercambre 等，2009）。欧洲癌症与营养前瞻性调查研究发现（EPIC），针对希腊种族的研究中 PUFA 的摄入不能改善认知功能，从种子中提取的食用油同样没有这种作用。橄榄油、MUFA 和饱和脂肪酸（SFA）摄入对认知功能的作用也很轻微而且不明显（Psaltopoulou 等，2008）。意大利老龄化纵向研究（Italian Longitudinal Study on Aging, ILSA）平均随访了 8.5 年，该研究发现，MUFA、PUFA 和总能量高摄入量对认知能力有明显的改善作用（Solfrizzi 等，2006a）。ILSA 的另一个研究表明尽管膳食脂肪酸摄入量与轻度认知障碍（MCI）的发生没有关系，但是较高 PUFA 摄入似乎对 MCI 进展有一种临界但不明显的保护作用（Solfrizzi 等，2006b）。Three-City 研究通过 4 年随访发现，经常食用橄榄油（用于烹饪和加工）作为 MUFA 主要来源的受试者，较之不使用橄榄油的人群，其视觉记忆方面的认知障碍发生会更低（Berr 等，2009）。

有一些大型前瞻性研究发现（Kalmijn 等，1997b；Morris 等，2003；Larrieu 等，2004；Huang 等，2005；Barberger-Gateau 等，2007，Engelhart 等，2002b；Schaefer 等，2006；Devore 等，2009），更多地进食鱼类和 DHA 的膳食可以降低痴呆和 AD 发病风险。Rotterdam 通过两年的随访研究表明，鱼类饮食与痴呆的发生存在负相关性（Kalmijn 等，1997b），而另一项为期 6 年的随访则认为 n-3 或 n-6PUFA 的摄入与痴呆发病没有关系（Engelhart 等，2002b）。此外，相同研究的更长随访（平均 9.6 岁）发现，无论鱼类还是 n-3PUFA（EPA 和 DHA）的总摄入量与老年痴呆或 AD 的发病率都没有影响（Devore 等，2009）。Framingham Heart 研究发现，鱼类饮食不能降低痴呆发生，但血清中 DHA 水平可以明显降低因各种原因引起的痴呆风险（Schaefer，2006）。CHAP 研究也表明尽管 EPA 不能降低 AD 发病风险，但是每周进食鱼类、DHA

或 n-3PUFA 可以降低 AD 发病风险。亚油酸（ALA n-6 PUFA）仅能降低 APOEε4 非携带者的 AD 患病风险（Morris 等，2003）。PAQUID 队列研究的受试者每周一次进食鱼类或者海鲜则老年痴呆患病率明显减少（Larrieu 等，2004）。美国的心血管健康认知研究（The Cardiovascular Health Cognition Study, CHCS）表明每周至少两次食用多脂鱼类比那些每月少于 1 次者可明显可以减少 AD 发病率，但要注意这个研究是选择性地针对那些 APOEε4 等位基因非携带者（Huang 等，2005）的。如果只是摄入炸鱼肉则与 AD 无关。Three-City 队列研究指明每周都能进食鱼类可以减少 AD 和各种原因导致的老年痴呆，当然这也是指 APOEε4 等位基因非携带者。经常食用富含 n-3 的油可以轻微降低老年痴呆症的发生，然而 APOEε4 等位基因非携带者经常食用富含 n-6 的油则会增加老年痴呆症的发生（Barberger-Gateau 等，2007）。Zutphen Elderly Study 研究发现，鱼类、EPA 或 DHA 对事件认知障碍（incident cognitive impairment）风险没有关系，但是亚油酸（一种 n-6 PUFA）却会增加这种风险（Kalmijn 等，1997a）。

目前临床试验证据并不支持 n-3 PUFA（特别是 EPA+DHA）的补充对认知功能有改善作用。一项随机临床试验调查了 302 位年龄大于 65 岁认知健康的荷兰受试者，结果显示无论是低剂量（400mg/d）还是高剂量（1 800mg/d）的 EPA+DHA 补充，与安慰剂组相比，任何认知方面均未见明显差异变化（van de Rest 等，2008）。另一项研究调查了 218 位轻度至中度抑郁症患者，受试者连续 3 个月每天摄入 1 500mg 的 EPA+DHA，也没有发现认知功能有明显改善（Rogers 等，2008）。同样，最近的一项研究，在 867 位认知健康的人群中，连续 2 年每天补充 200mg 的 EPA 和 500mg 的 DHA，也没有看到明显的认知功能改善（Dangour 等，2010）。而另一项研究中，受试者接受每天 800mg 的 DHA，12mg 的叶黄素，或两者联合补充，与对照组相比，则发现认知功能明显提高，包括语言流畅性、记忆力和学习效率（Johnson 等，2008）。但是因为样本量少（49 例），随访时间短（4 个月），需要再次确认（Johnson 等，2008）。另一个随机双盲临床试验对 Omegad 进行了研究，受试者为轻到中度的 AD 患者，随访时间为 6 个月，每天使用 1.7g DHA 和 0.6gEPA，但结果并未显示能延缓认知下降速度（Freund-Levi 等，2006）。然而，在一小群非常轻度的 AD 患者中则可观察到有益的效果（Freund-Levi 等，2006）。

饮酒

至目前为止，关于饮食因素与老年痴呆的相关性，饮酒仍然作为主要研究因素之一。虽然有些研究没有发现饮酒与 AD 或认知改变之间有明显关系（Broe 等，1998；Yip 等，2006；Peters 等，2009；Vercambre 等，2009），但绝大多临床观察研究均报道了二者之间存在一种保护关系。

在日本 Hisayama 研究中，研究人员发现随着饮酒量增加会增加整体痴呆和血管性痴呆发病风险，但不会增加 AD 患病风险。然而，在这项研究中，饮酒只被分为"是"和"否"，并没有收集详细信息来做进一步的剂量 - 反应关系分析（Yoshitake 等，1995）。PAQUID 研究发现，适度饮酒的人（每天 3~4 杯葡萄酒）相对于不饮酒的人群，可以降低患痴呆或 AD 风险。但是饮酒受试者酒的摄入量超过中度以后似乎就不会降低这种风险了（Orgogozo 等，1997）。此外，在 Kungsholmen Project 研究中，轻到中度饮酒（男性每周 1~21 次，女性每周 1~14 次）老年痴呆发病率下降 50%（Huang 等，2002）。一些研究已经证明适度饮酒（相对于不饮酒），可以减少老年痴呆或阿尔茨海默症的患病风险，这些研究包括 Copenhagen City Heart 研究认为每月或每周饮用葡萄酒（Truelsen 等，2002）、CHCS（每周饮酒 1~6 次）（Mukamal 等，2003）、一项华盛顿/汉密尔顿 - 哥伦比亚因伍得地区老龄化项目（Washington/Hamilton Heights-Inwood Columbia Aging Project（WHICAP））研究（认为每天 0~4 份葡萄酒（Luchsinger 等，2004））以及一项中国队列研究（认为男性每周 1~21 次，女性每周 1~14 次饮用白酒或者葡萄酒（Deng 等，2006））。

此外，老龄化心血管病危险因素与痴呆（Cardiovascular Risk Factors Aging and Dementia，CAIDE）研究发现，与中年期偶尔喝酒（少于每月 1 次）的受试者组相比，滴酒不沾和经常饮酒（1 个月数次）的中年受试者组在老年期 MCI 患病风险是前者的二倍（Anttila 等，2004）。如特曼研究（Rotterdam Study）没有发现饮酒与 AD 之间有显著关系，但这个研究发现轻度至中度饮酒（每天 1~3 次）可以减少任何痴呆或血管性痴呆的患病风险（Ruitenberg 等，2002）。从这些研究结果来看，有的认为超过中度饮酒量也与 AD 患病风险没有关系，而有的研究则认为会增加 AD 患病风险，所以人们提出了一个酒精摄入量与 AD 患病风险之间的 U 形关系。

有趣的是，一些研究发现饮酒潜在的有益影响可能主要来自于葡萄酒。例如，PAQUID 研究（Orgogozo 等，1997）和 Three-City 队列研究（Barberger-Gateau 等，2007）发现适量饮用葡萄酒降能降低 AD 患病风险，但没有对啤酒和烈酒做出比较。哥本哈根市心脏研究（truelsen 等，2002）和中国研究（Deng 等，2006）发现适量饮用葡萄酒能降低 AD 的风险，而每个月都摄入啤酒或烈酒则会增加 AD 的风险。加拿大研究健康和老龄化研究（CSHA）（Lindsay 等，2002）和 WHICAP 研究（Luchsinger 等，2004）发现适度饮用葡萄酒可以预防 AD，而啤酒、烈酒和其他类型酒精与 AD 风险没有关系。只有如特曼研究不认为某些特定酒类会有什么特殊的效果（Ruitenberg 等，2002）。KAME 研究认为饮用葡萄酒（至少每周）与降低 AD 风险之间没有显著关系（Dai 等，2006）。

咖啡、茶和咖啡因

有五项纵向研究调查了咖啡、茶或咖啡因摄入与痴呆 /AD 或认知能力下降之间的关系（Lindsay 等，2002；Laurin 等，2004；van Gelder 等，2007b；Ritchie 等，2007；Eskelinen 等，2009）。CSHA 研究经过五年随访后发现，每日饮用咖啡可减少 31%AD 患病率（Lindsay 等，2002）。芬兰、意大利、和荷兰的老年研究项目（Finland, Italy, and Netherlands Elderly（FINE））还发现老年男性每天喝 3 杯以上的咖啡可以使认知下降延缓至少 10 年（van Gelder 等，2007b）。此外，Three-City 的研究结果表明，女性每天摄入 3 杯以上咖啡因（从咖啡和茶）可以延缓言语认知功能下降，并对视觉空间记忆下降也会有一定效果，但在男性中并未观察到同样效果（Ritchie 等，2007）。但随访 4 年以后却没有得出咖啡因摄入会减少老年痴呆风险的结论（Ritchie 等，2007）。最近，CAIDE 研究表明，饮用咖啡的中年人群，与那些不喝咖啡或只喝少量咖啡的同样人群相比，以后患老年痴呆和 AD 的风险较低；每天饮用 3~5 杯咖啡的人群可以降低 65% 风险（Eskelinen 等，2009）。相比之下，研究认为饮茶（Lindsay 等，2002；Dai 等，2006；Eskelinen 等，2009），或从茶中摄入黄酮（Laurin 等，2004），并未减少痴呆 /AD 的患病风险。

膳食模式

以前的临床研究大多针对单一营养素和食物问题,而现在的研究则更多地着眼于饮食模式与疾病的关系,因为人们吃的食物/营养成分的组合很可能也是协同作用或者是拮抗作用的。有一种饮食模式吸引了越来越多的目光,那就是是地中海饮食(Mediterranean diet, MeDi)。地中海饮食的特点就是摄入大量的蔬菜、水果、坚果、豆类、谷物和鱼、不饱和脂肪酸的高摄入(主要来源于沙拉酱和烹饪中的橄榄油)、饱和脂肪酸的低摄入、低至中度量的葡萄酒、以及红肉类和家禽的低摄入(Roman 等,2008)。许多文献报道普遍认为地中海饮食对各种疾病都有潜在益处(Sofi 等 2008;Babio 等,2009)。人们会自然认为地中海饮食可能也会降低神经相关疾病的风险。有超过 2 000 参试者的 WHICAP 研究确实得出了这样的结论。这项研究的参试者长期坚持地中海饮食,平均随访期为 4 年,在调整了潜在混杂因素后,发现 AD 患病率显著降低 Scarmeas 等,2006)。有些研究认为地中海饮食与 AD 患病率之间的联系与是否有体育运动无关(Scarmeas 等,2009a)。在同一项研究中,坚持地中海饮食的受试者中轻度认知障碍(MCI)的发生风险有降低趋势,并且 MCI 转化为 AD 的几率也降低(Scarmeas 等,2009b)。Three-City 研究对地中海饮食的作用进行了进一步调查发现,严格坚持地中海饮食可以减缓认知能力下降的速度,但是研究中并没有提到对痴呆和 AD 作用(Feart 等,2009),认为检测其关联性的手段很有限。此外,梅奥老龄化研究(Mayo Clinic Study of Aging study)在一项短期(平均为 2.2 年)随访研究后指出,地中海饮食和 MCI 发病风险之间没有关联性,之后 EPIC-Greece 队列研究也报告坚持 6~13 年地中海饮食后亦无法改善认知功能(Psaltopoulou 等,2008)。

最近一项 WHICAP 的研究结果进一步肯定了地中海饮食相似膳食模式的有益作用(Gu 等,2010)。这项研究采用降秩回归分析方法,把 33 种食物互相搭配来寻找与以前文献报道的与 AD 相关的七种营养成分。结果确定了 n-3 多不饱和脂肪酸、n-6 多不饱和脂肪酸、叶酸和维生素 E 可以作为有效饮食模式,而饱和脂肪酸(SFA)和维生素 B$_{12}$ 却没表现出积极效应。这种饮食模式的特点是摄入较多的食用油和醋类沙拉酱、坚果和鱼类、西红柿、家禽、十字花科蔬菜、水果和深色绿叶蔬菜;而少食用高脂乳制品、肉和黄油,因此在一定程度上类似地

中海饮食。这种饮食模式可以显著降低 AD 的发病风险(Gu 等,2010)。

也有一些研究探讨了其他饮食模式。食物评分建议(Recommended Food Score, RFS, Kant 等,2000)用目前的美国人饮食指南(Dietary Guidelines for Americans(Ritchie et al., 2007)),通过数摄入食物的数量来衡量饮食的多样性。犹他州凯彻郡的记忆和老龄化研究(Cache County Study on Memory and Aging in Utah)已经进行了 11 年以上的随访,结果表明,与食物评分(RFS)较低的受试者相比,RFS 评分较高的受试者(指更多食用推荐的食物,包括水果、蔬菜、全谷物、坚果、鱼类和低脂乳制品)的基础水平的认知功能会更好,并且认知功能下降速度会延缓(Wengreen 等,2009)。

另一项 Three-City 队列研究显示,食用较多水果、蔬菜、鱼类和 n-3 多不饱和脂肪酸的受试者与很少使用这些食物和营养成分的受试者相比,各种病因所致的老年痴呆和 AD 患病率均显著降低(Barberger-Gateau 等,2007)。

有一个临床试验探讨了饮食模式与认知障碍或 AD 风险之间的关系。预防高血压饮食方式(Dietary Approaches to Stop Hypertension(DASH))的特征是进食富含水果、蔬菜和低脂乳制品,而减少饱和脂肪、总脂肪和胆固醇的摄入量(Appel 等,1997)。最近的一项随机临床研究,调查了 124 名久坐不动、超重或肥胖、血压升高的受试者,受试者分为 DASH 饮食加减肥组及只有 DASH 饮食组,与正常饮食的对照组相比,二组受试者的神经认知功能均有显著改善(Smith 等,2010)。

小结

总之,一些观察性研究的证据表明鱼类或 n-3 多不饱和脂肪酸(n-3 PUFA)的高摄入可以减缓认知功能下降或降低 AD 患病风险。有的研究也认为叶酸、维生素 B$_6$、维生素 B$_{12}$ 的高摄入可以减缓认知功能下降或降低 AD 患病风险。此外,流行病学调查结果表明,适量饮酒(特别是葡萄酒)和饮用咖啡或咖啡因(但不是饮茶)可以降低 AD 发生率和延缓认知能力下降。而抗氧化剂(维生素 E、维生素 C、胡萝卜素、类黄酮)无论通过饮食或额外补充,几乎没有证据表明它们对预防或治疗 AD 及延缓认知能力下降有显著疗效。

研究中也发现了一些有益的膳食模式(包括 MeDi、RFS 评分及其他),这些都被认为可能延缓认

知能力下降和降低 AD 患病风险。有意思的是,水果、蔬菜、鱼、坚果和 n-3 PUFA 一直被认为是这些膳食模式的有益成分,而肉类和饱和脂肪酸(SFA)却被认为是饮食模式的不好成分。

目前,临床证据不支持补充 n-3 多不饱和脂肪酸或 B 族维生素具有保护作用。到目前为止,对于抗氧化剂与延缓认知功能下降或 AD 进展之间的关系,临床试验并没有统一结果。饮酒或咖啡对认知功能或痴呆风险的影响还没有随机临床研究。只有一项饮食模式干预试验表明单独 DASH 饮食,或合并减肥能防止认知功能减退。

帕金森病(PD)相关的饮食因素

与 AD 相似,有些研究表明饮食干预对帕金森病症状有改善作用,但随机对照验临床试验未能显示显著的治疗效果。

抗氧化药

针对几种抗氧化药,包括维生素 E(生育酚)、维生素 C(抗坏血酸)、维生素 A 及维生素原(α 胡萝卜素、β 胡萝卜素、β 隐黄质)、番茄红素、叶黄素和玉米黄质,与帕金森病患病风险之间的关系有研究报道。

HAAS 的一项病例对照研究指出,中年期食用有较高维生素 E 含量的豆类,可以减少 PD 风险(Morens 等,1996)。而食用其他富含维生素 E 的食物(蔬菜油和动物脂肪)及总维生素 E 摄入量却与 PD 风险无关(Morens 等,1996)。在加利福尼亚的休闲世界拉古纳山(Leisure World Laguna Hills(LWLH))的一项病例对照研究发现,在饮食中含有大量维生素 C 和维生素 A 受试者中,帕金森病的患病风险是处于临界增加状态,但控制其他因素后这种关系则不再明显(Paganini-Hill,2001)。职业健康跟踪调查(Health Professionals Follow-Up Study(HPFS))和护士健康调查(Nurses' Health Study(NHS))评估了各种抗氧化药与 PD 发生风险之间的关系(Zhang 等,2002)。与维生素 E 摄入较少的人群相比,膳食中维生素 E 摄入最高的那部分人群 PD 风险显著降低(特别是女性)(Zhang 等,2002)。而膳食中摄入维生素 C 量最高的那部分人群(与维生素 C 摄入量最低的那部分人群比较),PD 风险降低不显著(Zhang 等,2002)。膳食中摄入 α 胡萝卜素、β 胡萝卜素、β 隐黄素、番茄红

素、叶黄素 / 玉米黄质、总维生素 E、总维生素 C 或使用维生素 E 和维生素 C 补充剂或多维片等则与 PD 患病风险没有明显相关性(Zhang 等,2002)。新加坡华人调查(Singapore Chinese Health Study(SCHS))研究发现从膳食中摄入较多维生素 E 可以降低 PD 患病风险,而膳食中的胡萝卜素、维生素 A 或维生素 C 与 PD 患病风险则不相关(Tan 等,2008)。

帕金森症候群相关的丙炔苯丙胺及维生素 E 抗氧化理论(Deprenyl and Tocopherol Antioxidative Therapy of Parkinsonism(DATATOP))研究是一个具有里程碑意义的大型前瞻性的随机双盲安慰剂对照临床研究(The Parkinson Study Group,1993)。研究分别观察了单独应用丙炔苯丙胺(单胺氧化酶抑制剂)10mg/ 天和 α 生育酚(维生素 E)2000 IU/ 天,及二者联合应用来治疗 800 例未经治疗的早期 PD 患者,平均标准偏差(标准差)时间为 14(6)个月。研究终点是左旋多巴治疗的开始。无论是单独应用还是联合应用丙炔苯丙胺,与安慰剂组对比,均没有发现补充生育酚能减少左旋多巴治疗的必要性的能力(The Parkinson Study Group,1993)。

水果和蔬菜

NHS 和 HPFS 针对膳食水果或蔬菜的摄入量与 PD 发病率之间的关系进行了前瞻性研究。结果发现无论是男性或女性,膳食水果或蔬菜的摄入与 PD 发病率之间没有相关性(Chen 等,2002)。

B 族维生素

如特曼研究(Rotterdam Study)发现,膳食摄入量较高的维生素 B_6 可以显著降低 PD 发病风险,但这可能仅限于分层分析中的吸烟者(de Lau 等,2006)。同一研究并未发现膳食叶酸与维生素 B_{12} 与 PD 有关系(de Lau 等,2006)。同样,NHS 和 HPFS 的队列研究发现,无论是叶酸、维生素 B_6、还是维生素 B_{12} 都与 PD 发病风险没有相关性(Chen 等,2004)。

膳食脂肪

至少有 4 项前瞻性研究都针对脂肪摄入量(测量总脂肪、动物脂肪、植物油、乳脂肪、SFA、MUFA、PUFA 和反式脂肪)与 PD 风险之间的关系。檀香山心脏研究项目(Honolulu Heart Program(HHP))的一项病例对照研究表明,PD 的发生与植物油或

动物脂肪的摄入量无相关性（Morens 等, 1996）。HPFS 和 NHS 的究也发现, 膳食脂肪总摄入量与 PD 发病风险无相关性。任何类型的脂肪, 包括植物油、单不饱和脂肪酸、多不饱和脂肪酸、反式不饱和脂肪或胆固醇都与 PD 发病风险无相关性。多不饱和脂肪酸中有个别脂肪酸, 如花生四烯酸、n-6 多不饱和脂肪酸与 PD 发生风险呈负相关, 而其他特定脂肪酸（亚油酸酸、α- 亚麻酸、鱼类中的 n-3 脂肪酸、EPA 和 DHA）, 都与 PD 无显著相关性（Chen 等, 2003）。在如特曼研究中, 总脂肪、单不饱和脂肪酸、多不饱和脂肪酸的摄入量与 PD 的低发病率有关, 但膳食中的 SFA、胆固醇、反式脂肪酸则没有这种关联性（de Lau 等, 2005）。SCHS 研究指出只有单不饱和脂肪酸 MUFA 被发现能轻微减少 PD 的风险, 而总脂肪、饱和脂肪酸、多不饱和脂肪酸、n-3 多不饱和脂肪酸或 n-6 多不饱和脂肪酸均不具有这种作用（Tan 等, 2008）。

最后, 一项随机双盲安慰剂对照临床研究发现, 服用鱼油的 PD 受试者（含有 n-3 多不饱和脂肪酸）, 无论是否同时服用抗抑郁药, 都能改善其抑郁症状, 提示 n-3 多不饱和脂肪酸可能对治疗 PD 患者的情绪症状有作用（da Silva 等, 2008）。

奶制品

HPFS 和 NHS 的队列研究第一次提到了乳制品摄入与 PD 发病率之间的联系（Chen 等, 2002）。在这项研究中, 男性受试者乳制品摄入量与 PD 发病率之间存在正相关, 而女性受试者则没有这种关系。进一步分析显示男性人群中, PD 发病风险与一些乳制品食物的摄入有明显的正相关, 这些乳制品包括奶酪和酸奶油, 以及乳制品营养素包括乳制品来源的钙、维生素 D、蛋白质和乳糖, 但不包括乳脂肪（Chen 等, 2002）。

另一项 HAAS 的前瞻性研究对象是日本、美国的中年男性, 受试者每日摄入大于 16 盎司牛奶, 统计学修正了膳食和其他因素后发现, PD 患病率比不喝牛奶的对照组高 2.3 倍。而饮用牛奶对 PD 的影响不受钙摄入量的影响。在这项研究中, 从乳制品或非乳制品来源的钙对 PD 发病均无影响（Park 等, 2005）。

最近美国防癌协会研究 Ⅱ（American Cancer Society's Cancer Prevention Study Ⅱ Nutrition Cohort（CPS-Ⅱ））的调查发现无论男女, 乳制品与 PD 发病都呈正相关。乳制品带来的 PD 患病高风险对于男女人群是一样的, 只不过女性的相关性呈非线性形式（Chen 等, 2007）。从营养学分析, 虽然所有来源的钙和蛋白质会都会增加 PD 风险, 但是奶源中的钙、维生素 D、蛋白质和脂肪则与 PD 没有关联性（Chen 等, 2007）。

饮酒

迄今为止, 至少有两项前瞻性研究（Paganini-Hill, 2001; Hernan 等, 2003）探讨了饮酒与 PD 患病风险之间的关系。LWLH 队列分析中的一项病例对照研究发现, 每天饮酒多于两次可以减少罹患 PD 的风险（Paganini-Hill, 2001）。然而 HPFS 和 NHS 队列研究中的合并分析认为经常适度饮酒和那些完全不饮酒 / 戒酒者相比, 患 PD 的风险相似（Hernan 等, 2003）。

三种常见酒精饮料（啤酒、葡萄酒和烈酒）中, 与其他两种酒相比, 啤酒对降低 PD 风险的结论非常一致。加州研究（California study）把饮酒组（每天大于二次）与不饮酒组对比后发现, 饮啤酒的 PD 发生几率比（OR）比饮葡萄酒及烈性酒都低得多, 尽管这个结果没有统计学意义（Paganini-Hill, 2001）。HPFS 和 NHS 队列研究中的合并分析指出, 饮啤酒每周大于一次的人群比每月小于 1 次的人群相比, 患 PD 的风险要低 30%, 而葡萄酒和烈酒则无此作用（Hernan 等, 2003）。因此, 啤酒中的某些成分, 而不是所有酒精饮料中的普通乙醇, 可能与降低 PD 风险有关。比如, 喝啤酒之后血清抗氧化和神经保护性尿酸的增加要比饮葡萄酒和烈酒之后显著得多, 这可能有助于啤酒降低 PD 发病率（Collins, 2002）。

咖啡、茶和咖啡因

下述几项前瞻性研究针对咖啡和茶摄入的频率以及饮食中总咖啡因摄入量与 PD 发病率之间的关系进行了评估。

HHP 研究控制了年龄因素后发现随着咖啡摄入量增加, PD 发生率持续下降, 受试者为男性, 分为不喝咖啡组及每天喝至少 28 盎司咖啡组, 其结果显示年发病率从不喝咖啡组的每万人 10.4 人降为喝咖啡组的 1.9 人。在总咖啡因摄入和从非咖啡来源的咖啡因的摄入研究中也观察到类似的效果。咖啡中的其他营养成分包括烟酸则与 PD 发病率无关（Ross 等, 2000）。

LWLH 队列分析中的一项病例对照研究发现

常规每天饮用 2 杯以上咖啡，与不喝咖啡的人群相比，PD 发病风险更低，但是饮用无咖啡因的咖啡和茶则没有这种效果（Paganini-Hill，2001）。

同样地，HPFS 队列研究也发现除无咖啡因的咖啡之外，咖啡、总咖啡因摄入量和非咖啡来源的咖啡因都能降低 PD 发病率（Ascherio 等，2001）。NHS 研究对女性受试者进行了研究发现，咖啡因和咖啡的饮用量与 PD 风险之间呈现 U 形曲线关系，PD 风险最低的是中等摄入量组（每天 1~3 杯咖啡或只摄入 3/5 的咖啡因的量）（Ascherio，等 2001）。

芬兰的两个大型前瞻性研究结论进一步支持咖啡和茶对 PD 的保护作用。研究发现与不喝咖啡的人群相比，饮用更多咖啡和茶可降低 PD 发病率（Hu 等，2007；Saaksjarvi 等，2008）。

SCHS 研究也指出咖啡因的总摄入量与 PD 发病率呈负相关。在校正了咖啡因总摄入量、吸烟和其他协变量之后，研究发现，与咖啡或绿茶相比，红茶更显著地降低 PD 风险，这表明除了咖啡因以外红茶的成分具有预防 PD 的作用（Tan 等，2008）。

辅酶 Q10

辅酶 Q10（CoQ10）是线粒体呼吸链中的组成部分。在一项双盲安慰剂对照研究中，80 例早期 PD 患者随机接受安慰剂或口服辅酶 Q10，300mg/天、600mg/天、或 1 200mg/天（Shults 等，2002，2004）。16 个月临床观察显示，口服高剂量辅酶 Q10（1 200mg/d）可以降低运动功能恶化率并且日常生活能力与基线水平相比有明显改善。在另一个较小的安慰剂对照随机双盲试验中，每天口服辅酶 Q10 360mg，持续 4 周，看到 28 例经治疗稳定的 PD 患者症状有轻度改善，具有统计学意义；但是运动障碍症状没有明显改善（Muller 等，2003）。最近的一项临床研究观察了 131 例中期 PD 患者摄入辅酶 Q10（300mg/d，3 个月），并没有得到 PD 症状改善（Storch 等，2007）。作为六项临床结果变量之一的 Hoehn 及 Yahr 量表评分则显示辅酶 Q10 组比安慰剂组的 PD 症状有显著改善，而且二组间的统计学有差异显著。分层分析发现只有在应用左旋多巴的情况下，辅酶 Q10 组才显示明显变化（Storch 等，2007）。尽管这些数据有相互矛盾之处，但最近一项 Ⅱ 期临床研究表明辅酶 Q10 应该在符合标准的情况下做进一步可能的临床试验（NINDS NET-PD Investigators，2007）。

其他食物

只有一个前瞻性研究探讨肉制品和 PD 发病风险之间的关系，NHS 和 HPFS 队列研究报道，食用肉类、鱼类或家禽与 PD 患病风险之间无统计学联系（Chen 等，2002）。NHS 和 HPFS 队列研究综合分析报道食用坚果类对降低 PD 发病率有明显相关性（Zhang 等，2002）。

膳食模式

NHS 和 HPFS 队列研究评估了几种膳食模式与 PD 发病率之间的相关性。主要成分分析法（principal components analysis，PCA）衍生而来的"精细"饮食模式（其特征为高摄入水果、蔬菜和鱼类）与 PD 风险呈负相关；另一个 PCA 而来的"西方"饮食模式（特点是高摄入红肉、加工肉类、精制谷物、薯条、甜点和糖果、高脂乳制品等）与 PD 风险没有显著相关性。有两种额外的饮食评分也可以作为计算工具。一个是"替代健康饮食指数"（Alternate Healthy Eating Index，AHEI）包括 9 个组成部分，分别是蔬菜、水果、坚果和大豆、白肉红肉的比例、谷类纤维、较低的反式脂肪酸、多不饱和脂肪酸和饱和脂肪酸的比值、复合维生素的长期服用、以及酒精（每天 0.5~1.5 次得分最高），如果这个评分高就表明饮食质量好。第二个是"替代地中海饮食评分"（alternate Mediterranean Diet Score，aMed）基于摄入的以下 9 个项目：蔬菜（不含土豆及其制品）、豆类、水果、坚果、全麦、鱼类、单不饱和脂肪酸对 SFA 比例、酒精和红肉及加工肉类。Med 评分越高表明饮食质量越好。这项研究发现 AHEI 饮食模式能明显降低 PD 发病率，而 aMed 饮食模式只能轻微降低 PD 发病率。目前尚无针对膳食模式的干预性研究进行。

小结

总之一些研究证据表明饮酒（特别是啤酒）、摄入咖啡因或含咖啡因的饮料可以降低 PD 风险，而食用乳制品却可以增加 PD 风险。但仍有待进一步临床研究。

研究证据表明，饮食摄入维生素 E 可能降低 PD 风险，而饮食摄入维生素 C 和 PD 风险之间的关系却没有定论。但临床研究认为，维生素 E 对延缓 PD 进展没有显著效果。

虽然认为高 B 族维生素摄入的膳食有可以降低 PD 风险，但临床研究尚没有足够证据支持这一假设。

目前没有足够的研究证据支持脂肪摄入与 PD 风险之间的关系,有些意见指出 UFA 可能对预防 PD 有帮助。而其他研究表明 n-3 多不饱和脂肪酸对改善 PD 的抑郁症状有好效果。

临床试验中观察到,高剂量辅酶 Q10 可能对 PD 患者有益。辅酶 Q10 是否与 PD 进展有关尚未得到充分探讨。

只有 NHS 和 HPFS 的队列研究探讨了肉制品、水果、蔬菜以及不同饮食模式与 PD 风险之间的关系。PD 风险与肉制品、水果或蔬菜的食用无关。膳食模式,包括一个由 PCA 而来的"谨慎"膳食模式(以水果、蔬菜和鱼类高摄入量为特征)、AHEI 及 MeD,这些膳食模式都可以减低 PD 风险。但到目前为止,针对这些食物和膳食模式与 PD 关系还没有进行临床研究。

脑卒中相关的饮食因素

有些系列和队列研究指出饮食干预措施对脑卒中患者有良好效果,而另一些随机对照临床试验却发现没有明显效果。二级分析和亚组分析表明,如果结合多种饮食因素进行分析可能会看到统计学效果。

抗氧化药

维生素 C(抗坏血酸)

早期多数研究报告都指出维生素 C 摄入量与卒中发病率或卒中死亡率没有关系,这些研究包括瑞典哥德堡研究(Lapidus 等,1986);荷兰的组特凡研究(Zutphen Study)(Keli 等,1996);芝加哥外希特脑电研究(Chicago Western Electric Study)(Daviglus 等,1997);针对中国上海中年男性的前瞻性研究(Ross 等,1997)以及 HPFS 研究(Ascherio 等,1999)。

挪威一项小样本(99 例)研究首次提出饮食中维生素 C 有潜在保护作用,表明维生素 C 摄入量可能与出血性脑卒中呈负相关,但与缺血性脑卒中没有关系(Vollset 和 Bjelke,1983)。一个较大样本的英国研究调查了 730 位社区老人(年龄≥65 岁),报告指出,饮食中维生素 C 摄入量和血浆中维生素 C 浓度与脑卒中导致死亡的 20 年风险有明显负相关(Gale 等,1995)。芬兰的 α- 生育酚、β- 胡萝卜素癌症预防(Alpha-Tocopherol,Beta-Carotene Cancer Prevention(ATBC))研究发现维生素 C 摄入量与脑内出血的危险性呈负相关,但并不包括缺血脑卒中或蛛网膜下腔出血导致的脑出血(Hirvonen 等,2000)。爱荷华女性健康研究(Iowa Women's Health Study(IWHS))认为总维生素 C 摄入量可能会降低卒中死亡的风险,尽管这种关系呈"U"形分布(Yochum 等,2000)。最近,鹿特丹研究发现,较高维生素 C 摄入可以降低首次缺血性卒中发生的风险(Voko 等,2003)。这项研究还发现,受益的效果主要限于吸烟者(Voko 等,2003)。

研究发现血液循环中(血浆或血清)维生素 C 水平与脑卒中发病率之间关系的结果是一致的。血清 / 血浆维生素 C 浓度与脑卒中的风险或所有脑卒中死亡率呈明显负相关(Gey 等,1993;Hensrud 等,1994;Gale 等,1995;Yokoyama 等,2000;Kurl 等,2002;Myint 等,2008),与缺血性和出血性脑卒中的死亡率呈负相关(Yokoyama 等,2000;Kurl 等,2002)。

这些研究导致了一些临床试验把补充维生素 C 作为脑卒中的预防措施。然而,PHS-Ⅱ 研究的数据显示维生素 C(每日补充维生素 500mg)对中老年男性预防脑卒中没有明显作用(Sesso 等,2008)。

维生素 E

IWHS 研究发现饮食中维生素 E 摄入和脑卒中导致的死亡之间联系存在负相关,但与脑卒中事件的发生率没有相关性(Yochum 等,2000)。鹿特丹研究发现维生素 E 高摄入可以减低首次发生缺血性脑卒中的概率,但是这种效果仅限于吸烟人群(Voko 等,2003)。荷兰 Zutphen Study 研究(Keli 等,1996)、针对中国上海中年男性的前瞻性研究(Ross 等,1997)、HPFS 研究(Ascherio 等,1999)以及 ATBC 研究(Hirvonen 等,2000)都没有发现饮食中维生素 E 摄入量与脑卒中发生率和致死率之间的相关性。

ATBC 研究(Leppala 等,1999b)发现,基线血清高 α- 生育酚(维生素 E 活性成分)可以使颅内出血的危险性降低一半,缺血性脑卒中导致出血的概率降低 1/3。但医者健康调查(Physician Health Study)中一项病案对照研究指出血浆中 α- 生育酚与脑卒中事件没有明显关联(Hak 等,2004)。

几项随机临床试验就补充维生素 E 与脑卒中关系进行了探讨。ATBC 研究指出补充维生素 E 可增加蛛网膜下腔出血概率、降低高血压男性患者脑卒中风险,但对血压正常者没有影响(Leppala 等,2000a,2000b)。PHS-Ⅱ随机对照试验发现,每二天给予 400 IU 的维生素 E 与缺血性脑卒中发生概率无关,但是可以增加出血性卒中风险,这与 ATBC 研究结果相一致(Sesso 等,2008)。心脏病预防结果评估(Heart Outcomes Prevention Evaluation(HOPE))发现每日给源于自然的维生素 E 对预防脑卒中并没有保护作用(Yusuf 等,2000;Lonn 等,2005)。心脏保护协同研究组(Heart Protection Study Collaborative Group)报道补充维生素 E 不会对任何类型脑卒中显著降低 5 年死亡率或发病率,也不会对脑卒中的严重程度有任何影响。

而女性健康研究(Women's Health Study)却未发现每二天给 600 IU 自然维生素 E 对预防脑卒中有效(Lee 等,2005)。女性抗氧化药物心血管研究(Women's Antioxidant Cardiovascular Study)结果表明,维生素 C(抗坏血酸)、维生素 E 和 β- 胡萝卜素对有心血管疾病高风险的女性而言在心血管疾病发病之间没有显著统计学意义,但随机给予了维生素 C 和维生素 E 的受试者却显示出患脑卒中概率降低(Cook 等,2007)。

其他抗氧化药:β- 胡萝卜素(维生素 A)、黄酮类化合物和儿茶酚

不同研究观察了不同抗氧化药与脑卒中之间的相关性,所看到的研究结果并不一致。Zutphen Study 研究发现膳食中黄酮类(主要为槲皮素)和 β- 胡萝卜素与脑卒中的发病率呈负相关(Keli 等,1996)。ATBC 研究发现 β- 胡萝卜素的膳食摄入量可降低缺血性脑卒中风险、叶黄素 + 玉米黄质可降低蛛网膜下腔出血的风险、番茄红素可降低缺血性脑卒中和脑内出血的风险(Hirvonen 等,2000)。酷派缺血性心脏病危险因素研究(Kuopio Ischaemic Heart Disease Risk Factor Study)发现高摄入黄酮类化合物可降低缺血性脑卒中风险(Mursu 等,2008)。HPFS 研究指出叶黄素摄入量被认为和缺血性脑卒中之间呈反比关系,但这种负相关性并不独立于其他饮食因素影响(Ascherio 等,1999)。其他研究并不认为这些抗氧化药(胡萝卜素、黄酮类化合物和儿茶酚)和脑卒中发病率有显著相关性(Yochum 等,1999,2000;Hirvonen 等,2000;Knekt 等,2000;Arts 等,2001;Sesso 等,2003;Voko 等,2003;Marniemi 等,2005;Mink 等,2007)。

水果和蔬菜

许多观察研究(Gillman 等,1995;Joshipura 等,1999;Liu 等,2000a;Bazzano 等,2002b;Johnsen 等,2003;Sauvaget 等,2003a;Hak 等,2004;Larsson 等,2009;Mizrahi 等,2009),及社区人群动脉粥样硬化风险(Atherosclerosis Risk in Communities(ARIC))研究指出水果和蔬菜摄入量最高的那部分人群有较低的脑卒中发病率,且脑卒中的死亡率也下降。所有种类的水果和蔬菜都会对缺血性脑卒中起到保护作用,特别是十字花科的绿色多叶蔬菜和柑橘类水果及果汁(Gillman 等,1995;Mizrahi 等,2009)。

鱼类及不饱和脂肪酸

不断增加的研究数据表明高摄入 n-3 多不饱和脂肪酸(n-3 PUFA)对心脏有保护作用。鱼和海鲜作为 n-3 PUFA 的主要来源,有些研究将它们与脑卒中风险的相关性也进行了评估。

早期对 9 个独立队列研究结果进行了 Meta 分析(Keli 等,1994;Morris 等,1995;Gillum 等,1996;Orencia 等,1996;Iso 等,2001;Yuan 等,2001;He 等,2002;Sauvaget 等,2003b)得出的结论是,吃鱼可能与脑卒中风险呈负相关,特别是缺血性脑卒中(He 等,2004b)。日本进行了大规模人口普查队列研究,虽然这项研究没包括在之前的 Meta 分析中,日本的研究发现鱼类摄入量和出血性脑卒中的死亡率呈负相关(Kinjo 等,1999)。可是后来的一些研究却显示了相互矛盾的结果。一些研究证实鱼或不饱和脂肪酸摄入可降低卒中风险(Laaksonen 等,2005;Mozaffarian 等,2005),但是其他一些研究并没有证实鱼类饮食的这种积极作用(Keli 等,1994;Morris 等,1995;Orencia 等,1996;Yuan 等,2001;Folsom 和 Demissie,2004;Nakamura 等,2005;Myint 等,2006;Yamagishi 等,2008;Montonen 等,2009;Bravata 等,2007),而对不饱和脂肪酸研究结果同样不一致(Seino 等,1997;He,2003;Wennberg 等,2007;Yamagishi 等,2008)。此外,一个病例对照研究发现增加鱼的摄入量反而会增加男性卒中风险(Wennberg,2007)。芬兰的一项研究报道称,食用咸鱼也会增加脑出血风险(Montonen 等,2009)。

一些研究调查了某些特定类型的鱼。例如食用金枪鱼或其他鱼(煮或烤)会降低缺血性脑卒中风险,但对出血性脑卒中没有影响;而油炸鱼

或鱼的三明治的摄入量会使缺血性脑卒中风险更高,这表明鱼的烹饪方式可能是一个重要的因素(Mozaffarian 等,2005)。同样,在心血管健康研究中,金枪鱼/其他鱼类的高消费量与 MRI 可检查出的亚临床脑梗塞的低概率趋势有关,但尚无证据显示烤鱼与亚临床脑梗塞有相关性(Virtanen 等,2008)。

茶

最近针对 8 项队列研究结果(Sato 等,1989;Klatsky 等,1993;Keli 等,1996;Yochum 等,1999;Hirvonen 等,2000;Sesso 等,2003;Kuriyama 等,2006;Kuriyama,2008;Larsson 等,2008a)进行了Meta 分析(Arab 等,2009)显示饮茶可以降低脑卒中风险和降低脑卒中死亡率。受试者分为每日饮茶3 杯以上组及不饮茶组,对比发现,饮茶组可以减少约 21% 致命或非致命脑卒中风险(Arab 等,2009)。此外,红茶和绿茶都可能有类似的效果,且效果在亚洲或非亚洲人群之间无差别。而最近的一项研究却发现饮茶和脑卒中发病率或死亡率之间没有关联性(de Koning Gans 等,2010)。茶可以预防脑卒中的作用机制尚不完全清楚,但假设一直围绕着抗氧化功能和抗炎作用这两个方面。

咖啡

多年来研究已经表明,咖啡可能会增加冠心病(coronary heart disease,CHD)的风险(LaCroix 等,1986)。因此人们也开始怀疑咖啡和脑卒中之间是否存在类似相关性。然而 HPFS 研究首次发现总咖啡摄入量与脑卒中风险增加没有关系(Grobbee 等,1990)。研究结果同样支持咖啡摄入量与脑卒中死亡率的增加也无相关性(Bidel 等,2006;Zhang 等,2009;Leurs 等,2010;Sugiyama 等,2010)。

一些研究表明喝咖啡可以降低脑卒中风险或死亡率。例如,那些每天饮用 5~6 杯咖啡的人群,比那些每天喝 0~2 杯者,可以显著降低脑卒中死亡率(Bidel 等,2006)。NHS 研究发现长期饮用咖啡(含咖啡因或不含咖啡因)均可降低女性患脑卒中风险(Lopez-Garcia 等,2009)。ATBC 研究针对咖啡摄入量高而同时吸烟的男性发现缺血性脑卒中风险显著降低(但非脑内或蛛网膜下腔出血)(Larsson 等,2008a)。日本联合队列研究(Japan Collaborative Cohort/(JACC))显示,随着咖啡摄入量增加男性脑卒中风险和死亡率呈线性降低,而女

性则无此现象;他们也观察到咖啡因摄入量与男性和女性脑卒中风险呈现 U 形线性关系(Mineharu 等,2009)。HHP 研究也发现,每天喝 3 杯咖啡的男性组比不喝咖啡组对比,血栓栓塞性脑卒中风险增加了 2 倍多(不是指出血性脑卒中)(Hakim 等,1998)。最近一个大型荷兰(EPIC-Netherlands)队列研究也提出了饮用咖啡会轻微增加脑卒中风险,而经过多元变量调整后,脑卒中风险与饮用咖啡杯数之间的线性增加趋势变得不明显(de Koning Gans 等,2010)。

B 族维生素

国家健康与营养调查 I 期流行病学随访研究(National Health and Nutrition ExaminationSurvey I Epidemiologic Follow-up Study,NHEFS)结果显示,饮食中叶酸摄入和随访后脑卒中风险之间呈负相关(Bazzano 等,2002a)。HPFS 研究指出叶酸摄入量可显著降低缺血性脑卒中风险,但不能降低出血性脑卒中风险(He 等,2004a)。类似的芬兰 ATBC 研究发现,高叶酸摄入量可以显著降低脑梗死风险,但不能降低脑内出血或蛛网膜下腔出血风险(Larsson 等,2008b)。两市镇心血管疾病危险因素研究(CardioVascular Disease risk FACtor Two-township Study)指出叶酸低摄入会显著增加缺血性脑卒中风险,而血浆叶酸浓度与缺血性脑卒中风险没有关系。与之相反,瑞典北部的健康与疾病队列研 究(Northern Sweden Health and Disease Cohort,NSHDC)的一项案例对照研究发现,饮食中摄入叶酸或血浆叶酸含量与出血性脑卒中之间存在一种显著的线性负相关性,而与缺血性脑卒中的发病率没有关系(Van Guelpen 等,2005)。

在一项以人群为基础的队列研究中,用美国食品和药物管理局(FDA)规定的谷物产品叶酸做额外补充后观察到,脑卒中死亡率降低了(Yang 等,2006)。

ATBC 和 NSHDC 研究报道指出维生素 B_6 和维生素 B_{12} 的摄入与任何类型的脑卒中都没有显著相关性(Van Guelpen 等,2005;Larsson 等,2008b)。HPFS 研究意外发现维生素 B_{12}(但不是 B_6)的摄入与缺血性脑卒中风险存在轻微负相关性(He 等,2004a)。

针对叶酸补充的八项随机试验的 Meta 分析建议补充叶酸无论是否与其他 B 族维生素联合用都能有效降低 18% 的脑卒中风险(Wang 等,2007)。

分层分析显示在平时不食用叶酸强化食物、无脑卒中病史的受试者,给予补充叶酸治疗时间超过 36 个月可以带来更大的收益,降低同型半胱氨酸浓度超过 20%(Wang 等,2007)。然而,针对美国高风险妇女的一项大型安慰剂对照试验,结果显示叶酸、维生素 B_6 和维生素 B_{12} 联合应用 7.3 年后,并没有改变脑卒中或总心血管事件的效果(Albert 等,2008)。同样,最近两个大型临床试验的更新内容中对脑卒中二级预防并不提倡联合补充叶酸和维生素 B。维他命预防卒中(VITAMins TO Prevent Stroke(VITATOPS))临床试验显示给予患者叶酸、维生素 B_6 和维生素 B_{12} 的日常补充治疗,对于近期卒中或短暂性脑缺血发作是安全的,但似乎并没有显示比安慰剂组更有效降低主要血管事件(脑卒中、心肌梗死或血管性死亡)的发病率(VITATOPS Trial Study Group,2010)。补充维生素降低胆固醇和同型半光氨酸效果(Effectiveness of Additional Reductions in Cholesterol and Homocysteine (SEARCH))研究中有一项针对 12 064 名心肌梗死的幸存者开展的双盲随机对照试验,发现补充叶酸和维生素 B_{12} 使血液中同型半胱氨酸水平长期大幅度降低,但对脑卒中风险并没有影响(Armitage 等,2010)。

谷物类

HPFS 研究首先发现谷类纤维摄入与脑卒中风险存在负相关性(Ascherio 等,1998)。芬兰的 ATBC 研究发现男性吸烟人群食用谷类,可以轻微降低颅内出血危险(Larsson 等,2009)。但在 IWHS 研究中,全谷物类的高摄入量并不能明显降低脑卒中死亡率(Jacobs 等,1999)。PHS 报道称全麦早餐与脑卒中死亡率呈明显负相关(Liu 等,2003)。NHS 研究观察到全谷物类饮食与缺血性脑卒中风险呈负相关(Liu 等,2000b)。ARIC 研究发现受试者全麦饮食与突发缺血性脑卒中风险之间的关系存在负相关,但是这种相关性在进行多变量调整后减弱了而且不再有统计学意义(Steffen 等,2003)。有意思的是,有四项研究发现精制谷物类(Liu 等,2000b,2003;Steffen 等,2003),或者总谷物(Liu 等,2000b)与脑卒中风险和致死率之间没有相关性,并特别指明全谷物饮食才有用。这可能是由于精制谷物主要含有淀粉,提供较少的营养和植物化学物质(这些都包含在全谷物麸皮和胚芽中)(Steffen 等,2003)。事实上,一项研究发现,即

使经过多变量调整,麸皮(添加到食品中)仍可显著降低脑卒中风险(Mink 等,2007)。而在芬兰诊所健康调查(Finnish Mobile Clinic Health Examination Survey)中,全谷物、细粮或者总谷物则都与缺血性脑卒中或脑内出血无关(Mizrahi 等,2009)。

饮酒

在过去的几十年里,有超过 30 个前瞻性研究观察了饮酒与脑卒中之间的关系(Donahue 等,1986;Kono 等,1986;Gordon 和 Doyle,1987;Stampfer 等,1988;Klatsky 等,1989;Shaper 等,1991;Goldberg 等,1994;Iso 等,1995,2004;Kiyohara 等,1995;Palmer 等,1995;Yuan 等,1997;Maskarinec 等,1998;Truelsen 等,1998;Berger 等,1999;Leppala 等,1999a;Gaziano 等,2000;Jousilahti 等,2000;Sankai 等,2000;Mukamal 等,2001,2005a,2005b;Djousse 等,2002,2009;Klatsky,2002;Jackson 等,2003;Emberson 等,2005;Nielsen 等,2005;Elkind 等,2006;Bazzano 等,2007;Peng 等,2007;Ikehara 等,2008,2009;Lu 等,2008;Sundell 等,2008;Bos 等,2010;Beulens 等,2007)。总的来说,许多研究人员对近期的 17 个群组研究进行了 Meta 分析的结果如下(Patra 等,2010):重度饮酒(>30g/d)似乎和出血性脑卒中死亡率(男性和女性)以及出血性脑卒中风险(男性)之间呈正相关;女性适度饮酒(不超过 3 次)可能降低出血性脑卒中风险;对于缺血性脑卒中,无论性别,饮酒对缺血性脑卒中的死亡率或患病率的影响各研究结果一致,存在 J 形曲线相关性;适度饮用(每天 1~2 杯或 10~30g 酒精)具有保护作用,而相对于不饮酒者或极少饮酒的人群,酗酒则是有害的。

一些研究还探讨了不同类型酒精对脑卒中的影响。一项研究发现红葡萄酒可以降低脑卒中风险,但其他类型的酒精饮料则无此作用(Bos 等,2010)。也有一个研究却观察到烈性酒对降低脑卒中风险作用最强(Beulens 等,2007)。这样看来,虽然过去一致认红葡萄酒含有特殊元素(多酚),而不是酒精本身对心血管提供了很强的保护作用,但是目前还不清楚红葡萄酒是否比其他形式的酒精饮料更具优势(Saremi 和 Arora,2008)。

奶制品

几项前瞻性队列研究,对牛奶和奶制品食用对

脑卒中的健康作用进行了评估研究。几项研究报道了进食更多乳制品或乳制品成分可以降低脑卒中风险（Abbott 等，1996；Iso 等，1999；Kinjo 等，1999；Umesawa 等，2006，2008b；Warensjo 等，2009）。HHP 研究发现随着牛奶摄入量增加，脑卒中风险也逐步降低，这个作用不能通过饮食中钙的摄入来解释（Abbott 等，1996）。日本大规模人口普查为基础的队列研究表明，牛奶或牛奶与鱼肉一起食用，对降低缺血性和出血性脑卒中的总死亡率有显著影响（Kinjo 等，1999）。其他研究主要集中在摄入乳品成分（钙和牛奶脂肪）对脑卒中发病率或死亡率的影响，而不是摄入奶制品本身的作用。NHS 的数据分析发现钙摄入与脑卒中总死亡率呈负相关，这种相关性表现为，与非奶制品相比，从奶制品中更容易摄入钙（Iso 等，1999）。JACC 研究表明从奶制品中摄入的钙成分可降低总体脑卒中和缺血性脑卒中的死亡率，而不能降低出血性脑卒中的死亡率（Umesawa 等，2006）。另一项来自日本公共卫生中心（Japan Public Health Center，JPHC）的研究发现从奶制品中摄入的钙成分能降低总体脑卒中和缺血性脑卒中的发病率（Umesawa 等，2008b）。瑞典的病例对照研究发现牛奶脂肪摄入的生物标志物，血脂中脂肪酸 15：0+17：0 和 17：0 的比例，与脑卒中发病风险呈显著负相关（Warensjo 等，2009）。近来，英国和苏格兰的 Boyd Orr 队列研究发现儿童时期钙的摄入量，与成年后脑卒中死亡率呈负相关，但是针对家庭饮食、童年时间摄入乳制品的量，却与脑卒中死亡率没有相关性（van der Pols 等，2009）。

还有一些研究发现摄入乳制品和脑卒中风险之间没有关联性（He 等，2003；Elwood 等，2004；van der Pols 等，2009）。此外，ATBC 研究甚至观察到全脂牛奶摄入与脑出血风险呈正相关，酸奶摄入量与蛛网膜下腔出血的关系呈正相关。然而，奶油摄入与男性脑梗塞和脑内出血呈负相关，而全脂奶制品、低脂牛奶、酸奶、奶酪、冰淇淋或黄油的摄入量与任何脑卒中亚型的风险都没有相关性（Warensjo 等，2009）。

各种营养元素

几个研究探讨了某些电解质与脑卒中发病风险之间的关系。目前，一般的观察性研究表明，较高镁摄入量（Larsson 等，2008c）、较高钙摄入量（Iso 等，1999；Umesawa 等，2006，2008b；Weng 等，2008；van der Pols 等，2009）、较高钾摄入量（Iso 等，1999；Weng 等，2008）、较高铁摄入量（Marniemi 等，2005；Weng 等，2008）以及较低钠盐摄入量（Umesawa 等，2008a；Strazzullo 等，2009）都可以减少脑卒中风险。

NHS 研究发现钙的摄入量与缺血性脑卒中存在明显负相关，钾的摄入量与缺血性脑卒中之间也有显著负相关，而摄入镁量与任何亚型脑卒中的风险都没有相关性（Iso 等，1999）。一项以人群为基础的健康调查发现，维生素 D 摄入量少、低血清 1，25- 二羟维生素 D 和低血清铁是脑卒中前兆（Marniemi 等，2005）。芬兰一项针对男性吸烟者的队列研究提示镁的高摄入可以显著降低脑梗塞风险，但是对于脑内出血和蛛网膜下腔出血，镁的这种作用就不明显了。在这项芬兰的队列研究对钙、钾、钠的摄入量都进行了检测，但却发现它们似乎与任何亚型脑卒中风险均无相关性（Larsson 等，2008c）。JACC 研究发现奶制品中摄入的钙可以减少脑卒中和缺血性脑卒中死亡率（Umesawa 等，2006）。JPHC 研究发现奶制品中钙的摄入可以减少总体脑卒中和缺血性脑卒中的发生率（Umesawa 等，2008b）。同时，JACC 研究也发现钾的摄入与脑卒中发病率虽然没有关系，但是与总体心血管疾病导致的死亡率呈负相关（Umesawa 等，2008a）。此外，这个研究还发现钠摄入量与总体脑卒中、缺血性脑卒中以及心血管疾病的死亡率均呈正相关（Umesawa 等，2008a）。T 两市镇心血管病危险因素研究指出钾、铁、钙的摄入量与缺血性脑卒中的发生均关系密切（Weng 等，2008）。

膳食模式

两个大型前瞻性研究，正常老化（Healthy Ageing）：一项欧洲的纵向研究（A Longitudinal study in Europe（HALE））（Knoops 等，2004）以及美国退休人群饮食和健康联盟研究（American Association of Retired Persons（AARP）Diet and Health Study Mitrou 等，2007）都发现很好地坚持 MeDi 饮食可使心脑血管病（包括脑卒中）死亡率维持在较低水平。近来，NHS 研究中"替代地中海饮食评分"较高的女性，如果坚持 MeDi 饮食模式，则脑卒中风险较低，且心脑血管病的死亡风险（致命的冠心病和脑卒中）也较低（Fung 等，2009）。

女性健康研究（Women's Health Study），是一个大型前瞻性研究，它调查了健康女性群体的健康生活方式，包括健康饮食（高谷物纤维，叶酸和 n-3

多不饱和脂肪酸、多不饱和脂肪和饱和脂肪酸比值高、低反式脂肪和血糖负荷），以及不吸烟、低体重指数、适度饮酒和常规运动等。这些都可以显著降低总体脑卒中和缺血性脑卒中风险，但对出血性脑卒中没有影响（Kurth 等，2006）。

NHS 研究中，根据不同的分析因素，定义了两种主要饮食模式：一种称为"西方"饮食模式（特点是红肉，加工的肉类、精制谷物，薯条，甜点和糖果）；一种称为"谨慎"饮食结构（以水果、蔬菜和鱼类高摄入量为特征）。"西方"饮食模式增加了总体脑卒中的风险，而"谨慎"饮食模式则显著降低脑卒风险（Fung 等，2004）。

在同样的 NHS 队列分析检测了 DASH 饮食和脑卒中发病率之间的关系（Umesawa 等，2008a）。DASH 模式饮食为食用大量水果和蔬菜、适度进食低脂肪乳制品产品和低动物蛋白。分析结果认为 DASH 评分与脑卒中发生率有明显关系（Fung 等，2008）。

在妇女健康倡议饮食改良临床试验（Women's Health Initiative Dietary Modification Trial）中，48 835 名 50~79 岁的绝经妇女进行随机分配，分为饮食干预组（减少总脂肪摄入量和增加蔬菜、水果和谷物摄入）和非饮食干预组，随访 8 年后发现饮食干预没有显著降低脑卒中风险（Howard 等，2006）。

小结

一部分流行病学研究表明，饮食中维生素 C 摄取量和血液维生素 C 的水平，与脑卒中发病率或死亡率呈负相关，但干预性研究并没有证实这一效果。

研究观察维生素 E 与脑卒中之间的关系并没有得到统一结果。许多临床试验没能证明维生素 E 对脑卒中的预防发挥有益作用。此外，一些研究却发现维生素 E 有潜在的不利因素（增加出血脑卒中风险）。一部分临床观测证据表明，叶酸摄入可能会降低脑卒中风险。维生素 B$_6$、维生素 B$_{12}$ 和脑卒中之间关系仍不确定。随机临床试验的结果并不认为使用叶酸、维生素 B$_6$ 和维生素 B$_{12}$ 可以作为首要或次要的预防脑卒中措施。

一些证据表明，膳食纤维（尤其是全谷物）、水果和蔬菜、茶、鱼和适度饮酒可能与脑卒中风险和脑卒中死亡率呈负相关。一些临床研究结果对咖啡和奶制品与脑卒中之间的关系仍有争议。

观察研究中的有限数据指出较高的镁摄入量、较高的钙摄入量、较高的钾摄入量和较高的铁摄入

量以及较低钠盐摄入量都可以减少脑卒中风险。

在饮食模式中，研究发现 MeDi 饮食可以降低心血管疾病（包括脑卒中事件）的死亡率。其他饮食模式，包括 DASH 饮食（富含水果、蔬菜，适度的低脂乳制品，低动物蛋白摄入）、PCA 而来的"谨慎"膳食结构（以水果、蔬菜和谷物类高摄入量为特征）及未来健康饮食模式（高谷类纤维、高叶酸、高 n-3 多不饱和脂肪酸、多不饱和脂肪酸对饱和脂肪酸高比值率、低反式脂肪和糖负载）等，这些饮食模式都可以降低脑卒中发病率。另一方面，PCA 而来的"西方"饮食模式（特点是红肉、加工的肉类、精制谷物、甜点和糖果）则会增加脑卒中风险。然而，唯一的饮食干预研究并未发现进行健康饮食（减少总脂肪摄入量和增加蔬菜、水果和谷物摄入量）的受试者，其脑卒中事件有显著减少。

总之，与前面提到的研究调查结果相一致，目前根据美国心脏协会 / 美国卒中协会卒中委员会的指南建议，减少钠摄入（≤2.3g/d）和增加钾摄入（≥4.7g/d），来降低血压从而降低脑卒中风险。指南还建议每天饮食中含有 5 份或更多的水果和蔬菜、适量饮用含酒精饮料以及提倡 DASH 膳食模式。

结论

在世界很多国家中，老年人口的比例越来越大，但对主要与衰老相关的神经系统疾病，包括 AD、PD 和脑卒中，仍均缺乏有效的治疗方法，所以就迫切地需要有一种有效的预防措施，来延长老年人群的健康生活和减轻疾病的社会负担。正如本章我们所回顾的，累积的研究证据表明，某些饮食成份的经常摄取可能会降低 AD、PD 和脑卒中的风险。例如，维生素 E、蔬菜、维生素 B、n-3 多不饱和脂肪酸和鱼类的高摄取、适度饮酒、坚持健康的饮食模式（如 MeDi, RFS 和 DASH）可以降低 AD 风险。维生素 E 和咖啡因高摄取、适度饮酒和补充辅酶 Q$_{10}$、减少食用乳制品和坚持健康的饮食模式（如 AHEI）可以降低 PD 风险。维生素 C、叶酸、茶和全谷物的高摄取、中度饮酒、低钠饮食和坚持健康的饮食模式（如 MeDi 和 DASH）亦可降低脑卒中风险。

目前绝大多数证据都来源于观察性研究，因为干预性研究中存在实际运作和经费上的局限性，所以很少有大型多中心随机临床试验对食物和营养（主要是维生素补充剂）进行了评估。此外，许多对

照试验并不能证实观察性研究的结果。所以排除种群因素，目前还没有足够的科学证据来支持针对AD、PD 和脑卒中真正有效的饮食习惯。

（马超 译，杨春慧 校）

参考文献

Abbott, R.D., Curb, J.D., Rodriguez, B.L., et al. (1996) Effect of dietary calcium and milk consumption on risk of thromboembolic stroke in older middle-aged men. The Honolulu heart program. *Stroke*, 27 (5): 813–818.

Aisen, P.S., Schneider, L.S., Sano, M., et al. (2008) High-dose B vitamin supplementation and cognitive decline in Alzheimer disease: a randomized controlled trial. *J Am Med Assoc*, 300 (15): 1774–1783.

Albert, C.M., Cook, N.R., Gaziano, J.M., et al. (2008) Effect of folic acid and B vitamins on risk of cardiovascular events and total mortality among women at high risk for cardiovascular disease: a randomized trial. *J Am Med Assoc*, 299 (17): 2027–2036.

Alzheimer's Association. (2010) 2010 Alzheimer's disease facts and figures. *Alzheimers Dement*, 6 (2): 158–194.

Anttila, T., Helkala, E.-L., Viitanen, M., et al. (2004) Alcohol drinking in middle age and subsequent risk of mild cognitive impairment and dementia in old age: a prospective population based study. *BMJ*, 329 (7465): 539.

Appel, L.J., Moore, T.J., Obarzanek, E., et al. (1997) A clinical trial of the effects of dietary patterns on blood pressure. DASH collaborative research group. *N Engl J Med*, 336 (16): 1117–1124.

Arab, L., Liu, W., and Elashoff, D. (2009) Green and black tea consumption and risk of stroke: a meta-analysis. *Stroke*, 40 (5): 1786–1792.

Armitage, J.M., Bowman, L., Clarke, R.J., et al. (2010) Effects of homocysteine-lowering with folic acid plus vitamin B_{12} vs. placebo on mortality and major morbidity in myocardial infarction survivors: a randomized trial. *J Am Med Assoc*, 303 (24): 2486–2494.

Arts, I.C., Hollman, P.C., Feskens, E.J., et al. (2001) Catechin intake might explain the inverse relation between tea consumption and ischemic heart disease: the Zutphen elderly study. *Am J Clin Nutr*, 74 (2): 227–232.

Ascherio, A., Rimm, E.B., Hernan, M.A., et al. (1998) Intake of potassium, magnesium, calcium, and fiber and risk of stroke among U.S. men. *Circulation*, 98 (12): 1198–1204.

Ascherio, A., Rimm, E.B., Hernan, M.A., et al. (1999) Relation of consumption of vitamin E, vitamin C, and carotenoids to risk for stroke among men in the United States. *Ann Intern Med*, 130 (12): 963–970.

Ascherio, A., Zhang, S.M., Hernan, M.A., et al. (2001) Prospective study of caffeine consumption and risk of Parkinson's disease in men and women. *Ann Neurol*, 50 (1): 56–63.

Babio, N., Bullo, M., and Salas-Salvado, J. (2009) Mediterranean diet and metabolic syndrome: the evidence. *Public Health Nutr*, 12 (9A): 1607–1717.

Barberger-Gateau, P., Raffaitin, C., Letenneur, L., et al. (2007) Dietary patterns and risk of dementia: the three-city cohort study. *Neurology*, 69 (20): 1921–1930.

Bazzano, L.A., He, J., Ogden, L.G., et al. (2002a) Dietary intake of folate and risk of stroke in US men and women: NHANES I epidemiologic follow-up study. National health and nutrition examination survey. *Stroke*, 33 (5): 1183–1188.

Bazzano, L.A., He, J., Ogden, L.G., et al. (2002b) Fruit and vegetable intake and risk of cardiovascular disease in U.S. adults: the first national health and nutrition examination survey epidemiologic follow-up study. *Am J Clin Nutr*, 76 (1): 93–99.

Bazzano, L.A., Gu, D., Reynolds, K., et al. (2007) Alcohol consumption and risk for stroke among Chinese men. *Ann Neurol*, 62 (6): 569–578.

Berger, K., Ajani, U.A., Kase, C.S., et al. (1999) Light-to-moderate alcohol consumption and risk of stroke among U.S. male physicians. *N Engl J Med*, 341 (21): 1557–1564.

Berr, C., Portet, F., Carriere, I., et al. (2009) Olive oil and cognition: results from the three-city study. *Dement Geriatr Cogn Disord*, 28 (4): 357–364.

Beulens, J.W., Rimm, E.B., Ascherio, A., et al. (2007) Alcohol consumption and risk for coronary heart disease among men with hypertension. *Ann Intern Med*, 146 (1): 10–19.

Bidel, S., Hu, G., Qiao, Q., et al. (2006) Coffee consumption and risk of total and cardiovascular mortality among patients with type 2 diabetes. *Diabetologia*, 49 (11): 2618–2626.

Bos, S., Grobbee, D.E., Boer, J.M., et al. (2010) Alcohol consumption and risk of cardiovascular disease among hypertensive women. *Eur J Cardiovasc Prev Rehabil*, 17 (1): 119–126.

Bravata, D.M., Wells, C.K., Brass, L.M., et al. (2007) Dietary fish or seafood consumption is not related to cerebrovascular disease risk in twin veterans. *Neuroepidemiology*, 28 (3): 186–190.

Broe, G.A., Creasey, H., Jorm, A.F., et al. (1998) Health habits and risk of cognitive impairment and dementia in old age: a prospective study on the effects of exercise, smoking, and alcohol consumption. *Aust NZ J Public Health*, 22 (5): 621–623.

CDC. (2005) National Center for Health Statistics. National Vital Statistics System.

Chen, H., Zhang, S.M., Hernan, M.A., et al. (2002) Diet and Parkinson's disease: a potential role of dairy products in men. *Ann Neurol*, 52 (6): 793–801.

Chen, H., Zhang, S.M., Hernan, M.A., et al. (2003) Dietary intakes of fat and risk of Parkinson's disease. *Am J Epidemiol*, 157 (11): 1007–1114.

Chen, H., Zhang, S.M., Schwarzschild, M.A., et al. (2004) Folate intake and risk of Parkinson's disease. *Am J Epidemiol*, 160 (4): 368–375.

Chen, H., O'Reilly, E., McCullough, M.L., et al. (2007) Consumption of dairy products and risk of Parkinson's disease. *Am J Epidemiol*, 165 (9): 998–1006.

Collins, M.A. (2002) Alkaloids, alcohol, and Parkinson's disease. *Parkinsonism Relat Disord*, 8 (6): 417–422.

Commenges, D., Scotet, V., Renaud, S., et al. (2000) Intake of flavonoids and risk of dementia. *Eur J Epidemiol*, 16 (4): 357–363.

Cook, N.R., Albert, C.M., Gaziano, J.M., et al. (2007) A randomized factorial trial of vitamins C and E and beta carotene in the secondary prevention of cardiovascular events in women: results from the women's antioxidant cardiovascular study. *Arch Intern Med*, 167 (15): 1610–1618.

Corrada, M., Kawas, C., Hallfrisch, J., et al. (2005) Reduced risk of Alzheimer's disease with high folate intake: the Baltimore longitudinal study of aging. *Alzheimer's and Dementia*, 1: 11–18.

da Silva, T.M., Munhoz, R.P., Alvarez, C., et al. (2008) Depression in Parkinson's disease: a double-blind, randomized, placebo-controlled pilot study of omega-3 fatty-acid supplementation. *J Affect Disord*, 111 (2–3): 351–359.

Dai, Q., Borenstein, A.R., Wu, Y., et al. (2006) Fruit and vegetable juices and Alzheimer's disease: the Kame Project. *Am J Med*, 119 (9): 751–759.

Dangour, A.D., Allen, E., Elbourne, D., et al. (2010) Effect of 2-y n-3 long-chain polyunsaturated fatty acid supplementation on cognitive function in older people: a randomized, double-blind, controlled trial. *Am J Clin Nutr*, 91 (6): 1725–1732.

Daviglus, M.L., Orencia, A.J., Dyer, A.R., et al. (1997) Dietary vitamin C, beta-carotene, and 30-year risk of stroke: results from the western electric study. *Neuroepidemiology*, 16 (2): 69–77.

de Koning Gans, J.M., Uiterwaal, C.S., van der Schouw, Y.T., et al. (2010) Tea and coffee consumption and cardiovascular morbidity and mortality. *Arterioscler Thromb Vasc Biol*, 30 (8): 1665–1671.

de Lau, L.M. and Breteler, M.M. (2006) Epidemiology of Parkinson's disease. *Lancet Neurol*, 5 (6): 525–535.

de Lau, L.M., Bornebroek, M., Witteman, J.C., et al. (2005) Dietary fatty acids and the risk of Parkinson disease: the Rotterdam study. *Neurology*, 64 (12): 2040–2045.

de Lau, L.M., Koudstaal, P.J., Witteman, J.C., et al. (2006) Dietary folate, vitamin B_{12}, and vitamin B_6 and the risk of Parkinson disease. *Neurology*, 67 (2): 315–318.

Deng, J., Zhou, D.H., Li, J., et al. (2006) A 2-year follow-up study of alcohol consumption and risk of dementia. *Clin Neurol Neurosurg*, 108 (4): 378–383.

Devore, E.E., Grodstein, F., van Rooij, F.J., et al. (2009) Dietary intake of fish and omega-3 fatty acids in relation to long-term dementia risk. *Am J Clin Nutr*, 90 (1): 170–176.

Devore, E.E., Grodstein, F., van Rooij, F.J., et al. (2010) Dietary antioxidants and long-term risk of dementia. *Arch Neurol*, 67 (7): 819–825.

Djousse, L., Ellison, R.C., Beiser, A., et al. (2002) Alcohol consumption and risk of ischemic stroke: the Framingham study. *Stroke*, 33 (4): 907–912.

Djousse, L., Himali, J.J., Beiser, A., et al. (2009) Apolipoprotein e, alcohol consumption, and risk of ischemic stroke: the Framingham heart study revisited. *J Stroke Cerebrovasc Dis*, 18 (5): 384–388.

Donahue, R.P., Abbott, A.D., Reed, D.M., and Yano, K. (1986) Alcohol and hemorrhagic stroke. The Honolulu heart program. *J Am Med Assoc*, 255 (17): 2311–2314.

Durga, J., van Boxtel, M.P., Schouten, E.G., et al. (2007) Effect of 3-year folic acid supplementation on cognitive function in older adults in the FACIT trial: a randomised, double blind, controlled trial. *Lancet*, 369 (9557): 208–216.

Elkind, M.S., Sciacca, R., Boden-Albala, B., et al. (2006) Moderate alcohol consumption reduces risk of ischemic stroke: the northern Manhattan study. *Stroke*, 37 (1): 13–19.

Elwood, P.C., Pickering, J.E., Fehily, A.M., et al. (2004) Milk drinking, ischaemic heart disease, and ischaemic stroke I. Evidence from the caerphilly cohort. *Eur J Clin Nutr*, 58 (5): 711–717.

Emberson, J.R., Shaper, A.G., Wannamethee, S.G., et al. (2005) Alcohol intake in middle age and risk of cardiovascular disease and mortality: accounting for intake variation over time. *Am J Epidemiol*, 161 (9): 856–863.

Engelhart, M.J., Geerlings, M.I., Ruitenberg, A., et al. (2002a) Dietary intake of antioxidants and risk of Alzheimer disease. *J Am Med Assoc*, 287 (24): 3223–3229.

Engelhart, M.J., Geerlings, M.I., Ruitenberg, A., et al. (2002b) Diet and risk of dementia: does fat matter?: the Rotterdam study. *Neurology*, 59 (12): 1915–1921.

Eskelinen, M.H., Ngandu, T., Tuomilehto, J., et al. (2009) Midlife coffee and tea drinking and the risk of late-life dementia: a population-based CAIDE study. *J Alzheimers Dis*, 16 (1): 85–91.

Eussen, S.J., de Groot, L.C., Joosten, L.W., et al. (2006) Effect of oral vitamin B_{12} with or without folic acid on cognitive function in older people with mild vitamin B_{12} deficiency: a randomized, placebo-controlled trial. *Am J Clin Nutr*, 84 (2): 361–370.

Feart, C., Samieri, C., Rondeau, V., et al. (2009) Adherence to a Mediterranean diet, cognitive decline, and risk of dementia. *J Am Med Assoc*, 302 (6): 638–648.

Folsom, A.R. and Demissie, Z. (2004) Fish intake, marine omega-3 fatty acids, and mortality in a cohort of postmenopausal women. *Am J Epidemiol*, 160 (10): 1005–1010.

Freund-Levi, Y., Eriksdotter-Jonhagen, M., Cederholm, T., et al. (2006) Omega-3 fatty acid treatment in 174 patients with mild to moderate Alzheimer disease: OmegAD study: a randomized double-blind trial. *Arch Neurol*, 63 (10): 1402–1408.

Fung, T.T., Stampfer, M.J., Manson, J.E., et al. (2004) Prospective study of major dietary patterns and stroke risk in women. *Stroke*, 35 (9): 2014–2019.

Fung, T.T., Chiuve, S.E., McCullough, M.L., et al. (2008) Adherence to a DASH-style diet and risk of coronary heart disease and stroke in women. *Arch Intern Med*, 168 (7): 713–720.

Fung, T.T., Rexrode, K.M., Mantzoros, C.S., et al. (2009) Mediterranean diet and incidence of and mortality from coronary heart disease and stroke in women. *Circulation*, 119 (8): 1093–1100.

Gale, C.R., Martyn, C.N., Winter, P.D., and Cooper, C. (1995) Vitamin C and risk of death from stroke and coronary heart disease in cohort of elderly people. *BMJ*, 310 (6994): 1563–1566.

Gaziano, J.M., Gaziano, T.A., Glynn, R.J., et al. (2000) Light-to-moderate alcohol consumption and mortality in the physicians' health study enrollment cohort. *J Am Coll Cardiol*, 35 (1): 96–105.

Gey, K.F., Stahelin, H.B., and Eichholzer, M. (1993) Poor plasma status of carotene and vitamin C is associated with higher mortality from ischemic heart disease and stroke: Basel prospective study. *Clin Investig*, 71 (1): 3–6.

Gillman, M.W., Cupples, L.A., Gagnon, D., et al. (1995) Protective effect of fruits and vegetables on development of stroke in men. *J Am Med Assoc*, 273 (14): 1113–1117.

Gillum, R.F., Mussolino, M.E., and Madans, J.H. (1996) The relationship between fish consumption and stroke incidence. The NHANES I epidemiologic follow-up study (national health and nutrition examination survey). *Arch Intern Med*, 156 (5): 537–542.

Goldberg, R.J., Burchfiel, C.M., Reed, D.M., et al. (1994) A prospective study of the health effects of alcohol consumption in middle-aged and elderly men. The Honolulu heart program. *Circulation*, 89 (2): 651–659.

Goldstein, L.B., Adams, R., Alberts, M.J., et al. (2006) Primary prevention of ischemic stroke: a guideline from the American heart association/American stroke association stroke council: cosponsored by the atherosclerotic peripheral vascular disease interdisciplinary working group; cardiovascular nursing council; clinical cardiology council; nutrition, physical activity, and metabolism council; and the quality of care and outcomes research interdisciplinary working group: the American academy of neurology affirms the value of this guideline. *Stroke*, 37 (6): 1583–1633.

Gordon, T. and Doyle, J.T. (1987) Drinking and mortality. the Albany study. *Am J Epidemiol*, 125 (2): 263–270.

Grobbee, D.E., Rimm, E.B., Giovannucci, E., et al. (1990) Coffee, caffeine, and cardiovascular disease in men. *N Engl J Med*, 323 (15): 1026–1032.

Grodstein, F., Kang, J.H., Glynn, R.J., et al. (2007) A randomized trial of beta carotene supplementation and cognitive function in men: the Physicians' health study II. *Arch Intern Med*, 167 (20): 2184–2190.

Gu, Y., Nieves, J.W., Stern, Y., et al. (2010) Food combination and Alzheimer's disease risk: a protective diet. *Arch Neurol*, 67 (6): 699–706.

Hak, A.E., Ma, J., Powell, C.B., et al. (2004) Prospective study of plasma carotenoids and tocopherols in relation to risk of ischemic stroke. *Stroke*, 35 (7): 1584–1588.

Hakim, A.A., Ross, G.W., Curb, J.D., et al. (1998) Coffee consumption in hypertensive men in older middle-age and the risk of stroke: the Honolulu heart program. *J Clin Epidemiol*, 51 (6): 487–494.

Haynes, R.B., Kastner, M., and Wilczynski, N.L. (2005) Developing optimal search strategies for detecting clinically sound and relevant causation studies in EMBASE. *BMC Med Inform Decis Mak*, 5: 8.

He, K. (2003) Dietary fat and stroke: a different story from coronary heart disease. *Ital Heart J*, 4 (12): 821–823.

He, K., Rimm, E.B., Merchant, A., et al. (2002) Fish consumption and risk of stroke in men. *J Am Med Assoc*, 288 (24): 3130–3136.

He, K., Merchant, A., Rimm, E.B., et al. (2003) Dietary fat intake and risk of stroke in male U.S. healthcare professionals: 14-year prospective cohort study. *BMJ*, 327 (7418): 777–782.

He, K., Merchant, A., Rimm, E.B., et al. (2004a) Folate, vitamin B_6, and B_{12} intakes in relation to risk of stroke among men. *Stroke*, 35 (1): 169–174.

He, K., Song, Y., Daviglus, M.L., et al. (2004b) Fish consumption and incidence of stroke: a meta-analysis of cohort studies. *Stroke*, 35 (7): 1538–1542.

Heart Protection Study Collaborative Group. (2002) MRC/BHF heart protection study of antioxidant vitamin supplementation in 20,536 high-risk individuals: a randomised placebo-controlled trial. *Lancet*, 360 (9326): 23–33.

Helmer, C., Peuchant, E., Letenneur, L., et al. (2003) Association between antioxidant nutritional indicators and the incidence of dementia: results from the PAQUID prospective cohort study. *Eur J Clin Nutr*, 57 (12): 1555–1561.

Hensrud, D.D., Heimburger, D.C., Chen, J., and Parpia, B. (1994) Antioxidant status, erythrocyte fatty acids, and mortality from cardiovascular disease and Keshan disease in China. *Eur J Clin Nutr*, 48 (7): 455–464.

Hernan, M.A., Chen, H., Schwarzschild, M.A., and Ascherio, A. (2003) Alcohol consumption and the incidence of Parkinson's disease. *Ann Neurol*, 54 (2): 170–175.

Hirvonen, T., Virtamo, J., Korhonen, P., et al. (2000) Intake of flavonoids, carotenoids, vitamins C and E, and risk of stroke in male smokers. *Stroke*, 31 (10): 2301–2306.

Howard, B.V., Van Horn, L., Hsia, J., et al. (2006) Low-fat dietary pattern and risk of cardiovascular disease: the women's health initiative randomized controlled dietary modification trial. *J Am Med Assoc*, 295 (6): 655–666.

Hu, G., Bidel, S., Jousilahti, P., et al. (2007) Coffee and tea consumption and the risk of Parkinson's disease. *Mov Disord*, 22 (15): 2242–2248.

Huang, T.L., Zandi, P.P., Tucker, K.L., et al. (2005) Benefits of fatty fish on dementia risk are stronger for those without APOE epsilon4. *Neurology*, 65 (9): 1409–1414.

Huang, W., Qiu, C., Winblad, B., and Fratiglioni, L. (2002) Alcohol consumption and incidence of dementia in a community sample aged 75 years and older. *J Clin Epidemiol*, 55 (10): 959–964.

Ikehara, S., Iso, H., Toyoshima, H., et al. (2008) Alcohol consumption and mortality from stroke and coronary heart disease among Japanese men and women: the Japan collaborative cohort study. *Stroke*, 39 (11): 2936–2942.

Ikehara, S., Iso, H., Yamagishi, K., et al. (2009) Alcohol consumption, social support, and risk of stroke and coronary heart disease among Japanese men: the JPHC study. *Alcohol Clin Exp Res*, 33 (6): 1025–1032.

Iso, H., Kitamura, A., Shimamoto, T., et al. (1995) Alcohol intake and the risk of cardiovascular disease in middle-aged Japanese men. *Stroke*, 26 (5): 767–773.

Iso, H., Stampfer, M.J., Manson, J.E., et al. (1999) Prospective study of calcium, potassium, and magnesium intake and risk of stroke in women. *Stroke*, 30 (9): 1772–1779.

Iso, H., Rexrode, K.M., Stampfer, M.J., et al. (2001) Intake of fish and omega-3 fatty acids and risk of stroke in women. *J Am Med Assoc*, 285 (3): 304–312.

Iso, H., Baba, S., Mannami, T., et al. (2004) Alcohol consumption and risk of stroke among middle-aged men: the JPHC study cohort I. *Stroke*, 35 (5): 1124–1129.

Jackson, V.A., Sesso, H.D., Buring, J.E., and Gaziano, J.M. (2003) Alcohol consumption and mortality in men with preexisting cerebrovascular disease. *Arch Intern Med*, 163 (10): 1189–1193.

Jacobs, D.R. Jr., Meyer, K.A., Kushi, L.H., and Folsom, A.R. (1999) Is whole grain intake associated with reduced total and cause-specific death rates in older women? The Iowa women's health study. *Am J Public Health*, 89 (3): 322–329.

Johnsen, S.P., Overvad, K., Stripp, C., et al. (2003) Intake of fruit and vegetables and the risk of ischemic stroke in a cohort of Danish men and women. *Am J Clin Nutr*, 78 (1): 57–64.

Johnson, E.J., McDonald, K., Caldarella, S.M., et al. (2008) Cognitive findings of an exploratory trial of docosahexaenoic acid and lutein supplementation in older women. *Nutr Neurosci*, 11 (2): 75–83.

Joshipura, K.J., Ascherio, A., Manson, J.E., et al. (1999) Fruit and vegetable intake in relation to risk of ischemic stroke. *J Am Med Assoc*, 282 (13): 1233–1239.

Jousilahti, P., Rastenyte, D., and Tuomilehto, J. (2000) Serum gamma-glutamyl transferase, self-reported alcohol drinking, and the risk of stroke. *Stroke*, 31 (8): 1851–1855.

Kalmijn, S., Feskens, E.J., Launer, L.J., and Kromhout, D. (1997a) Polyunsaturated fatty acids, antioxidants, and cognitive function in very old men. *Am J Epidemiol*, 145 (1): 33–41.

Kalmijn, S., Launer, L.J., Ott, A., et al. (1997b) Dietary fat intake and the risk of incident dementia in the Rotterdam study. *Ann Neurol*, 42 (5): 776–782.

Kang, J.H., Ascherio, A., and Grodstein, F. (2005) Fruit and vegetable consumption and cognitive decline in aging women. *Ann Neurol*, 57 (5): 713–720.

Kang, J.H., Cook, N., Manson, J., et al. (2006) A randomized trial of vitamin E supplementation and cognitive function in women. *Arch Intern Med*, 166 (22): 2462–2468.

Kang, J.H., Cook, N., Manson, J., et al. (2008) A trial of B vitamins and cognitive function among women at high risk of cardiovascular disease. *Am J Clin Nutr*, 88 (6): 1602–1610.

Kang, J.H., Cook, N.R., Manson, J.E., et al. (2009) Vitamin E, vitamin C, beta carotene, and cognitive function among women with or at risk of cardiovascular disease: the women's antioxidant and cardiovascular study. *Circulation*, 119 (21): 2772–2780.

Kant, A.K., Schatzkin, A., Graubard, B.I., and Schairer, C. (2000) A prospective study of diet quality and mortality in women. *J Am Med Assoc*, 283 (16): 2109–2115.

Keli, S.O., Feskens, E.J., and Kromhout, D. (1994) Fish consumption and risk of stroke. the Zutphen study. *Stroke*, 25 (2): 328–332.

Keli, S.O., Hertog, M.G., Feskens, E.J., and Kromhout, D. (1996) Dietary flavonoids, antioxidant vitamins, and incidence of stroke: the Zutphen study. *Arch Intern Med*, 156 (6): 637–642.

Kinjo, Y., Beral, V., Akiba, S., et al. (1999) Possible protective effect of milk, meat, and fish for cerebrovascular disease mortality in Japan. *J Epidemiol*, 9 (4): 268–274.

Kiyohara, Y., Kato, I., Iwamoto, H., et al. (1995) The impact of alcohol and hypertension on stroke incidence in a general Japanese population. The Hisayama study. *Stroke*, 26 (3): 368–372.

Klatsky, A.L. (2002) Alcohol consumption and stroke—the difficulties in giving responsible advice. *Addiction*, 97 (1): 103.

Klatsky, A.L., Armstrong, M.A., and Friedman, G.D. (1989) Alcohol use and subsequent cerebrovascular disease hospitalizations. *Stroke*, 20 (6): 741–746.

Klatsky, A.L., Armstrong, M.A., and Friedman, G.D. (1993) Coffee, tea, and mortality. *Ann Epidemiol*, 3 (4): 375–381.

Knekt, P., Isotupa, S., Rissanen, H., et al. (2000) Quercetin intake and the incidence of cerebrovascular disease. *Eur J Clin Nutr*, 54 (5): 415–417.

Knoops, K.T., de Groot, L.C., Kromhout, D., et al. (2004) Mediterranean diet, lifestyle factors, and 10-year mortality in elderly European men and women: the HALE project. *J Am Med Assoc*, 292 (12): 1433–1439.

Kono, S., Ikeda, M., Tokudome, S., et al. (1986) Alcohol and mortality: a cohort study of male Japanese physicians. *Int J Epidemiol*, 15 (4): 527–532.

Kritz-Silverstein, D., Von Muhlen, D., Barrett-Connor, E., and Bressel, M.A. (2003) Isoflavones and cognitive function in older women: the SOy and postmenopausal health in aging (SOPHIA) study. *Menopause*, 10 (3): 196–202.

Kuriyama, S. (2008) The relation between green tea consumption and cardiovascular disease as evidenced by epidemiological studies. *J Nutr*, 138 (8): 1548S–1553S.

Kuriyama, S., Shimazu, T., Ohmori, K., et al. (2006) Green tea consumption and mortality due to cardiovascular disease, cancer, and all causes in Japan: the Ohsaki study. *J Am Med Assoc*, 296 (10): 1255–1265.

Kurl, S., Tuomainen, T.P., Laukkanen, J.A., et al. (2002) Plasma vitamin C modifies the association between hypertension and risk of stroke. *Stroke*, 33 (6): 1568–1573.

Kurth, T., Moore, S.C., Gaziano, J.M., et al. (2006) Healthy lifestyle and the risk of stroke in women. *Arch Intern Med*, 166 (13): 1403–1409.

Laaksonen, D.E., Nyyssonen, K., Niskanen, L., et al. (2005) Prediction of cardiovascular mortality in middle-aged men by dietary and serum linoleic and polyunsaturated fatty acids. *Arch Intern Med*, 165 (2): 193–199.

LaCroix, A.Z., Mead, L.A., Liang, K.Y., et al. (1986) Coffee consumption and the incidence of coronary heart disease. *N Engl J Med*, 315 (16): 977–982.

Lapidus, L., Andersson, H., Bengtsson, C., and Bosaeus, I. (1986) Dietary habits in relation to incidence of cardiovascular disease and death in women: a 12-year follow-up of participants in the population study of women in Gothenburg, Sweden. *Am J Clin Nutr*, 44 (4): 444–448.

Larrieu, S., Letenneur, L., Helmer, C., et al. (2004) Nutritional factors and risk of incident dementia in the PAQUID longitudinal cohort. *J Nutr Health Aging*, 8 (3): 150–154.

Larsson, S.C., Mannisto, S., Virtanen, M.J., et al. (2008a) Coffee and tea consumption and risk of stroke subtypes in male smokers. *Stroke*, 39 (6): 1681–1687.

Larsson, S.C., Mannisto, S., Virtanen, M.J., et al. (2008b) Folate, vitamin B₆, vitamin B₁₂, and methionine intakes and risk of stroke subtypes in male smokers. *Am J Epidemiol*, 167 (8): 954–961.

Larsson, S.C., Virtanen, M.J., Mars, M., et al. (2008c) Magnesium, calcium, potassium, and sodium intakes and risk of stroke in male smokers. *Arch Intern Med*, 168 (5): 459–465.

Larsson, S.C., Mannisto, S., Virtanen, M.J., et al. (2009) Dietary fiber and fiber-rich food intake in relation to risk of stroke in male smokers. *Eur J Clin Nutr*, 63 (8): 1016–1024.

Laurin, D., Masaki, K.H., Foley, D.J., et al. (2004) Midlife dietary intake of antioxidants and risk of late-life incident dementia: the Honolulu-Asia aging study. *Am J Epidemiol*, 159 (10): 959–967.

Lee, I.M., Cook, N.R., Gaziano, J.M., et al. (2005) Vitamin E in the primary prevention of cardiovascular disease and cancer: the women's health study: a randomized controlled trial. *J Am Med Assoc*, 294 (1): 56–65.

Leppala, J.M., Paunio, M., Virtamo, J., et al. (1999a) Alcohol consumption and stroke incidence in male smokers. *Circulation*, 100 (11): 1209–1214.

Leppala, J.M., Virtamo, J., Fogelholm, R., et al. (1999b) Different risk factors for different stroke subtypes: association of blood pressure, cholesterol, and antioxidants. *Stroke*, 30 (12): 2535–2540.

Leppala, J.M., Virtamo, J., Fogelholm, R., et al. (2000a) Controlled trial of alpha-tocopherol and beta-carotene supplements on stroke incidence and mortality in male smokers. *Arterioscler Thromb Vasc Biol*, 20 (1): 230–235.

Leppala, J.M., Virtamo, J., Fogelholm, R., et al. (2000b) Vitamin E and beta carotene supplementation in high risk for stroke: a subgroup analysis of the alpha-tocopherol, beta-carotene cancer prevention study. *Arch Neurol*, 57 (10): 1503–1509.

Letenneur, L., Proust-Lima, C., Le Gouge, A., et al. (2007) Flavonoid intake and cognitive decline over a 10-year period. *Am J Epidemiol*, 165 (12): 1364–1371.

Leurs, L.J., Schouten, L.J., Goldbohm, R.A., and van den Brandt, P.A. (2010) Total fluid and specific beverage intake and mortality due to IHD and stroke in the Netherlands cohort study. *Br J Nutr*, 11: 1–10.

Lindsay, J., Laurin, D., Verreault, R., et al. (2002) Risk factors for Alzheimer's disease: a prospective analysis from the Canadian study of health and aging. *Am J Epidemiol*, 156 (5): 445–453.

Liu, S., Manson, J.E., Lee, I.M., et al. (2000a) Fruit and vegetable intake and risk of cardiovascular disease: the women's health study. *Am J Clin Nutr*, 72 (4): 922–928.

Liu, S., Manson, J.E., Stampfer, M.J., et al. (2000b) Whole grain consumption and risk of ischemic stroke in women: a prospective study. *J Am Med Assoc*, 284 (12): 1534–1540.

Liu, S., Sesso, H.D., Manson, J.E., et al. (2003) Is intake of breakfast cereals related to total and cause-specific mortality in men? *Am J Clin Nutr*, 77 (3): 594–599.

Lonn, E., Bosch, J., Yusuf, S., et al. (2005) Effects of long-term vitamin E supplementation on cardiovascular events and cancer: a randomized controlled trial. *J Am Med Assoc*, 293 (11): 1338–1347.

Lopez-Garcia, E., Rodriguez-Artalejo, F., Rexrode, K.M., et al. (2009) Coffee consumption and risk of stroke in women. *Circulation*, 119 (8): 1116–1123.

Lu, M., Ye, W., Adami, H.O., and Weiderpass, E. (2008) Stroke incidence in women under 60 years of age related to alcohol intake and smoking habit. *Cerebrovasc Dis*, 25 (6): 517–525.

Luchsinger, J.A., Tang, M.X., Shea, S., and Mayeux, R. (2003) Antioxidant vitamin intake and risk of Alzheimer disease. *Arch Neurol*, 60 (2): 203–208.

Luchsinger, J.A., Tang, M.X., Siddiqui, M., et al. (2004) Alcohol intake and risk of dementia. *J Am Geriatr Soc*, 52 (4): 540–546.

Luchsinger, J.A., Tang, M.X., Miller, J., et al. (2007) Relation of higher folate intake to lower risk of Alzheimer disease in the elderly. *Arch Neurol*, 64 (1): 86–92.

Marniemi, J., Alanen, E., Impivaara, O., et al. (2005) Dietary and serum vitamins and minerals as predictors of myocardial infarction and stroke in elderly subjects. *Nutr Metab Cardiovasc Dis*, 15 (3): 188–197.

Masaki, K.H., Losonczy, K.G., Izmirlian, G., et al. (2000) Association of vitamin E and C supplement use with cognitive function and dementia in elderly men. *Neurology*, 54 (6): 1265–1272.

Maskarinec, G., Meng, L., and Kolonel, L.N. (1998) Alcohol intake, body weight, and mortality in a multiethnic prospective cohort. *Epidemiology*, 9 (6): 654–661.

McMahon, J.A., Green, T.J., Skeaff, C.M., et al. (2006) A controlled trial of homocysteine lowering and cognitive performance. *N Engl J Med*, 354 (26): 2764–2772.

Mineharu, Y., Koizumi, A., Wada, Y., et al. (2009) Coffee, green tea, black tea, and oolong tea consumption and risk of mortality from cardiovascular disease in Japanese men and women. *J*

Epidemiol Community Health, 65 (3): 230–240.

Mink, P.J., Scrafford, C.G., Barraj, L.M., et al. (2007) Flavonoid intake and cardiovascular disease mortality: a prospective study in postmenopausal women. *Am J Clin Nutr*, 85 (3): 895–909.

Mitrou, P.N., Kipnis, V., Thiebaut, A.C., et al. (2007) Mediterranean dietary pattern and prediction of all-cause mortality in a U.S. population: results from the NIH-AARP diet and health study. *Arch Intern Med*, 167 (22): 2461–2468.

Mizrahi, A., Knekt, P., Montonen, J., et al. (2009) Plant foods and the risk of cerebrovascular diseases: a potential protection of fruit consumption. *Br J Nutr*, 102 (7): 1075–1083.

Montonen, J., Jarvinen, R., Reunanen, A., and Knekt, P. (2009) Fish consumption and the incidence of cerebrovascular disease. *Br J Nutr*, 102 (5): 750–756.

Morens, D.M., Grandinetti, A., Waslien, C.I., et al. (1996) Case-control study of idiopathic Parkinson's disease and dietary vitamin E intake. *Neurology*, 46 (5): 1270–1274.

Morris, M.C., Manson, J.E., Rosner, B., et al. (1995) Fish consumption and cardiovascular disease in the physicians' health study: a prospective study. *Am J Epidemiol*, 142 (2): 166–175.

Morris, M.C., Beckett, L.A., Scherr, P.A., et al. (1998) Vitamin E and vitamin C supplement use and risk of incident Alzheimer disease. *Alzheimer Dis Assoc Disord*, 12 (3): 121–126.

Morris, M.C., Evans, D.A., Bienias, J.L., et al. (2002) Dietary intake of antioxidant nutrients and the risk of incident Alzheimer disease in a biracial community study. *J Am Med Assoc*, 287 (24): 3230–3237.

Morris, M.C., Evans, D.A., Bienias, J.L., et al. (2003) Consumption of fish and n-3 fatty acids and risk of incident Alzheimer disease. *Arch Neurol*, 60 (7): 940–946.

Morris, M.C., Evans, D.A., Bienias, J.L., et al. (2005a) Dietary folate and vitamin B_{12} intake and cognitive decline among community-dwelling older persons. *Arch Neurol*, 62 (4): 641–645.

Morris, M.C., Evans, D.A., Tangney, C.C., et al. (2005b) Fish consumption and cognitive decline with age in a large community study. *Arch Neurol*, 62 (12): 1849–1853.

Morris, M.C., Evans, D.A., Schneider, J.A., et al. (2006a) Dietary folate and vitamins B_{12} and B_6 not associated with incident Alzheimer's disease. *J Alzheimers Dis*, 9 (4): 435–443.

Morris, M.C., Evans, D.A., Tangney, C.C., et al. (2006b) Associations of vegetable and fruit consumption with age-related cognitive change. *Neurology*, 67 (8): 1370–1376.

Mozaffarian, D., Longstreth, W.T. Jr., Lemaitre, R.N., et al. (2005) Fish consumption and stroke risk in elderly individuals: the cardiovascular health study. *Arch Intern Med*, 165 (2): 200–206.

Mukamal, K.J., Longstreth, W.T. Jr., Mittleman, M.A., et al. (2001) Alcohol consumption and subclinical findings on magnetic resonance imaging of the brain in older adults: the cardiovascular health study. *Stroke*, 32 (9): 1939–1946.

Mukamal, K.J., Kuller, L.H., Fitzpatrick, A.L., et al. (2003) Prospective study of alcohol consumption and risk of dementia in older adults. *J Am Med Assoc*, 289 (11): 1405–1413.

Mukamal, K.J., Ascherio, A., Mittleman, M.A., et al. (2005a) Alcohol and risk for ischemic stroke in men: the role of drinking patterns and usual beverage. *Ann Intern Med*, 142 (1): 11–19.

Mukamal, K.J., Chung, H., Jenny, N.S., et al. (2005b) Alcohol use and risk of ischemic stroke among older adults: the cardiovascular health study. *Stroke*, 36 (9): 1830–1834.

Muller, T., Buttner, T., Gholipour, A.F., and Kuhn, W. (2003) Coenzyme Q10 supplementation provides mild symptomatic benefit in patients with Parkinson's disease. *Neurosci Lett*, 341 (3): 201–204.

Mursu, J., Voutilainen, S., Nurmi, T., et al. (2008) Flavonoid intake and the risk of ischaemic stroke and CVD mortality in middle-aged Finnish men: the kuopio ischaemic heart disease risk factor study. *Br J Nutr*, 100 (4): 890–895.

Myint, P.K., Welch, A.A., Bingham, S.A., et al. (2006) Habitual fish consumption and risk of incident stroke: the European prospective investigation into cancer (EPIC)-Norfolk prospective population study. *Public Health Nutr*, 9 (7): 882–888.

Myint, P.K., Luben, R.N., Welch, A.A., et al. (2008) Plasma vitamin C concentrations predict risk of incident stroke over 10 y in 20,649 participants of the European prospective investigation into cancer Norfolk prospective population study. *Am J Clin Nutr*, 87 (1): 64–69.

NINDS NET-PD Investigators (2007). A randomized clinical trial of coenzyme Q10 and GPI-1485 in early Parkinson disease. *Neurology*, 68 (1): 20–28.

Nakamura, Y., Ueshima, H., Okamura, T., et al. (2005) Association between fish consumption and all-cause and cause-specific mortality in Japan: NIPPON DATA80, 1980–99. *Am J Med*, 118 (3): 239–245.

Nelson, C., Wengreen, H.J., Munger, R.G., and Corcoran, C.D. (2009) Dietary folate, vitamin B_{12}, vitamin B-6, and incident Alzheimer's disease: the cache county memory, health, and aging study. *J Nutr Health Aging*, 13 (10): 899–905.

Nielsen, N.R., Truelsen, T., Barefoot, J.C., et al. (2005) Is the effect of alcohol on risk of stroke confined to highly stressed persons? *Neuroepidemiology*, 25 (3): 105–113.

Orencia, A.J., Daviglus, M.L., Dyer, A.R., et al. (1996) Fish consumption and stroke in men: 30-year findings of the Chicago western electric study. *Stroke*, 27 (2): 204–209.

Orgogozo, J.M., Dartigues, J.F., Lafont, S., et al. (1997) Wine consumption and dementia in the elderly: a prospective community study in the Bordeaux area. *Rev Neurol (Paris)*, 153 (3): 185–192.

Paganini-Hill, A. (2001) Risk factors for Parkinson's disease: the leisure world cohort study. *Neuroepidemiology*, 20 (2): 118–124.

Palmer, A.J., Fletcher, A.E., Bulpitt, C.J., et al. (1995) Alcohol intake and cardiovascular mortality in hypertensive patients: report from the department of health hypertension care computing project. *J Hypertens*, 13 (9): 957–964.

Park, M., Ross, G.W., Petrovitch, H., et al. (2005) Consumption of milk and calcium in midlife and the future risk of Parkinson disease. *Neurology*, 64 (6): 1047–1051.

Patra, J., Taylor, B., Irving, H., et al. (2010) Alcohol consumption and the risk of morbidity and mortality for different stroke types—a systematic review and meta-analysis. *BMC Public Health*, 10: 258.

Peng, G.S., Yin, S.J., Cheng, C.A., et al. (2007) Increased risk of cerebral hemorrhage in Chinese male heavy drinkers with mild liver disorder. *Cerebrovasc Dis*, 23 (4): 309–314.

Peters, R., Beckett, N., Geneva, M., et al. (2009) Sociodemographic and lifestyle risk factors for incident dementia and cognitive decline in the HYVET. *Age Ageing*, 38 (5): 521–527.

Psaltopoulou, T., Kyrozis, A., Stathopoulos, P., et al. (2008) Diet, physical activity, and cognitive impairment among elders: the EPIC-Greece cohort (European prospective investigation into cancer and nutrition). *Public Health Nutr*, 11 (10): 1054–1062.

Ritchie, K., Carriere, I., de Mendonca, A., et al. (2007) The neuroprotective effects of caffeine: a prospective population study (the Three City Study). *Neurology*, 69 (6): 536–545.

Roberts, R.O., Geda, Y.E., Cerhan, J.R., et al. (2010) Vegetables, unsaturated fats, moderate alcohol intake, and mild cognitive impairment. *Dement Geriatr Cogn Disord*, 29 (5): 413–423.

Rogers, P.J., Appleton, K.M., Kessler, D., et al. (2008) No effect of n-3 long-chain polyunsaturated fatty acid (EPA and DHA) supplementation on depressed mood and cognitive function: a randomised controlled trial. *Br J Nutr*, 99 (2): 421–431.

Roman, B., Carta, L., Martinez-Gonzalez, M.A., and Serra-Majem,

L. (2008) Effectiveness of the Mediterranean diet in the elderly. *Clin Interv Aging*, 3 (1): 97–109.

Ross, G.W., Abbott, R.D., Petrovitch, H., et al. (2000) Association of coffee and caffeine intake with the risk of Parkinson disease. *J Am Med Assoc*, 283 (20): 2674–2679.

Ross, R.K., Yuan, J.M., Henderson, B.E., et al. (1997) Prospective evaluation of dietary and other predictors of fatal stroke in Shanghai, China. *Circulation*, 96 (1): 50–55.

Ruitenberg, A., van Swieten, J.C., Witteman, J.C., et al. (2002) Alcohol consumption and risk of dementia: the Rotterdam study. *Lancet*, 359 (9303): 281–286.

Saaksjarvi, K., Knekt, P., Rissanen, H., et al. (2008) Prospective study of coffee consumption and risk of Parkinson's disease. *Eur J Clin Nutr*, 62 (7): 908–915.

Salem, N. Jr., Litman, B., Kim, H.Y., and Gawrisch, K. (2001) Mechanisms of action of docosahexaenoic acid in the nervous system. *Lipids*, 36 (9): 945–959.

Sankai, T., Iso, H., Shimamoto, T., et al. (2000) Prospective study on alcohol intake and risk of subarachnoid hemorrhage among Japanese men and women. *Alcohol Clin Exp Res*, 24 (3): 386–389.

Sano, M., Ernesto, C., Thomas, R.G., et al. (1997) A controlled trial of selegiline, alpha-tocopherol, or both as treatment for Alzheimer's disease. The Alzheimer's Disease Cooperative Study. *N Engl J Med*, 336 (17): 1216–1222.

Saremi, A. and Arora, R. (2008) The cardiovascular implications of alcohol and red wine. *Am J Ther*, 15 (3): 265–277.

Sato, Y., Nakatsuka, H., Watanabe, T., et al. (1989) Possible contribution of green tea drinking habits to the prevention of stroke. *Tohoku J Exp Med*, 157 (4): 337–343.

Sauvaget, C., Nagano, J., Allen, N., and Kodama, K. (2003a) Vegetable and fruit intake and stroke mortality in the Hiroshima/Nagasaki life span study. *Stroke*, 34 (10): 2355–2360.

Sauvaget, C., Nagano, J., Allen, N., et al. (2003b) Intake of animal products and stroke mortality in the Hiroshima/Nagasaki life span study. *Int J Epidemiol*, 32 (4): 536–543.

Scarmeas, N., Stern, Y., Tang, M.X., et al. (2006) Mediterranean diet and risk for Alzheimer's disease. *Ann Neurol*, 59 (6): 912–921.

Scarmeas, N., Luchsinger, J.A., Schupf, N., et al. (2009a) Physical activity, diet, and risk of Alzheimer disease. *J Am Med Assoc*, 302 (6): 627–637.

Scarmeas, N., Stern, Y., Mayeux, R., et al. (2009b) Mediterranean diet and mild cognitive impairment. *Arch Neurol*, 66 (2): 216–225.

Schaefer, E.J., Bongard, V., Beiser, A.S., et al. (2006) Plasma phosphatidylcholine docosahexaenoic acid content and risk of dementia and Alzheimer disease: the Framingham heart study. *Arch Neurol*, 63 (11): 1545–1550.

Seino, F., Date, C., Nakayama, T., et al. (1997) Dietary lipids and incidence of cerebral infarction in a Japanese rural community. *J Nutr Sci Vitaminol (Tokyo)*, 43 (1): 83–99.

Selhub, J., Jacques, P.F., Wilson, P.W., et al. (1993) Vitamin status and intake as primary determinants of homocysteinemia in an elderly population. *J Am Med Assoc*, 270 (22): 2693–2698.

Seshadri, S. (2006) Elevated plasma homocysteine levels: risk factor or risk marker for the development of dementia and Alzheimer's disease? *J Alzheimers Dis*, 9 (4): 393–398.

Sesso, H.D., Gaziano, J.M., Liu, S., and Buring, J.E. (2003) Flavonoid intake and the risk of cardiovascular disease in women. *Am J Clin Nutr*, 77 (6): 1400–1408.

Sesso, H.D., Buring, J.E., Christen, W.G., et al. (2008) Vitamins E and C in the prevention of cardiovascular disease in men: the Physicians' health study II randomized controlled trial. *J Am Med Assoc*, 300 (18): 2123–2133.

Shaper, A.G., Phillips, A.N., Pocock, S.J., et al. (1991) Risk factors for stroke in middle aged British men. *BMJ*, 302 (6785): 1111–1115.

Shults, C.W., Oakes, D., Kieburtz, K., et al. (2002) Effects of coenzyme Q10 in early Parkinson disease: evidence of slowing of the functional decline. *Arch Neurol*, 59 (10): 1541–1550.

Shults, C.W., Flint Beal, M., Song, D., and Fontaine, D. (2004) Pilot trial of high dosages of coenzyme Q10 in patients with Parkinson's disease. *Exp Neurol*, 188 (2): 491–494.

Smith, P.J., Blumenthal, J.A., Babyak, M.A., et al. (2010) Effects of the dietary approaches to stop hypertension diet, exercise, and caloric restriction on neurocognition in overweight adults with high blood pressure. *Hypertension*, 55 (6): 1331–1338.

Sofi, F., Cesari, F., Abbate, R., et al. (2008) Adherence to Mediterranean diet and health status: meta-analysis. *BMJ*, 337: a1344.

Solfrizzi, V., Colacicco, A.M., D'Introno, A., et al. (2006a) Dietary intake of unsaturated fatty acids and age-related cognitive decline: a 8.5-year follow-up of the Italian longitudinal study on aging. *Neurobiol Aging*, 27 (11): 1694–1704.

Solfrizzi, V., Colacicco, A.M., D'Introno, A., et al. (2006b) Dietary fatty acids intakes and rate of mild cognitive impairment. The Italian longitudinal study on aging. *Exp Gerontol*, 41 (6): 619–627.

Stampfer, M.J., Colditz, G.A., Willett, W.C., et al. (1988) A prospective study of moderate alcohol consumption and the risk of coronary disease and stroke in women. *N Engl J Med*, 319 (5): 267–273.

Steffen, L.M., Jacobs, D.R. Jr., Stevens, J., et al. (2003) Associations of whole-grain, refined-grain, and fruit and vegetable consumption with risks of all-cause mortality and incident coronary artery disease and ischemic stroke: the atherosclerosis risk in communities (ARIC) study. *Am J Clin Nutr*, 78 (3): 383–390.

Storch, A., Jost, W.H., Vieregge, P., et al. (2007) Randomized, double-blind, placebo-controlled trial on symptomatic effects of coenzyme Q(10) in Parkinson disease. *Arch Neurol*, 64 (7): 938–1044.

Strazzullo, P., D'Elia, L., Kandala, N.B., and Cappuccio, F.P. (2009) Salt intake, stroke, and cardiovascular disease: meta-analysis of prospective studies. *BMJ*, 339: b4567.

Sugiyama, K., Kuriyama, S., Akhter, M., et al. (2010) Coffee consumption and mortality due to all causes, cardiovascular disease, and cancer in Japanese women. *J Nutr*, 140 (5): 1007–1013.

Sun, Y., Lu, C.J., Chien, K.L., et al. (2007) Efficacy of multivitamin supplementation containing vitamins B_6 and B_{12} and folic acid as adjunctive treatment with a cholinesterase inhibitor in Alzheimer's disease: a 26-week, randomized, double-blind, placebo-controlled study in Taiwanese patients. *Clin Ther*, 29 (10): 2204–2214.

Sundell, L., Salomaa, V., Vartiainen, E., et al. (2008) Increased stroke risk is related to a binge-drinking habit. *Stroke*, 39 (12): 3179–3184.

Tan, L.C., Koh, W.P., Yuan, J.M., et al. (2008) Differential effects of black versus green tea on risk of Parkinson's disease in the Singapore Chinese health study. *Am J Epidemiol*, 167 (5): 553–660.

The Parkinson Study Group. (1993) Effects of tocopherol and deprenyl on the progression of disability in early Parkinson's disease. *N Engl J Med*, 328 (3): 176–183.

Truelsen, T., Gronbaek, M., Schnohr, P., and Boysen, G. (1998) Intake of beer, wine, and spirits and risk of stroke: the Copenhagen city heart study. *Stroke*, 29 (12): 2467–2472.

Truelsen, T., Thudium, D., and Gronbaek, M. (2002) Amount and type of alcohol and risk of dementia: the Copenhagen City heart study. *Neurology*, 59 (9): 1313–1319.

Tucker, K.L., Qiao, N., Scott, T., et al. (2005) High homocysteine and low B vitamins predict cognitive decline in aging men: the Veterans affairs normative aging study. *Am J Clin Nutr*, 82 (3): 627–635.

Umesawa, M., Iso, H., Date, C., et al. (2006) Dietary intake of calcium in relation to mortality from cardiovascular disease: the

JACC study. *Stroke*, 37 (1): 20–26.

Umesawa, M., Iso, H., Date, C., et al. (2008a) Relations between dietary sodium and potassium intakes and mortality from cardiovascular disease: the Japan collaborative cohort study for evaluation of cancer risks. *Am J Clin Nutr*, 88 (1): 195–202.

Umesawa, M., Iso, H., Ishihara, J., et al. (2008b) Dietary calcium intake and risks of stroke, its subtypes, and coronary heart disease in Japanese: the JPHC study cohort I. *Stroke*, 39 (9): 2449–2456.

van de Rest, O., Geleijnse, J.M., Kok, F.J., et al. (2008) Effect of fish oil on cognitive performance in older subjects: a randomized, controlled trial. *Neurology*, 71 (6): 430–438.

van de Rest, O., Spiro, A. III, Krall-Kaye, E., et al. (2009) Intakes of (n-3) fatty acids and fatty fish are not associated with cognitive performance and 6-year cognitive change in men participating in the veterans affairs normative aging study. *J Nutr*, 139 (12): 2329–2336.

van der Pols, J.C., Gunnell, D., Williams, G.M., et al. (2009) Childhood dairy and calcium intake and cardiovascular mortality in adulthood: 65-year follow-up of the Boyd Orr cohort. *Heart*, 95 (19): 1600–1606.

van Gelder, B.M., Tijhuis, M., Kalmijn, S., and Kromhout, D. (2007a) Fish consumption, n-3 fatty acids, and subsequent 5-y cognitive decline in elderly men: the Zutphen elderly study. *Am J Clin Nutr*, 85 (4): 1142–1147.

van Gelder, B.M., Buijsse, B., Tijhuis, M., et al. (2007b) Coffee consumption is inversely associated with cognitive decline in elderly European men: the FINE study. *Eur J Clin Nutr*, 61 (2): 226–232.

Van Guelpen, B., Hultdin, J., Johansson, I., et al. (2005) Folate, vitamin B_{12}, and risk of ischemic and hemorrhagic stroke: a prospective, nested case-referent study of plasma concentrations and dietary intake. *Stroke*, 36 (7): 1426–1431.

Vercambre, M.N., Boutron-Ruault, M.C., Ritchie, K., et al. (2009) Long-term association of food and nutrient intakes with cognitive and functional decline: a 13-year follow-up study of elderly French women. *Br J Nutr*, 102 (3): 419–427.

Virtanen, J.K., Siscovick, D.S., Longstreth, W.T. Jr., et al. (2008) Fish consumption and risk of subclinical brain abnormalities on MRI in older adults. *Neurology*, 71 (6): 439–446.

VITATOPS Trial Study Group. (2010) B vitamins in patients with recent transient ischaemic attack or stroke in the VITAmins TO Prevent Stroke (VITATOPS) trial: a randomised, double-blind, parallel, placebo-controlled trial. *Lancet Neurol*, 9 (9): 855–865.

Voko, Z., Hollander, M., Hofman, A., et al. (2003) Dietary antioxidants and the risk of ischemic stroke: the Rotterdam study. *Neurology*, 61 (9): 1273–1275.

Vollset, S.E. and Bjelke, E. (1983) Does consumption of fruit and vegetables protect against stroke? *Lancet*, 2 (8352): 742.

Wang, X., Qin, X., Demirtas, H., et al. (2007) Efficacy of folic acid supplementation in stroke prevention: a meta-analysis. *Lancet*, 369 (9576): 1876–1882.

Warensjo, E., Smedman, A., Stegmayr, B., et al. (2009) Stroke and plasma markers of milk fat intake—a prospective nested case-control study. *Nutr J*, 8: 21.

Weir, N.U. and Dennis, M.S. (1997) Meeting the challenge of stroke. *Scott Med J*, 42 (5): 145–147.

Weng, L.C., Yeh, W.T., Bai, C.H., et al. (2008) Is ischemic stroke risk related to folate status or other nutrients correlated with folate intake? *Stroke*, 39 (12): 3152–3158.

Wengreen, H.J., Neilson, C., Munger, R., and Corcoran, C. (2009) Diet quality is associated with better cognitive test performance among aging men and women. *J Nutr*, 139 (10): 1944–1949.

Wennberg, M., Bergdahl, I.A., Stegmayr, B., et al. (2007) Fish intake, mercury, long-chain n-3 polyunsaturated fatty acids and risk of stroke in northern Sweden. *Br J Nutr*, 98 (5): 1038–1045.

Willett, W.C. (ed.) (1998) *Nutritional Epidemiology*, 2nd edn. New York: Oxford University Press.

Yaffe, K., Clemons, T.E., McBee, W.L., and Lindblad, A.S. (2004) Impact of antioxidants, zinc, and copper on cognition in the elderly: a randomized, controlled trial. *Neurology*, 63 (9): 1705–1707.

Yamagishi, K., Iso, H., Date, C., et al. (2008) Fish, omega-3 polyunsaturated fatty acids, and mortality from cardiovascular diseases in a nationwide community-based cohort of Japanese men and women: the JACC (Japan collaborative cohort study for evaluation of cancer risk) study. *J Am Coll Cardiol*, 52 (12): 988–996.

Yang, Q., Botto, L.D., Erickson, J.D., et al. (2006) Improvement in stroke mortality in Canada and the United States, 1990 to 2002. *Circulation*, 113 (10): 1335–1343.

Yip, A.G., Brayne, C., and Matthews, F.E. (2006) Risk factors for incident dementia in England and Wales: the medical research council cognitive function and ageing study. A population-based nested case-control study. *Age Ageing*, 35 (2): 154–160.

Yochum, L., Kushi, L.H., Meyer, K., and Folsom, A.R. (1999) Dietary flavonoid intake and risk of cardiovascular disease in postmenopausal women. *Am J Epidemiol*, 149 (10): 943–949.

Yochum, L.A., Folsom, A.R., and Kushi, L.H. (2000) Intake of antioxidant vitamins and risk of death from stroke in postmenopausal women. *Am J Clin Nutr*, 72 (2): 476–483.

Yokoyama, T., Date, C., Kokubo, Y., et al. (2000) Serum vitamin C concentration was inversely associated with subsequent 20-year incidence of stroke in a Japanese rural community. The Shibata study. *Stroke*, 31 (10): 2287–2294.

Yoshitake, T., Kiyohara, Y., Kato, I., et al. (1995) Incidence and risk factors of vascular dementia and Alzheimer's disease in a defined elderly Japanese population: the Hisayama study. *Neurology*, 45 (6): 1161–1168.

Yuan, J.M., Ross, R.K., Gao, Y.T., et al. (1997) Follow-up study of moderate alcohol intake and mortality among middle aged men in Shanghai, China. *BMJ*, 314 (7073): 18–23.

Yuan, J.M., Ross, R.K., Gao, Y.T., and Yu, M.C. (2001) Fish and shellfish consumption in relation to death from myocardial infarction among men in Shanghai, China. *Am J Epidemiol*, 154 (9): 809–816.

Yusuf, S., Dagenais, G., Pogue, J., et al. (2000) Vitamin E supplementation and cardiovascular events in high-risk patients. The heart outcomes prevention evaluation study investigators. *N Engl J Med*, 342 (3): 154–160.

Zandi, P.P., Anthony, J.C., Khachaturian, A.S., et al. (2004) Reduced risk of Alzheimer disease in users of antioxidant vitamin supplements: the cache county study. *Arch Neurol*, 61 (1): 82–88.

Zhang, S.M., Hernan, M.A., Chen, H., et al. (2002) Intakes of vitamins E and C, carotenoids, vitamin supplements, and PD risk. *Neurology*, 59 (8): 1161–1169.

Zhang, W.L., Lopez-Garcia, E., Li, T.Y., et al. (2009) Coffee consumption and risk of cardiovascular events and all-cause mortality among women with type 2 diabetes. *Diabetologia*, 52 (5): 810–817.

第二十八章
锻炼大脑：衰老与认知障碍的非药物性干预

Brenna A. Cholerton, *Jeannine Skinner*, *Laura D. Baker*
"让人人都能尽享天年"　—Ashley Montagu

概述

- 体育锻炼可以改善心血管健康,促进神经发育和增加神经营养因子,减少炎性反应,维护胰岛素信号通路。
- 身体锻炼是一种预防和干预潜伏期人群的认知能力下降的有效方法。但在临床确诊后,运动疗法的疗效尚不清楚。
- 潜在的调节因素包括:开始干预的年龄、基因型、性别、锻炼的强度和类型、压力和抑郁因素。
- 智力活动和训练与改善认知功能下降具有相关性。在临床确诊后,认知康复治疗可以提高大脑某些认知功能区域的能力。
- 社会活动和支持与更高的大脑认知功能相关,同时可降低认知功能下降和痴呆的风险。

阿尔茨海默病(AD)和其他痴呆症的患病率迅速增加,因此老年人群及健康保健系统对此非常担忧。在轻度认知功能障碍(MCI)发生前,与AD相关的神经化学和结构变化可能在轻度认知障碍出现的数年之前就开始了(Smith等,2007);因此,医疗工作者们必须在严重的认知功能障碍出现前探索出可能的干预措施。认知功能障碍和痴呆的风险因素包括一些疾病并发症,如心血管疾病(Waldstein和Wendell,2010)和糖尿病(Akter等,2011)以及社会学因素,如不活跃的生活方式(Fratiglioni和Wang,2007)和缺乏积极的社会支持(Seidler等,2003)。在本章节中,我们提出三种潜在非药物方法来防止认知功能下降:体育锻炼、智力刺激和社会支持。如果这些干预措施能预防或减缓认知下降速度,那么在老年人群中广泛普及就会显著降低与痴呆相关的社会经济和财政负担。每个治疗方法均从多个层面进行干预:①*初级预防*,旨在降低整体人群痴呆症的风险;②*二级预防*,针对由于年龄或轻度认知功能障碍导致的个体痴呆症的风险;③*三级预防*,用以缓解已确诊的老年痴呆症的影响。

身体锻炼

有氧运动对身体多个系统有着强有力的补救效果,并且越来越多的证据表明,运动对健康老年人(Kramer等,1999,2006),和对有认知功能障碍的成年人(Lautenschlager等,2008;Baker等,2010a)的认知功能均有益处。大量的人体和动物研究均表明增加身体活动与改善学习和记忆二者之间具有相关性(Archer,2011)。有几个潜在机制可以解释运动对大脑功能的潜在保护作用,包括改善心脑血管功能(Ainslie等,2008;Black等,2009)、抗炎过程(Colbert等,2004;Kampus等,2008)、神经再生(Kannangara等,2011)和增强胰岛素依赖的能量代谢(Gomez-Pinilla等,2008)。受到损害时,这些因素都会增加认知能力下降和痴呆的风险。

心血管健康和脑灌注　心血管风险因素,包括高血压、高脂血症、肥胖、血糖调节异常,是AD和血管性痴呆中最为明确的潜在可调控的风险因素(Altman和Rutledge,2010;de Toledo Ferraz Alves等,2010;Waldstein和Wendell,2010)。甚至在痴呆发生之前,那些患有一种或多种心血管危险因素的个体,可能会看到快速的认知下降(Waldstein和Wendell,2010)。心肺功能锻炼也与脑灌注和大脑血管形成(brain vascularization)密切相关,与年龄相关的脑灌注减少在AD中会更明显,可能是疾病发病的早期标志(Johnson等,2005)。众多文献均有报道关于体育活动对心脑血管健康的益处，这可能是由于改善了血流动力学（Brown 等，2010）、神经营养因子（van Praag 等，2005）、炎症影响（Kasapis 和 Thompson，2005）和胰岛素信号传导（Teixeira-Lemos 等，2011），这些都为运动干预改善认知 / 预防认知功能下降提供了合理的解释。

神经发生和神经生长因子　在动物模型中，身体活动与海马齿状核区域的神经发生之间的关系已经研究得很透彻。在啮齿动物中，体育锻炼对老年动物和暴露在压力环境中的动物均会显示神经系统功能整体增强，包括海马齿状核细胞增生、树突分支的数量增加和树突棘密度增加（Archer，2011）。当让啮齿动物自由运动时，可以明显看到逆转了与年龄有关的海马齿状核的神经发生的下降，并相应地改善学习和记忆任务（van Praag 等，2005）。通过 MRI 测量局部脑血容量获得的最新证据表明，锻炼能促进人类海马齿状核区域的血管生成（及可能的神经发生）（Pereira 等，2007）。这些效应可能与多种神经营养因子有关，包括脑源性神经营养因子（BDNF）（Gomez-Pinilla 等，2011）、胰岛素样生长因子（IGF）（Trejo 等，2001）和血管内皮生长因子（VEGF）（Yasuhara 等，2007）。事实上，有氧运动可增加老年人海马组织体积（与不运动的对照组相比），这与血中 BDNF 水平的增加和空间记忆的改善相吻合（Erickson 等，2011）。

炎症　随着年龄的增长，促炎性标记物增加，后者有可能参与相应的与年龄相关的海马神经发生减少的过程（Viviani 和 Boraso，2011）。阿尔茨海默病与更严重的大脑炎症和氧化应激有关（Rogers 和 Shen，2000；Lue 等，2001），抗炎药物已经在实验室模型中显示出抑制炎症和神经毒性的作用（Lim 等，2000）。与正常对照组相比，在阿尔茨海默病患者的大脑中已经发现炎性细胞因子增加，包括白介素 -1（IL-1）、白介素 -6（IL-6）、肿瘤坏死因子 -α（TNF-α）（Bauer 等，1992；Dickson 等，1993）。长期以来，运动扮演的角色是旨在创建一个"抗炎环境"，并且能降低炎性生物标记物（Kasapis 和 Thompson，2005）。

胰岛素信号通路　已明确 2 型糖尿病是认知功能下降或痴呆的重要危险因素，甚至与亚临床葡萄糖耐量受损相关的胰岛素敏感性降低也相关（Akter 等，2011）。大脑中受干扰的胰岛素信号传导可能通过影响血流动力学改变（如毛细血管募集和血管反应性）而导致与年龄和疾病相关的脑血流变化（Cersosimo 和 DeFronzo，2006）。

在大脑中改变胰岛素信号也会影响淀粉样蛋白 -β（Aβ）（Craft，2007）和其他 AD 的生物标记物，例如 BDNF（Gomez-Pinilla 等，2008）和皮质醇（Mastorakos 和 Pavlatou，2005）。执行功能障碍与血管舒张受损有关，额叶皮质下白质的环路区（称为分水岭的区域）的小动脉结构，特别容易受到胰岛素依赖性微血管变化的影响（Campbell 和 Coffey，2001）。有氧运动是治疗葡萄糖耐量下降和糖尿病的有效方法，因此可能有助于减轻胰岛素作用受损对认知的负面影响（Baker 等，2010a；Teixeira-Lemos 等，2011）。

因为运动带来的许多有益效果，有氧运动可以作为一种有效的方法，有可能修正因年龄和 AD 病理而受损的许多生理和认知过程。下面的章节将讨论运动干预在各级预防中的作用。

一级预防：终生运动和痴呆的风险

运动对后期认知功能的有益影响可能始于神经发育过程中的幼儿。这个理论由动物模型证实，表明体育锻炼对神经网络最明显的有利影响发生于早期（Black 等，1991；Maniam 和 Morris，2010）。虽然对于人类而言，这种关联并不显著，然而，在青少年期和 20 岁左右（通过回顾性自我报告）进行体育活动者，较之其他人而言，更能获得更高的认知功能评分，特别是在 65 岁以上女性中尤为明显（Middleton 等，2010），此外，在老年男性中也可见到反应速度的提高（Dik 等，2003）。终生适度的体育活动与促进记忆力，提高工作效率以及绝境后妇女的整体智力有明显关系（Tierney 等，2010）。在中年期，经常锻炼可减少老年痴呆的风险和随着年龄增长带来的记忆力障碍（Andel 等，2008；Geda 等，2010）。在一项研究中发现，根据美国心脏协会的建议的进行运动的老年人（每天 30 分钟，每周 5 天），坚持 10 年，其评估结果显示在大脑某些区域的淀粉样蛋白的含量较低（匹兹堡化合物 B，PiB，加以 PET 扫描），包括前额叶皮质和颞叶区域外侧（Liang 等，2010）。这些结果支持早期的和持续的终生锻炼可作为一个重要的预防认知能力下降的主要方法。

二级预防：运动对老年人的影响

正常老化　正常衰老与反应速度、执行能力和记忆力下降有关（Charlton 等，2010；Silver 等，2011；Smith，2011）。老年人的体育活动可以减缓认知功能的下降,特别是在最容易遭受与年龄相关而受损的领域(Colcombe 等,2004;van Uffelen 等,2008;Baker 等,2010a,2010b)。多个大规模流行病学研究,包括加拿大的健康和衰老研究(Middleton 等,2008),檀香山 - 亚洲(Honolulu-Asia)老化研究(Abbott 等,2004),成人思维变化研究(Larson 等,2006;Yaffe 等,2001)等,均提供支持性证据表明老年人增加体育活动可降低认知功能下降的风险。甚至认为,在具体的生理功能方面,较之年轻人而言,老年人通过锻炼,可能会受益更多,如大脑血管张力的改善(Ogoh 等,2011),以及降低认知下降风险(Colcombe 和 Kramer,2003)。

针对(有或没有)认知障碍的老年人的大规模运动干预试验,以证实流行病学研究的结果。虽然小规模的研究为有氧运动作为改善认知功能的干预措施提供了令人信服的支持。迄今为止,对有高风险认知受损的身体健康和葡萄糖耐量高的老年人的观察发现,最明显的改善是对执行功能的影响,例如选择性注意和多任务处理(Kramer 等,2006;Baker 等,2010a)。有氧运动对大脑负责执行功能的区域产生有利影响,并可以减少与年龄相关的脑容积损失(Colcombe 等,2003,2006),提高大脑运行效率(Voss 等,2010)。最近,埃里克森等(2011)研究报道说,12 个月的有氧运动训练可使海马体积增加2%,可以有效地逆转约 2 年的与年龄相关的体积损失(图 28.1)。

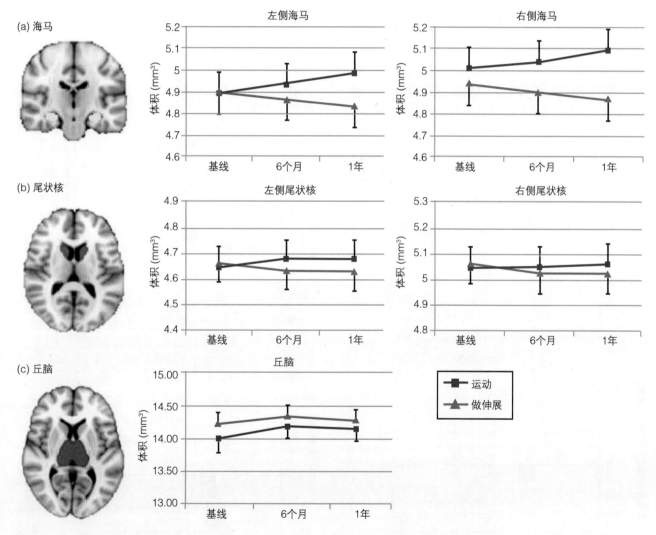

图 28.1 使用磁共振成像检查大脑不同区域,图形显示 1 年的有氧运动与伸展运动(作为对照组)对认知正常的老年人的影响(*n*=120)。(a)海马区域图形显示有氧运动组的海马体积增加,而伸展运动的对照组的海马体积减小)。无论左右侧作用都存在时间依赖性(*P*<0.001)。(b)尾状核区域图形显示两组的体积改变。虽然有氧运动组呈下降的趋势,但两侧都并无统计学差异(*P*>0.10)。(c)丘脑区域图形显示两个组的双侧的体积改变。丘脑体积没有明显变化。误差条表示平均数标准误差(SEM)来源:经 National Academy of Sciences 许可,改编自 Erickson 等(2011)

轻度认知障碍　尽管看来运动可能是针对年龄作为 AD 风险因素人群的有效干预措施，但针对性更强的干预人群包括正在经历轻度认知功能下降的老年人。轻度认知障碍（MCI）的特点是一种介于正常认知和痴呆之间的认知状态（Petersen，2004；Winblad 等，2004），这是一个公认的痴呆危险因素（Petersen，2004；de Rotrou 等，2005；Petersen，2006；Schmidtke 和 Hermeneit，2008），所以对 MCI 阶段干预是预防认知功能下降的关键。作为认知能力正常的成人，体育活动可能代表一个有效的非药物性的策略，以防止或延缓高危老年人的认知功能的进一步下降（Teixeira 等，2012）。

　　尽管流行病学研究始终表明，运动可以降低发生认知障碍的风险，但只有少数研究设计用来检验有氧运动对诊断为 MCI 的人群的认知的影响。来自采用中度到高强度运动干预的随机试验的初步发现提供了可喜的结果。在一项小型的 6 个月的随机对照研究中，针对习惯久坐不动的遗忘型 MCI 和有早期 AD 病理的人群进行有氧运动及拉伸运动（Morris

和 Cummings，2005），最后，Baker 等（2010b）报道称，运动可以改善心肺功能、胰岛素敏感性和四种执行功能的性能（图 28.2）。结合其他报道，发现在正常老年人中（Colcombe 等，2003），认知功能的影响对女性比对男性更为明显。在所有研究中，淀粉样蛋白 -β 血浆水平往往会下降，预示有氧运动是一个疾病修复的干预治疗方法。在另一个更大型的 6 个月随机对照试验中（n=170）（Lautenschlager 等，2008），活动组每周进行 150 分钟的中等强度的运动，并且运动量超过受试者的基线水平（也就是说，受试者平时不一定是久坐不动），结果显示，AD 评定量表（ADAS-Cog）分数有显著改善。相反，最近的一项研究调查了多模式运动计划对生活环境固定不变的患有 MCI 的老年人的影响，结果表明，没有显著认知功能改善，但是心血管健康状况有改善（Miller 等，2011）。这些结果可能表明，随着认知障碍的发展，个体人群可能在规定的运动干预治疗受益减少。最后一点引起了人们对运动作为 AD 有效干预手段的潜力的关注。

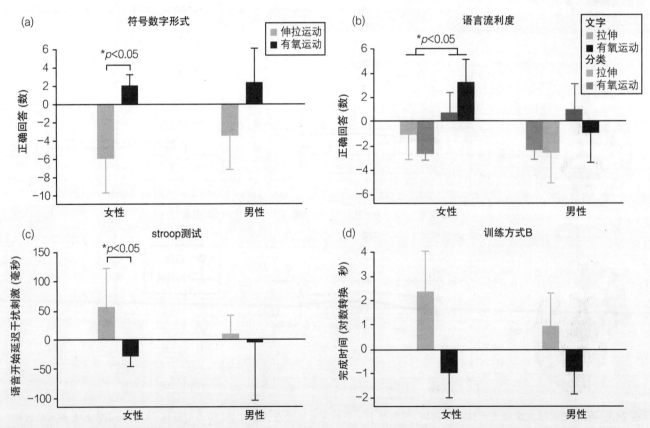

图 28.2　平均值（SEM）表示有轻度认知障碍的成年人在完成 6 个月有氧运动组与拉伸运动组（n=29）后测试执行功能与基线水平对比改善的情况，表示为剩余分数，包括（a）符号 - 数字模态测试（120 秒内正确的数量），（b）字母和类别方面的语言的流利度，（c）Stroop 色词干扰测试（计算机管理），对干扰刺激的语音起始延迟时间（ms）和（d）Trail B，完成任务的时间（秒，对数转换）。来源：经 American Medical Association 许可，改编自 Baker 等（2010b）

三级预防：运动和痴呆

一旦痴呆症的临床症状变得明显，是否有可能逆转或至少减慢疾病的进展？当然，这个问题是许多正在进行的药理和非药理研究的关键所在。迄今为止，事实证明，寻找可减轻疾病影响的干预措施并不容易；看上去很明显，一旦疾病过程产生明显的临床症状，实质性的和永久的症状就已不太可能逆转。然而，一些干预措施旨在减缓症状的恶化和改善痴呆患者的生活质量。鉴于积极健康的生活方式对痴呆患者健康状况的有益影响，运动展示了在大脑功能和形态上对神经保护效应，以及运动对非痴呆和 MCI 老年人的认知的最初积极作用，这是推测，增加体育活动可能是一个可减缓疾病进展的相对经济且有效的策略。

不幸的是，少数试验数据并不支持运动对业已出现明显老年痴呆症状者的认知功能具有实质性改善作用（Eggermont 等，2009）。然而，值得注意的是，似乎在 AD 患者中，心肺功能锻炼和顶叶与颞叶体积（特别是，双侧顶叶下部的白质）之间有明显的正相关（Honea 等，2009）。该人群身体虚弱和相关安全问题的增加通常将干预措施限制为仅包括低强度运动，这可能不足以诱发认知功能的改变。相比之下，即使是低强度运动项目也可以提高日常生活某些方面，增加社交和认知刺激，改善情绪，这些因素能够帮助纠正痴呆所导致的一些不良后果（Logsdon 等，2005）。

非 AD 的痴呆症

很少有研究调查体育活动对于非 AD 痴呆症的潜在益处。血管性痴呆与 AD，有许多相同的危险因素，且二者经常同时发生。如 AD 患者，通过中等强度的锻炼，其血管性痴呆的风险可能亦会得到改善，而通过适度的运动可让痴呆的风险减少 70%（Ravaglia 等，2008）。同样，人们对疾病过程显著影响日常生活活动时所发生的事情知之甚少。但是，仅降低中风风险（Ainslie，2009）就可能会阻止某些血管性痴呆的进一步恶化。实施中等强度运动计划的潜在问题（与 AD 人群相似），包括与高合并症相关的安全问题。

运动对 PD 相关痴呆和路易体痴呆的影响我们了解很少。锻炼可能会改善某些执行能力，运动控制以及 PD 患者的情绪问题（Tanaka 等，2009；Dereli 和 Yaliman，2010；Combs 等，2011；Cruise 等，2011）。大量正在进行的研究正在探索有氧运动对

PD 的潜在改善作用，通过干预机制改变大脑内的化学变化（通过腰椎穿刺）、结构（通过 MRI）和功能的改变（通过 MRI、PET）。同样，对临床已确诊的痴呆症的运动干预治疗，对其认知功能改善的疗效目前尚不确定。

潜在的调节因素

之前，讨论了运动对许多与认知能力下降相关的神经生物学危险因素的潜在影响，描述了运动与痴呆症风险之间的关联，并提供了运动可能有助于改善老年痴呆症患者认知功能的初步证据。但是，许多因素可能会减轻那些最有可能从运动干预中受益的因素。

1. 开始干预的年龄　为了身体健康，开始永远不会太晚。而对于健康的身心来说，终生锻炼可使患病的风险降低，减少痴呆风险可能是在生活中运动的累积效应。基于此，一些报道显示，相比年轻人而言，老年人通过运动表现出更多的认知反应增强，尽管这一趋势可能更多地反映了评估工具的限制，而不是与年龄相关的认知反应的差异。

2. 基因型　初步证据表明，运动的有利影响对某些老年人可能特别明显，他们没有 APoEε4 等位基因（Lautenschlager 等，2008）；然而，即便是那些拥有一个 ε4 等位基因的人，仍可能通过对血管系统有修复作用的运动而使潜在的认知功能获益。需要更多的研究来更明确地描述运动与基因型之间的相互作用，因为它与认知反应和痴呆症的风险有关。

3. 性别　一些报道显示女性有更大的认知反应（Middleton 等，2008；Baker 等，2010b）；另外一些报道则认为不存在性别差异（Lautenschlager 等，2008）。到目前为止，还没有研究对男性和女性在认知反应和锻炼之间的差异，进行随机试验。需进一步的研究以阐明其作用。假如这种差异真的存在的话，性别可预测一些指标对运动的反应和识别潜在的不同（如共病的严重性，例如冠心病患者的认知功能对运动的效果）。

4. 运动强度　到目前为止，大部分研究一致认为中等或高强度锻炼能改善认知功能，降低痴呆症风险（Etgen 等，2010；Geda 等，2010；Tierney 等，2010）。问题是"多少就足够了？"和"太多吗？"目前尚未明确，大量的研究正在进行来解决这些问题。如前所述，在 AD 研究中使用的低强度锻炼可能不足以诱导认知功能的变化。

5. 运动的类型　目前与认知功能受益最相关

的干预包括：跑步机或椭圆训练机等有氧运动设备，或走路训练。少数增强认知的研究使用了多模式运动干预，将有氧运动、力量抵抗和柔韧性结合在一起（Marmeleira 等，2009；Williamson 等，2009）。另外研究已经显示阻力训练的效果并报道了对认知健康的老人其执行功能的积极效应（Liu-Ambrose 和 Donaldson，2009；Anderson-Hanley 等，2010；Davis 等，2010；Liu-Ambrose 等，2010）。这可能是阻力训练和 / 或多模式锻炼导致了心理活动增加，从而促进改善认知功能。

6. 压力 / 抑郁的作用　抑郁通常是 MCI 患者和痴呆患者一个突出特征，伴随抑郁症会有更高的、更多的可能影响认知的健康状况的风险。体育锻炼已被证明是老年抑郁症非常有效的干预（Hill 等，1993）。但是，抑郁也会降低一个人参与体育活动的可能性，所以进一步评估抑郁症、锻炼和认知障碍之间复杂的相互作用是必要的；然而，与运动相关的整体情绪改善和压力降低，为运动在老化过程中作为一种干预手段提供了额外的关注和支持。

结论：体育锻炼

尽管体育锻炼具有不确定性—干预临床已确诊的痴呆患者的认知能力，但研究者仍一致认为，这类干预措施的作用在于防止认知功能下降，甚至提高健康老年人和 MCI 老年人的某些认知能力。特别是结合多模式锻炼的干预方法，包括智力刺激和社交活动，体育锻炼是一种引人注目的用于防止认知障碍的非药物性治疗方法。

脑力训练

丰富的认知环境可以预防与年龄相关的认知功能下降和痴呆的发展。动物和人类研究的结果表明，认知训练对衰老的大脑结构和功能有良好的效果，这表明大脑的可塑性具有持续性（Costa 等，2007；Harburger 等，2007；Engvig 等，2010；Lovden 等，2010）。以下各节回顾了早年认知的丰富到与痴呆相关的认知功能下降的治疗的几个潜在干预点。

一级预防：教育和终生的认知经验

低水平的教育是认知障碍的一个持续风险因素（Mortimer 等，2003；Gatz 等，2007；Tyas 等，2007）；

相反，受过高等教育的人则风险降低（Lindsay 等，2002）。尽管教育是终生认知能力的最常用标志，但在观察研究中，职业复杂性和整个成年人寿命中休闲活动的选择也与痴呆症风险降低有关（Valenzuela 和 Sachdev，2006）。Valenzuela 等（2008）用人生经历问卷调查评估人的认知经验，其回顾性自我报告基于教育、职业、社交活动、体育活动、日常的活动和爱好，并产生相应得分。发现更高的分数与随着时间的推移海马萎缩呈负相关。目前，人们普遍认为，教育和其他生活经历在某种程度上与痴呆风险相关。

是痴呆风险与教育本身有关，还是其他因素构成的能力达到较高水平的教育？ 教育水平往往与其他因素有着千丝万缕的联系。尤其是社会经济地位能影响营养、卫生保健、社会支持和教育，而这些都可能与晚年健康和痴呆风险有关（Borenstein 等，2006）。此外，教育水平较低的个体更有可能从事高危职业，增加伤害和暴露于毒素的可能性，且往往仅能提供一个不太丰富的认知环境。然而，普遍的共识是，教育与痴呆风险之间的关系仍然存在，即使还包括其他因素，诸如健康、社会经济地位、终生的认知活动和其他措施等（McDowell 等，2007）。此外，虽然在童年时期的社会经济地位较低者，其终生的认知能力也可能较低，但这种情况似乎与老年认知能力下降并无明显关系（Wilson 等，2005a）。

先有鸡还是先有蛋：教育和老年痴呆症的风险之间的关系是什么？ 与 AD 相关的神经病理学过程早于 AD 的临床表现之前数十年。问题在于，易于发展成为 AD 的个体是否与其选择较少刺激的职业和休闲活动有关，亦或与更少的教育经历有关。相反，缺乏早期和持续的认知刺激可在更大程度上促进疾病的神经病理学进展以及早期临床表现的出现。虽然二者之间关联的本质尚属未知，但在年轻时改善教育质量和其他智力刺激活动，可能是一个重要的早期干预措施。

增强认知刺激是否能导致神经退行性改变病理的真正减少，亦或仅仅是疾病的临床症状减轻的表现？ 神职人员（Num）研究结果（Riley 等，2005）表明，成年早期的语言复杂性与后来的认知功能和脑神经病理学有关。那些自传写得比较稀疏的人（平均年龄为 22 岁）更有可能表现出 MCI 和痴呆的临床症状。有趣的是，较低的语言复杂性还与尸检中较高的神经病理学有关，包括较低的大脑重量、较高的萎缩水平、以及更多的类淀粉斑块和神经元

纤维缠结。然而，同一项研究也发现，尽管受教育水平较低者通常更容易有痴呆的临床表现，但它并不与更严重的神经病理学改变有关（Mortimer 等，2003）。

最终观点是认知储备假说（Whalley 等，2004；Fratiglioni 和 Wang，2007），该理论认为老年个体的临床症状表现有极大的差异，这是与个体的整体智力能力，或者说个体不同的智力"储备"有关。智力储备理论是指整个人生中与认知功能有关的所有相关因素，包括遗传因素、教育和一生的经历等。目前尚不清楚是否这些储备导致了大脑中特定的结构和功能差异，亦或仅仅是影响了行为和神经病理学的阈值变化，进而产生疾病的临床表现。有更多智力刺激的成人，其海马体积更大，在晚年 AD 病理改变也会减少（Valenzuela 等，2008）。相反，认知储备虽然可能与潜在的痴呆的发病有关，但不一定能预防 AD 神经病理改变的发生。支持这一假说的是，有更长教育的老年人一旦临床症状表现出来，往往表现出更快的衰退（Scarmeas 等，2006；Bruandet 等，2008）。这种现象可以解释为，对于有更高认知储备的成年人，在其神经病理的阈值较高时才会出现临床症状。然而，有一个重要的警告：对于那些病前智力表现更高的患者而言，他们可能会在神经退行性疾病的早期阶段被临床医生所忽视，而那些发病前的智力低于平均水平者则不太可能被忽视，进而造成了不成比例的人口统计学数据。在临床上，依靠全面而详尽的病史来确定当前的认知能力是否能反映之前的功能变化显得尤为重要。

二级预防：晚年认知经验和认知训练

在正常老化中，一直持续到老年均可观察到大脑的可塑性和海马的神经发生，这为使用认知刺激作为老年人的健康干预措施提供了基础。确实，尽管较早的认知经历和较晚的认知功能之间有很强的联系，即使控制了终生智力刺激，当前的智力活动实际上更可能预测认知能力（Wilson 等，2005b；Boron 等，2007）。神经生物学相关性表明，记忆训练能增加皮质厚度（Engvig 等，2010），通过工作记忆、情景记忆、知觉速度训练可以使白质的可塑性得以增强（Lovden 等，2010），进而最大限度地影响前额叶区域（图 28.3）。这些发现为大量的商业和非商业认知培训项目提供了理论支持，这些项目旨在减少与衰老和痴呆相关的认知能力下降，这些努力至少展示了某种程度的成功。

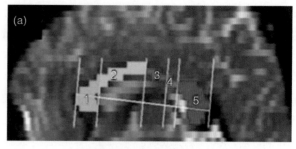

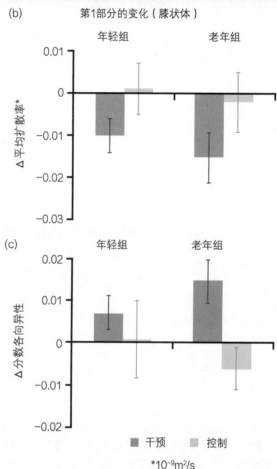

图 28.3　矢状中段显示胼胝体节段性切面。（a）6 个月的认知训练后的基线之上的胼胝体膝（genu）的改善（可能连接前额叶），用水的平均自由扩散来衡量，（b）水扩散的方向速率（各向异性），（c）对于年轻人和老年人（n=32）。* 平均扩散率的计量单位。来源：经 Elsevier 许可，改编自 Lovden 等（2010）

针对特定认知功能的训练项目，通常会在受训领域提高能力，但这些改进通常不会推广到其他认知领域。独立生命老年人高级认知训练（The Advanced Cognitive Training for Independent and Vital Elderly，ACTIVE）研究（Willis 等，2006），是一项大型随机试验，研究了认知训练在三个目标领域（处理速度、推理和记忆）的影响，证明了特定领域的改善，在 2~5 年随访中看到这种影响的持续存在。在最初的干预之后，通过认知"助推器"

("booster")培训课程，这些好处会有所增强。有趣的是，最初和之后2年的随访数据并没有显示出与独立功能的关系。可是，在之后随机分组的观察中显示，在干预后的5年中，在日常生活中独立活动的困难降低。许多小型研究也表明患者可受益于认知训练，尽管所利用的干预方法各不相同（Rebok等，2007）。一般而言，干预措施主要关注在那些与正常衰老最密切相关的认知功能下降领域（流体智力）以求得最大改善，并且可能推广到其他领域（Tranter和Koutstaal，2009）。例如，接受口头工作记忆任务训练的老年人不仅表现出执行特定任务的改进，而且还增强了视觉工作记忆、处理速度、口头记忆和一般流体智力的改善（Borella等，2010）。仅对处理速度的认知训练就可能会看到与日常生活密切相关的活动得以改善，对其他认知领域也有直接影响（Edwards等，2002；Ball等，2010）。重要的是，许多研究报告了认知训练的纵向影响（Valenzuela和Sachdev，2009；Borella等，2010）。多模式方法（不仅针对具体的技能，而且还包含复杂的目标管理、对日常问题解决能力、创造力和社会心理参与能力）也取得了一些成功（Carlson等，2008；Stine-Morrow等，2008）。综上所述，有令人信服的证据表明，认知训练可以帮助维护和增进老年人的认知功能。

轻度认知障碍（MCI）。尽管先前的策略可能是针对那些表现出与正常衰老相关的变化的个体的有效干预措施，但对于MCI个体的有效性知之甚少。但是，这种训练特定记忆的策略可能对这一人群非常有效（Belleville等，2006；Hampstead等，2011）。AVTIVE的亚组研究表明，MCI患者在接受推理和处理速度方面的训练时表现出与认知健康人群类似的改善，但记忆方面的改进并不显著，表明该组认知训练的有益作用可能减弱（Unverzagt等，2009）。此外，这一发现还表明，认知训练可以帮助优化现有能力，但不能治疗因神经结构和功能的改变而导致的相关疾病所产生的相应严重后果。另一项比较单独应用胆碱酯酶抑制药和结合计算机认知训练的治疗的研究，发现只接受药物治的患者仅显示出情绪的改善，而接受两种干预的患者，除了行为改善之外，在记忆力和抽象推理能力方面均产生更好的效果（Rozzini等，2007）。此外，一些报道显示，伴有MCI的成年人可能会在一定程度上受益于任何类型的认知训练；而且，这些结果可能有着更

积极的社会影响（Jean等，2010）。尽管通过认知训练获得的成效在其数量和类型上会有所差异，但这些干预措施可提供一些有效方法，帮助改善了MCI患者的认知功能（Li等，2011）。

三级预防：认知康复

在痴呆症确诊后，某种形式的认知干预能获得益处的程度尚不清楚。认知训练通常规模小且采用可变方法，结果已经表明，认知训练可能会为AD患者不同认知领域带来一些益处，包括注意力、执行功能、语言流利度、学习能力和日常功能能力，这些影响可能会持续长达1年（Requena等，2006；Sitzer等，2006）。针对AD患者可以进行广泛的认知干预；这些可能最有效的策略涉及一般的智力刺激（解决问题、阅读与一般能力）和智力重复（记忆"练习"）技术（Sitzer等，2006）。患者在个体化的关注中可能比在大组训练中受益更多；的确，虽然通过"记忆笔记"（包括日常活动、目标、一般信息和程序注释记录），利用记忆策略似乎可以提高AD患者的能力，但护理人员的额外关注和互动，可有助于干预治疗的实施和部分改进（Schmitter-Edgecombe等，2008）。

结论：脑力活动

脑力活动贯穿整个生命过程，与认知功能改善和降低认知功能障碍的风险有关，甚至在神经退行性疾病发作时仍可能持续存在。认知刺激和痴呆二者背后机制之间的联系可能是多因素的，包括增加大脑的可塑性和神经发生。此外，智力活动可能带来的好处不仅涉及认知刺激，而且涉及社会互动和参与（Moniz-Cook，2006）。

社会活动

近年来的研究认为社会参与和高质量的社会支持可能与预防认知能力下降和痴呆相关（Seidler等，2003）。积极参与社会活动可能会对认知功能产生积极的影响，包括增加与社会活动相关的认知刺激，减少压力和抑郁，以及具有影响力的神经生物学方面的转变（Pillai和Verghese，2009）。社会活动的水平可能与整体认知储备密切相关，也就是说，参与更多的社会行为者可能参与更多的生理和心理活动，从而促进大脑储备（Scarmeas和Stern，

2003）。此外，社交活动通常需要大量的复杂的认知过程，包括注意力、执行能力和记忆力。个人缺乏积极的社会刺激会有更大的风险因素，包括产生压力、抑郁和孤独等情绪（Cacioppo 等，2010），这与风险因素增加以及相关认知能力下降有关（Conroy 等，2010；Panza 等，2010）。灵长类动物天然喜欢参与社会互动用以确保生存，且大脑中某些区域，包括颞叶、额叶皮质和杏仁核，在社会行为中发挥着关键作用，而这些区域往往在神经退化过程的早期阶段即产生影响（Adolphs，1999）。目前，研究、探讨社会支持与认知之间的联系尚在早期阶段，而最初的观察研究指出，社会支持是多学科方法干预的一个潜在的、重要的组成部分。

一级预防：终生的社会支持与痴呆风险的控制

对痴呆症患者和病例对照者之间的回顾性比较表明，甚至在痴呆症发作之前的几十年，这些后期发展为痴呆的人群在其过往的人生中可能就较少参与文化和体育活动，而且其社会心理互动范围也很小（Seidler 等，2003）。独居的中年人患上痴呆的风险成倍增长，当人们离婚或丧偶时这个风险将增加（Hakansson 等，2009）。相反的观点是，檀香山 - 亚洲老龄化研究（Saczynski 等人，2006）的前瞻性结果表明，中年社会参与并不能预测晚年痴呆的风险。相反，在中年到老年过程中，高水平的社会支持下降，尤其是在老年时社会支持的减少，则可能导致痴呆发生的风险更大。

二级预防：老年期的社会活动

与中年的社会孤独相比，老年的社会活动可能与痴呆事件的发生关系更为密切；但是，这种关系很难解释，其作用可能主要是疾病过程对社交能力的影响。甚至在控制了认知和身体活动因素之后，晚年的社会参与仍具有更好的整体功能及其他几个认知领域（Krueger 等，2009）。有着广泛的社交网络和高度的社会活动的老年人，会降低整体认知衰退和老年痴呆症的风险（Crooks 等，2008）。然而不幸的是，在没有研究证据的情况下，关于老年人的社会干预是否可以预防痴呆的问题仍然不清楚。

三级预防：增加痴呆症患者的社交互动

同样，迄今为止，还没有对照试验研究过社会干预对痴呆患者认知的有效性。但是，增加愉悦的活动和社交互动可能会导致情绪改善，并减少晚期 AD 的一些行为异常。（Cohen-Mansfield 和 Werner，1997；Arai 等，2007）。在这种社会干预中，重点在于通过增加社会支持减少护理者的负担和压力。以这种方式进行干预可减轻压力，改善情绪，并为护理人员带来更好的健康状况，这些益处也对痴呆症患者的护理产生间接但有利的影响（Sierpina 等，2005）。

结论：社会互动

社会互动是本章中讨论的非药物干预研究研究最少的。然而，认知储备理论和初步观察结果支持社交活动可能对认知功能产生积极影响。这些影响可以通过改变与认知功能下降有关的神经病理过程而产生直接的影响，亦或通过增加脑力刺激和幸福感而间接发生。

小结

卫生保健专业人员和整个社会对认知功能减退和老年痴呆症表现出越来越多的关注和担忧。在未来的几十年内，痴呆症病例预期的快速增长以及有效的药物性干预措施的相对缺乏，使我们不得不担忧与痴呆相关的金融和社会经济负担比例将可能达到危机值。幸运的是，用适当的干预措施，一些可调控的危险因素可能会使未来老年痴呆症的数量大为减少。其中，增加身体锻炼、脑力训练和社会接触是有希望的方法减缓与衰老和痴呆相关的认知功能下降。这些对功能有着积极影响的干预措施可以改善认知、情绪、及健康状况。这些策略单独使用或与药物治疗结合使用，可能是治疗和预防认知能力下降的经济有效方法。

（马超　译，董斌　杨春慧　校）

参考文献

Abbott, R.D., White, L.R., Ross, G.W., et al. (2004) Walking and dementia in physically capable elderly men. *J Am Med Assoc*, 292 (12): 1447–1453.

Adolphs, R. (1999) Social cognition and the human brain. *Trends Cogn Sci*, 3 (12): 469–479.

Ainslie, P.N. (2009) Cardiorespiratory fitness: a simple, cheap, and nonpharmacological means to prevent stroke? *Stroke*, 40 (1): e7.

Ainslie, P.N., Hamlin, M., Hellemans, J., et al. (2008) Cerebral hypoperfusion during hypoxic exercise following two different hypoxic exposures: independence from changes in dynamic autoregulation and reactivity. *Am J Physiol Regul Integr Comp Physiol*, 295 (5): R1613–R1622.

Akter, K., Lanza, E.A., Martin, S.A., et al. (2011) Diabetes mellitus and Alzheimer's disease: shared pathology and treatment? *Br J Clin Pharmacol*, 71 (3): 365–376.

Altman, R. and Rutledge, J.C. (2010) The vascular contribution to Alzheimer's disease. *Clin Sci (Lond)*, 119 (10): 407–421.

Andel, R., Crowe, M., Pedersen, N.L., et al. (2008) Physical exercise at midlife and risk of dementia three decades later: a population-based study of Swedish twins. *J Gerontol A Biol Sci Med Sci*, 63 (1): 62–66.

Anderson-Hanley, C., Nimon, J.P., and Westen, S.C. (2010) Cognitive health benefits of strengthening exercise for community-dwelling older adults. *J Clin Exp Neuropsychol*, 32 (9): 996–1001.

Arai, A., Ishida, K., Tomimori, M., et al. (2007) Association between lifestyle activity and depressed mood among home-dwelling older people: a community-based study in Japan. *Aging Ment Health*, 11 (5): 547–555.

Archer, T. (2011) Physical exercise alleviates debilities of normal aging and Alzheimer's disease. *Acta Neurol Scand*, 123 (4): 221–238.

Baker, L.D., Frank, L.L., Foster-Schubert, K., et al. (2010a) Aerobic exercise improves cognition for older adults with glucose intolerance, a risk factor for Alzheimer's disease. *J Alzheimers Dis*, 22 (2): 569–579.

Baker, L.D., Frank, L.L., Foster-Schubert, K., et al. (2010b) Effects of aerobic exercise on mild cognitive impairment: a controlled trial. *Arch Neurol*, 67 (1): 71–79.

Ball, K., Edwards, J.D., Ross, L.A., and McGwin, G., Jr. (2010) Cognitive training decreases motor vehicle collision involvement of older drivers. *J Am Geriatr Soc*, 58 (11): 2107–2113.

Bauer, J., Ganter, U., Strauss, S., et al. (1992) The participation of interleukin-6 in the pathogenesis of Alzheimer's disease. *Res Immunol*, 143 (6): 650–657.

Belleville, S., Gilbert, B., Fontaine, F., et al. (2006) Improvement of episodic memory in persons with mild cognitive impairment and healthy older adults: evidence from a cognitive intervention program. *Dement Geriatr Cogn Disord*, 22 (5–6): 486–499.

Black, J.E., Isaacs, K.R., and Greenough, W.T. (1991) Usual vs. successful aging: some notes on experiential factors. *Neurobiol Aging*, Jul–Aug, 12 (4): 325–328; discussion 352–355.

Black, M.A., Cable, N.T., Thijssen, D.H., and Green, D.J. (2009) Impact of age, sex, and exercise on brachial artery flow-mediated dilatation. *Am J Physiol Heart Circ Physiol*, 297 (3): H1109–H1116.

Borella, E., Carretti, B., Riboldi, F., and De Beni, R. (2010) Working memory training in older adults: evidence of transfer and maintenance effects. *Psychol Aging*, 25 (4): 767–778.

Borenstein, A.R., Copenhaver, C.I., and Mortimer, J.A. (2006) Early-life risk factors for Alzheimer's disease. *Alzheimer's Dis Assoc Disord*, 20 (1): 63–72.

Boron, J.B., Willis, S.L., and Schaie, K.W. (2007) Cognitive training gain as a predictor of mental status. *J Gerontol B Psychol Sci Soc Sci*, 62 (1): P45–P52.

Brown, A.D., McMorris, C.A., Longman, R.S., et al. (2010) Effects of cardiorespiratory fitness and cerebral blood flow on cognitive outcomes in older women. *Neurobiol Aging*, 31 (12): 2047–2057.

Bruandet, A., Richard, F., Bombois, S., et al. (2008) Cognitive decline and survival in Alzheimer's disease according to education level. *Dement Geriatr Cogn Disord*, 25 (1): 74–80.

Cacioppo, J.T., Hawkley, L.C., and Thisted, R.A. (2010) Perceived social isolation makes me sad: 5-year cross-lagged analyses of loneliness and depressive symptomatology in the Chicago Health, Aging, and Social Relations Study. *Psychol Aging*, 25 (2): 453–463.

Campbell, J.J., III and Coffey, C.E. (2001) Neuropsychiatric significance of subcortical hyperintensity. *J Neuropsychiatry Clin Neurosci*, 13 (2): 261–288.

Carlson, M.C., Saczynski, J.S., Rebok, G.W., et al. (2008) Exploring the effects of an 'everyday' activity program on executive function and memory in older adults: Experience Corps. *Gerontologist*, 48 (6): 793–801.

Cersosimo, E. and DeFronzo, R.A. (2006) Insulin resistance and endothelial dysfunction: the road map to cardiovascular diseases. *Diabetes Metab Res Rev*, 22 (6): 423–436.

Charlton, R.A., Barrick, T.R., Markus, H.S., and Morris, R.G. (2010) The relationship between episodic long-term memory and white matter integrity in normal aging. *Neuropsychologia*, 48 (1): 114–122.

Cohen-Mansfield, J. and Werner, P. (1997) Management of verbally disruptive behaviors in nursing home residents. *J Gerontol A Biol Sci Med Sci*, 52 (6): M369–M377.

Colbert, L.H., Visser, M., Simonsick, E.M., et al. (2004) Physical activity, exercise, and inflammatory markers in older adults: findings from the Health, Aging, and Body Composition Study. *J Am Geriatr Soc*, 52 (7): 1098–1104.

Colcombe, S. and Kramer, A.F. (2003) Fitness effects on the cognitive function of older adults: a meta-analytic study. *Psychol Sci*, 14 (2): 125–130.

Colcombe, S., Erickson, K., Raz, N., et al. (2003) Aerobic fitness reduces brain tissue loss in aging humans. *J Gerontol A Biol Sci Med Sci*, 58A (2): 176–180.

Colcombe, S.J., Kramer, A.F., Erickson, K.I., et al. (2004) Cardiovascular fitness, cortical plasticity, and aging. *Proc Natl Acad Sci USA*, 101 (9): 3316–3321.

Colcombe, S.J., Erickson, K.I., Scalf, P.E., et al. (2006) Aerobic exercise training increases brain volume in aging humans. *J Gerontol A Biol Sci Med Sci*, 61 (11): 1166–1170.

Combs, S.A., Diehl, M.D., Staples, W.H., et al. (2011) Boxing training for patients with Parkinson disease: a case series. *Phys Ther*, 91 (1): 132–142.

Conroy, R.M., Golden, J., Jeffares, I., et al. (2010) Boredom-proneness, loneliness, social engagement, and depression and their association with cognitive function in older people: a population study. *Psychol Health Med*, 15 (4): 463–473.

Costa, D.A., Cracchiolo, J.R., Bachstetter, A.D., et al. (2007) Enrichment improves cognition in AD mice by amyloid-related and unrelated mechanisms. *Neurobiol Aging*, 28 (6): 831–844.

Craft, S. (2007) Insulin resistance and Alzheimer's disease pathogenesis: potential mechanisms and implications for treatment. *Curr Alzheimer Res*, 4 (2): 147–152.

Crooks, V.C., Lubben, J., Petitti, D.B., et al. (2008) Social network, cognitive function, and dementia incidence among elderly women. *Am J Public Health*, 98 (7): 1221–1227.

Cruise, K.E., Bucks, R.S., Loftus, A.M., et al. (2011) Exercise and Parkinson's: benefits for cognition and quality of life. *Acta Neurol Scand*, 123 (1): 13–19.

Davis, J.C., Marra, C.A., Beattie, B.L., et al. (2010) Sustained cognitive and economic benefits of resistance training among community-dwelling senior women: a 1-year follow-up study of the Brain Power Study. *Arch Intern Med*, 170 (22): 2036–2038.

de Rotrou, J., Wenisch, E., Chausson, C., et al. (2005) Accidental MCI in healthy subjects: a prospective longitudinal study. *Eur J Neurol*, 12 (11): 879–885.

de Toledo Ferraz Alves, T.C., Ferreira, L.K., Wajngarten, M., and Busatto, G.F. (2010) Cardiac disorders as risk factors for Alzheimer's disease. *J Alzheimers Dis*, 20 (3): 749–763.

Dereli, E.E. and Yaliman, A. (2010) Comparison of the effects of a physiotherapist-supervised exercise programme and a self-supervised exercise programme on quality of life in patients with Parkinson's disease. *Clin Rehabil*, 24 (4): 352–362.

Dickson, D.W., Lee, S.C., Mattiace, L.A., et al. (1993) Microglia and cytokines in neurological disease, with special reference to AIDS and Alzheimer's disease. *Glia*, 7 (1): 75–83.

Dik, M., Deeg, D.J., Visser, M., and Jonker, C. (2003) Early life physical activity and cognition at old age. *J Clin Exp Neuropsychol*, 25 (5): 643–653.

Edwards, J.D., Wadley, V.G., Myers, R.S., et al. (2002) Transfer of a speed of processing intervention to near and far cognitive functions. *Gerontology*, 48 (5): 329–340.

Eggermont, L.H., Swaab, D.F., Hol, E.M., and Scherder, E.J. (2009) Walking the line: a randomised trial on the effects of a short term walking programme on cognition in dementia. *J Neurol Neurosurg Psychiatry*, 80 (7): 802–804.

Engvig, A., Fjell, A.M., Westlye, L.T., et al. (2010) Effects of memory training on cortical thickness in the elderly. *Neuroimage*, 52 (4): 1667–1676.

Erickson, K.I., Voss, M.W., Prakash, R.S., et al. (2011) Exercise training increases size of hippocampus and improves memory. *Proc Natl Acad Sci USA*, 108 (7): 3017–3022.

Etgen, T., Sander, D., Huntgeburth, U., et al. (2010) Physical activity and incident cognitive impairment in elderly persons: the INVADE study. *Arch Intern Med*, 170 (2): 186–193.

Fratiglioni, L. and Wang, H.X. (2007) Brain reserve hypothesis in dementia. *J Alzheimers Dis*, 12 (1): 11–22.

Gatz, M., Mortimer, J.A., Fratiglioni, L., et al. (2007) Accounting for the relationship between low education and dementia: a twin study. *Physiol Behav*, 92 (1–2): 232–237.

Geda, Y.E., Roberts, R.O., Knopman, D.S., et al. (2010) Physical exercise, aging, and mild cognitive impairment: a population-based study. *Arch Neurol*, 67 (1): 80–86.

Gomez-Pinilla, F., Vaynman, S., and Ying, Z. (2008) Brain-derived neurotrophic factor functions as a metabotrophin to mediate the effects of exercise on cognition. *Eur J Neurosci*, 28 (11): 2278–2287.

Gomez-Pinilla, F., Zhuang, Y., Feng, J., et al. (2011) Exercise impacts brain-derived neurotrophic factor plasticity by engaging mechanisms of epigenetic regulation. *Eur J Neurosci*, 33 (3): 383–390.

Hakansson, K., Rovio, S., Helkala, E.L., et al. (2009) Association between mid-life marital status and cognitive function in later life: population based cohort study. *Br Med J*, 339: b2462.

Hampstead, B.M., Stringer, A.Y., Stilla, R.F., et al. (2011) Activation and effective connectivity changes following explicit-memory training for face-name pairs in patients with mild cognitive impairment: a pilot study. *Neurorehabil Neural Repair*, 25 (3): 210–222.

Harburger, L.L., Nzerem, C.K., and Frick, K.M. (2007) Single enrichment variables differentially reduce age-related memory decline in female mice. *Behav Neurosci*, 121 (4): 679–688.

Hill, R.D., Storandt, M., and Malley, M. (1993) The impact of long-term exercise training on psychological function in older adults. *J Gerontol*, 48 (1): P12–P17.

Honea, R.A., Thomas, G.P., Harsha, A., et al. (2009) Cardiorespiratory fitness and preserved medial temporal lobe volume in Alzheimer disease. *Alzheimer Dis Assoc Disord*, 23 (3): 188–197.

Jean, L., Simard, M., Wiederkehr, S., et al. (2010) Efficacy of a cognitive training programme for mild cognitive impairment: results of a randomised controlled study. *Neuropsychol Rehabil*, 20 (3): 377–405.

Johnson, N.A., Jahng, G.H., Weiner, M.W., et al. (2005) Pattern of cerebral hypoperfusion in Alzheimer disease and mild cognitive impairment measured with arterial spin-labeling MR imaging: initial experience. *Radiology*, 234 (3): 851–859.

Kampus, P., Kals, J., Unt, E., et al. (2008) Association between arterial elasticity, C-reactive protein, and maximal oxygen consumption in well-trained cadets during three days extreme physical load: a pilot study. *Physiol Meas*, 29 (4): 429–437.

Kannangara, T.S., Lucero, M.J., Gil-Mohapel, J., et al. (2011) Running reduces stress and enhances cell genesis in aged mice. *Neurobiol Aging*, 32 (12): 2279–2286, Epub Jan 27, 2010.

Kasapis, C. and Thompson, P.D. (2005) The effects of physical activity on serum C-reactive protein and inflammatory markers: a systematic review. *J Am Coll Cardiol*, 45 (10): 1563–1569.

Kramer, A.F., Hahn, S., Cohen, N.J., et al. (1999) Ageing, fitness, and neurocognitive function. *Nature*, 400 (6743): 418–419.

Kramer, A.F., Erickson, K.I., and Colcombe, S.J. (2006) Exercise, cognition, and the aging brain. *J Appl Physiol*, 101 (4): 1237–1242.

Krueger, K.R., Wilson, R.S., Kamenetsky, J.M., et al. (2009) Social engagement and cognitive function in old age. *Exp Aging Res*, 35 (1): 45–60.

Larson, E.B., Wang, L., Bowen, J.D., et al. (2006) Exercise is associated with reduced risk for incident dementia among persons 65 years of age and older. *Ann Intern Med*, 144 (2): 73–81.

Lautenschlager, N.T., Cox, K.L., Flicker, L., et al. (2008) Effect of physical activity on cognitive function in older adults at risk for Alzheimer's disease: a randomized trial. *J Am Med Assoc*, 300 (9): 1027–1037.

Li, H., Li, J., Li, N., et al. (2011) Cognitive intervention for persons with mild cognitive impairment: a meta-analysis. *Ageing Res Rev*, 10 (2): 285–296.

Liang, K.Y., Mintun, M.A., Fagan, A.M., et al. (2010) Exercise and Alzheimer's disease biomarkers in cognitively normal older adults. *Ann Neurol*, 68 (3): 311–318.

Lim, G.P., Yang, F., Chu, T., et al. (2000) Ibuprofen suppresses plaque pathology and inflammation in a mouse model for Alzheimer's disease. *J Neurosci*, 20 (15): 5709–5714.

Lindsay, J., Laurin, D., Verreault, R., et al. (2002) Risk factors for Alzheimer's disease: a prospective analysis from the Canadian Study of Health and Aging. *Am J Epidemiol*, 156 (5): 445–453.

Liu-Ambrose, T. and Donaldson, M.G. (2009) Exercise and cognition in older adults: is there a role for resistance training programmes? *Br J Sports Med*, 43 (1): 25–27.

Liu-Ambrose, T., Nagamatsu, L.S., Graf, P., et al. (2010) Resistance training and executive functions: a 12-month randomized controlled trial. *Arch Intern Med*, 170 (2): 170–178.

Logsdon, R.G., McCurry, S.M., and Teri, L. (2005) A home health care approach to exercise for persons with Alzheimer's disease. *Care Manag J*, 6 (2): 90–97.

Lovden, M., Bodammer, N.C., Kuhn, S., et al. (2010) Experience-dependent plasticity of white-matter microstructure extends into old age. *Neuropsychologia*, 48 (13): 3878–3883.

Lue, L.F., Walker, D.G., and Rogers, J. (2001) Modeling microglial activation in Alzheimer's disease with human postmortem microglial cultures. *Neurobiol Aging*, 22 (6): 945–956.

Maniam, J. and Morris, M.J. (2010) Voluntary exercise and palatable high-fat diet both improve behavioural profile and stress responses in male rats exposed to early life stress: role of hippocampus. *Psychoneuroendocrinology*, 35 (10): 1553–1564.

Marmeleira, J.F., Godinho, M.B., and Fernandes, O.M. (2009) The effects of an exercise program on several abilities associated with driving performance in older adults. *Accid Anal Prev*, 41 (1): 90–97.

Mastorakos, G. and Pavlatou, M. (2005) Exercise as a stress model and the interplay between the hypothalamus-pituitary-adrenal and the hypothalamus-pituitary-thyroid axes. *Horm Metab Res*, 37 (9): 577–584.

McDowell, I., Xi, G., Lindsay, J., and Tierney, M. (2007) Mapping the connections between education and dementia. *J Clin Exp Neuropsychol*, 29 (2): 127–141.

Middleton, L., Kirkland, S., and Rockwood, K. (2008) Prevention of CIND by physical activity: different impact on VCI-ND compared with MCI. *J Neurol Sci*, 269 (1–2): 80–84.

Middleton, L.E., Barnes, D.E., Lui, L.Y., and Yaffe, K. (2010) Physical activity over the life course and its association with cognitive performance and impairment in old age. *J Am Geriatr Soc*, 58 (7): 1322–1326.

Miller, L.A., Spitznagel, M.B., Busko, S., et al. (2011) Structured exercise does not stabilize cognitive function in individuals with mild cognitive impairment residing in a structured living facility. *Int J Neurosci*, 121 (4): 218–223.

Moniz-Cook, E. (2006) Cognitive stimulation and dementia. *Aging Ment Health*, 10 (3): 207–210.

Morris, J.C. and Cummings, J. (2005) Mild cognitive impairment (MCI) represents early-stage Alzheimer's disease. *J Alzheimers Dis*, 7 (3): 235–239; discussion 255–262.

Mortimer, J.A., Snowdon, D.A., and Markesbery, W.R. (2003) Head circumference, education, and risk of dementia: findings from the Nun Study. *J Clin Exp Neuropsychol*, 25 (5): 671–679.

Ogoh, S., Fisher, J.P., Young, C.N., and Fadel, P.J. (2011) Impact of age on critical closing pressure of the cerebral circulation during dynamic exercise in humans. *Exp Physiol*, 96 (4): 417–425.

Panza, F., Frisardi, V., Capurso, C., et al. (2010) Late-life depression, mild cognitive impairment, and dementia: possible continuum? *Am J Geriatr Psychiatry*, 18 (2): 98–116.

Pereira, A.C., Huddleston, D.E., Brickman, A.M., et al. (2007) An in vivo correlate of exercise-induced neurogenesis in the adult dentate gyrus. *Proc Natl Acad Sci USA*, 104 (13): 5638–5643.

Petersen, R.C. (2004) Mild cognitive impairment as a diagnostic entity. *J Intern Med*, 256 (3): 183–194.

Petersen, R.C. (2006) Conversion. *Neurology*, 67 (9 Suppl. 3): S12–S13.

Pillai, J.A. and Verghese, J. (2009) Social networks and their role in preventing dementia. *Indian J Psychiatry*, 51 (5): 22–28.

Ravaglia, G., Forti, P., Lucicesare, A., et al. (2008) Physical activity and dementia risk in the elderly: findings from a prospective Italian study. *Neurology*, 70 (19 Pt 2): 1786–1794.

Rebok, G.W., Carlson, M.C., and Langbaum, J.B. (2007) Training and maintaining memory abilities in healthy older adults: traditional and novel approaches. *J Gerontol B Psychol Sci Soc Sci*, 62 (Spec. No. 1): 53–61.

Requena, C., Maestu, F., Campo, P., et al. (2006) Effects of cholinergic drugs and cognitive training on dementia: 2-year follow-up. *Dement Geriatr Cogn Disord*, 22 (4): 339–345.

Riley, K.P., Snowdon, D.A., Desrosiers, M.F., and Markesbery, W.R. (2005) Early life linguistic ability, late life cognitive function, and neuropathology: findings from the Nun Study. *Neurobiol Aging*, 26 (3): 341–347.

Rogers, J. and Shen, Y. (2000) A perspective on inflammation in Alzheimer's disease. *Ann NY Acad Sci*, 924: 132–135.

Rozzini, L., Costardi, D., Chilovi, B.V., et al. (2007) Efficacy of cognitive rehabilitation in patients with mild cognitive impairment treated with cholinesterase inhibitors. *Int J Geriatr Psychiatry*, 22 (4): 356–360.

Saczynski, J.S., Pfeifer, L.A., Masaki, K., et al. (2006) The effect of social engagement on incident dementia: the Honolulu-Asia Aging Study. *Am J Epidemiol*, 163 (5): 433–440.

Scarmeas, N. and Stern, Y. (2003) Cognitive reserve and lifestyle. *J Clin Exp Neuropsychol*, 25 (5): 625–633.

Scarmeas, N., Albert, S.M., Manly, J.J., and Stern, Y. (2006) Education and rates of cognitive decline in incident Alzheimer's disease. *J Neurol Neurosurg Psychiatry*, 77 (3): 308–316.

Schmidtke, K. and Hermeneit, S. (2008) High rate of conversion to Alzheimer's disease in a cohort of amnestic MCI patients. *Int Psychogeriatr*, 20 (1): 96–108.

Schmitter-Edgecombe, M., Howard, J.T., Pavawalla, S.P., et al. (2008) Multidyad memory notebook intervention for very mild dementia: a pilot study. *Am J Alzheimers Dis Other Demen*, 23 (5): 477–487.

Seidler, A., Bernhardt, T., Nienhaus, A., and Frolich, L. (2003) Association between the psychosocial network and dementia—a case-control study. *J Psychiatr Res*, 37 (2): 89–98.

Sierpina, V.S., Sierpina, M., Loera, J.A., and Grumbles, L. (2005) Complementary and integrative approaches to dementia. *South Med J*, 98 (6): 636–645.

Silver, H., Goodman, C., Gur, R.C., et al. (2011) 'Executive' functions and normal aging: selective impairment in conditional exclusion compared to abstraction and inhibition. *Dement Geriatr Cogn Disord*, 31 (1): 53–62.

Sitzer, D.I., Twamley, E.W., and Jeste, D.V. (2006) Cognitive training in Alzheimer's disease: a meta-analysis of the literature. *Acta Psychiatr Scand*, 114 (2): 75–90.

Smith, P.A. (2011) Attention, working memory, and grammaticality judgment in normal young adults. *J Speech Lang Hear Res*, 54(3): 918–931.

Smith, C.D., Chebrolu, H., Wekstein, D.R., et al. (2007) Brain structural alterations before mild cognitive impairment. *Neurology*, 68 (16): 1268–1273.

Stine-Morrow, E.A., Parisi, J.M., Morrow, D.G., and Park, D.C. (2008) The effects of an engaged lifestyle on cognitive vitality: a field experiment. *Psychol Aging*, 23 (4): 778–786.

Tanaka, K., Quadros, A.C., Jr., SantosR.F., et al. (2009) Benefits of physical exercise on executive functions in older people with Parkinson's disease. *Brain Cogn*, 69 (2): 435–441.

Teixeira, C.V., Gobbi, L.T., Corazza, D.I., et al. (2012) Non-pharmacological interventions on cognitive functions in older people with mild cognitive impairment (MCI). *Arch Gerontol Geriatr*, Jan, 54(1): 175–180, Epub Mar 12, 2011.

Teixeira-Lemos, E., Nunes, S., Teixeira, F., and Reis, F. (2011) Regular physical exercise training assists in preventing type 2 diabetes development: focus on its antioxidant and anti-inflammatory properties [Review]. *Cardiovasc Diabetol*,Jan 28, 10: 12.

Tierney, M.C., Moineddin, R., Morra, A., et al. (2010) Intensity of recreational physical activity throughout life and later life cognitive functioning in women. *J Alzheimers Dis*, 22 (4): 1331–1338.

Tranter, L.J. and Koutstaal, W. (2009) Age and flexible thinking: an experimental demonstration of the beneficial effects of increased cognitively stimulating activity on fluid intelligence in healthy older adults. *Neuropsychol Dev Cogn B Aging Neuropsychol Cogn*, 15 (2): 184–207.

Trejo, J.L., Carro, E., and Torres-Aleman, I. (2001) Circulating insulin-like growth factor I mediates exercise-induced increases in the number of new neurons in the adult hippocampus. *J Neurosci*, 21 (5): 1628–1634.

Tyas, S.L., Salazar, J.C., Snowdon, D.A., et al. (2007) Transitions to mild cognitive impairments, dementia, and death: findings from the Nun Study. *Am J Epidemiol*, 165 (11): 1231–1238.

Unverzagt, F.W., Smith, D.M., Rebok, G.W., et al. (2009) The Indiana Alzheimer Disease Center's Symposium on Mild Cognitive Impairment. Cognitive training in older adults: lessons from the ACTIVE Study. *Curr Alzheimer Res*, 6 (4): 375–383.

Valenzuela, M.J. and Sachdev, P. (2006) Brain reserve and dementia: a systematic review. *Psychol Med*, 36 (4): 441–454.

Valenzuela, M. and Sachdev, P. (2009) Can cognitive exercise prevent the onset of dementia? Systematic review of randomized clinical trials with longitudinal follow-up. *Am J Geriatr Psychiatry*, 17 (3): 179–187.

Valenzuela, M.J., Sachdev, P., Wen, W., et al. (2008) Lifespan mental activity predicts diminished rate of hippocampal atrophy. *PLoS One*, 3 (7): e2598.

van Praag, H., Shubert, T., Zhao, C., and Gage, F.H. (2005) Exercise enhances learning and hippocampal neurogenesis in aged mice. *J Neurosci*, 25 (38): 8680–8685.

van Uffelen, J.G., Chin, A.P.M.J., Hopman-Rock, M., and van Mechelen, W. (2008) The effects of exercise on cognition in older adults with and without cognitive decline: a systematic review. *Clin J Sport Med*, 18 (6): 486–500.

Viviani, B. and Boraso, M. (2011) Cytokines and neuronal channels:

a molecular basis for age-related decline of neuronal function? *Exp Gerontol*, 46 (2–3): 199–206.

Voss, M.W., Prakash, R.S., Erickson, K.I., et al. (2010) Plasticity of brain networks in a randomized intervention trial of exercise training in older adults. *Front Aging Neurosci*, Aug 26, 2: 32.

Waldstein, S.R. and Wendell, C.R. (2010) Neurocognitive function and cardiovascular disease. *J Alzheimers Dis*, 20 (3): 833–842.

Whalley, L.J., Deary, I.J., Appleton, C.L., and Starr, J.M. (2004) Cognitive reserve and the neurobiology of cognitive aging. *Ageing Res Rev*, 3 (4): 369–382.

Williamson, J.D., Espeland, M., Kritchevsky, S.B., et al. (2009) Changes in cognitive function in a randomized trial of physical activity: results of the lifestyle interventions and independence for elders pilot study. *J Gerontol A Biol Sci Med Sci*, 64 (6): 688–694.

Willis, S.L., Tennstedt, S.L., Marsiske, M., et al. (2006) Long-term effects of cognitive training on everyday functional outcomes in older adults. *J Am Med Assoc*, 296 (23): 2805–2814.

Wilson, R.S., Scherr, P.A., Hoganson, G., et al. (2005a) Early life socioeconomic status and late life risk of Alzheimer's disease. *Neuroepidemiology*, 25 (1): 8–14.

Wilson, R.S., Barnes, L.L., Krueger, K.R., et al. (2005b) Early and late life cognitive activity and cognitive systems in old age. *J Int Neuropsychol Soc*, 11 (4): 400–407.

Winblad, B., Palmer, K., Kivipelto, M., et al. (2004) Mild cognitive impairment—beyond controversies, towards a consensus: report of the International Working Group on Mild Cognitive Impairment. *J Intern Med*, 256 (3): 240–246.

Yaffe, K., Barnes, D., Nevitt, M., et al. (2001) A prospective study of physical activity and cognitive decline in elderly women: women who walk. *Arch Intern Med*, 161 (14): 1703–1708.

Yasuhara, T., Hara, K., Maki, M., et al. (2007) Lack of exercise, via hindlimb suspension, impedes endogenous neurogenesis. *Neuroscience*, 149 (1): 182–191.

第二十九章
老年人机动车驾驶问题

Anne D. Halli-Tierney, *Brian R. Ott*

Warren Alpert Medical School of Brown University and The Alzheimer's Disease and Memory Disorders Center, Rhode

Island Hospital, Providence, RI, USA

概述

- 老化可导致感觉系统、活动的灵活性和认知能力等的减退,而这将影响驾驶能力。有痴呆的驾驶员面临危险驾驶的风险亦较高。

- 其他身体不适也可致驾驶能力受损,为了确定驾驶能力是否能胜任安全驾驶,应该完成视力,运动功能和认知的医学评估。

- 被用于评估和监测老年驾驶员的方法,目前主要采用基于性能的评估、模拟器以及道路测试。老年人在停止驾驶后,就非常依赖于社交网络来解决交通问题。如果这种网络不能使用,可能会让老年人出现抑郁,经济负担及与社会隔离的情况。

- 目前的情况是,医师对于向有关部门报告不安全司机的责任感不确定。而老年人也有可能拒绝被撤销驾驶特权。

引言

在世界很多国家,人口老龄化的速度是历史上前所未有的。在美国,从 1998 年到 2008 年,65 岁及以上人口增长了 13%,达到 3 400 万;到 2030 年,这一数字预计将增加到 7 200 万(NHTSA,2008)。该人群在很大程度上是独立和健康的,并且越来越多的老年人仍然活跃在工作岗位及社区中。据估计,至 2020 年,将有 3 800 万老龄人开车(Freund,2006),在 2007 年,有 3 100 万老人有驾驶证(15% 的持驾照驾驶者)的年龄超过 65 岁(NHTSA,2008)。驾驶被看作是独立和"成年"的标志,众所周知,逐渐步入老年化的婴儿潮一代具有强烈的独立性;因此,可以推断出老龄司机的数量将持续增加。增加的老年人开车可能会带来一些并发问题,特别是当身体和精神情况恶化时,一些司机不再适合驾驶机动车辆。随着老龄司机的增加,重要的是考虑他们的安全和与他们共用道路的人员安全。

老年人司机引起很大关注,是因为作为一个人群,他们被认为是一种道路上的潜在危险。事实上,65 岁以上的司机与 16% 的机动车事故和 25% 的致命事故相关(Eberhard,2008)。通常的解释是大车里的小小的老太太不能看到方向盘、驾驶非常缓慢、闯红灯、易于导致交通拥堵。这个印象在媒体中无处不在,"星期日老年人司机"(senior Sunday driver)的想法在美国很普遍;这可能导致对于老年司机的安全习惯的负面偏见。然而,老年人实际上是一些最安全的司机,每 100 名有驾照的老年司机每年的碰撞次数最少(Eberhard,2008;Centers for Disease Controland Prevention,2010)。老年人司机一般是具有自我约束能力的人群,随着自我感知缺陷的增加,他们会自觉限制危险驾驶(如高峰时间和晚上驾驶)、不超长驾驶等。他们也更可能系安全带:77% 的 65 岁以上的致命汽车碰撞中的受害者系着安全带,而年轻人则仅为 63%(Office of Statistics and Programming,Centers for Disease Control and Prevention,2010)。较之于年轻司机,他们很少在饮酒后驾驶。尽管老年司机有这些优点,但是他们仍被认为是路上的一种潜在危险,他们有更大的风险与汽车事故造成的伤害相关。

鉴于生理变化和体质相对较差,对于这个年龄组的人群,人们更关注的是交通事故和交通相关伤害。意外伤害是老年人死亡的第七大原因,机动车事故是 65~74 岁的人死亡的主要原因,是 75~84 岁的人第二个主要死亡原因(Staats, 2008)。因为年龄较大的男性驾车者往往比女性的驾龄更长,他们更可能比女性遭受交通事故(Office of Statistics and Programming, Centers for Disease Control and Prevention, 2010)。正如后文所述,除 25 岁以下的司机外,老年司机有比任何其他年龄组的死亡率更高,且其胸部和头部受伤比例尤高(AMA, 2003; Bauza 等, 2008)。这些伤害被认为是由于存在于老年人的脆弱性增加和慢性病症所致(AMA, 2003; Li 等, 2003)。由于每个个体都是独特的,故而评估老人开车的能力就变得更为复杂:虽然生理性老龄变化普遍存在,且能对驾驶能力产生影响,但明确哪些是需要谨慎允许,哪些缺陷又需禁止驾驶就变得非常重要。因为在碰撞事故中,老人受损伤的风险增加,故而评估机动车安全不仅对老龄司机本人,对所有人均极为重要的。

老龄司机

当确定一个特定的人的驾驶安全和能力时,重要的是考虑功能状态及其共患疾病。老龄司机需要抗衡日益增加的医学状况和疾病,以及日益减少的生理能力和增加的药物负担。但是,很多老人仍能保证在功能上完好无损,故限制驾驶的决定因素不应该单独取决于年龄。完整的病史,包括侧重于特定的医疗条件、药物和功能状态,以及重点强调力量和协调能力的体格检查等,均应对其进行评估。如前所述,年长的驾驶员与世界的互动与年经司机不同,而老化所固有的某些变化,亦可影响安全驾驶的能力。

即使在最佳的健康状态下,较之年轻人,老年人的生理储备都会相应减少。虽然一个人以持续的速率老化,但在老年受试者中的差异可能更加明显,因为在这个人体内,年龄相关变化已经发生且持续积累。每个器官系统都会受老化的影响,进而可能会对老年人造成影响,并导致驾驶能力的损害。但是,对于老龄司机,需要特别关注的是影响驾驶员的生理变化及其与外界互动的能力。也就是说,尤需关注是在老年人的感觉系统,认知和灵活性,因为这些对驾驶环境的意识,感觉输入与运动的集成,以及物理转向车辆的能力影响最大。受试者的一般健康功能也可以一些不同的方式来影响所有的这些系统的问题(Boss 和 Seegmiller, 1981)。

感觉变化

随着年龄增长,感觉系统的变化是正常的。这些变化会大大影响驾驶员感知道路和周围环境的方式。衰老最常见的变化之一是视力下降,而这实际上是在 40 岁时开始的。老年人的眼睛经历了许多可导致视力下降的变化。首先也是最常见的是,眼睛聚焦在近物体上的能力下降:这种改变源自晶状体变厚和不透明,以及睫状肌的减弱和角膜的变平(Larsen 等, 1997)。老年人也有较小的瞳孔直径,这导致暗光适应困难。老年人需要的光线强度是 20 岁人的三倍(Gallman, 1995)。与年轻人相比,老年人在识别不同的冷色调之间的差别会更困难。这是由于年龄相关的晶状体发黄变色,进而影响深度感知。对于老年人而言,由于角膜的不透明增加导致对眩光的敏感性增加,且随着衰老过程的发展,会有多种损伤出现,进而出现视野变小(Gallman, 1995; Larsen 等, 1997)。

这些视力的变化被视为正常老化的功能变化,但一些病理状况常见于老年人,在评估老年司机时需要考虑,如黄斑变性、白内障、青光眼和由于全身性疾病引起的变化,如高血压或糖尿病视网膜病变都需要被考虑。所有这些疾病都可导致视物模糊或视力下降、视野减少,甚至最终失明(Matteson, 1988)。所以,视力评估很重要,患者出现视力问题需要鉴别是正常老化还是病理变化,以便于尽早实施治疗。

虽然视觉可以说是成功驾驶最重要的感官之一,老年人在其他几个方面的感觉变化亦可影响驾驶安全。听力障碍是老年人常见问题,在 10% 的 65~75 岁人群、25% 的 75 岁及以上人群中,都有一定程度的听力下降(Gallman, 1995)。在大多数情况下,由于神经感觉性的老年性聋,由耳蜗的萎缩引起听觉神经元的变性,老年人区分较高频率的声音有困难。耳的前庭耳蜗功能随着衰老而下降,如耳石,或耳石颗粒积聚和常常因为慢性疾病或一些药物造成的前庭部分第八对脑神经退化。随着老年性聋的进展,会逐渐出现区分低频声音的困难。在老年人中,这种神经感觉性耳聋常伴有耵聍增加而导致传导性听力损失(Bade, 2010)。这些听力障碍会使老年司机对急救车辆和警报器的声音反应有影响,所以可能要使用更高的声音警告,并且要注意这些非常规的驾驶员,以便紧急情况的处理不受影响。对于年迈的驾驶员而言,无法听到正在驶来的车辆的警报声是很危险的,尤其是当紧急车辆可能打算过十字交叉路口时。

老年人也经历了年龄相关的嗅觉和味觉的变化,这些与驾驶并不直接相关,故不再赘述。但触觉的变化,则可对驾驶产生影响。一般来说,患者的触觉损失是与年龄相关的合并改变(由于神经元萎缩和神经传导减低),长期的全身性疾病均可对触觉产生不良影响。老年人的触觉感觉总体下降,这导致反应时间、本体感受、精细运动任务的协调、振动感觉以及平衡觉的障碍(Blair, 1990; Saleh, 1993)。神经系统的变化,如小脑的萎缩,特别是小脑蚓前部和大型浦肯野神经元的受损会导致平衡、步态和音调的障碍。此外,由于年龄相关的肌肉纺锤体和机械感受器功能的下降,本体感觉受损。随着神经系统老化,髓磷脂选择性地从感觉神经中丢失,导致传导时间减慢和神经病变,这影响四肢的振动感觉。加上视觉和听觉的能力降低,听力系统改变而导致平衡受损,老龄驾驶员需要更长的响应时间,并且在紧急情况下,执行需要取决于本体感受(例如脚从加速器到制动器的迅速改变)的任务会出现困难(Blair, 1990)。

认知变化

可能影响老年人驾驶的最重要变化之一是认知障碍,这一点已经引起了人们的广泛关注。在临床评估部分会讨论病理性认知改变及其对于安全驾驶的影响。在这里,我们重点讨论与正常衰老相关的变化,这些变化可能会影响老年驾驶员的能力和安全性。大脑常规的解剖学改变可以解释在老年人中所见到的认知改变,且这种改变在某种程度上并非属于病理性。随着年龄增加,从 20 岁开始,大脑的重量下降多达 15%。灰质呈线性下降,而白质则呈上升趋势,直至 50 岁左右,然后以更快的速度下降。神经元的丢失并非在整个大脑均匀一致,而是更集中于海马和 Meynert 基底核这样的区域,脑干和其他区域则大部分不受影响。脂褐素、淀粉样斑块和神经元纤维缠结也会出现,即使在非 AD 的大脑中亦可少量存在。白质逐渐丧失髓磷脂和树突减少,并且这种损失与动脉硬化一起导致脑总体质量下降。在健康的老年人中,影像学常可见到脑体积变小、脑回变窄、脑沟增宽和脑室增大及硬膜下空间增大。这些解剖变化与健康老年人在某些认知能力下降但同时其他认知能力可以保持完整是一致的。

尽管重点通常放在随着老化而认知能力下降的方面,但我们还必须注意在老年人中那些保持不

变的能力。在健康的老年人中,持续的注意力仍然不错,但是如果其他干扰信息同时存在时,注意力分散性增加。作为这种变化的后果,任务一多,老年人的效率明显减低。因此老年司机更容易注意力分散,造成路上的危险后果。

而且,处理速度变慢,反应时间、信息检索时间和定时任务都随年龄增长而增加。回忆的总体准确性从 50 岁开始就开始缓慢下降,但是对于健康的个体来说,这是一个缓慢发展的下降过程。立即输入或感觉输入是纯粹基于感官的信息,不经常被编码为独立的记忆,这种能力显示没有随着年龄的增长而变化,尽管可能会说,由于先前描述的感觉系统的变化,正在处理的信息可能会发生变化,但结果显示随着年龄的增长,处理没有变化。短期记忆,或工作记忆,信息只存在数分钟,同样不会显示任何缺陷。长期记忆,也就是数小时到几年,则可显示在一些区域有下降,但在健康的个体,它保持得相当的恒定。在程序记忆中,人们记得在过去经常被重复的事情,在语义记忆中,人们记住了事情的含义,这些也几乎没有下降。但是,在情景记忆中会看到一些下降,这涉及对离散事件、时间和地点的回忆。这个可能影响健康老年人导航到一个以前从未曾到过的位置的能力,但它不会对多次造访的目的地产生影响。

灵活性 / 力量的变化

另一个影响老龄司机的是肌肉骨骼系统。衰老带来的变化可能导致行动能力减弱。这种变化与跌倒的风险明显相关。此外,这种肌肉骨骼变化会损害高龄驾驶员操作车辆的能力并可能增加机动车辆事故风险。在正常的衰老过程中会发生肌肉组织的变化,最明显的变化是由于肌肉长时间不用而逐渐萎缩。肌肉质量随着增龄而减少,这种情况一般在优势侧率先发生。此外,老年人的瘦肌肉被脂肪所替代;而这种替换可进一步减少肌肉的储备,并帮助维持了肌肉衰减周期,继之是缺乏运动和进一步的肌肉萎缩。肌腱和韧带僵硬,这进一步限制了运动并且还易于损伤和增加关节的僵硬度,导致灵活性下降(Boss 和 Seegmiller, 1981)。肌肉纤维收缩时间减缓,这可以降低敏捷性并导致反应时间减慢。

肌肉骨骼系统中的这些变化可以降低驾驶员对突然刺激的反应和控制车辆的能力。骨骼系统的变化也可以增加在事故中老龄驾驶员发生重伤的机会。多年来,老年患者更可能遭受骨科或肌肉

损伤,例如骨折或肩袖撕裂,只是因为他们有更多的时间积累这样的伤害。老年人骨量减少,本身就易发生骨质减少和骨质疏松症,增加了创伤中的骨折风险(Bauza 等,2008)。老年人髋关节和膝关节的关节屈曲增加,可导致碰撞事件中的关节半脱位(Bauza 等,2008;Staats,2008)。最后,骨形成增加可引起退行性病变或关节炎,它会以几种不同的方式限制移动。髋和膝关节炎性改变导致关节僵硬和疼痛,腿部移动所需要时间增加。这会增加反应时间,加上肌肉力量减少,感觉系统的变化,会降低老龄司机对紧急情况的反应能力。此外,关节炎性改变可以限制颈部活动性,这会降低驾驶员转动头部并评估"盲点"车辆的能力,以及其他可能导致事故的情况。颈部移动性降低可进一步导致在事故中颈部/背部受伤和疼痛(Bauza 等,2008;Staats,2008;Fedarko,2010)。

老龄驾驶员驾车能力可以进一步受到伴发的慢性疾病、正在接受的治疗的疾病、以及生理能力保留减少的影响。在这个群体,老年人比其他年轻司机有更多的医学问题。在这些所谓的"老年病学"综合征中,其中一些可能对驾车很不利。包括视力和听力障碍、头晕、晕厥、步态损伤、跌倒、痴呆和谵妄等。随之而来的一系列的医疗问题都与这些综合征有关,这些将在下一节中讨论。慢性医疗问题的叠加效应可导致老年人快速适应能力减低。例如,头晕可能由直立性低血压引起,可能在血压平衡后缓解,但在一个老年人中,可能伴有视力问题,本体感觉障碍和步态损伤,并且这些情况更难治疗(Nanda,2010)。因此,当评估老龄司机的适应性

时,重要的是要记住哪些变化是正常老化过程所产生,哪些变化是病理过程或医源性效应(例如药物)所导致。还要记住,虽然所有的人都会经历老化的过程,且许多老年人能够保持驾驶安全,但是仍需要对这一过程进行监控,并且出现的问题要及时处理,以最大限度地优化老人驾车安全以及周围的人的安全。

老龄司机的临床评估

驾驶是一项复杂的任务,对视觉、运动和认知有一定的要求,而这些需求会受到衰老以及与年龄相关的医疗状况的影响。此外,驾驶员、车辆和环境之间的相互作用使年长的驾驶员面临着发生车祸的各种风险(图 29.1)。

在老年人驾驶障碍中,认知损伤可以说是最重要的危险因素。在密苏里州的驾驶机构的一项医学报告调查中显示,痴呆/认知障碍是最常见的老龄司机驾驶障碍的原因,占 45%(Meuser 等,2009)。有关老年痴呆症的文献表明,一些患有痴呆症的驾驶员仍在继续开车,即使其中许多人已经进入了疾病 过程(Carr 等,1991;Odenheimer,1993;Ott 等,2008)。估计当前有 4% 的 75 岁以上的司机患有痴呆症(Foley 等,2000)。一项对老年人认知障碍的评估结果发现 80 岁以上的人中几乎有 20% 有认知障碍(Stutts 等,1998)。综上所述,这些研究可能低估了道路上痴呆的驾驶员的实际人数,因为一些记忆丧失的老年人可能不会更新执照并继续驾驶和/或被错误地报告为已停止驾驶。

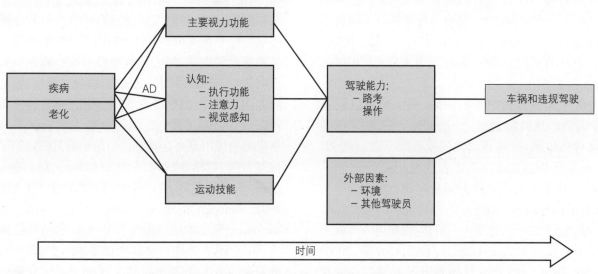

图 29.1　老龄司机驾驶损伤的多因素模型。AD,阿尔茨海默病
来源:经 Future Medicine Ltd. 许可,摘自 Ott & Daiello(2010)

许多评论文章都提到了痴呆老人的驾车问题（AMA，2003；Brown 和 Ott，2004；Breen etal.，2007；Man-Son-Hing 等，2007；Adler 和 Silverstein，2008；Marshall，2008；Uc 和 Rizzo，2008；Martin 等，2009）。虽然在每年的整体撞车事故中，老龄司机比年轻司机的交通事故少，这很大程度上是由于行驶里程的减少。当测量基于每英里的标准，老龄司机是一个显著的风险组，撞车率接近那些十几岁的司机（Mayhew 等，2006）。此外，如前所述，由于体弱，他们比年轻司机更可能死于机动车事故（Kent 等，2005；Mayhew 等，2006）。然而，高龄本身应该被认为不是问题，而是作为导致不安全驾驶的身体或认知障碍的风险。

随着年龄增加，让路权不当、交通违法、错车和左转撞车的频率也增加（Mayhew 等，2006；Braitman 等，2007；Abou-Raya 和 El Meguid，2009）。已经发现老年人在多车辆碰撞时，与年轻司机相比，采取更加危险的行动（如超速、不当转动和让路失败）（Kostyniuk 等，2003）。老年人也更有可能参与超车、并车和车道变换的撞车事故（Clarke 等，1998；McGwin 和 Brown，1999）。老年人更常导致或参与到撞车事故中（Hakamies-Blomqvist，1993），且从侧面颠出路面 / 碰撞亦较易出现（Ryan 等，1998）。这些错误通常被认为与反应时间、视觉感知和注意力的变化相关。老化对运动功能及眼睛的影响（Thiyagesh 等，2009）都会降低驾车能力。

轻度认知障碍（MCI）是一种综合征，通常被认为是 AD 的前驱阶段，所有 AD 患者最初都要经过MCI 阶段。对 MCI 和驾驶的关系目前数据有限。一项对轻度 AD 和 MCI 的模拟器研究发现，MCI 司机除了追尾时间之外，其他的数据都与对照组类似（Frittelli 等，2009）。另一项研究报告说，MCI 患者的道路测试比认知正常对照表现较差（Wadley 等，2009）。

由于类似但更严重的缺陷，痴呆的司机们不安全驾驶的风险特别高。一些研究表明，痴呆的司机与对照组相比，每年驾驶的里程数下降。例如，Trobe 和同事发现了 AD 患者在他们停止驾驶前的 2 年，每年平均驾驶约 5 000km，相比对照为平均8 000km（Trobe 等，1996）。

其他研究证实，作为一个群体，痴呆老人驾驶不太容易暴露出来（Dubinsky 等，1992；Carr 等，2000；Freund，2006）。尽管有数据表明因为他们驾驶里程更少，从而暴露减少，但各种研究表明，与年龄匹配的对照组相比，痴呆驾驶员具有 1.5~8 倍的撞车风险（Retchin 和 Hillner，1994；Marshall，2008）。在疾病的第 3 年后，AD 的驾驶员撞车的风险高于青少年男性的最高风险组（Drachman 和 Swearer，1993）。

其他退行性痴呆也不少见，他们亦可对正常驾驶产生负面影响。在一项前瞻性研究中，对 AD、血管性痴呆和糖尿等混合病医学情况的人群与对照组进行比较，发现 AD 与血管性痴呆患者的驾驶错误相当，这提示认知障碍的程度而不是痴呆症类型，才是更重要的决定因素。（Fitten 等，1995）。在额颞痴呆患者中抑制和激越行为已显示会引起驾驶危险（de Simone 等，2007），甚至可能比在 AD 的驾驶员看到的更危险（Tanikatsu 等，2009）。突出的视觉和注意力缺陷，以及常见的视觉幻觉和警觉性水平的变动，对路易体痴呆患者的驾驶安全性引起了高度关注。到目前为止，尚未在这组人群中进行驾驶的研究。而晚期帕金森病（PD）可能由于降低的运动功能而限制驾驶，早期阶段的问题是明显认知缺陷（Grace 等，2005；Amick 等，2007）。PD 患者特别容易分心（Uc 等，2006）。在一项研究中，导航错误和较低的驾驶安全性与认知和视觉功能障碍的相关性大于与运动障碍的严重性（Uc 等，2006）。

医学评估

有认知障碍的老年人应该检查以排除其他可能损害驾驶能力的诊断或合并症，其中许多病变可以部分或完全补救。有与驾驶能力受损有关的医学情况包括酒精滥用和依赖、心血管疾病、脑血管疾病、创伤性脑损伤、抑郁症、痴呆、糖尿病、癫痫、使用某些药物、肌肉骨骼疾病、精神分裂症、阻塞性睡眠呼吸暂停和视觉障碍（Marshall，2008）等。除了痴呆和脑血管疾病之外，其他神经系统疾病亦可明显影响驾驶，包括脑肿瘤、偏头痛、多发性硬化、帕金森病等运动障碍、发作障碍、睡眠障碍、眩晕和外周神经病等（AMA，2003）。与驾驶能力受损有关的药物应避免使用或在驾驶时使用最小剂量的包括镇静抗组胺药、抗精神病药、三环抗抑郁药、肠 / 膀胱解痉药、苯二氮草类、肌肉松弛药和巴比妥类（AMA，2003；Rapoport 和 Banina，2007；Rapoport 等，2008；Rapoport 等，2009）。其他驾驶风险指标包括昏厥史、肌肉无力、近期撞车或类似事故历史，家人对驾驶安全的担忧，驾驶里程减少，自我报告的侵略性或冲动行为（Iverson 等，2010）。

认知完好的驾驶员也许能够评估他们自己的驾驶能力。为了帮助他们，美国汽车协会推出了称之为 Roadwise Review 的自我评估程序。执行此程序可以使用个人计算机的 CD-ROM。评估的方面包括腿的强度和灵活性、头颈部灵活性、视力、工作记忆和视觉处理。有认知障碍的司机缺乏足够的洞察力来判断自己的驾驶能力。照顾者提供的对痴呆患者驾驶安全的评估要高度重视，患者本人对驾驶能力评估时，他们可能不会认识到驾驶风险或可能对维护驾驶权力有偏见（Brown 等，2005；Iverson 等，2010）。

鉴于自我报告和护理者评级的局限性，医生经常被要求帮助确定驾驶者能力或需要更详细的评估。图 29.2 总结了对老龄司机的官方评估建议。美国医师协会和美国交通部已经开发了一个有用的指导医师评估老龄司机的指南（AMA，2003）。在

检查了刚刚描述的"危险信号"医疗状况和用药物情况后，建议对视觉、运动功能和认知功能在医生诊所进行评估。

感觉评估

视力敏感度要求因州而异，许多州对于驾驶所要求的远视力为 20/40。视力应在双眼睁开时测量或用最好的眼睛测量。受试者应佩戴在驾驶时使用的眼镜，应该离 Snellen 图表 20ft（1ft ≈ 30cm）。最好纠正远视力小于 20/70，正式的道路评估推荐到驾驶员康复专家处进行。对于远视力小于 20/100 的人，一般医生会建议不要开车。如果哪个州允许在这样的视觉敏锐度下驾驶，通常强烈推荐正式的道路测试（AMA，2003）。

同样，州法规没有一致性的视野功能规定，虽然许多需要沿水平面 100° 或更大的视野。一般在

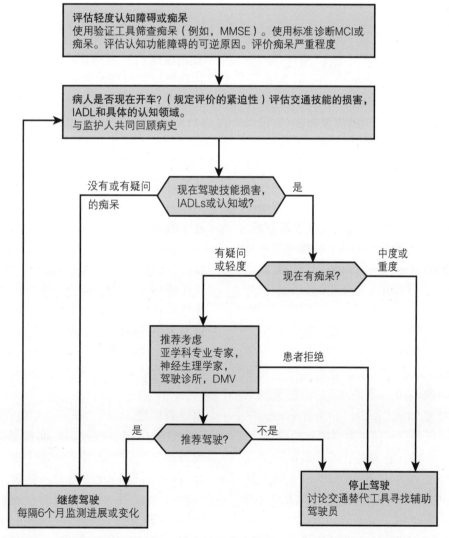

图 29.2 评估有认知障碍或痴呆的老人的方法。来源：经 American Medical Association 许可，摘自 Carr 和 Ott（2010）

床边就可以测试视野缺陷的信息,但如果有任何问题,建议转诊给眼科专家进行视野测试。色觉方面的缺陷不会构成重大的碰撞风险。夜视受损则需要评估,并可能对夜间驾驶进行限制(AMA,2003)。

移动灵活性评估

肌肉骨骼疾病和神经肌肉疾病也可能限制驾驶能力。尤需注意的是老年驾驶中常见的肌肉骨骼疾病包括关节炎、颈椎和四肢活动受限、以及骨科问题,例如骨折和肩袖损伤。位置觉敏感性可能会由于周围神经病受到限制。肌肉力量可能受神经病性和肌病功能障碍的限制。因此,对老年司机的检查应该包括肌肉力量和耐力的测试(如作为快速步行或手动测试肌肉力量),运动范围(特别是颈部)和手足本体感觉(AMA,2003)。

认知评估

不同的全面性和特定性认知测试可作为潜在的筛查方法,用以衡量机动车事故可能性(Reger等,2004;Brown等,2005;Mathias和Lucas,2009)。

目前尚无最理想的测试模型,其原因为在研究中采用不同的研究对象和不同的测量方法,故很难进行比较。但是研究提供了优势比和相关系数,且通常没有特定的模型公式或检测临界值(Molnar等,2006a)。

使用临床痴呆评分来评估痴呆的严重性(Morris,1997)已被证明是评估风险有用的和有效的方式。该量表已显示出与道路测试中的驾驶性能高度相关(Duchek等人,2003;Ott等人,2008),目前由美国神经病学会推荐用于实践中。有中度痴呆的司机应该建议不开车,而那些较轻痴呆的患者需要进行更仔细的检查。

全面筛查(如MMSE)(痴呆的临界值在小于等于24)可以帮助医生识别痴呆,虽然这个测试本身并不能用作确诊的唯一基础,因为它在预测驾驶能力的精确度低(Carr和Ott,2010;Iverson等,2010)。规范的神经心理测试可提供额外的信息,更精确的识别会影响驾驶能力的特殊认知缺陷。常被认为有用的测试,主要包括有用的视野、视觉再现任务、时钟图轨迹制作和迷宫性能(AMA,2003;Mathias和Lucas,2009;CarrandOtt,2010)。

在一项研究中,比较了AD和PD患者的驾车情况,PD症患者与其他司机比较有明显的转弯缺陷。在两个疾病组的人群中,神经心理障碍的驾驶者更可能是不安全的司机。PD患者的驾驶表现与疾病严重程度(Hoehn和Yaar阶段)、神经心理学测设结果(Rey Osterreith复合体形(ROCF)、路径测试B部分(Trail Making B Test)、霍普金斯语言列表学习测验(HVLT)延迟)以及特定的运动症状(轴向僵硬,姿势不稳)相关,但与统一PD评分量表中的运动评分无关。ROCF和Trails B测试有助于区分来自两个患者组中的安全和不安全驾驶员(Grace等,2005)。神经心理学测试本质上是多因素的,需要视觉感知和视觉空间判断,是针对PD患者进行危险驾驶的最有用的筛查手段(Grace等,2005;Ucetal.,2005;Uc等,2006;Amick等,2007)。

日常生活活动

驾车属日常生活活动(Sherman,2006)。鉴于其作为日常工具性活动(IADL)的复杂性,以及驾驶在老年人的活动性和自主性中所起的关键作用,因此在评估日常功能中,评价开车能力具有很高的重要性。到目前为止,将驾车纳入IADL评估的还很少。在一项涉及79例痴呆患者的研究中,总IADL评分与驾车能力高度相关,在不能驾驶的人中下降了46%,在有陪同的情况下驾驶的人中下降了23%,单独驾驶有困难的人中下降了22%,单独驾驶没有困难的人中下降了17%(Ott等,2000)。

基于表现的评估

在有明显的神经系统病变的情况下,例如同侧偏盲、偏瘫和中度至重度痴呆,或当患者已经表现出有严重的安全问题,如有撞车事故,临床医生可以就停止驾驶提出可靠的建议。但是,更多时候,高龄司机身上的危险信号已引起了对该人群安全驾驶的担忧,而这可能需要进行更多的评估,来找到直接影响驾驶能力的神经系统病变。

驾驶模拟器

文献中很少有数据说明痴呆驾驶员的特定碰撞特征以及这种类型的碰撞与对照组的中年驾驶员有何不同(Carr,1997)。模拟驾驶的数据一致发现,较之对照组,AD驾驶组在任务表现上更差(Rizzo等,1997;Cox等,1998;Rizzo等,2001;Freund,2002;Uc等,2006)。根据模拟器的研究,患有AD的驾驶员更有可能驶离道路、行驶速度低于速度限制、试图停车时施加较小的制动压力以及尝试左转时花费更多时间（Cox 等，1998）。在爱荷华模拟器上，对与碰撞相关的车辆操纵进行的复杂分析表明，注意力不集中以及反应缓慢或不适当是导致事故的关键因素（Iverson 等，2010）。

使用驾驶模拟器主要是在研究中心。但是，如果针对现实世界中的驾驶结果（如汽车碰撞和路试性能）能进行正确验证，他们可能会在未来几年中得到更广泛的使用。在一项研究中，对参与者（健康对照者和痴呆症患者）进行了公路和驾驶模拟器方案的测试。两种类型的测试在驾驶评估中显著相关，提示较低的模拟器得分（具有较少的错误）与更好的道路驾驶能力有显著相关性。此外，在驾驶模拟器上犯下危险或致命错误与路上测试失败密切相关（Freund 等，2002）。晕动症可能限制驾驶模拟器的评估。

道路测试

基于表现的路测是另一种衡量驾驶能力的方法。大多数路测研究报告了与对照相比的定性结果（例如通过 / 未通过率），而一些研究则使用分数系统或定量结果。正如预期，老年痴呆司机在这些评估中的失败率高于对照组（Kapust 和 Weintraub，1992；Hunt 等，1993；Odenheimer 等，1994；Fitten 等，1995；Hunt 等，1997；Duchek 等，2003；Uc 等，2004；Grace 等，2005；Whelihan 等，2005；Ott 等，2008；Dawson 等，2009）。然而，在一项来自两个纵向研究，涉及了 134 名痴呆司机的研究中（Duchek 等，2003；Ott 等，2008），其结果显示 88% 有非常轻微痴呆（临床痴呆 0.5 级）的司机，以及 69% 的轻度痴呆（临床痴呆评级 1.0）司机仍然能够通过正式的道路测试。很少有研究报告评估在痴呆的司机中受损的实际驾驶技能。已经注意到常见的缺陷包括道路检查和变道（Grace 等，2005；Dawson 等，2009）、并道、左转、停车信号灯（Grace 等，2005）和跟车（Uc 等，2004）。最近的一项研究表明，老年司机和痴呆司机相比，在道路测试中的严重错误的差别更多的是量的差异而不是质的差异（Dawson 等，2009）。来自 Brown 纵向研究数据表明，非常轻度痴呆到不能驾驶的中位数时间的是 2 年，对于轻度痴呆是 1 年（Ott 等，2008）。

应当注意，在这样的研究中采用的是汽车和环境 / 路线表现，对于司机来说是一个比较简单的测试，通常只测量一个"快照"或小于 1 小时的驾驶能力，并没有评估在紧急交通状况下做出反应的能力。此外，测试中的焦虑可能影响结果（Bhalla 等，2007）。这些基于表现的道路测试的结果是如何与自然状态下的驾驶相关的尚属未知，目前也不清楚它们是否能准确识别那些不可接受的安全风险相关的驾驶行为。

道路测试是各个州用来确定驾驶能力的传统方法，但考虑到成本的因素，后期重复的测试和监测很难做到。通常，这样的评估成本在 350~500 美元，并且不在保险范围之内（Carr 和 Ott，2010）。因此，人们正在寻求其他可靠的方法来评估和监测高龄司机。

限制和停止驾驶的社会意义

老年人驾驶主题核心是讨论在适当的时间，以完全限制或完全停止特定残障老年人的驾驶。这个主题加载了社会、道德、法律和情感的影响，甚至更多挑战源自相对缺乏得到大家共识的正确的行动方针。如前所述，在本章中，在没有病理变化的情况下，高龄司机仍然经历了身体器官系统的变化，这些纯粹由于老龄化而引起的相关变化对驾驶也有至关重要的影响。然而，这些变化有时可以通过辅助设备来纠正，对于老年人群来说，这些老化变化不会严重影响他们安全操作机动车辆的能力。这样的老龄司机可能继续在路上安全驾驶，但对于另一些老龄司机，其恶化的感觉障碍和病理变化则可导致驾驶不安全。限制驾驶的决定是由患者、患者的家庭成员或患者的医生来做的，它可以对患者的社会和情绪健康、患者支持系统以及患者 - 医师关系有着深远的影响。在本节中，我们考虑驾驶限制的社会影响，以及医生面对驾驶限制时所面对的道德层面的考虑和障碍。

社会影响

驾驶的权利通常被看作是一个人独立的标志，在青春期获得驾驶的权利被视为责任和成熟的标志。对于高龄者而言，出于某种原因无法开车，或被取消该特权可能会被视为对自己的生活方式的侮辱和对自己照顾自己能力的负面评价。这会给患者带来相当大的社会冲突，并可能导致孤立和沮丧的感觉。此外，它还可能导致由于忽视和不能自我照顾而出现的身体问题。当然，许多老年人会自行做出限制驾驶的决定，对老龄司机的调查显示，自行决定停止驾驶或者停止独立驾驶的人更倾向于是高龄的人或女性,所表现出的健康问题比继续开车的受访者较少。但是,那些报告自行停止驾驶的人一般倾向认为他们的整体健康状况比那些继续开车的人更差,即使他们列出的医疗诊断较少。这种差异可能在决定谁适合驾驶或不适合驾驶时造成困难:那些有更好的洞察力的人可能更容易被说服放弃驾驶,那些医疗上或认知上更加受损的人群认识到他们的状况也更困难,所以说服他们不驾驶即使不是徒劳,也非常困难(Dellinger 等,2001)。

停止驾驶的原因往往涉及医学原因和视力问题,但一个出现在老龄司机的调查研究中有意思的原因是"总有人可以带我去我需要去的地方"(Dellinger 等,2001)。这种反应提出了一个限制老年人驾驶的重要因素。对于许多老年人来说,驾驶可能是他们唯一的维持接触周围世界的手段,他们可能没有一个完整的社会支持体系可以让他们获得交通上的援助。一些研究表明不再驾驶的老年患者往往依靠非正式的交通支持,如家庭和朋友。虽然这种安排在很多家庭不是主要的问题,一些照顾者注意到他们的工作时间表被严重中断,或他们不得不完全停止工作为无法驾驶的老年人提供交通援助。年龄较小的非驾车人士如果同居者也不会开车的话,会抱怨由于行动不便而难以参加社交活动(Taylor 和 Tripodes,2001)。此外,不能再驾驶的老年人可能也不能使用公共交通方式或步行实现他们的旅行目标。无论是由于不愿意使用公共交通还是由于无法获得使用这种交通方式(例如由于经济困难或认知障碍),当开车特权被剥夺时,提供交通援助的负担就落在老年人的社会关系上。

如果这样的社交网络不存在,限制开车的后果可能会很复杂。一个老人可能会因此而远离社会,因为他们不能像以前那样与世界互动。如果老人继续工作,失去了驾驶权可能产生严重的经济后果,因为它会干扰工作能力。除了社会孤立和可能的经济负担外,失去了驾驶能力的老年人可能会由于这样的损失而打击他们的自尊以及对他们独立照顾自己的能力的评价。这些,再加上缺乏社会化,以及由于活动能力的受限而使独立性下降,可能会导致老年人群易得抑郁症,这会进一步使已经很复杂的医疗情况更加复杂。当再有新的病情时,会使老年人的治疗更具挑战性,而且由于患者不能驾驶,去医院就诊也变得更加困难。

照顾者的负担和考虑

不再自己开车的老年人可能会遭受自我形象改变,缺乏独立性及可能因状况改变而出沮丧。同样,和患者相关人员,无论是家庭成员和朋友还是患者的医生,也会为评判患者是否需要放弃驾驶而受到影响。如前所述,家庭照顾者是最有可能被要求提供交通服务的人,如果被照顾者驾驶受到限制,这可能意味着照顾者在时间和精力上的负担明显增加,工作时间的减少以及由此而来的经济负担。一项对痴呆患者的看护人对负担的感受分析表明,在看护者所花费时间方面,满足交通需要是最大的负担,并且是护理者由于对患者的义务而感到"不同步"或无法充分参与生活的主要原因(Razani 等,2007)。这可导致看护者的生活质量降低,进而滋生对不幸老人的怨意。

此外,不相信自己不安全并且拒绝放弃驾驶的残障老人可能会给家庭成员和其他照顾者带来巨大压力。老年人可能将不让他开车的劝告视为对他的冒犯,可能会生气或敌对,特别是如果老年人对自身的情况没有自知并认为家庭成员故意和他作对。在这种情况下,家庭经常求助医生来帮助说服不能安全驾驶的老人放弃驾驶。这也可能给医疗保健提供者带来巨大压力,因为它在患者自主权和保密性与医生警告潜在伤害的义务之间产生了冲突。这种对话本身会给医患关系带来压力。这么多老人适合开车,而没有哪个测试可以完美地识别出哪个老年人是不安全的,这使人们对是否适合开车的讨论感到困惑。此外,由于老年综合征和衰老变化是渐进的,因此必须持续进行评估:医生在确定特定时间点的驾驶能力时必须考虑到这一点(Fitten,2003;Razani 等,2007)。

医生通常对评估驾驶能力的方式有不同的看法,不确定患者对这些方法的信任度和对公共安全性的自身评判。当调查时,医生有时不愿在病人或家人之前挑起他们的担心,而且他们也担心所做的评判,其中,既担心对适合驾驶还是不适合驾驶的评估是错误的,也不愿意承担相应的责任。他们不确定是否有义务向汽车管理机构报告不安全的司机,他们感觉最好通过驾驶考试来对驾驶员进行评估,而这不在他们的职权范围之内。此外,他们感觉当前使用的测试让临床医生没有足够的预测能力去识别那些最危险的人。最后,他们认为这会对医患关系造成一定的损害,这是驾驶咨询的障碍之一(Bogner 等,2004)。老年人经常看到的驾驶评估包括认知测试,他们认为这是对他们智力和独立性的侮辱。此外,医生在需要保守病人的秘密和报告老年司机的危险性的公共义务之间通常也存在冲突,并且由于缺乏对驾驶的共识评定,以至于有时很难找到可接受的解决方法。因此,老年人驾驶限制是一个微妙的话题,且由于缺乏共识而变得更难评估,通常会造成对老年司机的社会偏见,丧失独立性和损害生活质量的不仅是那些失去驾驶许可证的人,还有那些为他们提供照顾的人。

法律后果

在解决痴呆老人的驾驶问题上,大多数研究和公共政策的重点都放在开发一个有效方法来检测不安全司机,以便可以将他们从活跃的驾驶名单上移除。一些专业社团和组织已经发表共识标准做为临床医师实践指南(American Psychiatric Association,1997;Johansson 和 Lundberg 1997;Small 等,1997;Patterson 等,1999;Dobbs 等,2000;Alzheimers Association,2001;AMA,2003;Canadian Medical Association,2006;Lyketsos 等,2006;Iverson 等,2010)。已经达成共识的是,中度-重度痴呆不能进行安全驾驶,但是对于可疑或轻度痴呆患者还没有共识标准,这些老人仍能完成最基本的在日常生活,只是最低限度地寻求他人的帮助。

要求医生报告有风险的驾驶者

目前的研究表明,许多痴呆的个体在实际驾驶中都有困难。从整体上得出的撞车数据看,该组的总体风险并未升高到临床医生应努力将所有诊断为痴呆症的驾驶员赶出道路的程度。也就是说,一些早期痴呆的个体可能仍然有能力开车(Duchek 等,2003;Ott 等,2008)。仅基于痴呆症诊断来决定驾照许可的做法可能会对老年人带来不公平地惩罚,过早地限制他们的行动和独立性。因此,痴呆的诊断不应该是撤销驾驶执照的唯一的理由(Alzheimers Association,2001)。如果患者有进行性痴呆如 AD,关于未来停止驾驶的谈话是不可避免的,则应尽早对其进行讨论。如果临床医师确定患者目前有能力驾驶,必须随着时间推移进行监测。推荐临床医师每 6 个月检查驾驶风险(Dubinsky 等,2000;Duchek 等,2003;Molnar 等,2006b;Ott 等,2008;Carr 和 Ott,2010)。在确定医疗风险后但"未能警告"患者放弃开车,医生所应该承担的责

任,现在法院的裁决有了新的变化。但在某些情况下医生要担负责任,例如医生未能告知一些对驾驶有影响的情况,如药物的副作用、某些医疗装置、及某些疾病情况(AMA,2003;Anon,1998)。

许多医生不确定他们向政府报告不安全司机的法律义务(Miller 和 Morley 1993;Kelly 等,1999)。各个州对于报告医疗风险司机的要求和方法各不相同。建议参阅《AMA 医师的评估和咨询老年司机指南》中所提供的政策(AMA,2003),以及联系当地驾驶许可证颁发部门来了解当地的要求。至少 9 个州强制要求报告医学上有危险的司机,其中加利福尼亚州还特别要求报告患有 AD 及相关疾病的司机(Reuben 和 St George,1996)。只有两个州要求对年长的驾驶员进行道路测试。17 个州在有审查员或医生或眼科专家的建议下,要求道路测试。7 个州要求和 16 个州鼓励医生报告不有安全隐患的司机。21 个州不需要医生报告不安全驾驶员(Aung 等,2004)。

报告潜在风险驾驶员的公共安全责任必须与医生尊重患者隐私权的道德责任相平衡。所以,许多医生选择不报告,担心危及医患关系或违反健康保险所要求的责任法案(HIPAA)的隐私法规。许多州建议自愿举报,约一半的州可以提供豁免起诉的报告,这为医生提供了一定的保护。在没有这样的保护措施的州,医生必须获得许可来报告危险患者。建议对病历中所有讨论和建议进行详尽的记录,并与患者进行公开讨论以解释报告计划,并严格遵守当地州法律(AMA,2003)。

如何确定向谁举报

使用如图 29.2 所示的决策树可以帮助临床医生建议停止驾驶。然而,经常还是不清楚司机的安全风险,在这种情况下,转介给驾驶教练或其他驾驶康复专家进行路试会很有帮助。推荐的另一种选择,包括基于性能的路考,请与州汽车部联系。大多数州要求医生填写包括医疗信息和视力测试结果的表格,并就驾驶员是否应该进行视觉或道路测试提供意见。使用的道路测试通常和考新手或青少年的相同。

有时医生生对患者仔细评估后认为他有安全驾驶隐患,但是患者拒绝接受停止驾驶的建议,也拒绝接受再一次路考以印证他安全驾驶能力的建议。这种缺乏洞察力的表现在痴呆症患者中很常见。在患者来诊所随访时应该提供足够的时间来和他进行

讨论,允许患者发泄愤怒和沮丧,以及最大限度地沟通。建议停止驾驶应包括推荐替代性的交通来源。在本章的后面的网页列表资讯中可能会提供帮助。家庭成员的支持和参与在传达这个建议和强制患者实施是至关重要的。

家庭成员可以采取以下步骤来保障依从性:

1. 请医生写一个驾驶停止的"处方"。

2. 要求医生将其他医疗状况作为停止驾驶的原因,例如视力问题、关节炎或反应速度降低。

3. 收藏或禁用车钥匙。

4. 不要修理汽车,或把它送出去进行无限期的"修理",并安排拆除。

5. 通过销售或捐赠来清除汽车。

6. 取下分电盘盖或关闭车辆等其他方式使汽车不能启动。

7. 让家庭律师参与商讨。

8. 在州法律允许的情况下,可能有必要通过正式信件将其转介给汽车部(Carr 和 Ott,2010)。

目前,44 个州允许家庭成员报告有安全隐患的司机。美国医学协会的道德准则解决了医生报告和患者隐私的问题:"凡是有明显驾驶能力受损的明确证据提示对患者本人和公共安全造成威胁,而对医生的终止驾驶的建议不予理会,则通知汽车管理部门是合乎道德的"。(AMA Policy Finder,2000)。

结论

在影响安全驾驶的与年龄相关疾病的专门培训中,老年神经科医生是最合适的人选来给提供专业咨询,以及向患者及患者家属提供咨询及促进安全干预措施的建议。

驾驶干预来提高安全出行

鉴于许多有认知障碍的司机仍然可以安全地驾驶几年,对那些虽然患有神经退行性疾病但仍可以开车的人来说,要努力给他们提供帮助,来最大限度地保证安全驾驶。这个问题将随着婴儿潮一代人特有的活力和独立生活方式而将变得更加引人注目。

通过强迫或自愿停止驾驶进行早期干预可以避免严重交通事故,然而,人们不希望仅凭诊断就限制驾驶,因为自主性对于老年人来说无论在社会和经济上都是非常重要的目标。一个主要问题是:认知障碍的老年人什么时候应该停止驾驶?为了解

决这个问题,大量的流行病学风险因素研究和神经心理研究已经进行了各种驾驶能力的测试,如电机车辆事故、驾驶模拟器性能和道路驾驶测试。但是,人们很少关注探索可能的干预措施,以延长有认知障碍的年长驾驶员可以安全驾驶并保持独立出行的时间。

制定统一的道路测试标准可能会改善结果。例如,在 Brown 纵向研究中,每 6 个月进行路测评估,在 18 个月的时间内,痴呆症驾驶员的撞车率下降到健康对照水平(Ott 等,2008)。这种详细监视的成本可能高得令人望而却步,并且基于社区的道路测试计划是否会重现这些结果尚不清楚。通常认为,单独的记忆丧失不损害安全驾驶所需的关键认知过程,但它可能会使驾车者必须依赖导航否则就会迷路,这样在复杂路况下会增加事故风险(Anderson 等,2007)。家庭成员经常会做为"副驾驶员"来陪伴。一些辅助性技术,例如非常贴心的GPS 设备可以开发以最大限度地帮助 MCI 患者的独立生活。

早期研究发现,对于老龄司机来说,基于教室或者道路训练的计划未能显示明显的益处。然而,2007 年,Marottoli 和同事进行了随机对照试验,纳入了 126 名年龄为 70 岁及以上司机,分配到安全教育合并教室和路上驾驶培训课程。他们证明在积极治疗组可以改善之后的道路测试的能力(Marottoli等,2007)。在该组的另一项研究中,178 名年龄 70 岁及以上司机随机分为渐进性的练习干预与基于家庭和环境安全单元的对照组。积极治疗小组在道路测试评估中维持了驾驶性能,而对照组在研究期间表现出显著的下降,然而,干预组的变化最好的程度也仅为轻度改变,这些变化是否会随着时间的推移而消失目前尚属未知,而在定量的道路测试评估中几个点的改进是否能转化为撞车的减少亦属未知(Marottoli 等,2007)。最近,在涉及正常老年人训练对认知速度影响研究中,对于短期和长期的训练是否可以改善道路测试中的驾驶表现进行了研究(Roenker 等,2003;Edwards 等,2009a;Edwards 等,2009b)。

虽然这些研究对于提高老年司机驾驶安全的前景具有令人鼓舞的结果,短期教育和认知培训计划对认知障碍的人是具有挑战性的,似乎不能对退行性脑部疾病如 AD 的患者产生持久的益处,因为这样的疾病具有进展性特质。最近,在胆碱酯酶抑制药的治疗研究中显示,AD 司机出能执行功能和

视觉注意力,以及模拟驾驶能力的改善(Daiello 等,2010)。这些发现可能对继续驾驶的早期 AD 患者具有重要意义。

研发出更有效的治疗认知障碍疗法和减缓功能下降,将对老年人的驾驶和行动能力产生重要影响。还需要更好的道路设计以适应年长驾驶员的挑战,并为他们驾驶的车辆改进安全警告系统(Ott 和 Daiello,2010)。

老年神经病学家的作用

鉴于老年神经病学家接受过许多可能影响安全驾驶的与年龄有关的疾病的诊断和治疗培训,因此,他们可以向患者及其家人提供专家咨询。但是医生预测道路驾驶性能方面并不是专家,所以不应该将其作为驾驶特权的唯一决定因素。在一项关于痴呆驾驶者的研究中,临床医生对于安全 / 边缘性 / 不安全评估指导的准确性为 62%~78%。一般来说,专业医生评估只有中等程度的准确性和可靠性。在不准确的评估者中,他们更多地关注了痴呆持续时间和严重等级,而对病史及体检却有所忽略。最准确的评估者是经过痴呆评估专门培训的临床医生,他们不一定是最有经验的临床医师(Ott 等,2005)。利用适当资源,如神经心理学家和驾驶康复专家可能提供更详细的信息,以提高驾驶评估过程的准确性和有效性。

识别有问题的司机只是开始。必须制定治疗计划包括药物调整,治疗眼部疾病、睡眠障碍以及代谢性疾病(如糖尿病)。与初级保健医生和其他领域专家,如眼科、睡眠医学、骨科和风湿病的协作就显得尤为重要。

提供代驾和社区的教育资源,特别是在停止驾驶时需要提供相应的建议。下面列出了一些很重要的组织和资源,可以将它们纳入整体护理计划和出入咨询中。

组织和互联网支持教育资源[Carr 和 Ott(2010)]: 护理人员和患者资源

驾驶员康复专家协会(ADED)

ADED 网页,描述驾驶的警告标志并提供指向驾驶专家的位置链接。

www.driver-ed.org/i4a/pages/index.cfm？pageid=104

美国职业治疗协会(AOTA)

关于职业治疗师及其在驾驶评估和康复作用的信息。

www1.aota.org/olderdriver/

阿尔茨海默病协会

国家关于驾驶和痴呆的协会的网站,有教育信息的链接。本地网站经常列出该地区可用的驾驶诊所。

www.alz.org/safetycenter/we_can_help_safety_driving.asp

家庭照顾者联盟

(1)痴呆症和驾驶的情况说明。

http://www.caregiver.org/caregiver/jsp/content_node.jsp？nodeid=432

(2)于此主题相关的照护者问题综述。

www.caregiver.org/caregiver/jsp/content_node.jsp？nodeid=432

(3)关于痴呆和驾驶的加利福尼亚州法律信息。

www.caregiver.org/caregiver/jsp/content_node.jsp？nodeid=433

Lennox 和 Addington 痴呆网络

痴呆和驾驶 - 家庭和照顾者信息。

www.providencecare.ca/objects/rte/File/Health_Professionals/drivinganddementia_patient.pdf

MayoClinic.com

停止驾驶后的照顾者网站。

www.mayoclinic.com/health/alzheimers/HO00046

全国社会工作者协会

寻找您附近社会工作者的工具。

www.socialworkers.org/

照顾者项目

指向此主题的其他网站的链接。

www.quickbrochures.net/alzheimers/alzheimers-driving.htm

哈特福德

保险公司网站,链接到手册《在十字路口上,我们需要谈》。

www.thehartford.com/alzheimers/www.thehartford.com/talkwitholderdrivers/

WebMD

老年痴呆症和驾驶照顾者视频。

www.webmd.com/video/driving-and-dementia

医师资源

阿尔茨海默病知识交流网站,选择关于痴呆和驾驶的链接。

www.candrive.ca/en/resources/physician-resources/
43-driving-and-dementia.html

美国家庭医师

诊所的《痴呆和驾驶》讲义。

www.aafp.org/afp/20060315/1035ph.html

美国医师协会（AMA）

老年人司机的医师评估和咨询指南。

http：//www.ama-assn.org/resources/doc/publichealth/
older-drivers-chapter4.pdf

关于州驾驶证和报告法律的信息（最新更新
2004）。

http：//www.ama-assn.org/resources/doc/publichealth/
older-drivers-chapter8.pdf

加利福尼亚州机动车机构

讨论加州法律和痴呆严重性。

www.dmv.ca.gov/dl/driversafety/dementia.html

痴呆和驾驶工具：渥太华痴呆症网络

为临床医师评估和咨询老司机的工具包。

http：//docs.google.com/gview？a=v&q=cache：
sU_gDWuJOa0J：www.cma.ca/multimedia/CMA/
Content_Images/Inside_cma/WhatWePublish/Drivers_
Guide/AppendixD_e.pdf+dementia+and+driving+took
it&hl=en&gl=us

高速安全保险研究所（IIHS）

关于老司机驾驶证的网站,每6个月更新一次。

www.iihs.org/laws/olderdrivers.aspx

神经病学影响

阿尔茨海默病患者应该停止驾驶的因素,Deniz
Erten-Lyons 著

www.neurology.org/cgi/reprint/70/14/e45？maxto
show=&HITS=10&hits=10&RESULTFORMAT=&ful
ltext=driving+and+dementia&searchid=1&FIRSTIND
EX=10&sortspec=relevance&resourcetype=HWCIT

神经精神病学

"驾驶与痴呆症：什么是医师的角色？"讨论医师
在这个过程中的作用。

www.neuropsychiatryreviews.com/may02/npr_
may02_demdrivers.html

精神病学周刊

"心理健康：高龄,老年痴呆和驾驶"。讨论医
师的角色,伦理和沟通问题。

www.psychiatryweekly.com/aspx/article/articledetail.

aspx？articleid=984

老年人和他们的家庭关于老年痴呆症和驾驶的问题

教育小册子 Mark Rapaport 著（2007）。

http：//docs.google.com/gview？a=v&q=cache：
8BVwrfgpLOwJ：www.rgpc.ca/best/GiiC%2520Resources/
GiiC/pdfs/5%2520Talking%2520to%2520seniors%
2520about%2520driving.pdf+rappoport+dementia+
driving & hl=en & gl=us

VA 政府小册子

痴呆和驾驶讲义。

www1.va.gov/vhapublications/ViewPublication.
asp？pub_ID=1162

交通替代

老龄协助机构

为社区中的老年人提供当地资源。

www.n4a.org/

美国公共交通协会（APTA）

帮助找到您所在社区的当地交通提供商。

www.publictransportation.org/systems/

美国老年管理局（AOA）

Eldercare 定位器。帮助在你的社区中的老年
人寻找资源。

www.eldercare.gov

ITNAmerica

新的老年人交通系统,为老年人提供24/7服务。

www.itnamerica.org/

国家高级交通中心

链接到许多运输机构。

http：//seniortransportation.easterseals.com/site/
PageServer？ pagename=NCST2_trans_care

MOVE 中的老年人

帮助老年人搬迁到另一个社区。

www.seniorsonthemoveinc.com/

（代喆　译,范静怡　杨春慧　校）

参考文献

Abou-Raya, S. and El Meguid, L.A. (2009) Road traffic accidents and the elderly. *Geriatr Gerontol Int*, 9: 290–297.

Adler, G. and Silverstein, N.M. (2008) At-risk drivers with Alzheimer's disease: recognition, response, and referral. *Traffic Inj Prev*, 9: 299–303.

Alzheimer's Association. (2001) Position statement: Driving and

Alzheimer's disease. New York, NY: Alzheimer's Association. Available at http://www.alznyc.org/caregivers/driving.asp

Amick, M.M., Grace, J., and Ott, B.R. (2007) Visual and cognitive predictors of driving safety in Parkinson's disease patients. *Arch Clin Neuropsychol*, 22: 957–967.

AMA Physician's Guide to Assessing and Counseling Older Drivers. (2003) American Medical Association. August 25, 2009. National Highway Traffic and Safety Administration of the Department of Transportation. Available at http://www.ama-assn.org//ama/pub/physician-resources/public-health/promoting-healthy-lifestyles/geriatric-health/older-driver-safety/assessing-counseling-older-drivers.page

AMA Policy Finder. (2000) *Current Opinions of the Council on Ethical and Judicial Affairs, E-2.24, Impaired Drivers and Their Physicians*. Chicago, IL: American Medical Association.

American Psychiatric Association. (1997) Practice guideline for the treatment of patients with Alzheimer's disease and other dementias of late life. *Am J Psychiatry*, 154: 1–39.

Anderson, S.W., Rizzo, M., Skaar, N., et al. (2007) Amnesia and driving. *J Clin Exp Neuropsychol*, 29: 1–12.

Anon. (1998) Duty to warn: Can you be liable to a third party if you fail to warn your patient not to drive? *Physician's Medical Law Letter*, 1–2.

Aung, M.M., Wolf-Klein, G.P., and Gomolin, I.H. (2004) Dementia and driving: State license requirements and physician reporting laws in the United States. *Neurobiol Aging*, 25 (Suppl. 2): 339.

Bade, P. (2010) Hearing Impairment. In: J.T. Pacala, G.S. Sullivan (eds), *Geriatrics Review Syllabus: A Core Curriculum in Geriatric Medicine*, 7th edn. New York: American Geriatrics.

Bauza, G., Lamorte, W.W., Burke, P.A., and Hirsch, E.F. (2008) High mortality in elderly drivers is associated with distinct injury patterns: analysis of 187,869 injured drivers. *J Trauma*, 64: 304–310.

Bhalla, R.K., Papandonatos, G.D., Stern, R.A., and Ott, B.R. (2007) Anxiety of Alzheimer's disease patients before and after a standardized on-road driving test. *Alzheimers Dement*, 3: 33–39.

Blair, K.A. (1990) Aging: Physiological aspects and clinical implications. *Nurse Pract*, 15: 14–18.

Bogner, H.R., Straton, J.B., Gallo, J.J., et al. (2004) The role of physicians in assessing older drivers: barriers, opportunities, and strategies. *J Am Board Fam Pract*, 17: 38–43.

Boss, G.R. and Seegmiller, J.E. (1981) Age-related physiological changes and their clinical significance. *West J Med*, 135: 434–440.

Braitman, K.A., Kirley, B.B., Ferguson, S., and Chaudhary, N.K. (2007) Factors leading to older drivers' intersection crashes. *Traffic Inj Prev*, 8: 267–274.

Breen, D.A., Breen, D.P., Moore, J.W., et al. (2007) Driving and dementia. *BMJ*, 334: 1365–1369.

Brown, L.B. and Ott, B.R. (2004) Driving and dementia: a review of the literature. *J Geriatr Psychiatry Neurol*, 17: 232–240.

Brown, L.B., Ott, B.R., Papandonatos, G.D., et al. (2005) Prediction of on-road driving performance in patients with early Alzheimer's disease. *J Am Geriatr Soc*, 53: 94–98.

Canadian Medical Association. (2006) *Determining Medical Fitness to Operate Motor Vehicles:" CMA Driver's Guide*. 7th edn. Ottawa: The Association.

Carr, D., Schmader, K., Bergman, C., et al. (1991) A multidisciplinary approach in the evaluation of demented drivers referred to geriatric assessment centers. *J Am Geriatr Soc*, 39: 1132–1136.

Carr, D.B. (1997) Motor vehicle crashes and drivers with DAT. *Alzheimer Dis Assoc Disord*, 11 (Suppl. 1): 38–41.

Carr, D.B., Duchek, J., and Morris, J.C. (2000) Characteristics of motor vehicle crashes of drivers with dementia of the Alzheimer type. *J Am Geriatr Soc*, 48: 18–22.

Carr, D.B. and Ott, B.R. (2010) The older adult driver with cognitive impairment: 'It's a very frustrating life.' *J Am Med Assoc*, 303: 1632–1641.

Centers for Disease Control and Prevention. (2010) Behavioral Risk Factor Surveillance System Safety Data. www.cdc.gov/brfss/technical_infodata/surveydata/2010.htm (accessed on September 6, 2010).

Clarke, D.D., Ward, P.J., and Jones, J. (1998) Overtaking road-accidents: differences in manoeuvre as a function of driver age. *Accid Anal Prev*, 30: 455–467.

Cox, D.J., Quillian, W.C., Thorndike, F.P., et al. (1998) Evaluating driving performance of outpatients with Alzheimer disease. *J Am Board Fam Pract*, 11: 264–271.

Daiello, L.A., Ott, B.R., Festa, E.K., et al. (2010) Effects of cholinesterase inhibitors on visual attention in drivers with Alzheimer disease. *J Clin Psychopharmacol*, 30: 245–251.

Dawson, J.D., Anderson, S.W., Uc, E.Y., et al. (2009) Predictors of driving safety in early Alzheimer disease. *Neurology*, 72: 521–527.

Dellinger, A.M., Sehgal, M., Sleet, D.A., and Barrett-Connor, E. (2001) Driving cessation: what older former drivers tell us. *J Am Geriatr Soc*, 49: 431–435.

de Simone, V, Kaplan, L., Patronas, N., et al. (2007) Driving abilities in frontotemporal dementia patients. *Dement Geriatr Cogn Disord*, 23: 1–7.

Dobbs, B.M., Carr, D., Eberhard, J., et al. (2000) Determining Medical Fitness to Drive: Guidelines for Physicians. American Association of Automotive Medicine/National Highway Transportation Safety Association Consensus Meeting Guidelines.

Drachman, D.A. and Swearer, J.M. (1993) Driving and Alzheimer's disease: the risk of crashes. *Neurology*, 43: 2448–2456.

Dubinsky, R.M., Stein, A.C., and Lyons, K. (2000) Practice parameter: Risk of driving and Alzheimer's disease (an evidence-based review): report of the quality standards subcommittee of the American Academy of Neurology. *Neurology*, 54: 2205–2211.

Dubinsky, R.M., Williamson, A., Gray, C.S., and Glatt, S.L. (1992) Driving in Alzheimer's disease. *J Am Geriatr Soc*, 40: 1112–1116.

Duchek, J.M., Carr, D.B., Hunt, L., et al. (2003) Longitudinal driving performance in early-stage dementia of the Alzheimer type. *J Am Geriatr Soc*, 51: 1342–1347.

Eberhard, J. (2008) Older drivers' 'high per-mile crash involvement': the implications for licensing authorities. *Traffic Inj Prev*, 9: 284–290.

Edwards, J.D., Delahunt, P.B., and Mahncke, H.W. (2009a) Cognitive speed of processing training delays driving cessation. *J Gerontol A Biol Sci Med Sci*, 64: 1262–1267.

Edwards, J.D., Myers, C., Ross, L.A., et al. (2009b) The longitudinal impact of cognitive speed of processing training on driving mobility. *Gerontologist*, 49: 485–494.

Fedarko, N. (2010) Biology of aging. In: J.T. Pacala and G.S. Sullivan (eds), *Geriatrics Review Syllabus: A Core Curriculum in Geriatric Medicine*, 7th edn. New York: American Geriatrics.

Fitten, L.J. (2003) Driver screening for older adults. *Arch Intern Med*, 163: 2129–2131.

Fitten, L.J., Perryman, K.M., Wilkinson, C.J., et al. (1995) Alzheimer and vascular dementias and driving. A prospective road and laboratory study. *J Am Med Assoc*, 273: 1360–1365.

Foley, D.J., Masaki, K.H., Ross, G.W., and White, L.R. (2000) Driving cessation in older men with incident dementia. *J Am Geriatr Soc*, 48: 928–930.

Freund, B. (2006) Office-based evaluation of the older driver. *J Am Geriatr Soc*, 54: 1943–1944.

Freund, B., Gravenstein, S., Ferris, R., and Shaheen, E. (2002) Evaluating driving performance of cognitively impaired and healthy older adults: a pilot study comparing on-road testing and driving simulation. *J Am Geriatr Soc*, 50: 1309–1310.

Frittelli, C., Borghetti, D., Iudice, G., et al. (2009) Effects of Alzheimer's disease and mild cognitive impairment on driving ability: a controlled clinical study by simulated driving test. *Int J Geriatr Psychiatry*, 24: 232–238.

Gallman, R. (1995) The sensory system and its problems in the elderly. In: Stanley M. Beare (ed.), *Gerontological Nursing*. Philadelphia: F.A. Davis, Co.

Grace, J., Amick, M.M., D'Abreu, A., et al. (2005) Neuropsychological deficits associated with driving performance in Parkinson's and Alzheimer's disease. *J Int Neuropsychol Soc*, 11: 766–775.

Hakamies-Blomqvist, L.E. (1993) Fatal accidents of older drivers. *Accid Anal Prev*, 25: 19–27.

Hunt, L., Morris, J.C., Edwards, D., and Wilson, B.S. (1993) Driving performance in persons with mild senile dementia of the Alzheimer type. *J Am Geriatr Soc*, 41: 747–752.

Hunt, L.A., Murphy, C.F., Carr, D., et al. (1997) Reliability of the Washington University Road Test. A performance-based assessment for drivers with dementia of the Alzheimer type. *Arch Neurol*, 54: 707–712.

Iverson, D.J., Gronseth, G.S., Reger, M.A., et al. (2010) Practice parameter update: evaluation and management of driving risk in dementia: report of the Quality Standards Subcommittee of the American Academy of Neurology. *Neurology*, 74: 1316–1324.

Johansson, K. and Lundberg, C. (1997) The 1994 International Consensus Conference on Dementia and Driving: A brief report. Swedish National Road Administration. *Alzheimer Dis Assoc Disord*, 11 (Suppl. 1): 62–69.

Kapust, L.R. and Weintraub, S. (1992) To drive or not to drive: Preliminary results from road testing of patients with dementia. *J Geriatr Psychiatry Neurol*, 5: 210–216.

Kelly, R., Warke, T., and Steele, I. (1999) Medical restrictions to driving: the awareness of patients and doctors. *Postgrad Med J*, 75: 537–539.

Kent, R., Henary, B., and Matsuoka, F. (2005) On the fatal crash experience of older drivers. *Annu Proc Assoc Adv Automot Med*, 49: 371–391.

Kostyniuk, L.P., Eby, D.W., and Miller, L.L. (2003) *Crash Trends of Older Drivers in Michigan: 1998–2002*. Ann Arbor: University of Michigan, Highway Safety Research Institute.

Larsen, P.D., Hazen, S.E., and Martin, J.L. (1997) Assessment and management of sensory loss in elderly patients. *AORN J*, 65: 432–437.

Li, G., Braver, E.R., and Chen, L.H. (2003) Fragility versus excessive crash involvement as determinants of high death rates per vehicle-mile of travel among older drivers. *Accid Anal Prev*, 35: 227–235.

Lyketsos, C.G., Colenda, C.C., Beck, C., et al. (2006) Position statement of the American Association for Geriatric Psychiatry regarding principles of care for patients with dementia resulting from Alzheimer disease. *Am J Geriatr Psychiatry*, 14: 561–572.

Man-Son-Hing, M., Marshall, S.C., Molnar, F.J., and Wilson, K.G. (2007) Systematic review of driving risk and the efficacy of compensatory strategies in persons with dementia. *J Am Geriatr Soc*, 55: 878–884.

Marottoli, R.A., Allore, H., Araujo, K.L., et al. (2007) A randomized trial of a physical conditioning program to enhance the driving performance of older persons. *J Gen Intern Med*, 22: 590–597.

Marottoli, R.A., Ness, P.H., Araujo, K.L., et al. (2007) A randomized

trial of an education program to enhance older driver performance. *J Gerontol A Biol Sci Med Sci*, 62: 1113–1119.

Marshall, S.C. (2008) The role of reduced fitness to drive due to medical impairments in explaining crashes involving older drivers. *Traffic Inj Prev*, 9: 291–298.

Martin, A.J., Marottoli, R., and O'Neill, D. (2009) Driving assessment for maintaining mobility and safety in drivers with dementia. *Cochrane Database Syst Rev*, 1 : CD006222.

Mathias, J.L. and Lucas, L.K. (2009) Cognitive predictors of unsafe driving in older drivers: a meta-analysis. *Int Psychogeriatr*, 21: 637–653.

Matteson, M. (1988) Age-related changes in the special senses. In: M. Matteson and E.S. McConnell (eds), *Gerontological Nursing: Concepts and Practice*. Philadelphia: W. B. Saunders Co.

Mayhew, D.R., Simpson, H.M., and Ferguson, S.A. (2006) Collisions involving senior drivers: high-risk conditions and locations. *Traffic Inj Prev*, 7: 117–124.

McGwin, G. Jr. and Brown, D.B. (1999) Characteristics of traffic crashes among young, middle-aged, and older drivers. *Accid Anal Prev*, 31: 181–198.

Meuser, T.M., Carr, D.B., and Ulfarsson, G.F. (2009) Motor-vehicle crash history and licensing outcomes for older drivers reported as medically impaired in Missouri. *Accid Anal Prev*, 41: 246–252.

Miller, D.J. and Morley, J.E. (1993) Attitudes of physicians toward elderly drivers and driving policy. *J Am Geriatr Soc*, 41: 722–724.

Molnar, F.J., Patel, A., Marshall, S.C., et al. (2006a) Clinical utility of office-based cognitive predictors of fitness to drive in persons with dementia: a systematic review. *J Am Geriatr Soc*, 54: 1809–1824.

Molnar, F.J., Patel, A., Marshall, S.C., et al. (2006b) Systematic review of the optimal frequency of follow-up in persons with mild dementia who continue to drive. *Alzheimer Dis Assoc Disord*, 20: 295–297.

Morris, J.C. (1997) Clinical dementia rating: a reliable and valid diagnostic and staging measure for dementia of the Alzheimer type. *Int Psychogeriatr*, 9 (Suppl. 1): 173–176.

Nanda, A. (2010) Dizziness. In: J.T. Pacala and G.S. Sullivan (eds), *Geriatrics Review Syllabus: A Core Curriculum in Geriatric Medicine*, 7th edn. New York: American Geriatrics.

NHTSA Traffic Safety Facts (2008) Data. September 6, 2010.

Odenheimer, G.L. (1993) Dementia and the older driver. *Clin Geriatr Med*, 9: 349–364.

Odenheimer, G.L., Beaudet, M., Jette, A.M., et al. (1994) Performance-based driving evaluation of the elderly driver: safety, reliability, and validity. *J Gerontol*, 49: M153–M159.

Office of Statistics and Programming, Centers for Disease Control and Prevention. Injury Prevention and Control: Motor Vehicle Safety. 23 April 2010. (last accessed September 10, 2010)

Ott, B.R., Anthony, D., Papandonatos, G.D., et al. (2005) Clinician assessment of the driving competence of patients with dementia. *J Am Geriatr Soc*, 53: 829–833.

Ott, B.R. and Daiello, L.A. (2010) How does dementia affect driving in older patients? *Aging Health*, 6: 77–85.

Ott, B.R., Heindel, W.C., Papandonatos, G.D., et al. (2008) A longitudinal study of drivers with Alzheimer disease. *Neurology*, 70: 1171–1178.

Ott, B.R., Heindel, W.C., Whelihan, W.M., et al. (2000) A single-photon emission computed tomography imaging study of driving impairment in patients with Alzheimer's disease. *Dement Geriatr Cogn Disord*, 11: 153–160.

Patterson, C.J., Gauthier, S., Bergman, H., et al. (1999) The recognition, assessment and management of dementing disorders: conclusions from the Canadian Consensus Conference on Dementia. *CMAJ*, 160: S1–S15.

Rapoport, M.J. and Banina, M.C. (2007) Impact of psychotropic medications on simulated driving: a critical review. *CNS Drugs*, 21: 503–519.

Rapoport, M.J., Herrmann, N., Molnar, F., et al. (2008) Psychotropic medications and motor vehicle collisions in patients with dementia. *J Am Geriatr Soc*, 56: 1968–1970.

Rapoport, M.J., Lanctot, K.L., Streiner, D.L., et al. (2009) Benzodiazepine use and driving: A meta-analysis. *J Clin Psychiatry*, 70: 663–673.

Razani, J., Kakos, B., Orieta-Barbalace, C., et al. (2007) Predicting caregiver burden from daily functional abilities of patients with mild dementia. *J Am Geriatr Soc*, 55: 1415–1420.

Reger, M.A., Welsh, R.K., Watson, G.S., et al. (2004) The relationship between neuropsychological functioning and driving ability in dementia: a meta-analysis. *Neuropsychology*, 18: 85–93.

Retchin, S.M. and Hillner, B.E. (1994) The costs and benefits of a screening program to detect dementia in older drivers. *Med Decis Making*, 14: 315–324.

Reuben, D.B. and St George, P. (1996) Driving and dementia: California's approach to a medical and policy dilemma. *West J Med*, 164: 111–121.

Rizzo, M., McGehee, D.V., Dawson, J.D., and Anderson, S.N. (2001) Simulated car crashes at intersections in drivers with Alzheimer disease. *Alzheimer Dis Assoc Disord*, 15: 10–20.

Rizzo, M., Reinach, S., McGehee, D., and Dawson, J. (1997) Simulated car crashes and crash predictors in drivers with Alzheimer disease. *Arch Neurol*, 54: 545–551.

Roenker, D.L., Cissell, G.M., Ball, K.K., et al. (2003) Speed-of-processing and driving simulator training result in improved driving performance. *Hum Factors*, 45: 218–233.

Ryan, G.A., Legge, M., and Rosman, D. (1998) Age related changes in drivers' crash risk and crash type. *Accid Anal Prev*, 30: 379–387.

Saleh, K.L. (1993) The elderly patient in the post anesthesia care unit. *Nurs Clin North Am*, 28: 507–518.

Sherman, F.T. (2006) Driving: the ultimate IADL. *Geriatrics*, 61: 9–10.

Small, G.W., Rabins, P.V., Barry, P.P., et al. (1997) Diagnosis and treatment of Alzheimer disease and related disorders. Consensus statement of the American Association for Geriatric Psychiatry, the Alzheimer's Association, and the American Geriatrics Society. *J Am Med Assoc*, 278: 1363–1371.

Staats, D.O. (2008) Preventing injury in older adults. *Geriatrics*, 63: 12–17.

Stutts, J.C., Stewart, J.R., and Martell, C. (1998) Cognitive test performance and crash risk in an older driver population. *Accid Anal Prev*, 30: 337–346.

Tanikatsu, R., Iseki, M., Kamimura, N., et al. (2009) Are drivers with frontotemporal lobar degeneration more dangerous than those with Alzheimer's disease? *Int Psychogeriatr*, 21 (Suppl. 2): S104–S105.

Taylor, B.D. and Tripodes, S. (2001) The effects of driving cessation on the elderly with dementia and their caregivers. *Accid Anal Prev*, 33: 519–528.

Thiyagesh, S.N., Farrow, T.F., Parks, R.W., et al. (2009) The neural basis of visuospatial perception in Alzheimer's disease and healthy elderly comparison subjects: an fMRI study. *Psychiatry Res*, 172: 109–116.

Trobe, J.D., Waller, P.F., Cook-Flannagan, C.A., et al. (1996) Crashes and violations among drivers with Alzheimer's disease. *Arch Neurol*, 53: 411–416.

Uc, E.Y. and Rizzo, M. (2008) Driving and neurodegenerative diseases. *Curr Neurol Neurosci Rep*, 8: 377–383.

Uc, E.Y., Rizzo, M., Anderson, S.W., et al. (2004) Driver route-following and safety errors in early Alzheimer disease. *Neurology*, 63: 832–837.

Uc, E.Y., Rizzo, M., Anderson, S.W., et al. (2005) Visual dysfunction in Parkinson disease without dementia. *Neurology*, 65: 1907–1913.

Uc, E.Y., Rizzo, M., Anderson, S.W., et al. (2006) Unsafe rear-end collision avoidance in Alzheimer's disease. *J Neurol Sci*, 251: 35–43.

Uc, E.Y., Rizzo, M., Anderson, S.W., et al. (2006) Driving with distraction in Parkinson disease. *Neurology*, 67: 1774–1780.

Uc, E.Y., Rizzo, M., Anderson, S.W., et al. (2006) Impaired visual search in drivers with Parkinson's disease. *Ann Neurol*, 60: 407–413.

Uc, E.Y., Rizzo, M., Anderson, S.W., et al. (2007) Impaired navigation in drivers with Parkinson's disease. *Brain*, 130: 2433–2440.

Wadley, V.G., Okonkwo, O., Crowe, M., et al. (2009) Mild cognitive impairment and everyday function: an investigation of driving performance. *J Geriatr Psychiatry Neurol*, 22: 87–94.

Whelihan, W.M., DiCarlo, M.A., and Paul, R.H. (2005) The relationship of neuropsychological functioning to driving competence in older persons with early cognitive decline. *Arch Clin Neuropsychol*, 20: 217–228.

第三十章
虐待老人问题

Elliott Schulman[1], *Ashley Roque*[2], *Anna Hohler*[3]

[1] Lankenau Institute for Medical Research, Lankenau Medical Center, Wynnewood, PA, USA

[2] Boston University School of Medicine, Boston, MA, USA

[3] Department of Neurology, Boston University School of Medicine, Boston, MA, USA

> **概述**
> - 虐待老人类型包括身体、情感、财政和性虐待,以及忽视。
> - 虐待风险因素包括女性、高龄、低收入、合并的医疗问题和社会隔离。
> - 有痴呆和认知障碍的老年人更可能成为受害者,也许是由于沟通能力和对抗他们的照顾者的能力下降所致。
> - 倦怠、压力和个人因素使照顾者和养老院工作人员成为施虐待者风险增高。
> - 建议对所有老年患者进行老人虐待(elder mistreatment,EM)筛查。准确的病史记录和虐待迹象的识别,对识别受虐待老人很重要。
> - 虐待老人的干预措施包括为患者和护理人员提供教育培训、成人保护服务、支持团体和短期护理服务。

引言

所有年龄组都会存在虐待可能,它没有社会人口学边界,并可能广泛影响健康,其范围可以从抑郁症到冠状动脉疾病。虐待和忽视可能与偏头痛和假性癫痫发作相关(Alper 等,1993;Tietjen 等,2007)。受虐待史可能会影响疾病的临床表现和对治疗反应。老年神经系统疾病以高龄老年人居多,这一人群是受虐风险最高的群体。老年人受虐待(EM)被定义为虐待或忽视 65 岁以上的个体及身体或精神残疾的成年人。作为神经病学家必须要能够识别和确定虐待并且为受虐待者提供适当的保护资源。

1996 年,估计有 101 万老年人成为各种类型的虐待受害者,其中女性占 68.3%(National Center on Elder Abuse,1996)。认为这一数字严重低估了老人受虐待的实际发生率。在美国,老人受虐待导致医疗保健、社会服务、行为调查和法律费用等方面花费几百亿美元。老人受虐也会影响患者的生存。经历虐待的个体一年死亡的风险明显增高(Dong 等,2009)。确切评估老年人受虐待发生率很困难,因为研究表明只有 1/4 的虐老事件被报告(Tatara,

1990)。造成这种情况的原因有很对,最主要的是老人身体或精神有病或残疾并害怕报告的后果。如果认识到这一点并将它作为每个评估的一部分,神经病学家就可以积极影响病人的护理。

虐待老人的定义

虐待老人可以分为几种不同类别。个人可以通过对他们做什么和没有提供给他们什么而置于不利地位。表 30.1 定义了虐待和忽视的类型并提供示例。

表 30.1　老年人受虐待的类型

类型	定义	举例
身体虐待	故意引起疼痛或损伤	打、踢、用物体撞,捏,推,拉头发和身体控制
精神虐待	故意引起情绪性疼痛,损伤或精神痛苦	言语暴力、威胁、社会孤立、羞辱、侮辱
经济虐待	为个人或金钱利益挪用老年人的资产,或不肯为老人付钱治病	偷窃支票或金钱,或强迫剥夺老年人的资产(如强制转移财产,伪造,欺诈)

续表

类型	定义	举例
性虐待	与老年人进行的非自愿性活动	暗示性谈话,强迫性活动,触摸或抚弄与无意愿或无能力抗议的人
忽略老年人	不能满足老人的身体和心理健康需要	未能提供足够的食品、服装、住房、医疗、卫生、社会刺激或情感支持

来源:经 Cleveland Clinic Journal of Medicine 许可,改编自 Ahmad 和 Lachs(2002)

虐待的周期

通常,EM 不会连续发生,而是偶尔发生。可能由于缺乏报告,照顾者在虐待老人期间还是会照顾病人。受虐待的老人可能会察觉情况,并会随着时间的推移改善。当照顾者努力满足被照顾个体不断增长的身体和认知需求时,虐待变得更加严重。

老人受虐待的危险因素

女性因素在年轻人和老年人受虐待的风险都增加。虐待老年女性可能代表对女性的暴力行为的连续性(Hightower,2010)。年长女性比男性更有可能丧偶、丧失社会支持、财政上不独立。在许多国家,妇女的社会地位较低,并且在决策中具有较少的声音。所有这些因素可能使老年女性受虐待的风险更大(Daichman 等,2010)。一项研究认为女性在受虐待时会比男性受到更严重的伤害;因此,女性虐待会更有可能引起保护服务机构注意。而老年男性受虐待更常见的是被遗弃(National Center on Elder Abuse,1996)。

高龄老人(80 岁及以上)被虐待和被忽视是一般老年人的 2~3 倍。受虐待老年人的平均年龄为 77.9 岁。1996 年,66.4% 家庭报告中受虐待的老人是白人、18.7% 是非裔美国人、10.4% 是西班牙裔(National Center on Elder Abuse,1996)。

忽视是老年人受虐待最常见形式(55%)。而身体虐待是最常见的虐待形式(14.6%),其次是财务(12.3%)、情感(7.7%)和性虐待(0.3%)(National Center on Elder Abuse,1996)。

老年人本身的危险因素

成为 EM 受害者的个体风险因素包括高龄(75 岁以上)和收入每年不超过 10 000 美元(Mass.Gov,2010;Jones 等,1997)。老年人的合并医疗问题也可以增加被虐待的风险。常见增加被虐待的风险的医疗问题包括抑郁症、虚弱、身体损伤和痴呆(Jones 等,1997;Utley,1999;Cooper 等,2009)。有抑郁症的老年人被虐待的风险增加,因为抑郁症可能导致自我护理和自我保护减少(Halphen 和 Dyer,2010)。一项研究发现,有痴呆症的老年人成为虐待受害者的可能性是其他老年人的 10 倍(Cooney 等,2006)。认知损伤可能会降低老年患者保护自己的能力,摆脱自己受虐待的情况,或使他们与他人无法沟通因而被虐待。老年人的认知和身体障碍越来越依赖于他们的照顾者,来帮助进行日常生活。日益增加的依赖性可导致非正式看护者感觉到显著的压力,增加他们虐待受护理的老年患者的风险(American Psychological Association,2003)。

社会孤立也表明增加了老年人受虐待的风险。在这些情况下,虐待者防止老年人与他人互动,老年人会完全依赖于施虐者。这可能会阻止老人由于恐惧长期被虐或被遗弃而申诉被虐待情况(Jayawardena 和 Liao,2006;Halphen 和 Dyer,2010)。

照顾者的危险因素

有问题的护理者,如对酒精或药物成瘾、社会病理人格或有精神疾病史,有更高的风险成为施虐者。那些有痴呆、智力低下以及遭受虐待和暴力史的人也更可能成为施虐者(Jones 等,1997)。许多研究表明,在经济上依赖于受虐者的照顾者也有更高的风险成为施虐者(Jones 等,1997,Utley,1999;Halphen 和 Dyer,2010)。有就业问题、疾病或低收入的照顾者可能会将他们的挫败归因于对他们的长辈的护理,导致虐待情况发生(Jones 等,1997)。

在几乎 90% 的已知施虐者的 EM,犯罪者是家庭成员。2/3 肇事者是成年子女或配偶(National Center on Elder Abuse,1996)。总体而言,男人是虐待行为的肇事者,有 52.5% 都没有得到重视。在虐待和忽视的案件中,男性是以下案件最常见的肇事者,遗弃(83.4%)、身体虐待(62.6%)、情绪虐待(60.1%)和财政/物质剥削(59%)。年龄分类中,最大的犯罪者是在 41~59 岁（38.4%），其次是少于 40 岁的人（27.4%）（National Center on Elder Abuse, 1996）。

言语暴力与不良的病前关系和社会隔离有关。更长时间的照顾者有更高的身体虐待的风险（Cooney 和 Mortimer, 1995）。忽视则更常见于资源缺乏的情况下。

照顾者倦怠

"倦怠"可能是身体虐待的风险因素（Cooney 和 Mortimer, 1995）。证据表明，那些对老年人进行身体虐待的人通常都有心理抑郁的问题（Cooney 和 Mortimer, 1995；Cooper 等, 2009）。看护者照顾老人的时间越长，身体虐待的风险越高。

非正式护理者通常在没有适当培训下承担对于老年患者的全部责任。他们没有受过关于疾病过程的教育，什么是预期行为，如何处理困难的情况，或他们可用的资源。结果是，他们可能满足自己的需要和患者的需要有困难。这些照顾者经常感觉到绝望、沮丧、愤怒和"失控"，这可以导致他们使用体力或其他虐待行为（American Psychological Association, 2003）。

确定援助的程度对于满足老年人的需要很重要。应仔细询问照顾者关于他们是否压力过大，是否有社会支持系统，或有足够的空闲时间（Cooper 等, 2009）。

特殊情况

疗养院

因为存在认知障碍和身体限制，养老院的居民的 EM 风险较高。此外，许多人无法报告受虐待，因为害怕报复（Lindbloom 等, 2007）。1987 年的一项护理院工作人员调查发现，有 36% 的工作人员在前面 12 个月至少见证一次的身体虐待，40% 在这个时间段至少犯了一个心理或言语虐待的错误（Pillemer 和 Moore, 1989）。心理虐待可能比身体虐待更普遍并可采取隔离或恐吓的形式（Tarbox, 1983）。忽视可能表现为营养不良和脱水。照顾者常常会发生每天都有虐待，包括口头和身体攻击（Pillemer 和 Moore, 1989）。当人手不够时，看护者更可能虐待其护理的家庭居民。失控是另一个施虐的危险因素。有施虐倾向的工作人员常处在应激压力下，而那些在养老院的居民的喊叫和推搡之下仍能平静工作的人有更积极的工作经验和更稳定的个

人生活（Shaw, 1998）。以下列表提供一些虐待者特征。

疗养院的施虐者的特点

- 低工作满意度
- 工作负荷压力
- 情绪失控
- 家庭暴力或精神疾病史
- 药物或酒精滥用
- 人员不足

（Lindbloom 等, 2007）

筛查虐待

美国医学协会（AMA）推荐所有医生应该常规询问老年患者受虐待的情况（American Medical Association, 1982）。如果怀疑虐待，患者和护理人员应该单独面谈。此时患者在谈论与照顾者的关系时会感到更自在，并且不太可能担心照顾者会做出报应（Swagerty 和 Brickley, 2005）。AMA 指南如下列。

AMA 筛查指南（1982）

1. 你常独自一人吗？
2. 在您需要帮助时，有没有人能帮助您照顾好自己？
3. 你在家时怕谁吗？
4. 你有没有签署过任何你不能理解的文件？
5. 有没有人威胁过你？
6. 有没有人没有你的同意触摸过你？
7. 有谁在家里伤害过你吗？

报告只显示了有 5% 的老年人受到虐待，这可能低估了流行比例（图 30.1）。这表明只有最严重的虐待被发现或报道（Cooper 等, 2008）。

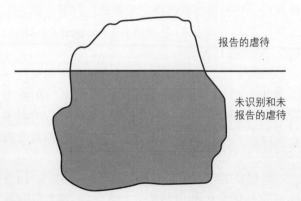

图 30.1　冰山图

来源：NEAIS study, 2-4 页 www.ncea.aoa.gov/Main_Site/Library/Statistics_Research/National_Incident.aspx.

已经进行研究以确定最有效的筛选策略。目前尚未有共识,但有几个可用的方法已经过精度测试。在快节奏的场所,如急诊室或忙碌的门诊诊所,简易的工具可以用来评估潜在的虐待并可以决定是否需要进一步的评估。也有综合评估策略和指南,如成人保护服务(APS)和监察员面谈,这些需要更深入地进行评估(Fulmer 等,2004)。一般来说,患者更容易回应问卷调查,然后进行办公室回访(Glass 等,2001)。在筛选受虐患者之前,医师应告知病人向保护性机构报告受虐是一个强制性的要求(Boston Medical Center,2009)。

老年人找健康专家的可能性是年轻人的 2~3 倍。因此,医疗保健领域提供了一个确定和干预虐待老人的机会(Swagerty 等,1999)。然而,识别 EM 的受害者通常是困难的。医疗保健专业人士,社会服务机构和警察部门经常承担确定、报告和干预的责任(Fulmer 等,2004)。尽管这样,许多医疗保健专业人士在识别受虐老人方面仍然感觉到困难,并且在干预受虐老人方面感觉不舒服。表 30.2 列出了一些典型的虐待迹象。在一项研究中,90% 的医师报告 EM 难以检测,只有 2% 的疑似 EM 患者是由医师报告的(Fulmer 等,2004)。临床医师应该经过特殊培训,掌握如何评估受虐老人和如何引用或报告这些情况(Campbell 等,2000)。因为报告的受虐老人有限,AMA 建议在所有老年患者中筛查 EM。

识别老年人受虐待的两个重要因素是收集准确的病史和识别身体的受虐迹象(Swagerty 等,1999)。

表 30.2 虐待的危险信号

虐待的类型	症状和体征
所有类型	经常不明原因地哭泣 对家里的人有不明原因的恐惧或怀疑
身体虐待	瘀伤,划伤 骨折 实验室检查发现药物过量或处方药物应用不足
性虐待	在乳房或生殖器区域附近瘀伤 不明原因的性病
情绪性 / 心理性虐待	激动或情绪不安的迹象 突然的行为变化 极端的消失,无通信或无反应
忽视的虐待	脱水 营养不良 未经治疗的褥疮 个人卫生不佳 无人照看或健康问题未治疗

当采集病史时,医师应该获得患者日常生活的信息。应从病史中获得几个重要的特征(Swagerty 等,1999)。

- 医疗问题 / 诊断
- 家庭环境的详细描述(充足的食物、住房、用品、药物等)
- 准确描述与损伤或创伤有关的事件(粗暴的对待、监禁、言语或情绪虐待)
- 受暴力对待的病史
- 描述先前受伤的情况及其周围事件
- 描述殴打、威胁或情绪虐待
- 医疗问题的不当照顾,未治疗的伤害,卫生条件差,或医疗护理周期延长
- 抑郁症或其他精神疾病
- 意识障碍或痴呆的程度
- 药物或酒精滥用
- 与护理人员的关系的质量 / 性质
- 患者除了照顾者之外的其他社会接触

文件和法律要求

在 20 世纪 90 年代,虐待老人是刑事罪行。随着各个州之间的一些变化,某些类型的情感虐待和忽略老人是否受到刑事起诉,取决于犯罪者的行为、意图和受害者的伤害程度。

尽管越来越多的地区要求强制报告老人受虐事件,但是各州在要求谁来报告可疑事件方面有所不同。通常,医务人员、疗养院工人、治安官、急救人员、公共官员、社会工人、律师和神职人员被列为强制性报告人,这种责任甚至涉及财政机构和其他与老年人合作的实体。

报告

除科罗拉多州、新泽西州、纽约州、北达科他州、南达科他州和威斯康星州之外,其他州都要求强制性报告可疑的老年人受虐。在特拉华州、印第安纳州、肯塔基州、新墨西哥州、北卡罗来纳州、罗德州岛、得克萨斯州和怀俄明州,任何人怀疑 EM 都需要报告虐待的情况。在其他州,仅某些职业的人,包括医疗保健人员,被认为是强制性报告者。即使病人目前状况良好,病人也不要求报告虐待,但是医生都需要遵守强制报告法来报告虐待事件。举报虐待不被视为违反患者信任。在 28 个州,不报告可疑的受虐,是要受法律责任的(Jayawardena 和 Liao,2006;

Halphen 和 Dyer, 2010)。

　　健康专业人员如果有合理的理由相信虐待正在或已经发生，则需要报告。"怀疑虐待"是一个需要向保护机构报告的合适阈值。此外，在大多数州，报告者受到免受民事和刑事诉讼的保护（ Jayawardena 和 Liao, 2006)。

　　如果患者被看护者或普通社区中的其他人虐待，应向当地的 APS 报告。最初，口头报告应该立即致电老年人受虐待热线。然后应将书面报告在48 小时内发送给适当的机构。在诊所和医院中，一般都会有老人受虐的授权报告表格副本。如果怀疑虐待发生在长期护理机构中，应通过电话向公共卫生部监察员报告。如果有担心需要立即采取行动防止进一步的伤害，报告者应通知执法和保护机构（ Jayawardena 和 Liao, 2006；Halphen 和 Dyer, 2010)。推荐给社会工作者对于保持持续的评估和支持老人也是适当的。

　　医师应告知患者他们有向保护机构报告虐待的义务，并应该在报告过程中尽可能多地让患者参与。与可疑虐待有关的信息应记录在医疗记录中。医疗记录中关于虐待的文件

　　1. 根据临床发现和观察结果，完整，客观地了解受伤 / 状况。

　　2. 患者的伤害 / 情况说明。只要有可能，在引用中使用直接引号，尽可能包括事件的具体情况。

　　3. 医疗、护理和社会工作评估。

　　4. 治疗和出院计划，包括转诊医疗，护理或社会工作人员。不包括任何保密住所的名称或任何安全规划的详情。

　　5. 任何强制性报告的具体细节，包括报告者姓名、报告类型和报告日期（ 如可以得到)。

　　6. 报告的副本不应包括在医疗记录中。

　　在记录关于虐待的报告相关信息时必须非常小心。摘要和一般性陈述不被执法机构认为是强有力的证据。如果有任何虐待的物证，最好拍照。如果不能拍照，最好画出受伤处并提供颜色、硬度和大小的记录（ Halphen 和 Dyer, 2010)。

虐待的干预

教育

　　有决定权的老年人有权拒绝由保护机构提供的服务（ Mass.Gov, 2010)。如果发生，医师的主要作用是教育老年人如何使生活尽可能安全。医师应

该收集患者不知道并且需要的信息，并将患者转介给适当的机构。经历虐待的患者可以推荐给当地支持团体、个人咨询、安全规划服务和危机干预服务（ Chez, 1999)。应该给患者提供全国家庭暴力的帮助热线电话。在虐待老人的情况下，受害人被认为是无能力的，并有可能造成严重伤害，所以干预是受法律保护的（ Mass.Gov, 2010)。

成人保护服务

　　APS 提供的干预包括接收成人虐待、剥夺或忽视的报告；调查这些报告和随后的案例规划和监测。APS 还可以提供或安排医疗、社会、经济、法律、住房、法律执行或其他保护及紧急或支持服务（ National Center on Elder Abuse About AdultProtective Services)。APS 政策规定，干预措施应尽可能不受限制；因此，与长期护理中心相比，家庭和基于社区的服务更可取（ Mass.Gov, 2010)。

对照顾者干预：教育和支持

行为管理技术指导

　　应该让所有护理人员掌握如何处理可能出现的困难情况。研究表明对照顾者来说最麻烦的行为是漫游、性格改变、偏执狂和侵略性行为。课程，小组和材料都是为照顾者提供处理这些困难情况的技巧。这些行为通常是由老年人经历的疼痛和不适所致。如果让照顾者能识别这些，他们可以通过消除这些不适的来源来做出适当的反应（ Nerenberg, 2002)。

　　当与施虐者沟通时，医师不应该对他 / 她做出判决。如果被指控虐待老人后，施虐者的反应可能是否认、内疚、责备、沮丧、缺乏理解和漠不关心。培训照料者的目的是提高应对能力而减少压力，包括了解衰老的发展变化（ Chez, 1999)、疾病的进展、预后及相应的治疗手段，这样可以缓解照顾者的焦虑（ Nerenberg, 2002)。照顾者也应该接受关于心理健康和药物滥用的危险性等方面的培训（ Jones 等, 1997)。

　　应该告知患者和护理人员什么是虐待以及法律 / 法规中虐待老人的相关条例。知道这些法律可能会减少照顾者成为施虐者的可能性（ Chez, 1999)。

　　防止护理人员的压力和职业倦怠的一个重要步骤是确保让护理人员了解各种可以利用的资源。许多咨询，比如情况说明书、小册子、文章、课程和网

站等都会提供信息和培训。15 个州都有州政府资助的照顾者支持计划。这些计划提供临时护理和转诊来源、家庭咨询、支持团体、护理管理、教育和培训。在 2000 年,美国老年人法案修正案颁布了全国家庭照顾者支持计划(NFCSP),增加了对非正式护理人员提供的支持服务的金额。

另一个对老年照顾者有用的资源是志愿者团队。这些组织由私人组织并由公众赞助,提供一个环境让护理人员来满足和讨论与照顾老年患者相关的困难。这些团体帮助照顾者了解使他们感觉受挫的行为、识别他们的"触发点",并指导他们如何减少压力。照顾者通过调节那些他们在照顾老年人中感受到的负面情绪来学会如何工作(Nerenberg, 2002)。

临时护理

临时护理是另一种预防照顾者情绪失控和压力的干预措施,是社会政策帮助预防老年人受虐的一项核心部分。临时护理为非正式护理者提供救济或休息而减少压力(de la Cuesta-Benjumea, 2010)。众多临时服务可用于照顾者。其中包括一些计划是志愿者或雇员们为照顾者提供救济。成人日托中心还给予老年人参与社交、娱乐或治疗计划的机会。其他提供临时护理的方法包括短时保健机构、疗养院或医院的护理(Nerenberg, 2002)。

案例处理

案例处理是为满足各种医疗和社会人员开发的一种服务模式。案例经理执行全面"功能评估",明确患者需要的干预类型和帮助。然后他们帮助协调病人的护理,协助病人和家人接受资源和服务(表 30.3)。他们密切监测患者并根据需要进行干预(Nerenberg, 2002)。

表 30.3 可识别的照顾者情绪失控

照顾者情绪失控的危险因素	照顾者的恢复
照顾者对患者的预后和疾病进展不清楚	由相关人员定期评估情况
照顾者缺乏财政资源	财政资源优化
照顾者缺乏社会支持和休息	临时护理调节
患者具有显著的行为、认知或身体残疾	优化药物、治疗和辅助设备

来源:Hohler(2010)

未来方向

研究人员可以从以下途径促进当前对照顾者的压力及其与虐待的关系的理解。

1. 提高照顾者的压力和老年人受虐之间关系研究的可靠性和有效性。

2. 对照顾者提供支持的影响及其对 EM 的影响进行研究,并确定有效的护理人员应对策略(Nerenberg, 2002)。

小结

虐待是老年人常遇到的问题,可能会随着人口老龄化而增加。通过对看护者和受虐者进行教育,提高虐待的识别,并干预老年受虐事件,医生可以为老年患者提供支持。医师应该担负起提高老年人为自己发声和保护自己权利能力的义务(Daichman 等, 2010)。这个领域需要进行研究以增进我们对 EM 的发生和预防的理解。

案例

病例 1

一名 75 岁生活在疗养院的女性患者,主诉发热,被送到急诊室。她有脑卒中病史,病灶位于左侧大脑中动脉供血区,右侧肢体无力和轻度失语。检查时,患者说她一天的大部分时间都躺在床上,她需要帮助才能到浴室,但并不总是能够得到帮助,因为疗养院人手不足。她经常发生事故。她抱怨背部疼痛。急诊的主治医师给疗养院打了电话,并得知该患者发热、意识模糊和躁动 3 天。当询问患者服用的药物时,疗养院的护士说患者有好几次都没有服她的降压药了,并报告说患者在过去的 2 周中大部分时间都躺在床上,因为"扶她起来走路要费点力气才能做到"。BP 为 210/90mmHg,HR 为 110 次/分,并且发热。查体可见患者清醒,定向力人物、地点正常,时间定向力困难。患者很难记住她服用的药物,但承认她没有遵医嘱。患者能够跟随命令但有注意力障碍。患者显示命名困难和重复缓慢。查体显示患者右侧面部和上肢肌力减弱,并且右侧肌张力增加。患者能够在帮助下站立。患者的背部有 4 期褥疮性溃疡,并已经合并感染。

这个病人受到了忽视。她没能按时服药,并在上厕所时得不到协助。结果导致血压升高和感染性褥疮。急诊室人员应该记录情况,包括给养老院打电话,也应该联系监察员报这家疗养院的失职。

案例 2

一名 82 岁患有帕金森病（PD）的女性患者，被她的儿子送到急诊。她是一位睿智的历史学家，没有痴呆或妄想的证据。她和她的儿子住在一起，儿子是她的主要看护人。她的儿子控制财政，但是并不能在家给她提供足够的关怀和监督。她在家大部分时间都坐着，去浴室得不到帮助。她已经摔倒多次，最近报告头部挫伤。她报告说，她的儿子向她大喊，让她清洁自己和自己吃饭。他很少提供行走援助，并告诉她需要自己"学习如何走路"。他看到她许多次摔倒，却不提供帮助。她的帕金森病症状正在迅速加重。

这个案例说明了忽视会如何直接影响患者的身体健康。必须与患者充分讨论被忽视的问题，还需要通过老年保护服务组织进行调查。这位患者需要在可以满足其身体和情感需求的环境中得到护理。

案例 3

一名 85 岁的男子由于摔倒被带到急诊。他的病史是认知障碍和行走困难。他报告说，他的儿子在争吵中把他推倒，他跌倒并撞到了头部。他的儿子抱怨他太吵，希望他安静。患者有中度阿尔茨海默病。患者的头部 CT 扫描显示右侧硬膜下出血。

此案例是照顾者情绪失控导致对老人身体虐待。案件应该报告给老年人服务中心，照顾者应该接受关于情绪失控的咨询，并给病人的儿子可利用的资源和教育。患者应转移到安全环境。

附录

其他筛选工具

Hwalek-Sengstock 老年人虐待筛查测试（H-S/EAST）（Hwalek 等，1991）

1. 是否有人陪伴您，带您去购物或看医生？
2. 您在帮助支持某人吗？
3. 您经常感到悲伤或孤独吗？
4. 谁决定您的生活，例如您应该如何生活或应该在哪里生活？
5. 您对家里的任何人感到不舒服吗？
6. 您可以自己服用药物并到处走动吗？
7. 您是否觉得没人想要您在旁边吗？
8. 您家里有人经常喝酒吗？
9. 您家人中是否有人让您卧床或告诉您"你病了"，但是您知道自己并没有病？
10. 是否有人强迫您去做不想做的事情？
11. 有没有人没有经过您的同意拿走属于您的东西？
12. 您信任家里的大多数人吗？
13. 有人告诉您，您给他们带来太多的麻烦吗？
14. 您在家有足够的隐私吗？
15. 最近有没有人想伤害您或者让您感到痛苦？

资源

对于受虐者：

National Center on Elder Abuse

302-831-3525

www.ncea.aoa.gov

对于健康护理专业人员：

American Academy of Neurology online CME training

"Recognizing Abuse in Your Neurology Patients"

www.aan.com/education/webcme/index.cfm?event=program：info&program_id=5

CDC 老年人受虐：

www.cdc.gov/violenceprevention/eldermaltreatment/

国家老年人虐待部门：

http://www.ojp.usdoj.gov/nij/topics/crime/elderabuse/welcome.htm

对于照顾者：

ThisCaringHome.org

www.thiscaringhome.org

（代喆　译，范静怡　魏志敏　杨春慧　校）

参考文献

Ahmad, M. and Lachs, M. (2002) Elder abuse and neglect: what physicians can and should do. *Clev Clin J Med*, 69 (10): 801–808.

Alper, K., Devinsky, O., et al. (1993) Non-epileptic seizures and childhood sexual and physical abuse. *Neurology*, 43 (10): 1950–1953.

American Medical Association. (1982) *Diagnostic and Treatment Guidelines on Elder Abuse and Neglect*. Chicago: American Medical Association.

American Psychological Association. (2003) Elder Abuse and Neglect:

In search of solutions. www.apa.org/pi/aging/resources/guides/elder-abuse.aspx [accessed on August 24, 2010].

Boston Medical Center. (2009) Victims of abuse/neglect and mandatory reporting. *Policy*, 3: 16.

Campbell, J.K., Penzien, D.B., et al. (2000) For the U.S. Headache Consortium. Evidenced-based guidelines for migraine headache: Behavioral and physical treatment. www.aan.com.

Chez, R. (1999) Elder abuse, the continuum of family violence. *Prim Care Update Ob Gyns*, 6 (4): 132–134.

Cooney, C., Howard, R., et al. (2006) Abuse of vulnerable people with dementia by their carers: can we identify those most at risk?. *Int J Geriatr Psychiatry*, 21 (6): 564–571.

Cooney, C. and Mortimer, A. (1995) Elder abuse and dementia: a pilot study. *Int J Soc Psychiatry*, 41 (4): 276–283.

Cooper, C., Selwood, A., et al. (2009) The determinants of family carers' abusive behaviour to people with dementia: results of the CARD study. *J Affect Disord*, 121 (1–2): 136–142.

Cooper, C., Selwood, A., et al. (2008) The prevalence of elder abuse and neglect: a systematic review. *Age Ageing*, 37 (2): 151–160.

Daichman, L., Aguas, S., et al. (2010) Elder abuse. In: V. Patel, A. Woodward, V. Feigin, S. Quah, and K. Heggenhougen (eds), *Mental and Neurological Public Health: A Global Perspective*. San Diego, CA: Academic Press.

de la Cuesta-Benjumea, C. (2010) The legitimacy of rest: conditions for the relief of burden in advanced dementia care-giving. *J Adv Nurs*, 66 (5): 988–998.

Dong, X.Q., Simon, M., et al. (2009) Elder self-neglect and abuse and mortality risk in a community-dwelling population. *J Am Med Assoc*, 302 (5): 517–526.

Fulmer, T., Guadagno, L., et al. (2004) Progress in elder abuse screening and assessment instruments. *J Am Geriatr Soc*, 52 (2): 297–304.

Glass, N., Dearwater, S., et al. (2001) Intimate partner violence screening and intervention: data from eleven Pennsylvania and California community hospital emergency departments. *J Emerg Nurs*, 27 (2): 141–149.

Halphen, J. and Dyer, C. (2010) Elder mistreatment: abuse, neglect, and financial exploitation. *UptoDate.com website*.

Hightower, J. (2010) Abuse later in life: when and how does gender matter? In: G. Gutman and C. Spencer (eds), *Aging, Ageism and Abuse: Moving from Awareness to Action*, pp. 17–29. Vancouver, Canada: Elsevier. www.elsevierdirect.com/ISBN/9780123815088/Aging-Ageism-and-Abuse [accessed on August 24, 2010]

Hohler, A. (2010) Abuse and Violence in Neurological Care. www.bu.edu/parkinsonsdisease/ [accessed on August 24, 2010].

Hwalek, M.A., Scott, R.O., et al. (1991) Validation of the Hwalek-Sengstock abuse screening test. *J Appl Gerontol*, 10 (4): 406–418.

Jayawardena, K.M. and Liao, S. (2006) Elder abuse at end of life. *J Palliat Med*, 9 (1): 127–136.

Jones, J.S., Holstege, C., et al. (1997) Elder abuse and neglect: understanding the causes and potential risk factors. *Am J Emerg Med*, 15 (6): 579–583.

Lindbloom, E.J., Brandt, J., et al. (2007) Elder mistreatment in the nursing home: a systematic review. *J Am Med Dir Assoc*, 8 (9): 610–616.

Mass.Gov. (2010) Protective Services Program. www.mass.gov/?pageID=eldersterminal&L=2&L0=Home&L1=Service+Organizations+and+Advocates&sid=Eelders&b=terminalcontent&f=protective_services&csid=Eelders> [accessed on August 24, 2010].

National Center on Elder Abuse. (1996) National Elder Abuse Incidence Study, Executive Summary. This Informational report was researched and written by Toshio Tatara, Ph.D. and Lisa M. Kuzmeskus, M.A. for the National Center on Elder Abuse Grant No. 90-am-0660 Washington, DC: National Center on Elder Abuse (update by the National Center on Elder Abuse, March, 1999)

National Center on Elder Abuse About Adult Protective Services. (2010) www.ncea.aoa.gov/ncearoot/Main_Site/Find_Help/APS/About_APS.aspx [accessed on August 24, 2010].

National Committee for the Prevention of Elder Abuse (NCPEA). (2010) www.preventelderabuse.org/ [accessed on August 24, 2010]

Nerenberg, L. (2002) *Caregiver Stress and Elder Abuse, NCEA*. Washington, D.C.: Institute on Aging.

Pillemer, K. and Moore, D.W. (1989) Abuse of patients in nursing homes: findings from a survey of staff. *Gerontologist*, 29 (3): 314–320.

Shaw, M.M.C. (1998) Nursing home resident abuse by staff: exploring the dynamics. *J Elder Abuse Negl*, 9 (4): 1–21.

Swagerty, D. and Brickley, R. (2005) American Medical Directors Association and American Society of Consultant Pharmacists joint position statement on the Beers List of Potentially Inappropriate Medications in Older Adults. *J Am Med Dir Assoc*, 6 (1): 80–86.

Swagerty, D.L. Jr., Takahashi, P.Y., et al. (1999) Elder mistreatment. *Am Fam Physician*, 59 (10): 2804–2808.

Tarbox, A. (1983) The elderly in nursing homes: psychological aspects of neglect. *Clin Gerontol*, 1 (4): 39–52.

Tatara, T. (1990) Summaries of National Elder Abuse Data: An Exploratory Study of State Statistics Based on a Survey of State Adult Protective Service and Aging Agencies. National Aging Resource Center on Elder Abuse (NARCEA). www.ncea.aoa.gov/main_site/library/cane/CANE_Series/CANE_EAScope.aspx

Tietjen, G.E., Brandes, J.L., et al. (2007) History of childhood maltreatment is associated with comorbid depression in women with migraine. *Neurology*, 69 (10): 959–968.

Utley, R. (1999) Screening and intervention in elder abuse. *Home Care Provid*, 4 (5): 198–201.

第三十一章
发展老年神经病学的倡导

Glenn Finney [1], *Anil K. Nair* [2]

[1] Department of Neurology, McKnight Brain Institute, Gainesville, FL, USA

[2] Clinic for Cognitive Disorders and Alzheimer's Disease Center, Quincy Medical Center, Quincy, MA, USA

概述

- 争取老年保障的最初里程碑包括建立社会保险系统、建立美国退休人员协会（AARP）及通过老年医疗保险（Medicare）。
- 知名的患者倡导组织包括美国心脏病协会、国家帕金森基金会、帕金森病行动网及老年痴呆协会（Alzheimer's Association）。提倡建立（预防）虐待老人协会也在进行中。
- 联邦的立法正在修订之中。
- 倡导行动的成功取决于公民的法律背景、信仰以及对立法的构想。
- 在与立法机构沟通时，需要一个能涵盖老年神经科学要点的会谈纲要。

引言

在 20 世纪之前，我们社会中的大多数老人都是待在家里，享受着家人关怀，静静地一天天老去，这是一幅大部分老人所期待的退休后的生活状态。然而，到了 20 世纪，关于家庭和衰老的许多传统形式，无论是好是坏，都瓦解了。在 21 世纪初，婴儿潮一代的老龄化到来了，也无形中把一直以来争取美国老年公民权益的倡导推向了高潮。由于 55 岁以上总体人口的增长、经济的稳定、以及凸显的健康问题，20 世纪的很多变化和措施为 21 世纪争取老年权益奠定了基础。本章将简短概述有关老年人的立法和民间组织。

开端：老年人的支持和社会保障

很难追溯美国社会对老年人权利倡导的起源，但我们知道关于保障老年人立法胜利的第一个标志是 1935 通过的社会保障法（Social Security Act）。虽然各种养老金计划早在美国革命战争时期就已经存在，但这一具有里程碑意义的立法是第一个旨在保护老年人免受老年贫困的方案。社会保障法是对老年人高达 50% 以上的高贫困率的回应（Patterson，1981）。罗斯福总统（Franklin Delano Roosevelt）把老年人社会保障的倡导作为他新政的一部分，并得到初审草案部分引用（Achenbaum，1986）。弗朗西斯（Frances Perkins）是罗斯福总统的劳工部长，也是社会保险计划的主要构建者，在她 50 多岁的时候法案获得通过（Downey，2009）。新政的这一部分要解决的是面对人口日益增长并且已经开始超过传统工作年龄，以及面临着老年贫困的严重威胁，这些老年人一生为了温饱辛苦劳作，但是晚年却不能老有所依。退休后他们没有任何收入来源，那些传统的来自子女及亲戚的支持关怀，也由于大萧条普遍的财政破坏使他们自身难保。在国家和全球经济从经济动荡中复苏的同时，家庭、社会和老年人之间的关系也发生了根本性的变化。

老年人组织的兴起：美国退休人员协会的出现

AARP（American Association of Retired Persons）是美国退休人员协会，为 50 岁以上的退休人员建立，目的是提倡关注退休老年人议题。1958 年，由退休教育家埃塞尔（Ethel PercyAndrus）建立，该协会是由 1947 年建立的安德鲁斯国家退休教师协会（Andrus's National RetiredTeachers Association）发展而来的。1999 年，这个组织认可了部分老年人在 50 岁以后仍胜任工作的现实；协会官方以缩写 AARP 重新命名。AARP 声称有大约 4 000 万名成员,是最大的和最著名的美国老年保护倡导组织之一。与老年人携手共同推动他们的权利和关注他们的需求,这样的行动方式是一个老年保护倡导的分水岭。老年人不再把退休和老龄化看作是富有进取生活的结束,而是选择了退休之后继续在职场上活跃他们的身影。

医疗保险通过:一个主要的老年人支持的里程碑

美国在 20 世纪多次试图建立一个国家健康保险计划,但每次都失败了。然而,为老年人的健康提供一项特别的医疗保险(medicare)的计划已经成为大家共同愿景。美国总统林登·贝恩斯·约翰逊(Lyndon Baines Johnson)把它作为"伟大社会"计划的一部分,1965 年社会保障法(the Social Security Act)颁布,医疗保险(medicare)是第一个为老年人提供全面健康保险的计划。这份草案在杜鲁门图书馆签署成为法律,前总统杜鲁门(Trumans)和他的妻子一起参加了签字仪式;杜鲁门随后获得了第一张医疗卡,以表彰他在担任总统期间在医疗保健领域的领导地位(医疗保险和医疗补助服务中心,Centers for Medicare & Medicaid Services History)。

维权运动的崛起

20 世纪 70 年代的美国见证了几次维权运动。1970 年,在老年人的前线,由 Maggie Kuhn 创立的灰豹(the Gray Panthers)组织诞生了,当时她被迫在 65 岁时退休(医疗保险和补助服务中心)。事实上,整个 70 年代老龄维权运动的一个热门话题是抵制年龄歧视,特别是在工作场合出现的年龄歧视。这种新的老龄抵制运动与法律上的强硬政策反映了整个 60 年代和 70 年代的时代精神。尽管组织的宣传方式从 80 年代起变得明显温和了,但是从 70 年代起老年人所倡导的更加自信的态度依然是老龄维权的一部分。

老年人赢取了处方药的支持

在 2003 年 12 月 8 日,通过了由乔治·沃克·布什总统签署成为法律的《医疗保险处方药,改良和现代化法案》,这极大地增强了医疗保险的提供医疗服务的能力。虽然该法案显著扩大了老年人医疗保险的覆盖范围,但通过该法案所需要的预算折衷方案留下了一个"甜甜圈洞",老年人经常被迫每年为处方药支付数千美元。由于早先为老年人提供处方药的"D"计划(处方药福利属于医疗保险的 D 部分)方案的解体,导致这一问题被激化。每年一到年底,医生和老年人患者经常竭力想办法覆盖最后几个月的药物治疗。一些制药公司为"甜甜圈洞"的病人提供了救济,但这些公司通常严格受财务限制,使得他们无法真正解决问题。然而,老年人坚持主张关闭"甜甜圈洞"。2010 年 3 月 23 日,奥巴马总统签署了患者保护与平价医疗法案[Patient Protection and AffordabilityCare Act of 2010 (PPACA)],其中包括一些旨在逐渐关闭老年人处方药的"甜甜圈洞"的规定。

在 2010 年,老年医疗保险领域的倡导仍在持续

关闭处方药"甜甜圈洞"仍然是目前老年人宣传活动的重要部分(brown, 1998)。其他老年人正在优先争取的议题包括:方便且容易地获得照顾、依据老年人的意愿选择医师服务、控制保费,由于老年人的收入是固定的,因此保费对老年人的财政状况构成威胁。另外一个日趋激烈的争论议题是为需要专业护理的老年人提供长期护理福利。

患者维权组织

这一组织形成于 20 世纪,大多数针对衰老疾病的知名患者倡导组织都是从教育和研究影响老年人健康的疾病开始的。随着时间的推移,老年人卫生保健的服务项目日渐丰富,当然,他们进一步主张州政府和联邦政府针对老年疾病所面临的风险给予更积极的关怀。

慈悲心

美国心脏病协会(American Heart Association)是一个应对严重影响老年人疾病的患者倡导组织的最早例子之一。于 1915 年在纽约成立。当时,主要目的是校正和改变对于心脏病的认识及看法。

那时候,心脏病被认为是不可避免的,唯一的治疗方法就是卧床休息。美国心脏协会在它存在的几十年中取得了很大发展。

在 20 世纪 90 年代中期，又组建一个新的部门，美国脑卒中协会，专注于脑卒中的挑战。AHA 对卒中预防的奉献精神可能是最明显的，从它选中的这位大名鼎鼎的神经科医生，拉尔夫（Ralph L. Sacco, MD, MS, FAAN, FAHA）作为 2009 年的主席，就可见一斑。美国脑卒中协会与很多其他组织合作，其中包含美国神经科学学会。

进行中的老年倡导

国家帕金森病基金会是致力于宣传老年病的一个最早的组织，其研究帕金森病和其相关的并发症。它是在 1957 年之前由 Jeanne C. Levey 女士在佛罗里达州的戴德创办的，在一次洪水中，丢失了他们放在戴德法院的原有宪章。帕金森国家基金会随后在 1957 年获得了佛罗里达州的特许，这成为它的官方成立时间（帕金森网）。1991 年，萨缪尔森琼创立一个新的网页，专门倡导联邦政府更加重视帕金森病，帕金森行动网络（PAN）。它一直是这种疾病的积极倡导团体，并且影响了大量的老年人，并且与其他患者倡导团体及美国神经病学协会积极合作（帕金森行动网络的历史）。

我心中的老年权益倡导活动

最受关注的老年人的神经系统退行性病变是阿尔茨海默病（AD）。第一个有关 AD 的倡导组织是 AD 及其相关疾病协会，成立于 1980 年 4 月 10 日。它后来被称为阿尔茨海默病协会。该协会有很多途径对老年人和有关人员进行宣传，包括在华盛顿特区每年举办的阿尔茨海默病的健康论坛。另一个致力于 AD 宣传组织是 AD 基金会，该基金会由政府团体创办，其目的是确保对 AD 患者的医疗质量和服务（美国阿尔茨海默病基金会）。

对老年人的新威胁：虐待老年人

一个新兴的老年倡导领域是有关虐待老人的议题。在世纪之交，由于婴儿潮一代的老龄化，虐待老人变得更加明显，这些虐待行为来自护理人员，经常是配偶，或者已经成年的孩子，但有时候也来自医疗服务人员（Cooper 等，2008）。美国政府的老龄化总局提供保健教育和资源，是这个敏感问题的一线倡导者，但是，最重要的是在未来的发展。

联邦立法程序：法案如何成为法律

尽管美国宪法第一条确定了立法部门，但是他并没有指定具体的立法准则。相反，两院（众议院和参议院）都发展并使用了相似的手段进行立法。

该过程的每个阶段，都有很多机会取消该提案。仅仅是无作为（多数情况）就可以取消该提案。一旦一个提案被否决，直到下一次国务院会议之前，该提案都不能在此提交国会。值得注意的是，仅仅只有 10% 提交给国会的法案即使两院达成一致，仍然只有 5% 的法案成了法律，尽管国会的效率每年都有所不同。

这个过程（众议院和参议院）

* 只有国会议员可能会引入法案。赞助了一项法案，额外的成员可能签署的联合赞助者。

* 法案被称为该法案委员会和小组委员会管辖权问题。因为委员会进行研究和举行听证会关于法案涉及他们，他们也代表一个主要倡导参与的机会。

* 众议院和参议院有不同层协议。例如每个议员在众议院，讨论往往是有限的，必须适合的法案。然而，在参议院，整个法案可以被修改至其他类别。法案也有可能被否决，一位参议员可以讨论一项法案，直到时间耗尽，最后"叫停"法案。

* 会议委员会由来自众议院和参议院的议员组成。当两院批准不同版本的相同的法案时，法案会发送到一个会议委员会。委员会得到一致意见后，法案再发送回两院行使最终投票，但仍然可以修改。

* 得到总统认可后，通过众议院和参议院法案将变成法律。如果总统否决法案，该法案仍可能成为法律，如果两院参议院有 2/3 人数投票支持就可以推翻总统的否决。国会休会期间，如果总统没有在 10 天内签署该法案，则可以进行投票否决。如果总统以置之不理的方式否决法案（a pocket veto）要判无效。

* 在议会期间，一项法案任何时候都有可能被否决。只有当一项法案能够通过前一步骤时，它才有可能进入下一环节。

有效提案的关键

了解你的议员

在拜访国会议员之前，最好是了解他们的背

景、政治信仰和关注问题。

了解相关议员的背景

● 通过访问议会网站或其他相关网站来收集关于这一组织的有关信息。

● 每个议员的概要文件包含以下信息：

任职时间

住宅

婚姻状况

以前的职业

以前的政治经验

教育

年龄

出生地

宗教

上次选举中所得票数百分比

华盛顿特区的地址

本地办公室地址

委员会任命

● 在你拜访期间，花点时间去浏览所有的相关信息，因为它可能是进行持续链接的关键部分。注意：AHDA 查找 www.congress.org 提供的个人资料非常有用，但不认可本网站上发布的编辑内容。

了解你的立法者的政治信仰和最重要的问题

了解议会会员最好的方法就是访问议会的网站。通过谷歌搜索他们的名字就可以找到正确的网站。如果没有找到，可以通过以下相关链接来进行搜索：

● 美国众议院：www.house.gov。在这个网站上，通过编码搜索相关议员这一功能位于网站的左上角。

● 美国参议院。

使用屏幕右上角的"查找参议员"下拉菜单选择您的州。

● 国会议员的官方网站旨在向选民通报他们的重要问题并促使提案能顺利通过。

要成为有效的倡导者，必须接触听众，并让大家关注以采取您想要的行动。一份倡导书也应该理解它的内容并按照立法过程的原则，包括没有严厉的言辞，惊喜或假设。与立法委员谈话时，从共同点出发。要表现出对问题的热情和承诺，并且对这个问题既可信又知识丰富。

立法访问期间的有效宣传

拜访立法者提供了一个更大的机会来反映你的问题。所以拜访之前要做好充足的准备。第一步是了解你的行动计划需要哪些立法结果。你是想尝试获得一项新的立法通过？还是想寻求基金？你是否在尝试修改现有的提案或法律？当你知道你想要达到的目标时，你需要做一些研究。其他个人或团体对同一个目标感兴趣吗？你能支持现有的立法吗？过去有做过其他的努力吗？在陈述你需求的过程中，评估你潜在的合作伙伴和了解其具体内容显得至关重要。当你知道你想要什么并做了足够准备工作后，下一步你要考虑怎样组织系统工作来达到目的。一旦确定了立法目标，就着手准备工作，你可以通过各种媒介来表达你的需求，比如：电话、邮件、信、传真以及面对面会议。重要的是考虑哪些媒介会最好地表达你的观点，并且能最好的利用自己的时间。有时一个快速电话或电子邮件是理想的。有时候，亲自拜访议员会更有效。无论你的目的是什么，使用下面的资源来帮助你。

如果你居住在美国以外，你可能需要花一些额外时间研究自己的州或国家系统，以确定立法宣传的适宜性。此外，许多这些技术可能在其他的机构发挥作用（教育系统、医疗和学术中心等），在这些地方，直接宣传是必须的。

一份有效的倡导依赖于专业，有礼貌、积极、直接、清晰、简洁、真实、可靠，特异性。一定要做足准备工作。了解立法过程中的法案。随时跟进你所承诺的信息。访问或致电立法委人士，提出将来的协助。遵循以下规则：保持情况说明书、信件和证词简短。确保在事实表和信件上包含有联系信息。与你的立法者保持联系。这是建立相互信任的关键。把立法机关的成员当成朋友和明理的公民。参加立法听证会、委员会会议、以及预算标记会，如果合适的话，在你所关注的问题上进行投票。永远保持可信和合理。并且意识到每个人都认为他们的问题是最重要。即使你的评论没有被接受，也要感谢会见你的议员。对待议会的成员就像你所期望被对待的方式一样。

记住那些在访问期间应该遵守的常识性的规矩。不要给出不准确的信息或故意撒谎。不要对立法委员和（或）他的助手无理。不要根据投票或问题做出道德判断。不要抱怨或者争论。当对方明显忙碌时不要打断。除非询问，否则不要覆盖联系人中的多个主题。不要责怪立法者处理政府出现的所有问题。如果有人忘记了你的名字或你是谁,即使这只是你访问后的 5 分钟,也不要生气。

谈话要点

在有机会与立法委员和(或)其工作人员会面时,使用与新闻联系人相同的关键信息。然而不像媒体采访,立法访问提供了更多实质性的机会提出你的问题。因此,立法倡导需要更多的准备。当你拜访一位立法者要记住谈话要点。与政府官员会面时要讨论的有关老年神经科护理的话题很多。下面是总结的要点。

老年神经病学谈话要点

国会应该为老年神经病学提供更多资金:

- 提高老年神经学、心理健康学及康复服务之间的整合和协调。
- 提供专门的老年护理,尤其包括在州和国家水平开展初级老年神经病学中心。
- 社区老年神经学的研究,强调临床研究基于社区的预防和治疗,包括探讨老年神经护理在地理和种族方面的差异原因。
- 改善老年神经病学护理的报销做法(尤其是神经科医生的即时报销),以促进专科护理。

国会应该促进对老年神经诊断、预防和治疗的公共宣传。

国会应支持将老年神经科医生作为老年人主要护理提供者的公共和专业教育。

神经科医生接受培训并且要能解释影像学检查诊断结果。

神经科医师是神经影像学临床应用的专家,接受神经系统解剖学、生理学和病理学的广泛培训。基于这个培训和日常临床经验,神经病学家是在最好的位置来定义和解释相应的神经影像学研究。

神经科医生为患者提供高质量的影像检查和诊断。

没有可靠的证据表明神经科医师的影像检查不当或导致诊断不准确。事实上,美国医学协会杂志(JAMA)在 1998 年 4 月发表的一项研究报告表明,神经科医师能解释头颅 CT 扫描以及脑卒中征象。

限制神经科医生的诊断检查特权将减少患者获得及时、便捷的检查的机会,并破坏护理的重要连续性。

美国大学的放射学(ACR)断言,放射科医师短缺。在某些地区,患者已经面临要等好长时间才能进行重要影像学检查。限制神经科医师提供影像服务可能会大大加剧这一问题,导致严重的延误和护理质量下降。

限制放射科自我转诊访问不会降低医疗保健成本。

美国医学会杂志 1995 年 9 月发表了一项研究结果,显示减少自我介绍服务的报销并未导致自我介绍率降低。尽管医师收到的服务费用较少,但他们仍继续给患者提供检查 - 为他们的患者需要服务,不管价格如何。

国立卫生研究院(NIH)/ 国家神经疾病和卒中研究所(NINDS)对了解和治疗神经系统疾病有极大帮助。

自从国会将 NIH 的资金翻倍后,NINDS 支持的研究已经使 100 多个与神经系统疾病相关的基因得到确认。已经进入人体临床试验的基因治疗措施包括 ALS、亨廷顿病、共济失调和肌营养不良。

最近的 NIH/NINDS 资金不足严重削弱了其维持这些进步的能力。

一些致残性神经系统疾病研究的联邦经费已经不足。例如,如果考虑疾病的患病率、疾病相关的致残性和疾病相关的经济负担,偏头痛及其他主要的头痛疾病研究经费明显不足。在美国有 3 600 万人被偏头痛折磨着。每 25 个美国人中就有一个人要经历每个月长达 15 天或更久的持续头痛。

NIH 和 NIND 得到的联邦政府的资助最多。

最近,由 NINDS 支持的所有 III 期临床试验的全面综合评估发现,保守估计,在这些试验中,只有八项试验在美国的经济收益在 10 年中超过了 150 亿美元。该研究还发现,试验中的新发现估计可增加额外的 470,000 健康生命。这些研究项目每天都在证明着自身的价值。

国会应该增加 NIH 资助。

这是 2006 年国会授权美国国家卫生研究院批准的金额。

为完成 Porter 神经科学研究中心的第二阶段也需要资金。

即使最近出现资金问题,NIH 也不断精简和改进研究工作。示例包括 John Edward Porter 神经科学研究中心的第一阶段研究,其中有来自 11 个 NIH 研究院和中心的神经科学家,他们都拥有内部神经科学项目。

可持续增长率的谈话要点

医生是老年医疗保险可持续增长率（SGR）的唯一提供者。

如果在医疗保险服务的投入超出了美国 GDP 的年均增长将会导致削减医师待遇。

自 2001 年以来,老年医疗保险的投入没有和医师费用持平。

多个研究表明,医师接受新病人率正在下降。如果进一步削减年度预算将导致医师接收更少的新病人及更少的医师来参加医疗工作。

这两种情况都会对医疗保健的受益者产生负面影响。

要求立法来解决不能因为医疗保险的未支付而影响医生的薪水。请立法者支持 MedPAC 的建议,即 Medicare 医生报销应基于医学经济指数,它是来衡量年度实践成本增加的方法。根据与治疗相关的实际费用来支付医师费用,患者必须如约前来就诊。

AAN（The American Academy of Neurology）还要求消除在 SGR 中包括医师管理药物费用的政策,因为这些药物显然不是法律规定的"医师服务"。

（范静怡　译,殷旭华　杨春慧　校）

参考文献

Achenbaum, A. (1986) *Social Security Visions and Revisions*. New York: Cambridge University Press.

Alz.org. *About Us*. www.alz.org/about_us_about_us_.asp.

Alzheimer's Foundation of America. *About AFA*. www.alz.org/about_us_about_us_.asp (accessed on September 01, 2012).

American Heart Association. *History of the American Heart Association*. www.americanheart.org/presenter.jhtml?identifier=10860 (accessed on September 01, 2012).

Brown, D. (1998) Senior power. *Social Policy*, 28 (3): 43–45.

Centers for Medicare & Medicaid Services. *History*. www.cms.gov/History/ (accessed on September 01, 2012).

Centers for Medicare & Medicaid Services. *Prescription Drug Coverage—General Overview*. www.cms.gov/PrescriptionDrugCov-GenIn/01_Overview.asp (accessed on September 01, 2012).

Cooper, C., Selwood, A. and Livingston, G. (2008) The prevalence of elder abuse and neglect: a systematic review. *Age Ageing*, 37 (2): 151–160.

Downey, K. (2009) *The Woman Behind the New Deal: The Life of Frances Perkins, FDR's Secretary of Labor and His Moral Conscience*. New York: Nan A. Talese/Doubleday.

Ohles, F., Ohles, S.M. and Ramsay, J.G. (1997) *Biographical Dictionary of Modern American Educators*. Westport, CT: Greenwood Publishing Group.

Parkinson.org. *History and Network*. www.parkinson.org/About-Us/History-and-Network (accessed on September 01, 2012).

Parkinson's Action Network PAN's History. www.parkinsonsaction.org (accessed on September 01, 2012).

Patterson, J.T. (1981) *America's Struggle Against Poverty, 1900--1980*. Cambridge, MA: Harvard University Press.

索　引